ARIANE TCHUYA.

UN LIVRE *branché* SUR VOTRE RÉUSSITE !

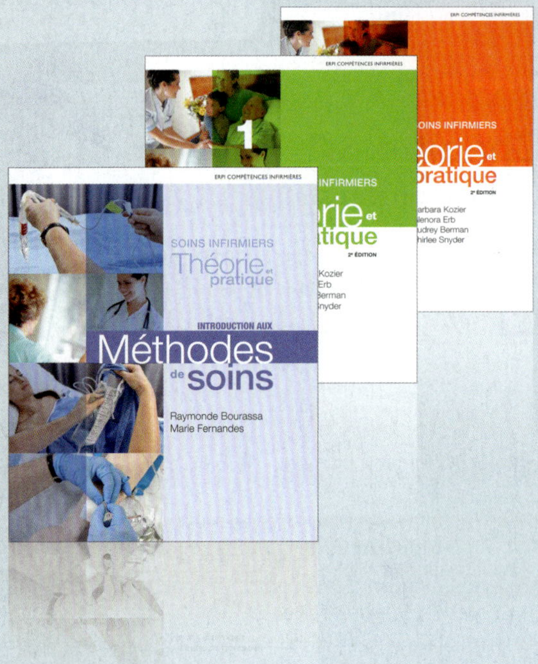

ÉDITION EN LIGNE

Consultez le manuel dans sa version intégrale depuis n'importe quel accès internet sans téléchargement !

Recherchez des notions efficacement grâce au puissant moteur de recherche intégré.

Personnalisez votre manuel avec les outils de surlignement, d'annotations ou des marqueurs de favoris.

Accédez à du matériel pédagogique complémentaire, notamment :

- les questionnaires sur les situations cliniques
- les grilles d'exécution des procédures en format PDF
- les procédures associées au chapitre sur l'hygiène
- des mots croisés interactifs
- le glossaire

CODE D'ACCÈS DE L'ÉTUDIANT

ÉDITION EN LIGNE

1. Rendez-vous à l'adresse de connexion de l'Édition en ligne : **http://enligne.erpi.com/kozier/2e**
2. Cliquez sur « S'inscrire » et suivez les instructions à l'écran.
3. Vous pouvez retourner en tout temps à l'adresse de connexion pour consulter l'Édition en ligne.

Afin d'éviter une désactivation de votre code d'accès causée par une inscription incomplète ou erronée, consultez la capsule vidéo d'information sur le site **http://assistance.pearsonerpi.com**

Code d'accès étudiant
ÉDITION EN LIGNE ►

Le code d'accès se trouve dans le tome 1.

Besoin d'aide ? : http://assistance.pearsonerpi.com

CODE D'ACCÈS DE L'ENSEIGNANT

Du matériel complémentaire à l'usage exclusif de l'enseignant est offert sur adoption de l'ouvrage. Certaines conditions s'appliquent. **Demandez votre code d'accès à information@erpi.com**

ERPI COMPÉTENCES INFIRMIÈRES

SOINS INFIRMIERS
Théorie et pratique

INTRODUCTION AUX

Méthodes de soins

Raymonde Bourassa
Marie Fernandes

PEARSON

Montréal Toronto Boston Columbus Indianapolis New York San Francisco Upper Saddle River
Amsterdam Le Cap Dubaï Londres Madrid Milan Munich Paris
Delhi México São Paulo Sydney Hong-Kong Séoul Singapour Taipei Tōkyō

Supervision éditoriale
Sylvie Chapleau et Christiane Desjardins

Révision linguistique
Bérengère Roudil

Correction d'épreuves
Marie-Claude Rochon

Recherche iconographique
Chantal Bordeleau

Direction artistique
Hélène Cousineau

Supervision de la production
Muriel Normand

Conception graphique de l'intérieur
Martin Tremblay

Conception graphique de la couverture
Benoit Pitre et Martin Tremblay

Photographies
Tango photographie

Illustrations
Bertrand Lachance (voir page 844)

Édition électronique
Talisman illustration design

Dans cet ouvrage, les termes désignant les professionnels de la santé ont valeur de générique et s'appliquent aux personnes des deux sexes.

5757, rue Cypihot
Saint-Laurent (Québec) H4S 1R3
CANADA
Téléphone : 514 334-2690
Télécopieur : 514 334-4720
info@pearsonerpi.com
http://pearsonerpi.com

Dépôt légal – Bibliothèque et Archives nationales du Québec, 2012
Dépôt légal – Bibliothèque et Archives Canada, 2012

Imprimé au Canada
ISBN ISBN 978-2-7613-3970-4

123456789 SO 16 15 14 13 12
20588 ABCD SM9

Avant-propos

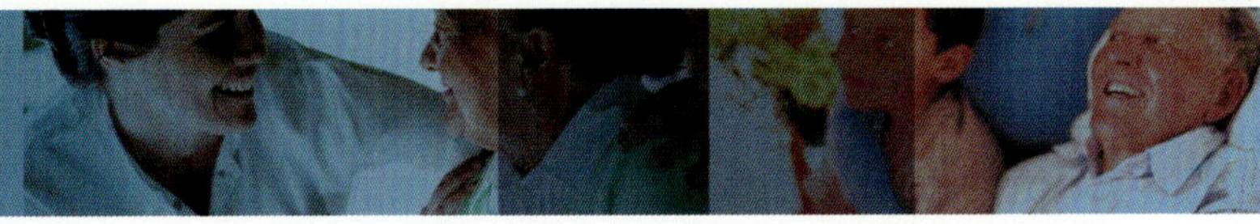

À Denise Barbeau

Notre complice du début, maître à penser,
qui devait préfacer ce cahier.
Tu es malheureusement disparue beaucoup trop tôt.
Nous te serons éternellement reconnaissantes.

La profession d'infirmière exige des compétences en évaluation, et la prise de décision fait partie du travail quotidien. Les outils de formation doivent être conçus afin de permettre aux étudiantes une intégration réussie au milieu clinique. L'ouvrage *Soins infirmiers – Théorie et pratique : Introduction aux méthodes de soins* s'inscrit dans cette réalité.

Cet ouvrage vise à outiller l'étudiante novice pour l'apprentissage des procédures, mais également pour qu'elle puisse s'approprier le contexte relié à leur exécution. L'application d'une méthode de soins passe par les procédures de base, mais encore faut-il qu'elles soient en lien avec leur finalité. En effet, la connaissance du contexte permet de mieux planifier l'exécution de la procédure, de tenir compte des besoins de la personne ou de sa famille et de leur donner des soins adaptés.

L'approche du cahier *Introduction aux méthodes de soins* est centrée essentiellement sur l'apprenante et vise à faciliter l'acquisition des habiletés nécessaires à l'exécution de procédures.

Nous avons tout mis en œuvre pour détailler les gestes des étapes nécessaires à l'exécution des procédures. Nous présentons les quoi, les pourquoi et les comment de chacune des procédures, tandis que les photos et les illustrations montrent les articles nécessaires et la position de l'exécutante, faisant ainsi de l'étudiante l'actrice principale de son apprentissage. Ce cahier constitue aussi un outil pour la préparation aux laboratoires et la pratique en solo sans supervision. Les étapes détaillées permettent à l'étudiante d'évaluer son exécution et de se corriger au besoin.

Les sections « Précautions et interventions avant [et après] » l'exécution des procédures de même que les rubriques « Remarque », « Alerte » et « Situation particulière » mettent en évidence l'importance de la quête d'informations et le besoin d'évaluation du contexte, prémices à la prise de décision.

En milieu clinique, l'infirmière doit évaluer la situation et prendre des décisions au moment de l'exécution des procédures. La section des justifications et les éléments de contextualisation donnent du sens à l'apprentissage ; ils contribuent au développement du jugement clinique chez les étudiantes et favorisent la personnalisation de l'exécution de la procédure.

Le cahier *Introduction aux méthodes de soins* aborde l'exécution des procédures dans leur globalité et les situe dans la perspective de leur application dans différents milieux cliniques. C'est seulement par l'application d'une procédure dans un but précis, la prise en compte du matériel et de l'équipement disponibles, les informations sur la situation de la personne et de sa famille, la connaissance des précautions à prendre et des interventions spécifiques à faire avant et après, que l'infirmière est en mesure d'appliquer une méthode de soins. Nous croyons que l'apprentissage des procédures doit se faire en lien avec un contexte d'exécution, et c'est l'approche qui est privilégiée dans ce cahier.

Raymonde Bourassa
Marie Fernandes

Remerciements

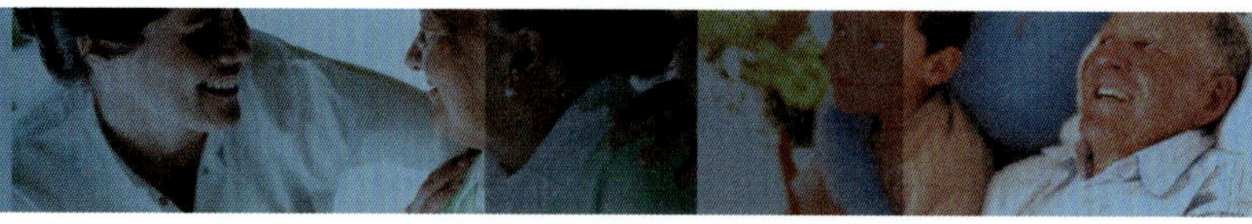

Pour la conception du cahier *Introduction aux méthodes de soins*, nous avons pu profiter de l'apport de nombreuses personnes. Nous tenons à souligner leur compétence, leur travail rigoureux et leur appui soutenu.

Un grand merci à ces personnes que nous avons côtoyées mois après mois et qui ne verront plus le rôle de l'infirmière de la même façon :

- Sylvie Chapleau, pour sa patience, sa rigueur, son calme et son souci de la justesse ;
- Muriel Normand, pour sa talentueuse orchestration de la présentation graphique ;
- Bérengère Roudil, qui a su trouver les mots appropriés à nos intentions et donner dynamisme et clarté à nos textes ;
- Sylvain Giroux, pour avoir cru en notre projet.

Pour la réalisation de cet ouvrage que nous voulions abondamment illustré, nous avons pu compter sur la contribution de plusieurs personnes.

Un merci tout spécial aux photographes Claude Morin et Patrick Lemay pour leur patience, leur complicité, leur professionnalisme et leur habileté à mettre nos propos en images.

Nous sommes reconnaissantes au Collège Montmorency (Lysanne Lacouture), à l'UQTR (Josée Houle) et au Collège de Bois-de-Boulogne (Renée Boisclair), qui nous ont permis d'utiliser leurs laboratoires en soins infirmiers pour nos séances de photos.

Nous tenons à remercier vivement le personnel du département des sciences infirmières de l'Université du Québec à Trois-Rivières qui nous a donné accès, avec générosité et professionnalisme, à la Clinique d'apprentissage en sciences infirmières de l'université. Cela a rendu possible la diffusion, dans cet ouvrage, de plusieurs photographies illustrant des soins infirmiers.

La contribution d'infirmières responsables de l'enseignement en laboratoire nous a grandement facilité la tâche. Nous désirons remercier Isabelle Filion (Collège Montmorency) et Louise Caouette (Collège de Bois-de-Boulogne) ainsi que les spécialistes en soins cliniques de l'UQTR Michelle Guimond, Sylvie Mailhot et Mélanie Parenteau. Nous tenons à souligner également l'apport significatif de Jacqueline Gatineau (UQTR).

Le matériel utilisé pour les séances de photos a été fourni par le Collège de Rosemont (Jocelyn Vachon), l'Hôpital de Saint-Eustache (Nathalie Bigras), l'Hôpital Pierre-Le Gardeur, l'Hôpital de la Cité-de-la-Santé (Nathalie Fernandes), le Collège Montmorency et le Collège de Bois-de-Boulogne, de même que l'UQTR.

Pour la prise de photos, nous avons pu profiter de la contribution de plusieurs personnes de notre entourage qui ont agi à titre de figurants : Hélène Cousineau, Sylvain Giroux, Monique Guimond, Francis Guimond-Santos, Félix Guimond-Santos, Patrick Lemay, Sylvie Mailhot, Claude Morin, Muriel Normand, Émilie Sauriol et Laurent Sauriol.

Nous avons pu compter sur l'expertise de plusieurs consultants et désirons remercier particulièrement Anne-Marie Martel (Ordre professionnel des technologistes médicaux du Québec [OPTMQ]), Denis Francis (Programme de tuberculose, Institut thoracique de Montréal) et Cécile Plamondon (AQESSS).

Finalement, nous tenons à dire merci à nos proches pour leur amour inconditionnel :

- à Yvette et Albert, mes parents, avec reconnaissance ;
- à Jean, mon conjoint, pour sa patience incommensurable tout au long de ce périple ;
- à ma sœur Paula, pour son très précieux et indéfectible soutien aux multiples facettes ;
- à mon frère Alain, pour son écoute et ses voies alternatives enrichissantes ;

(Raymonde Bourassa)

- à Laurent, mon conjoint, pour son support moral tout au long du projet ;
- à Émilie, ma fille, pour le partage, la discussion et son regard comme novice ;

(Marie Fernandes)

- à tous nos parents et amis pour leur patience et leur présence depuis le début de ce projet. Aux collègues de travail en soins infirmiers, qui nous ont soutenues durant cette période de travail et qui sauront se reconnaître.

… et grand merci à nos élèves, qui nous ont permis d'approfondir l'art de « faire apprendre ».

Table des matières

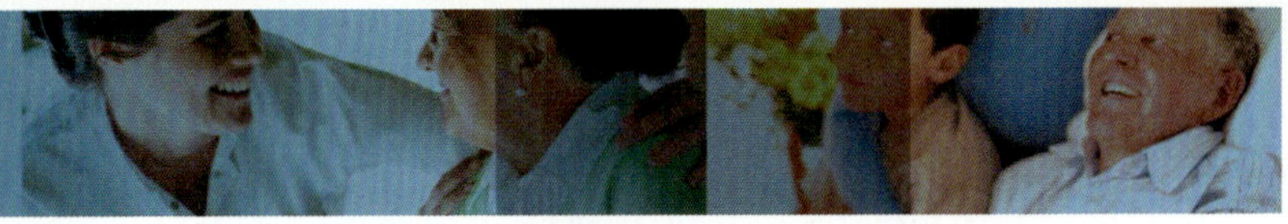

Chapitre 5

Chapitre 6

Chapitre 7

Chapitre 8

Chapitre 9

Chapitre 10

Chapitre 11

Chapitre 12

Chapitre 13

Chapitre 14

Chapitre 15

Chapitre 16

Chapitre 1

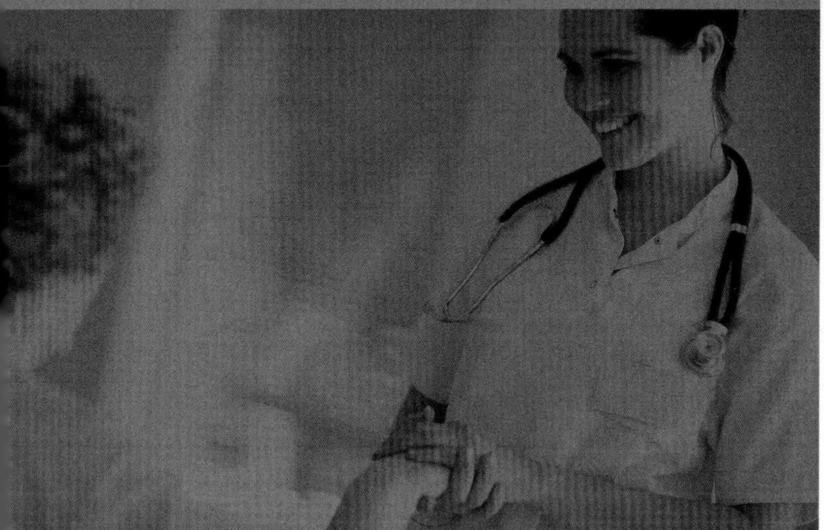

Étapes préalables et étapes postexécutoires

SOMMAIRE

PROCÉDURE 1-1

Application de précautions et d'interventions avant l'exécution d'une procédure

Cette procédure décrit la marche à suivre pour se préparer à une procédure spécifique, ainsi que pour préparer la personne à soigner, l'environnement et le matériel.

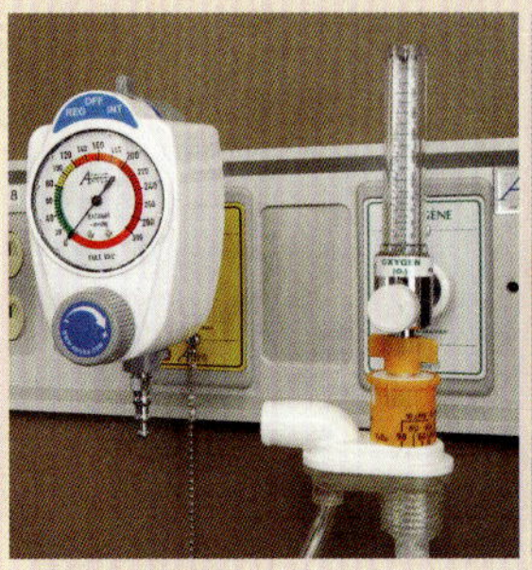

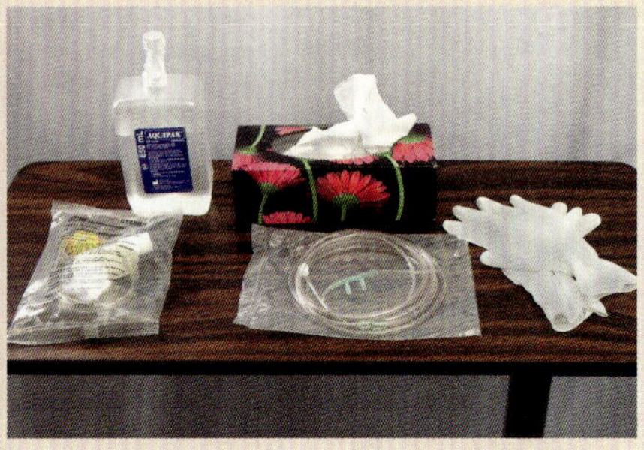

DÉFINITION

Procédure qui consiste en une série d'interventions visant à se préparer mentalement à une procédure spécifique, à préparer la personne tant sur le plan psychologique que sur le plan physique, et à préparer l'environnement ainsi que le matériel.

Les interventions décrites doivent précéder toutes les autres procédures composant ce cahier, comme l'indiquent les divers rappels.

CONTEXTE D'EXÉCUTION

BUTS

- Intégrer un cadre de référence pour se rappeler les interventions devant précéder l'application d'une méthode de soins.
- Recueillir des données permettant de planifier le déroulement de la méthode de soins.
- Adapter la méthode de soins à la personne à soigner.
- Appliquer la méthode de soins de façon sécuritaire.

Sommaire de la procédure

1. Préparation mentale de l'infirmière
2. Préparation physique de l'infirmière avant d'entrer dans la chambre
3. Préparation psychologique de la personne
4. Préparation de l'environnement
5. Préparation du matériel
6. Préparation physique de la personne

Étapes	Justifications

1 Préparation mentale de l'infirmière

	Étapes	Justifications
1.1	Vérifier, dans le dossier de la personne, l'ordonnance médicale concernant la procédure à exécuter. Consulter, dans le dossier de la personne, les notes d'évolution ayant un lien avec la procédure. S'il y a lieu, vérifier les directives infirmières du plan thérapeutique infirmier (PTI) et les interventions composant le plan de soins et de traitements infirmiers (PSTI).	Une vérification méthodique permet de respecter rigoureusement l'ordonnance médicale, d'éviter des erreurs et de prévoir le matériel nécessaire. La consultation des notes d'évolution permet d'obtenir des informations pouvant aider à une prise de décision concernant la procédure.

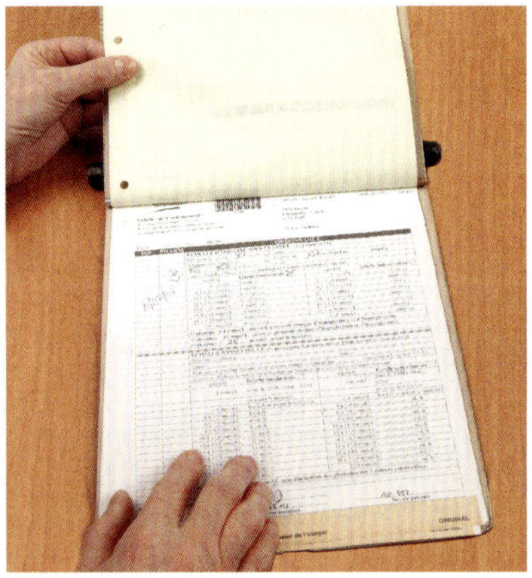

Étapes		Justifications	
1.2	Se rappeler les précautions à prendre et les interventions spécifiques à appliquer avant l'exécution de la procédure (évaluation, interventions et enseignement).	Ces précautions et ces interventions permettent d'individualiser la procédure. L'évaluation permet de recueillir des données pour mieux connaître la personne. Certaines interventions préexécutoires sont nécessaires avant d'entreprendre une procédure. L'enseignement permet de fournir des informations sur la procédure à la personne tout en précisant la collaboration attendue.	
1.3	Revoir ou se redire mentalement les étapes de la procédure à exécuter, en portant une attention particulière à celles avec lesquelles on se sent moins à l'aise. Au besoin, consulter un manuel de référence pour clarifier ou préciser certaines choses.	La préparation mentale permet d'anticiper ses faiblesses dans l'exécution d'une procédure et d'apporter les correctifs nécessaires, mais aussi de se rappeler le matériel requis. La préparation mentale augmente la confiance de l'exécutante, parce que celle-ci vient de réviser la procédure mentalement.	

2 Préparation physique de l'infirmière avant d'entrer dans la chambre

2.1	Se laver les mains avec de l'eau et du savon ou utiliser une solution hydroalcoolique (SHA) (voir la procédure 4-1-1, p. 120).	Le lavage des mains enlève une partie de la flore microbienne présente sur la peau. Il constitue le moyen le plus efficace pour prévenir les infections nosocomiales.	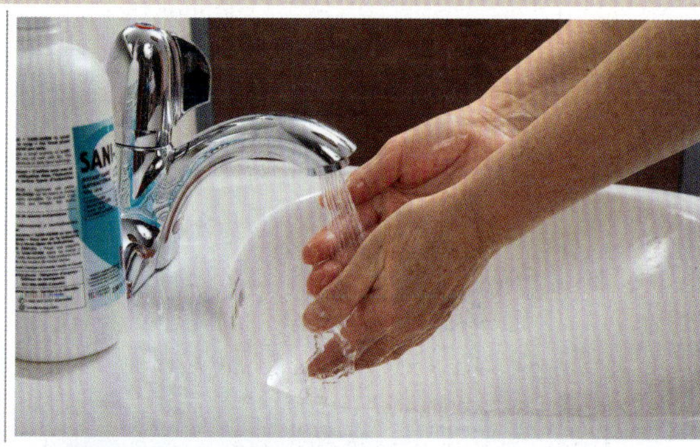

Situation particulière

Si l'on doit porter un équipement de protection individuelle, dans le cas de l'application de mesures de précaution additionnelles (personne en isolement), on revêt les vêtements de protection et on met en place les articles de protection requis en suivant la procédure 4-4-1 (p. 159).

Les hôpitaux prévoient généralement un type de chariot comprenant les articles nécessaires à l'application de mesures de précaution additionnelles.

L'équipement de protection permet tout à la fois de se protéger contre un agent pathogène se transmettant par voie aérienne, par gouttelettes ou par contact et d'éviter de devenir un véhicule de transmission de l'agent pathogène auprès des personnes ou de l'environnement.

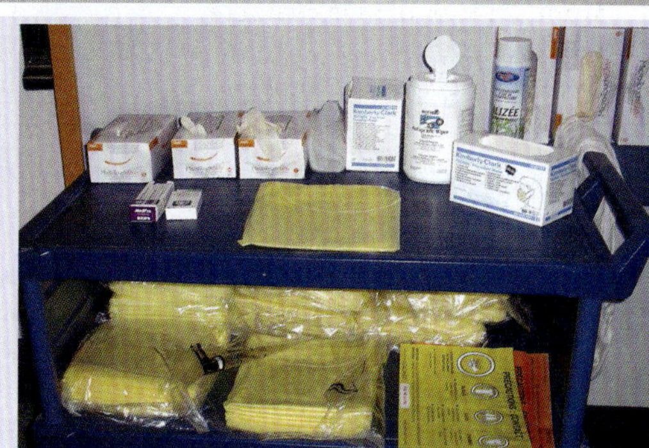

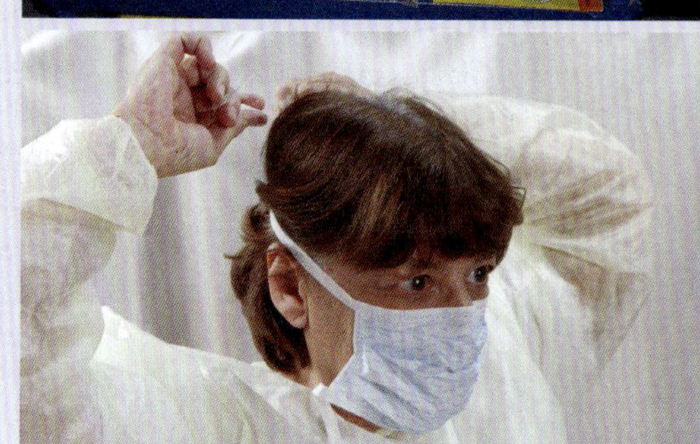

Étapes		Justifications	

3 Préparation psychologique de la personne

3.1 Se présenter à la personne en se nommant et en précisant sa fonction.

Le premier contact sert d'amorce pour établir une relation de confiance.

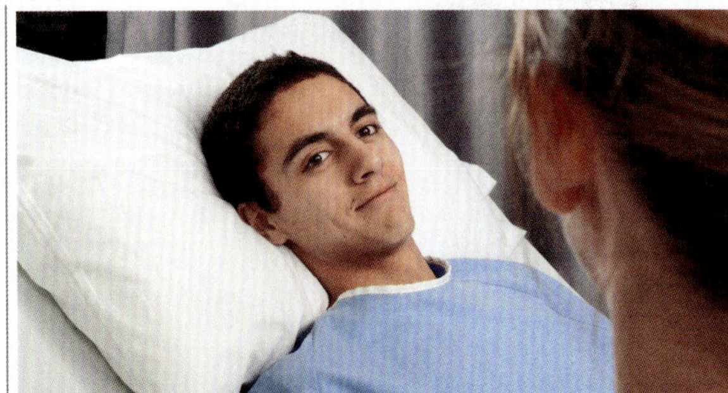

3.2 Établir l'identité de la personne :

- en lui demandant de se nommer ;
- en vérifiant son bracelet d'identité.

La double vérification de l'identité de la personne permet d'éviter une erreur de diagnostic ou de traitement qui pourrait être nuisible et même néfaste pour la personne.

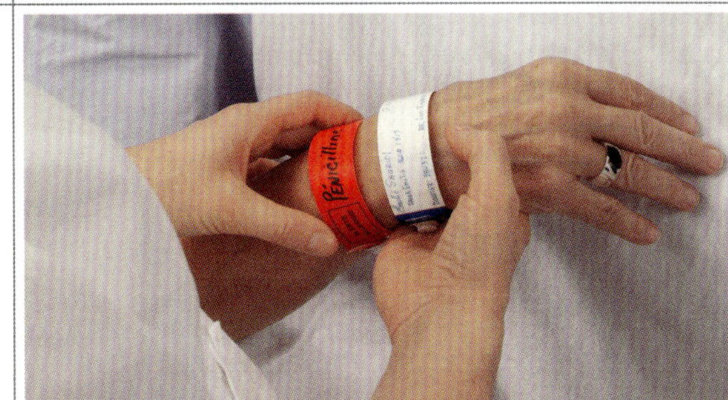

3.3 Annoncer à la personne ce qu'on va faire.

Vérifier ses connaissances concernant la procédure et évaluer son degré d'anxiété.

La quantité d'informations données à la personne et leur qualité contribuent à atténuer son anxiété et à obtenir sa collaboration.

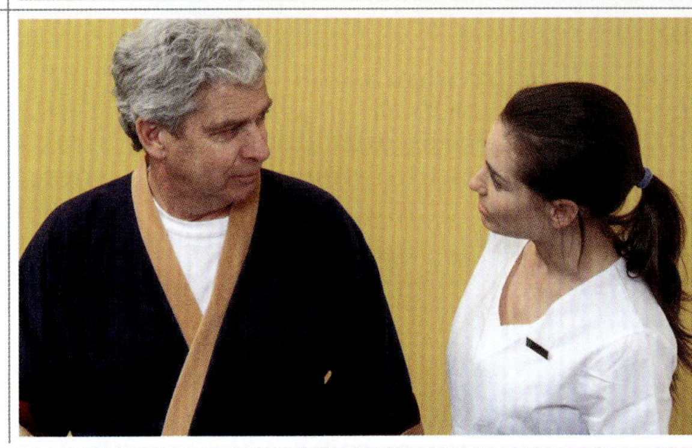

Situation particulière

Si la personne a déjà éprouvé des difficultés particulières au cours d'une procédure semblable, on doit l'encourager à verbaliser son expérience, tenir compte des informations qu'elle donne et planifier les interventions en conséquence en lui expliquant ce qu'on va faire.

Les informations concernant l'expérience de la personne permettent de personnaliser l'intervention et de savoir comment la rassurer.

3.4 Selon la situation, fournir à la personne les informations et les explications requises en s'aidant des questions de base suivantes pour ne rien oublier et en employant un langage non médical.

Corriger au besoin les propos erronés de la personne.

L'utilisation de mots simples et familiers assure une bonne compréhension de la personne.

En utilisant les questions de base, on s'assure de bien cerner le sujet à enseigner et on évite d'oublier des éléments d'information à donner à la personne.

Questions	Informations
Quoi ?	Objet de la procédure
Pourquoi ?	Raison et résultat escompté
Comment ?	Description des grandes étapes
Qui ?	Rôle de l'infirmière et collaboration attendue de la personne
Quand ?	Précision sur le moment de l'exécution
Combien ?	Durée ou fréquence de la procédure

Étapes		Justifications
Situation particulière		
	Si la personne souffre d'une altération du niveau de conscience, on lui donne une information brève et simple et on l'avertit avant de faire une intervention d'ordre physique.	Une personne souffrant d'une altération du niveau de conscience peut connaître de brèves périodes de lucidité au cours desquelles elle est consciente de son environnement sans toutefois être capable de s'exprimer.
3.5	Demander à la personne d'exprimer tout inconfort ou toute douleur ressentie au cours de la procédure.	La connaissance d'un malaise ressenti par la personne permet d'intervenir rapidement pour remédier de façon temporaire ou permanente à la situation.
Situation particulière		
	Si la personne ne peut s'exprimer verbalement (intubation endotrachéale, trachéotomie, etc.), on établit avec elle un code de communication non verbale (ex. : lever la main).	Une entente sur la façon d'attirer l'attention pour communiquer un besoin peut contribuer à rassurer la personne.
ALERTE!		
	Tout au long de la procédure, il est important de porter attention à tout indice non verbal ou aux bruits produits par la personne. En valider ensuite le sens auprès d'elle et ajuster les interventions en conséquence.	Une fois la procédure entamée, il arrive que l'on se concentre uniquement sur l'exécution. Certaines personnes n'osent pas exprimer verbalement leur inconfort, leur douleur ou leur inquiétude. La reconnaissance et la validation des indices non verbaux permettent d'ajuster les interventions constituant la procédure.

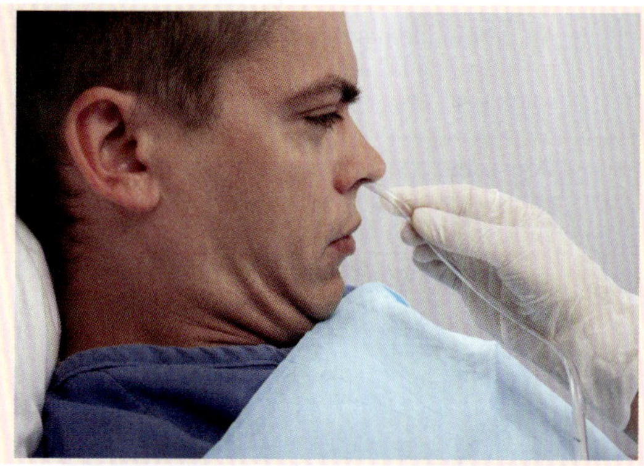

4 Préparation de l'environnement

Étapes		Justifications
4.1	Fermer les fenêtres de la chambre, s'il y a lieu.	Il ne faut pas que des poussières ou des particules, véhicules pour les microorganismes aéroportés, entrent dans la pièce durant la procédure.
4.2	Vérifier si l'éclairage est adéquat et le modifier au besoin.	Un bon éclairage est nécessaire pour les étapes d'observation et d'évaluation (état de la peau, caractéristiques d'un liquide, etc.) ainsi que pour les étapes demandant de la précision (mesure des dimensions d'une plaie, localisation d'un orifice naturel, etc.).
4.3	Libérer au besoin la table de lit qui servira de table de travail. Puis la nettoyer et l'assécher afin qu'elle soit prête à recevoir le matériel nécessaire pour la procédure.	Dans le cas de l'utilisation de matériaux perméables, l'humidité transporte, par capillarité, les microorganismes d'une surface non stérile à une surface stérile. Une table propre et sèche évite la contamination du matériel stérile.

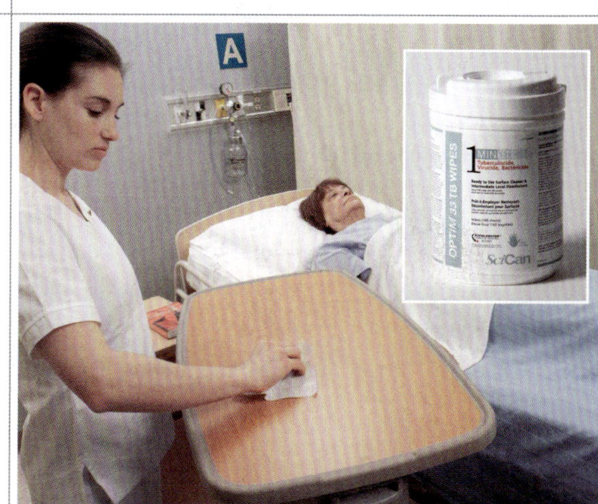

Étapes		Justifications	
4.4	Monter **la table de lit** qui servira de table de travail **à la hauteur de la taille**.	Toute manipulation de matériel stérile doit être faite au-dessus du niveau de la taille, selon un **principe fondamental de l'asepsie**.	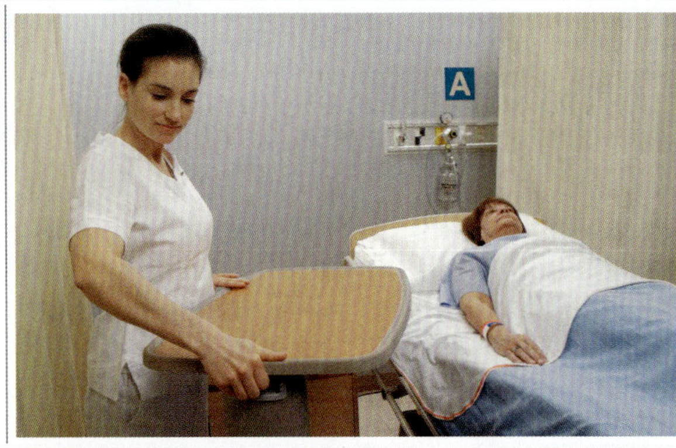

5 Préparation du matériel

5.1	Évaluer la capacité physique de la personne à collaborer à la procédure. Au besoin, demander de l'aide aux membres de la famille ou au personnel soignant.	La plupart des procédures exigent la collaboration de la personne. Le recours à une aide extérieure est parfois essentiel pour la bonne marche de la procédure, la sécurité de la personne et la sécurité de l'infirmière elle-même.	
5.2	Demander à la personne si elle est allergique aux produits utilisés ou vérifier sur son bracelet d'allergies: • Solutions (iode, etc.) • Matériaux ou produits (latex, ruban adhésif, etc.)	Cette précaution permet d'éviter une réaction allergique ou indésirable pouvant être grave.	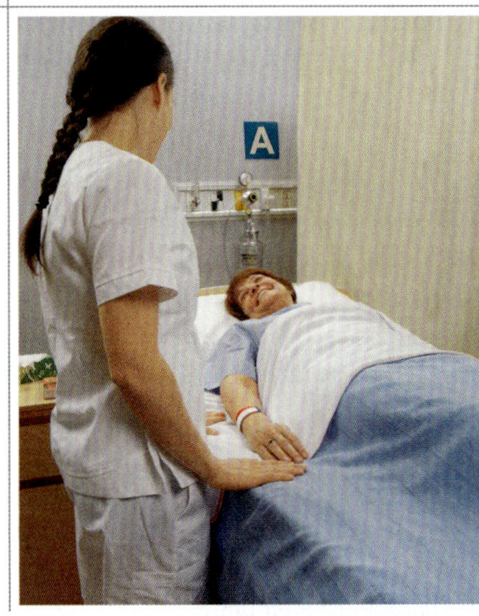

Situation particulière

Si la personne est allergique au latex, on utilise des gants en nitrile ou en vinyle. De plus, on doit choisir du matériel exempt de latex. *Des hôpitaux ont prévu un type de chariot comprenant uniquement des articles pour les personnes allergiques au latex.*	On prévient des réactions indésirables.

5.3	Vérifier s'il y a déjà du matériel au chevet de la personne.	Cette vérification permet de prévoir le matériel à apporter sans surcharger l'environnement de la personne ou devoir jeter le matériel en surplus.	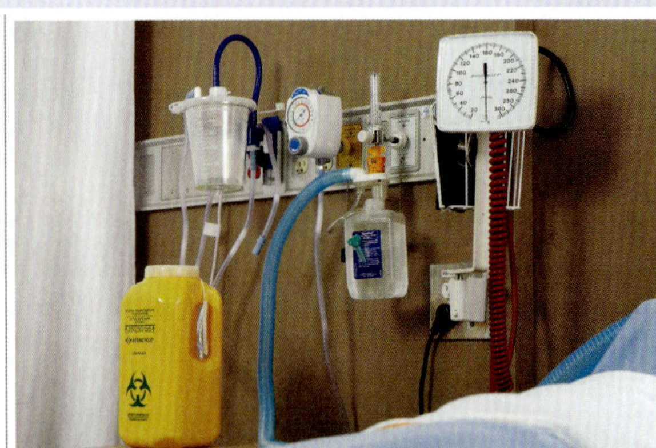

Étapes	Justifications

Situation particulière

Si l'on doit appliquer des précautions additionnelles, auprès d'une personne, en isolement notamment, on doit penser à retirer les vêtements et les articles de protection individuelle (voir la procédure 4-5-1, p. 165) à chaque sortie de la chambre et à en remettre d'autres à chaque entrée dans la chambre.

On doit également penser à se laver les mains en suivant la procédure 4-1-1 (p. 120).

Dans ce cas particulier, une bonne évaluation du matériel présent dans la chambre, au moment du premier contact avec la personne, permet d'éviter les va-et-vient ainsi que l'utilisation inutile du matériel de protection individuelle.

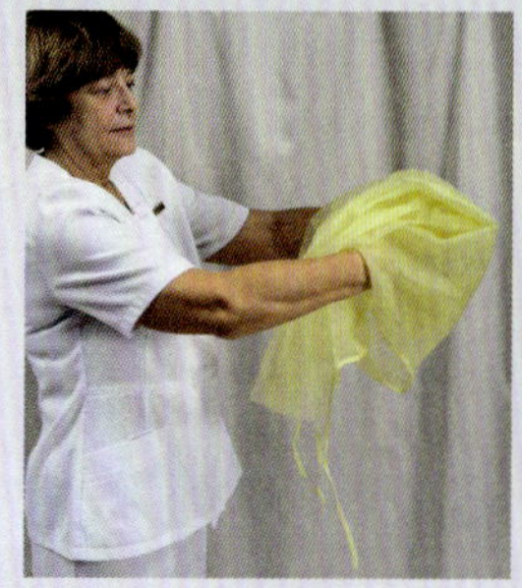

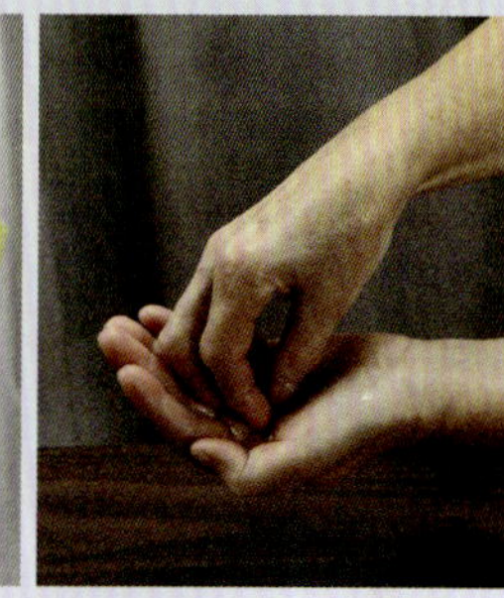

5.4	Apporter le matériel requis pour la procédure en tenant compte du matériel disponible au chevet de la personne.	Une bonne organisation évite les trajets inutiles et les pertes de temps.

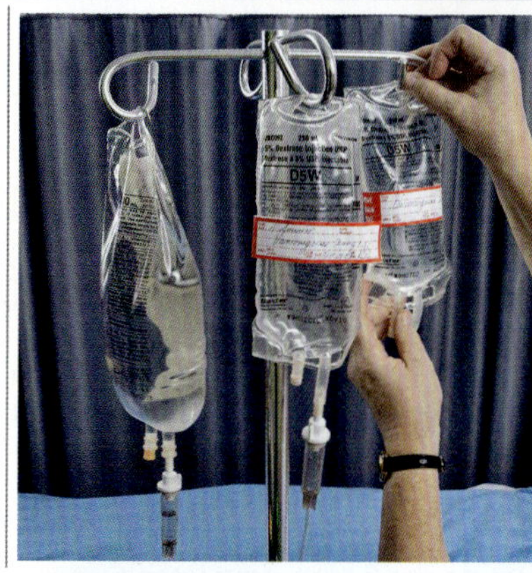

Astuce

Prenez l'habitude de toujours placer les articles, sur la table de travail, dans l'ordre d'utilisation.

Le rangement des articles par ordre d'utilisation favorise le rappel des étapes et facilite le déroulement de la procédure.

Il permet également d'acquérir certains automatismes dans l'exécution de la procédure.

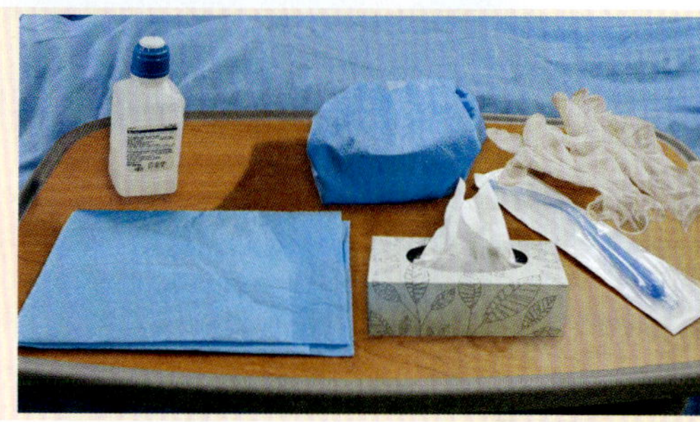

6 Préparation physique de la personne

6.1	Isoler la personne en fermant la porte ou en tirant le rideau, selon la situation.	Son intimité ainsi assurée, la personne est plus à l'aise pour exprimer son inconfort, sa douleur ou toute autre sensation désagréable.
6.2	Régler la hauteur du lit à la hauteur du pubis.	Cette mesure favorise l'utilisation d'une bonne mécanique corporelle et prévient les blessures au dos.

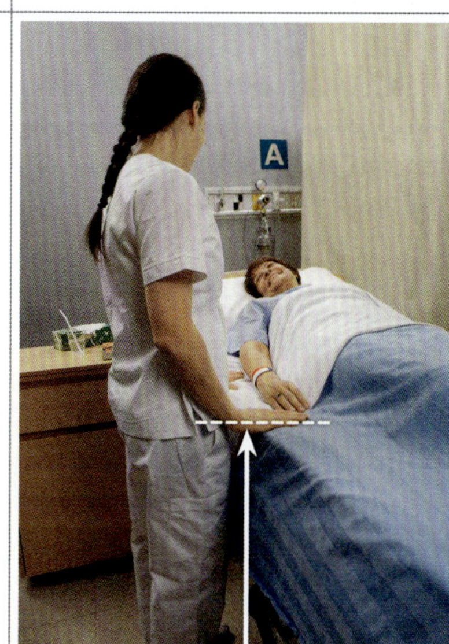

Étapes		Justifications	
6.3	Installer la personne dans une position confortable et adéquate favorisant sa collaboration ainsi que l'exécution de la procédure. Par exemple : • Rapprocher la personne de soi. • Installer la personne en position de Fowler, semi-Fowler ou de décubitus dorsal, selon la localisation de la plaie ou la procédure. • Ne découvrir que la partie corporelle concernée.	Une position confortable fait en sorte que la personne tolère mieux une procédure longue, inconfortable ou éprouvante. Une position adéquate favorise l'accès à la partie du corps qui doit être examinée ou soignée.	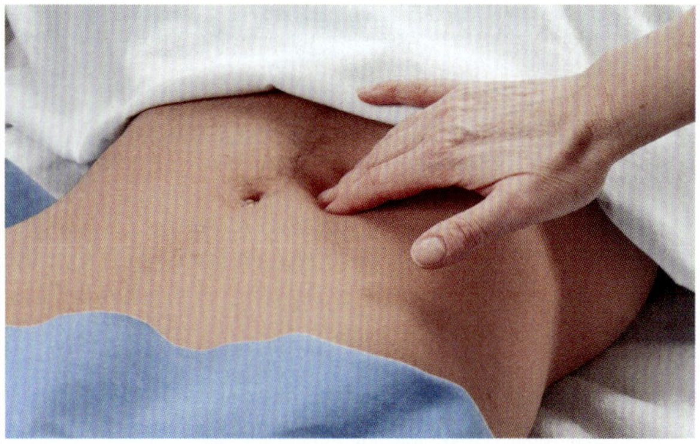

PROCÉDURE 1-2

Application de précautions et d'interventions après l'exécution d'une procédure

Cette procédure décrit la marche à suivre pour apporter un éventuel soutien à la personne après une procédure, pour jeter ou ranger le matériel utilisé et pour laisser un environnement propre et dégagé.

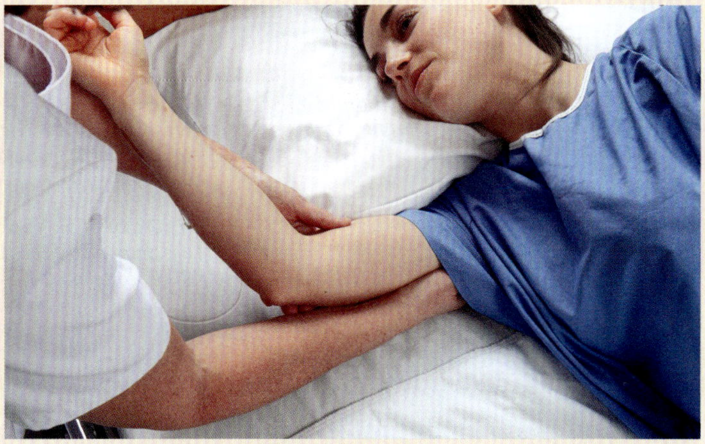

DÉFINITION

Procédure qui consiste en une série d'interventions visant à apporter du soutien à la personne après une procédure, à l'installer de façon confortable et sécuritaire, à jeter et à ranger le matériel selon les critères concernant la prévention des infections nosocomiales et des accidents, et à laisser un environnement propre et dégagé.

Les interventions décrites doivent suivre toutes les autres procédures composant ce cahier, comme l'indiquent les divers rappels.

CONTEXTE D'EXÉCUTION

BUTS

- Intégrer un cadre de référence pour se rappeler les interventions devant suivre l'application d'une procédure.
- Assurer le confort et la sécurité de la personne après une procédure.
- Maintenir un environnement propre, rangé et sécuritaire.

Sommaire de la procédure

1. Préparation mentale de l'infirmière
2. Rangement du matériel dans la chambre de la personne
3. Soutien psychologique
4. Positionnement de la personne
5. Sécurité de la personne
6. Rangement du matériel dans l'unité de soins

Étapes		Justifications	
1	**Préparation mentale de l'infirmière**		
1.1	Se rappeler les précautions à prendre et les interventions particulières à appliquer après l'exécution de la procédure (évaluations, interventions, enseignement et notes au dossier).	Ces précautions et ces interventions permettent d'individualiser la procédure. L'évaluation permet de recueillir des données pour un meilleur suivi clinique. L'enseignement permet à la personne d'assumer une certaine prise en charge pour la continuité des soins.	
2	**Rangement du matériel dans la chambre de la personne**		
2.1	Disposer du matériel contaminé comme il convient (aiguilles, gants souillés, etc.). Placer tout objet pointu ou coupant dans un contenant rigide biorisque[1].	On prévient les piqûres accidentelles de même que la transmission de microorganismes pathogènes.	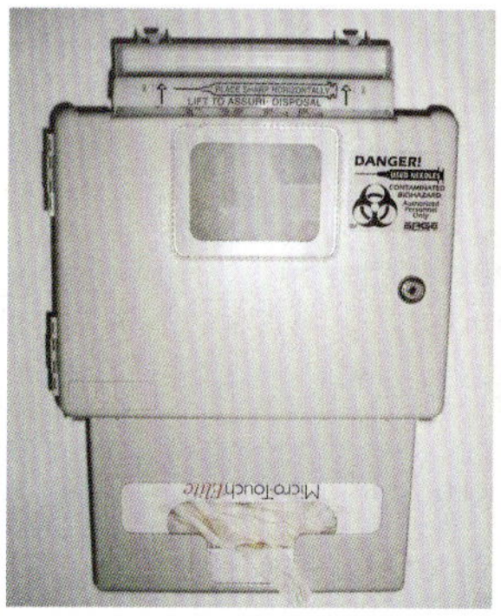 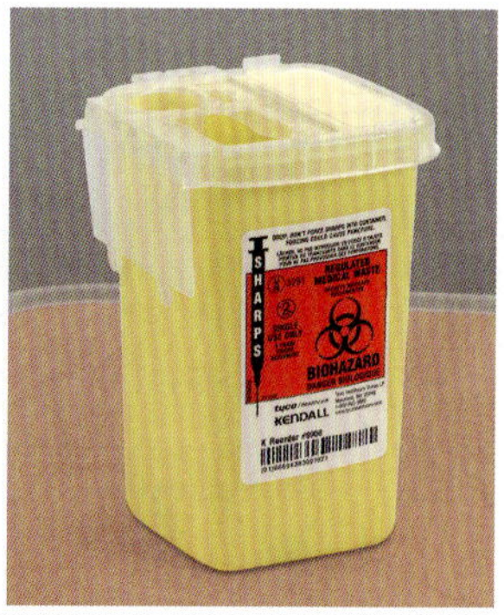
2.2	Au besoin, ranger le matériel utilisé pour les soins au chevet de la personne.	Le matériel apporté dans une chambre ne peut retourner dans la salle de préparation des soins propre.	
2.3	Nettoyer la table de lit qui a servi de table de travail.	La table, que la personne utilise pour y déposer ses effets personnels ou ses plateaux repas, doit être exempte de microorganismes pathogènes.	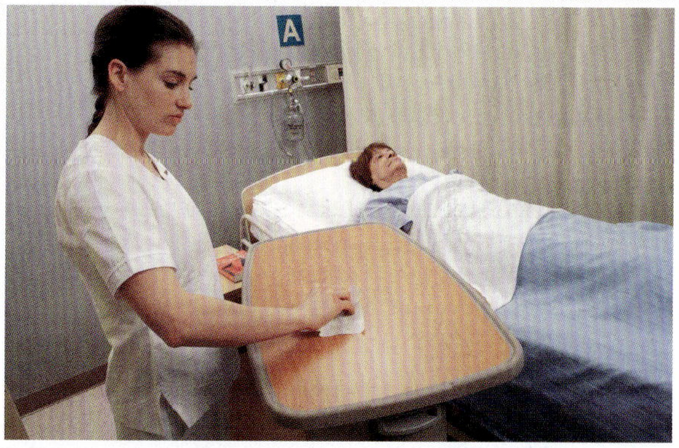
3	**Soutien psychologique**		
3.1	Encourager la personne à exprimer ce qu'elle a ressenti durant la procédure.	L'écoute permet de recueillir des informations et d'intervenir en cas de besoin. Elle contribue aussi à rassurer la personne et à faire en sorte qu'elle continue de collaborer durant les soins à venir.	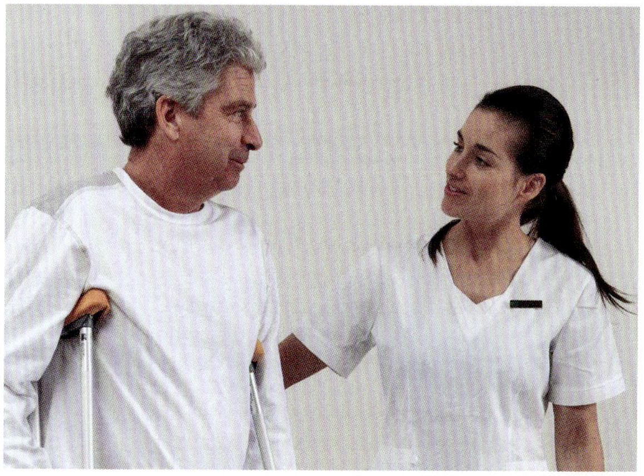
3.2	Vérifier auprès de la personne ce qu'elle a compris et retenu de l'enseignement donné et des explications sur son traitement. Vérifier également son acquisition des nouvelles habiletés requises par son traitement.	Cette vérification permet de valider la compréhension de la personne, de compléter ou de corriger ce qu'elle a compris au besoin et de la rassurer.	

1. Contenant rigide biorisque ou autre contenant rigide pour objets pointus et tranchants, selon les politiques en vigueur dans l'établissement.

Étapes		Justifications	
4	**Positionnement de la personne**		
4.1	Réinstaller confortablement la personne en modifiant la position de son corps, en réglant l'angle de la tête de lit et en replaçant l'oreiller.	Une nouvelle position favorise le bien-être de la personne, en particulier lorsque la procédure a nécessité une position particulière ou a restreint sa mobilité pendant un certain temps.	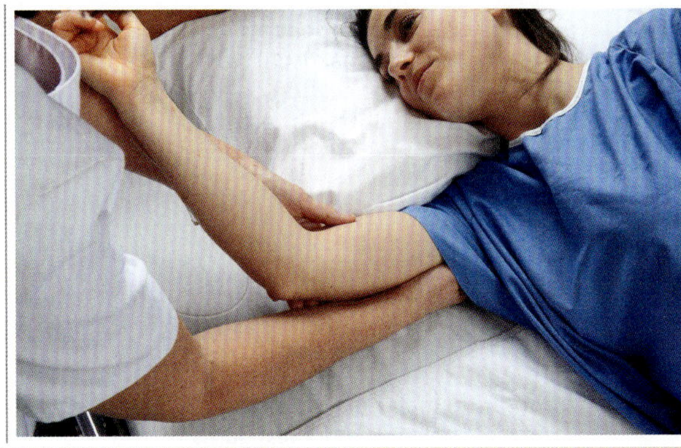
5	**Sécurité de la personne**		
5.1	Monter l'une des deux ridelles ou les deux, si nécessaire.	La mise en place des ridelles prévient une chute accidentelle, en particulier lorsque la personne est faible, agitée ou confuse.	
5.2	Baisser le lit à la hauteur minimale.	La personne autonome doit pouvoir se lever de façon sécuritaire. En cas de chute accidentelle, les risques sont moindres.	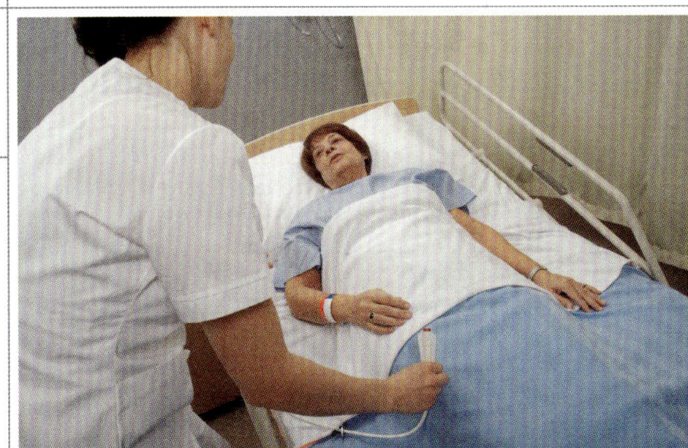
5.3	Placer la sonnette d'appel à portée de main de la personne. S'assurer occasionnellement qu'elle fonctionne avant de quitter la chambre.	La personne doit pouvoir signaler rapidement un besoin d'aide. Avoir la sonnette d'appel à portée de main la sécurise quand elle se retrouve seule.	
5.4	Replacer les effets personnels sur la table de lit et s'informer auprès de la personne des articles dont elle aurait besoin. Rapprocher la table du lit, de façon à ce que la personne ait accès à ses effets personnels.	La personne doit avoir accès à ce dont elle a besoin sans risquer de tomber.	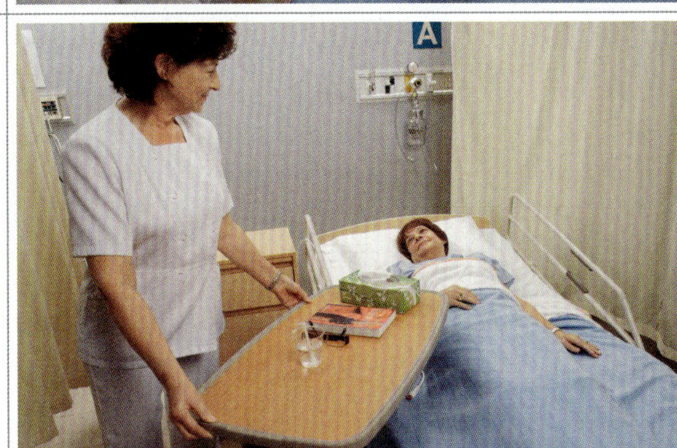

Situation particulière

Si l'on a dû revêtir un équipement de protection individuelle, dans le cas de mesures de précautions additionnelles, on retire les articles contaminés (voir la procédure 4-5-1, p. 165) et on les jette dans le sac à rebuts ou dans le sac à linge souillé installés sur support métallique dans la chambre de la personne.

En laissant l'équipement contaminé à l'intérieur de la chambre, on prévient la contamination de l'environnement par les microorganismes pathogènes.

On doit également penser à se laver les mains avec de l'eau et du savon ou à utiliser une solution hydroalcoolique (SHA) (voir la procédure 4-1-1, p. 120).

On élimine le maximum de microorganismes susceptibles de transmettre des infections.

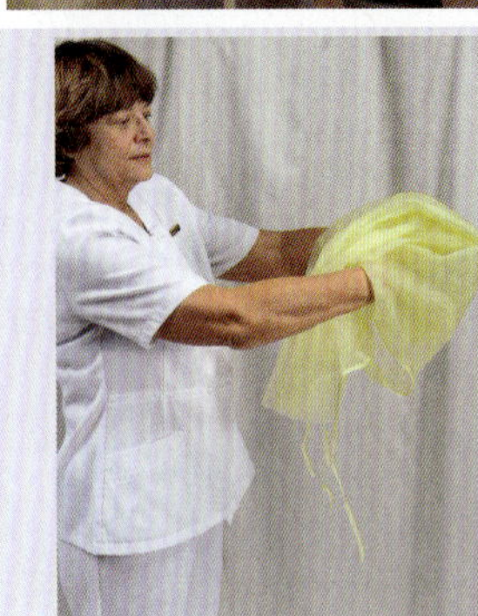

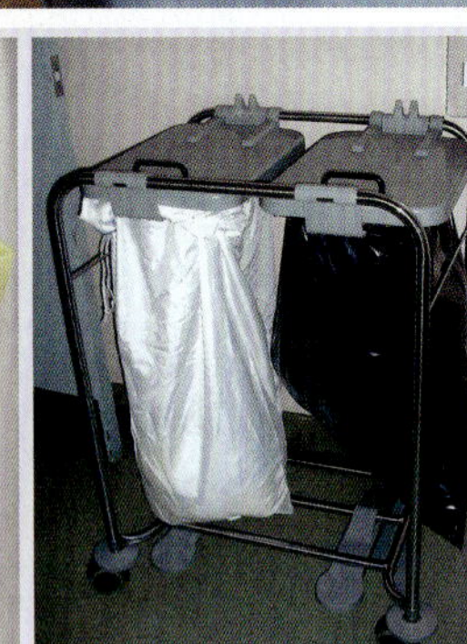

Étapes | **Justifications**

6 Rangement du matériel dans l'unité de soins

6.1 Ranger le matériel non utilisé pendant la procédure à l'endroit approprié.

Compléter les plateaux utilisés (ex. : plateau à ponction veineuse, plateau à glycémie capillaire) avec de nouveaux articles.

Justification : Le rangement des articles à la place qui leur a été attribuée favorise leur accès rapide par tout le personnel soignant, surtout en situation d'urgence.

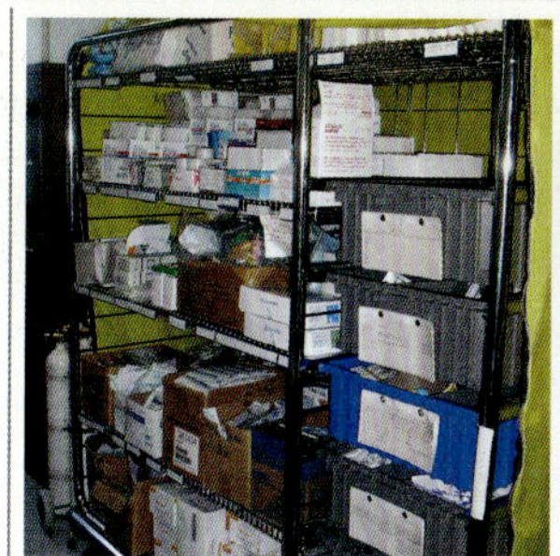

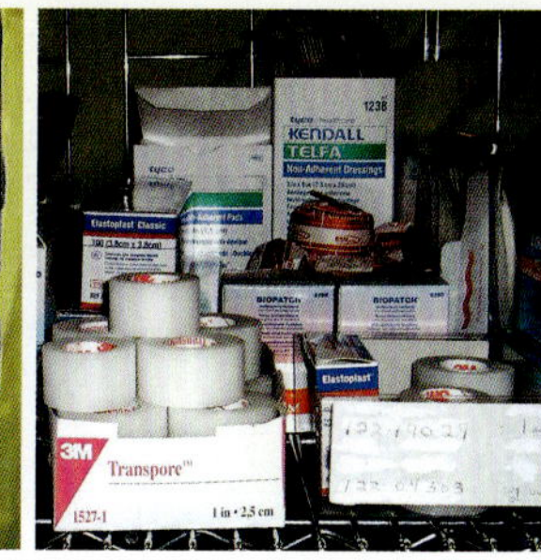

6.2 Placer le matériel souillé à l'endroit approprié.

Utiliser les contenants spécifiques installés aux endroits appropriés, selon les politiques de l'établissement.

Dans le corridor :

- Sac à linge souillé sur support métallique
- Sac à rebuts sur support métallique

Dans la salle de préparation des soins souillée :

- Sac à linge souillé sur support métallique
- Sac à rebuts sur support métallique
- Poubelle à déchets courants
- Contenant à déchets biorisques

Justification : On prévient les blessures accidentelles des personnes hospitalisées et du personnel.

Disposer adéquatement des déchets prévient la propagation des microorganismes pathogènes dans l'environnement.

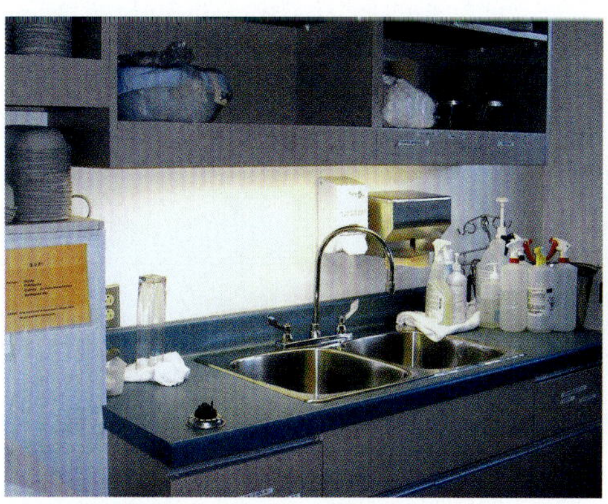

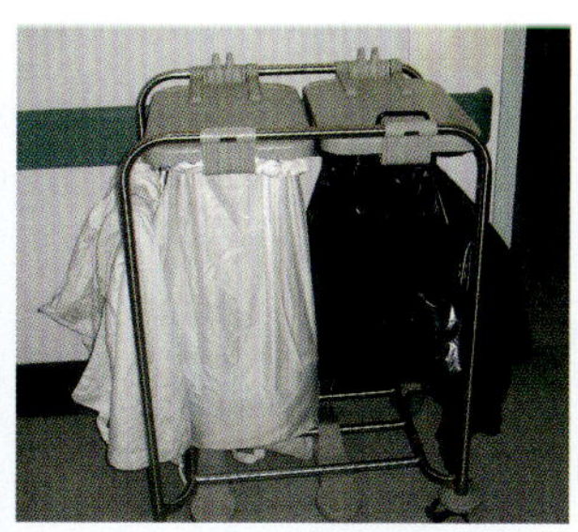

Sac à linge souillé et sac à rebuts situés dans le corridor

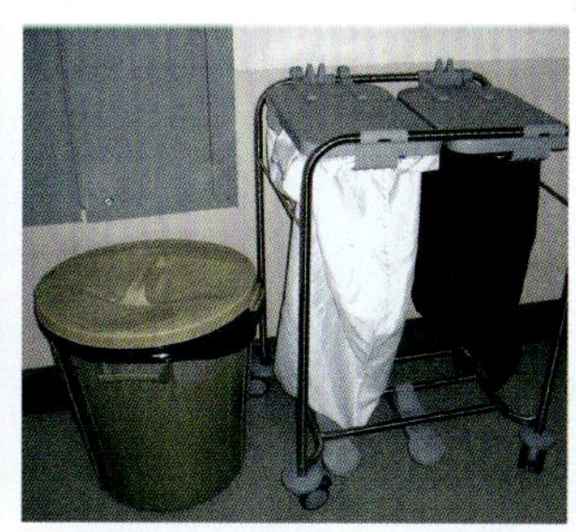

Poubelle à déchets courants, sac à linge souillé et sac à rebuts se trouvant dans la salle de préparation des soins souillés

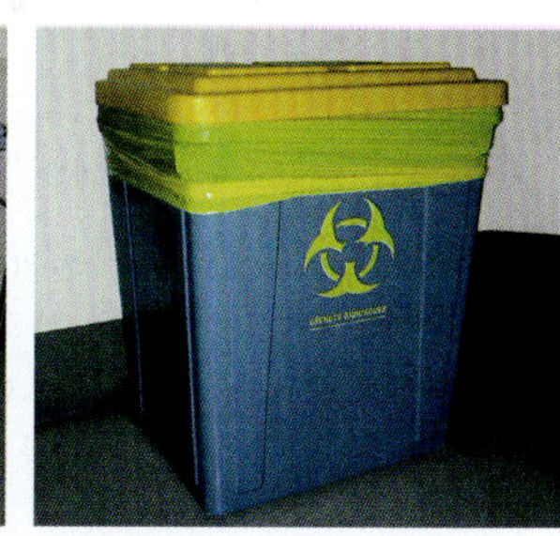

Contenant pour déchets biorisques dans la salle de préparation des soins souillée

6.3 Se laver les mains avec de l'eau et du savon ou utiliser une solution hydroalcoolique (SHA) (voir la procédure 4-1-1, p. 120).

Justification : On prévient la transmission des microorganismes pathogènes et la propagation des infections nosocomiales.

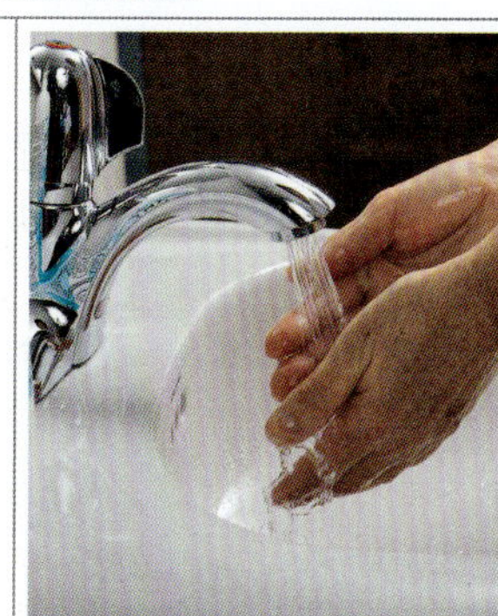

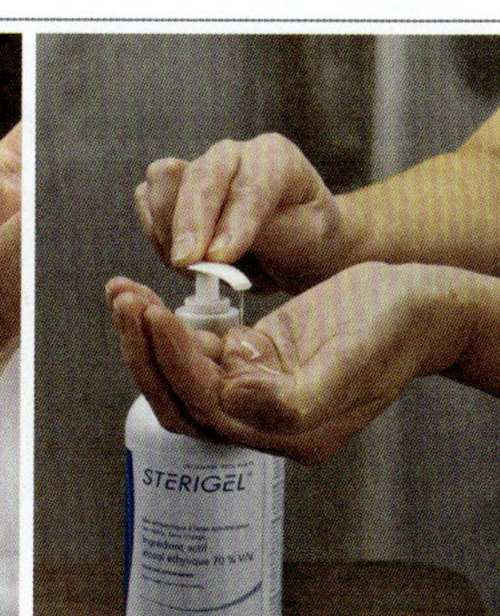

Chapitre 2

Signes vitaux

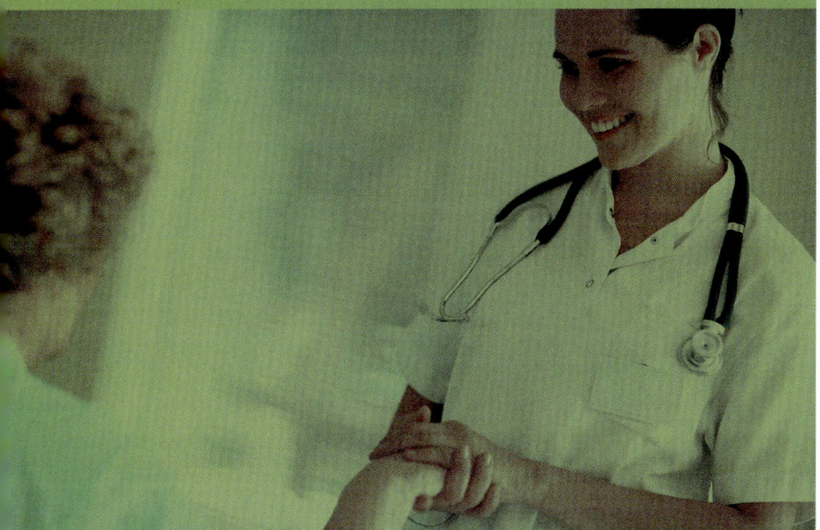

SOMMAIRE

MÉTHODE DE SOINS **2-1**

28 SIGNES VITAUX

Évaluation de la température corporelle : buccale, rectale, axillaire, tympanique

Cette méthode de soins explique la procédure à suivre pour mesurer la température buccale, rectale ou axillaire d'une personne à l'aide d'un thermomètre électronique ou d'un thermomètre médical jetable chimique ainsi que la température tympanique avec un thermomètre électronique (page 17).

DÉFINITION

Méthode de soins consistant à mesurer la température interne du corps à l'aide d'un thermomètre utilisant la voie buccale, rectale, axillaire ou tympanique.

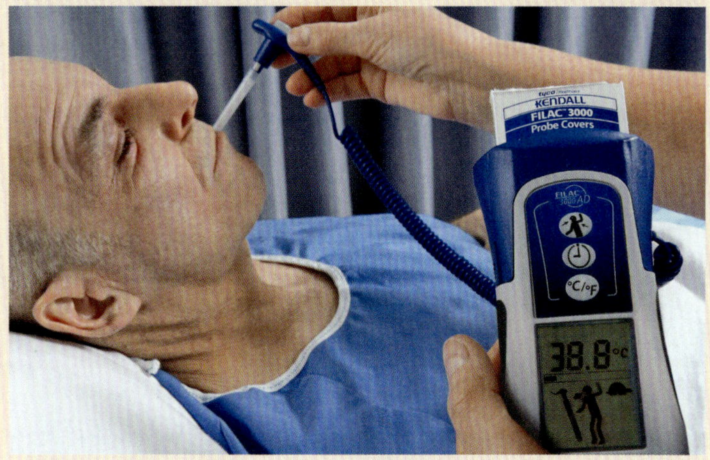

CONTEXTE D'EXÉCUTION

BUTS

- Obtenir une valeur de base de la température corporelle qui servira de point de référence pour les mesures suivantes.
- Obtenir la mesure de la température corporelle pour une évaluation avant ou après une intervention chirurgicale, un examen, un traitement ou l'administration d'un médicament.
- Déceler tout changement de la température centrale.
- Assurer le suivi clinique des personnes qui présentent un risque d'anomalie de la température corporelle (ex. : les personnes atteintes d'une infection, traitées avec des immunosuppresseurs ou exposées à des températures extrêmes).

MATÉRIEL ET ÉQUIPEMENT

ARTICLES ESSENTIELS

Articles de base	Température buccale	Température rectale	Température axillaire	Température tympanique
• Papier et stylo à bille 1 • Feuille d'enregistrement des signes vitaux 2	• Thermomètre électronique approprié à la voie buccale (sonde bleue) 3 • Gaine protectrice jetable 4 *ou* Thermomètre médical jetable (chimique approprié à la voie buccale 5 • Gants propres 6	• Thermomètre électronique approprié à la voie rectale (sonde rouge) 7 • Gaine protectrice jetable *ou* Thermomètre médical jetable (chimique) approprié à la voie rectale • Gants propres 6 • Lubrifiant hydrosoluble 8 • Mouchoirs en papier 9	• Thermomètre électronique approprié à la voie axillaire (sonde bleue) 3 • Gaine protectrice jetable *ou* Thermomètre médical jetable (chimique) approprié à la voie buccale ou axillaire 5 • Serviette 10	• Thermomètre approprié à la voie tympanique 11 • Gaine protectrice jetable adaptée à l'embout de l'appareil 12 • Tampon d'alcool à 70 % 13

ARTICLES FACULTATIFS

Si la personne est en isolement :

- Thermomètre numérique 14

ou

Thermomètre médical jetable (chimique) 5

Remarque

Le thermomètre médical jetable (chimique) conçu pour la voie rectale est muni d'une gaine protectrice non stérile que l'on retire pour lire le résultat. Celui qui est conçu pour la voie axillaire est muni d'une bande adhésive qui le maintient en place.

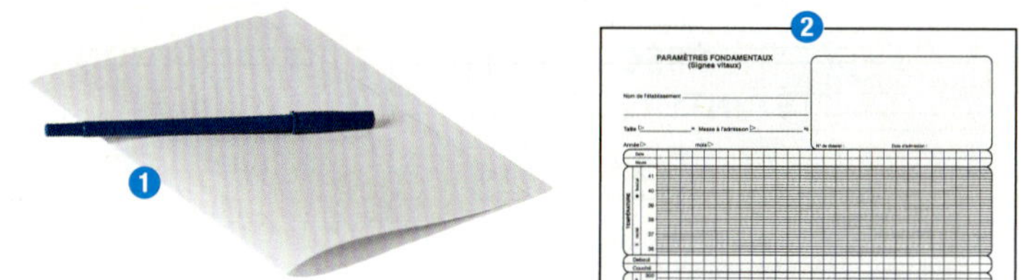

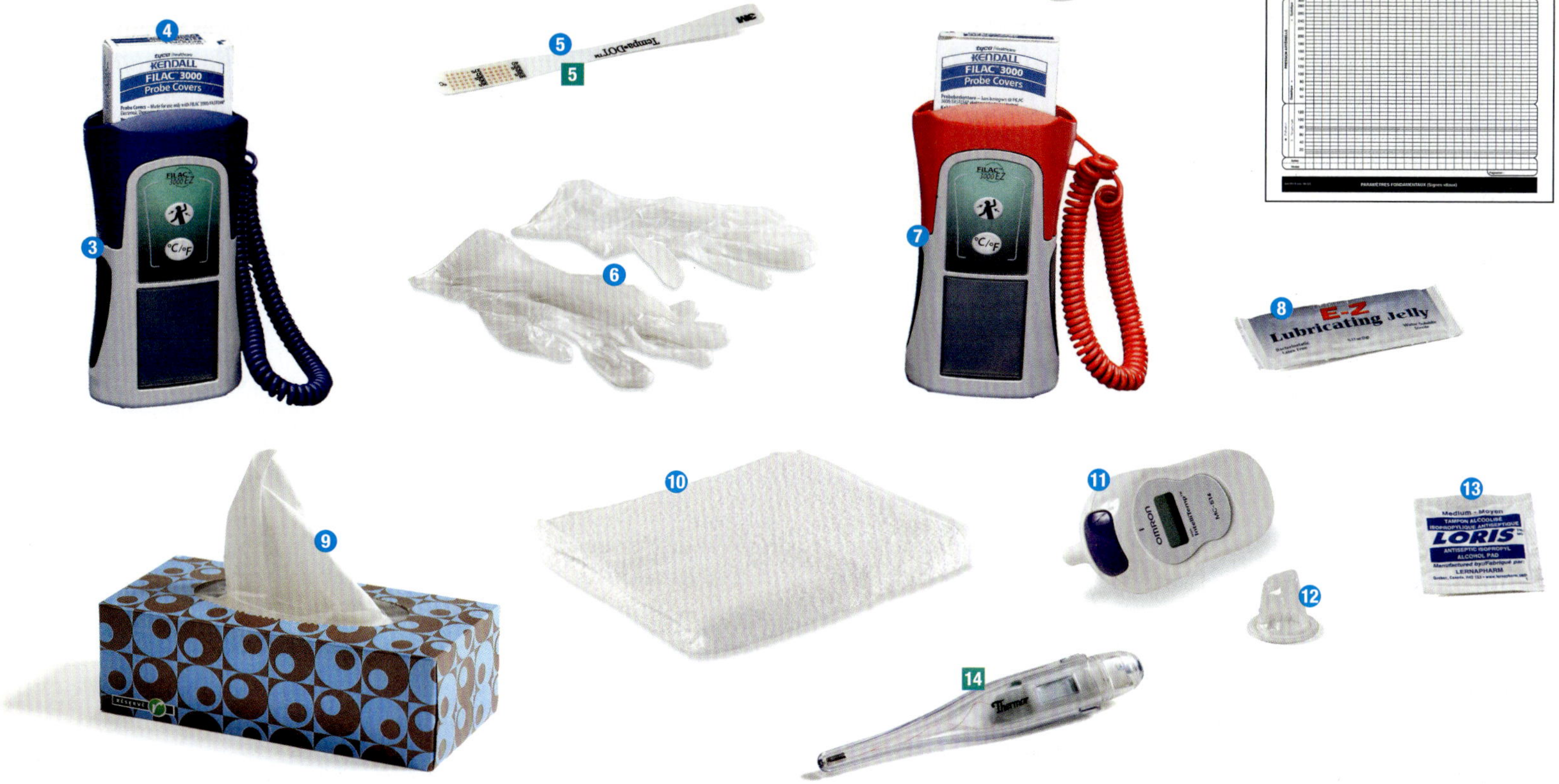

PRÉCAUTIONS ET INTERVENTIONS

avant

la mesure de la température corporelle

1. ÉVALUATION

- Déterminer la voie à utiliser pour la mesure de la température corporelle en tenant compte des contre-indications à l'utilisation d'une voie ou d'une autre *afin d'obtenir une mesure exacte sans porter préjudice à la personne*.

  Exemples de contre-indications :

  - Voie buccale : Personne confuse, qui ne peut respirer par le nez, a eu une inflammation de la bouche ou une chirurgie de la bouche, présente un risque de crise convulsive, etc.
  - Voie rectale : Personne ayant subi une chirurgie rectale, ayant une affection rectale, ayant une anomalie de la coagulation, présentant de la diarrhée, ayant des hémorroïdes proéminentes ou étant immunosupprimée, etc.
  - Voie axillaire : Personne agitée, confuse, etc.
  - Voie tympanique : Personne ayant une infection, un écoulement de l'oreille, une malformation de l'oreille, ayant subi une chirurgie auriculaire récente, etc.

- Pour la prise de température par voie buccale, évaluer si la personne peut garder sa bouche fermée pendant 30 secondes *afin de permettre une lecture fiable*.

2. INTERVENTIONS

- S'assurer que la personne n'a pas bu, mangé, fumé ou mâché de la gomme dans les 30 minutes précédant la prise de température buccale, *car la température pourrait en être modifiée*.
- Se remémorer les normes de mesure de la température pour les différentes voies *afin d'interpréter adéquatement le résultat*.

PRÉCAUTIONS ET INTERVENTIONS **après** la mesure de la température corporelle

1. ÉVALUATION

- Vérifier dans le dossier de la personne le résultat de la dernière prise de température *afin de s'en servir comme référence pour l'interprétation de la nouvelle mesure*.
- Rechercher les signes et les symptômes additionnels d'une hypothermie ou d'une hyperthermie, le cas échéant, *afin de compléter l'évaluation clinique*.
- Établir s'il existe une corrélation entre la mesure de la température et les autres paramètres vitaux, *car l'hyperthermie et l'hypothermie influent sur les autres paramètres vitaux*.
  - Hypothermie : peau pâle et cireuse, frisson, etc.
  - Hyperthermie : peau rouge et chaude, frisson, diaphorèse etc.
- Interpréter les écarts par rapport à la norme en s'appuyant sur les facteurs qui influent sur la température centrale (âge, rythme circadien, effort, hormones, stress et milieu ambiant) *afin de porter un jugement clinique pertinent sur la signification du résultat, en fonction de l'état de santé de la personne, et afin d'appliquer rapidement les interventions requises*.

2. INTERVENTION

- Informer le médecin traitant ou l'infirmière responsable des changements survenus dans l'état de santé de la personne *afin de pouvoir administrer le traitement approprié à la situation*.

3. ENSEIGNEMENT

- Informer la personne du résultat de l'évaluation et des interventions planifiées *afin de la sensibiliser à son état de santé et de favoriser sa collaboration au plan de traitement*.
- Enseigner à la personne les mesures qui peuvent faire baisser la fièvre *afin qu'elle participe au plan de traitement*.

  Exemples de mesures : augmentation de l'apport liquidien, exercice de toux et de respiration profonde, retrait des vêtements ou des couvertures en trop, etc.

4. NOTES AU DOSSIER

- Écrire la mesure effectuée (température, voie) sur la feuille d'enregistrement des signes vitaux *afin de l'analyser rapidement et de permettre le suivi clinique*.
- Inscrire au plan thérapeutique infirmier (PTI) – en modifiant celui-ci au besoin – les directives infirmières concernant un problème détecté (hypothermie, hyperthermie, risque de température corporelle anormale ou autre problème en lien avec le résultat de l'évaluation) *afin d'ajuster la surveillance clinique, les soins, les traitements et les autres interventions requises*.
- Écrire dans les notes d'évolution toutes les informations pertinentes concernant la prise de température *afin de repérer les écarts par rapport à la norme et de permettre la continuité des soins*.
  - Date et heure de la prise de température
  - Résultat
  - Voie utilisée pour la prise de la température
  - Interventions infirmières en lien avec l'hypothermie ou l'hyperthermie
  - Enseignement donné
  - Réactions et collaboration de la personne

MISE EN SITUATION

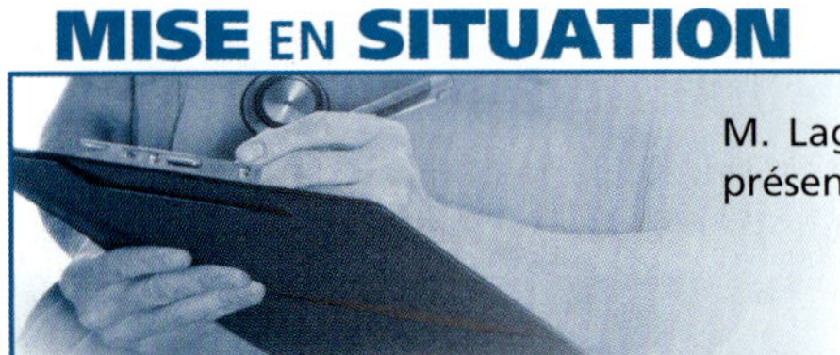

M. Lagacé, âgé de 52 ans, souffre d'une pneumonie. Il présente une hyperthermie depuis deux jours.

Ordonnance médicale au dossier

- Tylenol 650 mg PO q4h si T° > 38,5 °C.

PROCÉDURE 2-1-1

ÉVALUER LA TEMPÉRATURE CORPORELLE : BUCCALE, RECTALE, AXILLAIRE OU TYMPANIQUE

Sommaire de la procédure

1. Préparation du matériel
2. Insertion du thermomètre
3. Lecture du résultat
4. Inscription du résultat de la mesure
5. Rangement du matériel

Quelles questions avez-vous posées à M. Lagacé avant de prendre sa température buccale, pour vous assurer d'effectuer une mesure fiable ?

2-1

Étapes	Justifications

Ne pas oublier les étapes préalables décrites dans la procédure 1-1.
Ne pas oublier les précautions et les interventions s'appliquant avant la mesure de la température corporelle.

1 Préparation du matériel

Étapes	Justifications
1.1 Choisir le matériel selon la voie appropriée pour la mesure de la température corporelle, et le déposer sur la table de travail.	Le matériel choisi dépend de la voie choisie, selon l'âge et l'état de santé de la personne.

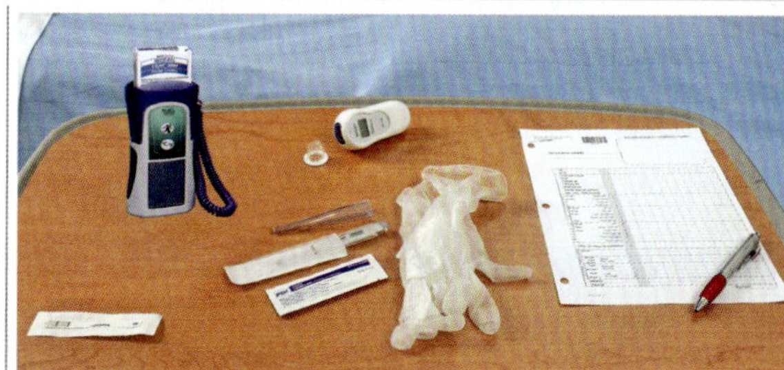

Étapes	Justifications
1.2 Préparer le thermomètre.	
Thermomètre électronique pour la température buccale, rectale ou axillaire	
a) Retirer le thermomètre électronique de son dispositif de charge.	Une fois chargé, le thermomètre peut s'utiliser comme thermomètre portatif
b) Sortir la sonde thermique du boîtier.	
c) Insérer la sonde thermique dans une gaine protectrice de plastique et pousser fermement la sonde dans la gaine de façon à la coincer à l'intérieur.	Les deux pièces doivent être fixées l'une à l'autre pendant la prise de la température.

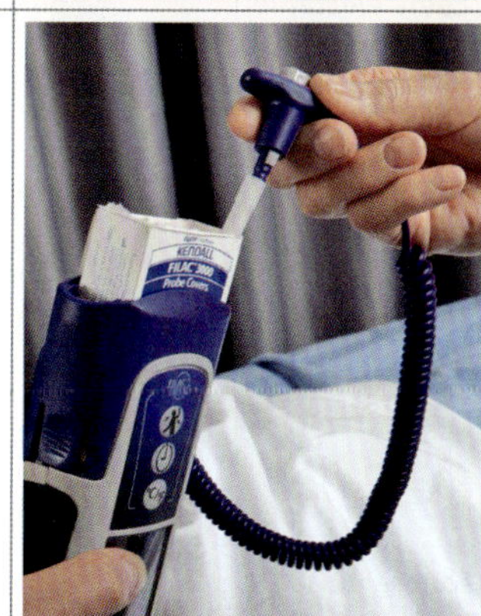

Étapes	Justifications
Thermomètre électronique pour la température tympanique	
a) Retirer le thermomètre tympanique de son dispositif de charge.	
b) Nettoyer la lentille avec un tampon d'alcool à 70 % ou selon les directives du fabricant.	Le nettoyage à l'alcool élimine les traces de doigts et les poussières et permet d'assurer une lecture exacte.
c) Recouvrir l'extrémité du thermomètre avec une gaine protectrice jetable.	La gaine protectrice protège la lentille du cérumen de l'oreille.

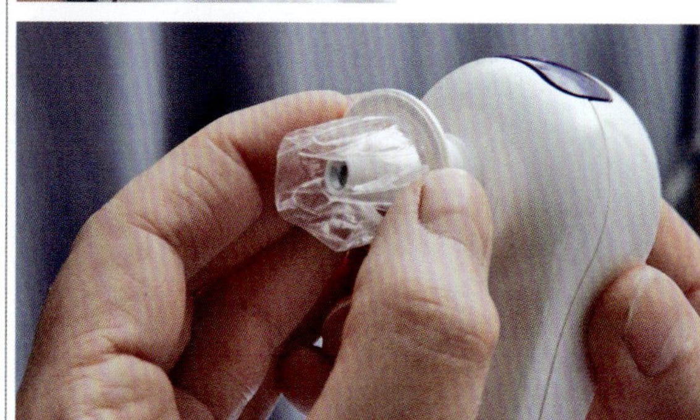

Étapes	Justifications
Thermomètre médical jetable (chimique) pour la température buccale, rectale ou axillaire	
a) Ouvrir l'emballage et sortir le thermomètre en le tenant par l'extrémité opposée aux points matriciels.	L'extrémité comportant les points matriciels mesure la température quand elle entre en contact avec la muqueuse ou la peau.
b) Conserver l'emballage pour la fin de la procédure.	L'emballage sera utilisé pour la mise aux rebuts du matériel.

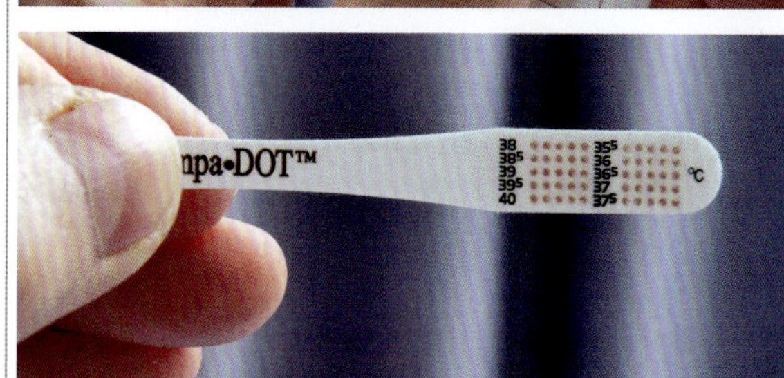

Étapes		Justifications	
2	**Insertion du thermomètre**		
A	TEMPÉRATURE BUCCALE		
A.1	Demander à la personne de se placer en position de décubitus dorsal, en position semi-Fowler ou en position de Fowler, ou encore de s'asseoir. L'aider à le faire au besoin.		
A.2	Demander à la personne d'ouvrir la bouche et de soulever la langue.		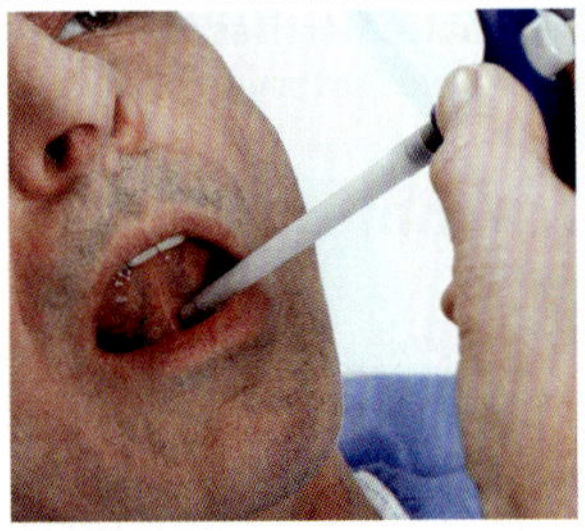 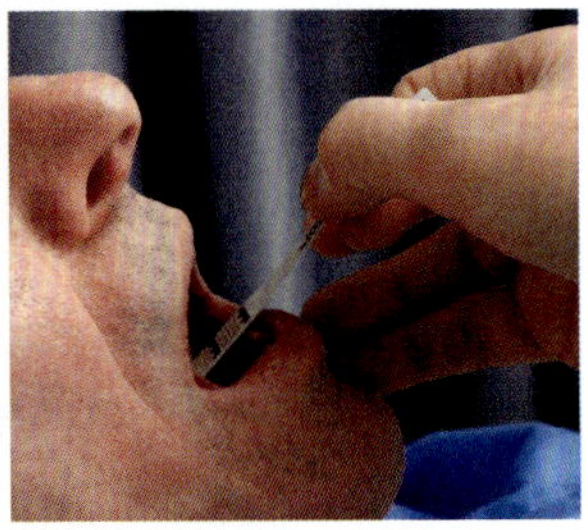
A.3	Placer l'extrémité de la sonde thermique du thermomètre électronique ou l'extrémité matricielle du thermomètre médical jetable près du frein de la langue, dans la **région sublinguale postérieure**.	La région sous la langue est **vascularisée avec de gros vaisseaux** qui reflètent bien la température centrale.	**Thermomètre électronique** / **Thermomètre médical jetable**

Remarque

Il est recommandé de mettre des gants propres lorsqu'on mesure la température buccale avec un thermomètre sans gaine éjectable (Association québécoise d'établissements de santé et de services sociaux [AQESSS], 2009c).

On prévient le contact des mains avec les liquides biologiques de la personne.

A.4	Demander à la personne d'abaisser la langue et de fermer la bouche, en serrant un peu les lèvres mais sans serrer les dents.	La fermeture de la bouche évite la déperdition de chaleur, pour l'obtention d'une mesure exacte de la température corporelle.	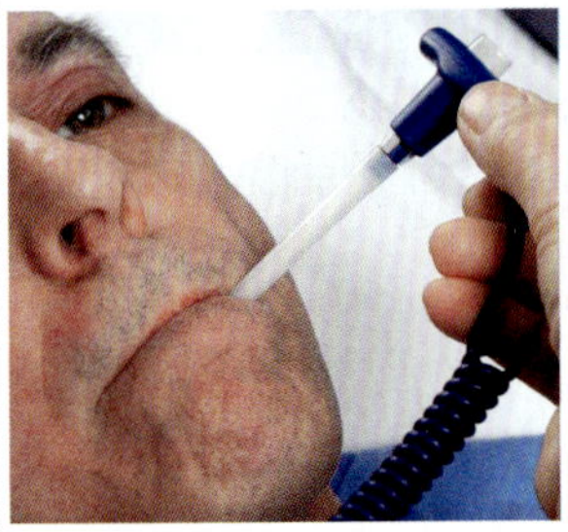 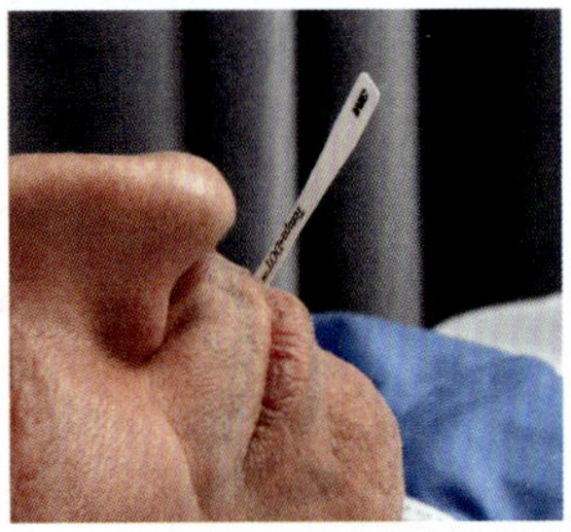
A.5	Attendre le signal sonore du thermomètre électronique ou attendre **60 secondes** pour le thermomètre médical jetable.	Le signal sonore indique que le temps nécessaire à la mesure de la température par l'appareil est écoulé. Le respect du temps d'attente est essentiel pour **l'obtention d'une mesure exacte**.	

ALERTE!

Le thermomètre médical jetable ne doit pas rester en place plus de deux minutes. S'il reste en place plus de deux minutes, on doit reprendre la mesure avec un nouveau thermomètre.

B	TEMPÉRATURE RECTALE		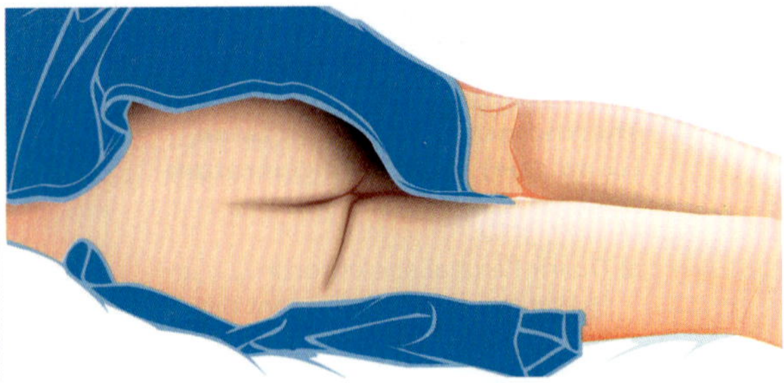
B.1	Demander à la personne de se placer en position de décubitus latéral gauche ou droit, de fléchir la jambe supérieure et de la déplacer vers l'avant. L'aider au besoin.	La position de la jambe supérieure fléchie et déplacée vers l'avant permet d'exposer l'anus.	
B.2	Enfiler des gants propres.	Les mains ne doivent pas entrer en contact avec les liquides biologiques.	

Étapes		Justifications	
B.3	Lubrifier la gaine protectrice en insérant l'extrémité du thermomètre électronique ou du thermomètre médical jetable dans l'enveloppe de lubrifiant hydrosoluble, de façon à couvrir une longueur d'environ 3,5 cm.	La lubrification permet au thermomètre de bien glisser dans l'ampoule rectale, sans blesser la muqueuse.	
B.4	Avec la main non dominante, écarter les fesses de la personne.	On expose l'anus de façon à bien voir l'orifice pour l'insertion du thermomètre.	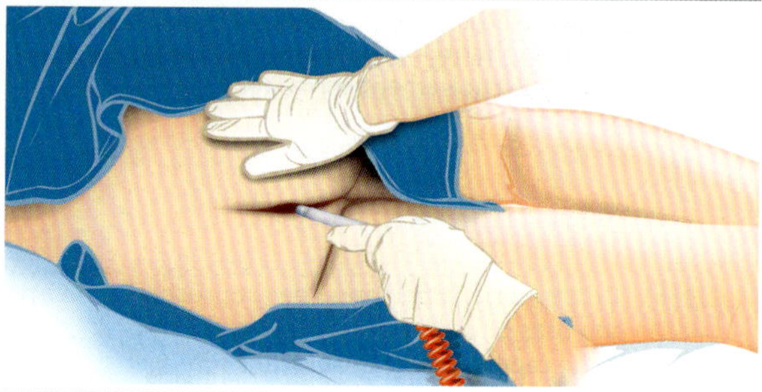
B.5	Demander à la personne d'inspirer lentement et profondément, et introduire doucement, sans forcer, l'embout du thermomètre dans son rectum, en direction de l'ombilic, sur une distance d'environ 3,5 cm pour un adulte (2,5 cm pour l'enfant de plus de trois ans et 1,5 cm pour l'enfant de moins de trois ans).	La respiration profonde permet à la personne de se détendre au moment de l'insertion du thermomètre, tout en créant une diversion. L'orientation du thermomètre vers l'ombilic permet le contact avec la muqueuse vascularisée de l'anus. Une distance de 3,5 cm permet au thermomètre de dépasser le sphincter anal.	
B.6	Maintenir le thermomètre en place et attendre le signal sonore du thermomètre électronique ou attendre **trois minutes** dans le cas du thermomètre médical jetable.	Le signal sonore indique que le temps nécessaire à la mesure de la température par l'appareil est écoulé. Le respect du temps d'attente est essentiel pour l'**obtention d'une mesure exacte**.	

ALERTE!

Le thermomètre médical jetable ne doit pas rester en place plus de cinq minutes. S'il reste en place plus de cinq minutes, on doit reprendre la mesure avec un nouveau thermomètre.

C TEMPÉRATURE AXILLAIRE

C.1	Demander à la personne de se placer en position de décubitus dorsal, en position semi-Fowler ou en position de Fowler, ou encore de s'asseoir. L'aider à le faire au besoin.		
C.2	Dégager une aisselle. Au besoin, faire retirer son vêtement à la personne, de façon à libérer l'épaule, le bras et l'aisselle.	On facilite l'accès au site choisi, le creux de l'aisselle.	
C.3	Demander à la personne d'écarter le bras et essuyer l'aisselle, si elle est humide.	La transpiration au creux axillaire peut fausser le résultat de la mesure de la température.	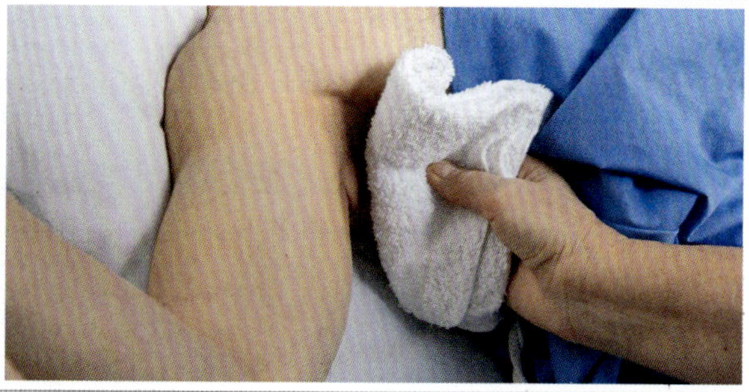

Étapes		Justifications	
C.4	Placer l'extrémité de la sonde du thermomètre électronique ou du thermomètre médical jetable au centre de l'aisselle, dans le creux axillaire. *ou* Placer le thermomètre médical jetable verticalement sur la peau, le long du thorax.	Dans la région axillaire, le creux axillaire est un site privilégié pour la mesure de la température.	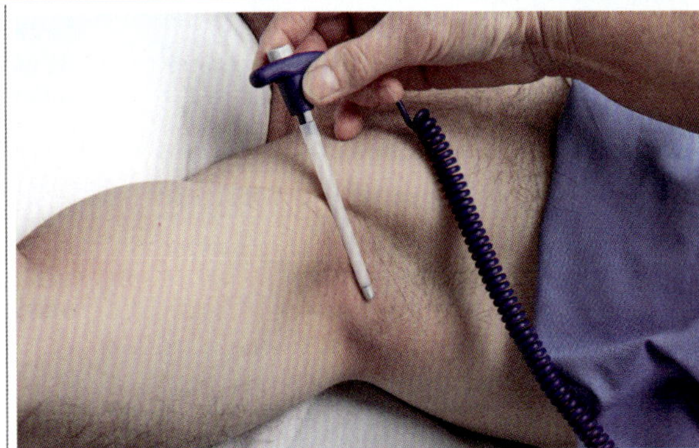
C.5	Demander à la personne de rapprocher son bras pour le placer le long du corps et de replier son avant-bras sur son thorax.	Cette position du bras permet de maintenir le thermomètre en place en créant un milieu clos qui empêche son exposition à l'air ambiant.	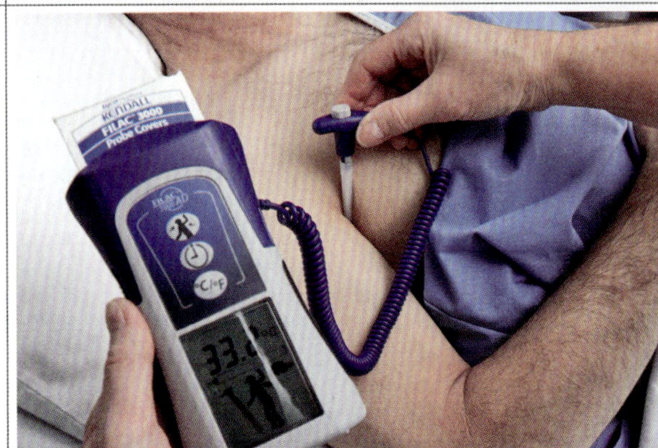
C.6	Maintenir le thermomètre en place et attendre le signal sonore du thermomètre électronique ou attendre **trois minutes** dans le cas du thermomètre médical jetable.	Le signal sonore indique que le temps nécessaire à la mesure de la température par l'appareil est écoulé. Le respect du temps d'attente est essentiel pour **l'obtention d'une mesure exacte**.	

ALERTE!

Le thermomètre médical jetable ne doit pas rester en place plus de cinq minutes. S'il reste en place plus de cinq minutes, on doit reprendre la mesure avec un nouveau thermomètre.

D TEMPÉRATURE TYMPANIQUE

ALERTE!

La mesure de la température tympanique exige une grande rigueur et le strict respect des directives du fabricant, car son exactitude dépend de l'appareil, de la technique et de l'environnement (AQESSS, 2009b).

Le résultat ne sera pas fiable si les directives du fabricant ne sont pas respectées.

D.1	Demander à la personne de se placer en position de décubitus dorsal, en position semi-Fowler ou en position de Fowler, ou encore de s'asseoir. L'aider à le faire au besoin.		
D.2	Demander à la personne de tourner la tête dans la direction opposée à soi.	Cette position permet de voir le conduit auditif et favorise le maintien du pavillon de l'oreille.	

Remarque

Si la personne est restée longtemps couchée sur une oreille, on utilise l'autre oreille.

Le fait de rester couché sur une oreille pendant un certain temps augmente la température dans le conduit auditif, qui n'est alors pas représentative de la température corporelle.

Étapes		Justifications
D.3	Avec la main non dominante, tirer le pavillon de l'oreille vers le haut puis vers l'arrière pour l'adulte, vers l'arrière puis légèrement vers le bas pour l'enfant.	La tension exercée aide à redresser le conduit auditif, ce qui facilite l'accès au tympan.
D.4	Insérer doucement l'embout du thermomètre en faisant des mouvements semi-circulaires, jusqu'à ce que le conduit auditif soit entièrement bloqué.	Les mouvements semi-circulaires permettent au thermomètre de glisser dans le conduit auditif, jusqu'au tympan.
D.5	Immobiliser le thermomètre en exerçant une légère pression.	En exerçant une pression, on bloque le conduit auditif et on fait en sorte qu'il n'y ait pas de contact entre le capteur et l'air ambiant, ce dernier pouvant faire varier le résultat de la mesure.
D.6	Presser le bouton d'activation et le maintenir enfoncé pendant une seconde. Puis le relâcher.	
D.7	Maintenir le thermomètre en place et attendre le signal sonore.	Le signal sonore indique que le temps nécessaire à la détection de la température tympanique par l'appareil est écoulé.

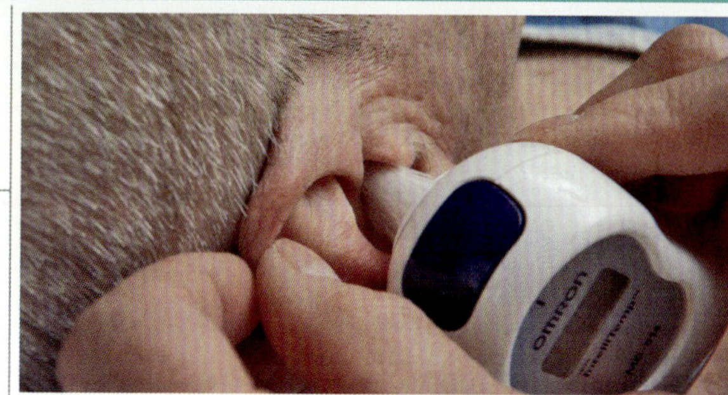

Situation particulière

Si l'on doit prendre une deuxième fois la température tympanique, dans le cas d'un résultat invraisemblable, par exemple, il est recommandé de changer d'oreille ou d'attendre deux minutes.

Une différence de température de 0,2 ou 0,3 °C entre les deux oreilles est considérée comme normale, car le système vasculaire n'est pas identique des deux côtés (AQESSS, 2009b).

Lorsque deux objets ayant une température différente sont en contact, le plus froid (la gaine protectrice, ici) se réchauffe au contact du plus chaud (le tympan, ici). Le second perd donc une partie de sa chaleur. Par conséquent, si l'on faisait une deuxième mesure de la température tympanique dans la même oreille que la première et immédiatement après, on obtiendrait une température inférieure.

3 Lecture du résultat

3.1	**MÉTHODE A** **Thermomètre électronique** Au signal sonore, retirer la sonde thermique.	Le respect du temps d'attente est essentiel pour l'obtention d'une mesure exacte.

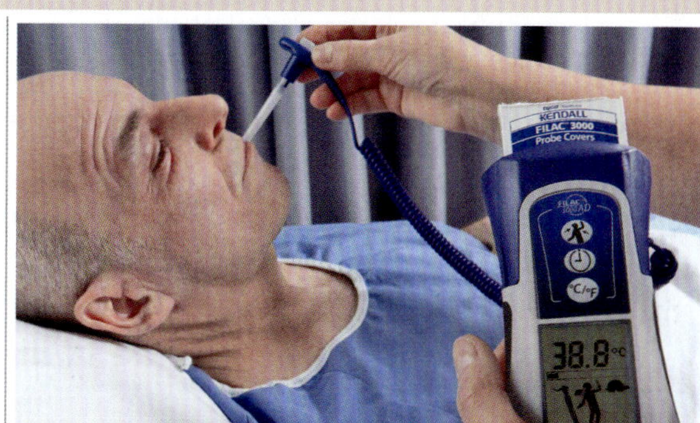

3.1	**MÉTHODE B** **Thermomètre médical jetable (chimique)** Une fois le temps d'attente écoulé, selon la voie utilisée, retirer le thermomètre et **attendre 10 secondes**. Dans le cas de la température rectale, retirer la gaine protectrice.	Une attente de 10 secondes **permet à la température de se verrouiller** : le changement de couleur des points se fixe sur le thermomètre chimique, en vue de la lecture du résultat.

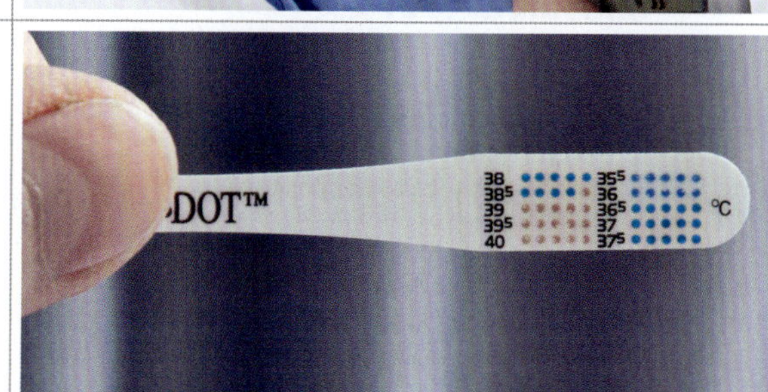

Étapes	Justifications	
3.2 **MÉTHODE A** Lire le chiffre indiqué sur l'écran d'affichage, et le retenir pour pouvoir le noter.		
3.2 **MÉTHODE B** Lire la température indiquée par le dernier point bleu des points matriciels. a) Repérer la ligne ayant le dernier point bleu. b) Repérer le chiffre figurant au début de la ligne. c) Compter le nombre de points bleus de la ligne, **sauf le premier**. d) Calculer la valeur des points bleus de la ligne en comptant 0,1 °C pour chacun d'eux, **sauf le premier**. e) Ajouter la valeur de ces points bleus au chiffre du début de la ligne.	Les points matriciels sont beiges au départ et sont enduits d'une quantité spécifique de produit chimique qui devient bleu lorsqu'il atteint une certaine température. Le dernier point bleu représente la température prise. Comme **le chiffre figurant au début de chaque ligne de points matriciels ne peut se colorer**, on l'associe au **premier point bleu de la ligne**.	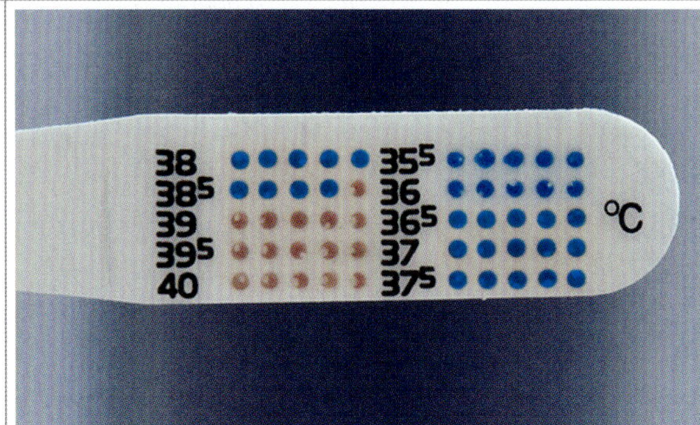 **Température : 38,8 °C**
3.3 **MÉTHODE A** Placer l'extrémité de la gaine protectrice au-dessus de la poubelle de la personne, puis appuyer sur le bouton d'éjection avec la main dominante.	Le fait d'éjecter la gaine protectrice permet d'éviter le contact des mains avec des liquides biologiques.	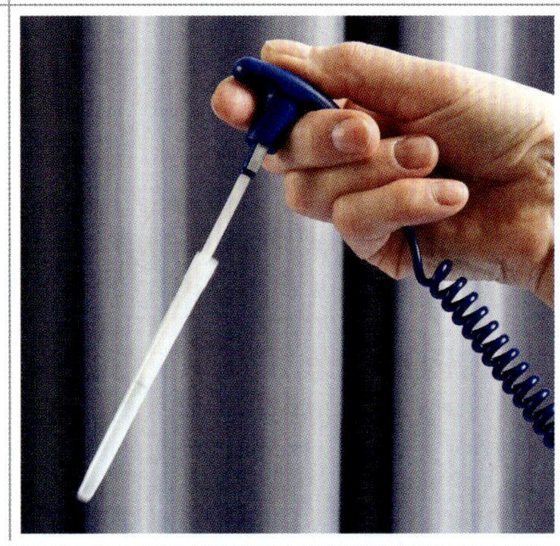
Remarque *Pour la température tympanique, on doit mémoriser le résultat, car il s'efface dès que l'on éjecte la gaine protectrice.*	Le fait d'éjecter la gaine protectrice éteint automatiquement certains appareils.	
3.3 **MÉTHODE B** Insérer le thermomètre médical jetable dans son emballage et le jeter dans la poubelle de la personne.		
3.4 **MÉTHODES A ET B** Informer la personne du résultat et lui montrer l'écran d'affichage lorsque c'est possible.	En voyant et en entendant le résultat, la personne le retient mieux. Elle participe ainsi dès le début à son suivi et peut prendre en charge son traitement.	
4 **Inscription du résultat de la mesure**		
4.1 **MÉTHODES A ET B** Noter le résultat de la mesure sur la feuille d'enregistrement des signes vitaux, si elle est au chevet de la personne, ou sur la feuille du plan de travail, dans le cas contraire.	L'inscription du résultat sur la feuille du plan de travail permet de se rappeler la mesure pour ensuite la noter sur la feuille d'enregistrement des signes vitaux, lorsque celle-ci n'est pas au chevet de la personne.	
4.2 **MÉTHODES A ET B** Dans le cas de la prise de la température rectale, essuyer la région de l'anus avec un mouchoir en papier.		

Étapes	Justifications	
5 Rangement du matériel		
5.1 MÉTHODES A ET B Dans le cas de la prise de la température rectale et lorsqu'on utilise un thermomètre avec une gaine non éjectable, emprisonner le matériel souillé à l'intérieur de la main dominante et retourner le gant de cette main dessus à l'aide de la main non dominante.	Les mains ne doivent pas entrer en contact avec le matériel souillé.	
5.2 MÉTHODES A ET B Déposer le gant contenant le matériel souillé dans la paume de la main non dominante, et retirer le gant de cette main en le retournant. Jeter le tout dans la poubelle se trouvant au chevet de la personne, ou ailleurs selon la politique en vigueur dans l'établissement.		
5.3 MÉTHODE A Nettoyer le thermomètre électronique selon les recommandations de l'établissement.	Le nettoyage prévient la propagation des microorganismes pathogènes.	
5.4 MÉTHODE A Remettre la sonde thermique dans l'orifice prévu à cet effet.	Le fait de remettre la sonde thermique dans l'orifice éteint l'appareil.	
5.5 MÉTHODE A Replacer le thermomètre électronique sur le dispositif de charge.	Le thermomètre doit se recharger après un certain nombre d'utilisations, afin de rester fonctionnel pour les prises de température suivantes ou pour une situation d'urgence.	

Ne pas oublier les précautions et les interventions s'appliquant après la mesure de la température corporelle.

Ne pas oublier les étapes postexécutoires décrites dans la procédure 1-2.

! Comment avez-vous procédé pour interpréter le résultat de la mesure de la température corporelle de M. Lagacé ?

RÉDACTION DES NOTES D'ÉVOLUTION

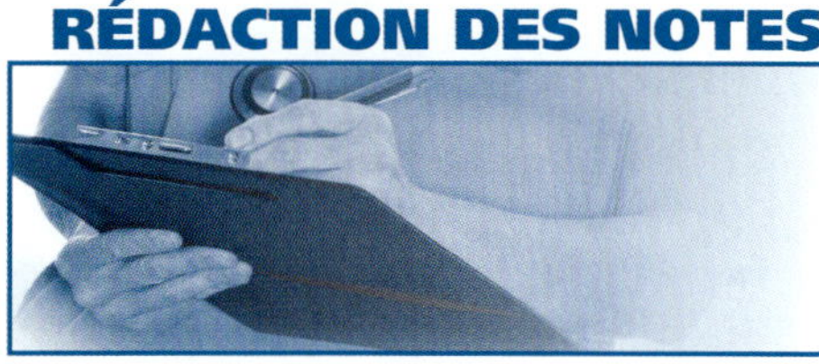

Dossier de M. Lagacé

2011-12-14 **19:10** Peau rouge, chaude au toucher. Légère somnolence. T° B : 38,8 °C. ____________
19:15 Tylenol 650 mg : 2 co de 325 mg PO. ____________
20:45 T° B : 37,7 °C. ____________ Marie-Lourdes Louis, étudiante inf.

MÉTHODE DE SOINS 2-2

28 SIGNES VITAUX

Évaluation du pouls

Cette méthode de soins décrit les procédures à suivre pour évaluer le pouls radial (page 27) et le pouls apexien (apical) (page 29) d'une personne. Elle explique également comment évaluer un pouls non perceptible au moyen d'un appareil à ultrasons (Doppler, page 33).

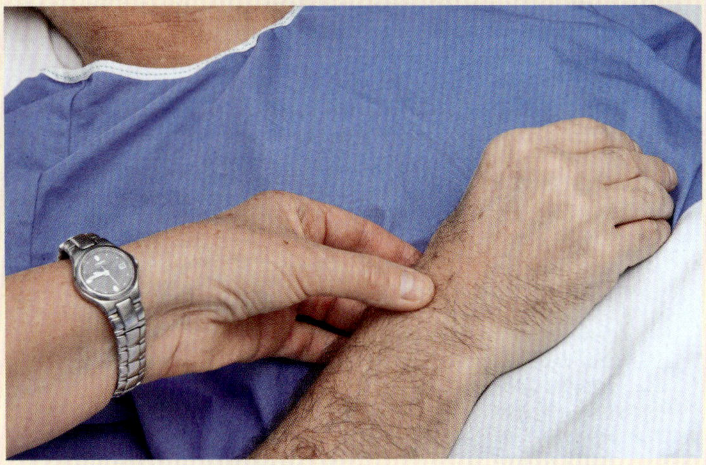

DÉFINITION

Méthode de soins consistant à prendre le pouls radial à la palpation, le pouls apexien (apical) à l'auscultation et le pouls périphérique difficile à percevoir à l'aide d'un appareil à ultrasons (Doppler).

CONTEXTE D'EXÉCUTION

BUTS

- Obtenir une valeur de base du pouls qui servira de point de référence pour les mesures suivantes.
- Déterminer la fréquence, le rythme et l'amplitude du pouls.
- Obtenir la mesure de la fréquence cardiaque pour une évaluation avant ou après une intervention chirurgicale, un examen, un traitement ou l'administration d'un médicament.
- Déceler un changement dans la fonction cardiovasculaire.
- Assurer le suivi clinique des personnes qui présentent des antécédents de maladie cardiaque ou d'hémorragie, ou qui reçoivent de grandes quantités de liquide en perfusion intraveineuse.

MATÉRIEL ET ÉQUIPEMENT

ARTICLES ESSENTIELS

Articles de base	Pouls radial	Pouls apexien	Pouls mesuré avec un appareil à ultrasons
• Montre avec indicateur de secondes (trotteuse ou affichage numérique) 1 • Papier et stylo à bille 2 • Feuille d'enregistrement des signes vitaux 3	• Aucun autre article	• Stéthoscope 4 • Tampon d'alcool à 70 % 5	• Appareil à ultrasons (Doppler) 6 • Gel conducteur 7 • Débarbouillette 8 *ou* Mouchoirs en papier 9 • Solution aqueuse pour nettoyage ou autre solution, selon l'établissement, pour le nettoyage de la sonde

ARTICLE FACULTATIF

		Si l'on n'utilise pas son stéthoscope personnel : • Tampon d'alcool à 70 % 5	

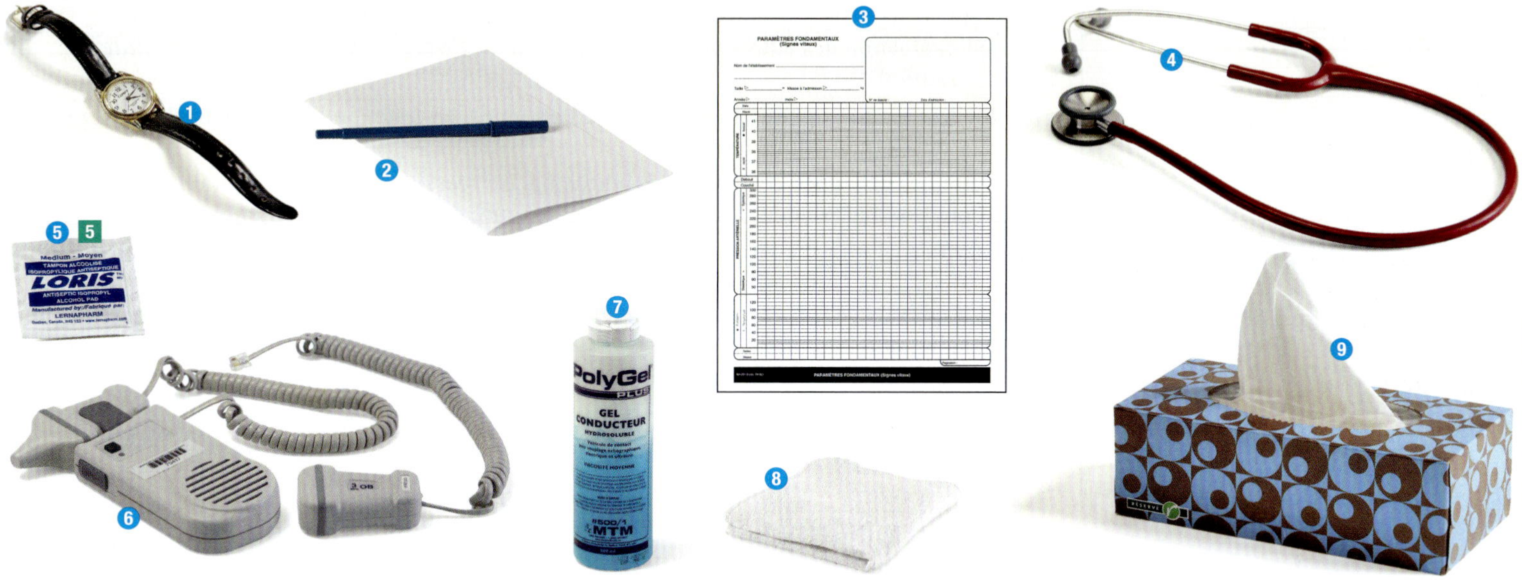

PRÉCAUTIONS ET INTERVENTIONS avant l'évaluation du pouls

1. ÉVALUATION

- Déterminer l'endroit le plus approprié pour prendre la fréquence cardiaque selon l'état de santé de la personne *afin de bien percevoir les battements cardiaques*.
- Si c'est la première fois que le pouls de la personne est évalué, comme dans le cas d'une admission, compter le nombre de pulsations pendant 60 secondes. *Cette mesure permet d'établir la mesure initiale qui servira de point de référence.*
- Si un pouls irrégulier est perçu, prendre ensuite le pouls à l'apex pendant 60 secondes *afin d'obtenir un résultat plus juste de l'état du cœur*.

2. INTERVENTIONS

- Vérifier la sonorité du stéthoscope, *car une bonne sonorité permet de bien entendre les battements cardiaques B1 et B2*.
  - Nettoyer les embouts auriculaires du stéthoscope avec un tampon d'alcool à 70 % si l'on utilise un stéthoscope autre que le sien.
  - Placer les embouts dans les oreilles en les dirigeant vers le canal auditif.
  - Frapper délicatement le diaphragme avec le bout d'un doigt et vérifier qu'on entend bien le bruit.
  - En l'absence de bruit, tourner de 180° la tige métallique située à la base du récepteur.
- S'assurer que la personne n'a pas fait d'activité dans les 15 minutes précédant l'évaluation du pouls, *car la pulsation cardiaque augmente avec l'activité, avant de revenir à la pulsation normale préactivité*.
- Prendre le pouls apexien chez l'enfant, la personne obèse ou la personne souffrant d'une maladie cardiovasculaire, *car la mesure du pouls apexien est plus précise*.
- Se remémorer les normes de mesure de la fréquence cardiaque pour les différents groupes d'âge *afin d'interpréter adéquatement le résultat*.
- Utiliser un appareil à ultrasons (Doppler) si le pouls est peu perceptible, *car l'appareil amplifie les sons*.

PRÉCAUTIONS ET INTERVENTIONS après l'évaluation du pouls

1. ÉVALUATION

- Vérifier dans le dossier de la personne le résultat de la dernière évaluation du pouls *afin de s'en servir comme référence pour l'interprétation de la nouvelle évaluation*.
- Dans le cas d'une modification du pouls (fréquence, rythme, amplitude), compléter l'évaluation par un examen physique du cœur et des vaisseaux centraux (voir la procédure 3-4-1, p. 82) *afin de détecter les signes cliniques d'une modification des paramètres hémodynamiques*.

- Établir s'il existe une corrélation entre le résultat de l'évaluation du pouls et celui de l'évaluation des autres paramètres vitaux *afin d'obtenir une évaluation globale de la situation*.
- Rechercher des signes ou symptômes additionnels en fonction des résultats obtenus *afin de confirmer l'évaluation*.

  Exemples de signes et symptômes additionnels: pression artérielle, respiration, disparition du pouls radial pendant l'inspiration, température corporelle, état émotionnel, etc.
- Interpréter les écarts par rapport à la norme et les différences par rapport aux évaluations connues de la personne en s'appuyant sur les facteurs pouvant influer sur l'évaluation du pouls (âge, sexe, exercice, fièvre, médicaments, hypovolémie, stress, position du corps, maladie) *afin de porter un jugement clinique pertinent sur la signification du résultat, en fonction de l'état de santé de la personne, et afin d'appliquer les interventions requises*.

2. INTERVENTION

- Informer le médecin traitant ou l'infirmière responsable des changements survenus dans l'état de santé de la personne *afin de pouvoir administrer le traitement approprié à la situation*.

3. ENSEIGNEMENT

- Informer la personne du résultat de l'évaluation du pouls et des interventions planifiées *afin de la sensibiliser à son état de santé et de favoriser sa participation au plan de traitement*.

4. NOTES AU DOSSIER

- Écrire le résultat de l'évaluation du pouls sur la feuille d'enregistrement des signes vitaux *afin de l'analyser rapidement et de permettre la continuité des soins*.
- Inscrire au plan thérapeutique infirmier (PTI) – en modifiant celui-ci au besoin – les directives infirmières concernant un problème détecté (intolérance à l'activité, irrigation cardiopulmonaire inefficace ou autre problème en lien avec le résultat de l'évaluation) *afin d'ajuster la surveillance clinique, les soins, les traitements et les autres interventions requises*.
- Écrire dans les notes d'évolution toutes les informations pertinentes concernant l'évaluation du pouls *afin de repérer les écarts par rapport à la norme et de permettre la continuité des soins*.
  - Date et heure de l'évaluation du pouls
  - Site de la prise du pouls
  - Fréquence, rythme, amplitude
  - Facteurs influençant le pouls
  - Signes ou symptômes associés
  - Interventions infirmières en lien avec le résultat obtenu
  - Enseignement donné
  - Réactions et collaboration de la personne

  Pour le pouls apexien:
  - Fréquence, rythme et amplitude
  - Bruits cardiaques perçus (voir la procédure 3-4-1, étape 5, p. 84)

MISE EN SITUATION

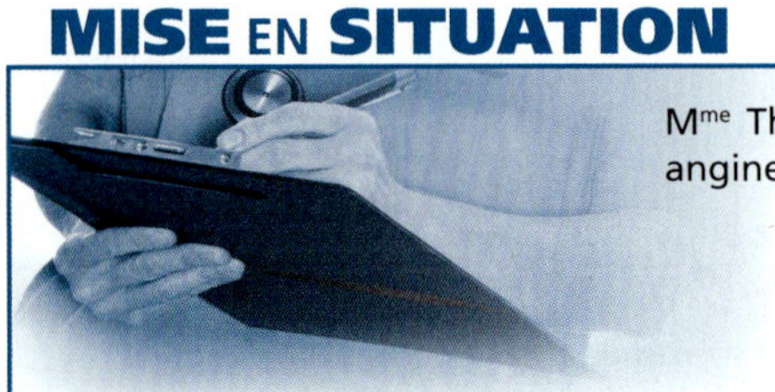

Mme Thomas, âgée de 78 ans, est hospitalisée pour une angine instable.

Ordonnance médicale au dossier

- O_2 par lunettes nasales à 3 LPM.
- Lanoxin 0,25 mg IV die.
- Lasix 40 mg PO die.
- Colace 100 mg PO die.
- Minipress 10 mg PO bid.
- Nitro-Dur 0,4 mg die timbre transdermique.
- Nitro en vaporisation si DRS.

PROCÉDURE 2-2-1

ÉVALUER LE POULS RADIAL

Sommaire de la procédure

1. Préparation du matériel
2. Installation de la personne
3. Palpation du pouls
4. Mesure de la fréquence
5. Évaluation du rythme
6. Évaluation de l'amplitude
7. Inscription du résultat de l'évaluation

Quelle question poserez-vous à Mme Thomas avant d'évaluer son pouls radial, afin de vous assurer que la mesure sera fiable ?

Étapes		Justifications	

Ne pas oublier les étapes préalables décrites dans la procédure 1-1.
Ne pas oublier les précautions et les interventions s'appliquant avant l'évaluation du pouls.

1 Préparation du matériel

Étapes		Justifications	
1.1	Rassembler les articles nécessaires et les placer sur la table de travail.		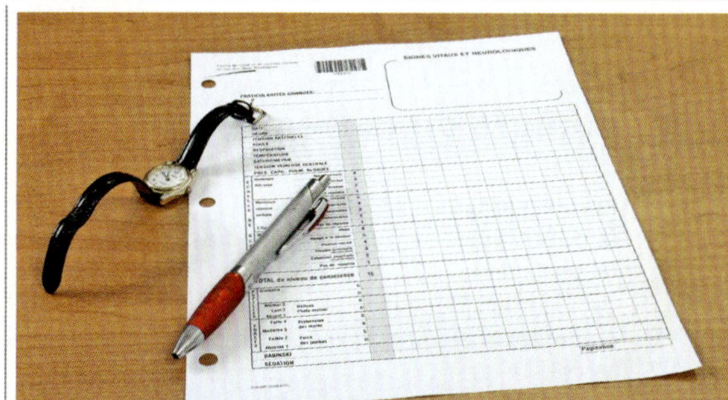
1.2	Placer la montre de telle sorte qu'elle soit visible durant l'évaluation des pulsations cardiaques.	La vision latérale permet d'observer l'indicateur de secondes de la montre tout en portant attention aux pulsations cardiaques de la personne.	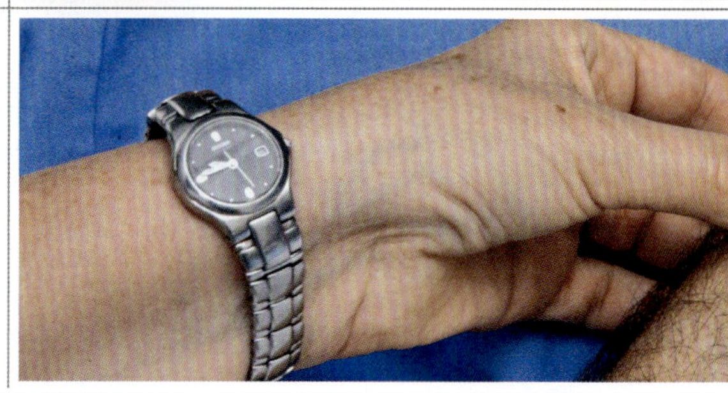

2 Installation de la personne

Étapes		Justifications	
2.1	S'assurer que la personne repose bien en position de Fowler, en position semi-Fowler ou en position assise depuis 15 minutes, sinon attendre avant d'évaluer le pouls.	L'exercice augmente la fréquence cardiaque. Le respect de la condition de repos pour l'évaluation permet que le pouls revienne à la normale et que le résultat de l'évaluation soit fiable.	
2.2	Demander à la personne de **plier le bras** selon **un angle de 90°**, de **le placer sur sa poitrine** et de garder son poignet déplié. *ou* Demander à la personne d'allonger son bras le long de son corps et de tourner la paume de la main vers le côté ou vers le bas.	On expose la région où sera pris le pouls radial pour rendre la palpation plus facile. Cette position favorise par la suite l'évaluation de la respiration à l'insu de la personne. L'artère radiale est un endroit privilégié pour la prise du pouls, car elle est située près de la surface de la peau et facile d'accès au poignet.	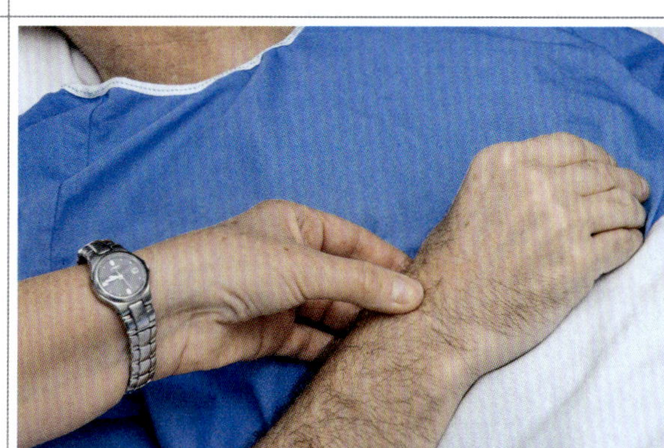

Étapes		Justifications	
3	**Palpation du pouls**		
3.1	Placer l'index et le majeur, ou les trois doigts du milieu de la main, sur la ligne de projection du pouce, dans le sillon, au niveau du poignet.		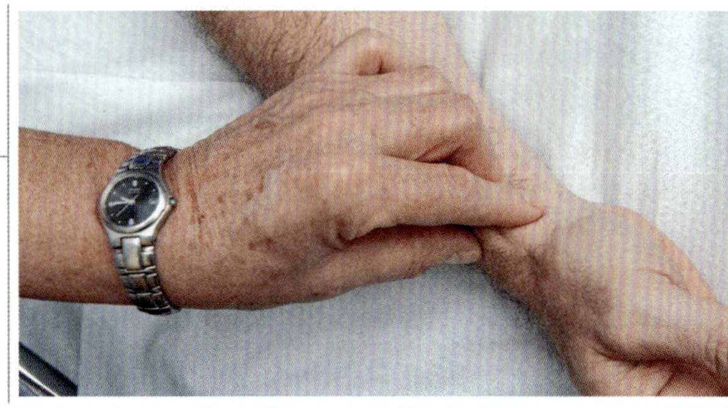
3.2	Avec la pulpe des doigts, appuyer de façon modérée sur l'artère, contre l'os ou une surface ferme. Modifier légèrement la position du bout des doigts ou l'angle de pression, au besoin.	Partie la plus sensible de la main, la pulpe des doigts permet de bien détecter les pulsations. Une pression trop forte oblitère le pouls et une pression trop faible ne permet pas de percevoir le pouls.	
Astuce	*En cas de difficulté à percevoir le pouls radial, on peut exercer une pression un peu plus forte avec le doigt le plus proche du poignet.*	Cette manœuvre crée une légère occlusion qui amplifie l'onde de sang (la pulsation) contre l'autre ou les autres doigts.	
4	**Mesure de la fréquence**		
4.1	Prendre le temps de bien sentir la pulsation et de percevoir à la fois le pouls de la personne et l'indicateur de secondes de la montre avant de commencer à compter les pulsations.	Ce temps de concentration sert à se préparer à utiliser plusieurs fonctions cognitives en même temps : percevoir le pouls, regarder la montre et compter les pulsations sans s'emmêler avec l'affichage numérique ou le rythme de la trotteuse de la montre.	
4.2	Observer l'indicateur de secondes de la montre (trotteuse ou chiffre) et rechercher le moment où la pulsation coïncide avec un multiple de 5 (5, 10, 15, etc.) pour pouvoir commencer à compter les pulsations.	On doit s'appuyer sur une stratégie pour déterminer le début et la fin de la période où l'on compte. On multipliera ensuite pour obtenir la fréquence par minute. Un multiple de 5 est plus facile à retenir pour calculer sur 30 secondes.	
4.3	Compter le nombre de pulsations pendant 30 secondes.	La fréquence comptée pendant 60 secondes est plus exacte, mais lorsque le pouls est régulier, il y a peu de différence.	
4.4	Multiplier le nombre obtenu par deux.	On accélère la procédure sans que cela ait trop d'impact sur l'exactitude du résultat.	
Situation particulière	*Si c'est la première fois que l'on évalue le pouls de la personne, comme dans le cas d'une admission, on compte le nombre de pulsations pendant 60 secondes.* *Si l'on perçoit un pouls irrégulier, on prend ensuite le pouls à l'apex pendant 60 secondes.*	Cette mesure permet d'établir la mesure initiale qui servira de point de référence et permettra d'évaluer le rythme. Lorsque le pouls radial est irrégulier, certaines pulsations sont plus faibles, et même peu perceptibles ou manquantes lorsqu'on les compte. La mesure du pouls apexien donne alors un résultat plus juste de l'état du cœur.	
5	**Évaluation du rythme**		
5.1	Évaluer les intervalles entre deux battements, pour savoir s'ils sont égaux ou inégaux.	Des intervalles inégaux mettent en évidence un problème cardiaque.	

Étapes	Justifications	
Situation particulière		
Si la personne présente un rythme irrégulier et si cette particularité n'est pas connue, il faut absolument en informer le médecin.	Le médecin doit être informé de toute arythmie ou dysrythmie, afin de pouvoir poser un diagnostic et déterminer le traitement approprié.	
6 Évaluation de l'amplitude		
6.1 Se concentrer pour bien percevoir l'amplitude du pouls ressenti à la palpation. Utiliser une échelle pour définir cette amplitude : 0 Pouls imperceptible, absent +1 Pouls très faible, filant, presque imperceptible, qui s'oblitère à la pression +2 Pouls perceptible, normal, impossible à oblitérer +3 Pouls bondissant, très fort.	La pression que l'on exerce avec la pulpe des doigts aide à évaluer l'amplitude du pouls, laquelle dépend du volume éjecté au moment de la systole, à chaque contraction cardiaque. Avec une pression modérée, on évalue un pouls normal ou fort. Si l'on oblitère le pouls avec cette pression et que l'on doit la relâcher pour le sentir, on considère qu'il est faible ou filant.	
Remarque		
Pour l'évaluation initiale du pouls radial, on vérifie tous les paramètres (fréquence, rythme et amplitude) à chacun des deux poignets.	En prenant le pouls radial de chaque membre, on s'assure de vérifier la symétrie des trois paramètres du pouls.	
7 Inscription du résultat de l'évaluation		
7.1 Noter le résultat de l'évaluation sur la feuille d'enregistrement des signes vitaux, si elle est au chevet de la personne, ou sur la feuille du plan de travail, dans le cas contraire.	L'inscription du résultat sur la feuille du plan de travail permet de se rappeler la mesure pour ensuite la noter sur la feuille d'enregistrement des signes vitaux, lorsque celle-ci n'est pas au chevet de la personne.	

2-2

PROCÉDURE 2-2-2

ÉVALUER LE POULS APEXIEN

Sommaire de la procédure

1 Préparation du matériel
2 Installation de la personne
3 Préparation du stéthoscope
4 Localisation de l'apex
5 Mesure de la fréquence
6 Évaluation du rythme
7 Appréciation de la sonorité des bruits cardiaques
8 Inscription du résultat de l'évaluation
9 Nettoyage du stéthoscope

Étapes	Justifications	
1 Préparation du matériel		
1.1 Rassembler les articles nécessaires et les placer sur la table de travail.		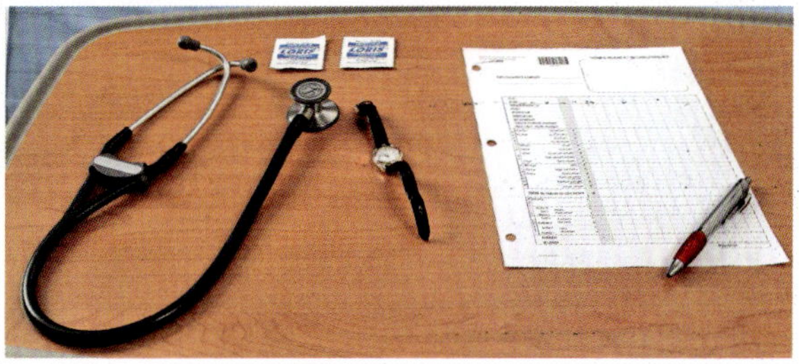

Étapes	Justifications	
1.2 Ouvrir les emballages des tampons d'alcool à 70 % en laissant ceux-ci à l'intérieur.		
1.3 Placer la montre de telle sorte qu'elle soit visible durant l'évaluation des pulsations cardiaques.	La vision latérale permet d'observer l'indicateur de secondes de la montre tout en portant attention aux pulsations cardiaques de la personne.	
2 Installation de la personne		
2.1 Demander à la personne de s'installer en position de décubitus dorsal ou en position semi-Fowler, et l'aider à le faire au besoin.		
3 Préparation du stéthoscope		
3.1 Nettoyer le diaphragme et la cupule du stéthoscope avec un tampon d'alcool à 70 %.	On prévient la transmission d'agents pathogènes entre personnes hospitalisées et d'un intervenant à l'autre.	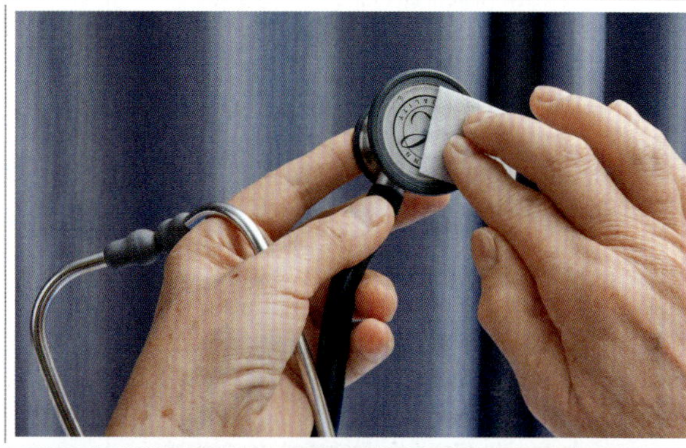
Remarque *On nettoie les embouts auriculaires avec un tampon d'alcool si l'on n'utilise pas son stéthoscope personnel.*	On prévient la transmission des microorganismes d'un intervenant à l'autre.	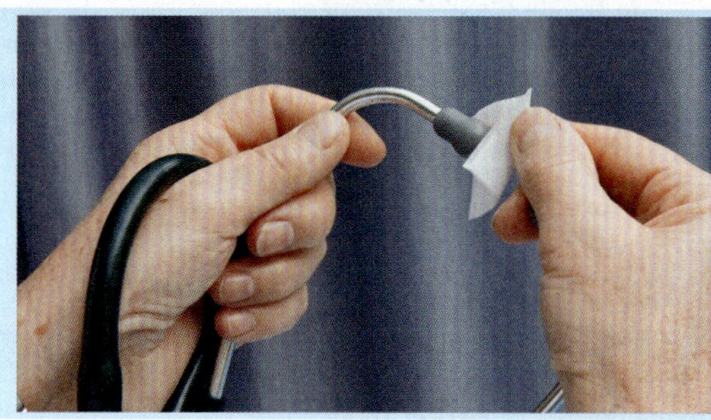
3.2 S'insérer les embouts auriculaires du stéthoscope dans les oreilles en les dirigeant vers le canal auditif, c'est-à-dire en les pointant vers le visage.	On entend plus clairement les sons lorsque les embouts auriculaires sont orientés directement vers le canal auditif.	
3.3 Frapper délicatement le diaphragme avec le bout d'un doigt et écouter les sons dans le stéthoscope. En l'absence de sonorité, tourner de 180°, dans un sens ou dans l'autre, la tige métallique située à la base du récepteur.	On vérifie la sonorité du stéthoscope. Cette manœuvre ouvre le diaphragme ou la cupule.	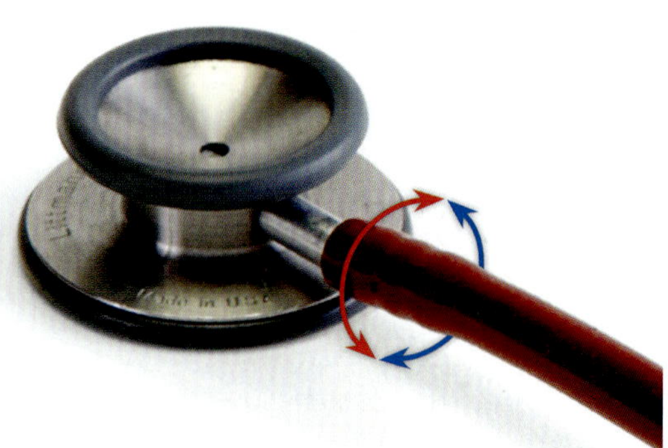
3.4 Retirer les embouts auriculaires des oreilles et placer le stéthoscope en attente autour du cou.		

2-2

4 Localisation de l'apex

	Étapes	Justifications	
4.1	**Premier point de repère : angle manubriosternal (angle de Louis)** Coller l'index et le majeur, rechercher une protubérance formée par le manubrium et la partie supérieure du sternum, sous la fourchette sternale, et glisser les doigts dessous. Bien palper et sentir la protubérance sous les doigts.	L'angle de Louis sert de point de départ pour trouver le deuxième point de repère, le deuxième espace intercostal.	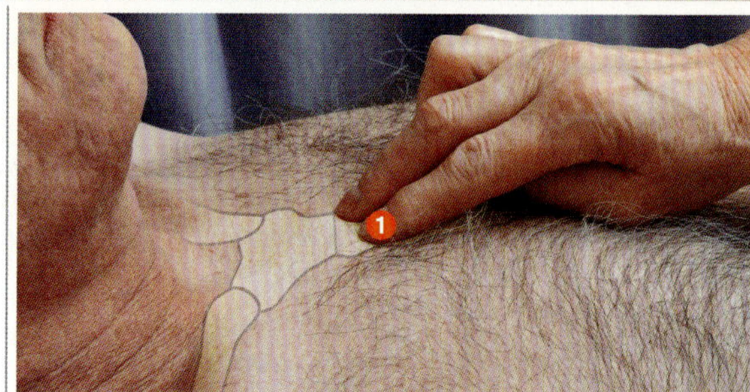**Angle manubriosternal**
4.2	**Deuxième point de repère : deuxième espace intercostal** Glisser lentement les deux doigts horizontalement, vers le côté gauche de la personne, tout en sentant le creux qu'ils empruntent, qui correspond au deuxième espace intercostal.		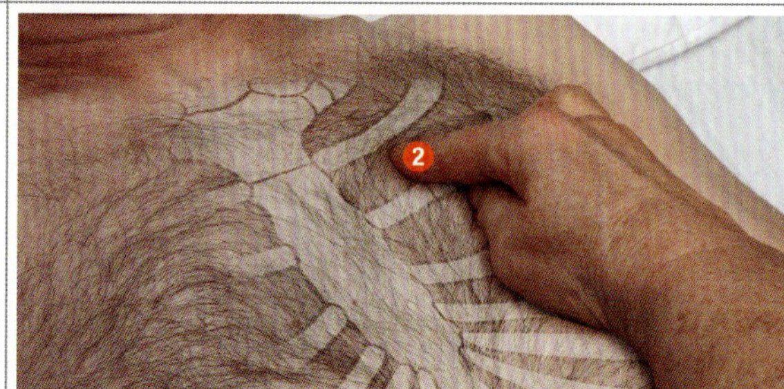**Deuxième espace intercostal**
4.3	**Troisième point de repère : cinquième espace intercostal** Laisser l'index en place. Faire glisser le majeur sur la peau en exerçant une pression, sentir la côte et glisser le doigt dans le troisième espace intercostal. Déplacer l'index pour le placer dans le troisième espace intercostal, puis glisser à nouveau le majeur, sentir la quatrième côte et placer le majeur dans le quatrième espace intercostal. Faire de même pour atteindre le cinquième espace intercostal.	Un déplacement lent et une recherche par palpation des structures anatomiques (proéminences et creux) permettent de sentir le point de repère.	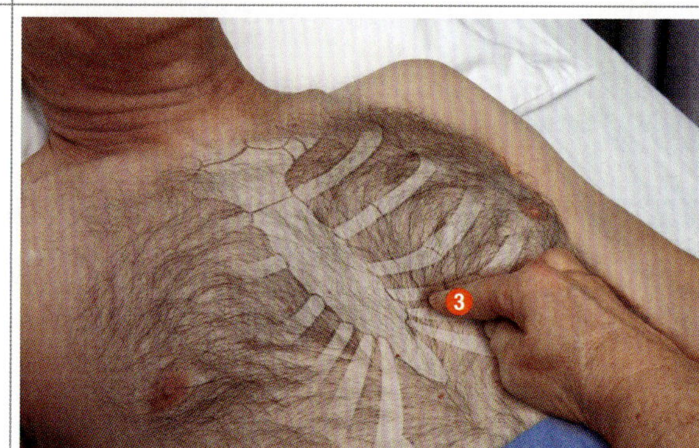**Cinquième espace intercostal**
4.4	**Quatrième point de repère : l'apex du cœur** Imaginer une ligne partant du milieu de la clavicule gauche (ligne médioclaviculaire gauche, LMCG) et descendre verticalement jusqu'aux doigts placés dans le cinquième espace intercostal. Glisser lentement les deux doigts à l'horizontale le long du cinquième espace intercostal, jusqu'à la ligne imaginaire.	Le point se trouvant au croisement de la ligne médioclaviculaire gauche (LMCG) et de la ligne du cinquième espace intercostal désigne l'emplacement de la pointe de l'apex du cœur.	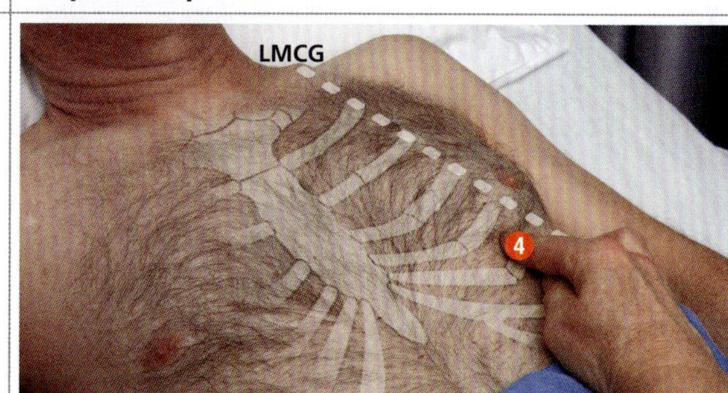**Apex du cœur**
4.5	Placer le diaphragme du stéthoscope sur le point de localisation de l'apex du cœur.	Le diaphragme permet d'entendre des bruits de haute fréquence, comme les deux sons B1 et B2 permettant la mesure du pouls apexien.	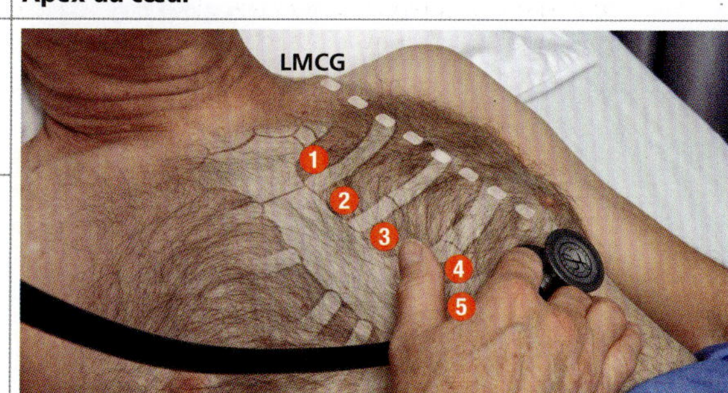
4.6	Avec la main libre, s'insérer les embouts auriculaires du stéthoscope dans les oreilles, un à la fois, en les dirigeant vers le canal auditif.		

	Étapes	Justifications
5	**Mesure de la fréquence**	
5.1	Bien tendre la tubulure du stéthoscope.	Une tubulure bien tendue permet une bonne transmission du son.
5.2	Se concentrer pour bien entendre les deux sons normaux B1 et B2 constituant un battement cardiaque : le premier son, B1, est habituellement plus intense et plus fort que le deuxième, B2.	Ce temps de concentration sert à se préparer à utiliser plusieurs fonctions cognitives en même temps : percevoir le pouls, regarder la montre et compter les pulsations sans s'emmêler avec l'affichage numérique ou le rythme de la trotteuse de la montre.
5.3	Fixer son attention sur le deuxième bruit, B2.	
5.4	Observer l'indicateur de secondes de la montre (trotteuse ou affichage numérique) et rechercher le moment où le bruit B2 coïncide avec un multiple de 5 (5, 10, 15, etc.) pour pouvoir commencer à compter les pulsations.	On doit s'appuyer sur une stratégie pour déterminer le début et la fin de la période où l'on compte.
5.5	Compter le nombre de pulsations pendant 60 secondes.	On obtient une fréquence très exacte en comptant les pulsations pendant 60 secondes.
6	**Évaluation du rythme**	
6.1	Évaluer les intervalles entre deux battements, pour savoir s'ils sont égaux ou inégaux.	Des intervalles inégaux mettent en évidence un problème cardiaque.
	Situation particulière	
	Si la personne présente un rythme irrégulier et si cette particularité n'est pas connue, il faut absolument en informer le médecin.	Le médecin doit être informé de toute arythmie ou dysrythmie, afin de pouvoir poser un diagnostic et déterminer le traitement approprié.
7	**Appréciation de la sonorité des bruits cardiaques**	
7.1	Écouter les bruits B1 et B2 et évaluer s'ils sont bien audibles.	Une bonne sonorité démontre le bon fonctionnement des valves.
8	**Inscription du résultat de l'évaluation**	
8.1	Noter le résultat de l'évaluation sur la feuille d'enregistrement des signes vitaux, si elle est au chevet de la personne, ou sur la feuille du plan de travail, dans le cas contraire.	L'inscription du résultat sur la feuille du plan de travail permet de se rappeler la mesure pour ensuite la noter sur la feuille d'enregistrement des signes vitaux, lorsque celle-ci n'est pas au chevet de la personne.
9	**Nettoyage du stéthoscope**	
9.1	Nettoyer le diaphragme et la cupule avec un nouveau tampon d'alcool à 70 %.	Le récepteur du stéthoscope ayant été en contact avec la personne, la désinfection à l'alcool à 70 % prévient la transmission de microorganismes pathogènes.
	Remarque	
	On nettoie les embouts auriculaires avec un tampon d'alcool si l'on n'utilise pas son stéthoscope personnel.	On prévient la transmission de microorganismes d'un intervenant à l'autre.

PROCÉDURE 2-2-3

ÉVALUER UN POULS PÉRIPHÉRIQUE NON PERCEPTIBLE AU MOYEN D'UN APPAREIL À ULTRASONS (DOPPLER)

Sommaire de la procédure

1. Préparation du matériel
2. Installation de la personne
3. Localisation des artères pédieuse et tibiale postérieure
4. Évaluation du pouls à l'aide de l'appareil à ultrasons
5. Inscription du résultat de l'évaluation
6. Rangement du matériel

Étapes		Justifications	

1 Préparation du matériel

	Étapes	Justifications
1.1	Rassembler les articles nécessaires et les placer par ordre d'utilisation sur la table de travail.	Cette disposition favorise le rappel des étapes et facilite le déroulement de la procédure.

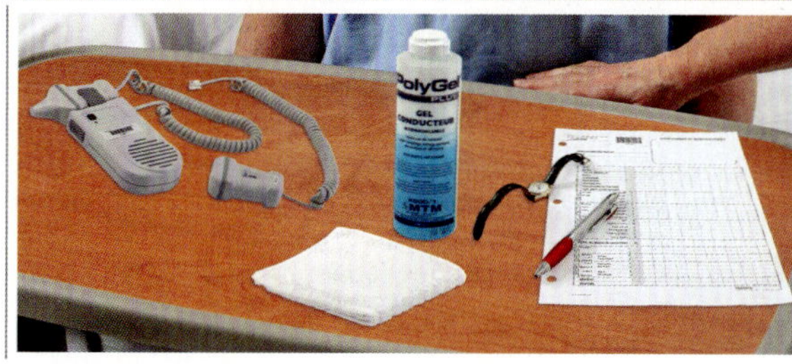

2 Installation de la personne

	Étapes	Justifications
2.1	Demander à la personne de s'installer en position de décubitus dorsal ou en position semi-Fowler, les jambes tournées vers l'extérieur. L'aider à le faire au besoin.	Cette position donne accès au pouls pédieux et au pouls tibial postérieur.

3 Localisation des artères pédieuse et tibiale postérieure

	Étapes	Justifications
3.1	Repérer l'endroit précis du pouls périphérique à palper.	
	Pouls pédieux	
	a) Demander à la personne de pointer les pieds et localiser l'artère pédieuse sur le dessus du pied : parallèle au tendon de l'extenseur du gros orteil, du côté intérieur du pied (voir la procédure 3-5-1, étape 5.6, p. 91).	Le fait de pointer met en évidence l'extenseur du gros orteil.
	b) Placer l'index et le majeur, ou les trois doigts du milieu de la main, sur le dessus du pied, sur l'artère repérée en exerçant une légère pression.	
	Pouls tibial postérieur	
	a) Localiser l'artère tibiale postérieure sur la face interne de la cheville, entre la malléole interne et le tendon d'Achille.	L'artère tibiale postérieure se trouve au niveau de la cheville, dans le creux derrière la malléole interne.
	b) Placer l'index et le majeur, ou les trois doigts du milieu de la main, sur l'artère repérée en exerçant une légère pression.	

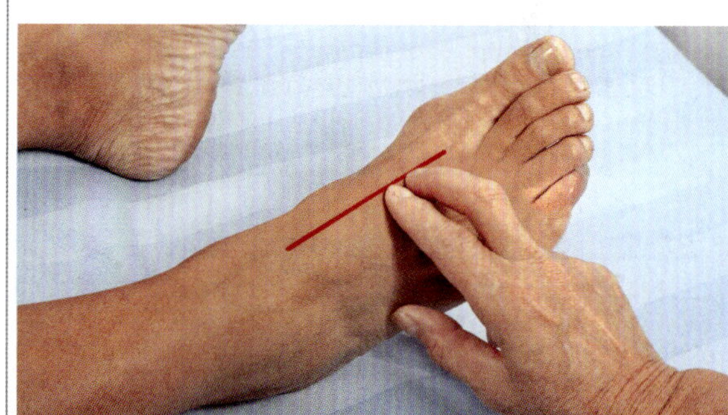

Artère dorsale

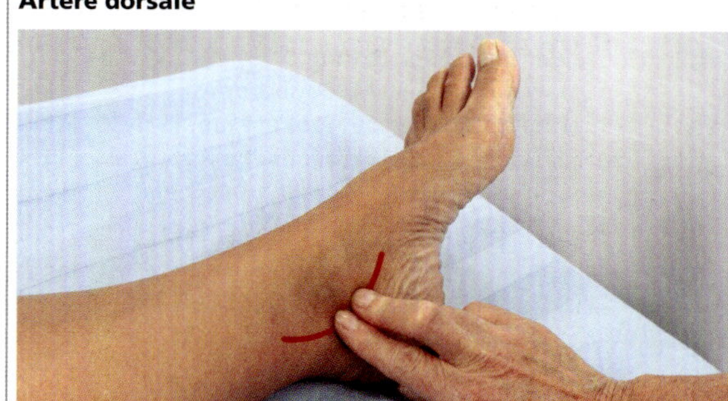

Artère tibiale postérieure

Remarque

Pour la localisation des divers pouls périphériques, voir la procédure 3-5-1, étape 5, p. 87.

	Étapes	Justifications	
3.2	Appliquer le gel conducteur sur la peau de la personne, sur la zone du pouls périphérique à évaluer ou sur l'extrémité de la sonde de l'appareil à ultrasons.	Le gel crée un espace hermétique qui favorise la transmission des ultrasons, car ceux-ci ne se déplacent pas bien dans l'air. Il permet d'uniformiser la transmission des ondes sonores.	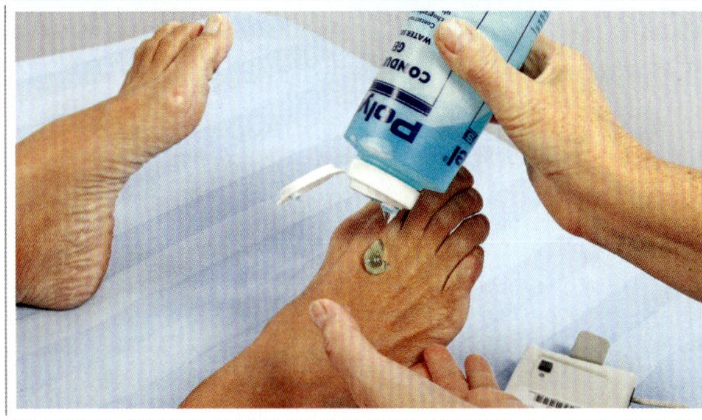

4 Évaluation du pouls à l'aide de l'appareil à ultrasons

4.1	Appuyer sur le bouton de mise en marche de l'appareil à ultrasons.		
4.2	Tenir la sonde comme un crayon, la placer contre la peau, à l'endroit repéré pour le pouls, selon un angle de 45 à 60°. Puis exercer une légère pression.	Une pression trop forte peut oblitérer le débit artériel et, par le fait même, le signal.	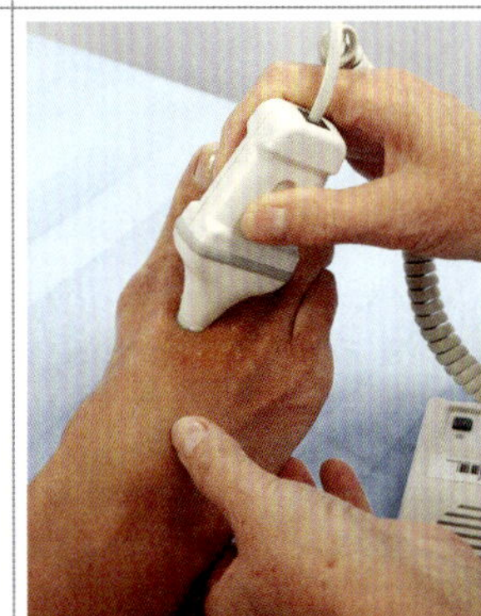 **Pouls pédieux** 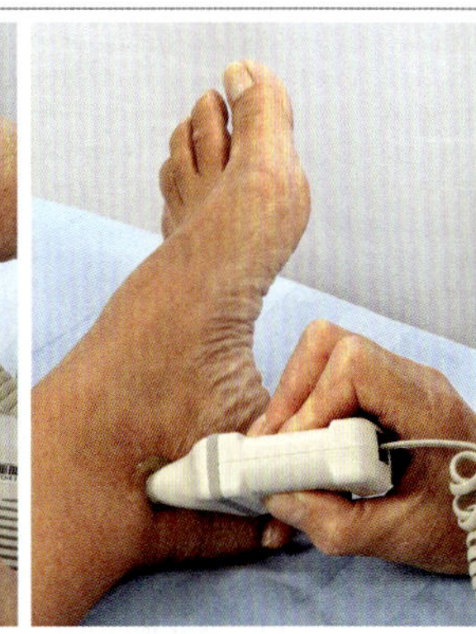 **Pouls tibial postérieur**
4.3	Au besoin, régler le volume sonore de l'appareil.	Il est important de bien entendre les bruits pour bien évaluer tous les paramètres du pouls (fréquence, rythme, amplitude).	
4.4	Bien écouter pour distinguer les bruits artériels des bruits veineux, et se concentrer sur le type de bruits que l'on recherche.	Les bruits artériels et veineux sont perceptibles simultanément quand on se sert d'un Doppler, car les principales artères et veines sont proches les unes des autres dans tout le corps.	

Remarque

Les bruits artériels de pulsation et de pompage sont plus intenses que les bruits veineux. Ces derniers, beaucoup plus faibles, sont intermittents et varient en fonction des respirations.

4.5	Repositionner la sonde ou modifier légèrement son angle si les bruits ne sont pas facilement audibles.	La modification de l'angle peut aider à déceler le débit artériel.	
4.6	Évaluer la fréquence (nombre de pulsations en 30 ou 60 secondes), le rythme (régulier ou non) et l'amplitude (forte, normale ou faible) du pouls (pour plus de détails, voir la procédure 3-5-1, étapes 5.5 et 5.6, p. 91).		

5 Inscription du résultat de l'évaluation

5.1	Noter le résultat de l'évaluation sur la feuille des notes d'évolution de la personne, ou sur la feuille du plan de travail.	L'inscription du résultat sur la feuille du plan de travail permet de se rappeler la mesure pour ensuite la noter sur la feuille d'enregistrement des signes vitaux, lorsque celle-ci n'est pas au chevet de la personne.	

Étapes		Justifications	
6	**Rangement du matériel**		
6.1	Éteindre l'appareil à ultrasons.		
6.2	Essuyer le gel conducteur à l'extrémité de la sonde de l'appareil à ultrasons et sur la peau de la personne avec une débarbouillette ou des mouchoirs en papier.		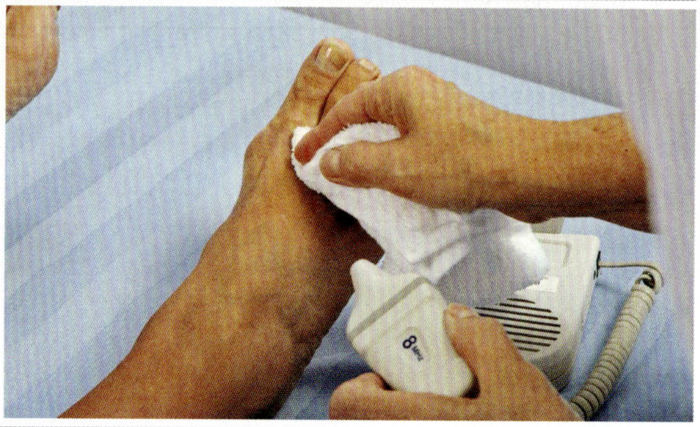
6.3	Nettoyer la sonde de l'appareil à ultrasons avec une solution aqueuse. Choisir la solution selon les recommandations de l'établissement.	L'alcool et les autres désinfectants peuvent endommager la sonde.	

Ne pas oublier les précautions et les interventions s'appliquant après l'évaluation du pouls.

Ne pas oublier les étapes postexécutoires décrites dans la procédure 1-2.

! Quels facteurs devriez-vous considérer pour bien interpréter le résultat de l'évaluation du pouls radial de Mme Thomas ?

RÉDACTION DES NOTES D'ÉVOLUTION

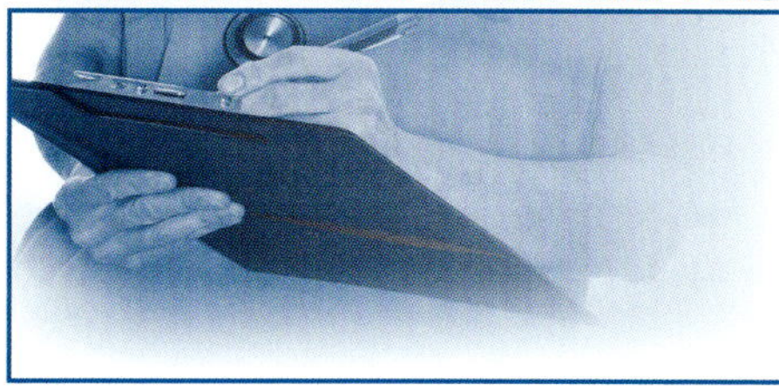

Dossier de Mme Thomas

2011-11-14 **20:15** Éprouve oppression dans la partie supérieure, sur la ligne sternale, sans irradiation. Se dit fatiguée, dyspnéique à l'effort. S_pO_2 : 96 % avec O_2 par lunettes nasales à 3 LPM. Pouls : 102/min, irrégulier, amplitude 1+. Resp : 24/min, régulière, amplitude normale. PA : 144/90, bras gauche, position couchée. ______ ______ Guillaume Leroux, étudiant inf.

MÉTHODE DE SOINS **2-3**

28 SIGNES VITAUX

Évaluation de la respiration

Cette méthode de soins décrit la procédure à suivre pour évaluer la respiration d'une personne (page 38).

DÉFINITION

Méthode de soins consistant à évaluer la fréquence, le rythme et l'amplitude de la respiration d'une personne.

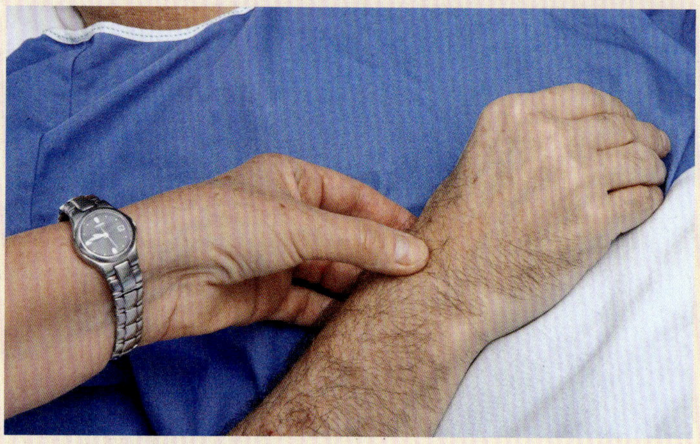

2-3

CONTEXTE D'EXÉCUTION

BUTS

- Obtenir une valeur de base de la respiration qui servira de point de référence pour les mesures suivantes.
- Obtenir une évaluation de la respiration avant ou après une intervention chirurgicale, un examen, un traitement ou l'administration d'un médicament (ex. : un anesthésique général ou tout médicament qui influe sur la respiration).
- Déceler un changement dans la fonction respiratoire.
- Assurer le suivi clinique des personnes qui présentent un risque d'anomalie de la fonction respiratoire (ex. : personnes ayant de la fièvre, de la douleur, une anxiété aiguë, une infection respiratoire, une maladie pulmonaire obstructive chronique [MPOC], une embolie pulmonaire, un pneumothorax, un œdème aigu du poumon, etc.).

MATÉRIEL ET ÉQUIPEMENT

ARTICLES ESSENTIELS

Articles de base

- Papier et stylo à bille 1
- Feuille d'enregistrement des signes vitaux 2

Respiration

- Montre avec indicateur de secondes (trotteuse ou affichage numérique) 3

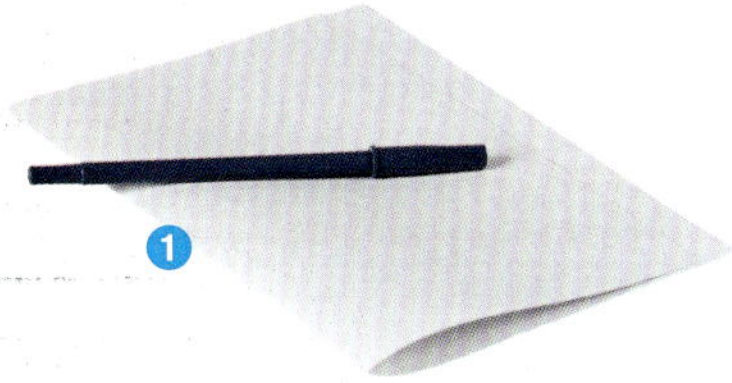
1

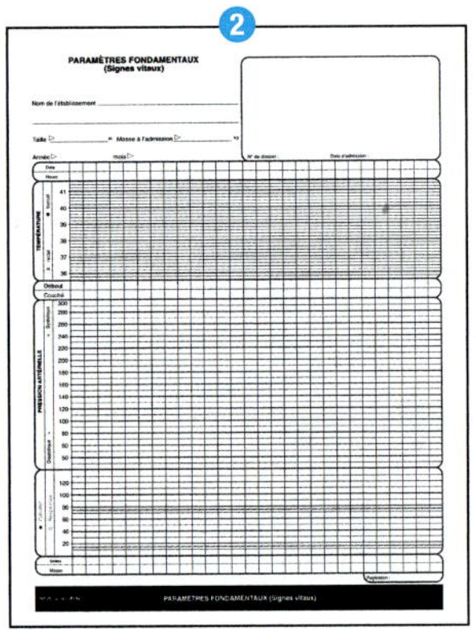
2

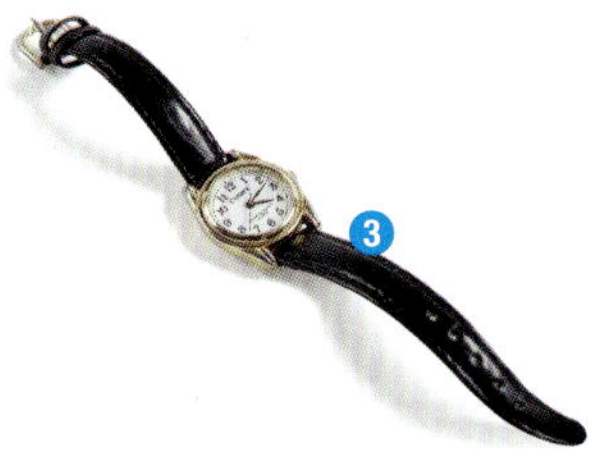
3

PRÉCAUTIONS ET INTERVENTIONS avant l'évaluation de la respiration

1. ÉVALUATION

- Si c'est la première fois que l'on évalue la respiration de la personne, comme dans le cas d'une admission, calculer le nombre de cycles respiratoires dans une minute *afin d'établir la mesure initiale qui servira de point de référence*.
- Vérifier les résultats relatifs à l'oxygénation de la personne (laboratoire et autres) *afin d'obtenir des informations complémentaires qui aideront à mieux évaluer un problème respiratoire*.
  a) Saturation pulsatile en oxygène (S_pO_2)
  b) Formule sanguine complète (FSC) : hémoglobine (Hb), hématocrite (Ht), globules rouges (GR)
  c) Gaz sanguins artériels : pH, bicarbonate (HCO_3^-), pression partielle en gaz carbonique dans le sang artériel (P_aCO_2), pression partielle en oxygène dans le sang artériel (P_aO_2), saturation en oxygène dans le sang artériel (S_aO_2)

2. INTERVENTIONS

- S'assurer que la personne n'a pas fait d'activité dans les 10 minutes précédant l'évaluation de la respiration, *car l'activité physique influe sur la respiration et modifierait les résultats de l'évaluation*.
- Se remémorer les normes de mesure de la fréquence respiratoire pour les différents groupes d'âge *afin d'interpréter adéquatement le résultat*.

PRÉCAUTIONS ET INTERVENTIONS **après** l'évaluation de la respiration

1. ÉVALUATION

- Vérifier dans le dossier de la personne le résultat de la dernière évaluation de la respiration *afin de s'en servir comme référence pour l'interprétation de la nouvelle mesure*.
- Établir s'il existe une corrélation entre le résultat de l'évaluation de la respiration de la personne et les autres paramètres vitaux *afin d'obtenir une évaluation globale de la situation*.
- Rechercher des signes ou symptômes additionnels en fonction du résultat obtenu *afin de confirmer l'évaluation* (voir la procédure 3-3-1, p. 75).
- Interpréter les écarts par rapport à la norme en s'appuyant sur les facteurs pouvant influer sur la respiration (effort, stress, hyperthermie, baisse de la concentration d'oxygène, médicaments, etc.) *afin de porter un jugement clinique pertinent sur la signification du résultat, en fonction de l'état de santé de la personne, et afin d'appliquer les interventions requises*.
- Évaluer le type de respiration selon la fréquence, le rythme et l'amplitude (ex. : tachypnée, respiration de Cheyne-Stokes, hyperventilation, etc.) *afin d'aider à déterminer la cause possible et de contribuer au diagnostic médical*.

2. INTERVENTION

- Informer le médecin traitant ou l'infirmière responsable des changements survenus dans l'état de santé de la personne *afin de pouvoir administrer le traitement approprié à la situation*.

3. ENSEIGNEMENT

- Informer la personne du résultat de l'évaluation de la respiration et des interventions planifiées *afin de la sensibiliser à son état de santé et de favoriser sa collaboration au plan de traitement*.
- Enseigner à la personne les mesures qui peuvent l'aider à contrôler sa respiration ou à l'améliorer en fonction des résultats obtenus *afin qu'elle participe à son plan de traitement*.

4. NOTES AU DOSSIER

- Écrire la mesure de la fréquence respiratoire sur la feuille d'enregistrement des signes vitaux *afin de l'analyser rapidement et de permettre la continuité des soins*.
- Inscrire au plan thérapeutique infirmier (PTI) – en modifiant celui-ci au besoin – les directives infirmières concernant un problème détecté (mode de respiration inefficace, respiration spontanée altérée, échanges gazeux perturbés, intolérance à l'activité ou autre problème en lien avec le résultat de l'évaluation) *afin d'ajuster la surveillance clinique, les soins, les traitements et les autres interventions requises*.
- Écrire dans les notes d'évolution toutes les informations pertinentes concernant l'évaluation de la respiration *afin de repérer les écarts par rapport à la norme et de permettre la continuité des soins*.
  - Date et heure de l'évaluation de la respiration
  - Fréquence, rythme et amplitude respiratoires
  - Bruits anormaux
  - Autres signes ou symptômes associés au résultat de l'évaluation de la respiration
  - Interventions infirmières en lien avec un problème respiratoire détecté
  - Enseignement donné
  - Réactions et collaboration de la personne

MISE EN SITUATION

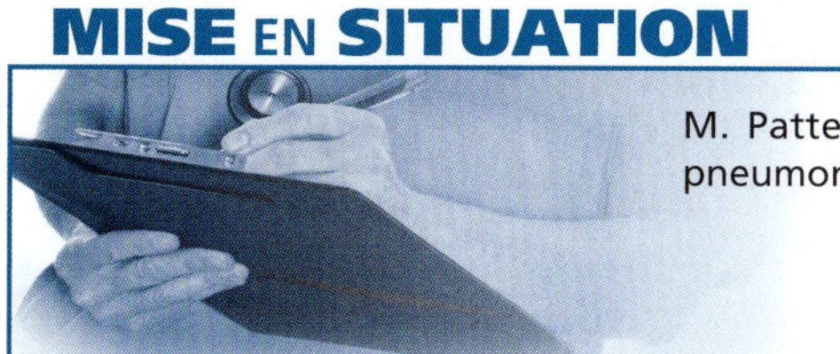

M. Patterson, âgé de 69 ans, est hospitalisé pour une pneumonie à *Staphylococcus aureus*.

Ordonnance médicale au dossier

- Oxacilline 2 g IV q4h.
- Clindamycine 600 mg IV q8h.
- O_2 par lunettes nasales 2 LPM si $S_pO_2 < 95$ %.

PROCÉDURE 2-3-1

ÉVALUER LA RESPIRATION

Sommaire de la procédure

1. Préparation du matériel
2. Installation de la personne
3. Mesure de la fréquence
4. Évaluation du rythme
5. Évaluation de l'amplitude
6. Inscription du résultat de l'évaluation

Dans le dossier de M. Patterson, quels résultats relatifs à son oxygénation (laboratoire et autres) avez-vous vérifiés ?

Remarque
L'évaluation de la respiration doit se faire à l'insu de la personne, après l'évaluation du pouls radial.

Étapes		Justifications

Ne pas oublier les étapes préalables décrites dans la procédure 1-1.
Ne pas oublier les précautions et les interventions s'appliquant avant l'évaluation de la respiration.

1 Préparation du matériel

	Étapes	Justifications
1.1	Placer la montre de telle sorte qu'elle soit visible durant l'évaluation de la fréquence respiratoire.	La vision latérale permet d'observer l'indicateur de secondes de la montre tout en portant attention à la fréquence respiratoire de la personne.

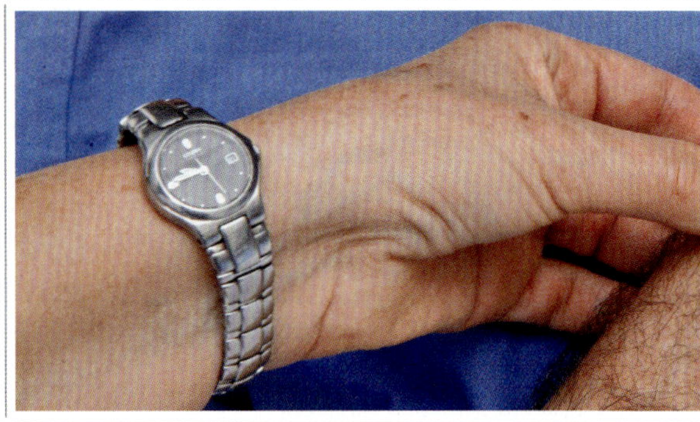

2 Installation de la personne

	Étapes	Justifications
2.1	S'assurer que la personne repose en position de Fowler, en position semi-Fowler ou en position assise depuis 10 minutes, sinon attendre avant d'évaluer la respiration.	L'activité physique influe beaucoup sur la fonction respiratoire. Le respect de la condition du repos pour l'évaluation permet que la respiration de la personne revienne à la normale et que le résultat de l'évaluation soit fiable.
2.2	Demander à la personne de plier son bras selon un angle de 90°, de le placer sur sa poitrine et de garder son poignet déplié, si l'évaluation du pouls radial n'a pas encore été faite.	En suivant les mouvements de la cage thoracique, le bras facilitera l'évaluation de la fréquence, de l'amplitude et du rythme respiratoires.

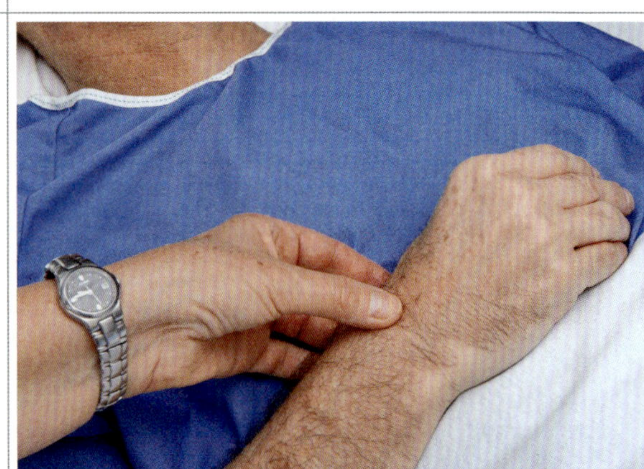

Remarque

Cette position de la personne avec le bras replié sur la poitrine sert à la fois pour l'évaluation du pouls radial et pour l'évaluation de la respiration.

L'évaluation de la respiration devrait être faite à l'insu de la personne, sinon cette dernière risque de changer sa respiration pour l'évaluation.

Étapes		Justifications	
	On peut également déposer sa main directement sur le thorax ou l'abdomen de la personne.	La main monte et descend durant les cycles respiratoires. L'inconvénient de cette méthode est qu'elle risque d'inciter la personne à modifier sa respiration.	
2.3	S'assurer qu'on peut bien observer les mouvements du thorax. Au besoin, descendre les couvertures, réduire l'ampleur de la chemise d'hôpital ou remonter en partie le vêtement.		

3 Mesure de la fréquence

3.1	Prendre le temps d'observer à la fois les mouvements du thorax de la personne et l'indicateur de secondes de la montre avant de commencer à compter les cycles respiratoires.	Ce temps de concentration sert à se préparer à utiliser plusieurs fonctions cognitives en même temps : observer les cycles respiratoires, regarder la montre et compter les respirations sans s'emmêler avec l'affichage numérique ou le rythme de la trotteuse de la montre.	
3.2	Observer l'indicateur de secondes de la montre et rechercher le moment où la respiration coïncide avec un multiple de 5 (5, 10, 15, etc.) pour pouvoir commencer à compter les cycles respiratoires.	On doit s'appuyer sur une stratégie pour déterminer avec exactitude le début et la fin de la période où l'on compte. Un multiple de 5 est plus facile à retenir pour calculer sur une période de 30 secondes.	
3.3	Compter le nombre de cycles respiratoires complets pendant 30 secondes si la respiration est régulière et pendant 60 secondes si elle est irrégulière.		
3.4	Multiplier le nombre obtenu par deux si on a compté pendant 30 secondes, pour obtenir une fréquence par minute.	Cette méthode accélère la procédure sans avoir trop d'impact sur l'exactitude du résultat.	

Remarque

La première fois que l'on évalue la respiration de la personne, comme dans le cas d'une admission, on compte le nombre de cycles respiratoires pendant 60 secondes.	Cette mesure permet d'établir la mesure initiale qui servira de point de référence et permettra d'évaluer la respiration.	

4 Évaluation du rythme

4.1	Observer attentivement le rythme des mouvements respiratoires pendant 30 secondes s'il est régulier et pendant 60 secondes s'il est irrégulier.	La période d'observation doit être suffisamment longue pour permettre de reconnaître un rythme particulier.	

5 Évaluation de l'amplitude

5.1	Évaluer l'amplitude de la respiration (normale, profonde ou superficielle) en observant la profondeur des mouvements de la cage thoracique.		

Remarque

On doit écouter attentivement pour détecter la présence éventuelle de bruits pendant les cycles respiratoires.	Une respiration normale est silencieuse. Une respiration bruyante (ex. : wheezing, stridor) dénote un problème d'ordre respiratoire.	

Étapes		Justifications
6	**Inscription du résultat de l'évaluation**	
6.1	Noter le résultat de l'évaluation sur la feuille d'enregistrement des signes vitaux, si elle est au chevet de la personne, ou sur la feuille du plan de travail, dans le cas contraire.	L'inscription du résultat sur la feuille du plan de travail permet de se rappeler la mesure pour ensuite la noter sur la feuille d'enregistrement des signes vitaux, lorsque celle-ci n'est pas au chevet de la personne.

Ne pas oublier les précautions et les interventions s'appliquant après l'évaluation de la respiration.

Ne pas oublier les étapes postexécutoires décrites dans la procédure 1-2.

Quels facteurs pourraient influer sur la respiration de M. Patterson et donc sur son évaluation ?

RÉDACTION DES NOTES D'ÉVOLUTION

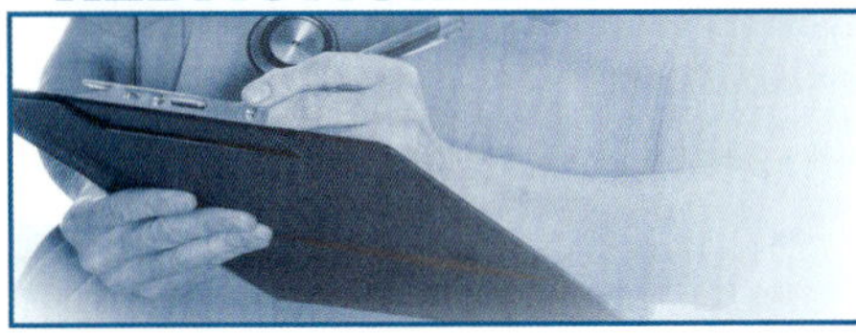

Dossier de M. Patterson

2011-10-21 **21:30** Orthopnée : dort avec 3 oreillers. Auscultation : crépitants fins au début de l'inspiration. Resp. : 28/min régulière, superficielle. Pouls : 100/min, régulier, 3+. T° B : 38,4 °C. S_pO_2 : 96 %. Toux sèche. ________ Mélanie Favreau, étudiante inf.

MÉTHODE DE SOINS 2-4

28 SIGNES VITAUX

Mesure de la saturation pulsatile en oxygène (S_pO_2)

Cette méthode de soins décrit la procédure à suivre pour mesurer la saturation pulsatile en oxygène (S_pO_2) (page 44).

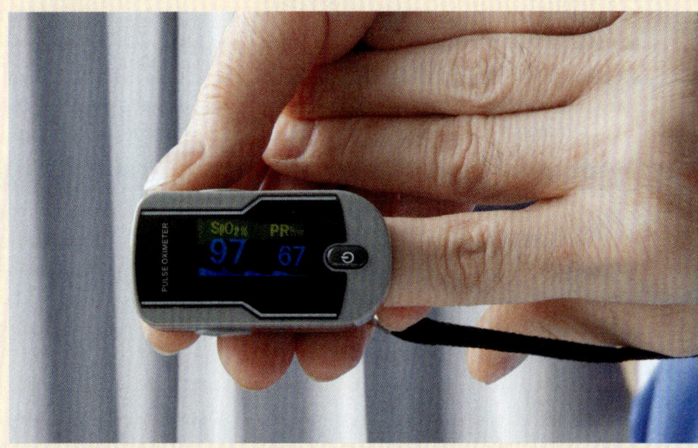

DÉFINITION

Méthode de soins consistant à mesurer, au moyen d'un sphygmooxymètre, le pourcentage de la saturation pulsatile en oxygène de l'hémoglobine du sang artériel (S_pO_2).

Le sphygmooxymètre est aussi appelé saturomètre ou oxymètre. Il s'agit le plus souvent d'un appareil muni d'un capteur se plaçant sur le doigt ou l'orteil, et parfois sur le lobe de l'oreille ou l'arête du nez.

CONTEXTE D'EXÉCUTION

BUTS

- Obtenir une valeur de base de la saturation pulsatile en oxygène qui servira de point de référence pour les mesures suivantes.
- Estimer l'état d'oxygénation des tissus.
- Déceler l'hypoxémie avant l'apparition de signes cliniques.
- Repérer des changements dans la saturation en oxygène de l'hémoglobine et intervenir rapidement selon les résultats.
- Évaluer la réponse de la personne à un changement de la concentration d'oxygène administrée ou à un changement du dispositif d'administration d'oxygène.
- Estimer le résultat des traitements pharmacologiques (ex. : administration d'un bronchodilatateur) sur le taux d'oxygénation des tissus.
- Évaluer l'impact des activités sur le taux d'oxygénation des tissus.

MATÉRIEL ET ÉQUIPEMENT

ARTICLES ESSENTIELS

Articles de base	Saturation pulsalile en oxygène (S_pO_2)
• Papier et stylo à bille 1 • Feuille d'enregistrement des signes vitaux 2	• Sphygmooxymètre portatif 3 *ou* Appareil de monitorage comportant une fonction de sphygmooxymétrie 4 • Tampons d'alcool à 70 % 5

ARTICLES FACULTATIFS

	Si la personne porte du vernis à ongles: • Dissolvant à vernis à ongles 6 • Boules de coton 7, mouchoirs en papier 8 *ou* compresses propres 9 ***Si l'on doit réchauffer le doigt ou réduire l'intensité lumineuse:*** • Serviette 10

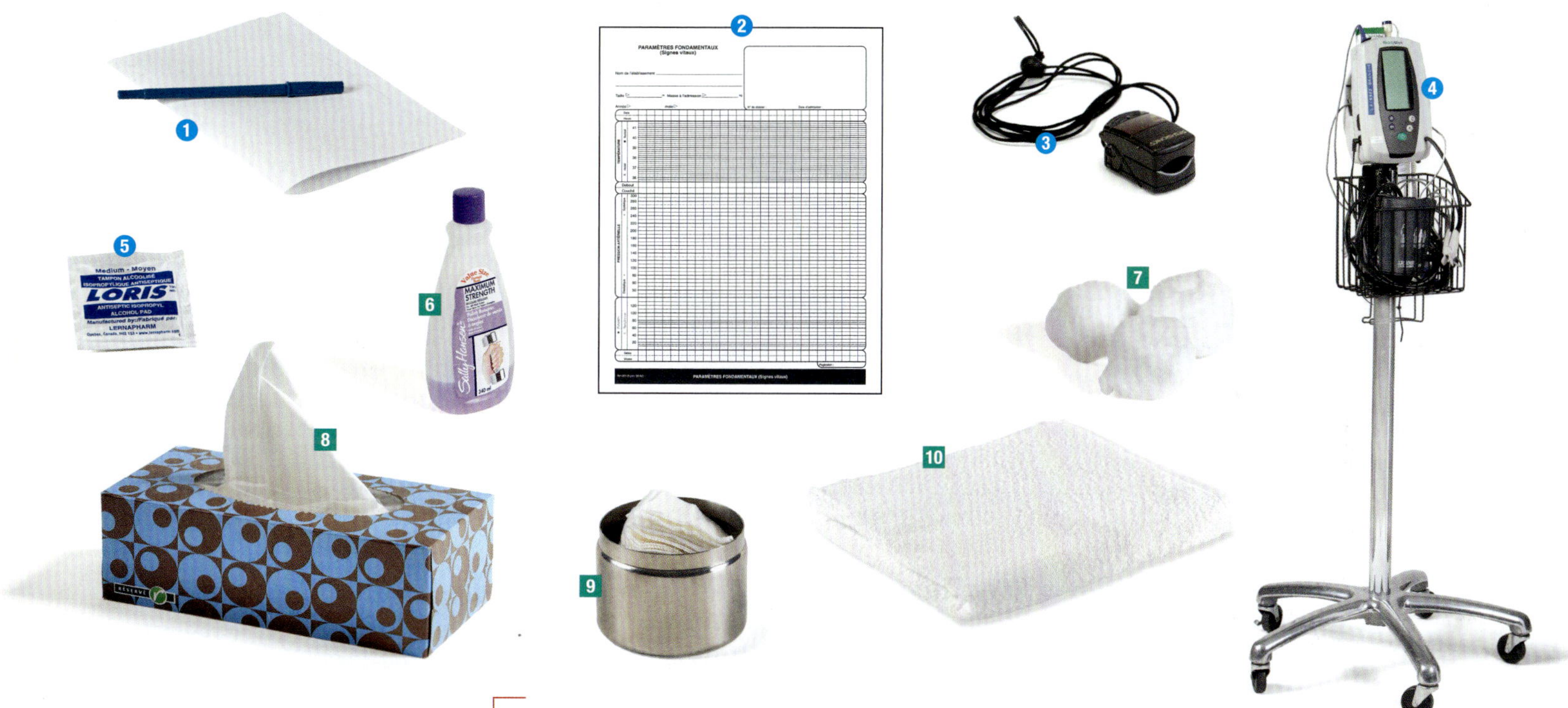

PRÉCAUTIONS ET INTERVENTIONS avant la mesure de la saturation pulsatile en oxygène

1. ÉVALUATION

- Évaluer la fonction respiratoire (voir la méthode de soins 3-4, p. 79) et la fonction cardiaque (voir la méthode de soins 3-3, p. 73) de la personne *afin de détecter d'éventuels facteurs de risque pour l'hypoxémie qui peuvent influencer le résultat de la saturation en oxygène: maladie respiratoire, maladie cardiaque, diminution du taux d'hémoglobine*.
- Rechercher s'il existe des facteurs qui peuvent modifier le résultat de la saturation pulsatile en oxygène *afin d'en tenir compte dans l'analyse*.

  Exemples de facteurs ou de situations:

  – Hypovolémie, hypotension
  – Bradycardie
  – Hypothermie
  – Prise de médicaments vasoconstricteurs
  – Pourcentage d'oxygène inspiré, soit à l'air ambiant (21 %), soit par administration d'oxygène au moyen d'un dispositif (24 %, 28 %, etc.)

- Vérifier au dossier de la personne le taux d'hémoglobine, *car l'hémoglobine disponible peut être saturée de façon maximale en oxygène, mais ne pas être en quantité suffisante et donc ne pas apporter l'oxygène nécessaire aux tissus*.
- Déterminer l'endroit le plus approprié pour placer le sphygmooxymètre, en fonction de l'âge de la personne, de son état de santé et de l'appareil disponible, *car il existe divers appareils pour des sites spécifiques ayant une bonne circulation sanguine, comme le doigt ou l'orteil, le lobe de l'oreille, le nez ou le front*. Le doigt est l'endroit privilégié chez l'adulte.
- Rechercher la présence éventuelle de contre-indications à l'utilisation du doigt chez l'adulte, *car une réduction de l'apport artériel au site, une obstruction au passage de la lumière émise par le sphygmooxymètre et tout mouvement pouvant constituer un artéfact sont à prendre en compte pour choisir le site et obtenir une mesure fiable de la saturation*.

  Exemples de contre-indications :
  - Diminution de la perfusion tissulaire (insuffisance artérielle aux membres supérieurs, maladie de Raynaud, etc.)
  - Port d'ongles en acrylique
  - Présence d'ecchymose sur le lit de l'ongle
  - Présence de mouvements (frissons, agitation, tremblements, etc.)
  - Utilisation d'un membre pour un monitorage (cathéter intra-artériel, pression artérielle automatique, etc.)

  En présence d'une diminution de la circulation artérielle périphérique, on peut utiliser le lobe de l'oreille ou l'arête du nez.

2. INTERVENTIONS

- Attendre 15 minutes après tout changement de concentration d'oxygène ou de dispositif pour l'administration d'oxygène *afin de laisser passer le temps nécessaire pour que le changement de traitement produise des effets et que le résultat de la mesure soit fiable*.
- Se remémorer les valeurs souhaitables pour la saturation pulsatile en oxygène selon l'état de santé *afin d'interpréter adéquatement le résultat*.

3. ENSEIGNEMENT

- Demander à la personne de garder son membre au repos durant la lecture *afin d'éviter tout artéfact et d'obtenir un résultat fiable*.

PRÉCAUTIONS ET INTERVENTIONS **après** la mesure de la saturation pulsatile en oxygène

1. ÉVALUATION

- Comparer le résultat obtenu avec le dernier résultat de la personne et avec le résultat attendu d'après son état de santé *afin d'analyser sa situation et sa réponse au traitement, et afin d'ajuster les interventions en conséquence*.
- Établir s'il y a une corrélation entre le résultat de la mesure de la saturation pulsatile en oxygène et les résultats des autres paramètres vitaux *afin d'obtenir une évaluation globale de la situation*.
- Interpréter les écarts par rapport à la norme en s'appuyant sur les facteurs pouvant influer sur la saturation *afin de porter un jugement clinique pertinent sur la signification du résultat, en fonction de l'état de santé de la personne, et afin d'appliquer les interventions requises*.

  Situations influant sur le résultat :
  - Utilisation d'un site inapproprié
  - Taux d'hémoglobine
  - Administration d'oxygène
  - Position et activité de la personne au moment de la mesure
  - Respect des étapes de la procédure (ex. : intensité de la lumière environnante)

2. INTERVENTIONS

- En cas de diminution de la saturation pulsatile en oxygène, encourager la personne à inspirer lentement et profondément, avertir l'infirmière responsable ou le médecin traitant, et administrer de l'oxygène *afin d'intervenir rapidement pour corriger la situation*.
- Si la valeur obtenue est inférieure à celle qui figure dans l'ordonnance médicale ou dans le protocole de soins, administrer de l'oxygène ou modifier la concentration d'oxygène *afin d'assurer un apport d'oxygène suffisant en vue d'obtenir un taux de saturation adéquat*.
- En cas d'utilisation d'un sphygmooxymètre de façon continue chez une personne dont le taux de saturation pulsatile en oxygène est faible ou instable, appliquer les interventions suivantes :
  - Vérifier le confort de la personne, *car à la longue la pression ressentie à l'extrémité choisie pour la mesure de la saturation peut être trop forte*.
  - Évaluer l'intégrité de la peau sous le capteur, *car la pression continue qu'exerce l'appareil risque d'irriter la peau*.
  - Changer le capteur de place au minimum toutes les quatre heures *afin d'atténuer l'inconfort, de réduire au minimum le risque de blessure et d'encourager la personne à garder l'appareil*.
  - Inviter la personne à prévenir le personnel soignant si elle ressent de l'inconfort lié à la présence du capteur pour qu'on puisse le changer de place *afin d'obtenir sa collaboration et d'éviter qu'elle enlève le capteur*.
  - Prédéterminer les valeurs minimale et maximale acceptables sur l'appareil de monitorage comportant une fonction de sphygmooxymétrie pour la saturation en oxygène et le pouls, et programmer l'alarme *afin d'être avertie et de pouvoir agir rapidement si le taux de saturation ou le pouls sortent des normes établies*.

3. ENSEIGNEMENT

- Informer la personne du résultat attendu de la saturométrie et du résultat obtenu ainsi que des interventions planifiées *afin de la sensibiliser à son état de santé et de favoriser sa collaboration au plan de traitement*.

4. NOTES AU DOSSIER

- Écrire le résultat de la saturation pulsatile en oxygène sur la feuille d'enregistrement des signes vitaux *afin de l'analyser rapidement et de permettre la continuité des soins*.
- Inscrire au plan thérapeutique infirmier (PTI) – en modifiant celui-ci au besoin – les directives infirmières concernant des échanges gazeux perturbés ou tout autre problème détecté en lien avec le résultat de l'évaluation *afin d'ajuster la surveillance clinique, les soins, les traitements et les autres interventions requises*.
- Écrire dans les notes d'évolution toutes les informations pertinentes sur l'évaluation de la saturation pulsatile en oxygène *afin de permettre la continuité des soins*.
  - Date et heure de l'évaluation de la S_pO_2
  - Résultat de la mesure de saturation
  - Pourcentage d'oxygénation de la personne au moment de la mesure : air ambiant ou administration d'oxygène (dispositif d'administration, concentration ou LPM)
  - Circonstances dans lesquelles la mesure a été prise : position, au repos ou à l'effort, type et durée de l'effort s'il y a lieu
  - Respiration : fréquence, amplitude, rythme
  - Autres signes ou symptômes liés à une baisse de la S_pO_2
  - Interventions infirmières en lien avec la mesure obtenue
  - Enseignement donné
  - Réactions et collaboration de la personne

MISE EN SITUATION

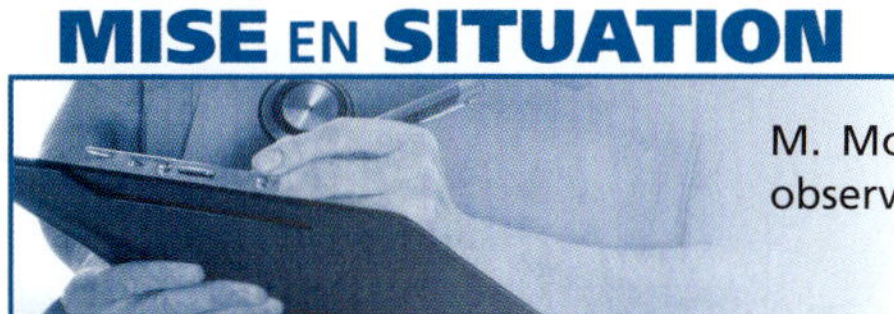

M. Monette, âgé de 66 ans, souffre d'emphysème. On observe une dypsnée de classe III.

Ordonnance médicale au dossier

- O_2 par lunettes nasales à 2 LPM si $S_pO_2 \leq 90$ %.

PROCÉDURE 2-4-1

MESURER LA SATURATION PULSATILE EN OXYGÈNE (S_pO_2)

Sommaire de la procédure

1. Préparation du matériel
2. Préparation du site pour la mesure
3. Application du capteur
4. Lecture du résultat
5. Inscription du résultat de la mesure
6. Rangement du matériel

> ⚠ Quelles sont les contre-indications à l'utilisation d'un site donné pour la mesure de la saturation pulsatile en oxygène ?

Étapes		Justifications

Ne pas oublier les étapes préalables décrites dans la procédure 1-1.
Ne pas oublier les précautions et les interventions s'appliquant avant la mesure de la saturation pulsatile en oxygène.

1 Préparation du matériel

	Étapes	Justifications
1.1	Rassembler les articles nécessaires sur la table de travail.	
1.2	Nettoyer le capteur avec un tampon d'alcool à 70 % ou avec toute autre solution recommandée par l'établissement.	Le sphygmooxyomètre servant à plusieurs personnes, on doit le nettoyer pour prévenir la transmission de microorganismes pathogènes.

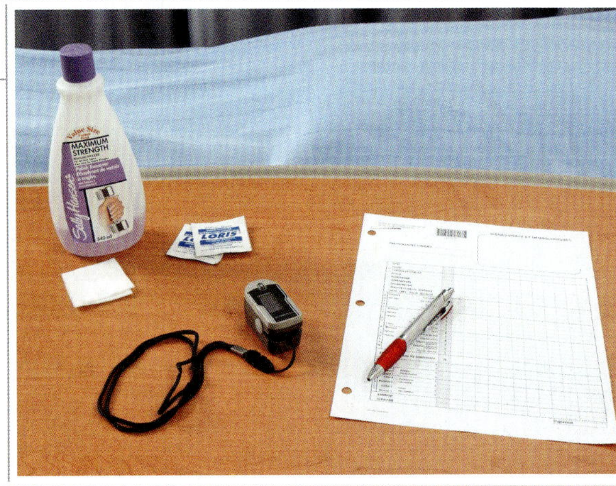

2 Préparation du site pour la mesure

	Étapes	Justifications
2.1	Choisir l'endroit approprié pour la mesure en tenant compte des contre-indications.	Le site choisi doit être très bien vascularisé et recevoir un très bon apport artériel, laisser passer la lumière et être le plus possible **exempt de mouvement**.

Remarque

Chez l'adulte, on choisit souvent les doigts et on évite les pouces et les gros orteils.	Les pouces et les gros orteils sont habituellement trop gros pour les capteurs.

Situation particulière

Si la personne porte du vernis à ongles, on l'enlève avec une boule de coton, un mouchoir en papier ou une compresse propre imbibée de dissolvant à vernis à ongles.	Le vernis à ongles, surtout s'il est de couleur foncée, interfère avec la transmission de la lumière et altère le résultat.

	Étapes	Justifications
2.2	Choisir le doigt ou l'orteil dont le lit de l'ongle est le plus coloré. Vérifier le retour capillaire en pinçant le lit de l'ongle entre le pouce et l'index : le retour à la couleur initiale doit se faire en moins de trois secondes après l'arrêt de la compression.	La vérification du retour capillaire est une méthode rapide pour vérifier l'oxygénation des capillaires artériels et pour confirmer le choix du site pour la mesure de la saturation.

Étapes		Justifications
3	**Application du capteur**	
3.1	Placer le capteur de façon à ce que la lumière arrive sur le dessus du lit de l'ongle choisi et le recouvre bien. S'assurer que le photodétecteur est bien placé au-dessous du doigt ou de l'orteil, sur la pulpe.	Le photodétecteur enregistre la lumière qui traverse le lit vasculaire de l'ongle ; c'est le principe de base pour la détermination de la saturation en oxygène.
3.2	Demander à la personne si elle ressent de la douleur au site d'application du capteur. Au besoin, changer de site.	La pression exercée par le capteur peut occasionner de la douleur.
3.3	Demander à la personne de ne pas bouger pendant la lecture, ou placer le membre de façon à ce qu'il soit supporté, par exemple en posant la main de la personne sur sa cuisse ou sur le lit.	L'immobilisation du capteur est importante pour une mesure précise. Le mouvement peut déplacer partiellement le capteur et constituer un artéfact qui perturbe la mesure du taux de saturation.

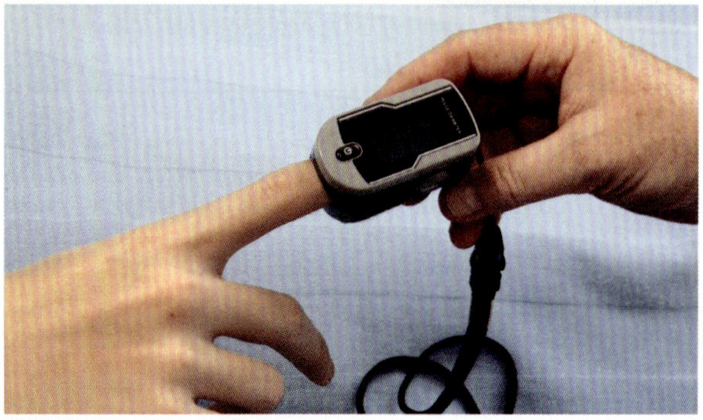

Situation particulière

Si l'éclairage de l'environnement est intense, on applique une serviette ou un drap sur le capteur pour atténuer la lumière.	Une lumière environnante trop forte (soleil lumineux, lampe pour un traitement, etc.) sur le sphygmooxymètre peut fausser le résultat.
Si le capteur est bien placé mais que le signal de la pulsation est difficile à capter, on réchauffe le doigt en appliquant une serviette ou un drap, en frottant la serviette sur le doigt ou en trempant la main dans de l'eau chaude.	Ces mesures activent la circulation sanguine et aident à obtenir un meilleur signal.

4	**Lecture du résultat**	
4.1	Mettre le sphygmooxymètre en marche et attendre le résultat.	
4.2	Lire le résultat en pourcentage s'affichant à l'écran du sphygmooxymètre. Garder le chiffre en mémoire pour pouvoir ensuite le noter.	

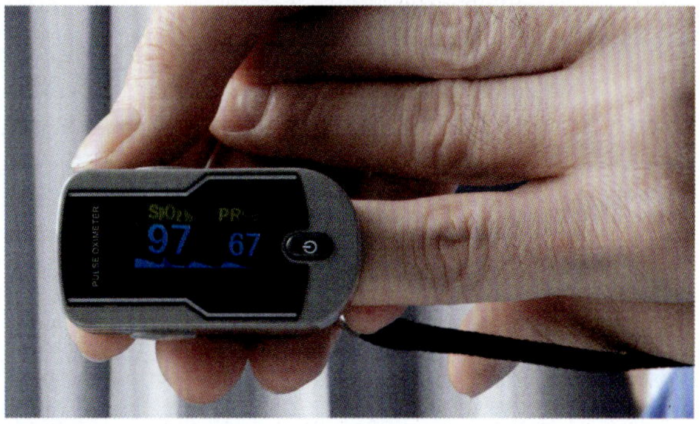

PR (pulse rate) désigne la fréquence du pouls.

Remarque

Pour une personne en bonne santé, le résultat normal se situe entre 95 et 100 %. Pour une personne atteinte d'une maladie pulmonaire obstructive chronique (MPOC), on considère qu'une valeur se situant entre 90 et 95 % est acceptable. Par contre, une saturation en oxygène inférieure à 85 % est anormale et est associée à une modification de la respiration (fréquence, rythme, amplitude).	L'interprétation des résultats de la S_pO_2 selon l'état de santé de la personne permet d'appliquer les interventions appropriées.

2-4

Étapes		Justifications
4.3	Mesurer le pouls radial ou apexien (voir la procédure 2-2-1 ou 2-2-2, p. 27 ou 29) et comparer le résultat avec celui de la pulsation affiché à l'écran (PR).	Comme l'écran du sphygmooxymètre indique la S_pO_2 pour chaque pulsation détectée, la vérification de conformité du pouls affiché avec le pouls radial ou apexien confirme le bon fonctionnement de l'appareil et assure un résultat fiable.
4.4	Informer la personne du résultat et lui montrer l'écran du sphygmooxymètre.	En voyant et en entendant le résultat, la personne le retient mieux. Elle participe ainsi dès le début à son suivi et peut prendre en charge son traitement.

Situation particulière

Si le résultat de l'indicateur du pouls ne correspond pas aux valeurs de la mesure du pouls radial ou apexien, on replace le capteur et on vérifie à nouveau la correspondance.	Un capteur mal positionné ne peut capter tous les battements cardiaques et fournit donc un résultat erroné.
Si le résultat est très anormal, on vérifie le branchement de l'appareil, l'état de la pile, la position du capteur, la chaleur du site, la luminosité environnante et l'état du lit de l'ongle ou du site.	On vérifie tous les facteurs possibles pour déterminer les raisons du résultat non significatif.

5 Inscription du résultat de la mesure

5.1	Noter le résultat de la mesure sur la feuille d'enregistrement des signes vitaux, si elle est au chevet de la personne, ou sur la feuille du plan de travail, dans le cas contraire.	L'inscription du résultat sur la feuille du plan de travail permet de se rappeler la mesure pour ensuite la noter sur la feuille d'enregistrement des signes vitaux, lorsque celle-ci n'est pas au chevet de la personne.

6 Rangement du matériel

6.1	Éteindre le sphygmooxymètre et le retirer.	On fait en sorte de ne pas utiliser les piles inutilement.	
6.2	Nettoyer le capteur avec un tampon d'alcool à 70 % ou avec toute autre solution recommandée par l'établissement.	Le sphygmooxymètre servant pour plusieurs personnes, on doit le nettoyer pour prévenir la transmission des microorganismes pathogènes.	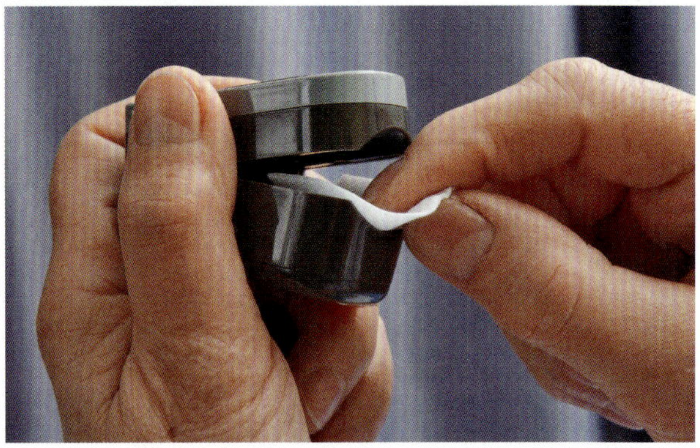
6.3	Ranger l'appareil portatif à l'endroit approprié.	Le rangement des articles permet un accès rapide en cas d'urgence.	

Ne pas oublier les précautions et les interventions s'appliquant après la mesure de la saturation pulsatile en oxygène.

Ne pas oublier les étapes postexécutoires décrites dans la procédure 1-2.

! Quels phénomènes ou facteurs peuvent influencer le résultat de la saturation pulsatile en oxygène ?

RÉDACTION DES NOTES D'ÉVOLUTION

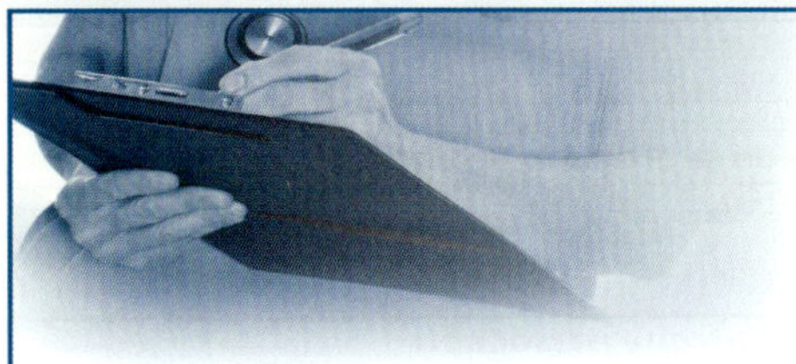

Dossier de M. Monette

2011-12-14 **16:30** Diaphorèse, teint pâle, légère cyanose péribuccale. Utilisation des muscles accessoires. Tirage susclaviculaire. Respiration superficielle à 28/min. S_pO_2 : 87 % air ambiant. ______

16:35 O_2 installé avec lunettes nasales à 2 LPM. ______

16:55 S_pO_2 : 91 % avec LN à 2 LPM. Diminution cyanose péribuccale. Respiration superficielle à 24/min. ______ Martha Roussel, étudiante inf.

MÉTHODE DE SOINS 2-5

28 SIGNES VITAUX

Mesure de la pression artérielle

Cette méthode de soins décrit la procédure à suivre pour mesurer la pression artérielle au bras et à la cuisse par la palpation et l'auscultation (page 51).

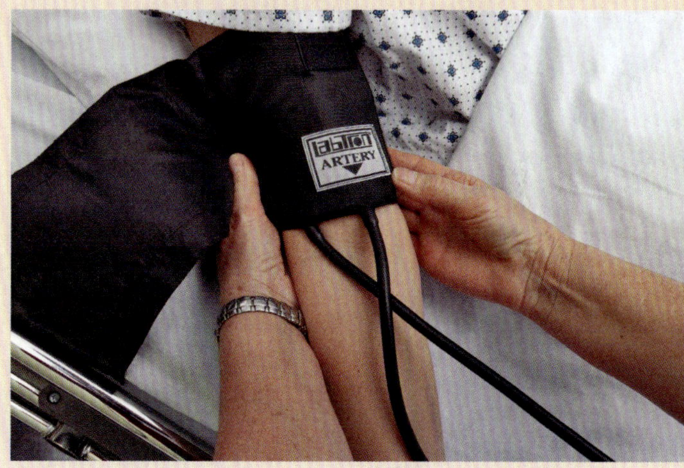

DÉFINITION

Méthode de soins consistant à mesurer, à l'aide d'un sphygmomanomètre, la pression s'exerçant sur une artère au moment de la contraction cardiaque (pression systolique) et au moment de la relaxation cardiaque (pression diastolique).

CONTEXTE D'EXÉCUTION

BUTS

- Obtenir une valeur de base de la pression artérielle qui servira de point de référence pour les mesures suivantes.
- Obtenir un indice de l'état hémodynamique de la personne.
- Détecter et évaluer les variations de la pression artérielle résultant du processus d'une maladie ou d'un traitement pharmacologique.
- Déterminer si la personne peut effectuer certaines activités, comme se lever après une longue période d'alitement ou 24 heures après une intervention chirurgicale.

MATÉRIEL ET ÉQUIPEMENT

ARTICLES ESSENTIELS

Articles de base

- Papier et stylo à bille (1)
- Feuille d'enregistrement des signes vitaux (2)

Pression artérielle

- Sphygmomanomètre anéroïde avec brassard de la taille appropriée :
  - portatif (3)
  - sur roulettes (4)
  - au mur
- Stéthoscope (5)
- Tampons d'alcool à 70 % (6)

ARTICLES FACULTATIFS

Articles de base	Pression artérielle
	Si c'est la première mesure de la pression artérielle, au cours de l'évaluation initiale : • Ruban à mesurer 7 ***Si l'on n'utilise pas son stéthoscope personnel :*** • Tampon d'alcool à 70 % 6 ***Si le bras est positionné sous le niveau du cœur :*** • Petit oreiller 8

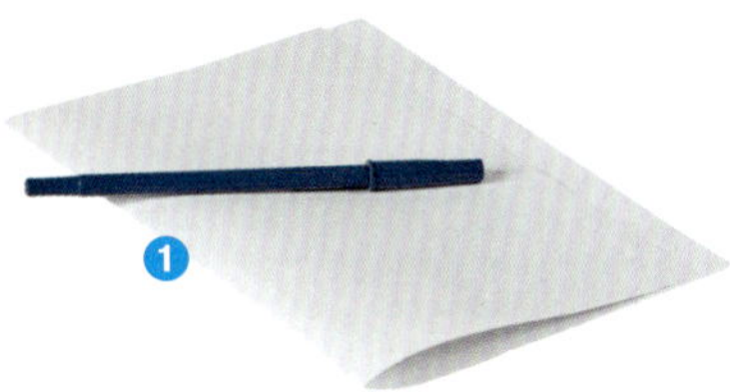

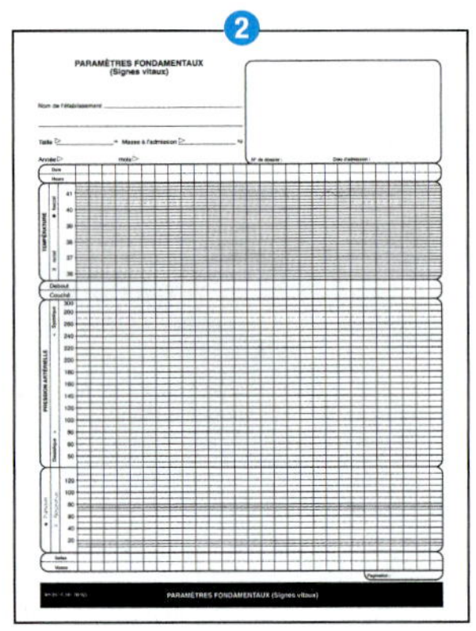

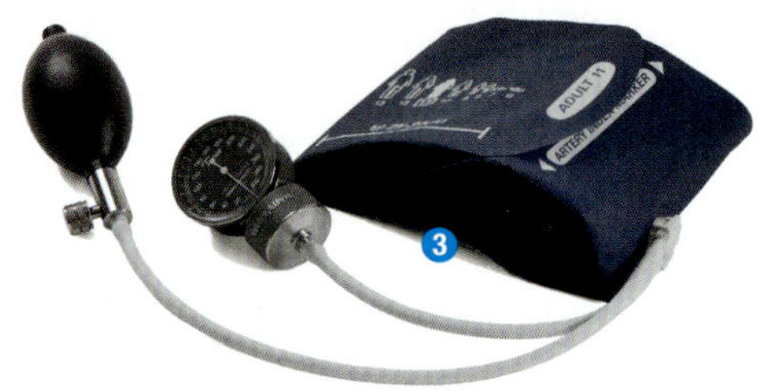

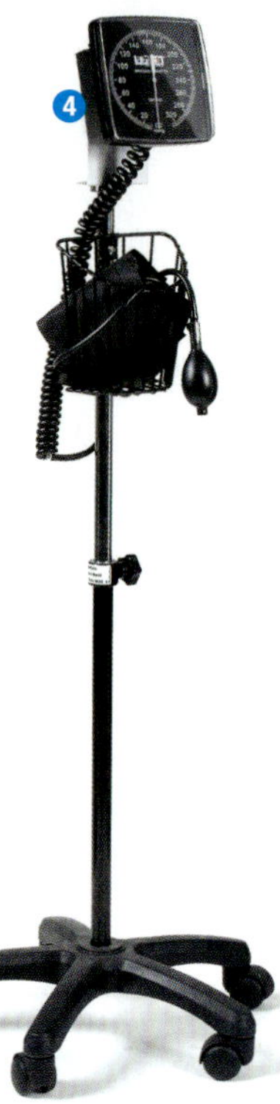

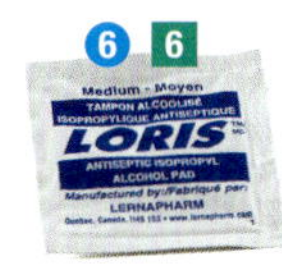

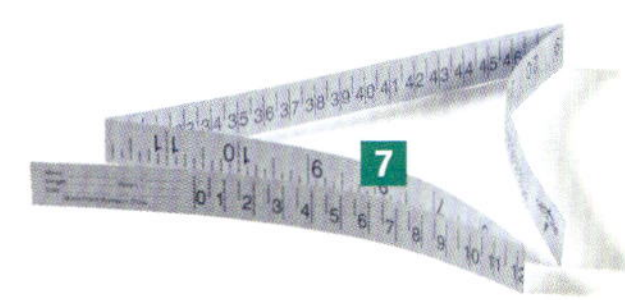

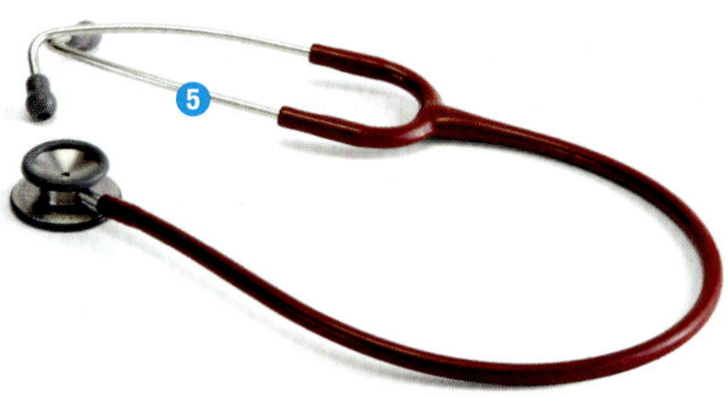

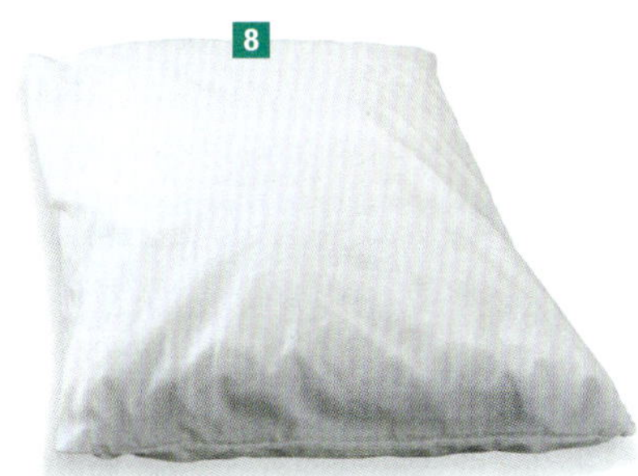

PRÉCAUTIONS ET INTERVENTIONS
avant
la mesure de la pression artérielle

1. ÉVALUATION

- Veiller au respect des conditions relatives à la préparation de la personne pour l'évaluation de la pression artérielle *afin de tenir compte des facteurs pouvant influer sur la mesure de la pression artérielle et d'obtenir une lecture fiable.*
  - Ne ressent pas d'anxiété aiguë, de stress ou de douleur.
  - N'a pas consommé de caféine ou de nicotine depuis 30 minutes.
  - Ne prend pas de médicaments contenant des stimulants adrénergiques comme la phényléphrine ou de la pseudoéphédrine (ex. : certains décongestionnants nasaux ou certaines gouttes ophtalmiques).
  - N'a pas envie d'uriner ou d'aller à la selle.
  - Ne porte pas de vêtement à manches serrées.
  - Est dans une pièce silencieuse où la température est confortable.
  - Se détend pendant au moins cinq minutes avant la mesure.
  - Ne devrait pas parler avant et pendant la mesure (Programme éducatif canadien sur l'hypertension [PECH], 2010, p. 15).
- Choisir le membre le plus approprié pour la prise de la pression artérielle en tenant compte des contre-indications *afin d'obtenir une mesure exacte et de ne pas nuire à la santé de la personne.*

  Exemples de contre-indications à la mesure de la pression artérielle :
  - Au bras : Perfusion intraveineuse, fistule artérioveineuse (AV), plâtre, pansement, brûlure, bras du côté d'une mastectomie, etc.
  - À la cuisse : Insuffisance artérielle périphérique, etc.

2. INTERVENTIONS

- Planifier la mesure de la pression artérielle avant toute procédure inconfortable, *car l'inconfort fait augmenter la pression artérielle*.
- La première fois que l'on prend la pression artérielle de la personne, mesurer la circonférence du bras ou de la cuisse *afin de choisir un brassard de la taille appropriée*.
- Choisir le brassard de la taille appropriée selon les critères recommandés :
  - La largeur de la chambre pneumatique doit correspondre à 40 % de la circonférence du bras ou de la cuisse.
  - La longueur de la chambre pneumatique doit correspondre à 80 % de la circonférence du bras ou de la cuisse.

  Un brassard trop large ou trop long donne une pression faussement basse. Un brassard trop étroit ou trop court donne une pression artérielle faussement élevée et se détache au moment du gonflement.
- Vérifier l'intégrité du sphygmomanomètre anéroïde, *car un bon fonctionnement est essentiel pour obtenir une mesure exacte de la pression artérielle*.
  - Compresser le brassard pour retirer tout l'air qu'il contient.
  - Vérifier si la pointe de l'aiguille indique bien le zéro.
  - Fermer la vis, gonfler le brassard et vérifier qu'il ne se dégonfle pas.
  - Ouvrir lentement la vis et vérifier que l'aiguille descend lentement.
  - Vérifier qu'il n'y a pas de fuite d'air par le tube du sphygmomanomètre.
- Vérifier la sonorité du stéthoscope, *car une bonne sonorité permet de bien entendre les bruits de Korotkoff pour déterminer avec précision la mesure de la pression systolique et de la pression diastolique*.
  - Nettoyer les embouts auriculaires du stéthoscope avec un tampon d'alcool à 70 % si l'on n'utilise pas un stéthoscope personnel.
  - Placer les embouts dans les oreilles en les dirigeant vers le canal auditif.
  - Frapper délicatement le diaphragme avec le bout d'un doigt et vérifier qu'on entend bien le bruit.
  - En l'absence de bruit, tourner de 180° la tige métallique située entre le diaphragme et la cupule.
- Au moment de l'évaluation initiale de la pression artérielle de la personne, effectuer la mesure aux deux bras *afin d'évaluer s'il y a une différence de mesure entre les deux bras et afin de déterminer, s'il y a lieu, le bras dans lequel la pression est la plus élevée*. Utiliser le bras dont la pression artérielle est la plus élevée pour les mesures ultérieures.
- Se remémorer les normes pour la mesure de la pression artérielle *afin d'interpréter adéquatement le résultat*.

2-5

PRÉCAUTIONS ET INTERVENTIONS après la mesure de la pression artérielle

1. ÉVALUATION

- Vérifier dans le dossier de la personne le résultat des précédentes mesures de la pression artérielle *afin de connaître l'évolution clinique de la personne*.
- Établir s'il existe une corrélation entre le résultat de la mesure de la pression artérielle, celui de l'évaluation du pouls (voir la procédure 2-2-1 ou 2-2-2, p. 27 ou 29) et celui de la mesure de la saturation pulsatile en oxygène (S_pO_2) (voir la procédure 2-4-1, p. 44) *afin d'obtenir une évaluation globale de la situation, car les trois paramètres fournissent des informations sur l'état de la fonction cardiaque*.
- Rechercher les signes et les symptômes d'une hypotension ou d'une hypertension artérielle *afin de confirmer la mesure pour ensuite pouvoir appliquer les interventions infirmières appropriées*.
  - Hypotension : étourdissement, confusion, agitation, peau froide et moite, etc.
  - Hypertension : souvent asymptomatique, parfois céphalée et fatigue
- Comparer le résultat de la mesure de la pression artérielle avec les résultats antérieurs de la personne et avec les valeurs considérées comme normales pour le groupe d'âge auquel elle appartient *afin de l'interpréter correctement et d'intervenir en conséquence*.

- Interpréter les écarts par rapport à la norme en s'appuyant sur les facteurs pouvant influer sur la pression artérielle (entre autres : âge, effort, stress, sexe, médicaments, variations quotidiennes, processus morbide) *afin de porter un jugement clinique pertinent sur la signification du résultat, en fonction de l'état de santé de la personne, et afin d'appliquer les interventions requises*.

2. INTERVENTIONS

- Attendre une minute avant de faire une deuxième mesure de la pression artérielle, *car le sang qui s'est accumulé dans les veines au moment du gonflement et du dégonflement du brassard crée une congestion veineuse qui nuit à la mesure par auscultation*.
- Signaler au médecin traitant ou à l'infirmière responsable tout résultat se situant en dehors des valeurs normales pour la personne *afin de pouvoir intervenir rapidement et de corriger la situation*.

3. ENSEIGNEMENT

- Informer la personne des résultats de la mesure de la pression artérielle et des interventions planifiées *afin de la sensibiliser à son état de santé et de favoriser sa collaboration au plan de traitement*.
- Si la pression artérielle est plus élevée dans un bras, expliquer à la personne qu'elle devra toujours demander à ce qu'on mesure sa pression artérielle dans ce bras, *car le médecin tient compte de cette valeur pour ajuster le traitement pharmacologique*.
- Expliquer à la personne les changements qu'elle doit apporter à ses habitudes de vie pour le traitement de l'hypertension, s'il y a lieu, *afin de l'aider à contrôler son problème*.
  - Alimentation saine : apport réduit en gras saturés, en sodium
  - Pratique régulière de l'activité physique
  - Maintien ou atteinte d'un poids santé
  - Abandon du tabagisme et recherche d'un environnement sans fumée
  - Réduction de la consommation d'alcool

4. NOTES AU DOSSIER

- Écrire la mesure de la pression artérielle sur la feuille d'enregistrement des signes vitaux *afin de l'analyser rapidement et de permettre le suivi clinique*.
- Écrire dans le dossier et dans le plan de soins et de traitements infirmiers (PSTI) le bras ayant une pression artérielle supérieure de 10 mm Hg à celle de l'autre, s'il y a lieu, *car c'est ce bras qui devra dorénavant être utilisé pour la mesure de la pression artérielle*.
- Inscrire au plan thérapeutique infirmier (PTI) – en modifiant celui-ci au besoin – les directives infirmières concernant un problème de prise en charge inefficace du programme thérapeutique relatif à l'hypertension ou tout autre problème en lien avec les résultats de l'évaluation *afin d'ajuster la surveillance clinique, les soins, les traitements et les autres interventions requises*.
- Écrire dans les notes d'évolution toutes les informations pertinentes concernant la mesure de la pression artérielle *afin de repérer les écarts par rapport à la norme et de permettre la continuité des soins*.
  - Date et heure de la mesure de la pression artérielle
  - Mesure de la pression artérielle obtenue
  - Position de la personne : couchée, assise, debout
  - Membre choisi : bras gauche, bras droit, cuisse gauche, cuisse droite
  - Non-conformité aux conditions requises pour la mesure de la pression artérielle
  - Interventions infirmières en lien avec l'hypertension ou l'hypotension
  - Enseignement donné
  - Réactions et collaboration de la personne

MISE EN SITUATION

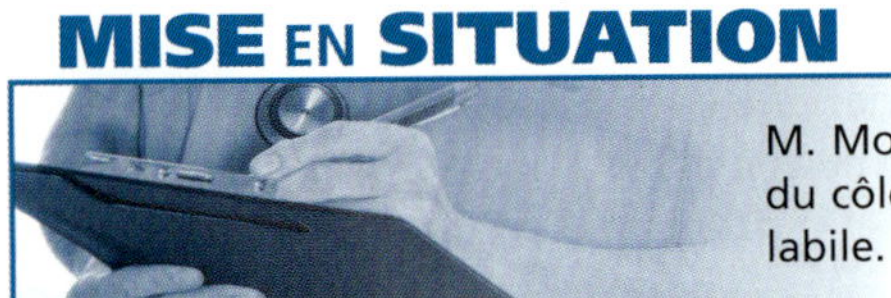

M. Morin, âgé de 62 ans, a reçu un diagnostic de cancer du côlon. Depuis son admission, sa pression artérielle est labile.

Ordonnance médicale au dossier

- Vasotec 20 mg PO die.

PROCÉDURE 2-5-1

MESURER LA PRESSION ARTÉRIELLE

Sommaire de la procédure

1 Préparation du matériel
2 Installation de la personne
3 Palpation du pouls
4 Mise en place du brassard
5 Estimation de la pression systolique maximale
6 Mise en place du stéthoscope
7 Gonflement du brassard
8 Dégonflement du brassard
9 Inscription du résultat de la mesure
10 Rangement du matériel

Quelles conditions devez-vous respecter pour obtenir une mesure exacte de la pression artérielle de M. Morin, d'après le PECH ?

Étapes	Justifications

Ne pas oublier les étapes préalables décrites dans la procédure 1-1.
Ne pas oublier les précautions et les interventions s'appliquant avant la mesure de la pression artérielle.

1 Préparation du matériel

Remarque

Au moment de l'évaluation initiale de la pression artérielle de la personne, on effectue la mesure aux deux bras ou plus rarement aux deux cuisses.

Les deux mesures permettent d'évaluer s'il y a une différence entre les bras et de déterminer, s'il y a lieu, dans quel bras la pression est la plus élevée.

Utiliser le bras ou la cuisse dont la pression artérielle est la plus élevée pour les mesures ultérieures.

1.1 MÉTHODE A
Mesure de la pression artérielle au bras

La première fois que l'on prend la pression artérielle, mesurer la circonférence du bras au milieu du muscle triceps brachial.

La mesure permet de choisir la bonne taille de brassard pour une mesure exacte de la pression artérielle.

Choix de la taille du brassard selon la circonférence du bras

Circonférence du bras (cm)	Taille du brassard (cm)
De 5 à 7,5 cm	3 × 5 cm (nouveau-né)
De 7,5 à 13 cm	5× 8 cm (nourrisson)
De 13 à 20 cm	8 × 13 cm (jeune enfant)
De 18 à 26 cm	9 × 18 cm (enfant)
De 26 à 33 cm	12 × 23 cm (adulte normal)
De 33 à 41 cm	15 × 33 cm (grand)
Supérieure à 41 cm	18 × 36 cm (très grand, obèse)

Source : AQESSS, 2009a.

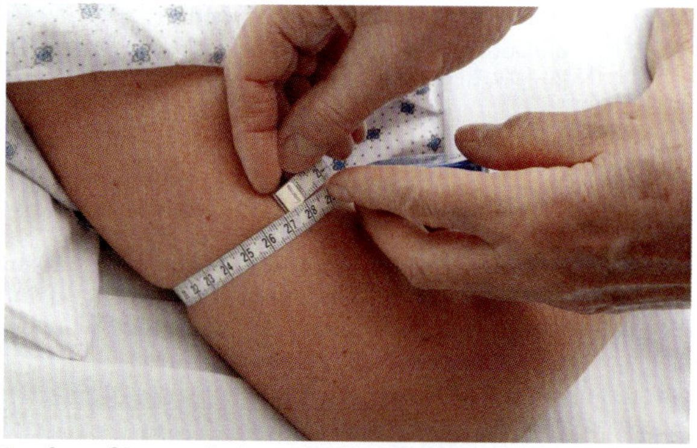

La circonférence du bras est de 27,2 cm.

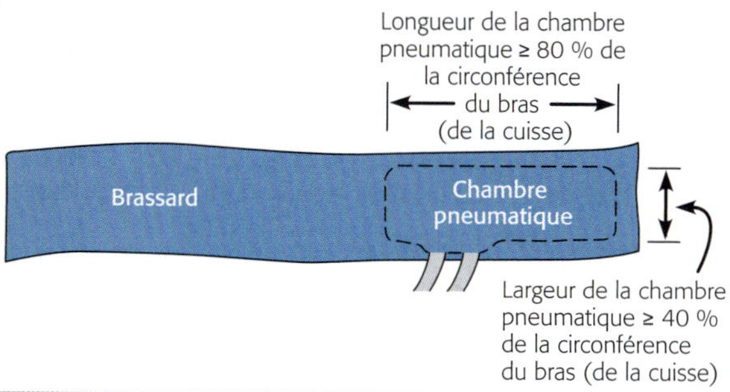

1.2 MÉTHODE A
Choisir le brassard de la taille appropriée au bras de la personne.

1.3 MÉTHODE A
Choisir le bras à utiliser pour la mesure de la pression artérielle, en tenant compte des restrictions et des contre-indications.

Le respect des restrictions et des contre-indications contribue à prévenir les complications dues à une compression de l'artère concernée.

Étapes	Justifications	
1.1 **MÉTHODE B** **Mesure de la pression artérielle à la cuisse** La première fois que l'on prend la pression artérielle, mesurer la circonférence de la cuisse en son centre, entre le genou et la hanche.		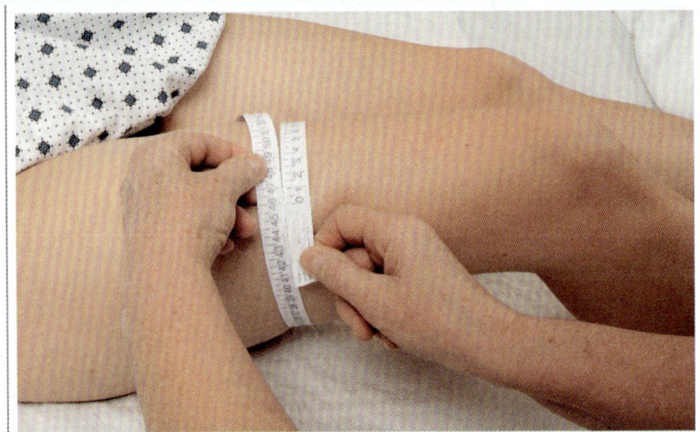
1.2 **MÉTHODE B** Choisir le brassard de la taille appropriée à la cuisse de la personne.		
1.3 **MÉTHODE B** Choisir la jambe à utiliser pour la mesure de la pression artérielle, en tenant compte des restrictions et des contre-indications.		
1.4 **MÉTHODES A ET B** Rassembler les articles nécessaires et les placer par ordre d'utilisation sur la table de travail, du côté du bras ou de la cuisse choisie.	Cette disposition favorise le rappel des étapes et facilite le déroulement de la procédure.	
1.5 **MÉTHODES A ET B** Ouvrir les emballages des tampons d'alcool à 70 % en laissant ceux-ci à l'intérieur.		

2 Installation de la personne

2.1 **MÉTHODES A ET B** Respecter les huit conditions énoncées dans le PECH (2011) pour une mesure exacte de la pression artérielle (voir les précautions et les interventions avant la mesure de la pression artérielle).	Le non-respect des conditions risque d'entraîner une mesure erronée de la pression artérielle.	
2.2 **MÉTHODE A** Demander à la personne de s'installer dans la position appropriée et l'aider au besoin. a) Si la personne est couchée, **le bras** doit être **situé au niveau du cœur**, à la hauteur de la moitié du thorax. Placer au besoin un oreiller pour le soutenir. b) Si la personne est assise dans un fauteuil, elle doit appuyer son dos contre le dossier et placer ses pieds à plat sur le sol (jambes non croisées). Soutenir **le bras** de façon à ce qu'il soit **à la hauteur du cœur**.	Cette position permet d'**obtenir une mesure exacte**. Si le bras est plus bas que le cœur, la pression artérielle diminue, tandis que s'il est plus haut, elle augmente. Le croisement des jambes augmente les pressions systolique et diastolique.	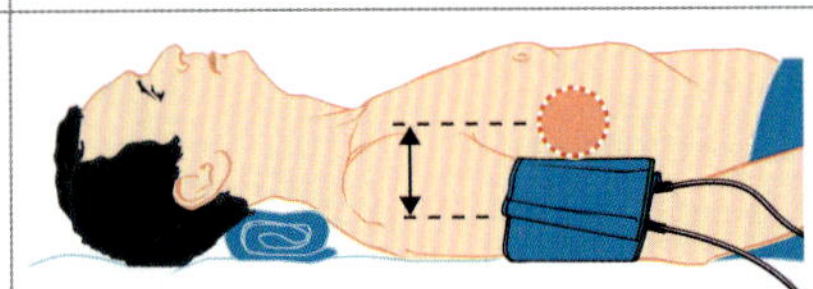 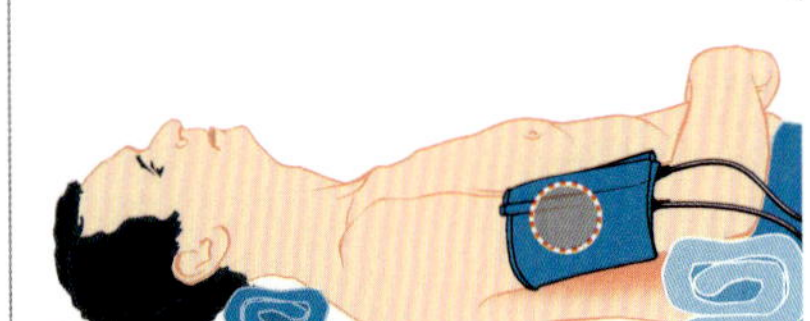 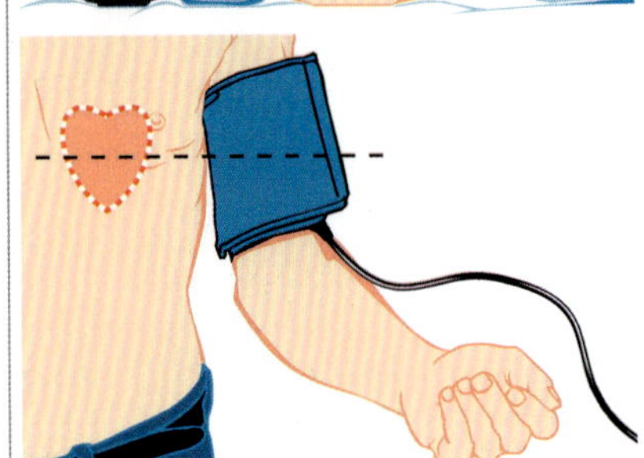

Étapes		Justifications	
2.3	**MÉTHODE A** Remonter la manche de la personne sans la rouler, ou faire retirer à la personne son vêtement à manches longues.	Un vêtement serré entrave la circulation en exerçant un effet de garrot et a pour effet d'augmenter la pression artérielle. L'accumulation de sang crée une congestion veineuse qui peut nuire à l'audition des bruits de Korotkoff.	
2.4	**MÉTHODE A** Demander à la personne de se détendre, de fléchir légèrement le coude et de tourner la paume de sa main vers le haut.	Cette position facilite le repérage de l'artère et sa palpation.	
2.2	**MÉTHODE B** Demander à la personne de s'installer en position de décubitus ventral. L'aider au besoin. Si la personne ne peut tolérer cette position, l'installer en position de décubitus dorsal avec les genoux légèrement fléchis.	Cette position facilite la palpation de l'artère poplitée. Une légère flexion du genou facilite l'application du stéthoscope.	
2.3	**MÉTHODE B** Découvrir la cuisse de tout vêtement, sans faire de constriction, tout en respectant l'intimité de la personne.		
2.4	**MÉTHODE B** Demander à la personne de se détendre en pointant les orteils vers l'intérieur.	En dirigeant les orteils vers l'intérieur, on relâche les muscles jumeaux de la face postérieure de la jambe et on facilite le repérage de l'artère poplitée.	
2.5	**MÉTHODES A ET B** Rappeler à la personne qu'elle ne doit pas parler durant la mesure de la pression artérielle.	La pression artérielle augmente lorsque la personne parle avant et pendant la mesure.	

3 Palpation du pouls

3.1	**MÉTHODE A** Localiser l'artère brachiale sur la face interne du bras, à la hauteur du pli du coude, dans la prolongation d'une ligne imaginaire partant de l'annulaire.	Le repérage de l'artère brachiale permet de situer l'endroit où l'on doit placer le milieu de la chambre pneumatique.	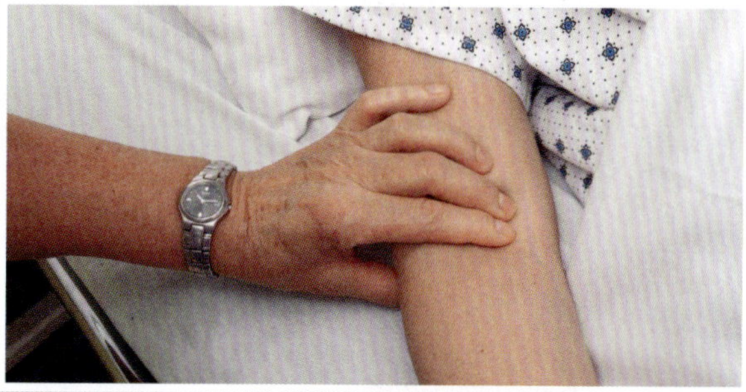
3.2	**MÉTHODE A** Coller l'index et le majeur de la main non dominante, ou les trois doigts du milieu de cette main, et les placer sur cette ligne imaginaire en appliquant une pression modérée avec la pulpe des doigts, de façon à percevoir le pouls. Au besoin, déplacer les doigts de façon à bien sentir les pulsations à la palpation.	La pulpe des doigts est une partie sensible qui facilite le repérage et la perception du pouls. Une pression trop forte oblitère le pouls, tandis qu'une pression trop faible ne permet pas de le percevoir.	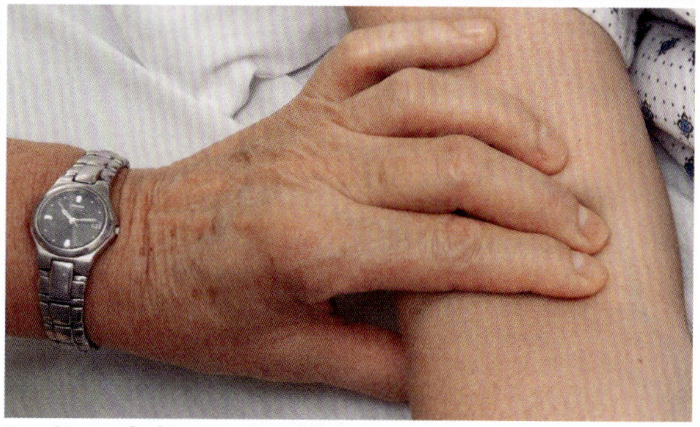 **Repérage de l'artère brachiale**

Étapes	Justifications	
3.3 **MÉTHODE A** Tout en maintenant les doigts sur l'artère brachiale, saisir le brassard avec la main dominante.	On garde le repère pour la mise en place du brassard.	
3.1 **MÉTHODE B** Installer la personne pour localiser l'artère poplitée dans le creux poplité : a) Soulever la jambe de la personne à environ 45° et la soutenir en berceau lorsque la personne est en position ventrale. *ou* b) Demander à la personne de fléchir légèrement les genoux lorsqu'elle est en position de décubitus dorsal.	Le repérage de l'artère permet de situer l'endroit où l'on doit placer le milieu de la chambre pneumatique. Ces positions aident à détendre les muscles de la jambe et facilitent la compression de l'artère poplitée pour mieux percevoir le pouls.	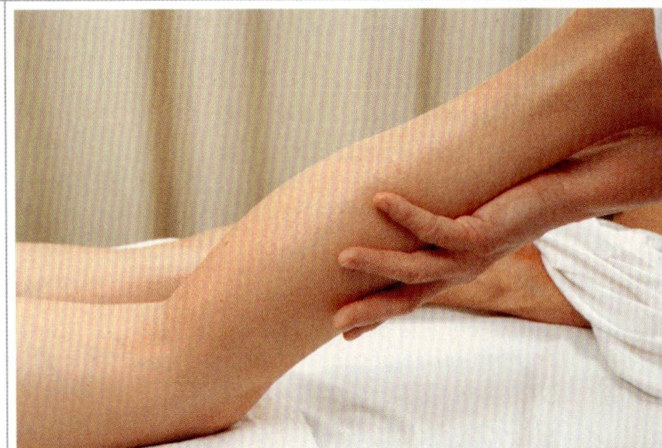 **Position ventrale** 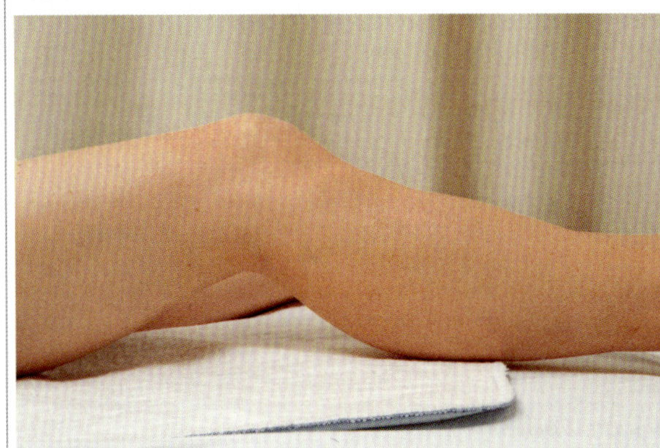 **Position dorsale**
3.2 **MÉTHODE B** Coller l'index et le majeur de la main non dominante, ou les trois doigts du milieu de cette main, et les placer au centre du creux poplité en appliquant une pression modérée avec la pulpe des doigts, de façon à percevoir le pouls. Au besoin, déplacer les doigts de façon à bien sentir les pulsations à la palpation.	La pulpe des doigts est une partie sensible qui facilite le repérage et la perception du pouls. Une pression trop forte oblitère le pouls, tandis qu'une pression trop faible ne permet pas de le percevoir.	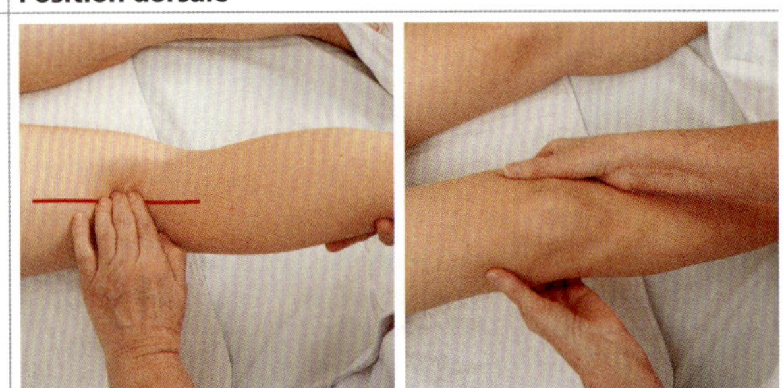 **Repérage de l'artère poplitée**
3.3 **MÉTHODE B** Tout en maintenant les doigts sur l'artère poplitée, saisir le brassard avec la main dominante.	On garde le repère pour la mise en place du brassard.	

4 Mise en place du brassard

4.1 **MÉTHODES A ET B** Placer le centre de la chambre pneumatique du brassard, habituellement indiqué par une flèche et le mot *artery* ou « artère », au-dessus de l'artère brachiale ou poplitée que l'on palpe encore avec la main non dominante.	L'indication sur le brassard (flèche, *artery*, « artère ») correspond à l'endroit où est situé le capteur, qui doit être placé directement sur l'artère concernée.	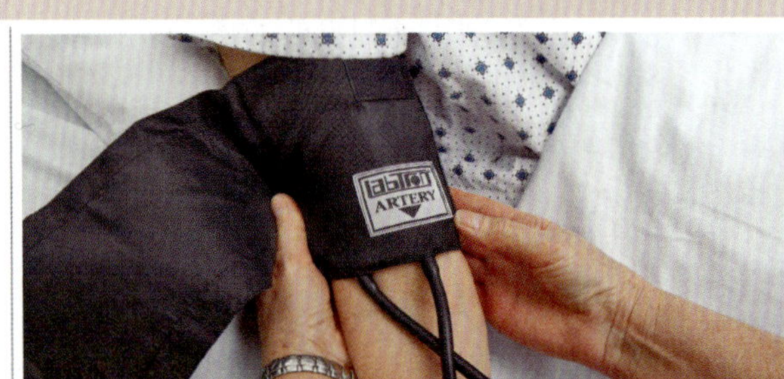

Étapes	Justifications	

4.2 MÉTHODES A ET B

Placer le bord inférieur du brassard dégonflé à 3 cm au-dessus du pli du coude ou du pli du genou.

Cette position de la partie gonflable au-dessus de l'artère permet une bonne compression de l'artère et l'obtention d'une mesure exacte.

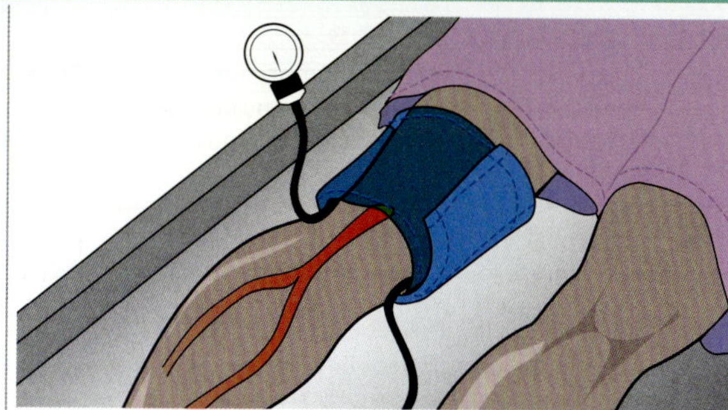

4.3 MÉTHODES A ET B

Enrouler le brassard autour du bras de la personne ou à mi-cuisse, et serrer suffisamment pour qu'il ne glisse pas.

Le bras et la cuisse étant de forme conique, le brassard a tendance à glisser. Pour une mesure exacte, le brassard ne doit pas se déplacer.

4.4 MÉTHODES A ET B

Veiller à placer le cadran anéroïde de façon à bien le voir pendant la mesure.

Un angle de lecture approprié contribue à l'obtention d'un résultat exact.

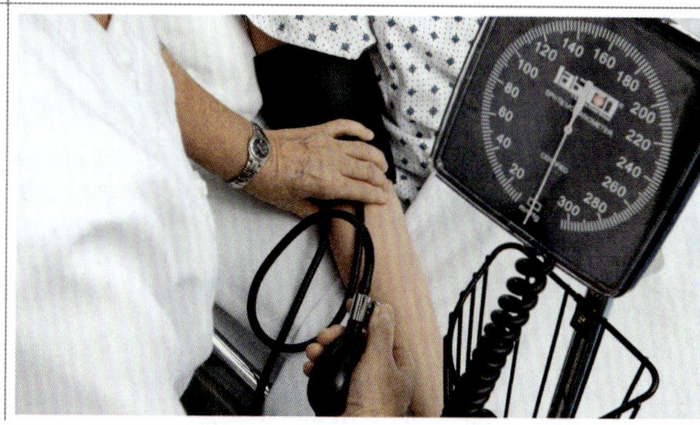

5 Estimation de la pression systolique maximale

5.1 MÉTHODES A ET B

Palper l'artère brachiale (PECH, 2011) ou l'artère poplitée avec l'index et le majeur de la main non dominante, ou avec les trois doigts du milieu de cette main.

La palpation de l'artère est nécessaire pour estimer la valeur de la pression systolique et indique la valeur maximale pour le gonflement du sphygmomanomètre.

Elle prévient la sous-estimation de la pression systolique et la surestimation de la pression diastolique, en présence d'un trou auscultatoire[1].

5.2 MÉTHODES A ET B

Avec la main dominante, visser la roulette de la valve de la poire de gonflement jusqu'au point d'arrêt :

a) Tenir la poire à l'intérieur de la main dominante et placer le pouce et l'index sur la valve de la poire.

b) *Si la valve est orientée vers la droite*, tourner la roulette en poussant le pouce dans la direction opposée à soi et en ramenant l'index vers soi, jusqu'au point d'arrêt, sans forcer.

ou

Si la valve est orientée vers la gauche, tourner la roulette en ramenant le pouce vers soi et en poussant l'index dans la direction opposée à soi, jusqu'au point d'arrêt, sans forcer.

La fermeture de la valve permet de gonfler la chambre pneumatique sans qu'elle se dégonfle.

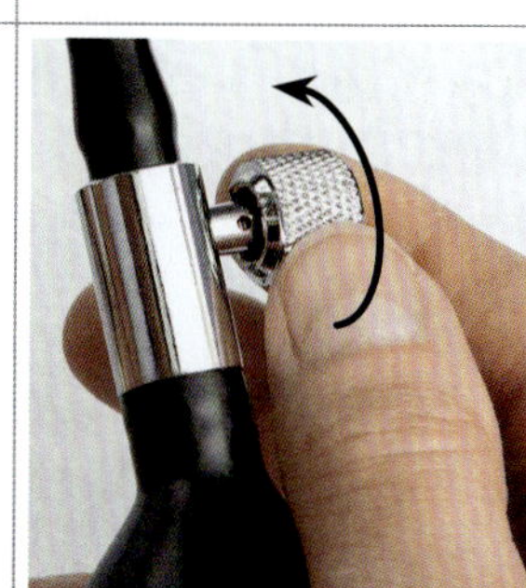

Fermeture de la valve (visser) lorsqu'elle est orientée vers la droite

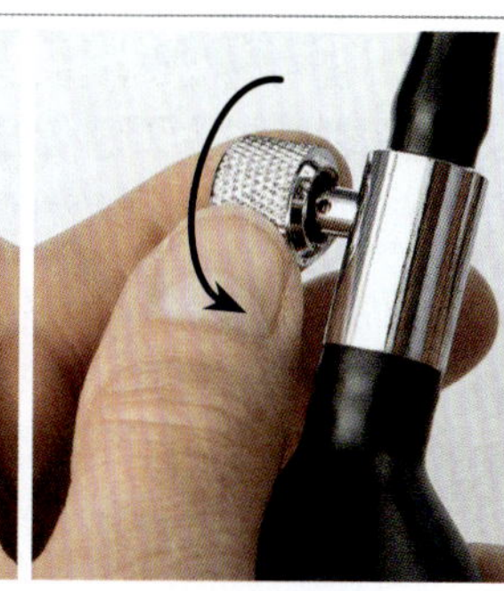

Fermeture de la valve (visser) lorsqu'elle est orientée vers la gauche

1. Trou auscultatoire : disparition temporaire des bruits de Korotkoff se produisant durant la dernière partie de la phase 1 et durant la phase 2 de la mesure de la pression artérielle, et pouvant s'étendre sur une plage de 40 mm Hg.

Étapes	Justifications	
5.3 MÉTHODES A ET B Gonfler le brassard en comprimant et en relâchant la poire de façon répétée, jusqu'à la disparition du pouls sous les doigts.	Le gonflement de la chambre pneumatique comprime l'artère brachiale jusqu'à empêcher le sang d'y circuler.	
5.4 MÉTHODES A ET B Observer le chiffre correspondant à la disparition du pouls brachial ou poplité. Retenir ce chiffre pour le calcul de la valeur de gonflement du brassard.	Cette façon de faire possède un double avantage. Tout d'abord, elle permet d'évaluer la valeur de gonflement maximal pour la pression systolique sans gonfler inutilement le brassard à une valeur supérieure à celle qui est nécessaire pour la personne. Ensuite, elle permet d'éviter que le gonflement arrive dans le trou auscultatoire apparaissant à la fin de la phase 1 des bruits de Korotkoff et durant la phase 2, et pouvant s'étendre sur une plage de 40 mm Hg.	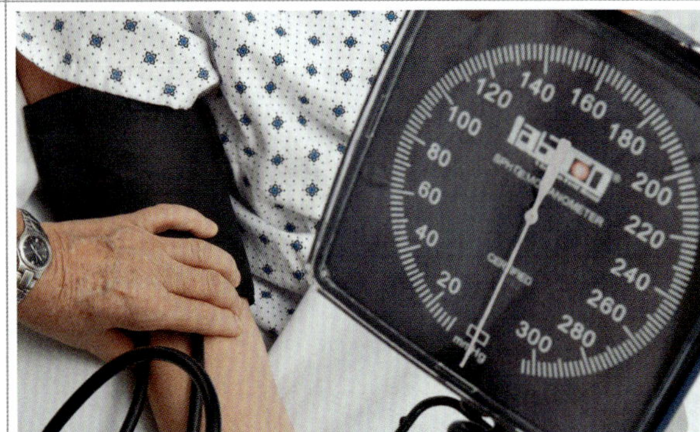 **Disparition du pouls à 120 mm Hg**

Remarque

Chez l'adulte, la pression artérielle systolique de la cuisse est souvent supérieure de 10 à 40 mm Hg à la pression du bras. Chez l'enfant, elle est supérieure d'environ 10 mm Hg. Quant à la pression diastolique, elle est habituellement la même (AQESSS, 2009a).

Étapes	Justifications	
5.5 MÉTHODES A ET B Dévisser rapidement la roulette de la valve en dévissant la roulette dans un mouvement du pouce et de l'index contraire à celui décrit à l'étape 5.2. Laisser le brassard se dégonfler complètement et attendre une minute.	L'ouverture de la valve laisse s'échapper l'air accumulé dans le brassard. On libère ainsi le sang qui s'est accumulé dans les veines pour prévenir une congestion veineuse qui risquerait de masquer les bruits au moment de la mesure, à l'auscultation.	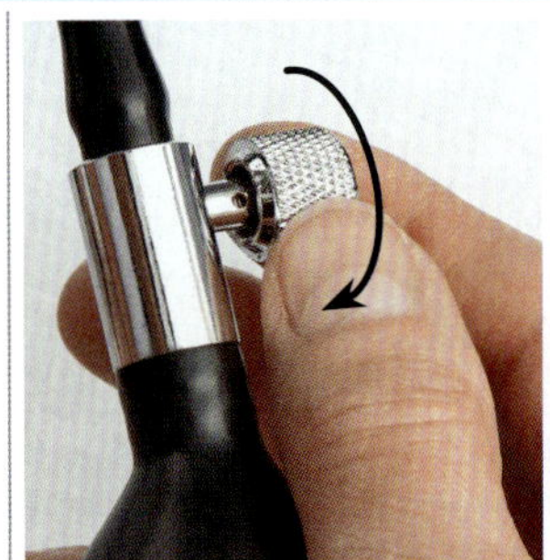 **Ouverture de la valve (dévisser) lorsqu'elle est orientée vers la droite** 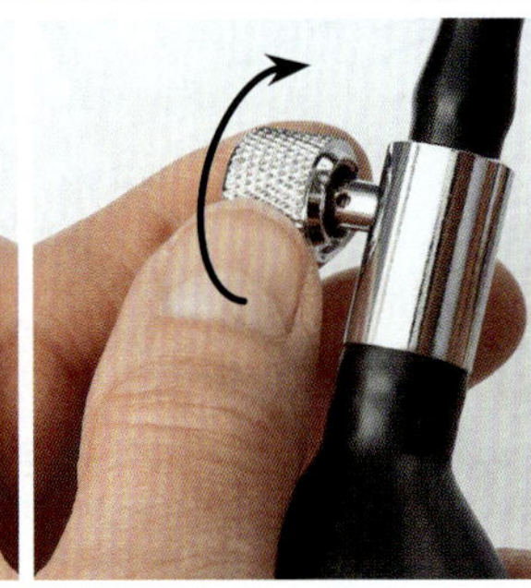 **Ouverture de la valve (dévisser) lorsqu'elle est orientée vers la gauche**
5.6 MÉTHODES A ET B Calculer la valeur maximale de gonflement du brassard pour la personne en ajoutant 30 mm Hg à la valeur systolique maximale déjà estimée.	En ajoutant 30 mm Hg, on s'assure de dépasser la valeur réelle de la pression systolique. Cet ajout permet d'évaluer avec précision le chiffre auquel réapparaîtra le pouls brachial.	

Situation particulière

Exceptionnellement, on peut prendre la pression artérielle avec la méthode par palpation seulement, de la façon suivante.

a) Palper l'artère brachiale avec l'index et le majeur de la main non dominante, ou avec les trois doigts du milieu de cette main.

b) Avec la main dominante, gonfler le brassard jusqu'à la disparition du pouls.

c) Gonfler le brassard de 30 mm Hg additionnel.

d) Dégonfler lentement le brassard de façon à faire baisser la pression de 2 mm Hg à chaque battement.

e) Observer et noter le chiffre correspondant à la réapparition du pouls radial.

f) S'assurer que l'on perçoit bien les pulsations consécutives et dégonfler le brassard rapidement.

Bien que beaucoup moins fréquente et moins précise, la méthode par palpation s'utilise parfois pour mesurer la pression artérielle, par exemple, lorsque les bruits de Korotkoff sont difficiles à entendre ou presque inaudibles, ou lorsque l'on n'a pas de Doppler pour amplifier les sons.

Étapes		Justifications	
6	**Mise en place du stéthoscope**		
6.1	**MÉTHODES A ET B** Nettoyer le diaphragme et la cupule du stéthoscope avec un tampon d'alcool à 70 %.	On prévient la transmission d'agents pathogènes entre personnes hospitalisées et entre intervenants.	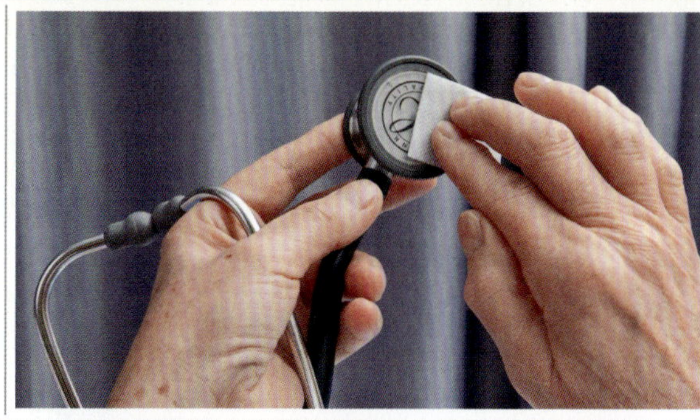
Remarque	*On nettoie les embouts auriculaires avec un tampon d'alcool à 70 % si l'on n'utilise pas son stéthoscope personnel.*	On prévient la transmission de microorganismes d'un intervenant à l'autre.	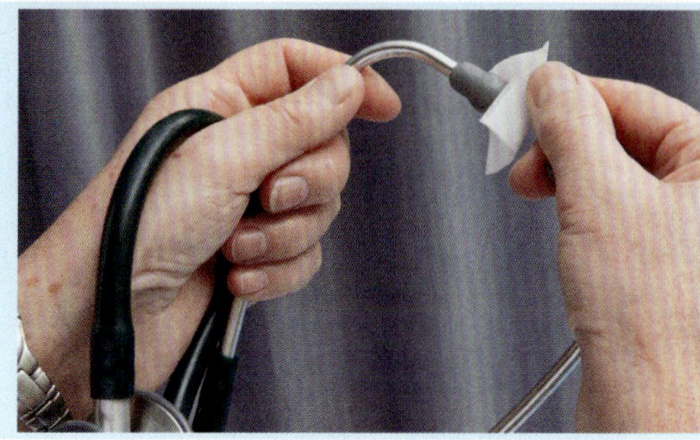
6.2	**MÉTHODES A ET B** S'insérer les embouts auriculaires du stéthoscope dans les oreilles en les dirigeant vers le canal auditif, c'est-à-dire en les pointant vers le visage.	On entend plus clairement les sons lorsque les embouts auriculaires sont orientés directement vers le canal auditif.	
6.3	**MÉTHODES A ET B** Frapper délicatement le diaphragme avec le bout d'un doigt et écouter les sons dans le stéthoscope. En l'absence de sonorité, tourner de 180°, dans un sens ou dans l'autre, la tige métallique située à la base du récepteur.	On vérifie la sonorité du stéthoscope. Cette manœuvre ouvre le diaphragme ou la cupule.	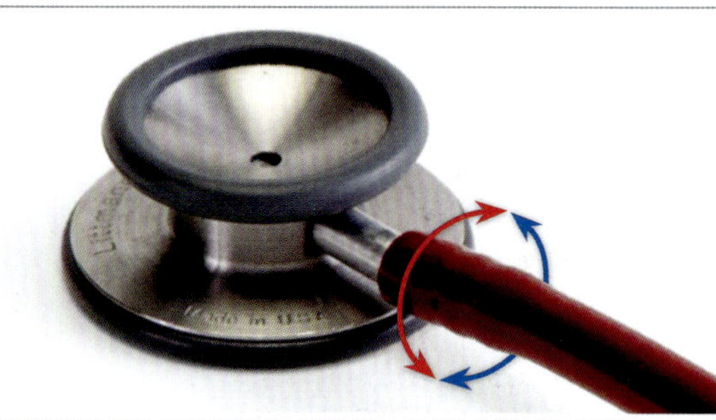
6.4	**MÉTHODES A ET B** Palper à nouveau l'artère brachiale ou l'artère poplitée.		
6.5	**MÉTHODES A ET B** Avec l'index et le majeur de la main non dominante, ou avec les trois doigts du milieu de cette main, placer et tenir le diaphragme du stéthoscope directement sur l'artère brachiale ou poplitée, sans toucher au brassard, de façon à ce qu'il adhère bien à la peau mais sans exercer trop de pression.	La position adéquate du diaphragme permet d'obtenir une bonne audition des bruits de Korotkoff. Une pression trop forte sur le diaphragme fait baisser la qualité de la captation des sons.	
Remarque	*Lorsque les bruits sont difficiles à percevoir, on peut utiliser la cupule du stéthoscope.*	La cupule permet de percevoir les sons de basse tonalité.	
6.6	**MÉTHODES A ET B** S'assurer que la tubulure reliant les embouts auriculaires et le diaphragme ne touche rien.	Les bruits de frottement de la tubulure sur quelque chose pourraient être confondus avec les bruits de Korotkoff.	

Étapes	Justifications	

7 Gonflement du brassard

	Étapes	Justifications	
7.1	**MÉTHODES A ET B** Tenir la poire à l'intérieur de la main dominante et placer le pouce et l'index sur la valve.	Le mouvement requis pour le dégonflement progressif exige une dextérité fine, c'est pourquoi on tient la roulette de la valve avec le pouce et l'index de la main dominante.	
7.2	**MÉTHODES A ET B** Fermer la valve en vissant la roulette dans un mouvement du pouce et de l'index identique à celui décrit à l'étape 5.2. Visser jusqu'au point d'arrêt, sans forcer.	La fermeture de la valve permet de gonfler la chambre pneumatique sans qu'elle se dégonfle.	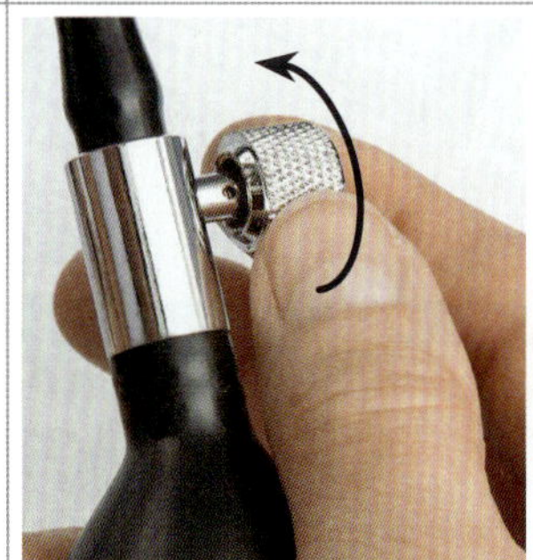 **Fermeture de la valve (visser) lorsqu'elle est orientée vers la droite** 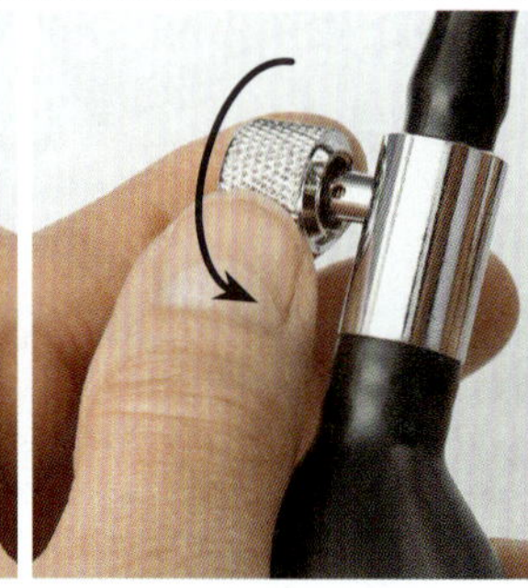 **Fermeture de la valve (visser) lorsqu'elle est orientée vers la gauche**
7.3	**MÉTHODES A ET B** Se placer en face du cadran et regarder l'aiguille en vision directe pour pouvoir faire une lecture exacte.	Une vision à angle risque d'augmenter ou de diminuer les valeurs indiquées par l'aiguille du manomètre anéroïde.	
7.4	**MÉTHODES A ET B** Presser et relâcher la poire assez rapidement à quelques reprises, jusqu'à ce que l'aiguille atteigne la valeur maximale de gonflement calculée à l'étape 5.6 (valeur systolique maximale estimée + 30 mm Hg).	La valve étant fermée, la compression et le relâchement de la poire font se gonfler la chambre pneumatique du brassard sans laisser l'air s'échapper.	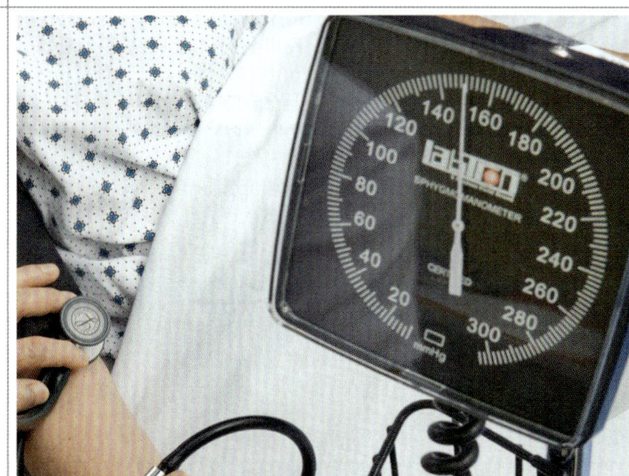 **Valeur systolique maximale = 150 mm Hg (120 mm Hg + 30 mm Hg)**

8 Dégonflement du brassard

	Étapes	Justifications	
8.1	**MÉTHODES A ET B** Ouvrir lentement la valve de la poire en dévissant la roulette dans un mouvement du pouce et de l'index contraire au mouvement exécuté pour visser. Faire ainsi descendre la pression de **2 mm Hg à chaque battement**.	On dégonfle lentement le brassard afin de déterminer **avec précision** la pression artérielle systolique, **sans arrondissement aux 10 et aux 5 mm Hg** les plus proches. Si l'on dégonfle trop rapidement le brassard, on risque d'obtenir une valeur systolique trop basse. Si l'on dégonfle trop lentement, on risque d'obtenir une valeur diastolique faussement élevée. On crée aussi une occlusion artérielle qui se manifeste par un engourdissement ou un picotement dans le membre.	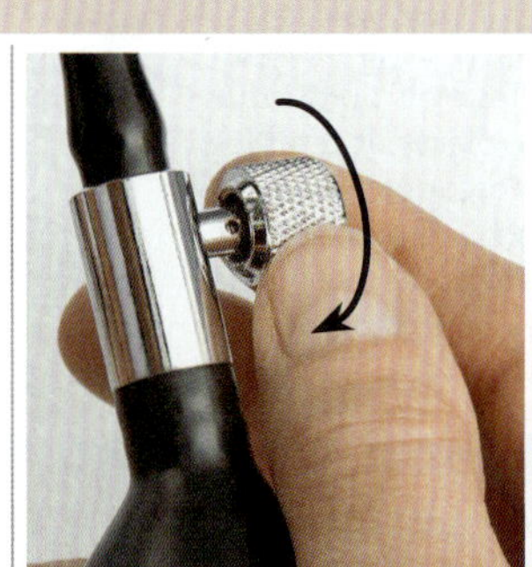 **Ouverture de la valve (dévisser) lorsqu'elle est orientée vers la droite** 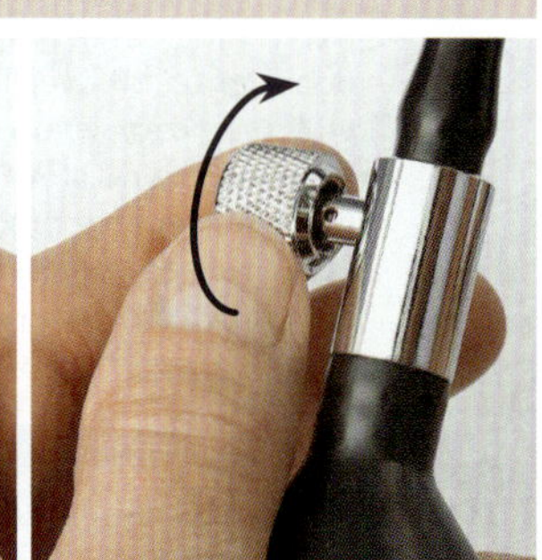 **Ouverture de la valve (dévisser) lorsqu'elle est orientée vers la gauche**

Étapes	Justifications	

8.2 MÉTHODES A ET B

Regarder attentivement la pointe de l'aiguille et déterminer la valeur de la pression à laquelle se fait entendre le premier bruit d'une série de bruits consécutifs (pression systolique).

Garder le chiffre en mémoire pour pouvoir le noter ensuite.

Le premier bruit de la phase 1 des bruits de Korotkoff correspond à la pression systolique, c'est-à-dire au moment où le sang artériel recommence juste à circuler dans l'artère qui était auparavant complètement écrasée par le gonflement du brassard.

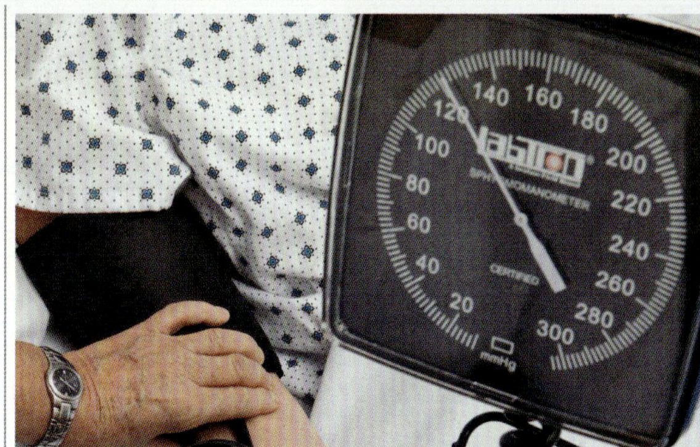

Pression systolique de 120 mm Hg

8.3 MÉTHODES A ET B

Continuer à regarder le cadran et déterminer la valeur de la pression à laquelle se fait entendre le dernier bruit d'une série de bruits consécutifs (pression diastolique).

Garder le chiffre en mémoire pour pouvoir le noter ensuite.

Le dernier bruit entendu au début de la phase 5 des bruits de Korotkoff correspond à la pression diastolique, c'est-à-dire au moment où le sang artériel circule dans l'artère sans aucune compression exercée par le brassard.

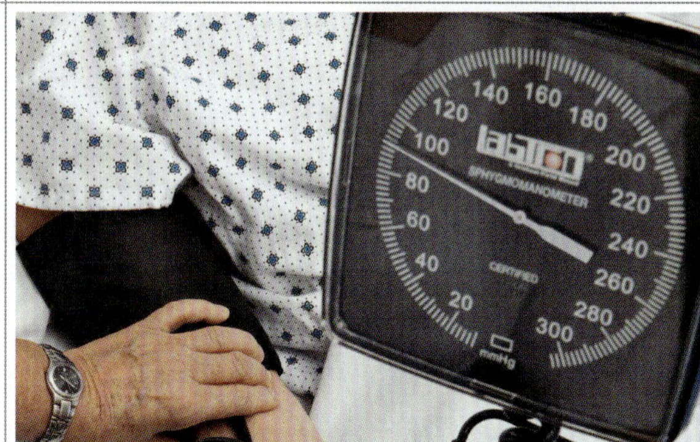

Pression diasystolique de 90 mm Hg

8.4 MÉTHODES A ET B

Continuer à dégonfler le brassard de 10 mm Hg, à raison de 2 mm Hg par battement, puis dégonfler rapidement et complètement.

On s'assure ainsi de bien déterminer le dernier bruit correspondant à la pression diastolique.

Situation particulière

Si le bruit perdure, on note la valeur correspondant au moment où le son baisse de tonalité comme étant la valeur de la pression diastolique.

Les derniers bruits de Korotkoff peuvent être audibles exceptionnellement jusqu'à zéro dans la phase 5.

Lorsque la valeur de la pression artérielle se situe en dehors des valeurs considérées comme normales pour la personne, d'après son état de santé, on attend au moins une minute et on effectue la mesure une deuxième fois sur le même bras.

En cas de doute, on s'assure de l'exactitude de la mesure.

9 Inscription du résultat de la mesure

9.1 MÉTHODES A ET B

Noter le résultat de la mesure sur la feuille d'enregistrement des signes vitaux, si elle est au chevet de la personne, ou sur la feuille du plan de travail, dans le cas contraire.

L'inscription du résultat sur la feuille du plan de travail permet de se rappeler la mesure pour ensuite la noter sur la feuille d'enregistrement des signes vitaux, lorsque celle-ci n'est pas au chevet de la personne.

Remarque

En présence d'un trou auscultatoire, lequel s'étend habituellement sur une plage de 10 à 40 mm Hg, on note la valeur du début et de la fin de l'absence de bruits de Korotkoff entre la pression systolique et la pression diastolique (ex. : PA 184/90, avec trou auscultatoire de 170 à 152).

On informe les autres intervenants de la présence d'un trou auscultatoire, afin qu'ils soient très vigilants au moment de la mesure suivante.

Étapes		Justifications	
10	**Rangement du matériel**		
10.1	**MÉTHODES A ET B** Nettoyer le brassard en suivant les recommandations en vigueur dans l'établissement.	La désinfection du brassard prévient la transmission de microorganismes d'une personne à l'autre.	
10.2	**MÉTHODES A ET B** Nettoyer le diaphragme et la cupule avec un tampon d'alcool à 70 %.	Le récepteur du stéthoscope ayant été en contact avec la personne, la désinfection à l'alcool à 70 % prévient la transmission de microorganismes pathogènes.	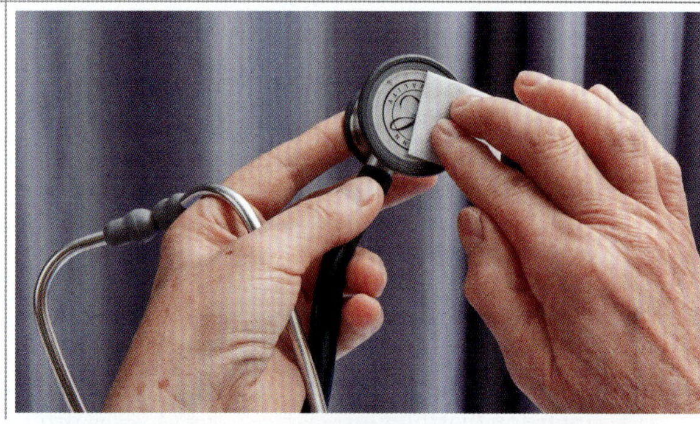

Remarque

On nettoie les embouts auriculaires avec un nouveau tampon d'alcool à 70 % si l'on n'utilise pas son stéthoscope personnel.

On prévient la transmission de microorganismes d'un intervenant à l'autre.

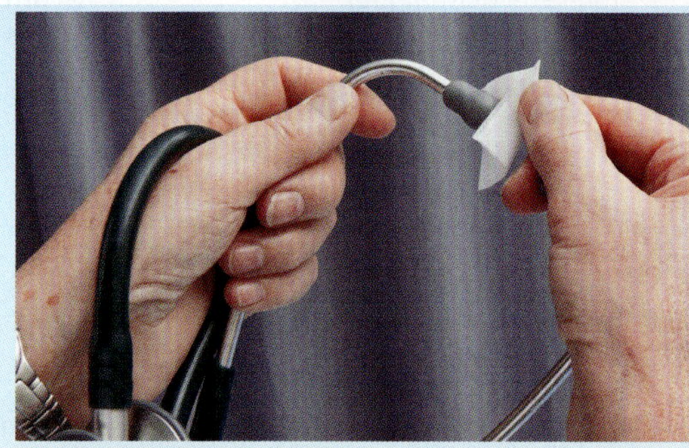

Ne pas oublier les précautions et les interventions s'appliquant après la mesure de la pression artérielle.

Ne pas oublier les étapes postexécutoires décrites dans la procédure 1-2.

Quelles questions avez-vous posées à M. Morin sur ses habitudes de vie, compte tenu de son problème d'hypertension, afin de planifier un enseignement ?

RÉDACTION DES NOTES D'ÉVOLUTION

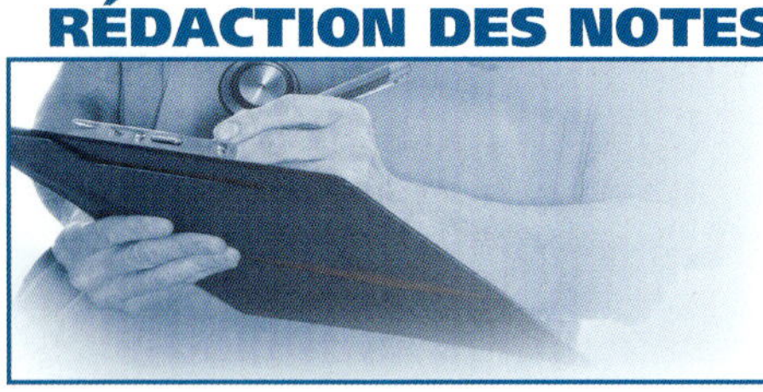

Dossier de M. Morin

2011-01-18 **09:15** Évaluation initiale de la PA en position assise : bras droit 198/96 avec trou auscultatoire entre 170 et 134, bras gauche 182/92 avec trou auscultatoire entre 170 et 134. ______

09:30 Message téléphonique laissé au Dr Leduc. ______ Éva Lacasse, étudiante inf.

Références

Association québécoise d'établissements de santé et de services sociaux (AQESSS). (2009a). *Évaluation de la pression artérielle.*

Association québécoise d'établissements de santé et de services sociaux (AQESSS). (2009b). *Évaluation de la température corporelle par voie tympanique.*

Association québécoise d'établissements de santé et de services sociaux (AQESSS). (2009c). *Utilisation du thermomètre médical jetable. Techniques de soins.*

Programme éducatif canadien sur l'hypertension (PECH). (2011). *Évaluation de la pression artérielle en cabinet et à domicile : Diagnostic et suivi de l'hypertension*, p. 15. Document consulté le 10 juin 2011 de http://hypertension.ca/chep/fr/wp-content/uploads/2010/08/bpmeasure2010FR.ppt.

Chapitre 3

Examen physique

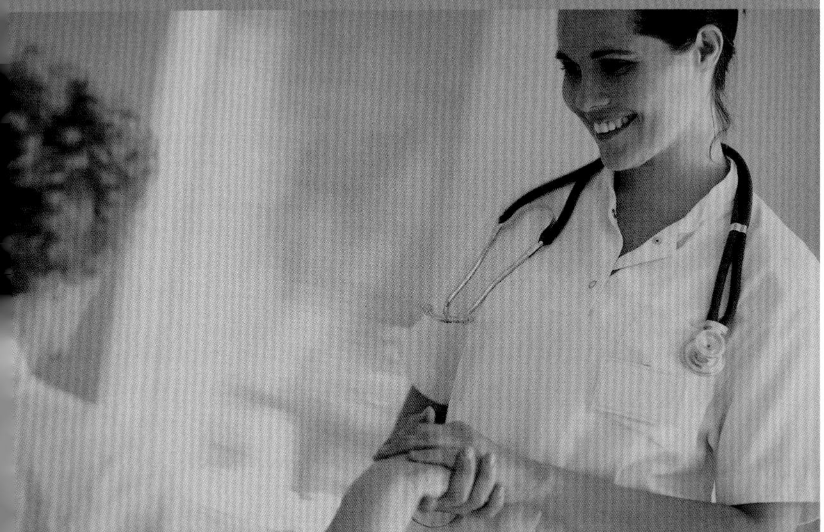

SOMMAIRE

MÉTHODE DE SOINS **3-1**

29 EXAMEN PHYSIQUE

Examen sommaire de l'état de santé

Cette méthode de soins explique la procédure à suivre pour recueillir des données générales sur l'état de santé d'une personne (page 64).

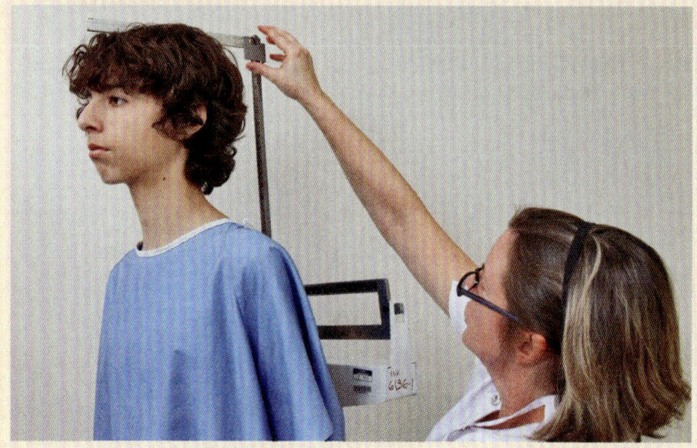

DÉFINITION

Méthode de soins consistant à apprécier, tout en tenant compte de la situation du moment, l'apparence générale d'une personne, sa capacité à se mobiliser, son comportement, son attitude et son discours, et à mesurer son poids et sa taille, à calculer son indice de masse corporelle (IMC) et à mesurer ses signes vitaux, afin de déterminer globalement son état de santé.

CONTEXTE D'EXÉCUTION

BUTS

- Recueillir des données sommaires sur l'état de santé de la personne.
- Recueillir des données sur les capacités fonctionnelles et relationnelles de la personne.
- Noter les changements de poids récents.
- Mesurer les paramètres fondamentaux pour détecter les déséquilibres hémodynamiques.
- Poser un regard clinique global sur l'état de santé de la personne.

MATÉRIEL ET ÉQUIPEMENT

ARTICLES ESSENTIELS

Articles de base

- Feuille de plan de travail 1
- Stylo à bille 2

Examen

- Pèse-personne muni d'une toise

ou

Pèse-personne portatif

Toise fixée au mur

ARTICLES FACULTATIFS

Pour une admission dans l'unité de soins:

- Bracelet d'identité

Pour les personnes allergiques:

- Bracelet d'allergies (rouge)

Pour les personnes à mobilité réduite:

- Chaise de pesée ou balance-civière

1

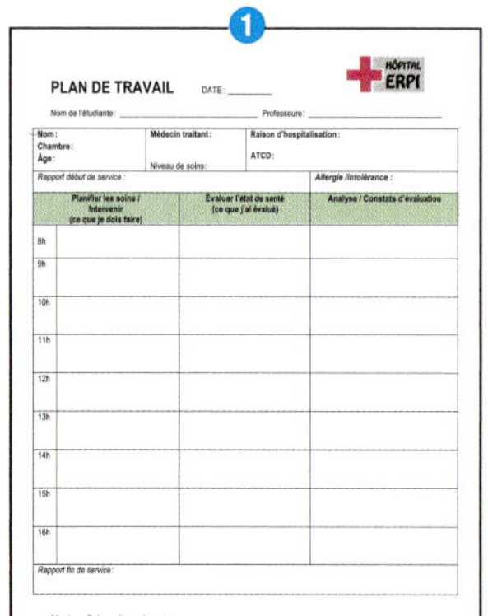

2

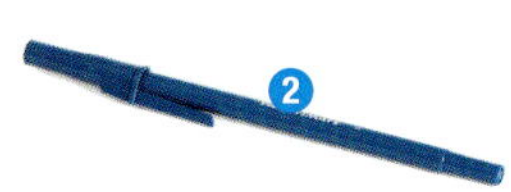

PRÉCAUTIONS ET INTERVENTIONS **avant** un examen sommaire de l'état de santé

1. ÉVALUATION

- Interroger la personne à l'aide du questionnaire PQRST *afin de préciser ses symptômes et de prendre en considération ses réactions et son état*.
- Recueillir les informations essentielles (événements significatifs récents, médication, antécédents médicaux, allergies) sur l'état de santé de la personne *afin de dresser le profil de la personne*.
- Vérifier les résultats des examens paracliniques (analyses de laboratoire et signes vitaux) *afin d'établir l'évolution clinique de la personne*.

2. INTERVENTIONS

- Prêter attention aux messages non verbaux d'inconfort pendant l'examen *afin de dépister rapidement les malaises et la douleur*.

Pour une admission dans l'unité de soins

- S'assurer que la chambre est propre, que l'environnement est dégagé et que la hauteur du lit est réglée au plus bas *afin de faciliter les déplacements*.
- Indiquer à la personne les meubles et accessoires qui lui sont réservés (armoire à linge, table de chevet, table de lit, fauteuil) *afin d'éviter qu'elle ne touche à ceux des autres occupants de la chambre, afin de prévenir la propagation des micro-organismes*.
- Indiquer l'emplacement et le fonctionnement des cloches d'appel (lit et toilettes) et la façon d'ajuster les ridelles *afin d'assurer la sécurité et l'autonomie de la personne*.
- Faire s'exprimer la personne sur son expérience de l'hospitalisation *afin d'apaiser ses craintes éventuelles*.

3. ENSEIGNEMENT

- Expliquer à la personne que les résultats de l'examen sont confidentiels et seront utilisés par les professionnels concernés *afin de déterminer les soins et traitements requis*.
- Déterminer le besoin d'information de la personne *afin de répondre à ses questions et d'atténuer son anxiété*.

3-1

PRÉCAUTIONS ET INTERVENTIONS **après** un examen sommaire de l'état de santé

1. ÉVALUATION

- Évaluer régulièrement le comportement de la personne *afin de noter toute différence manifestant un changement dans l'état émotionnel*.
- Effectuer un suivi rigoureux des systèmes de l'organisme si les résultats ne correspondent pas aux observations courantes ou aux résultats attendus pour la personne *afin de dépister rapidement une détérioration de l'état de santé*.
- Évaluer régulièrement le poids *afin de confirmer une perte ou un gain non intentionnel*.

2. INTERVENTION

- Installer confortablement la personne en modifiant la position de son corps, en réglant l'angle de la tête du lit et en replaçant l'oreiller *afin de favoriser son confort et son repos*.

3. ENSEIGNEMENT

- Informer la personne des événements à venir, des analyses et examens à effectuer ainsi que des consultations prévues *afin de la préparer adéquatement et d'atténuer son anxiété*.

4. NOTES AU DOSSIER

- Écrire dans les notes d'évolution toutes les données significatives recueillies sur la personne *afin de dresser le portrait de sa situation clinique et de porter un jugement clinique*.
  - Date de l'examen
  - Apparence
  - Mobilité
  - Comportement, attitude
  - Discours
  - Poids et taille
  - Résultat des signes vitaux
  - Réactions et collaboration de la personne
- Indiquer dans le plan thérapeutique infirmier (PTI), après avoir écrit la date, les constats de l'évaluation nécessitant un suivi *afin d'établir le profil clinique évolutif de la personne*.
- Ajouter au PTI, en le modifiant au besoin, les directives infirmières découlant des constats de l'évaluation *afin d'ajuster la surveillance clinique, les soins, les traitements et les autres interventions*.
- Informer le médecin traitant des changements survenus, si nécessaire, *afin d'obtenir une expertise médicale et d'assurer un traitement optimal*.

MISE EN SITUATION

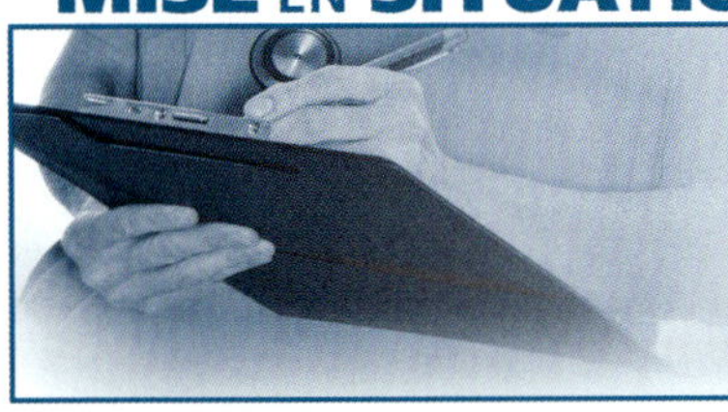

M. Héroux, âgé de 76 ans, est admis dans l'unité de gériatrie pour une détérioration de son état général. Veuf depuis quelques mois, il vit difficilement la perte de son épouse. Il arrive en fauteuil roulant, accompagné de sa fille et de son gendre. Il doit être installé à la chambre 435, dans le lit 2.

Ordonnance médicale au dossier

Aucune ordonnance médicale requise.

PROCÉDURE 3-1-1

PROCÉDER À UN EXAMEN SOMMAIRE DE L'ÉTAT DE SANTÉ

Sommaire de la procédure

1. Préparation du matériel
2. Apparence générale de la personne
3. Capacité de la personne à se mobiliser
4. Comportement et attitude
5. Appréciation du discours
6. Mesure du poids et de la taille, calcul de l'indice de masse corporelle (IMC)
7. Mesure des signes vitaux
8. Analyse des résultats

Avez-vous vérifié si M. Héroux présente des allergies alimentaires ou médicamenteuses ?

Remarque

L'examen sommaire de l'état de santé se pratique à la première rencontre de l'infirmière avec la personne (évaluation initiale), mais aussi à chaque rencontre suivante (évaluation en cours d'évolution), sauf pour l'indice de masse corporelle et les signes vitaux. L'infirmière recueille une grande quantité de renseignements de manière essentiellement visuelle et en tenant compte également de ce qu'elle sent et entend.

Étapes		Justifications	
Ne pas oublier les étapes préalables décrites dans la procédure 1-1. **Ne pas oublier les précautions et les interventions s'appliquant avant un examen sommaire de l'état de santé.**			
1	**Préparation du matériel**		
1.1	Placer, s'il y a lieu, le bracelet d'identité et le bracelet d'allergies sur la table de travail.		

Étapes		Justifications

2 Apparence générale de la personne

2.1 Observer l'apparence de la personne au premier contact. Rechercher des signes visibles de négligence, de malaise, de douleur :

- coiffure, barbe ;
- vêtements ;
- allure, selon l'âge ;
- fatigue ou douleur se manifestant dans la position du corps ou l'expression faciale (grimace, crispation).

L'apparence générale reflète le bien-être de la personne.

OBSERVATIONS COURANTES
Apparence propre et soignée, cheveux peignés, barbe rasée, vêtements correspondant au climat.

PARTICULARITÉS
Traits du visage tirés, cheveux ébouriffés, barbe non rasée, vêtements défraîchis, sales, mauvaise haleine.

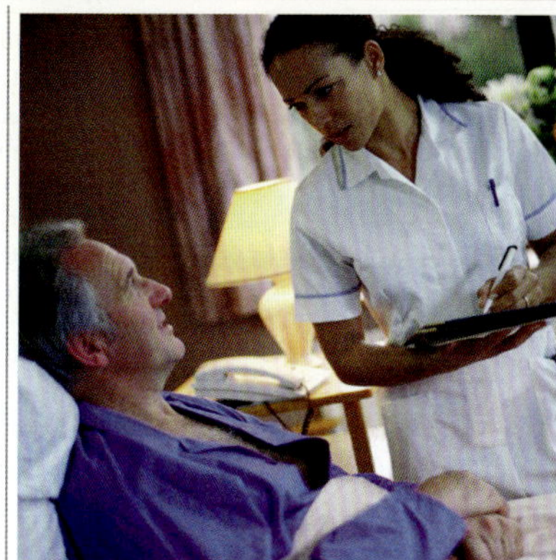

2.2 Détecter les odeurs reflétant l'hygiène corporelle de la personne (odeur agréable ou non) ou manifestant un problème de santé éventuel (haleine fraîche ou fétide, transpiration plus ou moins abondante), odeur venant de l'écoulement d'une plaie, etc.

Interroger la personne sur leur provenance, faire des liens avec les observations faites.

OBSERVATIONS COURANTES
Aucune odeur particulière ou faible odeur de parfum.

PARTICULARITÉS
Odeur corporelle d'ammoniac (urine), odeur de malpropreté, haleine fétide, transpiration abondante.

3 Capacité de la personne à se mobiliser

3.1 Observer la posture de la personne, son aisance à se déplacer, sa démarche, sa capacité à garder son équilibre durant un déplacement et ses mouvements involontaires (tics,tremblements).

Ces observations permettent d'évaluer rapidement les risques de chutes, notamment.

OBSERVATIONS COURANTES
Tête et colonne vertébrale droites, démarche cadencée, déplacement sans aide ni perte d'équilibre, absence de tics et de tremblement des membres.

PARTICULARITÉS
Posture voûtée, tête baissée, démarche lente et hésitante, nécessité d'un appui, claudication, mouvements involontaires (tics, tremblements).

Remarque

Il faut évaluer tant la position assise que la position couchée pour vérifier le maintien d'un alignement corporel optimal.

4 Comportement et attitude

4.1 Observer :

- la direction du regard ;
- l'expression du visage ;
- les signes de nervosité ;
- le comportement non verbal ;
- le comportement verbal.

4.2 Évaluer et noter l'affect et l'humeur de la personne.

Le comportement verbal et non verbal reflète l'estime de soi de la personne et son bien-être ou ses inquiétudes.

OBSERVATIONS COURANTES
Personne calme, qui regarde l'infirmière, est attentive à l'environnement et a des réactions correspondant bien à la situation.

PARTICULARITÉS
Regard fuyant, menaçant, attitude hostile, agressivité verbale, réactions inappropriées.

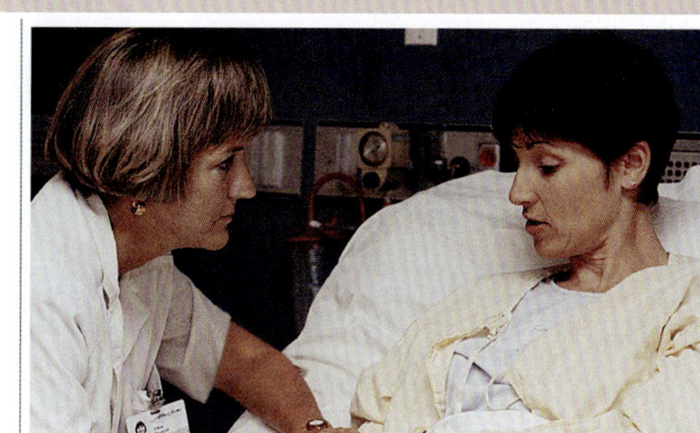

Étapes		Justifications
5	**Appréciation du discours**	
5.1	Noter la clarté de l'expression verbale de la personne, la cohérence et la précision de son discours, l'usage approprié des mots, la précision des réponses aux questions.	Valider sa perception et sa compréhension auprès de la personne permet de se centrer sur l'établissement d'une relation aidante. OBSERVATIONS COURANTES Discours compréhensible, clair et cohérent; propos détaillé et précis. PARTICULARITÉS Débit rapide ou lent, ton fort ou faible, généralisations abondantes, manque de clarté, fabulation.
5.2	Apprécier le ton et le débit de la voix (force, clarté et inflexion).	

6 Mesure du poids et de la taille, calcul de l'indice de masse corporelle (IMC)

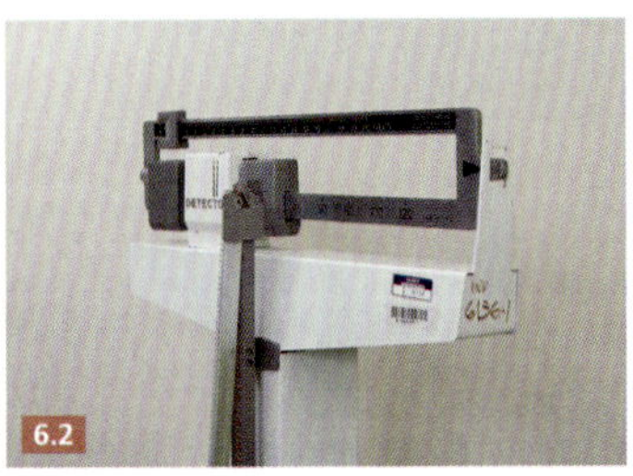
6.2

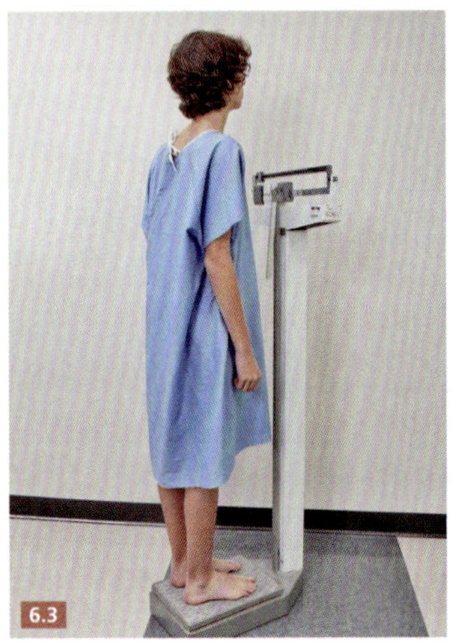
6.3

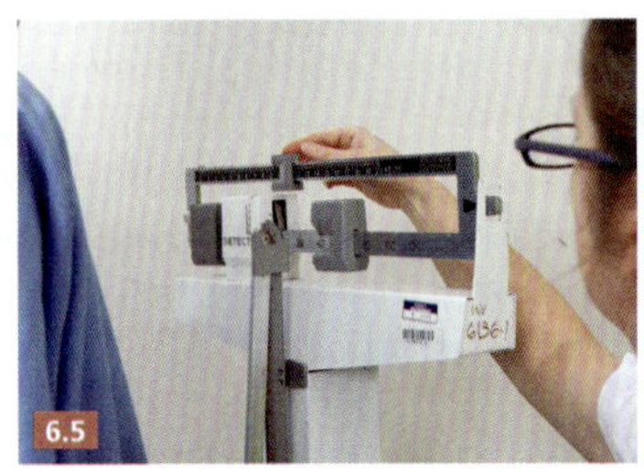
6.5

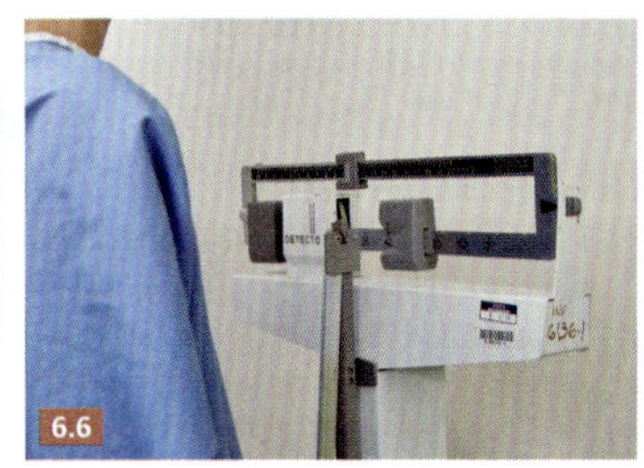
6.6

Mesure du poids

6.1 Peser la personne le matin, avant le déjeuner, avec la chemise d'hôpital, mais sans les chaussures ou les pantoufles.

6.2 S'assurer que les poids de la balance sont à zéro et que le curseur oscille au centre de son espace.

6.3 Demander à la personne de monter sur le plateau du pèse-personne et de se tenir droite, les bras le long du corps.

6.4 Déplacer le plus gros poids pour faire bouger le curseur vers le bas, puis revenir d'une coche.

6.5 Déplacer le petit poids jusqu'à ce que le curseur revienne au centre de son espace.

6.6 Additionner les valeurs indiquées par les deux poids pour établir le poids en kilogrammes de la personne.

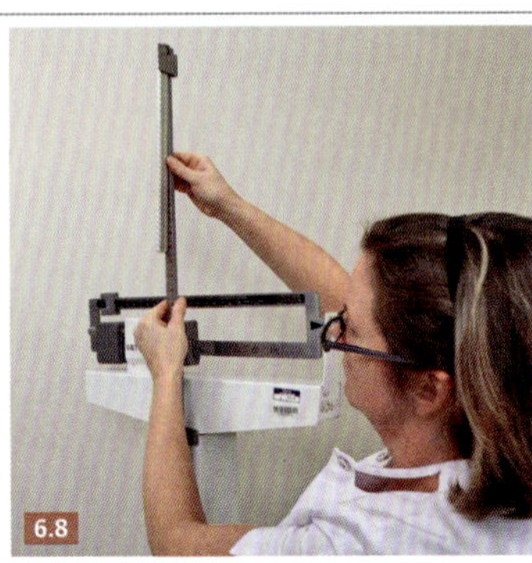
6.8

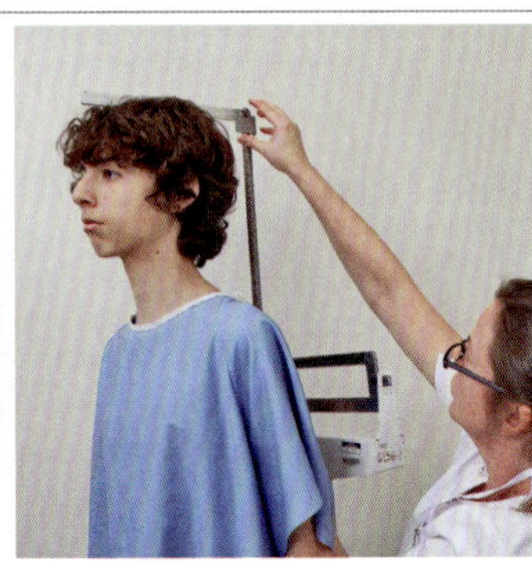

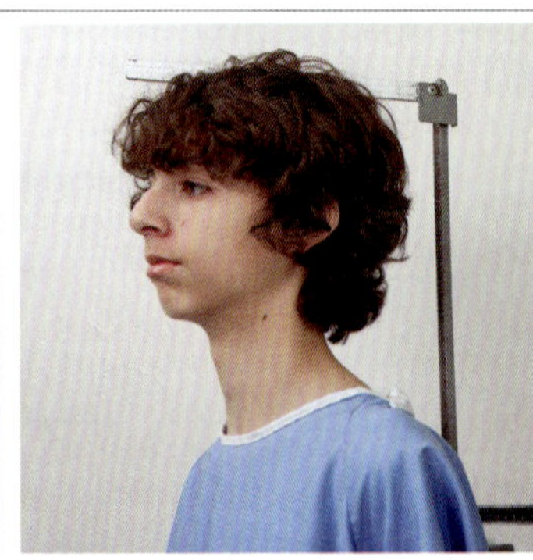

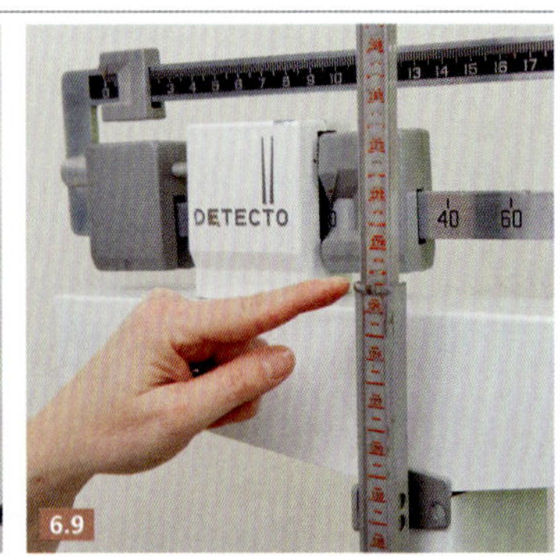

6.9

Mesure de la taille

6.7 Demander à la personne de se tenir bien droite sur le plateau de la balance, les bras pendant le long du corps.

Étapes		Justifications
6.8	Monter la tige coulissante de la toise jusqu'à ce que son bras perpendiculaire, déplié, arrive juste au-dessus de la tête de la personne.	
6.9	Lire la taille indiquée sur la tige graduée de la toise.	

6.10 **Calcul de l'IMC**

Noter les données de la taille et du poids sur la feuille de travail, puis les reporter sur le graphique de l'indice de masse corporelle (IMC) pour établir le résultat ou calculer l'IMC à l'aide de la formule suivante :

$$\text{IMC} = \frac{\text{Poids (kg)}}{\text{Taille}^2\ \text{(m)}}$$

Classification du risque pour la santé en fonction de l'indice de masse corporelle

Classification	Catégorie de l'IMC (kg/m^2)	Risque de développer des problèmes de santé
Poids insuffisant	< 18,5	Accru
Poids normal	18,5-24,9	Moindre
Excès de poids	25,0-29,9	Accru
Obésité, classe I	30,0-34,9	Élevé
Obésité, classe II	35,0-39,9	Très élevé
Obésité, classe III	≥ 40,0	Extrêmement élevé

Source : Santé Canada, 2003.

7 Mesure des signes vitaux

7.1 Mesurer les signes vitaux en appliquant les procédures du chapitre 2 : température corporelle, pouls, respiration, pression artérielle.

8 Analyse des résultats

8.1 Comparer les résultats de l'examen avec les valeurs normales ou avec les résultats antérieurs de la personne.

Mettre en relation les données recueillies et analyser les écarts.

Justification : La comparaison des résultats et l'analyse des écarts permettent de porter un jugement clinique afin de déterminer si un suivi est nécessaire.

Ne pas oublier les précautions et les interventions s'appliquant après un examen sommaire de l'état de santé.

Ne pas oublier les étapes postexécutoires décrites dans la procédure 1-2.

> ! Une fois la procédure d'admission terminée, avez-vous demandé à M. Héroux s'il avait des questions ou des inquiétudes à exprimer ?

3-1

RÉDACTION DES NOTES D'ÉVOLUTION

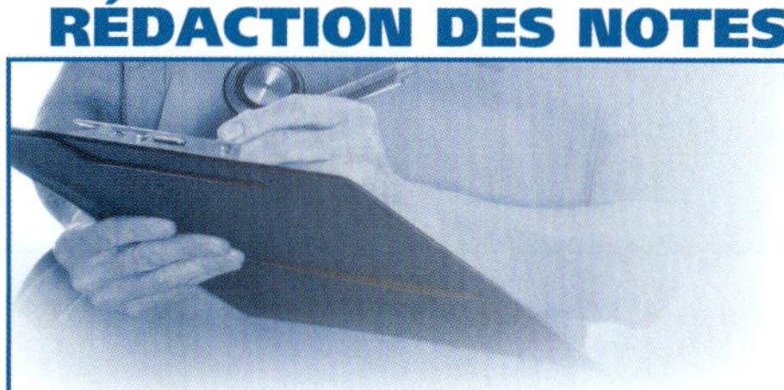

Dossier de M. Héroux

2011-04-26 **09:35** Installé dans la chambre 435, au lit 2. Calme et coopératif, teint pâle, posture voûtée, se déplace lentement à l'aide d'une canne quadripode. Accompagné de sa fille et de son gendre. Poids et taille mesurés, IMC à 18. Signes vitaux mesurés. Effets personnels rangés aux endroits appropriés. Information donnée sur les analyses et les examens à venir, et sur la consultation avec la diététiste pour une évaluation de l'état nutritionnel. ______________ Maryse Hétu, étudiante inf.

MÉTHODE DE SOINS 3-2

29 EXAMEN PHYSIQUE

Examen de la peau

Cette méthode de soins explique la procédure à suivre pour examiner la peau d'une personne en utilisant l'inspection et la palpation (page 70).

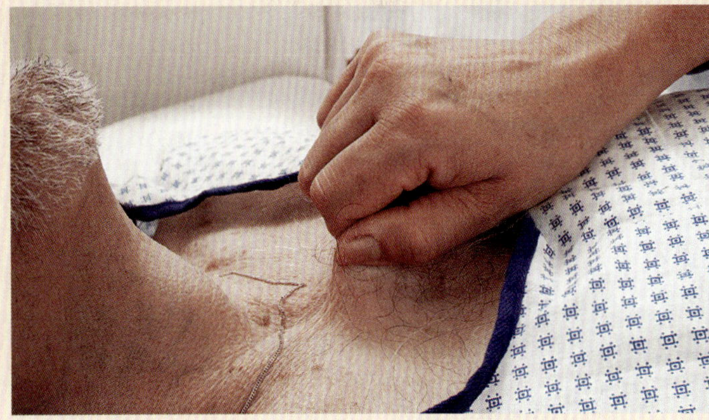

DÉFINITION

Méthode de soins visant à rechercher des signes sur la peau ou des modifications d'aspect de la peau nécessitant un suivi infirmier. L'infirmière note ses observations en indiquant l'emplacement des lésions, leur répartition, leur configuration (disposition des lésions les unes par rapport aux autres), leur couleur, leur forme, leur taille, leur texture. Elle décrit également les exsudats (écoulements de plaie), notamment leur couleur, leur odeur, leur quantité et leur consistance.

CONTEXTE D'EXÉCUTION

BUTS

- Déterminer l'état de la peau afin de mettre en place des mesures de prévention de l'apparition de plaies.
- Repérer les changements d'état de la peau manifestant une détérioration possible : prurit (démangeaison), modification de la couleur, apparition de lésions.
- Prévenir la détérioration des lésions cutanées primaires
- Effectuer la surveillance de l'état de santé physique des personnes présentant une altération de l'intégrité de la peau.

MATÉRIEL ET ÉQUIPEMENT

ARTICLES ESSENTIELS

Articles de base

- Feuille de plan de travail 1
- Stylo à bille 2

Examen

- Bon éclairage d'appoint 3
- Gants propres 4
- Règle pour mesurer une plaie graduée en millimètres 5
- Loupe 6

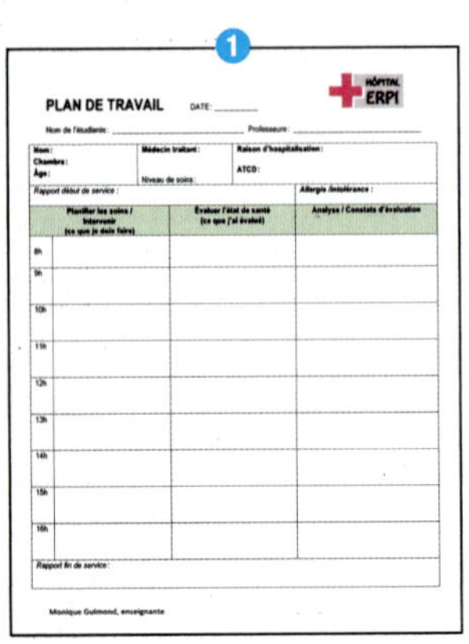

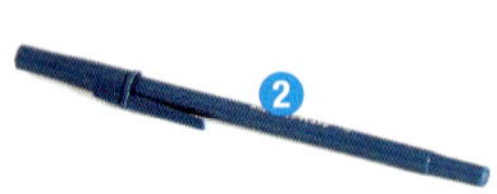

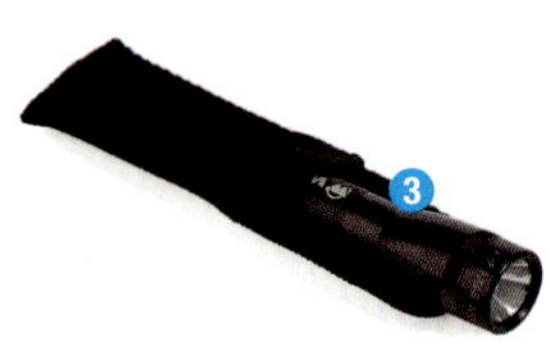

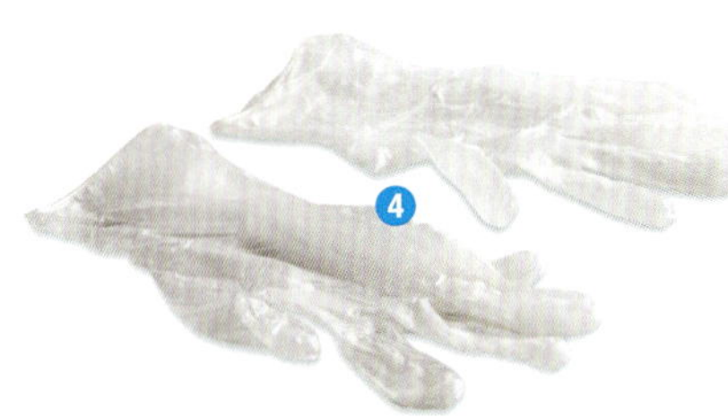

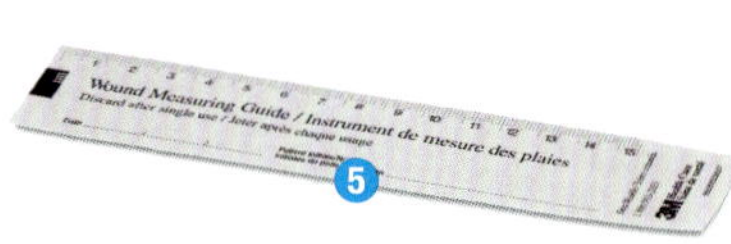

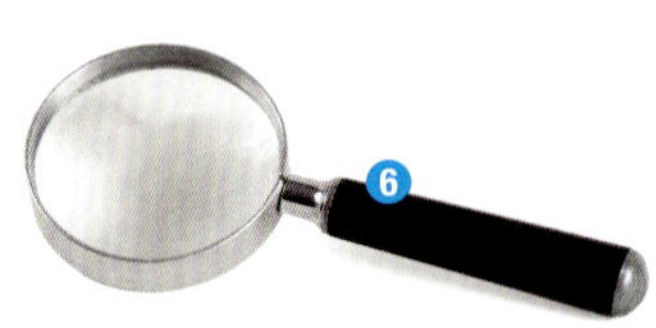

PRÉCAUTIONS ET INTERVENTIONS
avant
un examen de la peau

1. ÉVALUATION

- Interroger la personne à l'aide du questionnaire PQRST *afin de préciser ses symptômes et de prendre en considération ses réactions et son état*.
- Recueillir les informations essentielles (événements significatifs récents, médication, antécédents médicaux, allergies) sur l'état de santé de la personne *afin de dresser le profil de la personne*.
- Vérifier les résultats des examens paracliniques (analyses de laboratoire et signes vitaux) *afin d'établir l'évolution clinique de la personne*.

2. INTERVENTIONS

- Effectuer l'examen de la peau après les soins d'hygiène idéalement *afin de limiter les séances de déshabillage*.
- Maintenir la pièce à une température confortable *afin de prévenir l'apparition de frissons ou une vasoconstriction des vaisseaux entraînant de la pâleur*.
- Prêter attention aux messages non verbaux d'inconfort pendant l'examen *afin de dépister rapidement les malaises et la douleur*.
- Utiliser les draps de façon judicieuse pour examiner les différentes parties du corps *afin de respecter l'intimité de la personne*.

3. ENSEIGNEMENT

- Expliquer à la personne que les résultats de l'examen sont confidentiels et seront utilisés par les professionnels concernés *afin de déterminer les soins et les traitements requis*.
- Déterminer le besoin d'information de la personne *afin de répondre à ses questions et d'atténuer son anxiété*.

PRÉCAUTIONS ET INTERVENTIONS
après
un examen de la peau

1. ÉVALUATION

- Chez les personnes à risque, examiner quotidiennement la peau par l'inspection et la palpation *afin d'éviter la détérioration des lésions primaires*.

2. INTERVENTION

- Promouvoir l'intégrité de la peau en appliquant des mesures préventives telles que les changements réguliers de position et l'utilisation des surfaces d'appui thérapeutiques (matelas réducteur de pression, coussin de gel, protège-talon) chez les personnes à mobilité réduite *afin de prévenir l'apparition de plaies de pression ou d'éviter leur aggravation*.

3. ENSEIGNEMENT

- Informer la personne des moyens à mettre en œuvre pour protéger sa peau (hygiène personnelle, protection et hydratation) *afin de prévenir l'apparition de lésions*.
- Informer la personne des événements à venir, des analyses et examens à effectuer ainsi que des consultations prévues *afin de la préparer adéquatement et d'atténuer son anxiété*.

4. NOTES AU DOSSIER

- Écrire dans les notes d'évolution toutes les informations obtenues au cours de l'examen de la peau *afin de dresser le portrait de la situation clinique de la personne et de porter un jugement clinique*.
  - Date de l'examen
  - Coloration de la peau
  - Température
  - Texture, souplesse et sensibilité
  - Lésions cutanées repérées : type, taille, couleur, répartition et configuration
  - Écoulements issus de plaies : couleur, odeur, quantité et consistance
  - Réactions et collaboration de la personne

- Indiquer dans le plan thérapeutique infirmier (PTI), après avoir écrit la date, les constats de l'évaluation de la peau nécessitant un suivi *afin d'établir le profil clinique évolutif de la personne*.
- Ajouter au PTI, en le modifiant au besoin, les directives infirmières concernant les soins des plaies *afin d'ajuster la surveillance clinique, les soins, les traitements et les autres interventions*.
- Informer le médecin traitant des changements survenus, si nécessaire, *afin d'obtenir une expertise médicale et d'assurer un traitement optimal*.

MISE EN SITUATION

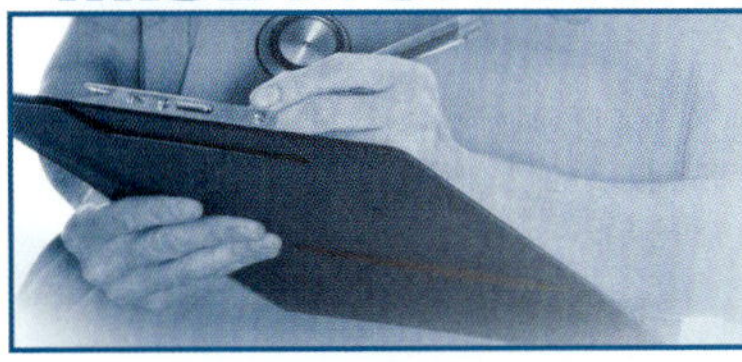

Mme Vidal, âgée de 82 ans, est hospitalisée pour une plaie infectée au siège. La plaie dégage une odeur fétide et présente un écoulement jaunâtre épais. L'antibiothérapie intraveineuse a démarré et le pansement doit être refait qid.

Ordonnance médicale au dossier

Aucune ordonnance médicale requise.

PROCÉDURE 3-2-1

EXAMINER LA PEAU

Sommaire de la procédure

1. Préparation du matériel
2. Installation de la personne
3. Inspection de la peau
4. Palpation de la peau
5. Analyse des résultats

Avez-vous vérifié, dans le dossier de Mme Vidal, l'ordonnance médicale concernant le traitement de la plaie infectée ?

	Étapes	Justifications
	Ne pas oublier les étapes préalables décrites dans la procédure 1-1. **Ne pas oublier les précautions et les interventions s'appliquant avant un examen de la peau.**	
1	**Préparation du matériel**	
1.1	Rassembler les articles nécessaires et les placer par ordre d'utilisation sur la table de travail.	Cette disposition favorise le rappel des étapes et facilite le déroulement de la procédure.
1.2	Ajuster l'éclairage.	
2	**Installation de la personne**	
2.1	Installer la personne, vêtue d'une chemise d'hôpital, en position assise ou couchée, et découvrir tour à tour les régions à examiner.	
2.2	Déterminer, au premier coup d'œil, la propreté de la peau et relever les odeurs corporelles.	Les odeurs sont causées par les bactéries présentes sur la peau, par les sécrétions et les excrétions corporelles, par les cellules épidermiques mortes et par l'exercice physique.
3	**Inspection de la peau**	
3.1	Observer la couleur de la peau sur toute la surface du corps, en commençant par le visage, et rechercher les changements de coloration.	La vérification de l'uniformité de la coloration permet de détecter des modifications qui pourraient annoncer une lésion ou un problème, tels l'ictère (coloration jaunâtre), la pâleur, les pétéchies (taches pourpres minuscules), les éruptions cutanées.

Étapes	Justifications	
	OBSERVATIONS COURANTES Variation du teint entre le brun clair et le brun foncé, le teint rougeaud et le teint rose pâle, le jaune et une nuance de vert olive. PARTICULARITÉS Pâleur, cyanose, teint ictérique, érythème localisé ou généralisé, diminution ou augmentation de la pigmentation (vitiligo/taches brunes).	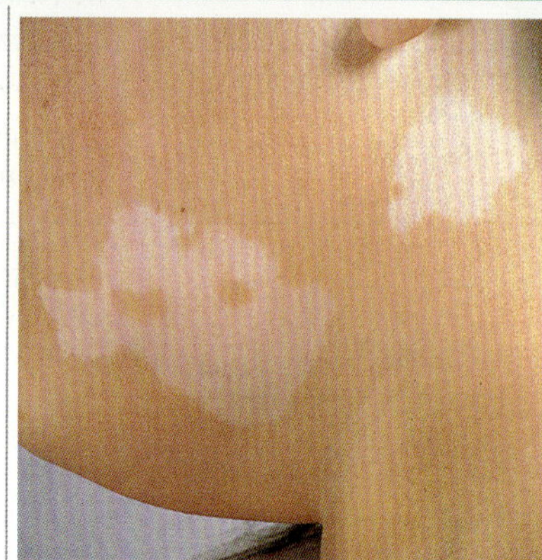
3.2 Observer l'intégrité de la peau et détecter les lésions en les qualifiant (primaires, secondaires). Utiliser la loupe, si nécessaire.	OBSERVATIONS COURANTES Peau présentant quelques taches de naissance, nævus plans ou saillants, aucune abrasion ni autre lésion. PARTICULARITÉS Altérations de l'intégrité de la peau.	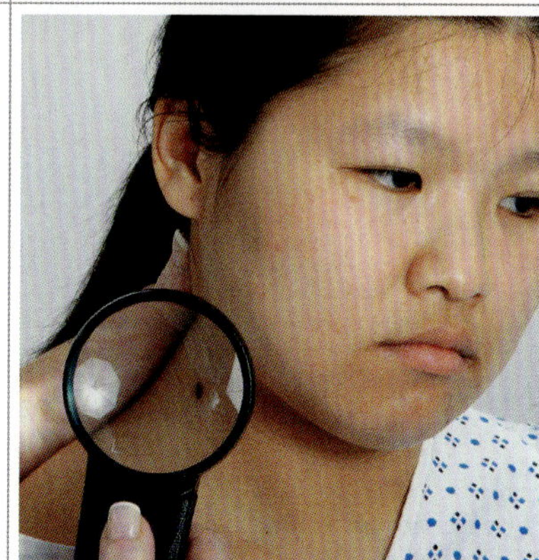
3.3 Observer en détail et noter sur la feuille de plan de travail les caractéristiques des différentes lésions : forme, couleur, longueur et largeur, lésions circonscrites ou non, régulières ou non. Utiliser, au besoin, la règle.		
3.4 Noter l'emplacement et la répartition des lésions sur le corps, déterminer s'il y a symétrie ou non entre les parties comparables du corps.		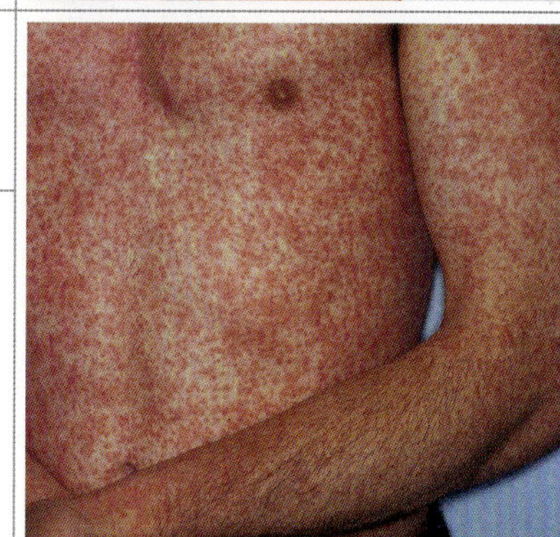 **Papule**
3.5 Établir les configurations : annulaires (en cercle), regroupées, linéaires (alignées), arquées (en arc), métamériques (sur une bande de peau correspondant à un trajet nerveux (comme dans le zona) ou à un vaisseau lymphatique (comme dans une cellulite).		

3-2

4 Palpation de la peau

4.1 Palper la peau du bout des doigts pour en déterminer la texture (sécheresse ou humidité, rugosité ou douceur) et rechercher la présence d'œdème. En cas de godet, utiliser l'échelle suivante pour évaluer l'œdème : 1+, trace (2 mm, retour à la normale rapide) 2+, léger (4 mm, retour à la normale en 10 à 15 secondes) 3+, modéré (6 mm, retour à la normale en 1 à 2 minutes) 4+, sévère (> 8 mm, retour à la normale en 2 à 5 minutes)	OBSERVATIONS COURANTES Peau douce sans aucun œdème, humidité sous les aisselles et dans les plis cutanés. PARTICULARITÉS Humidité ou sécheresse excessive, présence d'œdème.	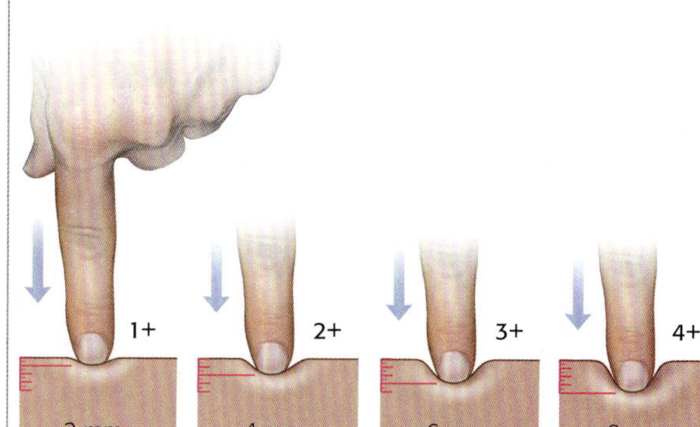

Étapes		Justifications	
4.2	Pincer la peau du thorax, près des clavicules, pour en évaluer l'élasticité (signe du pli cutané).	On évalue le degré d'hydratation du corps. OBSERVATIONS COURANTES Peau hydratée, qui revient instantanément à son état initial. PARTICULARITÉS Peau déshydratée, qui reprend sa place très lentement.	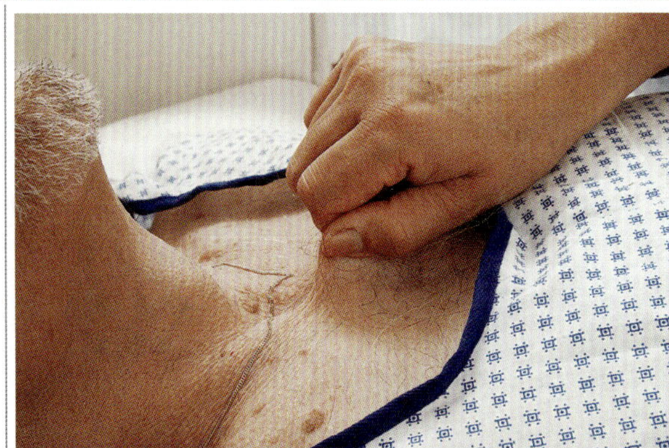
4.3	Toucher la peau avec le dos de la main pour comparer la température d'un côté du corps par rapport à l'autre.	OBSERVATIONS COURANTES Peau normalement tiède, de façon symétrique sur les surfaces corporelles. Quelquefois, mains et pieds légèrement plus froids que le reste du corps, mais symétrie de température entre les deux côtés. PARTICULARITÉS Hyperthermie généralisée (fièvre), hypothermie généralisée (état de choc), hyperthermie localisée (infection), hypothermie localisée (artériosclérose).	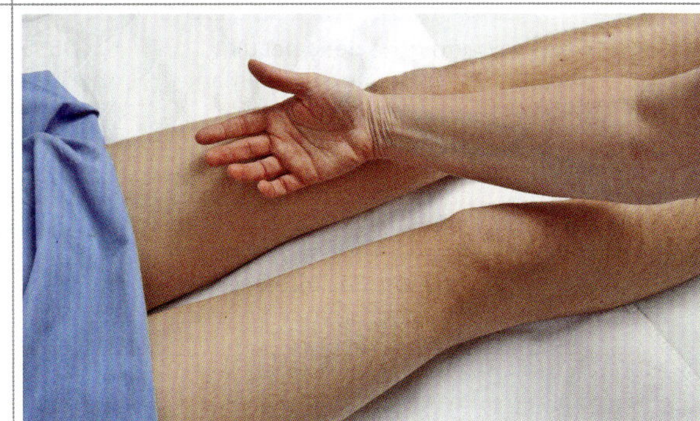
4.4	Après avoir enfilé des gants propres, au besoin, palper les lésions en utilisant le bout des doigts pour en déterminer la forme et la texture (pleine, molle, dure, rugueuse, épaisse) et pour évaluer la mobilité et la sensibilité des masses.		

5 Analyse des résultats

5.1	Comparer les résultats de l'examen avec les valeurs normales ou avec les résultats antérieurs de la personne. Mettre en relation les données recueillies et analyser les écarts.	La comparaison et l'analyse des écarts permettent de porter un jugement clinique afin de déterminer si un suivi est nécessaire.	

Ne pas oublier les précautions et les interventions s'appliquant après un examen de la peau.

Ne pas oublier les étapes postexécutoires décrites dans la procédure 1-2.

! Une fois l'examen de la peau et de la plaie terminé, avez-vous réinstallé confortablement Mme Vidal, de façon à éviter toute pression sur la plaie ?

RÉDACTION DES NOTES D'ÉVOLUTION

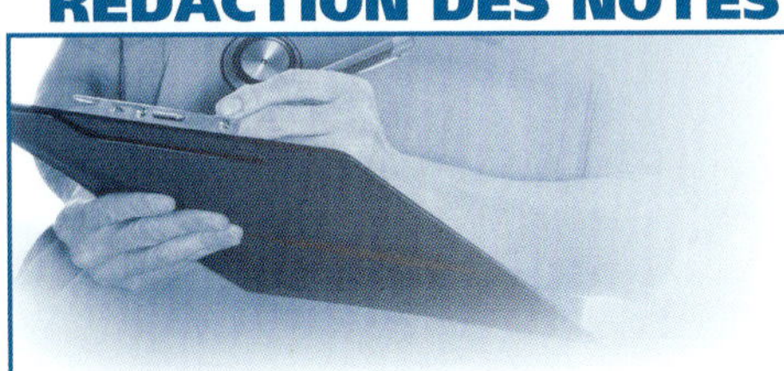

Dossier de Mme Vidal

2011-05-08 **14:15** À l'inspection, peau très mince et sèche sur l'ensemble du corps. Pansement au siège défait : présence d'une plaie de pression située au-dessus du pli interfessier, mesurant 3 sur 4 cm, de coloration rouge violacé, présentant un léger écoulement jaunâtre, un pourtour irrité, et dégageant une odeur nauséabonde. ______ À la palpation du pourtour de la plaie, peau œdémateuse, chaude et douloureuse. Plaie nettoyée avec une solution physiologique stérile, pansement humide refait. Matelas réducteur de pression en place, personne réinstallée en position décubitus latéral droit. ______ Léa Bolduc, étudiante inf.

MÉTHODE DE SOINS **3-3**

29 EXAMEN PHYSIQUE

Examen physique du thorax et des poumons

Cette méthode de soins explique la procédure à suivre pour examiner le thorax et les poumons d'une personne en utilisant l'inspection, la palpation et l'auscultation, à la recherche de signes d'altération de la capacité respiratoire (page 75).

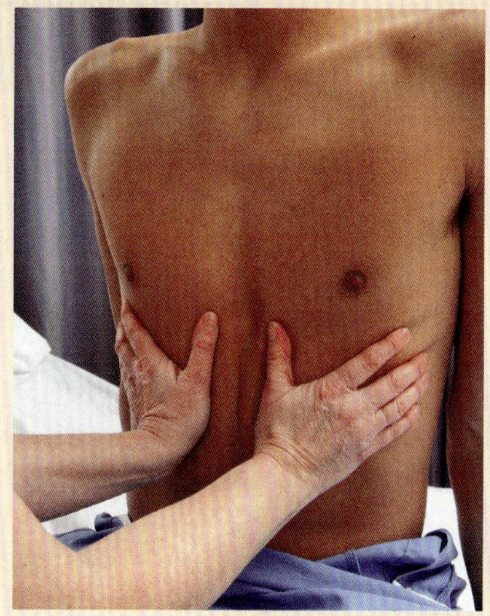

DÉFINITION

Méthode de soins consistant à examiner le thorax et les poumons d'une personne pour déterminer la qualité de la ventilation et des échanges gazeux permettant une oxygénation adéquate des tissus.

CONTEXTE D'EXÉCUTION

BUTS

- Recueillir des données cliniques sur la qualité de la respiration et sur son impact sur les activités de la vie quotidienne (AVQ).
- Détecter et évaluer les principales manifestations cliniques d'une altération de la fonction respiratoire (signes et symptômes : dyspnée, tirage, changement de la coloration de la peau, toux, douleur thoracique, diaphorèse).
- Distinguer les bruits respiratoires anormaux (surajoutés) des bruits normaux.
- Effectuer la surveillance de l'état de santé physique d'une personne présentant des difficultés respiratoires.

MATÉRIEL ET ÉQUIPEMENT

ARTICLES ESSENTIELS

Articles de base	Examen
• Feuille de plan de travail 1	• Tampon d'alcool à 70 % 3
• Stylo à bille 2	• Stéthoscope 4
	• Ruban à mesurer 5

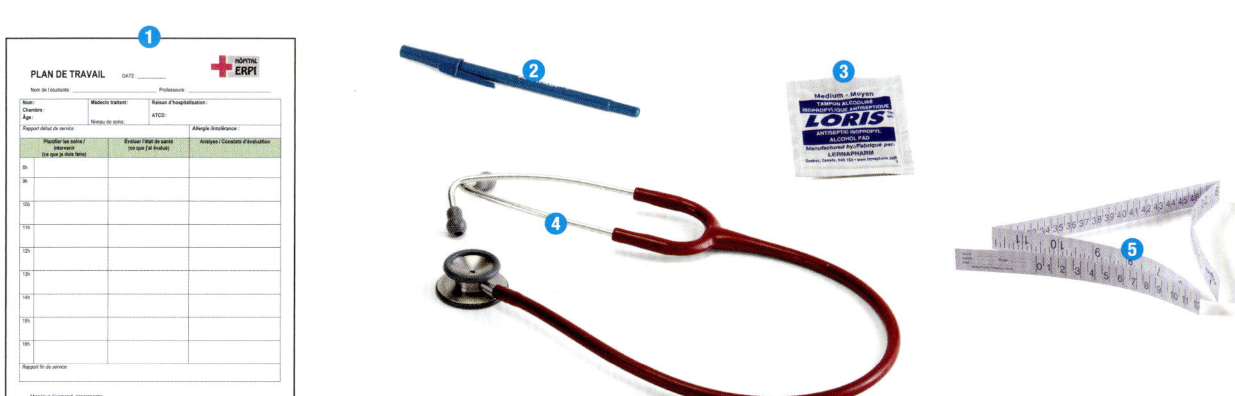

PRÉCAUTIONS ET INTERVENTIONS **avant** un examen physique du thorax et des poumons

1. ÉVALUATION

- Repérer dès le premier abord les signes de difficultés respiratoires *afin d'intervenir rapidement pour soutenir la capacité respiratoire*.
  - Pâleur, teint grisâtre, cyanose labiale, cyanose des lobes d'oreilles
  - Dyspnée, agitation, somnolence
  - Douleur thoracique, sensation d'oppression thoracique
- Interroger la personne à l'aide du questionnaire PQRST *afin de préciser ses symptômes et de prendre en considération ses réactions et son état*.
- Recueillir les informations essentielles (événements significatifs récents, médication, antécédents médicaux, allergies) sur l'état de santé de la personne *afin de dresser le profil de la personne*.
- Vérifier les résultats des examens paracliniques (analyses de laboratoire, mesure des gaz du sang artériel, culture des expectorations, épreuves d'imagerie et techniques endoscopiques) *afin d'établir l'évolution clinique de la personne*.

2. INTERVENTIONS

- S'assurer que l'éclairage est suffisant et l'environnement calme et sans bruits *afin de bien entendre les sons pulmonaires durant l'auscultation*.
- S'assurer que la température de la pièce est confortable *afin de prévenir les frissons et les variations de coloration de la peau chez la personne*.
- Vérifier la sonorité du stéthoscope, *car une bonne sonorité permet de bien entendre le bruit du passage de l'air dans les voies respiratoires*.
  - Nettoyer les embouts auriculaires du stéthoscope avec un tampon d'alcool à 70 % si on n'utilise pas son stéthoscope personnel.
  - Placer les embouts dans les oreilles en les dirigeant vers le canal auditif.
  - Frapper délicatement le diaphragme avec le bout d'un doigt et vérifier qu'on entend bien le bruit.
  - En l'absence de bruit, tourner de 180° la tige métallique située à la base du récepteur.
- Prêter attention aux messages non verbaux d'inconfort pendant l'examen *afin de dépister rapidement les malaises et la douleur*.

3. ENSEIGNEMENT

- Expliquer à la personne que les résultats de l'examen sont confidentiels et seront utilisés par les professionnels concernés *afin de déterminer les soins et les traitements requis*.
- Déterminer le besoin d'information de la personne *afin de répondre à ses questions et d'atténuer son anxiété*.

PRÉCAUTIONS ET INTERVENTIONS **après** un examen physique du thorax et des poumons

1. ÉVALUATION

- Évaluer régulièrement la fonction respiratoire de la personne par l'inspection du visage et du thorax (couleur, diaphorèse, battement des ailes du nez, tirage), par l'inspection de la forme du thorax et de l'amplitude thoracique, par la palpation (douleur, masse) et par l'auscultation pulmonaire *afin de détecter rapidement toute détérioration de l'oxygénation du sang (hypoxémie) ou des tissus (hypoxie)*.

2. INTERVENTION

- Installer la personne en position de Fowler (semi-assise) *afin de favoriser l'expansion thoracique, qui permet une meilleure oxygénation*.

3. ENSEIGNEMENT

- Demander à la personne de prévenir dès qu'elle sent une gêne ou une difficulté respiratoire *afin que le personnel soignant puisse intervenir rapidement*.
- Informer la personne des événements à venir, des analyses et examens à effectuer ainsi que des consultations prévues *afin de la préparer adéquatement et d'atténuer son anxiété*.

4. NOTES AU DOSSIER

- Écrire dans les notes d'évolution toutes les données relatives à l'examen du thorax et des poumons *afin de dresser le portrait de la situation clinique de la personne et de porter un jugement clinique*.
  - Date de l'examen
  - Couleur de la peau
  - Douleur éventuelle
  - Toux et expectorations
  - Qualité et symétrie du murmure vésiculaire ou des bruits surajoutés
  - Réactions et collaboration de la personne
- Indiquer dans le plan thérapeutique infirmier (PTI), après avoir écrit la date, les constats de l'évaluation nécessitant un suivi *afin d'établir le profil clinique évolutif de la personne*.
- Ajouter au PTI, en le modifiant au besoin, les directives infirmières découlant des constats de l'évaluation *afin d'ajuster la surveillance clinique, les soins, les traitements et les autres interventions*.
- Informer le médecin traitant des changements survenus dans la fonction respiratoire de la personne, si nécessaire, *afin d'obtenir une expertise médicale et d'assurer un traitement optimal*.

3-3

MISE EN SITUATION

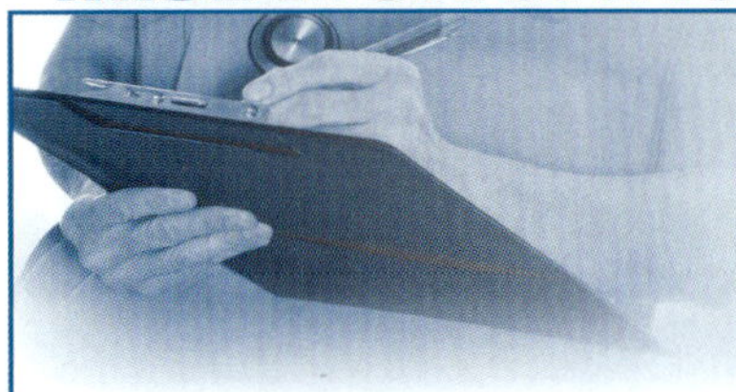

M. Leduc, âgé de 58 ans, s'est présenté aux urgences hier soir. Le pneumologue a décidé de l'hospitaliser pour faire faire des examens concernant une hémoptysie récente, une toux chronique et une augmentation de la dyspnée. M. Leduc est suivi depuis quelques années pour une maladie pulmonaire obstructive chronique (MPOC) liée au tabagisme (un paquet de cigarettes par jour depuis 25 ans). Il n'a pas d'allergie connue.

Ordonnance médicale au dossier

Aucune ordonnance médicale requise.

PROCÉDURE 3-3-1

PROCÉDER À UN EXAMEN PHYSIQUE DU THORAX ET DES POUMONS

Sommaire de la procédure

1. Préparation du matériel
2. Installation de la personne
3. Inspection du visage et du thorax
4. Palpation du thorax
5. Auscultation du thorax
6. Analyse des résultats

> Avez-vous demandé à M. Leduc à quand remonte l'augmentation de sa dyspnée (PQRST-U) et depuis quand il prend des médicaments pour ce problème ?

	Étapes	Justifications	

Ne pas oublier les étapes préalables décrites dans la procédure 1-1.
Ne pas oublier les précautions et les interventions s'appliquant avant un examen physique du thorax et des poumons.

1 Préparation du matériel

	Étapes	Justifications	
1.1	Rassembler les articles nécessaires et les placer par ordre d'utilisation sur la table de travail.	Cette disposition favorise le rappel des étapes et facilite le déroulement de la procédure.	
1.2	Nettoyer le diaphragme et la cupule du stéthoscope avec le tampon d'alcool à 70 %.		

Étapes		Justifications	
2	**Installation de la personne**		
2.1	Aider la personne à s'installer en position assise au bord du lit, les jambes pendantes.	Cette position facilite l'expansion pulmonaire et contribue au confort de la personne.	
2.2	Découvrir le thorax jusqu'à la taille.	Le thorax doit être découvert pour un repérage anatomique et une application du stéthoscope directement sur la peau.	
3	**Inspection du visage et du thorax**		
3.1	Observer la personne lorsqu'elle respire, tout en faisant attention aux bruits qu'elle émet: • nez dégagé ou obstrué et présence éventuelle de sécrétions nasales; • coloration de la peau du visage et du thorax; • signes de diaphorèse sur le front; • battement des ailes du nez; • posture; • tirage durant l'inspiration; • hippocratisme digital. Prendre des notes sur la feuille de plan de travail tout au long de l'examen.	L'objectif est de repérer rapidement une difficulté d'ordre respiratoire. OBSERVATIONS COURANTES Coloration conforme aux caractéristiques génétiques, familiales ou raciales; respiration par le nez, avec la bouche fermée; tête et dos droits; respiration silencieuse. PARTICULARITÉS Changement de coloration de la peau, pâleur, teint grisâtre et marbré, cyanose. Battement des ailes du nez nettement visible durant l'inspiration. Position tripode signalant l'utilisation des muscles accessoires: penchée vers l'avant, prise d'appui sur une cuisse ou sur une table, lèvres pincées durant l'expiration. Tirage signalant l'utilisation des muscles accessoires et intercostaux, facilement percevable au creux sus-sternal, dans la région sus-claviculaire et aux espaces intercostaux. Hippocratisme digital comme signe d'une désaturation chronique de l'hémoglobine (hypoxémie). Respiration bruyante indiquant la présence de sécrétions laryngées.	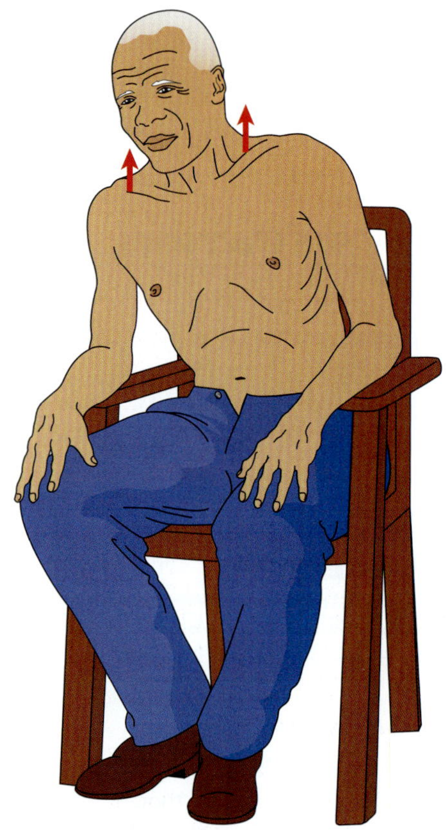 **Posture typique d'une personne souffrant de MPOC**
3.2	Observer le thorax et l'alignement de la colonne vertébrale: position des clavicules, angle costal et inclinaison des côtes.	OBSERVATIONS COURANTES Clavicules à la même hauteur, angle costal d'environ 45°, côtes orientées vers le bas et également espacées des deux côtés, colonne vertébrale bien verticale et omoplates symétriques. PARTICULARITÉS Forme du thorax arrondie, angle costal antérieur accru, côtes trop espacées les unes des autres (emphysème), épaules penchées, colonne vertébrale présentant une courbure excessive (cyphose) ou déviant d'un côté, avec les côtes plus rapprochées d'un côté que de l'autre (scoliose).	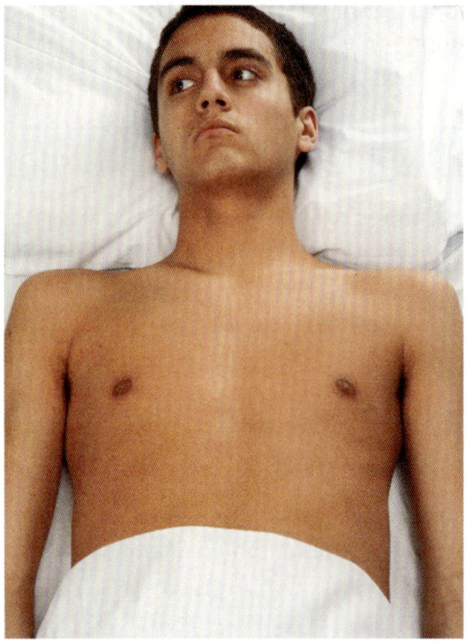

Étapes		Justifications	
3.3	Pour déterminer la forme du thorax, prendre le ruban à mesurer et déterminer le diamètre transversal (de la ligne axillaire antérieure gauche, LAAG, à la ligne axillaire antérieure droite, LAAD) et antéropostérieur (de la ligne axillaire antérieure droite, LAAD, à la ligne axillaire postérieure droite, LAPD). Faire le rapport entre les deux.	OBSERVATIONS COURANTES Ratio de 2/1. Amplitude des mouvements thoraciques symétrique, mouvements symétriques et augmentation d'amplitude du côté antéropostérieur et latéral. PARTICULARITÉS Ratio de 1/1 et thorax en tonneau, égalité entre la largeur et l'épaisseur (emphysème). Mouvement thoracique asymétrique (moins marqué d'un côté) pouvant indiquer une pneumonie, une atélectasie, un pneumothorax ou une fracture des côtes.	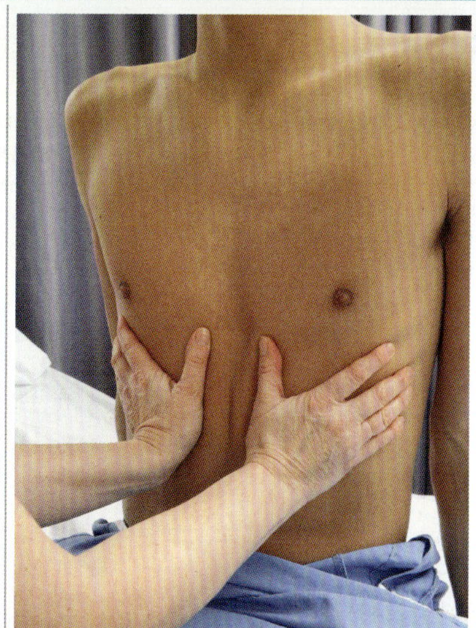
3.4	Évaluer la symétrie des mouvements thoraciques avec la méthode du pli cutané : a) Poser les pouces parallèlement à la ligne médiane du corps. b) Placer les doigts approximativement sur les dixièmes côtes pour la face postérieure ou le long du rebord costal pour la face antérieure. c) Rapprocher les pouces l'un de l'autre de manière à former un pli, et demander à la personne d'inspirer profondément puis d'expirer. Le pli cutané tend à disparaître avec l'augmentation de l'amplitude thoracique, durant l'inspiration. d) Observer la symétrie de l'amplitude thoracique d'après le déplacement des pouces et d'après la sensation d'élargissement du thorax sous les mains.		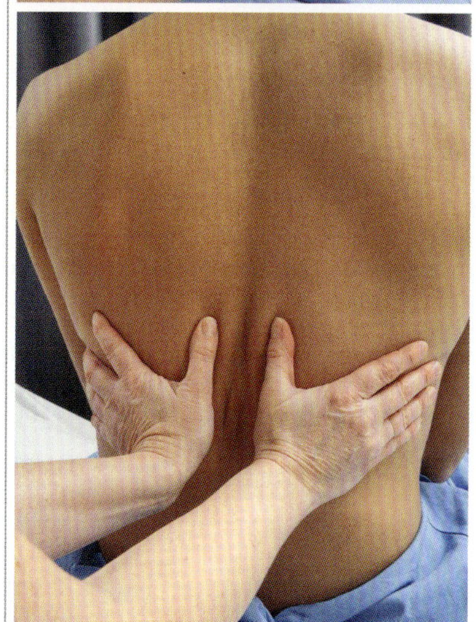
3.5	Placer le ruban à mesurer autour du thorax, sous les aisselles, et mesurer l'amplitude thoracique en notant les dimensions, en centimètres, pendant une expiration forcée puis une inspiration forcée.	OBSERVATIONS COURANTES Chez l'adulte moyen, en bonne santé, l'expansion considérée comme normale est de 4 cm. PARTICULARITÉS Une amplitude inférieure à 4 cm peut être due à une infection pulmonaire, à une atélectasie, à un pneumothorax, à une fracture des côtes, à une douleur durant la respiration ou à une fibrose kystique.	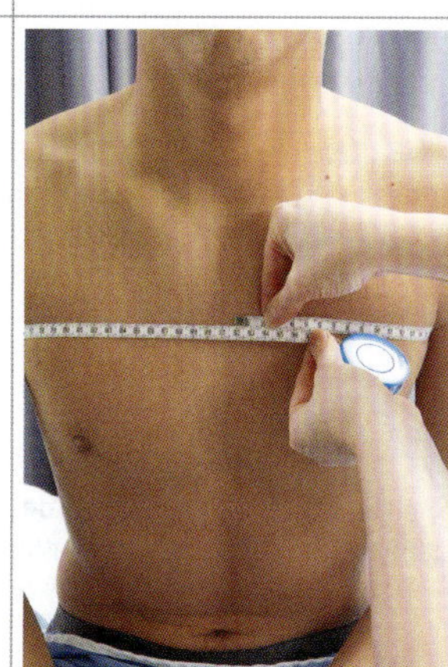 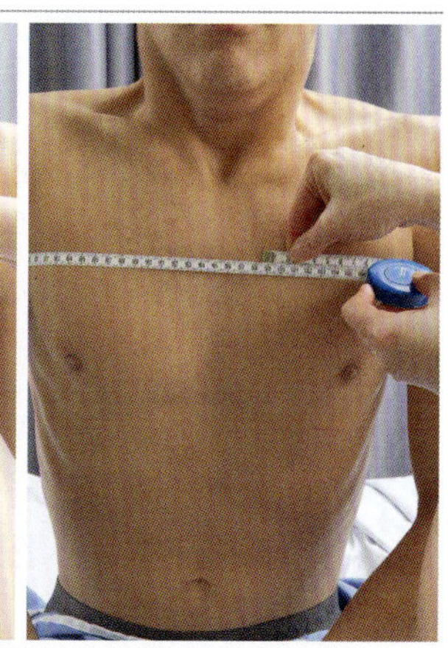

Étapes		Justifications

4 Palpation du thorax

4.1 Interroger la personne sur la présence de douleur.

Si la personne ne se plaint d'aucune douleur, évaluer rapidement la température et l'intégrité de la peau du thorax.

Si la personne se plaint d'une douleur ou d'un problème respiratoire, palper toutes les zones douloureuses désignées, en utilisant le bout des doigts et en appliquant une légère pression circulaire.

OBSERVATIONS COURANTES
Une personne en bonne santé ne ressent aucune douleur au thorax durant l'inspiration forcée ou à la palpation. La peau est intacte et la température uniforme.

PARTICULARITÉS
Masses, saillies, dépressions, zones sensibles, côtes mobiles.

En cas de sensibilité, le but est de différencier la douleur d'origine musculaire, qui augmente au moment de la palpation, et la douleur d'origine viscérale (cœur, plèvre, poumon), qui est toujours présente.

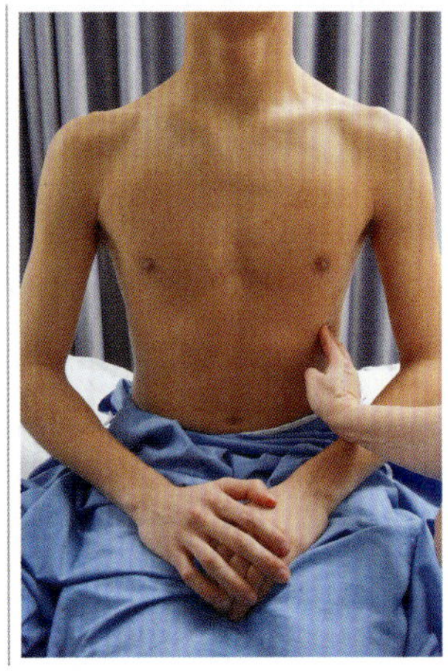

5 Auscultation du thorax

5.1 Demander à la personne de tousser et d'expectorer, si nécessaire.

Tousser permet de dégager les voies respiratoires supérieures.

5.2 Expliquer brièvement à la personne la posture à adopter pour l'auscultation : position assise, légèrement penchée vers l'avant, les bras croisés devant.

Expliquer permet d'obtenir la collaboration de la personne. Cette posture sépare les omoplates et expose une quantité accrue de tissu pulmonaire.

5.3 Appuyer fermement le diaphragme du stéthoscope sur la peau, demander à la personne de respirer profondément par la bouche et ausculter le thorax durant l'inspiration et l'expiration.

Le diaphragme du stéthoscope transmet mieux les bruits respiratoires aigus que la cupule.

La respiration par la bouche permet d'éliminer les bruits nasaux.

Si la personne est velue, appuyer fermement le stéthoscope sur la peau pour éliminer les faux bruits crépitants.

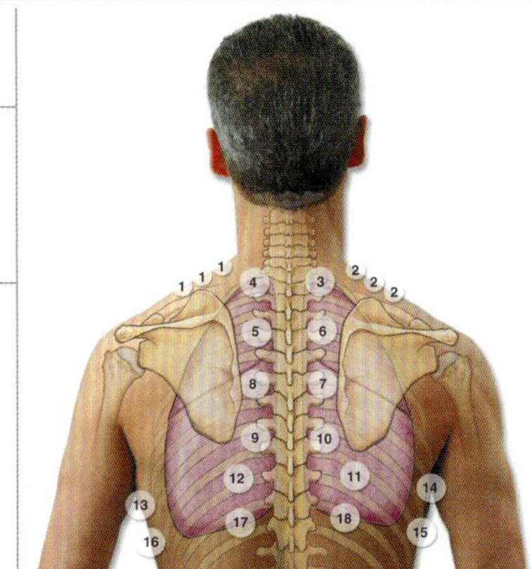

Ordre à suivre pour l'auscultation de la face postérieure du thorax

5.4 Écouter le bruit du passage de l'air dans les voies respiratoires (murmure vésiculaire) en commençant par la partie supérieure de chaque poumon et en descendant vers la partie inférieure.

Comparer les bruits entendus des deux côtés, à chaque séquence.

5.5 Après avoir ausculté la face postérieure, demander à la personne de se redresser puis ausculter la face latérale et la face antérieure.

Il s'agit d'évaluer la circulation de l'air dans l'arbre bronchique et de déceler la présence éventuelle d'une obstruction partielle ou complète du passage de l'air jusqu'aux alvéoles.

OBSERVATIONS COURANTES
Les murmures vésiculaires sont symétriques. Ils sont les mêmes en qualité et en intensité des deux côtés.

PARTICULARITÉS
Bruits respiratoires (murmures vésiculaires) diminués ou absents d'un côté (sécrétions, pneumonie, asthme) ou des deux côtés (obésité, emphysème, vieillissement).

Présence de bruits surajoutés : crépitants fins ou rudes, ronchus (râles), sibilants (sifflements), stridor ou frottement pleural (raclement).

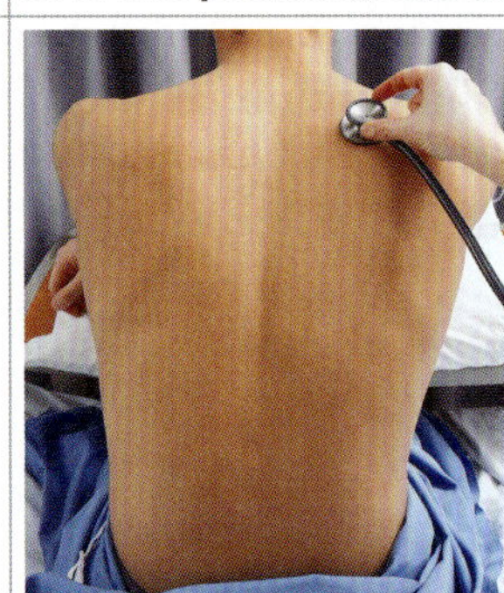

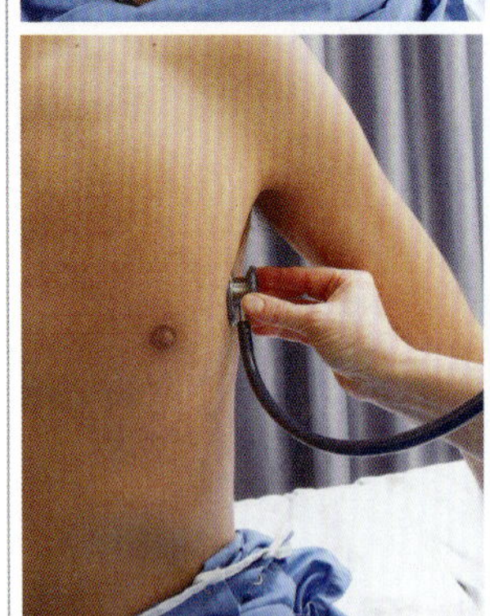

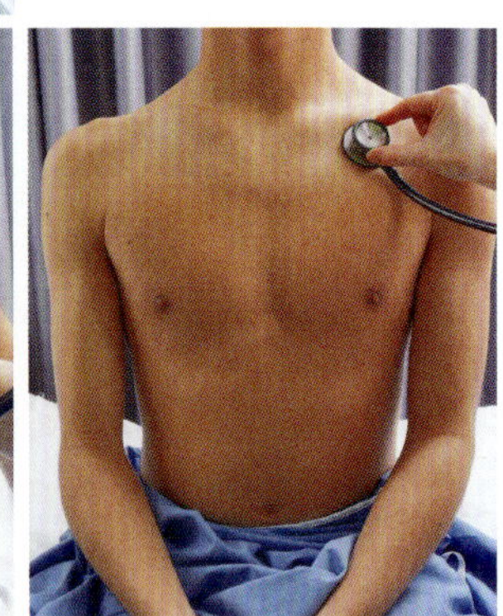

Étapes		Justifications
ALERTE! *Il est essentiel de comparer les bruits entendus aux deux poumons pour repérer les bruits respiratoires anormaux.*		
6	**Analyse des résultats**	
6.1	Comparer les résultats de l'examen avec les valeurs normales ou avec les résultats antérieurs de la personne. Mettre en relation les données recueillies et analyser les écarts.	La comparaison et l'analyse des écarts permettent de porter un jugement clinique afin de déterminer si un suivi est nécessaire.

Ne pas oublier les précautions et les interventions s'appliquant après un examen physique du thorax et des poumons.

Ne pas oublier les étapes postexécutoires décrites dans la procédure 1-2.

Une fois la procédure terminée, vous êtes-vous assurée que M. Leduc est dans une position qui facilite sa ventilation pulmonaire?

RÉDACTION DES NOTES D'ÉVOLUTION

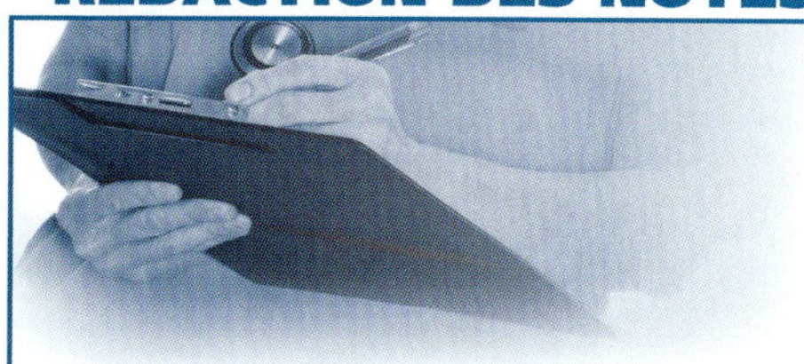

Dossier de M. Leduc

2011-04-14 **08:10** À l'inspection: faciès pâle, dyspnée au moindre effort. Toux grasse et productive: expectorations striées de sang, plutôt épaisses, tirage intercostal et hippocratisme digital marqué.
À la palpation: douleur à la face antérieure du thorax, à droite, au niveau du rebord costal, entre la LMCD et la LAAD, 3/10.
À l'auscultation: râles diffus, face postérieure. Installé au fauteuil avec aide.
Philippe Ladouceur, étudiant inf.

MÉTHODE DE SOINS **3-4**

29 EXAMEN PHYSIQUE

Examen physique du cœur et des vaisseaux centraux

Cette méthode de soins explique la procédure à suivre pour examiner la fonction cardiovasculaire d'une personne en utilisant l'inspection, la palpation et l'auscultation (page 82).

DÉFINITION

Méthode de soins consistant à évaluer la capacité du cœur à fournir un débit sanguin suffisant pour les besoins physiologiques de l'organisme.

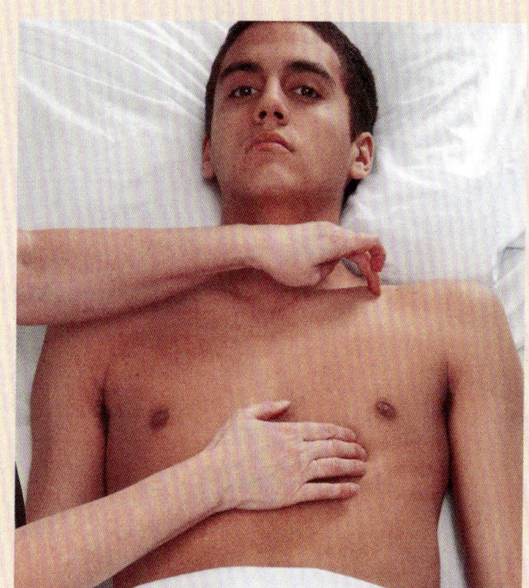

CONTEXTE D'EXÉCUTION

BUTS

- Rechercher et évaluer les principales manifestations cliniques (signes et symptômes) d'un problème cardiovasculaire (douleur thoracique, essoufflement, surtout en position couchée, palpitations, dyspnée, étourdissements, fatigue et œdème des membres inférieurs).
- Dépister rapidement les personnes dont l'état cardiovasculaire exige des soins et des traitements immédiats.
- Effectuer la surveillance de l'état de santé physique d'une personne présentant un problème cardiovasculaire.

MATÉRIEL ET ÉQUIPEMENT

ARTICLES ESSENTIELS

Articles de base

- Feuille de plan de travail 1
- Stylo à bille 2

Examen

- Tampon d'alcool à 70 % 3
- Stéthoscope 4
- Montre affichant les secondes 5

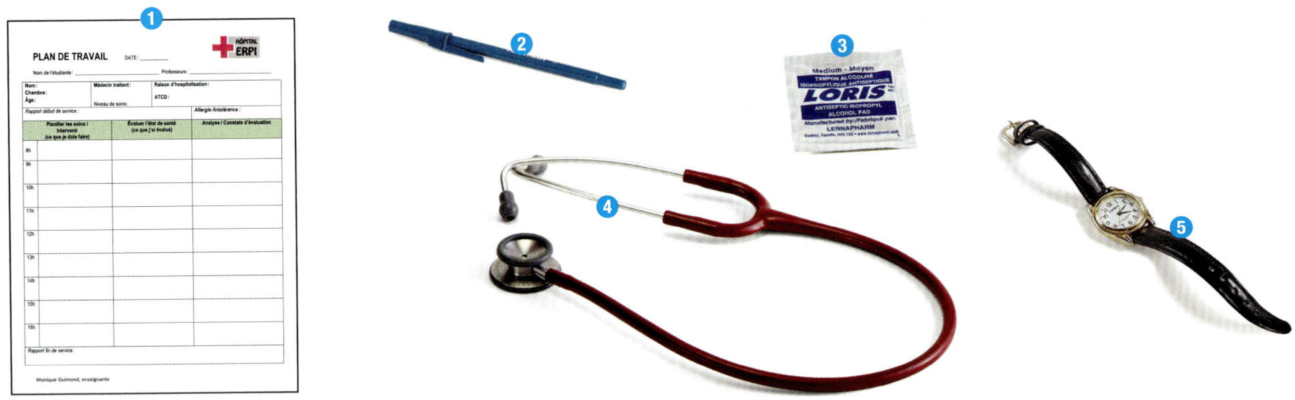

PRÉCAUTIONS ET INTERVENTIONS **avant** un examen physique du cœur et des vaisseaux centraux

1. ÉVALUATION

- Rechercher une altération de l'apparence générale, de l'état de conscience et de la cohérence du discours *afin de détecter rapidement une incapacité du cœur à oxygéner le corps et le cerveau*.
- Interroger la personne à l'aide du questionnaire PQRST *afin de préciser ses symptômes et de prendre en considération ses réactions et son état*.
- Recueillir les informations essentielles (événements significatifs récents, médication, antécédents médicaux, allergies) sur l'état de santé de la personne *afin de dresser le profil de la personne*.
- Vérifier les résultats des examens paracliniques (analyses sanguines, dosage des enzymes cardiaques, examens biochimiques, coagulation sanguine, examens radiologiques, ECG), les derniers résultats des signes vitaux et les ordonnances en cours *afin d'établir l'évolution clinique de la personne*.

2. INTERVENTIONS

- S'assurer que l'éclairage est suffisant et l'environnement calme et sans bruits *afin de pouvoir bien voir les modifications de la peau et bien entendre les bruits cardiaques durant l'auscultation*.

- Vérifier la sonorité du stéthoscope, *car une bonne sonorité permet de bien entendre les bruits cardiaques B1 et B2*.
  - Nettoyer les embouts auriculaires du stéthoscope avec un tampon d'alcool à 70 % si on n'utilise pas son stéthoscope personnel.
  - Placer les embouts dans les oreilles en les dirigeant vers le canal auditif.
  - Frapper délicatement le diaphragme avec le bout d'un doigt et vérifier qu'on entend bien le bruit.
  - En l'absence de bruit, tourner de 180° la tige métallique située à la base du récepteur.
- Porter attention aux messages non verbaux d'inconfort pendant l'examen *afin de dépister rapidement les malaises et la douleur*.

3. ENSEIGNEMENT

- Expliquer à la personne que les résultats de l'examen sont confidentiels et seront utilisés par les professionnels concernés *afin de déterminer les soins et les traitements requis*.
- Déterminer le besoin d'information de la personne *afin de répondre à ses questions et d'atténuer son anxiété*.

PRÉCAUTIONS ET INTERVENTIONS **après** un examen physique du cœur et des vaisseaux centraux

1. ÉVALUATION

- Examiner régulièrement le cœur et les vaisseaux par l'inspection du visage et du cou, par la palpation des artères carotides et par l'auscultation du pouls apexien (apical) et des bruits cardiaques dans les foyers *afin de détecter rapidement toute défaillance cardiovasculaire*.

2. INTERVENTION

- Installer la personne en position de Fowler (semi-assise) *afin d'atténuer la dyspnée et de favoriser son confort et son repos*.

3. ENSEIGNEMENT

- Demander à la personne de prévenir dès qu'elle sent une douleur thoracique, un essoufflement, des palpitations, un malaise ou une faiblesse *afin que le personnel soignant puisse intervenir rapidement et offrir un soulagement*.
- Informer la personne des événements à venir, des analyses et examens à effectuer ainsi que des consultations prévues *afin de la préparer adéquatement et d'atténuer son anxiété*.

4. NOTES AU DOSSIER

- Écrire dans les notes d'évolution toutes les informations relatives à l'examen et toutes les données recueillies *afin de dresser un portrait de la situation clinique de la personne et de porter un jugement clinique*.
  - Date de l'examen
  - Inspection : couleur de la peau, diaphorèse, veines jugulaires
  - Pouls des artères carotides
  - Auscultation des bruits cardiaques dans les foyers
  - Réactions et collaboration de la personne
- Indiquer dans le plan thérapeutique infirmier (PTI), après avoir écrit la date, les constats de l'évaluation du cœur et des vaisseaux centraux nécessitant un suivi *afin d'établir le profil clinique évolutif de la personne*.
- Ajouter au PTI, en le modifiant au besoin, les directives infirmières découlant des constats de l'évaluation *afin d'ajuster la surveillance clinique, les soins, les traitements et les autres interventions*.
- Informer le médecin traitant, si nécessaire, des changements survenus dans la fonction cardiovasculaire de la personne *afin d'obtenir une expertise médicale et d'assurer un traitement optimal*.

MISE EN SITUATION

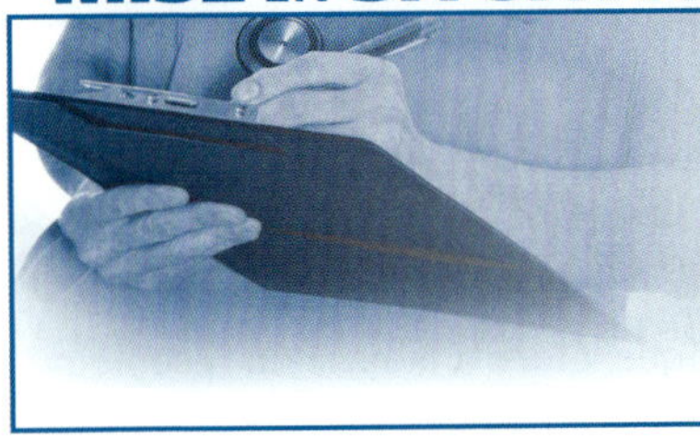

M. Despatie, âgé de 57 ans, s'est présenté aux urgences à cause d'une douleur soudaine à la poitrine. Il souffre d'un diabète de type 2, d'arthrite et d'insuffisance artérielle au membre inférieur droit. Son indice de masse corporelle (IMC) est de 32. Le médecin demande son hospitalisation pour angine instable. Une artériographie coronarienne est prévue, le plus tôt possible.

Ordonnance médicale au dossier

Aucune ordonnance médicale requise.

PROCÉDURE 3-4-1

PROCÉDER À UN EXAMEN PHYSIQUE DU CŒUR ET DES VAISSEAUX CENTRAUX

Sommaire de la procédure

1. Préparation du matériel
2. Installation de la personne
3. Inspection du visage et du cou
4. Palpation des vaisseaux centraux
5. Auscultation du pouls apexien et des bruits cardiaques
6. Analyse des résultats

! Avez-vous vérifié les résultats des enzymes cardiaques, de l'électrocardiogramme et des signes vitaux de M. Despatie ?

Étapes		Justifications

Ne pas oublier les étapes préalables décrites dans la procédure 1-1.
Ne pas oublier les précautions et les interventions s'appliquant avant un examen physique du cœur et des vaisseaux centraux.

1 Préparation du matériel

	Étapes	Justifications
1.1	Rassembler les articles nécessaires et les placer par ordre d'utilisation sur la table de travail.	Cette disposition favorise le rappel des étapes et facilite le déroulement de la procédure.

2 Installation de la personne

	Étapes	Justifications
2.1	Installer la personne en position semi-assise, avec la tête du lit relevée de 30° à 45°.	Cette position diminue l'essoufflement de la personne atteinte de maladie cardiovasculaire (MCV).
	Se tenir à la droite de la personne et dénuder partiellement son thorax.	Elle facilite l'inspection et la palpation de la région précordiale.

3 Inspection du visage et du cou

	Étapes	Justifications
3.1	Observer attentivement la personne, en particulier : • la couleur de la peau du visage par rapport au reste du corps ; • la présence éventuelle de diaphorèse ; • un œdème aux membres inférieurs. Prendre des notes sur la feuille de plan de travail tout au long de l'examen.	L'objectif est de détecter une variation dans la capacité du cœur à oxygéner les tissus. OBSERVATIONS COURANTES Couleur de la peau identique entre le visage et le reste du corps, aucune diaphorèse perceptible, absence d'œdème aux membres inférieurs. Résultats des signes vitaux dans les valeurs habituelles de la personne. PARTICULARITÉS Pâleur, diaphorèse, cyanose périphérique ou centrale démontrant une oxygénation insuffisante. Résultats des signes vitaux anormaux.
3.2	Nettoyer le diaphragme et la cupule du stéthoscope avec le tampon d'alcool à 70 % et mesurer les signes vitaux (voir les procédures du chapitre 2).	

Étapes		Justifications	
3.3	Demander à la personne de se détendre et de tourner légèrement la tête du côté gauche. Inspecter les veines jugulaires et rechercher une distension de la veine jugulaire interne droite (située sous le muscle sternocléidomastoïdien).	L'objectif est d'obtenir de l'information sur la pression veineuse centrale et l'efficacité du pompage du sang par le cœur droit. OBSERVATION COURANTE Veine jugulaire interne normalement invisible. PARTICULARITÉS Veines jugulaires turgescentes indiquant une surcharge circulatoire (hypervolémie) ou une insuffisance cardiaque droite; veines plates signalant une déshydratation ou une diminution du volume sanguin (hypovolémie).	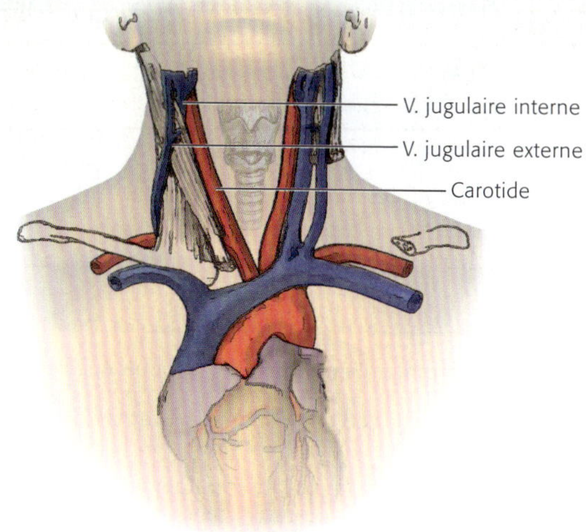 **Position anatomique de la veine jugulaire interne droite** 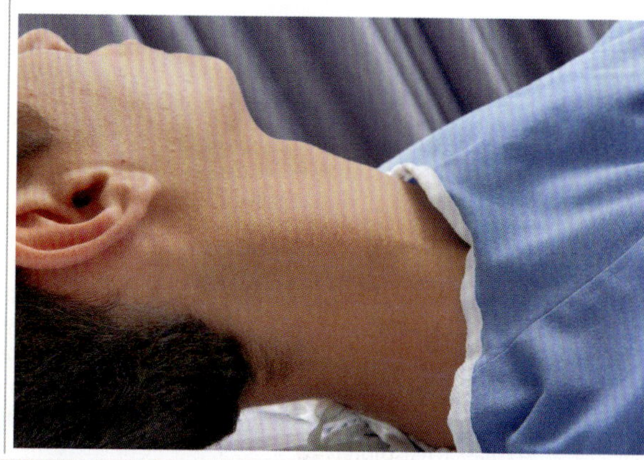

4 Palpation des vaisseaux centraux

4.1	Pour chaque artère, l'une après l'autre, placer la pulpe des doigts sur le cou, entre la trachée et le muscle sternocléidomastoïdien, juste sous la mâchoire inférieure.	On palpe une artère carotide à la fois pour permettre une circulation sanguine adéquate vers le cerveau.	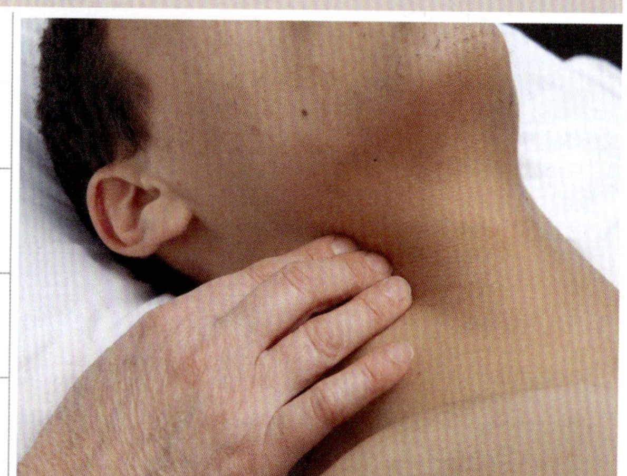
4.2	Demander à la personne de tourner légèrement la tête vers la main qui palpe.	Ce mouvement permet de détendre le muscle sternocléidomastoïdien.	
4.3	Palper délicatement l'artère carotide.	Ne pas appuyer fort ni masser, car la stimulation du sinus carotidien peut entraîner une bradycardie.	
4.4	Noter l'amplitude et la symétrie des pouls carotidiens, ainsi que la rigidité de la paroi des vaisseaux. L'amplitude du pouls s'évalue selon l'échelle suivante: 0 = pouls absent 1+ = pouls faible, filant 2+ = pouls normal, palpable 3+ = pouls bondissant	OBSERVATIONS COURANTES Pulsations carotidiennes pleines (sensation de poussée) et symétriques, parois artérielles souples et élastiques. PARTICULARITÉS Pulsations diminuées, amplifiées ou asymétriques, parois artérielles épaissies, durcies ou rigides dans un cas d'athérosclérose.	

Étapes	Justifications

5 Auscultation du pouls apexien (voir la procédure 2-2-2, p. 29) et des bruits cardiaques

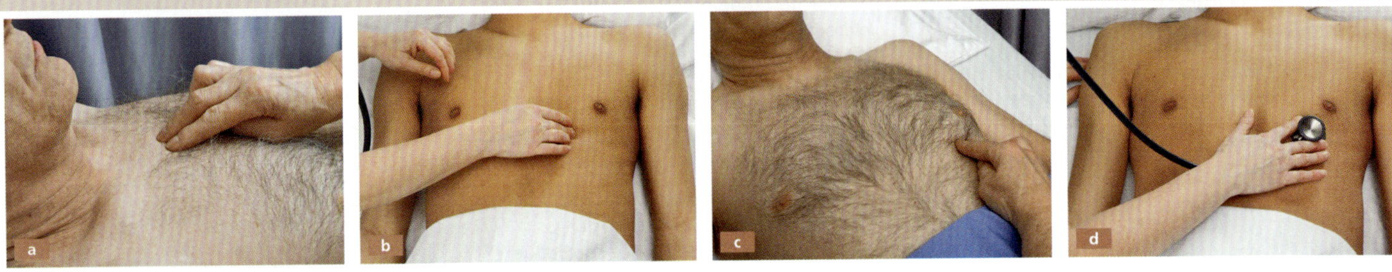

5.1 Déterminer l'emplacement du pouls apexien :

a) À partir de l'angle manubriosternal (angle de Louis), déplacer les doigts vers la gauche pour sentir le deuxième espace intercostal (sous la deuxième côte).

b) Descendre les doigts et palper les côtes pour atteindre le cinquième espace intercostal.

c) Déplacez les doigts vers la gauche pour croiser la ligne médioclaviculaire gauche (LMCG).

d) Placer le stéthoscope à cet endroit précis.

Étapes	Justifications
5.2 Ausculter le pouls apexien : a) Évaluer le rythme du cœur (battements réguliers ou irréguliers). b) Calculer la fréquence du pouls apexien pendant une minute, à l'aide d'une montre affichant les secondes.	OBSERVATIONS COURANTES Le rythme est régulier et la fréquence se situe entre 60 et 100 bpm. Les bruits B1 et B2 sont perçus dans tous les foyers, pas de bruit surajouté. PARTICULARITÉS Modification de l'intensité du B1 ou du B2, présence de bruits de galop (bruits de faible intensité liés à de la résistance durant le remplissage du ventricule au cours de la diastole), souffle en systole ou en diastole causé par la turbulence du courant sanguin.
5.3 Ausculter les bruits cardiaques dans le foyer mitral (apexien) (1).	
5.4 Déplacer le stéthoscope vers le sternum, en remontant légèrement pour suivre le cinquième espace intercostal, et ausculter les bruits cardiaques dans le foyer tricuspidien (2). Apprécier la qualité des bruits normaux B1 et B2.	
5.5 Remonter de trois espaces intercostaux et ausculter le foyer pulmonaire (3) (deuxième espace intercostal gauche). Apprécier la qualité de B1 et de B2.	
5.6 Déplacer le stéthoscope vers la droite, au deuxième espace intercostal, et écouter les bruits dans le foyer aortique (4).	

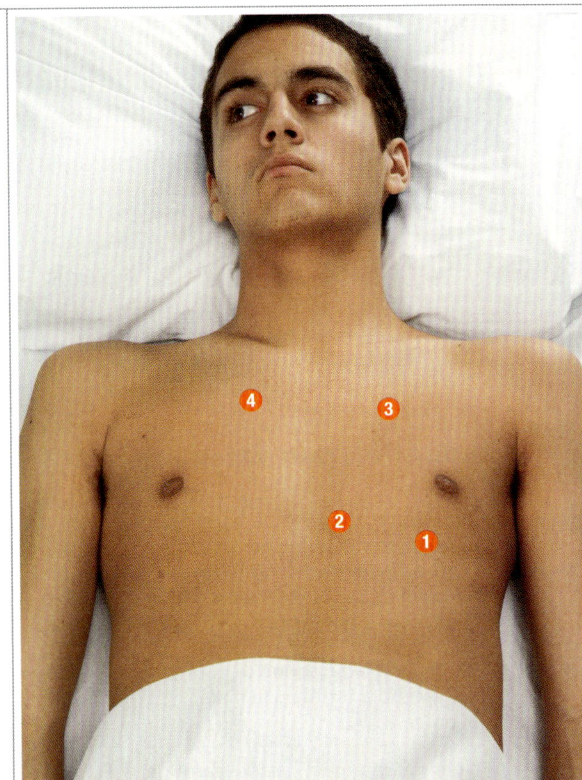

Astuce

Une auscultation complémentaire en position de décubitus latéral facilite la détection de bruits anormaux dans les foyers mitral et tricuspidien, car elle les accentue.

Le fait de faire pencher la personne vers l'avant facilite la détection des bruits anormaux en provenance des foyers aortiques et pulmonaires.

Remarque

Il est recommandé d'utiliser successivement le diaphragme et la cupule pour ausculter chacun des foyers.

Étapes		Justifications
6	**Analyse des résultats**	
6.1	Comparer les résultats de l'examen avec les valeurs normales ou les résultats antérieurs de la personne. Mettre en relation les données recueillies et analyser les écarts.	La comparaison et l'analyse des écarts permettent de porter un jugement clinique afin de déterminer si un suivi est nécessaire.

Ne pas oublier les précautions et les interventions s'appliquant après un examen physique du cœur et des vaisseaux centraux.

Ne pas oublier les étapes postexécutoires décrites dans la procédure 1-2.

Une fois la procédure terminée, avez-vous demandé à M. Despatie s'il avait des questions à propos de l'artériographie coronarienne ?

RÉDACTION DES NOTES D'ÉVOLUTION

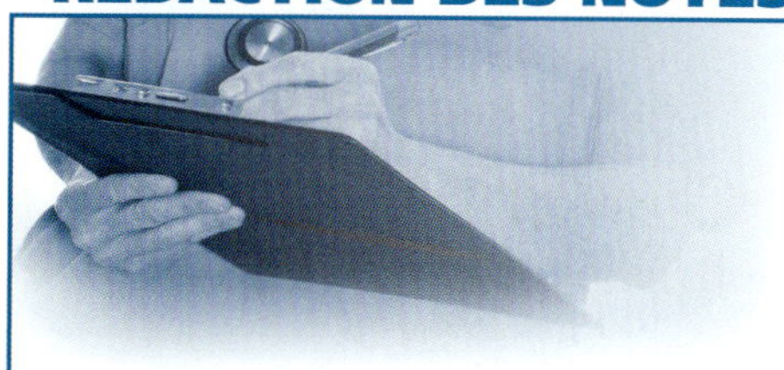

Dossier de M. Despatie

2011-06-14 **21:30** En position semi-assise, Ø signes de détresse (pas de douleur, pas de diaphorèse), teint pâle, dyspnée légère. Absence de distension visible des jugulaires. Rythme cardiaque irrégulier, 83 bpm à l'apex. B1 et B2 de faible intensité au foyer apexien. Pulsation des carotides à 1+, parois épaissies et dures, amplitude symétrique. ______ Leïla Montpetit, étudiante inf.

3-5

MÉTHODE DE SOINS **3-5**

29 EXAMEN PHYSIQUE

Examen de la fonction vasculaire périphérique

Cette méthode de soins explique la procédure à suivre pour évaluer la circulation sanguine des membres d'une personne en utilisant l'inspection, la palpation et l'évaluation des pouls périphériques (page 87).

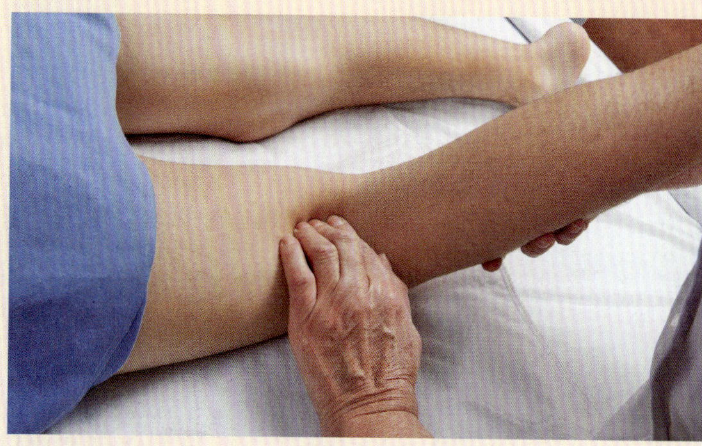

DÉFINITION

Méthode de soins consistant à examiner les membres supérieurs ou inférieurs pour évaluer la perfusion sanguine et détecter des problèmes vasculaires.

CONTEXTE D'EXÉCUTION

BUTS

- Recueillir des données objectives (couleur, chaleur, motricité, sensibilité et pouls périphérique : CCMS+P) pour évaluer la circulation sanguine après un traumatisme aux membres ou une chirurgie vasculaire périphérique.
- Effectuer un dépistage de problèmes circulatoires périphériques.
- Détecter et évaluer les principales manifestations cliniques de problèmes vasculaires périphériques (œdème, douleur, engourdissement, modifications de l'apparence et de la température de la peau).
- Effectuer la surveillance de l'état de santé d'une personne présentant une insuffisance vasculaire.

MATÉRIEL ET ÉQUIPEMENT

ARTICLES ESSENTIELS

Articles de base	Examen
• Feuille de plan de travail 1 • Stylo à bille 2	• Montre affichant les secondes 3

ARTICLES FACULTATIFS

S'il faut évaluer une plaie avec un écoulement:

- Gants propres 4

S'il faut mesurer les membres:

- Ruban à mesurer 5

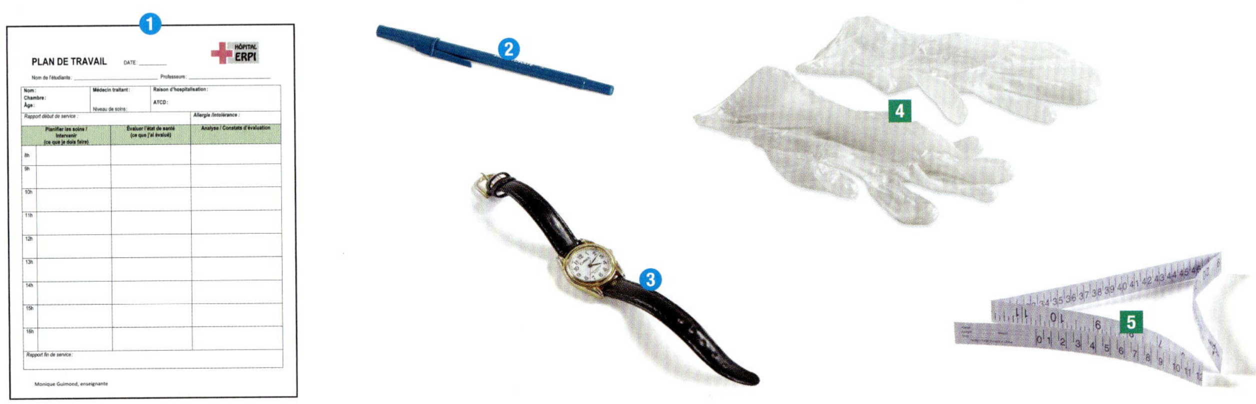

PRÉCAUTIONS ET INTERVENTIONS **avant** un examen de la fonction vasculaire périphérique

1. ÉVALUATION

- Interroger la personne à l'aide du questionnaire PQRST *afin de préciser ses symptômes et de prendre en considération ses réactions et son état*.
- Recueillir les informations essentielles (événements significatifs récents, médication, antécédents médicaux, allergies) sur l'état de santé de la personne *afin de dresser le profil de la personne*.
- Vérifier les résultats des examens paracliniques (analyses de laboratoire, échographie ultrasonique et signes vitaux) *afin d'établir l'évolution clinique de la personne*.

2. INTERVENTIONS

- S'assurer que l'éclairage est suffisant *afin de bien visualiser les variations d'aspect de la peau et des tissus*.
- Prêter attention aux messages non verbaux d'inconfort pendant l'examen *afin de dépister rapidement les malaises et la douleur*.

3. ENSEIGNEMENT

- Expliquer à la personne que les résultats de l'examen sont confidentiels et seront utilisés par les professionnels concernés *afin de déterminer les soins et les traitements requis*.
- Déterminer le besoin d'information de la personne *afin de répondre à ses questions et d'atténuer son anxiété*.

PRÉCAUTIONS ET INTERVENTIONS après un examen de la fonction vasculaire périphérique

1. ÉVALUATION

- Procéder régulièrement à un examen de la circulation vasculaire périphérique (CCMS+P) par l'inspection (coloration de la peau, motricité des orteils) et la palpation (chaleur, sensibilité et pulsation périphérique) *afin de détecter rapidement toute détérioration de la circulation sanguine périphérique*.

2. INTERVENTION

- Repositionner la personne en plaçant ses jambes à plat (en cas d'insuffisance artérielle) ou en les surélevant par rapport au niveau du cœur (en cas de congestion veineuse) *afin d'améliorer la circulation sanguine dans les membres inférieurs*.

3. ENSEIGNEMENT

- Demander à la personne de prévenir dès qu'elle ressent un inconfort ou une variation de la douleur *afin que le personnel soignant puisse intervenir rapidement*.
- Informer la personne des événements à venir, des analyses et examens à effectuer ainsi que des consultations prévues *afin de la préparer adéquatement et d'atténuer son anxiété*.

4. NOTES AU DOSSIER

- Écrire dans les notes d'évolution toutes les informations concernant l'examen *afin de dresser un portrait clinique de la personne et de porter un jugement clinique*.
  - Date de l'examen
  - Inspection : coloration de la peau, forme et dimensions des membres, si nécessaire, motricité des extrémités
  - Palpation : texture de la peau, chaleur, sensibilité
  - Symétrie et amplitude des pouls périphériques
  - Réactions et collaboration de la personne
- Indiquer dans le plan thérapeutique infirmier (PTI), après avoir écrit la date, les constats de l'évaluation de la fonction vasculaire périphérique nécessitant un suivi *afin d'établir le profil clinique évolutif de la personne*.
- Ajouter au PTI, en le modifiant au besoin, les directives infirmières découlant des constats de l'évaluation *afin d'ajuster la surveillance clinique, les soins, les traitements et les autres interventions*.
- Informer le médecin traitant des changements survenus dans la fonction vasculaire, si nécessaire, *afin d'obtenir une expertise médicale et d'assurer un traitement optimal*.

3-5

MISE EN SITUATION

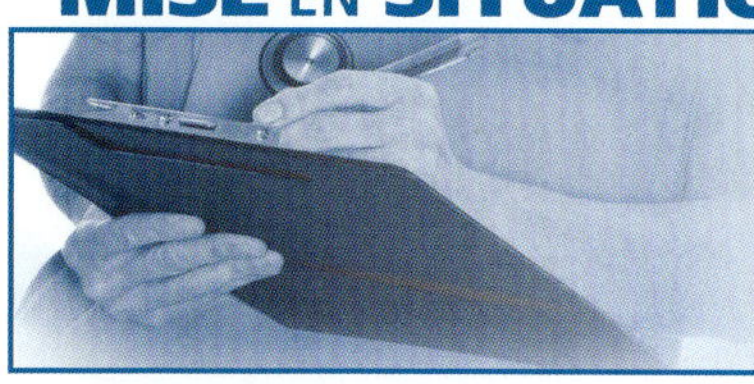

Mme Lavallée, âgée de 47 ans, est hospitalisée pour une thrombophlébite profonde (TPP) à la jambe gauche. Elle se plaint d'une douleur au mollet. À son arrivée dans l'unité de soins, on lui a installé une perfusion intraveineuse d'héparine.

Ordonnance médicale au dossier

Aucune ordonnance médicale requise.

PROCÉDURE 3-5-1

EXAMINER LA FONCTION VASCULAIRE PÉRIPHÉRIQUE

Sommaire de la procédure

1. Préparation du matériel
2. Installation de la personne
3. Inspection des membres
4. Palpation des membres
5. Évaluation des pouls périphériques
6. Signe de Homans
7. Analyse des résultats

Avez-vous vérifié les résultats du TCA (temps de céphaline activée) avant d'aller voir Mme Lavallée ?

Étapes	Justifications	
Ne pas oublier les étapes préalables décrites dans la procédure 1-1. Ne pas oublier les précautions et les interventions s'appliquant avant un examen de la fonction vasculaire périphérique.		
1 Préparation du matériel		
1.1 Rassembler les articles nécessaires et les placer par ordre d'utilisation sur la table de travail.	Cette disposition favorise le rappel des étapes et facilite le déroulement de la procédure.	
2 Installation de la personne		
2.1 Installer la personne en position semi-assise, avec la tête du lit relevée de 15° à 30°. Dénuder les deux membres (bras ou jambes) à examiner.	L'objectif est de comparer les deux côtés.	
3 Inspection des membres		
3.1 Observer les deux bras ou les deux jambes en les comparant : a) Évaluer la coloration de la peau, son uniformité et la symétrie entre les deux côtés. b) Comparer la forme des deux membres et, en cas d'asymétrie visible, mesurer le diamètre du membre atteint à l'aide du ruban à mesurer. c) Observer la répartition des poils (sur les membres inférieurs). d) Observer la symétrie du mouvement en demandant à la personne de bouger les orteils. Prendre des notes sur la feuille de plan de travail tout au long de l'examen.	Ces observations permettent de détecter une atteinte artérielle ou veineuse. OBSERVATIONS COURANTES Coloration uniforme et symétrique des deux membres, identique au reste du corps ; pas de décoloration, d'érythème, de tache, de cyanose ou de plaie. Même forme et même diamètre des deux membres, pas de déformation, ni d'œdème Répartition des poils identique sur les deux jambes. Mouvements des orteils symétriques. PARTICULARITÉS Insuffisance artérielle chronique : peau mince et luisante, cyanose, couleur rouge sombre et pâleur augmentant lorsque le membre est surélevé, perte de poils au pied, à la cheville et aux orteils du membre atteint. Diminution de la mobilité des orteils. Insuffisance veineuse chronique : pâleur, épaississement et étirement de la peau, œdème, pigmentation brunâtre et œdème au pourtour de la plaie	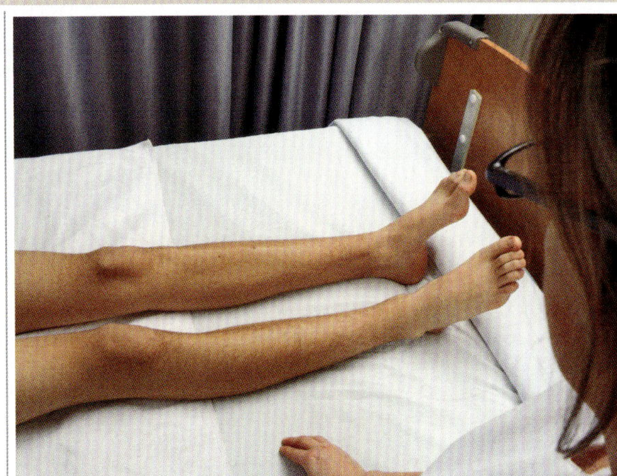

Remarque

Pour mesurer exactement la dimension des membres :

a) Mesurer la distance entre la rotule et la zone à évaluer, la zone semblant poser un problème, lorsque le genou est en extension, et marquer discrètement la peau au stylo.

b) Faire également une marque sur l'autre jambe à l'endroit correspondant.

c) Mesurer le diamètre des deux jambes et comparer les deux résultats pour confirmer l'asymétrie. La marque sur le membre atteint servira à suivre l'évolution du problème de façon précise.

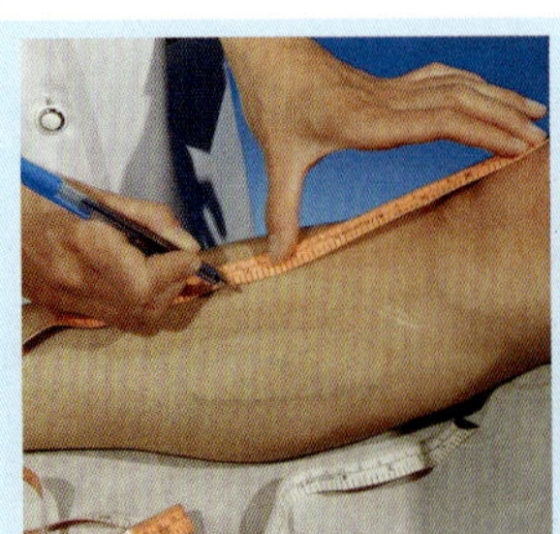

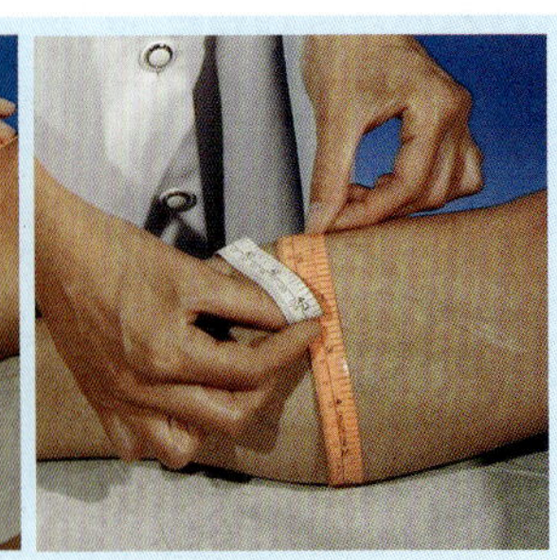

Étapes		Justifications
3.2	Effectuer le test du remplissage capillaire aux doigts ou aux orteils : a) Tenir le bout d'un doigt ou d'un orteil entre le pouce et l'index, pincer brièvement puis relâcher la pression. b) Observer le temps nécessaire au retour à la coloration normale.	Ce test permet de vérifier la perméabilité sanguine en périphérie. OBSERVATION COURANTE Retour à la coloration normale de l'ongle en moins de 3 secondes. PARTICULARITÉS Temps de retour à la coloration normale supérieur à 3 secondes, indiquant un temps de remplissage allongé et un débit artériel périphérique ralenti, en raison d'une irrigation insuffisante (hypotension, insuffisance cardiaque).

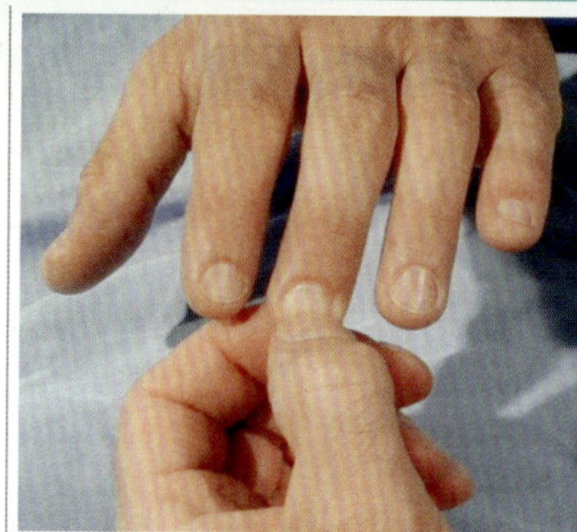

Étapes		Justifications
3.3	Demander à la personne de se mettre debout, et l'aider au besoin. Observer le réseau veineux des membres inférieurs : distribution des veines, présence éventuelle de veines dilatées.	La position debout permet d'évaluer la capacité du réseau veineux à ramener le sang vers le cœur. OBSERVATION COURANTE Veines peu apparentes et non gonflées. PARTICULARITÉ Veines distendues dans la cuisse, dans la jambe ou sur la partie postérolatérale du mollet, entre le genou et la cheville.

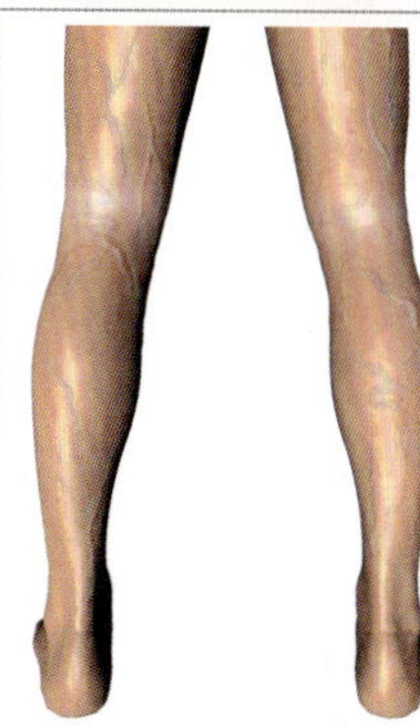

Veines variqueuses

4 Palpation des membres

Étapes		Justifications
4.1	Déterminer la texture de la peau en utilisant la pulpe des doigts.	La palpation permet de détecter des écarts. OBSERVATIONS COURANTES Peau tiède, douce et lisse au toucher, sans douleur, ni sensibilité. PARTICULARITÉS Peau sèche, desquamée, mince, luisante, sensible au toucher.
4.2	À l'aide du dos de la main et des doigts, évaluer la température de la peau depuis la main jusqu'à l'épaule pour les membres supérieurs et depuis les pieds jusqu'aux cuisses pour les membres inférieurs.	
4.3	Demander à la personne de signaler les zones de douleur, puis palper les membres avec le bout des doigts pour déterminer les zones de sensibilité ou de douleur.	

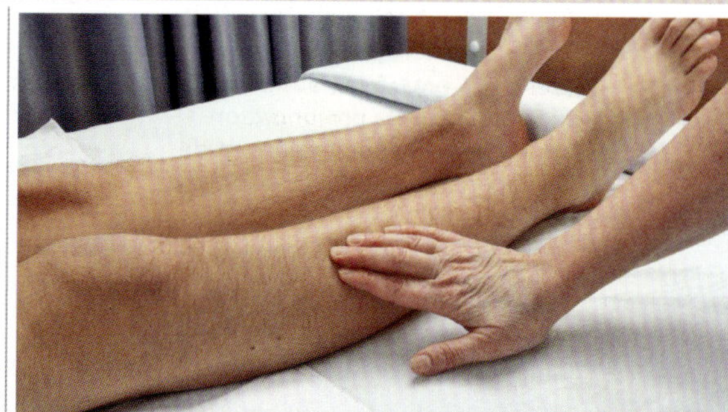

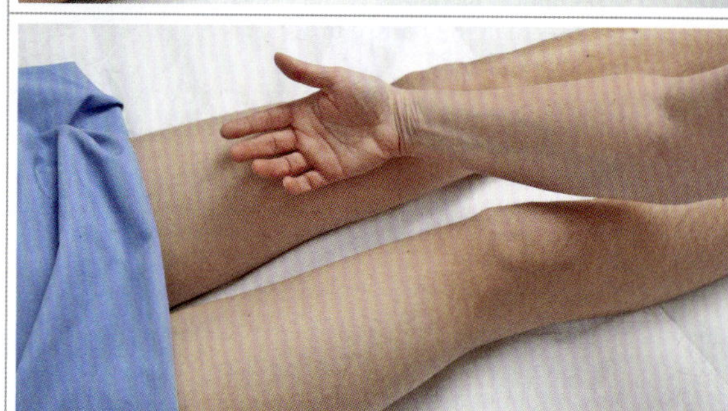

Étapes		Justifications
4.4	Pour détecter un œdème périphérique : a) Appuyer fermement avec le pouce sur une région proche de la cheville, puis relâcher. b) En cas de godet, utiliser l'échelle de la procédure 3-2-1 (étape 4, p. 71) pour évaluer l'œdème.	Ce test permet de mesurer le gonflement dû à une infiltration du liquide interstitiel dans les tissus situés en périphérie. OBSERVATIONS COURANTES Aucune trace, aucun œdème. PARTICULARITÉ Godet plus ou moins léger ou marqué et signalant un œdème.

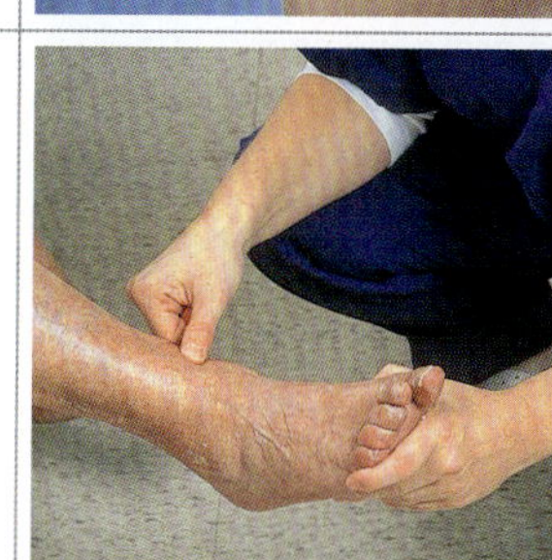

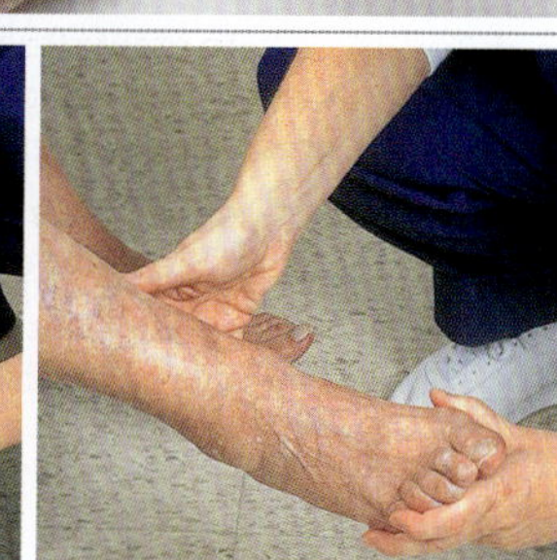

Étapes	Justifications	
5 Évaluation des pouls périphériques		
5.1 Membres supérieurs, artère radiale (voir la procédure 2-2-1, p. 27) : a) Localiser l'artère radiale sur la face interne de l'avant-bras, sur la ligne de projection du pouce, au niveau du poignet. b) Appliquer une pression modérée de l'index et du majeur sur le sillon longeant l'os radius. c) À l'aide d'une montre avec trotteuse ou à affichage numérique, évaluer la fréquence du pouls en comptant le nombre de pulsations pendant 30 secondes si le rythme est régulier et pendant 60 secondes s'il est irrégulier. d) Évaluer le rythme du pouls. e) Évaluer l'amplitude du pouls, en utilisant une échelle (0 = absent, impossible à palper ; 1+ = diminué, plus faible que la normale, filant ; 2+ = vif ; 3+ = fort ou bondissant). f) Répéter l'évaluation sur l'artère radiale de l'autre bras pour comparer.	L'évaluation du pouls périphérique dans les différentes artères permet d'estimer la qualité de la perfusion sanguine en périphérie. OBSERVATIONS COURANTES Pouls régulier, d'amplitude normale (2+), de fréquence se situant entre 60 et 100 bpm, et symétrique. PARTICULARITÉS Pouls irrégulier, d'amplitude faible (1+) ou forte (3+), de fréquence se situant en dehors des limites normales (bradycardie ou tachycardie). Pouls pouvant être imperceptible d'un côté, en cas d'insuffisance artérielle.	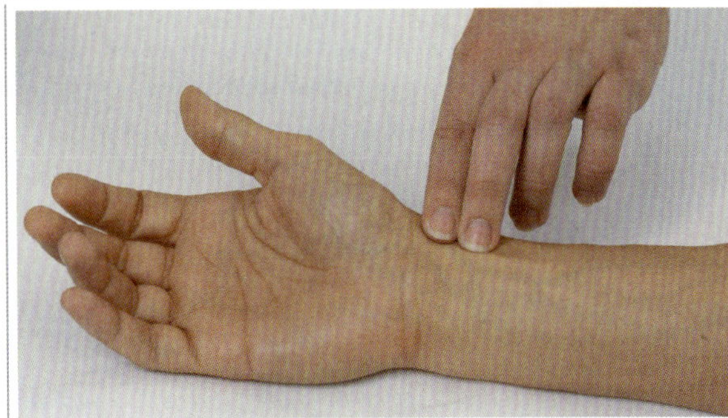
5.2 Membres supérieurs, artère brachiale : a) Localiser l'artère brachiale sur la face interne du bras, à la hauteur du pli du coude, dans la prolongation d'une ligne imaginaire partant de l'annulaire (paume de la main vers le haut). b) Appliquer une pression modérée avec la pulpe de l'index et du majeur. c) Évaluer la fréquence, le rythme et l'amplitude du pouls. d) Répéter l'évaluation sur l'artère brachiale de l'autre bras pour comparer.		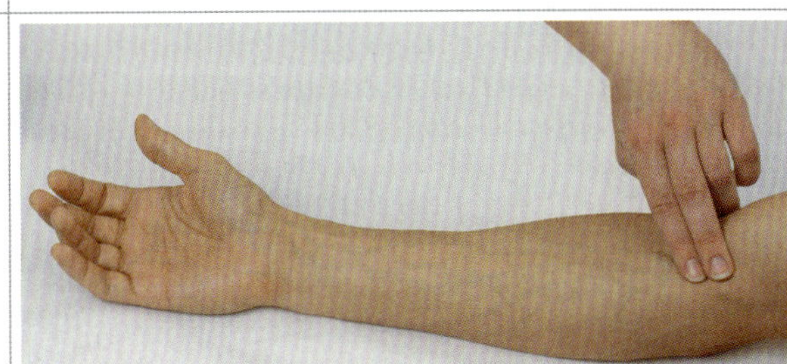
5.3 Membres inférieurs, artère fémorale : a) Baisser la tête de lit et demander à la personne de se coucher, ou l'aider à le faire. b) Exposer la région inguinale tout en maintenant la région génitale drapée. c) Localiser l'artère fémorale dans le pli inguinal, près du pubis. d) L'artère étant située profondément dans les tissus, appliquer une forte pression avec la pulpe des doigts. e) Évaluer la fréquence, le rythme et l'amplitude du pouls. f) Répéter l'évaluation sur l'artère fémorale de l'autre jambe pour comparer.		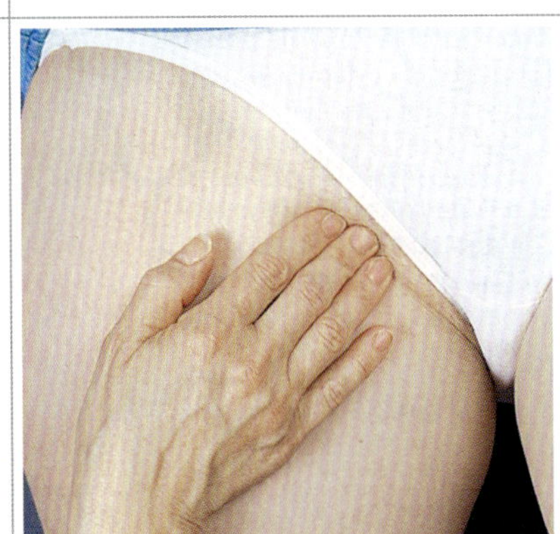

Étapes	Justifications

5.4 Membres inférieurs, artère poplitée :

a) Localiser l'artère poplitée en demandant à la personne de se coucher à plat ventre et en lui soulevant le pied à environ 45° (pour détendre les muscles de la jambe).

b) Appliquer une pression modérée dans le creux poplité avec l'index, le majeur et l'annulaire.

c) Évaluer la fréquence, le rythme et l'amplitude du pouls.

d) Répéter l'évaluation sur l'artère poplitée de l'autre jambe pour comparer.

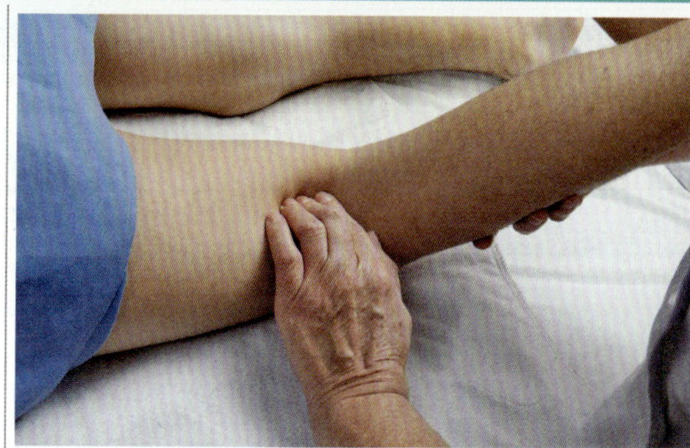

5.5 Membres inférieurs, artère tibiale postérieure :

a) Demander à la personne de s'installer en position de décubitus dorsal, ou l'aider à le faire.

b) Localiser l'artère tibiale postérieure sur la face interne de la cheville, entre la malléole interne et le tendon d'Achille.

c) Palper avec la pulpe de l'index et du majeur en remontant vers la malléole.

d) Évaluer la fréquence, le rythme et l'amplitude du pouls.

e) Répéter l'évaluation sur l'artère tibiale postérieure de l'autre jambe pour comparer.

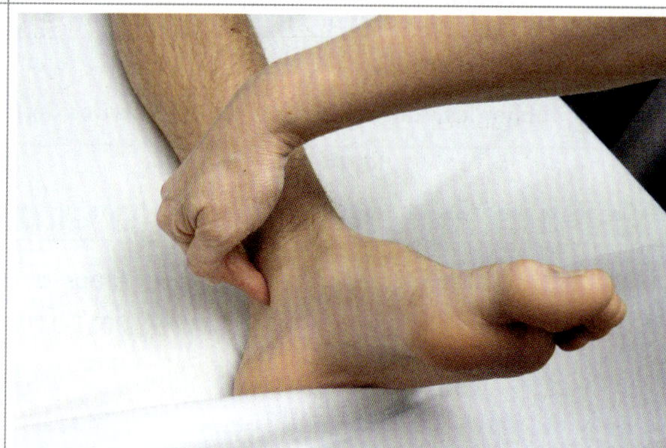

5.6 Membres inférieurs, artère pédieuse :

a) Localiser l'artère pédieuse sur le dessus du pied, parallèle au tendon de l'extenseur du gros orteil.

b) Appliquer une légère pression avec la pulpe de l'index et du majeur.

c) Évaluer la fréquence, le rythme et l'amplitude du pouls.

d) Répéter l'évaluation sur l'artère pédieuse de l'autre jambe pour comparer.

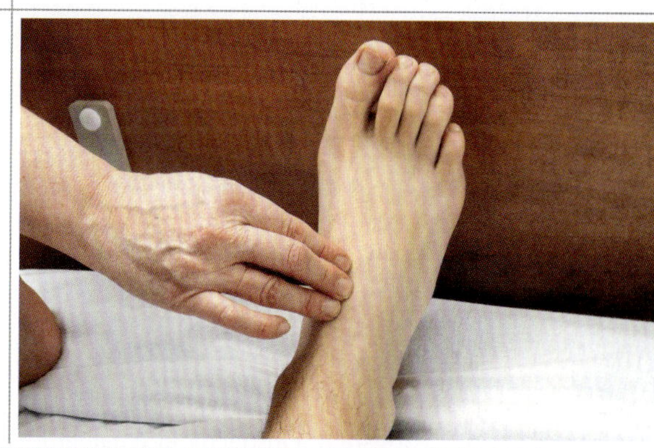

6 Signe de Homans

6.1 Demander à la personne de se placer en position de décubitus dorsal, ou l'aider à le faire.

6.2 Placer la main non dominante sous le genou et demander à la personne de fléchir légèrement celui-ci.

Puis placer la main dominante derrière le pied de la personne et exercer une dorsiflexion (pousser le pied vers le tibia).

Demander à la personne si cela provoque une douleur vive.

OBSERVATIONS COURANTES
Aucune douleur aiguë, signe de Homans négatif.

PARTICULARITÉ
Une douleur vive unilatérale au mollet (signe de Homans positif) laisse entrevoir la possibilité d'une thrombose veineuse profonde.

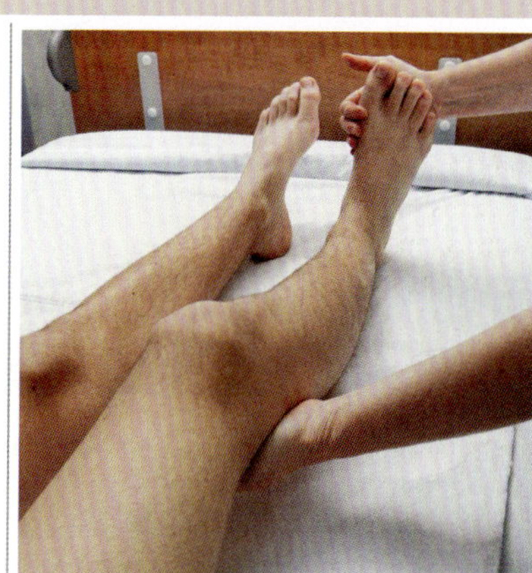

Étapes	Justifications

Remarque

Le signe de Homans ne constitue pas en lui-même un indice valable pour la détection d'une thrombose veineuse profonde, car la réponse positive peut être causée par diverses atteintes au mollet, telles qu'une thrombophlébite superficielle, des blessures musculaires ou des tendinites.

7 Analyse des résultats

	Étapes	Justifications
7.1	Comparer les résultats de l'examen avec les valeurs normales ou avec les résultats antérieurs de la personne. Mettre en relation les données recueillies et analyser les écarts.	La comparaison des résultats et l'analyse des écarts permettent de porter un jugement clinique afin de déterminer si un suivi est nécessaire.

Ne pas oublier les précautions et les interventions s'appliquant après un examen de la fonction vasculaire périphérique.

Ne pas oublier les étapes postexécutoires décrites dans la procédure 1-2.

! Quels critères vous permettent d'affirmer que l'œdème au mollet a diminué ?

RÉDACTION DES NOTES D'ÉVOLUTION

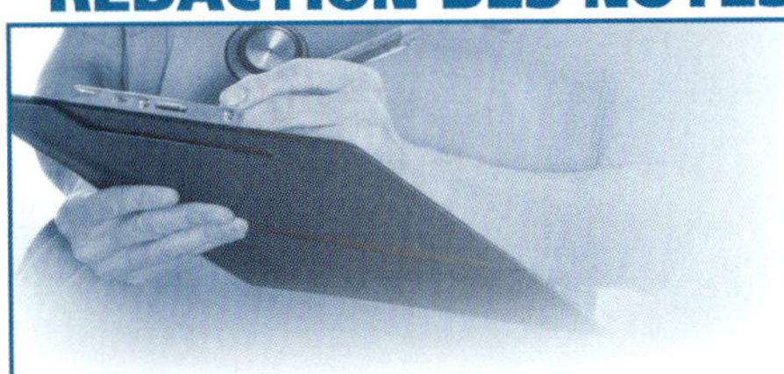

Dossier de Mme Lavallée

2011-04-14 **21:30** Se plaint d'une douleur à 5/10 au membre inférieur gauche : veines superficielles dilatées, zone chaude et légèrement œdémateuse derrière la jambe, au mollet. Mesure jambe gauche, à 14 cm sous la rotule : 37 cm. Mesure jambe droite, à 14 cm sous la rotule : 35 cm. Pouls pédieux réguliers et symétriques, amplitude 2+. Signe de Homans positif à gauche. ________ Camille Durand, étudiante inf.

MÉTHODE DE SOINS 3-6

29 EXAMEN PHYSIQUE

Examen des seins et des aisselles

Cette méthode de soins explique la procédure à suivre pour examiner les seins et les aisselles en utilisant l'inspection et la palpation de façon méthodique (page 94).

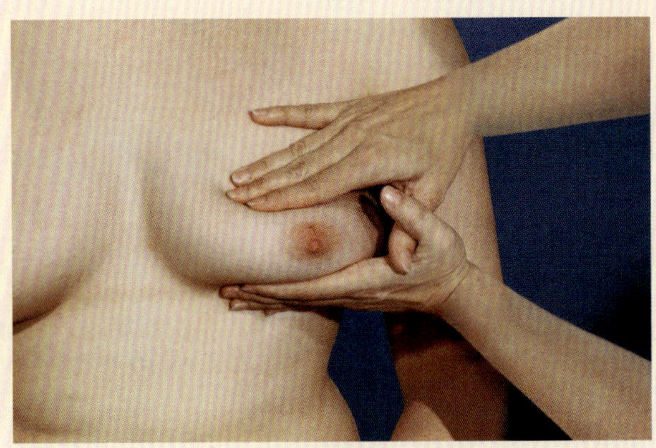

DÉFINITION

Méthode de soins consistant à inspecter et à palper les seins et les aisselles afin de détecter des anomalies tant chez la femme que chez l'homme.

CONTEXTE D'EXÉCUTION

BUTS

- Informer la personne des mesures de dépistage recommandées pour le cancer du sein.
- Effectuer un examen méthodique des lésions du sein.
- Rechercher et évaluer les principaux signes et symptômes d'un problème aux seins ou aux aisselles (masse, douleur, écoulement mamelonnaire).
- Effectuer la surveillance de l'état de santé d'une personne présentant une anomalie aux seins et aux aisselles.

MATÉRIEL ET ÉQUIPEMENT

ARTICLES ESSENTIELS

Articles de base	Examen
• Feuille de plan de travail 1 • Stylo à bille 2	• Petit oreiller 3

ARTICLES FACULTATIFS

	S'il faut évaluer une plaie avec écoulement:
	• Gants propres 4 • Règle pour mesurer une plaie graduée en centimètres 5

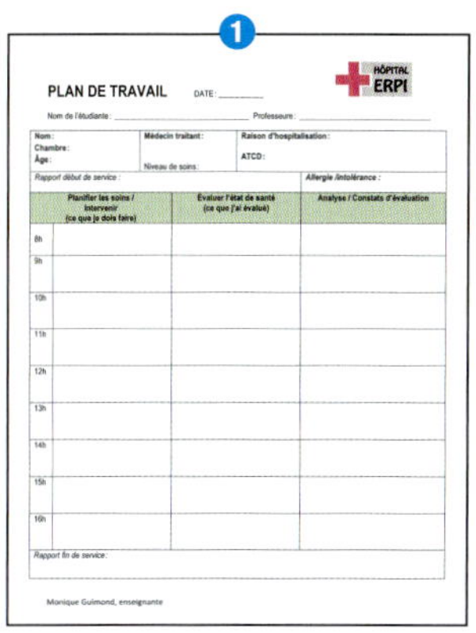

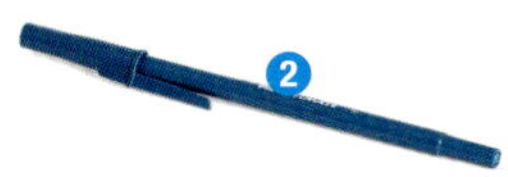

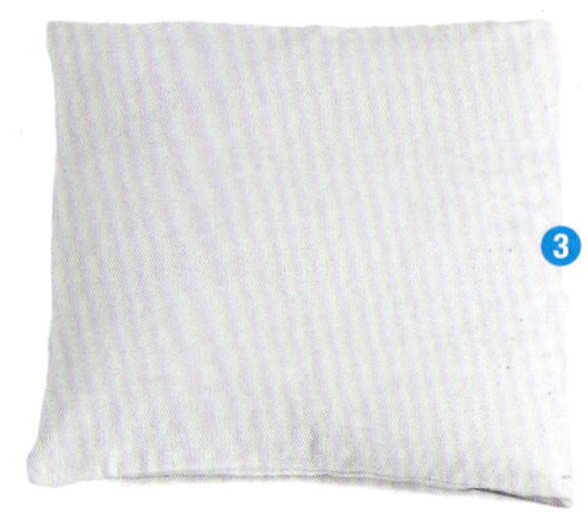

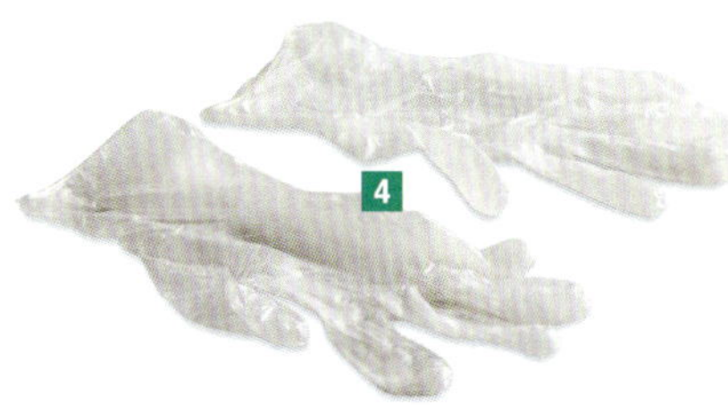

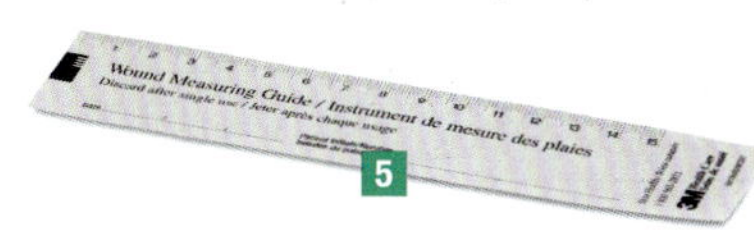

3-6

PRÉCAUTIONS ET INTERVENTIONS **avant** un examen des seins et des aisselles

1. ÉVALUATION

- Interroger la personne à l'aide du questionnaire PQRST *afin de préciser ses symptômes et de prendre en considération ses réactions et son état*.
- Recueillir les informations essentielles (événements significatifs récents, médication, antécédents médicaux, allergies) sur l'état de santé de la personne *afin de dresser le profil de la personne*.
- Vérifier les résultats des examens paracliniques (analyses sanguines, mammographie, biopsie du sein) et les ordonnances en cours *afin d'établir l'évolution clinique de la personne*.

2. INTERVENTIONS

- S'assurer que l'éclairage est suffisant et que l'environnement est confortable et discret *afin de respecter l'intimité de la personne et d'atténuer son anxiété*.
- Prêter attention aux messages non verbaux d'inconfort pendant l'examen *afin de dépister rapidement les malaises et la douleur*.

3. INTERVENTIONS

- Expliquer à la personne que les résultats de l'examen sont confidentiels et seront utilisés par les professionnels concernés *afin de déterminer les soins et les traitements requis*.
- Déterminer le besoin d'information de la personne *afin de répondre à ses questions et d'atténuer son anxiété*.

PRÉCAUTIONS ET INTERVENTIONS **après** un examen des seins et des aisselles

1. **ÉVALUATION**
   - Évaluer régulièrement les données obtenues grâce à l'inspection (forme des seins, symétrie, aspect de la peau, écoulement du mamelon) et à la palpation (consistance du tissu mammaire) *afin de repérer tout changement significatif aux seins et aux aisselles*.

2. **INTERVENTION**
   - Installer confortablement la personne en modifiant la position de son corps, en ajustant l'angle de la tête du lit et en replaçant l'oreiller *afin de favoriser son confort et son repos*.

3. **ENSEIGNEMENT**
   - Demander à la personne de prévenir dès qu'elle ressent un inconfort ou une douleur *afin que l'équipe soignante puisse la soulager rapidement*.

4. **NOTES AU DOSSIER**
   - Écrire dans les notes d'évolution toutes les informations concernant l'examen *afin de dresser le portrait de la situation clinique de la personne et de porter un jugement clinique*.
     - Date de l'examen
     - Inspection : déformation, attraction cutanée, écoulement mamelonnaire
     - Palpation : consistance du tissu mammaire évoquant une masse
     - Réactions et collaboration de la personne
   - Indiquer dans le plan thérapeutique infirmier (PTI), après avoir écrit la date, les constats de l'évaluation des seins et des aisselles nécessitant un suivi *afin d'établir le profil clinique évolutif de la personne*.
   - Ajouter au PTI, en le modifiant au besoin, les directives infirmières découlant des constats de l'évaluation *afin d'ajuster la surveillance clinique, les soins, les traitements et les autres interventions*.
   - Informer, si nécessaire, le médecin traitant des changements survenus aux seins et aux aisselles *afin d'obtenir une expertise médicale et d'assurer un traitement optimal*.

MISE EN SITUATION

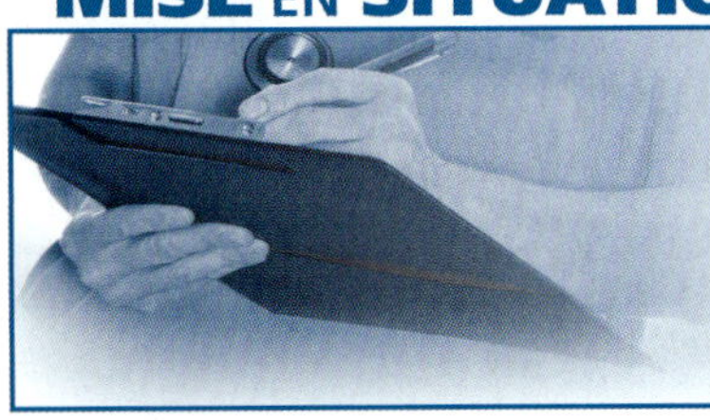

Mme Duranleau, âgée de 58 ans, a été admise pour une mastectomie partielle du sein droit, à la demande de son médecin traitant qui a repéré une anomalie à la palpation. Une mammographie a révélé la présence d'une masse et une biopsie a permis d'établir qu'il s'agissait d'une tumeur maligne.

Ordonnance médicale au dossier

Aucune ordonnance médicale requise.

PROCÉDURE 3-6-1

EXAMINER LES SEINS ET LES AISSELLES

Sommaire de la procédure

1. Préparation du matériel
2. Installation de la personne
3. Inspection des seins
4. Palpation des seins et des aisselles
5. Analyse des résultats

! Avez-vous réfléchi à la façon d'aborder Mme Duranleau de manière à lui offrir votre soutien ?

Étapes		Justifications	
Ne pas oublier les étapes préalables décrites dans la procédure 1-1. **Ne pas oublier les précautions et les interventions s'appliquant avant un examen des seins et des aisselles.**			

1 Préparation du matériel

1.1	Rassembler les articles nécessaires et les placer par ordre d'utilisation sur la table de travail.	Cette disposition favorise le rappel des étapes et facilite le déroulement de la procédure.	

2 Installation de la personne

2.1	Prendre le temps d'établir une relation de confiance pour faciliter l'expression des inquiétudes.	La position et le déshabillage permettent d'apprécier visuellement l'aspect des seins : taille, symétrie, contour et forme.	
2.2	Faire asseoir la personne au bord du lit, jambes pendantes et bras le long du corps.		
2.3	Se placer en face de la personne et lui demander de se dévêtir jusqu'à la taille.		

3 Inspection des seins

3.1	Observer la couleur et l'aspect de la peau des seins, ainsi que la forme, le contour et la symétrie des seins. Prendre des notes sur la feuille de plan de travail tout au long de l'examen.	OBSERVATIONS COURANTES Peau des seins identique à la peau du reste du corps, seins relativement symétriques, peau lisse et contours plutôt arrondis, sans saillie. Aréoles symétriques et de même couleur, mamelons pointant dans la même direction. PARTICULARITÉS Changement récent dans la grosseur ou la forme d'un sein, asymétrie marquée, contour irrégulier. Modification de la couleur d'une aréole, aplatissement ou rétraction récente du mamelon. Écoulement mamelonnaire en dehors des périodes d'allaitement : clair, lactescent ou sérosanguinolent.	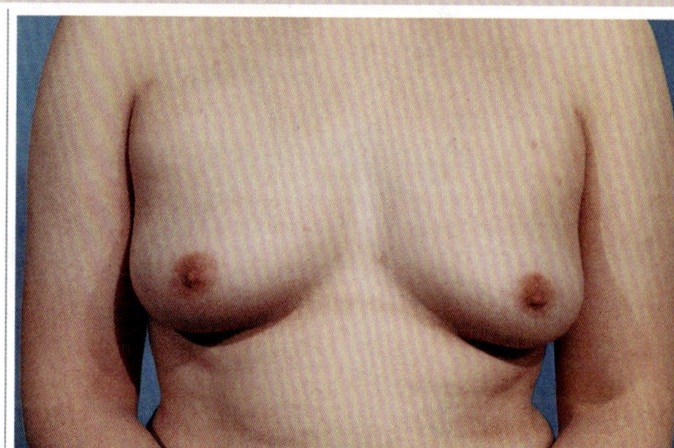 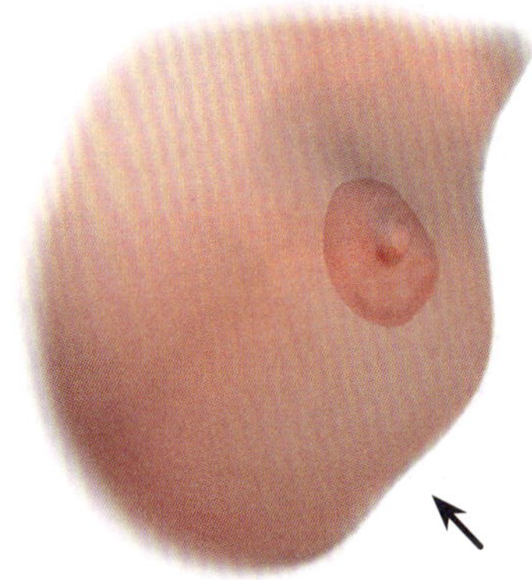 **Aplatissement de la convexité normale du sein**
3.2	Observer la taille, la couleur, la forme et la symétrie des aréoles et des mamelons. Rechercher la présence d'un écoulement.		

3-6

Étapes	Justifications

4 Palpation des seins et des aisselles

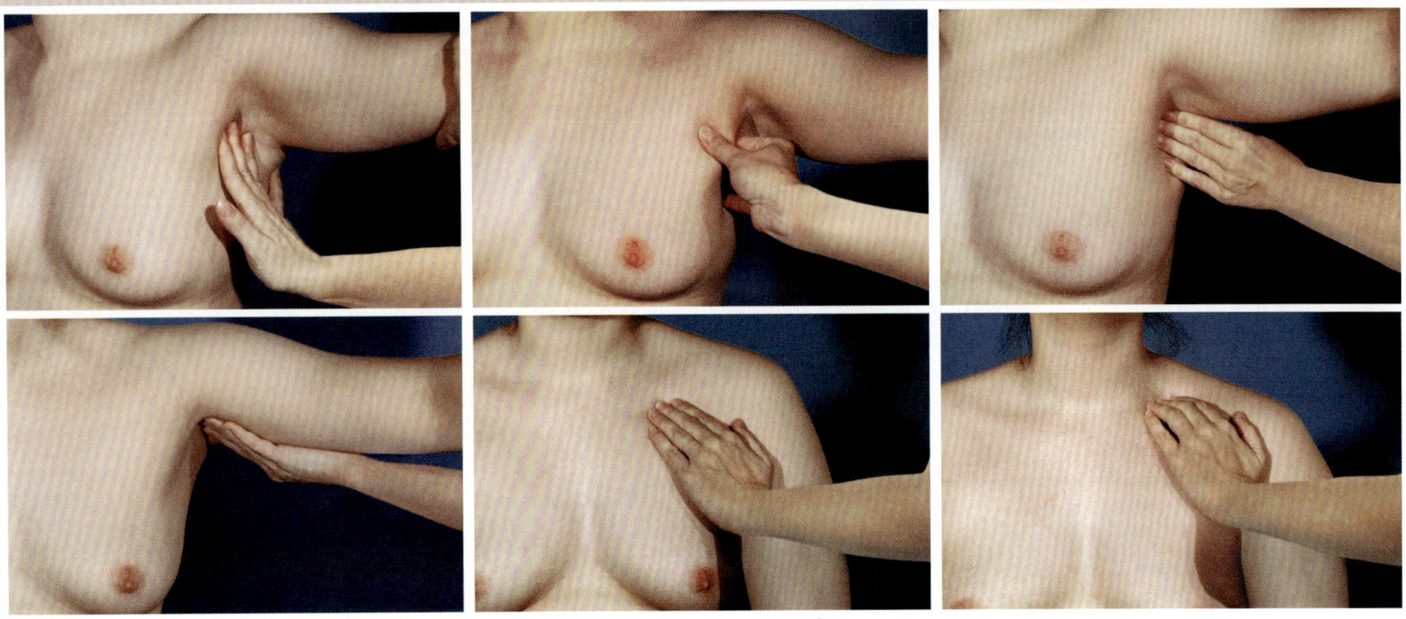

4.1 Pour chaque aisselle, soutenir le bras de la personne avec la main non dominante et le laisser pendre, pour procéder à la palpation :

a) Palper le creux de l'aisselle en utilisant la pulpe des doigts de la main dominante.
b) Palper le bord du grand pectoral, le long de la ligne axillaire antérieure.
c) Palper la paroi thoracique dans la région médioaxillaire.
d) Palper la partie supérieure de l'humérus.
e) Palper les ganglions sus et sous-claviculaires.

Les différentes palpations permettent de vérifier précisément les ganglions centraux, les ganglions pectoraux, les ganglions sous-scapulaires, les ganglions latéraux et les ganglions péri-claviculaires.

OBSERVATIONS COURANTES
Ganglions impalpables, pas de sensibilité au toucher, aucune masse ni aucun nodule. Parfois, perception d'un ou de plusieurs petits ganglions, non indurés et indolores.

PARTICULARITÉS
Perception d'une masse indolore ou douloureuse ou encore d'un nodule dans le tissu mammaire.

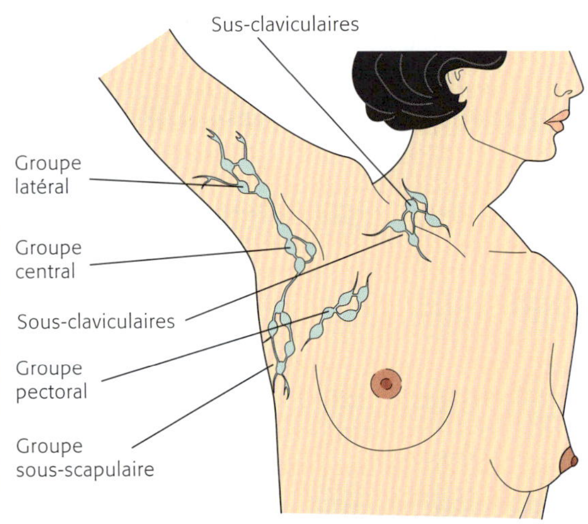

4.2 Pour chaque sein, demander à la personne de se pencher légèrement vers l'avant, puis soutenir le sein d'une main et comprimer le tissu mammaire avec l'autre en effectuant de légers mouvements de rotation.

La palpation bimanuelle des seins permet de détecter la présence d'une masse, d'une sensibilité accrue ou d'un écoulement du mamelon.

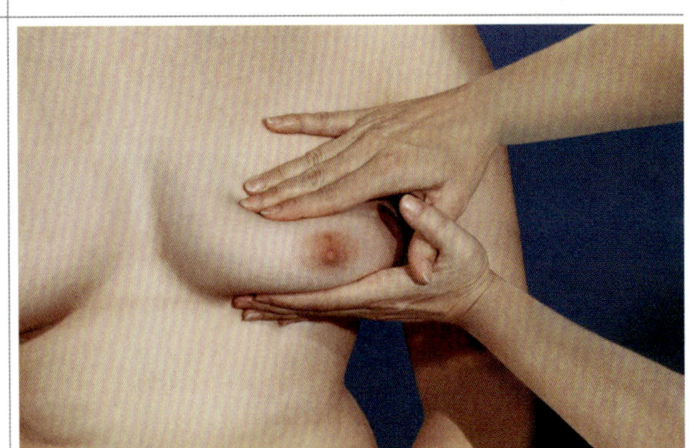

Étapes		Justifications	
4.3	Demander à la personne de se coucher. Puis, pour chaque palpation de sein, lui demander de placer sa main derrière la tête et glisser un petit oreiller sous son épaule.	Cette position permet d'aplatir davantage le sein à palper. OBSERVATIONS COURANTES Aucune sensibilité, aucune masse perçue dans les tissus mammaires et les mamelons. PARTICULARITÉ Présence d'une masse dure, irrégulière, fixée et indolore qui ne varie pas avec le cycle menstruel.	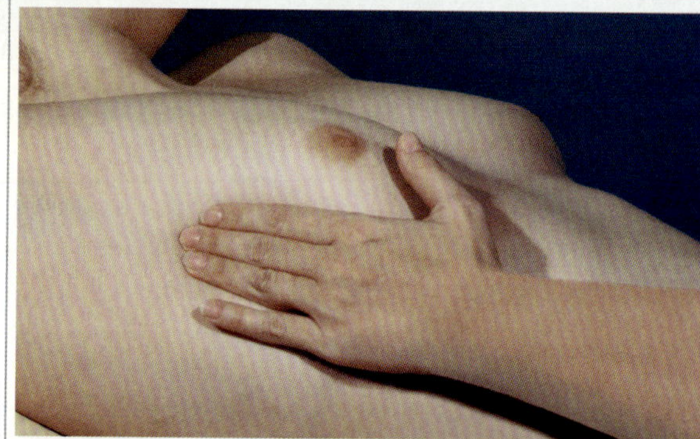
4.4	Utiliser la pulpe de l'index, du majeur et de l'annulaire de la main dominante pour palper le tissu mammaire et le mamelon, en décrivant des mouvements en zigzags, en cercles concentriques ou en rayons, au choix.		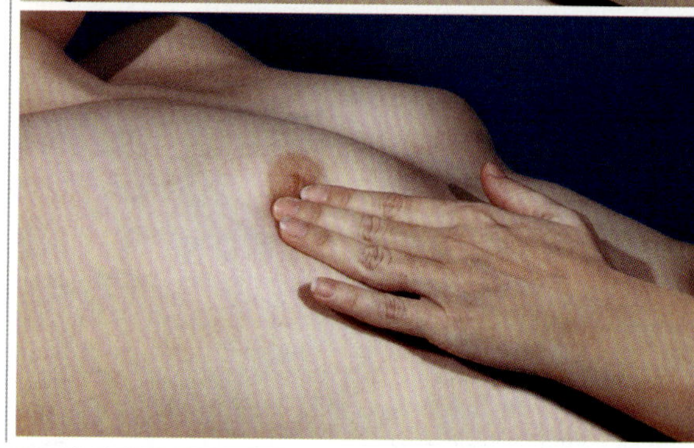

Remarque

La palpation des seins peut se faire avec des mouvements en zigzags, en cercles concentriques ou en rayons. L'important est de bien examiner le sein tout entier, de la clavicule au pli sous-mammaire et de la ligne sternale à la ligne axillaire postérieure (LAP).

5 Analyse des résultats

5.1	Comparer les résultats de l'examen avec les valeurs normales ou avec les résultats antérieurs de la personne. Mettre en relation les données recueillies et analyser les écarts.	La comparaison des résultats et l'analyse des écarts permettent de porter un jugement clinique afin de déterminer si un suivi est nécessaire.

Ne pas oublier les précautions et les interventions s'appliquant après un examen des seins et aisselles.

Ne pas oublier les étapes postexécutoires décrites dans la procédure 1-2.

! Une fois la procédure terminée, avez-vous demandé à Mme Duranleau si elle avait des questions à propos du traitement à venir ?

RÉDACTION DES NOTES D'ÉVOLUTION

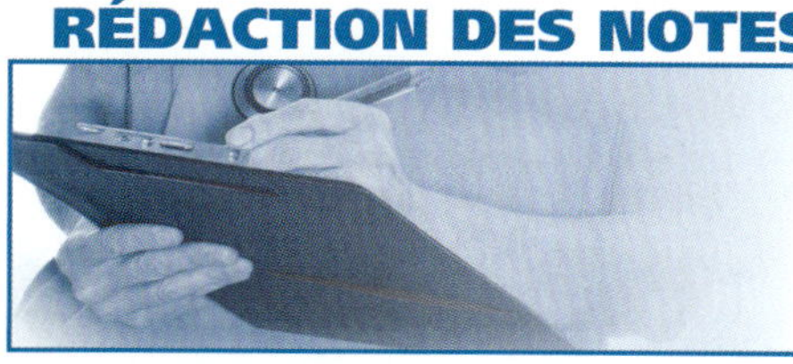

Dossier de Mme Duranleau

2011-06-14 **21:30** Présence d'une masse dure, fixée et indolore mesurant 0,5 × 2 cm, au quadrant supéro-externe droit, au sein droit. Aucun écoulement aux mamelons. Ganglions pectoraux palpables et sensibles. ________ Justine De Montigny, étudiante inf.

MÉTHODE DE SOINS 3-7

29 EXAMEN PHYSIQUE

Examen physique de l'abdomen

Cette méthode de soins explique la procédure à suivre pour examiner la région abdominale en utilisant quatre méthodes d'évaluation, dans le but de déceler des manifestations cliniques (page 100).

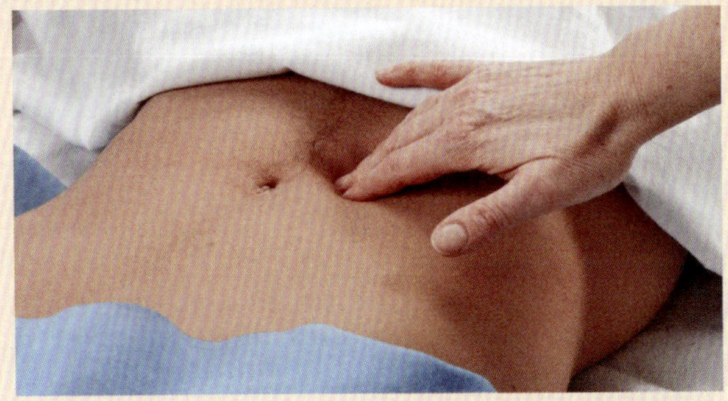

DÉFINITION

Méthode de soins consistant à examiner la région abdominale, en utilisant l'inspection, l'auscultation, la percussion et la palpation (dans l'ordre), pour recueillir des informations essentielles et déceler des problèmes éventuels.

CONTEXTE D'EXÉCUTION

BUTS

- Effectuer la surveillance de l'état de santé physique d'une personne présentant un problème dans la région abdominale.
- Rechercher et évaluer les principaux signes et symptômes affectant la région abdominale : nausées ou vomissements, diarrhée, constipation et douleur.
- Rechercher les manifestations cliniques de problèmes touchant le tractus digestif et la région abdominale.
- Distinguer les résultats normaux des anomalies couramment observées.
- Évaluer le retour du péristaltisme après une chirurgie abdominale.

MATÉRIEL ET ÉQUIPEMENT

ARTICLES ESSENTIELS

Articles de base

- Feuille de plan de travail 1
- Stylo à bille 2

Examen

- Tampon d'alcool à 70 % 3
- Stéthoscope 4
- Montre affichant les secondes 5
- Gants propres 6
- Oreiller 7

ARTICLE FACULTATIF

Si la personne présente une plaie chirurgicale :

- Règle pour mesurer une plaie graduée en centimètres 8

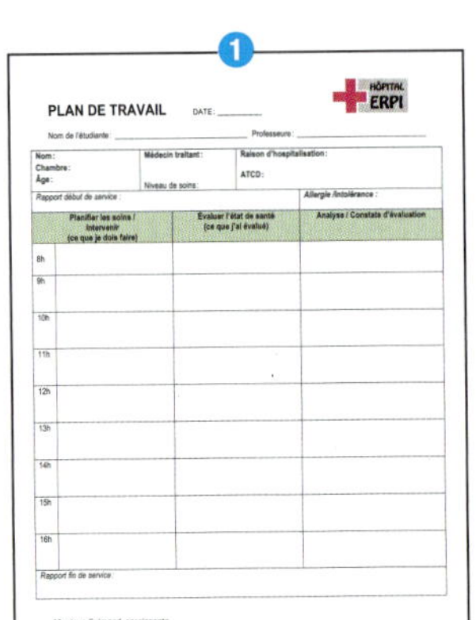

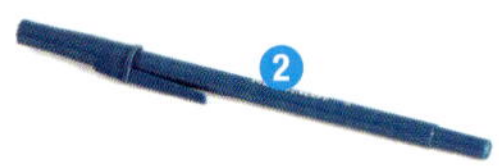

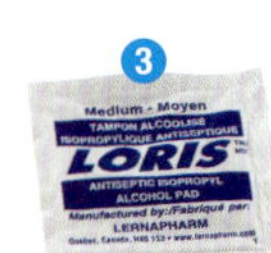

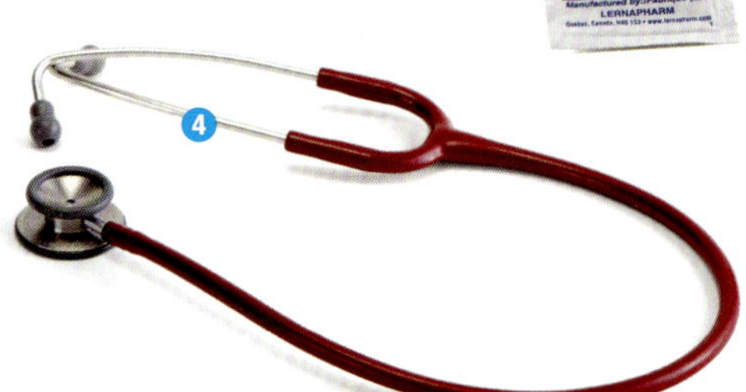

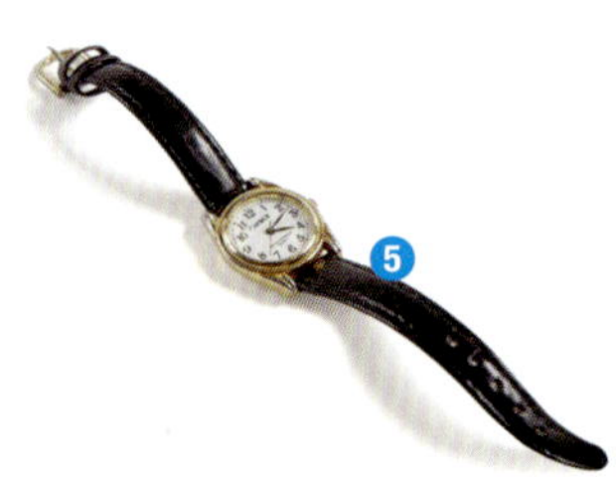

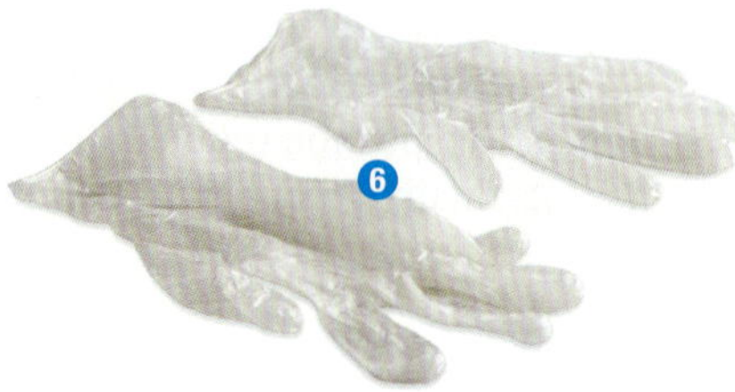

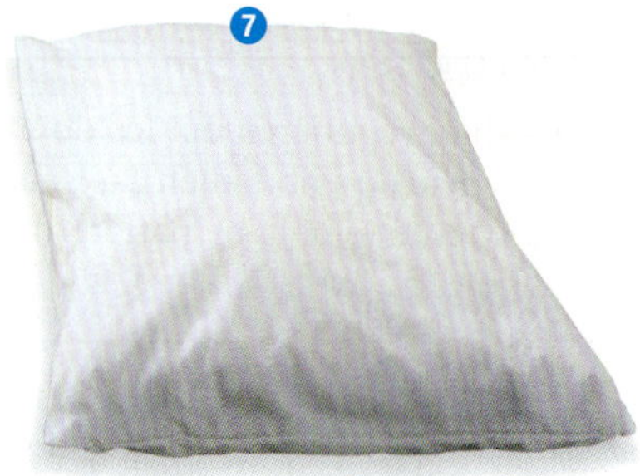

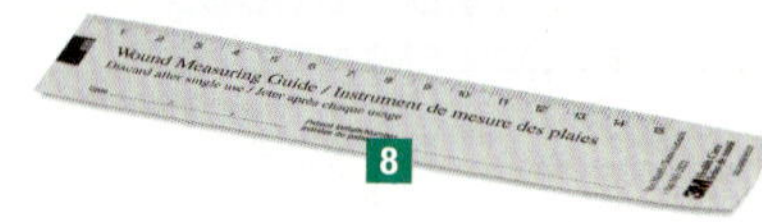

PRÉCAUTIONS ET INTERVENTIONS **avant** un examen physique de l'abdomen

1. ÉVALUATION

- Interroger la personne à l'aide du questionnaire PQRST *afin de préciser ses symptômes et de prendre en considération ses réactions et son état*.
- Recueillir les informations essentielles (événements significatifs récents, médication, antécédents médicaux, allergies) sur l'état de santé de la personne *afin de dresser le profil de la personne*.
- Vérifier les résultats des examens paracliniques (analyses de laboratoire, échographie, endoscopie, signes vitaux) et les ordonnances en cours *afin d'établir l'évolution clinique de la personne*.

2. INTERVENTIONS

- S'assurer que l'éclairage arrive à l'oblique sur la région abdominale et qu'il est suffisant *afin de bien percevoir les changements de coloration et de forme, et les mouvements de l'abdomen*.
- S'assurer que la pièce est assez chaude et confortable *afin de limiter l'inconfort et les frissons causant une tension musculaire abdominale*.
- S'assurer que l'environnement est calme et pas trop bruyant *afin de bien capter tous les bruits intestinaux durant l'auscultation abdominale*.
- Vérifier la sonorité du stéthoscope, *car une bonne sonorité permet de bien entendre les bruits intestinaux*.
  - Nettoyer les embouts auriculaires du stéthoscope avec un tampon d'alcool à 70 % si on n'utilise pas son stéthoscope personnel.
  - Placer les embouts dans les oreilles en les dirigeant vers le canal auditif.
  - Frapper délicatement le diaphragme avec le bout d'un doigt et vérifier qu'on entend bien le bruit.
  - En l'absence de bruit, tourner de 180° la tige métallique située à la base du récepteur.
- Demander à la personne d'uriner *afin de réduire son inconfort pendant l'examen physique*.
- Utiliser les draps de façon judicieuse pour ne découvrir que l'abdomen *afin de respecter l'intimité de la personne*.
- Prêter attention aux messages non verbaux d'inconfort pendant l'examen *afin de dépister rapidement les malaises et la douleur*.

3. ENSEIGNEMENT

- Expliquer à la personne que les résultats de l'examen sont confidentiels et seront utilisés par les professionnels concernés *afin de déterminer les soins et les traitements requis*.
- Déterminer le besoin d'information de la personne *afin de répondre à ses questions et d'atténuer son anxiété*.

PRÉCAUTIONS ET INTERVENTIONS **après** un examen physique de l'abdomen

1. ÉVALUATION

- Évaluer régulièrement les données obtenues grâce à l'inspection (couleur, forme et symétrie de l'abdomen), à l'auscultation (bruits intestinaux), à la percussion (tympanisme, submatité) et à la palpation (masse, sensibilité, douleur) *afin de repérer tout changement significatif dans la région abdominale*.

2. INTERVENTION

- Installer confortablement la personne en modifiant la position de son corps, en réglant l'angle de la tête du lit et en replaçant l'oreiller *afin de favoriser son confort et son repos*.

3. ENSEIGNEMENT

- Demander à la personne de prévenir dès qu'elle ressent un inconfort ou une douleur *afin que l'équipe soignante puisse lui apporter un soulagement rapidement*.
- Informer la personne des événements à venir, des analyses et examens à effectuer ainsi que des consultations prévues *afin de la préparer adéquatement et d'atténuer son anxiété*.

4. NOTES AU DOSSIER

- Écrire dans les notes d'évolution toutes les informations concernant l'examen de l'abdomen *afin de dresser le portrait de la situation clinique de la personne et de porter un jugement clinique*.
  - Date de l'examen
  - Inspection : couleur, forme et symétrie de l'abdomen
  - Auscultation : normalité des bruits intestinaux
  - Percussion : présence de tympanisme et de matité
  - Palpation : masse, sensibilité, douleur
  - Réactions et collaboration de la personne
- Indiquer dans le plan thérapeutique infirmier (PTI), après avoir écrit la date, les constats de l'évaluation abdominale nécessitant un suivi *afin d'établir le profil clinique évolutif de la personne*.
- Ajouter au PTI, en le modifiant au besoin, les directives infirmières découlant des constats de l'évaluation *afin d'ajuster la surveillance clinique, les soins, les traitements et les autres interventions*.
- Informer, si nécessaire, le médecin traitant des changements survenus dans la région abdominale *afin d'obtenir une expertise médicale et d'assurer un traitement optimal*.

MISE EN SITUATION

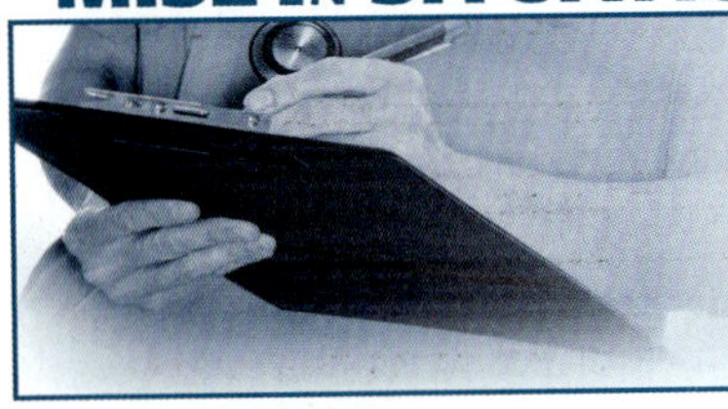

M. Bolduc, âgé de 52 ans, s'est présenté aux urgences, car il souffre depuis hier matin d'une forte douleur abdominale, de nausées et de vomissements. L'échographie abdominale ayant révélé une cholélithiase, il a subi une cholécystectomie (par laparoscopie). Actuellement, il se plaint d'une douleur abdominale qui s'intensifie.

Ordonnance médicale au dossier

Aucune ordonnance médicale requise.

PROCÉDURE 3-7-1

PROCÉDER À UN EXAMEN PHYSIQUE DE L'ABDOMEN

Sommaire de la procédure

1. Préparation du matériel
2. Installation de la personne
3. Inspection de la coloration, de la forme et de la symétrie de l'abdomen
4. Auscultation des bruits intestinaux
5. Percussion de la paroi abdominale
6. Palpation légère de l'abdomen
7. Analyse des résultats

Avez-vous vérifié l'état de la plaie de M. Bolduc, depuis le retour de la salle d'opération ?

Étapes		Justifications

Ne pas oublier les étapes préalables décrites dans la procédure 1-1.
Ne pas oublier les précautions et les interventions s'appliquant avant un examen physique de l'abdomen.

1 Préparation du matériel

1.1	Rassembler les articles nécessaires et les placer par ordre d'utilisation sur la table de travail.	Cette disposition favorise le rappel des étapes et facilite le déroulement de la procédure.

2 Installation de la personne

2.1	Demander à la personne de s'installer en position de décubitus dorsal, la tête placée sur un oreiller peu rembourré, les bras le long du corps, les genoux légèrement fléchis et soutenus par un oreiller. Au besoin, aider la personne à se placer ainsi.	Cette position permet un relâchement de la musculature abdominale.
2.2	Exposer l'abdomen, du processus xyphoïde jusqu'au pubis, de façon respectueuse.	On rend visible la région à évaluer en limitant la gêne et l'inconfort de la personne.
2.3	Se placer à la droite de la personne et visualiser les principaux repères permettant de situer les régions abdominales.	On se place de façon à pouvoir appliquer aisément les méthodes d'examen et effectuer le repérage des structures.

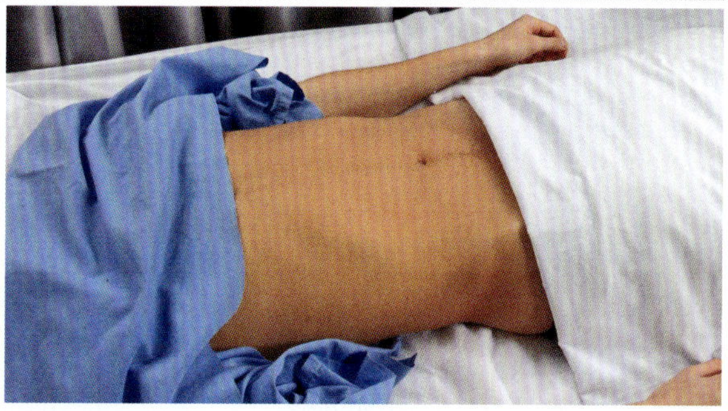

Remarque

Il est essentiel de connaître la division de l'abdomen en quatre quadrants et en neuf régions, afin de pouvoir situer avec précision l'emplacement d'une anomalie. Voir Soins infirmiers – Théorie et pratique*, figures 29-57 et 29-58, page 736.*

3 Inspection de la coloration, de la forme et de la symétrie de l'abdomen

3.1	Observer la couleur de la peau, le contour de l'abdomen et sa symétrie. Prendre des notes sur la feuille de plan de travail tout au long de l'examen.	Il s'agit de détecter une rougeur, un gonflement ou une déformation, des ondes péristaltiques. OBSERVATIONS COURANTES Coloration de la peau de l'abdomen identique à celle du reste du corps, uniforme et sans lésions. Contour de l'abdomen plat, rond ou scaphoïde, et symétrique (sans déformation). PARTICULARITÉS Contour asymétrique, par exemple courbure localisée autour de l'ombilic, des ligaments inguinaux ou d'une cicatrice (possibilité de hernie ou de tumeur). Abdomen distendu, déformation, asymétrie. Présence d'une éruption cutanée, d'une ascite (peau gonflée, tendue et brillante), de stries violacées (maladie de Cushing).

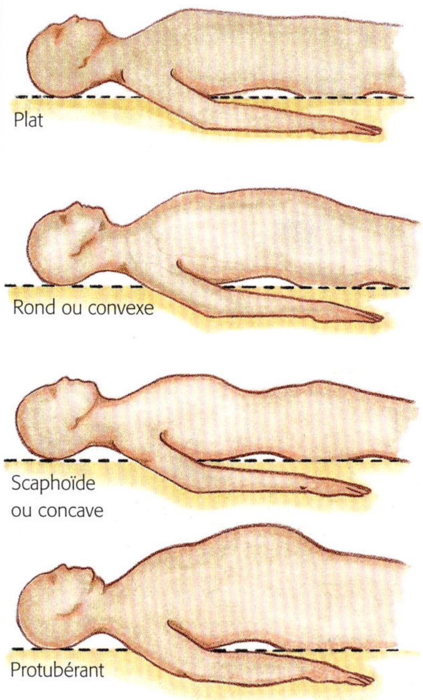

3-7

Étapes		Justifications	
3.2	Observer l'ombilic : sa coloration, son emplacement, la présence éventuelle d'un écoulement.	OBSERVATIONS COURANTES Ombilic centré sur la ligne médiane, propre et sans signe d'inflammation (rougeur, écoulement).	
3.3	Rechercher la présence de lésions ou de plaies et décrire leur emplacement, leur forme, leur taille et leur aspect.		
3.4	Observer les mouvements à la surface de l'abdomen.	OBSERVATIONS COURANTES Mouvements symétriques causés par la respiration. Possibilité de perception de mouvements liés au péristaltisme et à la pulsation aortique chez les personnes plutôt minces. PARTICULARITÉS Mouvements respiratoires restreints par la douleur ou par un processus morbide. Péristaltisme visible chez une personne non mince (avec occlusion intestinale).	

Remarque

On procède à l'auscultation immédiatement après l'inspection pour éviter que la palpation ne provoque une modification du péristaltisme, qui pourrait fausser l'interprétation des bruits intestinaux.

4 Auscultation des bruits intestinaux

4.1	Prendre un tampon d'alcool à 70 % et nettoyer le stéthoscope.		
4.2	Réchauffer le diaphragme du stéthoscope dans les mains et, avec une légère pression, appliquer la membrane sur le quadrant inférieur droit (QID) de l'abdomen, entre l'ombilic et l'épine iliaque antérosupérieure.	Le contact du froid sur la peau peut provoquer une contraction abdominale qui serait perçue à l'auscultation. La membrane du diaphragme perçoit mieux les sons aigus que la cupule.	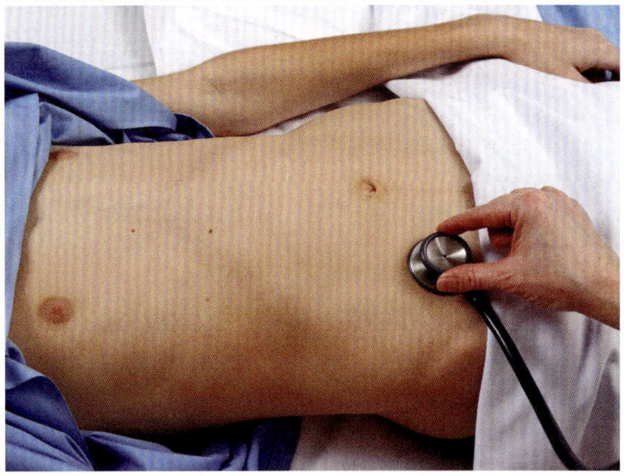
4.3	Écouter les bruits intestinaux pendant une minute, afin de pouvoir en évaluer la fréquence et le caractère (tonalité, intensité), la qualité et la quantité. Utiliser une montre avec trotteuse ou à affichage numérique.	OBSERVATIONS COURANTES Entre 4 et 34 bruits hydro-aériens irréguliers, selon le temps qui s'est écoulé depuis le dernier repas. PARTICULARITÉS Aucun bruit perçu pendant cinq minutes, signe d'une cessation de la motilité intestinale. Bruits hypoactifs, faibles et rares (environ un par minute) pouvant être liés à une diminution de l'activité du muscle lisse intestinal après une manipulation des intestins durant une chirurgie, une inflammation, un iléus paralytique ou une occlusion intestinale prolongée. Bruits hyperactifs (borborygmes), forts, aigus, impétueux et fréquents, liés au passage anormalement rapide d'air et de liquide dans l'intestin dû à une diarrhée, à un début d'obstruction intestinale ou à l'utilisation de laxatifs.	

Étapes		Justifications
4.4	Répéter l'auscultation pour les autres quadrants, au besoin.	Une auscultation d'environ une minute par quadrant est habituellement suggérée. Cependant, si la fréquence et le caractère des bruits s'avèrent normaux au QID, il n'est pas nécessaire d'ausculter les autres quadrants.

5 Percussion de la paroi abdominale

Remarque

La percussion permet d'évaluer la densité du contenu de l'abdomen. Les variations de tonalité permettent de déterminer la répartition prédominante du tympanisme (zone aérienne) et des zones de submatité ou de matité (foie, vessie distendue, masse, etc.).

5.1	Procéder à la percussion des quatre quadrants abdominaux de façon systématique, en commençant par le quadrant inférieur droit (QID), en percutant plusieurs endroits.	Grâce aux variations de tonalité, on peut déterminer la position et la taille de certains organes et dépister la présence d'air, de liquide ou de masses. OBSERVATIONS COURANTES Variation du tympanisme et de la submatité à la matité selon la densité des organes sous-jacents. PARTICULARITÉS Tympanisme accentué, grandes régions de matité (dus à la présence d'une collection de liquide ou d'une tumeur).
5.2	Percuter plusieurs endroits du quadrant supérieur droit (QSD).	
5.3	Percuter plusieurs endroits du quadrant supérieur gauche (QSG).	
5.4	Percuter plusieurs endroits du quadrant inférieur gauche (QIG).	

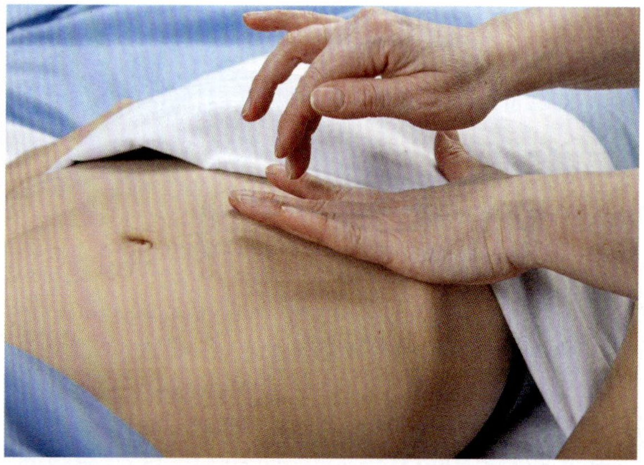

6 Palpation légère de l'abdomen

6.1	Se réchauffer les mains et utiliser la pulpe des doigts pour presser légèrement la paroi abdominale sur une profondeur d'environ 1 cm (profondeur du tissu sous-cutané). Commencer par une région non douloureuse.	Le contact du froid sur l'abdomen peut causer une tension musculaire susceptible de fausser la palpation. La palpation vise à délimiter les zones de sensibilité au toucher et de douleur, et à déceler la présence de masses ou une distension de la vessie. OBSERVATIONS COURANTES Aucune sensibilité au toucher, abdomen souple et détendu, vessie impalpable. PARTICULARITÉS Sensibilité ou douleur, masses superficielles mobiles ou fixes, tension accrue. Forme ronde, ferme et lisse palpée dans la région sus-pubienne et provoquant une envie d'uriner, pouvant être un globe vésical (rétention d'urine dans la vessie).
6.2	Déplacer les doigts dans un léger mouvement circulaire, et évaluer la sensibilité, la douleur, la défense musculaire (tension abdominale), la présence d'une masse (zone ferme, arrondie au toucher, de grosseur variable).	
6.3	Répéter la palpation pour les trois autres quadrants.	

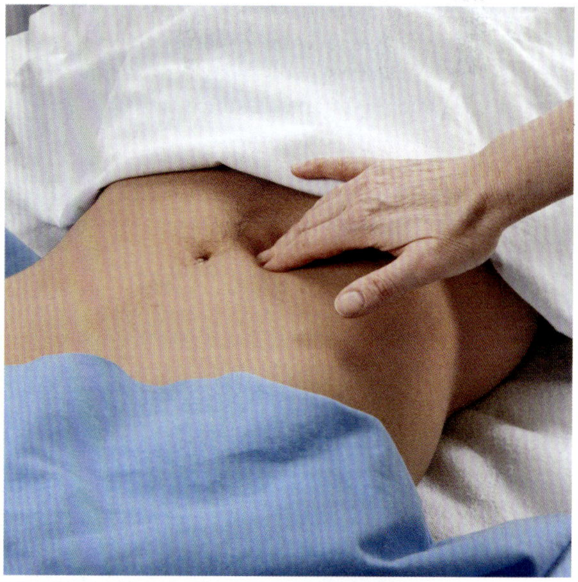

7 Analyse des résultats

7.1	Comparer les résultats obtenus avec les valeurs normales ou avec les résultats antérieurs de la personne. Mettre en relation les données recueillies et analyser les écarts.	La comparaison et l'analyse des écarts permettent de porter un jugement clinique afin de déterminer si un suivi est nécessaire.

3-7

Étapes	Justifications
Ne pas oublier les précautions et les interventions s'appliquant **après** un examen physique de l'abdomen. Ne pas oublier les étapes postexécutoires décrites dans la procédure 1-2.	! Une fois l'examen terminé, avez-vous mis par écrit vos constats et modifié le suivi clinique dans le PTI ?

RÉDACTION DES NOTES D'ÉVOLUTION

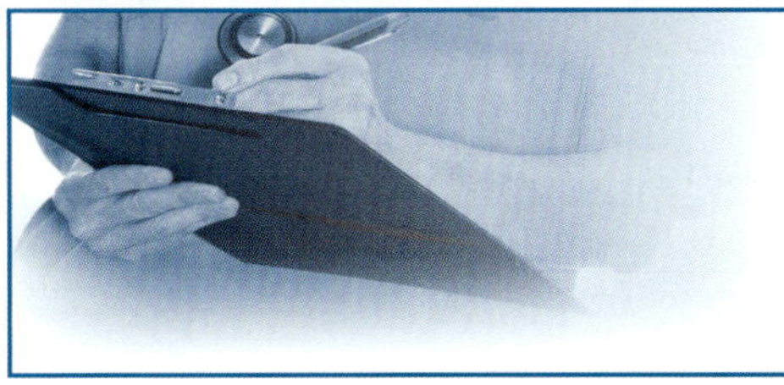

Dossier de M. Bolduc

2011-05-03 **20:35** À l'inspection, 4 petites incisions chirurgicales de 13 mm chacune sur l'abdomen, rubans adhésifs (Stéri-Strip) sur les plaies, bords rapprochés, œdème léger, pourtour rosé, Ø écoulement. À l'auscultation, bruits intestinaux normaux au QID, présence de tympanisme et de matité dans les quadrants, douleur 9/10 exprimée à la palpation du QSD. ______________ Nathan Delorme-Pauzé, étudiant inf.

MÉTHODE DE SOINS **3-8**

29 EXAMEN PHYSIQUE

Examen de la fonction musculosquelettique

Cette méthode de soins explique la procédure à suivre pour examiner les divers segments du système musculosquelettique au moyen de l'inspection et de la palpation (page 106).

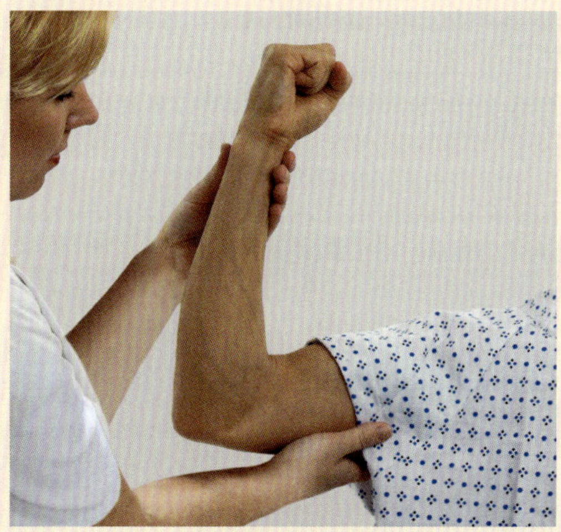

DÉFINITION

Méthode de soins consistant à inspecter et à palper les divers segments du système musculosquelettique afin de déceler une atteinte : lésion unilatérale ou bilatérale plus ou moins étendue (une ou plusieurs articulations), déformation osseuse, modification de l'apparence des tissus (œdème, atrophie, bosse, inflammation), limitation de l'amplitude des mouvements articulaires et diminution de la force musculaire.

CONTEXTE D'EXÉCUTION

BUTS

- Rechercher et évaluer les principales manifestations cliniques (signes et symptômes) d'un problème de fonctionnement du système musculosquelettique (douleur, déformation, rougeur, œdème).
- Aider la personne à maintenir ou à améliorer sa capacité physique, pour lui permettre de mener à bien ses activités de la vie quotidienne (AVQ).
- Prévenir les complications associées à la perte de mobilité.
- Effectuer la surveillance de l'état de santé physique d'une personne présentant une altération de la fonction musculosquelettique.

MATÉRIEL ET ÉQUIPEMENT

ARTICLES ESSENTIELS	
Articles de base	**Examen**
• Feuille de plan de travail 1 • Stylo à bille 2	
ARTICLES FACULTATIFS	
	Si l'on doit mesurer la circonférence d'un membre : • Ruban à mesurer 3 ***Si l'on doit évaluer l'amplitude du mouvement articulaire :*** • Goniomètre 4

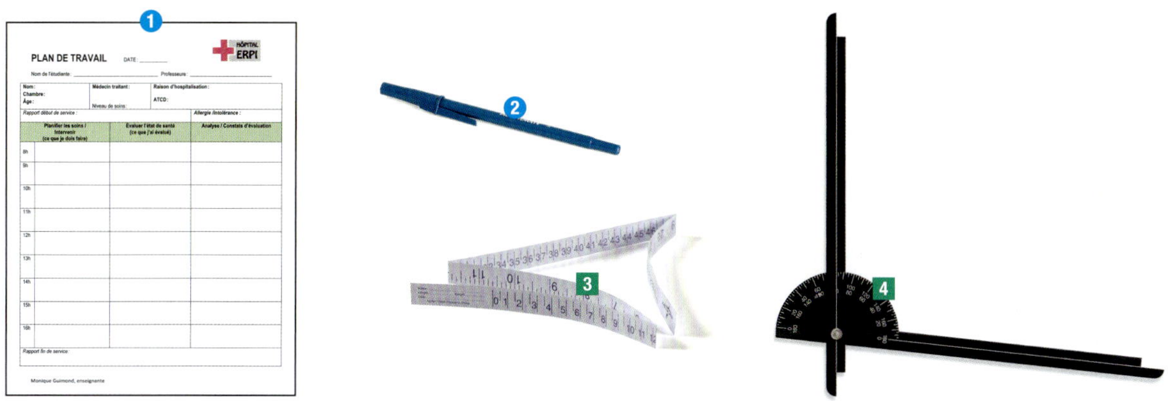

3-8

PRÉCAUTIONS ET INTERVENTIONS
avant
un examen de la fonction musculosquelettique

1. ÉVALUATION

- Interroger la personne à l'aide du questionnaire PQRST *afin de préciser ses symptômes et de prendre en considération ses réactions et son état.*
- Recueillir les informations essentielles (événements significatifs récents, médication, antécédents médicaux, allergies) sur l'état de santé de la personne *afin de dresser le profil de la personne*.
- Vérifier les résultats des examens paracliniques (analyses de laboratoire, radiographie, tomodensitométrie, imagerie par résonnance magnétique, signes vitaux) et les ordonnances en cours *afin d'établir l'évolution clinique de la personne*.

2. INTERVENTIONS

- S'assurer que l'éclairage est suffisant *afin de bien percevoir les changements de coloration de la peau et des tissus, ainsi que les déformations*.
- S'assurer que la pièce est chaude et confortable *afin de limiter l'inconfort et les frissons causant une tension musculaire*.
- Prêter attention aux messages non verbaux d'inconfort durant l'examen *afin de dépister rapidement les malaises et la douleur*.

3. ENSEIGNEMENT

- Expliquer à la personne que les résultats de l'examen sont confidentiels et seront utilisés par les professionnels concernés *afin de déterminer les soins et les traitements requis*.
- Déterminer le besoin d'information de la personne *afin de répondre à ses questions et d'atténuer son anxiété*.

PRÉCAUTIONS ET INTERVENTIONS après un examen de la fonction musculosquelettique

1. ÉVALUATION

- Évaluer les données obtenues grâce à l'inspection (forme, couleur, mobilité et force articulaire) et à la palpation (texture, température et douleur), et les comparer aux données antérieures *afin de repérer les changements et d'intervenir en conséquence*.

2. INTERVENTION

- Installer confortablement la personne en modifiant la position de son corps, en ajustant la tête du lit et en replaçant l'oreiller *afin de lui assurer un bon alignement corporel et de favoriser son confort et son repos*.

3. ENSEIGNEMENT

- Demander à la personne de prévenir dès qu'elle ressent un inconfort ou une douleur *afin que l'équipe soignante puisse rapidement lui apporter un soulagement*.
- Informer la personne des événements à venir, des analyses et examens à effectuer ainsi que des consultations prévues *afin de la préparer adéquatement et d'atténuer son anxiété*.

4. NOTES AU DOSSIER

- Écrire dans les notes d'évolution toutes les informations concernant l'examen de la fonction musculosquelettique *afin de dresser le portrait de la situation clinique de la personne et de porter un jugement clinique*.
  - Date de l'examen
  - Inspection : signes d'inflammation, déformation, masse
  - Palpation : sensibilité ou douleur
  - Réactions et collaboration de la personne
- Indiquer dans le plan thérapeutique infirmier (PTI), après avoir écrit la date, les constats de l'évaluation nécessitant un suivi *afin d'établir le profil clinique évolutif de la personne*.
- Ajouter au PTI, en le modifiant au besoin, les directives infirmières découlant des constats de l'évaluation *afin d'ajuster la surveillance clinique, les soins, les traitements et les autres interventions*.
- Informer, si nécessaire, le médecin traitant des changements survenus dans la fonction musculosquelettique de la personne *afin d'obtenir une expertise médicale et d'assurer un traitement optimal*.

MISE EN SITUATION

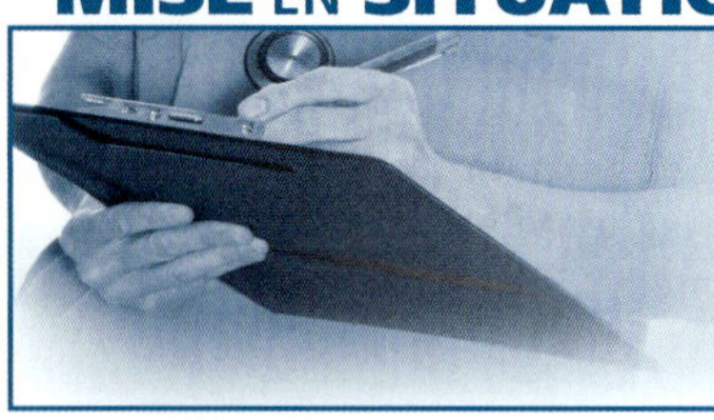

Mme Brien, âgée de 65 ans, est tombée dans l'escalier extérieur de sa demeure. Elle est incapable de poser le pied par terre et de se tenir debout. L'orthopédiste a diagnostiqué une fracture fermée du tiers distal du tibia et du péroné gauche. Dès ce matin, Mme Brien doit subir une réduction fermée à la salle d'opération.

Ordonnance médicale au dossier

Aucune ordonnance médicale requise.

PROCÉDURE 3-8-1

EXAMINER LA FONCTION MUSCULOSQUELETTIQUE

Sommaire de la procédure

1. Préparation du matériel
2. Installation de la personne
3. Inspection des muscles, des os et des articulations
4. Palpation des muscles, des os et des articulations
5. Évaluation de l'amplitude des mouvements articulaires
6. Évaluation de la force musculaire
7. Analyse des résultats

⚠ Avez-vous vérifié les résultats des analyses préopératoires de routine ?

Remarque
La procédure est la même pour tous les segments de la fonction musculosquelettique, un segment se composant d'un groupe de muscles se rattachant à des articulations : cou, membre supérieur depuis l'épaule jusqu'à la main, dos, membre inférieur depuis la hanche jusqu'au pied. Selon les besoins et les problèmes de la personne, on pourra choisir de faire un examen partiel ou un examen exhaustif.

Étapes		Justifications	
Ne pas oublier les étapes préalables décrites dans la procédure 1-1.			
Ne pas oublier les précautions et les interventions s'appliquant avant un examen de la fonction musculosquelettique.			
1	**Préparation du matériel**		
1.1	Rassembler le matériel sur la table de travail.		
2	**Installation de la personne**		
2.1	Demander à la personne de se placer en position debout, assise ou couchée, selon le segment à évaluer.	La position facilite l'examen du segment concerné.	
2.2	Demander à la personne de dénuder la partie du corps à examiner.	Le segment doit être exposé pour son examen.	
3	**Inspection des muscles, des os et des articulations**		
3.1	Comparer le groupe de muscles d'un côté du corps avec le groupe de muscles de l'autre côté, en recherchant : • les signes d'inflammation (rougeur, œdème) aux articulations ; • les masses apparentes ; • la déformation osseuse ; • les contractures (raccourcissements musculaires) ; • les fasciculations et tremblements. Prendre des notes sur la feuille de plan de travail tout au long de l'examen.	La comparaison facilite l'inspection, la détection d'une particularité dans un segment. OBSERVATIONS COURANTES Muscles de même volume, fermes et symétriques. PARTICULARITÉS Rougeur, œdème, masse, contracture, fasciculation ou tremblement, os désaligné. Atrophie (diminution de volume) ou hypertrophie (augmentation de volume).	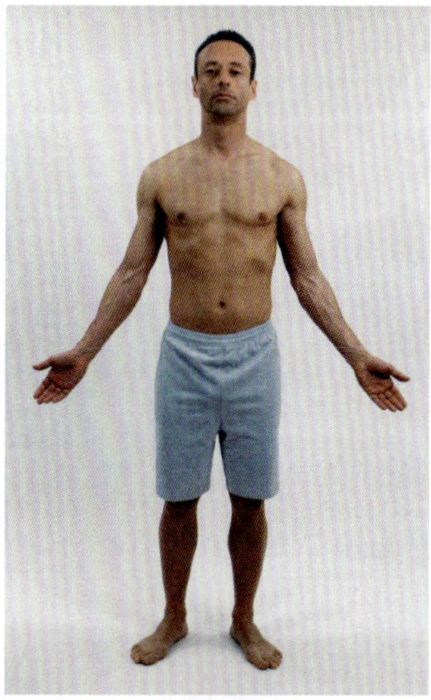
3.2	En cas de perception d'une différence entre les deux côtés, évaluer le volume du groupe de muscles en mesurant la circonférence avec un ruban à mesurer.		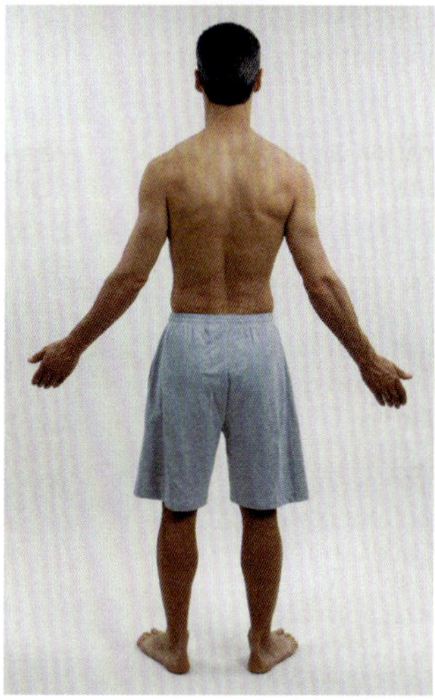 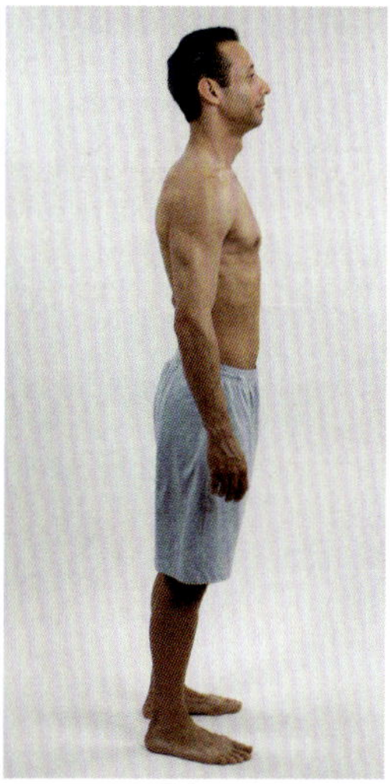

3-8

Étapes		Justifications

4 Palpation des muscles, des os et des articulations

	Étapes	Justifications
4.1	Palper les articulations en exerçant une légère pression avec la pulpe des doigts, de manière à déceler une sensibilité ou une douleur.	OBSERVATIONS COURANTES Aucune sensibilité au toucher, tonus ferme. PARTICULARITÉS Tuméfaction dans une ou plusieurs articulations, sensibilité au toucher, région chaude, œdémateuse, nodule ou crépitation. Atonie musculaire.
4.2	Circonscrire les zones de douleur ou de sensibilité.	
4.3	Évaluer la texture, la consistance, la chaleur dégagée et la présence de **crépitation** dans les articulations.	
4.4	Évaluer la tonicité musculaire en appuyant sur le muscle avec les doigts.	

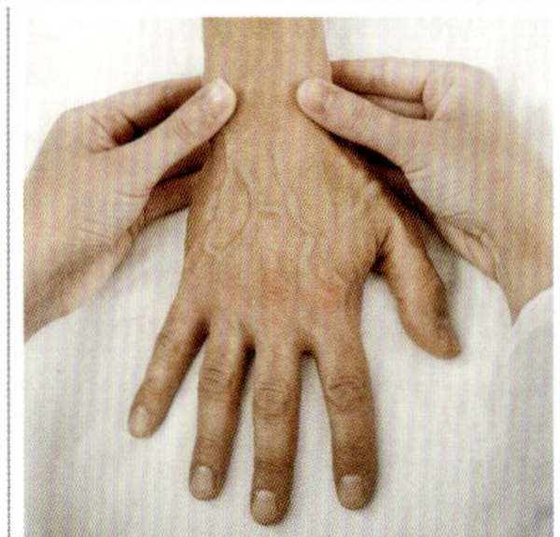
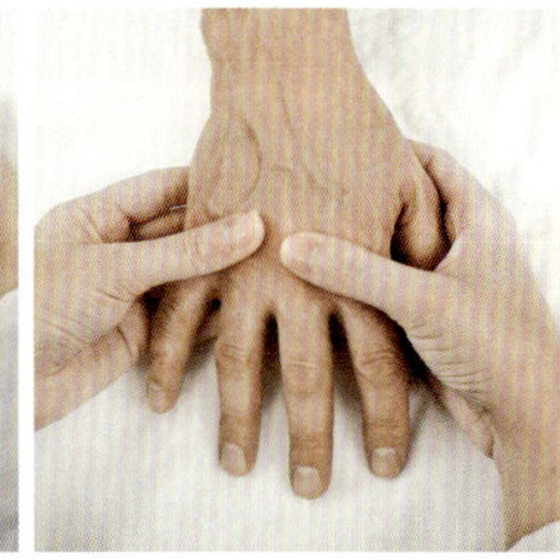
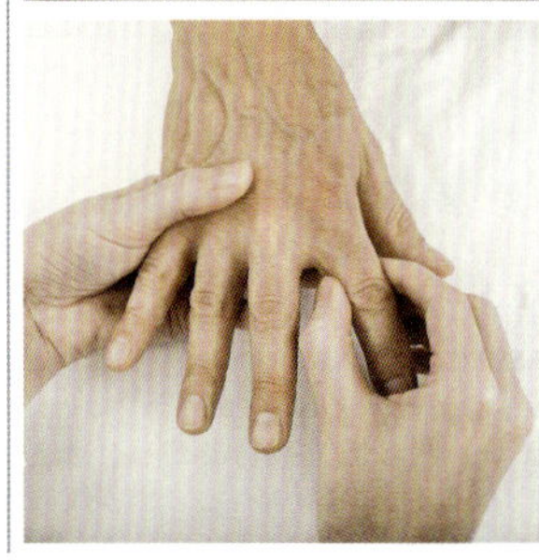

5 Évaluation de l'amplitude des mouvements articulaires

	Étapes	Justifications
5.1	Demander à la personne d'exécuter chaque mouvement articulaire de manière active, puis évaluer sa capacité. Utiliser un goniomètre, si nécessaire, pour mesurer l'amplitude de l'articulation.	On évalue et on mesure l'amplitude du mouvement articulaire. OBSERVATIONS COURANTES Variation de l'amplitude selon le bagage génétique de la personne et son niveau d'activité physique. PARTICULARITÉ Amplitude articulaire réduite ou absente.
5.2	Saisir chacun des membres de la personne et lui faire réexécuter chaque mouvement articulaire, mais de manière passive, avec prudence et sans provoquer de douleur.	Il s'agit de repérer les zones de blocage et de préciser le mécanisme de la douleur.

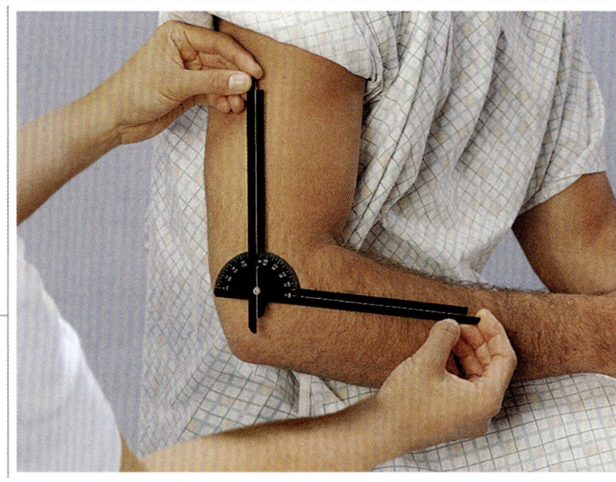

6 Évaluation de la force musculaire

	Étapes	Justifications
6.1	Vérifier la force musculaire du segment à évaluer en comparant les réponses des deux côtés. Utiliser la classification de la force musculaire suivante : 0 = 0 % de la force normale, paralysie complète. 1 = 10 % de la force normale, aucun mouvement, contraction du muscle palpable ou visible. 2 = 25 % de la force normale, mouvement musculaire complet contre la gravité, avec soutien. 3 = 50 % de la force normale, mouvement normal contre la gravité.	OBSERVATION COURANTE Force égale des deux côtés. PARTICULARITÉ Perte ou absence de force musculaire d'un côté par rapport à l'autre.

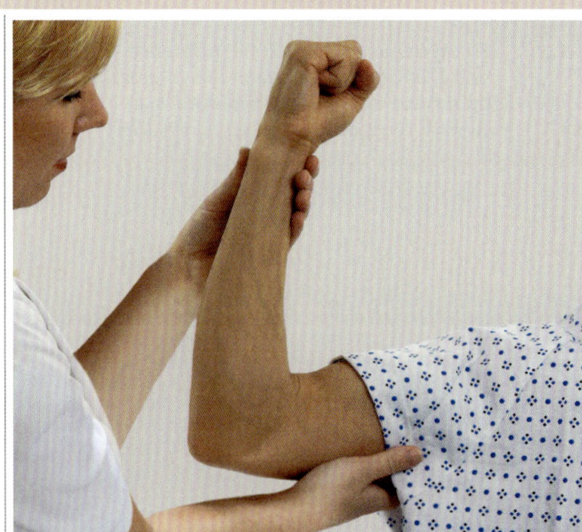

Étapes		Justifications	
	4 = 75 % de la force normale, mouvement complet normal contre la gravité et contre une légère résistance. 5 = 100 % de la force normale, mouvement complet normal contre la gravité et contre une pleine résistance.		
7	**Analyse des résultats**		
7.1	Comparer les résultats obtenus avec les valeurs normales ou avec les résultats antérieurs de la personne. Mettre en relation les données recueillies et analyser les écarts.	La comparaison et l'analyse des écarts permettent de porter un jugement clinique afin de déterminer si un suivi est nécessaire.	

Ne pas oublier les précautions et les interventions s'appliquant après un examen de la fonction musculosquelettique.

Ne pas oublier les étapes postexécutoires décrites dans la procédure 1-2.

! Quels critères vous permettent de penser que les os fracturés ne sont pas déplacés ?

RÉDACTION DES NOTES D'ÉVOLUTION

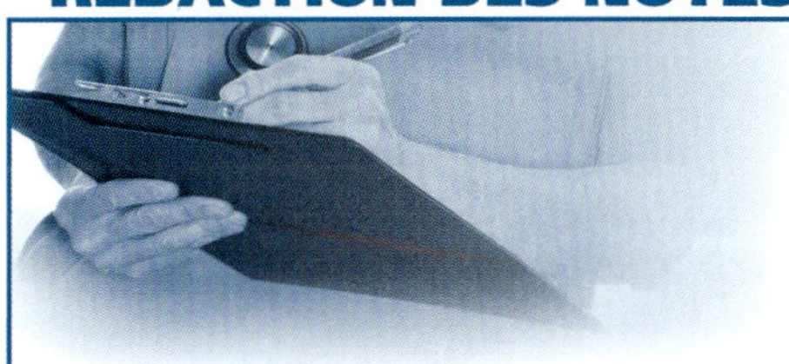

Dossier de Mme Brien

2011-05-01 **16:45** À l'inspection, coloration bleutée à rougeâtre (hématome) à la cheville gauche, pas de déformation osseuse, œdème important. À la palpation, douleur 9/10 au toucher, peau chaude et moite. Pouls pédieux perceptibles, symétriques et mouvement visible des orteils du côté gauche. Jambe surélevée sur un oreiller. Sac de glace appliqué sur la cheville pendant 20 minutes. ______________________ Évelyne Doucet, étudiante inf.

MÉTHODE DE SOINS 3-9

29 EXAMEN PHYSIQUE

Examen neurologique de routine

Cette méthode de soins explique la procédure à suivre pour effectuer le dépistage ou le suivi d'une atteinte neurologique à l'aide d'un examen de routine (page 111).

DÉFINITION

Méthode de soins consistant à évaluer de façon globale le fonctionnement du système nerveux chez une personne. Il s'agit d'évaluer l'état de conscience à l'aide de l'échelle de coma de Glasgow, mais aussi la force musculaire, la sensibilité au toucher léger, le réflexe pupillaire et le réflexe plantaire.

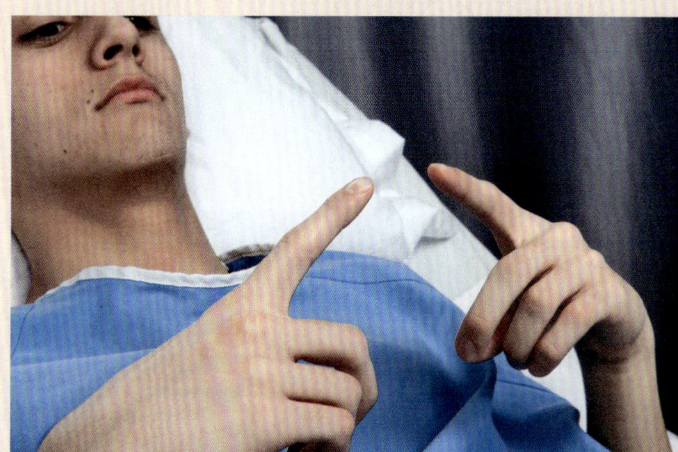

3-9

CONTEXTE D'EXÉCUTION

BUTS

- Dépister une atteinte neurologique potentielle afin d'éviter une détérioration.
- Rechercher et évaluer les principales manifestations cliniques (signes et symptômes tels que faiblesse musculaire, convulsions, vertiges, étourdissements) accompagnant l'apparition d'un désordre du fonctionnement neurologique.
- Effectuer la surveillance de l'état de santé d'une personne présentant un trouble neurologique.

MATÉRIEL ET ÉQUIPEMENT

ARTICLES ESSENTIELS

Articles de base

- Feuille de plan de travail 1
- Stylo à bille 2

Examen

- Feuille d'évaluation neurologique 3
- Boule de ouate 4
- Lampe de poche 5

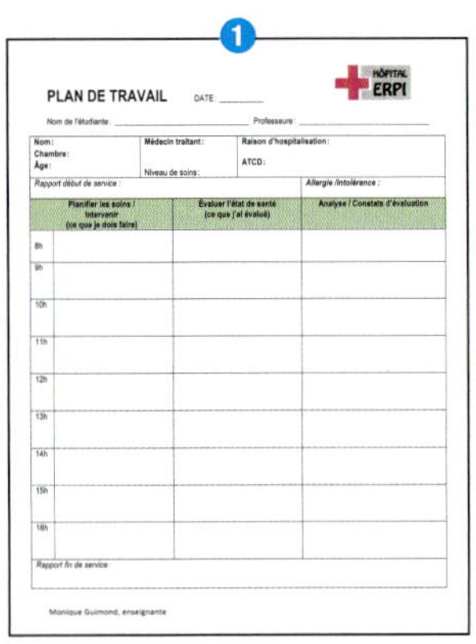

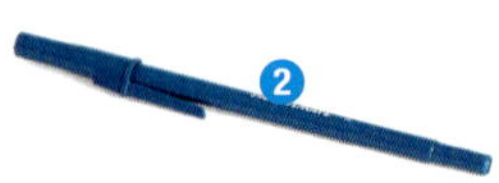

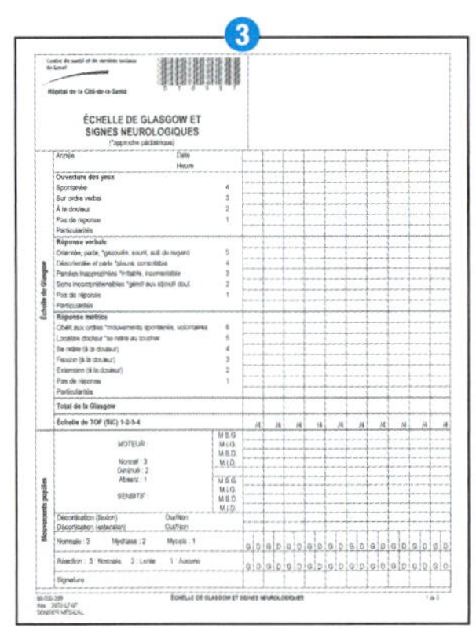

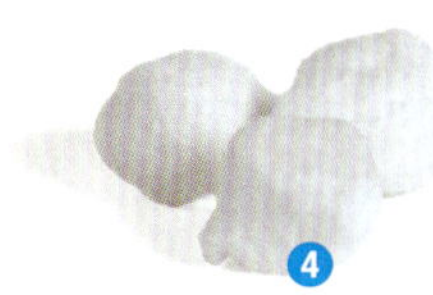

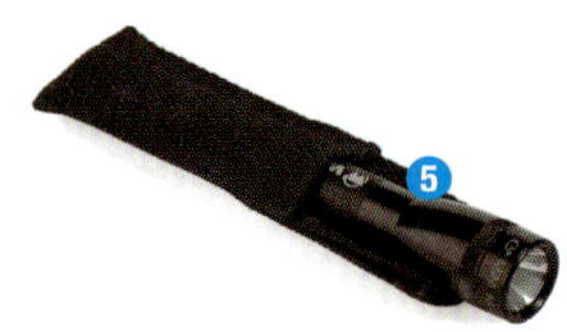

PRÉCAUTIONS ET INTERVENTIONS **avant** un examen neurologique de routine

1. ÉVALUATION

- Interroger la personne à l'aide du questionnaire PQRST *afin de préciser ses symptômes et de prendre en considération ses réactions et son état*.
- Recueillir les informations essentielles (événements significatifs récents, médication, antécédents médicaux, allergies) sur l'état de santé de la personne *afin de dresser le profil de la personne*.
- Vérifier les résultats des examens paracliniques (analyses de laboratoire, tomodensitométrie cérébrale, ou scan, derniers signes neurologiques et signes vitaux) *afin d'établir l'évolution clinique de la personne*.

2. INTERVENTION

- Prêter attention aux messages non verbaux d'inconfort pendant l'examen *afin de dépister rapidement les malaises et la douleur*.

3. ENSEIGNEMENT

- Expliquer à la personne que les résultats de l'examen sont confidentiels et seront utilisés par les professionnels concernés *afin de déterminer les soins et les traitements requis*.
- Déterminer le besoin d'information de la personne *afin de répondre à ses questions et d'atténuer son anxiété*.

PRÉCAUTIONS ET INTERVENTIONS après un examen neurologique de routine

1. ÉVALUATION

- Évaluer les données obtenues (score à l'échelle de coma de Glasgow, sensibilité, force, réflexe pupillaire et réflexe plantaire) et les comparer aux données antérieures de la personne *afin de repérer les changements et d'intervenir en conséquence*.

2. INTERVENTION

- Installer confortablement la personne en modifiant la position de son corps, en réglant l'angle de la tête du lit et en replaçant l'oreiller *afin de lui assurer un bon alignement corporel et de favoriser son confort et son repos*.

3. ENSEIGNEMENT

- Demander à la personne de prévenir dès qu'elle ressent un inconfort ou une douleur *afin que l'équipe soignante puisse rapidement lui apporter un soulagement*.
- Informer la personne des événements à venir, des analyses et examens à effectuer ainsi que des consultations prévues *afin de la préparer adéquatement et d'atténuer son anxiété*.

4. NOTES AU DOSSIER

- Écrire dans les notes d'évolution toutes les informations concernant l'examen neurologique de routine *afin de dresser le portrait de la situation clinique de la personne et de porter un jugement clinique*.
  - Date de l'examen
  - Échelle de coma de Glasgow
  - Évaluation de la sensibilité
  - Évaluation de la force
  - Évaluation du réflexe pupillaire
  - Évaluation du réflexe plantaire
  - Réactions et collaboration de la personne
- Indiquer dans le plan thérapeutique infirmier (PTI), après avoir écrit la date, les constats de l'évaluation nécessitant un suivi *afin d'établir le profil clinique évolutif de la personne*.
- Ajouter au PTI, en le modifiant au besoin, les directives infirmières découlant des constats de l'évaluation *afin d'ajuster la surveillance clinique, les soins, les traitements et les autres interventions*.
- Informer, si nécessaire, le médecin traitant des changements survenus dans le fonctionnement du système neurologique de la personne *afin d'obtenir une expertise médicale et d'assurer un traitement optima*l.

MISE EN SITUATION

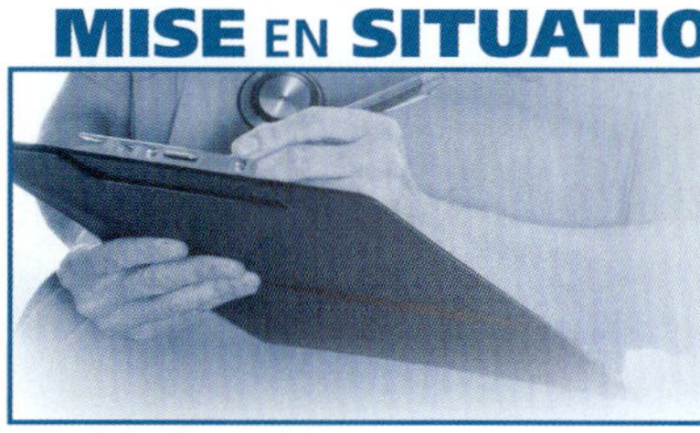

M. Bilodeau, âgé de 78 ans, a été transporté à l'hôpital par ambulance, à cause d'une soudaine hémiplégie gauche. Il est accompagné de son épouse et de son fils. Après le diagnostic d'un accident vasculaire cérébral (AVC) de l'hémisphère droit, il a été admis à l'unité de neurologie.

Ordonnance médicale au dossier

Aucune ordonnance médicale requise.

PROCÉDURE 3-9-1

PROCÉDER À UN EXAMEN NEUROLOGIQUE DE ROUTINE

Sommaire de la procédure

1. Préparation du matériel
2. Installation de la personne
3. Évaluation de l'état de conscience (échelle de coma de Glasgow)
4. Évaluation de la force musculaire
5. Évaluation de la sensibilité au toucher léger
6. Évaluation des réflexes
7. Analyse des résultats

! Avez-vous vérifié, dans le dossier de M. Bilodeau, le résultat de la tomodensitométrie cérébrale ?

Étapes		Justifications	
Ne pas oublier les étapes préalables décrites dans la procédure 1-1. **Ne pas oublier les précautions et les interventions s'appliquant avant un examen neurologique de routine.**			

1 Préparation du matériel

1.1	Rassembler le matériel sur la table de travail.		

2 Installation de la personne

2.1	Demander à la personne de se placer en position de décubitus dorsal, avec la tête du lit relevée à 15°. L'aider à se placer ainsi, si nécessaire.	L'objectif est de favoriser la collaboration de la personne et d'atténuer son inquiétude.	
2.2	Découvrir les bras et les jambes de la personne.		
2.3	Expliquer brièvement la procédure à la personne : répondre à ses questions et effectuer des gestes simples.		

3 Évaluation de l'état de conscience (échelle de coma de Glasgow)

Remarque

L'échelle de coma de Glasgow sert à évaluer les réactions aux stimuli d'une personne et permet d'obtenir un score indicateur de son état de conscience. Le score s'échelonne de 15 (état d'alerte normal) à 3 (coma profond). Il aide à déterminer les interventions et les consultations nécessaires pour maintenir ou améliorer l'état de santé.

Bien que largement utilisée, l'échelle de coma de Glasgow ne convient pas à tous les problèmes d'ordre neurologique.

3.1	Évaluer l'**ouverture des yeux** de la personne. Dès le premier contact avec la personne, observer son état d'alerte : capacité à être consciente de sa propre existence et de son environnement. Prendre des notes sur la feuille de plan de travail et sur la feuille d'évaluation neurologique tout au long de l'examen.	Cette évaluation permet de déterminer l'état neurologique d'une personne ayant subi un traumatisme crânien. **Indiquer la meilleure réponse :** Réponse spontanée (4 points) Réponse sur demande verbale (3 points) Réponse à la douleur (2 points) Aucune réponse (1 point) OBSERVATIONS COURANTES État d'éveil conscient, personne alerte à ce qui se passe dans son environnement. PARTICULARITÉ Toute atteinte à cette capacité.	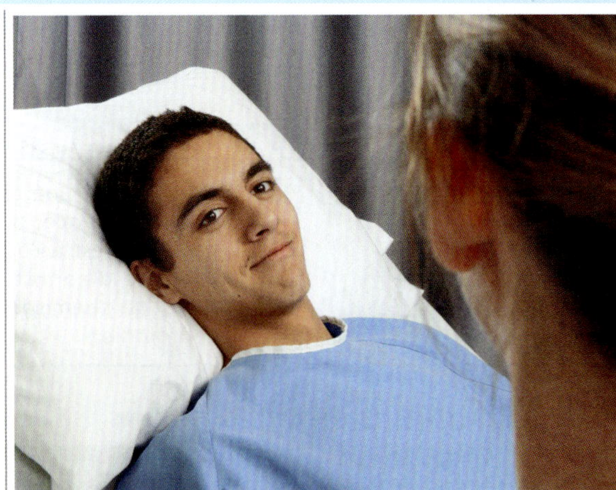

Étapes	Justifications
3.2 Évaluer la **réponse verbale** de la personne en lui posant quelques questions avec tact: • Quel est votre nom? • Où êtes-vous en ce moment? • Quelle est votre adresse? • Dans quelle ville habitez-vous? • Connaissez-vous la date d'aujourd'hui (jour, mois, année)? • En quelle saison sommes-nous?	Il s'agit d'évaluer si la personne s'oriente bien dans le temps, dans l'espace (lieu) et par rapport aux autres personnes. **Indiquer la meilleure réponse:** Personne orientée (5 points) Personne confuse (4 points) Paroles inappropriées (3 points) Paroles incompréhensibles (2 points) Aucune réaction (1 point) OBSERVATION COURANTE État d'éveil normal permettant de répondre aisément aux questions simples. PARTICULARITÉ Toute incapacité à s'orienter dans le temps et dans l'espace, et à reconnaître les personnes.

Remarque

Il faut adapter les questions, si nécessaire, à l'âge de la personne, à sa langue, à son niveau d'instruction et à son milieu culturel.

Étapes	Justifications
3.3 Évaluer la **réponse motrice** de la personne en observant ses mouvements tout au long de la rencontre et en lui demandant d'exécuter des gestes simples: lever le bras gauche, se toucher le nez avec l'index droit, plier les deux genoux, pointer les orteils, etc.	L'évaluation de la capacité de la personne à réagir à des demandes simples permet de vérifier sa capacité à bouger ses quatre membres. **Indiquer la meilleure réponse:** Obéit aux consignes (6 points) Localise la douleur (5 points) A un mouvement de retrait de tout le corps (4 points) Adopte une position de flexion des membres, ou décortication (3 points) Adopte une position d'extension des membres, ou décérébration (2 points) N'a aucune réaction (1 point) OBSERVATION COURANTE Exécution correcte des gestes simples demandés. PARTICULARITÉ Incapacité à reproduire un mouvement simple à l'aide des membres.

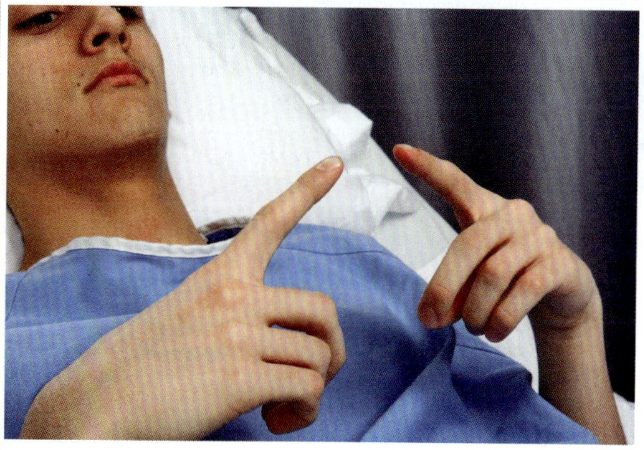

Remarque

On additionne les résultats des trois évaluations pour obtenir le score total.

- *Un score de 15 points reflète un état neurologique normal.*
- *Un score inférieur ou égal à 8 points indique la présence d'un coma.*
- *Un score de 14 indique une perte dans un aspect du fonctionnement du système nerveux.*

Étapes		Justifications

4 Évaluation de la force musculaire

4.1 Pour les membres supérieurs, présenter deux doigts de chaque main à la personne et lui demander de les serrer.

Déterminer l'intensité de la force (bonne, réduite ou absente) et sa symétrie entre les deux côtés.

On évalue la capacité motrice et la symétrie de cette capacité.

OBSERVATION COURANTE
Bonne force musculaire, identique des deux côtés.

PARTICULARITÉ
Force musculaire réduite ou absente d'un côté ou des deux côtés.

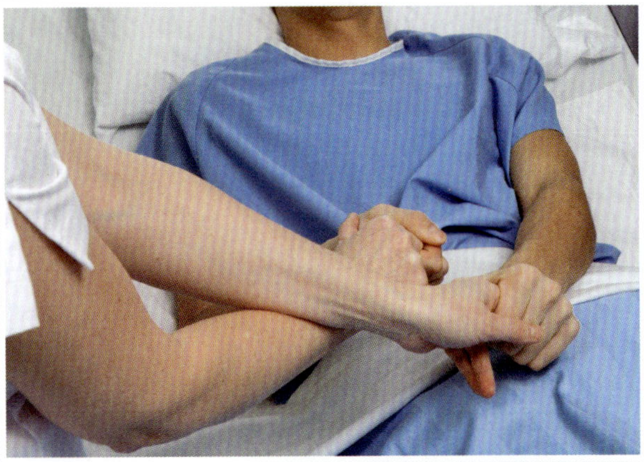

4.2 Pour les membres inférieurs, se placer à l'extrémité du lit, puis demander à la personne de fléchir légèrement les genoux et de pointer les orteils vers le plafond.

Placer les mains sur la face plantaire des pieds de la personne et demander de pousser. Offrir une résistance pour évaluer l'intensité de la force et la symétrie de la réaction entre les deux côtés.

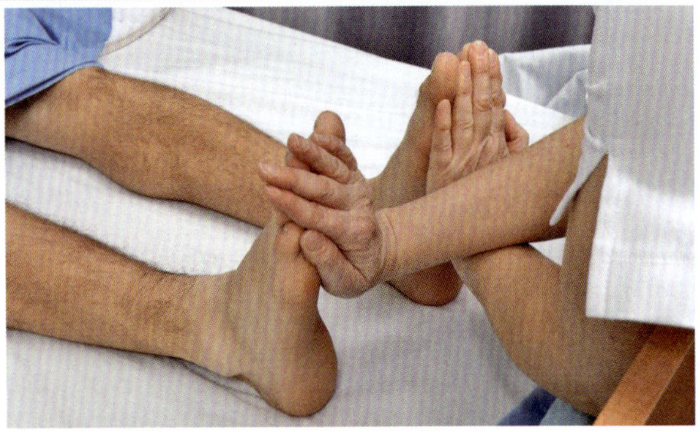

Astuce

Pour déterminer plus facilement le côté présentant une éventuelle faiblesse, croiser les mains avant de les présenter à la personne. Ainsi, la main droite évalue la main droite de la personne et la main gauche évalue sa main gauche.

5 Évaluation de la sensibilité au toucher léger

5.1 Demander à la personne de fermer les yeux, en lui précisant que le test ne provoque ni douleur ni sursauts.

5.2 Prendre une boule d'ouate, effleurer divers endroits du corps et demander à la personne d'indiquer l'endroit effleuré.

Effleurer un endroit précis puis le même endroit de l'autre côté du corps : front, joue, main, avant-bras, abdomen, pied et jambe inférieure.

5.3 En cas de perte sensorielle détectée, déterminer les limites de la sensation en appliquant un stimulus tactile tous les 2,5 cm, dans la région.

L'objectif est de détecter une perte éventuelle de perception de la sensibilité au toucher.

OBSERVATION COURANTE
Bonne indication de la sensation au toucher, pour chaque partie du corps.

PARTICULARITÉS
Paresthésie, hypoesthésie, hyperesthésie, anesthésie.

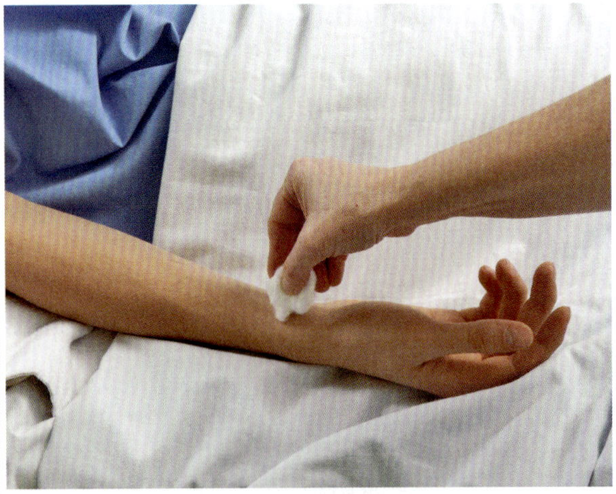

6 Évaluation des réflexes

6.1 **Réflexe pupillaire (réflexe photomoteur direct)**

Diminuer l'éclairage dans l'environnement et utiliser une lampe de poche suffisamment puissante.

Les pupilles réagissent à la lumière par une constriction (myosis). Elles répondent rapidement et de manière quasi identique au stimulus lumineux direct.

	Étapes	Justifications	
6.2	Demander à la personne de regarder au loin devant elle et vers le plafond.		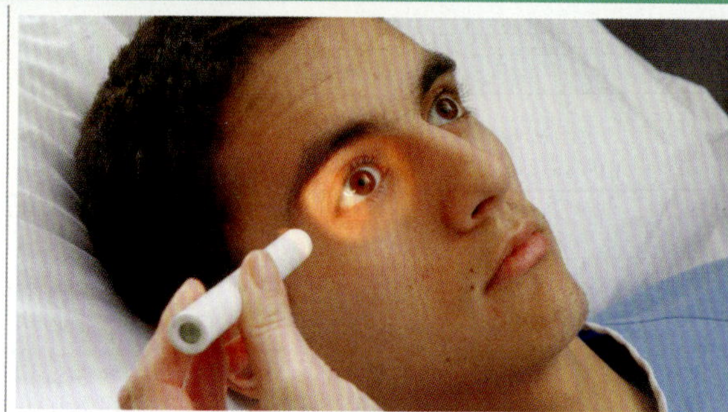 Faisceau dirigé latéralement à partir du côté temporal
6.3	Diriger le faisceau lumineux vers l'œil de la personne, en partant du côté temporal.		
6.4	Observer la réponse de la pupille au stimulus lumineux. Noter la dimension de la pupille avant la réaction et la vitesse de la réactivité à la lumière.		
6.5	Diriger le faisceau lumineux vers l'autre œil et observer la réponse de la pupille en appliquant la même démarche.		
6.6	Diriger le faisceau lumineux vers le centre du visage pour déterminer la symétrie de la réaction pupillaire.		
6.7	**Réflexe plantaire ou signe de Babinski** Découvrir les pieds de la personne et frotter la partie latérale (bord externe) de chaque plante de pied depuis le talon jusqu'aux orteils, à l'aide d'un objet moyennement pointu (poignée d'un marteau à réflexe, abaisse-langue, extrémité d'un stylo, clé).	Le signe de Babinski témoigne d'une anomalie grave (lésion des faisceaux corticospinaux) chez l'adulte. OBSERVATIONS COURANTES Contraction et rapprochement des orteils lorsque le système nerveux central est intact. Chez le nourrisson, signe de Babinski positif jusqu'à l'âge d'environ un an. PARTICULARITÉS En cas de lésion cérébrale, écartement des orteils en éventail et vers l'arrière; signe de Babinski positif.	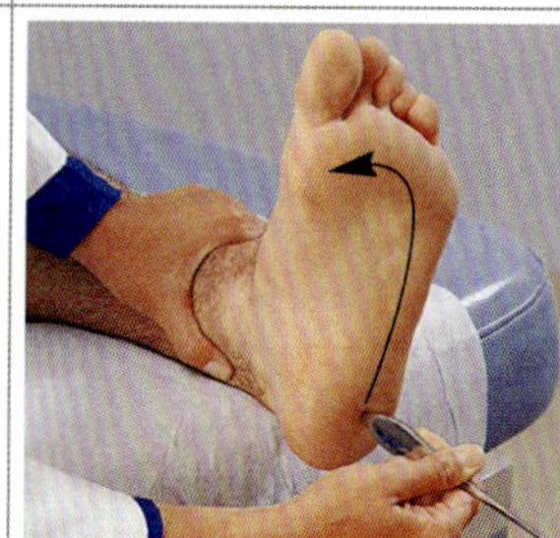 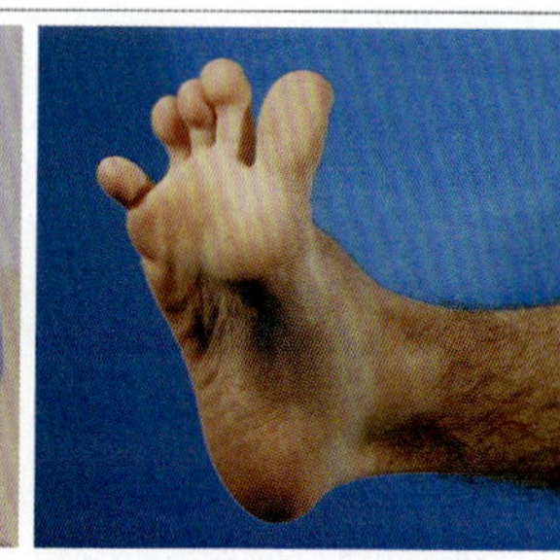 Signe de Babinski positif

3-9

7 Analyse des résultats

7.1	Comparer les résultats obtenus avec les valeurs normales ou avec les résultats antérieurs de la personne. Mettre en relation les données recueillies et analyser les écarts.	La détermination et la comparaison permettent de porter un jugement clinique afin de déterminer si un suivi est nécessaire.	

Ne pas oublier les précautions et les interventions s'appliquant après un examen neurologique de routine.

Ne pas oublier les étapes postexécutoires décrites dans la procédure 1-2.

Une fois la procédure terminée, avez-vous installé M. Bilodeau de façon à préserver son alignement corporel, étant donné son incapacité musculaire gauche ?

RÉDACTION DES NOTES D'ÉVOLUTION

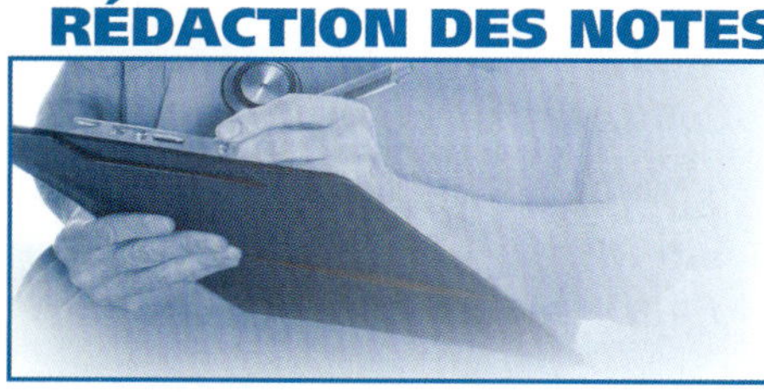

Dossier de M. Bilodeau

2011-05-24 **09:50** Somnolent et confus, ouvre les yeux à la demande. Capable de bouger le côté droit, absence de force musculaire (MS et MI) à gauche, réagit à la douleur. Réaction instantanée des pupilles à la lumière, de façon symétrique. Réflexe plantaire intact. ____________ Émilie Bourgeois-Lacombe, étudiante inf.

Référence

Santé Canada. (2003). *Lignes directrices canadiennes pour la classification du poids chez les adultes*, ministre des Travaux publics et Services gouvernementaux du Canada.

Chapitre 4

Asepsie

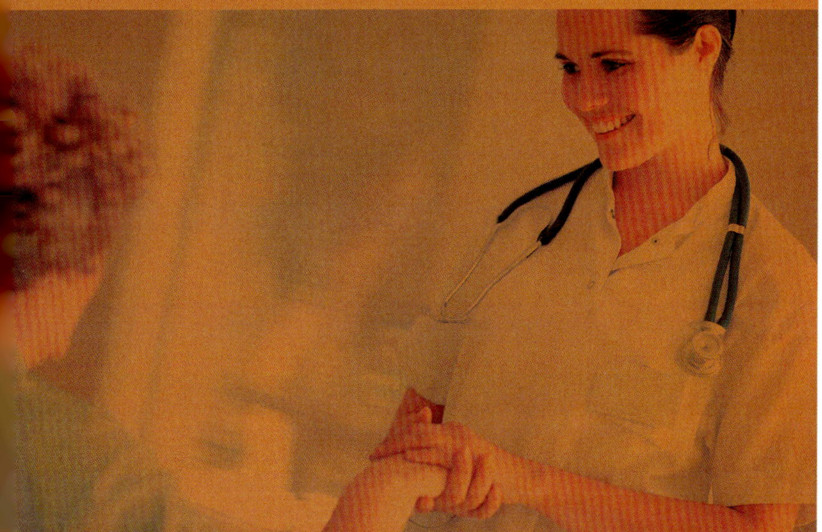

SOMMAIRE

MÉTHODE DE SOINS 4-1

30 ASEPSIE

Lavage des mains

Cette méthode de soins explique la procédure à suivre pour se laver les mains avec un savon ordinaire ou un savon antiseptique et se laver les mains avec une solution hydroalcoolique (SHA) (page 120).

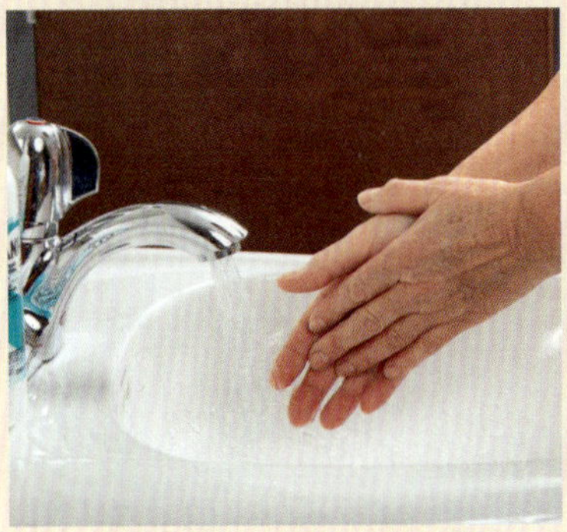

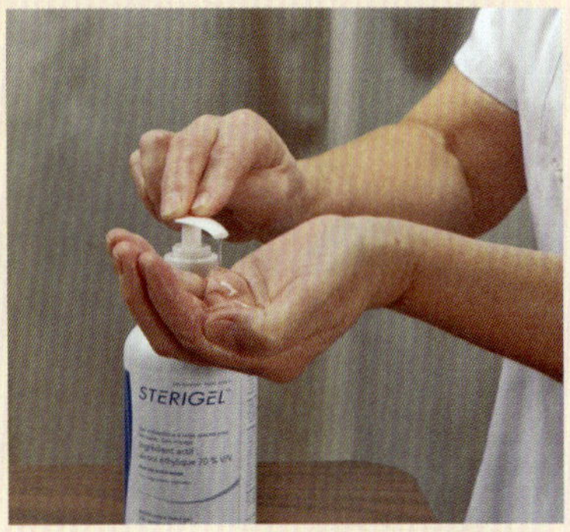

DÉFINITION

Méthode de soins consistant à se frotter vigoureusement toute la surface des mains et des poignets :

- avec un savon ordinaire ou antiseptique, puis à se rincer sous un jet d'eau courante et à se sécher avec des serviettes de papier ;

ou

- avec une solution hydroalcoolique (SHA) jusqu'au séchage complet.

CONTEXTE D'EXÉCUTION

BUT

- Réduire le plus possible le nombre de microorganismes pathogènes présents sur la peau, de manière à réduire les infections nosocomiales et les infections dues aux bactéries multirésistantes (BMR) aux antibiotiques.

MATÉRIEL ET ÉQUIPEMENT

ARTICLES ESSENTIELS

Méthode A : **Lavage avec un savon ordinaire ou antiseptique**	**Méthode B :** **Lavage avec une solution hydroalcoolique (SHA)**
• Lavabo d'eau courante équipé d'une commande s'actionnant avec la main, le pied, le genou ou le coude, ou d'un détecteur de mouvement 1 • Distributeur de savon 2 • Serviettes de papier 3 • Poubelle 4	• Solution hydroalcoolique (ex. : Isagel, Stérigel, Stérigel+) 5

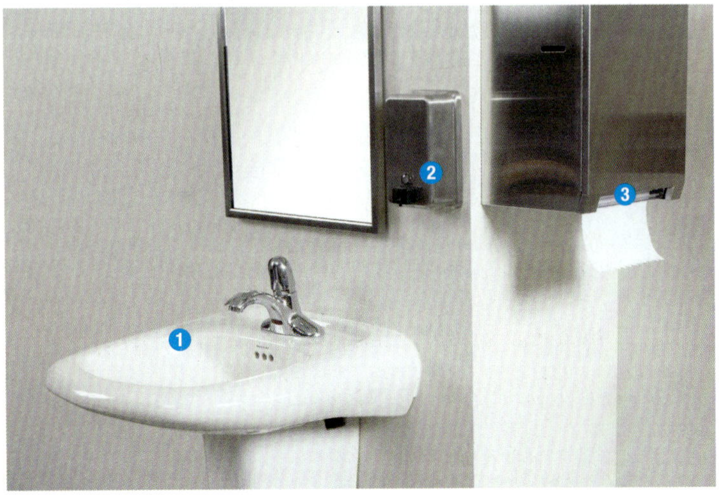

Remarque

Le lavage des mains avec une solution hydroalcoolique est peu efficace contre les spores de la bactérie *Clostridium difficile*. Lorsqu'on est en contact avec des personnes colonisées par cette bactérie, on doit donc prendre des précautions additionnelles contre la transmission par contact.

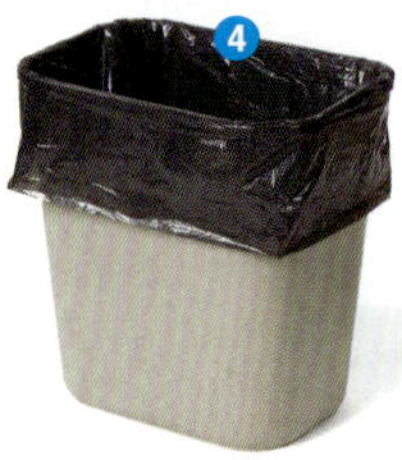

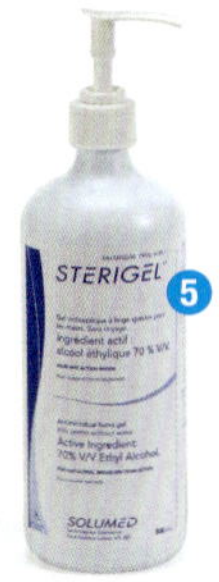

PRÉCAUTIONS ET INTERVENTIONS **avant** le lavage des mains

1. INTERVENTIONS

- Garder ses ongles courts (5 mm) (Ordre des infirmières et infirmiers du Québec [OIIQ], 2006) *afin de faciliter le nettoyage des saletés sous les ongles – milieux propices au développement des microorganismes – et d'éviter les égratignures*.
- Éviter le vernis à ongles et les ongles artificiels, *car ils favorisent la colonisation bactérienne*.
- Enlever ses bijoux, *car ils sont porteurs de microorganismes*.
- Retirer sa montre ou la monter assez haut sur le bras *afin de bien nettoyer les poignets au cours du lavage des mains*.
- Avant d'utiliser la SHA, se laver les mains avec de l'eau et du savon lorsqu'elles sont souillées de saletés, *car l'efficacité des solutions hydroalcooliques est réduite en présence d'insalubrité et de matière protéinique*.
- Se rappeler les zones fréquemment oubliées au cours du lavage des mains *afin d'être plus vigilant durant le nettoyage*.

Zones souvent oubliées au cours du lavage des mains

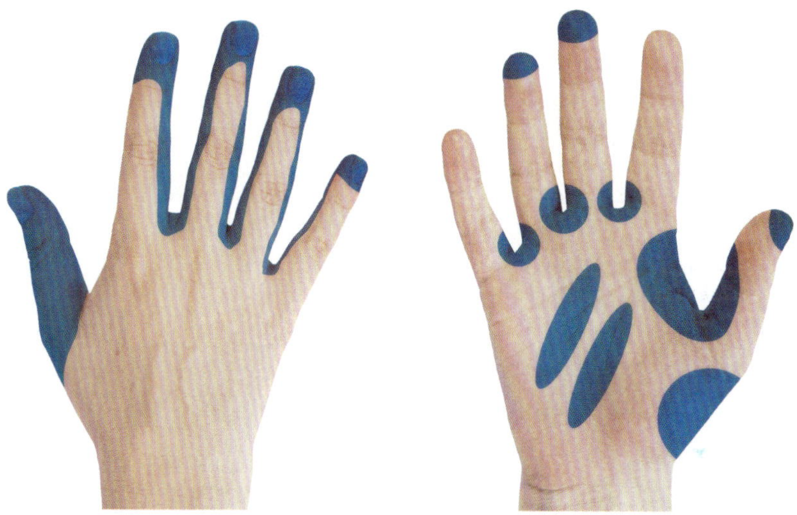

Dos de la main — Intérieur de la main

Source : Adapté de Association paritaire pour la santé et la sécurité du travail du secteur affaires sociales (ASSTSAS), 2005.

4-1

PRÉCAUTIONS ET INTERVENTIONS **après** le lavage des mains

1. INTERVENTIONS

- Examiner attentivement la surface de ses mains à la recherche d'éventuelles lésions cutanées *afin de prévoir d'enfiler des gants propres avant de procéder aux soins*.
- Éviter de toucher aux robinets une fois le lavage des mains terminé, *car ils sont contaminés par le contact de nombreuses personnes (personnel, clients et visiteurs)*.
- Après trois lavages des mains avec une SHA, se laver les mains à l'eau courante avec un savon ordinaire ou un savon antiseptique *pour éliminer les microorganismes qui se sont agglutinés dans le résidu formé par l'utilisation répétée du produit*.
- Se laver les mains après avoir utilisé un produit à base d'alcool avant d'enfiler des gants *afin d'éviter une dermatose, particulièrement chez les personnes ayant la peau sensible*.
- Appliquer régulièrement un produit hydratant sur ses mains *pour préserver l'intégrité de la peau*.

MISE EN SITUATION

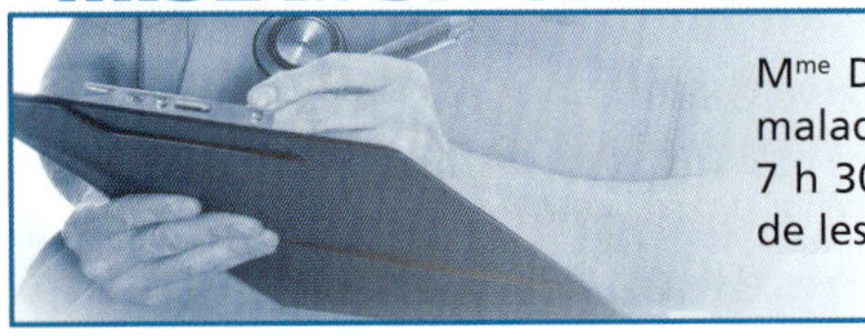

Mme Damphousse, âgée de 55 ans, est hospitalisée pour maladie pulmonaire obstructive chronique (MPOC). Il est 7 h 30 et vous devez lui donner ses médicaments. Avant de les préparer, vous devez vous laver les mains.

Ordonnance médicale au dossier
- Prednisone 5 mg P.O. die.
- K-Dur 20 mmol P.O. die.

PROCÉDURE 4-1-1

SE LAVER LES MAINS

Sommaire de la procédure

1. Mesures préliminaires
2. Application du savon
3. Nettoyage
4. Rinçage
5. Séchage
6. Fermeture de l'arrivée d'eau

! Avez-vous pris le temps de vous remémorer les zones les plus souvent oubliées lors du lavage des mains ? Quelles sont-elles ?

Étapes	Justifications	

Ne pas oublier les précautions et les interventions s'appliquant avant le lavage des mains.

1 Mesures préliminaires

Étapes	Justifications	
1.1 MÉTHODE A **Lavage avec un savon ordinaire ou antiseptique** Se tenir à une distance suffisante du lavabo, de façon à ne pas le toucher ou à ne pas être éclaboussée.	Le lavabo est une zone où prolifèrent les microorganismes, à cause de l'humidité et de l'usage constant qu'on en fait. On s'appuie souvent contre le comptoir ou le lavabo sans s'en rendre compte.	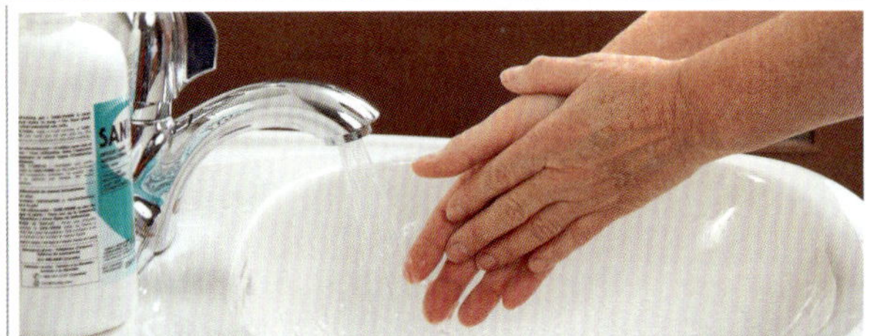 Méthode A
1.1 MÉTHODE B **Lavage avec une solution hydroalcoolique (SHA)** Se placer sur le côté du distributeur.	En se plaçant à côté du distributeur, on évite de recevoir une éclaboussure imprévisible au visage ou sur ses vêtements, en cas d'accumulation de produit à la sortie.	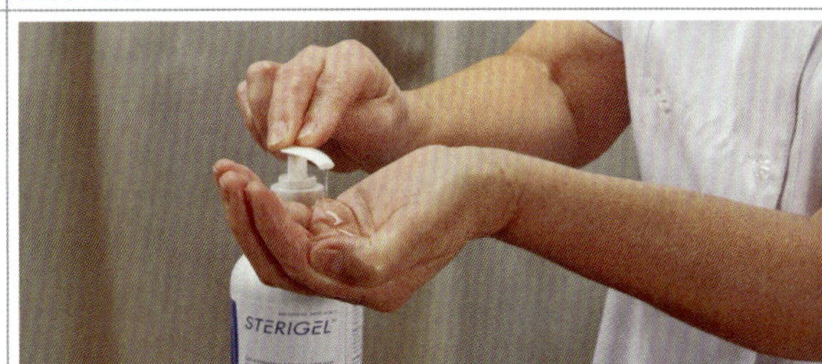 Méthode B
1.2 MÉTHODE A Faire couler l'eau. Régler le débit de façon à ne pas être éclaboussée et la température de façon à ce que l'eau soit tiède.	Un débit fin et constant permet d'éviter les éclaboussures sur l'uniforme. Une température modérée prévient la détérioration de l'épithélium kératinisé de l'épiderme.	

2 Application du savon

Étapes	Justifications	
2.1 MÉTHODE A Garder **les mains à un niveau inférieur à celui des coudes**. Laisser l'eau couler abondamment sur les poignets puis sur les mains.	Cette position **fait en sorte que l'eau coule de la région la moins contaminée (les poignets) vers la région la plus contaminée (les mains)**. Mouiller abondamment les mains élimine une partie des souillures et augmente l'efficacité du savonnage.	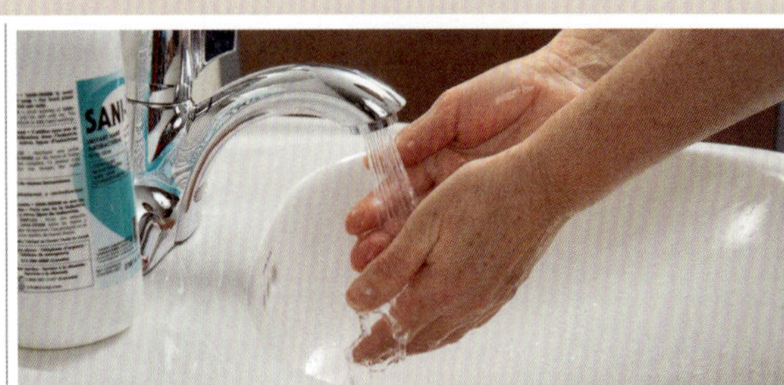 Méthode A

Étapes	Justifications	
2.2 **MÉTHODE A** Remplir le creux d'une main de savon liquide, soit environ 5 mL (1 c. à thé).	Une quantité minimale de savon est nécessaire pour détruire la flore transitoire et réduire la flore résidente de la peau des deux mains.	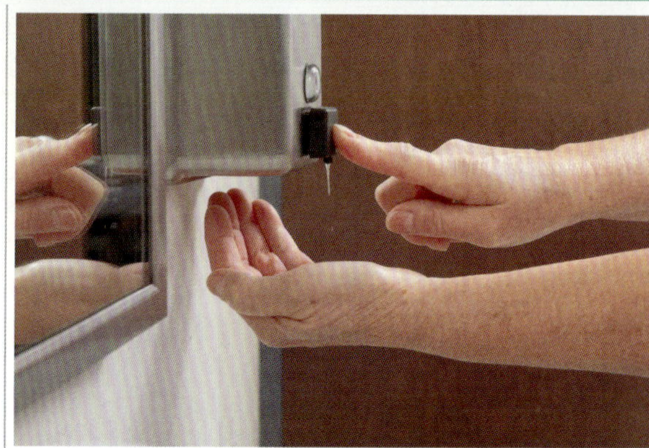 Méthode A
2.2 **MÉTHODE B** Donner deux coups de pompe pour le dépôt de la solution dans le creux d'une main.	Il faut une quantité suffisante pour couvrir les deux faces des deux mains.	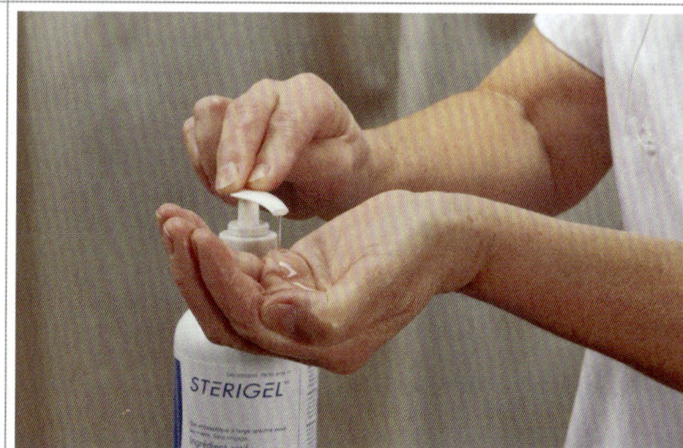 Méthode B
2.3 **MÉTHODE A** Se frotter les mains ensemble pour faire mousser le savon.	Une bonne application du savon contribue à se débarrasser de façon optimale des microorganismes.	

3 Nettoyage

3.1 **MÉTHODES A ET B** Frotter, en grattant, le **bout des doigts** d'une main dans le creux de la paume de l'autre main, et vice versa, **sans oublier le pouce**.	Les extrémités des doigts, y compris le pouce, sont des **zones souvent oubliées**. En frottant et grattant, on permet au savon de pénétrer sous les ongles, zone considérée comme très contaminée.	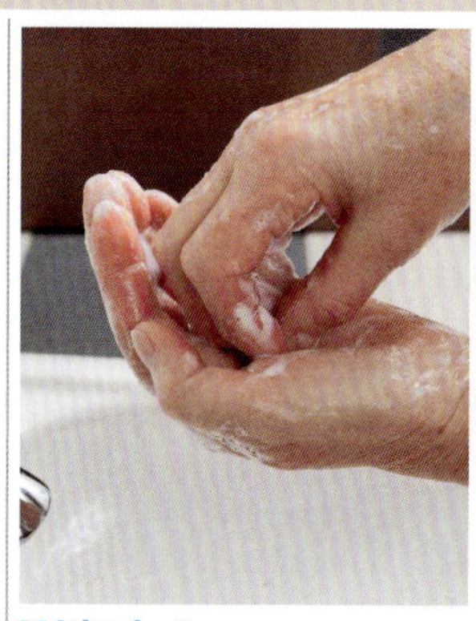 Méthode A 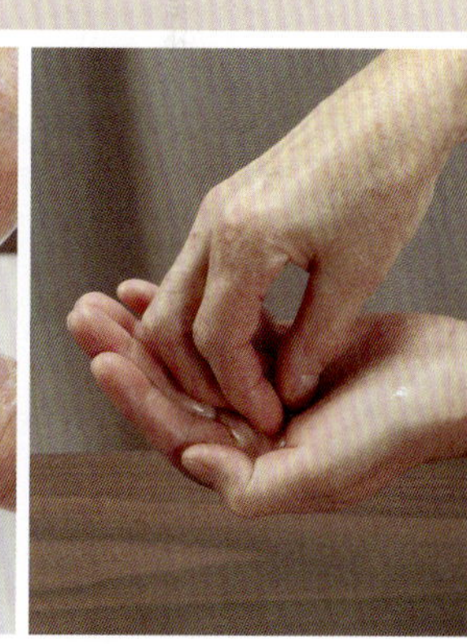 Méthode B
3.2 **MÉTHODE B** Verser le reste de la SHA dans la paume de l'autre main, et frotter le bout des doigts, y compris le pouce.	On permet aux ongles de l'autre main d'entrer en contact avec la solution.	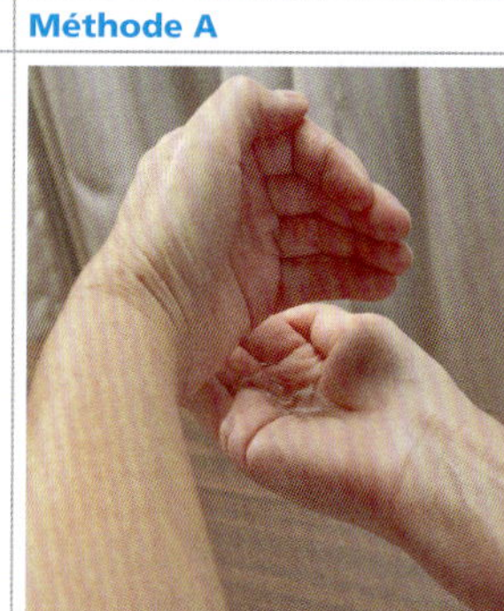 Méthode A 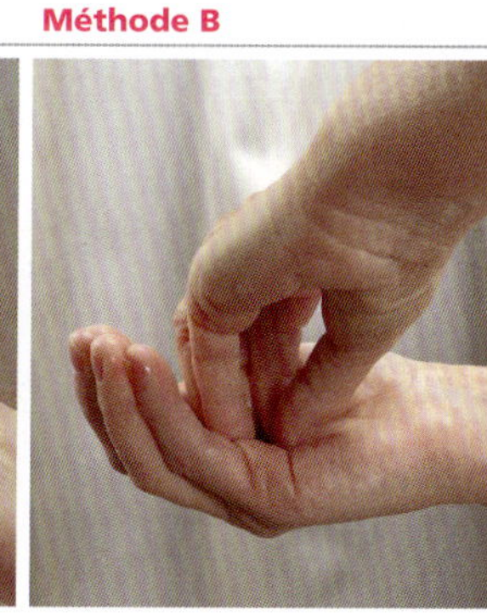 Méthode B

Étapes	Justifications	
3.3 MÉTHODES A ET B Frotter les, paumes l'une contre l'autre, **jusqu'au bout des doigts**.	Une grande partie de l'efficacité du lavage est liée à l'action mécanique du frottement. Les extrémités des doigts sont des **zones souvent oubliées** au cours du lavage des mains.	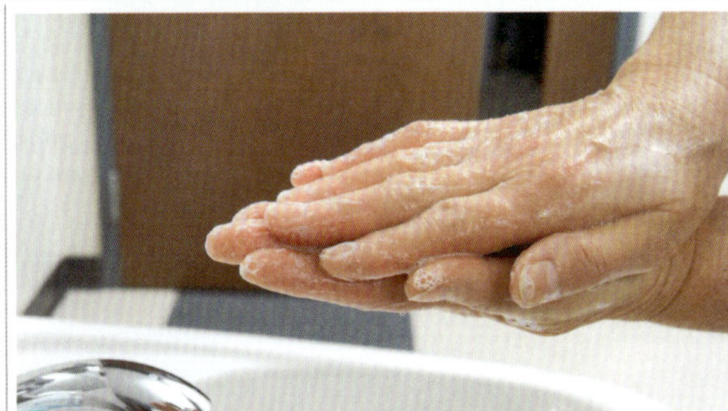 Méthode A 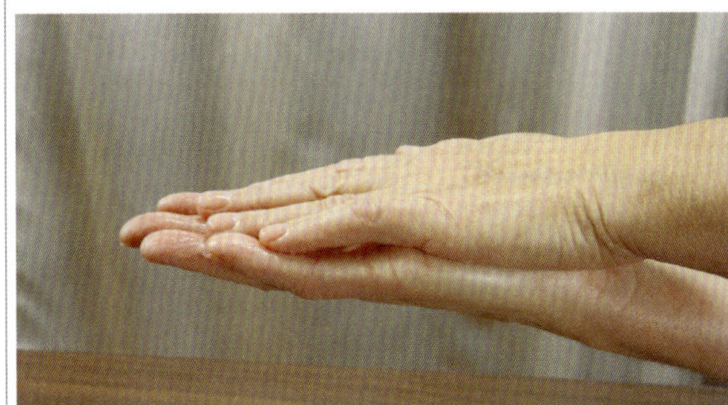 Méthode B
3.4 MÉTHODES A ET B Entrecroiser les doigts, puis: a) frotter les **faces latérales** des doigts dans un mouvement de va-et-vient, sans oublier les extrémités;	Le croisement des doigts et les mouvements de va-et-vient et de rotation permettent de frotter les faces latérales des doigts de même que les **espaces interdigitaux, souvent oubliés**, où les microorganismes peuvent proliférer facilement.	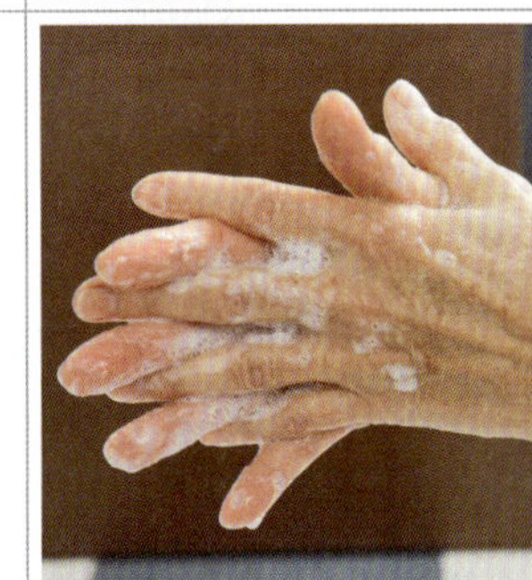 Méthode A 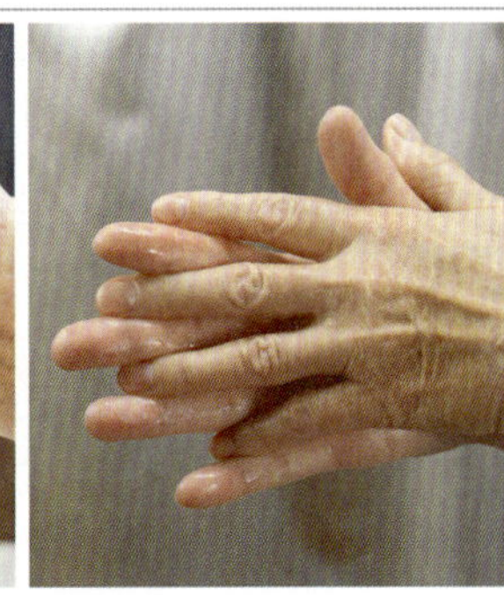 Méthode B
b) effectuer un mouvement de rotation des poignets vers soi pour frotter les **espaces interdigitaux**.		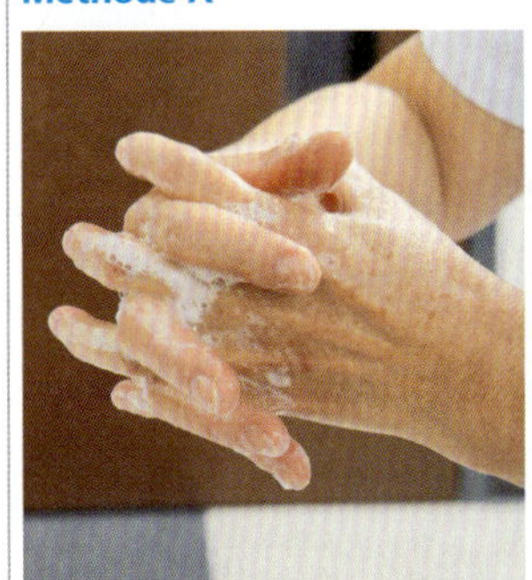 Méthode A 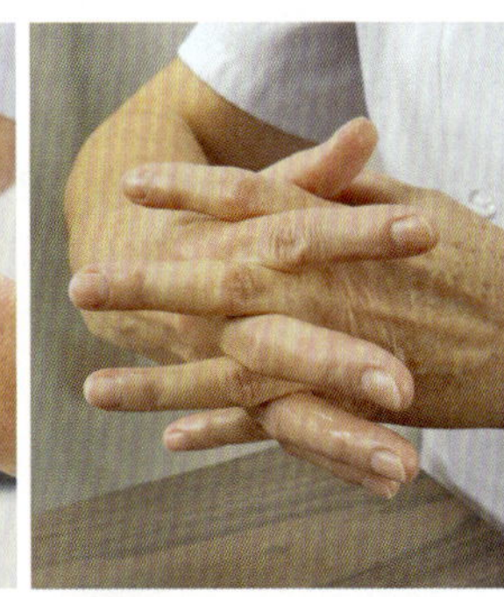 Méthode B
3.5 MÉTHODES A ET B Avec la paume d'une main, frotter l'autre main: a) le dos; b) le dessus des doigts jusqu'à **leur extrémité**.	En frottant le dos des mains et le dessus des doigts, on s'assure de nettoyer **des parties souvent négligées** au cours du lavage simple des mains.	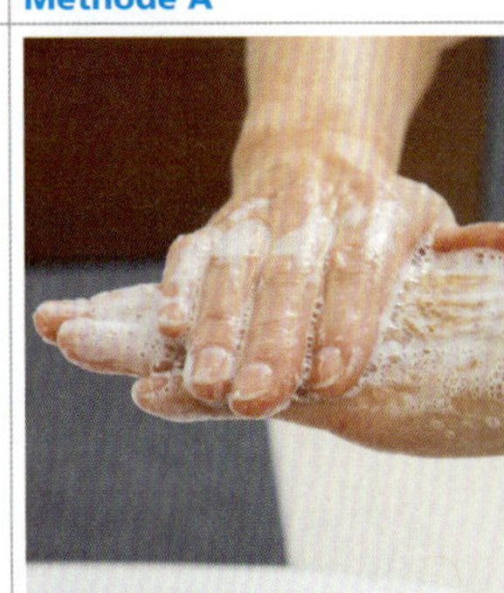 Méthode A 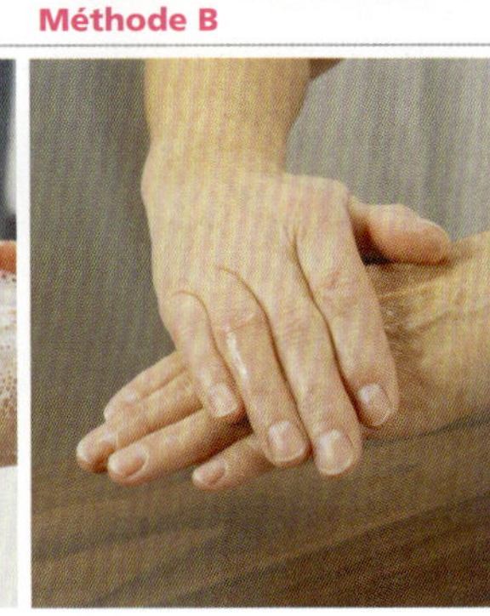 Méthode B

Étapes	Justifications	
3.6 **MÉTHODES A ET B** Frotter les côtés de la main : a) le côté de l'**auriculaire** ;	Les côtés de la main sont également des parties **souvent négligées** au cours du lavage simple des mains.	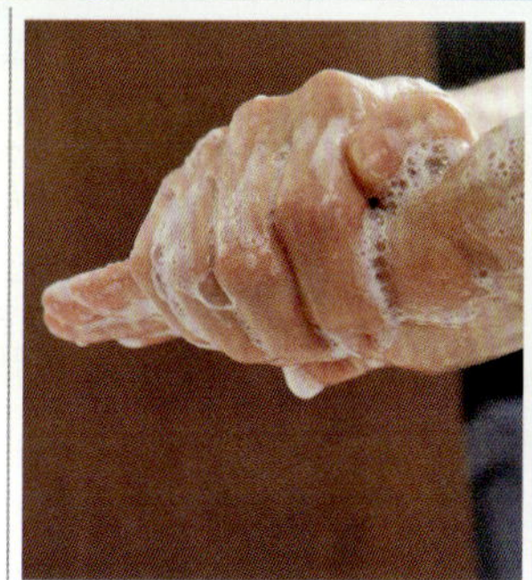 Méthode A 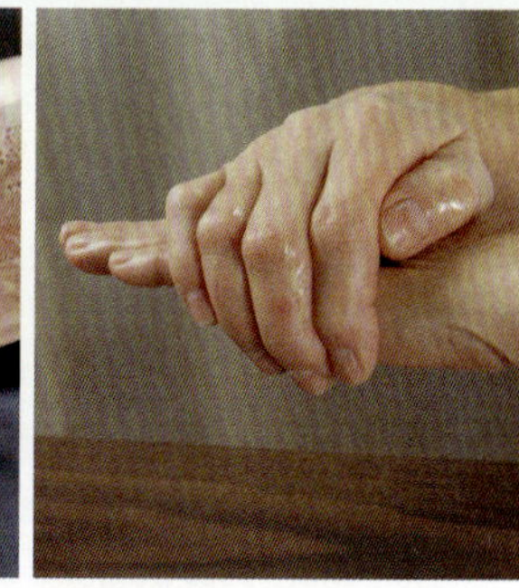 Méthode B
b) le côté du **pouce**.		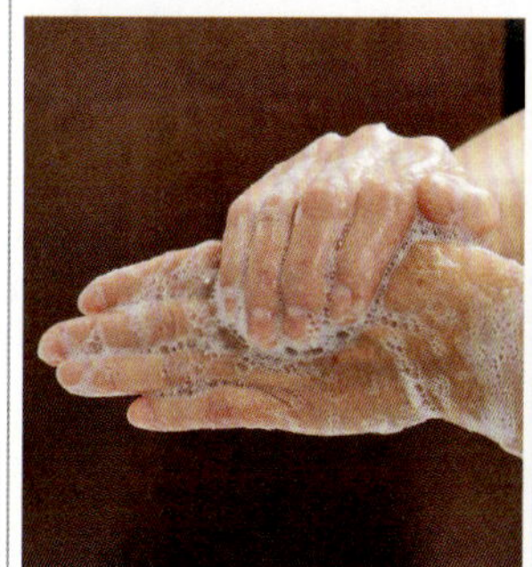 Méthode A 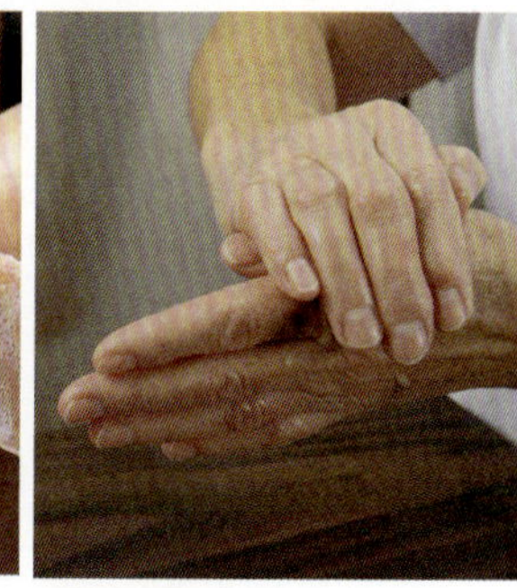 Méthode B
3.7 **MÉTHODES A ET B** Frotter la zone qui s'étend du bout de l'index jusqu'à l'extrémité du pouce, en insistant sur l'**espace interdigital**.	L'espace interdigital entre le pouce et l'index est souvent oublié au cours du lavage des mains.	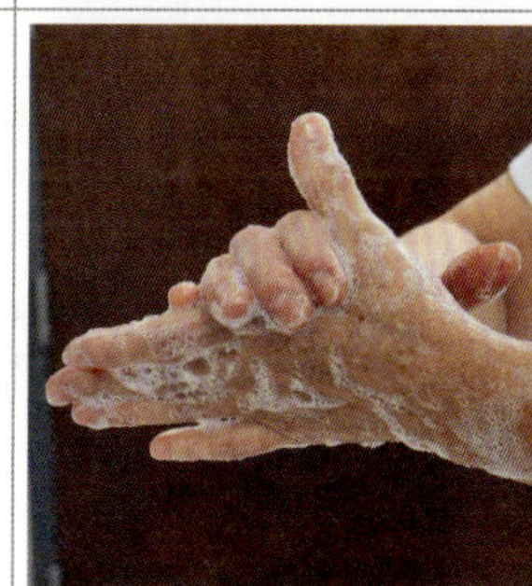 Méthode A 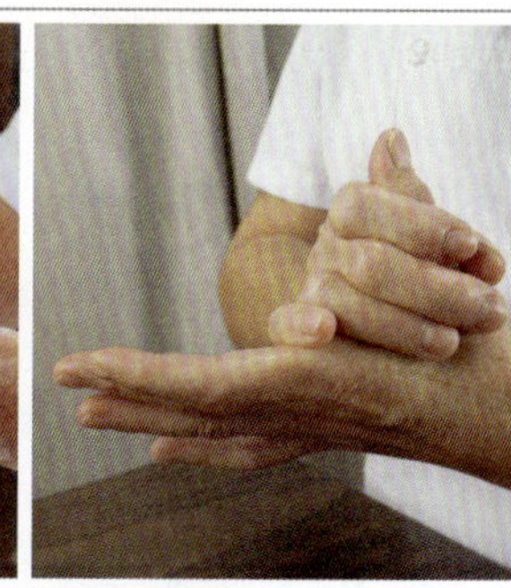 Méthode B
3.8 **MÉTHODES A ET B** Encercler le **pouce** et le frotter dans un mouvement rotatif.	Les pouces sont des **zones souvent oubliées** au cours du lavage des mains.	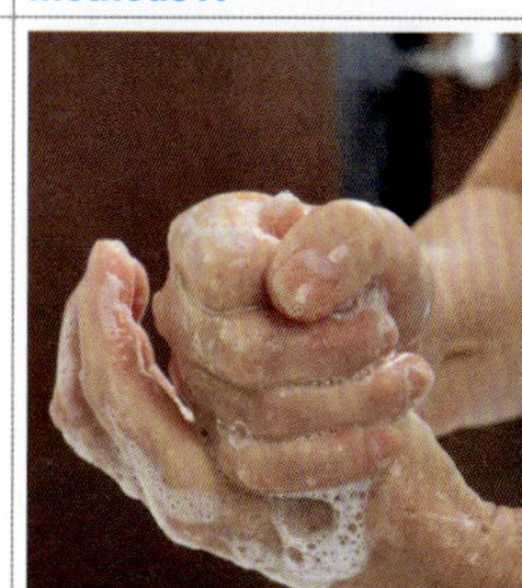 Méthode A 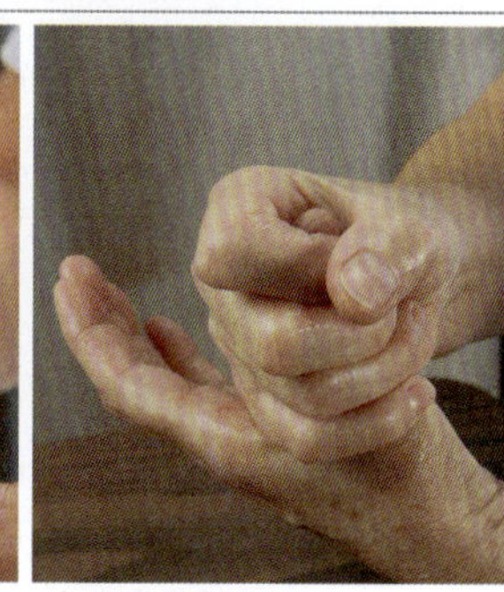 Méthode B
3.9 **MÉTHODES A ET B** Encercler le poignet et le frotter dans un mouvement rotatif. Reprendre à l'étape 3.5 pour laver l'autre main.	En frottant les poignets, on s'assure que toute la surface des mains a bien été nettoyée.	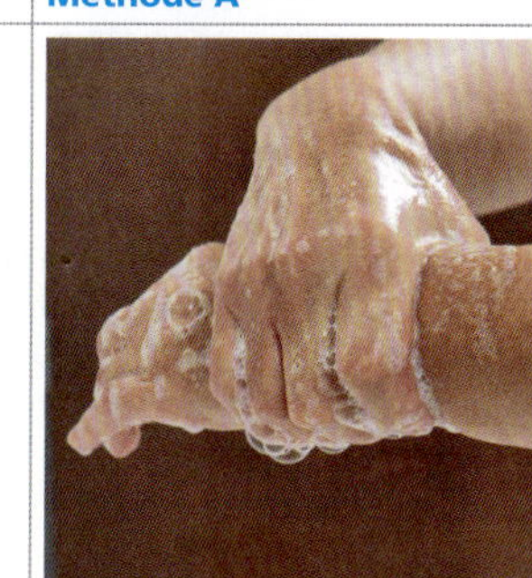 Méthode A 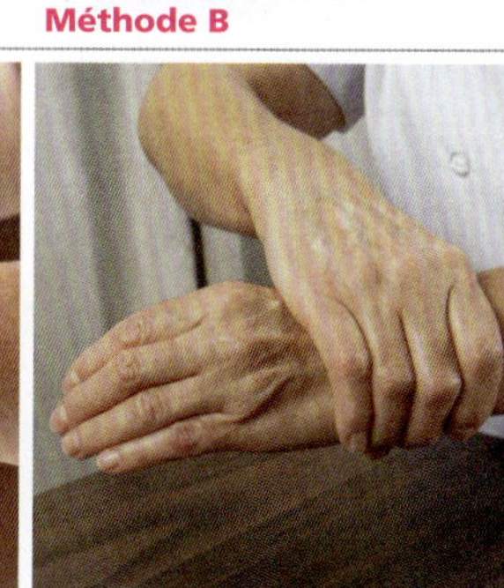 Méthode B

Étapes	Justifications	
Remarque		
Frotter toutes les surfaces des mains le temps nécessaire selon le type de savon et la situation de soins : de 15 à 30 secondes ou environ 3 séquences de mouvements pour chaque main.	Il faut un certain temps pour détruire les microorganismes de la flore transitoire de façon optimale, et éviter ainsi la transmission d'agents pathogènes.	
4 Rinçage		
4.1 **MÉTHODE A** Mettre les poignets et les mains **sous le jet d'eau en les gardant plus bas que les coudes**. Bien rincer à l'eau courante les poignets et les mains.	**L'eau coule de la région la moins contaminée** (poignets) **vers la région la plus contaminée** (mains), et entraîne ainsi les microorganismes dans le lavabo. Un bon rinçage permet d'évacuer la majorité des microorganismes délogés au cours du nettoyage des mains.	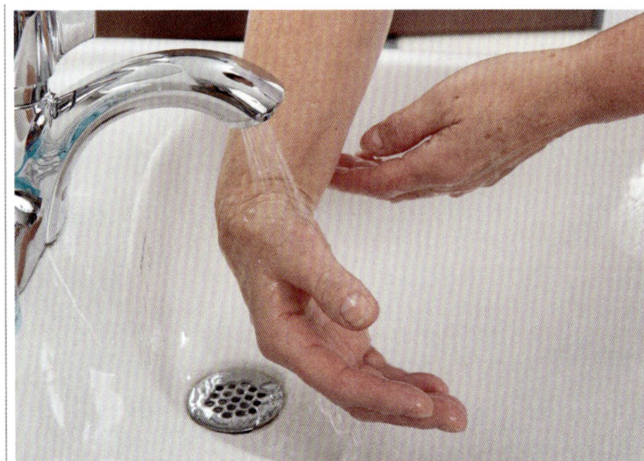 Méthode A
5 Séchage		
5.1 **MÉTHODE A** Prendre une serviette en papier avec la main non dominante.	La serviette en papier à usage unique permet d'éviter la propagation des microorganismes en milieu humide.	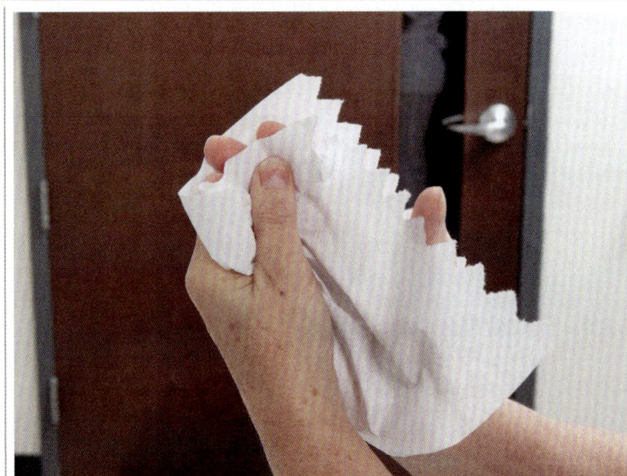 Méthode A
5.1 **MÉTHODE B** Frotter jusqu'à ce que les mains soient sèches.	Le frottage permet à l'alcool de s'évaporer plus facilement.	
5.2 **MÉTHODE A** Sécher la main dominante : a) en commençant par les doigts ; b) en insistant sur les espaces interdigitaux ; c) en remontant peu à peu vers le poignet.	On évite la contamination en séchant d'abord la région la plus propre (bout des doigts) puis la région la moins propre (poignets). Les microorganismes prolifèrent et se transmettent mieux en milieu humide. Un bon séchage contribue à réduire le nombre de microorganismes et à prévenir l'atteinte de la barrière cutanée.	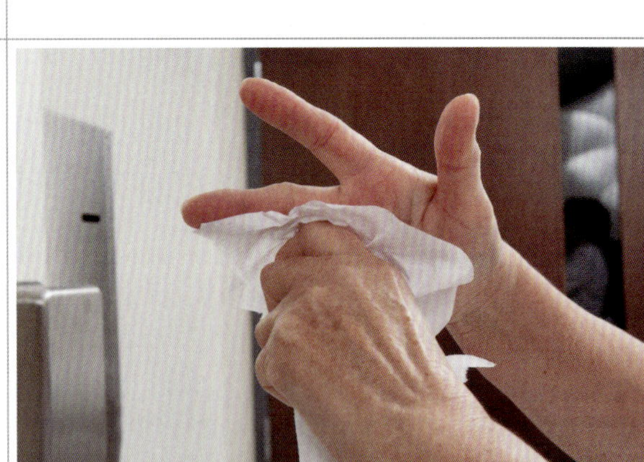 Méthode A

Étapes	Justifications	
5.3 **MÉTHODE A** Prendre une autre serviette en papier avec la main dominante et sécher la main non dominante en reprenant les consignes à l'étape 5.2.	La main non dominante s'est partiellement asséchée, au contact de la première serviette. Elle mouille donc peu la deuxième serviette, laquelle pourra protéger la main dominante d'une contamination par capillarité durant la fermeture des robinets.	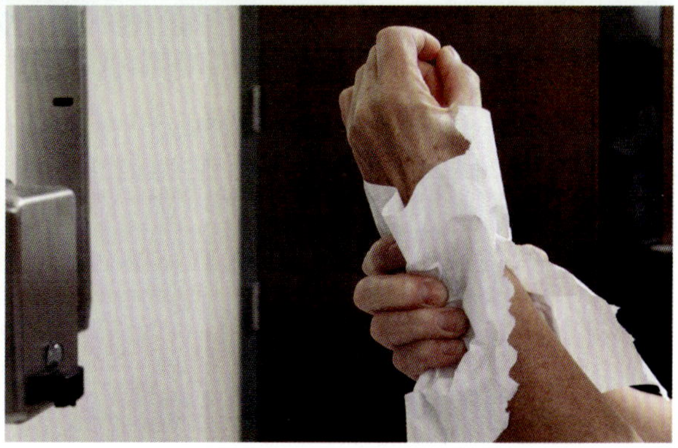 Méthode A

6 Fermeture de l'arrivée d'eau

6.1 **MÉTHODE A** Couper l'arrivée d'eau, en utilisant la dernière serviette en papier si le robinet est muni d'une commande manuelle.	Les mains ne touchent jamais aux robinets, très contaminés à cause de l'utilisation constante qu'on en fait.	

Ne pas oublier les précautions et les interventions s'appliquant après le lavage des mains.

Avez-vous examiné la surface de vos mains afin d'évaluer la nécessité d'enfiler des gants propres ?

RÉDACTION DES NOTES D'ÉVOLUTION

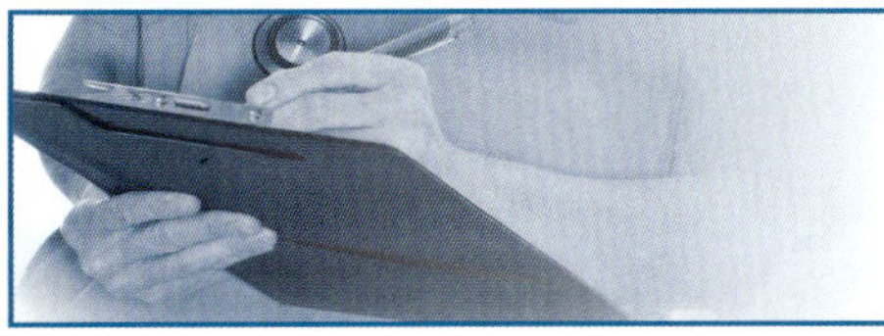

Dossier de Mme Damphousse

Aucune note d'évolution requise.

4-2

MÉTHODE DE SOINS 4-2

30 ASEPSIE

Port de gants stériles

Cette méthode de soins explique la procédure à suivre pour enfiler des gants stériles (méthode ouverte, page 128) et pour retirer des gants souillés (procédure de base, page 131).

DÉFINITIONS

Enfiler des gants stériles avec la méthode ouverte
Méthode de soins consistant à mettre des gants stériles de façon à ne pas les contaminer.

Retirer des gants souillés avec la procédure de base
Méthode de soins consistant à retirer des gants souillés sans que la partie extérieure, contaminée, n'entre en contact avec la peau.

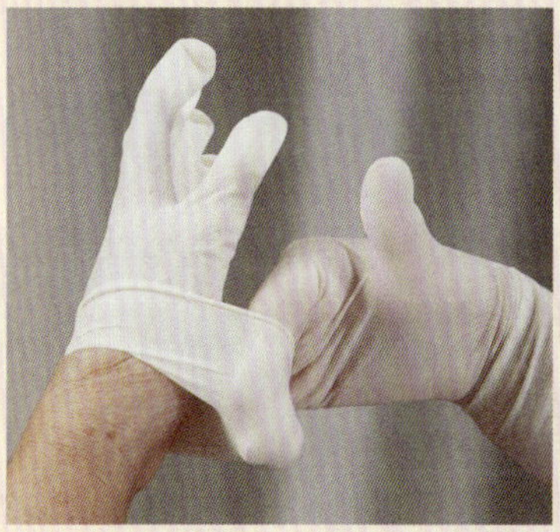

Mettre des gants stériles

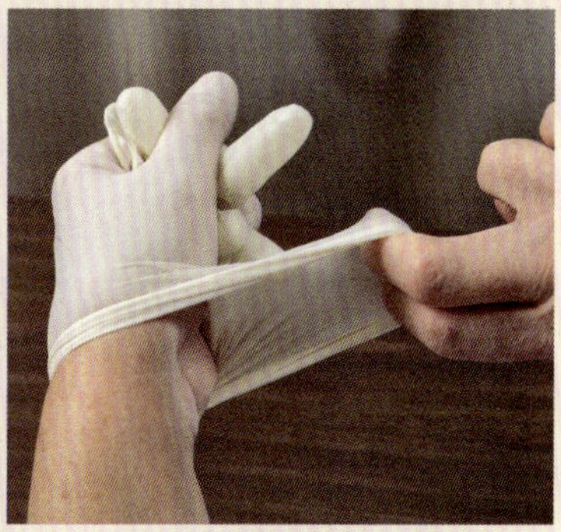

Retirer des gants souillés

CONTEXTE D'EXÉCUTION

BUTS

Enfiler des gants stériles avec la méthode ouverte

- Éviter la contamination du matériel stérile utilisé durant une intervention.
- Diminuer les risques de transmission de sa propre flore microbienne (flore résidente) aux personnes qu'on soigne.
- Diminuer les risques de devenir l'hôte transitoire de microorganismes pathogènes (flore transitoire) qu'on pourra transmettre à d'autres personnes.
- Se protéger contre les risques de contamination, notamment lorsqu'on est en contact avec les liquides biologiques, les muqueuses ou la peau non intacte d'une autre personne.

Retirer des gants souillés avec la procédure de base

- Éviter la contamination des mains au moment du retrait de gants souillés.
- Diminuer les risques de propagation d'agents pathogènes au moment de jeter des gants souillés.

MATÉRIEL ET ÉQUIPEMENT

ARTICLES ESSENTIELS

Enfilage de gants stériles

- Table de travail 1
- Gants stériles sous emballage 2

Retrait de gants souillés

- Contenant pour la mise au rebut, selon la situation :
  - Poubelle de chambre 3
  - Sac à rebuts qui sera jeté dans la poubelle de la salle de préparation des soins souillée 4
  - Sac à rebuts à l'intérieur d'une chambre d'isolement 5
  - Sac à rebuts situé à l'extérieur de la chambre, dans le corridor 6

Remarque

Que l'on ait enfilé des gants stériles ou des gants propres, la méthode de retrait des gants souillés reste la même.

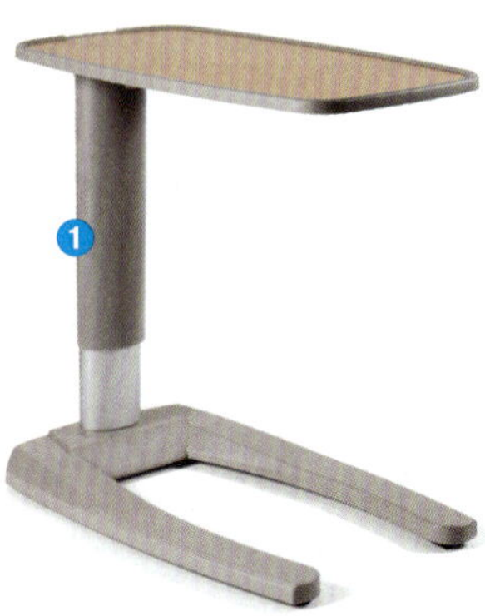

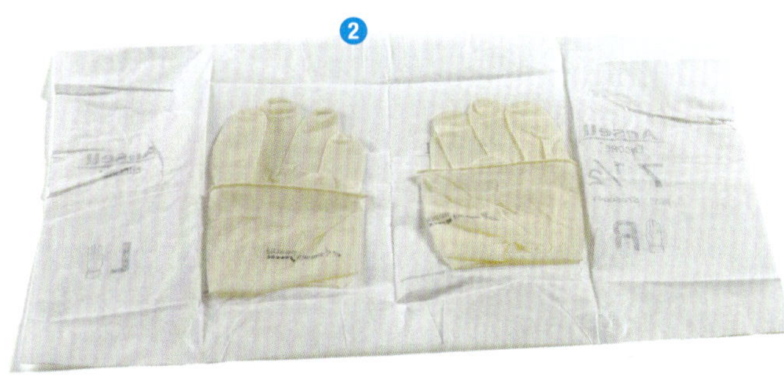

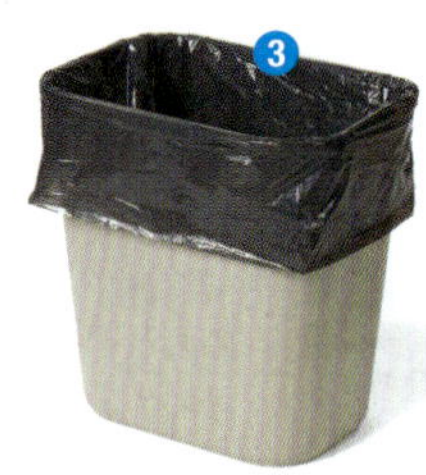

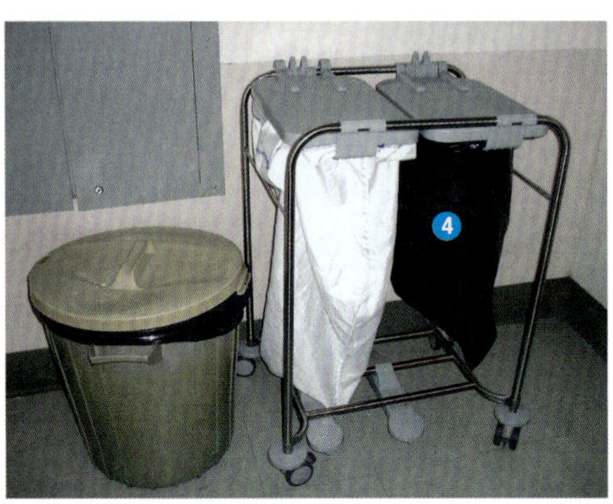

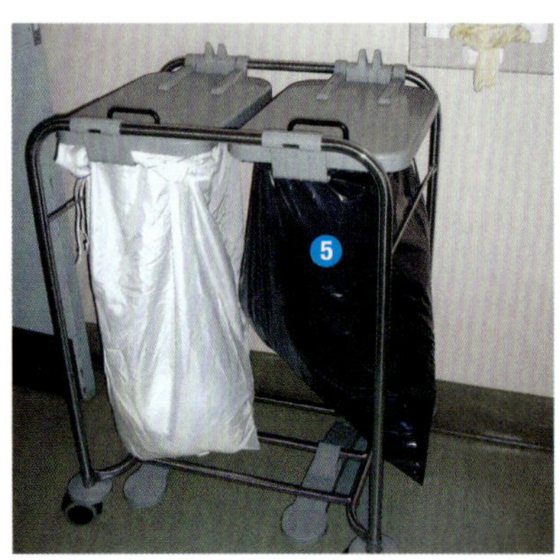

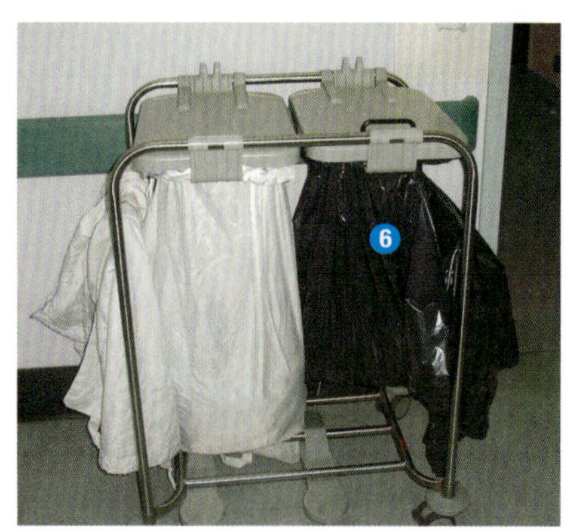

PRÉCAUTIONS ET INTERVENTIONS avant l'enfilage de gants stériles avec la méthode ouverte

1. INTERVENTIONS

- S'assurer qu'on a les ongles courts (5 mm) (OIIQ, 2006) *pour éviter d'abîmer les gants*.
- Se laver les mains *afin d'enlever le maximum de microorganismes à la surface de la peau et de prévenir leur propagation en cas de rupture d'un gant*.
- Si le port d'un masque est requis, mettre le masque avant d'enfiler les gants *afin de préserver la stérilité des gants*.
- S'assurer que la taille des gants est adéquate, *car des gants trop grands nuisent à la dextérité et à la sensibilité tactile, tandis que des gants trop petits risquent de se déchirer*.
- Vérifier que l'emballage des gants est intact *afin de s'assurer que les gants sont stériles*.
- Prendre une nouvelle paire de gants en cas de doute quant à une contamination possible au cours de l'ouverture de l'emballage ou de l'enfilage *afin de garantir la stérilité des gants*.
- S'assurer que la surface sur laquelle les gants seront déposés n'est pas mouillée, *car les gants pourraient être contaminés par capillarité*.

PRÉCAUTIONS ET INTERVENTIONS après le retrait de gants souillés avec la procédure de base

1. INTERVENTIONS

- Jeter les gants utilisés pour les soins d'hygiène, la manipulation des urinaux et des bassins, etc. dans la poubelle munie d'un sac en plastique et située dans la chambre de la personne ou à tout autre endroit approprié *afin de respecter les pratiques de base concernant la manipulation d'articles ayant été en contact avec des liquides biologiques*.
- Jeter les gants utilisés pour la réfection d'un pansement dans le sac servant à recueillir le pansement souillé et le matériel jetable, et déposer ce sac dans la poubelle souillée de la salle de préparation des soins *afin de respecter les pratiques de base concernant la manipulation d'articles ayant été en contact avec des liquides biologiques*.
- Jeter les gants utilisés pour les précautions additionnelles (contre la contamination aérienne, par contact et par gouttelettes) dans la poubelle munie d'un sac en plastique qui se trouve à l'intérieur de la chambre d'isolement *afin de prévenir la contamination du milieu et de limiter l'exposition du personnel à des agents pathogènes durant le transport du matériel souillé*.
- Se laver les mains après avoir enlevé les gants souillés, *car certaines manipulations ont pu abîmer légèrement les gants, et permettre des fuites imperceptibles ainsi que la contamination des mains*.

MISE EN SITUATION

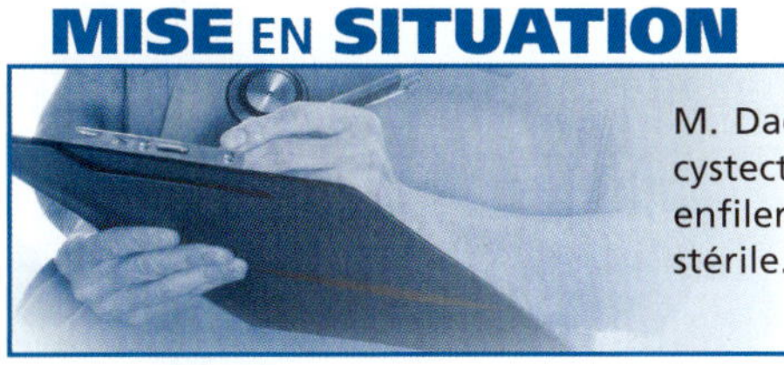

M. Daoust, âgé de 78 ans, a été opéré pour une cholécystectomie. Vous devez refaire son pansement et donc enfiler des gants stériles avant de manipuler le matériel stérile.

Ordonnance médicale au dossier

Aucune ordonnance médicale requise.

PROCÉDURE 4-2-1

METTRE DES GANTS STÉRILES AVEC LA MÉTHODE OUVERTE

Sommaire de la procédure

1. Ouverture de l'emballage extérieur
2. Ouverture de l'emballage intérieur
3. Enfilage du premier gant (main dominante)
4. Prise en main du deuxième gant (main non dominante)
5. Mise au rebut de l'emballage intérieur
6. Enfilage du deuxième gant (main non dominante)
7. Ajustement des gants

! Quelles précautions avez-vous prises avant d'enfiler les gants stériles ?

Étapes		Justifications

Ne pas oublier les précautions et les interventions s'appliquant avant l'enfilage de gants stériles avec la méthode ouverte.

1 Ouverture de l'emballage extérieur

	Étapes	Justifications
1.1	Ouvrir l'emballage extérieur et retirer l'emballage intérieur. Jeter l'emballage extérieur au rebut.	
1.2	Déposer l'emballage intérieur sur une **surface** sèche et propre se trouvant à un niveau **plus élevé que celui de la taille**.	Tout **article** stérile se trouvant **au-dessous du niveau de la taille est considéré comme contaminé**. On garde l'article stérile en l'ayant toujours dans son champ visuel.

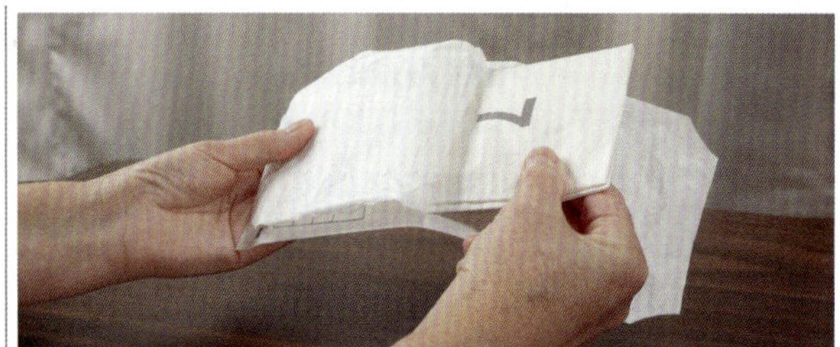

2 Ouverture de l'emballage intérieur

	Étapes	Justifications
2.1	Déplier le rabat supérieur, le pincer à chaque coin et le replier en sens inverse.	On casse les plis des rabats et on facilite l'ouverture de l'emballage.
2.2	Faire de même avec le rabat inférieur.	
2.3	Saisir les revers des rabats en leur centre, et ouvrir complètement.	Les revers permettent d'ouvrir l'emballage sans toucher à la partie intérieure, qui doit rester stérile. Mais il faut se rappeler qu'une bordure de 2,5 cm autour d'un emballage est toujours considérée comme contaminée.
2.4	Pincer l'emballage de part et d'autre, au milieu, et tirer, de façon à former un pli.	En formant un pli, on évite que les rabats, contaminés par les doigts au moment de l'ouverture, ne se referment et contaminent les gants.

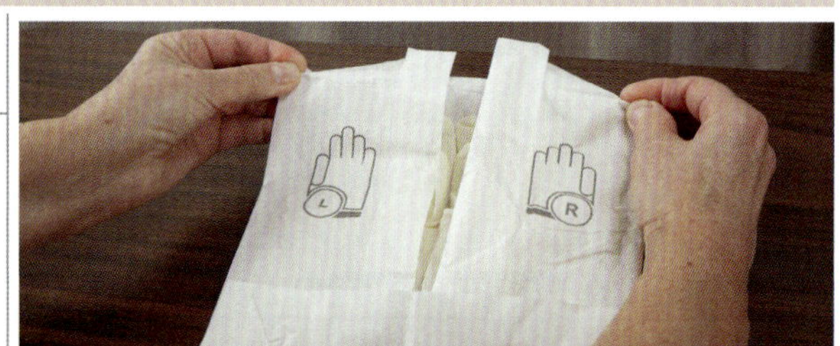

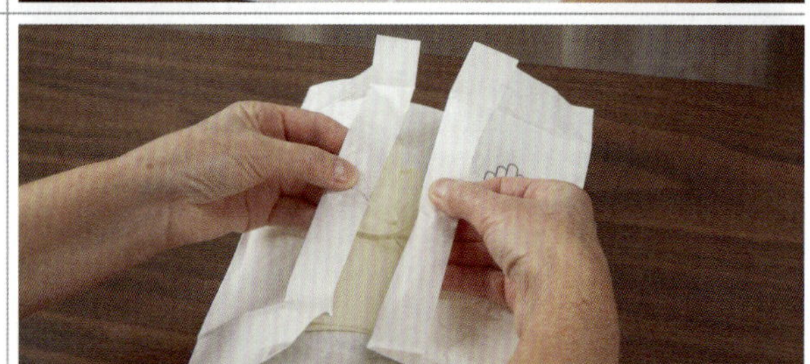

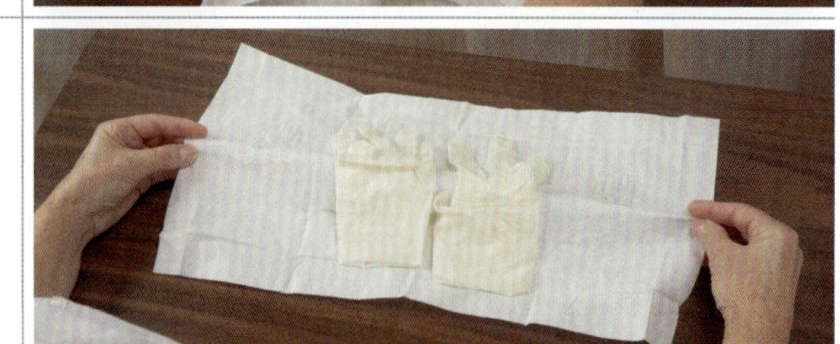

Étapes		Justifications

3 Enfilage du premier gant (main dominante)

	Étapes	Justifications
3.1	Avec le pouce et l'index de la main non dominante, saisir le gant de la main dominante **par le pli de la manchette repliée** (partie intérieure du gant).	Ce type de prise permet d'enfiler le gant sans toucher à sa partie extérieure, donc **sans le contaminer**.
3.2	Soulever le gant en l'éloignant du corps et en le maintenant au-dessus du niveau de la taille.	En éloignant le gant et en le maintenant au-dessus du niveau de la taille, on évite une contamination éventuelle en cas de fausse manœuvre.
3.3	Glisser la main dominante dans le gant en alignant bien les doigts avec l'entrée des doigts du gant correspondants.	L'alignement des doigts facilite l'enfilage immédiat du gant et évite la multiplication des tentatives, qui augmenterait le risque de contamination.
3.4	Tirer le gant par le pli de la manchette, avec le pouce et l'index de la main non dominante, en prenant garde de ne pas toucher à la partie extérieure du gant.	On ne doit pas toucher à la partie extérieure du gant car c'est la partie stérile.
3.5	Saisir la manchette près du bord supérieur entre le pouce et l'index de la main non dominante – sans toucher à la partie extérieure du gant – et **la déplier en une seule fois** sur l'avant-bras.	**En s'y prenant à plusieurs reprises, on multiplierait les risques de contamination.**

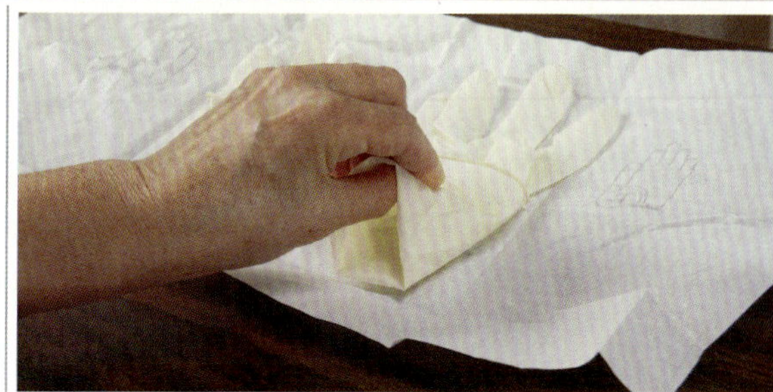

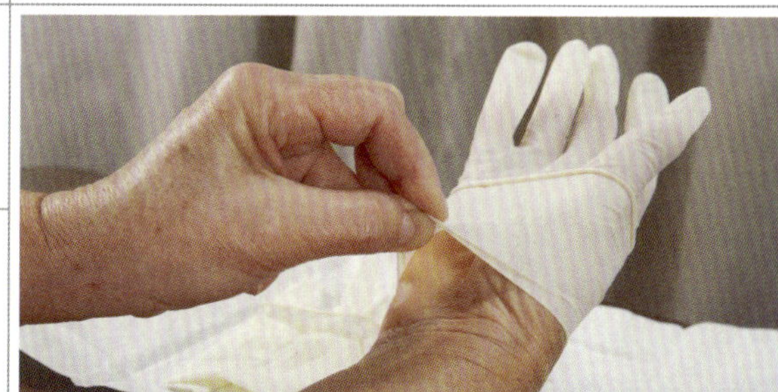

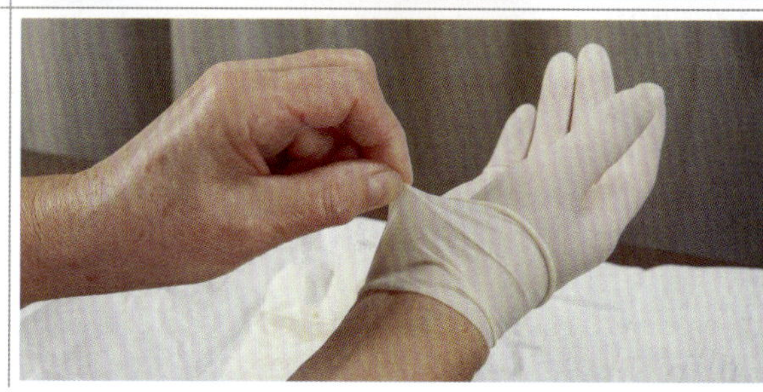

Situation particulière

Si la manchette n'est pas complètement dépliée, on la laisse ainsi.	La portion de manchette dépliée est suffisante pour travailler selon les règles de l'asepsie.

4 Prise en main du deuxième gant (main non dominante)

	Étapes	Justifications
4.1	Insérer **complètement les doigts** de la main dominante (gantée) – **sauf le pouce** – dans le repli de la manchette du deuxième gant.	En glissant les doigts dans le repli de la manchette, on s'assure **une bonne prise pour l'enfilage du deuxième gant** et on protège les doigts du gant stérile de la contamination.

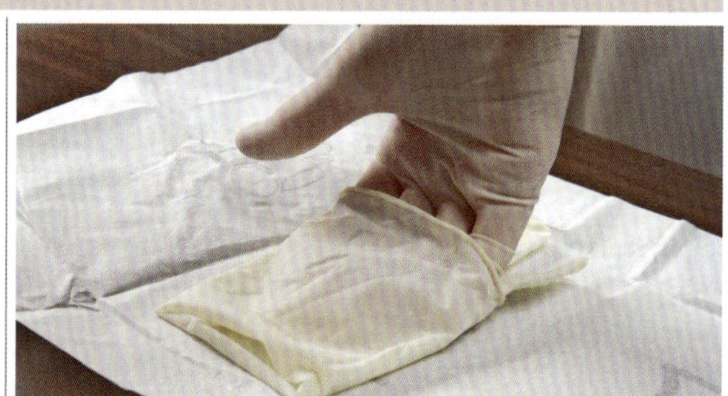

ALERTE!

À partir de cette étape et durant toute la mise en place du deuxième gant, il est essentiel de maintenir le pouce de la main gantée écarté des autres doigts.	De façon spontanée, on utilise le pouce dans tout mouvement de préhension. Or si le pouce de la main gantée touche à la peau, le gant sera contaminé.

Étapes		Justifications	
5	**Mise au rebut de l'emballage intérieur**		
5.1	Lever la main gantée tenant le second gant et l'éloigner de la surface de travail.	En éloignant les gants de la surface de travail et en les gardant dans son champ visuel, on prévient une contamination accidentelle.	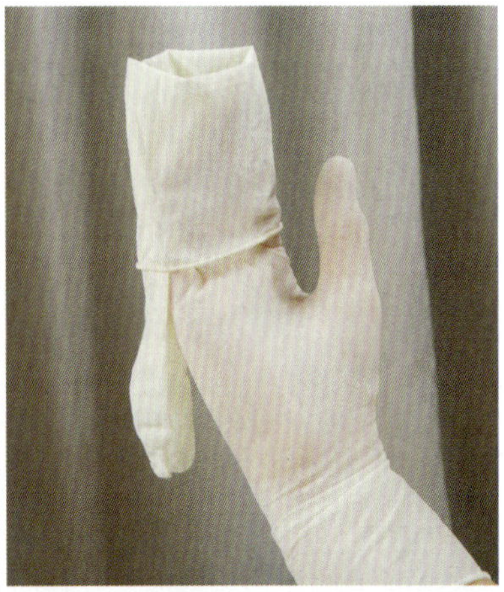
5.2	Avec la main non gantée, prendre l'emballage, le chiffonner et le jeter à l'endroit approprié.	On dégage la surface de travail en prévision de la prochaine procédure.	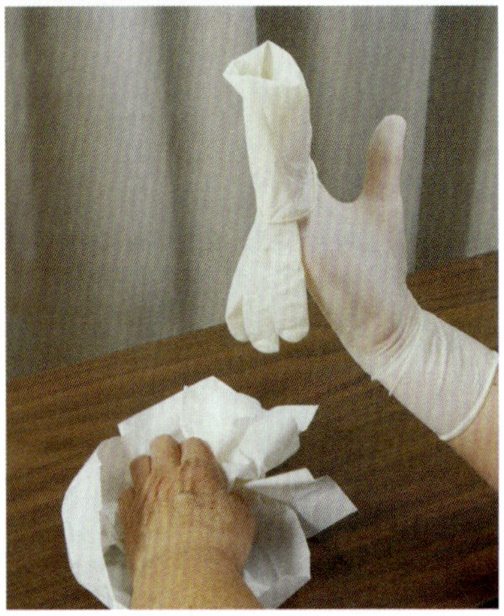
6	**Enfilage du deuxième gant (main non dominante)**		
6.1	Glisser la main non dominante dans le gant en alignant bien les doigts avec ceux du gant.	En prenant le temps de bien aligner les doigts, on évite les tentatives répétées qui augmenteraient le risque de contamination des gants.	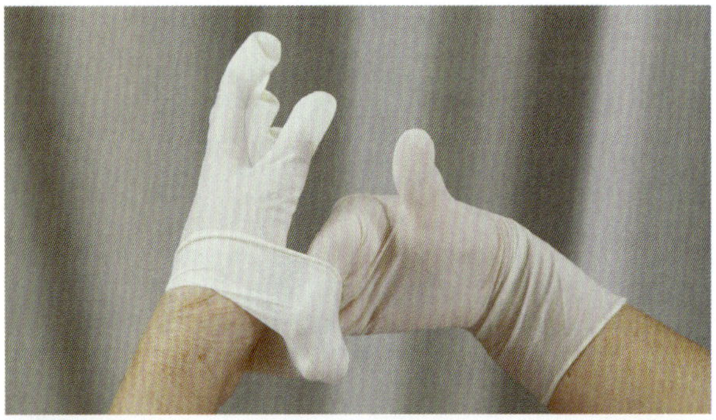
6.2	Tirer le gant pour le mettre en place, **en maintenant écarté le pouce** de la main dominante, gantée.	C'est souvent **à cette étape** qu'il y a un **risque de contamination, si le pouce ganté touche à la peau**.	
6.3	Déplier la manchette **en une seule fois**, le pouce de la main dominante toujours bien écarté des autres doigts.	Déplier la manchette en une seule fois permet de **prévenir la contamination de la première main gantée**.	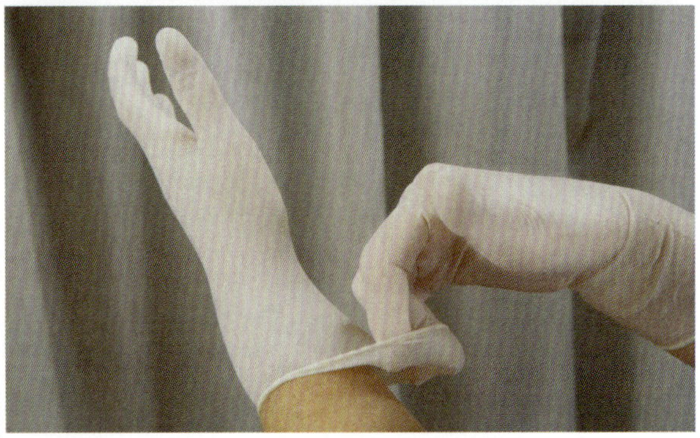

Étapes	Justifications	
7 Ajustement des gants		
7.1 Ajuster les gants aux doigts. a) Tirer sur chaque doigt pour mettre les gants en place. b) Entrecroiser les doigts et pousser sur les espaces interdigitaux.	L'ajustement des gants favorise la dextérité.	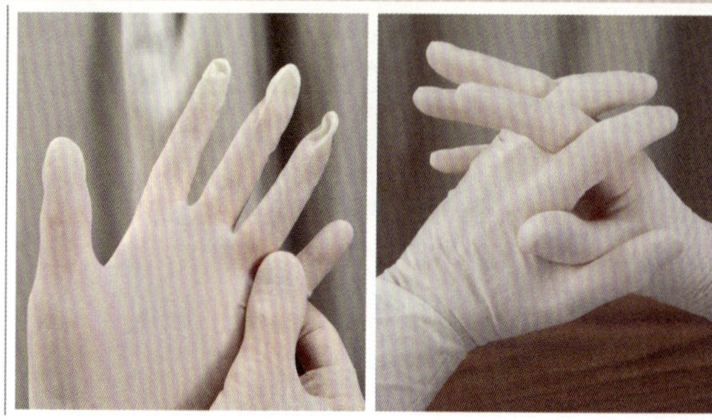

ALERTE!

Ne jamais ajuster les manchettes des gants aux poignets.	Si on ajustait les manchettes des gants, on risquerait de toucher à la peau et de contaminer les gants.
Garder les mains gantées au-dessus du niveau de la taille, à une certaine distance du corps.	Selon l'un des principes de l'asepsie, on doit toujours voir les mains gantées pour en garantir la stérilité.

Dans quelles situations devriez-vous porter des gants stériles ?

RÉDACTION DES NOTES D'ÉVOLUTION

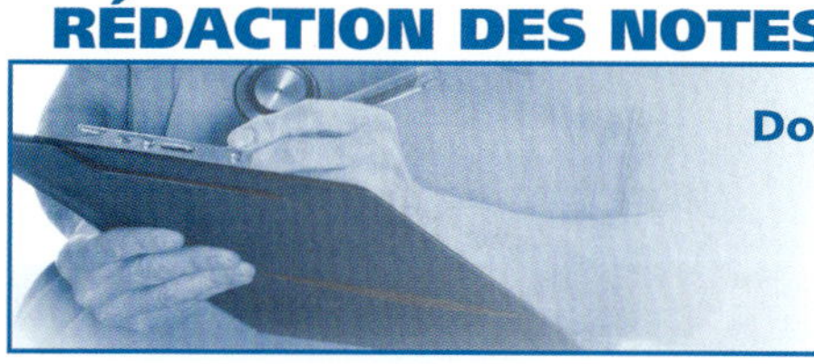

Dossier de M. Daoust

Aucune note d'évolution requise.

PROCÉDURE 4-2-2

RETIRER DES GANTS SOUILLÉS AVEC LA PROCÉDURE DE BASE

Sommaire de la procédure

1. Retrait du premier gant
2. Emprisonnement du premier gant dans la paume du deuxième
3. Retrait du deuxième gant
4. Mise au rebut des gants

Vous avez retiré le bassin hygiénique à M. Daoust. Si vous ne changez pas de gants à votre retour auprès de M. Daoust, quelles surfaces contaminerez-vous par contact direct ?

Étapes	Justifications	
1 Retrait du premier gant		
1.1 Avec le pouce et l'index, saisir au milieu la manchette du gant qui sera retiré le premier.	On ne doit pas toucher la peau avec le gant souillé par un liquide biologique ou contaminé par des agents pathogènes.	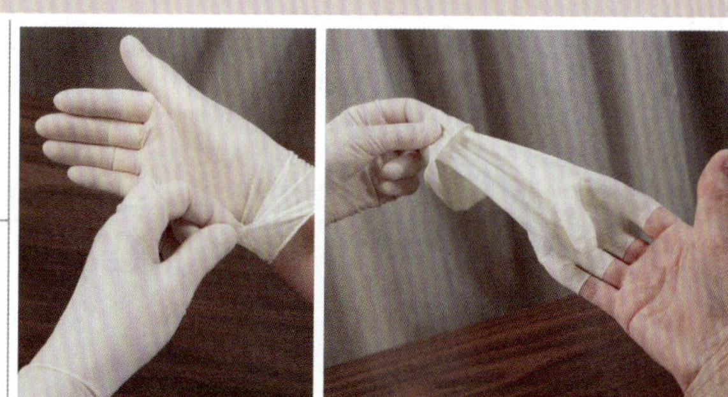
1.2 Tirer la manchette de façon à retourner le gant.	L'extérieur du gant, contaminé, ne doit pas toucher la peau. En retournant le gant, on emprisonne cette partie souillée.	

4-2

Étapes		Justifications	

2 Emprisonnement du premier gant dans la paume du deuxième

2.1	Déposer le gant retourné dans la paume de la main gantée, sans la toucher.	Si on touchait la main gantée, on contaminerait la main non gantée.	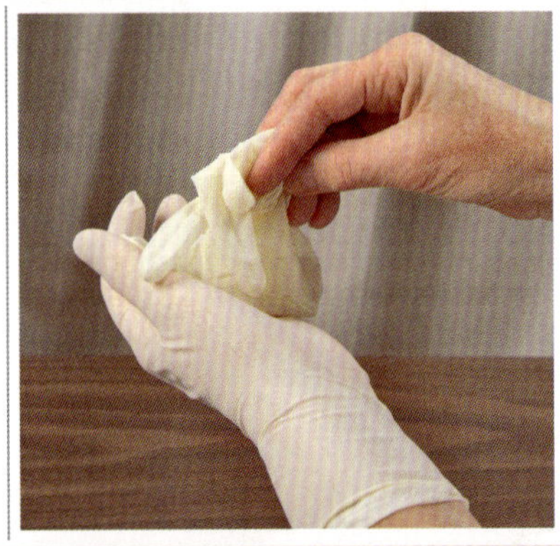

3 Retrait du deuxième gant

3.1	Glisser l'index et le majeur de la main non gantée, face interne contre le poignet, à l'intérieur de la manchette du deuxième gant.	Cette façon d'insérer les doigts sous une manchette très ajustée est la plus efficace ; elle prépare l'étape suivante.	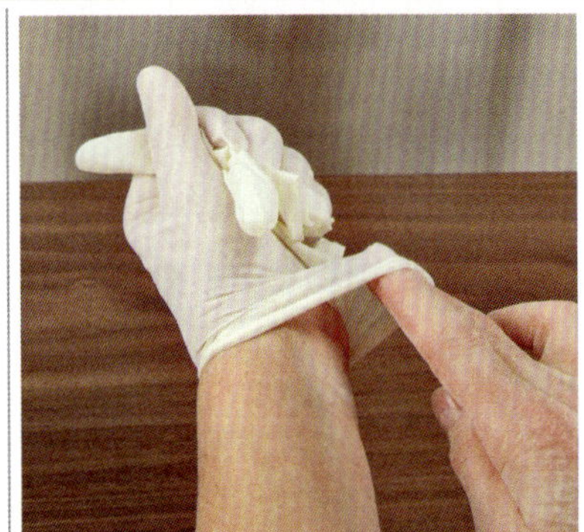
3.2	Tourner la main pour que le dessus de l'index et du majeur appuie contre la paume.	Cette position des doigts augmente la force de traction pour le retrait du gant.	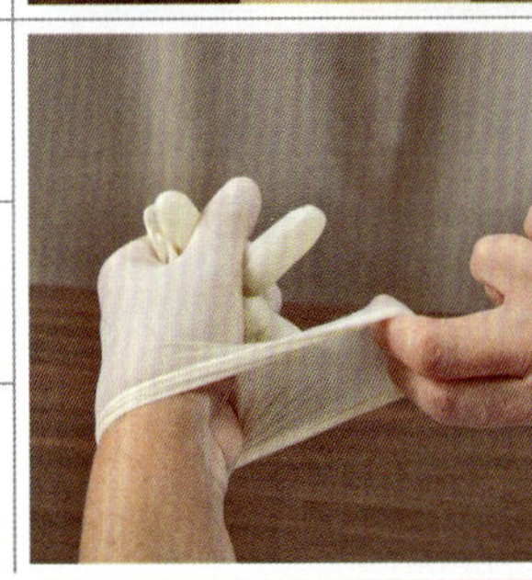 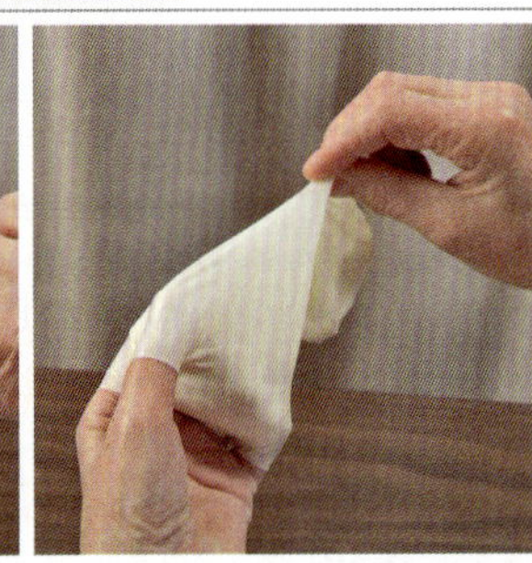
3.3	Regrouper le pouce et les deux autres doigts libres, et les écarter du gant.	On fait en sorte de ne pas contaminer ces doigts au moment du retrait du gant.	
3.4	Tirer le gant de manière à le retourner tout en emprisonnant le premier gant.	On évite tout contact avec la surface contaminée des gants au moment du retrait.	

4 Mise au rebut des gants

4.1	Jeter les gants dans le contenant approprié.	Le choix du contenant est important pour éviter la transmission de microorganismes pathogènes et protéger le personnel travaillant dans les établissements de santé.	

Ne pas oublier les précautions et les interventions s'appliquant après le retrait de gants souillés avec la procédure de base.

! Qu'est-ce qui vous permet d'affirmer que vous avez retiré le deuxième gant sans vous contaminer ?

RÉDACTION DES NOTES D'ÉVOLUTION

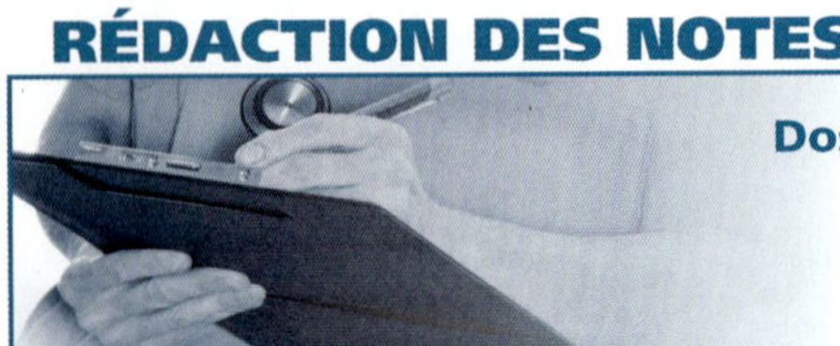

Dossier de M. Daoust

Aucune note d'évolution requise.

MÉTHODE DE SOINS **4-3**

30 ASEPSIE

Déploiement d'un champ stérile sur une surface de travail et dépôt d'articles stériles

Cette méthode de soins explique tout d'abord la procédure à suivre pour sortir un champ stérile de son emballage et le déplier sur une surface de travail (page 135). Ensuite, elle explique comment déballer des articles stériles, en particulier un article sur une surface plane (page 137), un article tenu dans la main (page 140), un coussinet ou des compresses 10 × 20 cm ou 10 × 10 cm (page 144), des tiges montées (page 147), des articles sous emballage plastifié qui risquent de glisser (cathéter, abaisse-langue, etc., page 149). Enfin, elle décrit la procédure à suivre pour verser une solution stérile dans un bol stérile (page 151), déposer un onguent provenant d'un tube sur un champ stérile (page 154) et déposer un onguent provenant d'un pot sur un champ stérile (page 154).

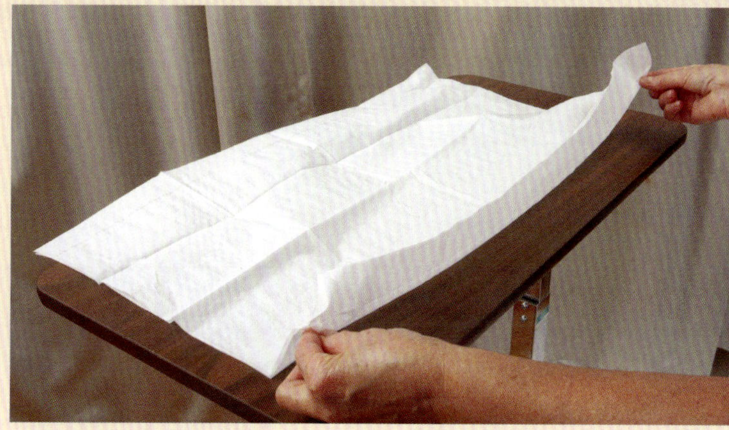

DÉFINITION

Méthode de soins consistant à déplier un champ stérile et à y déposer du matériel stérile dans le respect des principes de l'asepsie chirurgicale.

CONTEXTE D'EXÉCUTION

BUTS

- Maintenir la stérilité du champ :
  - au moment de son déballage et de son déploiement ;
  - au moment du dépôt du matériel stérile en prévision d'un traitement ;
  - au moment de l'isolement d'une partie anatomique (ex. : pour une ponction lombaire) ;
  - au moment de l'isolement d'une plaie.
- Éviter la contamination du champ stérile :
  - au moment du transvasement d'une solution stérile dans un bol stérile ;
  - au moment du dépôt d'un onguent.

MATÉRIEL ET ÉQUIPEMENT

ARTICLES ESSENTIELS

Champ stérile	Articles stériles	Solutions	Onguents
• Champ stérile – jetable 1 *ou* – réutilisable en tissu	• Bol stérile 2 • Coussinet de 10 ×10 cm ou de 10 × 20 cm 3 • Compresses de 10 × 20 cm 4 ou de 10 × 10 cm 5 • Tiges montées 6 • Article métallique sous emballage plastifié transparent, ex. : ciseau, pince 7 • Articles qui risquent de glisser, ex. : cathéter d'aspiration 8 • Gants stériles (pour ranger le matériel stérile avant de verser la solution dans le bol) 9	• Bol stérile 2 • Bouteille de NaCl 0,9 % stérile 10 *ou* Bouteille d'eau stérile *ou* Bouteille de solution antiseptique	• Onguent en tube 11 ou en pot 12 • Compresses stériles de 5 × 5 cm 13 • Abaisse-langue stérile (si onguent en pot) 14

4-3

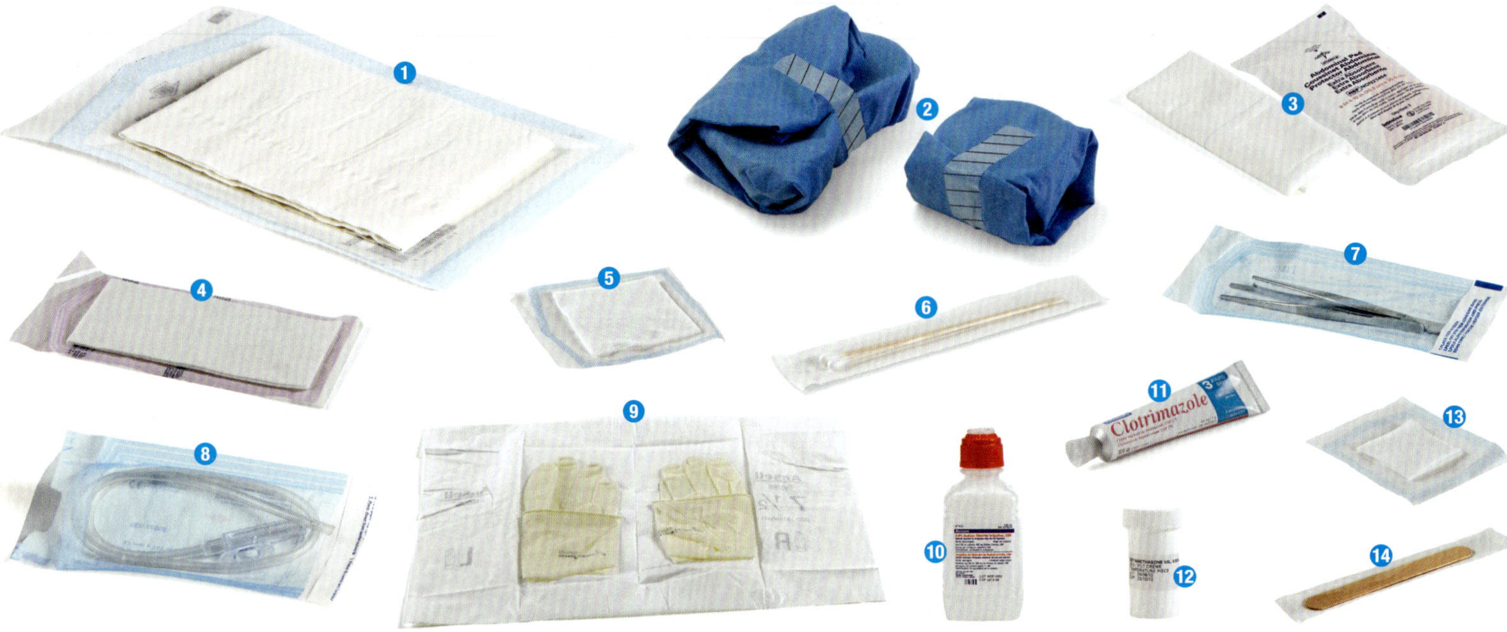

PRÉCAUTIONS ET INTERVENTIONS avant le déploiement d'un champ stérile et le dépôt d'articles stériles

1. **ÉVALUATION**
   - Évaluer la nécessité de porter un masque dans le cas d'une infection des voies respiratoires, en présence d'une personne vulnérable aux infections (ex. : immunodépression) ou dans le cas d'une intervention effractive (ex. : biopsie du foie) *afin de prévenir la contamination par des microorganismes provenant des voies respiratoires*.

2. **INTERVENTIONS**
   - S'attacher les cheveux *pour éviter qu'ils ne touchent au champ stérile ou ne tombent dessus*.
   - Se débarrasser de tout objet porté autour du cou ou dans les poches supérieures *afin qu'il ne touche pas au champ stérile ou ne tombe pas dessus, ce qui le contaminerait*.
   - Nettoyer la surface de travail et vérifier si elle est sèche *afin d'assurer l'intégrité des emballages et de maintenir la stérilité du matériel utilisé*.
   - Restreindre au minimum sa conversation pendant une intervention exigeant l'asepsie chirurgicale. S'assurer de porter un masque si l'on doit donner des consignes tout au long de la procédure *pour prévenir la contamination du matériel stérile, d'une plaie ou d'une région anatomique*.
   - Porter une attention particulière aux mouvements des bras lorsqu'on porte une blouse propre à manches longues, *car des manches trop amples peuvent contaminer le champ et les articles stériles*.

PRÉCAUTIONS ET INTERVENTIONS après le déploiement d'un champ stérile et le dépôt d'articles stériles

1. **INTERVENTIONS**
   - Déterminer si le champ utilisé est perméable ou imperméable. S'assurer de garder le champ perméable au sec, *car un champ non hydrofuge se contamine par capillarité s'il entre en contact avec une surface humide*.
   - Pour déplacer le champ en cas de besoin, le prendre par la bordure de 2,5 cm et ne pas ramener sur la surface de la table les parties qui étaient sous le niveau de la table, *car elles sont considérées comme contaminées*.
   - Éviter de tousser ou d'éternuer au-dessus du champ stérile, *car les microorganismes des voies respiratoires sont projetés jusqu'à un mètre*.
   - Ne jamais tourner le dos à un champ stérile ni le laisser sans surveillance, *car on ne pourrait alors en garantir la stérilité*.

2. ENSEIGNEMENT

- Demander à la personne d'éviter les mouvements brusques lorsqu'une partie du corps est recouverte par un champ stérile et d'avertir en cas de besoin de bouger *afin de prévenir la contamination du champ et du matériel stériles*.
- Avertir la personne qu'elle ne doit pas toucher au matériel stérile (champ, articles stériles, gants et blouse stériles de l'infirmière) *afin de ne pas en compromettre la stérilité*.
- Aviser la personne qu'elle ne doit pas tousser ou éternuer en direction du champ stérile, *car les microorganismes des voies respiratoires peuvent être projetés jusqu'à un mètre*.

MISE EN SITUATION

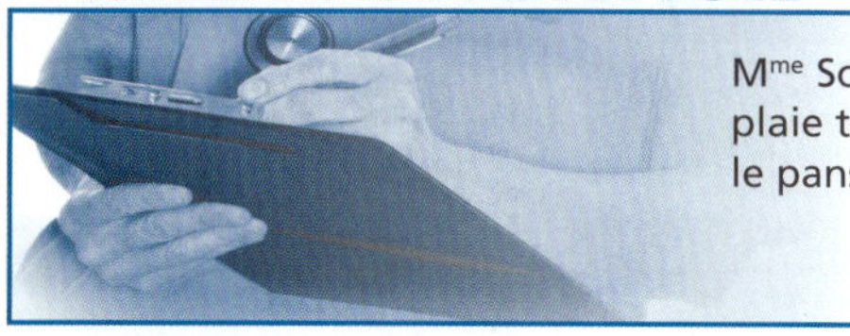

Mme Schulman, âgée de 29 ans, est hospitalisée pour une plaie traumatique à la jambe droite. Vous devez changer le pansement et appliquer un onguent.

Ordonnance médicale au dossier
- Hibitane 2 % en nettoyage de la plaie, tid.
- Hydrocortisone 2,5 % en mince couche, tid.

PROCÉDURE 4-3-1

DÉPLOYER UN CHAMP STÉRILE SUR UNE SURFACE DE TRAVAIL

Sommaire de la procédure

1. Vérifications
2. Ouverture de l'emballage
3. Prise en main du champ stérile
4. Déploiement du champ stérile
5. Recouvrement de la surface de travail

Avez-vous examiné la propreté de la surface de travail avant d'y déposer l'emballage du champ stérile ?

Étapes		Justifications
	Ne pas oublier les précautions et les interventions s'appliquant avant le déploiement d'un champ stérile et le dépôt d'articles stériles.	
1	**Vérifications**	
1.1	Vérifier l'emballage du champ stérile : • la date de péremption ; • la preuve de stérilisation (dans le cas d'un article réutilisable stérilisé au gaz) ; • l'intégrité de l'emballage.	On s'assure que l'article est bien stérile. L'article est stérile si des lignes noires sont apparues sur le ruban adhésif et si la fermeture est intacte.
2	**Ouverture de l'emballage**	
2.1	Saisir les tirants et décoller les deux feuillets de l'emballage **sur toute sa largeur**.	En ouvrant l'emballage sur toute sa largeur, on risque **moins de le déchirer**.

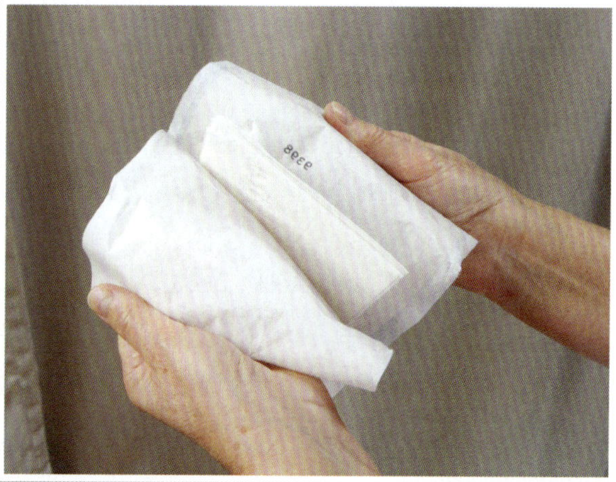

4-3

Étapes		Justifications	
2.2	a) Déposer l'emballage sur la surface de travail. b) À l'aide du pouce et de l'index de la main non dominante, immobiliser le feuillet du dessous. c) À l'aide de la main dominante, ouvrir l'emballage sur toute sa longueur. d) Laisser le champ stérile à l'intérieur de son emballage.	On maintient la stérilité du champ en le laissant sur la surface stérile qu'est l'intérieur de l'emballage.	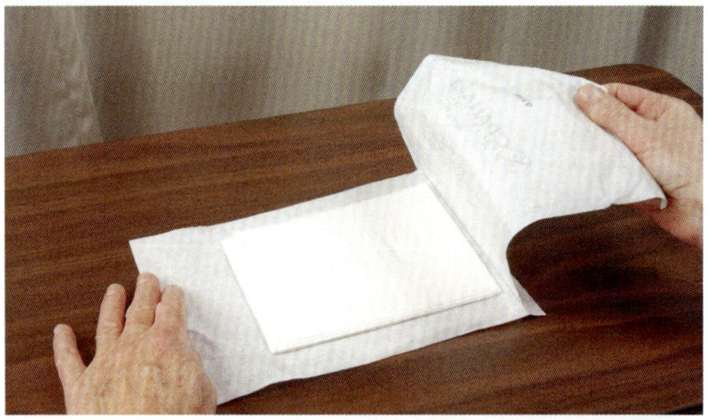

3 Prise en main du champ stérile

3.1	Avec le pouce et l'index de la main dominante, saisir le coin du champ stérile en pinçant la partie extérieure.	En pinçant la partie extérieure, on évite de contaminer la surface intérieure qui doit demeurer stérile.	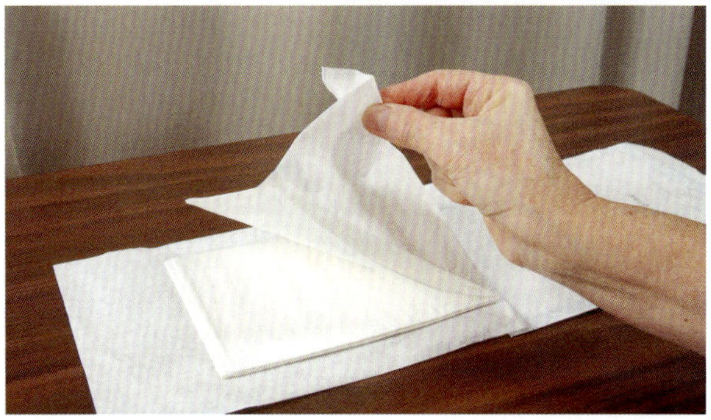

4 Déploiement du champ stérile

4.1	Lever le bras et reculer rapidement de quelques pas, puis laisser le champ se déplier complètement dans le vide (il ne doit pas toucher une surface non stérile).	En levant le bras et en reculant rapidement, on évite que le champ se déploie prématurément et se contamine au contact d'une surface septique.	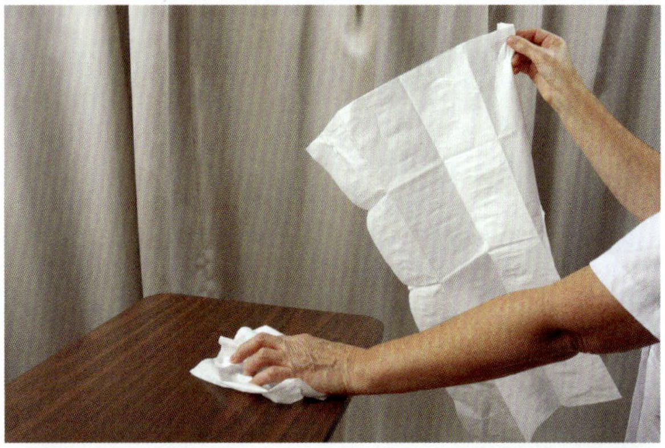
4.2	Avec la main non dominante, chiffonner l'emballage et le jeter à l'endroit approprié.	En jetant l'emballage, on dégage la surface de travail pour pouvoir y déposer le champ stérile.	
4.3	Avec le pouce et l'index de la main non dominante, saisir le coin adjacent du champ sur la longueur, en pinçant du même côté que l'autre main, et garder les bras levés et tendus devant soi.	Le fait de prendre le champ stérile par sa longueur permettra d'assurer une plus grande surface stérile lorsqu'on le déposera sur la surface de travail. Lorsqu'on garde les bras levés et tendus devant soi, on évite que le champ touche à une surface septique lorsqu'on le déploie.	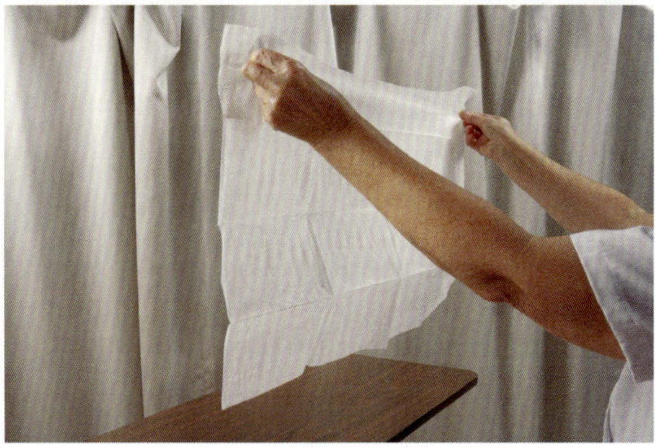

Situation particulière

Lorsque le champ stérile est en papier, il faut le secouer légèrement pour qu'il se déploie complètement.	Dans les emballages commerciaux, les parois du champ adhèrent souvent ensemble.

Étapes		Justifications	
5	**Recouvrement de la surface de travail**		
5.1	Déposer la partie inférieure du champ sur la partie la plus éloignée de la surface de travail.	En plaçant d'abord la partie inférieure du champ stérile loin de soi, on fait en sorte de ne pas avoir à se pencher au-dessus du champ stérile au moment de le déposer sur la surface de travail. On respecte ainsi un principe de l'asepsie chirurgicale.	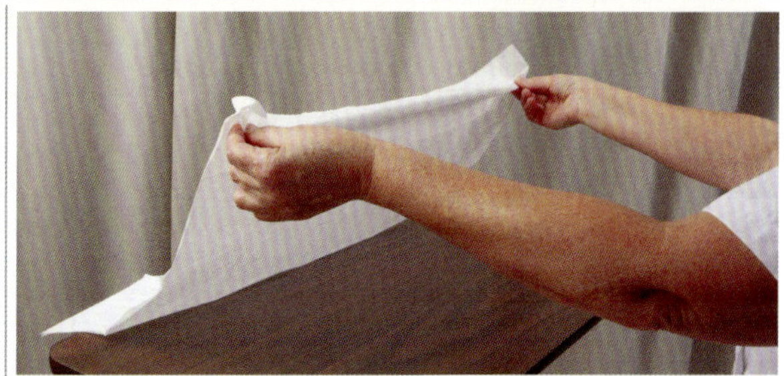
5.2	Déposer l'autre partie du champ sur la surface de travail en ramenant les mains vers soi, puis en lâcher les extrémités.	On recouvre ainsi de façon optimale la surface de travail avec le champ stérile.	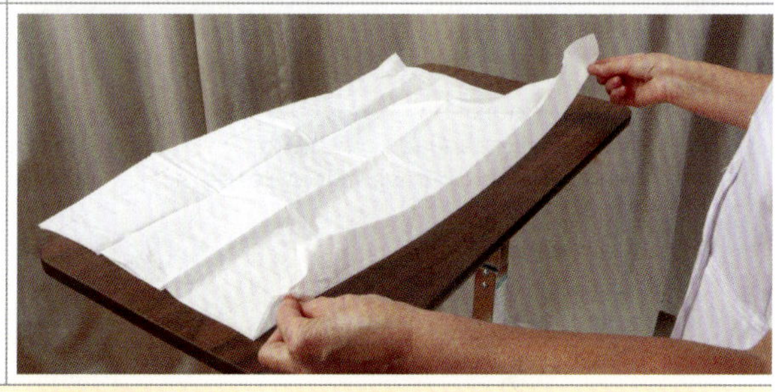

Ne pas oublier les précautions et les interventions s'appliquant après le déploiement d'un champ stérile et le dépôt d'articles stériles.

! Quelles informations donnerez-vous à Mme Schulman pour le maintien de la stérilité du champ et du matériel utilisés ?

RÉDACTION DES NOTES D'ÉVOLUTION

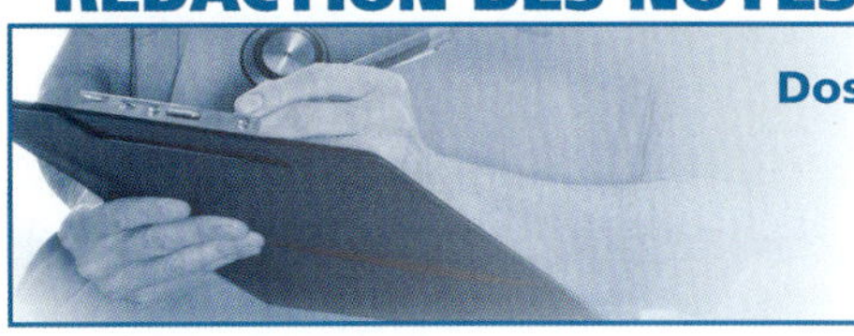

Dossier de Mme Schulman

Aucune note d'évolution requise.

PROCÉDURE 4-3-2

DÉBALLER UN ARTICLE STÉRILE SUR UNE SURFACE PLANE

Sommaire de la procédure

1. Vérifications
2. Bris du sceau de stérilisation
3. Dépliage du premier rabat
4. Dépliage des deuxième et troisième rabats (latéraux)
5. Dépliage du quatrième rabat

! Quelles mesures avez-vous prises pour vous assurer que rien ne tombe sur le champ stérile ?

Étapes		Justifications
Ne pas oublier les précautions et les interventions s'appliquant avant le déploiement d'un champ stérile et le dépôt d'articles stériles.		
1	**Vérifications**	
1.1	Vérifier l'emballage du champ stérile : • la date de péremption ; • la preuve de stérilisation (dans le cas d'un article réutilisable stérilisé au gaz) ; • l'intégrité de l'emballage.	On s'assure que l'article est bien stérile. La présence de lignes noires sur le ruban adhésif prouve que la stérilisation de l'article a été efficace.

Étapes		Justifications	
2	**Bris du sceau de stérilisation**		
2.1	Tenir l'article d'une main et décoller le ruban adhésif de l'emballage de l'autre, **en commençant par l'extrémité collée au rabat**. Jeter le ruban adhésif.	En commençant par l'extrémité du ruban fixée au rabat, on **facilite le retrait** du reste d'une seule main.	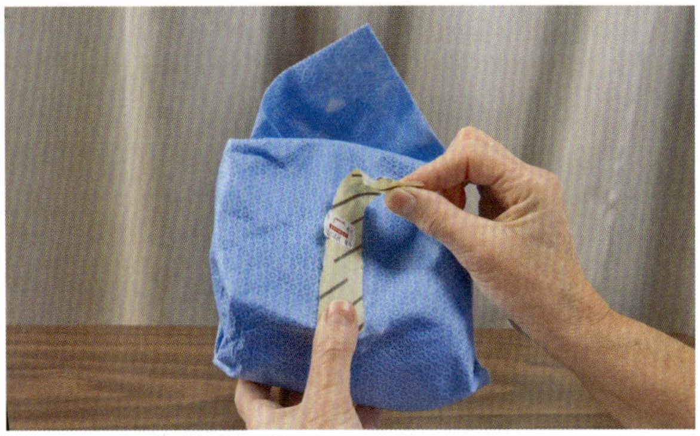
2.2	Déposer l'emballage au centre de la surface de travail, l'ouverture vers soi.	La position au centre facilite le déploiement et maximise la surface intérieure de l'emballage comme champ stérile. En plaçant l'ouverture vers soi, on fait en sorte de ne pas avoir à passer le bras au-dessus du champ au moment de déplier le dernier rabat.	
3	**Dépliage du premier rabat**		
3.1	Avec le pouce et l'index de la main dominante, saisir la pointe du rabat par l'extérieur et la soulever. Tourner l'emballage pour **diriger la pointe dépliée vers 13 h** (11 h pour les gauchers).	On saisit la pointe par l'extérieur pour maintenir l'intérieur stérile. En dirigeant la pointe du rabat vers 13 h (ou 11 h), on évite que les pointes retombent sur les côtés de la table. Cette manœuvre **maximise l'utilisation de l'intérieur de l'emballage comme surface** de travail **stérile**, pour pouvoir déposer d'autres articles stériles.	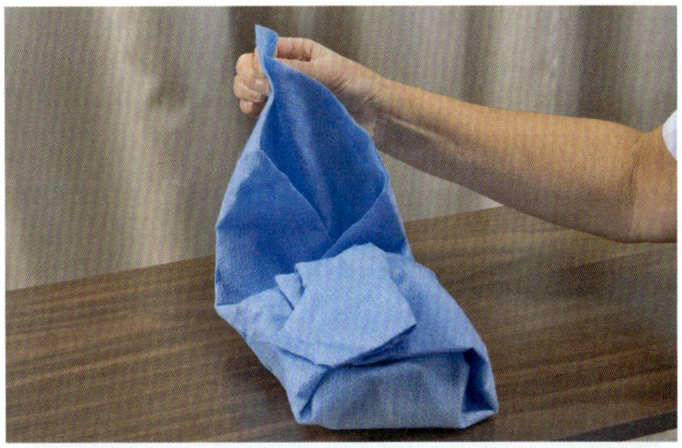
3.2	Déplier le rabat **en gardant le bras à l'extérieur de l'emballage qu'on déploie** et s'assurer que la partie dépliée reste à plat.	On **ne passe pas au-dessus de la partie intérieure stérile** de l'emballage et on limite le risque de le toucher en cas de faux mouvement.	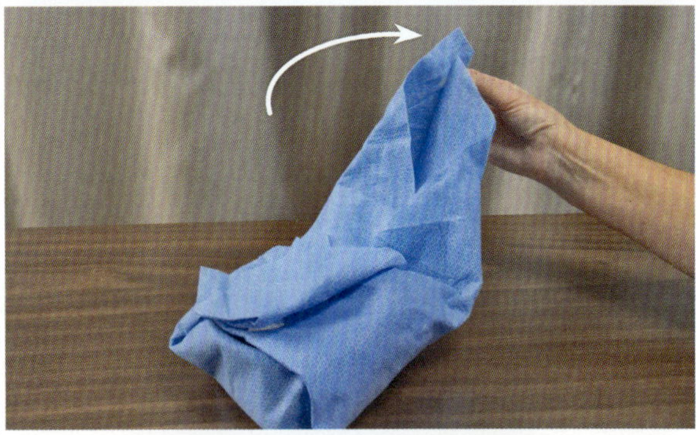

ALERTE!

Toujours saisir les pointes des rabats par l'extérieur de l'emballage. *S'assurer que chaque côté déplié reste bien à plat.*	On tient les pointes des rabats par l'extérieur pour éviter de contaminer la partie intérieure de l'emballage. Comme les bords de l'emballage touchent à la table, si les rabats se referment, ils risquent de contaminer l'intérieur.	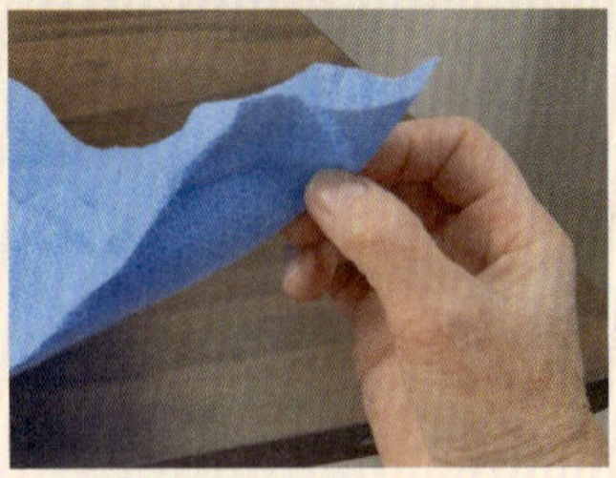

Étapes		Justifications

4 Dépliage des deuxième et troisième rabats (latéraux)

4.1	Saisir par l'extérieur la pointe du rabat se présentant sur le dessus et, tout en gardant le bras sur le côté, déplier le rabat pour le mettre à plat sur la surface de travail. Déplier de la même façon le troisième rabat.	

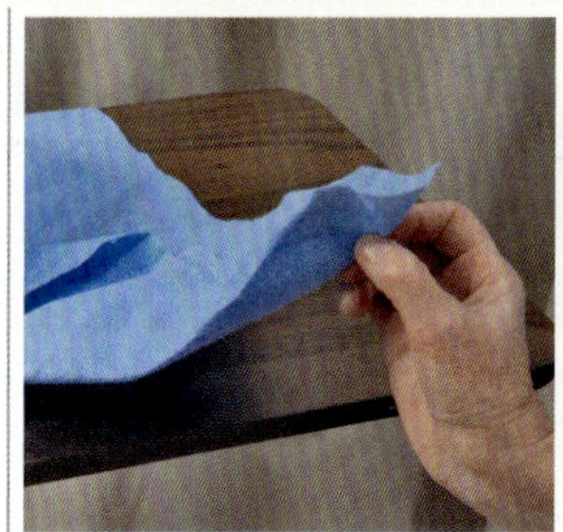
Main droite

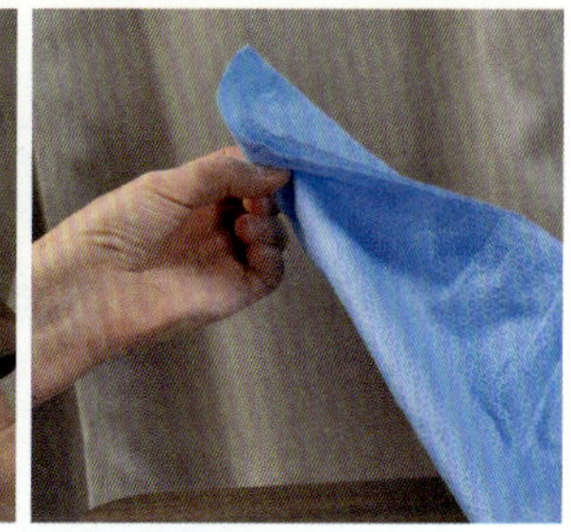
Main gauche

Remarque

On déplie le ***rabat droit avec la main droite*** *et le* ***rabat gauche avec la main gauche****.*	On fait en sorte de **ne pas passer le bras au-dessus du champ stérile**.

5 Dépliage du quatrième rabat

5.1	S'éloigner légèrement de la table de travail, saisir par l'extérieur la pointe du dernier rabat et déplier complètement.	La pointe du dernier rabat étant la plus proche de soi, on doit s'éloigner pour diminuer les risques de contamination par les vêtements.

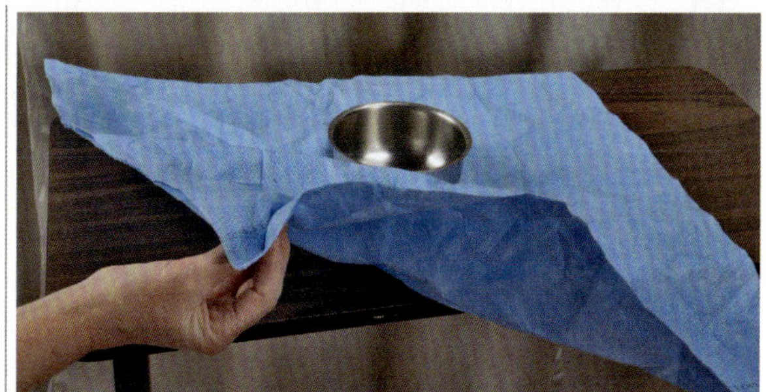

5.2	Utiliser l'intérieur de l'emballage de l'article comme champ stérile, sauf pour une bande de 2,5 cm tout autour.	Les bords de l'emballage sont considérés comme contaminés par les manipulations d'ouverture.

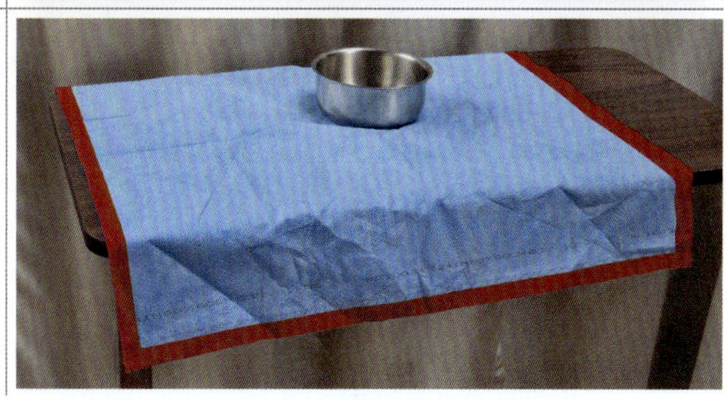

Remarque

On peut utiliser la bande de 2,5 cm tout autour du champ stérile pour déplacer celui-ci.	
On ne peut déplacer un champ stérile en remontant un pan qui dépasse de la table de travail.	Toute partie du champ qui se trouve sous le niveau de la surface de travail est considérée comme contaminée.

Ne pas oublier les précautions et les interventions s'appliquant après le déploiement d'un champ stérile et le dépôt d'articles stériles.

Quelles mesures devez-vous prendre pour obtenir une plus grande surface de travail, lorsque vous utilisez l'intérieur d'un emballage comme champ stérile ?

RÉDACTION DES NOTES D'ÉVOLUTION

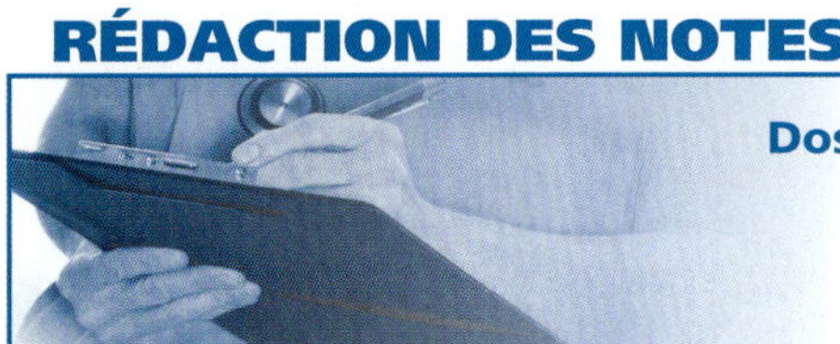

Dossier de Mme Schulman

Aucune note d'évolution requise.

4-3

PROCÉDURE 4-3-3

DÉBALLER UN ARTICLE STÉRILE TENU DANS LA MAIN

Sommaire de la procédure

1. Vérifications
2. Bris du sceau de stérilisation
3. Dépliage du premier rabat (distal)
4. Dépliage des deuxième et troisième rabats (latéraux)
5. Dépliage du quatrième rabat (proximal)
6. Regroupement des pointes des quatre rabats
7. Dépôt de l'article sur le champ stérile

Quelles informations avez-vous données à Mme Schulman pour éviter de contaminer le matériel stérile ?

Étapes		Justifications
	Ne pas oublier les précautions et les interventions s'appliquant avant le déploiement d'un champ stérile et le dépôt d'articles stériles.	

1 Vérifications

	Étapes	Justifications
1.1	Vérifier l'emballage de l'article : • la date de péremption ; • la preuve de stérilisation (dans le cas d'un article réutilisable stérilisé au gaz) ; • l'intégrité de l'emballage.	On s'assure que l'article est bien stérile. L'article est stérile si des lignes noires sont apparues sur le ruban adhésif et si la fermeture est intacte.

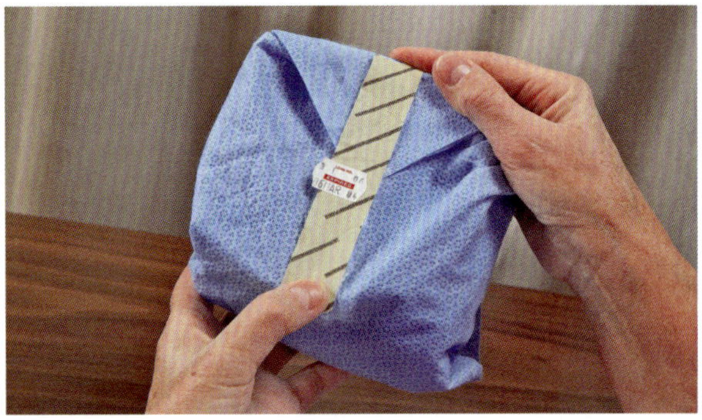

2 Bris du sceau de stérilisation

	Étapes	Justifications
2.1	Tenir fermement l'article emballé dans la main dominante, l'**ouverture dirigée vers soi**.	On fait en sorte de **ne pas avoir à passer le bras au-dessus de l'article stérile**.
2.2	Décoller le ruban adhésif en commençant par l'extrémité fixée au premier rabat. Jeter le ruban adhésif.	Commencer par l'extrémité du ruban fixée au rabat facilite le retrait total d'une seule main.

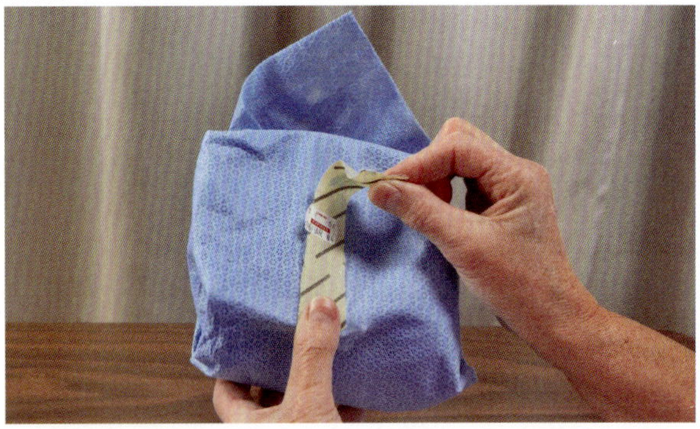

3 Dépliage du premier rabat (distal)

	Étapes	Justifications
3.1	Tenir l'article emballé, en le tournant au besoin, de façon que toute la **partie visible du premier rabat se trouve sur le dessus**. **S'éloigner de quelques pas du champ stérile** avant d'ouvrir les rabats.	Cette position permettra un **dépliage facile et complet des rabats latéraux**. Le déploiement des rabats exige des mouvements d'une grande amplitude. Il faut éviter de contaminer le champ stérile en passant au-dessus ou en y touchant.

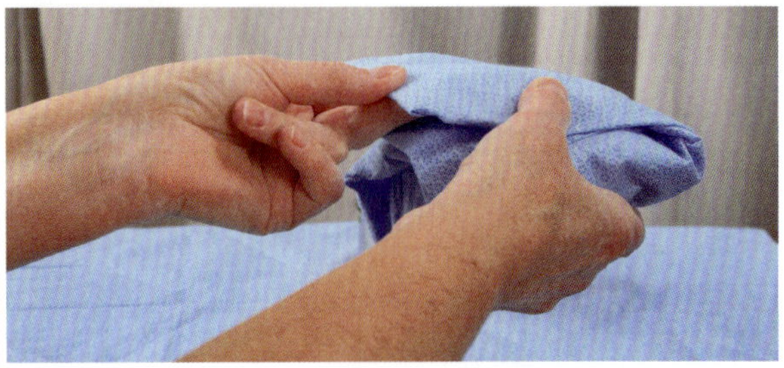

Étapes		Justifications
3.2	Glisser le **pouce** de la main dominante, qui tient l'article emballé, **sous le rabat**.	Le pouce **permet de bien tenir l'article d'une main, tout en ouvrant l'emballage de l'autre**. On préserve ainsi la stérilité de l'intérieur.
3.3	Éloigner de soi la main dominante, qui tient l'article, tout en s'assurant de rester loin du champ stérile.	Le fait d'éloigner l'article de soi donne une plus grande aisance de mouvement, laquelle réduit les risques de contamination. Il faut toutefois éviter de se rapprocher du champ stérile et de le contaminer.
3.4	Avec la main non dominante, saisir le premier rabat par l'extérieur de la pointe, le déplier et le tirer vers le bas. S'assurer qu'il reste dans cette position.	On saisit la pointe par l'extérieur pour maintenir la stérilité de l'intérieur de l'emballage.

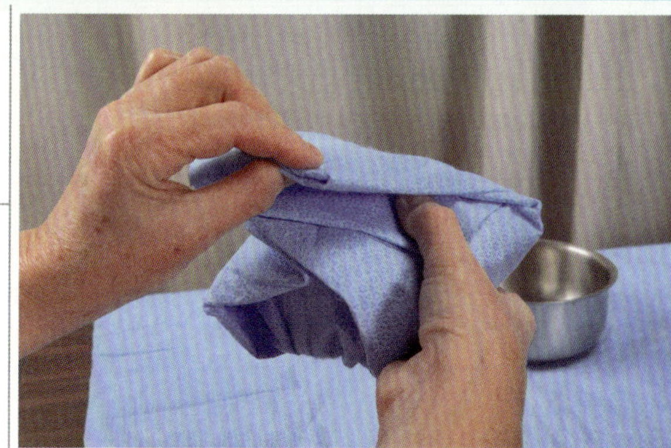

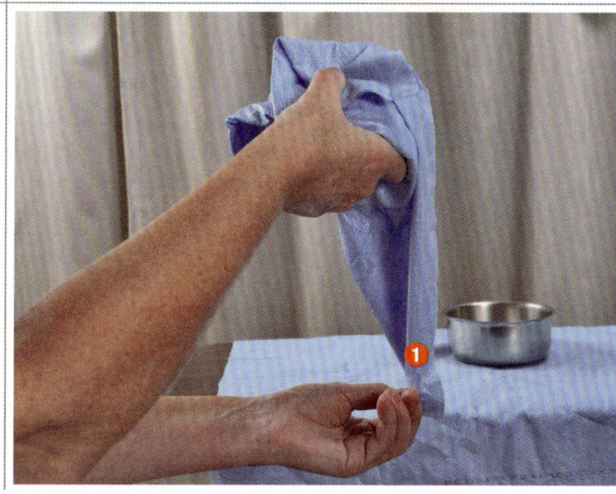

ALERTE !

Bien tirer chaque rabat vers le bas et s'assurer qu'il reste dans cette position.

En tirant chaque rabat vers le bas, on découvre graduellement l'article stérile. Les pointes bien orientées vers le bas faciliteront la dernière étape consistant en leur regroupement dans une seule main.

4-3

4 Dépliage des deuxième et troisième rabats (latéraux)

4.1 Saisir par l'extérieur la pointe du rabat latéral qui se présente sur le dessus.

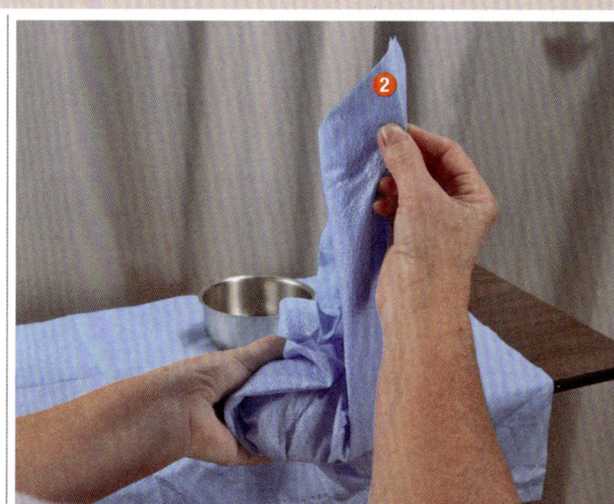

Remarque

Si le rabat latéral du dessus est à droite, le saisir avec la main droite; s'il se trouve à gauche, le saisir avec la main gauche.

Au besoin transférer l'article de main.

On doit déplier le rabat avec la main qui se trouve du même côté pour éviter de passer au-dessus de l'article qu'on déballe.

Étapes		Justifications
4.2	Déplier et tirer le rabat vers le bas.	
4.3	Saisir par l'extérieur la pointe du troisième rabat (latéral) et le déplier vers le bas.	

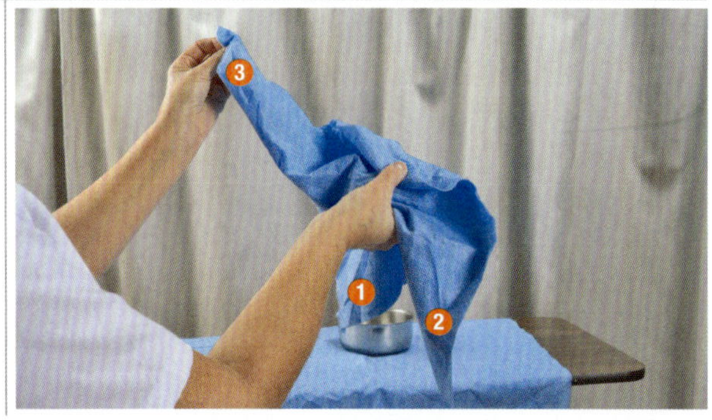

5 Dépliage du quatrième rabat (proximal)

Étapes		Justifications
5.1	S'assurer qu'on tient bien **l'article avec la main non dominante** avant d'ouvrir le quatrième rabat, en faisant au besoin un transfert d'une main à l'autre.	C'est la **main dominante qui devra déplier le quatrième rabat**, car elle devra aussi regrouper les quatre pointes, ce qui exige une certaine dextérité.

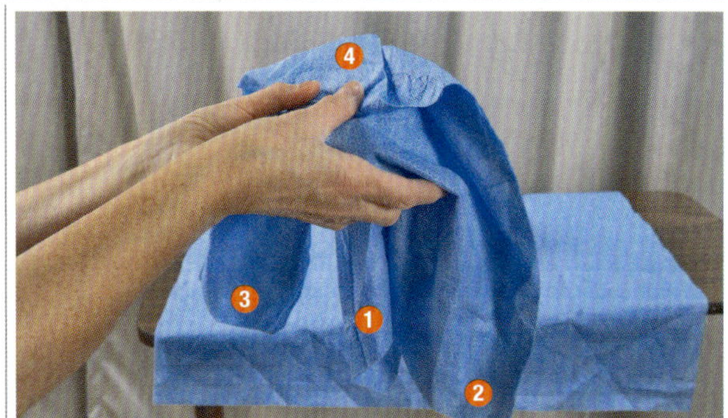

Étapes		Justifications
5.2	Éloigner de soi la main qui tient l'article.	Le fait d'éloigner l'article de soi permet d'éviter la contamination de l'article et du champ stériles par le contact avec les vêtements.
5.3	Avec la main dominante, saisir le dernier rabat par la pointe, le déplier puis le tirer vers le bas.	

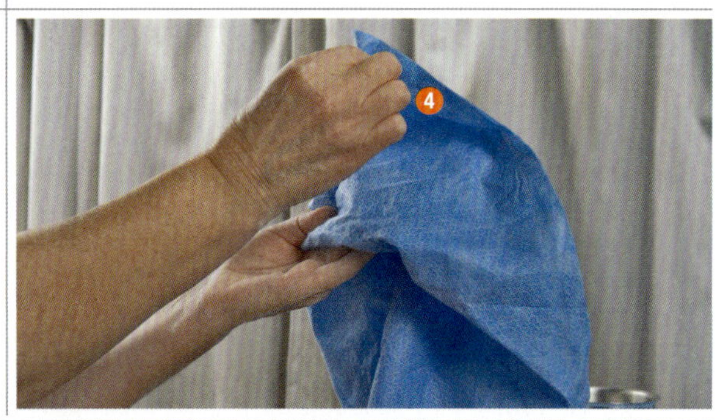

6 Regroupement des pointes des quatre rabats

Étapes		Justifications
6.1	Avec la main dominante, libre, saisir l'une après l'autre les quatre pointes de la façon suivante : • **1re pointe** Saisir en pince, entre le pouce et l'index, la pointe du rabat latéral le plus rapproché de la main dominante (rabat 2) et tirer vers le bas.	En saisissant la pointe la plus rapprochée de la main dominante, on fait en sorte de ne pas passer au-dessus du champ stérile. Tirer vers le bas contribue à dégager davantage l'article à déballer.

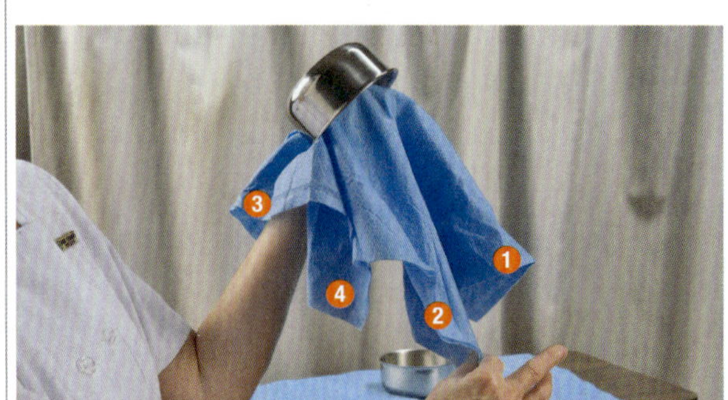

Étapes	Justifications	
• **2e pointe** a) Ramener avec le majeur la première pointe saisie vers la suivante (rabat 1) et pincer cette dernière entre l'index et le majeur. b) Passer l'index de l'autre côté de la dernière pointe saisie, de façon à coincer celle-ci dans la pince pouce-index, puis libérer le majeur.	La pince index-majeur permet de saisir facilement la pointe suivante et de la ramener vers le pouce. En saisissant les pointes entre le pouce et l'index, on libère le majeur qui servira à ramener le troisième rabat.	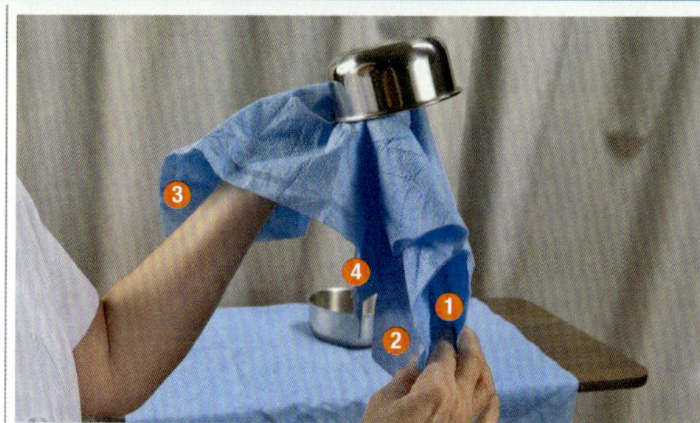
• **3e pointe** Avec le majeur redevenu libre, saisir la pointe suivante (deuxième rabat latéral) en suivant les étapes a) et b) précédentes.		
• **4e pointe** Avec le pouce s'emparer de la quatrième pointe (rabat proximal), la ramener vers l'index et replacer les doigts de façon à tenir fermement les quatre pointes ensemble.	On dégage complètement l'article qu'on désire déposer sur le champ stérile.	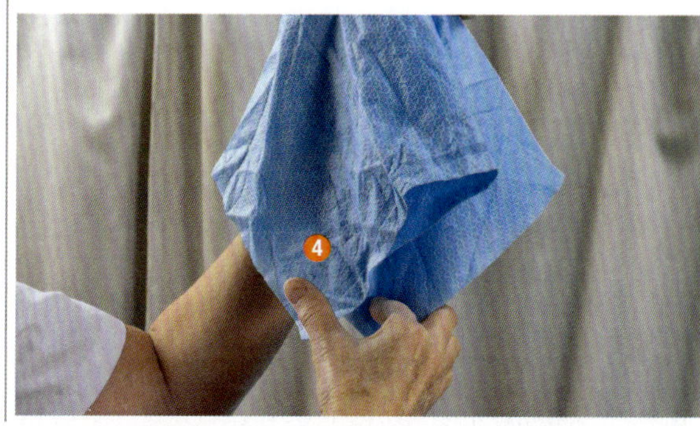

7 Dépôt de l'article sur le champ stérile

7.1	Tirer les quatre pointes vers le coude de façon à **envelopper le poignet et la main qui tient l'article**.	Le poignet et la main qui tient l'article sont recouverts de façon stérile et peuvent donc passer au-dessus du champ stérile pour y poser l'article. La tension sur les pointes **empêche les rabats de bâiller** et de toucher au champ stérile au moment du dépôt de l'article sur le champ stérile (ou du transfert à une personne gantée stérilement).	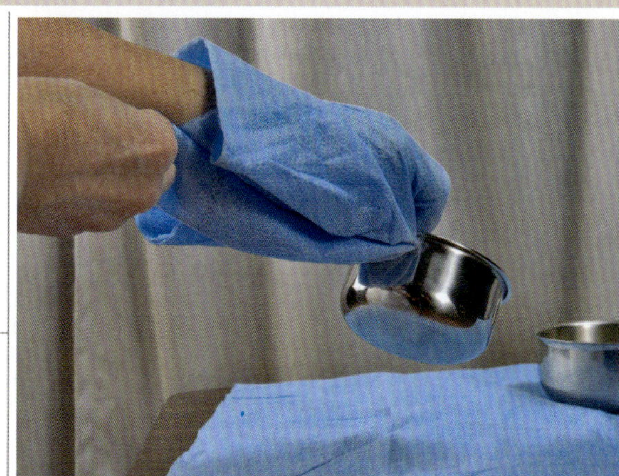
7.2	Déposer l'article ainsi dégagé de son emballage au centre du champ stérile, en s'assurant que **les rabats, bien tendus, ne touchent pas au champ stérile**.	Grâce à cette précaution, **le champ reste stérile** quand on y dépose l'article.	

Ne pas oublier les précautions et les interventions s'appliquant après le déploiement d'un champ stérile et le dépôt d'articles stériles.

Vous venez d'ouvrir un emballage dans vos mains et désirez déposer l'article sur un champ stérile.
Quels sont alors les risques de contamination du champ stérile ?

RÉDACTION DES NOTES D'ÉVOLUTION

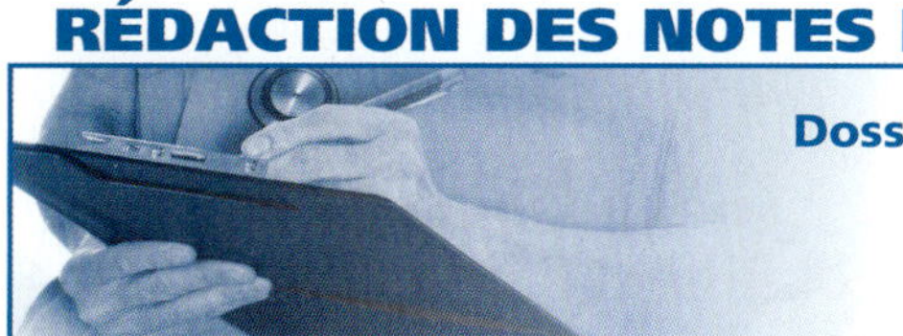

Dossier de Mme Schulman

Aucune note d'évolution requise.

PROCÉDURE 4-3-4

DÉBALLER UN COUSSINET OU DES COMPRESSES (10 × 20 cm ou 10 × 10 cm) STÉRILES

Sommaire de la procédure

1. Vérifications
2. Distance à respecter
3. Ouverture de l'emballage
4. Préparation pour le mouvement
5. Dépôt de l'article sur le champ stérile

Que devez-vous faire pour éviter la contamination du matériel stérile ?

Étapes		Justifications
	Ne pas oublier les précautions et les interventions s'appliquant avant le déploiement d'un champ stérile et le dépôt d'articles stériles.	
1	**Vérifications**	
1.1	Vérifier la date de péremption s'il y a lieu ainsi que l'intégrité de l'emballage.	On s'assure que l'article est bien stérile.
2	**Distance à respecter**	
2.1	Se tenir à quelques pas du champ stérile, de façon à **ne pas manipuler l'emballage au-dessus**.	**L'extérieur d'un emballage étant contaminé**, on ne doit jamais faire de manipulations d'ouverture au-dessus d'un champ stérile.
3	**Ouverture de l'emballage**	
3.1	Saisir les tirants entre le pouce et l'index de chaque main, les pouces bien à plat et parallèles à l'ouverture.	La position des pouces assure une prise adéquate pour l'ouverture de l'emballage.
3.2	Décoller lentement les deux feuillets de l'emballage, **sur toute la largeur**.	En ouvrant sur toute la largeur, avec soin, **on risque moins de déchirer l'emballage**.
3.3	En gardant les tirants en main, continuer d'écarter progressivement, de façon égale, les deux feuillets de l'emballage, jusqu'à découvrir **un tiers** de l'article.	Dégager un tiers de l'article seulement permet d'**empêcher celui-ci de glisser et de tomber**.
4	**Préparation pour le mouvement**	
4.1	**MÉTHODE A** **Méthode par bascule** Placer l'emballage à l'horizontale, en le maintenant toujours entre le pouce et l'index des deux mains.	En plaçant l'emballage à l'horizontale, on prépare le dépôt et on fait en sorte une fois de plus d'empêcher l'article de glisser de l'emballage.
4.2	Finir d'écarter lentement les deux feuillets, sans les séparer à leur base, de manière à **dégager l'article sur toute sa longueur**.	Il faut dégager complètement l'article pour **le faire basculer** sur le champ stérile.

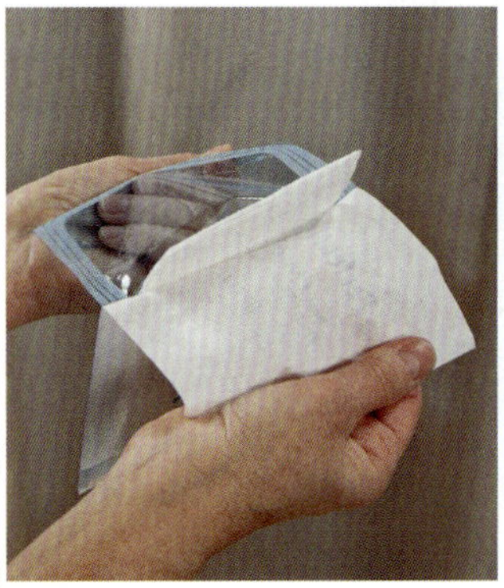

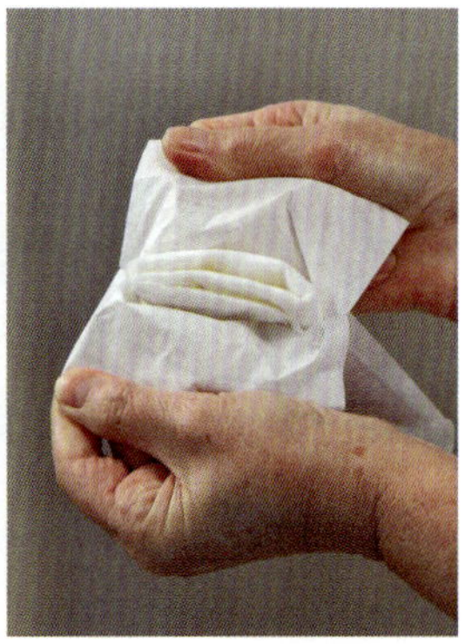

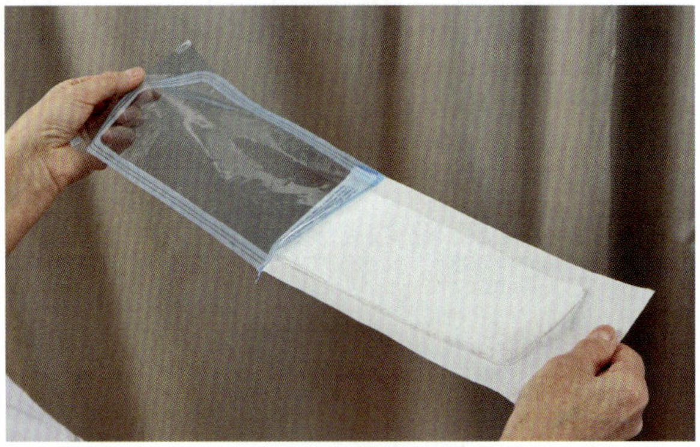

Étapes	Justifications	
4.3 Placer **l'index sur le dessus**, de façon à tenir l'emballage entre l'index et le majeur, puis déplacer chaque **pouce au-dessous**.	L'index placé entre le pouce et le majeur **pourra jouer le rôle de pivot** pour le mouvement de **bascule**.	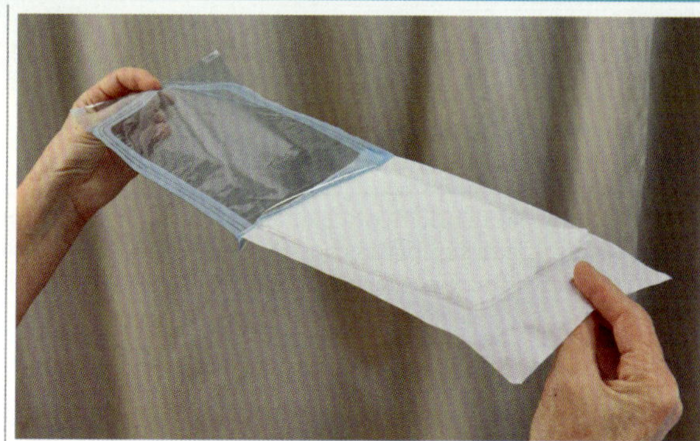
4.4 Tenir l'emballage, complètement ouvert à une **hauteur d'au moins 15 cm et en bordure du champ stérile**.	Une hauteur de 15 cm permet d'**éviter que l'emballage ne contamine le champ** en cas de faux mouvement au moment de la bascule.	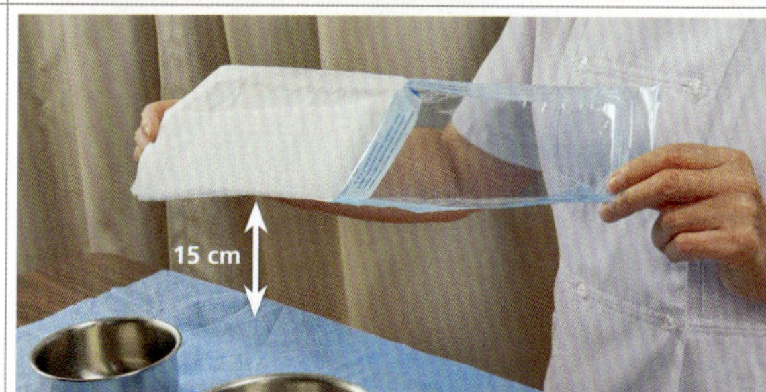
4.1 **MÉTHODE B** **Méthode par projection** Tourner l'emballage de telle manière que **l'ouverture soit face au champ**. Placer le **pouce** de la main dominante **perpendiculairement à l'ouverture** et maintenir les autres **doigts en extension au-dessous**.	La position du pouce permettra d'effectuer les étapes suivantes. Les autres doigts en extension permettront d'**ouvrir de façon égale les deux feuillets de l'emballage**.	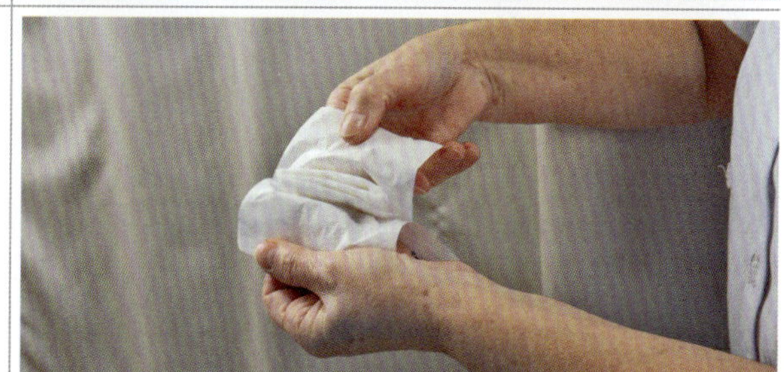
4.2 Approcher l'emballage de la table de travail en plaçant la main non dominante au-dessus de la bordure de 2,5 cm du champ stérile, à une hauteur d'au moins 15 cm.	En se tenant en bordure du champ, on maintient l'emballage à une distance qui permettra à l'article de tomber sur le champ stérile au moment de la projection. Une hauteur de 15 cm permet d'**éviter que l'emballage ne contamine le champ** en cas de faux mouvement.	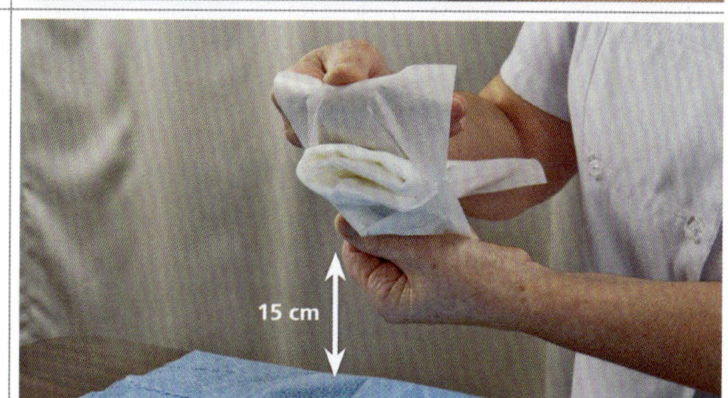
4.3 Avec **les doigts en extension** de la main dominante, **pousser avec le poignet et l'avant-bras le feuillet supérieur vers l'avant** de façon que les deux feuillets s'écartent sur toute la longueur, sans se séparer toutefois.	**Les doigts en extension permettent de maintenir une tension égale sur toute la largeur du feuillet**. Le poignet et l'avant-bras **servent de guide** pour ouvrir de façon égale et sans les déchirer les deux feuillets de l'emballage.	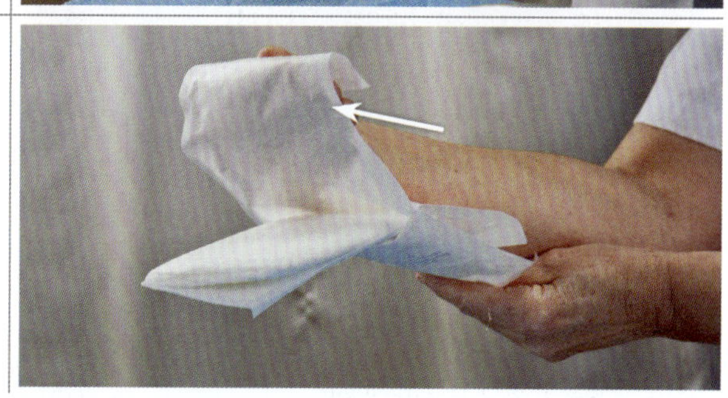

Remarque

On doit s'assurer que la main dominante, le poignet et l'avant-bras sont isolés du champ stérile par le feuillet supérieur.	La peau, non stérile, est séparée du champ stérile par l'emballage (main, poignet et avant-bras). De plus, on présente au-dessus du champ une surface stérile, l'intérieur de l'emballage.

Étapes	Justifications	
5 Dépôt de l'article sur le champ stérile		
5.1 MÉTHODE A **Méthode par bascule** Basculer rapidement l'emballage pour faire tomber le coussinet ou la compresse sur le champ stérile.	Le mouvement rapide évite que l'article ne glisse et ne tombe en dehors du champ stérile.	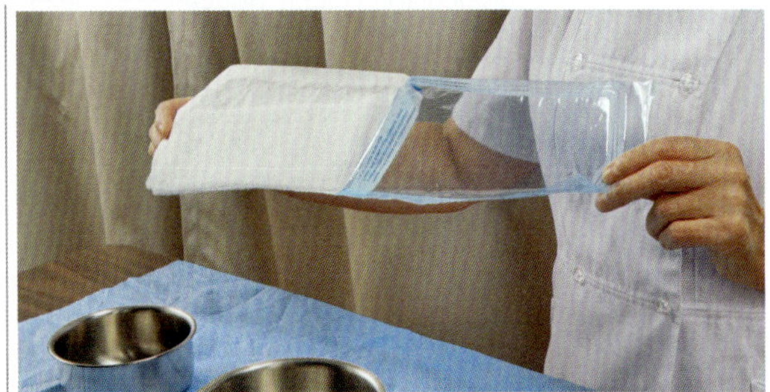 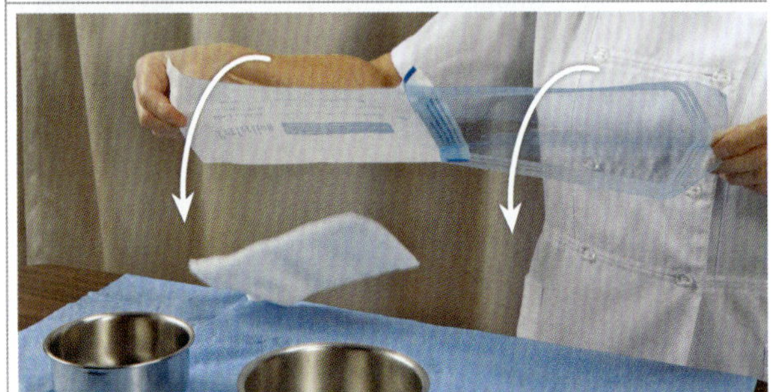
5.1 MÉTHODE B **Méthode par projection** Faire tomber la compresse ou le coussinet sur le champ stérile dans un léger mouvement de projection.	Le mouvement de projection permet de dégager complètement l'article pour le faire tomber sur le champ stérile.	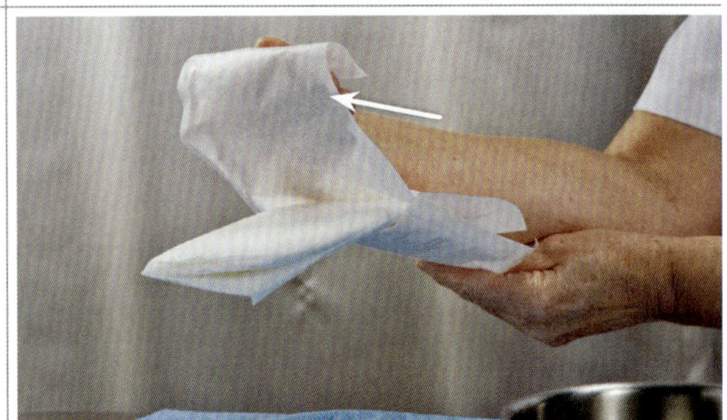 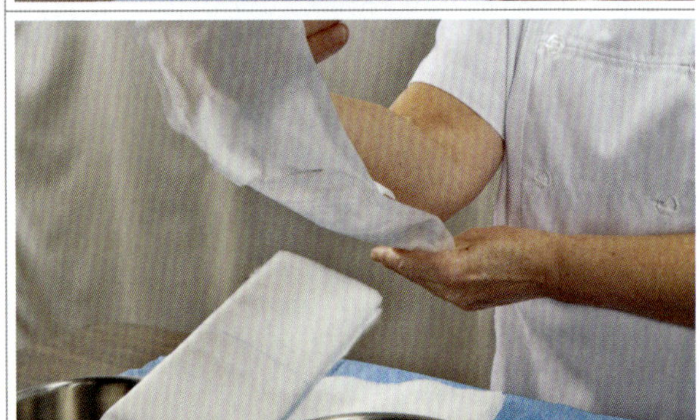

Ne pas oublier les précautions et les interventions s'appliquant après le déploiement d'un champ stérile et le dépôt d'articles stériles.

Avec quelle méthode êtes-vous le plus à l'aise, la méthode par bascule ou par projection ? Pourquoi ?

RÉDACTION DES NOTES D'ÉVOLUTION

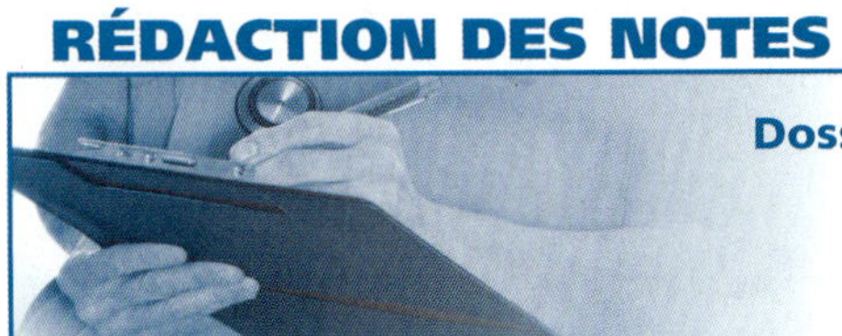

Dossier de Mme Schulman

Aucune note d'évolution requise.

PROCÉDURE 4-3-5

DÉBALLER DES TIGES MONTÉES STÉRILES

Sommaire de la procédure

1. Vérifications
2. Distance à respecter
3. Ouverture de l'emballage
4. Prise en main sécuritaire des tiges montées
5. Dégagement des tiges montées
6. Dépôt des tiges montées sur le champ stérile

! Quelles difficultés prévoyez-vous pour ouvrir l'emballage de tiges montées de façon à les maintenir stériles ?

	Étapes	Justifications	

Ne pas oublier les précautions et les interventions s'appliquant avant le déploiement d'un champ stérile et le dépôt d'articles stériles.

1 Vérifications

	Étapes	Justifications	
1.1	Vérifier la date de péremption s'il y a lieu ainsi que l'intégrité de l'emballage.	On s'assure que l'article est bien stérile.	

2 Distance à respecter

	Étapes	Justifications	
2.1	Se tenir à quelques pas du champ stérile, de façon à ne pas manipuler l'emballage au-dessus.	L'extérieur d'un emballage étant contaminé, on ne doit jamais faire de manipulations d'ouverture au-dessus d'un champ stérile.	

3 Ouverture de l'emballage

	Étapes	Justifications	
3.1	Saisir les tirants entre le pouce et l'index de chaque main, les pouces bien à plat et parallèles à l'ouverture. Décoller lentement les deux feuillets de l'emballage **sur toute la largeur**.	La position des pouces permet une prise adéquate pour l'ouverture de l'emballage. En ouvrant lentement et sur toute la largeur, on **réduit le risque de déchirer l'emballage**.	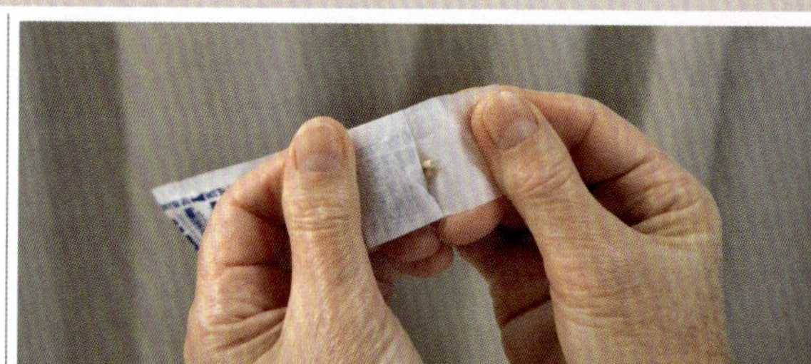
3.2	Placer les autres doigts le long des feuillets et maintenir les tiges montées de chaque côté. Écarter les feuillets pour découvrir **5 cm** des tiges.	La position des doigts le long de l'emballage facilite le début de l'ouverture des feuillets en évitant de les déchirer. Il suffit de découvrir 5 cm pour pouvoir **prendre les tiges montées tout en évitant qu'elles glissent hors de l'emballage**.	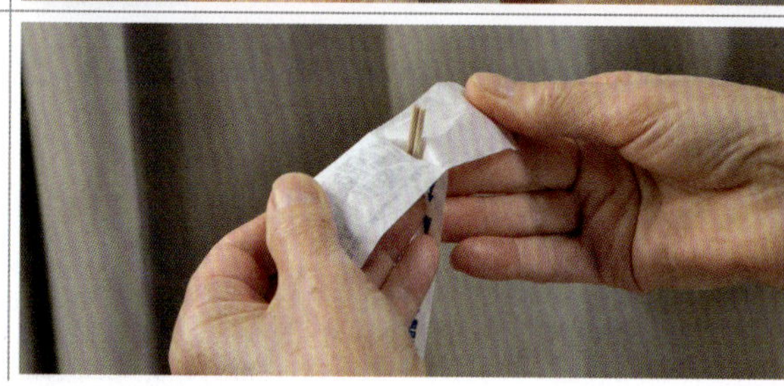

4 Prise en main sécuritaire des tiges montées

	Étapes	Justifications	
	Main non dominante		
4.1	Les tirants toujours maintenus entre le pouce et l'index des deux mains, placer l'emballage à l'horizontale, avec l'ouverture vers la main dominante. Placer les trois autres doigts de la main non dominante sous l'emballage, de façon à bien le tenir.	Cette façon de faire permet de saisir adéquatement l'emballage en vue de l'étape suivante.	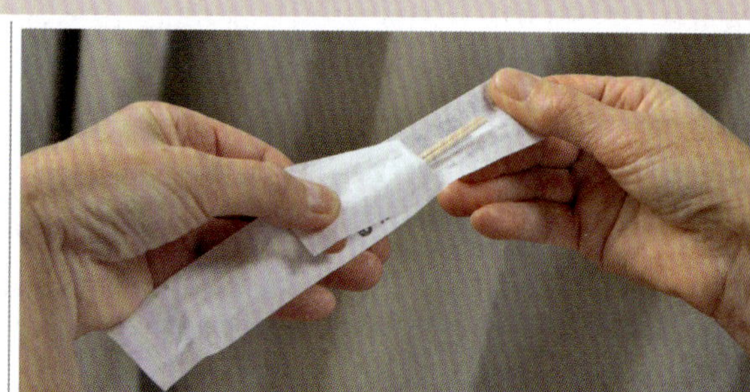

Étapes		Justifications	
	Main dominante		
4.2	Avec le pouce et l'index de la main dominante, **saisir les tiges à travers l'emballage**, par en dessous, à 1 cm environ de leur extrémité.	Une bonne prise permet de **ne pas laisser tomber les tiges montées** au moment de l'ouverture complète de l'emballage.	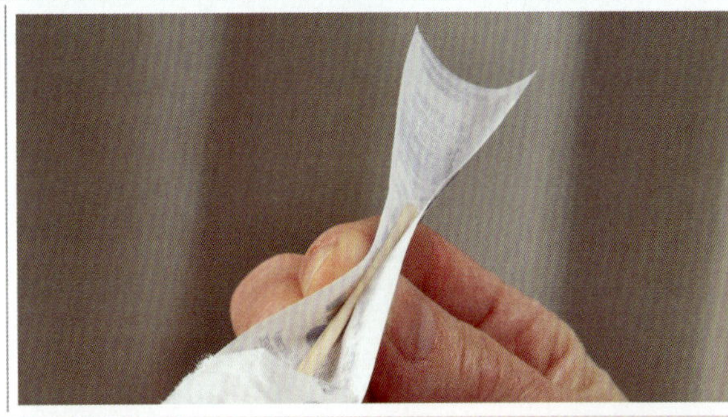
5	**Dégagement des tiges montées**		
5.1	Décoller le feuillet supérieur sur toute sa longueur, **sans le détacher complètement**, de manière à dégager les tiges montées.	En évitant de séparer les feuillets à leur base, **on fait en sorte de garder le contrôle au moment du dépôt** des tiges montées **sur le champ stérile**.	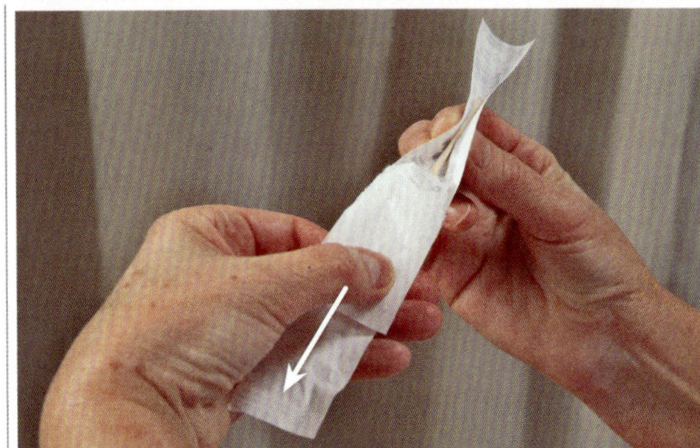
5.2	Tirer le feuillet en direction du coude, du côté de la main dominante.	En dirigeant le feuillet vers le coude, on expose complètement l'extrémité des tiges montées sans les contaminer.	
6	**Dépôt des tiges montées sur le champ stérile**		
6.1	Poser les extrémités de coton des tiges assez loin sur le champ stérile pour que les tiges ne tombent pas sur la bordure de 2,5 cm considérée comme contaminée.	Une fois posées, les tiges montées n'iront pas rouler en dehors de la zone stérile.	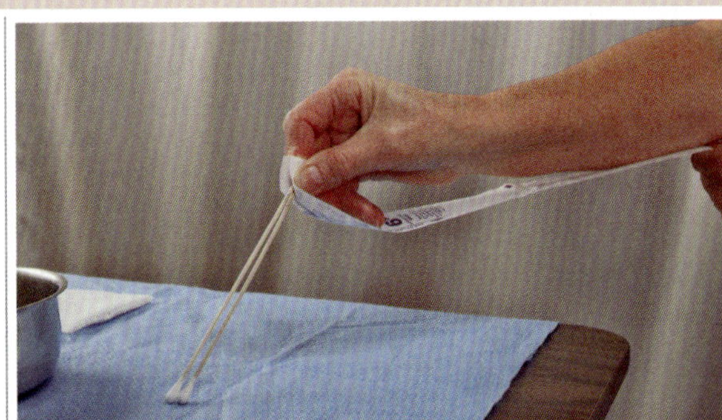
6.2	Relâcher doucement la prise sur l'extrémité des tiges, de façon à ne maintenir que le feuillet de l'emballage.	On libère complètement les tiges montées tout en contrôlant leur chute et on évite de contaminer le champ stérile.	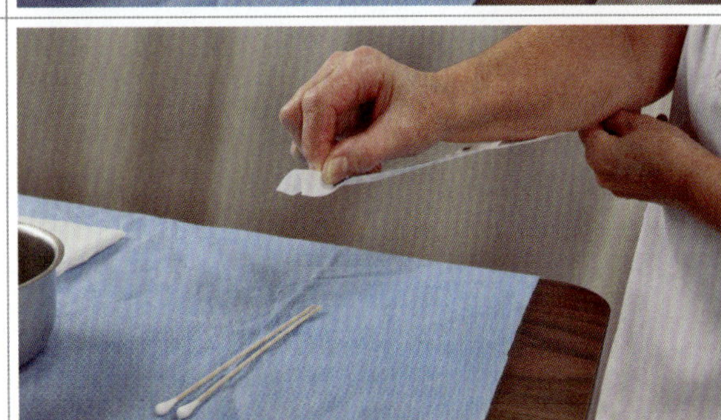

Ne pas oublier les précautions et les interventions s'appliquant après le déploiement d'un champ stérile et le dépôt d'articles stériles.

! Quelles étapes particulières vous ont permis de maîtriser le dépôt des tiges montées sur le champ stérile ?

RÉDACTION DES NOTES D'ÉVOLUTION

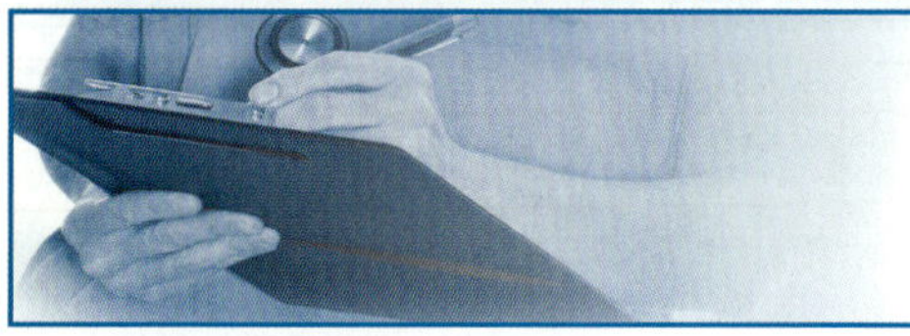

Dossier de Mme Schulman

Aucune note d'évolution requise.

PROCÉDURE 4-3-6

DÉBALLER DES ARTICLES STÉRILES SOUS EMBALLAGE PLASTIFIÉ QUI RISQUENT DE GLISSER

Sommaire de la procédure

1. Vérifications
2. Distance à respecter
3. Ouverture de l'emballage
4. Prise en main sécuritaire de l'article
5. Dégagement de l'article
6. Dépôt de l'article sur le champ stérile

! Comment pouvez-vous limiter vos allées et venues autour d'un champ stérile, au cours de la préparation du matériel ?

	Étapes	Justifications
	Ne pas oublier les précautions et les interventions s'appliquant avant le déploiement d'un champ stérile et le dépôt d'articles stériles.	

1 Vérifications

	Étapes	Justifications
1.1	Vérifier la date de péremption s'il y a lieu ainsi que l'intégrité de l'emballage	On s'assure que l'article est bien stérile.

2 Distance à respecter

	Étapes	Justifications
2.1	Se tenir à quelques pas du champ stérile, de façon à ne pas manipuler l'emballage au-dessus.	L'extérieur d'un emballage étant contaminé, on ne doit jamais faire de manipulations d'ouverture au-dessus d'un champ stérile.

3 Ouverture de l'emballage

	Étapes	Justifications
3.1	**MÉTHODE A** **Ouverture sur une surface plane** Ouvrir les feuillets de l'emballage sur la largeur.	
	a) Faire descendre l'article vers le fond de l'emballage, si possible.	Cette précaution vise à empêcher l'article de glisser hors de l'emballage au moment de son ouverture.
	b) Déposer l'emballage sur une surface plane, la partie plastifiée sur le dessus et l'ouverture en direction de la main non dominante.	Cette position prépare l'exécution des mouvements difficiles avec la main dominante.
	c) Avec la main non dominante, immobiliser le feuillet du dessous aux deux coins côté ouverture, en y appuyant le pouce et l'index.	On stabilise l'emballage pour faciliter son ouverture.
	d) Avec la main dominante, saisir le tirant du feuillet plastifié et le décoller **sur toute sa largeur**.	Cette précaution facilite l'ouverture de l'emballage **sans le déchirer**.

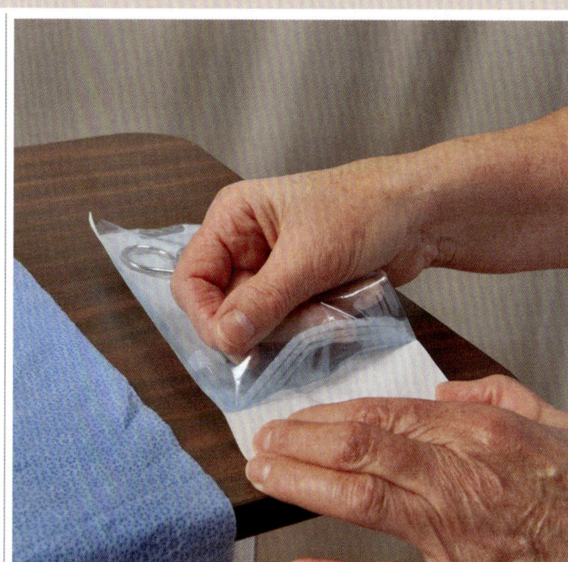

Étapes	Justifications	
3.1 **MÉTHODE B** **Ouverture dans la main** Ouvrir les feuillets de l'emballage sur la largeur. a) Saisir les tirants entre le pouce et l'index de chaque main, les pouces bien à plat et parallèles à l'ouverture. b) **Décoller** lentement les deux feuillets de l'emballage **sur toute sa largeur**.	La position des pouces permet une prise adéquate pour l'ouverture de l'emballage. On ouvre le plus nettement possible pour **réduire le risque de déchirer l'emballage**.	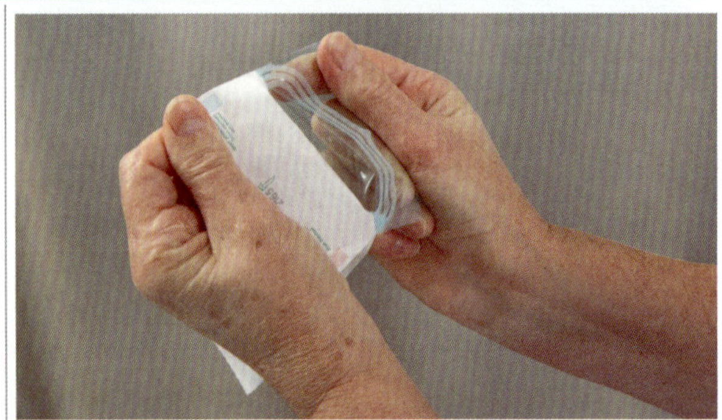
3.2 **MÉTHODES A ET B** Écarter les feuillets jusqu'à découvrir **environ la moitié** de l'article.	On n'expose qu'une partie de l'article stérile pour **éviter qu'il glisse hors de l'emballage durant la manipulation**.	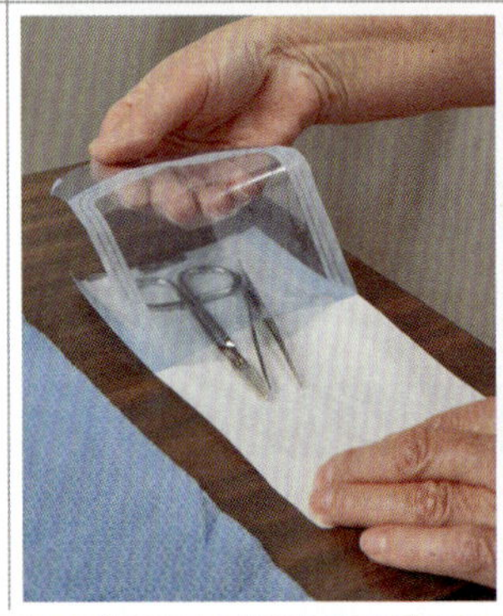 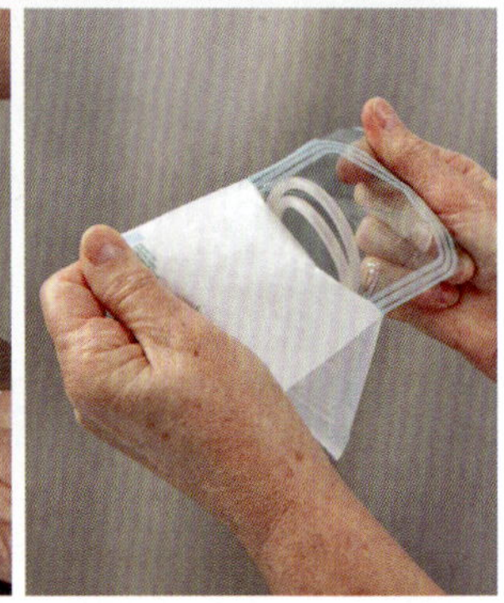

4 Prise en main sécuritaire de l'article

4.1 **MÉTHODE A** **Ouverture sur une surface plane** Saisir l'article comme suit. Avec la main non dominante, soulever l'emballage de quelques centimètres.	On fait en sorte que les articles restent au fond de l'emballage et ne glissent pas.	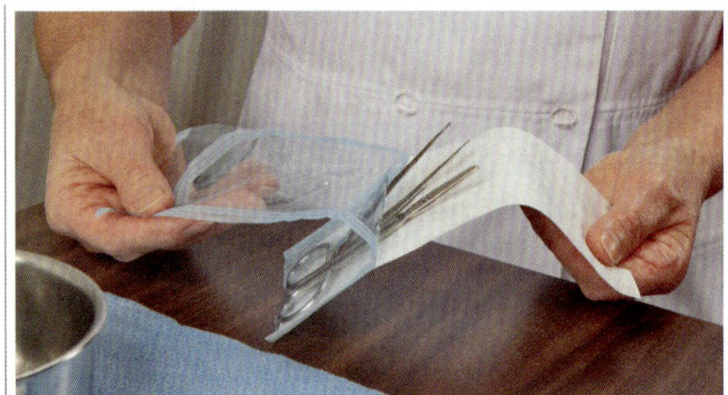
4.2 **MÉTHODES A ET B** a) Avec la main dominante, maintenir fermement entre le pouce et l'index, le feuillet plastifié se trouvant du même côté. b) Saisir et tenir en pince la base de l'emballage à l'aide des autres doigts de la main dominante pour bien tenir l'article.	En maintenant le feuillet plastifié, on évite qu'il se déplie et contamine l'article stérile. Une prise sécuritaire à la base de l'article empêche celui-ci de tomber sur une surface contaminée.	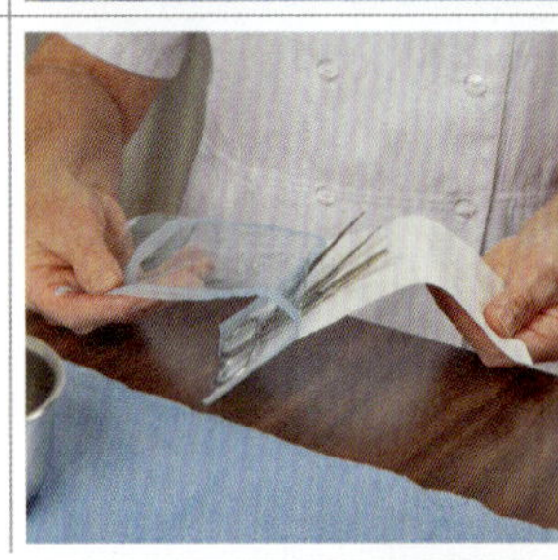 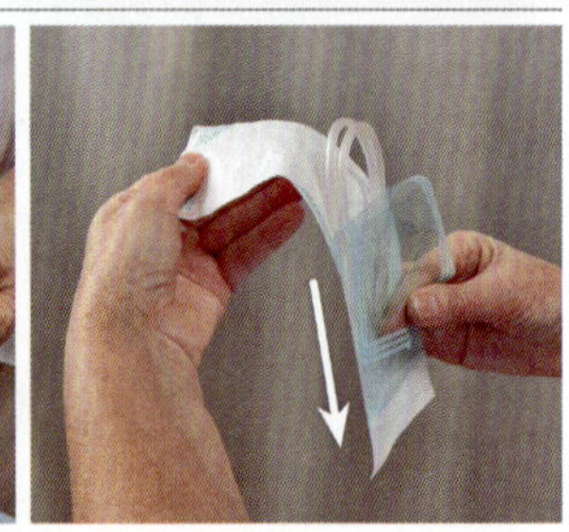

5 Dégagement de l'article

5.1 Tirer le feuillet inférieur vers le bas avec la main non dominante et le ramener vers la main dominante qui emprisonne l'article.	Grâce à ce mouvement, on dégage au maximum l'article afin qu'il puisse ensuite glisser aisément hors de l'emballage.	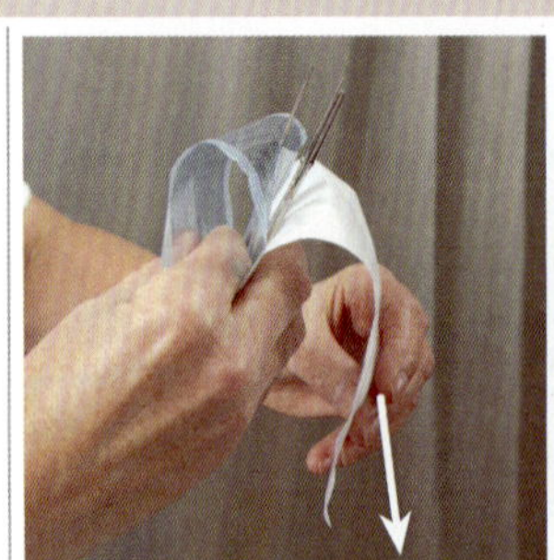 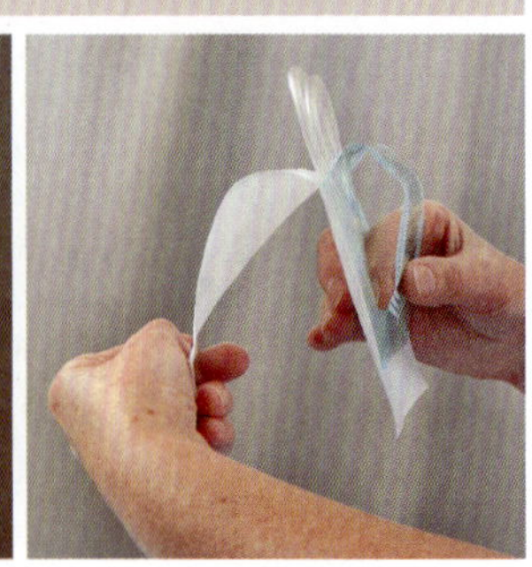

Étapes		Justifications	
6	**Dépôt de l'article sur le champ stérile**		
6.1	Incliner l'emballage de façon que l'article pointe assez loin sur le champ stérile pour qu'il ne tombe pas sur la bordure de 2,5 cm considérée comme contaminée.		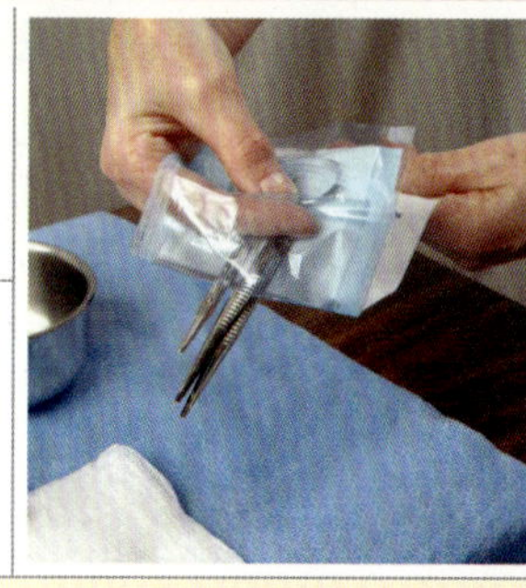 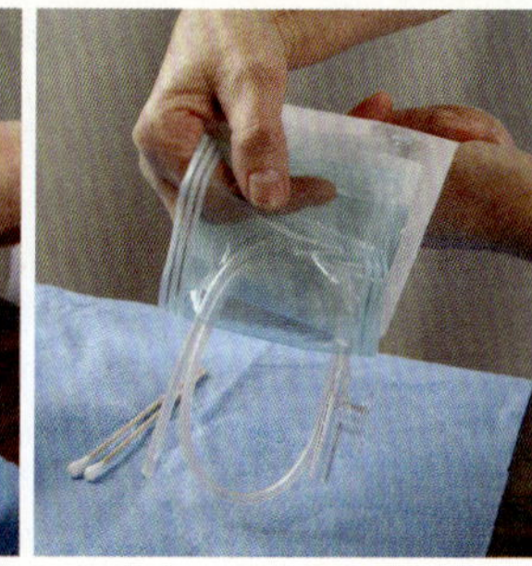
6.2	Laisser tomber l'article sur le champ stérile d'une **hauteur d'au moins 15 cm**.	La hauteur de 15 cm **réduit les risques de contamination** du champ stérile en cas de faux mouvement.	

Ne pas oublier les précautions et les interventions s'appliquant après le déploiement d'un champ stérile et le dépôts d'articles stériles.

⚠ Avez-vous gardé les mains au-dessus du niveau de la taille et dans votre champ visuel tout au long de la procédure ?

RÉDACTION DES NOTES D'ÉVOLUTION

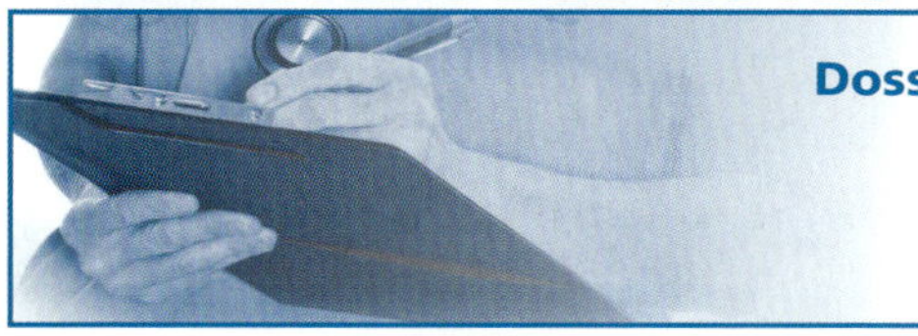

Dossier de Mme Schulman

Aucune note d'évolution requise.

PROCÉDURE 4-3-7

VERSER UNE SOLUTION STÉRILE DANS UN BOL STÉRILE

Sommaire de la procédure

1. Vérifications
2. Ouverture de la bouteille
3. Prise en main de la bouteille
4. Transvasement de la solution

⚠ Que devez-vous faire au moment d'ouvrir une bouteille de solution stérile à usages multiples pour la première fois ?

4-3

Étapes		Justifications	
	Ne pas oublier les précautions et les interventions s'appliquant avant le déploiement d'un champ stérile et le dépôt d'articles stériles.		
1	**Vérifications**		
1.1	Lire attentivement sur l'étiquette de la bouteille : • la nature de la solution contenue ; • la concentration.	On s'assure que la nature de la solution et sa concentration correspondent bien à l'ordonnance médicale ou aux recommandations de la direction de l'établissement.	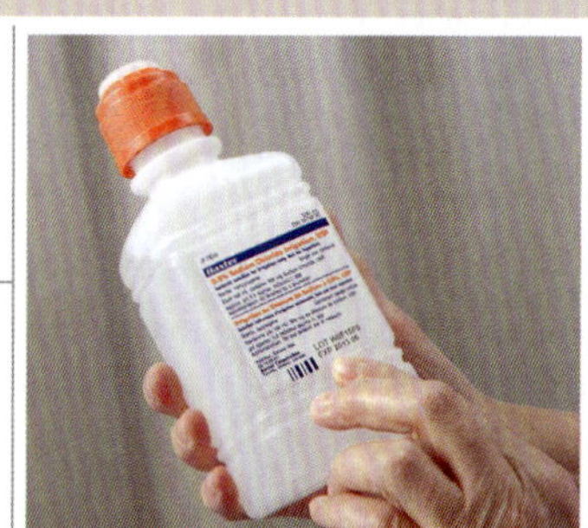
1.2	Vérifier, sur la bouteille, la date de péremption et, s'il y a lieu, la date d'ouverture.	On s'assure que la solution est encore considérée comme stérile.	

Remarque

On doit écrire, sur une bouteille à usages répétés, la date et l'heure de la première ouverture.

Une fois la bouteille ouverte, la solution de chlorure de sodium (NaCl) et d'eau qu'elle contient est considérée comme stérile pendant 24 heures. (Les règles peuvent varier selon l'établissement.)

Étapes	Justifications

2 Ouverture de la bouteille

Situation particulière

Lorsqu'une compresse ou tout autre article stérile sont tombés dans le récipient dans lequel on doit verser la solution, il faut:

• *dévisser d'abord le bouchon de la bouteille en le laissant en place;*	Une fois dévissé, le bouchon sera plus facile à ôter d'une seule main.
• *ganter stérilement la main dominante;* • *retirer avec la main gantée le matériel stérile qui gêne;*	La main gantée libère l'espace où l'on doit verser la solution nettoyante ou antiseptique afin que le matériel stérile ne soit pas mouillé.
• *enlever le bouchon avec la main non dominante;* • *verser la solution avec la main non dominante;* • *visser le bouchon sur la bouteille d'une seule main (main dominante).*	On évite une exposition prolongée de la solution aux microorganismes aéroportés.

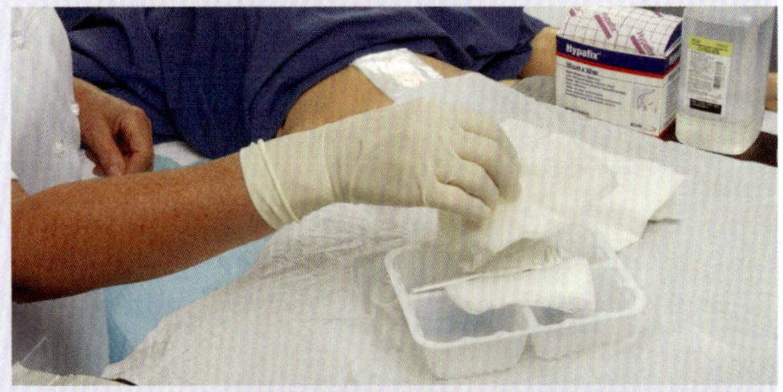

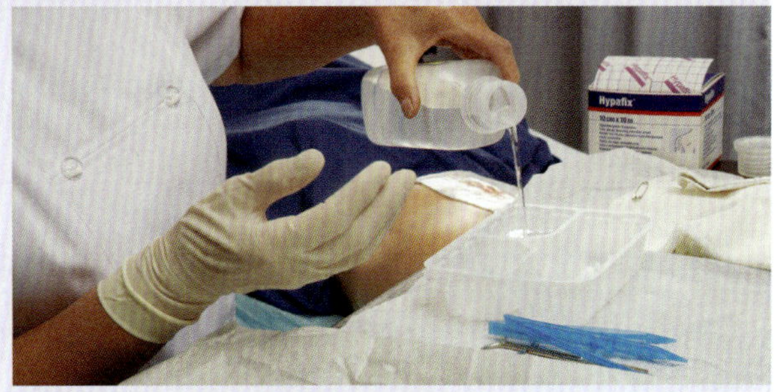

2.1	Enlever le bouchon et le déposer sur la table, à l'extérieur du champ stérile, l'intérieur vers le haut.	On fait en sorte de ne pas contaminer l'intérieur du bouchon au contact d'une surface non stérile. Si les règles en vigueur stipulent qu'on devra utiliser le reste de la solution, on devra alors refermer la bouteille.

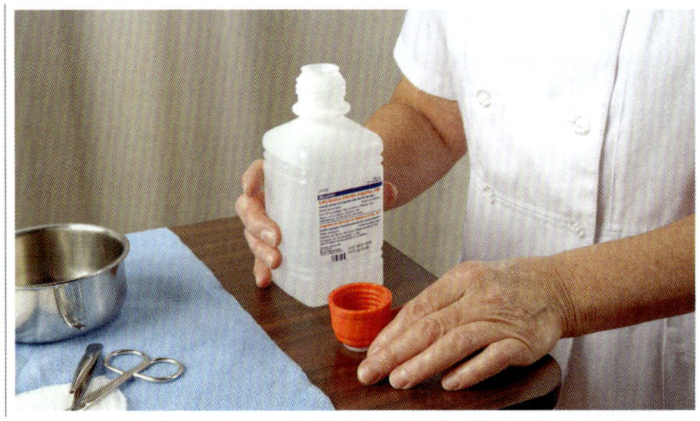

3 Prise en main de la bouteille

3.1	Prendre la bouteille du côté de l'étiquette.	On protège l'étiquette des gouttes ou des coulures qui pourraient la rendre illisible (ex.: iode).

4 Transvasement de la solution

4.1	Approcher la bouteille selon la situation.	
	• Si le récipient est en bordure du champ, approcher la bouteille par le côté le plus rapproché du récipient.	On ne fait passer qu'une petite surface du bras au-dessus du champ stérile.
	• Si le récipient est placé au centre du champ, approcher la bouteille par le côté du champ qui est le plus éloigné de soi.	On conserve stérile la surface proximale du champ pour y déposer des articles stériles.
4.2	Tenir la bouteille à une hauteur de 8 à 10 cm au-dessus du champ stérile.	L'extérieur de la bouteille n'étant pas stérile, le fond ne doit pas toucher au champ stérile. Cette hauteur permet également d'éviter les éclaboussures.
4.3	Pencher la bouteille pour amener graduellement la solution au bord du goulot.	On contrôle l'arrivée du liquide de façon à éviter d'éclabousser le champ stérile.

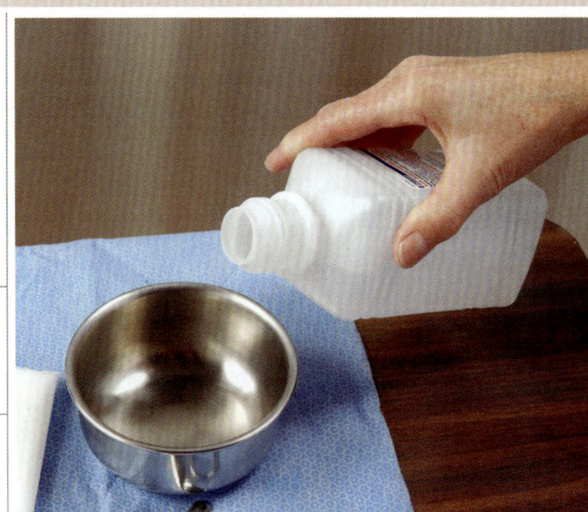

Étapes		Justifications	
4.4	Verser la solution lentement, de façon continue et régulière.	On contrôle le débit pour éviter les éclaboussures et, dans le cas d'un champ perméable, la contamination du champ par capillarité, la table n'étant pas stérile.	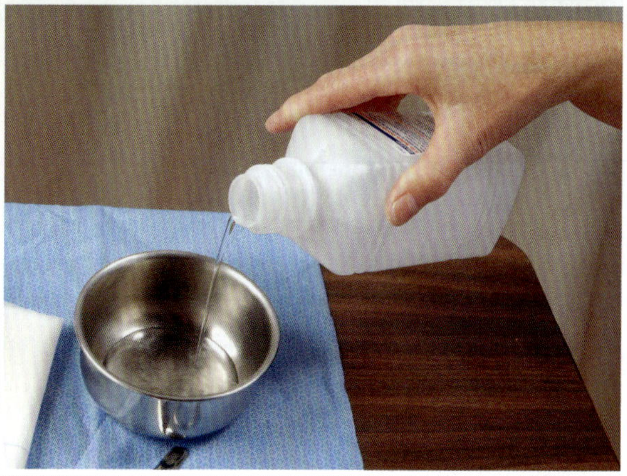
4.5	Relever la bouteille au-dessus du récipient, attendre quelques secondes puis faire sortir la bouteille du champ par la même trajectoire que pour son approche.	Si des gouttes coulent au cours de ce mouvement, on les fait tomber dans le récipient et non sur le champ stérile.	
4.6	Remettre le bouchon et le revisser de façon hermétique.		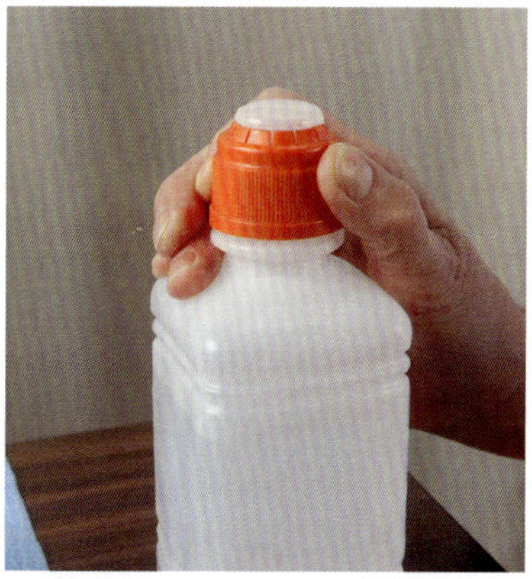

Situation particulière

Si l'on doit revisser le bouchon d'une bouteille d'une seule main, on prend appui sur la bouteille en exerçant une pression vers le bas et on visse le bouchon avec le pouce et l'index.	La pression exercée sur la bouteille la stabilise et permet de visser le bouchon.

Ne pas oublier les précautions et les interventions s'appliquant après le déploiement d'un champ stérile et le dépôt d'articles stériles.

Vous refaites le pansement de Mme Schulman. Au moment de verser la solution, vous mouillez le champ stérile perméable. Comment pouvez-vous prévenir une contamination par capillarité ?

RÉDACTION DES NOTES D'ÉVOLUTION

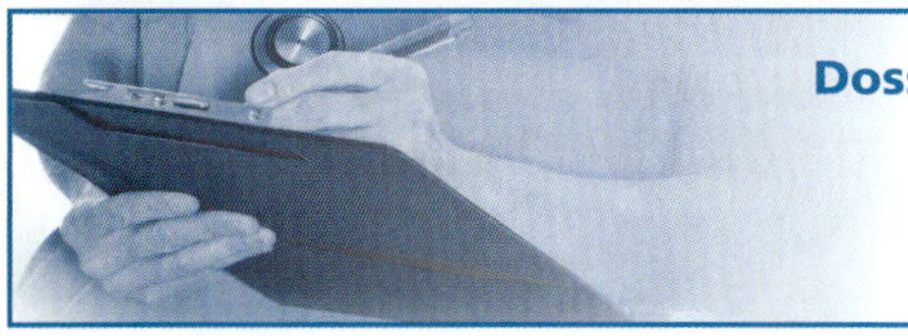

Dossier de Mme Schulman

Aucune note d'évolution requise.

4-3

PROCÉDURE 4-3-8

PRÉLEVER UNE CERTAINE QUANTITÉ D'ONGUENT ET LA DÉPOSER SUR UN CHAMP STÉRILE

Sommaire de la procédure

1. Vérifications
2. Ouverture du tube ou du pot d'onguent
3. Prélèvement de l'onguent
4. Fermeture du tube ou du pot d'onguent

! Avez-vous vérifié l'ordonnance médicale de Mme Schulman ?

Étapes	Justifications	
Ne pas oublier les précautions et les interventions s'appliquant avant le déploiement d'un champ stérile et le dépôt d'articles stériles.		
1 Vérifications		
1.1 Lire attentivement l'étiquette du tube ou du pot d'onguent pour vérifier : • la nature de l'onguent ; • la concentration ; • la date de péremption.	On s'assure que l'onguent est encore bon et que c'est bien celui qui a été prescrit par le médecin.	
2 Ouverture du tube ou du pot d'onguent		
2.1 Déposer deux compresses stériles à l'intérieur du champ stérile, près de la bordure de 2,5 cm considérée comme contaminée.	Le dépôt d'onguent sur des compresses évite que l'humidité de l'onguent ne traverse le champ stérile.	
Situation particulière *Si le champ stérile est imperméable, on peut déposer l'onguent directement sur le champ, dans la zone stérile et près de la bordure proximale.* *En cas de doute, on agit comme si le champ était perméable.*	L'onguent étant déposé près de la bordure proximale, le bras n'aura pas à passer au-dessus du champ stérile au moment de l'application. On vise toujours le maintien de la stérilité du champ.	
2.2 MÉTHODE A **Onguent en tube** En dehors du champ stérile, ouvrir complètement un emballage de compresses stériles de 5 × 5 cm, sans détacher les feuillets, et laisser les compresses dans leur emballage.	Comme le tube d'onguent ne peut se manipuler de façon stérile, les compresses déposées à l'extérieur du champ permettront au moins de nettoyer l'embout du tube avant le prélèvement de l'onguent.	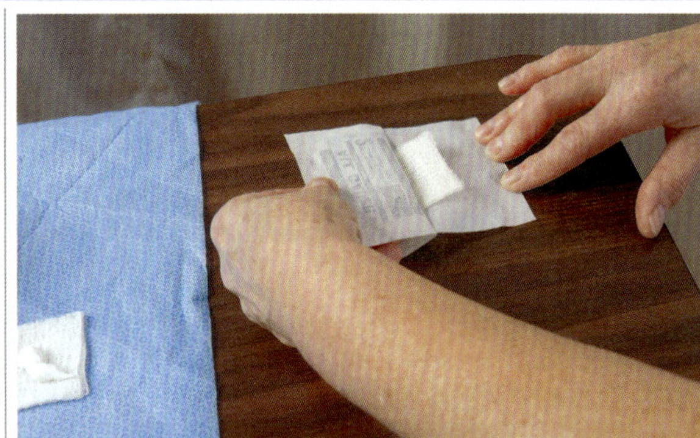
2.3 Dévisser le bouchon du tube et le déposer sur la table de travail en plaçant l'intérieur vers le haut.	On évite la contamination de l'intérieur du bouchon par contact avec une surface septique.	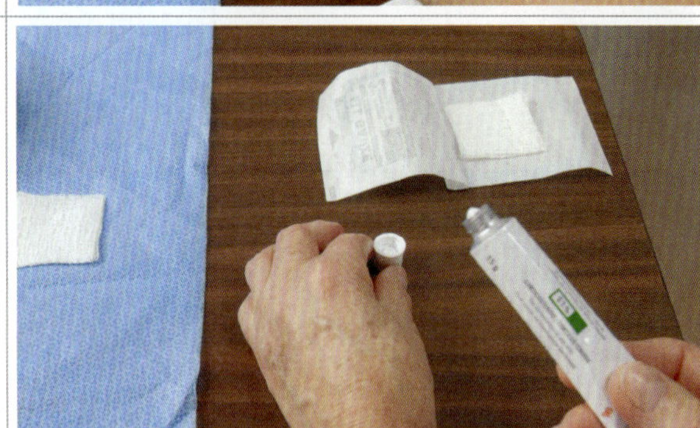

	Étapes	Justifications	
2.4	Saisir le feuillet supérieur de l'emballage des compresses entre le pouce et l'index de la main non dominante et appuyer le majeur de façon à maintenir les compresses en place.	Avec le majeur, on empêche les compresses de bouger pour faciliter l'essuyage de l'embout du tube.	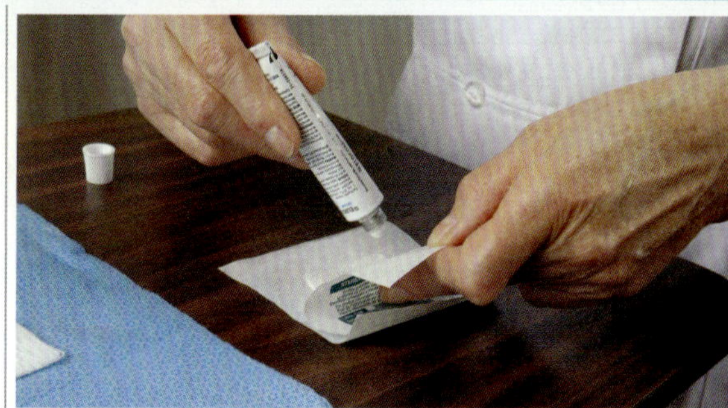
2.5	Presser légèrement le tube avec la main dominante et enlever une petite quantité d'onguent en essuyant l'embout sur un coin des compresses stériles.	Le retrait d'une petite quantité d'onguent avant le prélèvement lui-même vise à obtenir un maximum de propreté, puisque la stérilité n'est pas possible.	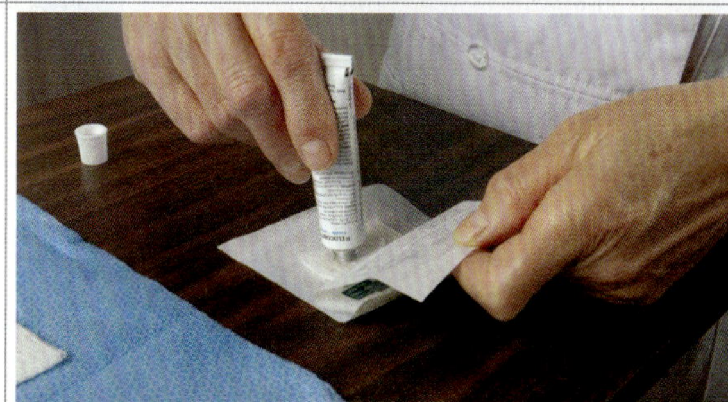
2.2	**MÉTHODE B** **Onguent en pot** Dévisser le couvercle du pot et le déposer sur la surface de travail en plaçant l'intérieur vers le haut.	Cette mesure permet de maintenir la stérilité de l'intérieur du couvercle.	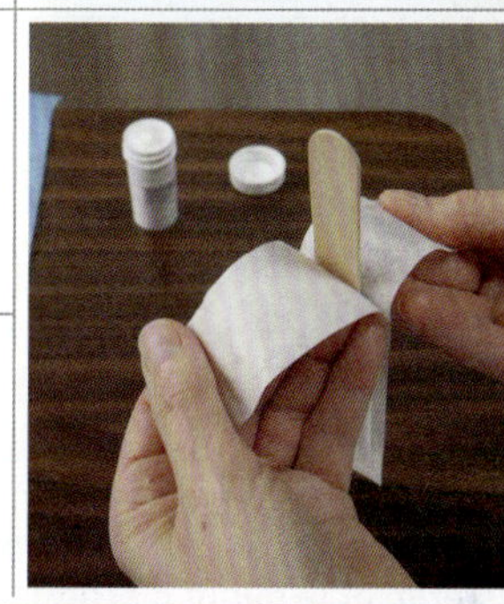 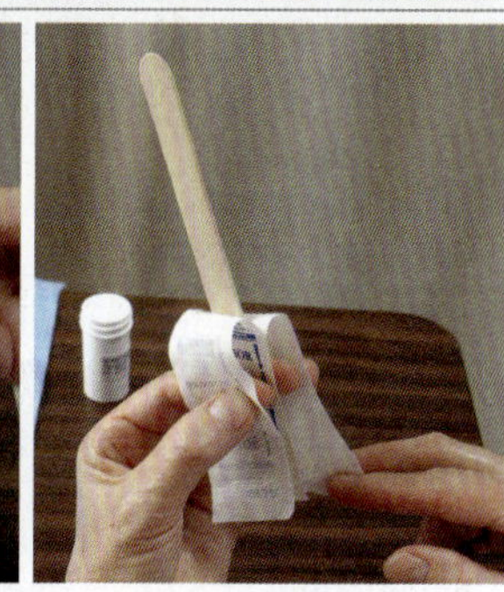
2.3	Déballer un abaisse-langue et le tenir par une extrémité en gardant l'autre stérile.	L'extrémité stérile de l'abaisse-langue permettra de prélever l'onguent sans le contaminer.	

3 Prélèvement de l'onguent

3.1	**MÉTHODE A** **Onguent en tube** Presser le tube au-dessus des compresses placées sur le champ stérile, sans y toucher, pour faire sortir la quantité d'onguent nécessaire au traitement.	Une bonne évaluation de la quantité d'onguent prévient des manipulations supplémentaires pour obtenir la quantité d'onguent nécessaire au traitement. En effet, on devrait alors refaire certaines étapes de la procédure.	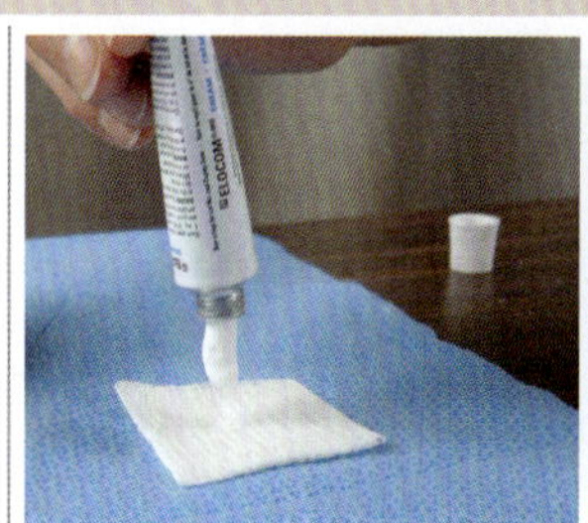 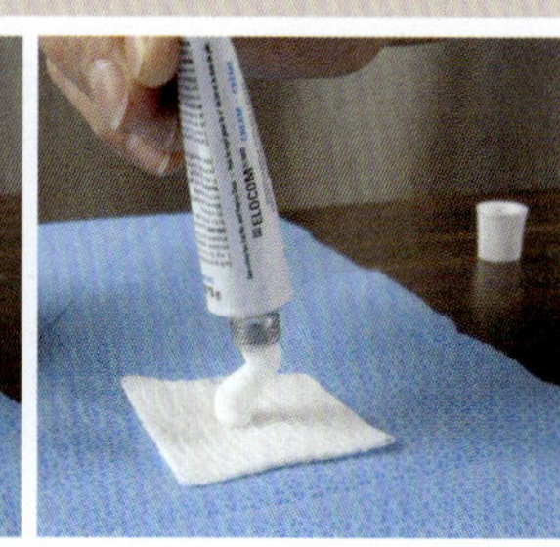
3.2	Avec un mouvement rapide du poignet, en demi-cercle, détacher l'onguent du tube et le faire tomber sur les compresses.	Ce mouvement rapide permet de faire tomber l'onguent sans appuyer le tube sur les compresses stériles.	
3.1	**MÉTHODE B** **Onguent en pot** À l'aide de l'abaisse-langue, prélever la quantité nécessaire d'onguent sans toucher au bord extérieur du pot.	Le bord extérieur du pot est contaminé.	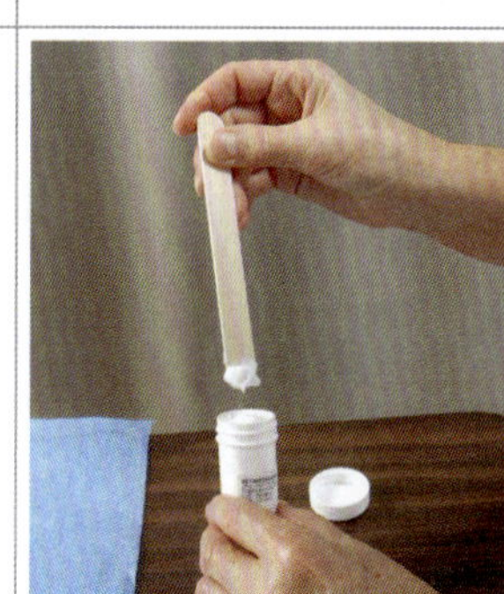 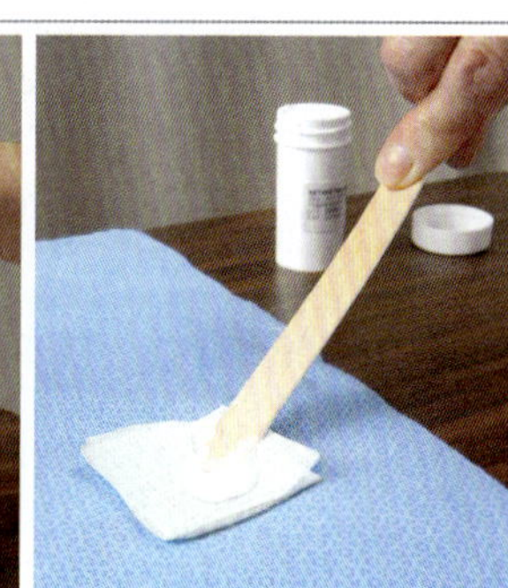

Étapes		Justifications	
3.2	Déposer la quantité prélevée sur les compresses avec une légère pression sans essuyer l'abaisse-langue.	On évite de déplacer les compresses par l'essuyage de l'abaisse-langue.	
4	**Fermeture du tube ou du pot d'onguent**		
4.1	**MÉTHODE A** **Onguent en tube** Saisir le feuillet supérieur de l'emballage des compresses entre le pouce et l'index de la main non dominante, et appuyer le majeur de façon à maintenir les compresses en place.	Avec le majeur, on empêche les compresses de bouger pour faciliter l'essuyage de l'embout du tube.	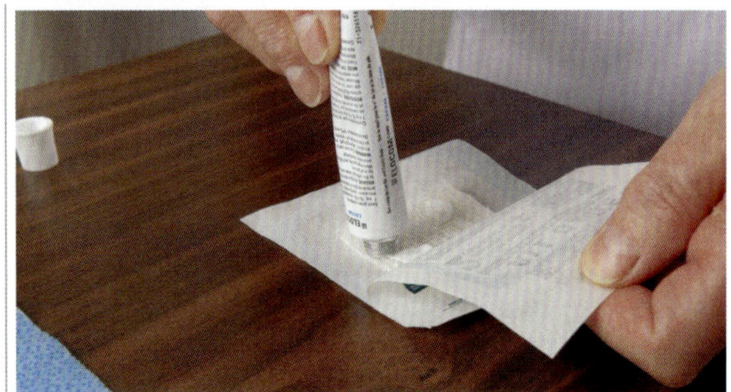
4.2	Essuyer l'embout sur un coin non souillé des compresses stériles.		
4.3	Remettre le bouchon sur le tube, et jeter le matériel utilisé pour le prélèvement dans le sac à rebuts.	On rebouche le tube tout de suite pour éviter que l'embout n'entre en contact avec une surface septique et contamine l'onguent.	
4.1	**MÉTHODE B** **Onguent en pot** Remettre le couvercle sur le pot d'onguent, et jeter le matériel utilisé pour le prélèvement dans le sac à rebuts.	On referme le pot pour ne pas exposer trop longtemps l'onguent aux microorganismes aéroportés.	

Ne pas oublier les précautions et les interventions s'appliquant après le déploiement d'un champ stérile et le dépôt d'articles stériles.

Êtes-vous certaine que votre champ est toujours stérile ? Quelles mesures avez-vous prises à cet effet ?

RÉDACTION DES NOTES D'ÉVOLUTION

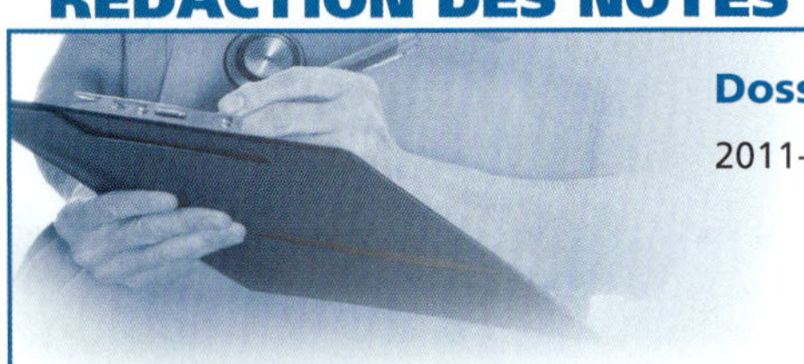

Dossier de Mme Schulman

2011-08-23 **19:30** Pansement défait au membre inférieur droit : 4 compresses 10 × 20 cm souillées de liquide sérosanguin. Contusion avec ecchymoses, déchirure cutanée de 6,5 cm. Œdème et rougeur importante au pourtour de la déchirure cutanée. Plaie nettoyée avec Hibitane 2 %. Onguent d'Hydrocortisone 2,5 % appliqué sur la rougeur. Telfa + pans sec. Se plaint de brûlure durant le nettoyage de la plaie. Exprime ses craintes sur l'aspect de sa plaie : « Je la trouve laide. » ________ Gaétanne Thibault, étudiante inf.

MÉTHODE DE SOINS **4-4**

30 ASEPSIE

Mise en place de l'équipement de protection individuelle

Cette méthode de soins explique la procédure à suivre pour enfiler une blouse propre (page 159), mettre un masque (page 160), mettre une protection oculaire (page 162) et enfiler des gants propres (page 162).

DÉFINITION

Méthode de soins consistant à revêtir des vêtements et des articles de protection de manière à prévenir la transmission des agents pathogènes (par voie aérienne, par gouttelettes ou par contact). Il s'agit de :

- recouvrir ses vêtements personnels ;
- se couvrir le nez, la bouche et les yeux ;
- se protéger les mains avec des gants.

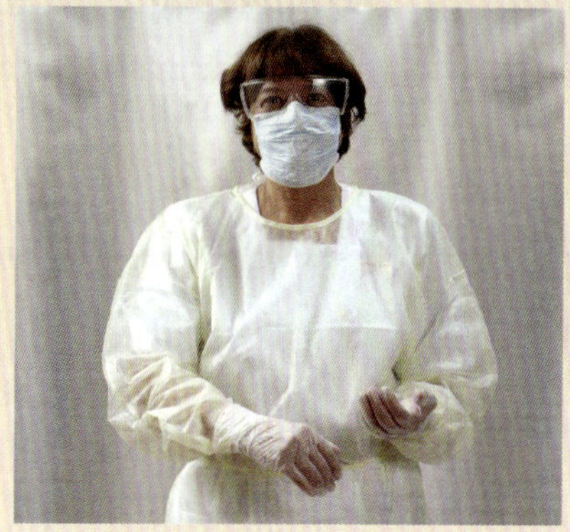

CONTEXTE D'EXÉCUTION

BUTS

- Prévenir la transmission d'agents pathogènes responsables d'infections nosocomiales chez le personnel soignant, les personnes hospitalisées et les visiteurs lorsqu'on entre dans une chambre d'isolement.
- Protéger le personnel soignant, les personnes hospitalisées et les visiteurs contre les microorganismes pathogènes lorsqu'il y a présence ou risque de présence de liquides biologiques (sang, sécrétions, excrétions, lésions cutanées, urine, selles, etc.) ou de matériel contaminé.
- Protéger la personne recevant les médicaments cytotoxiques et l'intervenant qui administre les soins.

MATÉRIEL ET ÉQUIPEMENT

ARTICLES ESSENTIELS

Blouse de protection	Masque	Protecteur oculaire	Gants
• Blouse à manches longues jetable 1 *ou* Blouse à manches longues en tissu lavable 2	• Masque à cordons (chirurgical) 3 *ou* Masque à élastiques 4 *ou* Masque respirateur N95 rigide ou flexible 5	• Lunettes protectrices 6 *ou* Visière 7 *ou* Masque à visière	• Gants propres en vinyle 8 *ou* Gants propres en latex 9 *ou* Gants propres en nitrile 10

ARTICLES FACULTATIFS

Si la procédure exige le respect de l'asepsie :

- Gants stériles 11

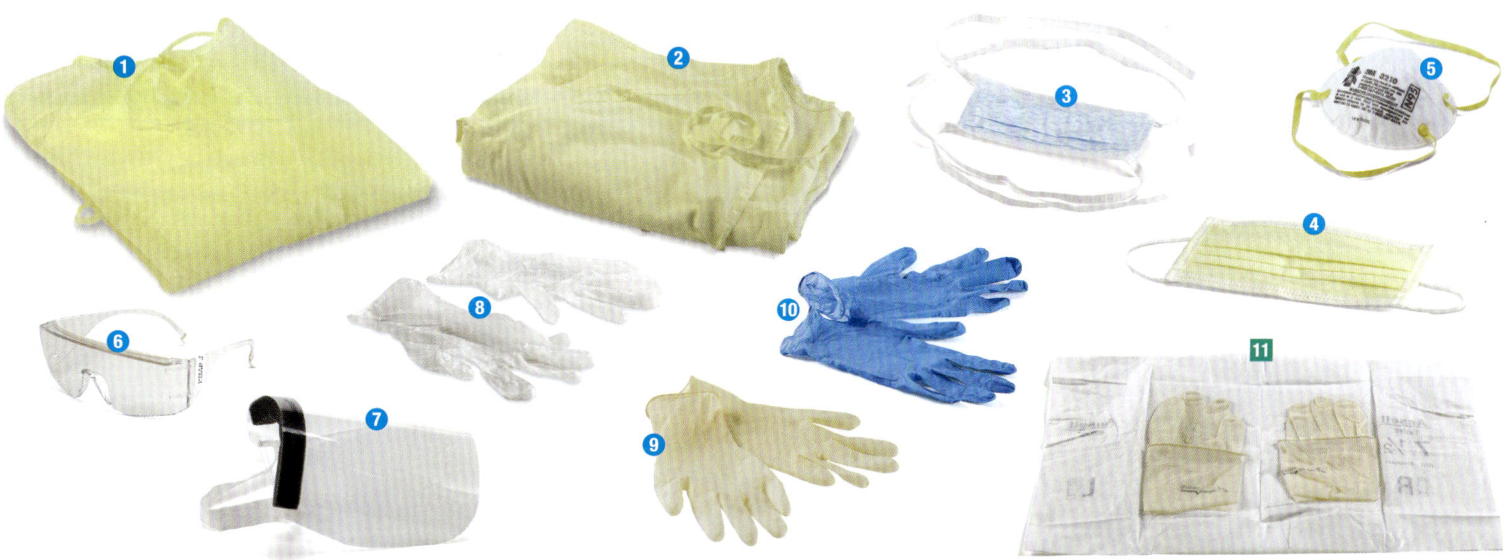

PRÉCAUTIONS ET INTERVENTIONS **avant** la mise en place de l'équipement de protection individuelle

1. ÉVALUATION

- Évaluer le matériel nécessaire aux soins avant de pénétrer dans une chambre d'isolement *afin d'éviter les allers-retours et l'utilisation d'équipements de protection supplémentaires*.
- Évaluer l'agent pathogène en cause ainsi que son mode de transmission *afin de choisir le matériel de protection requis selon la situation*.

2. INTERVENTIONS

- Se laver les mains (voir la procédure 4-1-1, p. 120) avant de revêtir l'équipement de protection individuelle *afin de prévenir la transmission des infections nosocomiales*.
- Vérifier si des mesures spéciales s'imposent pour transporter des prélèvements ou d'autres objets à l'intérieur de la chambre *afin de prévoir le matériel nécessaire avant même de pénétrer dans la chambre d'isolement*.
- S'assurer de choisir un masque correspondant au mode de transmission, par voie aérienne ou par gouttelettes, *afin d'obtenir une protection maximale*.
- Choisir la taille du masque respiratoire N95 de façon à ce qu'il s'adapte bien à la forme du visage *pour assurer une protection maximale dans les cas de transmission par voie aérienne*.

3. ENSEIGNEMENT

- Donner aux visiteurs les consignes à appliquer concernant le port de l'équipement de protection avant d'entrer dans une chambre d'isolement *afin d'assurer le respect des précautions additionnelles qui ont été prévues*.

PRÉCAUTIONS ET INTERVENTIONS **après** la mise en place de l'équipement de protection individuelle

1. ÉVALUATION

- Vérifier fréquemment si les gants recouvrent bien les poignets *afin de prévenir la contamination de la peau et par la peau dans les cas de personnes immunodéprimées, pendant certains mouvements des bras*.
- Inventorier les fournitures qui se trouvent dans la chambre d'isolement *afin d'éviter d'accumuler du matériel qui devra être jeté après la levée des précautions additionnelles*.

MISE EN SITUATION

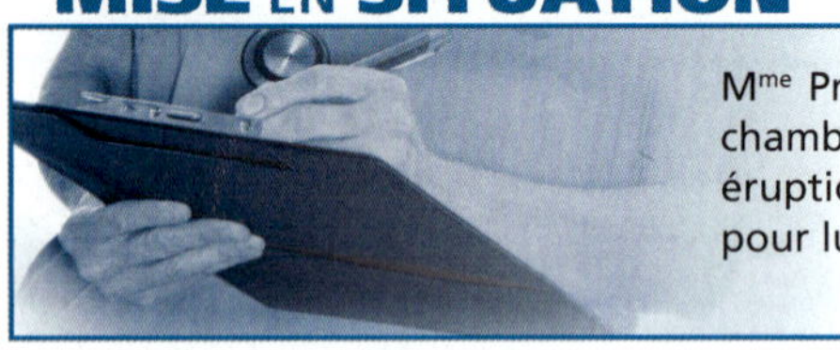

Mme Provencher, âgée de 32 ans, a été placée dans une chambre d'isolement, car elle a un zona disséminé avec éruption de vésicules. Vous devez entrer dans sa chambre pour lui donner ses soins d'hygiène.

Ordonnance médicale au dossier

Aucune ordonnance médicale requise.

PROCÉDURE 4-4-1

METTRE EN PLACE L'ÉQUIPEMENT DE PROTECTION INDIVIDUELLE

Sommaire de la procédure

1. Enfiler une blouse propre
2. Mettre un masque
3. Mettre une protection oculaire
4. Enfiler des gants propres

Avez-vous déterminé la voie de transmission du zona disséminé, pour bien choisir les vêtements de protection individuelle requis ?

Étapes	Justifications

Ne pas oublier les précautions et les interventions s'appliquant avant la mise en place de l'équipement de protection individuelle.

1 Enfiler une blouse propre

1.1 Fixation des cordons au cou

a) Déplier la blouse, enfiler les manches et bien ajuster les épaules.

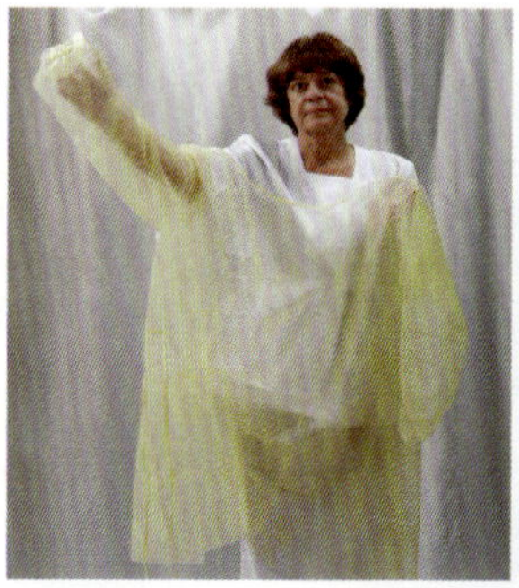

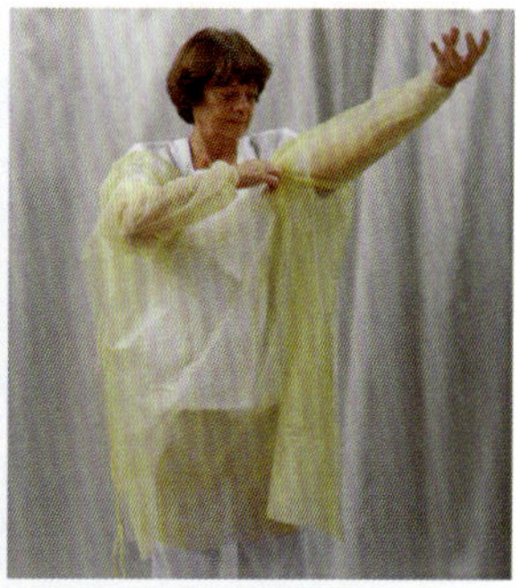

b) Attacher les cordons autour du cou en faisant une boucle.

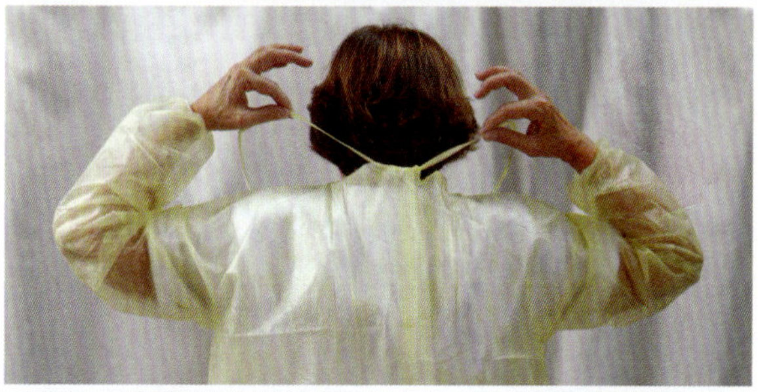

1.2 Chevauchement des pans du dos

a) Repérer le pan du dos sans cordon (ex. : pan gauche).
Passer une main derrière le dos, saisir le bord du pan et tirer le plus possible.

Justification : On déploie complètement les pans pour maximiser la surface de chevauchement.

b) Faire de même avec le deuxième pan, comportant un cordon.

Justification : La superposition des deux pans de la blouse offre une protection maximale, rendue nécessaire par les mouvements parfois amples des bras.

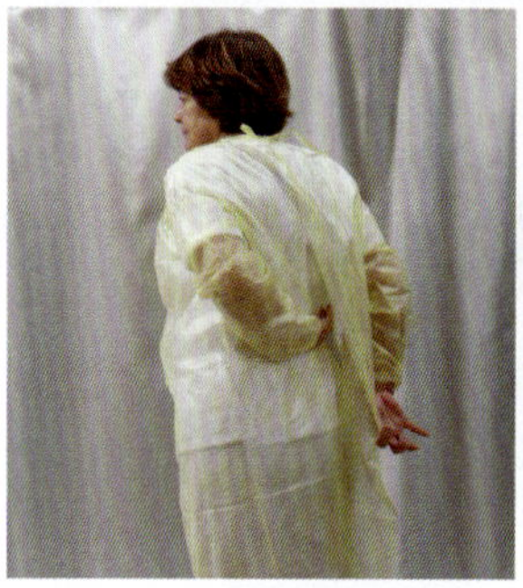

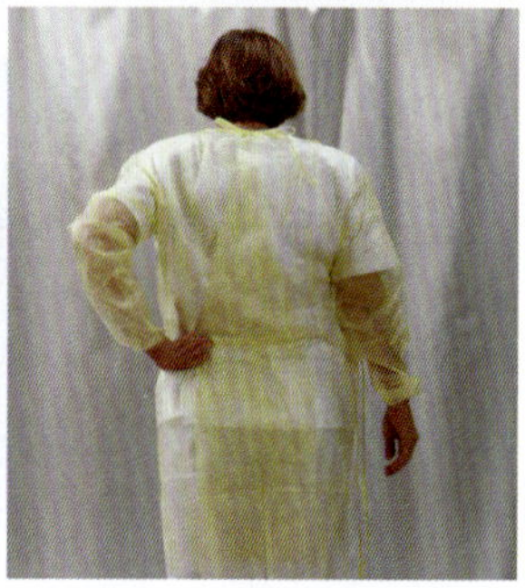

1.3 Fixation à la taille

Saisir les deux cordons de la taille et les attacher en faisant une boucle à l'arrière ou à l'avant de la blouse selon le cas.

Justification : La boucle se défait facilement avec des mains gantées.

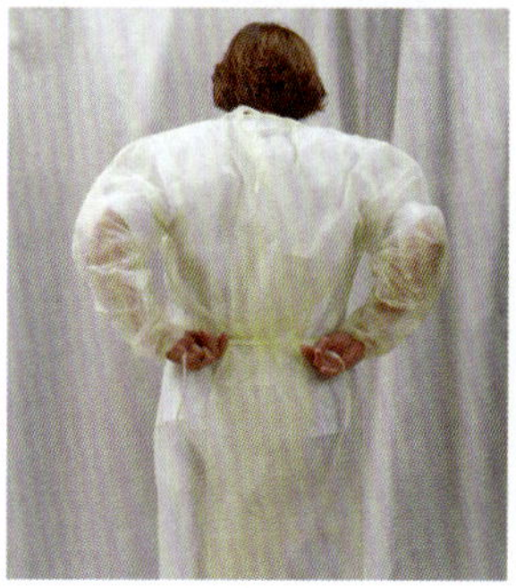

Fixation à l'arrière

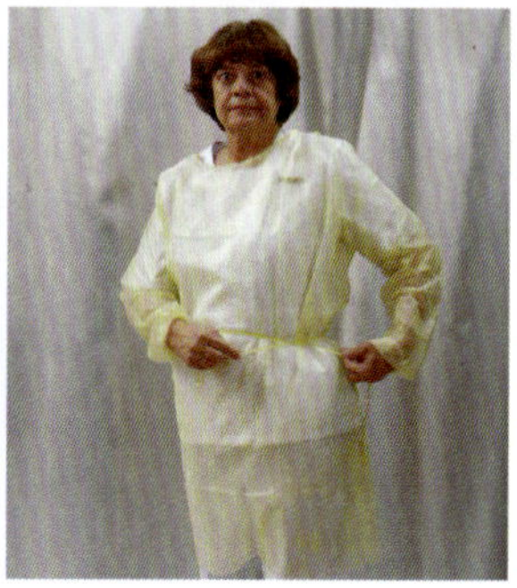

Fixation à l'avant

Étapes	Justifications	
2 Mettre un masque		
2.1 Ajustement sur le nez a) Placer le bord supérieur du masque (contenant la bande métallique flexible) sur l'arête du nez. b) Pincer en pressant de chaque côté de la partie osseuse du nez.	Pincer la bande métallique flexible permet de bien ajuster le masque sur le nez. Un bon ajustement permet d'empêcher les microorganismes présents dans les voies respiratoires supérieures de sortir dans l'air ambiant et de se déposer sur le matériel stérile. Il protège aussi l'infirmière des microorganismes pathogènes aéroportés.	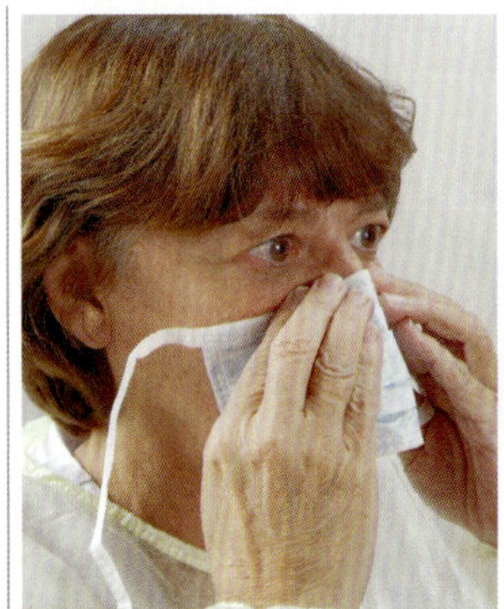 **Masque à cordons** 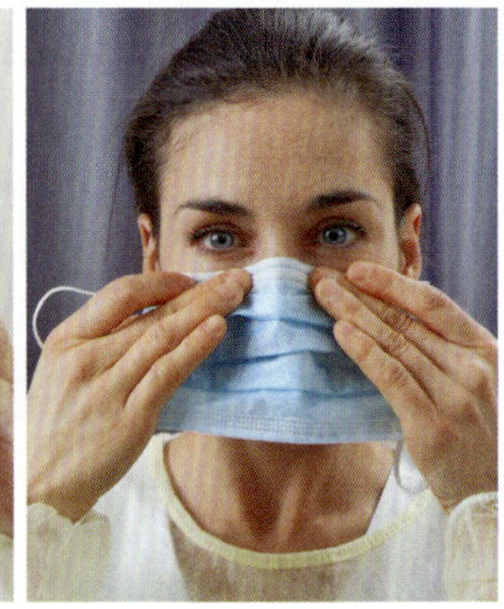 **Masque à élastiques**
Situation particulière *Si l'on porte des lunettes, on doit ajuster le bord supérieur du masque au-dessous.*	Cette mesure prévient la formation de buée sur les lunettes et assure une bonne visibilité tout au long de l'intervention auprès de la personne.	
2.2 Ajustement au menton Tout en maintenant d'une main le bord supérieur du masque sur l'arête du nez, saisir de l'autre le bord inférieur et déplier jusqu'à envelopper le menton.	Envelopper le menton permet de réduire les fuites de microorganismes aéroportés par la bouche ou présents dans les gouttelettes de salive.	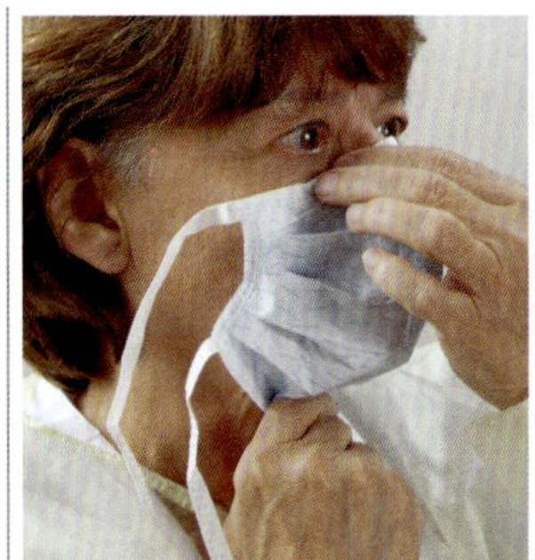 **Masque à cordons** 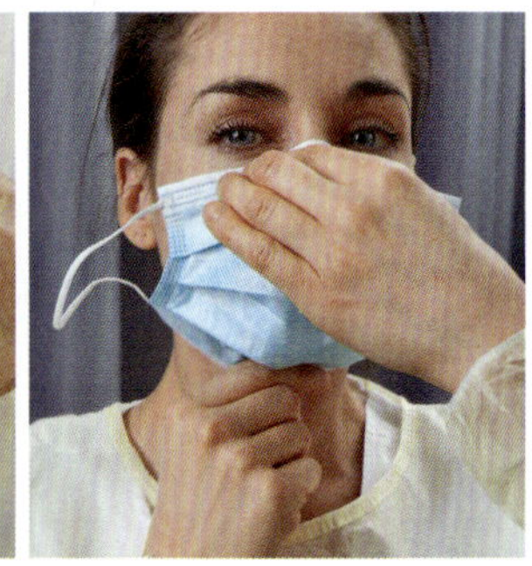 **Masque à élastiques**
2.3 Fixation a) Mettre les attaches en place.		
A MASQUE À CORDONS		
A.1 Tenir le masque par les cordons du haut, faire passer ceux-ci **au-dessus des oreilles** et les nouer derrière la tête.	On appuie les cordons au-dessus des oreilles pour **empêcher le masque de glisser**.	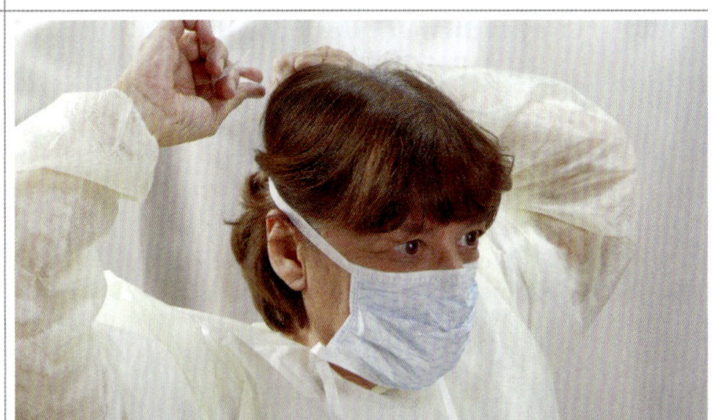
A.2 Nouer les cordons du bas derrière la nuque, en tirant pour que les côtés du masque ne bâillent pas et que le menton soit bien couvert.	Ces précautions visent à empêcher les microorganismes des voies respiratoires de s'échapper par les côtés du masque et de se répandre dans l'air ambiant.	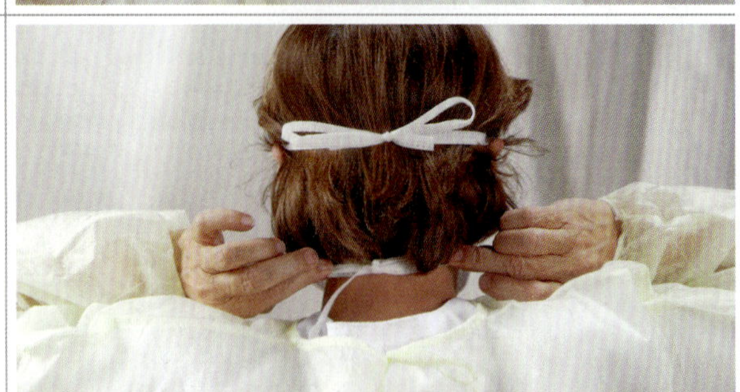

Étapes		Justifications
B	MASQUE À ÉLASTIQUES	
B.1	Saisir les boucles élastiques et les passer derrière les oreilles.	
B.2	Réajuster la bande métallique sur le nez, au besoin.	Le bord supérieur peut avoir bougé sur le nez, pendant la mise en place des attaches. Le masque doit bien couvrir le nez.

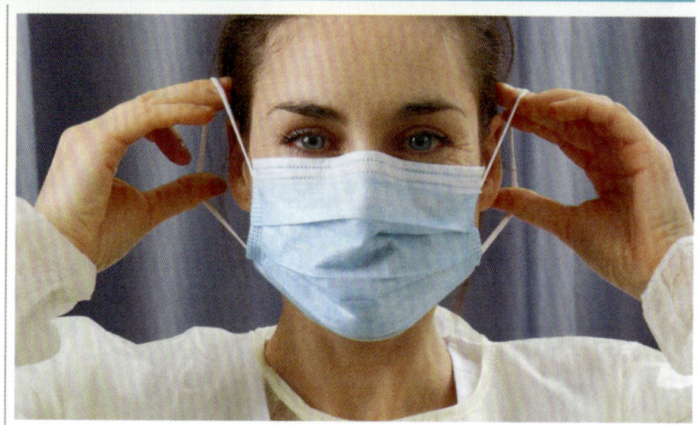

C MASQUE RESPIRATEUR N95 RIGIDE

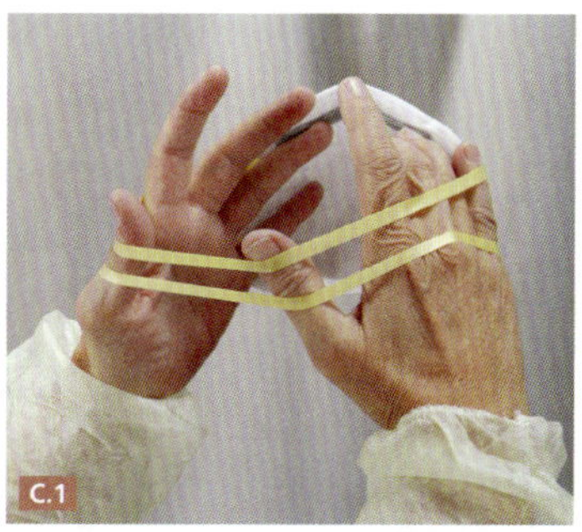

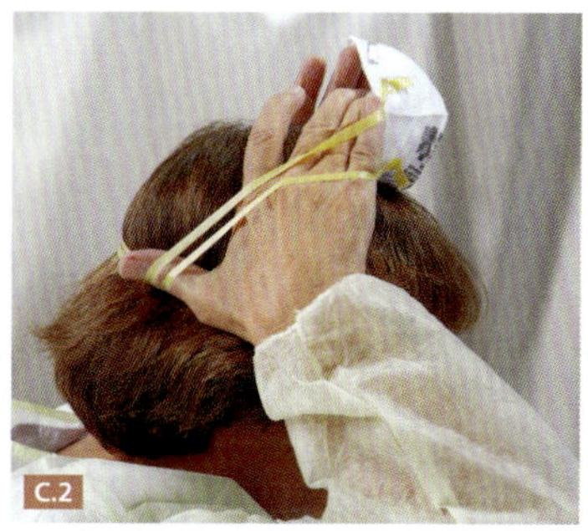

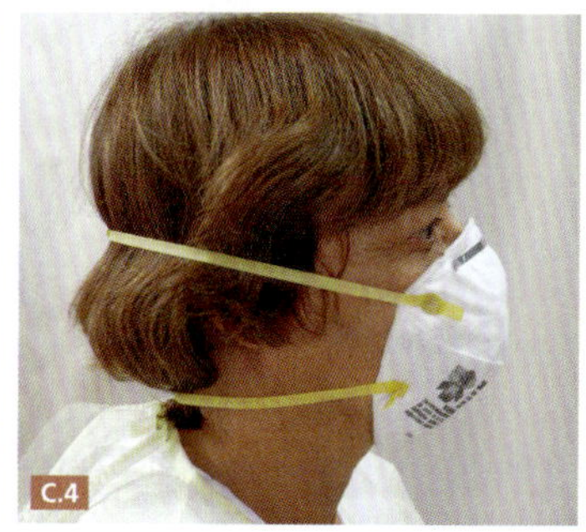

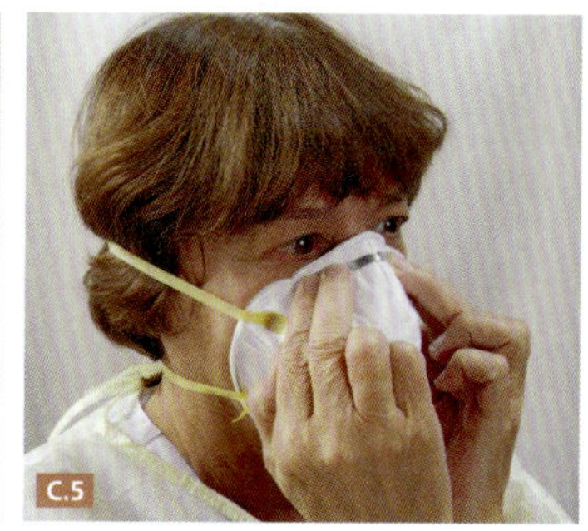

C.1 Glisser les mains entre le masque et les élastiques et tendre les élastiques.

C.2 Passer le masque par-dessus la tête, puis placer la bande élastique supérieure au-dessus des oreilles et la bande élastique inférieure derrière la nuque.

C.3 Placer la bande métallique sur le nez et la pincer en pressant de chaque côté de la partie osseuse du nez.

C.4 S'assurer que la base du masque couvre bien le menton.

C.5 Ajuster à nouveau la bande du nez au besoin.

D MASQUE RESPIRATEUR N95 FLEXIBLE

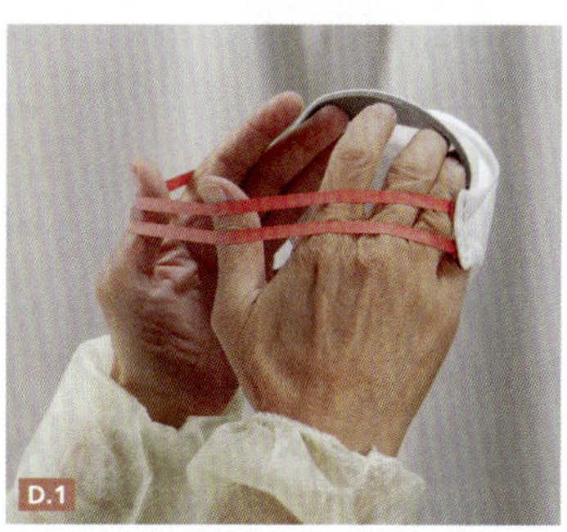

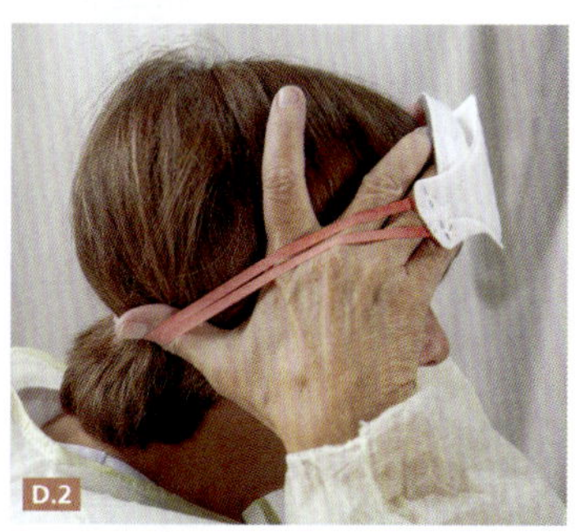

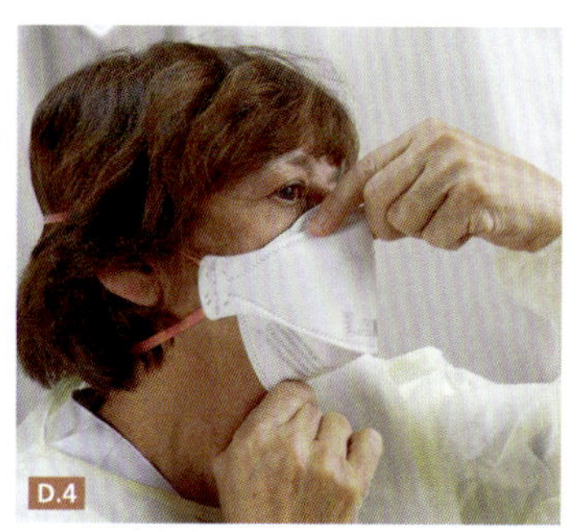

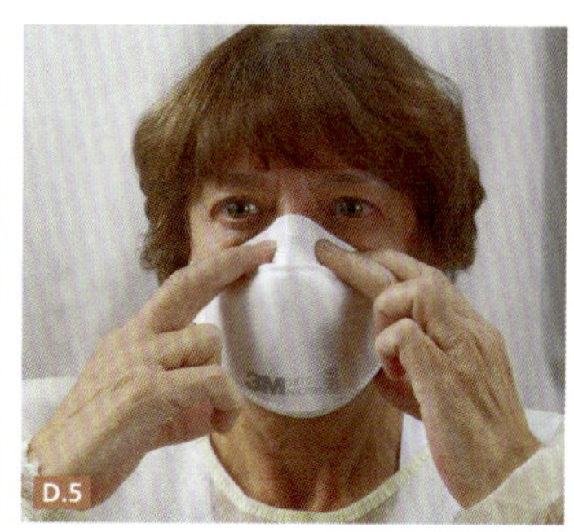

D.1 Glisser les mains entre le masque et les élastiques et tendre les élastiques.

D.2 Passer le masque par-dessus la tête, puis placer la bande élastique supérieure au-dessus des oreilles et la bande élastique inférieure derrière la nuque.

D.3 Placer la bande métallique sur le nez et la pincer en pressant de chaque côté de la partie osseuse du nez.

D.4 Tout en maintenant d'une main le bord supérieur du masque sur l'arête du nez, saisir de l'autre le bord inférieur et déplier jusqu'à envelopper le menton.

D.5 Ajuster à nouveau la bande du nez au besoin.

Étapes	Justifications

E MASQUE AVEC VISIÈRE

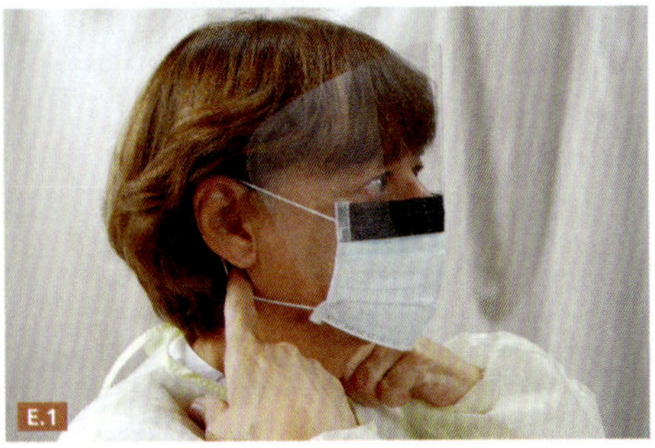

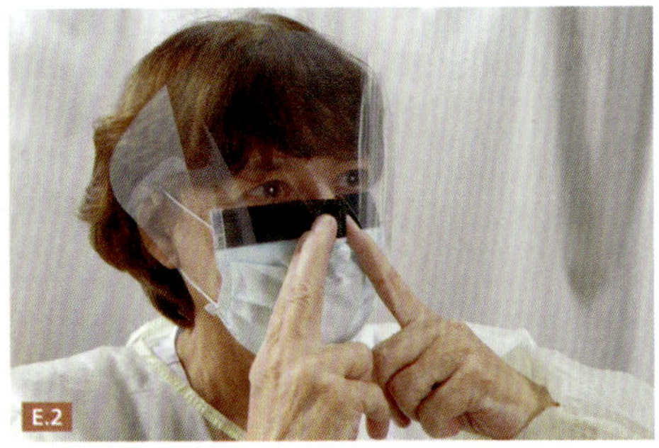

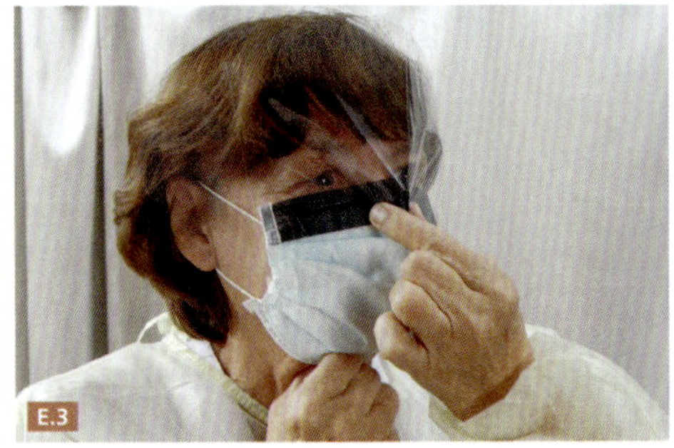

E.1 Saisir les boucles élastiques et les passer derrière les oreilles.

E.2 Ajuster la bande au niveau du nez en pressant de chaque côté de la partie osseuse du nez.

E.3 Tout en maintenant d'une main le bord supérieur du masque sur l'arête du nez, saisir de l'autre le bord inférieur et déplier jusqu'à envelopper le menton.

3 Mettre une protection oculaire

A VISIÈRE

	Étapes	Justifications
A.1	Glisser les mains entre l'élastique et la visière, et passer l'élastique derrière la tête.	Cette mesure permet d'installer la visière avec plus d'aisance sans tirer sur les cheveux.
A.2	Placer la partie supérieure de la visière sur le front.	L'ajustement permet à la bande en mousse de bien adhérer au front, pour un bon maintien de la visière.
A.3	L'ajuster en étirant la bande élastique jusqu'à l'arrière de la tête.	Le placement de la bande élastique empêche le masque de glisser vers le haut.

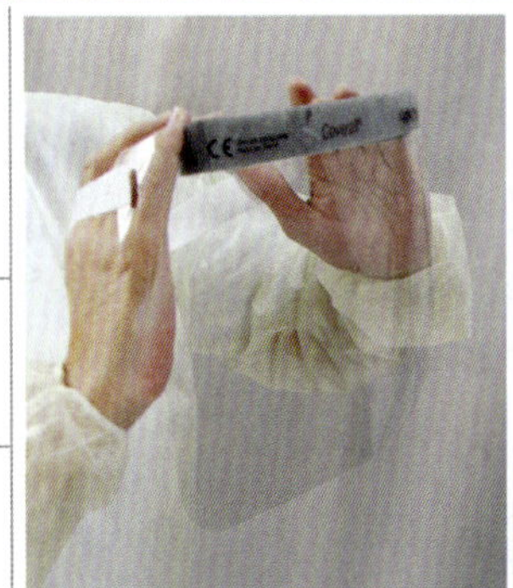

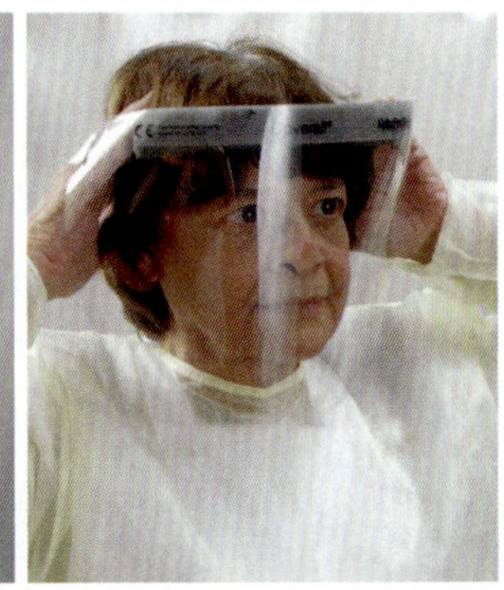

B LUNETTES DE PROTECTION

	Étapes	Justifications
B.1	Faire glisser les branches des lunettes au-dessus des oreilles.	Les lunettes ne doivent pas risquer de glisser durant les interventions ou les soins donnés à la personne.
B.2	Bien appuyer les lunettes sur le nez et les oreilles.	

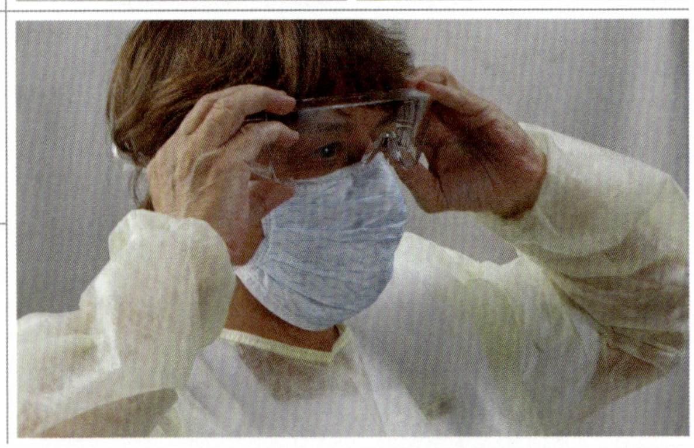

4 Enfiler des gants propres

	Étapes	Justifications
4.1	Tirer sur les manches longues de la blouse de façon à ce que **les poignets ou les bandes élastiques recouvrent au moins le tiers proximal des mains**.	L'objectif est de **faciliter le recouvrement des poignets de la blouse par les gants**.

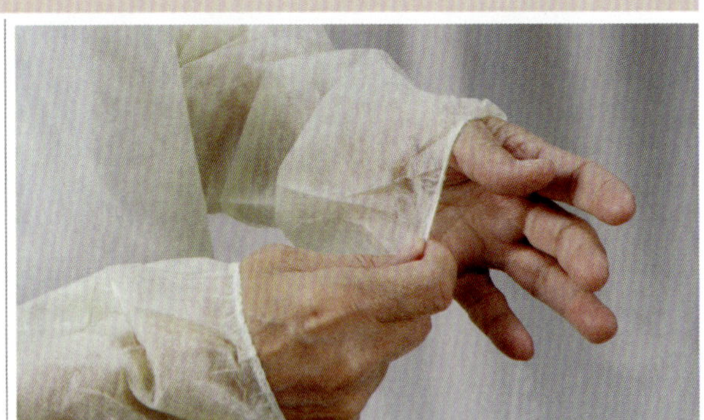

Étapes		Justifications	
4.2	Enfiler les gants propres et les tirer de façon à bien **recouvrir les poignets de la blouse sur au moins 5 cm**.	En couvrant hermétiquement la blouse avec les gants, on **évite d'exposer la peau aux microorganismes pathogènes**, au cours des mouvements d'extension des bras surtout.	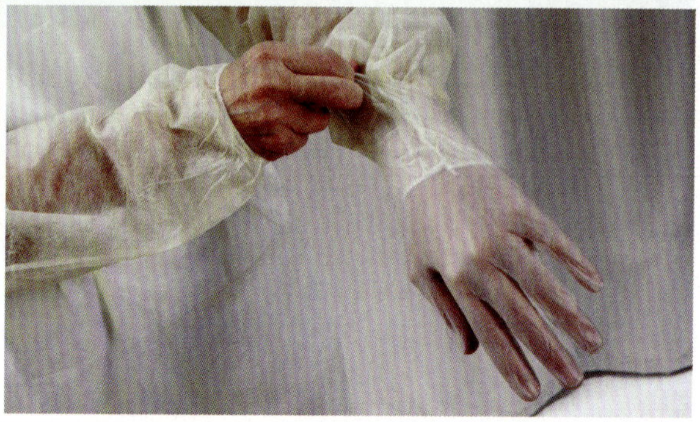

ALERTE!

Vérifier régulièrement le recouvrement des poignets de la blouse par les gants et réajuster les gants au besoin avant qu'ils ne soient complètement découverts.

Ne pas oublier les précautions et les interventions s'appliquant après la mise en place de l'équipement de protection individuelle.

Lorsque les visiteurs de Mme Provencher quittent sa chambre, quels points devriez-vous observer concernant la prévention de la propagation d'infections nosocomiales?

RÉDACTION DES NOTES D'ÉVOLUTION

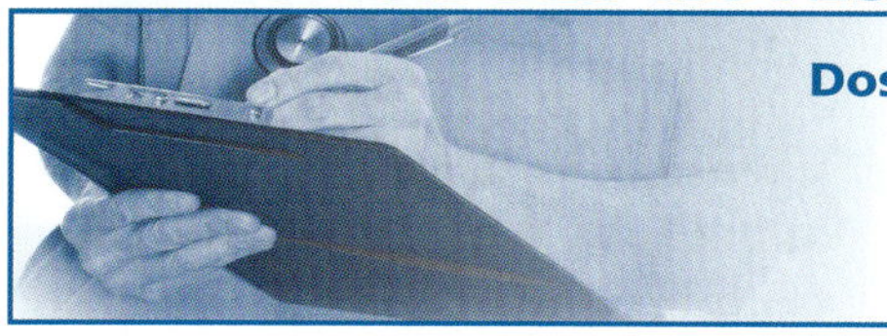

Dossier de Mme Provencher

Aucune note d'évolution requise.

MÉTHODE DE SOINS 4-5

30 ASEPSIE

Retrait de l'équipement de protection individuelle

Cette méthode de soins explique la procédure à suivre pour retirer des gants souillés (page 165), retirer une protection oculaire (page 166), retirer un masque (page 166) et retirer une blouse souillée (page 167).

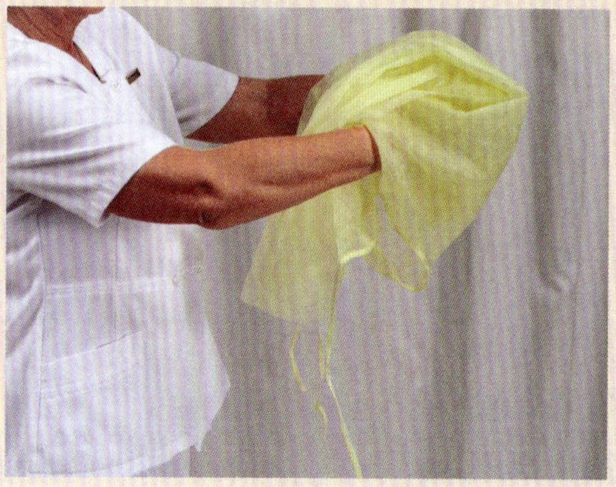

DÉFINITION

Méthode de soins consistant à retirer des gants, une visière ou des lunettes de protection, un masque et une blouse souillés de façon à prévenir la propagation d'agents pathogènes.

CONTEXTE D'EXÉCUTION

BUTS

- Éviter la contamination de ses vêtements personnels au cours du retrait d'une blouse contaminée par des microorganismes pathogènes ou souillée par des liquides biologiques.
- Éviter de contaminer ses mains et l'environnement au cours du retrait de gants souillés.
- Limiter la propagation d'agents pathogènes dans l'environnement au moment du dépôt de la blouse souillée dans un sac à linge.
- Limiter la propagation d'agents pathogènes dans l'environnement au moment du dépôt des gants et du masque souillés dans un sac à rebuts.

4-5

MATÉRIEL ET ÉQUIPEMENT

ARTICLES ESSENTIELS

- Sac à linge installé sur un support métallique dans la chambre 1
- Sac à rebuts installé sur un support métallique dans la chambre 2

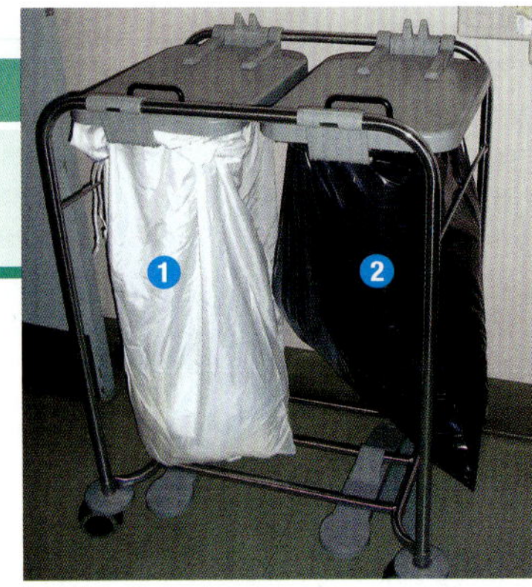

PRÉCAUTIONS ET INTERVENTIONS **avant** le retrait de l'équipement de protection individuelle

1. INTERVENTIONS

- Déterminer les mesures éventuelles à prendre pour sortir le matériel souillé, des prélèvements ou d'autres objets de la chambre *afin de respecter les consignes du milieu concernant la gestion du matériel souillé pour la prévention des infections nosocomiales*.
- Mettre l'équipement réutilisable souillé dans un sac biorisque *afin qu'il soit apporté au centre de décontamination*.
- Vérifier s'il faut changer le sac de linge souillé et le sac à rebuts déjà installés dans la chambre *afin de gagner du temps*.

2. ENSEIGNEMENT

- Donner aux visiteurs les consignes à appliquer pour le retrait de l'équipement de protection *afin d'assurer le respect des mesures de prévention contre la transmission d'agents pathogènes*.

PRÉCAUTIONS ET INTERVENTIONS **après** le retrait de l'équipement de protection individuelle

1. INTERVENTIONS

- Faire en sorte que ses vêtements ne touchent à aucune surface contaminée *afin de prévenir la transmission d'une infection nosocomiale*.
- Avant de quitter la pièce, se laver les mains (et jusqu'au tiers inférieur des bras si les poignets ont été découverts) avec un savon ordinaire ou une solution hydroalcoolisée (SHA) *afin d'éliminer le maximum de microorganismes susceptibles de transmettre des infections*.
- Fermer la porte de la chambre derrière soi, si la personne est porteuse d'une infection causée par des microorganismes se trouvant dans le noyau de gouttelettes mesurant moins de 5 μm (microns), comme dans les cas de rougeole, de varicelle, de tuberculose, de zona disséminé, de syndrome respiratoire aigu sévère (SRAS), etc. *pour éviter la transmission par voie aérienne*.

MISE EN SITUATION

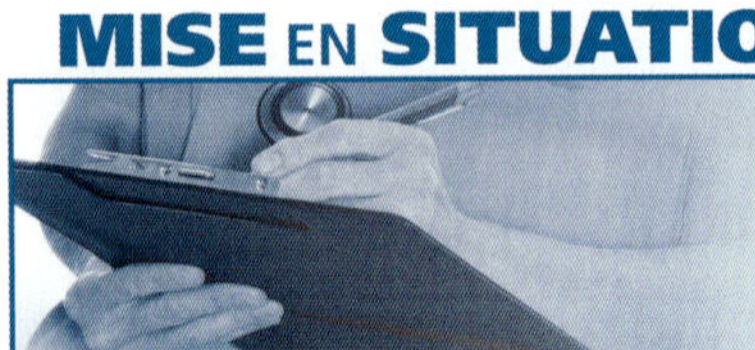

Vous avez terminé les soins d'hygiène de Mme Provencher, placée en chambre d'isolement à cause d'un zona disséminé avec éruption de vésicules. Vous vous apprêtez à sortir de la chambre.

Ordonnance médicale au dossier

Aucune ordonnance médicale requise.

PROCÉDURE 4-5-1

RETIRER L'ÉQUIPEMENT DE PROTECTION INDIVIDUELLE

Sommaire de la procédure

1 Retirer des gants souillés portés sur une blouse à manches longues

2 Retirer une protection oculaire

3 Retirer un masque

4 Retirer une blouse souillée

Avez-vous vérifié s'il faut ou non changer le sac de linge souillé et le sac à rebuts ?

Étapes	Justifications

Ne pas oublier les précautions et les interventions s'appliquant **avant** le retrait de l'équipement de protection individuelle.

1 Retirer des gants souillés portés sur une blouse à manches longues

Situation particulière

Si les cordons sont attachés à l'avant de la blouse, on détache les cordons et ensuite on retire les gants souillés.

La partie avant de la blouse est considérée comme souillée.

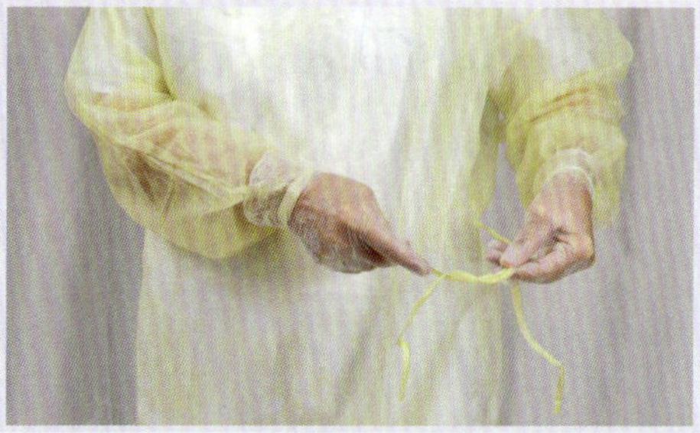

1.1 Dégagement des poignets de la blouse

Tirer les manches de la blouse de façon à dégager les poignets et le tiers inférieur des avant-bras.

On dégage une partie des avant-bras pour éviter que la main qui sera dénudée en premier ne touche à la blouse contaminée durant le retrait du deuxième gant.

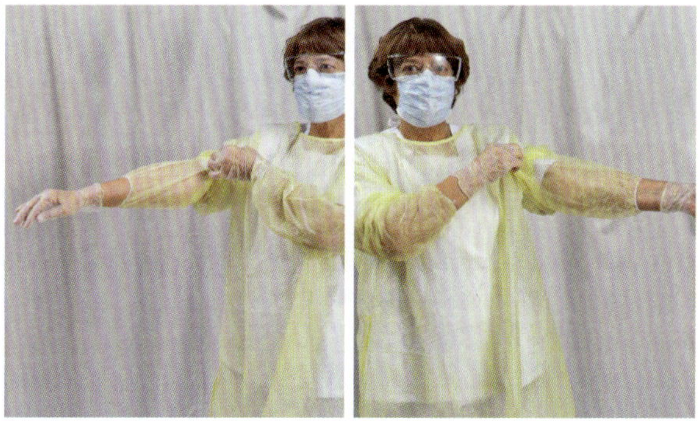

Remarque

Le fait de relever les manches de la blouse permet ensuite de retirer les gants selon la procédure de base.

1.2 Retrait des gants souillés : procédure de base (voir la procédure 4-2-2, p. 131)

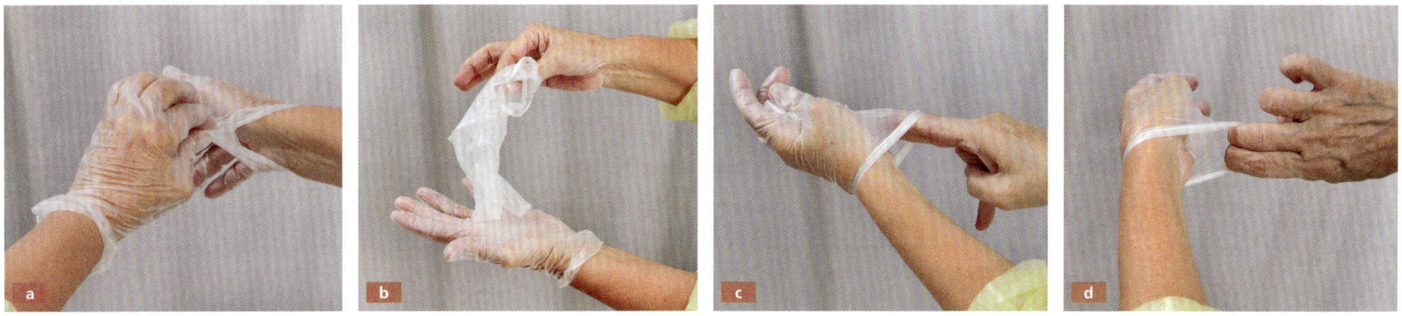

a) Saisir la manchette du premier gant à enlever en son milieu et la tirer de façon à retourner celui-ci.

b) Déposer le gant retourné dans la paume de la main gantée, sans la toucher.

c) Glisser l'index et le majeur de la main non gantée, face interne contre le poignet, à l'intérieur de la manchette du deuxième gant.

d) Tourner la main, puis tirer le gant de manière à le retourner tout en emprisonnant l'autre.

e) Jeter les gants dans le sac à rebuts installé sur un support métallique, à l'intérieur de la chambre.

4-5

Étapes		Justifications

2 Retirer une protection oculaire

A VISIÈRE

A.1	Tout en gardant les bras éloignés du visage, glisser les mains sous la bande élastique de la visière de chaque côté de la tête et la tirer vers le haut.	Les manches contaminées de la blouse ne doivent pas toucher au visage ni aux cheveux. En glissant les mains sous les élastiques, on évite de les contaminer.
A.2	Retirer la visière en l'éloignant du visage.	On ne touche pas la partie frontale de la visière, considérée comme contaminée.

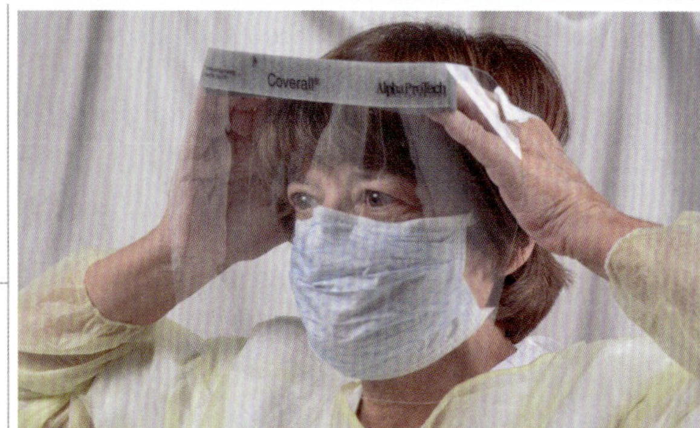

B LUNETTES DE PROTECTION

B.1	Saisir les branches des lunettes et retirer celles-ci en les faisant glisser vers l'avant.	On tient les branches pour ne pas toucher la zone contaminée des lunettes.

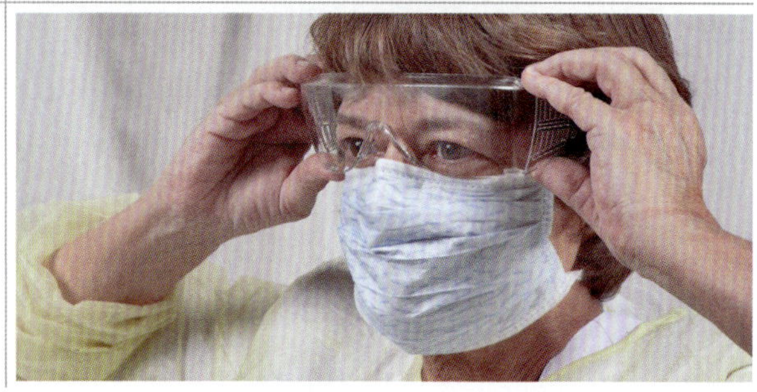

3 Retirer un masque

A MASQUE À CORDONS

A.1	Tout en gardant les bras éloignés du visage, détacher les cordons de la partie inférieure du masque, puis ceux de la partie supérieure.	Les manches contaminées de la blouse ne doivent pas toucher au visage ni aux cheveux. On détache d'abord les cordons du bas pour que le masque ne tombe pas dans le cou.

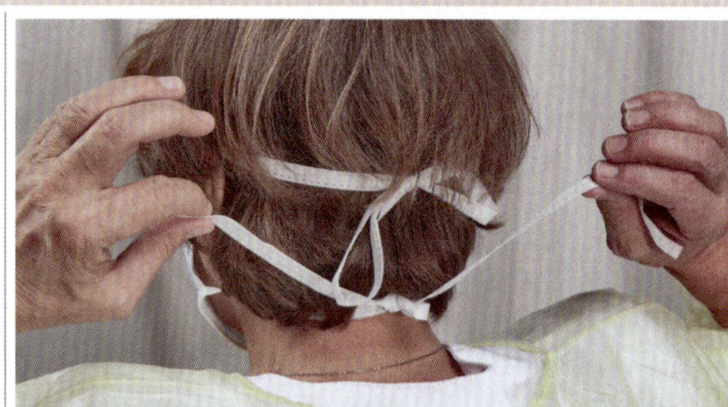

A.2	Tenir le masque par les cordons supérieurs pour l'éloigner du visage.	On tient le masque par les cordons de la partie supérieure pour ne pas toucher à la partie contaminée du masque.

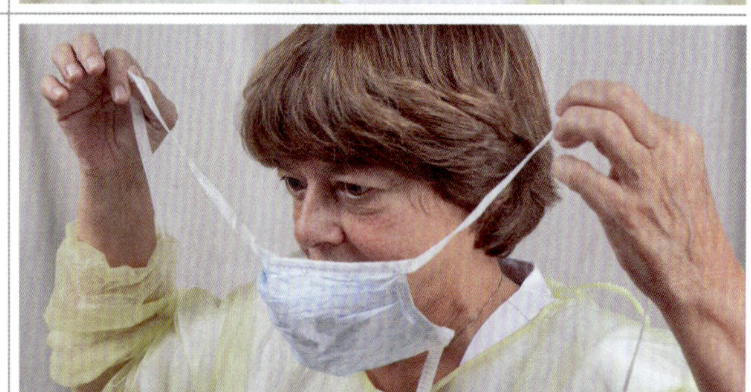

B C D E MASQUE À ÉLASTIQUES, MASQUES RESPIRATEURS N95 RIGIDE ET FLEXIBLE ET MASQUE AVEC VISIÈRE

Tout en gardant les bras éloignés du visage, saisir les bandes élastiques derrière les oreilles, les tirer et éloigner le masque du visage.	On saisit le masque par les bandes élastiques pour éviter le contact avec la partie contaminée du masque.

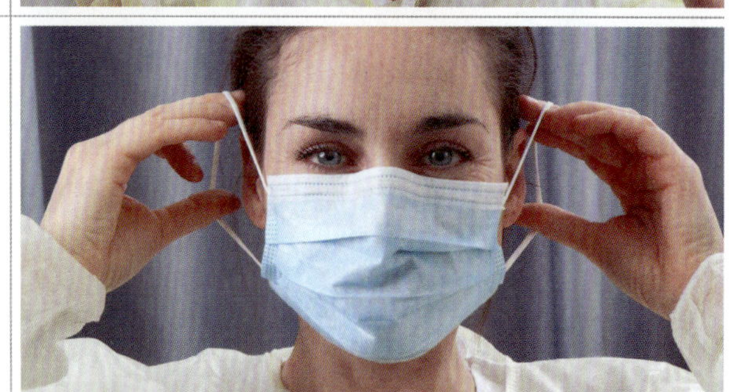

Étapes	Justifications	

4 Retirer une blouse souillée

4.1 Dégagement des épaules de la blouse

a) Tout en gardant les coudes éloignés du corps, dénouer les attaches à la taille.

Les manches souillées de la blouse ne doivent pas entrer en contact avec les vêtements personnels qui auraient pu être découverts par mégarde durant la procédure.

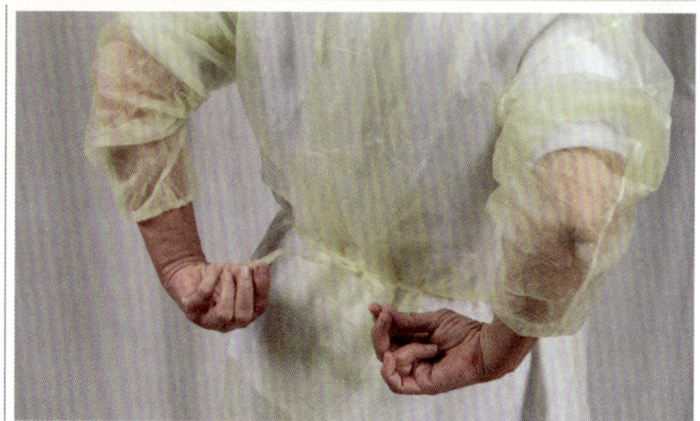

b) Tout en gardant les coudes loin du corps, dénouer les attaches du cou et, sans les lâcher, les tirer vers l'avant pour découvrir les épaules.

Les manches souillées de la blouse ne doivent pas toucher les cheveux, le cou et le visage.

En dégageant les épaules, on facilite le retrait de la blouse.

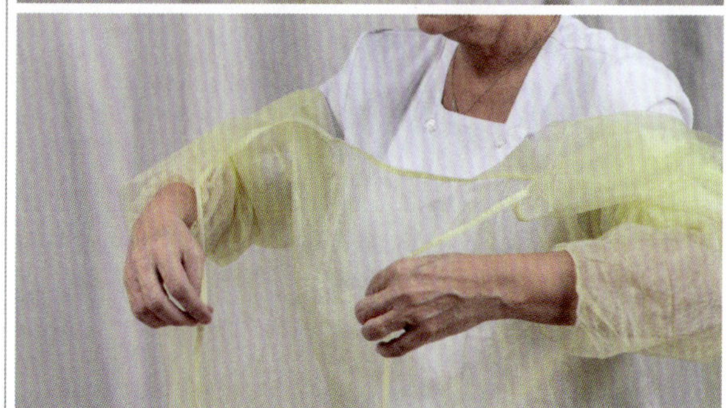

4.2 Retrait du premier poignet (main non dominante)

a) Glisser les doigts de la main dominante, sauf **le pouce, qui doit rester écarté**, sous le poignet de la blouse de la main non dominante.

Il est plus facile de dégager le poignet de la blouse, sans contaminer la main, en utilisant la main dominante.

On écarte le pouce pour **qu'il ne se contamine pas au contact de la blouse souillée**.

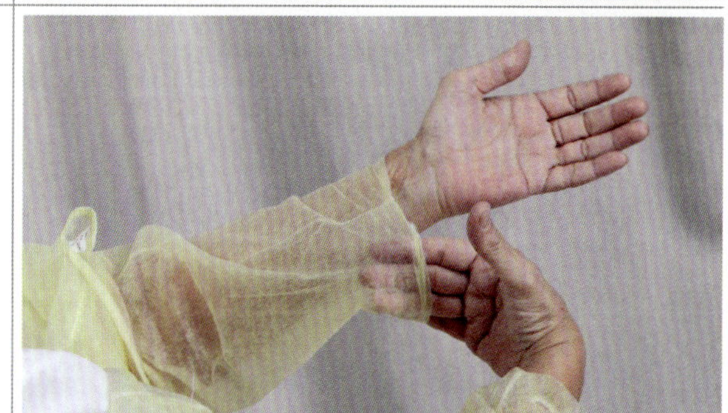

b) Tirer le poignet de la blouse pour le faire complètement passer par-dessus la main.

À l'intérieur de la manche, la main sera protégée au moment de saisir l'autre manche pour la tirer.

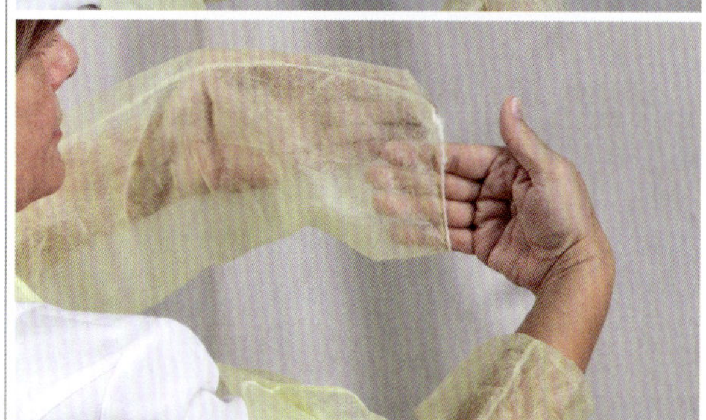

4.3 Retrait du deuxième poignet (main dominante)

a) Avec la main non dominante couverte, saisir l'autre poignet de la blouse **sans toucher à la main découverte**.

b) **Élargir le poignet de la blouse** de façon à permettre à la main dominante de rentrer à l'intérieur de la manche.

Couverte par la manche, la main ne touche pas la partie extérieure, contaminée, de la blouse.

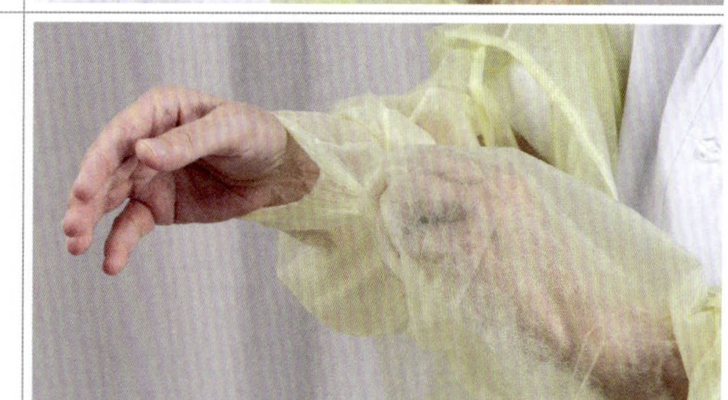

Étapes	Justifications	
4.4 Retrait de la première manche (bras dominant) a) Avec la main non dominante, bien tenir ensemble les deux poignets de la blouse.	On facilite le dégagement du bras du côté dominant et on contrôle la chute des manches contaminées. On contrôle jusqu'à la fin le retrait des manches contaminées de la blouse.	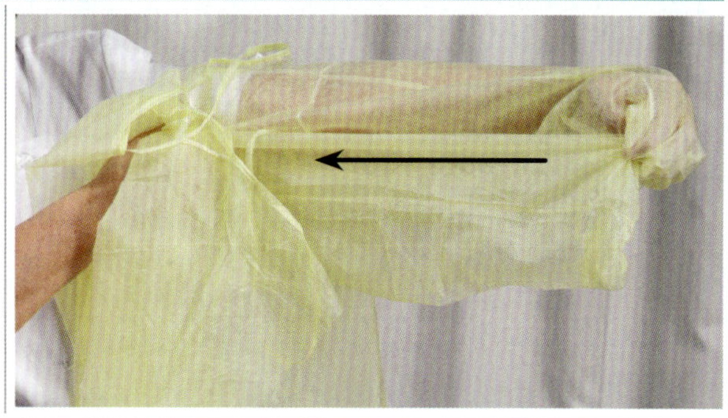

Remarque

Il faut maintenir les deux poignets de la blouse ensemble jusqu'au moment où on baissera le bras non dominant (étape 4.5 c).

Étapes	Justifications	
b) Étendre les bras devant soi et sortir le bras dominant de la blouse en longeant, avec la main, le bras non dominant jusqu'à l'épaule.		
4.5 Retrait de la deuxième manche (bras non dominant) a) Avec la main dominante, agripper les coutures des deux épaules de la blouse.	Avec la main dominante, agripper On maintient ensemble les parties extérieures de la blouse.	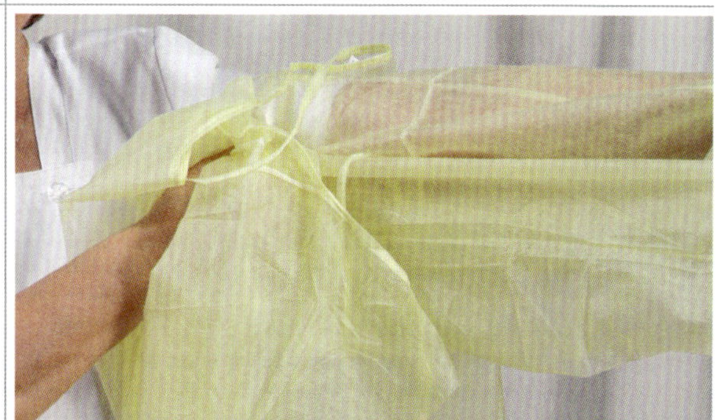
b) **Tourner franchement le poignet de la main dominante** pour amorcer le retournement de la blouse.	Un mouvement de rotation ferme permet de replier plus facilement l'une contre l'autre les parties extérieures contaminées de la blouse.	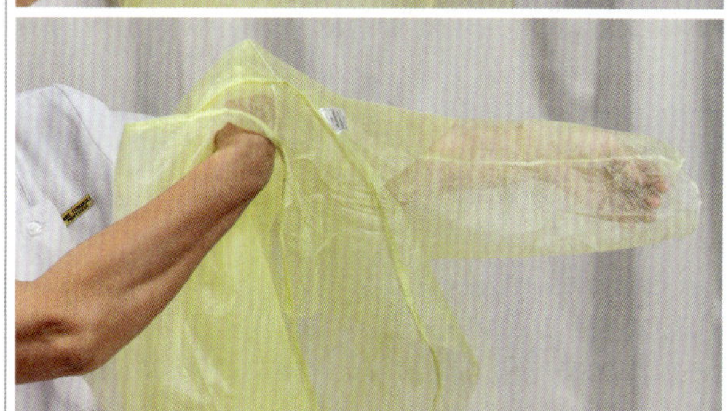
c) **Baisser le bras non dominant** de façon que les parties extérieures de la blouse, contaminées, viennent se replier avec précision l'une contre l'autre.	En baissant le bras, **on facilite la superposition des surfaces extérieures** contaminées de la blouse. En n'exposant que la partie propre de la blouse, on évite la contamination des vêtements.	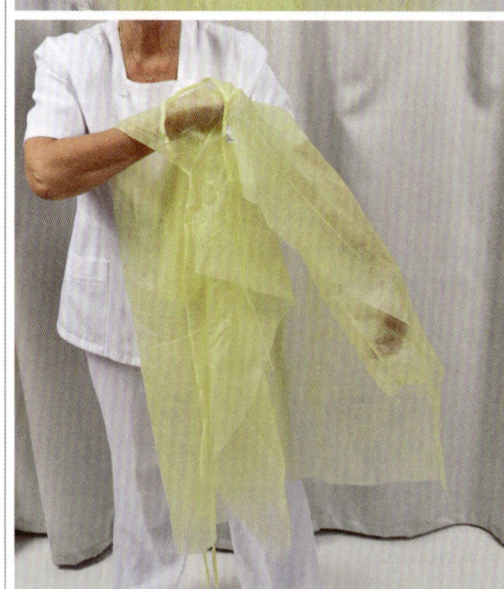

Étapes	Justifications	
Remarque *Si les surfaces extérieures de la blouse ne se superposent pas parfaitement, on doit effectuer un second mouvement de rotation du poignet pour bien les replacer.*		
d) Lâcher les poignets de la blouse et sortir lentement le bras non dominant de sa manche en prenant soin, dans le mouvement, de ne pas entraîner la manche ni la retourner.		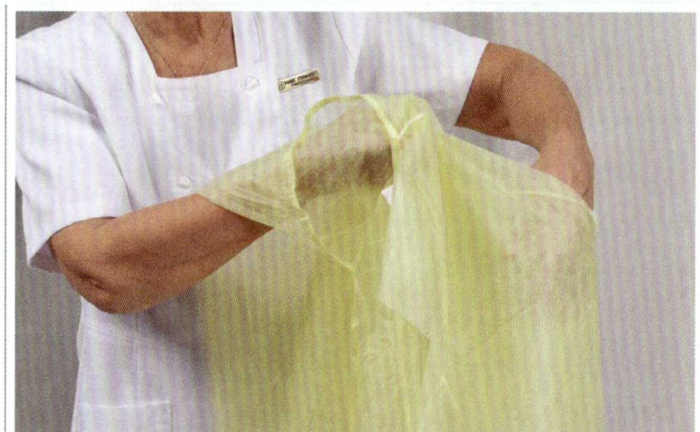
4.6 Enroulement de la blouse sur elle-même Enrouler la blouse sur elle-même et la déposer dans le sac à linge ou le sac à rebuts (selon la matière dont elle est fabriquée) situés à l'intérieur de la chambre.	L'enroulement de la blouse sur elle-même évite que les parties souillées ou contaminées ne se déploient et touchent aux vêtements et à l'environnement.	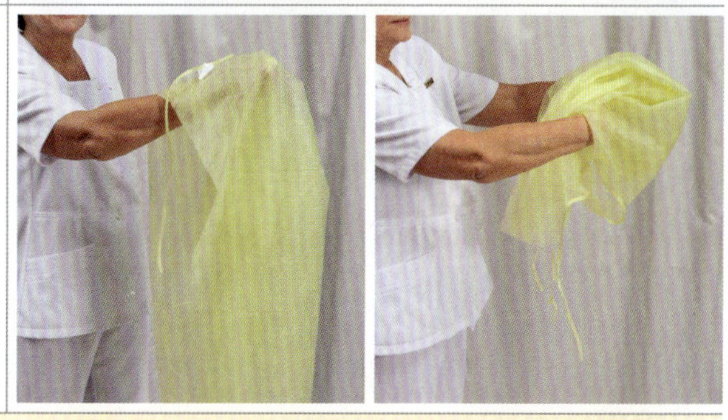

Ne pas oublier les précautions et les interventions s'appliquant après le retrait de l'équipement de protection individuelle.

Avez-vous pensé à fermer derrière vous la porte de la chambre de Mme Provencher, pour éviter la propagation de microorganismes aéroportés ?

4-5

RÉDACTION DES NOTES D'ÉVOLUTION

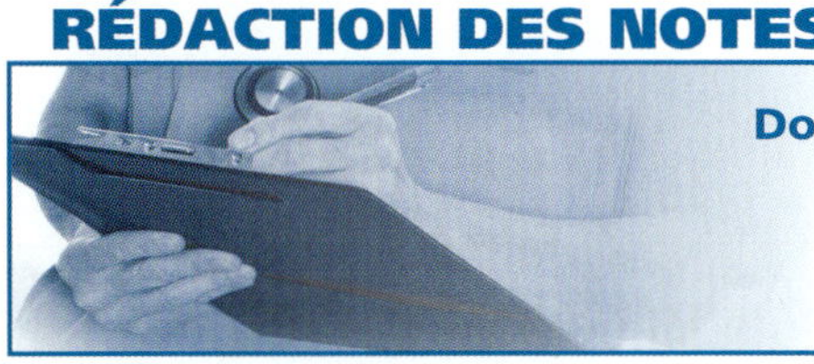

Dossier de Mme Provencher

Aucune note d'évolution requise.

Références

Association paritaire pour la santé et la sécurité du travail du secteur affaires sociales (ASSTSAS). (2005). *Technique de lavage des mains : Produit antiseptique*. Document consulté le 24 janvier 2011 de http://www.asstsas.qc.ca/Documents/Publications/Repertoire%20de%20nos%20publications/Autres/A2-antiseptique.pdf.

Ordre des infirmières et des infirmiers du Québec (OIIQ). (2006). *La tenue vestimentaire des infirmières*. Prise de position, p. 8.

Chapitre 5

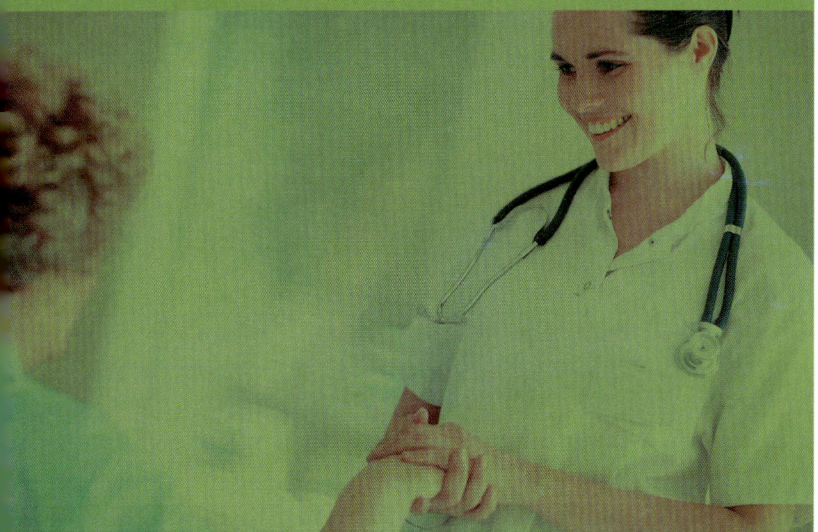

Sécurité

SOMMAIRE

MÉTHODE DE SOINS 5-1

31 SÉCURITÉ

Mise en place d'une mesure de contention

Cette méthode de soins explique les procédures à suivre pour mettre en place des attaches pour poignets et chevilles sur une personne installée dans son lit ou sur une civière (page 176) et pour mettre en place un système Segufix standard sur une personne installée dans son lit (page 180).

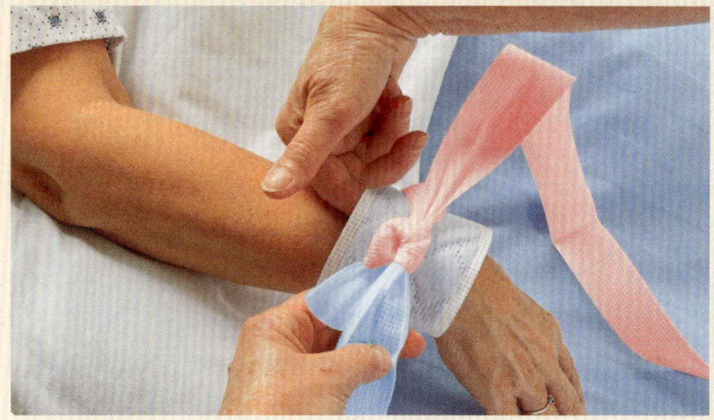

DÉFINITION

Méthode de soins consistant à mettre en place une mesure de contrôle visant à limiter ou à supprimer la liberté de mouvement d'une personne par un moyen mécanique.

CONTEXTE D'EXÉCUTION

BUTS

- Limiter la liberté de mouvement d'une personne présentant un risque de chute à cause de sa conduite.
- Limiter la liberté de mouvement d'une personne qui empêche la bonne exécution des soins ou l'administration d'un traitement.
- Limiter la liberté de mouvement d'une personne agressive, pour réduire les risques qu'elle s'attaque aux autres ou s'en prenne à elle-même.

Remarque

La *Loi sur les infirmières et les infirmiers* et la *Loi modifiant le Code des professions et d'autres dispositions législatives dans le domaine de la santé* ont statué que la prise de décision concernant l'utilisation de mesures de contention est une activité réservée à l'infirmière, au médecin, au physiothérapeute et à l'ergothérapeute. L'infirmière doit accomplir cette activité réservée en respectant les normes de la pratique et le protocole en vigueur dans son établissement, qui est établi selon les orientations ministérielles.

MATÉRIEL ET ÉQUIPEMENT

ARTICLES ESSENTIELS

Attaches pour poignets et chevilles, pour un lit ou une civière

- Attaches pour poignets ou chevilles jetables 1

ou

Attaches pour poignets ou chevilles standard 2

Système Segufix standard

- Lit muni de ridelles (si la ridelle est divisée en deux parties, l'espace entre ces deux parties doit être inférieur ou égal à 60 mm, indépendamment de la position du sommier)
- Ruban à mesurer 3

Système de base :

- Ceinture abdominale Segufix standard avec deux sangles principales P et deux sangles latérales L 4

Système de verrouillage magnétique :

- Serrures magnétiques Segufix (la quantité dépend du nombre de systèmes utilisés) :
  - Tiges de laiton 5
  - Boutons 6
- Deux clés magnétiques Segufix 7

ARTICLES FACULTATIFS

Si la personne risque de glisser hors de la ceinture abdominale (si elle est ventrue ou filiforme):

- Système de contention des épaules Segufix 8
- Serrures magnétiques additionnelles 5 6

Si la personne est agitée et doit être maintenue en position allongée:

- Sangles de maintien des épaules 9
- Serrures magnétiques additionnelles 5 6

Si les bras doivent être maintenus le long du corps avec une certaine amplitude:

- Système de fixation pour les poignets Segufix 10
- Serrures magnétiques additionnelles 5 6

Si les jambes doivent être maintenues avec une certaine liberté de mouvement:

- Système de fixation pour les chevilles Segufix 11
- Serrures magnétiques additionnelles 5 6

Choix des grandeurs pour le système Segufix standard			
Numéro de ceinture abdominale	**Tour de taille**	**Tour de poignet**	**Tour de cheville**
N° 1: Enfant	De 45 à 75 cm	De 10 à 18 cm	De 16 à 24 cm
N° 2: Adulte	De 70 à 110 cm	De 16 à 25 cm	De 22 à 31 cm
N° 3: Adulte corpulent	De 100 à 140 cm		

Source: Association québécoise d'établissements de santé et de services sociaux (AQESSS), 2009.

Remarque

Le système Segufix comprend, **en plus de la ceinture abdominale**, un système de contention des épaules, des sangles de maintien des épaules et des fixations pour les poignets et les chevilles. Il faut toujours installer la ceinture abdominale avant d'ajouter d'autres contentions. On installe le système Segufix complet dans les situations cliniques qui nécessitent une immobilisation totale pour la sécurité de la personne ou celle d'autrui.

Attaches pour poignets et chevilles

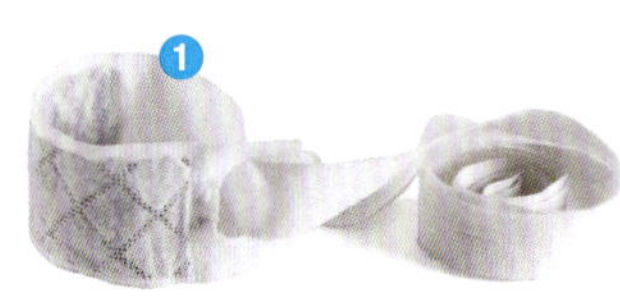

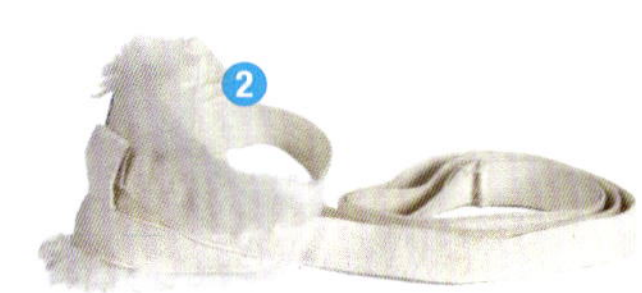

Système Segufix

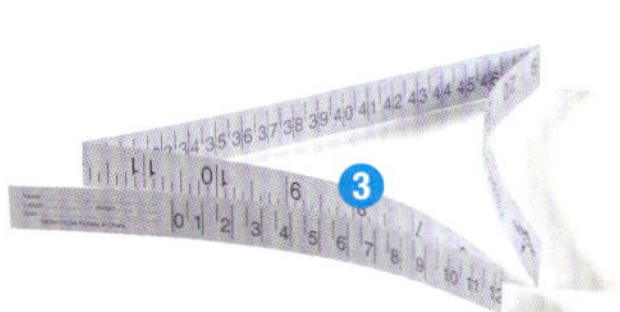

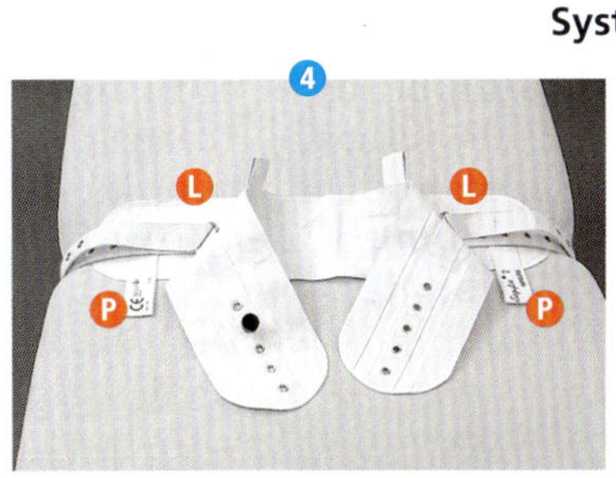

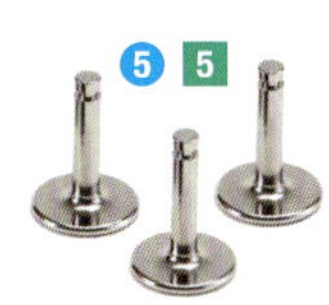

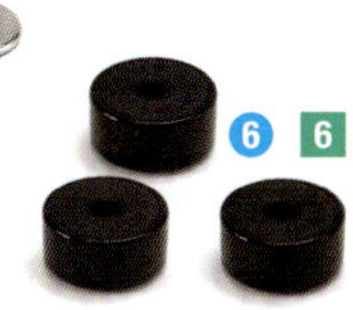

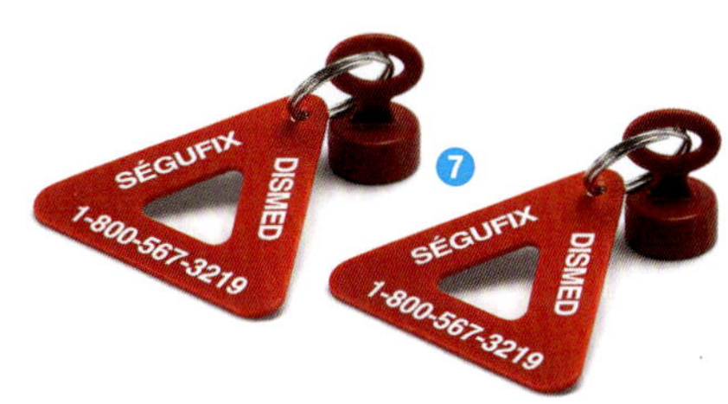

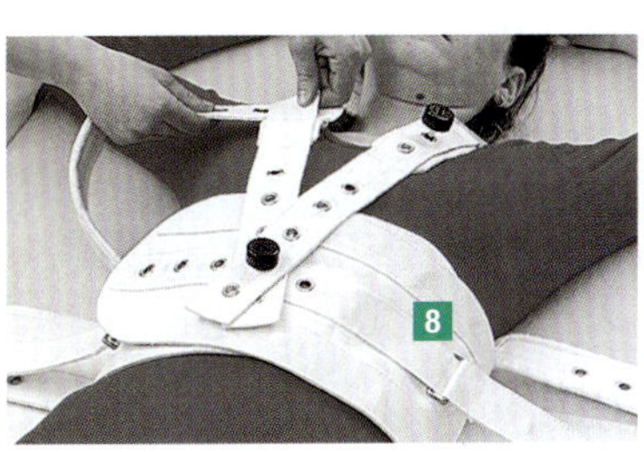

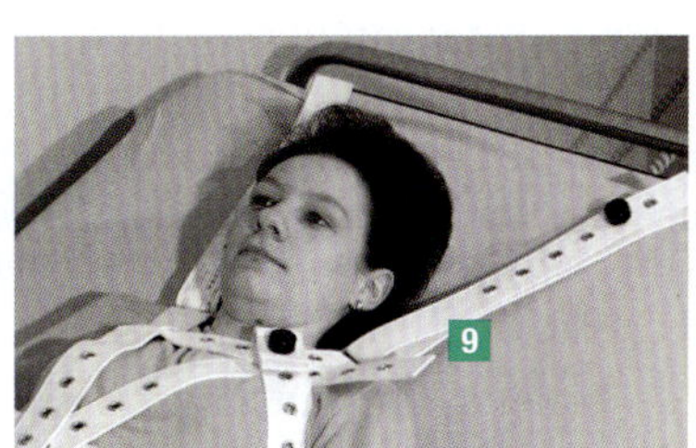

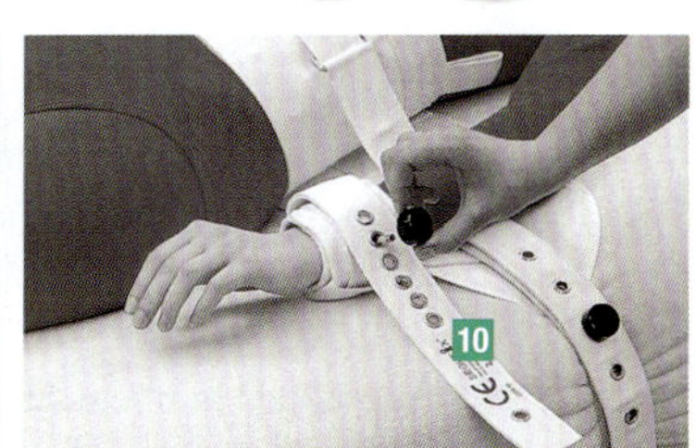

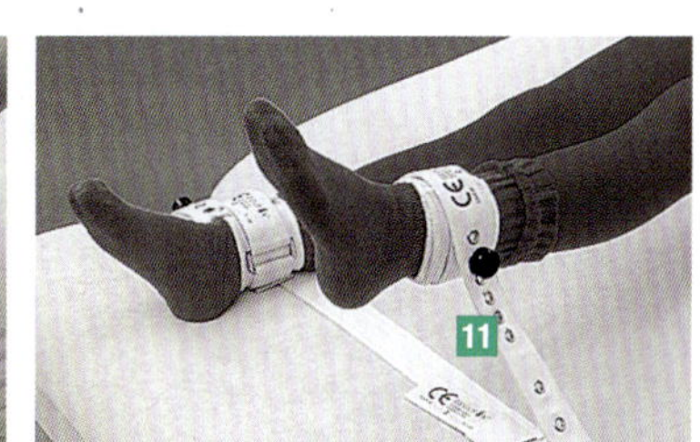

PRÉCAUTIONS ET INTERVENTIONS
avant
la mise en place d'une mesure de contention

1. ÉVALUATION

- Évaluer la présence de comportements répétitifs et prévisibles de la personne pouvant porter préjudice à elle-même et à autrui *afin de déterminer la nécessité d'appliquer une mesure de contention après l'échec éventuel d'autres mesures*.
- Évaluer l'état cognitif de la personne *afin d'établir une surveillance étroite pour veiller à sa sécurité, car la mise en place d'une contention peut augmenter l'agitation, l'agressivité, l'angoisse ou la confusion*.
- Évaluer le degré d'agitation de la personne *afin de choisir le type de contention le plus approprié pour sa sécurité, par exemple l'ajout d'un système de contention des épaules Segufix ou de sangles de maintien des épaules Segufix, pour prévenir un glissement hors de la ceinture abdominale qui provoquerait un effet de garrot*.
- Vérifier si la personne a des problèmes vasculaires ou respiratoires, *car une surveillance étroite est alors nécessaire pour intervenir rapidement en cas de détérioration de la santé, la fixation de la contention, serrée près du corps, risquant d'aggraver le problème*.
- S'assurer que la personne n'a pas subi récemment de chirurgie au thorax ou à l'abdomen *afin de choisir un type de contention permettant d'éviter les traumatismes à la région opérée*.
- Vérifier si la personne porte un cardiostimulateur, *car le bouton du système de verrouillage magnétique doit être posé à au moins 10 cm de celui-ci. La clé magnétique permettant de déverrouiller le système risquerait sinon de provoquer de la tachycardie*.
- Évaluer si la personne a des antécédents d'abus sexuels ou physiques *afin de donner des explications claires et précises sur le but visé de l'intervention, car la mise en place de la contention peut créer de l'angoisse ou aggraver un syndrome post-traumatique*.

2. INTERVENTIONS

- Vérifier dans le plan thérapeutique infirmier (PTI) les directives infirmières concernant un risque de chute, un risque de trauma, un risque de violence pour la personne envers les autres ou envers elle-même *afin d'appliquer les interventions correspondantes*.
- Vérifier l'intégrité du matériel de contention, *car toute altération du matériel utilisé (coutures endommagées, partie déchirée, œillet abîmé, mauvais fonctionnement des fermetures de sécurité, etc.) peut nuire à la sécurité de la personne*.
- S'assurer, s'il y a lieu, que la distance entre les deux parties des ridelles n'excède pas 60 mm pour l'installation d'une ceinture abdominale, *car la personne risque de glisser, d'être coincée et de s'étouffer par strangulation si l'espace est supérieur*.

3. ENSEIGNEMENT

- Expliquer à la personne ou à son représentant (membre de la famille, mandataire, tuteur, etc.) la ou les raisons qui justifient la mesure de contention prévue, la durée du recours à la mesure de contention, les risques encourus à défaut d'application de cette mesure, les risques inhérents à la mise en place d'une mesure de contention, etc. *afin d'obtenir un consentement libre et éclairé, sauf en cas d'urgence*.

PRÉCAUTIONS ET INTERVENTIONS
après
la mise en place d'une mesure de contention

1. ÉVALUATION

- Évaluer de façon continue l'état de la personne *afin de déterminer le moment propice pour le retrait de la contention ou l'application des mesures de remplacement les plus appropriées*.
- Chercher à déterminer les causes véritables du comportement qui a conduit à la décision de la mise en place d'une mesure de contention *afin de trouver divers moyens pour calmer la personne agitée ou aider la personne à s'orienter dans le temps, l'espace et par rapport aux autres personnes*.
- Réévaluer la nécessité de la mesure de contention toutes les huit heures *afin de s'assurer de la pertinence de la contention*.

2. INTERVENTIONS

- Placer une clé magnétique du système Segufix près de la personne, à un endroit visible et accessible pour le personnel mais pas pour elle, et garder une deuxième clé à un endroit connu du personnel *afin qu'on puisse détacher rapidement la personne en cas d'urgence*. Cependant, en cas d'impossibilité de retirer rapidement les boutons de fermeture aimantés, on pourra toujours couper les sangles avec une paire de ciseaux, dans une situation d'urgence.
- Vérifier régulièrement le positionnement de la personne dans le lit *afin de corriger au besoin l'alignement corporel*.
- Vérifier régulièrement le confort de la personne *afin d'appliquer les mesures nécessaires pour assurer son confort*.
- S'assurer de mettre la cloche d'appel à la portée de la main de la personne dont les poignets sont sous contention *afin qu'elle puisse demander de l'aide au besoin*.
- Lever les ridelles et baisser le lit le plus possible *afin de réduire au minimum le risque de blessure*.
- Effectuer une surveillance toutes les heures et plus fréquemment si la personne est agitée *afin de prévenir les blessures*.
- Retirer le matériel de contention toutes les heures, pendant 15 minutes, si l'état de la personne le permet, pour faire exécuter à la personne des exercices d'amplitude des mouvements et examiner sa peau *afin de prévenir les contractures et l'atteinte à l'intégrité de la peau*. Évaluer le comportement de la personne durant le retrait de la contention *afin d'évaluer la possibilité d'un arrêt de la mesure de contention*.

3. ENSEIGNEMENT

- Demander à la personne ou à sa famille d'aviser rapidement le personnel soignant en cas d'inconfort ou d'augmentation de l'agitation *afin de permettre l'application rapide des mesures nécessaires*.
- Expliquer à la personne ou à sa famille le protocole de soins et de surveillance *afin d'obtenir sa collaboration*.

4. NOTES AU DOSSIER

- Écrire dans les notes d'évolution toutes les informations concernant la procédure de mise en place de la mesure de contention et le suivi à faire *afin de permettre la continuité des soins*.

  Mise en place de la contention :
  - Date et heure de l'installation du système de contention
  - Faits et données justifiant la mise en place de la mesure de contention
  - Obtention du consentement de la personne ou de son représentant, si possible
  - Système de contention utilisé
  - Durée maximale prévue pour l'application continue de la mesure
  - Comportement de la personne pendant la mise en place du système de contention

  Suivi :
  - Comportement de la personne après la mise en place du système de contention
  - Heure des retraits et comportement de la personne durant les périodes de retrait
  - Interventions de soutien
- Remplir le formulaire de prise de décision concernant l'application de la mesure de contention *afin d'expliquer la ou les raisons pour lesquelles la mesure de contention a été décidée et de se conformer aux exigences légales*.
- Ajouter au PTI, en le modifiant au besoin, les directives infirmières correspondant à l'évolution clinique de la personne et à l'efficacité des soins et des traitements *afin d'assurer le suivi clinique*.

MISE EN SITUATION

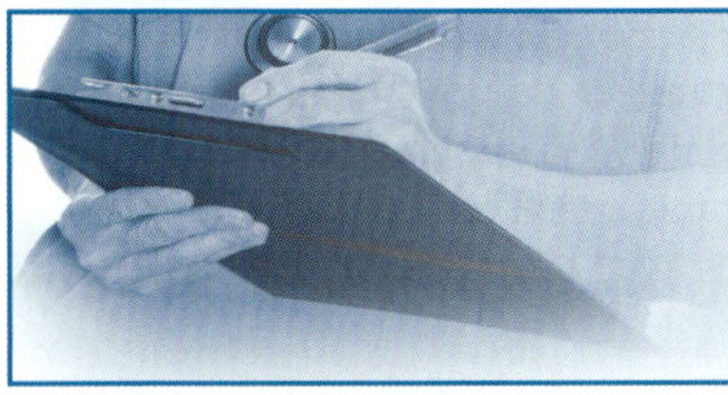

M. Cloutier, âgé de 76 ans, a été opéré pour une résection transurétrale de la prostate (RTUP). La nuit dernière, il a arraché sa sonde et son cathéter intraveineux. Il a reçu 1 mg d'Ativan, mais demeure agité. Pour sa sécurité et pour l'administration des soins, l'utilisation d'un matériel de contention pour poignets est devenue nécessaire.

Ordonnance médicale au dossier

Aucune ordonnance médicale requise.

PROCÉDURE 5-1-1

METTRE EN PLACE ET RETIRER DES ATTACHES POUR POIGNETS ET CHEVILLES À UNE PERSONNE INSTALLÉE DANS UN LIT OU SUR UNE CIVIÈRE

Sommaire de la procédure

INSTALLATION DU MATÉRIEL DE CONTENTION

1. Mise en place des sangles (nœud plat)
2. Fixation des sangles (nœud de galère)

RETRAIT DU MATÉRIEL DE CONTENTION

3. Retrait du nœud de galère
4. Retrait du nœud plat

! Quelles données et raisons justifient la mise en place d'un système de contention aux poignets de M. Cloutier ?

Étapes	Justifications

Ne pas oublier les étapes préalables décrites dans la procédure 1-1.
Ne pas oublier les précautions et les interventions s'appliquant avant la mise en place d'une mesure de contention.

INSTALLATION DU MATÉRIEL DE CONTENTION

1 Mise en place des sangles (nœud plat)

Étapes		Justifications	
1.1	Se placer face à la personne et installer la partie centrale de chaque attache autour du poignet ou de la cheville de la personne, selon le cas, avec la fente dirigée vers l'extérieur du membre.	Avec la fente de l'attache dirigée vers l'extérieur, il est plus facile de faire le nœud plat. De plus, les deux parties de la sangle, alors dirigées vers l'extérieur, peuvent être fixées plus facilement à la partie mobile du lit.	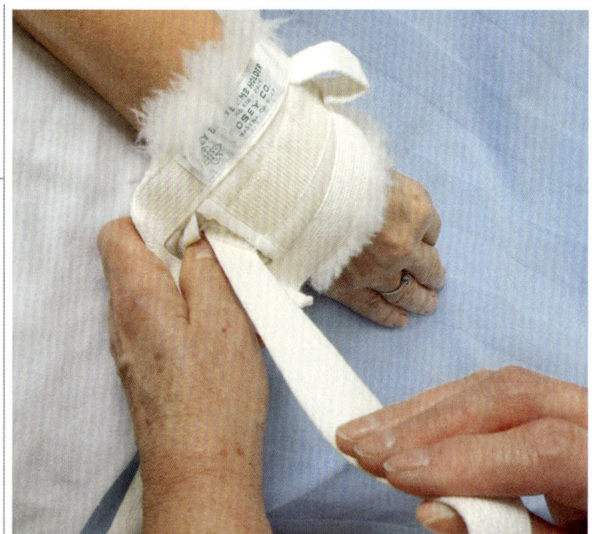
1.2	Saisir la partie de la sangle opposée à la fente et l'insérer dans cette ouverture.	La fente dans la bande de tissu permet de superposer l'une sur l'autre les deux parties de la sangle.	
1.3	Passer ensuite cette partie de la sangle dans la ganse et la ramener vers l'autre partie de la sangle en passant sous le poignet.	La ganse permet de maintenir la sangle bien centrée.	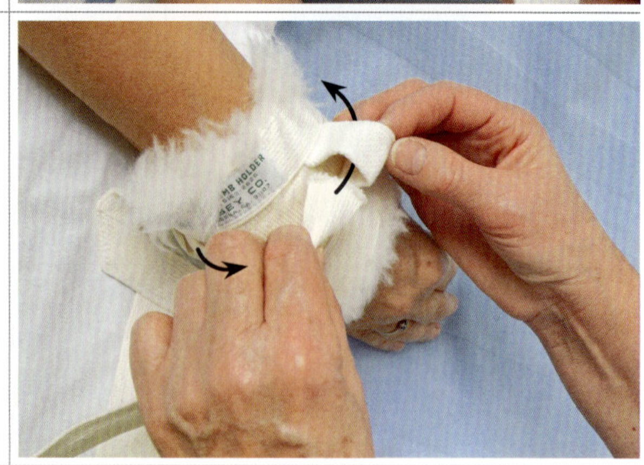

Étapes	Justifications	

Remarque

Le matériel de contention jetable n'est pas muni de ganse. On doit donc repasser l'extrémité de la sangle dans la fente, puis ramener les deux parties de la sangle ensemble pour faire un nœud plat.

1.4 Glisser un doigt entre le poignet ou la cheville et la sangle et nouer les deux parties de la sangle de manière à former un **nœud plat**.

Le nœud plat offre un double avantage : 1) il est **stable** et empêche l'attache de serrer plus ; 2) il **se défait facilement**.

Un espace d'un doigt fait en sorte que la sangle n'entrave pas la circulation par un effet de garrot et ne cause pas de blessure à la personne.

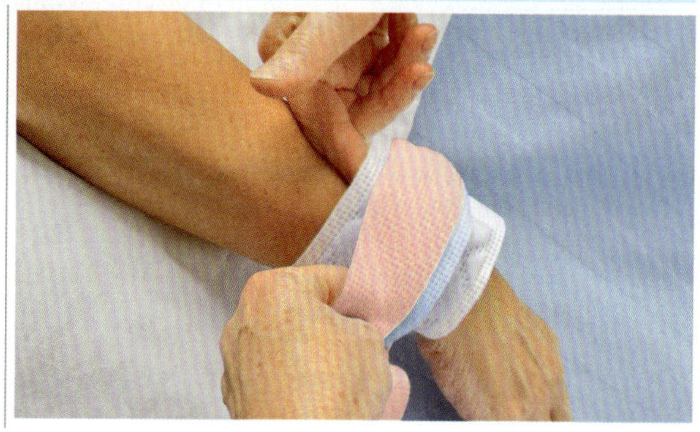

Nœud plat (démontré ici avec une attache jetable)

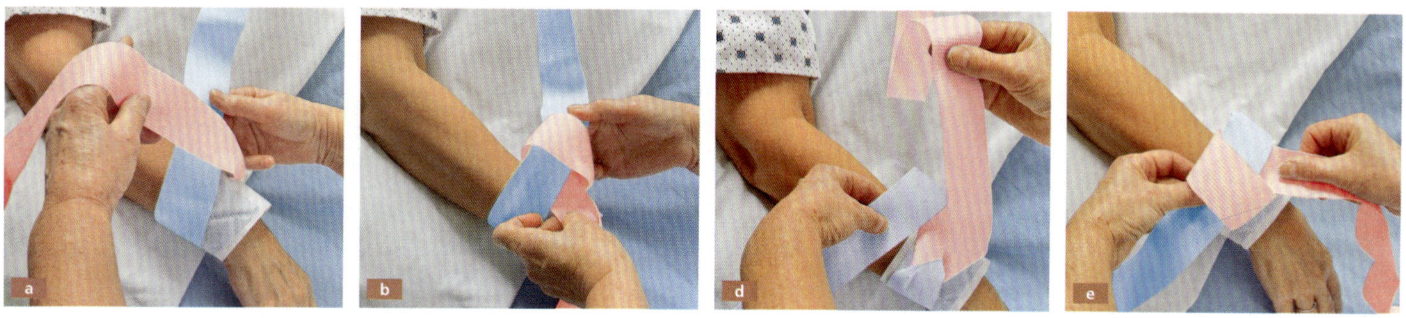

a) Diriger les deux extrémités de la sangle vers la tête de la personne et placer l'extrémité droite sur l'extrémité gauche.

b) Passer l'extrémité droite sous la partie gauche de la sangle.

c) Tirer sur les deux extrémités.

d) Ramener les extrémités de la sangle vers la tête de la personne et croiser la partie gauche sur la droite.

e) Passer l'extrémité gauche de la sangle sous la partie droite.

Astuce

La phrase suivante permet de se rappeler facilement la façon de faire le nœud plat : « La droite sur la gauche et la gauche sur la droite, toujours vers le haut », *la fin signifiant que les extrémités sont dirigées vers la tête de la personne.*

f) Serrer le nœud en tirant sur les deux extrémités et tourner le nœud de façon à placer la partie plate en direction de la peau.

En serrant sur les deux extrémités, on s'assure que le nœud est bien serré.

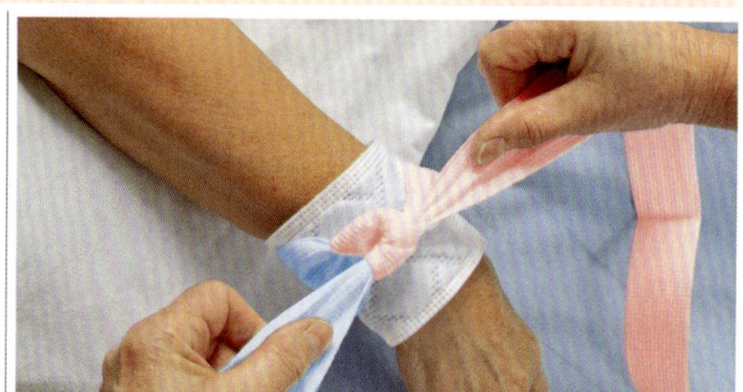

g) Vérifier à nouveau l'espace entre la sangle et la peau, et réajuster au besoin.

Durant la formation du nœud plat, on peut avoir resserré la sangle par mégarde.

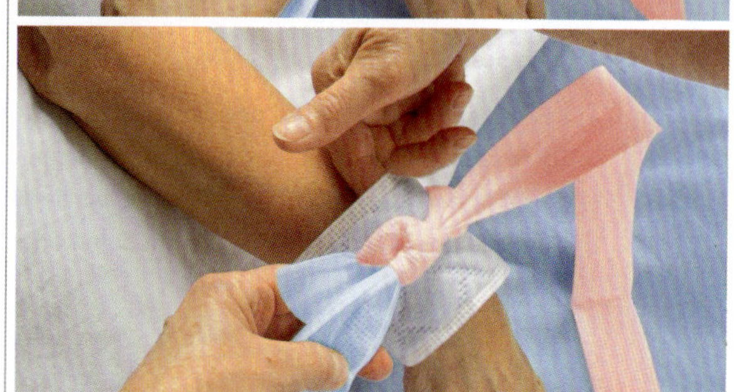

Étapes	Justifications	
Remarque *Si l'espace d'un doigt n'est pas respecté, on exécute les étapes suivantes :*		
a) tirer sur une extrémité de la sangle, comme pour défaire le nœud plat (voir les étapes 4.1 à 4.3); *b) insérer un doigt sous la sangle et le laisser en place;* *c) faire glisser le nœud d'un côté ou de l'autre, selon que l'on veut agrandir ou réduire l'espace;*	La manœuvre de retrait du matériel de contention consiste à faire glisser le nœud et permet donc d'ajuster la sangle.	
d) tirer simultanément sur les deux extrémités pour serrer.	En tirant sur les deux côtés à la fois, à la fin, on bloque à nouveau le nœud.	

2 Fixation des sangles (nœud de galère)

2.1	Passer la partie inférieure de la sangle dans la partie mobile du cadre du lit ou à l'endroit prévu à cet effet par le fabricant.	En fixant la sangle à la partie mobile du lit ou aux endroits appropriés, on permet au matériel de contention de suivre le mouvement de la partie mobile du lit, ce qui prévient toute traction et tout effet de garrot.	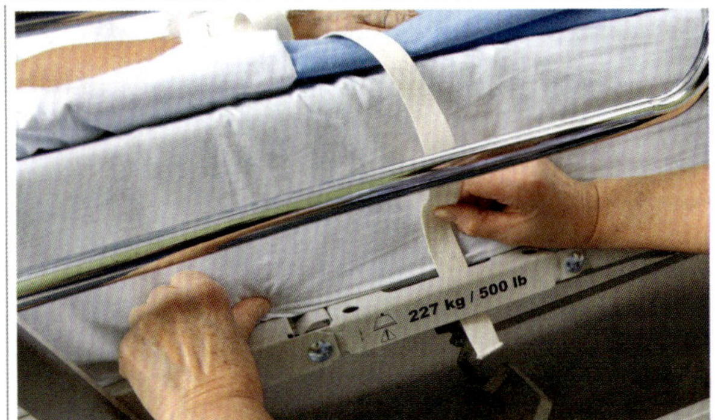
2.2	Fixer les deux parties de chaque sangle à la partie mobile du cadre du lit ou de la civière, avec une boucle à détachement rapide, un **nœud de galère**.	Le nœud de galère permet de maintenir la tension sans l'effet de garrot et **se défait rapidement**.	
	Nœud de galère		
2.3	Tenir la partie supérieure avec la main non dominante et la partie inférieure avec la main dominante.	En tenant chacune des deux extrémités avec la bonne main appropriée dès le départ, il est plus facile de faire le nœud de galère.	

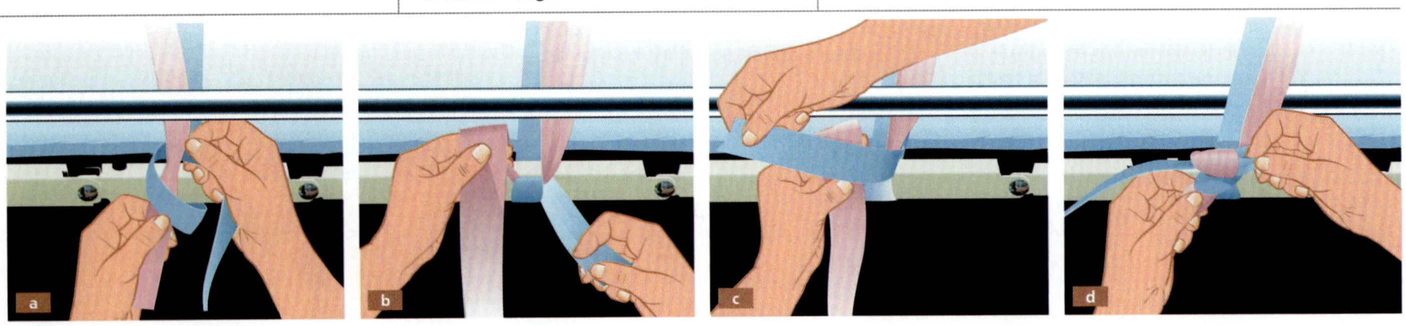

2.4 Faire le nœud de galère.

a) Passer la partie inférieure par-dessus la partie supérieure, vers le haut, en faire le tour de manière à passer dans la boucle, et tirer (demi-nœud).

b) Soulever la partie de la sangle tenue par la main non dominante.

c) Passer la partie inférieure par-dessus la partie supérieure, vers le haut et tenir le point de jonction avec le pouce de la main non dominante.

d) Glisser le pouce et l'index de la main dominante dans la boucle ainsi créée et saisir la partie de la sangle dirigée vers le haut; la faire passer dans l'espace créé par les doigts de manière à former une demi-boucle.

Étapes		Justifications	
2.5	Tirer en même temps sur cette demi-boucle et sur l'autre partie de la sangle.	Ce mouvement permet de bien serrer le nœud de galère.	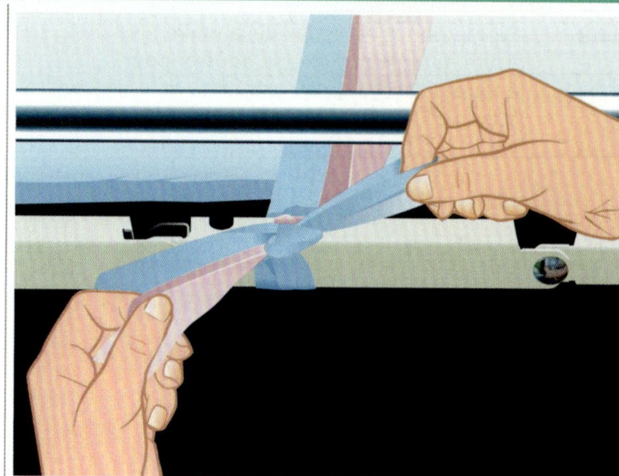
2.6	Répéter les mêmes étapes de mise en place et de fixation pour chaque dispositif de contention.		

RETRAIT DU MATÉRIEL DE CONTENTION

3 Retrait du nœud de galère

3.1	Défaire le nœud de galère en tirant sur l'extrémité de la partie de la sangle formant une demi-boucle.		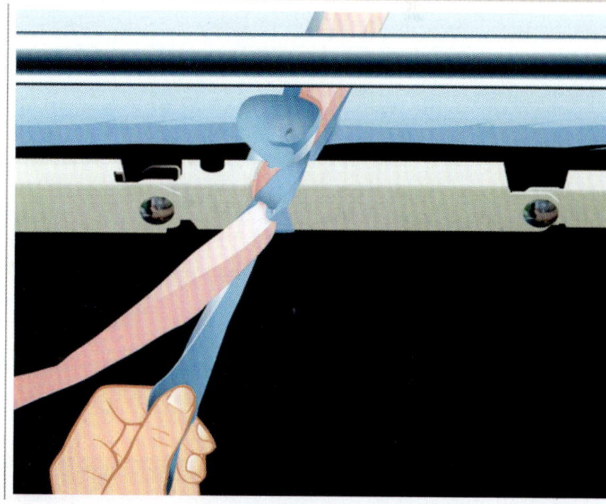

4 Retrait du nœud plat

4.1	Saisir solidement, entre le pouce et l'index de la main gauche, la partie de la sangle se trouvant à gauche près du nœud, lorsqu'on est face à la personne.	En maintenant la sangle de cette manière, on peut appliquer la force nécessaire pour dégager le nœud, ce qui aide à le glisser par la suite.	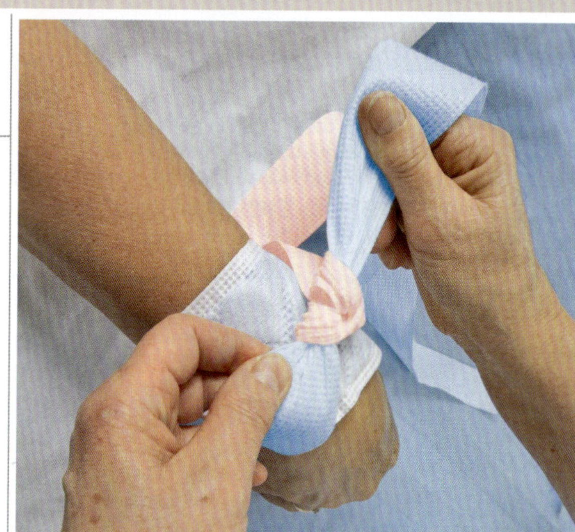
4.2	Avec la main droite, saisir la partie libre de la sangle se trouvant à gauche du nœud et la tirer fortement vers la droite.	La tension exercée permet de créer une ligne droite sur laquelle le nœud pourra glisser.	

5-1

Étapes		Justifications	
4.3	Avec le pouce et l'index de la main droite, tenir le nœud et le pousser pour le faire glisser jusqu'à l'extrémité de la sangle.		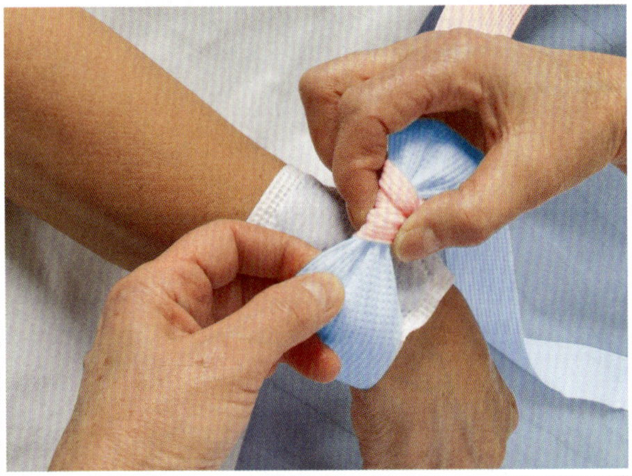

Ne pas oublier les précautions et les interventions s'appliquant après la mise en place d'une mesure de contention.

Ne pas oublier les étapes postexécutoires décrites dans la procédure 1-2.

PROCÉDURE 5-1-2

INSTALLER UN SYSTÈME SEGUFIX STANDARD

Sommaire de la procédure

1. Installation du système de contention
2. Fixation des sangles principales
3. Ajustement de la ceinture abdominale
4. Fixation des sangles latérales

Remarque

La ceinture abdominale Segufix s'installe directement sur le drap du dessous. Pour mettre en évidence les étapes de cette procédure, la ceinture Segufix a été installée sur un couvre-pied bleu.

Étapes | **Justifications**

Ne pas oublier les étapes préalables décrites dans la procédure 1-1.
Ne pas oublier les précautions et les interventions s'appliquant avant la mise en place d'une mesure de contention.

1 Installation du système de contention

Étapes		Justifications	
1.1	Mesurer le tour de taille de la personne avec le ruban à mesurer et choisir la grandeur de ceinture abdominale Segufix appropriée, d'après le tableau de référence du fabricant.	Un ajustement adéquat de la ceinture abdominale prévient les risques de strangulation ou d'effet garrot.	
1.2	Placer la ceinture à plat au centre du lit, les logos dirigés vers le pied du lit.	Les logos indiquent le sens dans lequel on doit placer la ceinture abdominale.	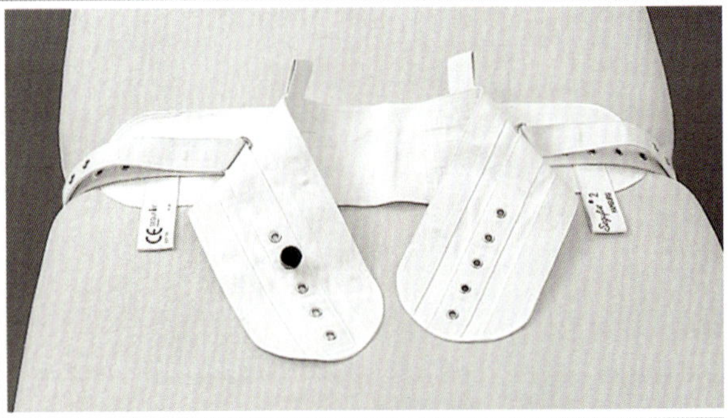

Étapes		Justifications	
1.3	Faire passer les sangles principales de la ceinture abdominale dans les fentes se trouvant de chaque côté de la **structure mobile du lit**, sous le matelas.	Installées sur la partie mobile du lit, les sangles permettent de **lever la tête du lit sans créer d'effet garrot**.	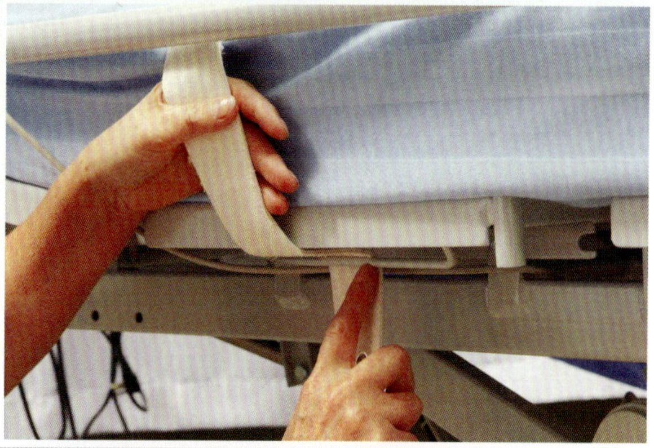
1.4	Insérer une **tige de laiton** dans l'une des pochettes intérieures de chaque sangle principale, **sur le côté du matelas**, et la faire ressortir par l'œillet.	La pochette permet de maintenir la tige de laiton en place. En plaçant la tige de laiton sur le côté du matelas, on évite que **la personne se couche sur le bouton ou le frappe par mégarde durant une période d'agitation**.	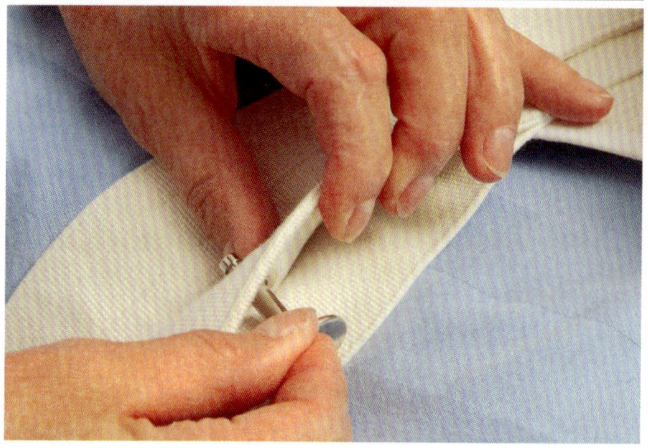

Remarque

Chaque sangle dans laquelle on peut insérer une tige de laiton pour l'ajustement est doublée de tissu. Cette doublure prend la forme d'une pochette dans laquelle on insère la tige de laiton avant de la faire ressortir par l'œillet.

La pochette remplit une double fonction : stabiliser la tige de laiton et éviter le frottement ou la pression de la tête de la tige de laiton sur la chemise d'hôpital ou sur la peau, ce qui pourrait causer de la douleur ou une atteinte à l'intégrité de la peau.

Astuce

Dès la mise en place des sangles principales, on insère la tige de laiton dans l'œillet le plus bas possible sur le côté du matelas sans nuire au retrait rapide des boutons de verrouillage.

Cette pratique laisse des œillets libres sur le côté du matelas pour l'insertion d'une ou deux autres tiges de laiton dans l'éventualité où l'on doit ajouter d'autres sangles. L'anticipation de ces situations permet d'éviter une perte de temps et des manipulations additionnelles.

2 Fixation des sangles principales

2.1	Ramener une sangle vers le haut et insérer sur la tige de laiton l'œillet qui arrive vis-à-vis. Verrouiller la sangle principale en plaçant un bouton **perpendiculairement** sur la tige de laiton.	Déposer le bouton perpendiculairement sur la tige assure le verrouillage par **enclenchement magnétique**.	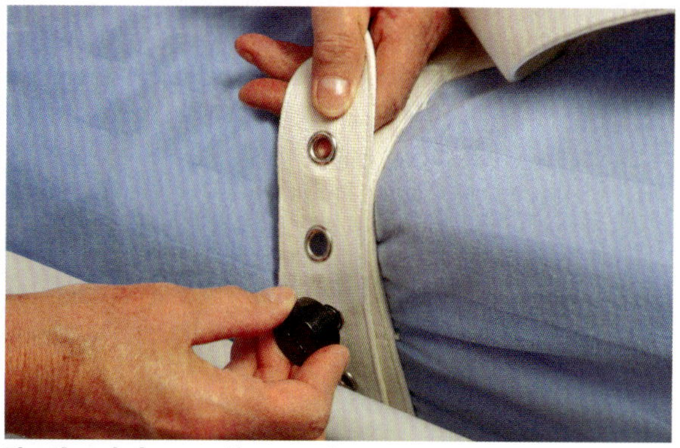 **Fixation de la première sangle**

Étapes		Justifications	
2.2	Tendre l'autre sangle principale avec une force suffisante pour exercer une **dépression dans le matelas** et la verrouiller.	L'objectif est d'**empêcher le système de contention de bouger** au cours des mouvements de la personne, et donc de prévenir les blessures.	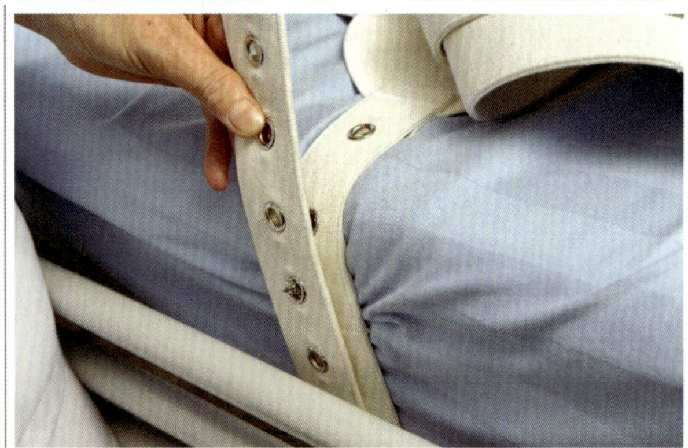 **Fixation de la deuxième sangle**

ALERTE!

Vérifier si chaque bouton est bien enclenché en tirant dessus.	La vérification de chaque bouton permet de valider le fonctionnement du mécanisme de verrouillage magnétique.

3 Ajustement de la ceinture abdominale

3.1	Installer la personne au centre du lit, en position dorsale. S'assurer que l'alignement corporel est adéquat.	Cette position de la personne permet un bon ajustement de la ceinture abdominale sur la personne.	
3.2	Déplacer la personne au besoin, de telle sorte que le bord inférieur de la ceinture abdominale soit au-dessus des crêtes iliaques et que le bord supérieur soit sous les seins.	On ne place pas la ceinture abdominale sur les protubérances osseuses ni sur les seins pour prévenir toute atteinte à l'intégrité de la peau et pour assurer le confort de la personne.	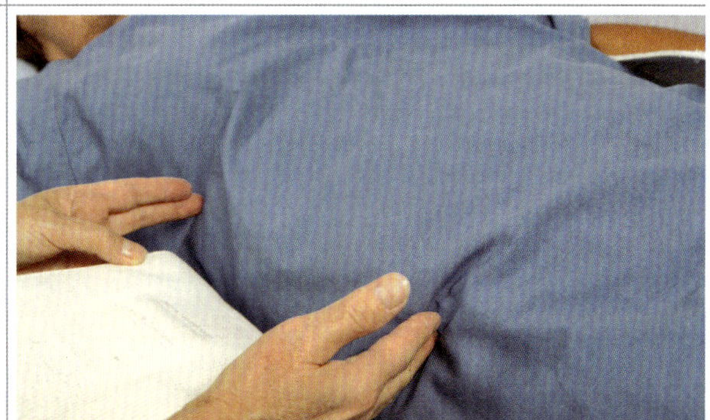
3.3	Placer la chemise d'hôpital de façon à réduire au minimum les plis.	De multiples plis constituent à la longue des points de pression sous la contention, qui engendrent de l'inconfort.	
3.4	Rabattre le pan de la ceinture abdominale muni d'une pochette intérieure sur la chemise d'hôpital ou sur les vêtements de la personne.	Les vêtements protègent la peau de la friction causée par la ceinture, durant les mouvements de la personne.	

ALERTE!

Ne jamais placer de ceinture abdominale directement sur la peau.	Il faut prévenir une possible atteinte à l'intégrité de la peau par friction, en particulier chez les personnes agitées.
Ne jamais placer de pièce de tissu (ex.: un piqué) entre une ceinture abdominale et la chemise d'hôpital de la personne.	Le déplacement du tissu pourrait modifier l'ajustement de la ceinture abdominale.

3.5	Choisir l'œillet situé au niveau de l'ombilic. Insérer une tige de laiton dans la pochette correspondante et la faire passer dans cet œillet.	Prendre l'ombilic comme repère permet de placer la personne au centre de la ceinture abdominale.	

Étapes		Justifications	
3.6	Placer une main sous la ceinture, rabattre l'autre pan de la ceinture et insérer l'œillet le plus proche sur la tige déjà installée.	En plaçant une main sous la ceinture, on alloue l'espace nécessaire à l'expansion thoracique et abdominale, pour que le système de contention ne nuise pas à la respiration.	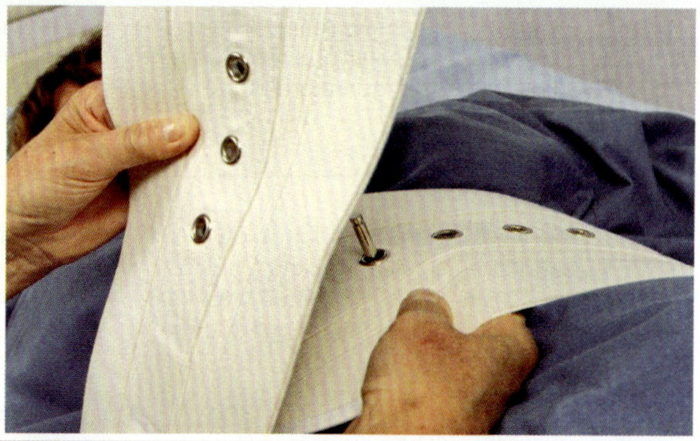
3.7	Verrouiller la ceinture en plaçant le bouton noir perpendiculairement sur la tige de laiton.		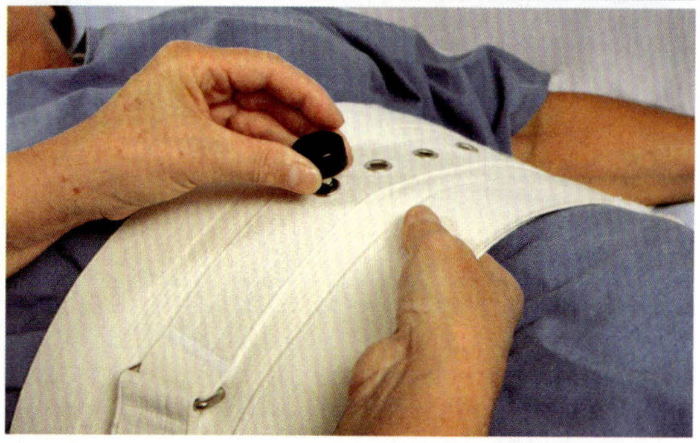

4 Fixation des sangles latérales

4.1	Fixer les sangles latérales de façon à placer et à maintenir la personne en position dorsale ou en position latérale ou encore à lui permettre de passer de la position dorsale à la position latérale.		

ALERTE!

Ne jamais utiliser le système Segufix (ceinture abdominale) sans fixer les sangles latérales.

Les sangles latérales empêchent la personne de se mettre en travers du lit, de passer par-dessus les ridelles ou de se tourner à l'intérieur de la ceinture, ce qui pourrait provoquer un étranglement fatal.

En fait, la personne doit être incapable de se tourner à l'intérieur de la ceinture.

A POSITION DORSALE SEULEMENT OU POSITIONS DORSALE ET LATÉRALE

A.1	Déverrouiller le bouton de la sangle principale de la ceinture abdominale d'un côté du lit, en plaçant la clé magnétique **perpendiculairement** sur le bouton puis en tirant ensemble sur la clé et le bouton.	C'est en superposant la clé perpendiculairement au bouton que l'on peut **en supprimer l'effet magnétique**.	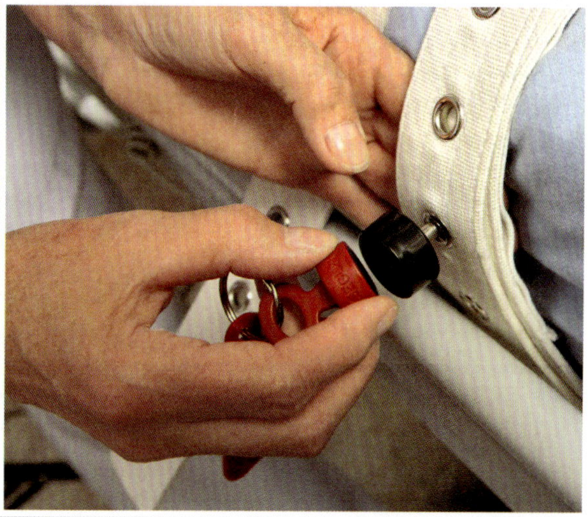

Étapes		Justifications
A.2	Amener la sangle latérale au-dessus de la sangle principale correspondante, en allouant une longueur adéquate selon la situation.	Quand l'état de la personne le permet, on donne suffisamment d'ampleur pour qu'elle puisse se tourner sur les côtés et s'asseoir. Sinon, on fixe les sangles de façon qu'elle soit immobilisée en position dorsale.
	Faire passer la tige de laiton de la sangle principale (2 œillets **A**) dans l'un des œillets de la sangle latérale (1 œillet **B**), selon la longueur désirée.	Une tige de laiton peut accueillir un maximum de trois œillets.

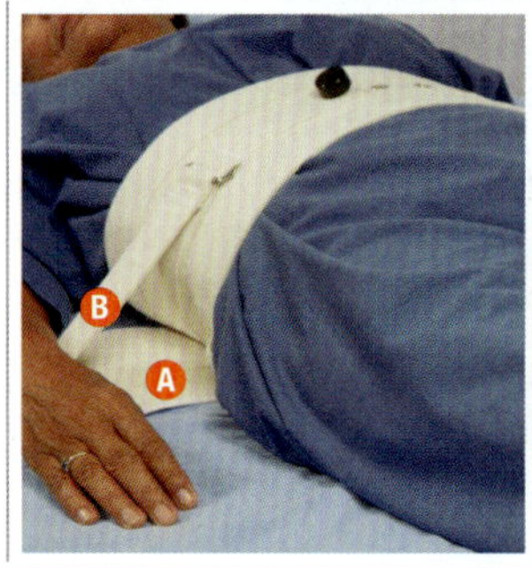

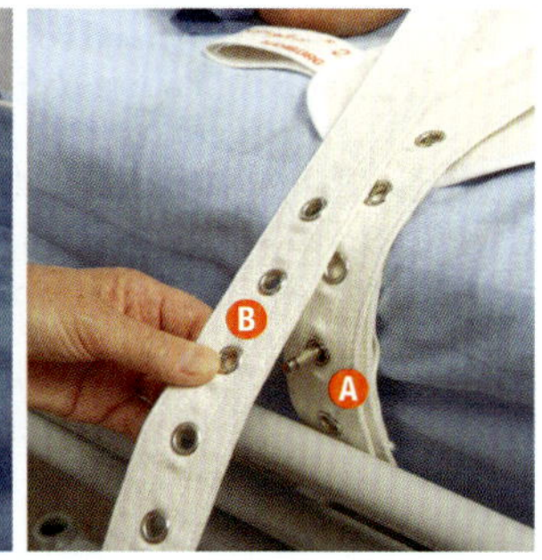

Remarque

En ajustant la longueur des sangles latérales, on peut restreindre la liberté de mouvement ou permettre une certaine liberté de mouvement.	L'ajustement des sangles permet de maintenir la personne dans une position donnée.

A.3	Verrouiller la sangle latérale en replaçant le bouton sur la tige de laiton.	Selon la recommandation de Santé Canada (2006), l'utilisation des sangles latérales est obligatoire et vise à empêcher la personne de faire une rotation de 180°.
A.4	Lever la ridelle de ce côté du lit.	
A.5	Répéter les quatre étapes précédentes de l'autre côté du lit.	
A.6	Placer la cloche d'appel à portée de la main de la personne.	La personne agitée ou confuse doit être capable de signaler un besoin même si elle est sous contention.

B POSITION LATÉRALE SEULEMENT

Dans cet exemple : installation en position de décubitus latéral gauche

B.1	Insérer une tige de laiton dans la pochette correspondant à l'œillet situé juste au-dessus du bouton qui maintient la sangle principale au lit et faire ressortir la tige par cet œillet du côté où l'on veut tourner la personne.	Lorsqu'on installe une personne en position latérale, les deux sangles latérales se retrouvent du même côté. Il faut donc ajouter une tige de laiton sur la sangle principale, afin de respecter la règle de trois œillets par tige de laiton qui assure un verrouillage sécuritaire (Santé Canada, 2006).

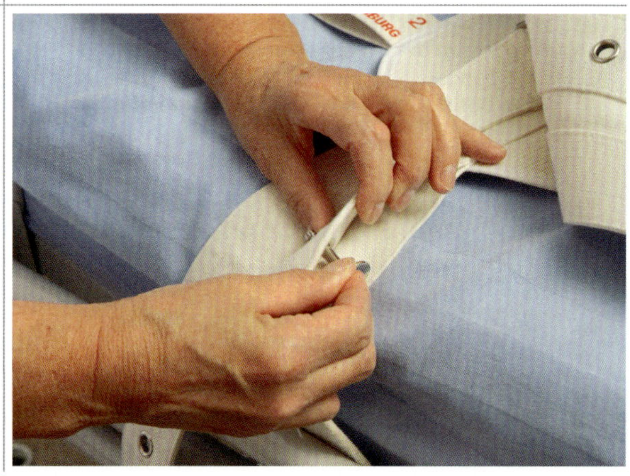

ALERTE !

Il faut installer la nouvelle tige de laiton sur le côté du matelas.	On s'assure que la personne agitée ne se blessera pas sur une tige de laiton qui dépasserait.

B.2	Se placer du côté opposé au côté choisi pour l'installation de la personne, dans cet exemple du côté droit, et déverrouiller le bouton qui retient la sangle latérale.	On libère la sangle latérale qui maintient la personne en position dorsale.
	Retirer cette sangle et la faire passer de l'autre côté du lit.	
	Verrouiller à nouveau la sangle principale de ce côté avec le bouton noir.	On s'assure que la sangle principale est toujours fixée au lit.
	Lever la ridelle du lit.	

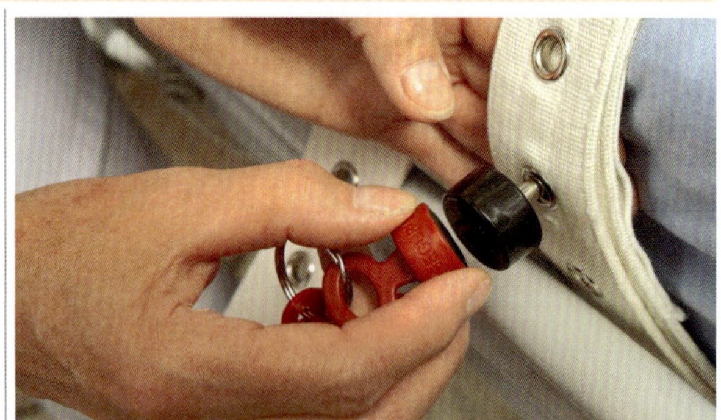

	Étapes	Justifications
B.3	Se déplacer du côté où l'on veut tourner la personne et déverrouiller le bouton qui retient la sangle latérale sur la sangle principale. Retirer cette sangle et verrouiller à nouveau la sangle principale de ce côté avec le bouton noir maintenant les sangles qui sont libres.	Il faut verrouiller à nouveau la sangle principale de façon sécuritaire.
B.4	Aider la personne à se tourner sur le côté choisi.	
B.5	Placer les deux sangles latérales l'une sur l'autre et les insérer dans la tige de laiton disponible (au-dessus du bouton que l'on vient de verrouiller). Verrouiller ensemble les deux sangles latérales à la sangle principale.	La mise en place des sangles latérales du même côté du lit permet de maintenir la personne en position latérale sans qu'elle puisse se tourner sur le dos.
Rappel	*On ajoute le système de contention des épaules à la ceinture abdominale dans les cas où la personne est ventrue, filiforme ou très agitée.*	L'installation du système de contention des épaules vise à éviter que la personne glisse à l'intérieur de la ceinture et se blesse par strangulation ou effet de garrot.
B.6	Lever la ridelle de ce côté et placer la cloche d'appel à portée de la main de la personne.	Malgré la surveillance accrue, il faut que la personne puisse appeler en cas de besoin.

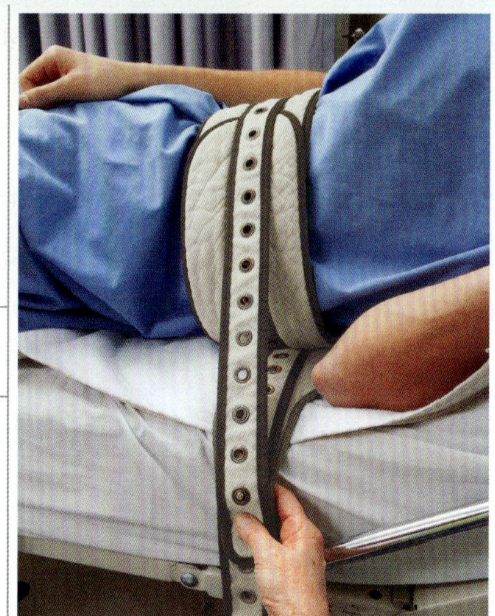

Installation en position de décubitus latéral gauche

Ne pas oublier les précautions et les interventions s'appliquant après la mise en place d'une mesure de contention.

Ne pas oublier les étapes postexécutoires décrites dans la procédure 1-2.

À quelle fréquence doit se faire la surveillance auprès de M. Cloutier ?

RÉDACTION DES NOTES D'ÉVOLUTION

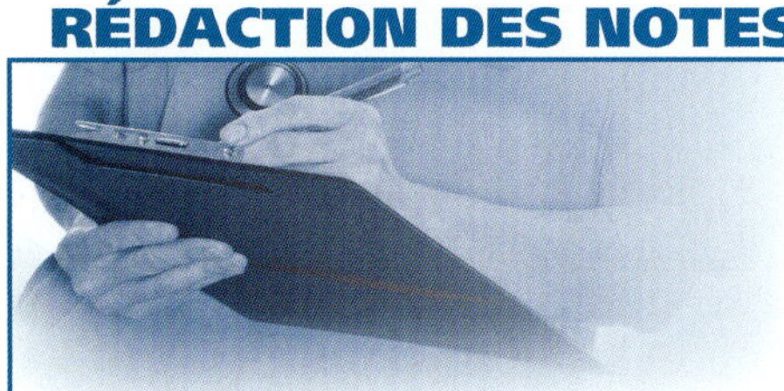

Dossier de M. Cloutier

2011-10-02 **14:30** A arraché son soluté et sa sonde urinaire. Présence de sang au méat urinaire. Agité, malgré Ativan 1 mg. Installation d'une contention aux deux poignets

14:45 Conjointe avisée, obtention du consentement pour l'installation de la contention. Visite toutes les 15 minutes. ______

15:30 Moins agité, désorienté dans le temps et l'espace. Maintien de la contention aux poignets. ______ Denise Lefrançois, étudiante inf.

Références

Association québécoise d'établissements de santé et de services sociaux (AQESSS). (2009). *Installation du système Segufix au lit.* 2009-01-26.

Santé Canada. (2006, mars). *Renseignements importants en matière d'innocuité approuvés par Santé Canada concernant le rappel de Segufix-Standard, produit n° 221M et de Segufix-Simplex, produit n° 2200-M2.*

Chapitre 6

Examens paracliniques

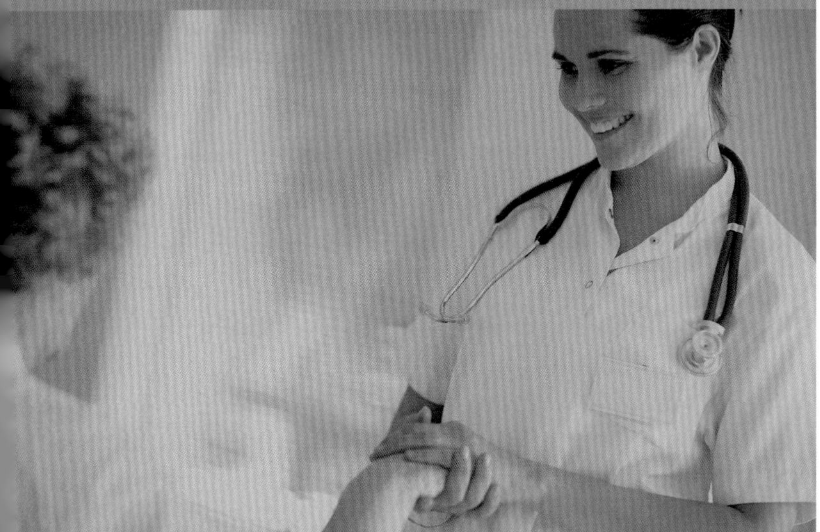

SOMMAIRE

MÉTHODE DE SOINS 6-1

33 EXAMENS PARACLINIQUES

Prélèvement par écouvillonnage : nez, nasopharynx, gorge, rectum, plaie

Cette méthode de soins explique la procédure à suivre pour faire un prélèvement d'échantillon nasal pour une recherche de *Staphylococcus aureus*[1] résistant à la méthicilline (SARM), de *Staphylococcus aureus* résistant à l'oxacilline (SARO) et de *Staphylococcus aureus* résistant à la cloxacilline (SARC) (page 191). Elle explique également comment faire un prélèvement d'un échantillon nasopharyngé pour une recherche du virus H1N1 et du virus de la grippe (page 193), un prélèvement d'un échantillon pharyngé (gorge) (page 196), un prélèvement de selles pour une recherche d'entérocoque résistant à la vancomycine (ERV) (page 200) et un prélèvement d'un échantillon de l'écoulement d'une plaie (page 202).

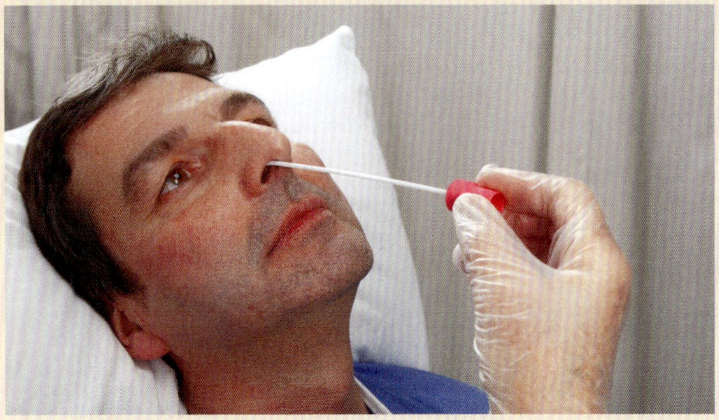

DÉFINITION

Méthode de soins consistant à recueillir, par écouvillonnage, un échantillon de matière organique issue du nez, du nasopharynx, de la gorge, du rectum et d'une plaie, à des fins d'analyse et de culture.

CONTEXTE D'EXÉCUTION

BUTS

- Rechercher, par une analyse microbiologique, la présence éventuelle de bactéries, de virus, etc.
- Rechercher, par une analyse biochimique, la présence éventuelle de sang, etc.
- Faire une culture pour établir un antibiogramme.

MATÉRIEL ET ÉQUIPEMENT

ARTICLES ESSENTIELS

Documents	Prélèvement d'un échantillon nasal pour SARM, SARO, SARC	Prélèvement d'un échantillon nasopharyngé pour virus H1N1 et virus de la grippe	Prélèvement d'un échantillon pharyngé (gorge)	Prélèvement d'un échantillon de selles pour ERV	Prélèvement d'un échantillon de l'écoulement d'une plaie
• Formulaire de requête d'analyse 1 • Étiquette d'identification blanche 2 • Stylo à bille 3	• Gants propres 4 • Écouvillon standard stérile 5 • Sac de transport biorisque 6	• Mouchoirs en papier 7 • Gants propres 4 • Écouvillon velouteux (« flocké ») stérile 8 • Tube de transport UTM[2] 9 • Lampe de poche 10 • Ruban à mesurer en papier 11 *ou* Règle en papier 12 • Sac de transport biorisque 6	• Sac à rebuts en plastique 13 • Ruban adhésif 14 • Gants propres 4 • Écouvillon standard stérile 5 • Abaisse-langue 15 • Lampe de poche 10 • Sac de transport biorisque 6	• Gants propres 4 • Écouvillon standard stérile 5 • Sac de transport biorisque 6	**Nettoyage de la plaie :** • Sac à rebuts en plastique 13 • Ruban adhésif 14 • Gants propres 4 • Gants stériles 16 • Bol stérile 17 • Solution de NaCl à 0,9 % 18

1. *Staphylococcus aureus* : staphylocoque doré.
2. UTM : *Universal Transport Medium*.

					Prélèvement: • Compresses stériles 19 • Écouvillon standard stérile 5 • Sac de transport biorisque 6
ARTICLES FACULTATIFS					
				Si le prélèvement vise la recherche du virus H1N1: • Masque respirateur N95 souple 20 ou rigide 21 • Lunettes de protection 22 *ou* Visière 23	***Si le nettoyage de la plaie se fait par irrigation:*** Voir la procédure 8-2-1, p. 481

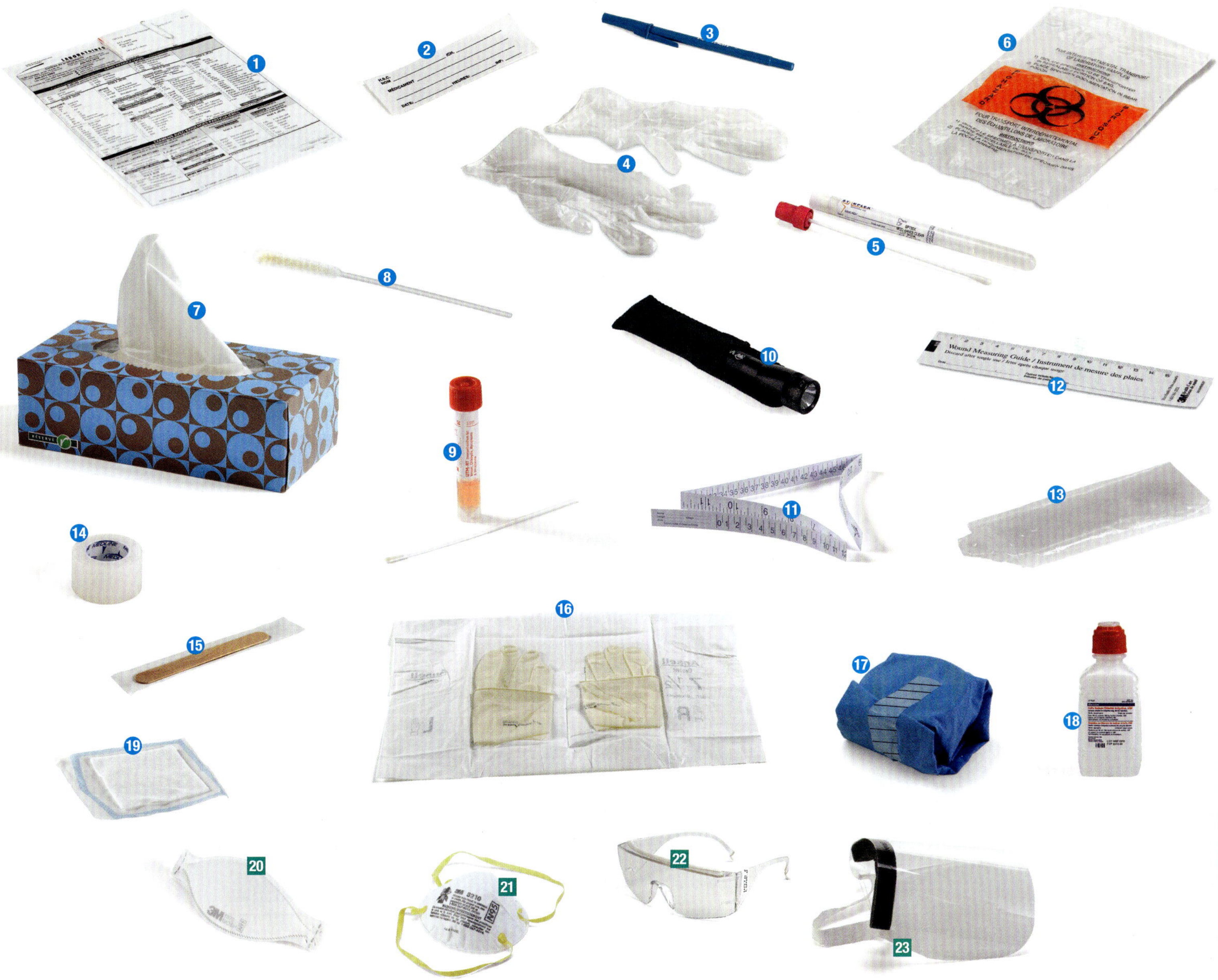

PRÉCAUTIONS ET INTERVENTIONS avant un prélèvement par écouvillonnage

1. ÉVALUATION

- Dans le cas où l'établissement aurait mis en place une ordonnance collective ou un protocole, vérifier si la personne a été hospitalisée au cours des 10 jours précédents ou si elle a été transférée d'un autre établissement *afin d'évaluer la possibilité que, dans ces conditions, la personne soit porteuse d'une bactérie comme le SARM, le SARO, le SARC ou l'ERV et afin d'effectuer des prélèvements pour un dépistage rapide*.
- Évaluer la possibilité de placer la personne en isolement préventif *afin de prévenir la transmission de bactéries à d'autres personnes*.

2. INTERVENTION

- Vérifier si une ordonnance individuelle ou collective recommande de faire des prélèvements *afin d'effectuer un dépistage rapide d'un problème de santé potentiel*[3].

3. ENSEIGNEMENT

- Expliquer à la personne les diverses interventions que comprend la procédure *afin d'obtenir sa collaboration et de pouvoir prélever un échantillon valable*.
- Aviser la personne qu'elle ne doit pas utiliser de rince-bouche antiseptique avant un prélèvement dans la gorge ou le nasopharynx, *car le rince-bouche peut modifier le résultat du test*.

PRÉCAUTIONS ET INTERVENTIONS après un prélèvement par écouvillonnage

1. INTERVENTIONS

- Vérifier si la quantité d'échantillon est suffisante *pour permettre une analyse efficace*.
- Si l'écouvillon entre en contact avec les doigts ou l'extérieur du tube de transport, recommencer la procédure *afin qu'aucun agent exogène ne contamine l'échantillon et ne fausse le résultat de l'analyse*.
- S'ils ne peuvent être envoyés rapidement au laboratoire, conserver les échantillons de selles au réfrigérateur *afin de préserver leur qualité et d'éviter une croissance microbienne non significative*.
- Aviser le médecin si l'échantillon présente des caractéristiques hors normes (ex. : présence de sang, stéatorrhée, méléna, etc.) *afin d'appliquer rapidement les interventions nécessaires*.
- Signaler toute antibiothérapie en cours (nom, dose, fréquence d'administration) sur le formulaire de requête de culture pour le laboratoire, *car l'antibiotique influence le résultat du test*.

2. NOTES AU DOSSIER

- Écrire dans les notes d'évolution toutes les informations concernant le prélèvement *afin de permettre la continuité des soins*.
  - Date et heure du prélèvement
  - Analyse demandée
  - Caractéristiques de l'échantillon
  - État du site de prélèvement, en cas d'anomalie
  - Réactions et collaboration de la personne

MISE EN SITUATION

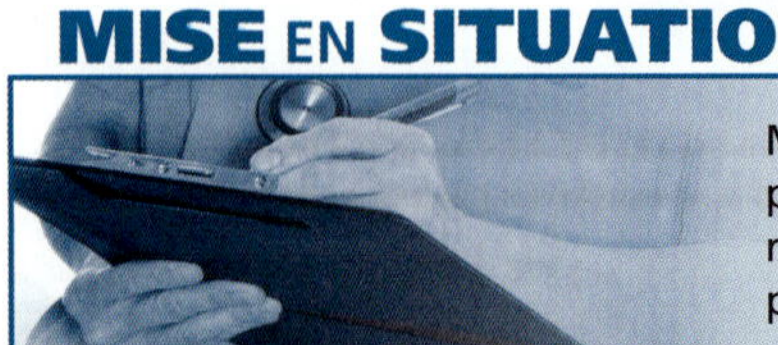

Mme Savard, âgée de 81 ans, a été hospitalisée pour une pancréatite aiguë. Elle est présentement sous antibiothérapie. Depuis plusieurs jours, elle présente une diarrhée persistante et souffre de crampes abdominales.

Ordonnance médicale au dossier

- Recherche de SARM et d'ERV.

3. Certains établissements rédigent une ordonnance collective ou un protocole recommandant des prélèvements en cas de doute concernant une infection au SARM, au SARO, au SARC et à l'ERV.

PROCÉDURE 6-1-1

PRÉLEVER UN ÉCHANTILLON NASAL POUR UNE RECHERCHE DE SARM, DE SARO ET DE SARC

Sommaire de la procédure

1 Mesures préliminaires
2 Installation de la personne
3 Début du prélèvement de l'échantillon
4 Fin du prélèvement de l'échantillon

Quels facteurs vous inciteraient à placer Mme Savard en isolement ?

Étapes		Justifications	
Ne pas oublier les étapes préalables décrites dans la procédure 1-1. **Ne pas oublier les précautions et les interventions s'appliquant avant un prélèvement par écouvillonnage.**			
1	**Mesures préliminaires**		
1.1	Imprimer le formulaire de requête d'analyse et l'étiquette d'identification à l'aide de la carte d'hôpital de la personne, ou les remplir à la main en écrivant les informations suivantes : numéro de dossier, nom de la personne, numéro de chambre, nom du médecin. Préciser la date du prélèvement sur le formulaire de requête.	L'identification de l'échantillon permet de prévenir les erreurs de diagnostic ou de traitement.	
Rappel			
Pour une analyse microbiologique (culture), on signale toute antibiothérapie en cours sur le formulaire de requête.		La prise d'antibiotiques influence le résultat du test.	
1.2	Rassembler les articles nécessaires et les placer par ordre d'utilisation sur la table de travail.	Cette disposition favorise le rappel des étapes et facilite le déroulement de la procédure.	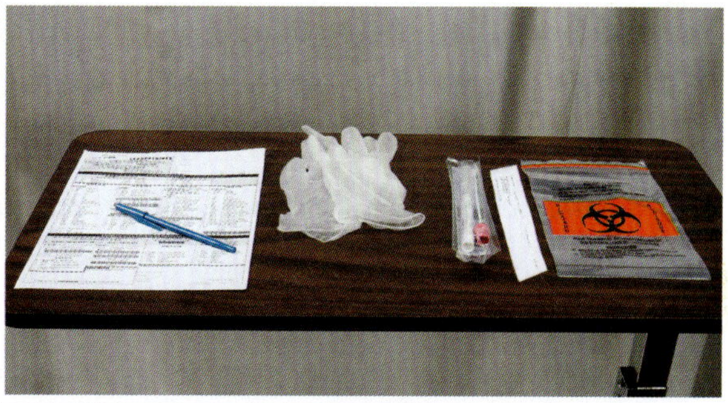
2	**Installation de la personne**		
2.1	Installer la personne en position de Fowler ou semi-Fowler.	Cette position assure le confort de la personne et facilite le prélèvement.	
2.2	Prévenir la personne qu'elle pourra éprouver une envie d'éternuer au moment du prélèvement.	Une personne avisée collabore mieux à la procédure.	
3	**Début du prélèvement de l'échantillon**		
3.1	Mettre des gants propres.	On prévient la contamination des mains par des liquides biologiques.	
3.2	Ouvrir l'emballage de l'écouvillon et du tube de transport convenant au prélèvement nasal et le déposer sur la table de travail en laissant les articles à l'intérieur.		

	Étapes	Justifications	
3.3	Sortir l'écouvillon de son emballage en le manipulant par le bouchon, sans toucher ni à la tige ni au bourdonnet.	Cette mesure permet d'éviter la contamination de l'écouvillon, afin de ne pas fausser les résultats de l'analyse.	
3.4	Insérer l'écouvillon dans l'une des narines de la personne, à une profondeur de 1 à 2 cm.	Une profondeur de 1 à 2 cm est suffisante pour recueillir les sécrétions nasales à analyser.	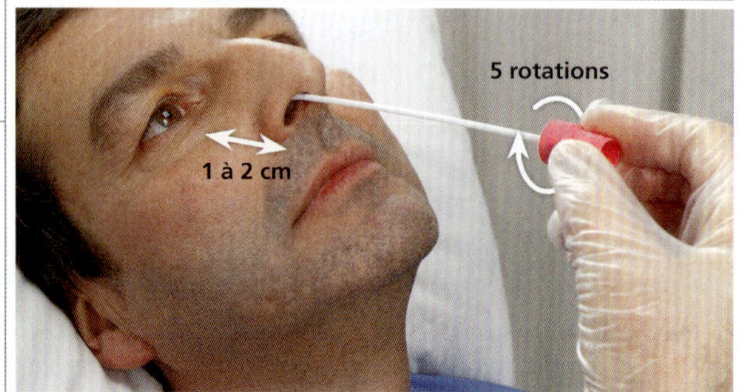
3.5	Appuyer l'écouvillon à la paroi nasale et l'y frotter en effectuant cinq rotations.	Le frottement et les cinq rotations permettent de recueillir une quantité suffisante de sécrétions pour une recherche de SARM, de SARO et de SARC.	
3.6	Insérer l'écouvillon dans l'autre narine de la personne et répéter le frottement et les rotations.	Faire un prélèvement dans les deux narines permet de recueillir un échantillon significatif contenant des agents pathogènes.	

4 Fin du prélèvement de l'échantillon

	Étapes	Justifications	
4.1	Placer et tenir l'écouvillon entre l'index et le majeur de la main dominante, le bourdonnet dirigé vers le haut.	On fait en sorte que l'extrémité de l'écouvillon ne touche aucune surface contaminée, ce qui fausserait le résultat de l'analyse, et qu'elle ne contamine pas l'uniforme et l'environnement.	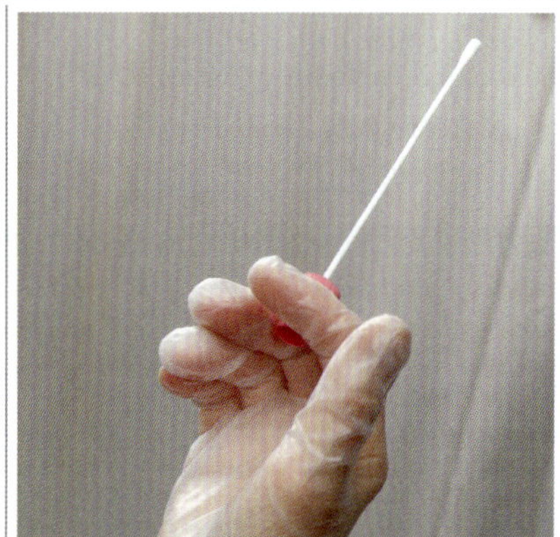
4.2	Prendre et approcher le tube de transport avec la main non dominante. Saisir le bouchon avec l'auriculaire de la main dominante, l'entourer en le serrant et le retirer.	Cette manœuvre réduit au minimum le risque de contamination de l'échantillon.	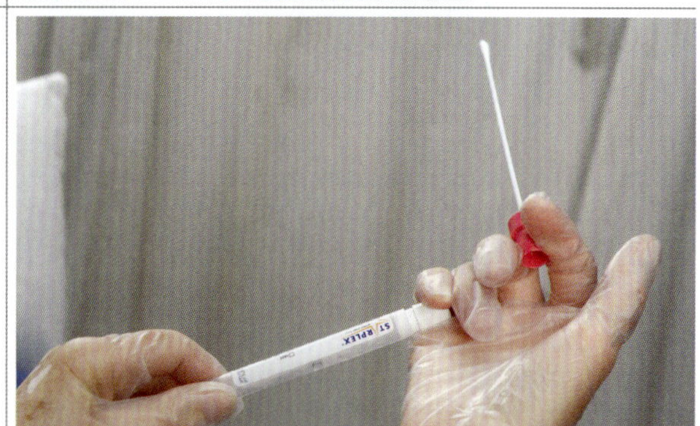
4.3	Insérer l'écouvillon dans le tube de transport en évitant tout contact avec les doigts et avec la partie extérieure du tube. Fermer hermétiquement le tube de transport.	Le tube de transport contient une gelée constituant un milieu propice à la préservation de l'échantillon jusqu'au moment de l'analyse. On prévient la contamination de l'environnement.	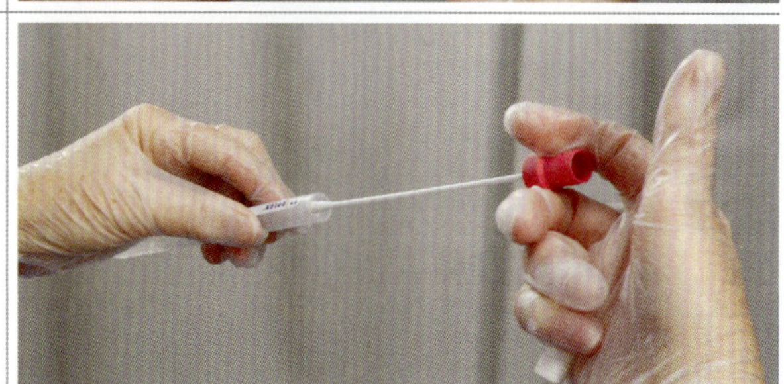
4.4	Retirer les gants souillés en les retournant l'un dans l'autre (voir la procédure 4-2-2, p. 131), puis les jeter.	On prévient la contamination de l'environnement.	

Étapes		Justifications	
4.5	Coller l'étiquette d'identification imprimée ou remplie manuellement sur le tube de transport. Indiquer l'heure du prélèvement sur le formulaire de requête d'analyse.	L'identification de l'échantillon permet de prévenir les erreurs de diagnostic ou de traitement.	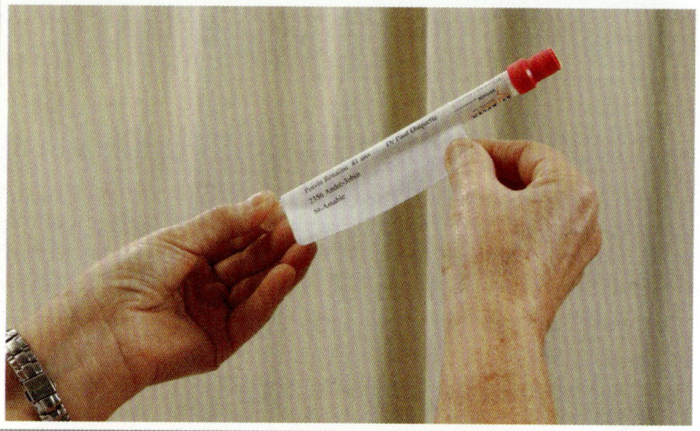
4.6	Déposer le tube de transport dans un sac de transport biorisque et y joindre le formulaire de requête d'analyse approprié.	Le sac de transport biorisque protège l'environnement d'une contamination par des microorganismes pathogènes.	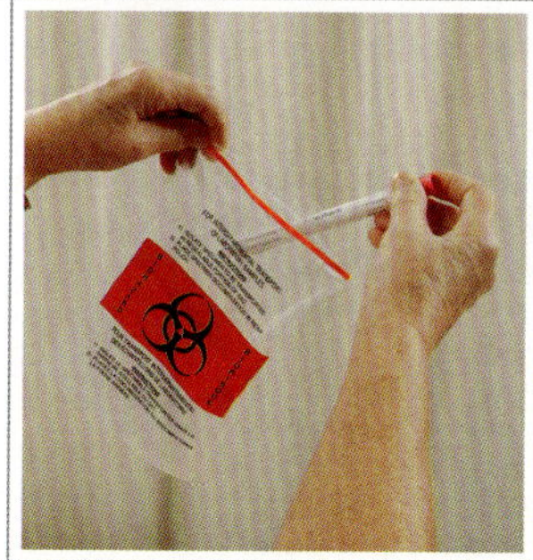 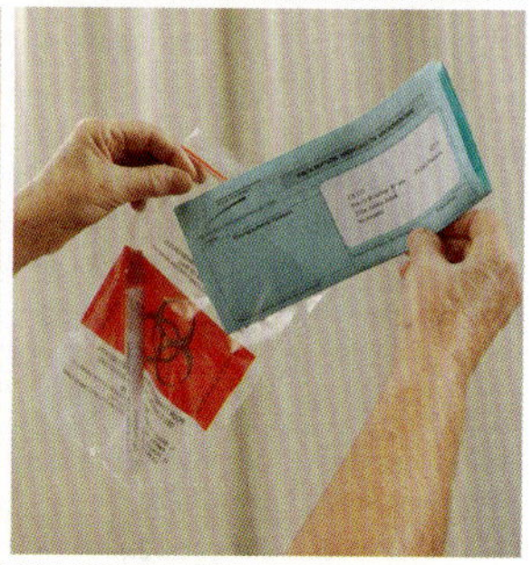

Ne pas oublier les précautions et les interventions s'appliquant après un prélèvement par écouvillonnage.

Ne pas oublier les étapes postexécutoires décrites dans la procédure 1-2.

PROCÉDURE 6-1-2

PRÉLEVER UN ÉCHANTILLON NASOPHARYNGÉ POUR UNE RECHERCHE DE VIRUS H1N1 ET DE VIRUS DE LA GRIPPE

Sommaire de la procédure

1. Mesures préliminaires
2. Installation de la personne
3. Début du prélèvement de l'échantillon
4. Fin du prélèvement de l'échantillon

Étapes		Justifications
	Ne pas oublier les étapes préalables décrites dans la procédure 1-1. **Ne pas oublier les précautions et les interventions s'appliquant avant un prélèvement par écouvillonnage.**	
1	**Mesures préliminaires**	
1.1	Imprimer le formulaire de requête d'analyse et l'étiquette d'identification à l'aide de la carte d'hôpital de la personne, ou les remplir à la main en écrivant les informations suivantes : numéro de dossier, nom de la personne, numéro de chambre, nom du médecin. Préciser la date du prélèvement sur le formulaire de requête.	L'identification de l'échantillon permet de prévenir les erreurs de diagnostic ou de traitement.
	Rappel *Pour une analyse microbiologique (culture), on signale toute antibiothérapie en cours sur le formulaire de requête.*	La prise d'antibiotiques influence le résultat du test.

6-1

Étapes		Justifications	
1.2	Rassembler les articles nécessaires et les placer par ordre d'utilisation sur la table de travail.	Cette disposition favorise le rappel des étapes et facilite le déroulement de la procédure.	

Remarque

Pour un prélèvement d'échantillon visant la recherche du virus de la grippe A (H1N1), plusieurs personnes responsables travaillant dans les services de transport, de la prévention et du contrôle des infections recommandent le port d'un masque et de lunettes de protection (Association québécoise d'établissements de santé et de services sociaux [AQESSS], 2009). Suivre alors la procédure 4-4-1 (p. 159).

2 Installation de la personne

2.1	Installer la personne en position de Fowler ou semi-Fowler.	Cette position assure le confort de la personne et facilite le prélèvement.	
2.2	Prévenir la personne qu'elle pourra éprouver un haut-le-cœur et une envie d'éternuer au moment du prélèvement.	Une personne avisée collabore mieux à la procédure.	
2.3	Demander à la personne de se moucher.	Le nez doit être libéré des sécrétions présentes pour que le prélèvement des cellules épithéliales soit significatif.	

3 Début du prélèvement de l'échantillon

3.1	Mettre des gants propres.	On prévient la contamination des mains par des liquides biologiques.	
3.2	Ouvrir l'emballage contenant à la fois l'écouvillon velouteux et le tube de transport.		
3.3	Sortir le tube de transport ainsi que l'écouvillon emballé individuellement, et les poser sur la table de travail.		
3.4	Avec un ruban ou une règle à mesurer en papier, mesurer la distance de la pointe de l'oreille de la personne jusqu'à la base du nez. Diviser le résultat par deux pour obtenir la longueur d'écouvillon à insérer. Mémoriser le résultat et reposer le ruban à mesurer sur la table de travail.	Cette mesure permet de connaître la longueur d'introduction qui permettra d'atteindre le nasopharynx et les cellules virales qu'il renferme.	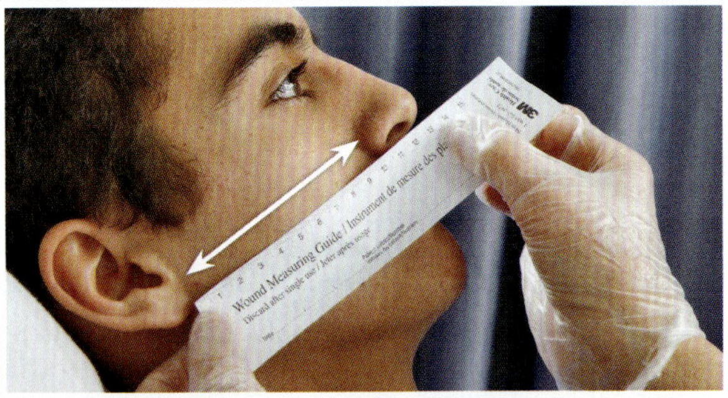 **Distance entre le lobe de l'oreille et la base du nez : 10 cm** 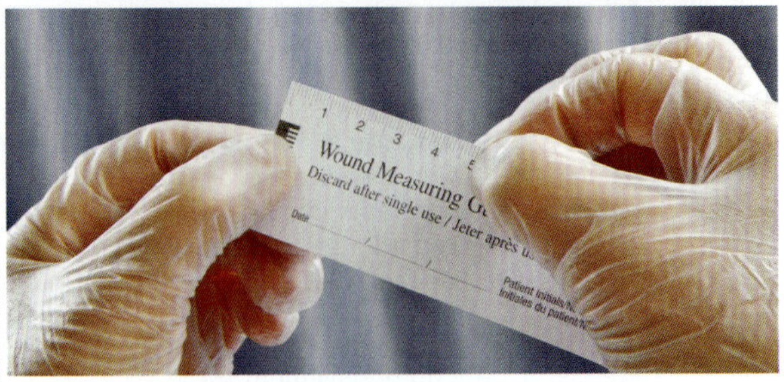

Remarque

La technique permettant de déterminer la longueur d'écouvillon velouteux à introduire est la même pour tous les groupes d'âge.

3.5	Examiner l'intérieur des narines à l'aide d'une lampe de poche.	On s'assure que le passage est libre.	

Étapes		Justifications	
3.6	Demander à la personne de presser à tour de rôle chacune des narines et d'expirer par l'autre. Déterminer la narine qui laisse passer le plus d'air.	Il sera plus facile, et moins désagréable pour la personne, de faire le prélèvement dans la narine laissant passer le plus d'air.	
3.7	Demander à la personne de tousser.	La toux libère des cellules épithéliales des voies respiratoires et les fait remonter dans la narine, ce qui permet le prélèvement d'un échantillon significatif.	
3.8	Ouvrir l'emballage de l'écouvillon velouteux et saisir celui-ci.		
3.9	Se rappeler la longueur d'introduction calculée et la visualiser sur l'écouvillon. Se concentrer sur l'espace entre le point où il faut arrêter l'introduction et le début de la partie la plus large de la tige.	En évaluant la longueur de tige fine qu'il doit rester, on peut savoir où arrêter l'introduction de la tige.	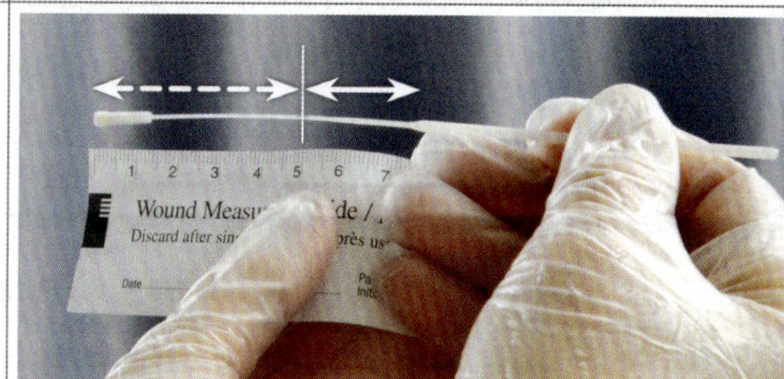
3.10	Introduire doucement l'écouvillon dans la narine choisie, sur la longueur prédéterminée.		
3.11	Maintenir le bourdonnet de l'écouvillon velouteux près du plancher et du septum nasal. **Attendre 10 secondes**.	Le plancher et le septum nasal sont des endroits privilégiés pour recueillir les cellules épithéliales infectées. Un temps de 10 secondes **permet** aux fibres de nylon du bourdonnet de **capturer des échantillons liquides de cellules épithéliales**.	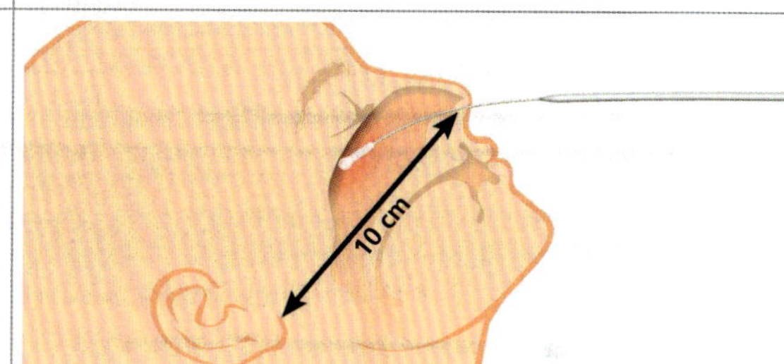
3.12	Faire cinq rotations avec l'écouvillon.	On fait en sorte d'obtenir une quantité suffisante de cellules pour l'analyse.	
3.13	Retirer l'écouvillon du nez sans toucher aux parois nasales.	On ne doit pas contaminer l'échantillon avec des sécrétions nasales qui peuvent nuire à l'analyse.	

Remarque

De petits filaments de sang peuvent apparaître sur l'embout velouteux, sans nuire à la validité de l'échantillon.

La sécheresse nasale peut provoquer de petits saignements.

Les muqueuses nasales d'un jeune enfant sont fragiles et saignent facilement.

4 Fin du prélèvement de l'échantillon

4.1	Placer et tenir l'écouvillon entre l'index et le majeur de la main dominante, le bourdonnet dirigé vers le haut.	On fait en sorte que l'extrémité de l'écouvillon ne touche aucune surface contaminée, ce qui fausserait le résultat de l'analyse, et qu'elle ne contamine pas l'uniforme et l'environnement.	
4.2	Prendre et approcher le tube de transport avec la main non dominante. Saisir le bouchon avec l'auriculaire de la main dominante, l'entourer en le serrant et le retirer.	Cette manœuvre réduit au minimum le risque de contamination de l'échantillon.	

Étapes		Justifications	
4.3	Insérer l'écouvillon dans le tube de transport, en évitant tout contact avec les doigts et la partie extérieure du tube.	Le tube de transport contient un liquide constituant un milieu propice à la préservation de l'échantillon jusqu'au moment de l'analyse.	
4.4	Placer le tube de transport loin de la figure, tenir la tige de l'écouvillon entre le pouce et l'index et la faire rouler doucement entre ces doigts dans un mouvement de semi-rotations et d'allers et retours rapides.	Le mouvement circulaire et l'agitation permettent de libérer dans le milieu de transport (UTM) les cellules collées à l'écouvillon.	
4.5	Briser la tige de l'écouvillon au niveau de la rainure préexistante, en l'appuyant sur le bord du tube. Fermer hermétiquement le tube de transport.	On prévient la contamination de l'environnement.	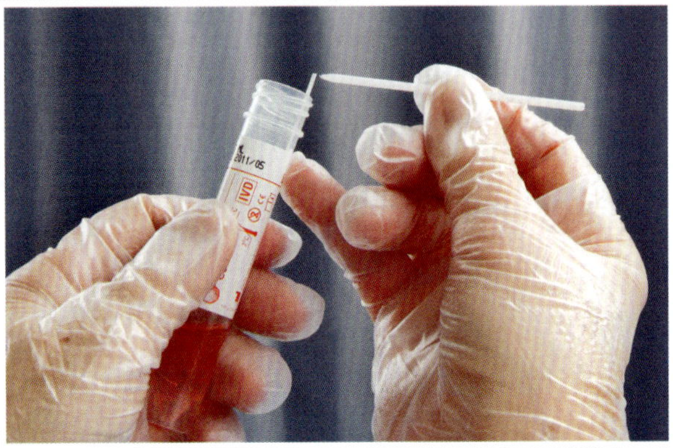
4.6	Retirer les gants souillés en les retournant l'un dans l'autre (voir la procédure 4-2-2, p. 131), puis les jeter.	On prévient la contamination de l'environnement.	
4.7	Coller l'étiquette d'identification imprimée ou remplie manuellement sur le tube de transport. Indiquer l'heure du prélèvement sur le formulaire de requête d'analyse.	L'identification de l'échantillon permet de prévenir les erreurs de diagnostic ou de traitement.	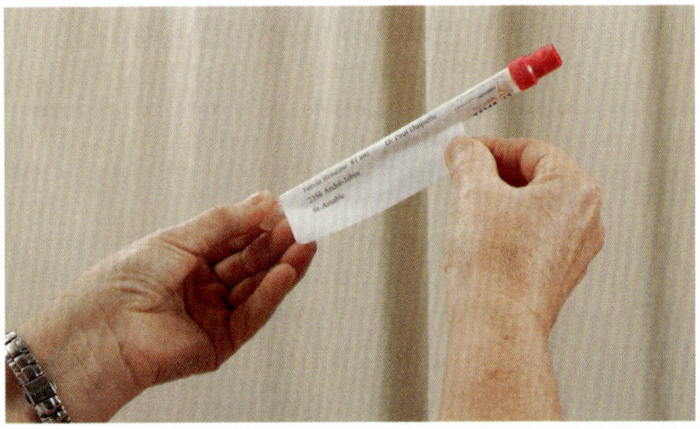
4.8	Déposer le tube de transport dans un sac de transport biorisque et y joindre le formulaire de requête d'analyse approprié.	Le sac de transport biorisque protège l'environnement d'une contamination par des microorganismes pathogènes.	

Ne pas oublier les précautions et les interventions s'appliquant après un prélèvement par écouvillonnage.

Ne pas oublier les étapes postexécutoires décrites dans la procédure 1-2.

PROCÉDURE 6-1-3

PRÉLEVER UN ÉCHANTILLON PHARYNGÉ (GORGE)

Sommaire de la procédure

1. Mesures préliminaires
2. Installation de la personne
3. Début du prélèvement de l'échantillon
4. Fin du prélèvement de l'échantillon

Étapes		Justifications	

Ne pas oublier les étapes préalables décrites dans la procédure 1-1.
Ne pas oublier les précautions et les interventions s'appliquant avant un prélèvement par écouvillonnage.

1 Mesures préliminaires

1.1	Imprimer le formulaire de requête d'analyse et l'étiquette d'identification à l'aide de la carte d'hôpital de la personne, ou les remplir à la main en écrivant les informations suivantes : numéro de dossier, nom de la personne, numéro de chambre, nom du médecin. Préciser la date du prélèvement sur le formulaire de requête.	L'identification de l'échantillon permet de prévenir les erreurs de diagnostic ou de traitement.	

Rappel

Pour une analyse microbiologique (culture), on signale toute antibiothérapie en cours sur le formulaire de requête.	La prise d'antibiotiques influence le résultat du test.

1.2	Rassembler les articles nécessaires et les placer par ordre d'utilisation sur la table de travail.	Cette disposition favorise le rappel des étapes et facilite le déroulement de la procédure.	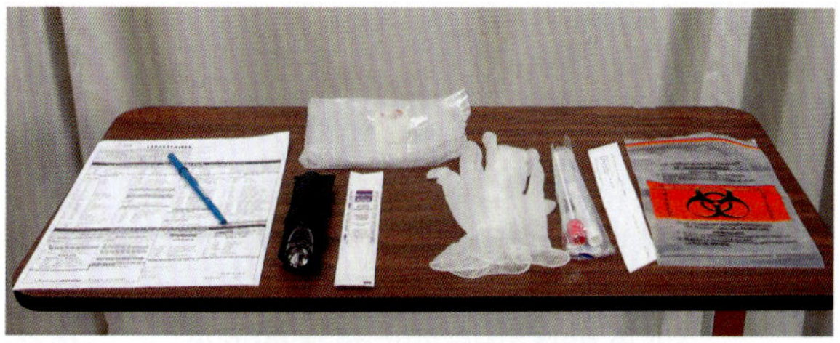

2 Installation de la personne

2.1	Installer la personne en position de Fowler ou semi-Fowler.	Cette position assure le confort de la personne et facilite le prélèvement.	
2.2	Prévenir la personne qu'elle pourra éprouver un haut-le-cœur au moment du prélèvement.	Une personne avisée collabore mieux à la procédure.	
2.3	Demander à la personne de pencher la tête vers l'arrière.	Ce mouvement de la tête permet de visualiser l'intérieur de la cavité buccale.	

3 Début du prélèvement de l'échantillon

3.1	Installer un sac à rebuts en plastique en retournant le bord et en le fixant au lit, à la ridelle abaissée ou à la table de travail.	L'ourlet prévient la souillure de la surface extérieure du sac et aide à maintenir le sac ouvert. La proximité du sac permet de jeter aisément le matériel souillé sans contaminer l'environnement.	
3.2	Mettre des gants propres.	On prévient la contamination des mains par des liquides biologiques.	
3.3	Ouvrir l'emballage de l'écouvillon et du tube de transport convenant au prélèvement pharyngé et le placer sur la table de travail en laissant les articles à l'intérieur.		
3.4	Ouvrir l'emballage de l'abaisse-langue et saisir l'abaisse-langue avec la main non dominante. Prendre la lampe de poche avec la main dominante.		

	Étapes	Justifications	
3.5	Demander à la personne d'ouvrir la bouche et de tirer la langue en disant « ah », et appuyer sur le tiers antérieur de la langue avec l'abaisse-langue.	Cette mesure a pour objectif de visualiser l'oropharynx.	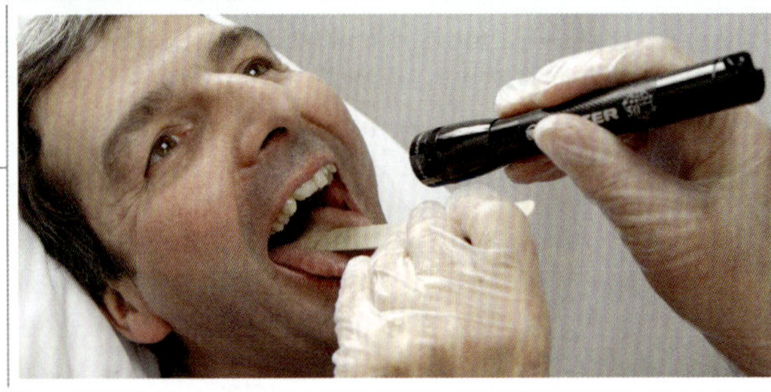
3.6	Éclairer la cavité buccale de façon à voir l'oropharynx. Après avoir localisé les piliers amygdaliens, retirer l'abaisse-langue et déposer la lampe de poche.	L'éclairage permet de localiser les piliers amygdaliens pour faciliter le prélèvement pharyngé.	

ALERTE!

Ne pas procéder à un prélèvement de la gorge chez les personnes présentant les signes et symptômes d'une épiglottite aiguë: irritation sévère de l'oropharynx, dyspnée inspiratoire, voix couverte et étouffée, toux sèche non productive, hypersalivation et fièvre.	L'irritation sévère et l'hypersensibilité des muscles respiratoires dans le cas d'une épiglottite aiguë pourraient provoquer un laryngospasme et l'obstruction des voies respiratoires.

3.7	Placer et tenir l'abaisse-langue entre le majeur et l'annulaire de la main non dominante, partie souillée dirigée vers le haut.	L'extrémité de l'abaisse-langue ne doit pas toucher à une surface et la contaminer, et vice versa.	
3.8	Sortir l'écouvillon de son emballage avec la main dominante en le manipulant par le bouchon, sans toucher ni à la tige ni au bourdonnet.	Cette mesure permet d'éviter la contamination de l'écouvillon, afin de ne pas fausser les résultats de l'analyse.	
3.9	Avec la main non dominante, appuyer sur **le tiers antérieur de la langue** de la personne avec l'abaisse-langue. Avec la main dominante, introduire l'écouvillon dans la bouche, derrière la luette, en le faisant passer uniquement le long des piliers amygdaliens, **sans toucher à la langue, aux parois buccales et aux dents**.	En déprimant la langue, on **diminue le réflexe laryngé et le réflexe nauséeux** au moment du prélèvement des sécrétions pharyngées. Les bactéries logent dans la région des piliers amygdaliens et **non dans la cavité buccale**.	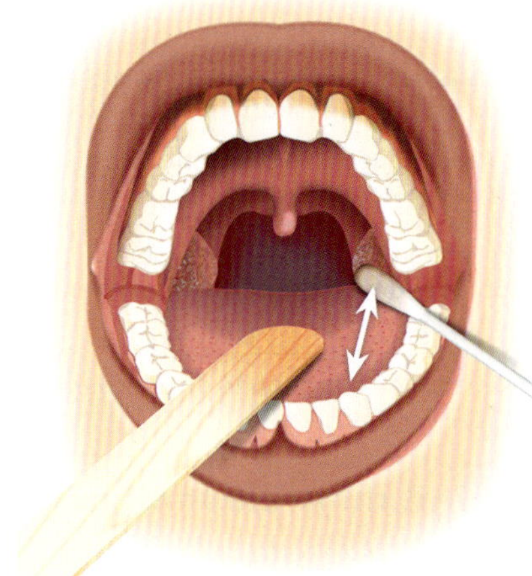
3.10	Frotter **chacun des deux piliers** amygdaliens de bas en haut puis de haut en bas, en **une seule fois**. S'assurer de prendre un échantillon contenant du pus, du sang ou du mucus visible à l'œil nu.	On fait en sorte de **recueillir un échantillon significatif**. Un échantillon contenant du pus, du sang ou du mucus permet d'obtenir des résultats d'analyse concluants.	
3.11	Retirer l'écouvillon de la bouche **sans toucher à la langue, aux parois buccales et aux dents**. Jeter l'abaisse-langue dans le sac à rebuts.	**L'échantillon ne doit pas être contaminé** par des microorganismes logeant ailleurs que dans la région des piliers amygdaliens.	

4 Fin du prélèvement de l'échantillon

4.1	Placer et tenir l'écouvillon entre l'index et le majeur de la main dominante, le bourdonnet dirigé vers le haut.	On fait en sorte que l'extrémité de l'écouvillon ne touche aucune surface contaminée, ce qui fausserait le résultat de l'analyse, et qu'elle ne contamine pas l'uniforme et l'environnement.	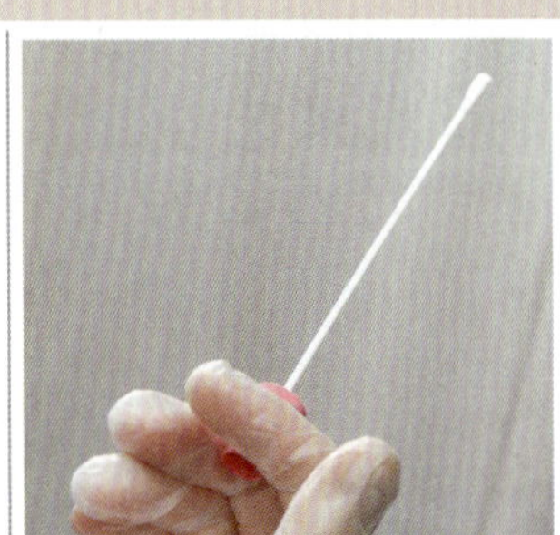

Étapes	Justifications	
4.2 Prendre et approcher le tube de transport avec la main non dominante. Saisir le bouchon avec l'auriculaire de la main dominante, l'entourer en le serrant et le retirer.	Cette manœuvre réduit au minimum le risque de contamination de l'échantillon.	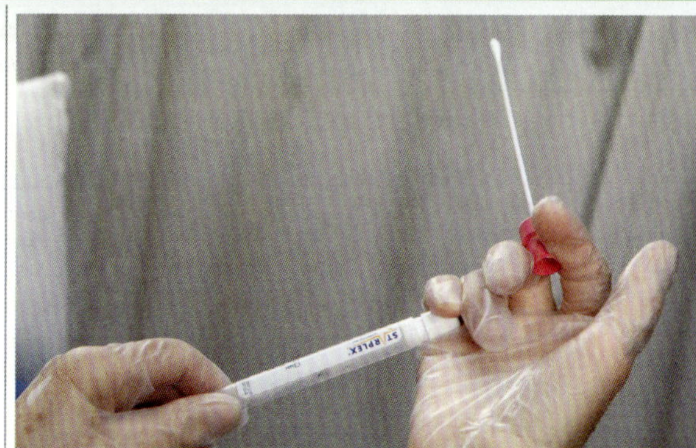
4.3 Insérer l'écouvillon dans le tube de transport, en évitant tout contact avec les doigts et avec la partie extérieure du tube. Fermer hermétiquement le tube de transport.	Le tube de transport contient une gelée constituant un milieu propice à la préservation de l'échantillon jusqu'au moment de l'analyse. On prévient la contamination de l'environnement.	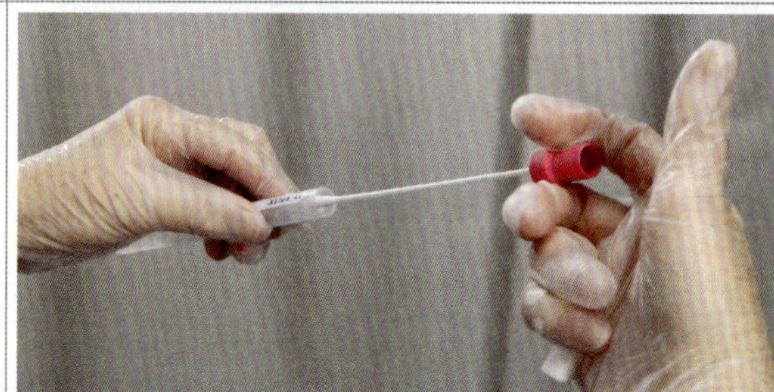
4.4 Retirer les gants souillés en les retournant l'un dans l'autre (voir la procédure 4-2-2, p. 131), puis les jeter dans le sac à rebuts.	On prévient la contamination de l'environnement.	
4.5 Coller l'étiquette d'identification imprimée ou remplie manuellement sur le tube de transport. Indiquer l'heure du prélèvement sur le formulaire de requête d'analyse.	L'identification de l'échantillon permet de prévenir les erreurs de diagnostic ou de traitement.	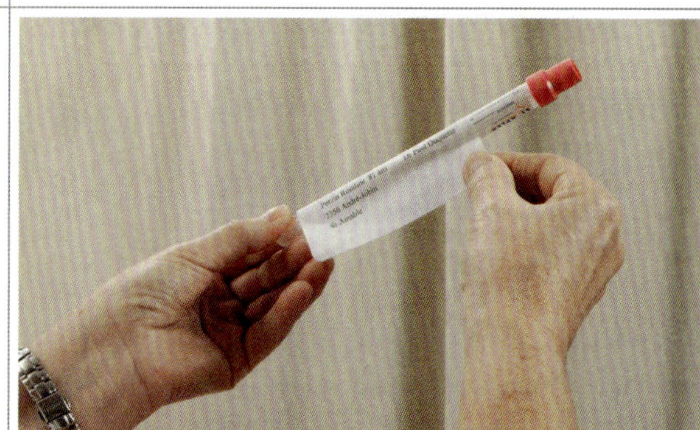
4.6 Déposer le tube de transport dans un sac de transport biorisque et y joindre le formulaire de requête d'analyse approprié.	Le sac de transport biorisque protège l'environnement d'une contamination par des microorganismes pathogènes.	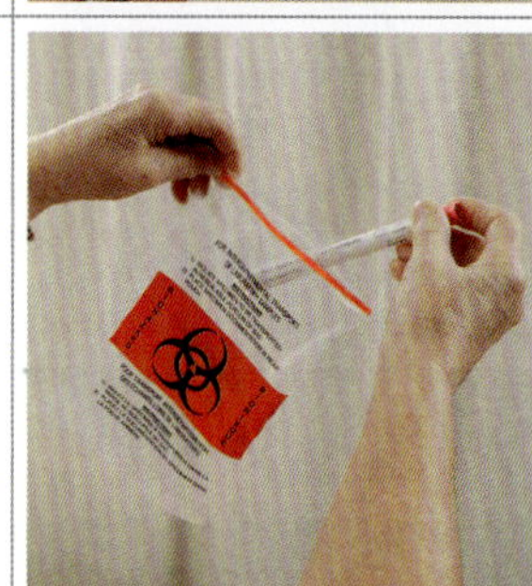 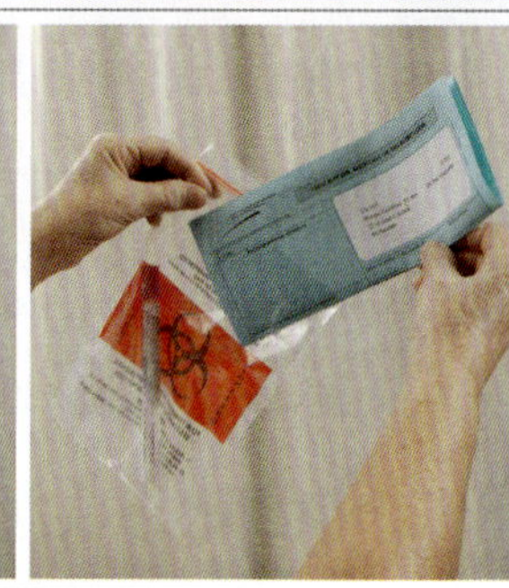

Ne pas oublier les précautions et les interventions s'appliquant après un prélèvement par écouvillonnage.

Ne pas oublier les étapes postexécutoires décrites dans la procédure 1-2.

PROCÉDURE 6-1-4

PRÉLEVER UN ÉCHANTILLON DE SELLES POUR UNE RECHERCHE D'ERV

Sommaire de la procédure

1. Mesures préliminaires
2. Installation de la personne
3. Début du prélèvement de l'échantillon
4. Fin du prélèvement de l'échantillon

Étapes		Justifications	
Ne pas oublier les étapes préalables décrites dans la procédure 1-1. **Ne pas oublier les précautions et les interventions s'appliquant avant un prélèvement par écouvillonnage.**			
1	**Mesures préliminaires**		
1.1	Imprimer le formulaire de requête d'analyse et l'étiquette d'identification à l'aide de la carte d'hôpital de la personne, ou les remplir à la main en écrivant les informations suivantes: numéro de dossier, nom de la personne, numéro de chambre, nom du médecin. Préciser la date du prélèvement sur le formulaire de requête.	L'identification de l'échantillon permet de prévenir les erreurs de diagnostic ou de traitement.	
Rappel	*Pour une analyse microbiologique (culture), on signale toute antibiothérapie en cours sur le formulaire de requête.*	La prise d'antibiotiques influence le résultat du test.	
1.2	Rassembler les articles nécessaires et les placer par ordre d'utilisation sur la table de travail.	Cette disposition favorise le rappel des étapes et facilite le déroulement de la procédure.	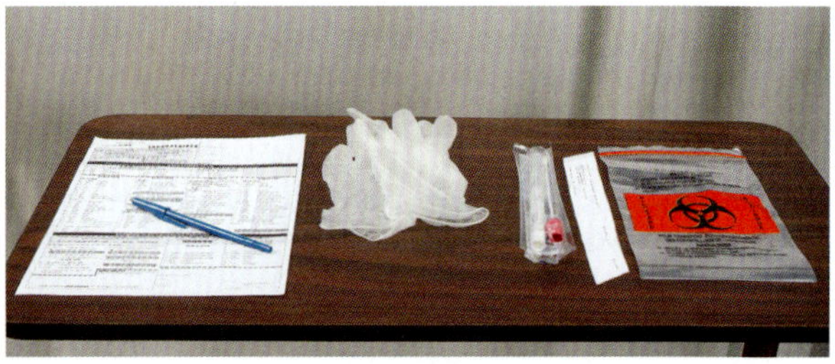
2	**Installation de la personne**		
2.1	Installer la personne en position de décubitus latéral ou semi-latéral (Sims).	Cette position assure le confort de la personne et facilite le prélèvement.	
2.2	Prévenir la personne que l'introduction de l'écouvillon pourra causer une sensation désagréable.	Une personne avisée collabore mieux à la procédure.	
3	**Début du prélèvement de l'échantillon**		
3.1	Mettre des gants propres.	On prévient la contamination des mains par des liquides biologiques.	
3.2	Ouvrir l'emballage de l'écouvillon et du tube de transport convenant à la recherche d'ERV et le poser sur la table de travail en laissant les articles à l'intérieur.		
3.3	Sortir l'écouvillon de son emballage en le manipulant par le bouchon, sans toucher ni à la tige ni au bourdonnet.	Cette mesure permet d'éviter la contamination de l'écouvillon, afin de ne pas fausser les résultats de l'analyse.	

Étapes		Justifications	
3.4	Avec la main non dominante, écarter les fesses de la personne.		
3.5	Insérer l'écouvillon dans l'anus, à une profondeur de 2,5 à 3,5 cm.	L'insertion à une profondeur de 2,5 à 3,5 cm permet de dépasser le sphincter anal et d'atteindre l'ampoule rectale où se trouvent les matières fécales.	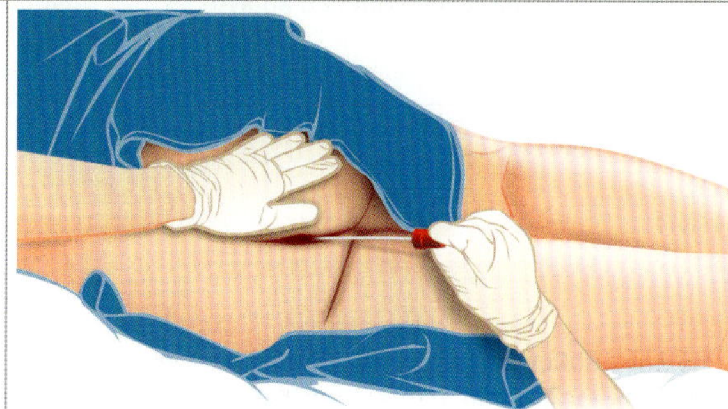
3.6	Prélever un échantillon de selles en effectuant cinq rotations.	Les cinq rotations permettent de recueillir une quantité suffisante de matières fécales pour une analyse probante.	

Remarque

Pour une recherche d'ERV, il faut que le bourdonnet soit saturé de matières fécales.	La saturation du bourdonnet est nécessaire pour obtenir une quantité suffisante d'échantillon de selles pour une recherche d'ERV.

4 Fin du prélèvement de l'échantillon

4.1	Placer et tenir l'écouvillon entre l'index et le majeur de la main dominante, le bourdonnet dirigé vers le haut.	On fait en sorte que l'extrémité de l'écouvillon ne touche aucune surface contaminée, ce qui fausserait le résultat de l'analyse, et qu'elle ne contamine pas l'uniforme et l'environnement.	
4.2	Prendre et approcher le tube de transport avec la main non dominante. Saisir le bouchon avec l'auriculaire de la main dominante, l'entourer en le serrant et le retirer.	Cette manœuvre réduit au minimum le risque de contamination de l'échantillon.	
4.3	Insérer l'écouvillon dans le tube de transport, en évitant tout contact avec les doigts et avec la partie extérieure du tube. Fermer hermétiquement le tube de transport.	Le tube de transport contient une gelée constituant un milieu propice à la préservation de l'échantillon jusqu'au moment de l'analyse. On prévient la contamination de l'environnement.	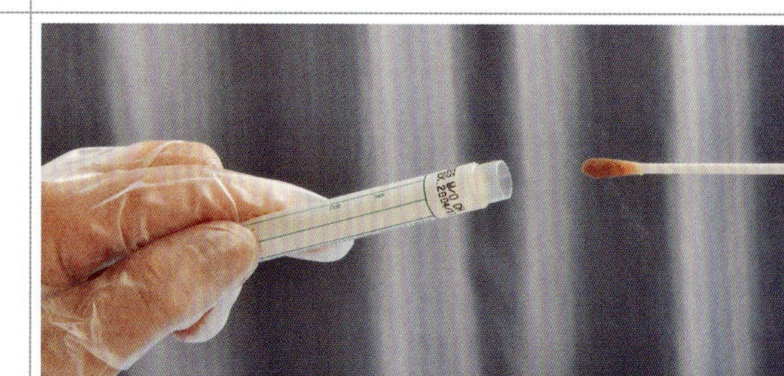
4.4	Retirer les gants souillés en les retournant l'un dans l'autre (voir la procédure 4-2-2, p. 131), puis les jeter.	On prévient la contamination de l'environnement.	
4.5	Coller l'étiquette d'identification imprimée ou remplie manuellement sur le tube de transport. Indiquer l'heure du prélèvement sur le formulaire de requête d'analyse.	L'identification de l'échantillon permet de prévenir les erreurs de diagnostic ou de traitement.	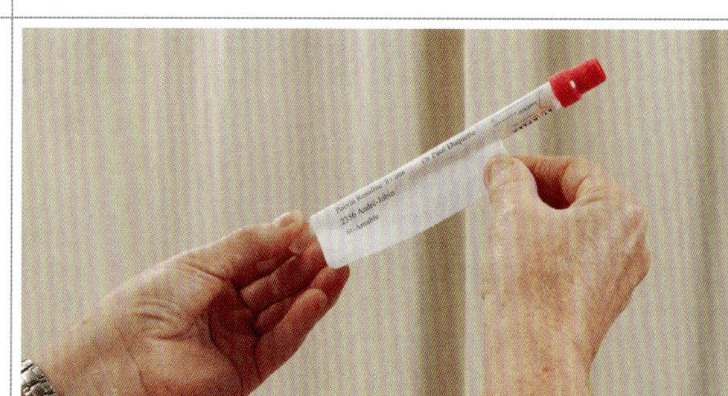

Étapes		Justifications	
4.6	Déposer le tube de transport dans un sac de transport biorisque et y joindre le formulaire de requête d'analyse approprié.	Le sac de transport biorisque protège l'environnement d'une contamination par des microorganismes pathogènes.	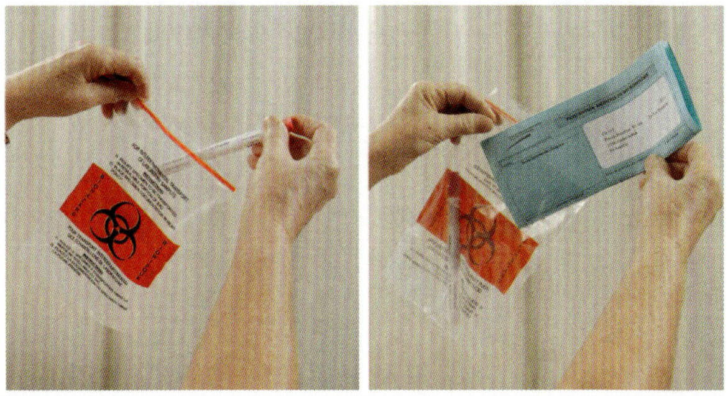

Ne pas oublier les précautions et les interventions s'appliquant après un prélèvement par écouvillonnage.

Ne pas oublier les étapes postexécutoires décrites dans la procédure 1-2.

PROCÉDURE 6-1-5

PRÉLEVER UN ÉCHANTILLON DE L'ÉCOULEMENT D'UNE PLAIE

Sommaire de la procédure

1 Mesures préliminaires
2 Installation de la personne
3 Début du prélèvement de l'échantillon
4 Fin du prélèvement de l'échantillon

Étapes		Justifications

Ne pas oublier les étapes préalables décrites dans la procédure 1-1.
Ne pas oublier les précautions et les interventions s'appliquant avant un prélèvement par écouvillonnage.

1 Mesures préliminaires

1.1	Imprimer le formulaire de requête d'analyse et l'étiquette d'identification à l'aide de la carte d'hôpital de la personne, ou les remplir à la main en écrivant les informations suivantes : numéro de dossier, nom de la personne, numéro de chambre, nom du médecin. Préciser la date du prélèvement sur le formulaire de requête.	L'identification de l'échantillon permet de prévenir les erreurs de diagnostic ou de traitement.
Rappel	*Pour une analyse microbiologique (culture), on signale toute antibiothérapie en cours sur le formulaire de requête.*	La prise d'antibiotiques influence le résultat du test.
Remarque	*Si l'on doit faire le prélèvement en même temps que la réfection du pansement, on doit penser à préparer le matériel nécessaire aux soins de la plaie et à ajouter l'écouvillon stérile au matériel qui sera déposé sur le champ de travail stérile (voir la procédure 8-1-1, p. 456).*	L'écouvillon stérile servira au prélèvement de l'exsudat de la plaie après le nettoyage.
1.2	Rassembler les articles nécessaires et les placer par ordre d'utilisation sur la table de travail.	Cette disposition favorise le rappel des étapes et facilite le déroulement de la procédure.

	Étapes	Justifications	
2	**Installation de la personne**		
2.1	Installer la personne confortablement et de façon à bien voir la plaie.	L'objectif est d'assurer le confort de la personne et de faciliter le prélèvement.	
2.2	Au besoin, placer un piqué plastifié jetable sous la région de la plaie.	Le piqué protègera la literie au moment du nettoyage de la plaie.	
3	**Début du prélèvement de l'échantillon**		
3.1	Installer un sac à rebuts en plastique en retournant le bord et en le fixant au lit, à la ridelle abaissée ou à la table de travail.	L'ourlet prévient la souillure de la surface extérieure du sac et aide à maintenir le sac ouvert. La proximité du sac permet de jeter aisément le matériel souillé sans contaminer l'environnement.	
3.2	Enfiler des gants propres et défaire le pansement, s'il y a lieu (voir la procédure 8-1-1, p. 456).	On prévient la contamination des mains par des liquides biologiques.	
3.3	Retirer les gants souillés en les retournant l'un dans l'autre, puis les jeter dans le sac à rebuts.	On prévient le contact des mains avec des liquides biologiques.	
3.4	Sortir de son emballage le matériel nécessaire au nettoyage de la plaie, en respectant les principes de l'asepsie chirurgicale (voir les procédures de la méthode de soins 4-3, p. 133).	Le choix du matériel dépend de la procédure de nettoyage choisie (avec des compresses, selon la procédure 8-1-1, p. 456, ou par irrigation, selon la procédure 8-2-1, p. 481).	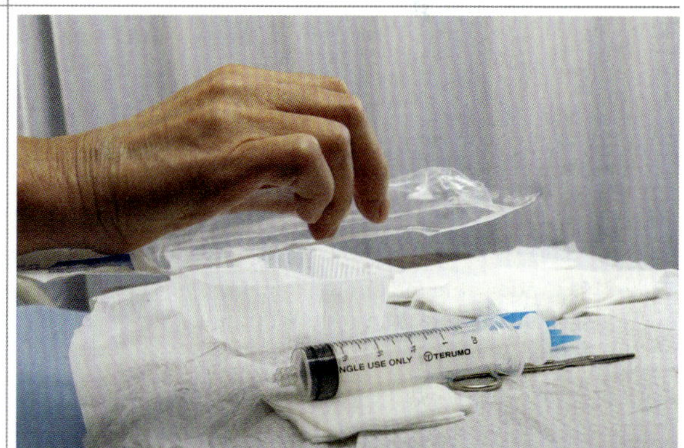
3.5	Ouvrir l'emballage de l'écouvillon standard stérile et du tube de transport, et déposer ceux-ci de façon aseptique sur le champ stérile.		
3.6	Mettre des gants stériles (voir la procédure 4-2-1, p. 128).		
3.7	Nettoyer ou irriguer la plaie avec une solution de NaCl 0,9 %, selon les principes de l'asepsie chirurgicale (voir la procédure 8-1-1, p. 456, ou 8-2-1, p. 481, selon le cas).	Un nettoyage efficace de la plaie permet de prélever les microorganismes qui logent en profondeur dans le lit de la plaie, et non pas seulement ceux qui font partie de la colonisation de surface.	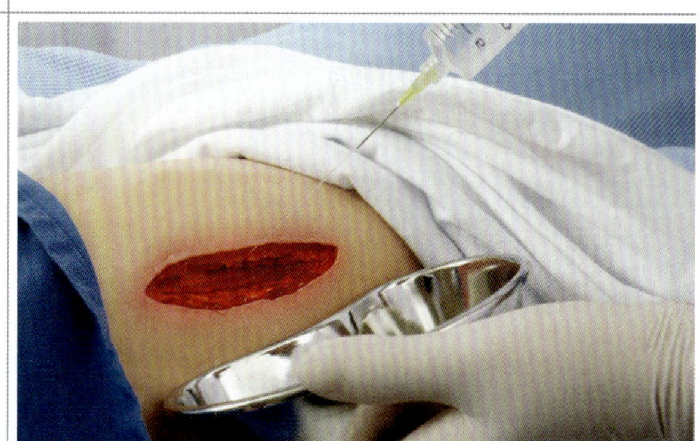

Remarque

Si cela est indiqué, on débride superficiellement la plaie.	Le débridement permet d'accéder au lit profond de la plaie pour obtenir un échantillon significatif.

Étapes		Justifications	
3.8	Choisir un site du lit de la plaie présentant un tissu de granulation propre.	Les microorganismes préfèrent un endroit vascularisé pour se reproduire.	
3.9	Prévenir la personne qu'elle pourra ressentir de l'inconfort lors du prélèvement.	Une personne avisée collabore mieux.	
3.10	Faire rouler l'écouvillon sur la plaie, dans une rotation de 360° sur lui-même, en couvrant une surface de 1 cm^2. Puis le laisser en place et appliquer une légère pression durant 5 secondes.	La rotation permet de prélever une quantité d'échantillon suffisante pour l'analyse. Un temps de 5 secondes permet à l'exsudat d'imbiber le bourdonnet de l'écouvillon.	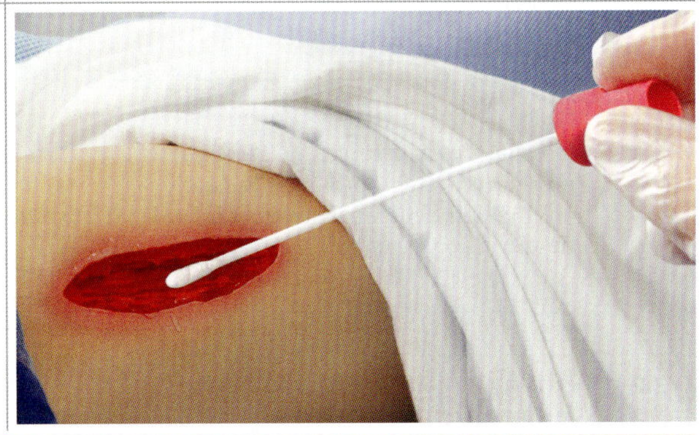

ALERTE!

Ne pas prélever d'échantillon sur du pus, du tissu nécrotique ou une plaie sèche.	Le résultat de l'analyse peut être un faux positif. Il est important de prélever les microorganismes présents en profondeur dans le lit de la plaie et pas seulement les microorganismes qui font partie de la colonisation de surface.

4 Fin du prélèvement de l'échantillon

4.1	Placer et tenir l'écouvillon entre l'index et le majeur de la main dominante, le bourdonnet dirigé vers le haut.	On fait en sorte que l'extrémité de l'écouvillon ne touche aucune surface contaminée, ce qui fausserait le résultat de l'analyse, et qu'elle ne contamine pas l'uniforme et l'environnement.	
4.2	Prendre et approcher le tube de transport avec la main non dominante. Saisir le bouchon avec l'auriculaire de la main dominante, l'entourer en le serrant et le retirer.	Cette manœuvre réduit au minimum le risque de contamination de l'échantillon.	
4.3	Insérer l'écouvillon dans le tube de transport, en évitant tout contact avec les doigts et la partie extérieure du tube. Fermer hermétiquement le tube de transport.	Le tube de transport contient un produit qui constitue un milieu propice à la préservation de l'échantillon jusqu'au moment de l'analyse. On prévient la contamination de l'environnement	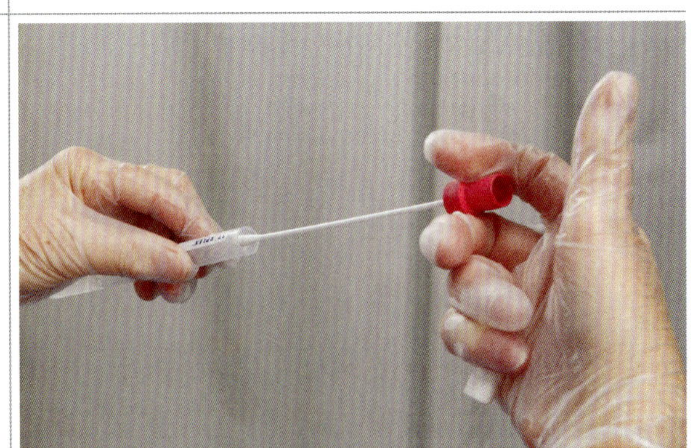
4.4	Terminer la réfection du pansement s'il y a lieu.		
4.5	Retirer les gants souillés en les retournant l'un dans l'autre (voir la procédure 4-2-2, p. 131), puis les jeter dans le sac à rebuts.	On prévient la contamination de l'environnement.	

Étapes		Justifications	
4.6	Coller l'étiquette d'identification imprimée ou remplie manuellement sur le tube de transport. Indiquer l'heure du prélèvement sur le formulaire de requête d'analyse.	L'identification de l'échantillon permet de prévenir les erreurs de diagnostic ou de traitement.	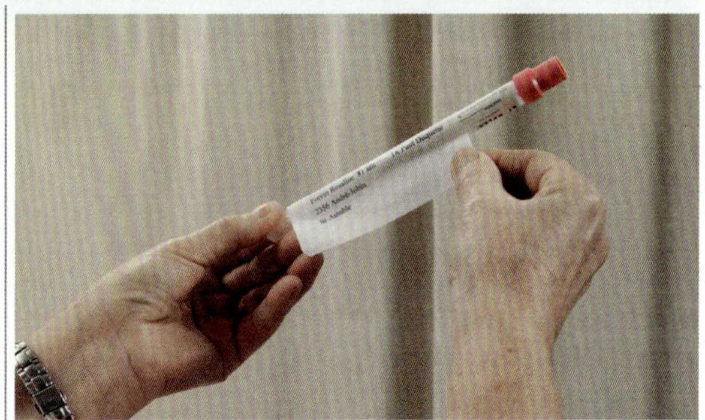
4.7	Déposer le tube de transport dans un sac de transport biorisque et y joindre le formulaire de requête d'analyse approprié.	Le sac de transport biorisque protège l'environnement d'une contamination par des microorganismes pathogènes.	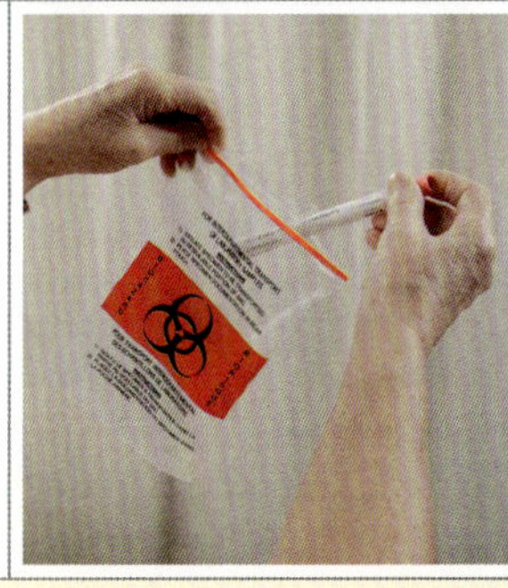 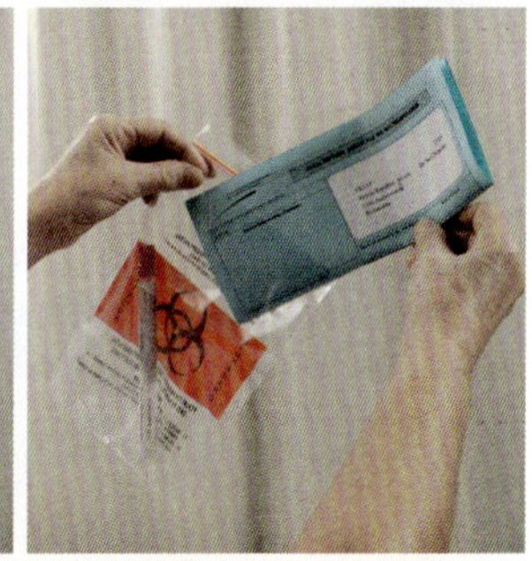

Ne pas oublier les précautions et les interventions s'appliquant après un prélèvement par écouvillonnage.

Ne pas oublier les étapes postexécutoires décrites dans la procédure 1-2.

Quelles précautions avez-vous prises pour le transport des échantillons de Mme Savard ?

RÉDACTION DES NOTES D'ÉVOLUTION

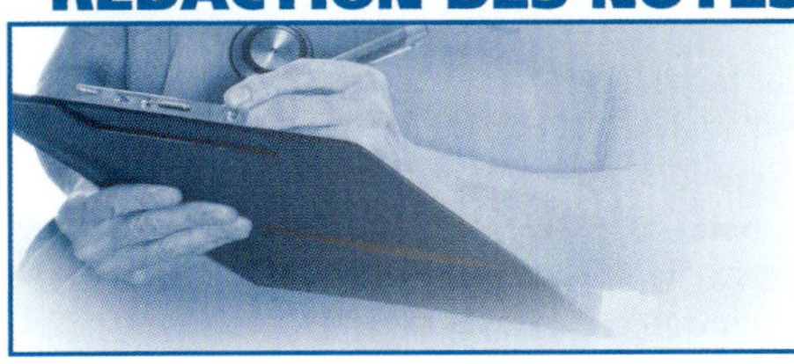

Dossier de Mme Savard

2011-02-22 **11:10** Prélèvement de sécrétions nasales pour la recherche de SARM. ______
11:20 Prélèvement de sécrétions anales pour la recherche d'ERV. Bonne collaboration, explique dans ses mots le but des analyses effectuées. ______
______ Daniel Rouleau, étudiant inf.

MÉTHODE DE SOINS **6-2**

33 EXAMENS PARACLINIQUES

Prélèvement d'un échantillon : selles et expectorations

Cette méthode de soins explique les procédures à suivre pour prélever un échantillon de selles pour une recherche de sang occulte (test au gaïac) (page 209) ou pour une analyse microbiologique ou biochimique (page 212), ainsi que pour prélever un échantillon d'expectorations pour une analyse microbiologique, biochimique ou cytologique (page 214).

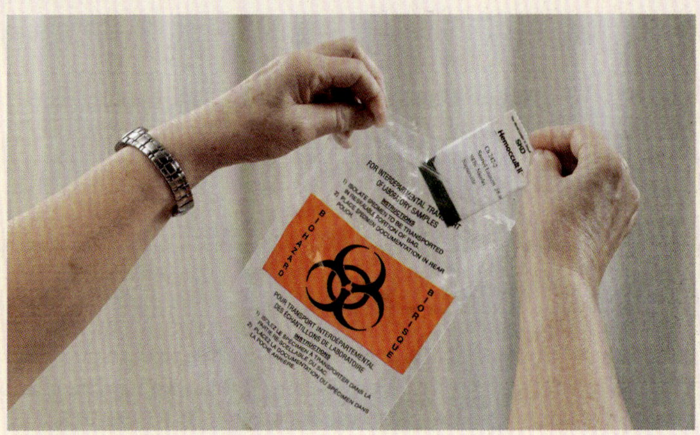

DÉFINITION

Méthode de soins consistant à recueillir un échantillon de matière organique à des fins d'analyse et de culture.

Pour la recherche de sang occulte dans les selles (test au gaïac), la méthode consiste à mesurer, de façon semi-quantitative, si la quantité de sang dans les selles est supérieure à la quantité normale, soit 2,0 à 2,5 mL par jour.

CONTEXTE D'EXÉCUTION

BUTS

Selles	Expectorations
MICROBIOLOGIE • Déceler, par une analyse microbiologique, la présence de bactéries, de virus, etc. • Faire une culture pour établir un antibiogramme.	MICROBIOLOGIE • Déceler, par une analyse microbiologique, la présence de bactéries, de virus, etc. • Faire une culture pour établir un antibiogramme.
BIOCHIMIE • Déceler, par une analyse biochimique, la présence de sang, de sang occulte, de produits de la digestion comme la graisse, la bile, etc.	BIOCHIMIE • Déceler, par une analyse biochimique, la présence de sang.
	CYTOLOGIE • Déceler la présence de cellules atypiques.

MATÉRIEL ET ÉQUIPEMENT

ARTICLES ESSENTIELS

Documents	Articles de base	Prélèvement de selles pour recherche de sang occulte[4]	Prélèvement de selles pour analyse microbiologique ou biochimique	Prélèvement d'expectorations
• Formulaire de requête d'analyse 1 • Étiquette d'identification blanche 2 • Stylo à bille 3	• Gants propres 4 • Sac de transport biorisque 5	• Bassin hygiénique 6 • Papier hygiénique 7 • Sac à rebuts en plastique 8 • Ruban adhésif 9 • Trousse du test de dépistage au gaïac (Hemoccult) : trois cartons numérotés 1, 2 et 3 ou à numéroter 10 • Abaisse-langue 11 • Bouteille de réactif 12	• Bassin hygiénique 6 • Papier hygiénique 7 • Sac à rebuts en plastique 8 • Ruban adhésif 9 • Abaisse-langue 11 • Récipient pour les selles, selon le type d'analyse[5] : – analyse biochimique 13 – analyse microbiologique : pot stérile 14 – recherche de produits de digestion 15 • Tampon d'alcool à 70 % 16	• Récipient pour les expectorations 13 • Tampon d'alcool à 70 % 16

ARTICLES FACULTATIFS

		Si la personne a de la difficulté à déféquer sur le bassin hygiénique : • Chaise d'aisances	***Si la personne a de la difficulté à déféquer sur le bassin hygiénique :*** • Chaise d'aisances *ou* Chapeau gradué pour le siège des toilettes 17 ***Si les selles sont liquides :*** • Godet en plastique gradué 18	

4. La recherche de sang occulte dans les selles se fait sur trois échantillons de selles de trois défécations différentes. Les documents, les articles de base et les articles spécifiques énumérés ici sont à rassembler pour chacun des prélèvements.
5. Se reporter au cahier de laboratoire pour connaître les récipients à utiliser selon l'analyse demandée.

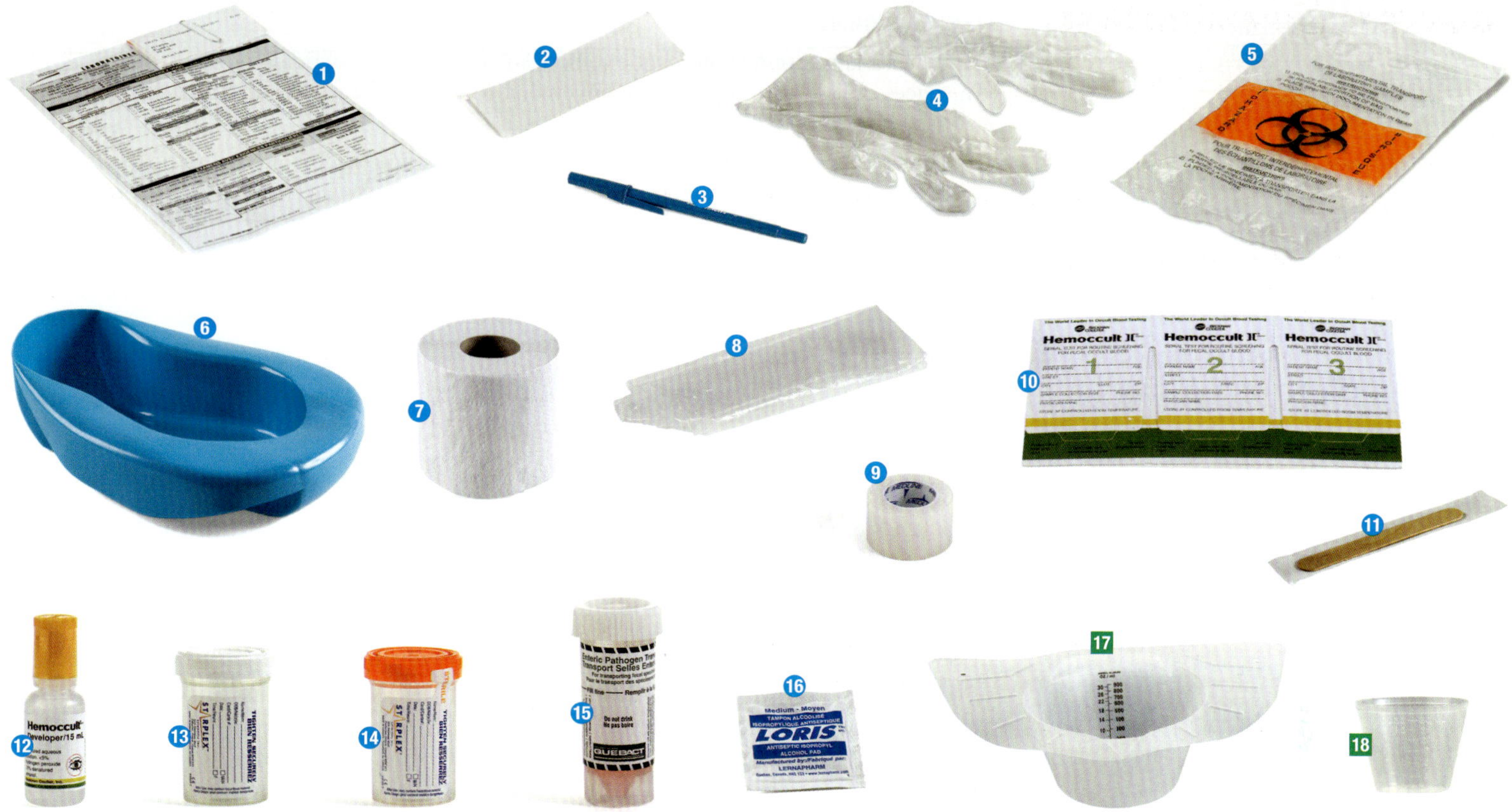

PRÉCAUTIONS ET INTERVENTIONS **avant** le prélèvement d'un échantillon

1. ÉVALUATION

Pour le test au gaïac

- Rechercher des facteurs qui pourraient influencer le résultat du test :
  - un saignement aux gencives, *car l'ingestion de petites quantités de sang peut conduire à un résultat faux, positif* ;
  - la présence d'hémorroïdes, *car des hémorroïdes qui saignent peuvent également fausser le résultat du test*.

2. INTERVENTIONS

- Vérifier si une ordonnance individuelle ou collective recommande de faire des prélèvements *pour la recherche d'un problème de santé potentiel*.
- Vérifier, dans le cahier de laboratoire de l'établissement ou auprès du service de laboratoire, la quantité minimale de selles ou d'expectorations à prélever, *car certaines analyses requièrent une quantité optimale pour un résultat probant*.
- Faire un prélèvement par écouvillonnage rectal *lorsqu'on ne peut obtenir un échantillon de selles (voir la procédure 6-1-4, p. 200)*.

Pour le test au gaïac

- Demander à la personne de consommer beaucoup de fibres et d'éviter les viandes rouges, la volaille, le poisson, les navets et le raifort pendant les 48 à 72 heures qui précèdent la collecte du premier échantillon et pendant toute la durée de la collecte, *car ces aliments peuvent fausser le résultat*.
- Vérifier dans le dossier et sur la feuille d'administration des médicaments (FADM) si la personne prend, entre autres, du fer, de l'indométhacine, de la colchicine, de la vitamine C, *car ces médicaments peuvent provoquer un résultat faux positif*. Suivre les indications du laboratoire quant à l'arrêt de ces médicaments quelques jours avant la collecte des échantillons.

3. ENSEIGNEMENT

- Expliquer à la personne comment elle doit utiliser le bassin hygiénique, la chaise d'aisances ou le chapeau pour le prélèvement, *car les selles ne doivent pas entrer en contact avec l'eau*.
- Demander à la personne de prévenir dès qu'elle a terminé de déféquer, pour pouvoir effectuer un prélèvement rapide *afin de préserver la qualité de l'échantillon et d'obtenir un résultat significatif*.

PRÉCAUTIONS ET INTERVENTIONS **après** le prélèvement d'un échantillon

1. ÉVALUATION

- Vérifier dans le cahier de laboratoire de l'unité de soins si la quantité d'échantillon est suffisante, selon l'analyse demandée *pour permettre une analyse efficace*.

2. INTERVENTIONS

- Dans le cas d'une personne incontinente, procéder rapidement au prélèvement des selles *afin d'éviter un contact prolongé des selles avec l'urine, dans la culotte d'incontinence*.
- S'ils ne peuvent être envoyés rapidement au laboratoire, conserver les échantillons de selles et d'expectorations au réfrigérateur *afin de préserver leur qualité et d'éviter une croissance microbienne non significative*.
- Aviser le médecin si l'échantillon présente des caractéristiques hors normes (ex. : présence de sang, stéatorrhée, méléna, etc.) *afin d'appliquer rapidement les interventions nécessaires*.
- Désinfecter le bassin hygiénique ou la chaise d'aisances après le prélèvement *afin de prévenir la propagation de microorganismes pathogènes dans l'environnement*.
- Signaler toute antibiothérapie en cours (nom, dose, fréquence d'administration) sur le formulaire de requête de culture pour le laboratoire, *car l'antibiotique influence le résultat du test*.

Pour le test au gaïac

- Refaire le test deux autres fois, *car trois échantillons de selles de trois défécations différentes sont nécessaires pour confirmer et mesurer la quantité de sang dans les selles*.
- Indiquer sur le formulaire de requête d'analyse les médicaments qui n'ont pu être arrêtés et qui auraient une influence sur le résultat du test au gaïac *afin que le laboratoire puisse assurer que le résultat est vraiment positif*.

3. ENSEIGNEMENT

Pour le test au gaïac

- Expliquer à la personne qu'il faut prendre trois échantillons de selles de trois défécations différentes *afin que le résultat quantitatif soit acceptable*.

4. NOTES AU DOSSIER

- Écrire dans les notes d'évolution toutes les informations concernant le prélèvement *afin de permettre la continuité des soins*.
  - Date et heure du prélèvement
  - Examen demandé
  - Indications pour le test demandé
  - Caractéristiques des selles
  - Difficultés à la défécation

  Pour le test au gaïac
  - Arrêt de certains médicaments, et sa durée
  - Régime alimentaire particulier, et sa durée
  - Numéro de l'échantillon recueilli (ex. : n° 1)
  - Résultat du test de sang occulte s'il a été fait sur place

MISE EN SITUATION

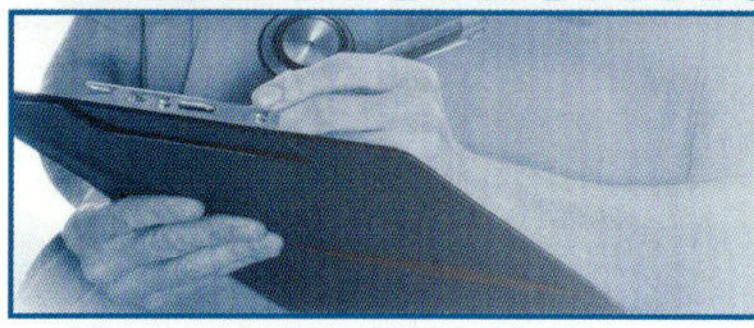

M. Cloutier, âgé de 64 ans, souffre d'ulcères à l'estomac et de problèmes de goutte. Les résultats d'hémoglobine (Hb) et d'hématocrite (Ht) sont bas. Son médecin veut savoir s'il y a présence d'un saignement actif.

Ordonnance médicale au dossier

- Recherche de sang occulte dans les selles.

PROCÉDURE 6-2-1

PRÉLEVER UN ÉCHANTILLON DE SELLES POUR UNE RECHERCHE DE SANG OCCULTE (TEST AU GAÏAC)

Sommaire de la procédure

1. Mesures préliminaires
2. Installation de la personne
3. Début du prélèvement de l'échantillon
4. Fin du prélèvement de l'échantillon

Avez-vous vérifié, dans le dossier de M. Cloutier, les autres ordonnances médicales indiquant la médication prescrite ?

Étapes	Justifications

Ne pas oublier les étapes préalables décrites dans la procédure 1-1.
Ne pas oublier les précautions et les interventions s'appliquant avant le prélèvement d'un échantillon.

1 Mesures préliminaires

	Étapes	Justifications
1.1	Imprimer le formulaire de requête d'analyse et l'étiquette d'identification à l'aide de la carte d'hôpital de la personne, ou les remplir à la main en écrivant les informations suivantes : numéro de dossier, nom de la personne, numéro de chambre, nom du médecin. Préciser la date du prélèvement sur le formulaire de requête.	L'identification de l'échantillon permet de prévenir les erreurs de diagnostic ou de traitement.

Remarque

Étapes	Justifications
Pour le test au gaïac, on signale sur le formulaire de requête d'analyse les médicaments qui n'ont pu être arrêtés et qui pourraient influencer le résultat du test.	La prise de certains médicaments influence le résultat du test.

	Étapes	Justifications
1.2	Rassembler les articles nécessaires et les placer par ordre d'utilisation sur la table de travail.	Cette disposition favorise le rappel des étapes et facilite le déroulement de la procédure.

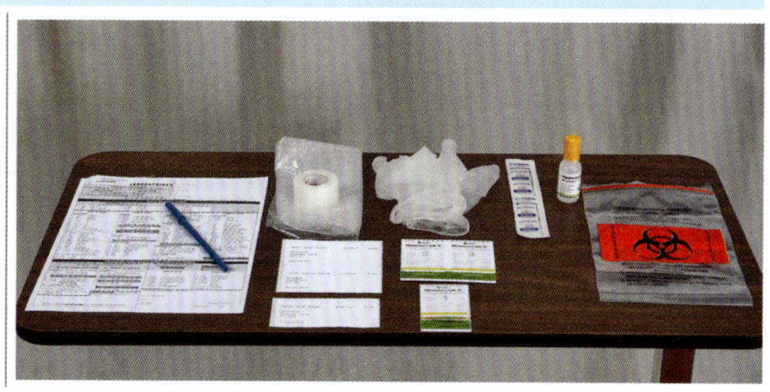

2 Installation de la personne

A PERSONNE AUTONOME

	Étapes	Justifications
A.1	Demander à la personne d'aller uriner aux toilettes.	Les selles ne doivent pas entrer en contact avec l'urine.
A.2	Demander à la personne d'utiliser le bassin hygiénique, la chaise d'aisances ou le chapeau pour le prélèvement de selles.	

	Étapes	Justifications
B	PERSONNE EN PERTE D'AUTONOMIE	
B.1	Faire uriner la personne sur le bassin hygiénique ou la chaise d'aisances.	Les selles ne doivent pas entrer en contact avec l'urine.
B.2	Vider le bassin hygiénique ou le bassin de la chaise d'aisances et le rincer.	
B.3	Installer à nouveau la personne sur le bassin hygiénique ou replacer le bassin sous la chaise d'aisances.	

ALERTE!

Ne pas jeter de papier hygiénique dans le récipient qui va recevoir les selles.	On ne doit pas contaminer l'échantillon avec des débris non organiques.

3 Début du prélèvement de l'échantillon

	Étapes	Justifications
3.1	Installer un sac à rebuts en plastique en retournant le bord et en le fixant au lit, à la ridelle abaissée ou à la table de travail.	L'ourlet prévient la souillure de la surface extérieure du sac et aide à maintenir le sac ouvert. La proximité du sac permet de jeter aisément le matériel souillé sans contaminer l'environnement.
3.2	Mettre des gants propres.	On prévient la contamination des mains par des liquides biologiques.
3.3	Détacher le carton numéroté 1 de la trousse du test de dépistage au gaïac, et ouvrir le rabat du dessus.	La partie du dessus contient le papier buvard imprégné de gaïac.
3.4	Ouvrir l'emballage de l'abaisse-langue.	
3.5	Prélever un échantillon de selles de la grosseur d'un pois à l'aide de l'abaisse-langue.	L'abaisse-langue permet de prélever une petite quantité de selles pour le frottis.
3.6	Étendre une mince couche de selles sur le papier buvard imprégné de gaïac, dans la section A de la trousse de test (plaquette de carton n° 1).	
3.7	Prélever un autre échantillon dans une autre région des mêmes selles.	Le deuxième échantillon permet de s'assurer que la quantité de selles prélevée est suffisante pour un test quantitatif fiable.
3.8	Étendre une mince couche de selles sur le papier buvard imprégné de gaïac, dans la section B de la trousse de test (plaquette de carton n° 1).	Une petite quantité de frottis est suffisante pour effectuer une recherche de sang dans les selles.

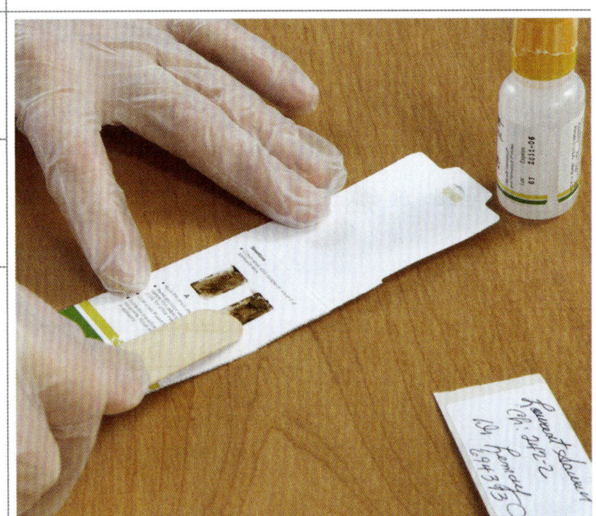

	Étapes	Justifications
3.9	Jeter l'abaisse-langue dans le sac à rebuts.	
3.10	Laisser les échantillons sécher pendant 3 à 5 minutes.	On attend que le liquide contenu dans les selles imprègne le papier buvard.
3.11	Fermer le rabat du dessus du carton n° 1 de la trousse de test.	

Étapes		Justifications	
3.12	Ouvrir le rabat arrière de la trousse de test et déposer deux gouttes de réactif sur chaque section de papier buvard.	L'ajout du réactif permet de déceler rapidement la présence de sang dans les selles. Le résultat est positif lorsque le papier devient bleu.	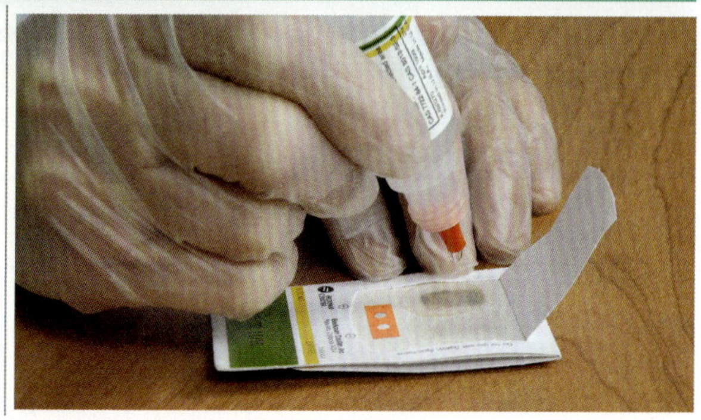

4 Fin du prélèvement de l'échantillon

4.1	Retirer les gants souillés en les retournant l'un dans l'autre (voir la procédure 4-2-2, p. 131), puis les jeter dans le sac à rebuts.	On prévient la contamination de l'environnement.	
4.2	Coller l'étiquette d'identification imprimée ou remplie manuellement sur la trousse de test contenant les échantillons. Y écrire le numéro du prélèvement. Indiquer l'heure du prélèvement sur le formulaire de requête d'analyse.		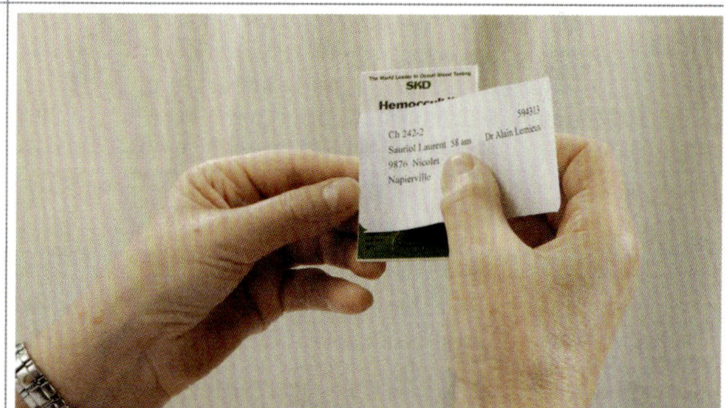
4.3	Déposer la trousse de test contenant les échantillons (plaquette de carton nº 1) dans un sac de transport biorisque et y joindre le formulaire de requête d'analyse approprié.	Le sac de transport biorisque protège l'environnement d'une contamination par des microorganismes pathogènes.	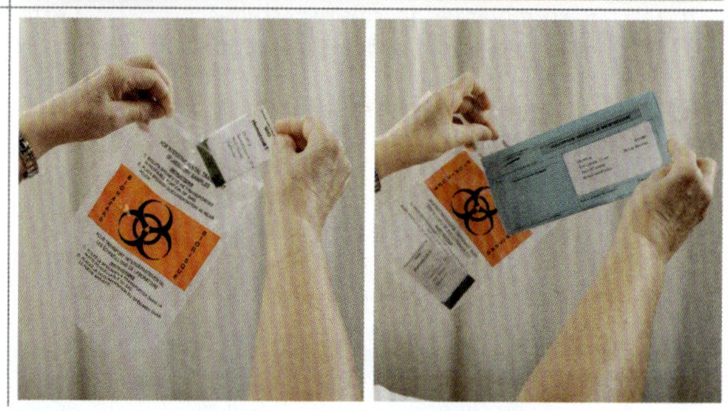

Remarque

On laisse les deux autres trousses de dépistage au gaïac (plaquettes de carton nº 2 et nº 3) au chevet de la personne.

En laissant les deux autres trousses de dépistage au chevet de la personne, on rappelle aux membres du personnel que deux autres prélèvements devront être faits.

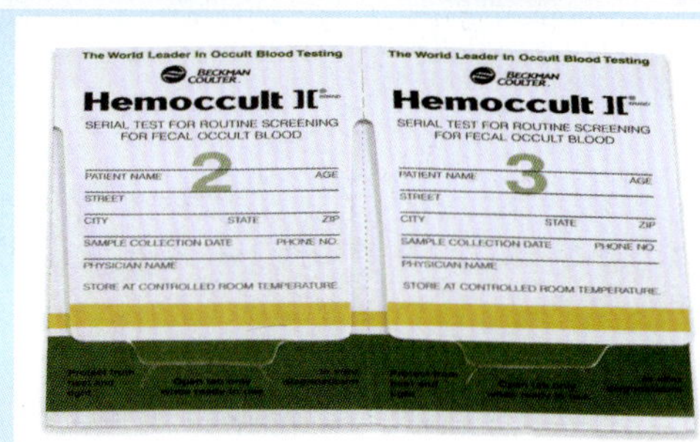

Ne pas oublier les précautions et les interventions s'appliquant après le prélèvement d'un échantillon.

Ne pas oublier les étapes postexécutoires décrites dans la procédure 1-2.

PROCÉDURE 6-2-2

PRÉLEVER UN ÉCHANTILLON DE SELLES POUR UNE ANALYSE MICROBIOLOGIQUE OU BIOCHIMIQUE

Sommaire de la procédure

1. Mesures préliminaires
2. Installation de la personne
3. Prélèvement de l'échantillon

Étapes		Justifications	
Ne pas oublier les étapes préalables décrites dans la procédure 1-1. **Ne pas oublier les précautions et les interventions s'appliquant avant le prélèvement d'un échantillon.**			

1 Mesures préliminaires

	Étapes	Justifications	
1.1	Imprimer le formulaire de requête d'analyse et l'étiquette d'identification à l'aide de la carte d'hôpital de la personne, ou les remplir à la main en écrivant les informations suivantes : numéro de dossier, nom de la personne, numéro de chambre, nom du médecin. Préciser la date du prélèvement sur le formulaire de requête.	L'identification de l'échantillon permet de prévenir les erreurs de diagnostic ou de traitement.	

Rappel

Pour une analyse microbiologique (culture), on signale toute antibiothérapie en cours sur le formulaire de requête.	La prise d'antibiotiques influence le résultat du test.

	Étapes	Justifications	
1.2	Rassembler les articles nécessaires et les placer par ordre d'utilisation sur la table de travail.	Cette disposition favorise le rappel des étapes et facilite le déroulement de la procédure.	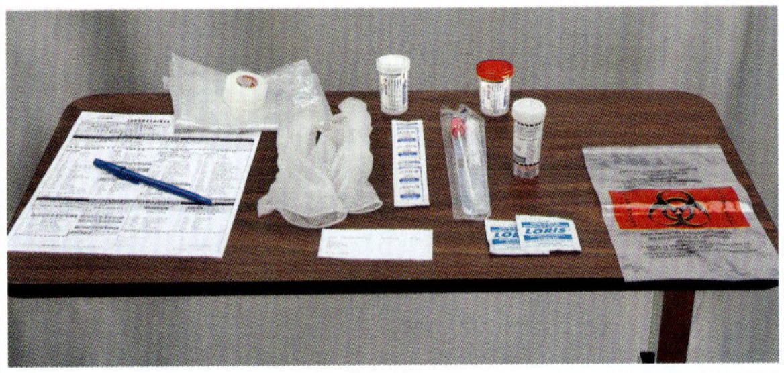

Remarque

Si une culture de selles est requise (analyse microbiologique), on prend un contenant stérile pour le prélèvement.	Pour un résultat exact, l'échantillon requis pour une culture doit être exempt de toute contamination exogène.	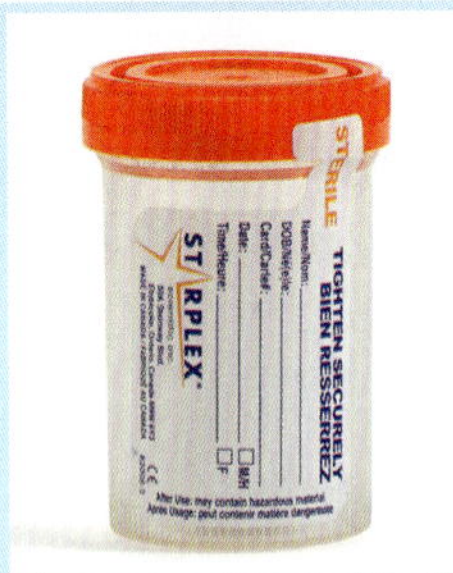

2 Installation de la personne

A PERSONNE AUTONOME

	Étapes	Justifications	
A.1	Demander à la personne d'aller uriner aux toilettes.	Les selles ne doivent pas entrer en contact avec l'urine.	
A.2	Demander à la personne d'utiliser le bassin hygiénique, la chaise d'aisances ou le chapeau pour le prélèvement de selles.		

Étapes		Justifications	
B	PERSONNE EN PERTE D'AUTONOMIE		
B.1	Faire uriner la personne sur le bassin hygiénique ou la chaise d'aisances.	Les selles ne doivent pas entrer en contact avec l'urine.	
B.2	Vider le bassin hygiénique ou le bassin de la chaise d'aisances et le rincer.		
B.3	Installer à nouveau la personne sur le bassin hygiénique ou replacer le bassin sous la chaise d'aisances.		
ALERTE !			
	Ne pas jeter de papier hygiénique dans le récipient qui va recevoir les selles.	On ne doit pas contaminer l'échantillon avec des débris non organiques.	
3	**Prélèvement de l'échantillon**		
3.1	Installer un sac à rebuts en plastique en retournant le bord et en le fixant au lit, à la ridelle abaissée ou à la table de travail.	L'ourlet prévient la souillure de la surface extérieure du sac et aide à maintenir le sac ouvert. La proximité du sac permet de jeter aisément le matériel souillé sans contaminer l'environnement.	
3.2	Ouvrir l'emballage de l'abaisse-langue (voir la procédure 4-3-6, p. 149) et celui du contenant pour les selles correspondant à l'analyse demandée.		
3.3	Mettre des gants propres.	On prévient la contamination des mains par des matières biologiques.	
3.4	Prélever un échantillon de 2,5 cm de selles solides à l'aide de l'abaisse-langue ou du bâtonnet inclus dans le récipient pour le prélèvement. *ou* Prélever de 15 à 30 mL de selles liquides à l'aide d'un godet en plastique gradué.	Une certaine quantité de selles est nécessaire pour la recherche d'œufs et de parasites. Une petite quantité est suffisante pour la recherche de bactéries ou de virus.	
3.5	Déposer l'échantillon dans le récipient, sans toucher à l'extérieur. Fermer hermétiquement le récipient.	On prévient la contamination de l'environnement.	
3.6	Jeter l'abaisse-langue dans le sac à rebuts.		
3.7	Ouvrir l'emballage du tampon d'alcool à 70 % et prendre le tampon pour nettoyer l'extérieur du récipient.	On s'assure que l'extérieur du récipient est exempt de souillure.	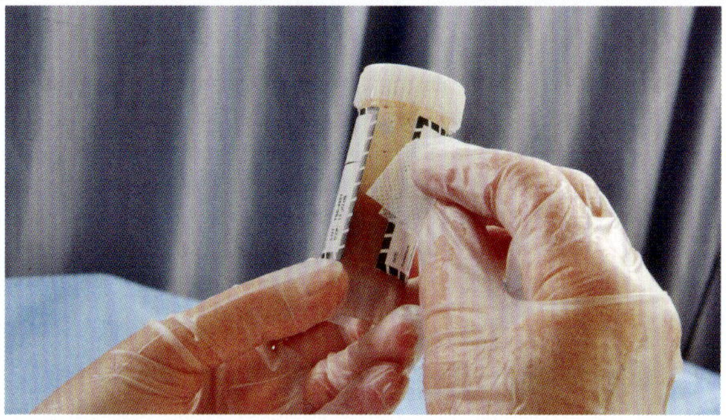
3.8	Retirer les gants souillés en les retournant l'un dans l'autre (voir la procédure 4-2-2, p. 131), puis les jeter dans le sac à rebuts.	On prévient la contamination de l'environnement par des micro-organismes pathogènes.	

Étapes		Justifications	
3.9	Coller l'étiquette d'identification imprimée ou remplie manuellement sur le récipient. Indiquer l'heure du prélèvement sur le formulaire de requête d'analyse.	L'identification adéquate de l'échantillon permet d'éviter les erreurs de diagnostic ou de traitement.	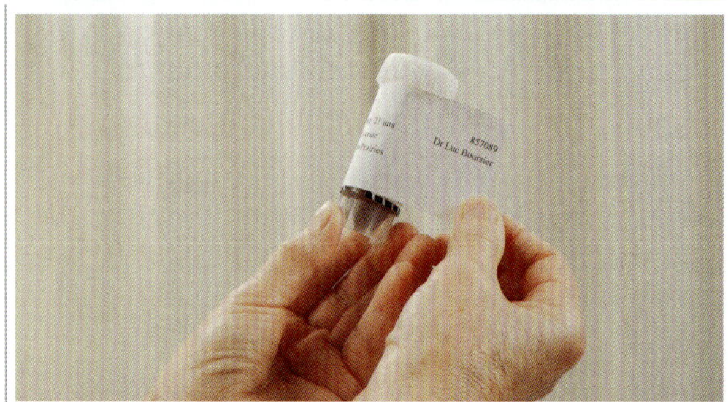
3.10	Déposer le récipient contenant l'échantillon de selles dans un sac de transport biorisque et y joindre le formulaire de requête d'analyse approprié.	Le sac de transport biorisque protège l'environnement d'une contamination par des microorganismes pathogènes.	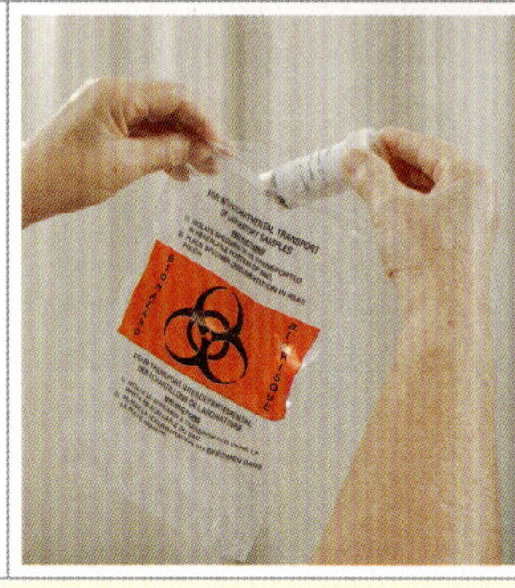 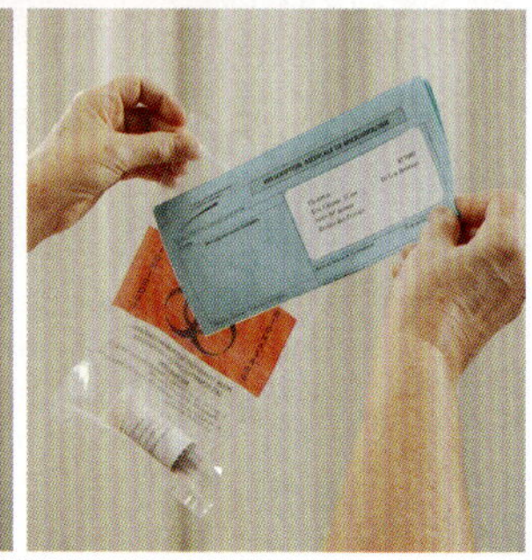

Ne pas oublier les précautions et les interventions s'appliquant après le prélèvement d'un échantillon.

Ne pas oublier les étapes postexécutoires décrites dans la procédure 1-2.

PROCÉDURE 6-2-3

PRÉLEVER UN ÉCHANTILLON D'EXPECTORATIONS

Sommaire de la procédure

1. Mesures préliminaires
2. Installation de la personne
3. Prélèvement de l'échantillon

Étapes		Justifications

Ne pas oublier les étapes préalables décrites dans la procédure 1-1.
Ne pas oublier les précautions et les interventions s'appliquant avant le prélèvement d'un échantillon.

1 Mesures préliminaires

1.1	Imprimer le formulaire de requête d'analyse et l'étiquette d'identification à l'aide de la carte d'hôpital de la personne, ou les remplir à la main en écrivant les informations suivantes : numéro de dossier, nom de la personne, numéro de chambre, nom du médecin. Préciser la date du prélèvement sur le formulaire de requête.	L'identification de l'échantillon permet de prévenir les erreurs de diagnostic ou de traitement.

Rappel

Pour une analyse microbiologique (culture), on signale toute antibiothérapie en cours sur le formulaire de requête.	La prise d'antibiotiques influence le résultat du test.

Étapes		Justifications	
1.2	Rassembler les articles nécessaires et les placer par ordre d'utilisation sur la table de travail.	Cette disposition favorise le rappel des étapes et facilite le déroulement de la procédure.	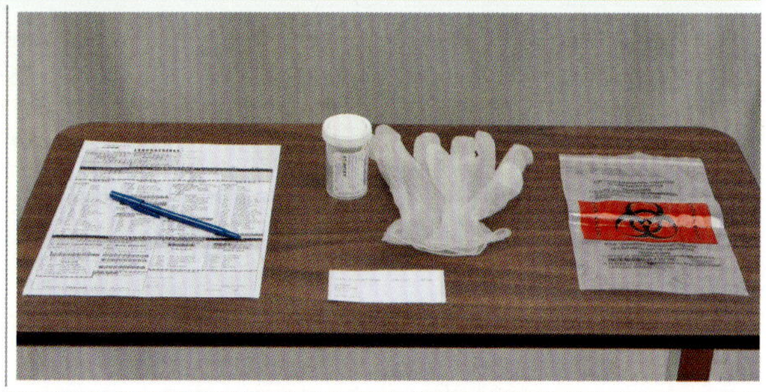
2	**Installation de la personne**		
2.1	Installer la personne en position de Fowler haute.	Cette position facilite l'application de la technique de la toux contrôlée.	
2.2	Demander à la personne de prendre de grandes inspirations et de tousser.	Les grandes inspirations et la toux font remonter les sécrétions.	
3	**Prélèvement de l'échantillon**		
3.1	Ouvrir le récipient pour les expectorations.		
3.2	Mettre des gants propres.	On prévient la contamination des mains par des liquides biologiques.	
3.3	Demander à la personne de cracher dans le récipient prévu à cet effet de façon que les sécrétions n'entrent pas en contact avec le côté extérieur.	Un bon crachat est suffisant pour une analyse adéquate.	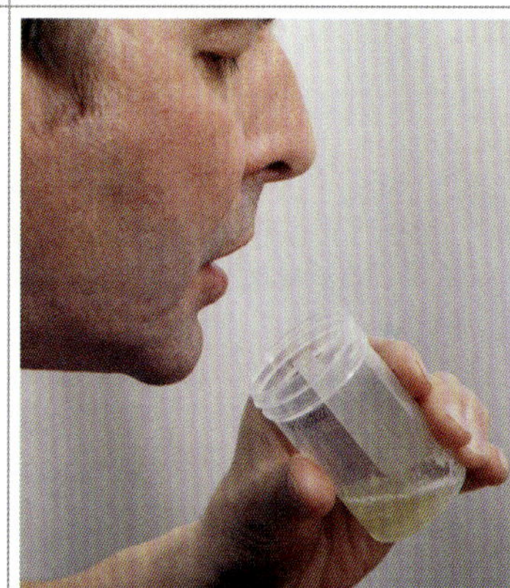
3.4	Fermer hermétiquement le récipient.	On prévient la contamination de l'environnement par des microorganismes.	
3.5	Ouvrir l'emballage du tampon d'alcool à 70 % et prendre le tampon pour nettoyer l'extérieur du récipient.	On s'assure que l'extérieur du récipient est exempt de souillure, avant son envoi au laboratoire.	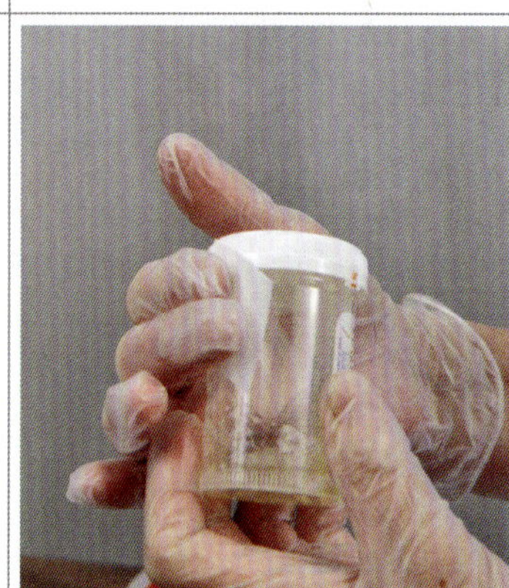
3.6	Retirer les gants souillés en les retournant l'un dans l'autre (voir la procédure 4-2-2, p. 131), puis les jeter dans le sac à rebuts.	On prévient la contamination de l'environnement par des microorganismes pathogènes.	

Étapes		Justifications	
3.7	Coller l'étiquette d'identification imprimée ou remplie manuellement sur le récipient. Indiquer l'heure du prélèvement sur le formulaire de requête d'analyse.	L'identification adéquate de l'échantillon permet d'éviter les erreurs de diagnostic ou de traitement.	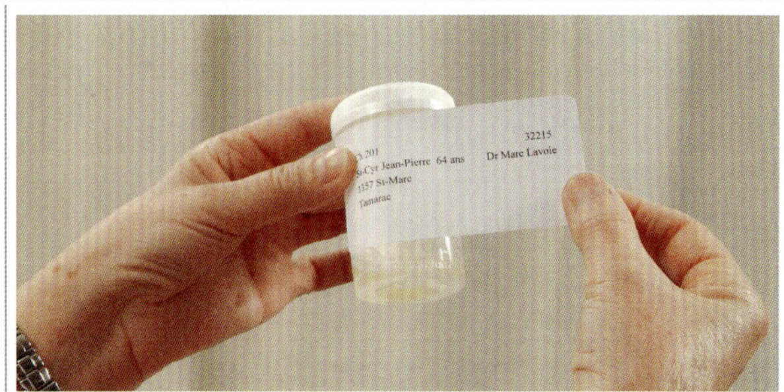
3.8	Déposer le récipient dans un sac de transport biorisque et y joindre le formulaire de requête d'analyse approprié.	Le sac de transport biorisque protège l'environnement d'une contamination par des microorganismes pathogènes.	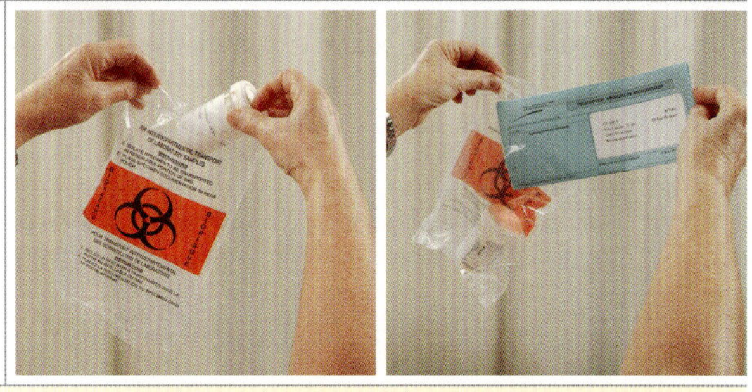

Ne pas oublier les précautions et les interventions à s'appliquant après le prélèvement d'un échantillon.

Ne pas oublier les étapes postexécutoires décrites dans la procédure 1-2.

! Quelle information avez-vous donnée à M. Cloutier concernant les prochains prélèvements d'échantillons de selles ?

RÉDACTION DES NOTES D'ÉVOLUTION

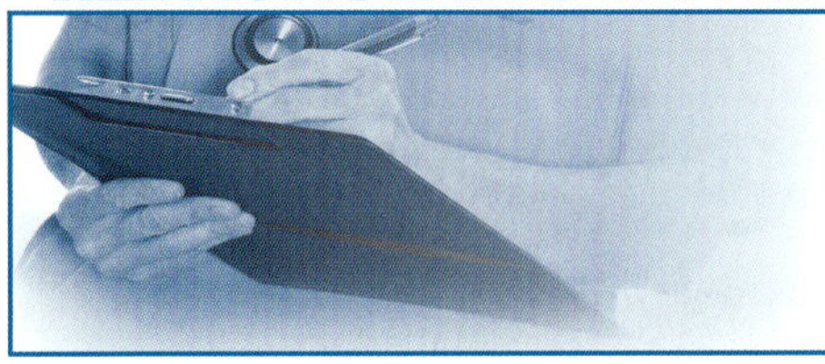

Dossier de M. Cloutier

2011-03-04 **08:30** Prélèvement du premier échantillon de selles pour une recherche de sang occulte. Diète sans viande depuis 72 heures. A cessé la prise de colchicine depuis 48 heures. Caractéristiques des selles normales. Le résultat préliminaire du test est positif. Échantillon envoyé au laboratoire. ______ Jane Laurin, étudiante inf.

MÉTHODE DE SOINS **6-3**

33 EXAMENS PARACLINIQUES

Prélèvement d'un échantillon : urine

Cette méthode de soins explique les procédures à suivre pour prélever de l'urine par mi-jet chez l'homme alité ou non (page 219), ainsi que chez la femme alitée ou non (page 222). Elle décrit également comment prélever un échantillon d'urine à partir d'une sonde vésicale (page 226) sans site de prélèvement et d'irrigation (page 227), avec site de prélèvement et d'irrigation muni d'une membrane (page 227) et avec site de prélèvement et d'irrigation fileté (page 228).

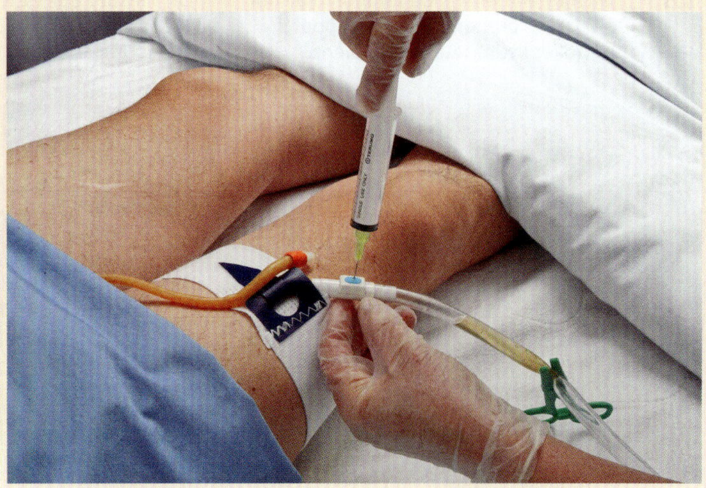

DÉFINITION

Méthode de soins consistant à recueillir un échantillon d'urine par miction spontanée ou à l'aide d'une sonde vésicale, à des fins d'analyse et de culture.

CONTEXTE D'EXÉCUTION

BUT

- Obtenir un échantillon d'urine pour une analyse biochimique (analyse) ou une analyse microbiologique (culture et antibiogramme).

MATÉRIEL ET ÉQUIPEMENT

ARTICLES ESSENTIELS

Documents	Prélèvement d'un échantillon d'urine par mi-jet	Prélèvement d'un échantillon d'urine par sonde vésicale
• Formulaire de requête d'analyse 1 • Étiquette d'identification blanche 2 • Stylo à bille 3	**Articles de base :** • Eau et savon 4 • Débarbouillette et serviette 5 • Gants propres 6 • Sac de transport biorisque 7 **Prélèvement :** • Serviettes antiseptiques (trois pour la femme et une pour l'homme) 8 **Analyse biochimique :** • Récipient non stérile pour analyse biochimique 9 • Tube (analyse) 10 • Tampons d'alcool à 70 % 11 **Analyse microbiologique :** • Récipient stérile pour analyse microbiologique 12 • Tampons d'alcool à 70 % 11	**Articles de base :** • Piqué plastifié jetable 13 • Gants propres 6 • Pince hémostatique en plastique 14 • Tampon d'alcool à 70 % 11 • Sac de transport biorisque 7 **Prélèvement :** • Tampons d'alcool à 70 % 11 • Seringue à embout *Luer Lock* de 30 mL 15 • Récipient non stérile pour analyse biochimique (analyse) 9 • Tube (analyse) 10 • Récipient stérile pour analyse microbiologique (culture et antibiogramme) 12

ARTICLES FACULTATIFS

	Si la personne est alitée : • Bassin hygiénique pour la femme 16 • Urinoir pour l'homme 17 ***Si la personne a besoin d'aide :*** • Gants propres 6 ***Si la femme est menstruée ou a des pertes vaginales :*** • Tampon hygiénique	***Si la sonde n'a pas de site de prélèvement ou si le site de prélèvement est muni d'une membrane :*** • Aiguille de calibre 20G, d'une longueur de 2,5 cm (1 pouce) 18 • Contenant rigide biorisque 19

Remarque

Pour l'analyse biochimique (analyse), la procédure de prélèvement d'urine n'a pas besoin d'être stérile.

Pour l'analyse microbiologique (culture et antibiogramme), par contre, la procédure de prélèvement d'urine doit être stérile.

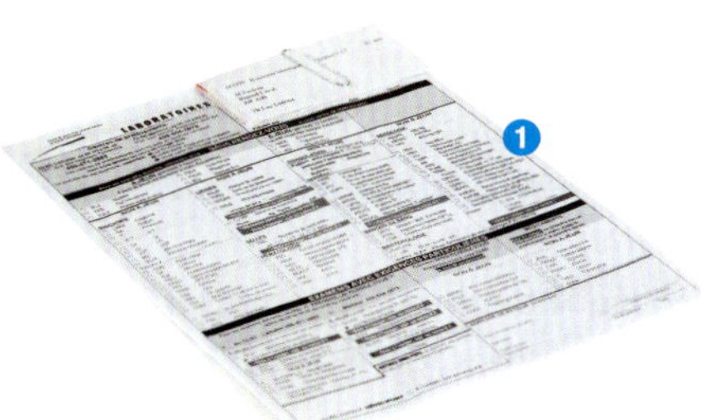
1

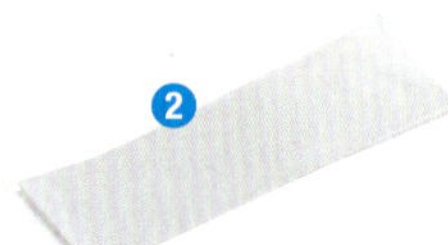
2

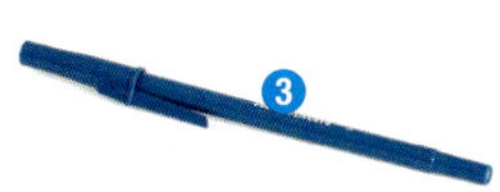
3

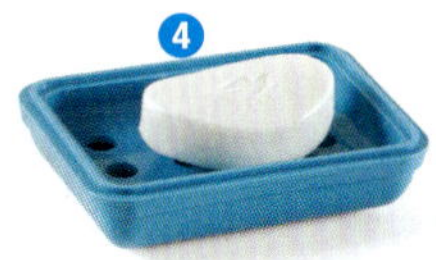
4

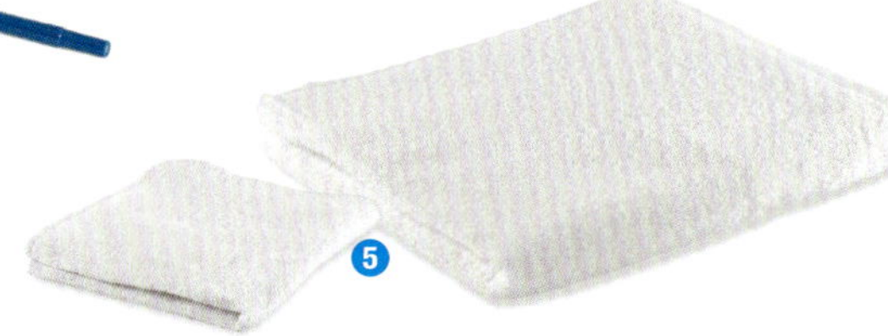
5

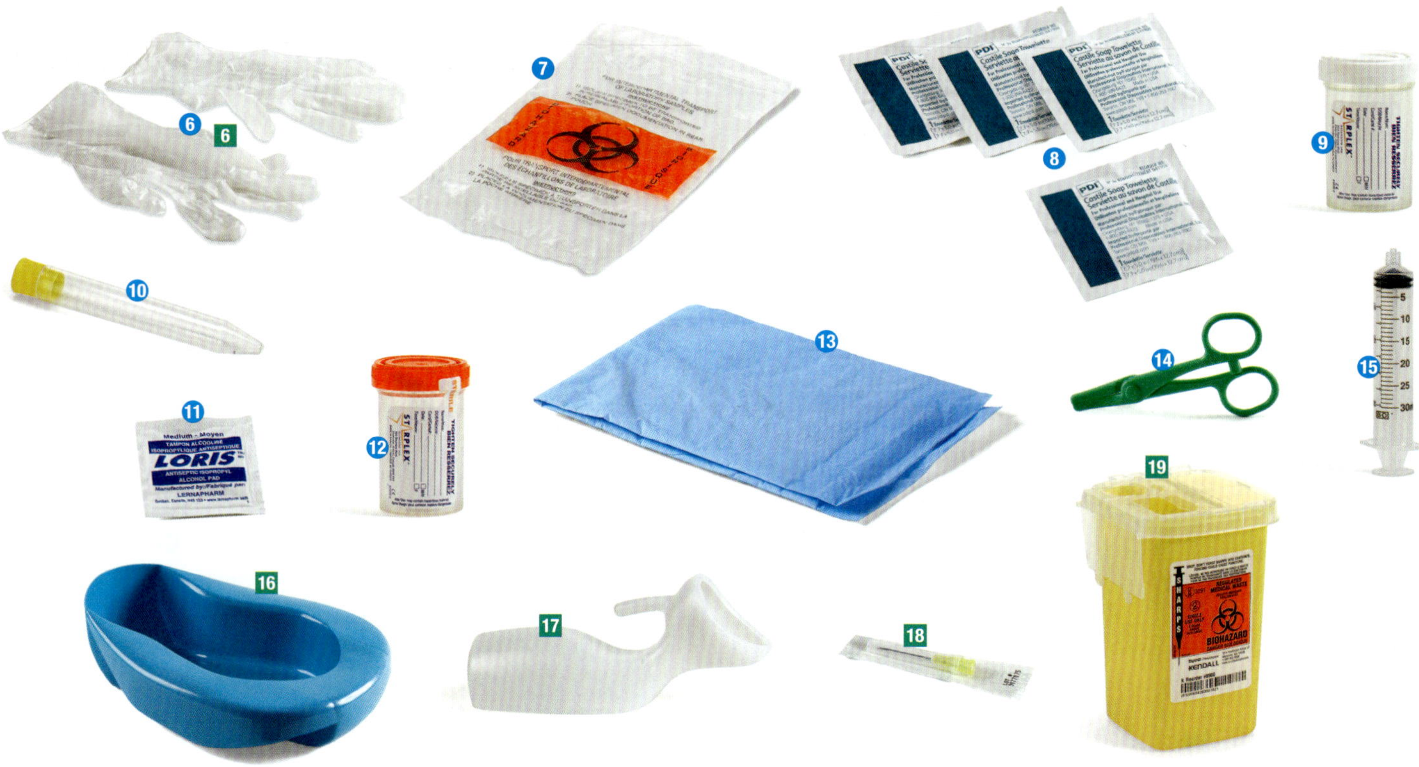

PRÉCAUTIONS ET INTERVENTIONS **avant** un prélèvement d'urine

1. ÉVALUATION

- Évaluer l'autonomie de la personne *afin de déterminer l'aide dont elle pourra avoir besoin pour le prélèvement par mi-jet*.
- Évaluer les capacités cognitives de la personne *afin de vérifier si elle pourra comprendre les raisons du prélèvement et les étapes à suivre pour un prélèvement adéquat*.

2. INTERVENTION

- Vérifier, au dossier de la personne, l'ordonnance médicale, le type d'analyse demandée *afin de savoir si le prélèvement doit se faire de manière stérile ou non*.

3. ENSEIGNEMENT

- Expliquer à la personne la procédure de prélèvement par mi-jet et les raisons justifiant le prélèvement d'urine *afin d'obtenir sa collaboration, car il faut respecter les normes de prélèvement pour obtenir un échantillon exempt de contamination exogène*.
- Si son état de santé ne requiert aucune restriction liquidienne, demander à la personne de boire deux verres d'eau une demi-heure avant le prélèvement *afin que cela stimule la miction*.

PRÉCAUTIONS ET INTERVENTIONS **après** un prélèvement d'urine

1. INTERVENTIONS

- Envoyer rapidement l'échantillon d'urine au laboratoire ou le mettre immédiatement au frais, *car la prolifération des bactéries de l'urine à la chaleur risque de fausser l'analyse, surtout dans le cas d'une analyse microbiologique*.

  Remarque
  Un échantillon d'urine peut être gardé à la température de la pièce pendant deux heures et au réfrigérateur pendant 24 heures. Une analyse rapide permet d'obtenir de meilleurs résultats et d'éviter des résultats faussement positifs ou faussement négatifs.
- Signaler toute antibiothérapie en cours (nom, dose, fréquence d'administration) sur le formulaire de requête de culture pour le laboratoire, *car l'antibiotique influence le résultat du test*.

2. NOTES AU DOSSIER

- Écrire dans les notes d'évolution toutes les informations concernant le prélèvement d'urine *afin de permettre la continuité des soins*.
  - Date et heure du prélèvement
  - Type d'analyse demandé
  - Méthode de prélèvement suivie
  - Réactions et collaboration de la personne

MISE EN SITUATION

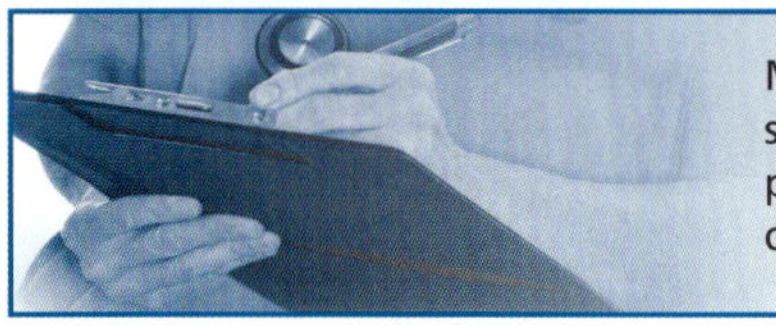

M. Perras, âgé de 38 ans, ressent, depuis le retrait de sa sonde vésicale, une envie impérieuse d'uriner. Il urine par petites mictions fréquentes (pollakiurie) s'accompagnant d'une sensation de brûlure.

Ordonnance médicale au dossier

- C + A urine.

PROCÉDURE 6-3-1

FAIRE UN PRÉLÈVEMENT D'URINE PAR MI-JET : CHEZ L'HOMME ALITÉ OU NON

Sommaire de la procédure

1. Préparation et hygiène préliminaire
2. Nettoyage du méat urinaire
3. Prélèvement de l'échantillon d'urine

! Quelle précaution avez-vous prise avec M. Perras pour obtenir de l'urine fraîche pour l'analyse ?

Étapes		Justifications	

Ne pas oublier les étapes préalables décrites dans la procédure 1-1.
Ne pas oublier les précautions et les interventions s'appliquant avant un prélèvement d'urine.

1 Préparation et hygiène préliminaire

	Étapes	Justifications	
1.1	Imprimer le formulaire de requête d'analyse et l'étiquette d'identification à l'aide de la carte d'hôpital de la personne, ou les remplir à la main en écrivant les informations suivantes : numéro de dossier, nom de la personne, numéro de chambre, nom du médecin. Préciser la date du prélèvement sur le formulaire de requête.	L'identification de l'échantillon permet de prévenir les erreurs de diagnostic ou de traitement.	
Rappel	*Pour une analyse microbiologique (culture), on signale toute antibiothérapie en cours sur le formulaire de requête.*	La prise d'antibiotiques influence le résultat du test.	
1.2	Rassembler les articles nécessaires et les placer par ordre d'utilisation sur la table de travail.	Cette disposition favorise le rappel des étapes et facilite le déroulement de la procédure.	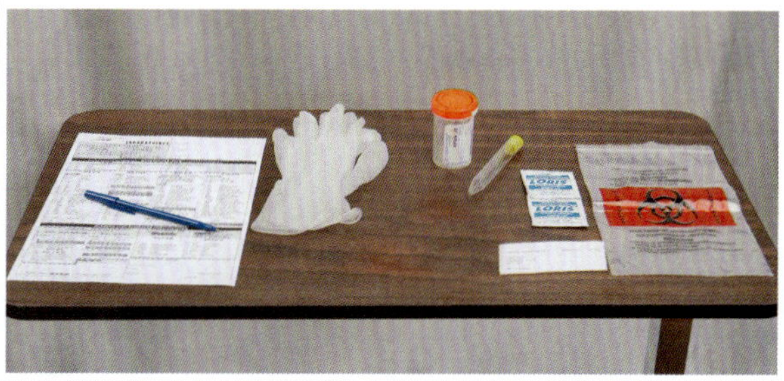
1.3	Demander à la personne de se laver la région génitale avec de l'eau et du savon, et de l'assécher.	Le nettoyage de la région génitale permet de réduire la quantité de microorganismes présents dans la flore résidente et transitoire de la peau.	

6-3

	Étapes	Justifications	
	Si la personne a besoin d'aide ou est alitée : Mettre des gants propres et procéder à cette toilette.	Les gants propres permettent d'éviter le contact avec les sécrétions de la personne.	
2	**Nettoyage du méat urinaire**		
2.1	Demander à la personne de se rendre aux toilettes si elle est autonome, et l'aider au besoin. **Si la personne a besoin d'aide ou est alitée :** Apporter un urinoir ou, pour plus d'aisance, un bassin hygiénique et lever la tête de lit à 45°.	La position debout favorise le prélèvement d'un échantillon d'urine chez l'homme.	
2.2	Expliquer à la personne comment préparer le récipient et nettoyer le gland. a) Ouvrir grand l'emballage de la serviette antiseptique et laisser celle-ci en place. b) Retirer le couvercle du récipient stérile pour l'urine, sans toucher à l'intérieur, et le déposer en plaçant la partie intérieure vers le haut. c) Garder le tout à portée de main. d) Tenir le pénis avec la main non dominante.	Le matériel doit être disponible et à portée de main, car la main non dominante doit maintenir le pénis tout au long de la procédure.	
	Remarque *Chez l'**homme non circoncis**, on demande de repousser le prépuce et de le **maintenir rétracté jusqu'à la fin du prélèvement**.*	Il faut repousser légèrement le prépuce pour exposer le méat urinaire et **prévenir la contamination de l'échantillon d'urine**.	
	e) Avec la main dominante, prendre la serviette antiseptique et nettoyer le gland en effectuant un mouvement circulaire depuis le méat urétral jusque vers la base. **Si la personne a besoin d'aide ou est alitée :** Remettre une nouvelle paire de gants propres et procéder à la toilette du gland à sa place.	On nettoie de la région la moins contaminée vers la région la plus contaminée. Le nettoyage avec une serviette antiseptique réduit la flore résidente du gland et prévient la contamination de l'échantillon d'urine.	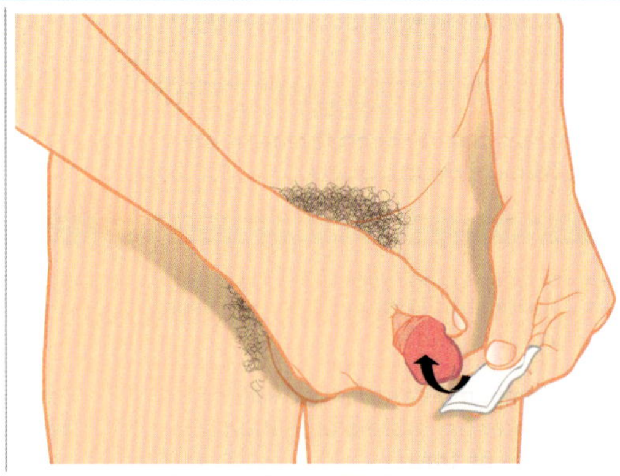
3	**Prélèvement de l'échantillon d'urine**		
3.1	Expliquer à la personne comment effectuer le prélèvement par mi-jet. a) Amorcer la miction dans la cuvette des toilettes (ou l'urinoir, si la personne est alitée) sans que le gland ne touche aux parois et l'arrêter après quelques millilitres d'urine.	Des explications claires et adaptées à la personne permettent un prélèvement conforme aux normes. Les premiers millilitres d'urine contiennent des microorganismes provenant de la partie distale de l'urètre et du méat urinaire, qui fausseraient les résultats de l'analyse.	

Étapes	Justifications	
	Les parois de l'urinoir sont très contaminées, car c'est un milieu propice à la multiplication de microorganismes pathogènes.	
ALERTE! *Dans le cas où il y aurait contact, il faudrait de nouveau nettoyer le méat urinaire.*	On prévient la contamination de l'échantillon d'urine par des microorganismes exogènes.	
b) Placer le récipient stérile sous le méat urinaire, de façon qu'il n'y ait **pas contact**.	**Le récipient doit rester stérile** pour ne pas contaminer l'échantillon d'urine et fausser les résultats de l'analyse.	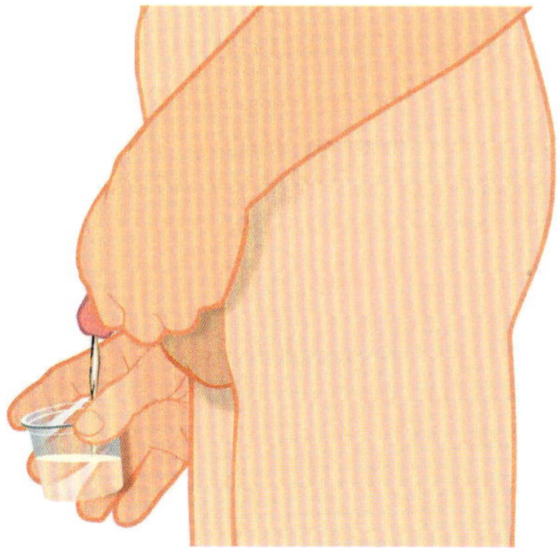
c) Reprendre la miction et recueillir au moins 30 mL d'urine, puis arrêter la miction.	Une quantité de 30 mL est nécessaire pour une analyse et une culture d'urine.	
d) Retirer le récipient et terminer la miction dans la cuvette des toilettes, l'urinoir ou le bassin hygiénique.		
e) Fermer hermétiquement le couvercle du récipient, sans toucher à l'intérieur du couvercle ni aux parois intérieures du récipient.	On prévient la contamination de l'environnement par le renversement accidentel et la fuite d'urine. On prévient la contamination de l'échantillon	
Si la personne a besoin d'aide ou est alitée : Faire à sa place ce qu'elle ne peut faire.		

Situation particulière

Si l'on doit faire une analyse d'urine, on transvase de l'urine afin de remplir le tube requis pour l'analyse. On remet ensuite, de façon hermétique, le couvercle sur le récipient stérile et le bouchon sur le tube.

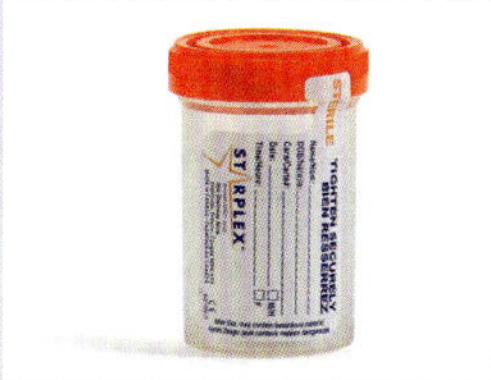

Récipient pour une culture d'urine

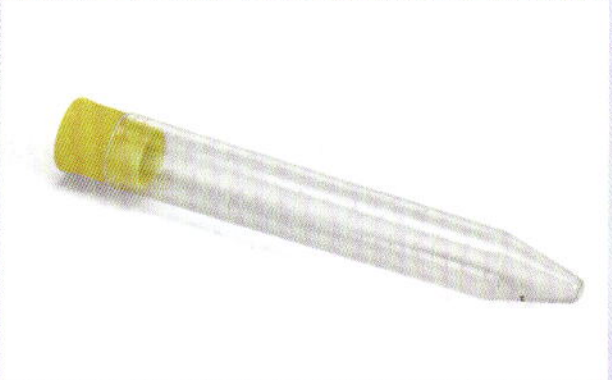

Tube pour une analyse d'urine

3.2 Si ce n'est déjà fait, mettre des gants propres, sortir le tampon d'alcool à 70 % de son emballage et essuyer l'extérieur du récipient.	On prévient la transmission de microorganismes pathogènes à d'autres personnes.	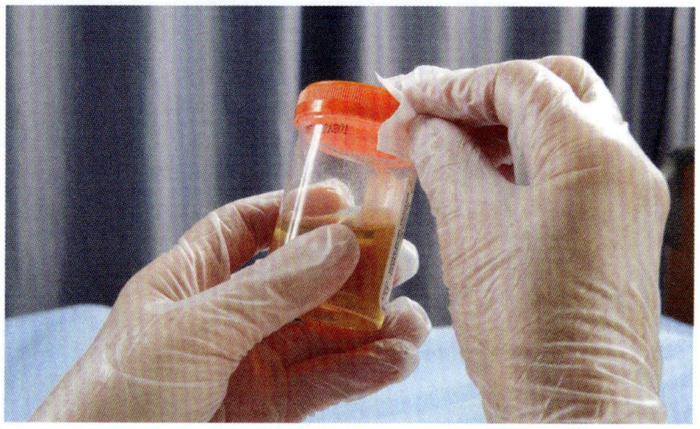
3.3 Retirer les gants souillés en les retournant l'un dans l'autre (voir la procédure 4-2-2, p. 131), puis les jeter.	On prévient la contamination de l'environnement par des microorganismes pathogènes.	

Étapes		Justifications	
3.4	Coller l'étiquette d'identification imprimée ou remplie manuellement sur le récipient d'urine. Indiquer l'heure du prélèvement sur le formulaire de requête d'analyse.	L'identification adéquate de l'échantillon permet d'éviter les erreurs de diagnostic ou de traitement.	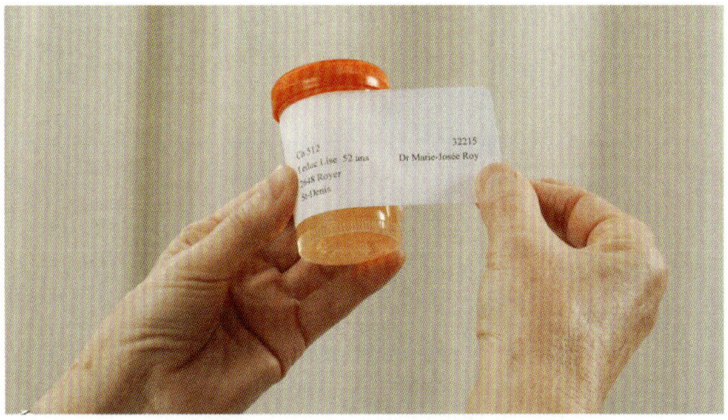
3.5	Déposer le récipient d'urine dans le sac de transport biorisque et y joindre le formulaire de requête approprié pour l'envoi au laboratoire.	On prévient la contamination de l'environnement.	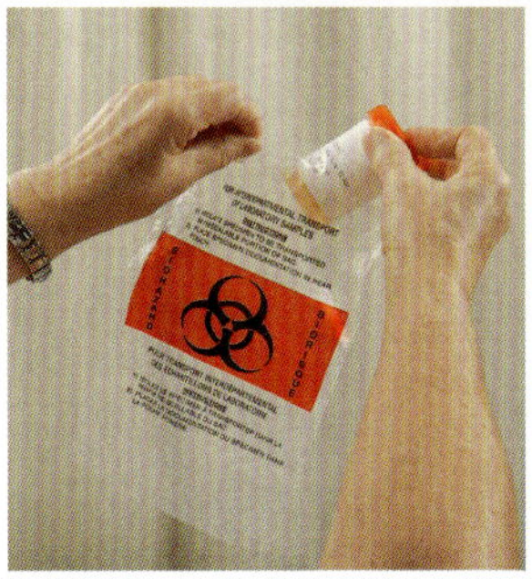 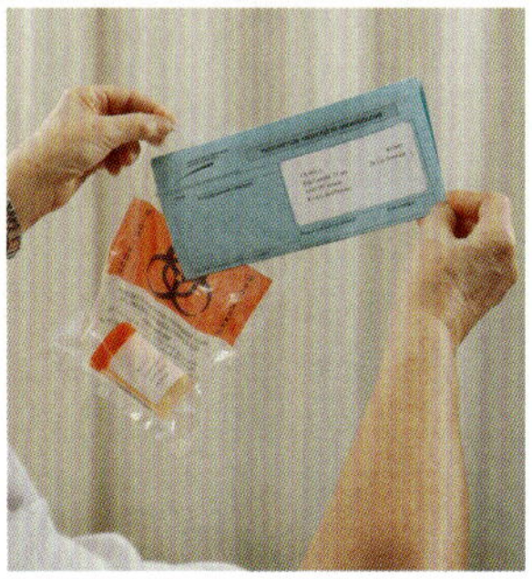

Ne pas oublier les précautions et les interventions s'appliquant après un prélèvement d'urine.

Ne pas oublier les étapes postexécutoires décrites dans la procédure 1-2.

PROCÉDURE 6-3-2

FAIRE UN PRÉLÈVEMENT D'URINE PAR MI-JET : CHEZ LA FEMME ALITÉE OU NON

Sommaire de la procédure

1. Préparation et hygiène préliminaire
2. Nettoyage du méat urinaire
3. Prélèvement de l'échantillon d'urine

Étapes		Justifications

Ne pas oublier les étapes préalables décrites dans la procédure 1-1.
Ne pas oublier les précautions et les interventions s'appliquant avant un prélèvement d'urine.

1 Préparation et hygiène préliminaire

1.1	Imprimer le formulaire de requête d'analyse et l'étiquette d'identification à l'aide de la carte d'hôpital de la personne, ou les remplir à la main en écrivant les informations suivantes : numéro de dossier, nom de la personne, numéro de chambre, nom du médecin. Préciser la date du prélèvement sur le formulaire de requête.	L'identification de l'échantillon permet de prévenir les erreurs de diagnostic ou de traitement.

Rappel

Pour une analyse microbiologique (culture), on signale toute antibiothérapie en cours sur le formulaire de requête.	La prise d'antibiotiques influence le résultat du test.

Étapes		Justifications	
1.2	Rassembler les articles nécessaires et les placer par ordre d'utilisation sur la table de travail.	Cette disposition favorise le rappel des étapes et facilite le déroulement de la procédure.	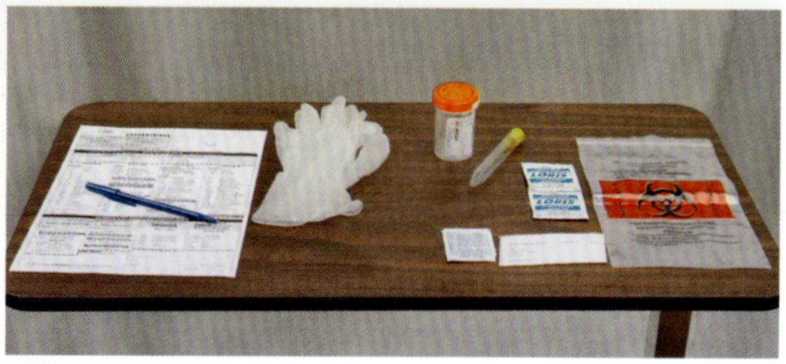
1.3	Demander à la personne de se laver la région génitale avec de l'eau et du savon, et de l'assécher.	Le nettoyage de la région génitale permet de réduire la quantité de microorganismes présents dans la flore résidente et transitoire de la peau.	
	Si la personne a besoin d'aide ou est alitée :		
	Mettre des gants propres et procéder à cette toilette.	Les gants propres permettent d'éviter le contact avec les sécrétions de la personne.	

Situation particulière

Si la femme est menstruée ou a des pertes vaginales, on lui demande d'insérer un tampon hygiénique dans son vagin.	Les menstrues et les pertes vaginales peuvent influencer le résultat du test.

2 Nettoyage du méat urinaire

2.1	Demander à la personne de se rendre aux toilettes, et l'aider au besoin.	Il est plus facile pour une personne autonome d'effectuer un prélèvement d'urine lorsqu'elle est assise sur la cuvette des toilettes.	
	Si la personne a besoin d'aide ou est alitée :		
	a) Installer la personne sur le bassin hygiénique (voir la procédure 12-1-1, p. 660).	Si la personne est alitée, on la place dans une position anatomique qui facilite la miction.	
	b) Retirer les gants souillés en les retournant l'un dans l'autre (voir la procédure 4-2-2, p. 131), puis les jeter.	On prévient la contamination de l'environnement par des micro-organismes pathogènes.	
	c) Lever la tête de lit à 45°.		
2.2	Expliquer à la personne comment préparer le récipient et nettoyer la région vestibulaire.		
	a) Ouvrir grand les trois emballages de serviettes antiseptiques et laisser celles-ci en place.	Le matériel doit être disponible et à portée de main, car une main doit maintenir les petites lèvres écartées jusqu'au moment du prélèvement.	
	b) Retirer le couvercle du récipient stérile pour l'urine, sans toucher à l'intérieur, et le déposer en plaçant la partie intérieure vers le haut.		
	c) Garder le tout à portée de main.		
	d) Avec l'index et le majeur d'une main, écarter les petites lèvres.	L'écartement des lèvres permet de découvrir la région du méat urinaire (le vestibule) pour un meilleur nettoyage.	

Étapes	Justifications
ALERTE!	
***Maintenir les petites lèvres écartées** durant le nettoyage et **jusqu'à la fin du prélèvement d'urine**.*	Le maintien des lèvres écartées durant tout le nettoyage et le prélèvement prévient la contamination de la région déjà nettoyée puis **de l'échantillon d'urine**.
e) Avec l'autre main, prendre une serviette antiseptique, nettoyer un côté des petites lèvres de l'avant vers l'arrière. Changer de serviette puis nettoyer l'autre côté de la même façon (deux serviettes).	Le nettoyage de l'avant vers l'arrière permet de **nettoyer de la région la moins contaminée vers la région la plus contaminée**.
f) Prendre une nouvelle serviette antiseptique et nettoyer le méat urinaire (une serviette).	Le nettoyage de la région du méat urinaire avec des serviettes antiseptiques prévient la contamination de l'échantillon d'urine par la flore résidente de la région vestibulaire.
Si la personne a besoin d'aide ou est alitée: Préparer le matériel pour le prélèvement. Remettre une nouvelle paire de gants propres et procéder à la toilette vestibulaire à sa place.	

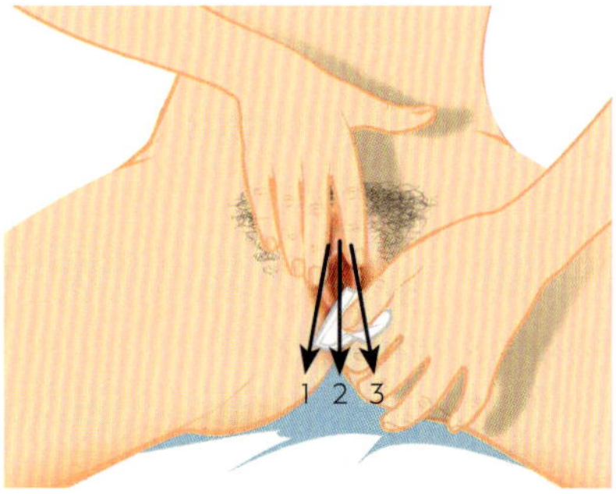

Personne autonome

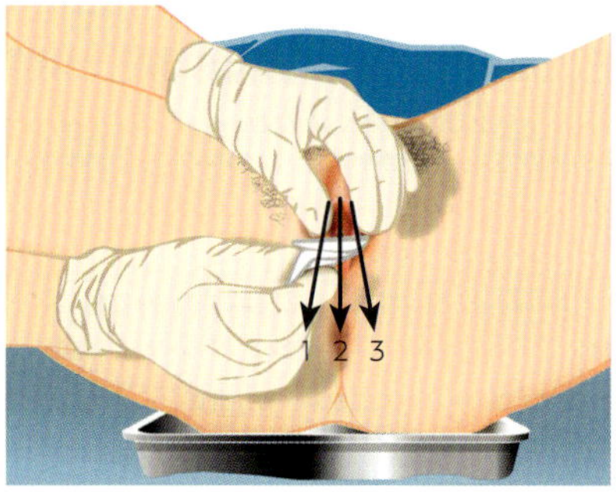

Personne alitée

3 Prélèvement de l'échantillon d'urine

Étapes	Justifications
3.1 Expliquer à la personne comment effectuer le prélèvement par mi-jet.	Des explications claires et adaptées à la personne permettent un prélèvement conforme aux normes.
Rappel	
*Penser à garder les **petites lèvres écartées durant le prélèvement**.*	On **prévient la contamination de l'urine** par le contact des petites lèvres.
a) Amorcer la miction dans la cuvette des toilettes (ou le bassin hygiénique, si la personne est alitée) et l'arrêter après quelques millilitres d'urine.	Les premiers millilitres d'urine contiennent des microorganismes provenant de la partie distale de l'urètre et du méat urinaire, qui fausseraient les résultats de l'analyse.
b) Glisser le récipient stérile sous le méat urinaire, **sans toucher aux parois intérieures** et de façon que le récipient ne touche pas **aux poils pubiens**.	**Le récipient doit rester stérile** pour ne pas contaminer l'échantillon d'urine et fausser les résultats de l'analyse.
c) Reprendre la miction et recueillir au moins 30 mL d'urine, puis arrêter la miction.	Une quantité de 30 mL est nécessaire pour une analyse et une culture d'urine.

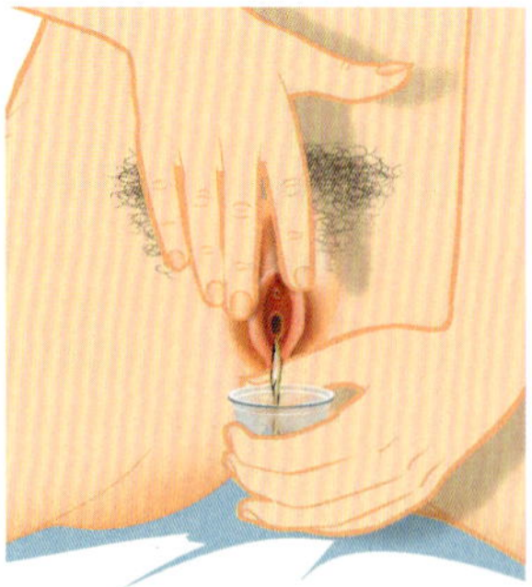

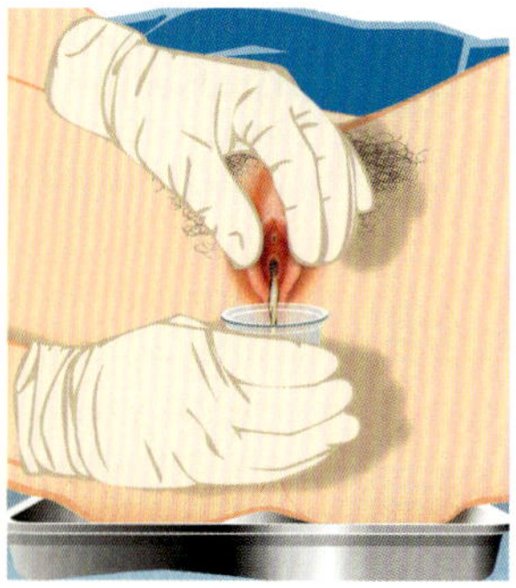

Étapes	Justifications	
d) Retirer le récipient et terminer la miction dans la cuvette des toilettes ou le bassin hygiénique.		
e) Fermer hermétiquement le couvercle du récipient, **sans toucher à l'intérieur du couvercle** ni aux **parois intérieures du récipent**.	On prévient la contamination de l'environnement par le renversement accidentel et la fuite d'urine. On prévient la contamination de l'échantillon.	
Si la personne a besoin d'aide ou est alitée : Faire à sa place ce qu'elle ne peut faire.		

Situation particulière

Si l'on doit faire une analyse d'urine, on transvase de l'urine afin de remplir le tube requis pour l'analyse. On remet ensuite, de façon hermétique, le couvercle sur le récipient stérile et le bouchon sur le tube.

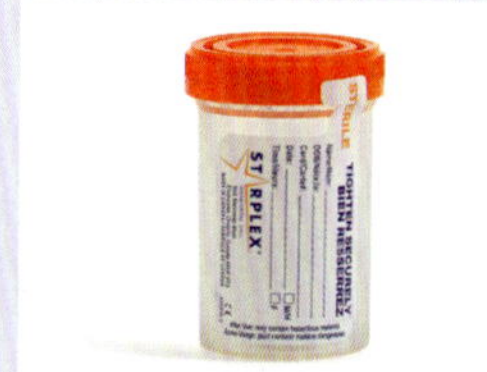

Récipient pour une culture d'urine

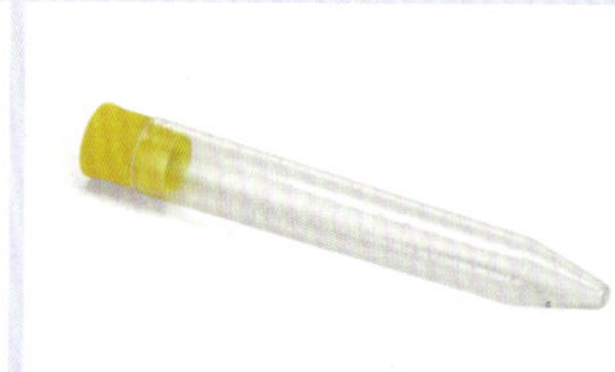

Tube pour une analyse d'urine

3.2	Si ce n'est déjà fait, mettre des gants propres, sortir le tampon d'alcool à 70 % de son emballage et essuyer l'extérieur du récipient.	On prévient la transmission de microorganismes pathogènes à d'autres personnes.	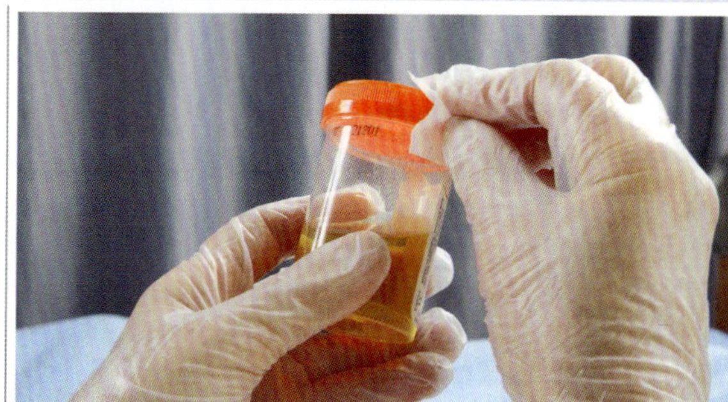
3.3	Retirer les gants souillés en les retournant l'un dans l'autre (voir la procédure 4-2-2, p. 131), puis les jeter.	On prévient la contamination de l'environnement par des micro-organismes pathogènes.	
3.4	Coller l'étiquette d'identification imprimée ou remplie manuellement sur le récipient d'urine. Indiquer l'heure du prélèvement sur le formulaire de requête d'analyse.	L'identification adéquate de l'échantillon permet d'éviter les erreurs de diagnostic ou de traitement.	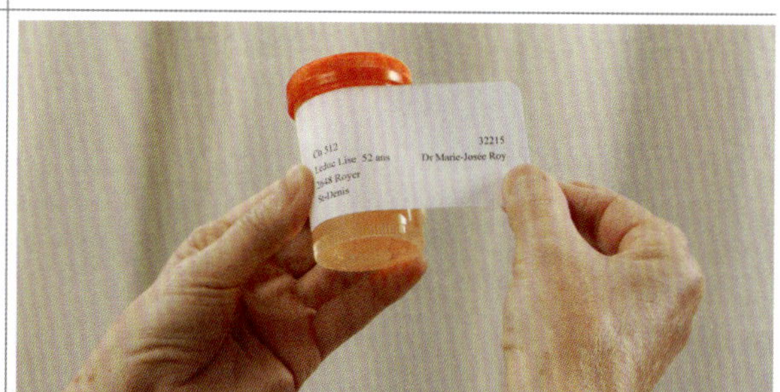
3.5	Déposer le récipient d'urine dans le sac de transport biorisque et y joindre le formulaire de requête approprié pour l'envoi au laboratoire.	On prévient la contamination de l'environnement.	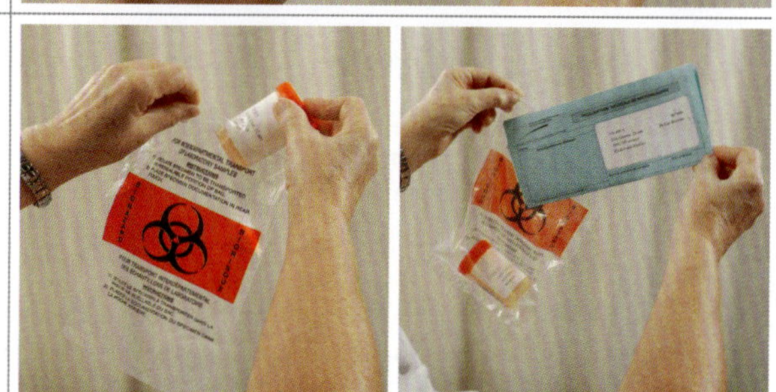

Ne pas oublier les précautions et les interventions s'appliquant après un prélèvement d'urine.

Ne pas oublier les étapes postexécutoires décrites dans la procédure 1-2.

6-3

PROCÉDURE 6-3-3

FAIRE UN PRÉLÈVEMENT D'URINE PAR SONDE VÉSICALE : AVEC OU SANS SITE DE PRÉLÈVEMENT ET D'IRRIGATION

Sommaire de la procédure

1. Préparation du matériel
2. Fermeture de la tubulure de drainage
3. Insertion de l'aiguille ou de la seringue
4. Prélèvement de l'échantillon

Étapes		Justifications	
Ne pas oublier les étapes préalables décrites dans la procédure 1-1. Ne pas oublier les précautions et les interventions s'appliquant avant un prélèvement d'urine.			

1 Préparation du matériel

1.1	Imprimer le formulaire de requête d'analyse et l'étiquette d'identification à l'aide de la carte d'hôpital de la personne, ou les remplir à la main en écrivant les informations suivantes : numéro de dossier, nom de la personne, numéro de chambre, nom du médecin. Préciser la date du prélèvement sur la requête.	L'identification de l'échantillon permet de prévenir les erreurs de diagnostic ou de traitement.	
	Rappel *Pour une analyse microbiologique (culture), on signale toute antibiothérapie en cours sur le formulaire de requête.*	La prise d'antibiotiques influence le résultat du test.	
1.2	Rassembler les articles nécessaires et les placer par ordre d'utilisation sur la table de travail.	Cette disposition favorise le rappel des étapes et facilite le déroulement de la procédure.	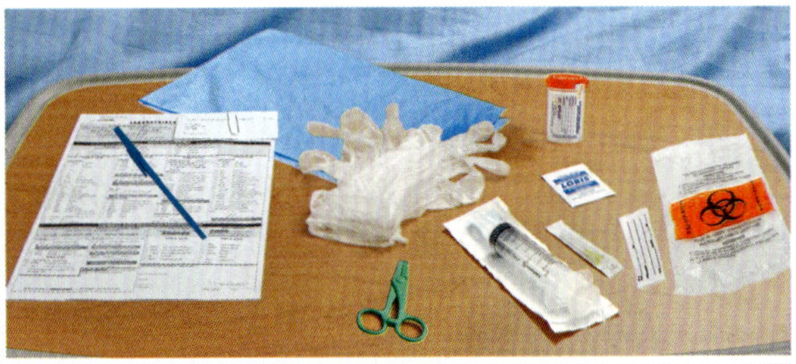
1.3	Découvrir l'extrémité de la sonde vésicale ou le site de prélèvement et d'irrigation de la tubulure de drainage, et glisser dessous un piqué plastifié jetable.	On protège la literie d'une possibilité de souillure par l'urine.	

2 Fermeture de la tubulure de drainage

2.1	Mettre des gants propres.	Les mains ne doivent pas entrer en contact avec des liquides biologiques.	
2.2	Drainer l'urine résiduelle se trouvant dans la tubulure vers le sac collecteur.	L'urine stagnante est un milieu propice au développement de microorganismes pathogènes. Pour cette raison, il ne faut pas faire refluer l'urine vers la vessie. On doit prélever de l'urine provenant directement de la vessie.	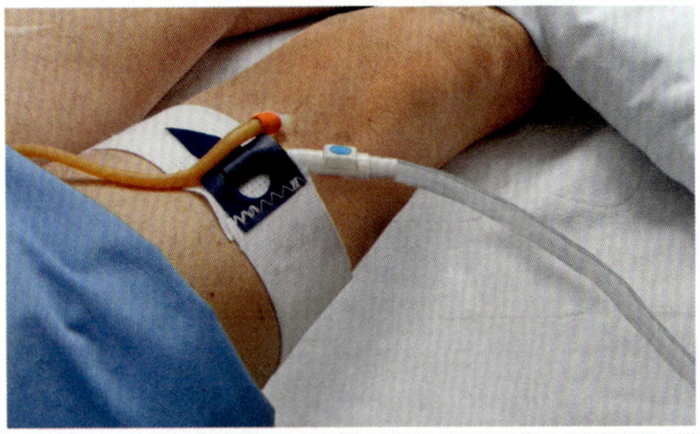

Étapes		Justifications	
2.3	Avec une pince hémostatique en plastique, clamper la tubulure de drainage sous la jonction avec la sonde ou sous le site de prélèvement et d'irrigation, 30 minutes avant le prélèvement de l'échantillon.	La fermeture de la tubulure de drainage permet l'accumulation d'urine fraîche dans la vessie. Avec un délai de 30 minutes, la personne n'est pas incommodée par une distension vésicale.	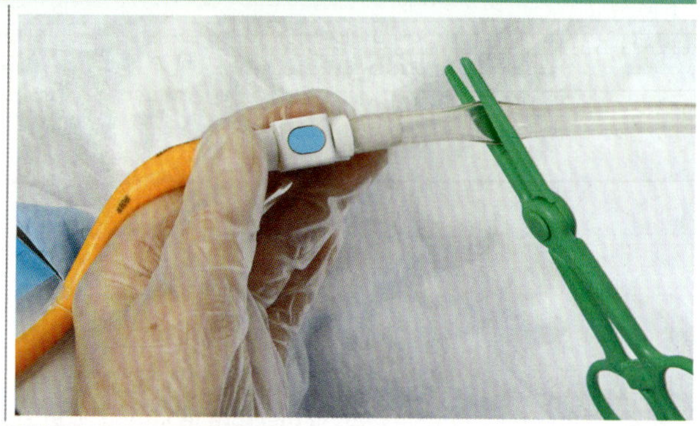

3 Insertion de l'aiguille ou de la seringue

A TUBULURE DE DRAINAGE SANS SITE DE PRÉLÈVEMENT ET D'IRRIGATION

A.1	Visser l'aiguille de calibre 20G à la seringue de 30 mL.	Une aiguille de calibre 20G n'abîme pas le caoutchouc auto-obstruant de la sonde.	
A.2	Dévisser le couvercle du récipient stérile pour le prélèvement mais le laisser en place.	On limite l'exposition de l'intérieur du récipient aux microorganismes aéroportés.	
A.3	Avec un tampon d'alcool à 70 %, **frotter** la région où l'aiguille sera insérée, c'est-à-dire la **partie entre la voie du ballonnet et la jonction sonde-tubulure de drainage**. Laisser sécher pendant 30 secondes.	La désinfection **prévient l'infiltration de microorganismes pathogènes** au moment de l'insertion de l'aiguille dans la sonde. On choisit une zone distale de la voie de gonflement du ballonnet pour **ne pas ponctionner dans la voie du ballonnet**. L'alcool met 30 secondes à produire son effet aseptisant.	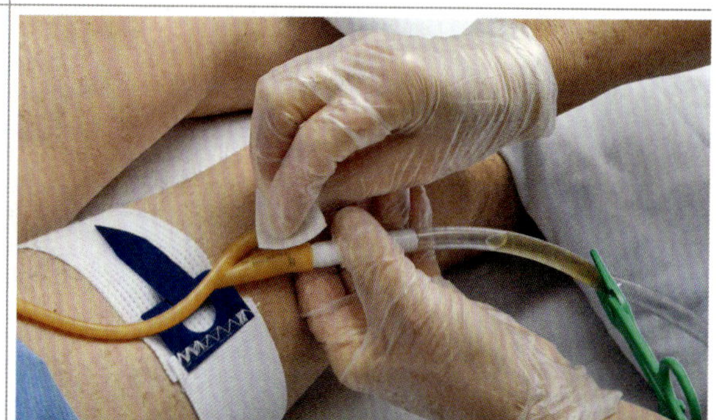
A.4	Insérer l'aiguille dans la partie désinfectée de la sonde, selon un **angle de 45°**.	Un angle de **45°** facilite l'**auto-obstruction de la sonde** au moment du retrait de l'aiguille, ce qui maintient l'étanchéité de la paroi.	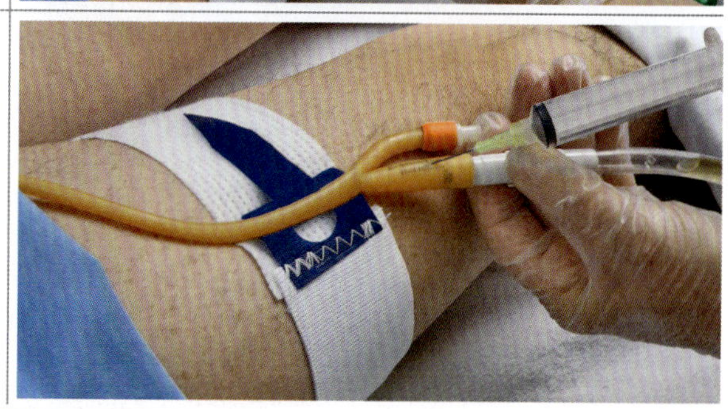

ALERTE!

Ne jamais ponctionner une sonde en plastique, en silicone ou en Silastic.	Une ponction dans ce type de matériau en briserait l'étanchéité.

B TUBULURE DE DRAINAGE AVEC SITE DE PRÉLÈVEMENT ET D'IRRIGATION MUNI D'UNE MEMBRANE

B.1	Visser l'aiguille de calibre 20G à la seringue de 30 mL.	Une aiguille de calibre 20G ne brise pas la membrane du dispositif de prélèvement et d'irrigation.
B.2	Dévisser le couvercle du récipient stérile pour le prélèvement mais le laisser en place.	On limite l'exposition de l'intérieur du récipient aux microorganismes aéroportés.

Étapes		Justifications	
B.3	Avec un tampon d'alcool à 70 %, **frotter la membrane du site de prélèvement et d'irrigation**. Laisser sécher pendant 30 secondes.	La désinfection **prévient l'infiltration de microorganismes pathogènes** au moment de l'insertion de l'aiguille dans la membrane. L'alcool met 30 secondes à produire son effet aseptisant.	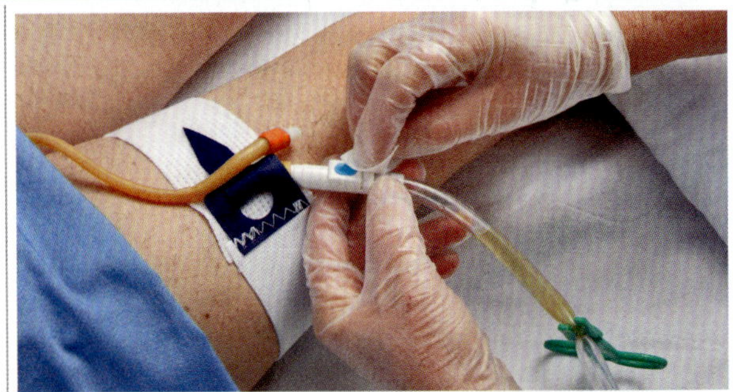
B.4	Insérer l'aiguille dans la membrane, selon un angle de 90°.	Un angle de 90° fait en sorte que tout le biseau de l'aiguille soit à l'intérieur du site et facilite l'aspiration de l'urine.	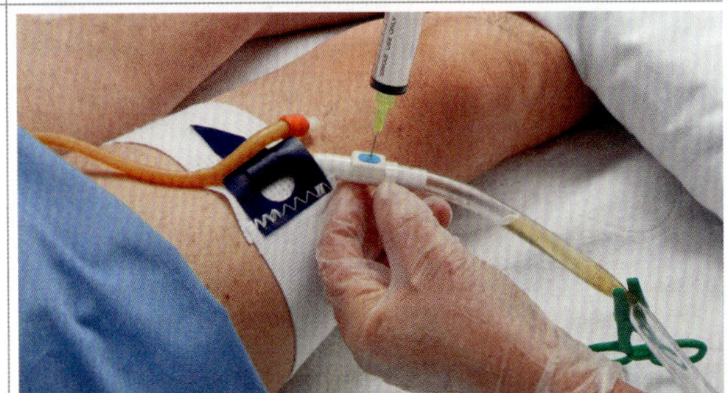

C TUBULURE DE DRAINAGE AVEC SITE DE PRÉLÈVEMENT ET D'IRRIGATION FILETÉ

C.1	Dévisser le couvercle du récipient stérile pour le prélèvement mais le laisser en place.	On limite l'exposition de l'intérieur du récipient aux microorganismes aéroportés.	
C.2	Avec un tampon d'alcool à 70 %, **frotter le site de prélèvement et d'irrigation fileté**. Laisser sécher pendant 30 secondes.	La désinfection **prévient l'infiltration de microorganismes pathogènes** au moment de l'insertion de la seringue dans le site fileté. L'alcool met 30 secondes à produire son effet aseptisant.	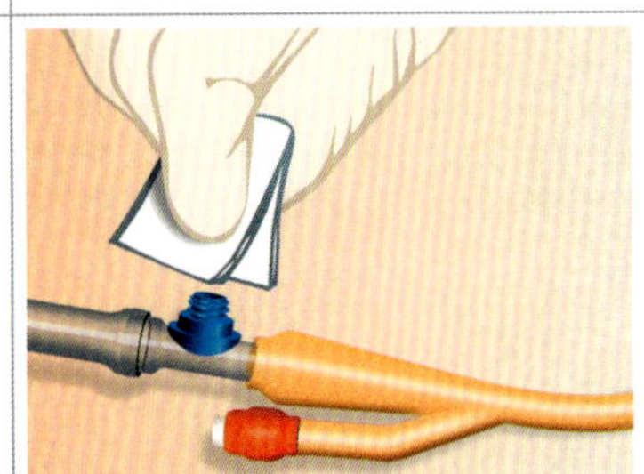
C.3	Visser la seringue de 30 mL à embout *Luer Lock* au site de prélèvement fileté.		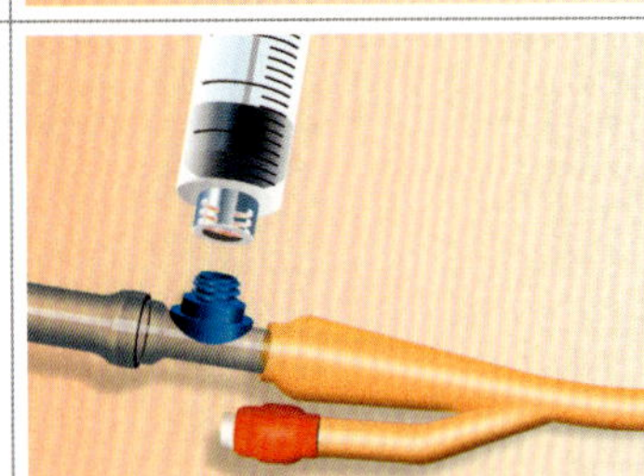

4 Prélèvement de l'échantillon

4.1	Aspirer l'urine jusqu'à obtenir au moins 30 mL.	Une quantité d'au moins 30 mL est nécessaire pour une analyse et une culture d'urine.	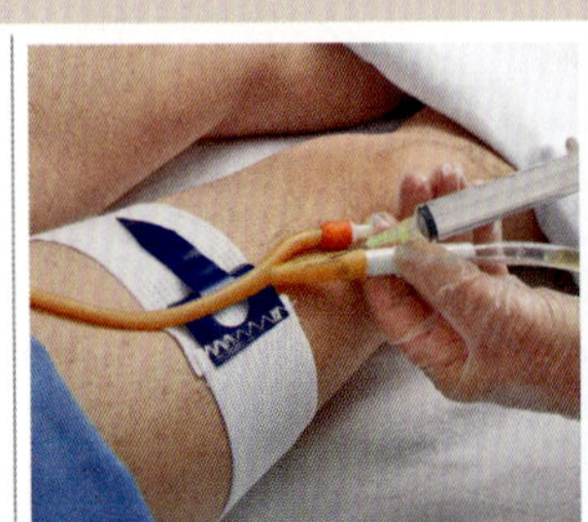 **Tubulure sans site de prélèvement** 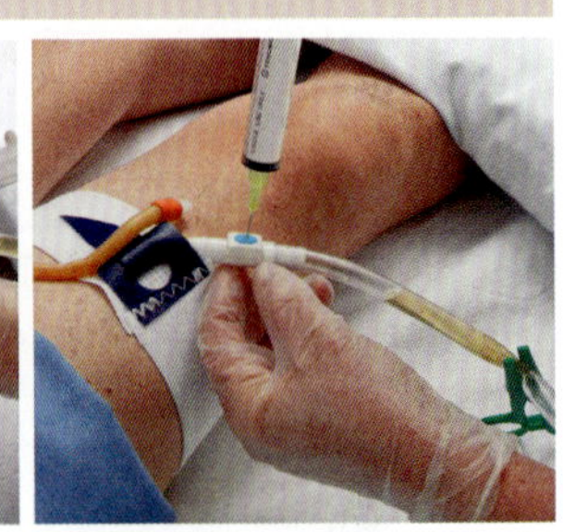 **Tubulure avec site de prélèvement muni d'une membrane**

Étapes		Justifications	
4.2	Enlever la seringue en retirant l'aiguille ou en la dévissant.		
4.3	Retirer l'aiguille de la seringue, s'il y a lieu.	Le retrait de l'aiguille facilite l'injection d'urine dans le recipient sans risque d'éclaboussure.	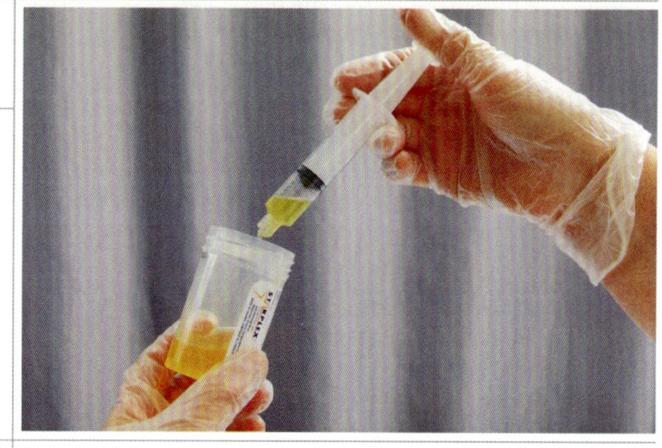
4.4	Après en avoir enlevé le couvercle, injecter la quantité requise dans le récipient stérile, en faisant attention à ne pas toucher ses parois internes.	Le récipient doit rester stérile pour ne pas contaminer l'échantillon d'urine et fausser les résultats de l'analyse.	
4.5	Fermer hermétiquement le récipient en replaçant son couvercle sans toucher l'intérieur.	On prévient la contamination de l'environnement par le renversement accidentel et la fuite d'urine. On prévient la contamination de l'échantillon d'urine.	

Situation particulière

Si l'on doit faire une analyse d'urine, on transvase de l'urine afin de remplir le tube requis pour l'analyse. On remet ensuite, de façon hermétique, le couvercle sur le récipient stérile et le bouchon sur le tube.

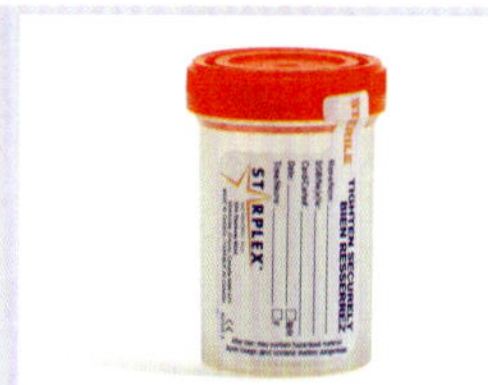

Récipient pour une culture d'urine

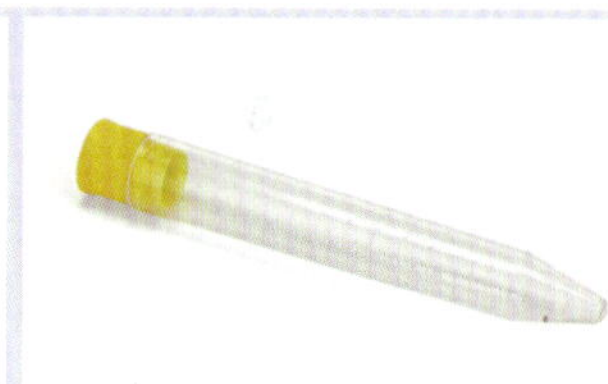

Tube pour une analyse d'urine

Étapes		Justifications	
4.6	Retirer la pince hémostatique de la tubulure de drainage.	Le retrait de la pince permet la reprise du drainage urinaire et prévient la distension vésicale.	
4.7	Essuyer l'extérieur du récipient avec une serviette antiseptique ou un tampon d'alcool.	On prévient la contamination de l'environnement et d'autres personnes.	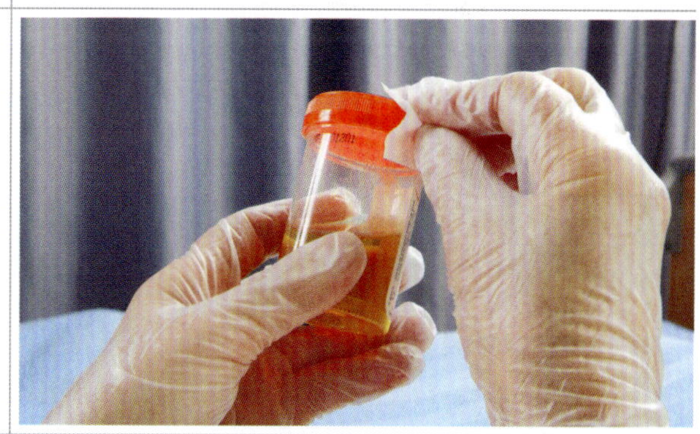
4.8	Retirer les gants souillés en les retournant l'un dans l'autre (voir la procédure 4-2-2, p. 131), puis les jeter.	On prévient la contamination de l'environnement par des micro-organismes pathogènes.	
4.9	Coller l'étiquette d'identification imprimée ou remplie manuellement sur le récipient d'urine. Indiquer l'heure du prélèvement sur le formulaire de requête d'analyse.	L'identification adéquate de l'échantillon permet d'éviter les erreurs de diagnostic ou de traitement.	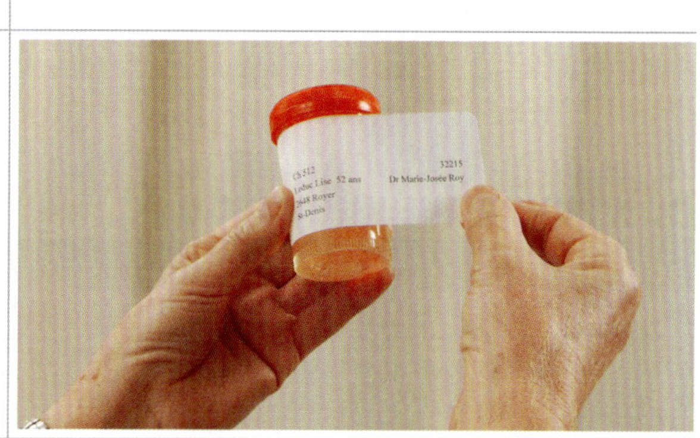

Étapes		Justifications	
4.10	Déposer le récipient d'urine dans le sac de transport biorisque et y joindre le formulaire de requête approprié pour l'envoi au laboratoire.	On prévient la contamination de l'environnement par des micro-organismes pathogènes.	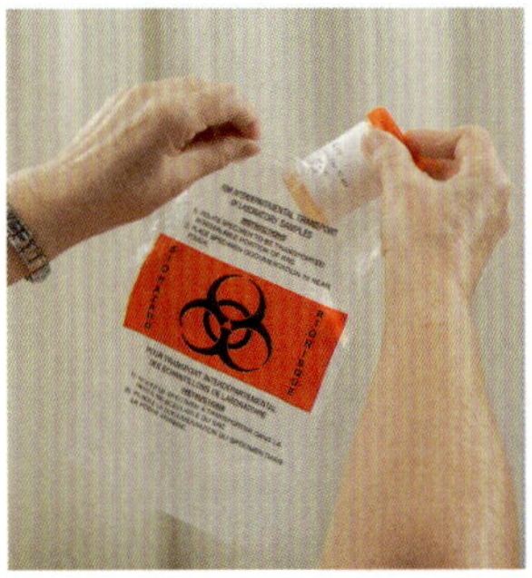 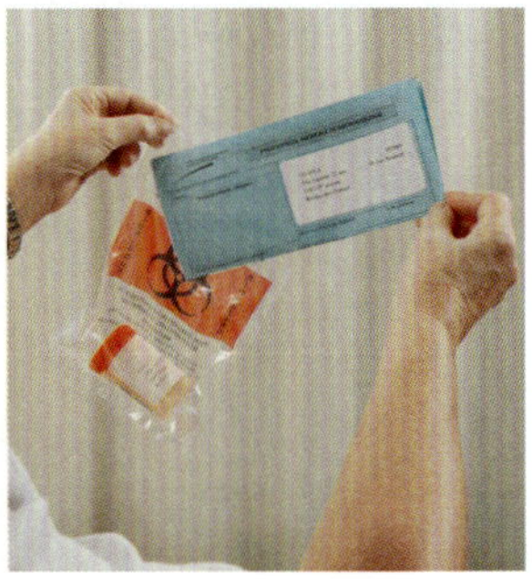
4.11	Jeter la seringue et son aiguille s'il y a lieu dans un contenant rigide biorisque.		

Ne pas oublier les précautions et les interventions s'appliquant après un prélèvement d'urine.

Ne pas oublier les étapes postexécutoires décrites dans la procédure 1-2.

Quelles requêtes de laboratoire avez-vous jointes à l'envoi de l'échantillon d'urine de M. Perras ?

RÉDACTION DES NOTES D'ÉVOLUTION

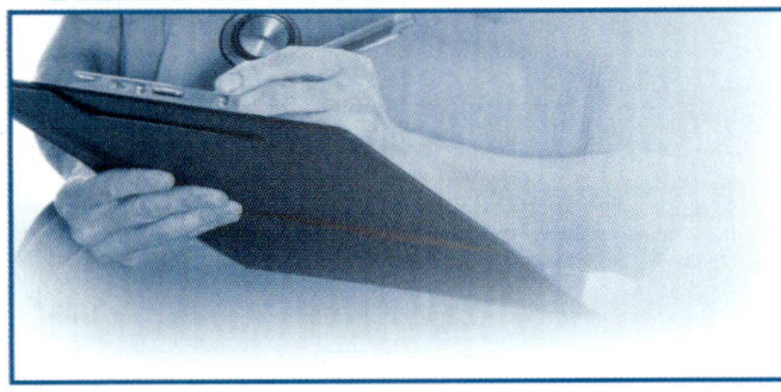

Dossier de M. Perras

2011-05-12 **09:30** Sonde vésicale clampée.
20:00 Selon O.T. du Dr A. Lemieux : prélèvement pour C+A d'urine, retiré par site de prélèvement sur sonde vésicale. Urine trouble et nauséabonde. T° B : 38,6 °C. Acétaminophène 650 mg 1 co. p.o.
20:35 T° B : 38,2 °C. Dave Brisson, étudiant inf.

MÉTHODE DE SOINS 6-4

33 EXAMENS PARACLINIQUES

Prélèvement d'un échantillon de sang capillaire et mesure de la glycémie capillaire

Cette méthode de soins explique la procédure à suivre pour prélever un échantillon de sang capillaire et mesurer la glycémie capillaire à l'aide d'un lecteur.

DÉFINITION

Méthode de soins consistant à prélever une très petite quantité de sang capillaire au bout d'un doigt et à faire une analyse du taux de glucose sanguin à l'aide d'un glucomètre.

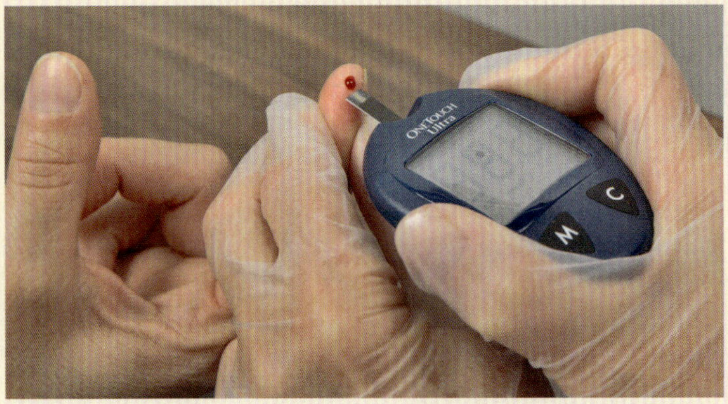

CONTEXTE D'EXÉCUTION

BUTS

- Déterminer ou surveiller la glycémie préprandiale (ac, avant le repas) et postprandiale (pc, après le repas).
- Évaluer l'efficacité de l'administration d'insuline.
- Déceler et traiter l'hypoglycémie et l'hyperglycémie.
- Favoriser la maîtrise de la glycémie par la personne.

MATÉRIEL ET ÉQUIPEMENT

ARTICLES ESSENTIELS

Documents	Lavage des mains	Articles de base
• Papier et crayon 1 • Feuille de suivi de la glycémie capillaire 2	• Lavabo avec eau chaude, savon et serviettes en papier 3	• Stylo autopiqueur 4 • Bloc lancette stérile (aiguille) 5 • Glucomètre 6 • Pot de bandelettes réactives compatibles avec le glucomètre 7 • Gants propres 8 • Compresses de gaze non stériles de 5 × 5 cm 9 • Contenant rigide biorisque 10

ARTICLES FACULTATIFS

	Si la personne a besoin d'aide pour se laver les mains : • Bassine d'eau chaude 11 • Savon 12 • Débarbouillette 13 • Serviette 14	***Si l'appareil doit être calibré :*** • Solution pour le calibrage du glucomètre[6] 15

Remarque

Il existe dans certains établissements des plateaux commerciaux ou improvisés regroupant le matériel nécessaire à la mesure de la glycémie capillaire et au calibrage du glucomètre.

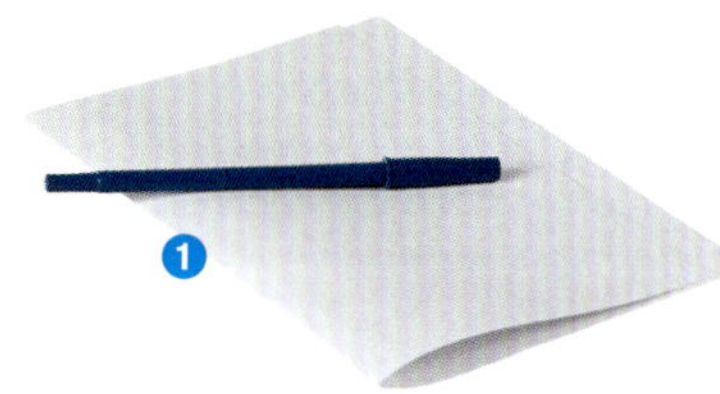

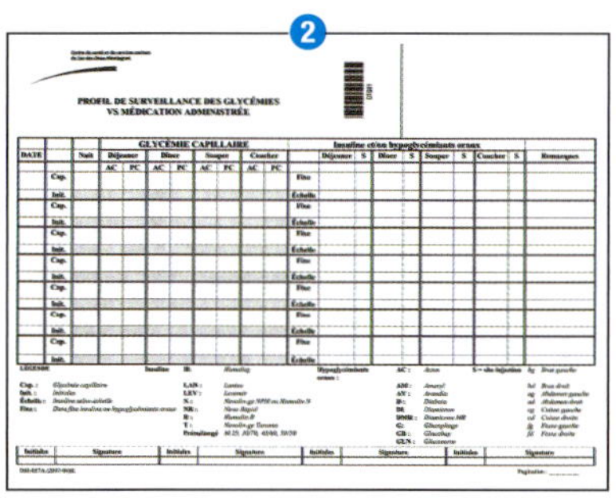

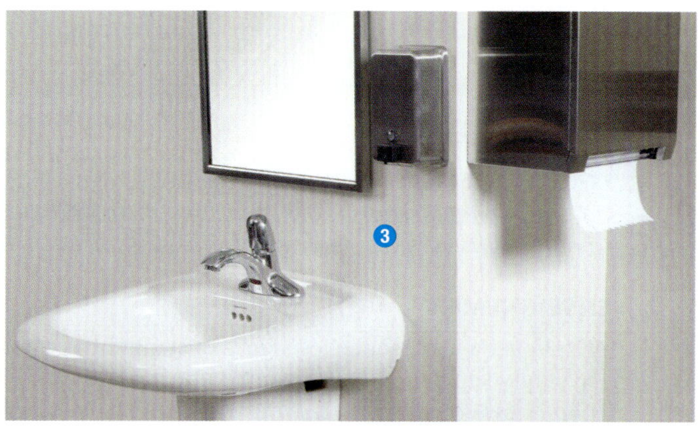

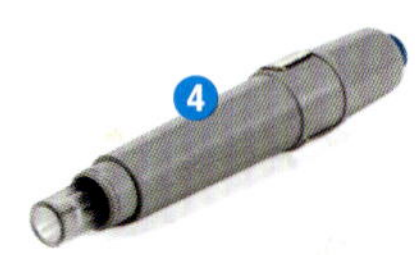

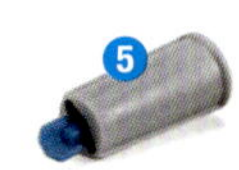

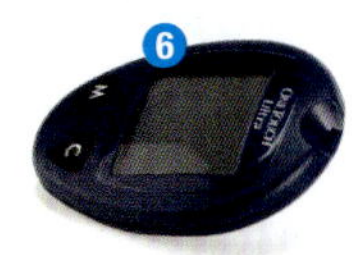

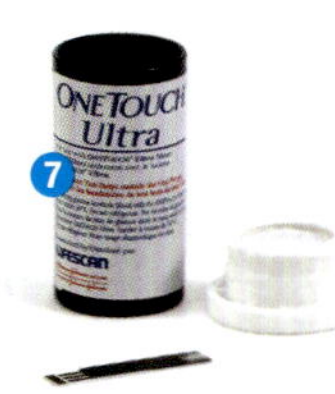

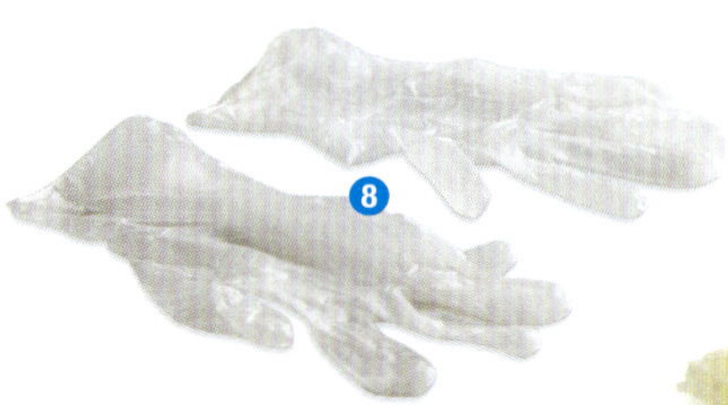

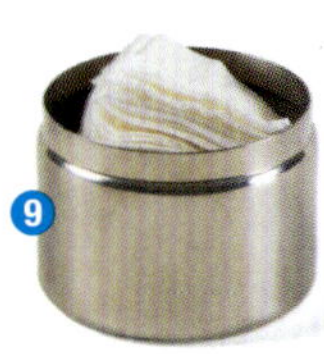

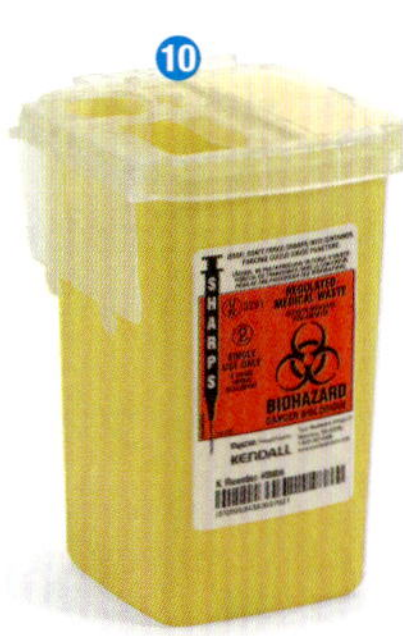

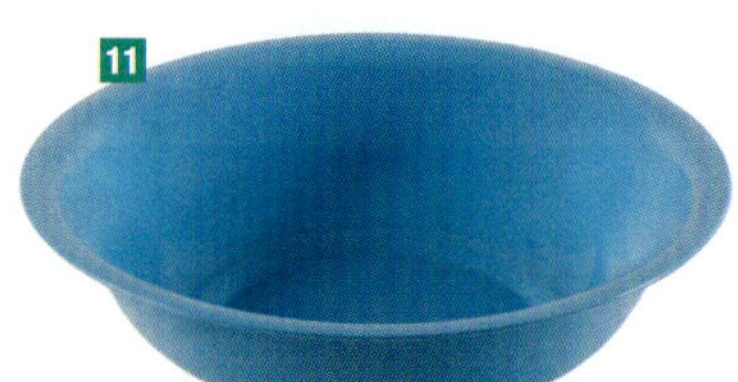

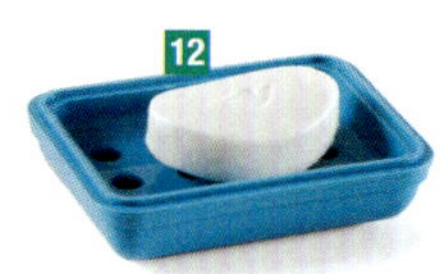

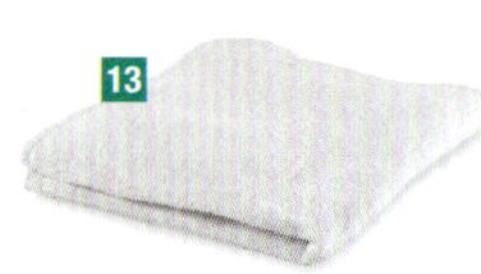

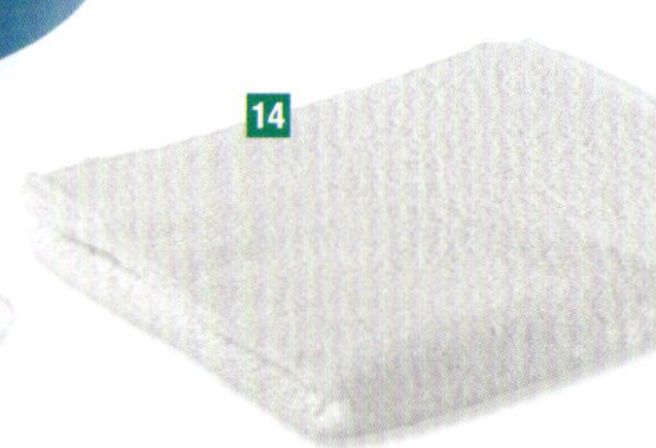

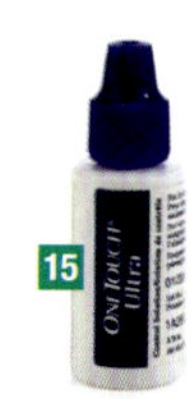

6. Si elle n'est pas ouverte, la bouteille de solution pour le calibrage du glucomètre peut s'utiliser jusqu'à la date de péremption indiquée. Après ouverture, elle reste stable et peut s'utiliser pendant trois mois. Il est donc nécessaire d'indiquer la date d'ouverture et la date de péremption. Se reporter au protocole en vigueur dans chaque établissement.

PRÉCAUTIONS ET INTERVENTIONS **avant** un prélèvement de sang capillaire et une mesure de glycémie capillaire

1. ÉVALUATION

- Rechercher les signes et symptômes d'une hypoglycémie ou d'une hyperglycémie *afin d'appliquer rapidement les interventions qui s'imposent*.
- Évaluer les capacités cognitives et motrices de la personne *afin de décider de la prise en charge nécessaire pour son suivi diabétique*.

2. INTERVENTIONS

- Examiner la peau de la personne au site de ponction *afin de s'assurer de la bonne circulation du sang*.
- Vérifier dans le dossier de la personne et sur la feuille d'administration des médicaments (FADM) si la personne prend des médicaments qui prolongent le temps de saignement *afin de prévoir une compression plus longue*.
- Vérifier sur la FADM si la personne prend des médicaments qui peuvent provoquer une élévation ou une diminution de la glycémie capillaire *afin d'assurer le suivi clinique*.
- Vérifier l'hématocrite de la personne, *car un hématocrite trop élevé ou trop bas peut fausser les résultats de la glycémie capillaire*.
- Vérifier, dans le plan thérapeutique infirmier (PTI), les directives concernant la prise en charge du programme thérapeutique par la personne et sa famille *afin d'appliquer les interventions correspondantes*.

3. ENSEIGNEMENT

- Établir un programme d'enseignement qui soit réaliste et adapté aux capacités d'apprentissage de la personne *afin qu'elle puisse faire le suivi de sa glycémie capillaire de façon précise et appliquer son programme thérapeutique de façon efficace*.
- Tout en faisant une démonstration, décrire à voix haute à la personne les étapes de la procédure *afin de l'amener à faire elle-même ses glycémies capillaires et à prendre en charge son traitement d'insuline lorsqu'elle doit en commencer un*.

PRÉCAUTIONS ET INTERVENTIONS **après** un prélèvement de sang capillaire et une mesure de glycémie capillaire

1. ÉVALUATION

- Comparer les résultats obtenus avec les résultats antérieurs *afin de connaître la réponse au traitement et d'aviser le médecin si le résultat est au-dessus de la norme établie pour la surveillance de la glycémie capillaire*.

2. ENSEIGNEMENT

- Expliquer à la personne les signes et symptômes d'une hypoglycémie et d'une hyperglycémie *afin qu'elle sache interpréter les résultats des lectures de glycémie capillaire et appliquer rapidement les interventions requises*.

3. NOTES AU DOSSIER

- Écrire les résultats sur la feuille de suivi de la glycémie capillaire *afin de permettre le suivi et la continuité des soins*.
- Écrire dans les notes d'évolution toutes les informations concernant le prélèvement de sang capillaire et la mesure de la glycémie capillaire *afin de permettre la continuité des soins*.
  - Date et heure du prélèvement et de la mesure de la glycémie capillaire
  - Heure du dernier repas ou de la dernière prise d'insuline ou d'hypoglycémiants oraux, pour les cas d'hypoglycémie ou d'hyperglycémie
  - Enseignement prodigué à la personne et à ses proches
  - Réactions et collaboration de la personne
- Inscrire au PTI les directives infirmières déterminées en fonction de l'évolution clinique de la personne et de l'efficacité des soins et des traitements *afin d'assurer le suivi clinique*.

MISE EN SITUATION

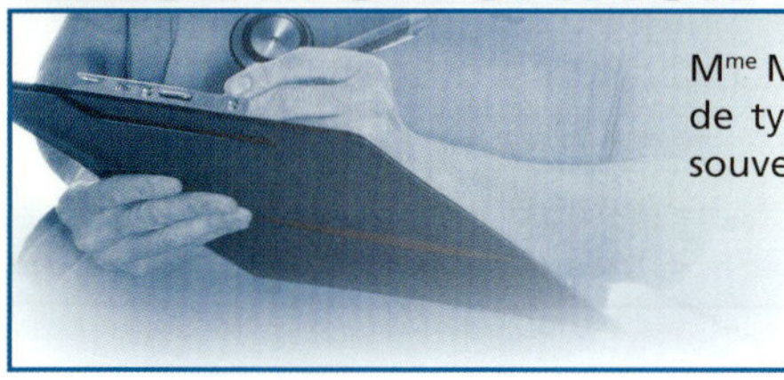

Mme Major, âgée de 39 ans, a reçu un diagnostic de diabète de type 1 il y a quelques années. Son diabète connaît souvent des déséquilibres.

Ordonnance médicale au dossier

- Glycémie q4h.
- Insuline Humulin U 24 u + Humalog 8 u au déjeuner.
- Humalog 4 u au dîner et au souper.

PROCÉDURE 6-4-1

PRÉLEVER DU SANG CAPILLAIRE ET MESURER LA GLYCÉMIE CAPILLAIRE

Sommaire de la procédure

1. Mesures préliminaires
2. Préparation du matériel
3. Choix du site de ponction
4. Prélèvement de l'échantillon de sang
5. Lecture du résultat de la glycémie capillaire

Avez-vous vérifié au dossier les derniers résultats de glycémie capillaire de Mme Major ?

	Étapes	Justifications	
	Ne pas oublier les étapes préalables décrites dans la procédure 1-1. **Ne pas oublier les précautions et les interventions s'appliquant avant un prélèvement de sang capillaire et une mesure de glycémie capillaire.**		
1	**Mesures préliminaires**		
1.1	Rassembler les articles nécessaires et les placer par ordre d'utilisation sur la table de travail.	Cette disposition favorise le rappel des étapes et facilite le déroulement de la procédure.	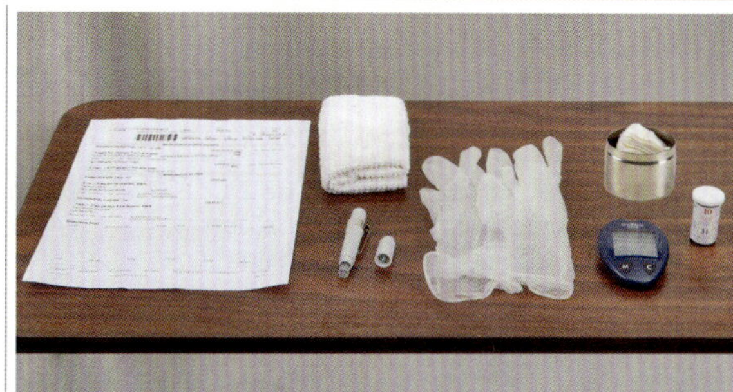
1.2	Demander à la personne de se laver les mains à l'eau chaude et savonneuse, et de bien sécher sa peau. Si la personne ne peut se rendre au lavabo, lui fournir une débarbouillette savonneuse, bien rincer et assécher la peau.	L'eau chaude provoque une vasodilatation aux extrémités, ce qui augmente le flux sanguin. L'eau savonneuse nettoie la flore résidente de la peau.	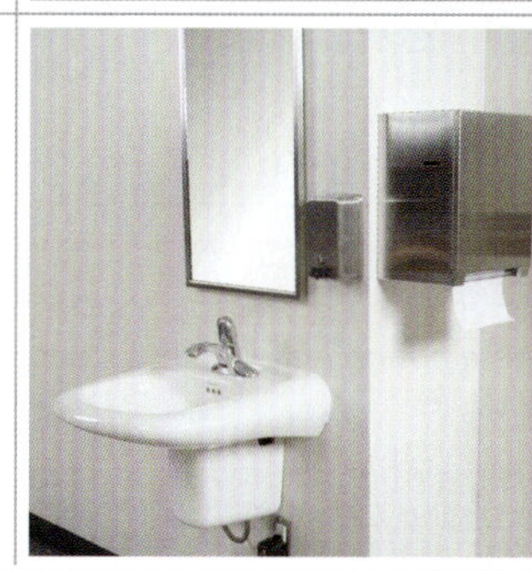 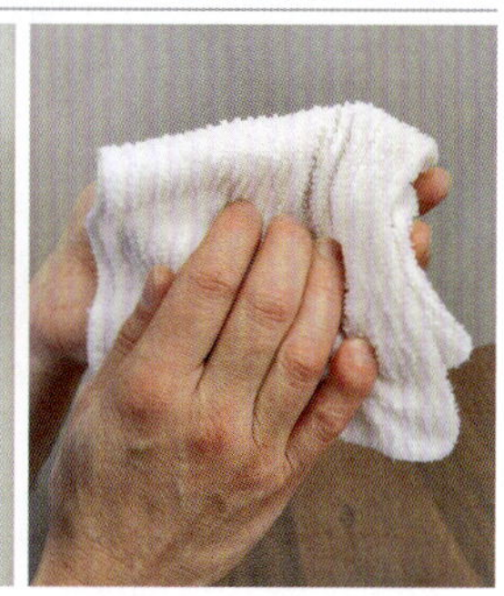
2	**Préparation du matériel**		
2.1	Enfoncer complètement le système du piston plongeur que contient le stylo autopiqueur.	On comprime le ressort qui permettra ensuite à l'aiguille de percer rapidement la peau, avec un minimum de douleur.	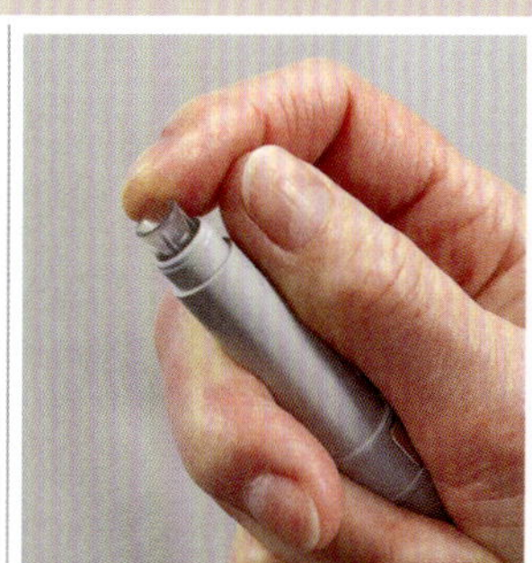 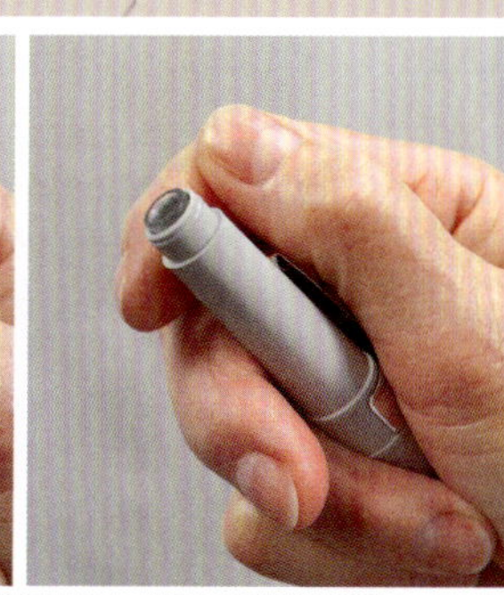

Étapes		Justifications	
2.2	Insérer le bloc lancette (aiguille) dans le stylo autopiqueur.		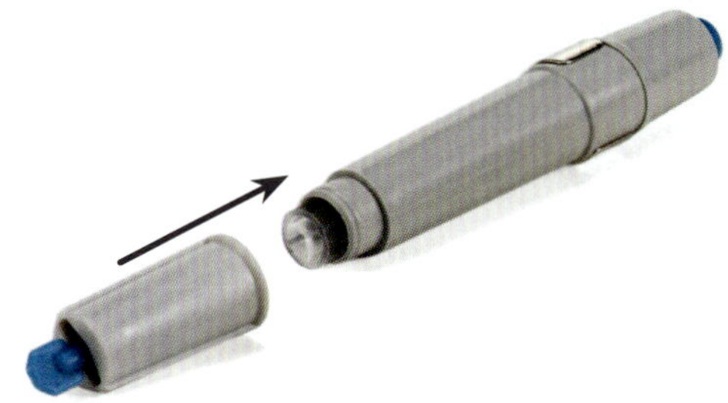

Situation particulière

Certains stylos autopiqueurs sont munis, à leur extrémité, d'un dispositif permettant de régler la profondeur d'introduction de l'aiguille. *On règle alors à la profondeur minimale permettant d'obtenir un échantillon sanguin adéquat.*	La profondeur d'introduction de l'aiguille doit être adaptée au tissu cutané du site de ponction. Plus la piqûre est profonde, plus on touche les terminaisons nerveuses.	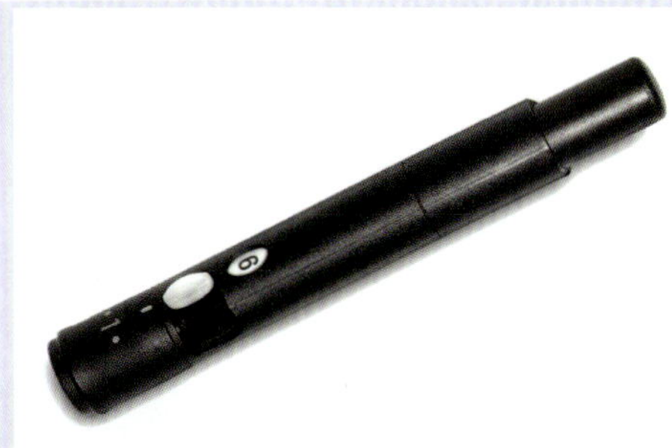

2.3	Ouvrir le pot de bandelettes, sortir une bandelette sans toucher la barre de contact et refermer.	Si l'on touche la barre de contact, on y dépose l'huile présente sur la peau, ce qui peut nuire à la mise en marche du glucomètre au moment de l'insertion de la bandelette. Les bandelettes sont conservées dans un pot contenant un dessiccateur favorisant leur conservation.	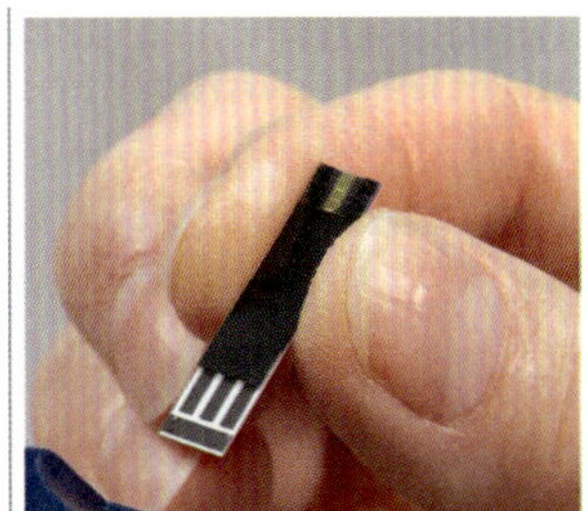
2.4	Insérer la barre de contact de la bandelette réactive dans le port d'insertion du glucomètre, selon les directives du fabricant.	La barre de contact met l'appareil en mode lecture pour l'analyse.	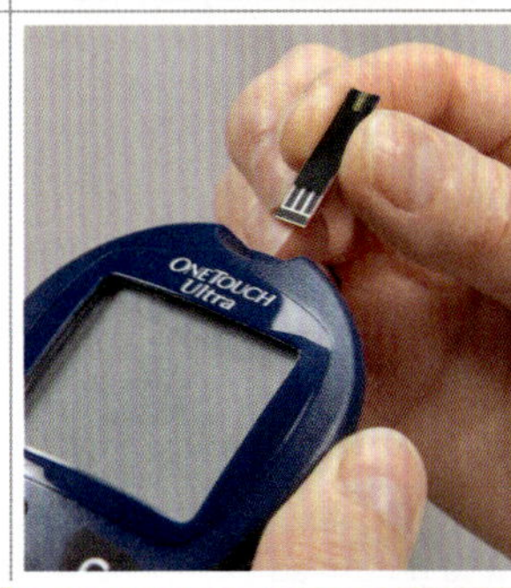 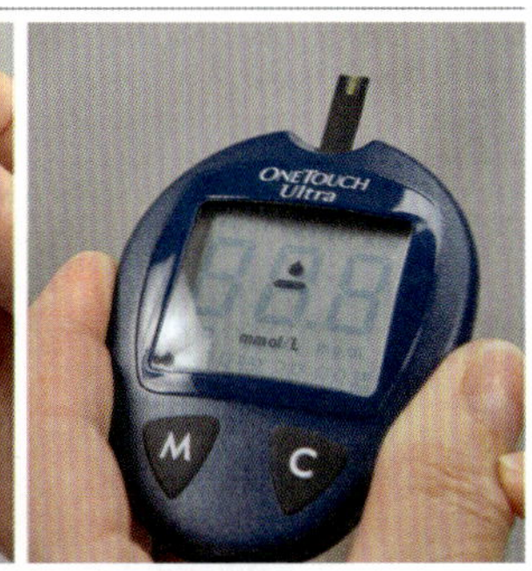

ALERTE!

On doit vérifier la date de péremption indiquée sur le pot de bandelettes réactives. *S'il y a lieu, on doit également vérifier si le code chiffré inscrit sur le pot correspond à celui qui a été enregistré dans le glucomètre.*	Ces deux vérifications contribuent à l'obtention d'un résultat fiable.	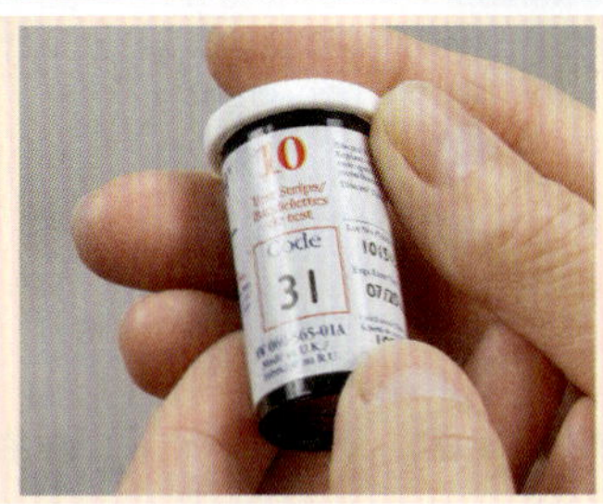

2.5	Mettre des gants propres.	Les mains ne doivent pas entrer en contact avec le sang de la personne.	
2.6	Tourner le capuchon protecteur du bloc lancette, puis le tirer.	Le mouvement de rotation permet de dégager aisément le capuchon protecteur du bloc lancette.	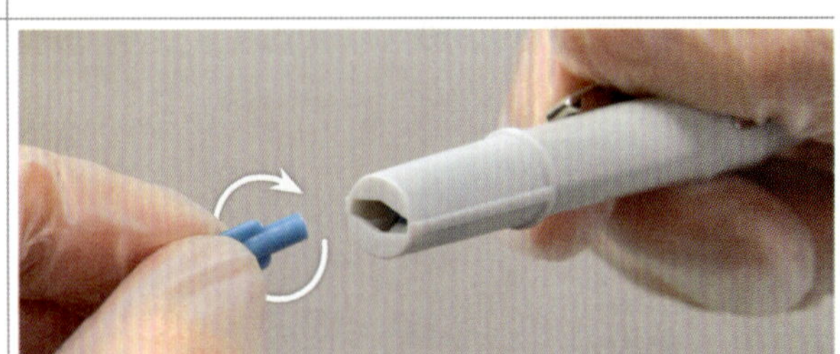

Étapes		Justifications

3 Choix du site de ponction

3.1	Choisir le site de ponction sur l'extrémité latérale d'un doigt.	La face latérale du doigt est moins innervée et plus vascularisée. La ponction est donc moins douloureuse, tout en permettant d'obtenir facilement une goutte de sang pour la mesure de la glycémie capillaire.

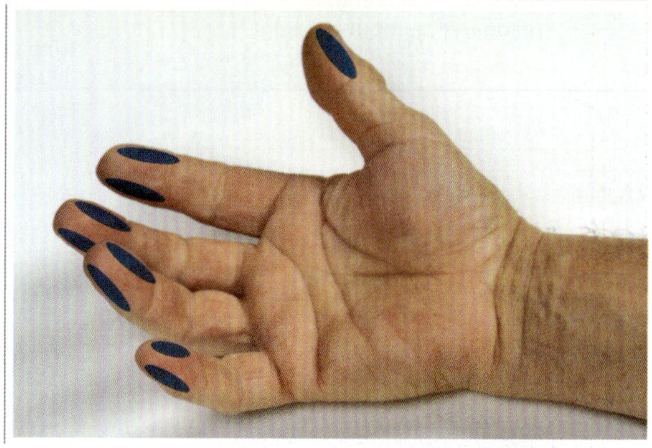

Astuce

Un massage léger de l'extrémité du doigt, de la partie proximale à la partie distale, provoque une vasodilatation.	Le massage augmente le débit sanguin et permet de prélever un échantillon de sang sans devoir répéter la ponction.

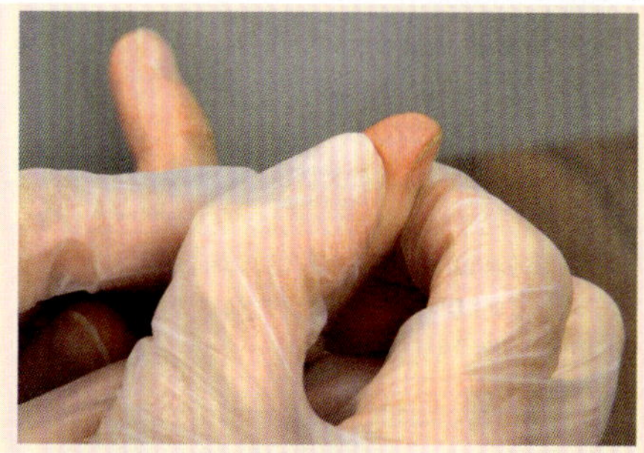

3.2	Tout en tenant le doigt avec la main non dominante, prendre le stylo autopiqueur avec la main dominante, le placer sur le site choisi et l'appuyer fermement.	
3.3	Appuyer sur le bouton de déclenchement du stylo autopiqueur pour que le bloc lancette perce la peau.	En appuyant sur le bouton, on déclenche le système à ressort du stylo autopiqueur.
3.4	Au besoin, presser légèrement l'extrémité du doigt, sans toucher à la zone de ponction.	La pression favorise la formation d'une bonne goutte de sang. Mais une pression trop vigoureuse crée une hémolyse qui peut fausser le résultat.

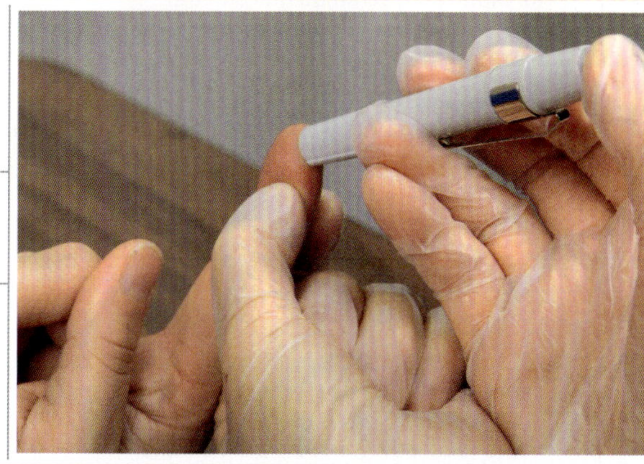

4 Prélèvement de l'échantillon de sang

4.1	Tout en maintenant le doigt avec la main non dominante, approcher le glucomètre avec la main dominante en stabilisant celle-ci, ou les doigts de celle-ci, sur l'autre main. Placer la bandelette réactive de façon que l'extrémité de la zone cible touche la goutte de sang.	

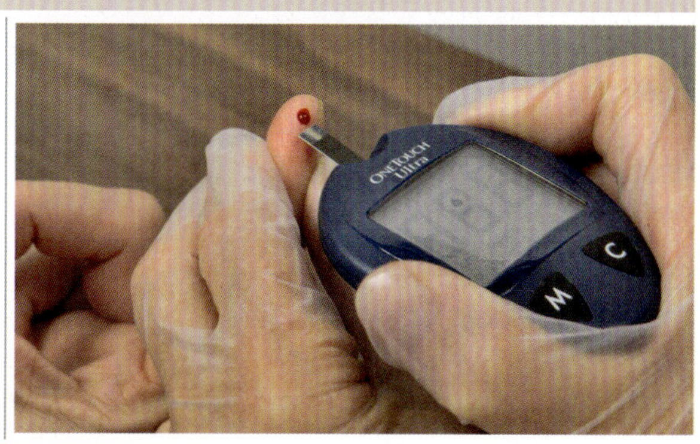

ALERTE!

Il faut que la goutte de sang soit assez grosse pour remplir la zone cible de la bandelette en une seule fois.	Le processus d'analyse se fait dès que l'aspiration par capillarité est terminée. L'ajout de sang durant le processus peut fausser le résultat de l'analyse.

Étapes		Justifications	
4.2	Attendre le signal sonore indiquant que la zone cible de la bandelette est saturée de sang, avant d'écarter l'appareil du bout du doigt.	Le papier buvard de la bandelette absorbe la quantité de sang nécessaire par capillarité. Une quantité insuffisante fausse le résultat de la glycémie capillaire.	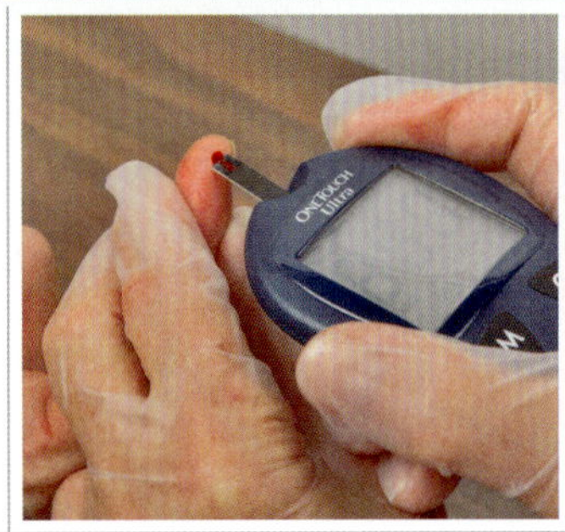 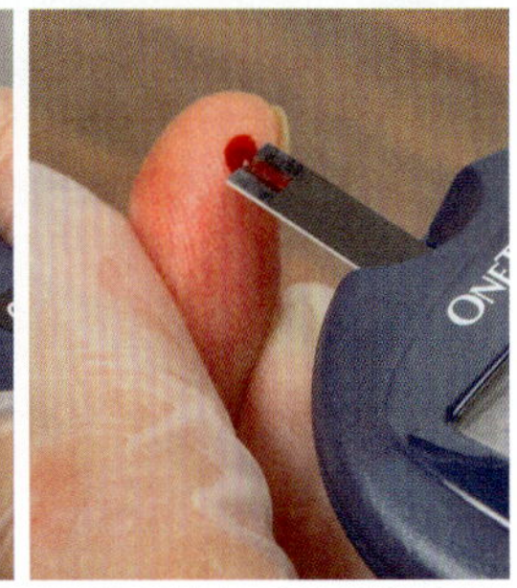
4.3	Déposer le glucomètre sur la table de travail et attendre la fin de l'analyse.		
4.4	Appuyer légèrement une compresse non stérile sur le site de ponction, pendant environ 30 secondes. Demander à la personne de continuer à exercer une pression.	La pression favorise l'hémostase.	

5 Lecture du résultat de la glycémie capillaire

5.1	Attendre un autre signal sonore de l'appareil pour lire le résultat s'affichant dans la fenêtre.	Le signal indique que le temps nécessaire à l'analyse s'est écoulé.	
5.2	Dire le résultat à la personne tout en lui montrant l'écran du glucomètre.	En voyant et en entendant le résultat, la personne retient mieux le chiffre. Elle participe ainsi dès le début à son suivi et peut prendre en charge son traitement.	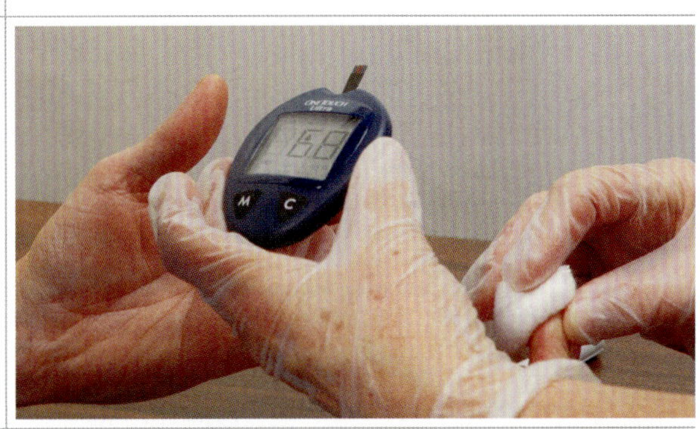
5.3	Noter directement le résultat sur la feuille de suivi de la glycémie capillaire si elle est au chevet de la personne ou sur la feuille de plan de travail dans le cas contraire.	Le résultat permettra un ajustement du traitement selon l'ordonnance médicale ou le protocole de l'établissement.	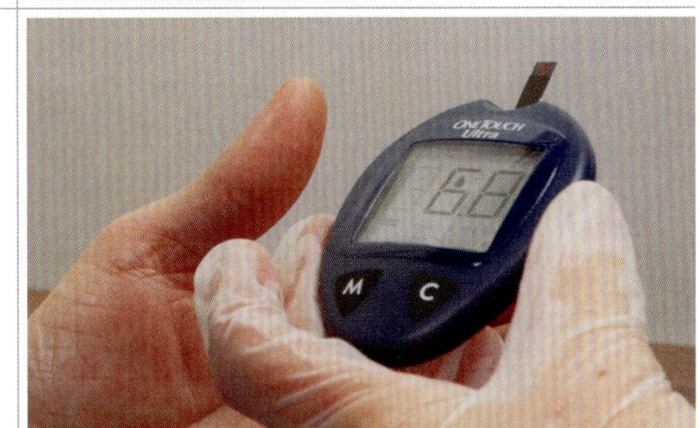
5.4	Ranger le matériel utilisé : a) Retirer le bloc lancette du stylo autopiqueur et le jeter dans un contenant rigide biorisque. b) Avec la main dominante, retirer la bandelette du glucomètre et ramasser le reste du matériel utilisé. Puis retirer les gants souillés en les retournant l'un dans l'autre (voir la procédure 4-2-2, p. 131). c) Jeter les gants dans la poubelle.	On prévient la contamination de l'environnement par des micro-organismes pathogènes.	

Étapes	Justifications
Remarque *La plupart des glucomètres s'éteignent automatiquement à la fin du processus d'analyse.*	

Ne pas oublier les précautions et les interventions s'appliquant après un prélèvement de sang capillaire et une mesure de glycémie capillaire.

Ne pas oublier les étapes postexécutoires décrites dans la procédure 1-2.

Quels signes et symptômes d'une hypoglycémie pourraient apparaître chez Mme Major ?

RÉDACTION DES NOTES D'ÉVOLUTION

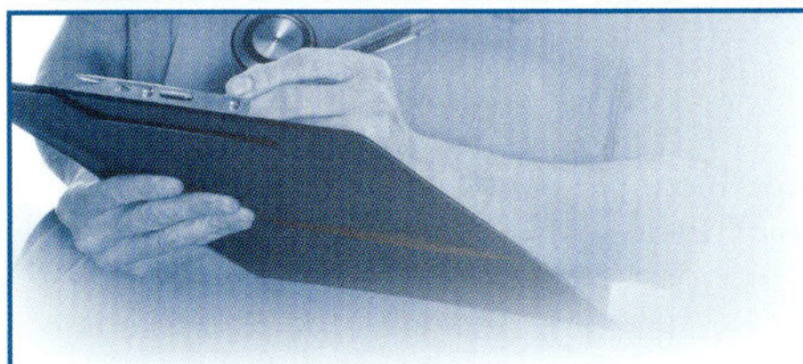

Dossier de Mme Major

2011-07-14 **20:30** Agitée, faciès pâle, diaphorèse intense. Désorientée, ne reconnaît pas la famille au chevet. Glycémie capillaire 2,1 mmol/L. ___

20:35 125 mL de jus d'orange avec 2 sachets de sucre, selon l'ordonnance collective. Souper pris à 17:30, a mangé la totalité du contenu du cabaret, glycémie ac 6,8 mmol/L, a reçu insuline Humalog 4 u. ___

20:50 Glycémie capillaire 4,1 mmol/L, fromage et 2 biscottes. ___

21:15 Dit se sentir mieux. ___ Andréa Marleau, étudiante inf.

MÉTHODE DE SOINS **6-5**

33 EXAMENS PARACLINIQUES

Prélèvement d'un échantillon de sang par ponction veineuse

Cette méthode de soins décrit la procédure à suivre pour faire une ponction veineuse avec une aiguille à prélèvement ou avec un microperfuseur[7], pour remplir des tubes de prélèvement (page 243). Elle explique pour cela comment mettre en place un garrot avec un nœud coulant (page 244), comment repérer une veine (page 240) et comment repositionner une aiguille en l'absence de retour sanguin (page 253). Enfin, elle décrit la procédure à suivre pour faire une ponction veineuse pour une hémoculture (page 259).

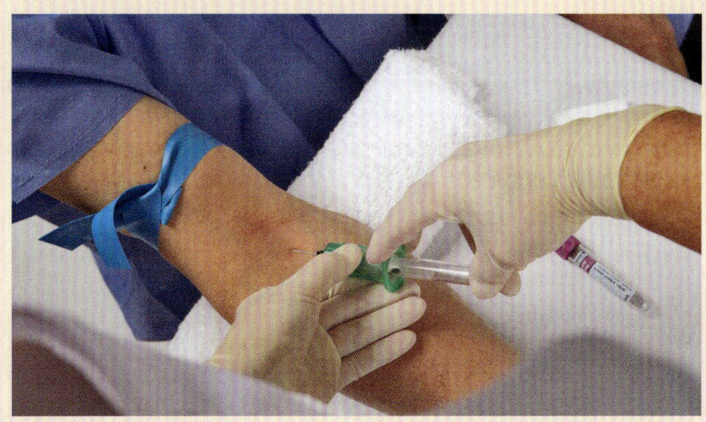

DÉFINITION

Méthode de soins consistant à faire pénétrer une aiguille à prélèvement ou l'aiguille d'un microperfuseur dans la lumière d'une veine, après avoir appliqué un garrot, de façon à recueillir un échantillon de sang veineux dans des tubes de prélèvement ou des bouteilles contenant un bouillon de culture.

CONTEXTE D'EXÉCUTION

BUTS

Prélèvement avec des tubes de prélèvement	Prélèvement avec les bouteilles d'hémoculture
• Établir un diagnostic médical (test de routine pour un bilan de santé, test spécifique pour un diagnostic précis, etc.). • Assurer un contrôle thérapeutique (évolution d'une maladie, ajustement d'un traitement, etc.).	• Identifier les agents pathogènes dans le sang (bactériémie, septicémie). • Déterminer leur sensibilité aux anti-infectieux.

6-5

7. Ce dispositif est également connu sous les appellations « aiguille à ailettes », « microperfuseur à ailettes », « aiguille à ailettes avec adaptateur » et, communément, « papillon » ou « aiguille papillon ».

MATÉRIEL ET ÉQUIPEMENT

ARTICLES ESSENTIELS				
Documents	**Articles de base**	**Aiguille à prélèvement**	**Microperfuseur**	**Hémoculture**
• Formulaire de requête d'analyse 1 • Étiquette d'identification blanche 2 • Stylo à bille 3	• Gants propres en latex 4 ou en nitrile 5 • Garrot[8] 6 • Barillet: – à usage unique 7 *ou* – réutilisable muni d'un mécanisme de sécurité intégré (ex.: éjection de l'aiguille) 8 *ou* – réutilisable sans mécanisme de sécurité intégré 9 • Compresses de gaze de 5 × 5 cm 10 • Ruban adhésif 11 • Support 12 ou sac de transport biorisque 13 • Contenant rigide biorisque 14	• Tubes de prélèvement (selon les analyses à faire) 15 • Tubes de prélèvement supplémentaires, en cas de besoin (1 par couleur de bouchon) 15 **Désinfection simple de la peau:** • Tampon d'alcool à 70 % 16 • Aiguille à prélèvement: – standard de calibre 21G ou 20G 17 *ou* – avec mécanisme de protection de l'aiguille intégré de calibre 21G ou 20G	• Tubes de prélèvement (selon les analyses à faire) 15 • Tubes de prélèvement supplémentaires, en cas de besoin (1 par couleur de bouchon) 15 **Désinfection simple de la peau:** • Tampon d'alcool à 70 % 16 • Unité de prélèvement à ailettes 23G ou 21G 18 *ou* Microperfuseur à ailettes de calibre 23G ou 21G 19 et adaptateur 20	• Bouteille d'hémoculture aérobie 21 • Bouteille d'hémoculture anaérobie 22 **Nettoyage des bouchons des bouteilles d'hémoculture:** • Tampons d'alcool à 70 % (deux) 16 **Double désinfection de la peau:** • Tampon d'alcool à 70 % 16 • Tampon de chlorhexidine à 2 % dans l'alcool à 70 % 23 *ou* Solution de teinture d'iode *ou* Solution de povidone iode 24 • Unité de prélèvement à ailettes 21G ou 23G 19 ***Remarque*** *Dans certains milieux, on utilise des gants stériles pour l'hémoculture.*
ARTICLES FACULTATIFS				
Si la peau est fragile ou présente des lésions et que l'on ne peut utiliser la manche de la chemise d'hôpital pour protéger la peau: • Débarbouillette 25		***Si l'on doit supporter le coude:*** • Serviette roulée 26 ***Si la veine est petite:*** • Unité de prélèvement à ailettes 25G[9] • Aiguille à prélèvement de calibre 22G avec 27 ou sans mécanisme de protection de l'aiguille intégré *ou* Microperfuseur de calibre 25G ***Si la veine est difficile à piquer ou par choix:*** • Deuxième tampon d'alcool à 70 % 16 ***Si les bouchons des tubes de prélèvement sont souillés:*** • Tampons d'alcool à 70 % 16		***Si les bouchons des bouteilles d'hémoculture sont souillés:*** • Tampons d'alcool à 70 % 16

Remarque

Il existe des plateaux à ponction veineuse tout prêts dans les unités de soins. Comme leur contenu peut varier et qu'ils sont utilisés par de nombreuses personnes, on doit toujours s'assurer d'avoir les articles mentionnés dans le tableau ci-dessus, en quantité suffisante, et en ajuster le contenu au besoin avant de l'apporter au chevet de la personne pour faire une ponction veineuse.

8. L'AQESSS (2010) privilégie l'usage d'un garrot sans latex à usage unique. S'il est réutilisable, le garrot étant en contact avec la peau ou le vêtement de la personne, il doit être nettoyé ou désinfecté. Les bandes élastiques sont nettoyées avec de l'alcool à 70 % et les garrots en fibre, qui ne tolèrent pas l'alcool, doivent être lavés dans une eau savonneuse à 60° à laquelle il est suggéré d'ajouter 10 % d'eau de javel. Consulter les normes en vigueur dans l'établissement (AQESSS, 2010; OPTMQ, 2006).
9. L'Ordre professionnel des technologistes médicaux du Québec (OPTMQ) (2006) recommande l'utilisation des aiguilles de calibre 19G à 23G et émet des réserves quant à l'utilisation de l'aiguille de calibre 25G étant donné qu'elle peut causer l'hémolyse du spécimen dans le tube sous vide, ce qui provoque l'activation plaquettaire et des facteurs de coagulation (OPTMQ, 2006, 2008).

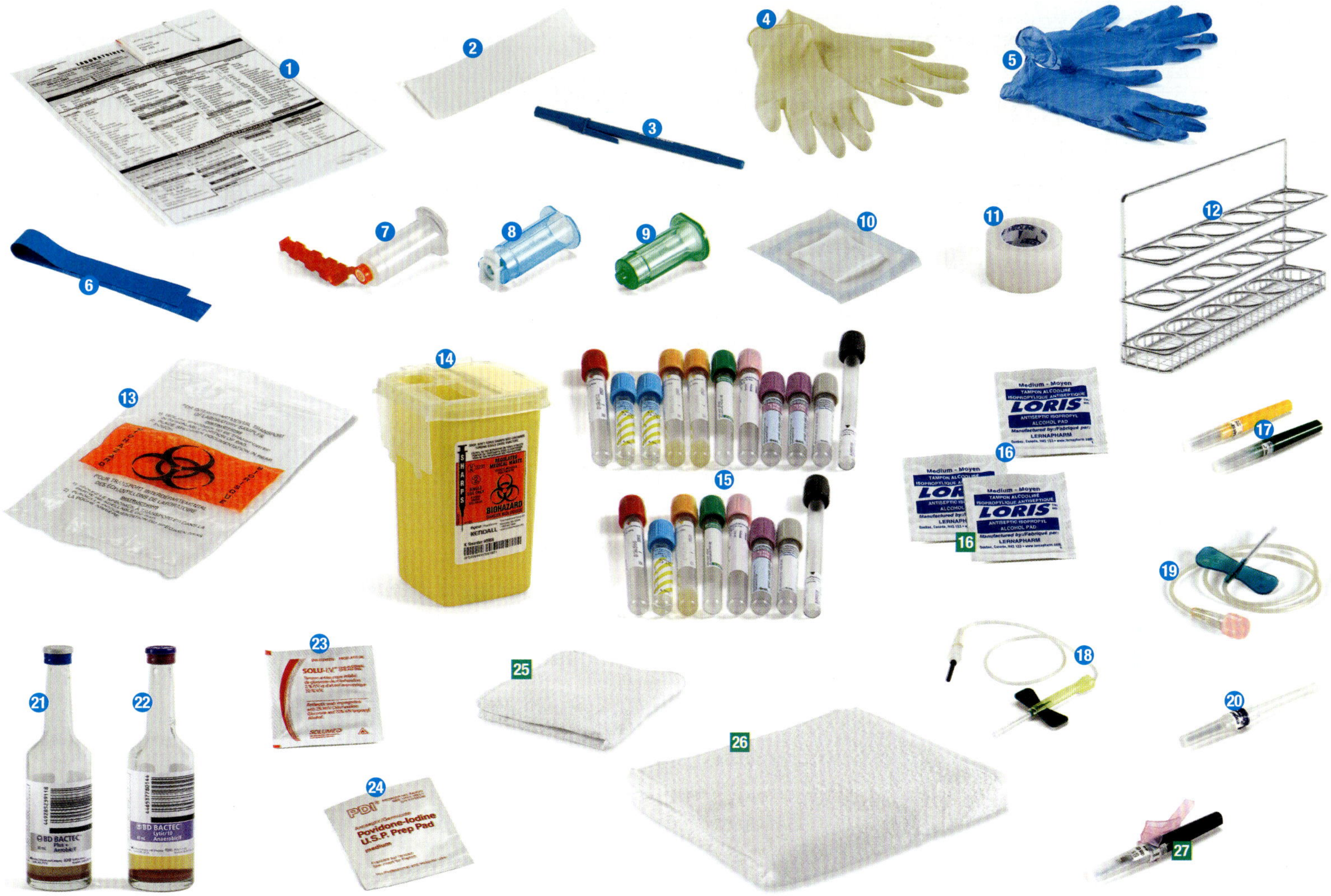

Prélèvement des échantillons de sang pour des analyses sanguines

Si l'on doit prélever plusieurs échantillons de sang veineux pour diverses analyses, on doit procéder selon un certain ordre afin d'éviter une contamination croisée des échantillons qui serait causée par leur additif. Le tableau ci-dessous présente l'ordre de prélèvement selon la bouteille ou la couleur du bouchon des tubes de prélèvement. Il fait également référence aux additifs que contient chaque type de tube de prélèvement et précise le nombre de cycles de retournements nécessaires pour chaque tube dès qu'il a été rempli de sang, afin de mélanger rapidement le sang avec l'additif. Un mélange inadéquat de l'anticoagulant avec le sang pourrait provoquer la formation de microcaillots et fausser les résultats (OPTMQ, 2010b).

Ordre	Bouteille ou couleur du bouchon des tubes de prélèvement	Type de tube de prélèvement et additif	Nombre de cycles de retournements
1	Bouteilles d'hémoculture : aérobie et anaérobie	Bouteille pour hémoculture	De 8 à 10 fois
2	Rouge en verre	Tube sans additif servant entre autres de tube de rejet ***Alerte!*** **S'assurer que** ces tubes sont bien **sans additif** avant de les utiliser comme tubes de rejet, car certains tubes rouges contiennent un activateur de caillot.	—
3	Bleu	Tube avec citrate de sodium, pour épreuve de coagulation	5 fois[10]
4	Jaune ou rouge marbré noir, rouge, orange	Tube avec activateur de caillot, avec ou sans gel séparateur, pour sérum	5 fois
5	Vert pâle ou vert marbré noir	Tube hépariné (héparine de sodium ou de lithium) avec ou sans gel séparateur	De 8 à 10 fois
6	Lavande, mauve violet, rose, perle	Tube avec EDTA	De 8 à 10 fois
7	Gris	Tube avec oxalate de potassium / fluorure de sodium (inhibiteur de la glycolyse)	De 8 à 10 fois
8	Noir	Tube avec citrate de sodium, pour la sédimentation	De 8 à 10 fois

Sources : OPTMQ, 2006, AQESSS, 2010.

10. L'OPTMQ (2008) recommande de faire de 3 à 6 cycles de retournements pour les tubes destinés aux analyses d'hémostase. Par ailleurs, nous avons retenu le nombre « 5 fois », qui nous apparaît plus facile à mémoriser. En effet, tout en respectant les normes émises par l'OPTMQ, ce chiffre est identique au nombre de retournements exigé pour les tubes contenant un activateur de caillot.

PRÉCAUTIONS ET INTERVENTIONS avant une ponction veineuse

1. ÉVALUATION

- Examiner les résultats des analyses antérieures dans le dossier de la personne *afin de lui expliquer la raison pour laquelle la ponction est nécessaire et afin de suivre l'évolution de son état de santé*.
- S'informer auprès de la personne de ses expériences antérieures concernant les prélèvements sanguins (réaction vagale, peur, etc.) *afin d'adapter les interventions à son vécu et de lui prodiguer l'enseignement nécessaire*.
- Choisir le site approprié pour la ponction veineuse, en tenant compte des contre-indications *afin de prévenir les complications et de ne pas modifier le résultat des analyses*.

  Exemples de contre-indications :
  - Bras du côté d'une mastectomie
  - Bras paralysé
  - Bras opéré ou fracturé
  - Bras avec fistule artérioveineuse
  - Bras avec perfusion intraveineuse
  - Si l'on doit impérativement utiliser le côté ayant une perfusion intraveineuse, on choisit un site en aval du point de perfusion et on doit arrêter la perfusion pendant deux minutes avant de prélever le sang. *Ainsi la solution perfusée ne se retrouvera pas en quantité concentrée dans l'échantillon de sang prélevé.*
- Choisir pour le prélèvement une zone exempte d'irritation, de lésion ou d'infection, de cicatrices apparentes et d'hématome ou d'œdème *afin de réduire l'inconfort de la personne et d'éviter des résultats erronés*.
- Choisir pour le prélèvement une portion d'une veine assez grosse, droite, souple et non tortueuse *afin d'augmenter les chances de réussite du prélèvement sanguin*.

2. INTERVENTIONS

- Vérifier dans le dossier de la personne l'ordonnance médicale *afin d'éviter tout délai dans l'analyse, l'établissement du diagnostic médical, le suivi et le traitement de la personne*.
- Vérifier dans le dossier de la personne et sur la feuille d'administration des médicaments (FADM) si elle prend des médicaments qui prolongent le temps de saignement ou est atteinte d'une maladie qui allonge le temps de coagulation *afin de prévoir une compression plus longue*.
- Vérifier les particularités relatives à chaque analyse dans le cahier de renseignements des laboratoires de l'établissement *afin de vérifier avec la personne si elle a respecté les conditions du prélèvement pour des résultats fiables*.

  Exemples de conditions : restrictions alimentaires, heure précise, prise de médicaments, repos, à l'abri de la lumière, sur glace concassée ou eau glacée, sans garrot, etc.
- Respecter la date de péremption sur l'emballage de l'aiguille, des tubes de prélèvement et des bouteilles d'hémoculture jusqu'à la fin du mois inscrit *afin de s'assurer de l'intégrité du matériel utilisé (qualité de l'additif, capacité d'aspiration du tube, souplesse du caoutchouc de la gaine de l'aiguille à prélèvement) et d'obtenir des résultats d'analyse fiables*.
- Avant le prélèvement et avant de ranger les formulaires de requête d'analyse, vérifier l'identité de la personne (nom, prénom, numéro de dossier) à l'aide de son bracelet d'identité ainsi que l'exactitude des formulaires de requête d'analyse et des étiquettes d'identification *afin d'éviter toute confusion qui pourrait conduire à une erreur de diagnostic et de traitement*.
- Pour le test de coagulation (PT, INR, PTT ou TCA)[11], se rappeler les consignes suivantes, *car la qualité de l'échantillon d'hémostase et l'exactitude des résultats sont directement liés au respect du ration sang/ anticoagulant adéquat dans le tube à prélèvement* (OPTMQ, 2008).

11. PT (*prothrombin time*) : temps de prothrombine ; INR (*international normalized ratio*) : rapport normalisé international ; PTT (*partial thromboplastin time*) : temps partiel de thromboplastine ; TCA : temps de céphaline activée.

- Limiter l'exploration de la veine avec l'aiguille. Si la ponction est franche, on conserve le tube ; sinon, on le jette et on en prend un deuxième que l'on garde pour fins d'analyse, *afin d'éviter l'activation de la coagulation et des plaquettes ainsi que l'hémolyse, ce qui peut fausser le résultat*.
- Prélever un tube de rejet (tube avec citrate de sodium ou tube sans additif) pour les analyses du TCA chez les personnes traitées à l'héparine, pour les analyses spécialisées de coagulation, en plus des prélèvements difficiles, *afin d'obtenir un résultat fiable* (AQESSS, 2010 ; OPTMQ, 2008).
- Attendre la fin du remplissage des tubes de prélèvement pour la coagulation *afin de respecter le ratio sang-anticoagulant. En cas de non-respect de ce ratio, le tube serait rejeté et un autre prélèvement serait nécessaire*.
- Toujours faire le vide d'air dans la tubulure du microperfuseur avec un tube de purge (tube à bouchon bleu ou tube sans additif), avant d'insérer le tube pour l'analyse, *car, sans cela, la pression négative à l'intérieur du premier tube aspirerait l'air de la tubulure et une quantité de sang, et la quantité de sang ainsi recueillie ne respecterait pas le ratio sang-anticoagulant demandé*.

- Se rappeler les principales causes de l'hémolyse d'un prélèvement *afin d'obtenir un échantillon valable pour l'analyse*.
  - Garrot laissé en place plus d'une minute
  - Présence d'alcool sur le site de ponction
  - Retournements trop brusques des tubes
  - Ouverture et fermeture de la main de façon répétée et vigoureuse
  - Prélèvement difficile
  - Prélèvement de sang par un cathéter
- Prélever le sang pour une hémoculture au moment d'un pic d'hyperthermie et avant le début d'une antibiothérapie *afin d'augmenter les chances d'identifier l'agent pathogène recherché, afin d'éviter l'altération des résultats et afin d'établir le traitement approprié*.
- Respecter rigoureusement l'intervalle exigé par les politiques de l'établissement pour une hémoculture, soit deux ou trois séries (aérobie et anaérobie) de prélèvements espacées de 20 à 60 minutes, ou deux séries consécutives sur deux sites *afin de maximiser les chances d'identifier l'agent responsable de l'infection, selon l'état de santé de la personne*.

3. ENSEIGNEMENT

- Lorsqu'il y a plusieurs tubes de sang à prélever ou quand la fréquence des prélèvements est rapprochée, rassurer la personne en lui indiquant la quantité prélevée dans le système de mesure qu'elle connaît et en lui précisant ce que la quantité représente par rapport à la quantité totale de sang dans l'organisme *afin d'obtenir sa collaboration*.
  - Volume de remplissage d'un tube de prélèvement : de 3 à 7 mL
  - Volume de sang à prélever dans une bouteille d'hémoculture : de 8 à 10 mL

Correspondances utiles à connaître :
- 5 mL ou 1 cuillère à thé ;
- 15 mL ou 1 cuillère à soupe ;
- 30 mL ou 1 once.

PRÉCAUTIONS ET INTERVENTIONS **après** une ponction veineuse

1. ÉVALUATION

- Évaluer le point de ponction, en particulier lorsque la personne prend des anticoagulants ou présente des problèmes de coagulation *afin de s'assurer que l'hémostase se fait bien*.

2. INTERVENTIONS

- Avertir la personne qui est à jeun pour les prélèvements sanguins qu'elle peut manger si le jeûne n'est pas nécessaire pour d'autres examens *afin qu'elle puisse reprendre ses habitudes*.

- Demander à la personne de prévenir en cas de saignement au site de ponction *afin de pouvoir intervenir rapidement*.
- Inscrire sur chaque tube de prélèvement les information suivantes :
  - Nom, prénom et numéro d'identification personnalisé de la personne
  - Date et heure du prélèvement
  - Initiales de la personne ayant effectué le prélèvement

  En effet, le fait de connaître l'heure de prélèvement permet au service de laboratoire d'établir l'ordre de priorité pour l'analyse des échantillons afin de préserver la fiabilité de l'échantillon envoyé (OPTMQ, 2010a).
- Signaler toute antibiothérapie en cours (nom, dose, heure de la dernière dose) dans le formulaire de requête d'hémoculture pour le laboratoire, *car l'antibiothérapie influence le test*.
- Envoyer les prélèvements de sang au laboratoire concerné, en respectant les conditions et les délais exigés selon les analyses *afin d'en préserver la qualité*.
- Envoyer les bouteilles d'hémoculture et le formulaire de requête au laboratoire le plus rapidement possible *afin de prévenir une altération de l'échantillon, car l'obligation de reprendre un autre prélèvement entraîne un retard dans l'établissement du diagnostic ou du traitement de la personne*.
- Nettoyer les articles réutilisables, tels que le barillet et le garrot, après qu'ils aient servi pour le prélèvement de sang chez une personne, *car le garrot ayant été en contact direct avec la peau et l'environnement de la personne et étant donné la présence du phénomène d'aérolisation à l'intérieur du barillet, on évite la transmission de microorganismes pathogènes d'une personne à l'autre*.
- Après deux ou trois tentatives de ponction infructueuses, laisser la personne se reposer et demander de l'aide *afin de ne pas laisser trop augmenter l'anxiété et l'inconfort dus à cette procédure effractive*.
- S'il s'avère impossible de faire le prélèvement sanguin, avertir l'infirmière responsable ou le médecin *afin qu'ils puissent prendre les mesures nécessaires*.
- En présence d'un hématome, appliquer une compresse chaude et humide *afin de réduire l'inconfort de la personne*.
- En cas de piqûre accidentelle avec une aiguille souillée par le sang de la personne, appliquer les premiers soins, déclarer l'incident et respecter les mesures recommandées par l'établissement *afin d'assurer une prise en charge immédiate et afin de permettre un suivi dans l'établissement*.

3. ENSEIGNEMENT

- Demander à la personne de garder le bras allongé pendant environ 15 minutes *afin de prévenir le saignement et la formation d'un hématome au point de ponction*.
- Expliquer à la personne qu'elle pourra enlever le pansement au point de ponction 15 ou 20 minutes après la procédure, *car l'hémostase sera terminée et le point de ponction aura bien été protégé*.

4. NOTES AU DOSSIER

- Écrire dans les notes d'évolution toutes les informations concernant le prélèvement de sang *afin de permettre la continuité des soins*.

  Prélèvement avec des tubes
  - Date et heure du prélèvement
  - Respect des restrictions, s'il y a lieu
  - Analyse demandée et circonstances (selon la planification, en *stat*)
  - Autres interventions et résultats, s'il y a lieu
  - Réactions et collaboration de la personne

Prélèvement pour hémoculture
- Date et heure du prélèvement
- Site de prélèvement pour chacune des hémocultures
- Analyses demandées
- Quantité de sang inoculé dans les bouteilles aérobie et anaérobie
- Heure de départ des spécimens
- Température de la personne au moment du prélèvement

(AQESSS, 2010)

Remarque
Dans plusieurs établissements, on indique les prélèvements effectués sur une feuille de registre dans le dossier de la personne au lieu de les écrire dans les notes d'évolution.

MISE EN SITUATION

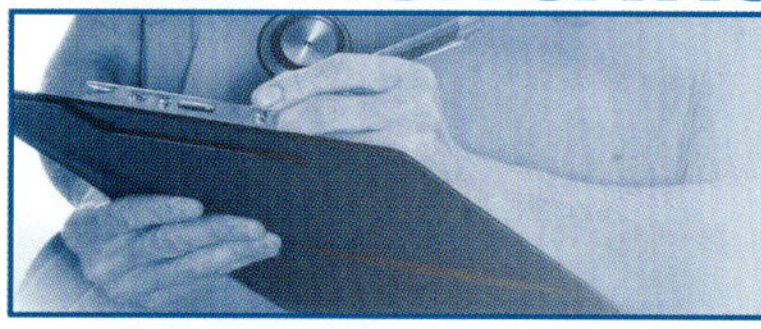

Il y a deux ans, Mme Sinclair, âgée de 29 ans, a reçu un diagnostic de maladie de Crohn. Elle est actuellement hospitalisée pour un déséquilibre électrolytique provoqué par une diarrhée qui dure depuis quatre jours.

Ordonnance médicale au dossier
- FSC, E^+ die.

PROCÉDURE 6-5-1

FAIRE UNE PONCTION VEINEUSE AVEC DES TUBES DE PRÉLÈVEMENT

Sommaire de la procédure

1. Choix de la veine
   - Mettre en place un garrot avec un nœud coulant
   - Repérer une veine
2. Préparation du matériel
3. Préparation de la veine
4. Insertion de l'aiguille
5. Mise en place des tubes de prélèvement
   - Repositionner l'aiguille en l'absence de retour sanguin
6. Retrait des tubes de prélèvement
7. Retrait de l'aiguille
8. Rangement du matériel

! Avez-vous demandé à Mme Sinclair quelles étaient ses expériences en matière de prises de sang ?

Étapes		Justifications
Ne pas oublier les étapes préalables décrites dans la procédure 1-1. **Ne pas oublier les précautions et les interventions s'appliquant avant une ponction veineuse.**		
1	**Choix de la veine**	
1.1	Imprimer le formulaire de requête d'analyse ainsi qu'une étiquette d'identification par tube de prélèvement à l'aide de la carte d'hôpital de la personne, ou les remplir à la main en écrivant les informations suivantes : numéro de dossier, nom de la personne, numéro de chambre, nom du médecin. Préciser la date du prélèvement sur le formulaire de requête.	L'identification des échantillons permet de prévenir les erreurs de diagnostic ou de traitement.
ALERTE!	*Signaler sur le formulaire de requête tout médicament influençant l'analyse sanguine.*	La prise de médicaments influence le résultat de l'analyse.

Étapes		Justifications	
1.2	Rassembler les articles nécessaires et les placer par ordre d'utilisation sur la table de travail.	Cette disposition favorise le rappel des étapes et facilite le déroulement de la procédure.	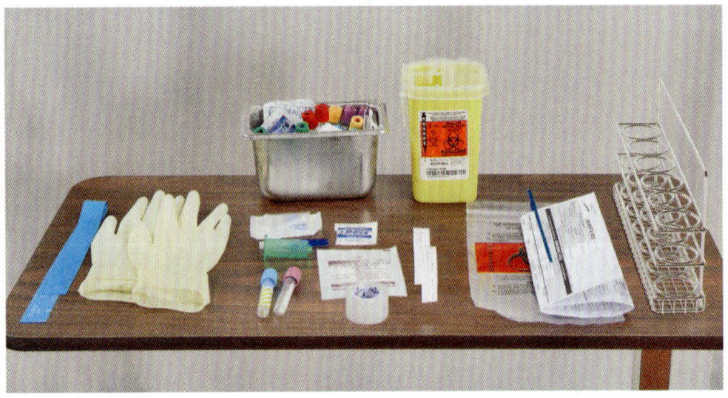
1.3	Installer la personne au lit ou au fauteuil, le bras en extension sur une surface plane (ex. : un oreiller sur la table de lit), légèrement incliné vers le bas. Soutenir au besoin le creux du coude avec une serviette roulée.	L'extension du bras fait se rapprocher les veines de la peau, et les rend plus faciles à voir et à palper. La position déclive ralentit le retour veineux et favorise la dilatation.	
1.4	Choisir la veine en fonction de sa localisation et de sa qualité, tout en tenant compte des contre-indications.	Le site de ponction veineuse le plus fréquemment utilisé est le pli du coude, à cause de la grosseur des veines, de leur accessibilité et de la sensibilité réduite de la peau dans cette région : les veines les plus utilisées sont la veine céphalique et la veine basilique. Les autres sites de ponction sont l'avant-bras, le poignet et le dessus de la main.	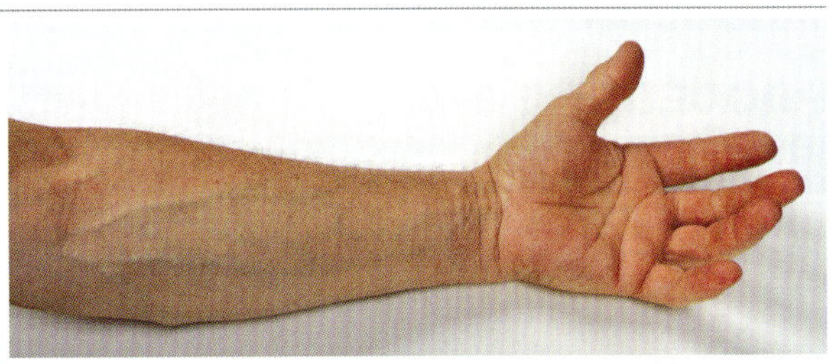 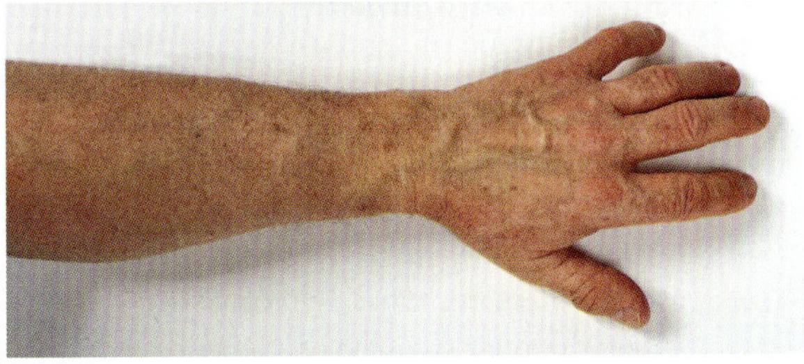 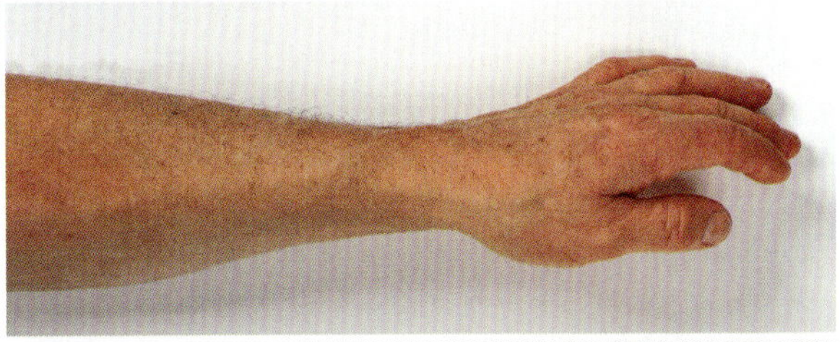
1.5	**Mettre en place un garrot avec un nœud coulant[12]** Mettre en place un garrot avec un nœud coulant de la façon suivante : a) Placer le garrot sous le bras, à environ 10 cm au-dessus de l'endroit prévu pour la ponction, en le laissant dépasser également des deux côtés.	La mise en place d'un garrot entrave le retour veineux sans obstruer la circulation artérielle. On fait en sorte d'avoir suffisamment de longueur de chaque côté pour pouvoir faire le nœud plat.	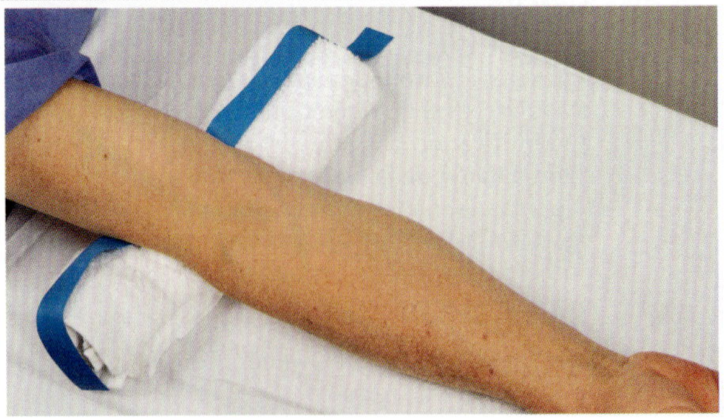

12. Plusieurs types de garrots sont possibles pour une ponction veineuse. Nous utilisons dans cette procédure le garrot fait d'une bande élastique flexible : il est peu coûteux et constitue une solution intéressante pour un garrot à usage unique, dans un contexte de prévention des infections.

Étapes	Justifications	
b) Avec la main non dominante, rabattre l'extrémité droite du garrot sur le bras et la tenir en son centre entre le pouce, l'index et le majeur. Pour les personnes gauchères, rabattre l'extrémité gauche du garrot avec la main non dominante.		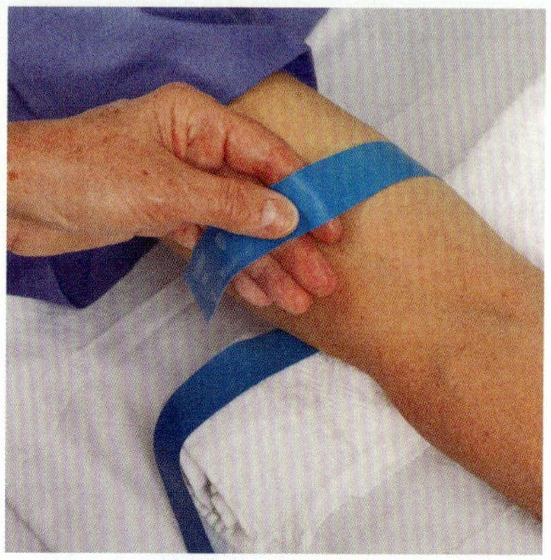
c) Avec la main dominante, ramener l'autre extrémité en la croisant sur la première et en la tirant vers le haut jusqu'à obtenir une certaine tension.	Le raccourcissement du garrot crée la tension nécessaire pour entraver le retour veineux : l'afflux sanguin augmenté rend la veine plus visible et palpable.	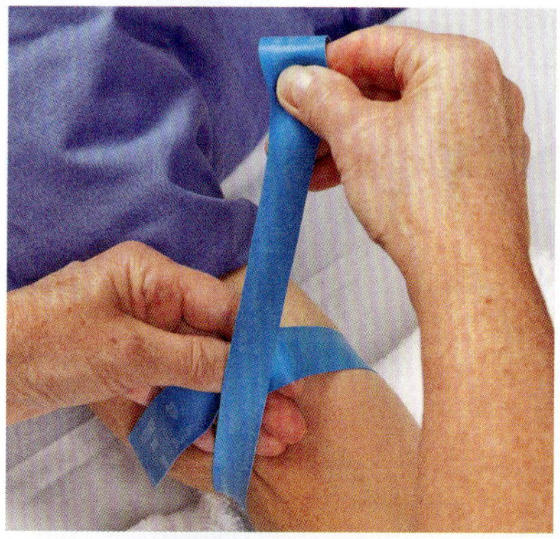
d) Soulever le pouce de la main non dominante pour pincer ensemble les deux parties au point de croisement.	Le pouce maintient la tension voulue sur le garrot avant de faire le nœud coulant.	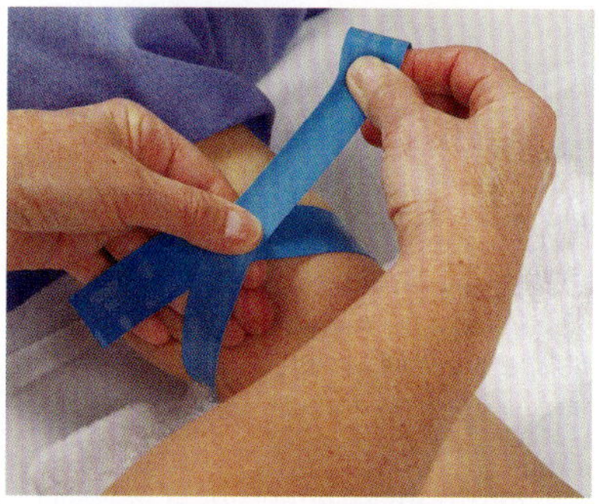
e) Relâcher la main dominante et soulever le garrot avec la main non dominante en l'appuyant contre la peau et en la faisant pivoter vers l'extérieur.	On stabilise la main non dominante contre la peau tout en ménageant un espace pour faire un nœud coulant.	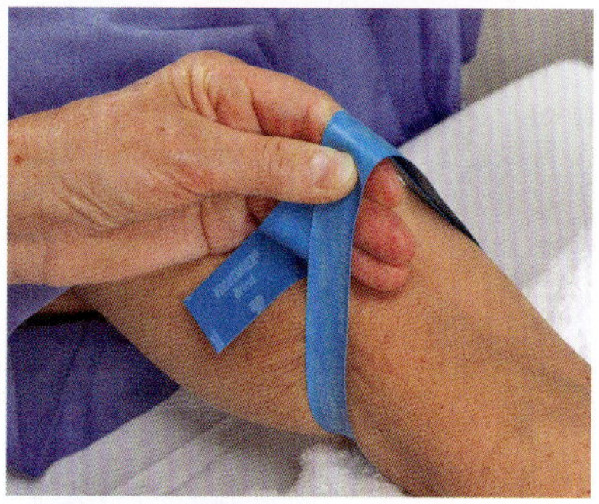
f) Placer l'index de la main dominante à 1 cm au-dessus du croisement et pousser la bande dans l'espace ménagé, de façon à former une boucle de l'autre côté.	On forme la demi-boucle du nœud coulant. Ce type de nœud se défait rapidement et facilement d'une seule main, en tirant sur l'extrémité de la boucle.	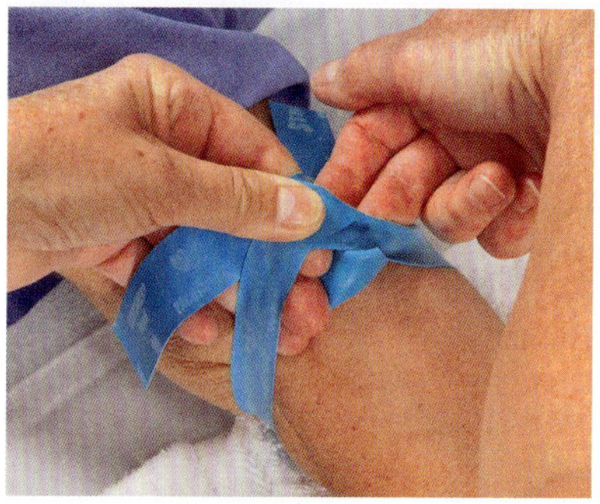

Étapes	Justifications	
g) Tirer la boucle formée sous le garrot.	On tire sur l'extrémité du garrot au point de croisement de façon à ce qu'il demeure serré.	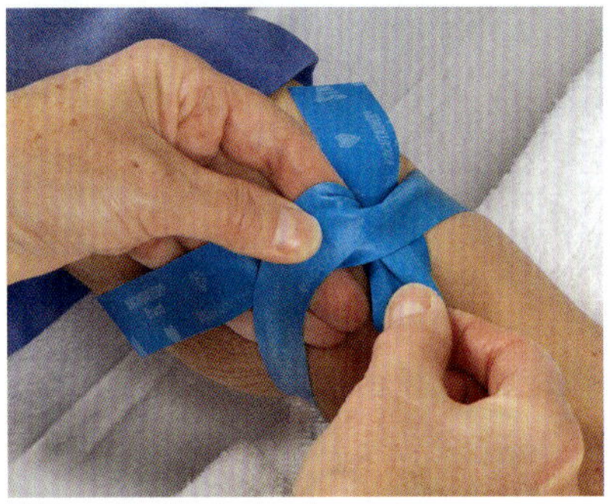

Remarque

Après la mise en place du garrot, on vérifie sa tension en glissant un doigt sous le garrot ou en demandant à la personne s'il est trop serré.	La mise en place d'un garrot doit entraver le retour veineux sans diminuer la circulation artérielle et causer une paresthésie.

Situation particulière

Si la peau est fragile ou présente un problème cutané, on protège le membre avec un morceau de tissu (bord de la manche, débarbouillette) avant d'y appliquer le garrot.	En plus de protéger la peau, la mise en place d'un morceau de tissu entre le garrot et la peau procure également un certain confort en évitant que le garrot ne pince la peau ou ne tire les poils.
Chez les personnes ayant des veines fragiles, on peut utiliser comme garrot le brassard d'un sphygmomanomètre qu'on gonfle à un niveau situé entre la pression systolique et la pression diastolique.	Le brassard est plus large. La compression est plus profonde tout en étant plus confortable et plus facile à contrôler.

1.6 Repérer une veine

Repérer une veine de la façon suivante : a) Repérer visuellement une veine dans le pli du coude, aux endroits privilégiés, en faisant tourner lentement le poignet dans un sens ou dans l'autre, au besoin. Utiliser les autres sites courants pour les ponctions veineuses, s'il y a lieu. b) Palper la veine pour la localiser précisément : • Glisser l'index et le majeur perpendiculairement à la veine et rechercher une dénivellation.	Le repérage et l'évaluation de la veine permettent de choisir le matériel approprié et de le disposer du bon côté.	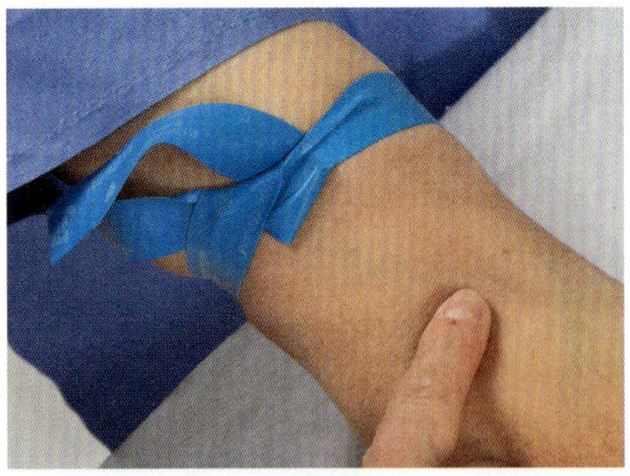
• Comprimer légèrement la zone et rechercher une sensation de bondissement de la veine. • Continuer de palper au-dessus et au-dessous de la zone pour rechercher la direction de la veine. • À partir de cette palpation, visualiser la grosseur, la direction et la profondeur de la veine.	Une palpation légère permet d'évaluer l'élasticité et la profondeur de la veine. En connaissant la direction de la veine, on peut éviter de la traverser d'un côté à l'autre au moment de l'insertion de l'aiguille. Les veines n'étant pas toujours visibles, une visualisation de leurs caractéristiques augmente les chances de réussite de la ponction.	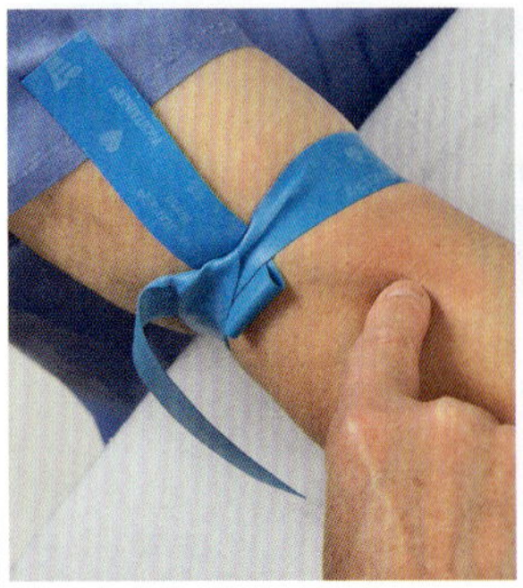 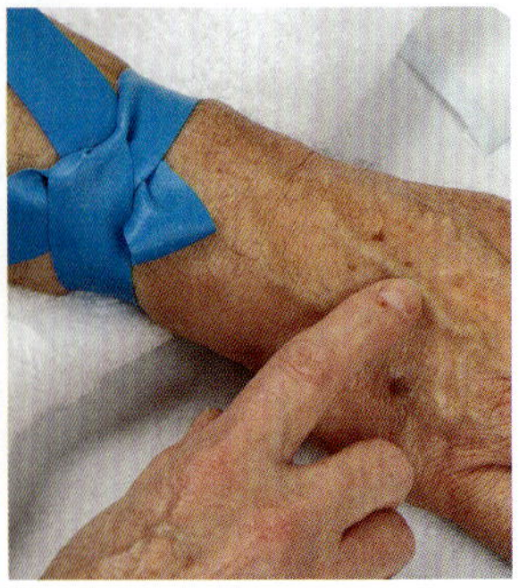

Étapes	Justifications	
Remarque		
Si une veine n'est pas suffisamment dilatée après l'application d'un garrot, on peut: faire fermer la main à la personne; baisser le bras à un niveau inférieur à celui du cœur; masser le bras du poignet vers le coude; tapoter la veine à plusieurs reprises avec l'index et le majeur. *On peut aussi retirer le garrot et appliquer une serviette chaude et humide recouverte d'un piqué plastifié jetable pendant 5 minutes avant de recommencer.*	Ces moyens agissent notamment par compression des veines distales, ralentissement du retour veineux ou vasodilatation.	
ALERTE!		
L'OPTMQ (2006) déconseille de faire ouvrir et fermer le poing à la personne de façon énergique et répétée, car cela crée un effet de pompage.	Un mouvement de pompage peut provoquer des variations de concentration de certains paramètres clinicochimiques.	
c) Une fois la veine bien repérée, défaire le garrot en tirant sur l'extrémité de la boucle coincée dessous, et le laisser sous le membre.	On défait le garrot le temps de préparer le matériel, afin d'éviter une stase veineuse et une hémoconcentration.	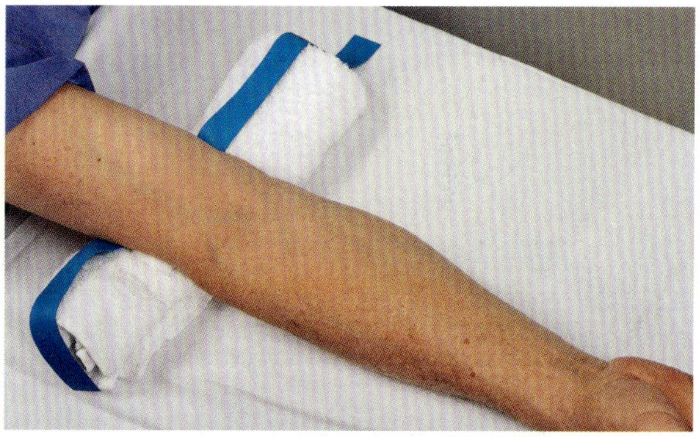

2 Préparation du matériel

2.1 **MÉTHODE A** **Ponction veineuse avec une aiguille à prélèvement** Préparer le dispositif de prélèvement et le placer sur la table de travail. a) Visser l'aiguille au barillet.		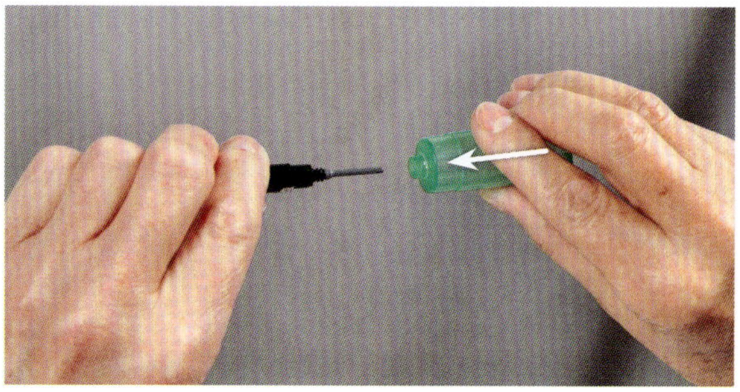
b) Décoincer la gaine protectrice de l'aiguille mais la laisser en place.	Il faut pouvoir retirer facilement la gaine protectrice sans détourner les yeux de la veine.	
2.1 **MÉTHODE B** **Ponction veineuse avec un microperfuseur** Préparer le dispositif de prélèvement et le placer sur la table de travail.		

Étapes	Justifications	
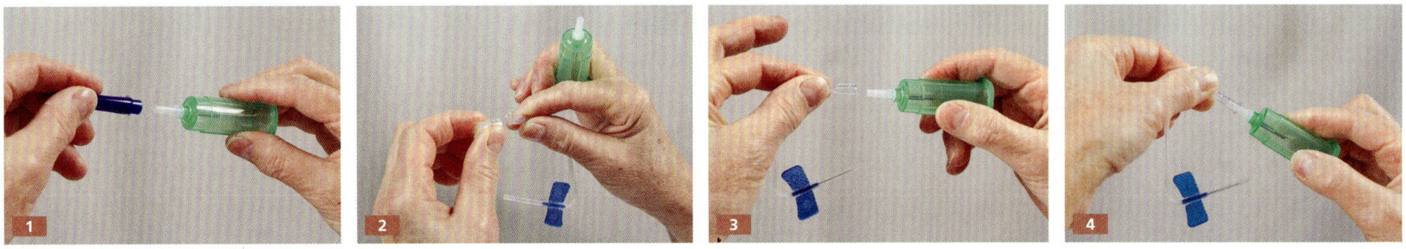 Visser l'adaptateur au barillet (1), puis y raccorder le microperfuseur (2 ; 3 ; 4). *ou* Visser l'unité de prélèvement à ailettes au barillet.	L'embout du microperfuseur a besoin de l'adaptateur muni d'une aiguille pour percer le tube de prélèvement. L'unité de prélèvement comprend à la fois l'adaptateur et le microperfuseur.	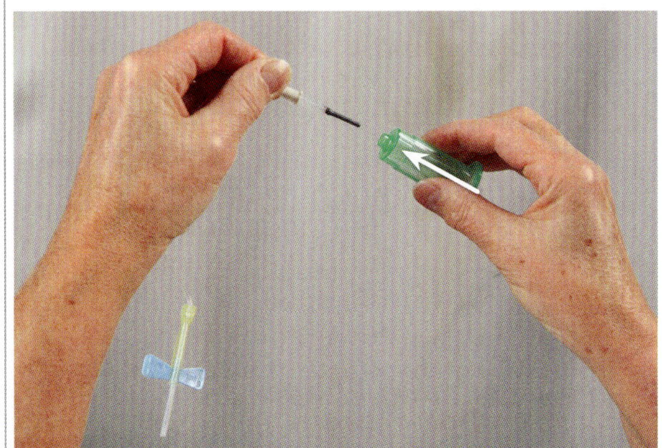
2.2 **MÉTHODES A ET B** Rapprocher la table de travail de façon que les articles soient à portée de la main dominante. a) Couper un morceau de ruban adhésif et le coller sur le bord de la table. b) S'assurer qu'on a facilement accès à tous les tubes de prélèvement.	Avec le matériel à portée de main, on peut prendre chaque tube de prélèvement tout en maintenant le barillet d'une main. De plus, on peut se défaire de façon rapide et sécuritaire de l'aiguille contaminée, sans avoir à passer par-dessus le bras de la personne. S'il y a lieu, on peut aussi utiliser aisément le support prévu pour les tubes.	
2.3 **MÉTHODES A ET B** Placer **près du site de la ponction veineuse** le matériel nécessaire par ordre d'utilisation : a) Ouvrir grand l'emballage des tampons d'alcool à 70 %, et laisser les articles en place. b) Déposer le dispositif de prélèvement (aiguille et barillet). c) Placer les tubes par ordre de prélèvement, le bouchon en direction de la tête de la personne. **MÉTHODE A** Placer les tubes du côté de la main dominante. **MÉTHODE B** Placer les tubes et le barillet relié au microperfuseur du côté de la main non dominante. d) Ouvrir l'emballage des compresses et laisser les articles en place.	La proximité du matériel permet de saisir facilement les articles en étant capable de toujours **garder les yeux sur le site de ponction**. La mise en place des tubes du côté approprié évite d'avoir à passer par-dessus le point de ponction au moment du remplissage des tubes de prélèvement.	

Remarque

La disposition du matériel varie selon l'espace disponible, le bras utilisé pour la ponction veineuse et le matériel choisi.

Étapes	Justifications	
e) Réduire l'angle à 15° et glisser l'aiguille dans la veine sur une distance d'environ 1 cm.	Un angle de 15° permet de ne pas perforer la paroi postérieure de la veine. Une insertion de 1 cm assure le maintien du biseau à l'intérieur de la veine durant les manœuvres de mise en place et de retrait des tubes.	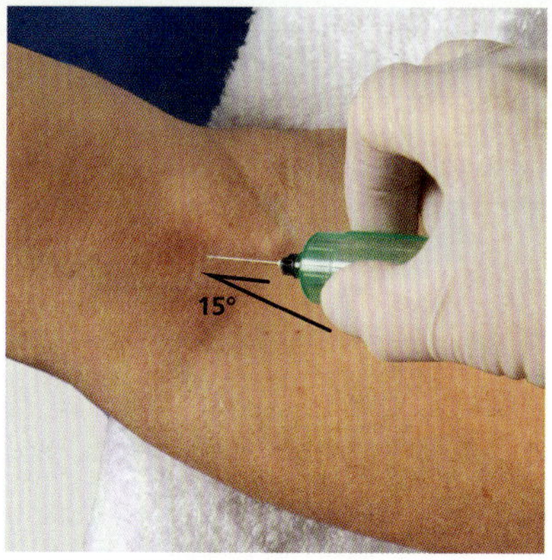 **Angle de 15 degrés**
f) Glisser l'index et le majeur de la main non dominante sous le barillet et placer le pouce au-dessus du barillet. g) Retirer les doigts de la main dominante, en gardant toujours les yeux sur l'aiguille.	Le main non dominante stabilise le barrilet, tandis que la main droite peut vaincre plus aisément la résistance du caoutchouc. L'insertion et le retrait de l'aiguille à travers la membrane de caoutchouc requièrent une bonne dextérité.	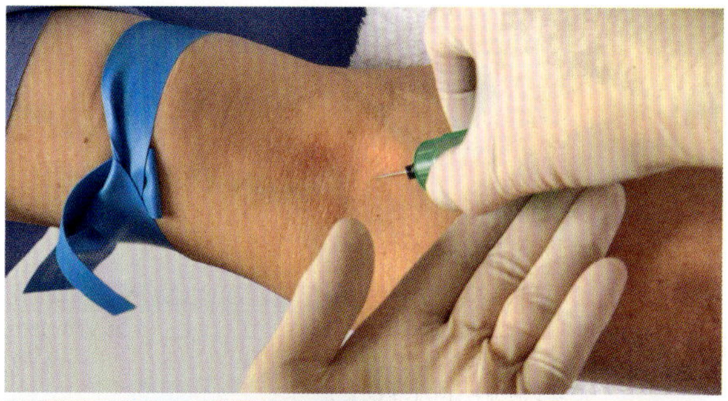 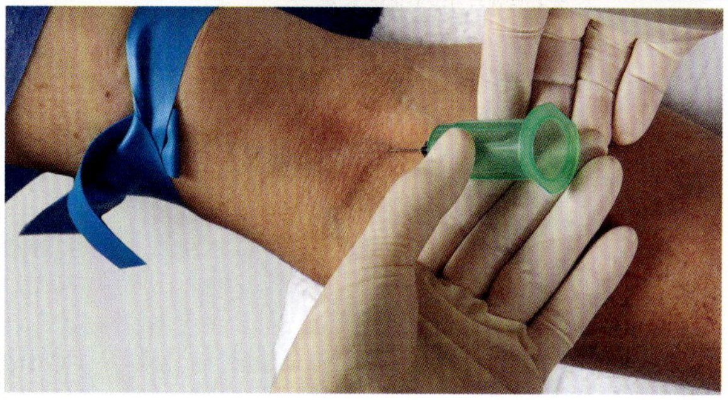
h) Appuyer la main non dominante contre le bras de la personne et tenir fermement le barillet.	La stabilisation de la main contribue à immobiliser le barillet au moment de la mise en place et du retrait des tubes de prélèvement.	
4.2 **MÉTHODE B** **Ponction veineuse avec un microperfuseur** Insérer l'aiguille dans la veine comme il convient, selon la situation. a) Avec le pouce et l'index de la main dominante, saisir le microperfuseur par les ailettes, en maintenant celles-ci du côté droit de l'aiguille.	Le maintien des ailettes sur le côté procure une bonne vision de la tubulure pour l'observation du retour veineux sans bouger la main pour le vérifier.	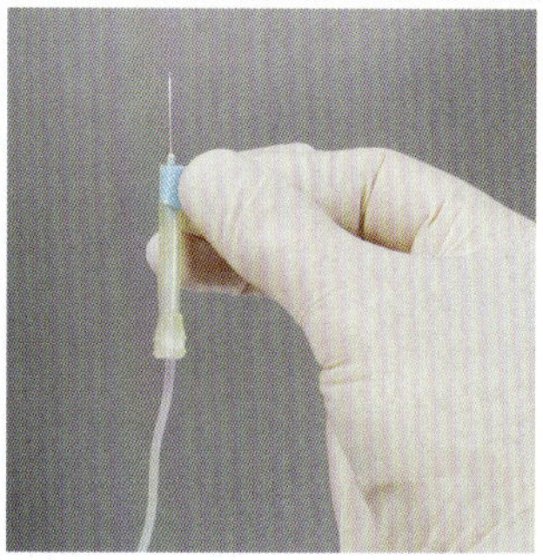
b) Placer le pouce ou l'index de la main non dominante sur la veine, à environ 5 cm au-dessous du point de ponction prévu, presser la peau et la tirer vers le bas.	La stabilisation de la veine augmente les chances de réussite de l'insertion de l'aiguille. La peau étant bien tendue, la ponction est moins douloureuse et se fait plus facilement.	
c) Approcher du point de ponction la main dominante tenant le microperfuseur et l'appuyer contre le bras de la personne.	La stabilisation de la main favorise la maîtrise de l'insertion de l'aiguille.	

Étapes	Justifications	
d) Demander à la personne de prendre une grande inspiration et introduire l'aiguille dans la peau selon un angle d'environ 30°, 0,5 cm au-dessous du point de ponction prévu, jusqu'à l'apparition de sang dans la tubulure.	L'inspiration profonde crée une diversion pour la personne. L'apparition de sang dans la tubulure indique que l'aiguille a pénétré dans la veine. L'insertion de l'aiguille 0,5 cm au-dessous du point prévu pour la ponction permet d'allouer une distance suffisante pour palper la veine et repositionner l'aiguille au besoin.	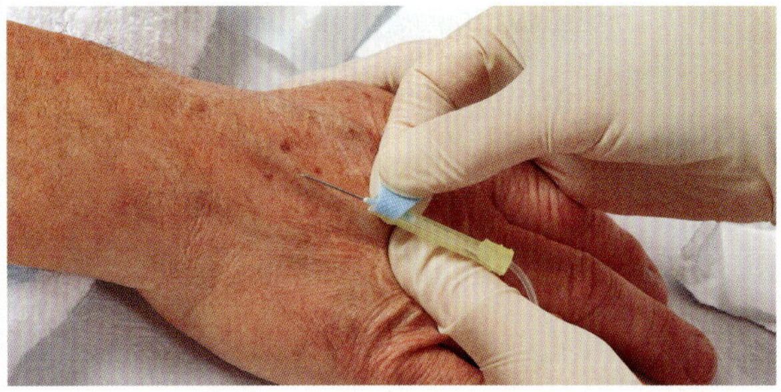
e) Réduire l'angle selon la profondeur de la veine et glisser l'aiguille dans la veine sur une distance d'environ 1 cm.	Une bonne évaluation de la profondeur de la veine permet de choisir l'angle d'insertion de l'aiguille. Plus la veine est superficielle, plus l'angle est petit; plus la veine est profonde, plus l'angle est grand. La prise en compte de la profondeur permet d'éviter l'éclatement de la veine. Une insertion de 1 cm assure le maintien du biseau à l'intérieur de la veine durant les manœuvres de mise en place et de retrait des tubes.	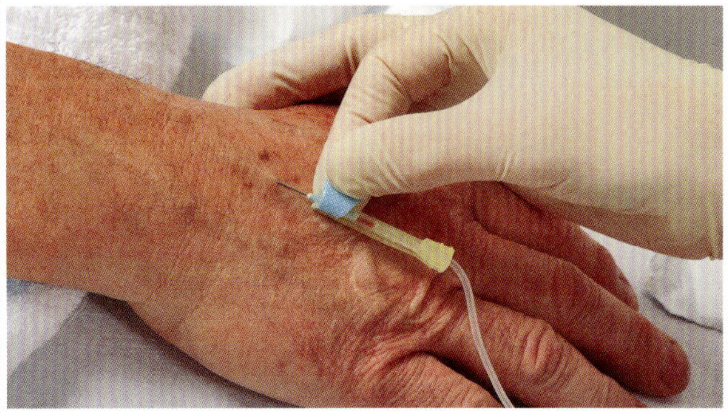

Remarque

On observe l'apparition de sang dans la tubulure dès que l'aiguille pénètre dans la veine.

f) Tenir fermement les ailettes en s'appuyant contre la main ou le bras de la personne.	L'appui sur la personne permet d'immobiliser l'aiguille durant les manipulations des tubes de prélèvement, particulièrement dans une veine fragile ou de petit calibre, et prévient son retrait accidentel.	

5 Mise en place des tubes de prélèvement

5.1 MÉTHODES A ET B Introduire le premier tube dans le barillet, selon l'ordre de prélèvement (voir le tableau, p. 239), de façon que l'**étiquette du fabricant soit orientée vers le bas**.	Cette position du tube permet d'**observer facilement le remplissage** sans mouvement supplémentaire.	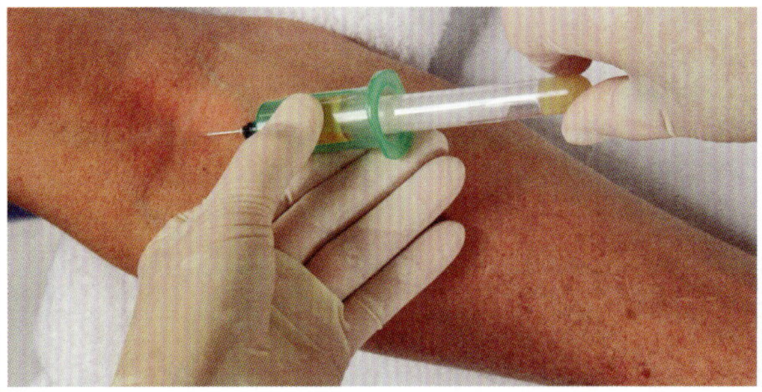 Méthode A
5.2 MÉTHODES A ET B Placer l'index et le majeur de part et d'autre du collet du barillet et le pouce à l'extrémité arrondie du tube.	La stabilité de cette position favorise la réussite de l'insertion des tubes.	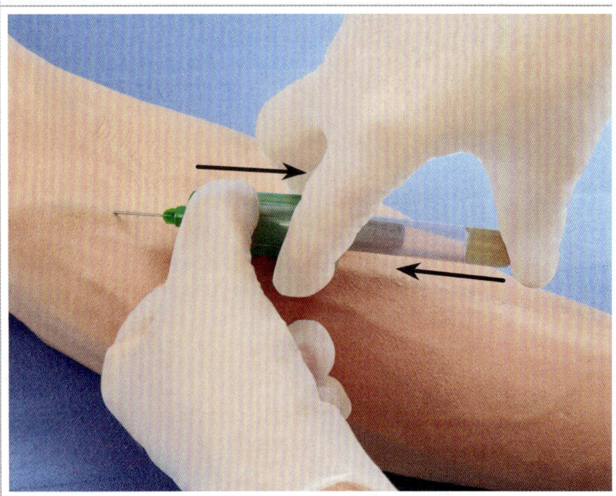 Méthode A
5.3 MÉTHODES A ET B Tout **en retenant le barillet avec l'index et le majeur, pousser le tube au fond avec le pouce**.	**En maîtrisant le mouvement d'insertion**, on réduit au minimum le déplacement de l'aiguille dans la veine. Le contrôle du mouvement de l'insertion se fait **grâce à deux forces opposées**: la pression qu'exerce le pouce et la contre-pression qu'exercent l'index et le majeur. L'aiguille au fond du barillet transperce le bouchon du tube. Le sang peut alors s'y écouler.	

Étapes	Justifications	
Remarque *L'exactitude de la position des doigts est moins importante pour le prélèvement avec le microperfuseur.*	La tubulure du microperfuseur reliée au barillet fait en sorte que l'aiguille ne bouge pas au site de ponction, au moment de la mise en place et du retrait des tubes de prélèvement.	
5.4 **MÉTHODES A ET B** Dès l'apparition de sang dans le tube ou dans la tubulure, demander à la personne de desserrer le poing et d'ouvrir la main.	L'apparition de sang dans le tube ou dans la tubulure indique que l'aiguille est bien placée dans la veine. Une fois l'aiguille dans la veine, il n'est plus nécessaire de serrer le poing, puisque c'était un moyen pour aider à dilater la veine.	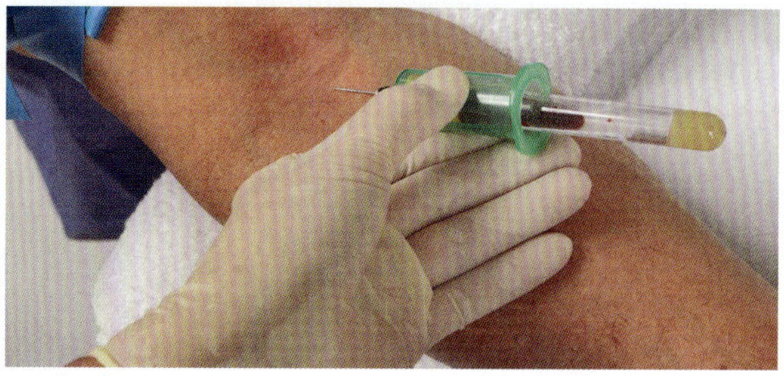 Méthode A 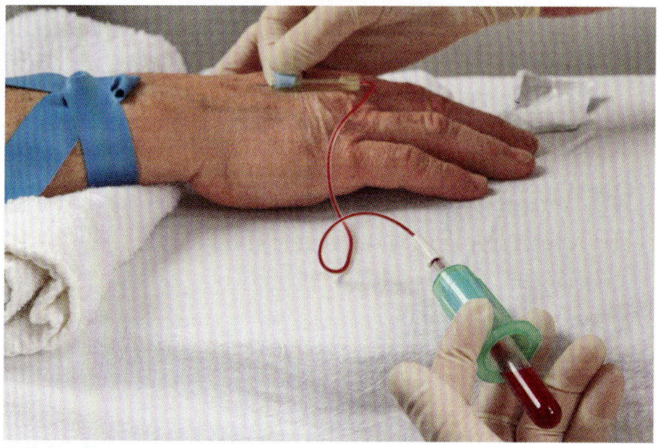 Méthode B
5.5 **Repositionner l'aiguille en l'absence de retour sanguin** **MÉTHODES A ET B** L'absence de retour sanguin peut signifier que l'aiguille n'est pas bien placée. Suivre les étapes suivantes pour la repositionner:		
a) **Sans toucher à l'aiguille**, palper la veine un peu au-dessus du point de ponction.	On évalue la position de l'aiguille tout en **maintenant l'asepsie**.	
b) Palper l'aiguille sous la peau pour évaluer sa longueur et la retirer de quelques millimètres **sans faire sortir le biseau**.	La sortie du biseau **exigerait de recommencer la procédure au complet**.	
c) Changer l'angle de l'aiguille selon l'évaluation de sa position par rapport à la position de la veine.	Le changement d'angle, de direction ou de profondeur permet d'aligner l'aiguille sur le trajet de la veine.	
d) Réinsérer doucement l'aiguille dans la veine jusqu'à l'apparition de sang dans le tube de prélèvement ou dans la tubulure du microperfuseur.	L'apparition de sang indique que la veine est bien perforée.	
Remarque *Si un changement de la position de l'aiguille s'avère infructueux, on peut mettre en place un nouveau tube à prélèvement.* *Dans le cas où ces deux moyens additionnels sont insuffisants, on refait une nouvelle ponction en choisissant un autre site.*	Le vide d'air à l'intérieur du tube peut être insuffisant.	

Étapes	Justifications	
5.6 MÉTHODES A ET B Défaire le garrot avec la main dominante en tirant sur l'extrémité de la boucle coincée dessous.	Le nœud coulant se défait facilement et rapidement d'une seule main.	

Remarque

L'OPTMQ (2006) recommande le retrait du garrot dès l'apparition de sang dans le premier tube de prélèvement. Le garrot ne doit pas rester en place plus d'une minute.

Pour respecter cette recommandation et dénouer le garrot sans faire bouger l'aiguille dans la veine, les débutantes doivent apprendre à maîtriser rapidement la stabilisation du barillet et la dissociation des mouvements faits par les deux mains.

Au-delà d'une minute, le garrot provoque une stase veineuse avec hémoconcentration qui fausse les résultats de certaines analyses. Un garrot mis en place plus d'une minute risque de causer l'hémolyse de l'échantillon prélevé.

Situation particulière

Le microperfuseur est souvent utilisé pour des veines superficielles et de petit calibre. Il est parfois nécessaire de maintenir le garrot en place jusqu'au remplissage du dernier tube.

Comme ces veines ont une faible pression sanguine, l'application du garrot maintient une pression dans les veines qui facilite le remplissage des tubes de prélèvement.

5.7 MÉTHODES A ET B Laisser le tube se remplir jusqu'à ce que le sang s'arrête de couler.	C'est la pression négative (vide d'air) à l'intérieur du tube de prélèvement qui permet le remplissage.	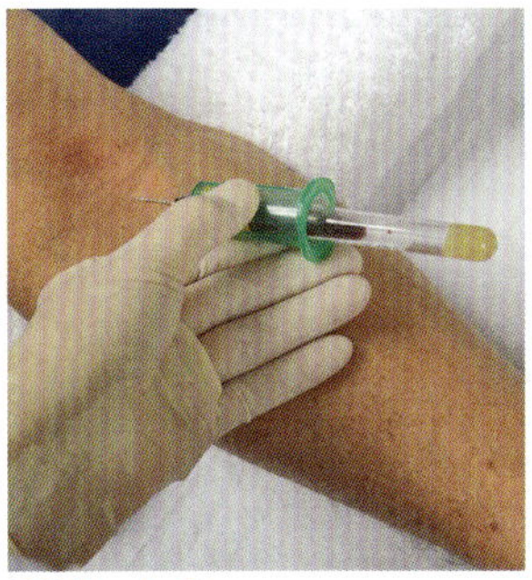 Méthode A 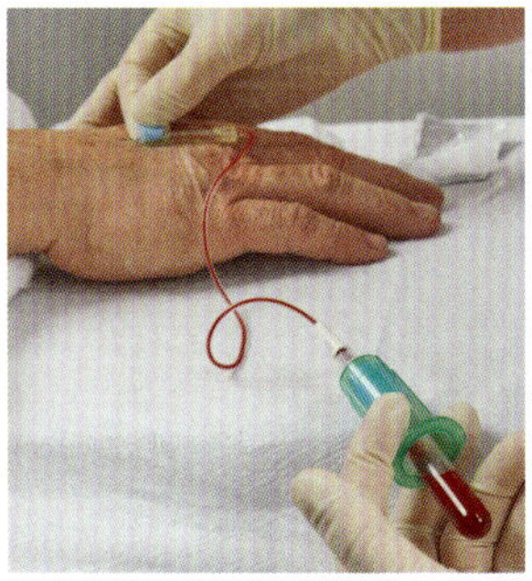 Méthode B

Rappel

Les tubes de prélèvement destinés à une analyse de coagulation (PT, INR, PTT, TCA) doivent être remplis au complet.

Cette mesure permet de respecter le ratio sang-anticoagulant. Un remplissage insuffisant donnerait un résultat erroné et est rejeté par le laboratoire.

6 Retrait des tubes de prélèvement

6.1 MÉTHODE A **Ponction avec une aiguille à prélèvement** Placer **le pouce** de la main dominante **sur le collet du barillet** et **replier les autres doigts autour du tube**.	Cette position **assure une stabilité pour le retrait du tube**.	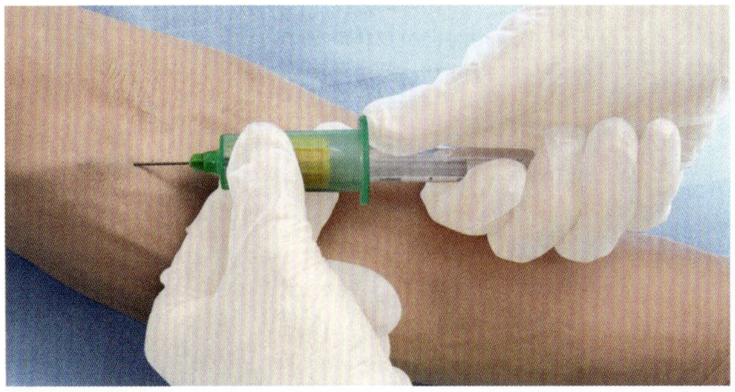
6.2 MÉTHODE A **Pousser avec le pouce** contre le collet du barillet tout **en tirant le tube vers soi avec les autres doigts**.	**En maîtrisant le mouvement de retrait**, on réduit au minimum le déplacement de l'aiguille dans la veine. Le contrôle du mouvement de retrait se fait **grâce à deux forces opposées** : la force de traction des doigts dans une direction et la force de pression du pouce dans la direction opposée.	

Étapes	Justifications	
Remarque *La position du pouce et des doigts est moins importante pour un prélèvement avec un microperfuseur.*	L'aiguille n'étant pas en lien direct avec le barillet, le risque de déplacement de l'aiguille est minime au moment du retrait du tube à prélèvement.	
6.3 **MÉTHODES A ET B** Sortir le tube du barillet et le placer à proximité du bras, à un endroit où il ne risque pas de tomber.		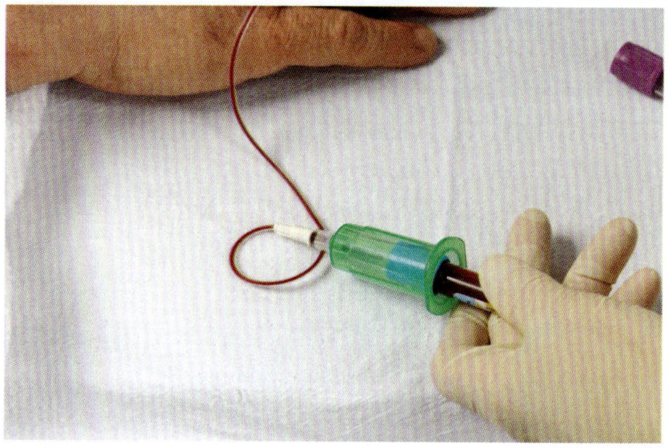 Méthode B
6.4 **MÉTHODES A ET B** Prendre le deuxième tube, selon l'ordre de prélèvement recommandé (voir le tableau, p. 239), l'insérer dans le barillet de la même façon que le premier et le laisser se remplir.		
6.5 **MÉTHODES A ET B** Pendant le remplissage du deuxième tube, **retourner délicatement** le premier **sans l'agiter**, en faisant de 5 à 10 cycles de retournements selon l'additif[13] (un cycle équivalant à deux retournements, pour retrouver le bouchon vers le haut). Ranger temporairement le tube sur le support prévu ou à un endroit où il ne risque pas de tomber.	Retourner le tube permet de mélanger rapidement le sang avec l'additif déjà présent. Les retournements doivent se faire délicatement pour **éviter une hémolyse de l'échantillon**. L'AQESSS (2010) et l'OPTMQ (2006, 2008, 2010a) recommandent de déposer les tubes de prélèvement à la verticale dans un support à tubes de prélèvement ou dans un contenant vide afin de maintenir l'intégrité du spécimen entre la collecte et le traitement fait par le laboratoire.	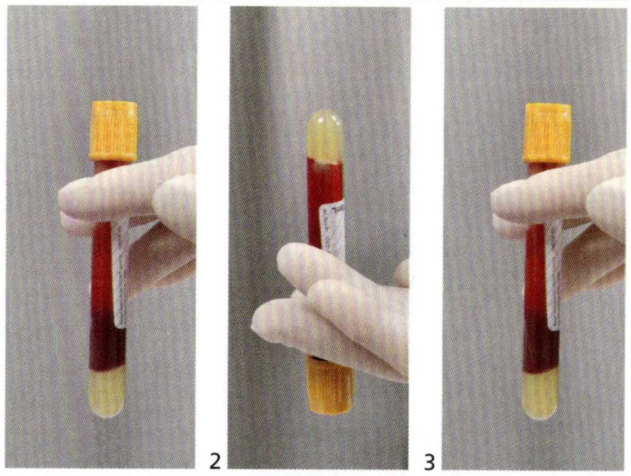 1 2 3 **Cycle de retournement (1 fois)**
6.6 **MÉTHODES A ET B** Répéter les étapes de mise en place et de retrait pour le nombre de tubes de prélèvement nécessaires.		
Remarque *Au moment du retrait du dernier tube, on retire le tube sans oublier de le retourner le nombre de fois requis.*	Comme le retrait du dernier tube arrive en même temps que plusieurs étapes, il est possible que l'on oublie de faire les cycles de retournements comme prévu. On retire le dernier tube de prélèvement avant de retirer l'aiguille pour ne pas exercer de pression négative sur la veine.	

13. On fait 5 cycles de retournements pour un tube avec activateur de caillot et pour les tests de coagulation, et de 8 à 10 pour les tubes avec les autres additifs (voir le tableau, p. 239).

Étapes	Justifications	
7 Retrait de l'aiguille		
7.1 MÉTHODE A **Ponction veineuse avec une aiguille à prélèvement** Saisir le barillet avec la main dominante, pouce, index et majeur reprenant la position prise au moment de l'insertion de l'aiguille dans la veine.	Le maintien du barillet avec la main dominante permet un meilleur contrôle au moment du retrait de l'aiguille.	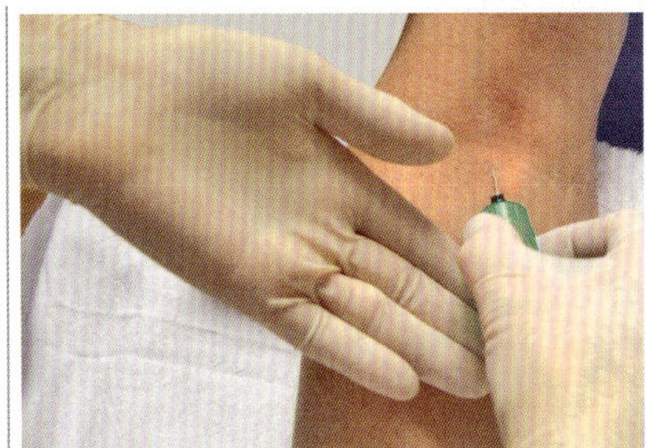
7.1 MÉTHODE B **Ponction veineuse avec un microperfuseur** Continuer à maintenir ensemble les ailettes du microperfuseur.		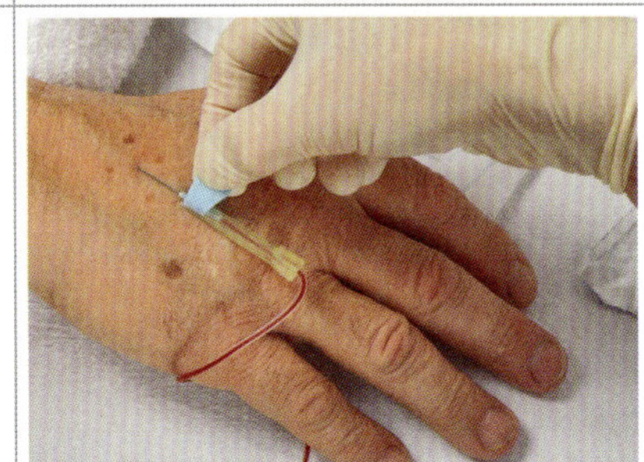
7.2 MÉTHODES A ET B Si cela n'a pas été fait au moment du remplissage du premier tube de prélèvement, retirer le garrot avec la main non dominante en tirant sur l'extrémité coincée dessous.	Le nœud coulant utilisé pour fixer le garrot se défait facilement et rapidement d'une seule main.	
7.3 MÉTHODES A ET B Avec la main non dominante, prendre les compresses et les placer à moitié en amont du point de ponction et à moitié au-dessus du point de ponction, **sans exercer de pression sur l'aiguille**.	Une pression au point d'insertion de l'aiguille **provoquerait de la douleur** et **risquerait de traumatiser la veine**.	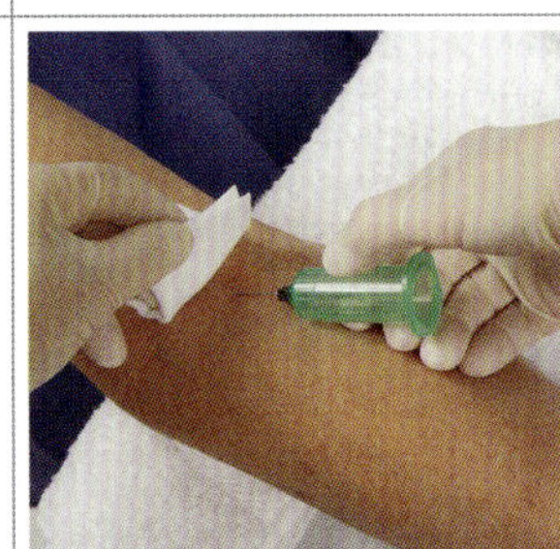 Méthode A 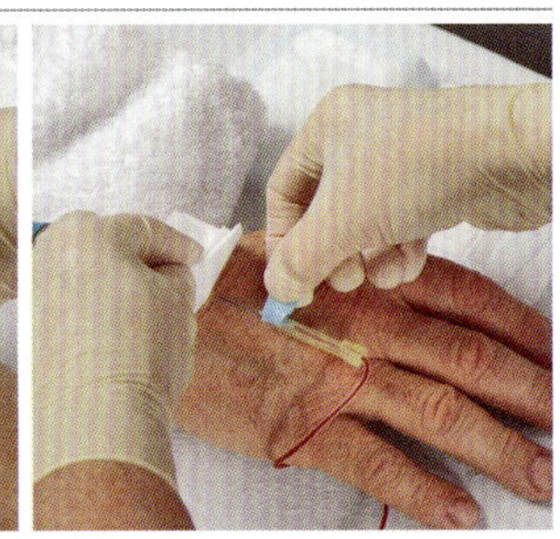 Méthode B
7.4 MÉTHODES A ET B Retirer l'aiguille en respectant l'angle d'insertion et appliquer une pression avec les compresses dès la sortie du biseau.	Le respect de l'angle d'insertion atténue la douleur au moment du retrait.	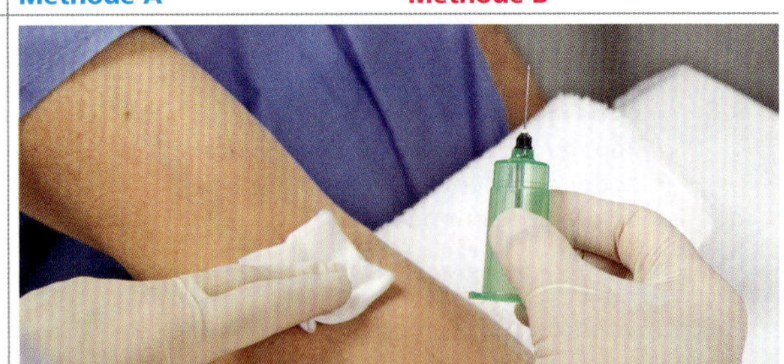 Méthode A
7.5 MÉTHODES A ET B Tout en gardant l'aiguille bien en vue, pointée vers le haut et l'extérieur, maintenir une pression ferme et continue sur le point de ponction avec les compresses, pendant 15 à 30 secondes ou jusqu'à l'arrêt du saignement.	La position de l'aiguille pointée vers le haut et l'extérieur prévient les piqûres accidentelles. Une pression ferme et continue favorise l'hémostase au point de ponction.	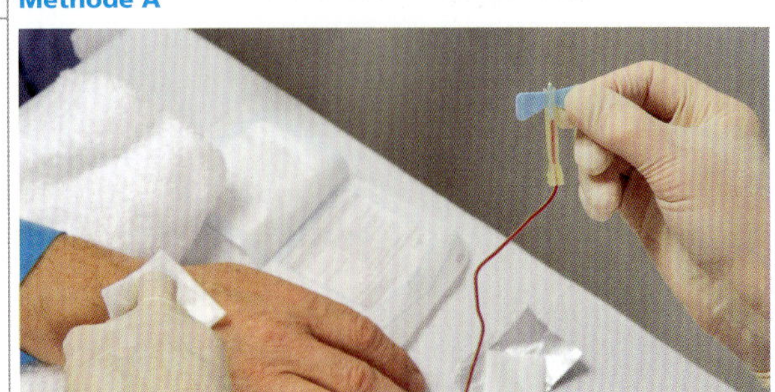 Méthode B

Étapes	Justifications
7.6 MÉTHODES A ET B Demander à la personne de continuer à appliquer une pression pendant 2 ou 3 minutes, ou jusqu'à l'arrêt du saignement si elle prend des anticoagulants ou a des problèmes de coagulation.	La prise en charge de la compression par la personne permet de jeter l'aiguille souillée, d'identifier les tubes et de ranger le matériel.

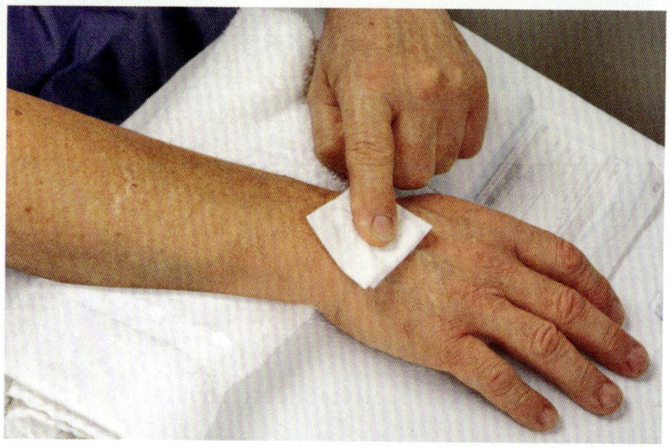

Remarque

Même si la personne fait une compression au point de ponction, on doit s'assurer avant de la quitter qu'il y a arrêt de saignement.

Le contrôle du saignement au point de ponction demeure la responsabilité de l'infirmière.

7.7 MÉTHODES A ET B

Vérifier si le saignement a bien cessé au point de ponction et appliquer le morceau de ruban adhésif préparé sur les compresses.

Au besoin, faire prolonger la pression.

8 Rangement du matériel

Remarque

En présence d'un barillet réutilisable sans mécanisme de sécurité intégré et d'une aiguille sans mécanisme de protection, on se débarrasse de l'aiguille dans un contenant rigide biorisque de la façon suivante afin d'éviter une piqûre accidentelle.

8.1 MÉTHODE A: Ponction veineuse avec une aiguille à prélèvement

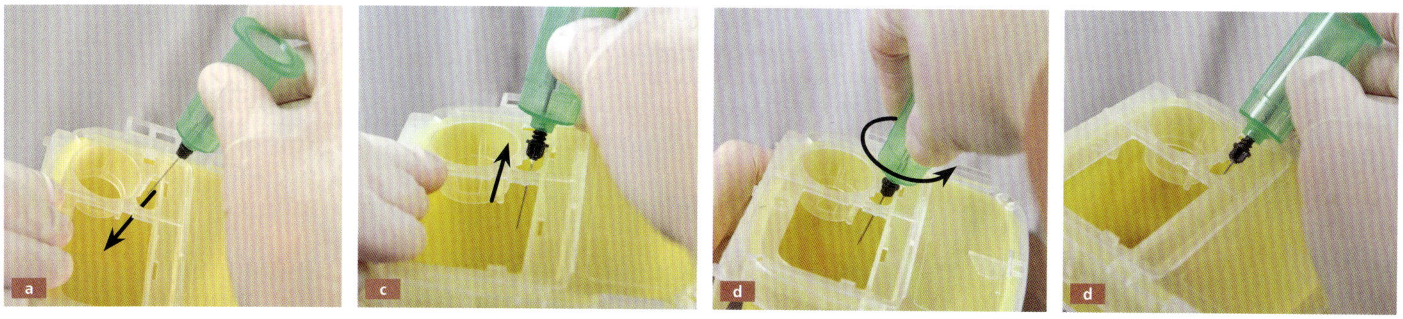

Dévisser l'aiguille contaminée à l'aide de la fente du contenant rigide biorisque prévue à cet effet et la jeter dans ce dernier:

a) Insérer l'aiguille jusqu'à son embase dans la partie la plus large de la fente.

b) Glisser l'embase vers la partie la plus étroite de la fente de façon à l'y coincer.

c) Dévisser l'aiguille et la laisser à l'intérieur du barillet.

d) Déplacer l'aiguille, à l'aide du barillet, vers la partie la plus large de la fente, jusqu'à ce qu'elle tombe dans le contenant rigide.

8.1 MÉTHODE B: Ponction veineuse avec un microperfuseur

ALERTE!

Avec un microperfuseur en particulier, il faut bien faire attention de ne pas se piquer au moment de le jeter dans le contenant rigide biorisque.

Le risque de piqûre accidentelle avec un microperfuseur est plus élevé qu'avec une aiguille à prélèvement.

Étapes	Justifications	

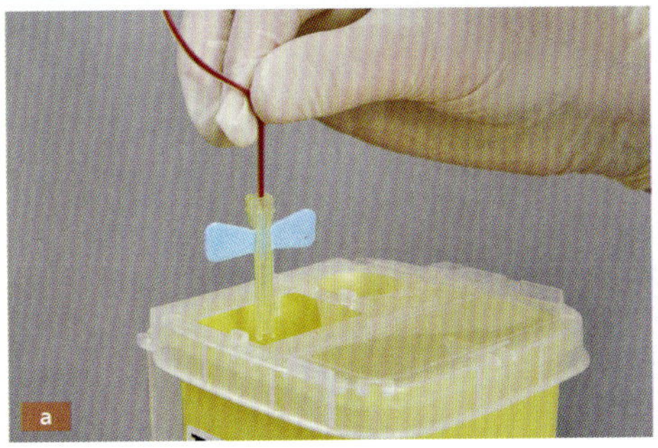

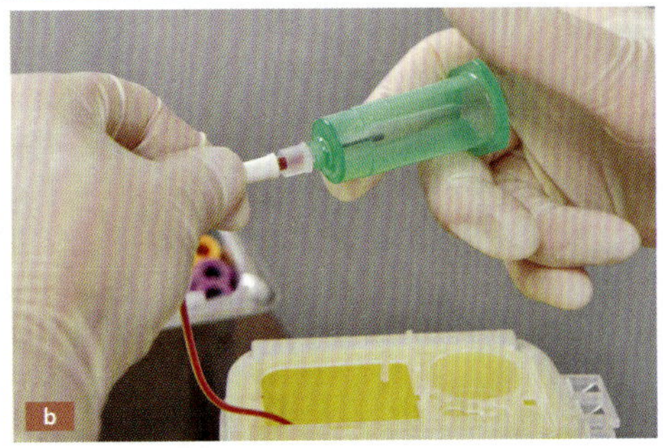

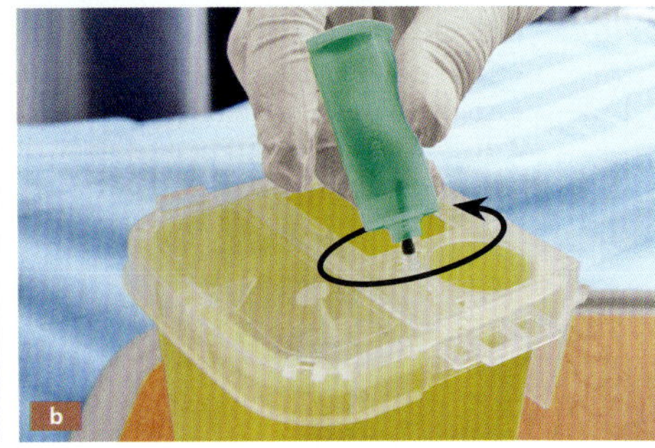

Jeter le microperfuseur et son adaptateur dans le contenant rigide biorisque :

a) Introduire l'aiguille du microperfuseur dans le trou du contenant, détacher la tubulure de l'adaptateur et la laisser tomber avec l'aiguille.

b) Dévisser l'adaptateur du barillet à l'aide de la fente prévue à cet effet sur le contenant rigide biorisque et le jeter dans ce dernier :

- Insérer l'embout mâle de l'adaptateur jusqu'à son embase dans la partie la plus large de la fente.
- Glisser l'embase vers la partie la plus étroite de la fente de façon à l'y coincer.
- Dévisser l'adaptateur et le laisser à l'intérieur du barillet.
- Déplacer l'adaptateur, à l'aide du barillet, vers la partie la plus large de la fente, jusqu'à ce qu'il tombe dans le contenant rigide.

Remarque

Pour le dispositif de recouvrement présenté sur les photos, on procède de la façon suivante :

a) Avec une main, tenir le microperfuseur par une ailette.

b) Avec l'autre main, saisir le dispositif de recouvrement à sa base et le faire glisser de façon à ce qu'il recouvre complètement l'aiguille.

c) Jeter le microperfuseur et son adaptateur dans le contenant rigide biorisque comme il est décrit.

L'utilisation d'un mécanisme de sécurité de recouvrement de l'aiguille prévient les piqûres accidentelles.

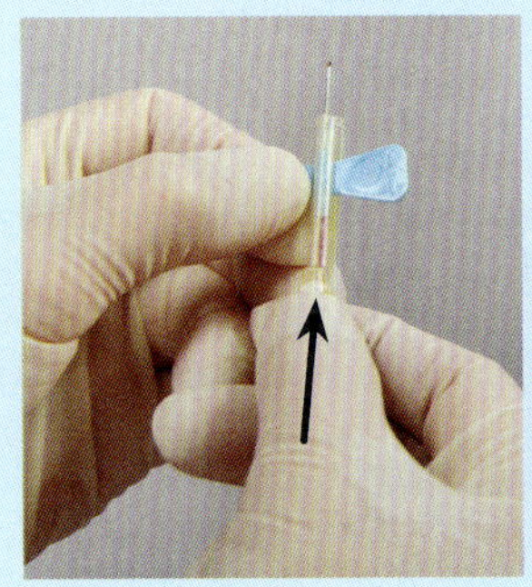
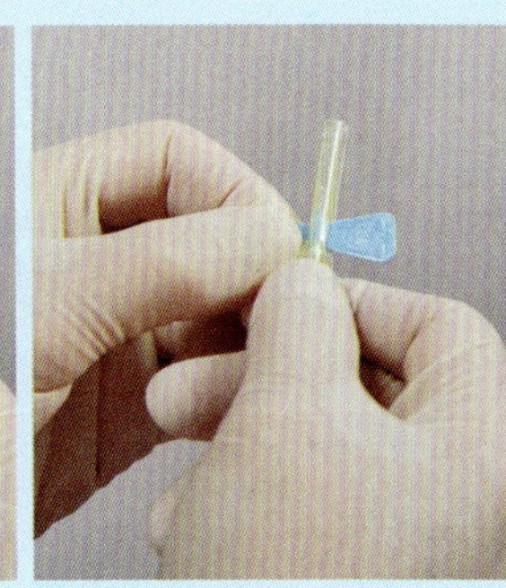

	Étapes	Justifications	
8.2	**MÉTHODES A ET B** Jeter le barillet à usage unique dans un contenant rigide biorisque ou nettoyer le barillet réutilisable selon les normes en vigueur dans l'établissement.	Dans le cas d'un barillet réutilisable, comme le sang peut contaminer l'intérieur du barillet par aérolisation, on nettoie ce dernier pour éviter la propagation d'agents pathogènes d'une personne à l'autre.	
8.3	**MÉTHODES A ET B** Nettoyer les bouchons souillés des tubes de prélèvement avec un tampon d'alcool à 70 %.	On élimine les risques de contamination par contact avec le sang.	
8.4	**MÉTHODES A ET B** Coller l'une des étiquettes d'identification imprimées ou remplies manuellement sur chaque tube de prélèvement, au chevet de la personne, selon les exigences du laboratoire (ex. : apposer l'étiquette sur celle du tube sans masquer la colonne de sang, inscrire l'heure de prélèvement, apposer ses initiales sur chaque tube à envoyer au laboratoire, etc.). Indiquer l'heure des prélèvements sur le formulaire de requête d'analyse. Se conformer aux exigences du laboratoire en vigueur dans l'établissement.	L'identification des tubes au chevet de la personne prévient toute erreur d'identification et permet d'éviter les erreurs de diagnostic ou de traitement. Pour certaines analyses, l'heure du prélèvement est importante car le spécimen doit être traité dans un délai précis pour obtenir un résultat fiable. L'OPTMQ (2008), dans ses règles de pratique, précise qu'il doit exister un processus permettant d'identifier la personne qui a effectué le prélèvement.	

Étapes	Justifications
8.5 MÉTHODES A ET B Déposer les tubes de prélèvement dans le sac de transport biorisque et y joindre le formulaire de requête d'analyse. Appliquer les normes en vigueur dans l'établissement pour le transport des tubes de prélèvement.	Le sac de transport biorisque protège l'environnement d'une contamination par des microorganismes pathogènes.
Remarque *L'AQESSS (2010) et l'OPTMQ (2006, 2008, 2010a) recommandent de déposer les tubes de prélèvement à la verticale dans un support à tubes de prélèvement ou dans un contenant vide.* *Appliquer les normes en vigueur dans l'établissement.*	On conserve ainsi le spécimen dans une position optimale afin de maintenir l'intégrité du spécimen entre la collecte et le traitement fait par le laboratoire.
8.6 MÉTHODES A ET B Ramasser les autres articles utilisés (gaine de l'aiguille, tampons, etc.) avec la main dominante. Retirer les gants en y emprisonnant les articles et en les retournant l'un dans l'autre (voir la procédure 4-2-2, p. 131), puis les jeter.	

Ne pas oublier les précautions et les interventions s'appliquant après une ponction veineuse.

Ne pas oublier les étapes postexécutoires décrites dans la procédure 1-2.

PROCÉDURE 6-5-2

FAIRE UNE PONCTION VEINEUSE POUR UNE HÉMOCULTURE

Sommaire de la procédure

1. Choix de la veine
2. Préparation du matériel
3. Préparation de la veine
4. Insertion de l'aiguille
5. Prélèvement des échantillons dans les bouteilles
6. Retrait de l'aiguille
7. Rangement du matériel

Étapes	Justifications

Ne pas oublier les étapes préalables décrites dans la procédure 1-1.
Ne pas oublier les précautions et les interventions s'appliquant avant une ponction veineuse.

1 Choix de la veine

Étapes	Justifications
1.1 Imprimer le formulaire de requête d'analyse et une étiquette d'identification par bouteille d'hémoculture à l'aide de la carte d'hôpital de la personne, ou les remplir à la main en écrivant les informations suivantes : numéro de dossier, nom de la personne, numéro de chambre, nom du médecin. Sur chaque formulaire de requête, préciser la date des prélèvements et indiquer un numéro de série de prélèvements, I, II ou III, si plusieurs séries de prélèvements sont prévues.	L'identification de l'échantillon permet de prévenir les erreurs de diagnostic ou de traitement. Une série de deux ou trois prélèvements permet de maximiser les chances d'identification de l'agent responsable de l'infection.

Étapes	Justifications	
Rappel *Pour une analyse microbiologique (culture), on signale toute antibiothérapie en cours sur le formulaire de requête.*	La prise d'antibiotiques influence le résultat de la culture.	
1.2 Rassembler les articles nécessaires et les placer par ordre d'utilisation sur la table de travail.	Cette disposition favorise le rappel des étapes et facilite le déroulement de la procédure.	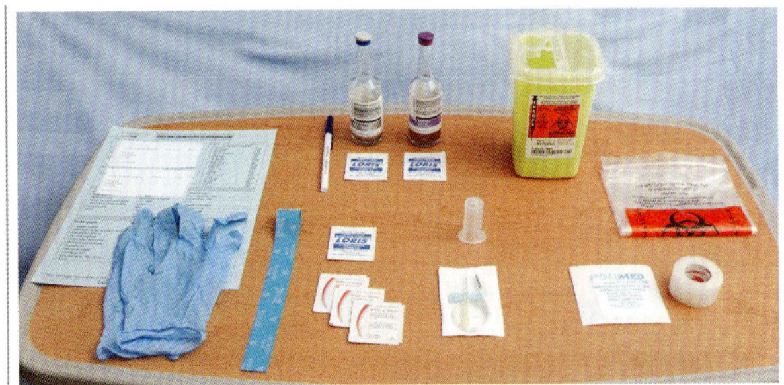
1.3 Choisir la veine au pli du coude de préférence, sinon choisir une grosse veine périphérique, tout en tenant compte des contre-indications.	La grosseur de la veine du pli du coude permet d'obtenir la pression nécessaire pour remplir, dans un délai raisonnable, les bouteilles d'hémoculture avec le volume de sang requis.	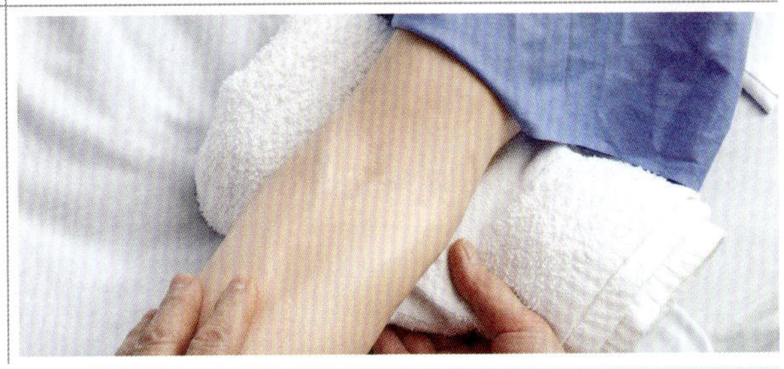
Remarque *Dans le cas de l'hémoculture, on utilise le microperfuseur quel que soit le calibre des veines. On a besoin de sa tubulure pour pouvoir maintenir les bouteilles d'hémoculture bien droites.*		
1.4 Installer la personne au lit ou au fauteuil, le bras en extension sur une surface plane, légèrement incliné vers le bas. Soutenir au besoin le creux du coude avec une serviette roulée.	L'inclinaison du bras vers le bas permet d'éviter un reflux du liquide de la bouteille d'hémoculture jusque dans la veine de la personne, dans l'éventualité d'une contamination et d'une pression provoquée par la fermentation du milieu de culture. Une fois l'aiguille introduite dans la veine et l'autre aiguille insérée dans la bouteille d'hémoculture, un liquide contaminé sous pression commencerait à refluer. L'inclinaison du bras ralentirait sa progression et laisserait le temps de réagir.	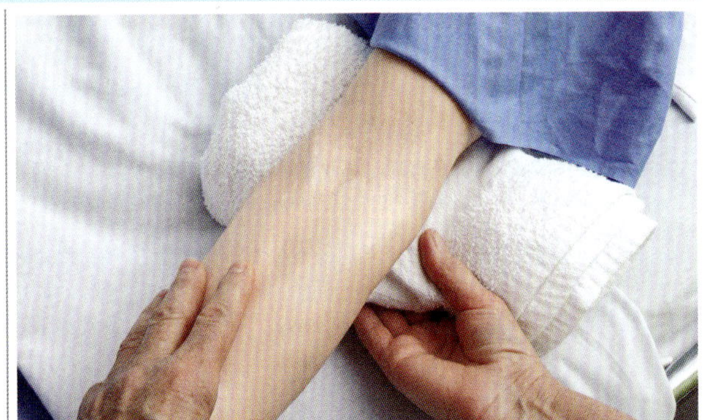
1.5 Appliquer un garrot sur le membre, protégé s'il y a lieu par un morceau de tissu (bord de la manche, débarbouillette), environ 10 cm au-dessus du point de ponction prévu (voir l'étape 1.5 de la procédure 6-5-1, p. 244). Au besoin, utiliser d'autres moyens pour rendre les veines plus visibles.	L'utilisation d'un morceau de tissu pour protéger le membre se fait notamment dans les cas de problèmes cutanés, de fragilité de la peau ou simplement pour le confort, pour ne pas pincer la peau ou tirer les poils.	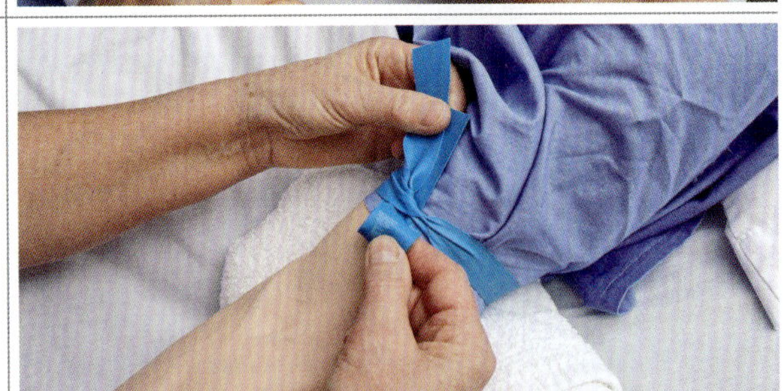
1.6 Repérer visuellement une veine dans le pli du coude ou sur un autre site courant, en faisant tourner au besoin le poignet de la personne dans un sens ou dans l'autre. Puis palper la veine pour la localiser précisément (voir l'étape 1.6 de la procédure 6-5-1, p. 246).	Le repérage et l'évaluation de la veine permettent de choisir le matériel approprié et de le disposer du bon côté.	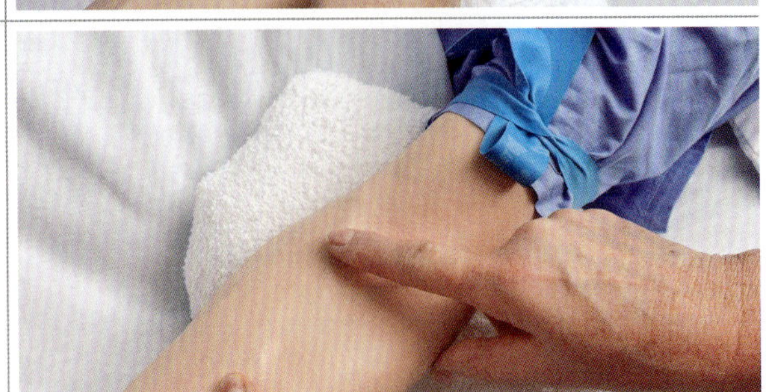

Étapes		Justifications	
1.7	Une fois la veine bien repérée, défaire le garrot en tirant sur l'extrémité de la boucle coincée dessous, et le laisser sous le membre.	On défait le garrot le temps de préparer le matériel afin d'éviter une stase veineuse et prévenir l'inconfort.	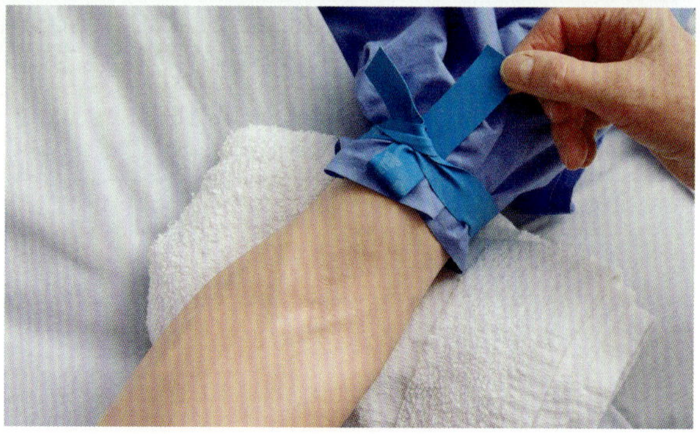

2 Préparation du matériel

2.1	Déterminer le volume de sang à prélever d'après les directives du fabricant figurant sur l'étiquette des bouteilles.	On doit respecter un certain ratio entre le volume de sang et le volume de bouillon de culture. Un volume de sang adéquat est le facteur d'influence le plus important pour la détection de microorganismes dans le sang (OPTMQ, 2006).	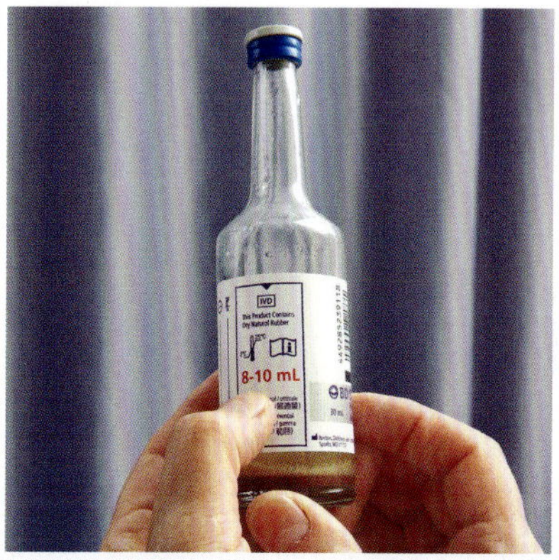
2.2	Prendre une bouteille et la tenir bien droite à la hauteur des yeux, marquer d'un trait sur l'échelle de graduation le niveau correspondant au volume de remplissage requis (ne pas écrire sur le code-barres). Répéter l'opération pour la deuxième bouteille.	Le repère indique la limite maximale de remplissage pour chaque bouteille.	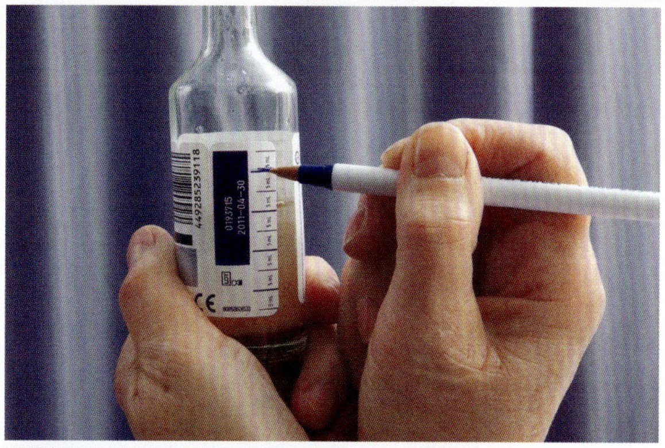
2.3	Désinfecter les membranes des deux bouteilles : a) Ouvrir les emballages des deux tampons d'alcool à 70 %, en laissant les tampons en place. b) Retirer le bouchon protecteur de chaque bouteille et frotter sa membrane de caoutchouc avec un tampon d'alcool distinct. c) Laisser sécher complètement l'alcool pendant au moins 30 à 60 secondes.	On prévient la contamination des échantillons.	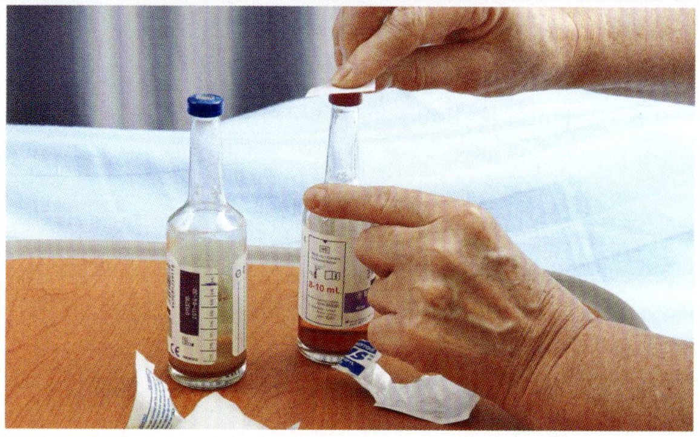

ALERTE !

La solution des bouteilles d'hémoculture doit être limpide et la membrane de caoutchouc ne doit être ni convexe ni concave.	Une protubérance ou une dépression de la membrane du bouchon signale une modification de la pression dans la bouteille, ce qui signifie que celle-ci est inutilisable.

Étapes	Justifications	
2.4 Après avoir sorti les articles correspondants de leur emballage, visser l'unité de prélèvement à ailettes au barillet ou, si l'on doit l'assembler, visser l'adaptateur au barillet puis y raccorder le microperfuseur.	On maintient l'aiguille dans un environnement propre.	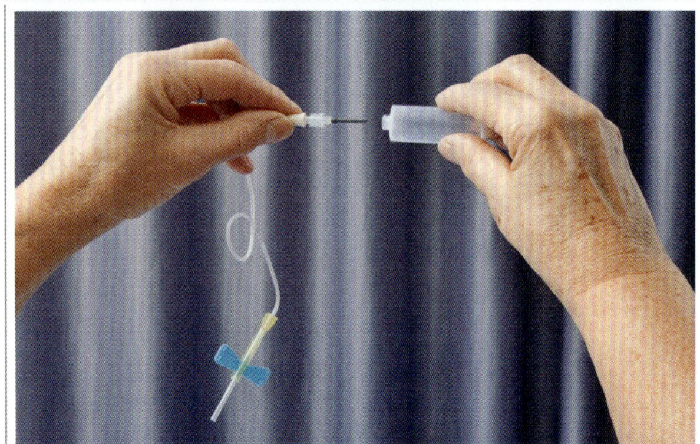 **Unité de prélèvement préassemblée** 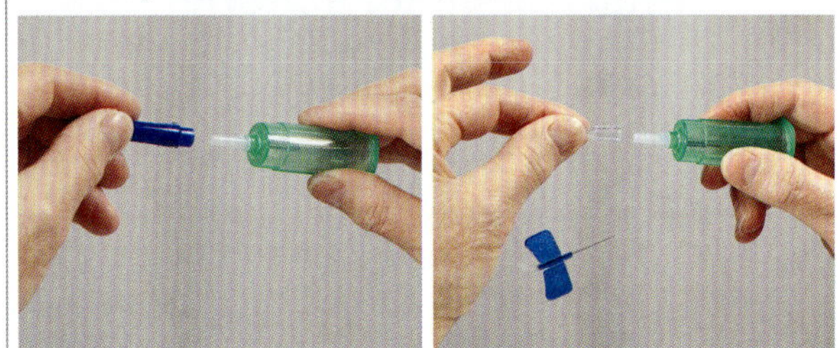 **Assemblage de l'unité de prélèvement**
2.5 Décoincer la gaine protectrice de l'aiguille sans l'enlever et replacer l'unité de prélèvement dans son emballage.	Il faut pouvoir retirer facilement la gaine sans détourner les yeux de la veine.	
2.6 Rapprocher la table de travail de façon que les articles soient à portée de la main dominante. Couper un morceau de ruban adhésif et le coller sur le bord de la table.	Avec le matériel à portée de main, on peut se défaire de façon sécuritaire de l'aiguille contaminée, sans avoir à passer par-dessus le bras de la personne.	
2.7 Placer près du site de la ponction veineuse, du côté de la main dominante, le matériel nécessaire par ordre d'utilisation: a) Ouvrir l'emballage d'un autre tampon d'alcool à 70 %, du tampon de chlorhexidine à 2 % et des compresses, en laissant les articles en place. b) Approcher le dispositif de prélèvement à ailettes dans son emballage.	La proximité du matériel permet de saisir facilement les articles tout en étant capable de toujours garder les yeux sur le site de ponction.	
2.8 Placer les bouteilles par ordre de prélèvement à un endroit sécuritaire et facile d'accès avec la main non dominante.	Une fois l'aiguille placée dans la veine, la main dominante doit demeurée stable pour éviter le déplacement de l'aiguille.	

Remarque

La disposition du matériel varie selon l'espace disponible et le bras utilisé pour la ponction veineuse.

3 Préparation de la veine

3.1 Appliquer de nouveau le garrot, environ 10 cm au-dessus du point de ponction prévu, et demander à la personne de fermer la main et de serrer le poing, au besoin.	Ces moyens aident à dilater la veine.	

Étapes		Justifications	
3.2	Mettre un gant propre à la main dominante, palper la veine avec l'index de la main non dominante et bien visualiser la veine (profondeur, grosseur, direction) **sans la quitter des yeux**.	**En visualisant** la profondeur, la grosseur et la direction de la veine de façon à ajuster l'angle d'insertion de l'aiguille, **on augmente les chances de réussite**.	
3.3	Mettre le deuxième gant tout en gardant les yeux sur la veine.		
3.4	Avec le **tampon d'alcool à 70 % préparé**, faire **une première désinfection** du point de ponction prévu, en frottant dans un mouvement de spirale allant du centre vers la périphérie, sur une surface d'environ 5 cm.	Un prélèvement pour **une hémoculture exige une double désinfection**. Le mouvement en spirale permet de ne pas revenir sur la zone déjà nettoyée.	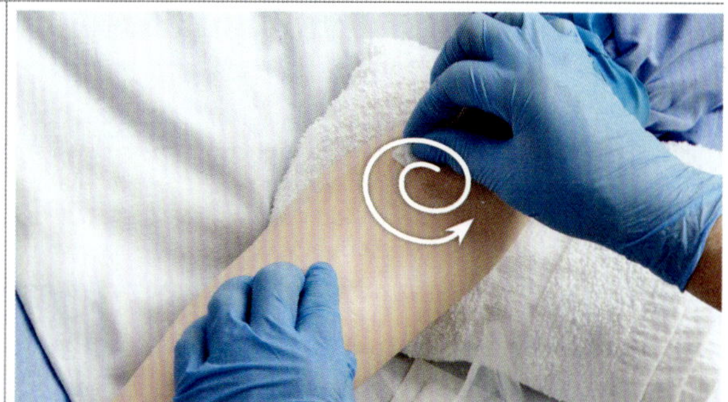
3.5	**Laisser sécher passivement** la surface nettoyée pendant au moins 30 secondes ou **jusqu'à ce que la peau soit sèche**, tout en continuant de visualiser la veine.	Un délai de 30 secondes est nécessaire pour que l'alcool produise son effet aseptisant.	
3.6	Avec le **tampon de chlorhexidine à 2 % préparé**[14], faire **une deuxième désinfection** du point de ponction prévu, en frottant selon le même mouvement que la première fois.	Une asepsie rigoureuse, par une double désinfection, est nécessaire pour **prévenir la contamination de l'échantillon par la flore microbienne exogène**.	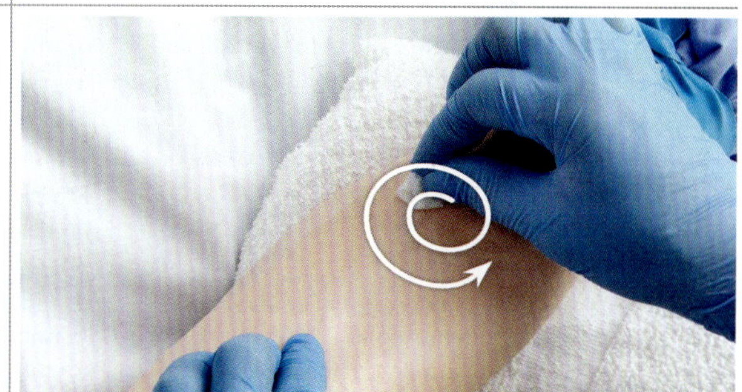
3.7	**Laisser sécher passivement** la surface nettoyée pendant au moins 30 secondes ou jusqu'à ce que la peau soit bien sèche, tout en continuant de visualiser la veine jusqu'à l'insertion de l'aiguille.	La solution doit s'évaporer pour produire son effet aseptisant. De plus, l'évaporation de l'alcool atténue **la sensation de brûlure** au moment de l'insertion de l'aiguille.	

4 Insertion de l'aiguille

4.1	Sans détourner les yeux de la veine, saisir l'unité de prélèvement à proximité. Retirer la gaine protectrice de l'aiguille du microperfuseur.	En gardant les yeux sur la veine, on évite de perdre sa localisation et d'avoir à recommencer le nettoyage du site de ponction.	
4.2	Insérer l'aiguille du microperfuseur de la façon suivante: a) Avec le pouce et l'index de la main dominante, saisir le microperfuseur par les ailettes, en maintenant celles-ci du côté droit de l'aiguille.	Le maintien des ailettes sur le côté procure une bonne vision de la tubulure pour l'observation du retour veineux sans bouger la main pour le vérifier.	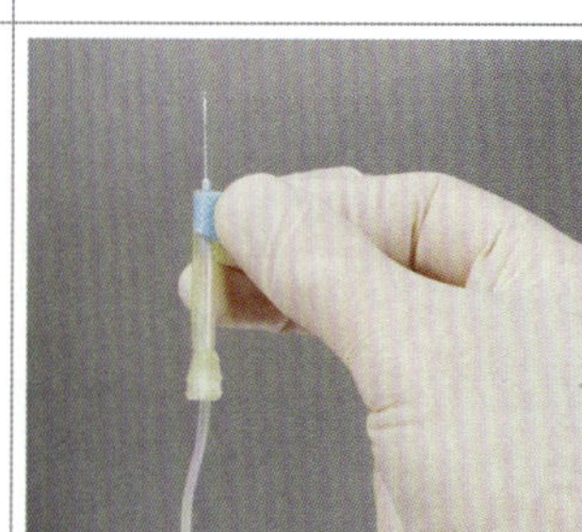

14. L'OPTMQ (2006) fait référence à une étude concluant que l'utilisation de chlorhexidine à 2 % dans de l'alcool isopropylique à 70 % réduirait l'incidence des contaminations bactériennes au cours des prélèvements pour des hémocultures, par rapport à l'utilisation de polyvidone iode.

Étapes	Justifications	
b) Placer le pouce de la main non dominante sur la veine, à environ 5 cm au-dessous du point de ponction prévu, presser la peau et la tirer vers le bas. Au besoin, répéter le même geste avec l'index à environ 5 cm au-dessus du point de ponction prévu, mais tirer la peau vers le haut.	La stabilisation de la veine augmente les chances de réussite pour l'insertion de l'aiguille. La peau étant bien tendue, l'insertion de l'aiguille se fait plus facilement et est moins douloureuse.	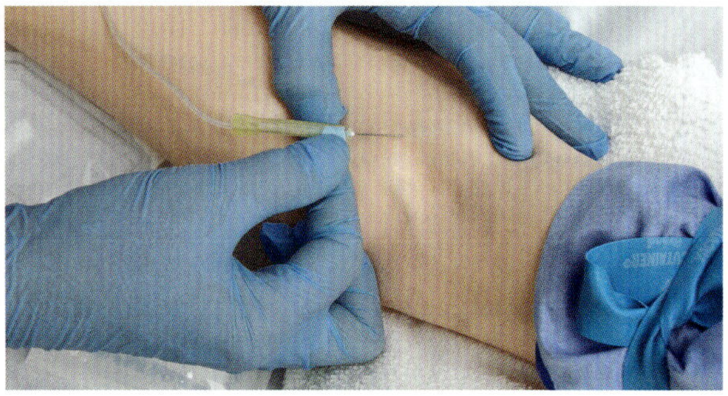
c) Approcher du point de ponction la main dominante tenant le microperfuseur et l'appuyer contre le bras de la personne.	La stabilisation de la main favorise la maîtrise de l'insertion de l'aiguille.	
d) Demander à la personne de prendre une grande inspiration et introduire l'aiguille dans la peau selon un angle d'environ 30°, 0,5 cm au-dessous du point de ponction prévu, jusqu'à l'apparition de sang dans la tubulure.	L'inspiration profonde crée une certaine diversion chez la personne. L'apparition de sang dans la tubulure indique que la veine a été perforée. L'insertion de l'aiguille 0,5 cm au-dessous du point prévu pour la ponction permet d'allouer une distance suffisante pour palper la veine et repositionner l'aiguille au besoin.	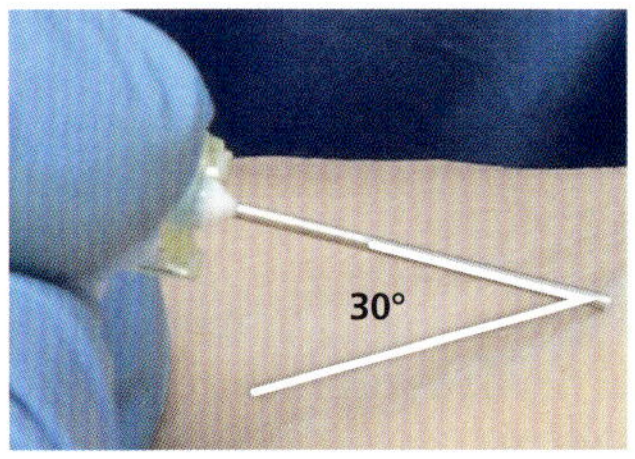
e) Réduire l'angle à 15° ou selon la profondeur de la veine, et glisser l'aiguille dans la veine sur une distance d'environ 1 cm.	La prise en compte de la profondeur permet d'éviter l'éclatement de la veine. Un angle de 15° évite de perforer la paroi postérieure de la veine. Une insertion de 1 cm assure le maintien du biseau de l'aiguille à l'intérieur de la veine durant les manœuvres pour enfoncer et retirer le barillet.	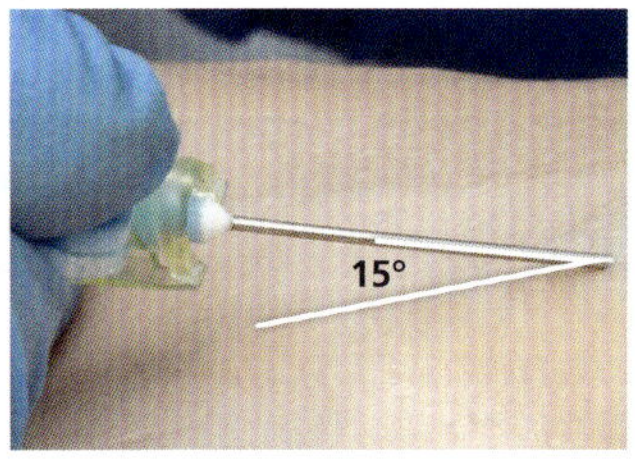
f) Tenir fermement les ailettes en s'appuyant contre le bras ou la main de la personne.	L'appui sur la personne permet d'immobiliser l'aiguille durant les manipulations des bouteilles, et prévient ainsi son retrait accidentel.	

5 Prélèvement des échantillons dans les bouteilles

5.1 Enfoncer le barillet sur le dessus de la bouteille d'hémoculture **aérobie** (et pas l'autre).	En poussant le barillet, l'aiguille située à l'intérieur pénètre à travers le bouchon de caoutchouc de la bouteille. L'air que contient la tubulure du microperfuseur est alors aspiré dans la première bouteille, qui **doit contenir de l'air**.	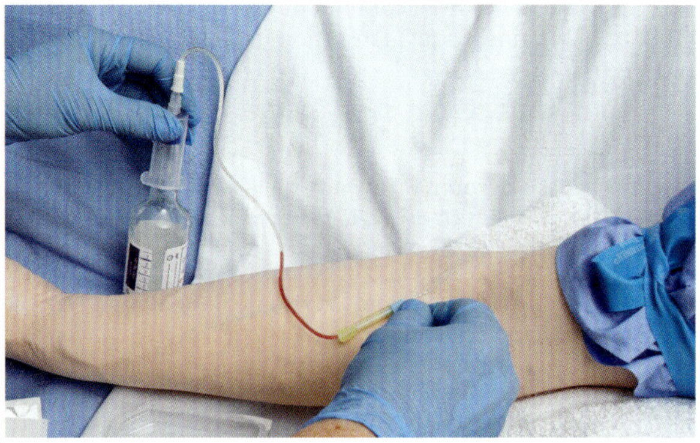

ALERTE!

*S'assurer que le **flux sanguin se dirige bien vers la bouteille**.*	Dans le cas d'une contamination de la **bouteille**, il peut y avoir une **augmentation de pression à l'intérieur de la bouteille**, à cause de la fermentation du milieu de culture, et un risque de reflux du **liquide contaminé dans la veine de la personne**.

Étapes	Justifications	
5.2 Descendre la bouteille sous le niveau de la ponction et la tenir à la verticale de façon à voir la marque faite au préalable.	Cette position favorise le remplissage de la bouteille et permet d'en suivre le déroulement.	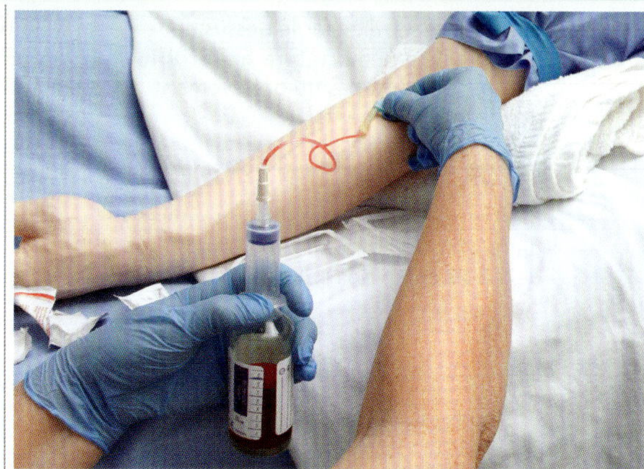
5.3 Lorsque le sang atteint le niveau marqué au stylo, retirer le barillet.	Le volume prélevé doit respecter le ratio sang-bouillon de la bouteille d'hémoculture. Un volume de sang adéquat est le facteur le plus important pour la détection de microorganismes dans le sang (OPTMQ, 2006).	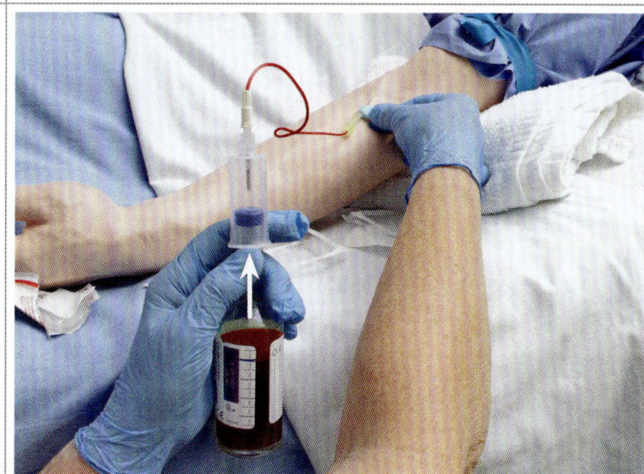
5.4 **Retourner délicatement** la bouteille en faisant de **8 à 10 cycles de retournements** (un cycle équivalant à deux retournements, pour retrouver le bouchon vers le haut).	Les retournements **homogénéisent le contenu de la bouteille** pour en préserver la qualité et **permettre l'obtention d'un résultat d'analyse probant**.	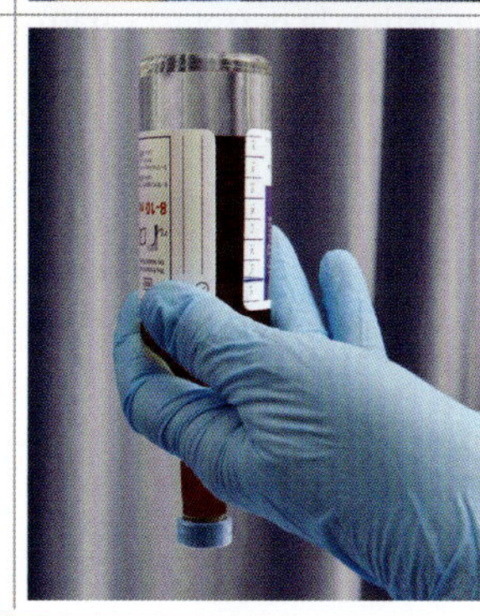
ALERTE!		
Ne jamais secouer une bouteille ou un tube de prélèvement sanguin.	L'agitation provoquerait une hémolyse de l'échantillon dans le tube de prélèvement.	
5.5 Déposer la bouteille sur la table de travail ou sur toute surface plane où elle ne risque pas de tomber.		
5.6 Défaire le garrot avec la main non dominante à moins que le sang s'écoule lentement dans la bouteille.	L'application du garrot augmente la pression veineuse pour un meilleur écoulement sanguin.	

Étapes		Justifications	
5.7	Enfoncer le barillet sur le dessus de la bouteille d'hémoculture **anaérobie** et répéter les étapes du prélèvement et des retournements. **Retirer le barillet de la bouteille.** Bien retourner la bouteille le nombre de fois requis en faisant également de 8 à 10 cycles de retournements.	Au moment du remplissage de la première bouteille, **le sang a rempli la tubulure** et en a chassé l'air (que ne doit pas contenir la deuxième bouteille). **Le retrait du barillet avant le retrait de l'aiguille assure un prélèvement sans air.**	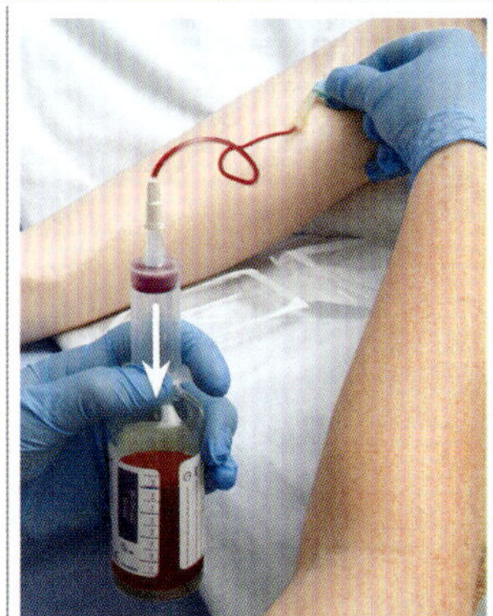 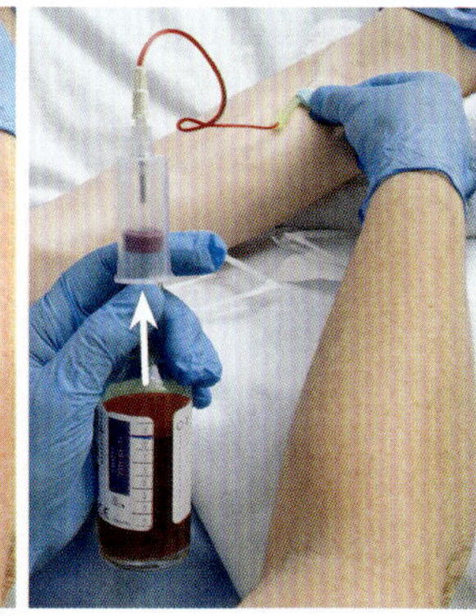 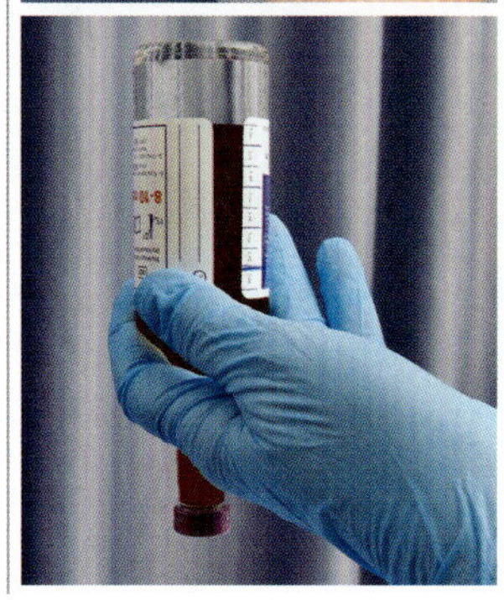

6 Retrait de l'aiguille

6.1	Si cela n'a pas été fait après le retrait de la bouteille aérobie, retirer le garrot avec la main non dominante en tirant sur l'extrémité coincée sous le garrot.	Le nœud coulant utilisé pour fixer le garrot se défait facilement et rapidement d'une seule main.	
6.2	Avec la main non dominante, prendre les compresses et la placer à moitié en amont du point de ponction et à moitié au-dessus du point de ponction, **sans exercer de pression sur l'aiguille**.	Une pression au point d'insertion de l'aiguille **provoquerait de la douleur et risquerait de traumatiser la veine**.	
6.3	Avec la main dominante, retirer l'aiguille en respectant l'angle d'insertion et appliquer une pression avec les compresses dès la sortie du biseau.	Le respect de l'angle d'insertion atténue la douleur au moment du retrait.	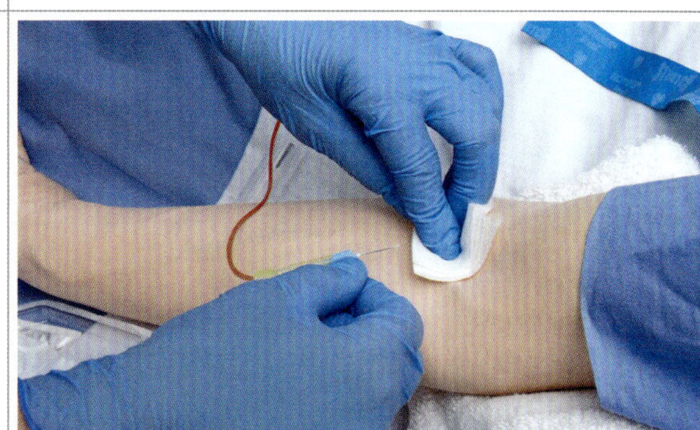
6.4	Tout en gardant l'aiguille bien en vue, pointée vers le haut et l'extérieur, maintenir une pression ferme et continue sur le point de ponction avec les compresses, pendant 15 à 30 secondes ou jusqu'à l'arrêt du saignement.	La position de l'aiguille pointée vers le haut et l'extérieur prévient les piqûres accidentelles. Une pression ferme et continue favorise l'hémostase au point de ponction.	
6.5	Demander à la personne de continuer à appliquer une pression pendant 2 ou 3 minutes, ou jusqu'à l'arrêt du saignement si elle prend des anticoagulants ou a des problèmes de coagulation.	La prise en charge de la compression par la personne permet de jeter l'aiguille souillée, d'identifier les tubes et de ranger le matériel.	

Étapes	Justifications
6.6 Vérifier si le saignement a bien cessé au point de ponction et appliquer le morceau de ruban adhésif préparé sur les compresses. Au besoin, faire prolonger la pression.	

Remarque

Même si la personne fait une compression au point de ponction, on doit s'assurer avant de la quitter qu'il y a arrêt de saignement.	Le contrôle du saignement au point de ponction demeure la responsabilité de l'infirmière.

7 Rangement du matériel

7.1 Jeter le microperfuseur et son adaptateur dans le contenant rigide biorisque.

Justification : L'utilisation d'un mécanisme de sécurité de recouvrement de l'aiguille prévient les piqûres accidentelles.

a) Si l'aiguille est munie d'un dispositif de sécurité de recouvrement de l'aiguille,

- tenir avec une main le microperfuseur par une ailette, puis
- saisir le dispositif de recouvrement à sa base avec l'autre main et le faire glisser de façon à ce qu'il recouvre complètement l'aiguille.

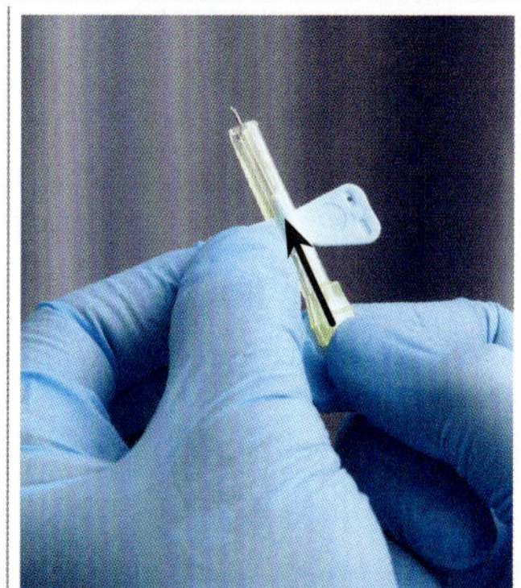

b) Introduire l'aiguille du microperfuseur dans le trou du contenant rigide biorisque, détacher la tubulure de l'adaptateur et la laisser tomber avec l'aiguille.

Justification : Ces mesures évitent tout contact avec l'aiguille et prévient les piqûres accidentelles.

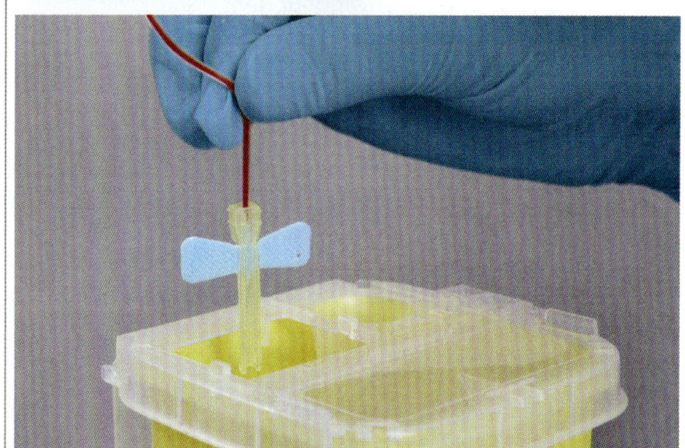

c) Dévisser l'adaptateur du barillet à l'aide de la fente prévue à cet effet sur le contenant rigide biorisque et le jeter dans ce dernier :

Justification : La partie étroite de la fente permet de coincer l'embase de l'adaptateur pour le dévisser à l'aide du barillet sans toucher à l'aiguille.

- Insérer l'embout mâle de l'adaptateur jusqu'à son embase dans la partie la plus large de la fente.
- Glisser l'embase vers la partie la plus étroite de la fente de façon à l'y coincer.
- Dévisser l'adaptateur et le laisser à l'intérieur du barillet.
- Déplacer l'adaptateur, à l'aide du barillet, vers la partie la plus large de la fente jusqu'à ce qu'il tombe dans le contenant rigide.

Justification : En utilisant le barillet pour déplacer l'adaptateur et le faire tomber dans la partie la plus large de la fente, on prévient tout contact avec l'aiguille.

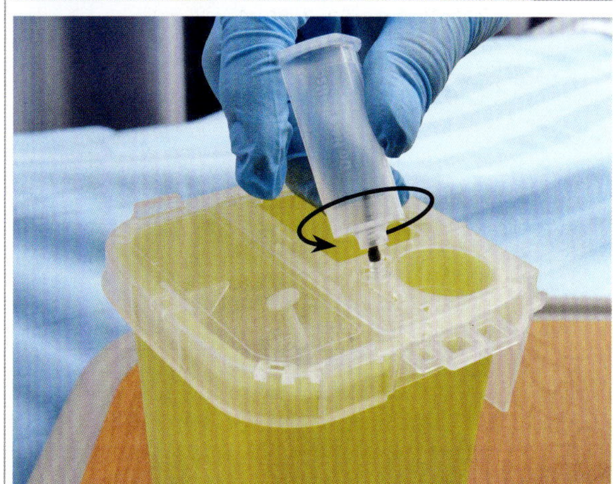

7.2 Jeter le barillet à usage unique dans le contenant rigide biorisque ou nettoyer le barillet réutilisable selon les normes en vigueur dans l'établissement.

Justification : Dans le cas d'un barillet réutilisable, comme le sang peut contaminer l'intérieur du barillet par aérolisation, on nettoie ce dernier pour éviter la propagation d'agents pathogènes d'une personne à l'autre.

Étapes		Justifications	
7.3	Avec un tampon d'alcool à 70 %, nettoyer les bouchons des bouteilles d'hémoculture et, s'il y a lieu, toute autre partie souillée de sang.	On diminue les risques de contamination par contact avec le sang.	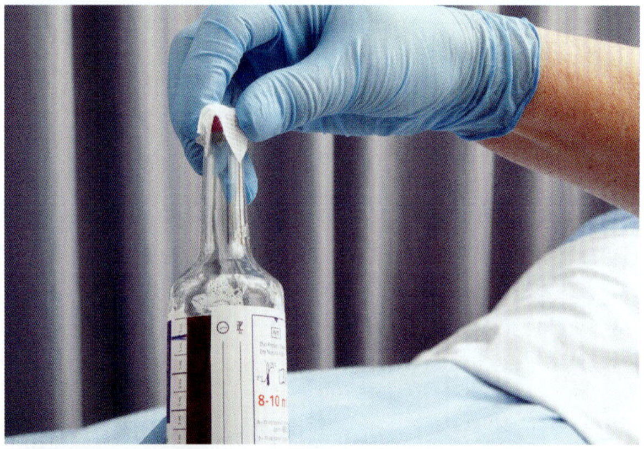
7.4	Coller les étiquettes d'identification imprimées ou remplies manuellement sur les bouteilles d'hémoculture, au chevet de la personne. Y ajouter leur numéro de série (I, II ou III), si plusieurs séries de prélèvements sont prévues. Indiquer l'heure des prélèvements sur le formulaire de requête d'analyse. Se conformer aux exigences du laboratoire en vigueur dans l'établissement.	L'identification des bouteilles au chevet de la personne prévient toute erreur d'identification et permet d'éviter les erreurs de diagnostic ou de traitement.	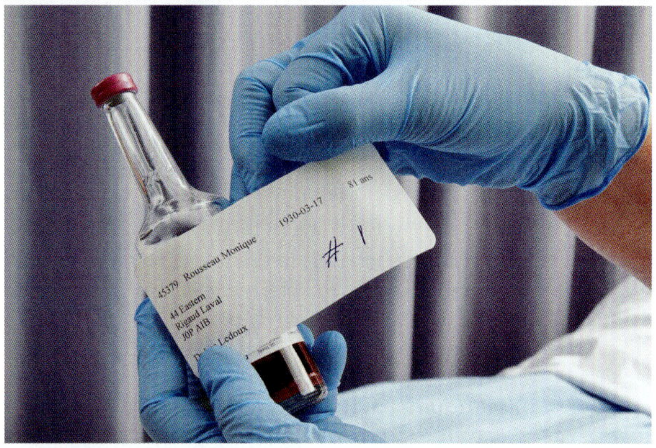
7.5	Déposer les bouteilles dans un sac de transport biorisque et y joindre le formulaire de requête d'analyse approprié.	Le sac de transport biorisque protège l'environnement d'une contamination par des microorganismes pathogènes.	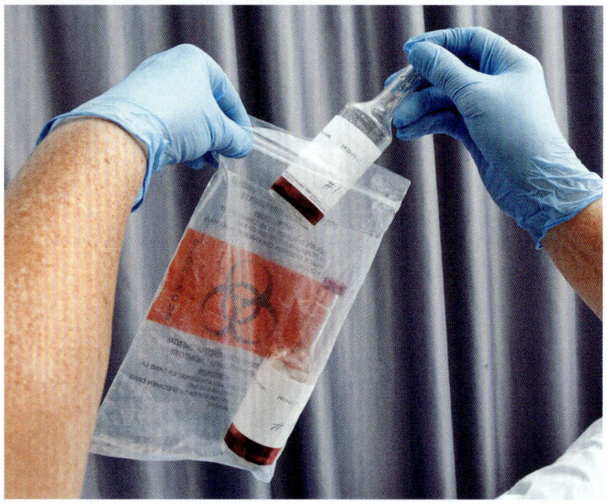
7.6	Ramasser les autres articles utilisés avec la main dominante. Retirer les gants en y emprisonnant les articles et en les retournant l'un dans l'autre (voir la procédure 4-2-2, p. 131), puis les jeter.		

Ne pas oublier les précautions et les interventions s'appliquant après une ponction veineuse.

Ne pas oublier les étapes postexécutoires décrites dans la procédure 1-2.

! Quelles informations avez-vous données à Mme Sinclair à la fin de son prélèvement sanguin ?

RÉDACTION DES NOTES D'ÉVOLUTION

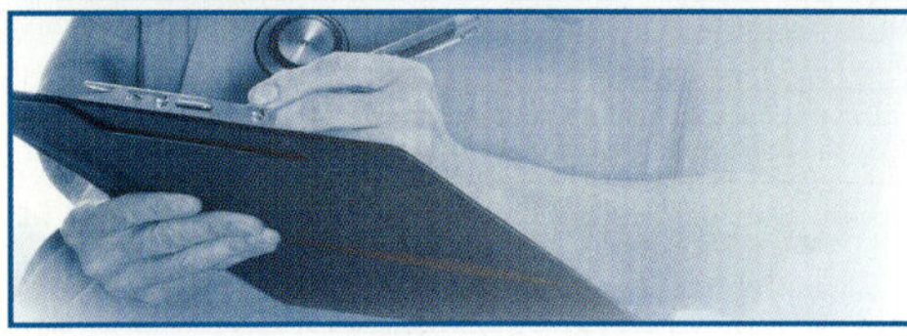

Dossier de Mme Sinclair

2011-06-14 **07:00** Prélèvement sanguin pour FSC et E^+. ________ Nadine Morin, étudiante inf.

Références

Association québécoise d'établissements de santé et de services sociaux (AQESSS). (2009). *Prélèvement des sécrétions nasales avec un écouvillon velouteux (flocké).* 2009-7-29.

Association québécoise d'établissements de santé et de services sociaux (AQESSS). (2010). *Prélèvement sanguin pour hémoculture.* 2010-11-05.

Ordre professionnel des technologistes médicaux du Québec (OPTMQ). (2006). *Prélèvement de sang par ponction veineuse pour fins d'analyse : Règles de pratique* (6e éd.). Montréal : OPTMQ.

Ordre professionnel des technologistes médicaux du Québec (OPTMQ). (2008). *Hémostase : Règles de pratique* (2e éd.). Montréal : OPTMQ.

Ordre professionnel des technologistes médicaux du Québec (OPTMQ). (2010a). *Aide-mémoire : Les prélèvements.* Montréal : OPTMQ.

Ordre professionnel des technologistes médicaux du Québec (OPTMQ). (2010b). *Transport et conservation des échantillons dans le domaine de la biologie médicale : Règles de pratique* (4e éd.). Montréal : OPTMQ.

Chapitre 7

Administration de médicaments

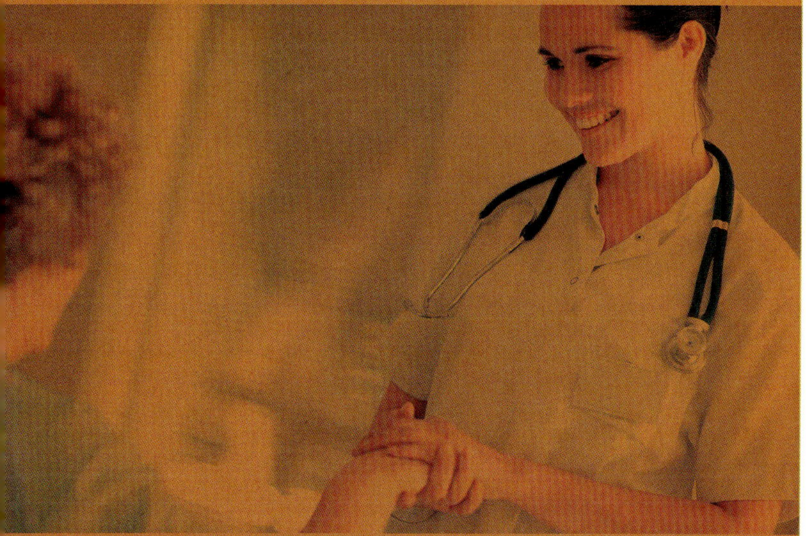

SOMMAIRE

PRÉCAUTIONS ET INTERVENTIONS GÉNÉRALES avant l'administration des médicaments

1. ÉVALUATION

- Vérifier les analyses de laboratoire *afin de connaître la qualité de la fonction rénale et hépatique, surtout chez la personne âgée, et de prévenir les réactions de toxicité*.
- Rechercher l'existence éventuelle de contre-indications à l'administration de chaque type de médicament, comme l'altération de l'état de conscience, des vomissements, de la diarrhée, etc. *afin de déterminer si l'on doit s'abstenir d'administrer un médicament et si l'on doit aviser le médecin*.
- Évaluer les connaissances de la personne sur son état de santé et sur sa médication *afin de planifier l'enseignement à donner*.

2. INTERVENTIONS

- Comparer la feuille d'administration des médicaments (FADM) à l'ordonnance médicale *afin de s'assurer qu'elle correspond bien à l'ordonnance*.
- Vérifier dans le dossier et le plan de soins et de traitements infirmiers (PSTI) les allergies médicamenteuses ainsi que les antécédents médicaux *afin d'administrer les médicaments de façon sécuritaire*.
- Vérifier, ou se renseigner au besoin, que l'on connaît l'effet thérapeutique désiré de chaque médicament, sa classe, son mécanisme d'action, ses effets secondaires, les interactions médicamenteuses et alimentaires, ainsi que les interventions infirmières requises *afin de pouvoir effectuer la surveillance des effets attendus ainsi que des effets secondaires et indésirables*.
- Appliquer les cinq bons principes de l'administration des médicaments, les « cinq bons », pour chaque médicament *afin de prévenir les erreurs d'administration entraînant des effets non désirés ou portant préjudice à la personne*.

  Les « cinq bons » :
  - bon médicament
  - bonne dose
  - bonne personne
  - bonne voie d'administration
  - bonne heure d'administration

  Dans les écrits, on privilégie habituellement les trois moments de vérification suivants :
  - avant de sortir le médicament de son contenant ou de son emballage ;
  - après avoir sorti le médicament de son contenant ou de son emballage ;
  - avant de jeter l'ampoule, la fiole ou l'emballage du médicament, ou avant d'administrer le médicament à la personne.

  Pour maintenir les trois vérifications avant l'administration d'un médicament et pour tenir compte tant de la réalité des milieux cliniques et des politiques internes des établissements que de variables comme le type d'emballage (présentation à dose unique ou à dose multiple, tube d'onguent, bouteille avec compte-gouttes, pulvérisateur, aérosol-doseur, etc.), le lieu d'entreposage (chariot de médicaments, salle de médicaments, chevet de la personne, etc.), nous avons retenu dans le présent ouvrage les trois moments suivants :
  - quand on prend le médicament emballé dans son lieu d'entreposage ;
  - après avoir rassemblé tout le matériel nécessaire et avant de préparer le médicament ;
  - avant de ranger le contenant de médicament ou de jeter l'emballage du médicament, ou immédiatement avant d'administrer le médicament à la personne.
- Vérifier la date de péremption de chaque médicament, *car un médicament périmé peut avoir des effets indésirables voire nuisibles*. Renvoyer les médicaments périmés à la pharmacie.
- Utiliser seulement les médicaments dont l'étiquette est lisible *afin d'éviter les risques d'erreur*.
- Vérifier si la personne prend d'autres médicaments prescrits ou offerts en vente libre ou des produits naturels, *car ils pourraient provoquer une interaction médicamenteuse*.
- Vérifier l'identité de la personne à son chevet, en lui demandant de se nommer et en vérifiant le nom sur le bracelet d'identité, *car cette double identification prévient les erreurs dans l'administration des médicaments*.

- Respecter l'heure d'administration de chaque médicament *afin de maintenir une concentration sanguine constante pour l'obtention d'un effet thérapeutique optimal.*
- Faire en sorte d'administrer les médicaments dans les 30 minutes précédant ou suivant l'heure exacte prévue pour l'administration *afin de maintenir la concentration sérique thérapeutique du médicament.*
- Vérifier la durée de la prescription *afin de déterminer si l'ordonnance médicale est échue ou renouvelable et d'éviter ainsi des délais dans l'administration des médicaments.*

Administration des médicaments opioïdes et des substances contrôlées

- Demander l'autorisation d'ouvrir l'armoire à narcotiques, *car les médicaments opioïdes et les substances contrôlées sont mis sous clé.*
- Pour chaque médicament, vérifier si la quantité physiquement disponible dans l'armoire correspond bien au solde inscrit sur la page correspondante du registre des narcotiques et des substances contrôlées, *car la* Loi sur les aliments et drogues *exige des établissements de soins de santé qu'ils tiennent un registre des drogues utilisées.*

  Si les quantités ne correspondent pas, on doit en rechercher la raison et corriger l'erreur avant de prendre les médicaments.
- Dans le registre des narcotiques et des substances contrôlées, inscrire les renseignements suivants à la ou aux pages correspondant aux médicaments :
  - Date et heure
  - Prénom et nom de la personne
  - Prénom et nom du médecin traitant
  - Numéro de chambre de la personne
  - Dose de médicament prise
  - Quantité de médicament restante

  Puis signer et indiquer son titre.

  Si une partie du ou des médicaments doit être jetée à cause d'un problème au cours de la préparation, inscrire dans le registre la quantité à jeter, faire vérifier cette quantité par une infirmière, puis la jeter en sa présence et faire signer cette dernière. *Pour qu'on sache précisément ce que deviennent les substances contrôlées, le registre doit faire apparaître les quantités de substances qui ont été gaspillées durant la préparation.*

3. ENSEIGNEMENT

- Expliquer à la personne et à ses proches le but thérapeutique visé ainsi que l'action des médicaments administrés et les effets secondaires les plus fréquents *afin de leur confier la prise en charge du traitement pharmaceutique.*
- Informer la personne et ses proches des signes et symptômes d'une réaction allergique, des mesures à prendre pour réduire les réactions indésirables, des détails concernant l'administration du médicament et de l'importance des examens de suivi *afin qu'ils puissent signaler rapidement toute réaction indésirable, que l'effet thérapeutique soit optimal et que toute réaction de toxicité soit évitée.*

PRÉCAUTIONS ET INTERVENTIONS GÉNÉRALES **après** l'administration des médicaments

1. ÉVALUATION

- Pour chaque médicament, évaluer la réponse au traitement pharmaceutique selon le pic de concentration plasmatique et le mode d'administration *afin de déterminer l'efficacité du médicament et d'assurer le suivi clinique.*

2. INTERVENTIONS

- Dans les 30 minutes suivant l'administration des médicaments, rester à l'affût des signes et symptômes d'une réaction allergique, en particulier chez les personnes allergiques à d'autres médicaments, aliments ou substances, *car ces personnes sont plus susceptibles de faire une réaction allergique à de nouveaux médicaments.*

- Signaler rapidement au médecin toute réaction allergique ou tout effet indésirable *afin de lui faire modifier l'ordonnance et d'appliquer les interventions requises*.
- Cesser le médicament responsable dès la manifestation d'une réaction allergique ou d'un effet indésirable *afin de prévenir un choc anaphylactique ou un effet nuisible*.
- Repérer dans l'unité de soins l'endroit où sont rangés l'adrénaline 1:1000 et le matériel de réanimation cardiorespiratoire *afin de pouvoir réagir rapidement dans une situation de choc anaphylactique*.
- S'assurer que la personne a pris ses médicaments *afin d'éviter qu'elle ne les accumule, qu'une autre personne ne les prenne par mégarde, etc.*
- Vérifier à nouveau la FADM par comparaison avec l'ordonnance médicale se trouvant dans le dossier, et ranger la FADM à l'endroit approprié *afin de s'assurer qu'aucune erreur n'a été commise*.
- Aviser immédiatement l'infirmière responsable et le médecin traitant en cas d'erreur d'administration d'un médicament *afin de pouvoir effectuer les interventions requises en fonction de la situation*.
- En cas d'erreur d'administration d'un médicament, remplir le Rapport d'accident/incident *afin de permettre l'amélioration des mesures préventives*.
- Jeter dans un contenant biorisque tout reste de médicament non administré ou tout médicament qui a été en contact avec une surface septique *afin de contrôler la présence de résidus de médicaments dans l'environnement*.

3. ENSEIGNEMENT

- Demander à la personne de signaler tout effet indésirable ou toute réaction allergique *afin de permettre une intervention infirmière rapide et adaptée à la situation*.

4. NOTES AU DOSSIER

- Écrire sur la FADM les renseignements suivants, avant de signer :
  - Signes vitaux, selon le cas
  - Date et heure de l'administration des médicaments
  - Nom des médicaments
  - Doses administrées
  - Voies d'administration
  - Sites d'administration, s'il y a lieu
- Écrire sur la feuille de bilan des ingesta et des excreta, dans la colonne des ingesta, les volumes de liquides administrés par voie orale, nasogastrique et intraveineuse *afin d'avoir une mesure précise de l'apport liquidien de la personne pour établir son bilan liquidien*.
- Écrire au besoin dans le dossier une description de l'état de la personne avant l'administration des médicaments *afin de permettre une comparaison des données avant et après l'administration des médicaments, en particulier au début de l'administration d'un nouvel agent pharmaceutique*.
- Écrire dans le dossier la raison du refus éventuel de la personne de prendre ses médicaments ainsi que les mesures prises *afin d'aider le personnel soignant à trouver une solution pour que la personne puisse respecter son traitement pharmaceutique*.
- Consigner dans le dossier les erreurs en tout genre liées à l'administration des médicaments, même si elles n'ont pas porté préjudice à la personne, *afin d'aider à l'évaluation des problèmes*.

MÉTHODE DE SOINS **7-1**

34 ADMINISTRATION DES MÉDICAMENTS

Administration de médicaments par voie orale

Cette méthode de soins décrit la procédure à suivre pour administrer par voie orale un médicament en comprimés, en capsules ou en gélules (page 278), en en modifiant au besoin la forme pour le mélanger avec un aliment en purée. Elle explique également comment administrer un médicament liquide (page 284).

DÉFINITION

Méthode de soins consistant à administrer par voie orale un médicament se présentant sous différentes formes pharmaceutiques : comprimés, capsules, gélules, solution.

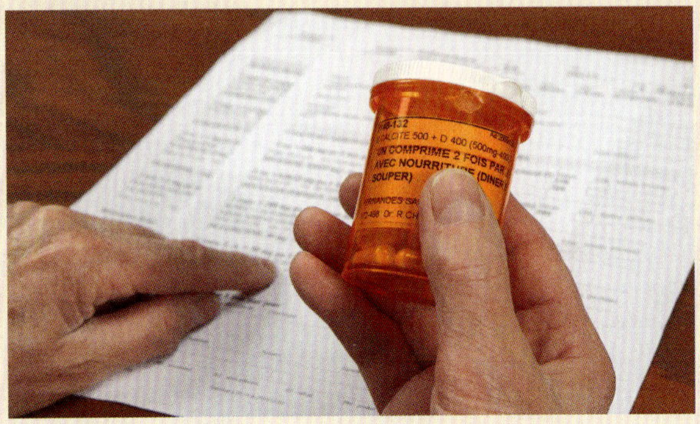

CONTEXTE D'EXÉCUTION

BUT

- Obtenir un effet thérapeutique donné : préventif, curatif, palliatif ou une combinaison de ces effets.

MATÉRIEL ET ÉQUIPEMENT

ARTICLES ESSENTIELS

Documents	Médicament : comprimés, capsules ou gélules	Médicament : liquide
• Feuille d'administration des médicaments (FADM) 1 • Stylo à bille 2	• Plateau à médicaments, si disponible 3 • Médicament dans son contenant 4 • Godets de papier 5 • Verre d'eau ou de jus 6	• Plateau à médicaments, si disponible 3 • Bouteille de médicament 7 • Godet gradué en plastique 8

ARTICLES FACULTATIFS

	Si le médicament doit être broyé : • Godets de papier 5 • Godets gradués en plastique 8 et purée • Pilon et mortier 9 • Cuillère 10 ***Si la personne a de la difficulté à tenir son verre :*** • Paille 11 ***Si une fraction de comprimé doit être administrée :*** • Coupe-comprimé 12 ***Si la personne est incapable de saisir les comprimés, capsules ou gélules :*** • Godet gradué en plastique 8 ***Si le médicament doit être extrait d'une gélule :*** • Aiguille 18G ou 20G 13 • Seringue de 3 mL 14 • Godet gradué en plastique 8 • Cuillère 10	***Si l'on doit administrer une dose inférieure à 10 mL :*** • Seringue de 5 ou 10 mL, sans aiguille 15 ***Si l'on doit jeter l'excédent d'un médicament :*** • Contenant rigide biorisque 16

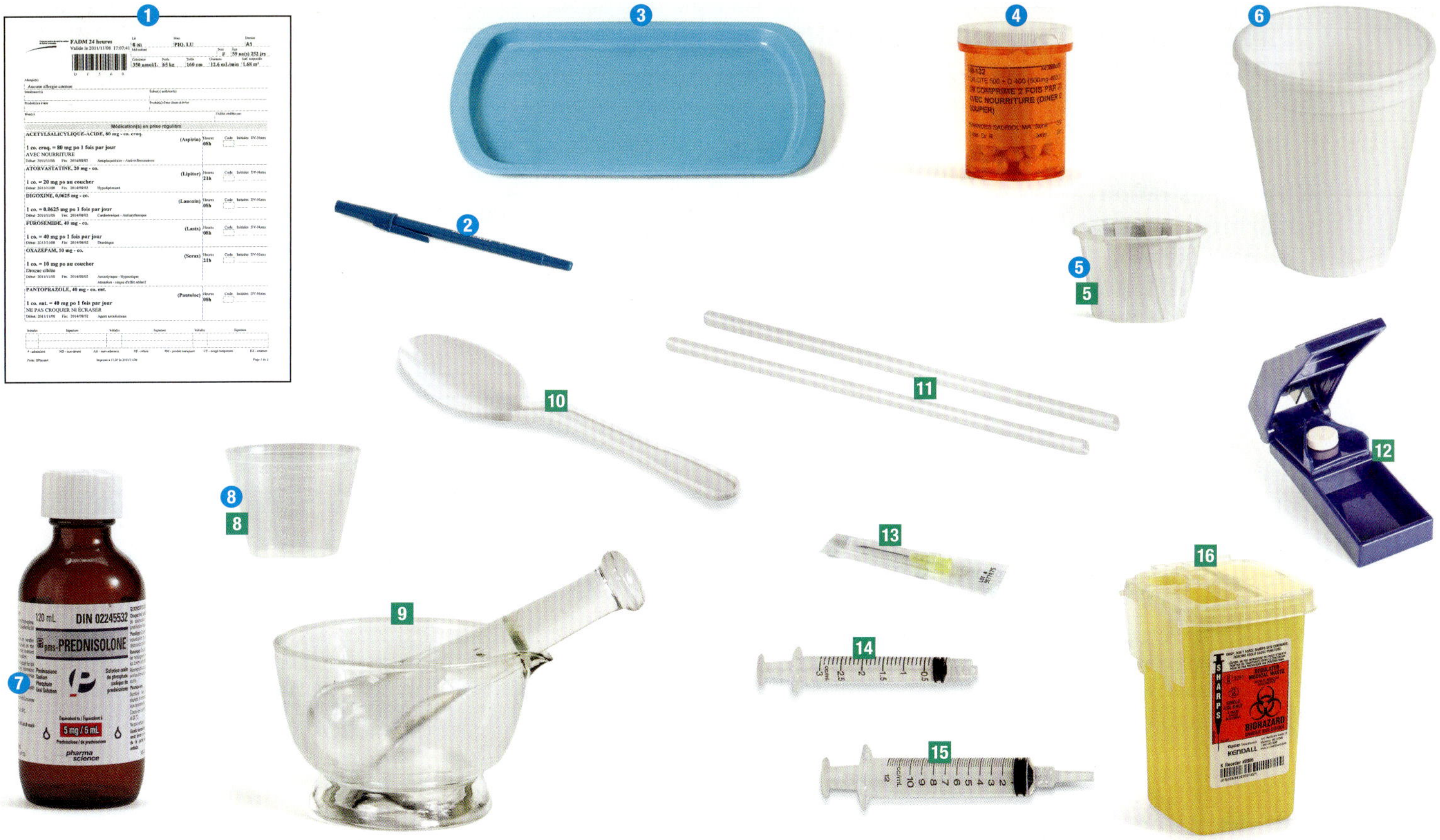

PRÉCAUTIONS ET INTERVENTIONS SPÉCIFIQUES
avant
l'administration d'un médicament par voie orale

1. ÉVALUATION

- Vérifier dans le dossier si la personne doit respecter une diète absolue (NPO[1]) *afin de pouvoir planifier l'administration du médicament par une autre voie que la bouche, si possible*.
- Évaluer la capacité de la personne à prendre son médicament par voie orale et rechercher des problèmes tels que la dysphagie, une diminution des bruits gastriques, des nausées et vomissements, une altération du niveau de conscience, etc. *afin de trouver une solution pour administrer le médicament, par exemple le réduire en poudre, l'obtenir sous une autre forme pour une administration par une autre voie, etc.*
- Vérifier régulièrement la muqueuse buccale, surtout chez la personne ayant un problème de déglutition, *car plusieurs médicaments peuvent altérer la muqueuse buccale s'ils restent trop longtemps dans la bouche*.

2. INTERVENTIONS

- Vérifier si la forme pharmaceutique du médicament peut être modifiée (ex.: réduction en poudre des comprimés, ouverture des capsules) *afin de s'assurer que l'effet et l'innocuité du médicament ne changeront pas*. Il est déconseillé de réduire en poudre toute préparation à libération lente ou prolongée ou d'ouvrir des capsules contenant des granules, *car la durée d'action du médicament peut en être raccourcie, et son effet, intensifié*.
- Ne pas écraser les comprimés à enrobage entérique, *car cet enrobage vise à protéger l'estomac de leurs effets irritants, ou les comprimés, de l'acide gastrique*.
- Faire boire la personne avant l'administration du médicament *afin d'humecter ses muqueuses buccales pour éviter que les comprimés, capsules ou gélules n'y adhèrent*.
- Assurer une bonne hygiène buccale chez la personne qui reçoit un médicament dont la forme pharmaceutique a été modifiée *afin de maintenir l'intégrité de la muqueuse buccale*.

1. NPO signifie *nil per os*, c'est-à-dire « rien par la bouche ».

PRÉCAUTIONS ET INTERVENTIONS SPÉCIFIQUES après l'administration d'un médicament par voie orale

1. INTERVENTIONS

- Rester auprès de la personne durant l'administration des médicaments par voie orale *afin de s'assurer qu'elle prend la totalité de la médication prescrite*.
- Vérifier auprès de la personne dysphagique si aucun médicament n'est resté dans la bouche *afin de préserver l'intégrité de la muqueuse buccale*.
- Maintenir la personne dysphagique en position assise durant 30 minutes après l'administration de ses médicaments par voie orale *afin de prévenir une aspiration bronchique*.

MISE EN SITUATION

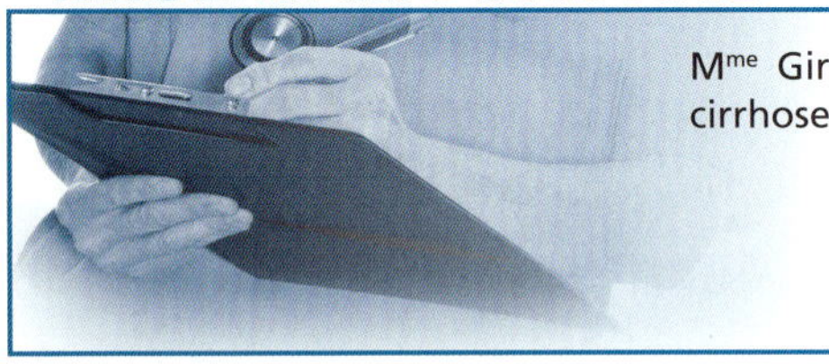

Mme Girard, âgée de 49 ans, est hospitalisée pour une cirrhose du foie.

Ordonnance médicale au dossier

- Amphogel 30 mL PO qid.
- Lasix 40 mg PO die.
- Aldactone 50 mg PO bid.

PROCÉDURE 7-1-1

ADMINISTRER UN MÉDICAMENT EN COMPRIMÉS, EN CAPSULES OU EN GÉLULES PAR VOIE ORALE

Sommaire de la procédure

1. Préliminaires
2. Prélèvement du médicament
3. Si nécessaire, préparation du médicament pour une administration avec un aliment en purée
4. Administration du médicament

Quels sont les cinq bons principes de l'administration des médicaments que vous devez appliquer durant la préparation des médicaments de Mme Girard ?

Étapes	Justifications	

Ne pas oublier les étapes préalables décrites dans la procédure 1-1.
Ne pas oublier les précautions ainsi que les interventions générales et spécifiques s'appliquant avant l'administration d'un médicament par voie orale.

1 Préliminaires

	Étapes	Justifications	
1.1	Prendre le médicament dans le chariot à médicaments, dans les casiers à médicaments de la pharmacie ou dans le réfrigérateur, s'il y a lieu.	Le système de distribution des médicaments peut varier d'un établissement à l'autre.	
1.2	Appliquer les principes de l'administration des médicaments, les « cinq bons » (*première vérification*). Vérifier que l'étiquette du médicament correspond à ce qui est écrit sur la feuille d'administration des médicaments (FADM) : nom de la personne, nom du médicament, dose, heure et voie d'administration.	Cette première vérification vise à éviter les erreurs d'administration et permet de détecter une différence éventuelle entre le médicament fourni par le service de pharmacie et la FADM.	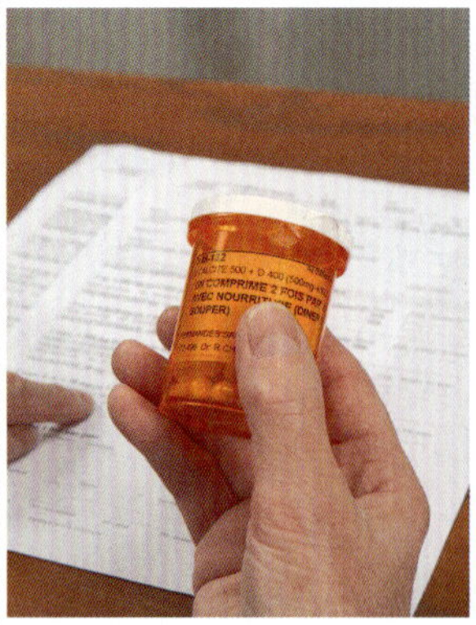 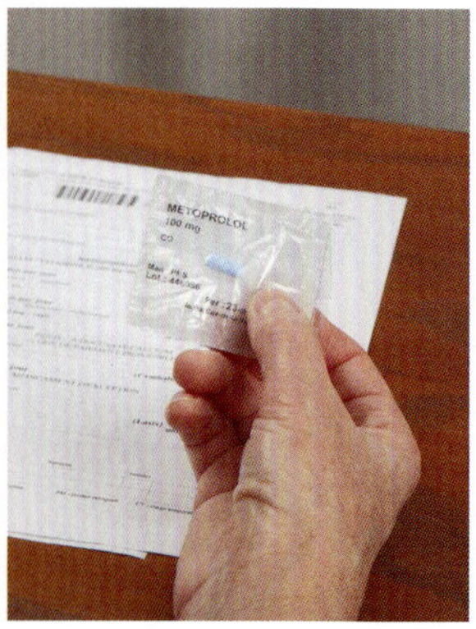

Étapes		Justifications	
1.3	Calculer le nombre de comprimés, de capsules ou de gélules à donner : a) Vérifier la concentration de médicament dans un comprimé, une capsule ou une gélule. b) Vérifier avec la FADM la dose à administrer (posologie). c) En appliquant la règle de la multiplication croisée, calculer le nombre de comprimés, de capsules ou de gélules à donner.	On valide la posologie inscrite sur la FADM.	*Exemple* Prescription : Lasix 40 mg PO Dose : 40 mg Concentration : 20 mg/comprimé Calcul avec la règle de la multiplication croisée 20 mg = 1 co 40 mg = ? co $\frac{1 \text{ co} \times 40 \text{ mg}}{20 \text{ mg}} = 2$ comprimés À donner : 2 co de 20 mg
1.4	Rassembler, avec le médicament, tous les articles nécessaires et les placer par ordre d'utilisation sur la surface de travail.	Cette disposition favorise le rappel des étapes et facilite le déroulement de la procédure.	

2 Prélèvement du médicament

2.1	Ouvrir le contenant du médicament et le tapoter légèrement pour faire tomber un par un les comprimés, les capsules ou les gélules dans le couvercle.	Le tapotement permet de contrôler la sortie des comprimés, des gélules ou des capsules.	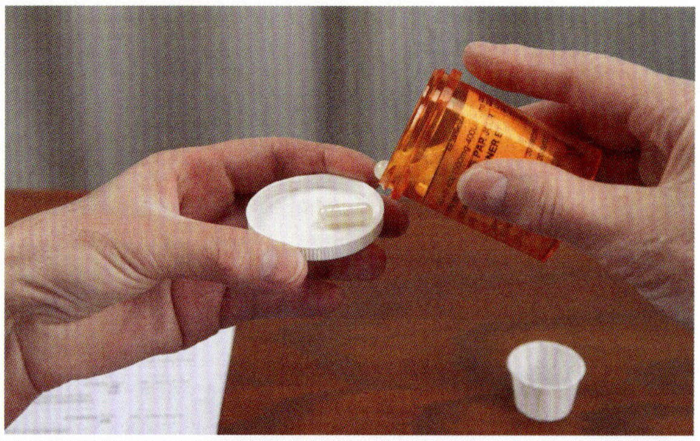
2.2	À l'aide du couvercle, sans toucher avec les doigts, transférer le nombre de comprimés, de capsules ou de gélules correspondant à la posologie dans le godet en papier.	Le transfert des médicaments à l'aide du couvercle vise à éviter leur contamination par les doigts.	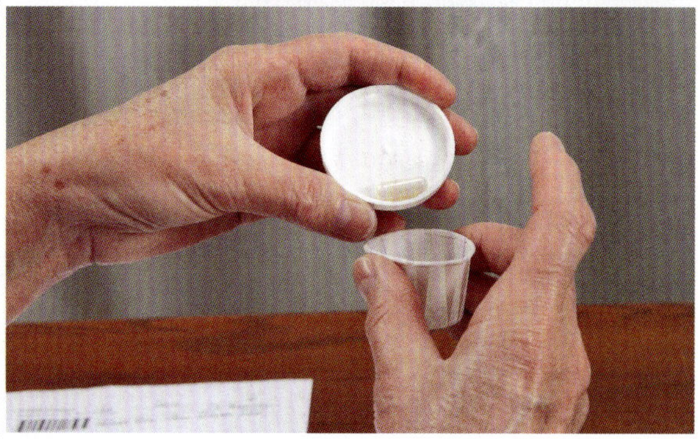
2.3	Remettre dans le contenant du médicament les comprimés, les capsules ou les gélules en trop, sans les toucher avec les doigts.		

Remarque

Si un ou plusieurs comprimés doivent être fractionnés, on se sert d'un coupe-comprimé en centrant bien la rainure du comprimé sous la lame.

Certains médicaments ne doivent pas être broyés ou coupés. C'est le cas des gélules ou des comprimés à action lente, à libération continue ou au revêtement gastrorésistant, conçus pour se dissoudre dans l'intestin.

Les comprimés sécables présentent une rainure en leur centre.

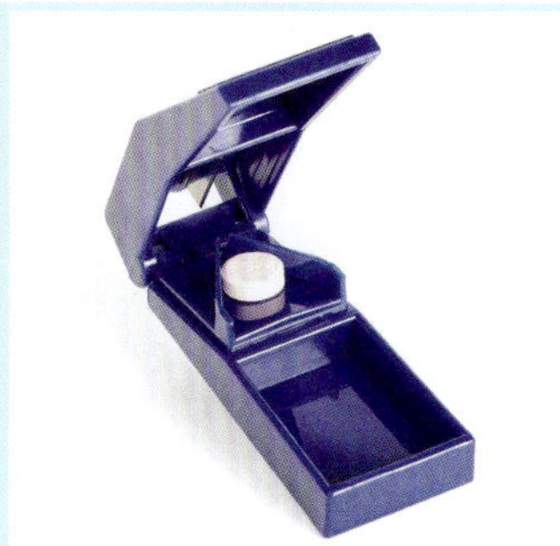

Étapes	Justifications	
2.4 Vérifier à nouveau l'étiquette du médicament avec la FADM en appliquant les cinq bons principes de l'administration des médicaments (*deuxième vérification*).	Cette deuxième vérification permet de détecter une éventuelle erreur d'inattention qui aurait pu se produire au cours de la première vérification.	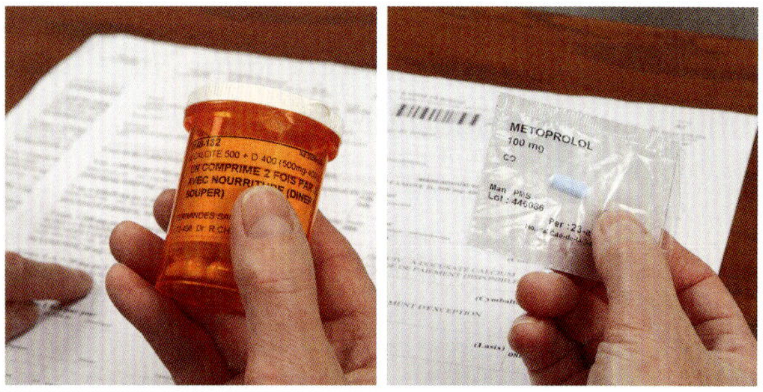
2.5 Dans le cas où plusieurs médicaments sont prescrits, déposer dans le même godet les comprimés, les capsules et les gélules des médicaments qui doivent être administrés à la personne à la même heure.	Cette précaution vise à réduire le risque d'erreur au moment de l'administration.	
ALERTE!		
Placer dans un godet à part tout médicament pour lequel il faut vérifier certains paramètres vitaux.	Certains médicaments exigent un contrôle préalable des paramètres vitaux, dans un but de prévention des effets indésirables : par exemple, les antihypertenseurs, les antiangineux, les antiarythmiques, etc.	
2.6 Identifier le godet (nom de la personne, numéro de chambre et autres renseignements jugés utiles) et le déposer sur un plateau à médicaments, si possible.	L'identification sert d'aide-mémoire lorsqu'une situation imprévue interrompt l'administration. On s'assure ainsi d'administrer le bon médicament à la bonne personne.	
2.7 Vérifier à nouveau le médicament en appliquant les « cinq bons » avant de remettre le contenant à sa place ou de jeter l'emballage du médicament unidose (*troisième vérification*).	Cette troisième vérification vise à confirmer que les cinq principes ont bien été respectés.	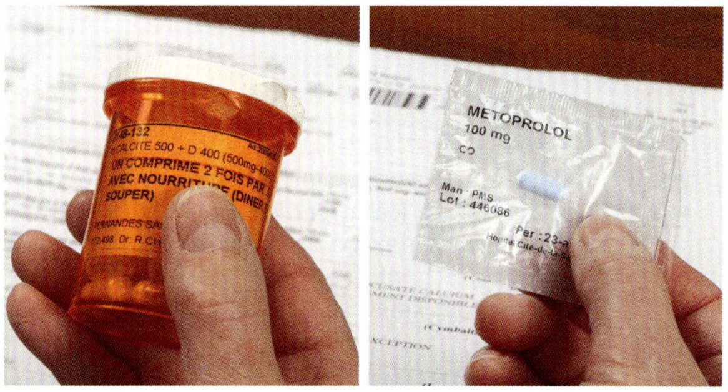
Remarque		
Pour un médicament unidose, on ouvre l'emballage uniquement après la troisième vérification.	Les informations étant imprimées dessus, il est important de conserver l'emballage pour pouvoir faire les trois vérifications avant d'administrer le médicament à la personne.	
ALERTE!		
Avant de s'en éloigner, verrouiller le chariot à médicaments à l'aide d'une clé ou d'un code.	Le verrouillage du chariot prévient le risque qu'une personne se serve sans autorisation.	

3 Si nécessaire, préparation du médicament pour une administration avec un aliment en purée

Situation particulière		
Si une personne éprouve de la difficulté à avaler et que le médicament n'est pas disponible sous forme liquide, on peut le broyer, le sortir de sa capsule ou l'extraire d'une gélule.	On doit s'assurer au préalable que la forme pharmaceutique du médicament peut être modifiée ou que le médicament n'existe pas sous forme liquide, pour prévenir une altération du mécanisme d'action.	

7-1

Étapes		Justifications	
A	**MÉDICAMENT EN COMPRIMÉS**		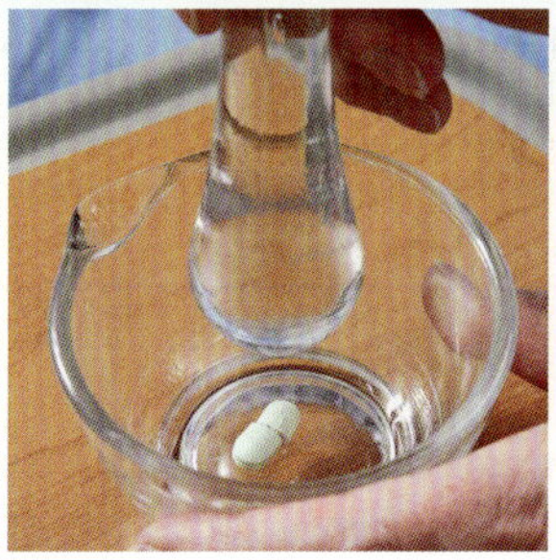 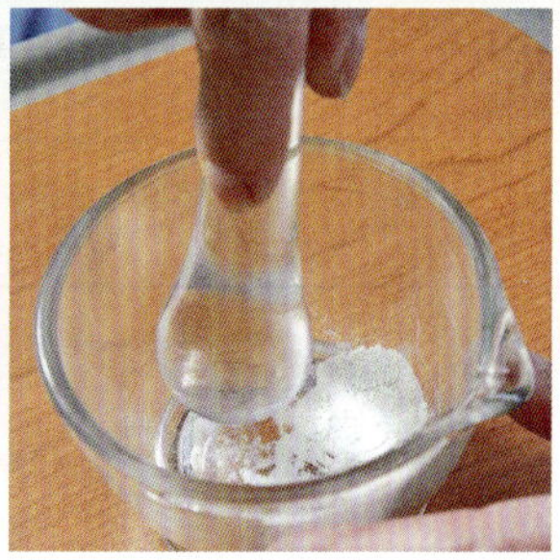
A.1	Déposer les comprimés dans le mortier et les broyer à l'aide du pilon.		
Situation particulière			
	Dans le cas de la préparation de plusieurs médicaments, on dépose un à un les comprimés de classe différente dans le mortier et on nettoie ***le pilon et le mortier entre chaque médicament****.*	On **prévient les interactions** entre médicaments.	
Astuce			
	Déposer les comprimés d'un même médicament dans un godet de papier et déposer par-dessus un deuxième godet de papier, à l'endroit. Insérer la partie étroite du pilon dans le godet du dessus et écraser le médicament qui est emprisonné dessous. *Pour un autre médicament, faire de même en utilisant deux nouveaux godets.* *Pour un médicament à dose unique se trouvant dans un emballage en plastique, on place le comprimé dans son emballage au fond du mortier et on l'écrase avec le pilon.*	On n'a pas de perte de médicament et on n'a pas à nettoyer le pilon et le mortier, ce qui fait gagner du temps.	
A.2	Saupoudrer l'aliment en purée avec la poudre obtenue, et mélanger. Dans le cas du médicament à dose unique réduit en poudre, ouvrir l'emballage, saupoudrer et mélanger.	En mélangeant le médicament à un aliment en purée (compote de pomme, yaourt, etc.), on en facilite l'ingestion chez la personne ayant de la difficulté à avaler. On prévient également le risque d'aspiration bronchique.	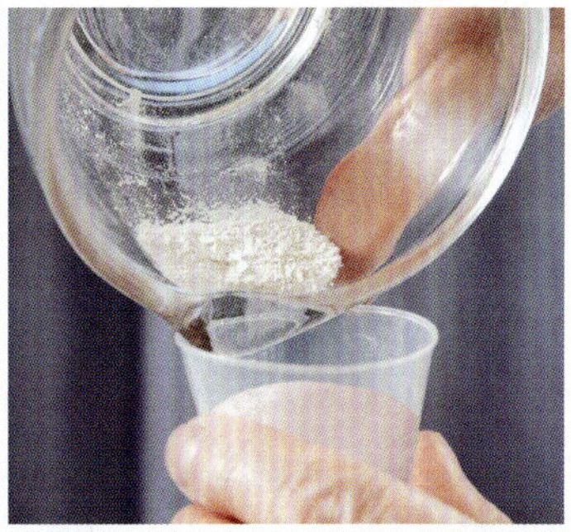
A.3	Nettoyer le pilon et le mortier, s'ils ont été en contact direct avec le médicament.	On prévient l'interaction d'un prochain médicament avec les résidus du médicament qu'on vient de broyer.	
A.4	Identifier le godet (nom de la personne, numéro de chambre et autres renseignements jugés utiles) et le déposer sur un plateau à médicaments, si possible.	L'identification sert d'aide-mémoire lorsqu'une situation imprévue interrompt l'administration. On s'assure ainsi d'administrer le bon médicament à la bonne personne.	
B	**MÉDICAMENT EN CAPSULES**		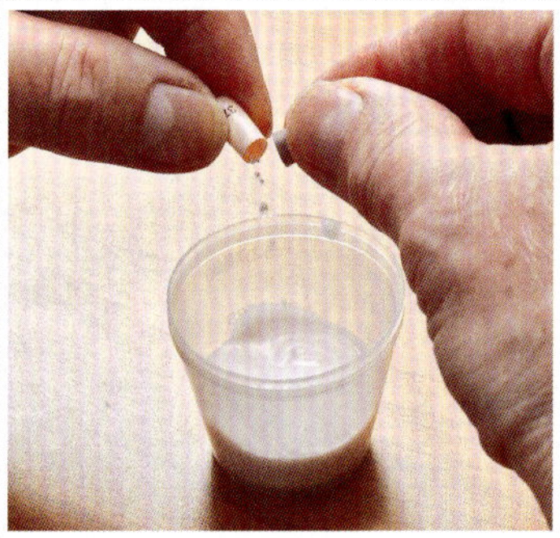
B.1	Ouvrir la capsule en tirant sur les extrémités.	Les deux parties d'une capsule s'emboîtent l'une sur l'autre.	
B.2	Saupoudrer une petite quantité d'aliment en purée avec le contenu de la capsule, et mélanger. Répéter pour chaque capsule de médicament différent.	On prévient les interactions entre les médicaments.	

Étapes		Justifications	
B.3	Identifier le godet (nom de la personne, numéro de chambre et autres renseignements jugés utiles) et le déposer sur un plateau à médicaments, si possible.	L'identification sert d'aide-mémoire lorsqu'une situation imprévue interrompt l'administration. On s'assure ainsi d'administrer le bon médicament à la bonne personne.	
C	MÉDICAMENT EN GÉLULES		
C.1	Perforer une extrémité de chaque gélule avec une aiguille de calibre 18G ou 20G.	La perforation permet de vider chaque gélule de son contenu.	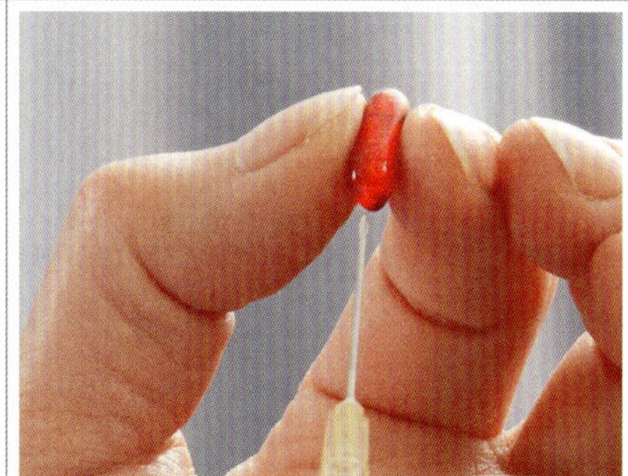
C.2	Presser chaque gélule au-dessus d'un godet gradué en plastique contenant une petite quantité de purée, pour en extraire le contenu, puis mélanger. *ou* Aspirer le contenu de la gélule au moyen d'une seringue et déposer le contenu de la gélule dans un godet gradué en plastique contenant une petite quantité de purée, puis mélanger.		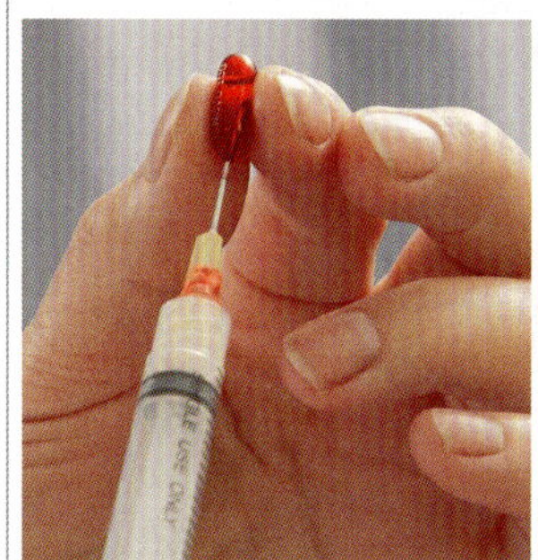 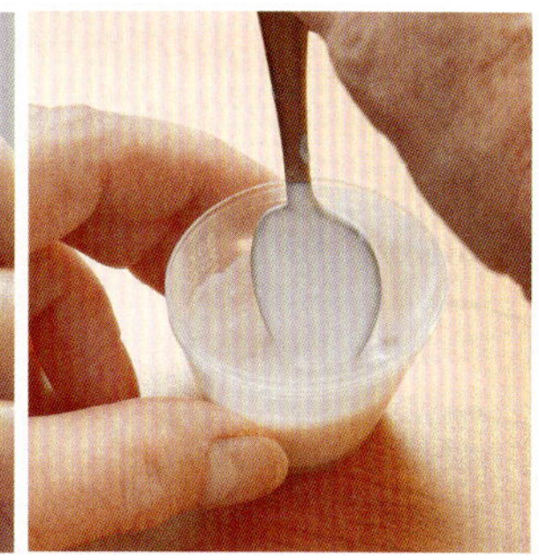
ALERTE!	*S'assurer d'avoir une colonne d'air entre le contenu prélevé dans la gélule et le piston.*	La colonne d'air sert à chasser le liquide contenu dans l'aiguille, ce qui assure le prélèvement maximal du médicament.	
C.3	Identifier le godet (nom de la personne, numéro de chambre et autres renseignements jugés utiles) et le déposer sur un plateau à médicaments, si possible.	L'identification sert d'aide-mémoire lorsqu'une situation imprévue interrompt l'administration. On s'assure ainsi d'administrer le bon médicament à la bonne personne.	
ALERTE!	*Il faut administrer rapidement un médicament dont la forme a été modifiée.*	La modification de forme altère le mécanisme d'action du médicament.	
4	**Administration du médicament**		
4.1	Demander à la personne de se nommer et vérifier son bracelet d'identité. S'assurer de la conformité entre le nom de la personne et le nom écrit sur le godet de médicament.	La double identification assure l'administration du bon médicament à la bonne personne.	
4.2	Offrir de l'eau ou du jus et donner au besoin une paille à la personne.	Le liquide facilite l'ingestion d'un médicament, car il l'empêche d'adhérer à la muqueuse buccale. Il permet aussi de rincer la bouche après l'administration d'un médicament visqueux, amer, etc.	
4.3	Expliquer à la personne comment prendre son médicament.		

Étapes	Justifications
Voie orale : comprimés, capsules ou gélules	
a) Demander à la personne de boire une gorgée d'eau ou de jus.	La capacité de déglutition d'une personne âgée peut se trouver réduite par la sécheresse de la bouche qu'occasionne la prise de certains médicaments.
b) Déposer le godet contenant le médicament dans la main de la personne.	
c) Demander à la personne d'avaler les comprimés un par un, avec une gorgée de liquide.	On réduit le risque d'aspiration bronchique.
Situation particulière	
Si la personne ne peut tenir les comprimés, capsules ou gélules, on apporte un godet en plastique en plus pour les y déposer un par un, on l'approche des lèvres de la personne et on le tapote délicatement pour faire tomber chaque comprimé, capsule ou gélule dans la bouche.	L'usage d'un godet supplémentaire permet de contrôler l'administration des comprimés, gélules ou capsules, un par un. Un godet en plastique est transparent et permet donc de voir tomber les comprimés, capsules ou gélules. Un tapotement léger permet d'administrer le médicament dans la bouche sans y toucher avec les doigts.
Voie orale : médicament réduit en poudre	
a) Demander à la personne de boire une gorgée d'eau ou de jus.	L'eau humecte la muqueuse buccale, ce qui facilite la déglutition.
b) Attendre une minute lorsque la personne est dysphagique.	La personne souffrant d'un problème de déglutition a besoin de temps pour analyser un changement de texture entre les aliments.
c) Avec une cuillère, prélever une petite quantité de la purée contenant le médicament.	Une petite quantité est facile à avaler et prévient l'aspiration bronchique.
d) Demander à la personne d'ouvrir la bouche et déposer la cuillère sur la partie centrale de sa langue.	La présence de la cuillère dans la bouche est bien perçue par la personne et stimule le réflexe de déglutition.
e) Donner des consignes à la personne pour l'aider à avaler : « sentez la cuillère dans votre bouche », « fermez la bouche », « avalez ».	Les indications verbales peuvent aider la personne à se concentrer sur les étapes à suivre pour avaler le médicament.
f) Attendre une minute et faire boire un peu d'eau ou de jus à la personne.	L'eau ou le jus rince la muqueuse buccale, car les médicaments écrasés ont souvent un goût amer et peuvent altérer la muqueuse buccale.
ALERTE !	
La personne dysphagique doit être assise avec le dos bien droit pour prendre son médicament. Elle doit rester dans cette position pendant 30 minutes après la prise de son médicament.	La position assise prévient le risque d'aspiration bronchique lorsque le réflexe de déglutition est diminué.

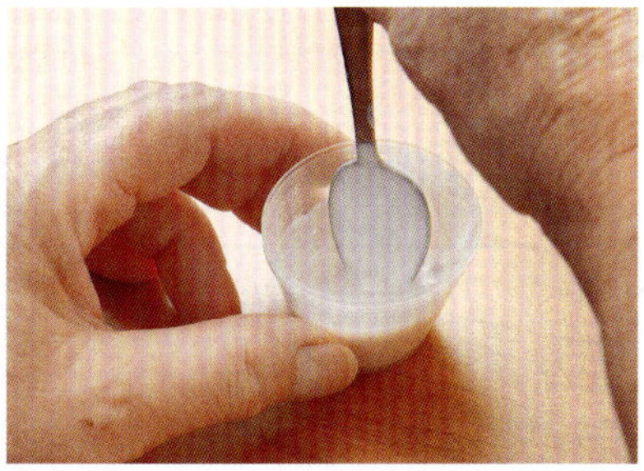

Étapes	Justifications	
Voie sublinguale a) Donner le godet de médicament à la personne. b) Demander à la personne de placer le médicament sous sa langue et de le laisser se dissoudre complètement.	Le médicament doit être absorbé par les vaisseaux sanguins situés sous la langue.	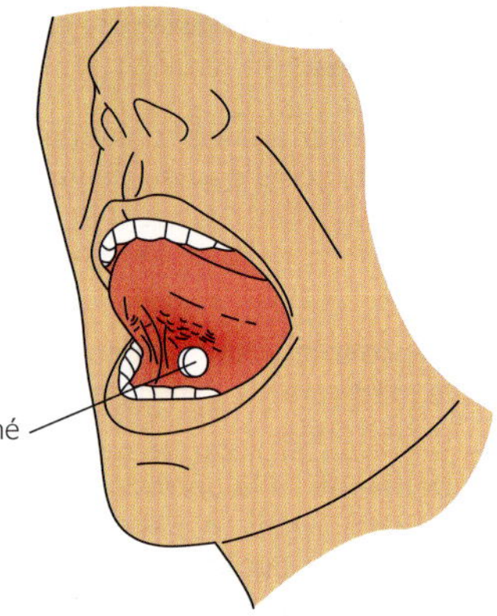
Voie buccogingivale a) Donner le godet de médicament à la personne. b) Demander à la personne de maintenir le médicament contre les muqueuses de sa joue, avec sa langue.	Le médicament doit être absorbé par les muqueuses de la bouche.	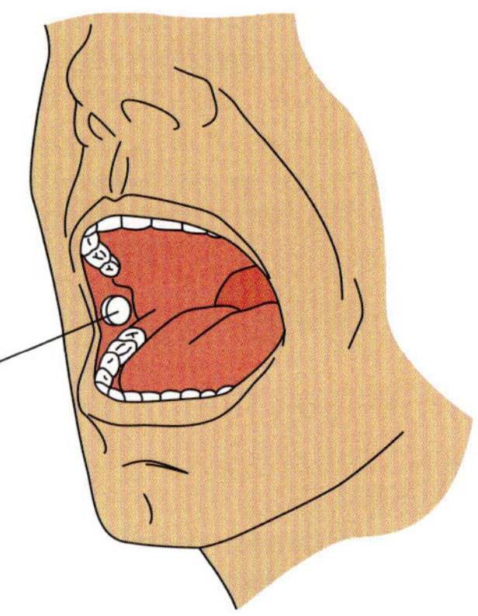
Remarque *Pour l'administration d'un médicament par voie sublinguale ou buccogingivale, on informe la personne qu'elle ne doit pas boire avant la dissolution complète du médicament.*	L'ingestion de liquide empêche l'absorption locale complète du médicament.	
4.4 Rester auprès de la personne jusqu'à ce qu'elle ait pris la totalité de son médicament. En cas de doute, vérifier la bouche de la personne.	On s'assure de la capacité de la personne à prendre son médicament. On doit avoir vu la personne avaler son médicament avant de noter qu'il a été administré.	

PROCÉDURE 7-1-2

ADMINISTRER UN MÉDICAMENT LIQUIDE PAR VOIE ORALE

Sommaire de la procédure

1 Préliminaires
2 Prélèvement du médicament
3 Administration du médicament

Étapes	Justifications	
1 Préliminaires		
1.1 Prendre la bouteille de médicament liquide dans le chariot à médicaments, dans les casiers à médicaments de la pharmacie ou dans le réfrigérateur, s'il y a lieu.	Le système de distribution des médicaments peut varier d'un établissement à l'autre.	

7-1

	Étapes	Justifications	
1.2	Appliquer les principes de l'administration des médicaments, les « cinq bons » (*première vérification*). Vérifier que l'étiquette de la bouteille correspond à ce qui est écrit sur la FADM : nom de la personne, nom du médicament, dose, heure et voie d'administration.	Cette première vérification vise à éviter les erreurs d'administration et permet de détecter une différence éventuelle entre le médicament fourni par le service de pharmacie et la FADM.	
1.3	Calculer la quantité de médicament liquide à donner en millilitres : a) Vérifier la concentration du médicament par millilitre de solution. b) Vérifier avec la FADM la dose à administrer (posologie). c) En appliquant la règle de la multiplication croisée, calculer la quantité de solution à donner en millilitres.	On valide la posologie inscrite sur la FADM.	*Exemple* Prescription : KCl 60 mmol PO Dose : 60 mmol Concentration : 2 mmol/mL Calcul avec la règle de la multiplication croisée 2 mmol = 1 mL 60 mmol = ? mL $\frac{1\ \text{mL} \times 60\ \text{mmol}}{2\ \text{mmol}} = 30\ \text{mL}$ Dose à donner : 30 mL
1.4	Rassembler, avec le médicament, tous les articles nécessaires et les placer par ordre d'utilisation sur la surface de travail.	Cette disposition favorise le rappel des étapes et facilite le déroulement de la procédure.	

2 Prélèvement du médicament

2.1	Retourner la bouteille de médicament liquide à quelques reprises.	On mélange pour assurer l'homogénéité de la solution.	
2.2	Enlever le bouchon de la bouteille et le déposer en plaçant la partie intérieure vers le haut.	On fait en sorte de ne pas contaminer l'intérieur du bouchon pour ne pas contaminer la solution elle-même lorsqu'elle viendra en contact avec le bouchon.	
2.3	Tenir la bouteille de manière à ce que l'étiquette se trouve contre la paume de la main.	Ainsi placée, l'étiquette sera protégée si la solution coule le long de la bouteille, et elle restera lisible.	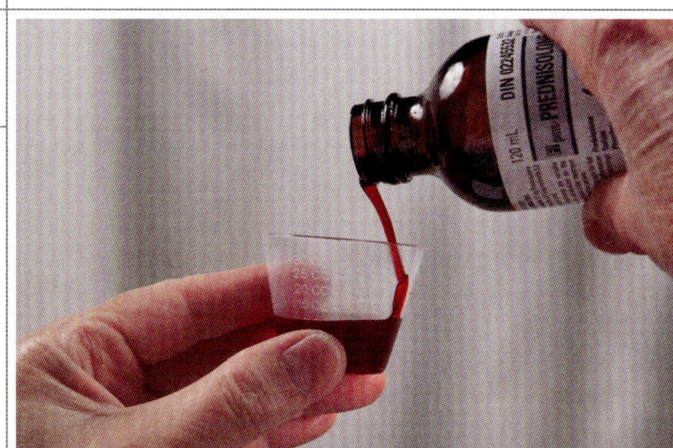
2.4	Tenir le godet gradué en plastique à la hauteur des yeux. Verser la solution jusqu'au niveau désiré, en prenant comme repère la base du ménisque.	Cette position permet de voir aisément la surface incurvée du liquide en forme de croissant (ménisque) qui constitue la ligne de lecture. La base du ménisque assure la précision de la mesure.	
2.5	Placer le godet sur une surface plane, se pencher de manière à avoir le godet à la hauteur des yeux et effectuer une deuxième lecture.	On vérifie la précision de la mesure.	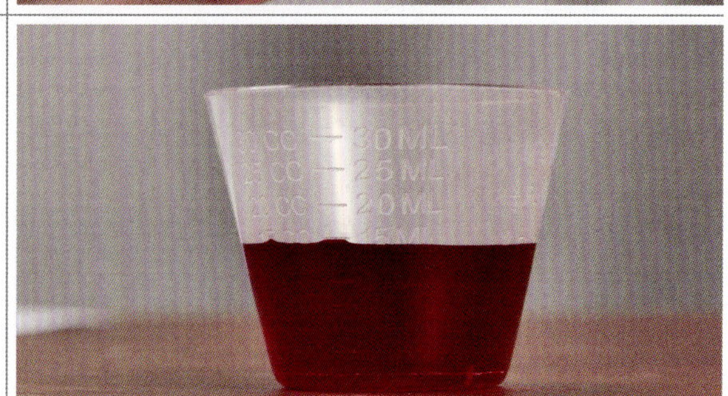

Étapes		Justifications
Remarque		
	Si la quantité de solution médicamenteuse à administrer est inférieure à 10 mL, on utilise une seringue sans aiguille pour la prélever dans le godet gradué en plastique.	La seringue permet d'avoir une lecture précise d'une petite quantité de médicament.
2.6	S'il y a lieu, verser l'excédent de médicament dans un contenant rigide biorisque.	On ne jette aucun médicament dans la poubelle, dans l'évier ou dans les toilettes, afin de prévenir l'accumulation de résidus pharmaceutiques dans l'environnement (Santé Canada, 2011).
2.7	Vérifier à nouveau l'étiquette de la bouteille de médicament avec la FADM en appliquant les cinq bons principes de l'administration des médicaments (*deuxième vérification*).	Cette deuxième vérification permet de détecter une éventuelle erreur d'inattention qui aurait pu se produire au cours de la première vérification.
2.8	Identifier le godet (nom de la personne, numéro de chambre et autres renseignements jugés utiles) et le déposer sur un plateau à médicaments, si possible.	L'identification sert d'aide-mémoire lorsqu'une situation imprévue interrompt l'administration. On s'assure ainsi d'administrer le bon médicament à la bonne personne.
2.9	Vérifier à nouveau le médicament en appliquant les « cinq bons » avant de remettre la bouteille à sa place (*troisième vérification*).	Cette troisième vérification vise à confirmer que les cinq principes ont bien été respectés.
ALERTE!		
	Avant de s'en éloigner, verrouiller le chariot à médicaments à l'aide d'une clé ou d'un code.	Le verrouillage du chariot prévient le risque qu'une personne se serve sans autorisation.

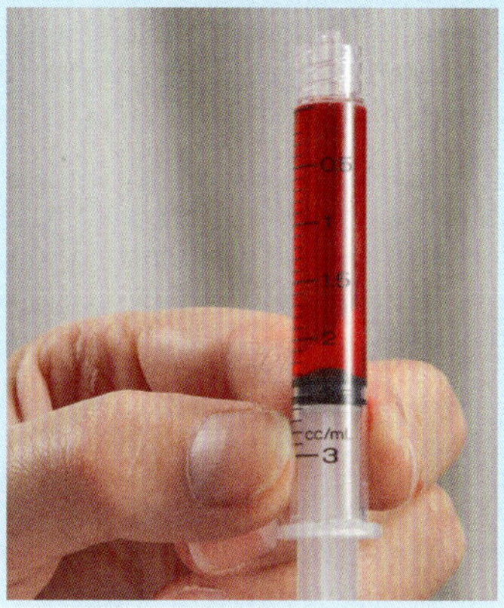

3 Administration du médicament

3.1	Demander à la personne de se nommer et vérifier son bracelet d'identité. S'assurer de la conformité entre le nom de la personne et le nom écrit sur le godet de médicament.	La double identification assure l'administration du bon médicament à la bonne personne.
3.2	Tendre le godet gradué en plastique à la personne en demandant à celle-ci d'avaler le médicament.	
3.3	Rester auprès de la personne jusqu'à ce qu'elle ait pris la totalité de son médicament.	On doit avoir vu la personne avaler son médicament avant de noter qu'il a été administré.

Ne pas oublier les précautions ainsi que les interventions générales et spécifiques s'appliquant après l'administration d'un médicament par voie orale.

Ne pas oublier les étapes postexécutoires décrites dans la procédure 1-2.

Quels sont les effets secondaires des médicaments administrés à Mme Girard ?

RÉDACTION DES NOTES D'ÉVOLUTION

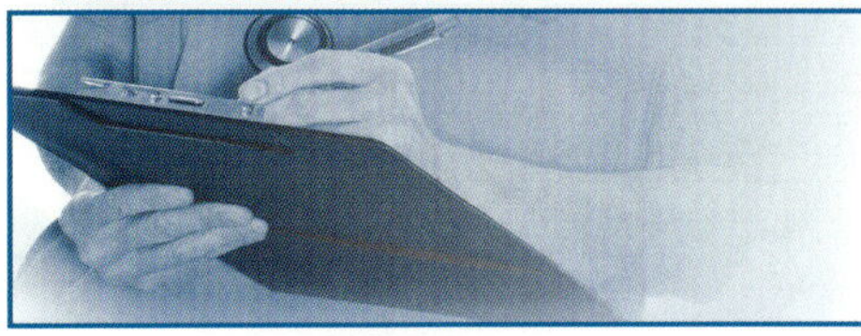

Dossier de Mme Girard

2011-11-13 **09:00** Ictère très prononcé, accuse prurit surtout au thorax. Abdomen protubérant. Difficulté à maintenir l'état d'éveil, doit être stimulée pour la prise de ses médicaments. __________ Sylvia Perrier, étudiante inf.

MÉTHODE DE SOINS **7-2**

34 ADMINISTRATION DES MÉDICAMENTS

Administration d'un médicament par voie ophtalmique

Cette méthode de soins explique la procédure à suivre pour instiller des gouttes ophtalmiques et pour appliquer un onguent ou un gel ophtalmique (page 289).

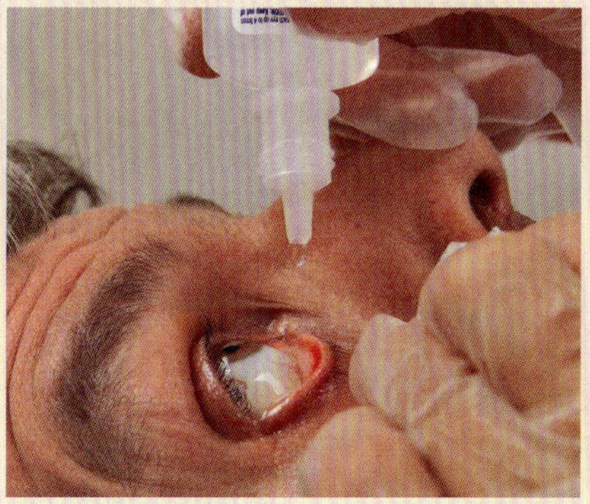

DÉFINITION

Méthode de soins consistant à administrer dans le sac conjonctival un médicament se présentant sous forme de liquide, d'onguent ou de gel.

CONTEXTE D'EXÉCUTION

BUT

- Traiter un problème ophtalmique en faisant absorber un médicament par la muqueuse conjonctivale.

  Par exemple :
  - traiter une inflammation oculaire ;
  - traiter une infection oculaire ;
  - réduire la pression intraoculaire ;
  - réduire la douleur oculaire.

MATÉRIEL ET ÉQUIPEMENT

ARTICLES ESSENTIELS

Documents	Articles de base	Médicament
• Feuille d'administration des médicaments (FADM) (1) • Stylo à bille (2)	• Plateau à médicaments, si disponible (3) • Compresses stériles de 5 × 5 cm (pour le bouchon) (4) • Gants propres (5) • Mouchoirs en papier (6) *ou* Compresses de 5 × 5 cm (7)	• Bouteille de solution ophtalmique munie d'un compte-gouttes (8) *ou* Tube d'onguent ou de gel ophtalmique (9)

ARTICLES FACULTATIFS

	En présence d'écoulement purulent de l'œil : • Compresses stériles de 5 × 5 cm [4] • Solution de NaCl 0,9 % [10]	

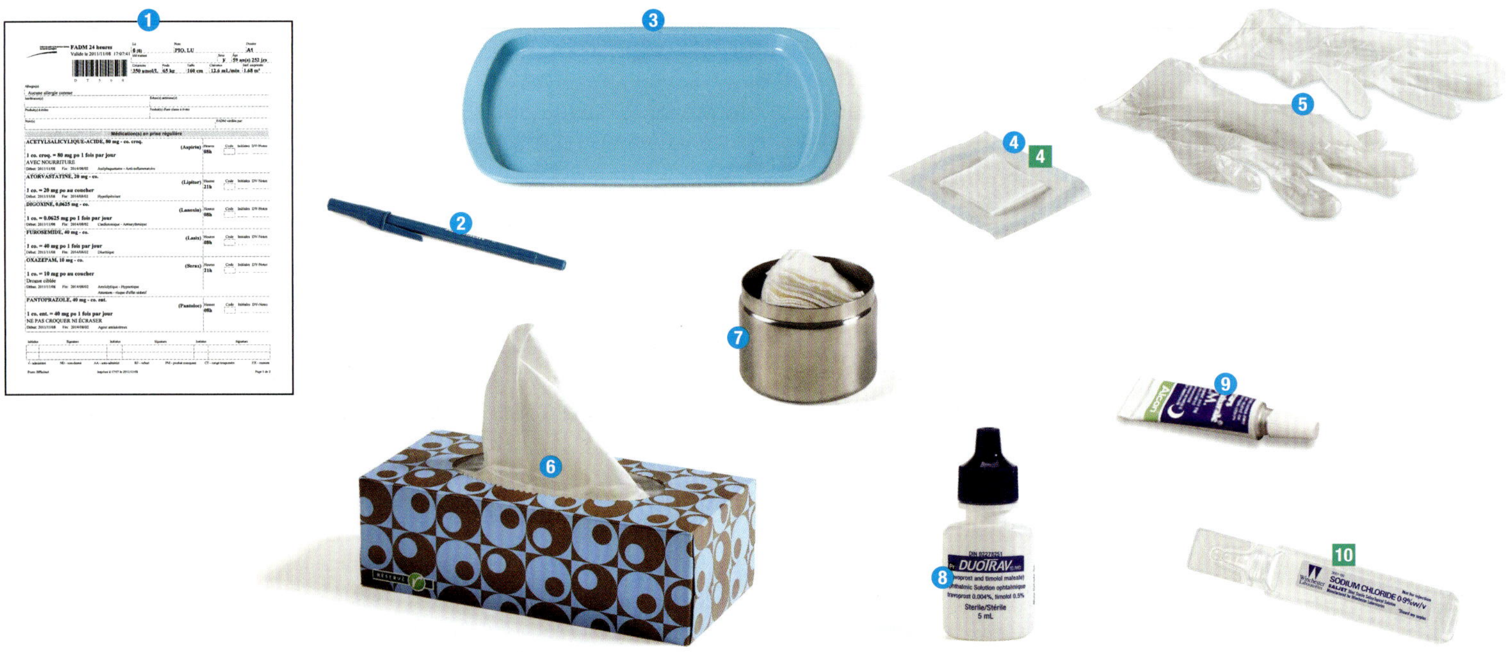

PRÉCAUTIONS ET INTERVENTIONS SPÉCIFIQUES **avant** l'administration d'un médicament par voie ophtalmique

1. ÉVALUATION

- Examiner l'œil ou les yeux de la personne et leurs structures externes pour rechercher la présence de lésions, d'exsudat, de rougeur, d'œdème ou d'écoulement *afin d'être en mesure d'évaluer les effets du médicament*.
- Observer la personne et rechercher des symptômes comme un prurit, de la douleur, une vision floue et de la photophobie, *car certains médicaments peuvent provoquer ces effets secondaires*.

2. INTERVENTIONS

- Bien connaître, en se renseignant au besoin, les effets indésirables du médicament, *car une petite quantité de médicament ophtalmique peut toujours être absorbée par la voie générale, ce qui crée un risque de réaction systémique, notamment allergique*.
- Respecter l'ordre d'administration des différentes préparations ophtalmiques, s'il y a lieu, ainsi que les intervalles entre les administrations *afin de respecter la durée d'absorption et de prévenir les interactions*. Si plusieurs médicaments doivent être administrés en même temps, commencer par les solutions, administrer ensuite les médicaments en suspension et finir par les onguents, *car les solutions s'absorbent plus rapidement que les médicaments en suspension, tandis que les onguents s'absorbent lentement*.
- Avec des compresses imbibées de NaCl 0,9 %, nettoyer les sécrétions ou les croûtes qui peuvent être présentes autour des paupières, de l'angle palpébral interne vers l'angle externe *afin de prévenir la pénétration de microorganismes pathogènes dans le canal lacrymal*. Changer de compresse à chaque mouvement et pour chaque œil.

3. ENSEIGNEMENT

- Avertir la personne qu'elle devra fermer les yeux lentement, sans trop serrer les paupières *afin que le médicament ne s'écoule pas hors de l'œil*.

PRÉCAUTIONS ET INTERVENTIONS SPÉCIFIQUES **après** l'administration d'un médicament par voie ophtalmique

1. INTERVENTIONS

- Attendre cinq minutes avant d'administrer une autre solution ophtalmique *afin de laisser la muqueuse de l'œil absorber la première solution et afin de prévenir le risque d'une interaction médicamenteuse entre deux produits*.
- Attendre 10 minutes avant d'appliquer un autre onguent *afin de laisser la muqueuse de l'œil absorber le premier onguent et afin de prévenir le risque d'une interaction médicamenteuse*.

2. ENSEIGNEMENT

- Avertir la personne qu'elle ne doit pas se frotter les yeux pour ne pas irriter la conjonctive ou aggraver un problème existant, *car certains médicaments ophtalmiques provoquent des picotements, une sensation de brûlure ou de présence d'un corps étranger dans l'œil qui peuvent lui donner envie de se frotter les yeux*.

MISE EN SITUATION

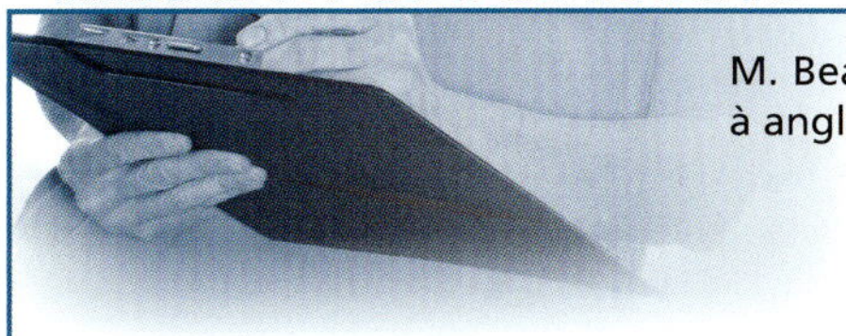

M. Beaudet, âgé de 68 ans, a un problème de glaucome à angle ouvert.

Ordonnance médicale au dossier

- Bimatoprost (Lumigan) 0,03 % 1 goutte dans les deux yeux hs.
- Travoprost (Travatan) 0,004 % 1 goutte dans les deux yeux hs.

PROCÉDURE 7-2-1

ADMINISTRER UN MÉDICAMENT PAR VOIE OPHTALMIQUE

Sommaire de la procédure

1. Préliminaires
2. Installation de la personne
3. Administration du médicament

Que signifie l'abréviation hs pour l'administration des gouttes ophtalmiques de M. Beaudet ?

Étapes		Justifications	
Ne pas oublier les étapes préalables décrites dans la procédure 1-1. **Ne pas oublier les précautions ainsi que les interventions générales et spécifiques s'appliquant avant l'administration d'un médicament par voie ophtalmique.**			
1	**Préliminaires**		
1.1	Prendre le médicament dans le chariot à médicaments, dans les casiers à médicaments de la pharmacie ou dans le réfrigérateur, s'il y a lieu.	Le système de distribution des médicaments peut varier d'un établissement à l'autre.	
1.2	Appliquer les principes de l'administration des médicaments, les « cinq bons » (*première vérification*). Vérifier que l'étiquette de chaque médicament correspond à ce qui est écrit sur la feuille d'administration des médicaments (FADM) : nom de la personne, nom du médicament, dose, heure et voie d'administration. S'assurer que les gouttes sont pour un usage ophtalmique.	Cette première vérification vise à éviter les erreurs d'administration et permet de détecter une différence éventuelle entre le médicament fourni par le service de pharmacie et la FADM.	

Étapes		Justifications	
1.3	Rassembler, avec le médicament, tous les articles nécessaires.		
1.4	Vérifier à nouveau l'étiquette du médicament avec la FADM en appliquant les cinq bons principes de l'administration des médicaments (*deuxième vérification*).	Cette deuxième vérification permet de détecter une éventuelle erreur d'inattention qui aurait pu se produire au cours de la première vérification.	

ALERTE!

Avant de s'en éloigner, verrouiller le chariot à médicaments à l'aide d'une clé ou d'un code.	Le verrouillage du chariot prévient le risque qu'une personne se serve sans autorisation.

2 Installation de la personne

2.1	Appliquer à nouveau les « cinq bons » (*troisième vérification*). Demander à la personne de se nommer et vérifier son bracelet d'identité. S'assurer de la conformité entre le nom de la personne et le nom écrit sur le flacon ou le tube de médicament.	La double identification assure l'administration du bon médicament à la bonne personne.	
2.2	Installer la personne en position de décubitus dorsal ou de Fowler, la tête en **hyperextension**.	L'hyperextension du cou **réduit l'écoulement du médicament par le canal lacrymal**.	

Remarque

Si la personne est connue pour des problèmes à la colonne vertébrale, on l'installe en décubitus dorsal sans lui faire mettre la tête en hyperextension.	L'hyperextension du cou peut aggraver un problème à la colonne vertébrale.

3 Administration du médicament

3.1	Ouvrir l'emballage des compresses stériles de 5 × 5 cm et laisser celles-ci en place.	Les compresses serviront à déposer le bouchon du flacon de solution ou celui du tube d'onguent ou de gel ophtalmique.	
3.2	Mettre des gants propres.	Le port de gants évite le contact des mains avec des liquides biologiques et prévient la contamination de l'environnement.	
3.3	Retirer le bouchon du flacon de solution ou du tube d'onguent ou de gel et le poser de côté sur les compresses stériles.	La forme de la plupart des bouchons des bouteilles de solution ophtalmique ne permet pas de les poser avec l'ouverture vers le haut. Les compresses stériles évitent que la partie intérieure du bouchon ne vienne en contact avec une surface septique et ne contamine la solution ophtalmique.	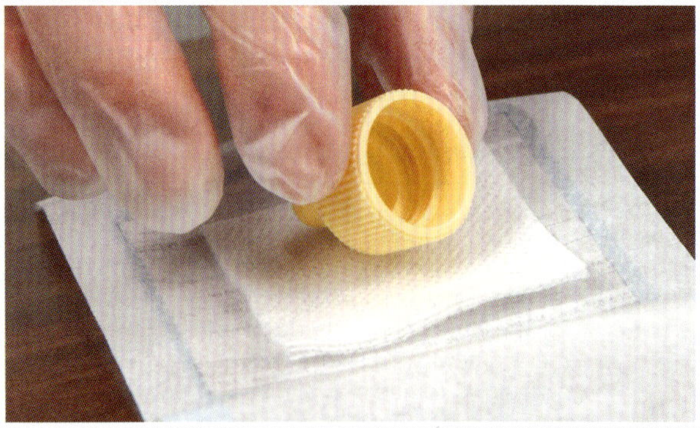

	Étapes	Justifications	
3.4	Prendre des compresses ou un mouchoir en papier dans la main non dominante, s'approcher de l'œil de la personne et appuyer du bout des doigts sur l'os zygomatique (pommette) en **tirant la peau légèrement vers le bas**.	En plaçant les doigts sur la pommette de la personne, on évite de faire pression sur le globe oculaire. On **expose le sac conjonctival**.	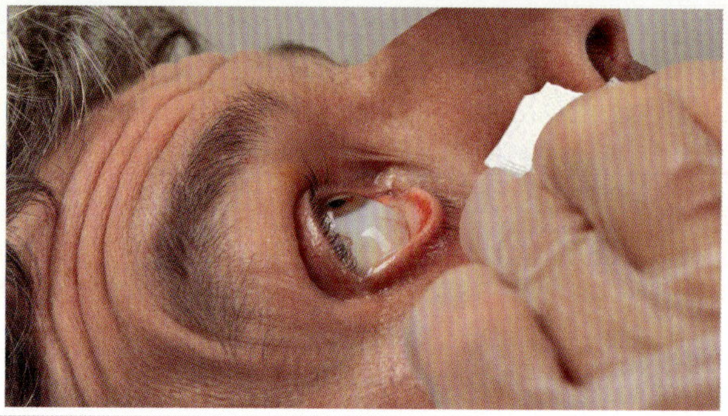
3.5	Demander à la personne de regarder vers le haut.	En regardant vers le haut, la personne risque moins de cligner de l'œil et protège partiellement sa cornée avec sa paupière.	
3.6	Prendre le flacon de solution ophtalmique ou le tube d'onguent ou de gel avec la main dominante.		
3.7	Instiller les gouttes ophtalmiques ou appliquer l'onguent ou le gel ophtalmique.		

ALERTE!

L'extrémité du flacon ou du tube ne doit pas entrer en contact avec les yeux, les doigts ou toute autre surface.

Le contact avec les yeux, les doigts ou toute autre surface contamine l'extrémité du flacon ou du tube de préparation ophtalmique. On doit alors considérer que la préparation est contaminée.

A INSTILLATION DE GOUTTES OPHTALMIQUES

	Étapes	Justifications	
A.1	Approcher le flacon de l'œil de la personne par le côté et placer le compte-gouttes à 1 ou 2 cm au-dessus du sac conjonctival.	L'instillation de gouttes dans le sac conjonctival est moins douloureuse qu'une instillation directe sur la cornée.	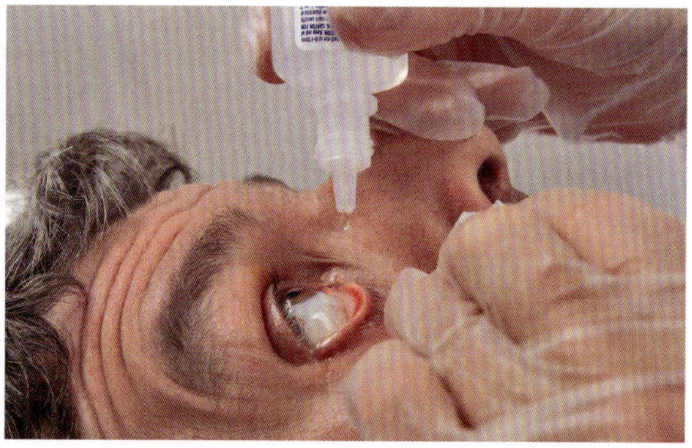

ALERTE!

L'extrémité du compte-gouttes ne doit jamais toucher la cornée.

Si l'on touche la cornée, on peut causer un traumatisme et contaminer l'extrémité du flacon et, par le fait même, la solution.

	Étapes	Justifications	
A.2	Instiller le nombre de gouttes prescrit dans le sac conjonctival.	Le sac conjonctival peut normalement contenir deux gouttes de solution.	
A.3	**Presser légèrement le canthus interne** avec le mouchoir en papier ou les compresses, puis demander à la personne de maintenir la pression pendant 1 ou 2 minutes.	La pression sur le canal lacrymal **limite l'absorption systémique du médicament**.	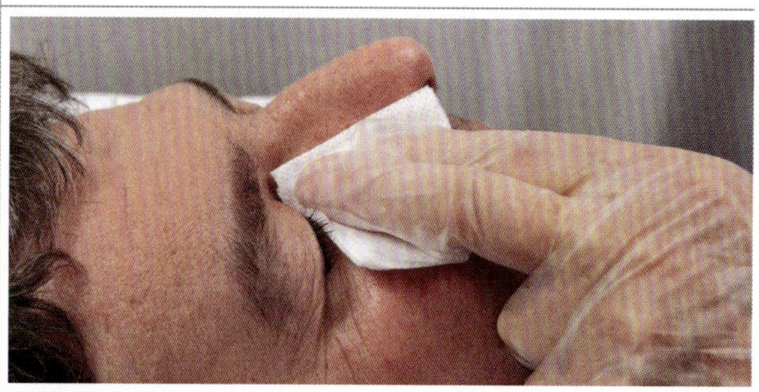

Étapes		Justifications	
A.4	Remettre le bouchon sur le flacon sans toucher à l'intérieur.	On ne doit pas contaminer l'intérieur du bouchon, car il sera en contact avec le compte-gouttes du flacon.	
B	APPLICATION D'UN ONGUENT OU D'UN GEL OPHTALMIQUE		
B.1	Presser le tube d'onguent ou de gel ophtalmique et déposer un peu d'onguent ou de gel sur un coin de l'une des compresses stériles sur lesquelles se trouve le bouchon du tube.	Le dépôt préalable d'une petite quantité d'onguent ou de gel sur une compresse assure un prélèvement ultérieur stérile pour l'administration dans l'œil.	
B.2	Approcher le tube de l'œil de la personne, le presser pour faire sortir un petit ruban d'onguent ou de gel et déposer celui-ci sur la conjonctive inférieure, depuis l'angle palpébral interne jusqu'à l'angle externe.	En partant de l'angle palpébral, on favorise une application uniforme de l'onguent ou du gel.	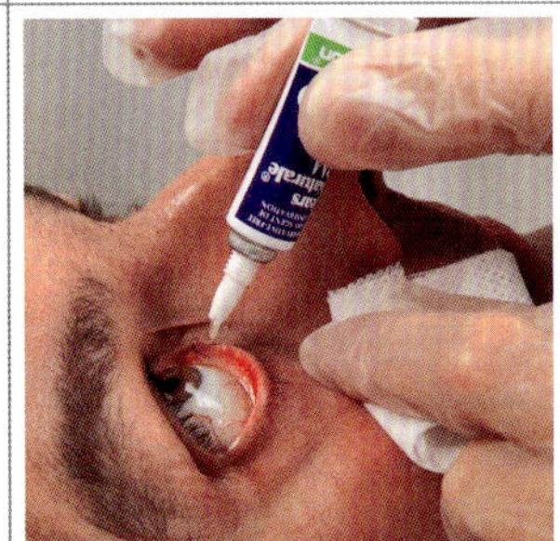 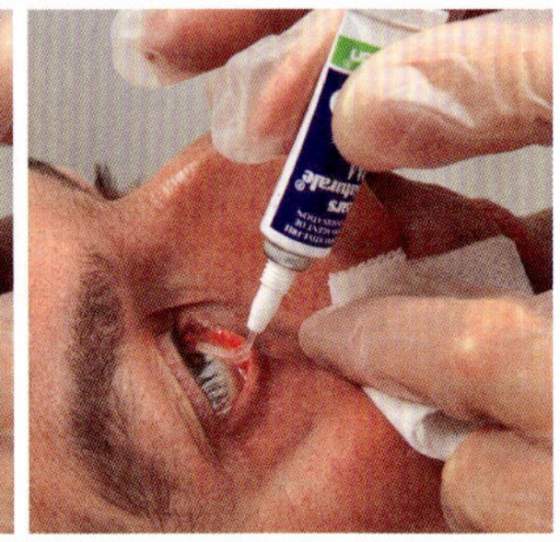
B.3	Demander à la personne de fermer les paupières sans les serrer et de bouger les globes oculaires dans toutes les directions.	Le mouvement du globe oculaire permet un étalement du médicament. Si la personne serre les paupières, le médicament risque de s'échapper.	
B.4	Essuyer l'extrémité du tube sur un coin de compresse stérile et remettre le bouchon.	Un excédent de médicament restant à l'extrémité du tube avant sa fermeture deviendrait un milieu propice pour le développement de microorganismes.	
3.8	Essuyer tout excédent de médicament dans l'œil avec le mouchoir en papier ou les compresses, en allant de l'angle palpébral interne vers l'angle externe.	On retire l'excès de médicament pour éviter que ne se forment des croûtes et pour assurer le confort de la personne.	
3.9	Ramasser le matériel utilisé avec la main dominante. Puis retirer les gants souillés en les retournant l'un dans l'autre. Jeter le tout selon les politiques en vigueur dans l'établissement. Ranger le flacon ou le tube à l'endroit approprié.		

Ne pas oublier les précautions ainsi que les interventions générales et spécifiques s'appliquant après l'administration d'un médicament par voie ophtalmique.

Ne pas oublier les étapes postexécutoires décrites dans la procédure 1-2.

Combien de temps avez-vous attendu avant d'administrer le deuxième médicament ophtalmique à M. Beaudet ? Pourquoi ?

RÉDACTION DES NOTES D'ÉVOLUTION

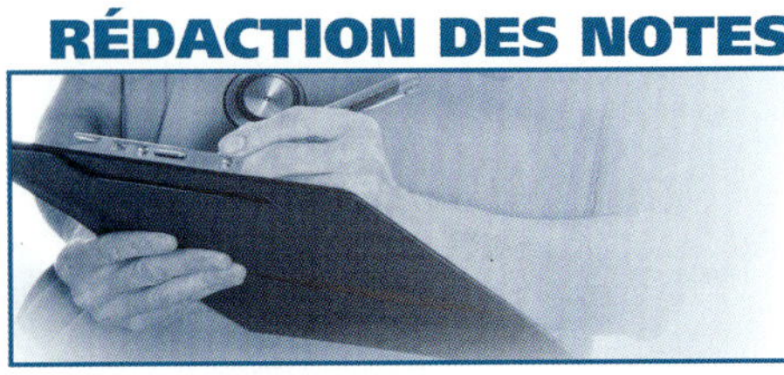

Dossier de M. Beaudet

2011-07-24 **22:00** Présence d'hyperémie conjonctivale bilatérale. Lumigan 0,03 %, 1 goutte dans les deux yeux. ______

22:05 Travatan 0,004 %, 1 goutte dans les deux yeux. ___ Patricia Bégin, étudiante inf.

MÉTHODE DE SOINS 7-3

34 ADMINISTRATION DES MÉDICAMENTS

Administration d'un médicament par voie auriculaire

Cette méthode de soins explique la procédure à suivre pour instiller des gouttes auriculaires (page 294).

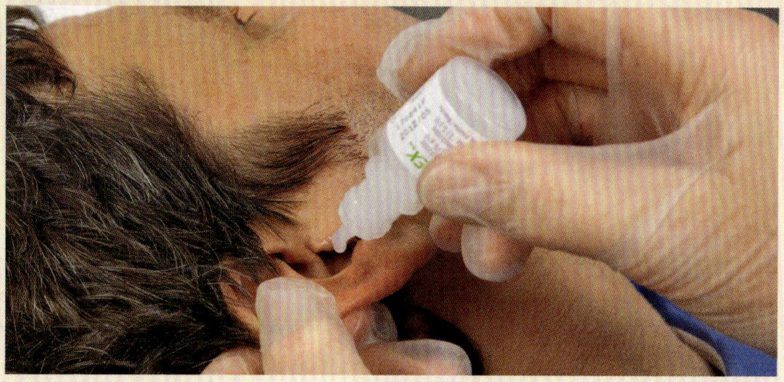

DÉFINITION

Méthode de soins consistant à administrer dans le conduit auditif un médicament se présentant sous forme liquide (instillation).

CONTEXTE D'EXÉCUTION

BUT

- Traiter un problème auriculaire par l'instillation de gouttes dans un conduit auditif.
  Par exemple :
  – traiter une infection du conduit auditif ;
  – traiter une inflammation du conduit auditif ;
  – soulager l'otalgie.

MATÉRIEL ET ÉQUIPEMENT

ARTICLES ESSENTIELS

Documents	Articles de base	Médicament
• Feuille d'administration des médicaments (FADM) 1 • Stylo à bille 2	• Plateau à médicaments, si disponible 3 • Compresses stériles de 5 × 5 cm (pour le bouchon) 4 • Gants propres 5 • Otoscope 6	• Bouteille de solution otique munie d'un compte-gouttes 7

ARTICLES FACULTATIFS

	Si on doit nettoyer le pavillon de l'oreille ou le bord de l'orifice du conduit auditif : • Tiges montées 8	***Pour prévenir l'écoulement de la solution hors du conduit auditif :*** • Boules de coton 9

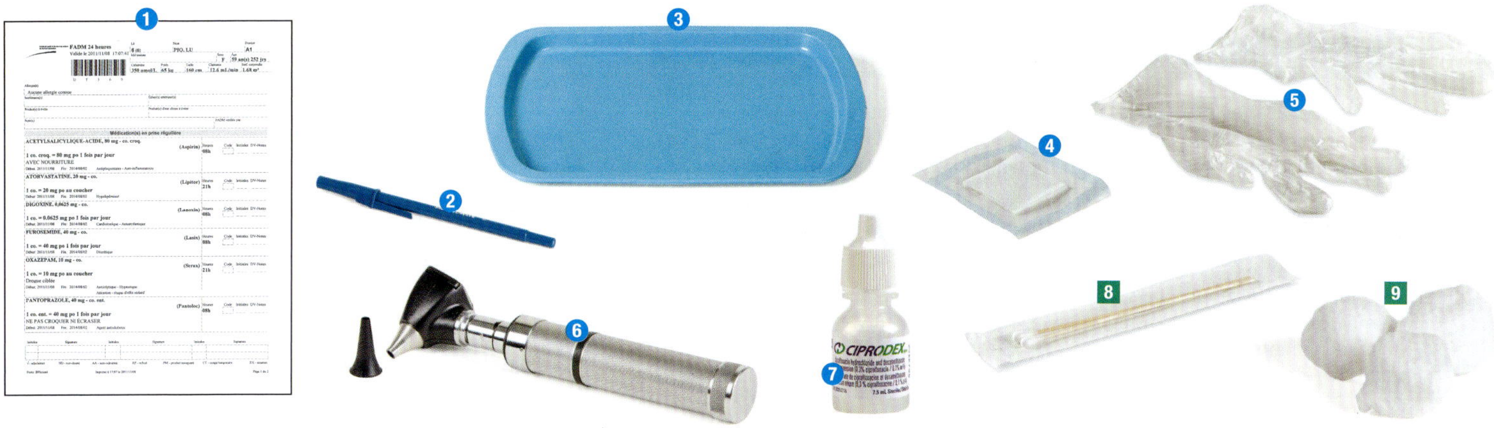

PRÉCAUTIONS ET INTERVENTIONS SPÉCIFIQUES avant l'administration d'un médicament par voie auriculaire

1. ÉVALUATION

- Examiner les oreilles avec un otoscope *afin d'évaluer l'état du tympan et du conduit auditif externe de la personne*.
- Vérifier, chez le jeune enfant, qu'il n'y a pas de corps étranger dans le conduit auditif, *car la présence de liquide s'ajoute au volume du corps étranger et peut alors exercer une pression sur le conduit auditif*.
- Observer la personne et rechercher des symptômes comme une otalgie, une diminution de l'acuité auditive ou des acouphènes, *car certains médicaments peuvent provoquer ces effets secondaires*.

2. INTERVENTION

- Garder la solution otique à la température de la pièce ou réchauffer au préalable tout médicament otique qui a été conservé au froid en le tenant dans les mains pendant environ deux minutes *afin de prévenir les étourdissements que provoque l'instillation d'une solution froide*.

PRÉCAUTIONS ET INTERVENTIONS SPÉCIFIQUES après l'administration d'un médicament par voie auriculaire

1. ENSEIGNEMENT

- Demander à la personne de rester couchée pendant 10 minutes *afin de permettre au médicament de descendre dans le conduit auditif*.

MISE EN SITUATION

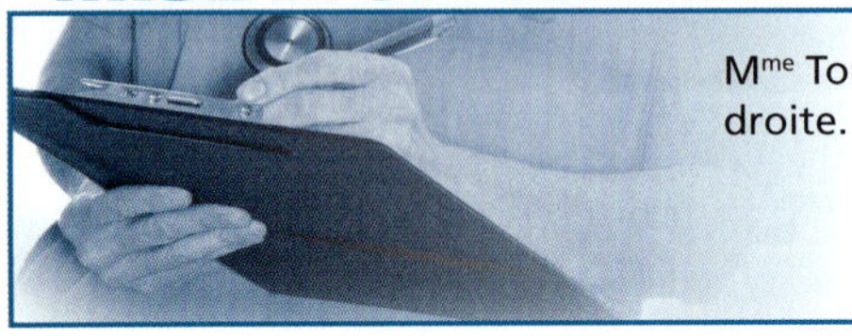

Mme Toupin, âgée de 18 ans, souffre d'une otite à l'oreille droite.

Ordonnance médicale au dossier

- Ciprodex : suspension otique, 2 gouttes dans l'oreille droite matin et soir.

PROCÉDURE 7-3-1

ADMINISTRER UN MÉDICAMENT PAR VOIE AURICULAIRE

Sommaire de la procédure

1. Préliminaires
2. Installation de la personne
3. Administration du médicament

Quelle précaution devez-vous prendre pour prévenir les étourdissements chez Mme Toupin ?

Étapes		Justifications
Ne pas oublier les étapes préalables décrites dans la procédure 1-1. Ne pas oublier les précautions ainsi que les interventions générales et spécifiques s'appliquant avant l'administration d'un médicament par voie auriculaire.		
1	**Préliminaires**	
1.1	Prendre le médicament dans le chariot à médicaments, dans les casiers à médicaments de la pharmacie ou dans le réfrigérateur, s'il y a lieu.	Le système de distribution des médicaments peut varier d'un établissement à l'autre.

Étapes		Justifications	
1.2	Appliquer les principes de l'administration des médicaments, les « cinq bons » (*première vérification*). Vérifier que l'étiquette de la bouteille de solution otique correspond à ce qui est écrit sur la feuille d'administration des médicaments (FADM) : nom de la personne, nom du médicament, dose, heure et voie d'administration. S'assurer que la solution est pour un usage otique.	Cette première vérification vise à éviter les erreurs d'administration et permet de détecter une différence éventuelle entre le médicament fourni par le service de pharmacie et la FADM.	
1.3	Rassembler, avec le médicament, tous les articles nécessaires.		
1.4	Vérifier à nouveau l'étiquette du médicament avec la FADM en appliquant les cinq bons principes de l'administration des médicaments (*deuxième vérification*).	Cette deuxième vérification permet de détecter une éventuelle erreur d'inattention qui aurait pu se produire au cours de la première vérification.	

ALERTE!

Avant de s'en éloigner, verrouiller le chariot à médicaments à l'aide d'une clé ou d'un code.	Le verrouillage du chariot prévient le risque qu'une personne se serve sans autorisation.

2 Installation de la personne

2.1	Appliquer à nouveau les « cinq bons » (*troisième vérification*). Demander à la personne de se nommer et vérifier son bracelet d'identité. S'assurer de la conformité entre le nom de la personne et le nom écrit sur la bouteille de médicament.	La double identification assure l'administration du bon médicament à la bonne personne.	
2.2	Installer la personne en position de décubitus latéral, du côté opposé à celui de l'oreille à traiter.	Cette position facilite l'administration du médicament.	
2.3	Mettre des gants propres.	Le port de gants évite le contact des mains avec des liquides biologiques et la transmission de microorganismes pathogènes.	
2.4	Au besoin, nettoyer le pavillon de l'oreille et le bord de l'orifice du conduit auditif avec des tiges montées.	On élimine toute trace d'écoulement afin de ne rien introduire dans le conduit auditif durant l'instillation de la solution.	

3 Administration du médicament

3.1	Ouvrir l'emballage des compresses stériles de 5 × 5 cm et laisser celles-ci en place.	Les compresses serviront à déposer le bouchon de la solution otique.	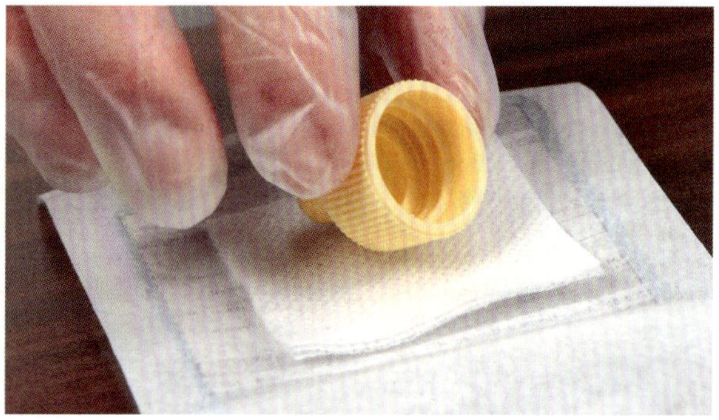
3.2	Retirer le bouchon de la bouteille de la solution otique et le déposer de côté sur les compresses stériles.	La forme de la plupart des bouchons des bouteilles de solution otique ne permet pas de les poser avec l'ouverture vers le haut. Les compresses stériles évitent que la partie intérieure du bouchon ne vienne en contact avec une surface septique et ne contamine la solution otique.	

Étapes		Justifications	
3.3	Avec la main non dominante, tirer le pavillon d'oreille de la personne.		
	a) **Pour un enfant de moins de trois ans**, tirer vers le bas et vers l'arrière.	Chez un enfant de moins de trois ans, le **conduit auditif est dirigé vers le haut**. Le tirer vers le bas et vers l'arrière permet de le placer de façon que la solution s'écoule mieux à l'intérieur.	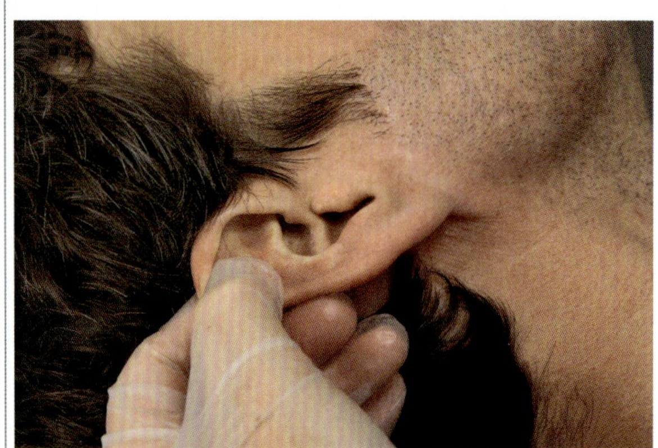
	b) **Pour un adulte**, tirer vers le haut et vers l'arrière.	Chez l'adulte, le **conduit auditif a une forme de S** et mesure environ 2,5 cm. Le tirer vers le haut et vers l'arrière permet de l'étirer de façon que la solution s'écoule mieux à l'intérieur.	
3.4	Avec la main dominante, prendre la bouteille de solution et l'approcher de façon que le compte-gouttes soit à 1 cm au-dessus de l'orifice du conduit auditif.		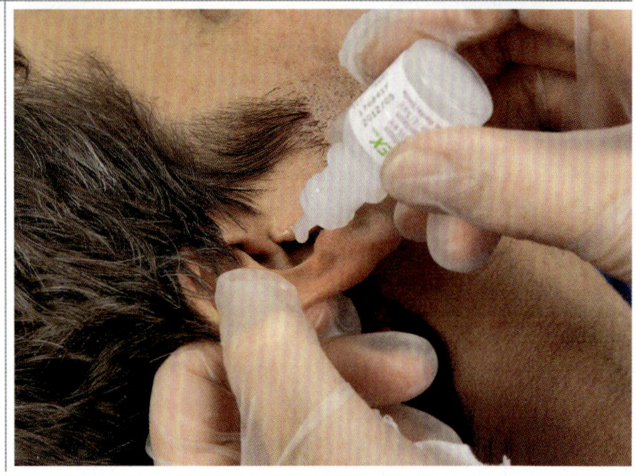
ALERTE!	*L'extrémité de la bouteille ne doit pas entrer en contact avec l'oreille, les doigts ou toute autre surface.*	L'extrémité de la bouteille ne doit pas être contaminée, car elle contaminerait ensuite la préparation otique.	
3.5	Instiller le nombre de gouttes prescrit.		
3.6	Masser le tragus ou exercer une légère pression avec le doigt.	Le massage fait descendre plus rapidement la solution et favorise son absorption.	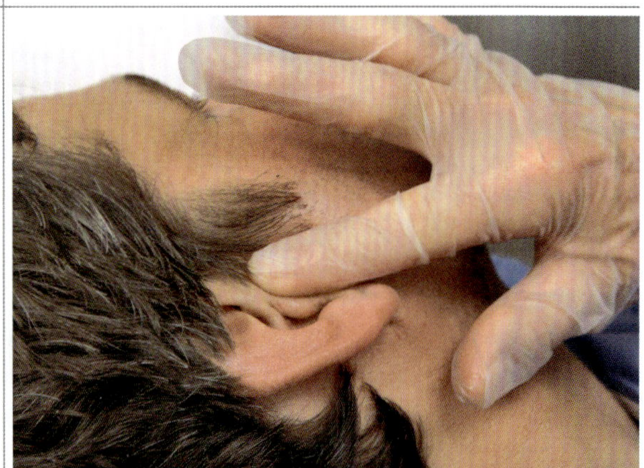
3.7	Demander à la personne de rester encore allongée pendant environ 10 minutes.	Le maintien de la position donne le temps au médicament de descendre dans le conduit auditif.	
3.8	Introduire au besoin une boule de coton dans l'orifice du conduit auditif, sans pression excessive. La laisser en place pendant 15 à 20 minutes.	La boule de coton empêche la solution de s'écouler hors de l'oreille. Si elle est trop enfoncée cependant, elle nuit au mouvement des sécrétions normales et crée de l'inconfort.	

Étapes	Justifications	
3.9 Ramasser le matériel utilisé avec la main dominante. Puis retirer les gants souillés en les retournant l'un dans l'autre. Jeter le tout selon les politiques en vigueur dans l'établissement. Ranger la bouteille à l'endroit approprié.		

Ne pas oublier les précautions ainsi que les interventions générales et spécifiques s'appliquant après l'administration d'un médicament par voie auriculaire.

Ne pas oublier les étapes postexécutoires décrites dans la procédure 1-2.

Quelle consigne avez-vous donnée à Mme Toupin pour que le médicament ait le temps de descendre dans le conduit auditif externe ?

RÉDACTION DES NOTES D'ÉVOLUTION

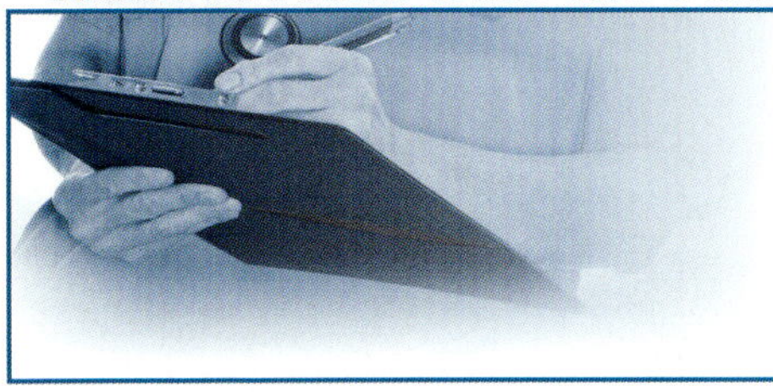

Dossier de Mme Toupin

2011-08-12 **09:00** Otoscopie : tympan rouge et bombé, présence importante de sécrétions jaune verdâtre. Nettoyage avec tiges montées du pavillon et du bord de l'orifice du conduit auditif. Ciprodex, 2 gouttes dans l'oreille droite. Dit ressentir une sensation de plénitude et de chaleur après l'administration des gouttes. ___________

09:30 Dit se sentir mieux. ___________ Patricia Bégin, étudiante inf.

MÉTHODE DE SOINS 7-4

34 ADMINISTRATION DES MÉDICAMENTS

Administration d'un médicament par voie nasale

Cette méthode de soins explique la procédure à suivre pour instiller des gouttes dans le nez ou une solution en suspension par pulvérisation (page 299).

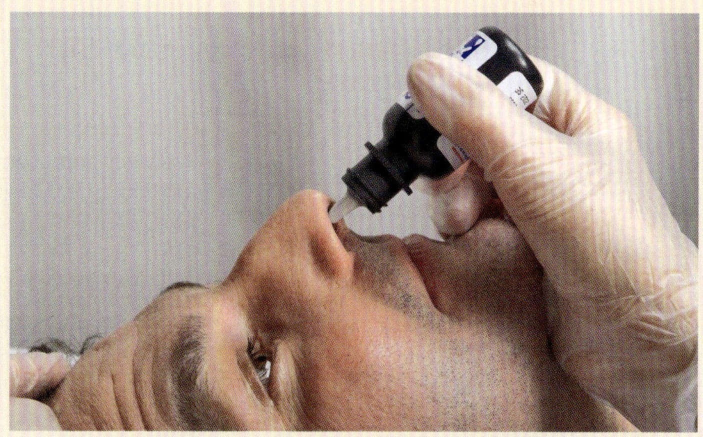

DÉFINITION

Méthode de soins consistant à administrer dans les fosses nasales ou dans les sinus un médicament se présentant sous forme liquide ou en suspension.

CONTEXTE D'EXÉCUTION

BUT

- Traiter un problème des muqueuses et des cavités nasales par l'administration d'un médicament.

  Par exemple :

  – traiter une infection des fosses nasales ou des sinus ;

  – traiter une inflammation des fosses nasales et des sinus ;

  – soulager la congestion des voies respiratoires supérieures.

MATÉRIEL ET ÉQUIPEMENT

ARTICLES ESSENTIELS

Documents	Articles de base	Médicament
• Feuille d'administration des médicaments (FADM) 1 • Stylo à bille 2	• Plateau à médicaments, si disponible 3 • Compresses stériles de 5 x 5 cm (pour le bouchon) 4 • Gants propres 5 • Mouchoirs en papier 6 • Spéculum nasal *ou* Lampe de poche 7	• Bouteille de solution nasale avec compte-gouttes 8 *ou* Vaporisateur ou atomiseur nasal 9

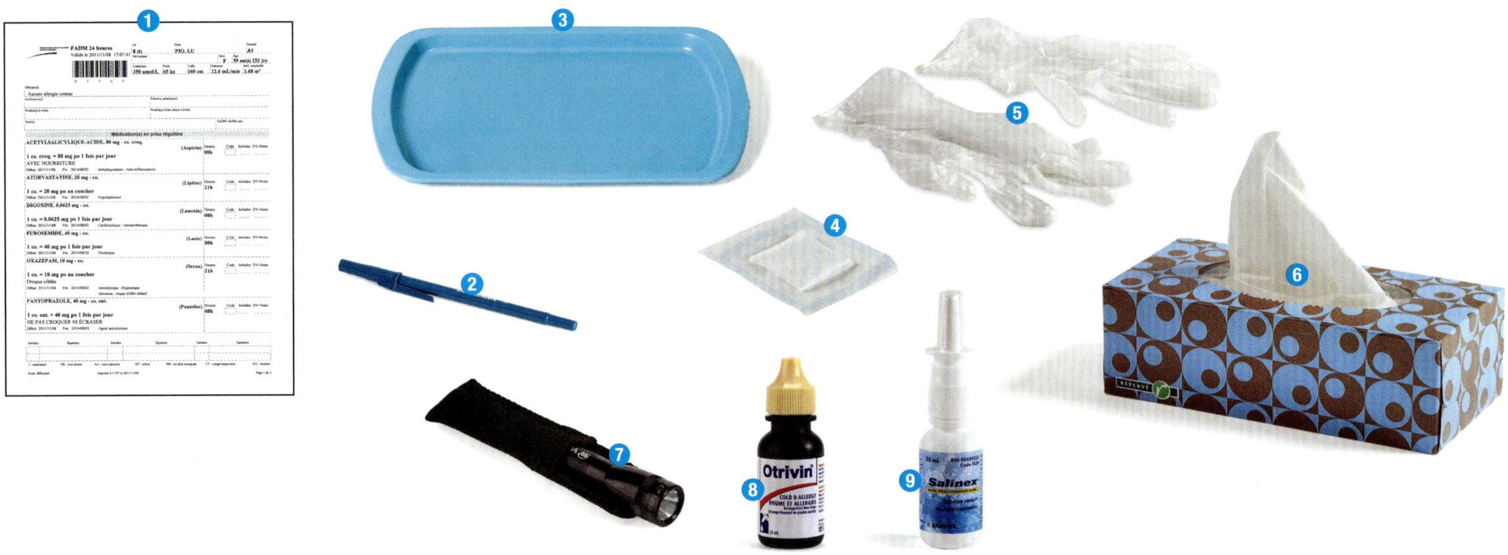

PRÉCAUTIONS ET INTERVENTIONS SPÉCIFIQUES avant l'administration d'un médicament par voie nasale

1. ÉVALUATION

- Examiner les structures internes du nez de la personne *afin d'évaluer l'état des muqueuses et des cornets*.
- Observer la personne et rechercher des symptômes comme des démangeaisons, un écoulement, des éternuements et de la congestion, *car certains médicaments pourraient atténuer ou accentuer ces symptômes*.

2. ENSEIGNEMENT

- Informer la personne qu'elle pourrait ressentir une sensation de brûlure, des démangeaisons dans les muqueuses nasales et une sensation de suffocation lorsque le médicament descend dans sa gorge, *car le médicament agit localement sur les muqueuses nasales et les cavités nasales communiquent avec le pharynx*.

PRÉCAUTIONS ET INTERVENTIONS SPÉCIFIQUES après l'administration d'un médicament par voie nasale

1. ENSEIGNEMENT

- Demander à la personne de rester couchée pendant environ deux minutes et de ne pas se moucher dans la demi-heure qui suit *afin de permettre au médicament de s'étendre sur toute la muqueuse nasale ou d'atteindre les sinus*.

MISE EN SITUATION

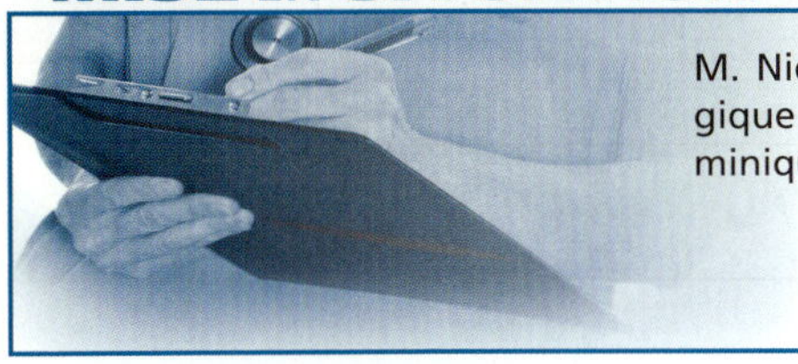

M. Niquette, âgé de 28 ans, souffre d'une rhinite allergique saisonnière sévère qui ne répond pas aux antihistaminiques ni aux sympathomimétiques.

Ordonnance médicale au dossier

- Beclomethasone, 1 inhalation de 50 mcg dans chaque narine qid.

PROCÉDURE 7-4-1

ADMINISTRER UN MÉDICAMENT PAR VOIE NASALE

Sommaire de la procédure

1 Préliminaires
2 Installation de la personne
3 Administration du médicament

Pourquoi est-il important d'examiner la structure des muqueuses nasales de M. Niquette ?

Étapes		Justifications	
Ne pas oublier les étapes préalables décrites dans la procédure 1-1. **Ne pas oublier les précautions ainsi que les interventions générales et spécifiques s'appliquant avant l'administration d'un médicament par voie nasale.**			
1	**Préliminaires**		
1.1	Prendre le médicament dans le chariot à médicaments, dans le casier à médicaments de la pharmacie ou dans le réfrigérateur, s'il y a lieu.	Le système de distribution des médicaments peut varier d'un établissement à l'autre.	
1.2	Appliquer les principes de l'administration des médicaments, les « cinq bons » (*première vérification*). Vérifier que l'étiquette de la bouteille de solution correspond à ce qui est écrit sur la feuille d'administration des médicaments (FADM) : nom de la personne, nom du médicament, dose, heure et voie d'administration. S'assurer que les gouttes sont pour un usage nasal.	Cette première vérification vise à éviter les erreurs d'administration et permet de détecter une différence éventuelle entre le médicament fourni par le service de pharmacie et la FADM.	
1.3	Rassembler, avec le médicament, tous les articles nécessaires.		
1.4	Vérifier à nouveau l'étiquette du médicament avec la FADM en appliquant les cinq bons principes de l'administration des médicaments (*deuxième vérification*).	Cette deuxième vérification permet de détecter une éventuelle erreur d'inattention qui aurait pu se produire au cours de la première vérification.	
ALERTE! *Avant de s'en éloigner, verrouiller le chariot à médicaments à l'aide d'une clé ou d'un code.*		Le verrouillage du chariot prévient le risque qu'une personne se serve sans autorisation.	

Étapes		Justifications	

2 Installation de la personne

2.1	Appliquer à nouveau les « cinq bons » (*troisième vérification*). Demander à la personne de se nommer et vérifier son bracelet d'identité. S'assurer de la conformité entre le nom de la personne et le nom écrit sur la bouteille de médicament.	La double identification assure l'administration du bon médicament à la bonne personne.	
2.2	Demander à la personne de se moucher.	Le mouchage libère les cavités nasales des sécrétions pouvant nuire à l'absorption du médicament.	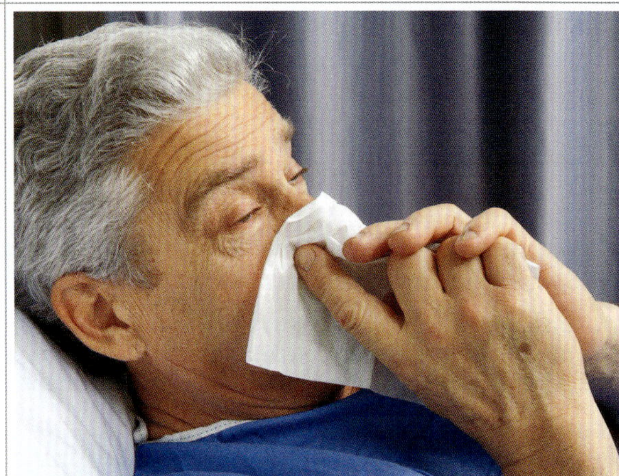
2.3	Installer la personne en position de décubitus dorsal et placer sa tête en fonction du site d'instillation. a) Pour instiller le médicament dans le pharynx, enlever l'oreiller sous la tête et pencher la tête vers l'arrière. b) Pour instiller le médicament dans le sinus ethmoïdal ou sphénoïdal, enlever l'oreiller sous la tête et le placer sous les épaules, de façon que la tête soit bien renversée vers l'arrière. c) Pour instiller le médicament dans le sinus frontal ou maxillaire, enlever l'oreiller sous la tête, le placer sous les épaules de façon que la tête soit bien renversée vers l'arrière, et tourner la tête du côté à traiter.	Une position adéquate de la tête permet au médicament d'atteindre le site à traiter. Un oreiller sous les épaules permet de maintenir la tête renversée, sans tension musculaire.	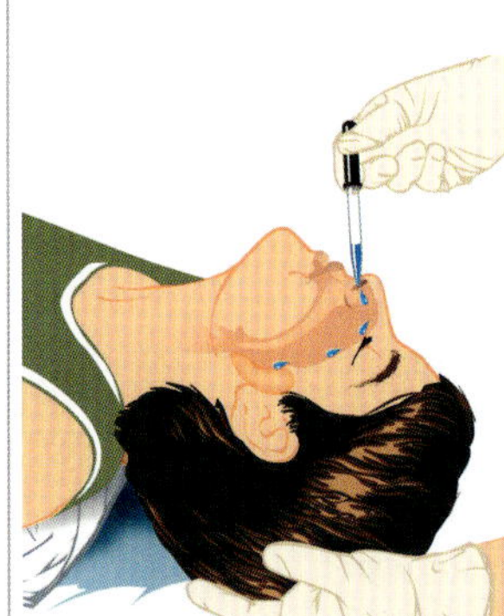 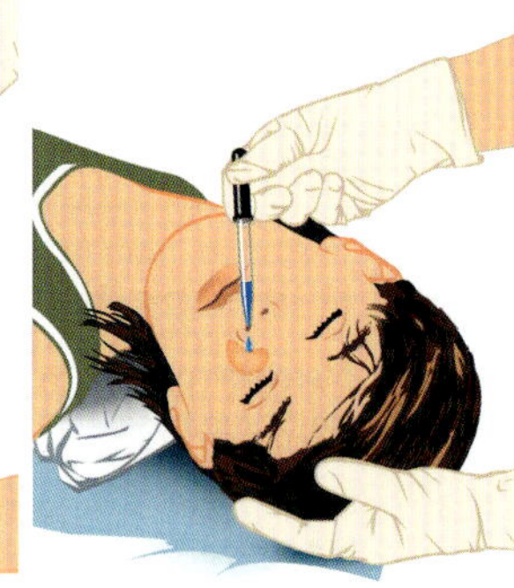

3 Administration du médicament

3.1	Ouvrir l'emballage des compresses stériles de 5 x 5 cm et laisser celles-ci en place.	Les compresses serviront à déposer le bouchon du flacon ou de la bouteille de solution nasale.	
3.2	Mettre des gants propres.	Le port de gants évite le contact des mains avec les sécrétions nasales ainsi que la transmission d'agents pathogènes.	

7-4

	Étapes	Justifications
3.3	Agiter doucement la bouteille de solution.	Certains médicaments forment un précipité. Le fait d'agiter la bouteille rend la solution plus homogène.
3.4	Retirer le bouchon du flacon ou de la bouteille de la solution nasale et le déposer de côté sur les compresses stériles.	La forme de la plupart des bouchons des flacons et des bouteilles de solution nasale ne permet pas de les poser avec l'ouverture vers le haut. Les compresses stériles évitent que la partie intérieure du bouchon ne vienne en contact avec une surface septique et ne contamine la solution nasale.
3.5	Demander à la personne de respirer par la bouche durant l'instillation.	La respiration par la bouche prévient l'aspiration du médicament dans la trachée.
3.6	Introduire le compte-gouttes ou l'embout du vaporisateur dans la narine, à **environ 1 cm de profondeur, sans toucher aux parois nasales**.	L'introduction de l'extrémité du compte-gouttes ou du vaporisateur dans la narine **permet au médicament de descendre dans les cavités nasales**.

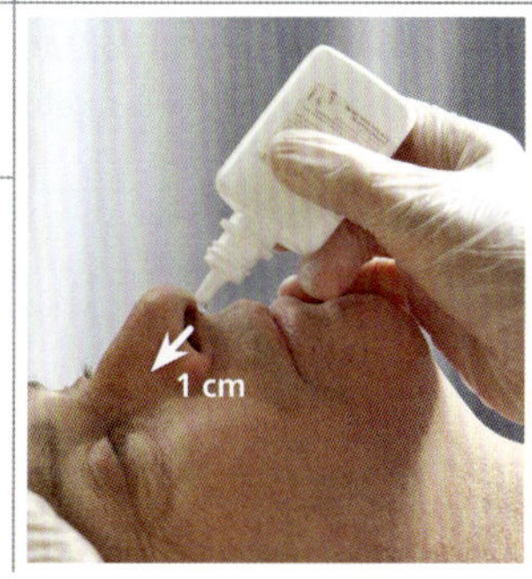

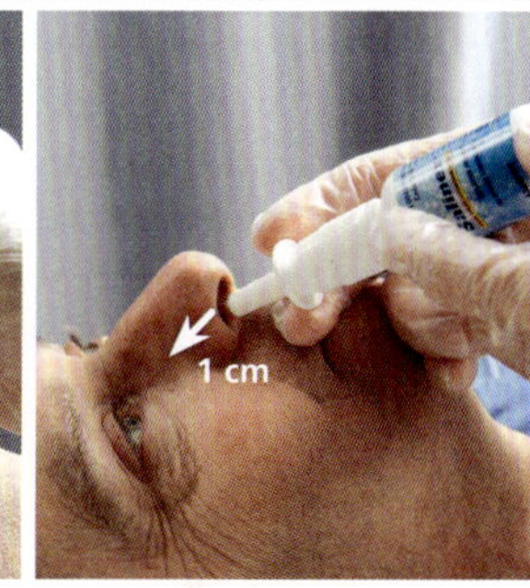

ALERTE!

L'extrémité du compte-gouttes ou du vaporisateur ne doit pas entrer en contact avec les muqueuses nasales, les doigts ou toute autre surface.	Le compte-gouttes ou l'embout du vaporisateur ne doit pas être contaminé, car il contaminerait par le fait même la solution nasale.

	Étapes	Justifications
3.7	Instiller le nombre de gouttes et le nombre de vaporisations prescrit.	
3.8	Ramasser le matériel utilisé avec la main dominante. Puis retirer les gants souillés en les retournant l'un dans l'autre. Jeter le tout selon les politiques en vigueur dans l'établissement. Ranger la bouteille à l'endroit approprié.	

Ne pas oublier les précautions ainsi que les interventions générales et spécifiques s'appliquant après l'administration d'un médicament par voie nasale.

Ne pas oublier les étapes postexécutoires décrites dans la procédure 1- 2.

Dans quelle position avez-vous installé M. Niquette pour que le médicament atteigne le sinus maxillaire droit ?

RÉDACTION DES NOTES D'ÉVOLUTION

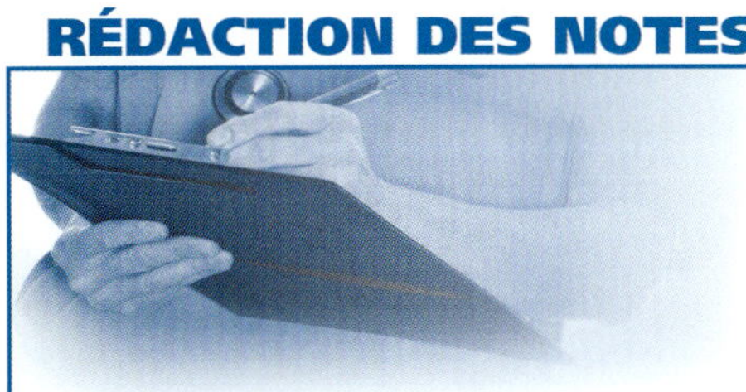

Dossier de M. Niquette

2011-08-12 **08:00** Examen rhinoscopique : muqueuse nasale pâle et œdémateuse, écoulement nasal clair et aqueux. Éternuements fréquents, se dit congestionné. Beclomethasone, 1 inhalation de 50 mcg dans chaque narine. Accuse légère brûlure de courte durée après l'inhalation. ______

08:30 Se dit moins congestionné. ______ Anna Semonova, étudiante inf.

MÉTHODE DE SOINS 7-5

34 ADMINISTRATION DES MÉDICAMENTS

Administration d'un médicament par voie nasogastrique

Cette méthode de soins explique la procédure à suivre pour administrer par voie nasogastrique un médicament se présentant sous forme liquide ou en comprimés, en capsules ou en gélules (page 304).

DÉFINITION

Méthode de soins consistant à administrer dans l'estomac, grâce à un tube, un médicament se présentant sous différentes formes pharmaceutiques (liquide, comprimés, capsules ou gélules), lorsque la voie orale de la personne n'est pas disponible.

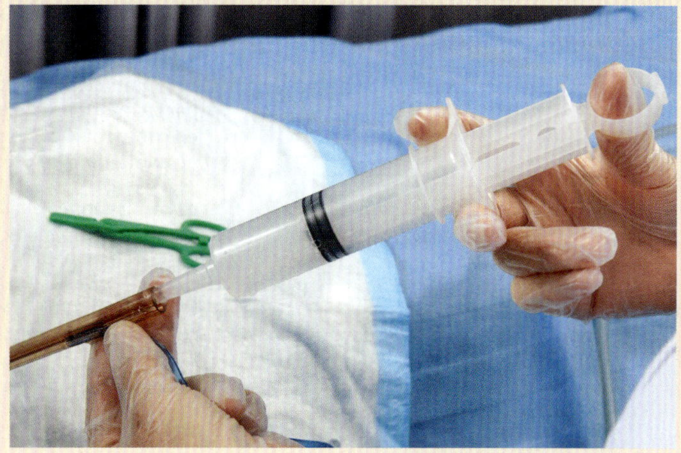

CONTEXTE D'EXÉCUTION

BUT

- Administrer directement dans l'estomac un médicament visant un effet thérapeutique donné.

MATÉRIEL ET ÉQUIPEMENT

ARTICLES ESSENTIELS

Documents	Articles de base	Médicament : liquide	Médicament : comprimés, capsules ou gélules
• Feuille d'administration des médicaments (FADM) 1 • Stylo à bille 2	• Stéthoscope 3 • Piqué plastifié jetable 4 • Gants propres 5 • Récipient pour le liquide d'irrigation 6 • Eau du robinet ou eau stérile[2] • Seringue de 60 mL avec embout pour irrigation 7 • Pince hémostatique en plastique 8 • Tampons d'alcool à 70 % 9 ***Pour la vérification de l'emplacement de la sonde nasogastrique :*** • Récipient pour le retour de liquide 10 • Bâtonnet ou papier pour la lecture du pH gastrique 11	• Plateau à médicaments 12 • Bouteille contenant le médicament prescrit 13 • Godet gradué en plastique 14	• Plateau à médicaments 12 • Godet gradué en plastique 14 • Médicament dans son contenant 15 ***Si l'on doit broyer des comprimés :*** • 2 godets en papier 16 • Pilon et mortier 17 ou Pilon seul ***Si l'on doit prélever le liquide contenu dans des gélules :*** • Aiguille de calibre 18G ou 20G 18 • Seringue de 1 ou 3 mL 19 • Contenant rigide biorisque 20

2. La sonde nasogastrique peut être irriguée avec l'eau du robinet. Toutefois, dans le cas d'une chirurgie gastrique, on utilise de l'eau stérile.

ARTICLES FACULTATIFS

		Si l'on doit jeter un surplus de médicament liquide : • Contenant rigide biorisque 20 ***Si l'on doit diluer un médicament hypertonique ou visqueux :*** • 1 godet gradué en plastique additionnel 14	***Si l'on doit couper un comprimé :*** • Coupe-comprimé 21

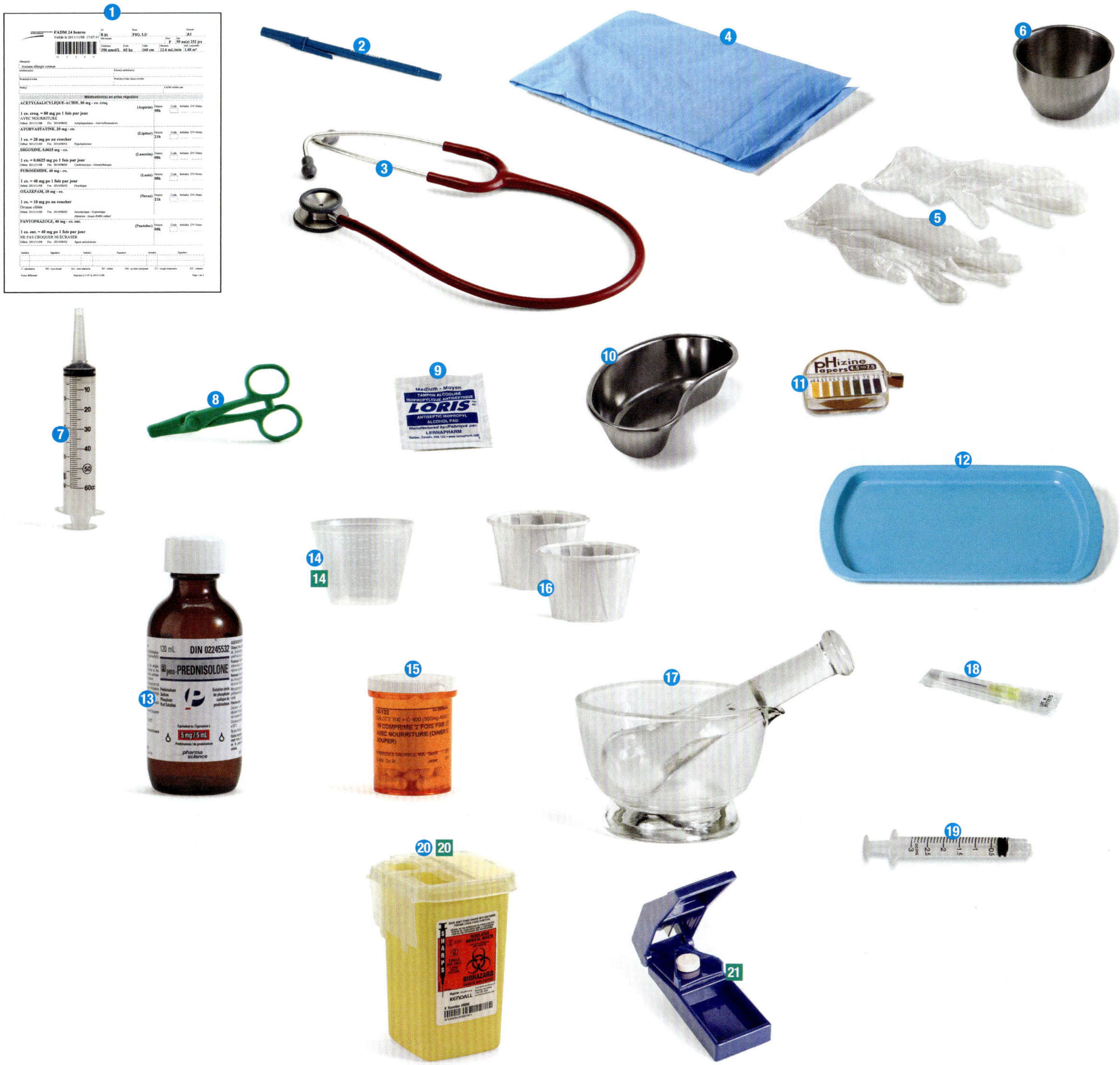

PRÉCAUTIONS ET INTERVENTIONS SPÉCIFIQUES avant l'administration d'un médicament par voie nasogastrique

1. ÉVALUATION

- Évaluer la fonction gastrique de la personne en auscultant les quatre quadrants abdominaux, *car en l'absence de bruits intestinaux après cinq minutes d'auscultation on n'administre rien et on avise le médecin.*

2. INTERVENTIONS

- Vérifier si les médicaments à administrer par voie nasogastrique sont offerts sous forme liquide *afin de préférer cette forme et d'éviter d'altérer le mécanisme d'action des médicaments*.
- Ne pas broyer les médicaments gastrorésistants, à action prolongée ou sublinguaux, *car l'altération de leur enrobage modifie leur absorption et leur mode d'action*.

PRÉCAUTIONS ET INTERVENTIONS SPÉCIFIQUES après l'administration d'un médicament par voie nasogastrique

1. INTERVENTIONS

- Vérifier la présence éventuelle d'une quantité de médicament dans la sonde nasogastrique et irriguer de nouveau au besoin *afin de s'assurer que la personne reçoit la totalité de la dose prescrite du médicament*.
- Attendre de 30 à 60 minutes avant de remettre en marche le système de drainage ou de gavage *afin de laisser le temps au système digestif d'absorber le médicament*.

2. ENSEIGNEMENT

- Aviser la personne de maintenir la position semi-Fowler ou Fowler durant 30 à 60 minutes *afin de prévenir une aspiration bronchique*.
- Demander à la personne de dire si elle éprouve un malaise durant la fermeture du système de drainage *afin d'évaluer sa tolérance à l'administration du médicament et la fermeture du système de drainage*.

MISE EN SITUATION

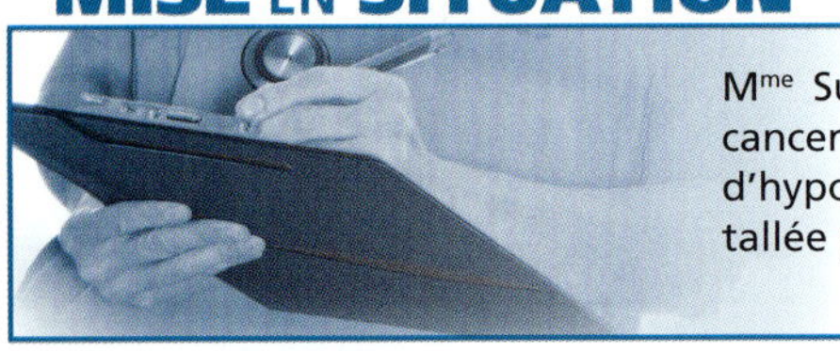

Mme Sullivan, âgée de 69 ans, est hospitalisée pour un cancer de l'œsophage. Elle a par ailleurs un problème d'hypothyroïdie. Une sonde nasogastrique lui a été installée pour une alimentation par gavage.

Ordonnance médicale au dossier

- Synthroïd 50 mcg die.

PROCÉDURE 7-5-1

ADMINISTRER UN MÉDICAMENT PAR VOIE NASOGASTRIQUE

Sommaire de la procédure

1. Préliminaires
2. Prélèvement du médicament
3. Préparation du médicament
4. Administration du médicament

⚠ Pourquoi est-il important de vérifier les analyses concernant la fonction hépatique de Mme Sullivan ?

Étapes		Justifications
Ne pas oublier les étapes préalables décrites dans la procédure 1-1. Ne pas oublier les précautions ainsi que les interventions générales et spécifiques s'appliquant avant l'administration d'un médicament par voie nasogastrique.		
1	**Préliminaires**	
1.1	Prendre le médicament dans le chariot à médicaments, dans les casiers à médicaments de la pharmacie ou dans le réfrigérateur, s'il y a lieu.	Le système de distribution des médicaments peut varier d'un établissement à l'autre.

Étapes		Justifications	
1.2	Appliquer les principes de l'administration des médicaments, les « cinq bons » (*première vérification*). Vérifier que l'étiquette du médicament correspond à ce qui est écrit sur la feuille d'administration des médicaments (FADM) : nom de la personne, nom du médicament, dose, heure et voie d'administration.	Cette première vérification vise à éviter les erreurs d'administration et permet de détecter une différence éventuelle entre le médicament fourni par le service de pharmacie et la FADM.	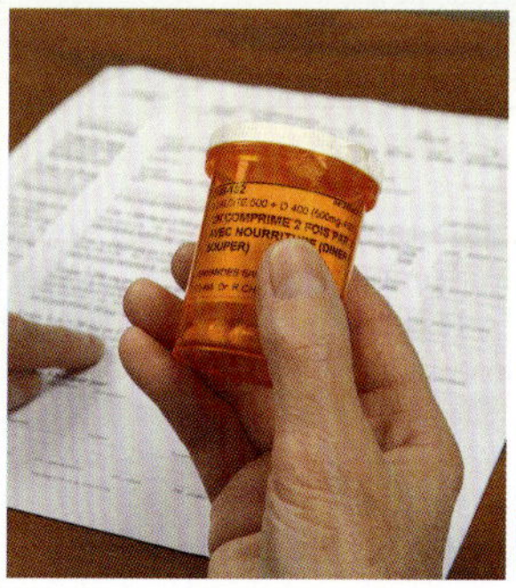 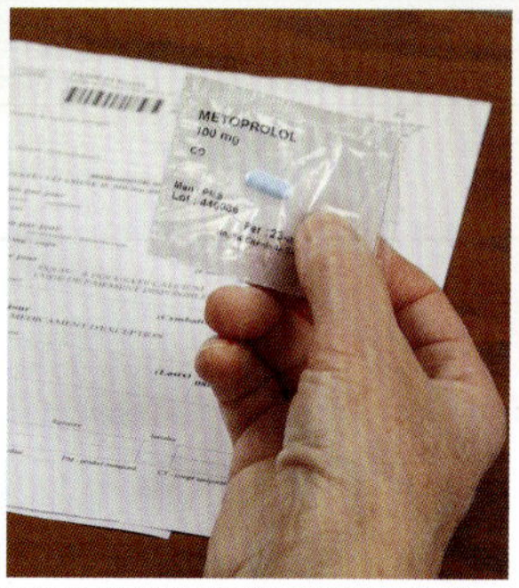
1.3	Calculer le nombre de comprimés, de capsules ou de gélules ou encore la quantité de solution à donner : a) Vérifier la concentration du médicament dans un comprimé, une capsule ou une gélule ou par millilitre de solution. b) Vérifier avec la FADM la dose à administrer (posologie). c) En appliquant la règle de la multiplication croisée, calculer le nombre de comprimés, de capsules ou de gélules, ou encore la quantité de solution en millilitres à donner.	On valide la posologie inscrite sur la FADM.	*Exemple* Prescription : Syndroïd 0,75 mcg Dose : 0,75 mcg Concentration : 50 mcg/comprimé Calcul avec la règle de la multiplication croisée 0,50 mcg = 1 co 0,75 mcg = ? co $\frac{1 \text{ co} \times 0{,}75 \text{ mcg}}{0{,}50 \text{ mcg}} = 1{,}5 \text{ co}$ À donner : 1,5 co de 0,50 mcg
1.4	Rassembler, avec le médicament, tous les articles nécessaires et les placer par ordre d'utilisation sur la surface de travail.	Cette disposition favorise le rappel des étapes et facilite le déroulement de la procédure.	

2 Prélèvement du médicament

2.1	Prélever le médicament selon sa forme pharmaceutique.		
A	MÉDICAMENT LIQUIDE		
A.1	Retourner la bouteille de liquide à quelques reprises.	On mélange pour assurer l'homogénéité de la solution.	
A.2	Enlever le bouchon et le déposer en plaçant la partie intérieure vers le haut.	On évite de contaminer l'intérieur du bouchon pour ne pas contaminer la solution elle-même.	
A.3	Tenir la bouteille de manière à ce que l'étiquette se trouve contre la paume de la main.	Ainsi placée, l'étiquette sera protégée si la solution coule le long de la bouteille, et elle restera lisible.	
A.4	Approcher le godet gradué en plastique jusqu'à le tenir à la hauteur des yeux. Verser la solution jusqu'au niveau désiré, en prenant comme repère la base du ménisque.	Cette mesure permet de voir aisément la surface incurvée du liquide en forme de croissant (ménisque) constitue la ligne de lecture. La base du ménisque assure la précision de la mesure.	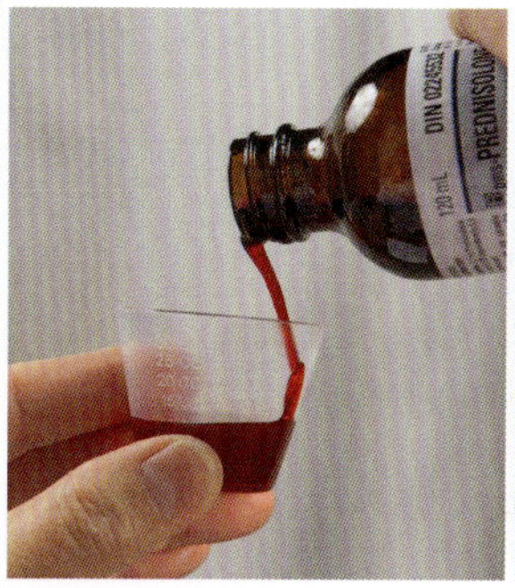 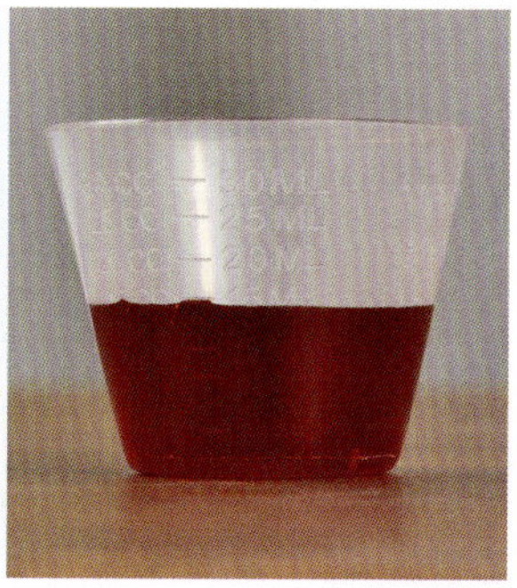

Étapes		Justifications	
B C D	MÉDICAMENT EN COMPRIMÉS, EN CAPSULES OU EN GÉLULES		
B.1 **C.1** **D.1**	Ouvrir le contenant et le tapoter légèrement pour faire tomber un par un les comprimés, les capsules ou les gélules dans le couvercle.	Le tapotement permet de contrôler la sortie des comprimés, des gélules ou des capsules.	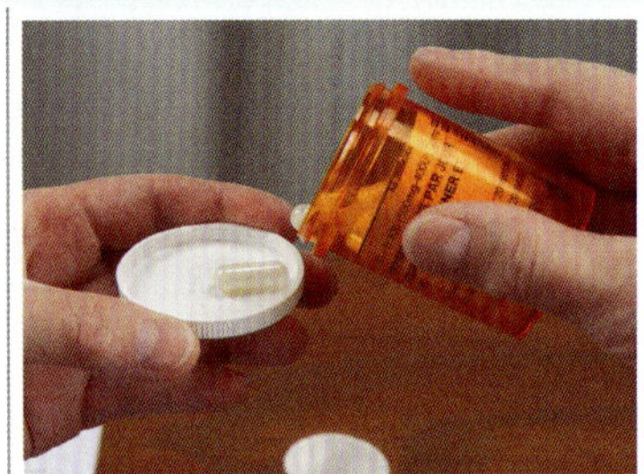
B.2 **C.2** **D.2**	À l'aide du couvercle, sans toucher avec les doigts, transférer le nombre de comprimés, de capsules ou de gélules correspondant à la posologie dans un godet en papier (un par type de médicament dans le cas de l'administration de plusieurs médicaments).	Le transfert des comprimés, capsules ou gélules à l'aide du couvercle vise à éviter leur contamination par les doigts. En diluant chaque médicament séparément, on évite des interactions entre les médicaments.	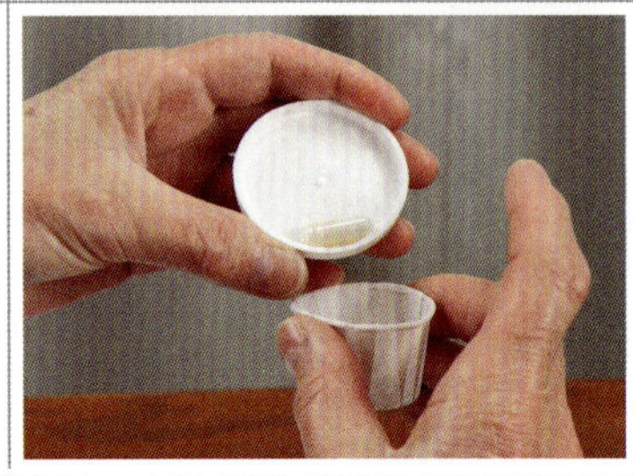
ALERTE!	*Bien identifier le godet du médicament pour lequel il faut vérifier certains paramètres vitaux.*	Certains médicaments exigent un contrôle préalable des paramètres vitaux, dans un but de prévention des effets indésirables : par exemple, les antihypertenseurs, les antiangineux, les antiarythmiques, etc. Une fois dilué, un médicament n'est plus identifiable.	
2.2	Remettre dans leur contenant les comprimés, capsules ou gélules en trop, sans les toucher avec les doigts. S'il y a lieu, verser l'excédent de médicament dans un contenant rigide biorisque.	On ne jette aucun médicament dans la poubelle, dans l'évier ou dans les toilettes, afin de prévenir l'accumulation de résidus pharmaceutiques dans l'environnement.	
2.3	Vérifier à nouveau l'étiquette de chaque médicament avec la FADM en appliquant les cinq bons principes de l'administration des médicaments (*deuxième vérification*).	Cette deuxième vérification permet de détecter une éventuelle erreur d'inattention qui aurait pu se produire au cours de la première vérification.	
2.4	Remettre le contenant du médicament à sa place ou jeter l'emballage d'un médicament unidose.		
ALERTE!	*Avant de s'en éloigner, verrouiller le chariot à médicaments à l'aide d'une clé ou d'un code.*	Le verrouillage du chariot prévient le risque qu'une personne se serve sans autorisation.	
3	**Préparation du médicament**		
3.1	Préparer le médicament selon sa forme pharmaceutique.		
A	MÉDICAMENT LIQUIDE		
A.1	Aspirer le contenu du godet à l'aide de la seringue avec embout à irrigation.		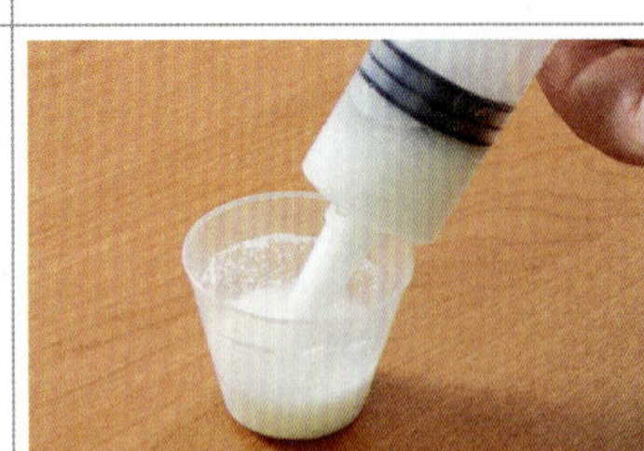

Étapes		Justifications
B	**MÉDICAMENT EN COMPRIMÉS**	
B.1	Déposer les comprimés dans le mortier et les broyer avec le pilon.	On réduit les comprimés en poudre pour faciliter leur dissolution dans l'eau.

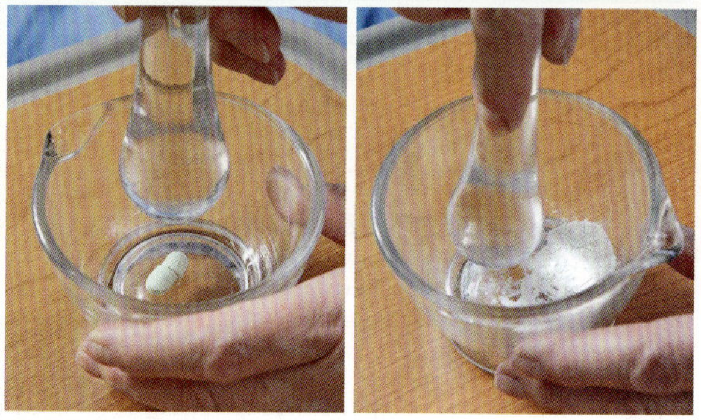

Astuce

Déposer les comprimés du médicament dans un godet de papier et déposer par-dessus un deuxième godet de papier, à l'endroit. Insérer la partie étroite du pilon dans le godet du dessus et écraser le médicament qui est emprisonné dessous. *Pour un autre médicament, faire de même en utilisant deux nouveaux godets.* *Pour un médicament à dose unique se trouvant dans un emballage en plastique, on place le comprimé dans son emballage au fond du mortier et on l'écrase avec le pilon.*	On n'a pas de perte de médicament et on n'a pas à nettoyer le pilon et le mortier, ce qui fait gagner du temps.

B.2	Verser le médicament réduit en poudre dans un godet gradué en plastique.	
B.3	Entre chaque médicament broyé, nettoyer le pilon et le mortier s'ils ont été en contact direct avec le médicament.	On prévient l'interaction d'un prochain médicament avec les résidus du médicament qu'on vient de boyer.

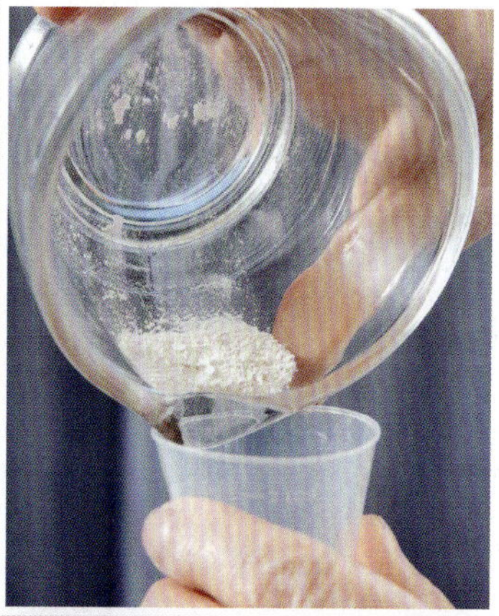

C	**MÉDICAMENT EN CAPSULES**	
C.1	Ouvrir chaque capsule en tirant sur les extrémités.	Les deux parties d'une capsule s'emboîtent l'une dans l'autre.
C.2	Verser le contenu de la capsule dans un godet gradué en plastique.	

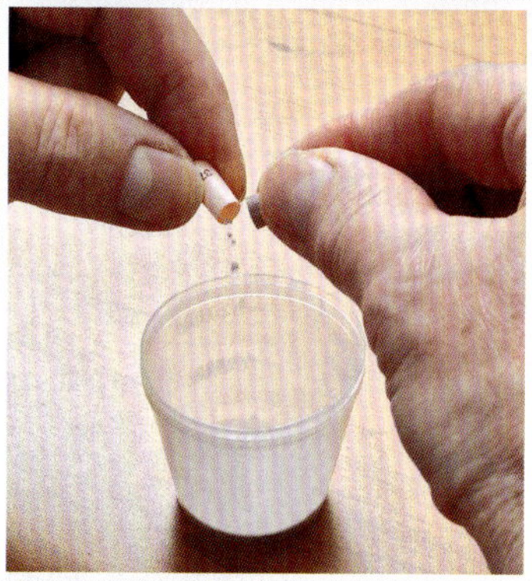

D	**MÉDICAMENT EN GÉLULES**	
D.1	Perforer une extrémité de chaque gélule avec une aiguille de calibre 18G ou 20G.	La perforation permet de vider chaque gélule de son contenu.

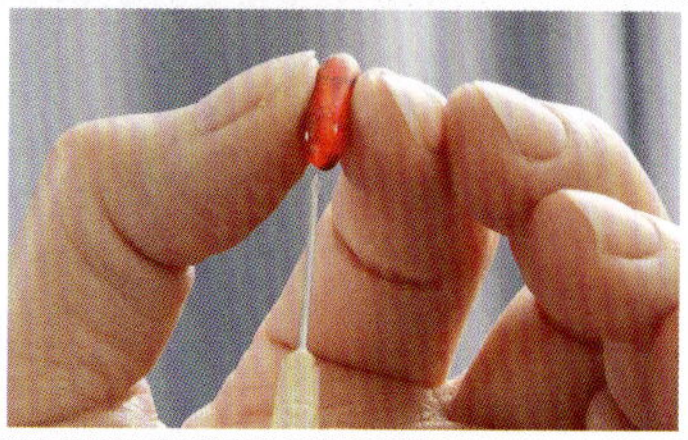

Étapes		Justifications	
D.2	Presser chaque gélule au-dessus d'un godet gradué en plastique contenant une petite quantité de purée, pour en extraire le contenu, puis mélanger. *ou* Aspirer le contenu de la gélule au moyen d'une seringue et déposer le contenu de la gélule dans un godet gradué en plastique contenant une petite quantité de purée, puis mélanger.		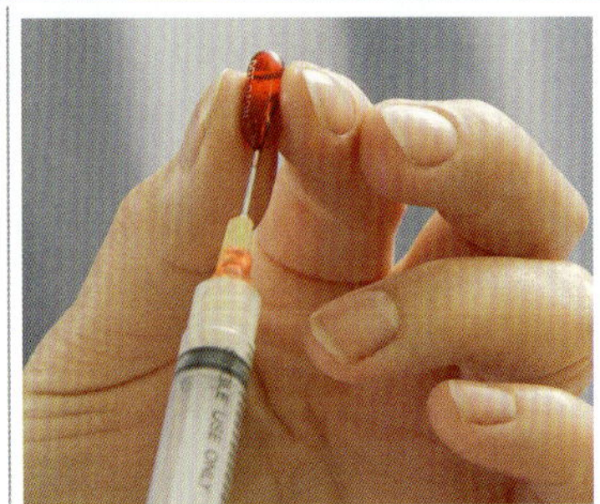
3.2	Identifier le godet (nom de la personne, numéro de chambre et autres renseignements jugés utiles) et le déposer sur un plateau à médicaments, si possible.	L'identification sert d'aide-mémoire lorsqu'une situation imprévue interrompt l'administration. On s'assure ainsi d'administrer le bon médicament à la bonne personne.	
3.3	Prélever 30 mL d'eau du robinet ou d'eau stérile, selon le cas, et verser dans le godet contenant la poudre des comprimés, le contenu des capsules ou le liquide des gélules.	L'eau permet de diluer le médicament.	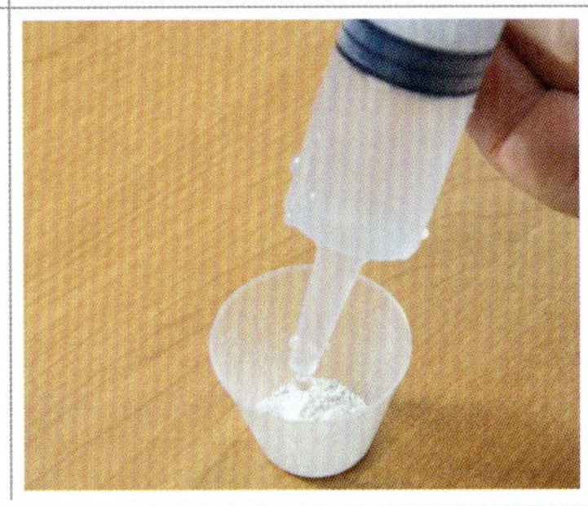

Remarque

Si le médicament liquide est hypertonique ou visqueux, on le dilue dans 30 mL d'eau du robinet ou d'eau stérile, selon la situation. Sinon, on l'injecte directement.

Les solutions hypertoniques produisent une hyperosmolalité qui provoque de la diarrhée osmotique. Leur dilution dans de l'eau atténue cet effet secondaire.

4 Administration du médicament

4.1	Appliquer à nouveau les « cinq bons » (*troisième vérification*). Demander à la personne de se nommer et vérifier son bracelet d'identité. S'assurer de la conformité entre le nom de la personne et le nom écrit sur le godet de médicament.	La double identification assure l'administration du bon médicament à la bonne personne.	
4.2	Installer la personne en position semi-Fowler ou en position de Fowler.	La position assise permet de prévenir l'aspiration bronchique.	
4.3	Placer un piqué plastifié jetable sous le raccord de la sonde.	Le piqué protège la literie au moment de l'administration de chaque médicament.	
4.4	Mettre des gants propres.	Les mains ne doivent pas entrer en contact avec des liquides biologiques.	
4.5	Fermer le circuit de drainage (par aspiration ou par gravité) ou de gavage.	La fermeture du circuit empêche l'introduction d'air dans le système digestif.	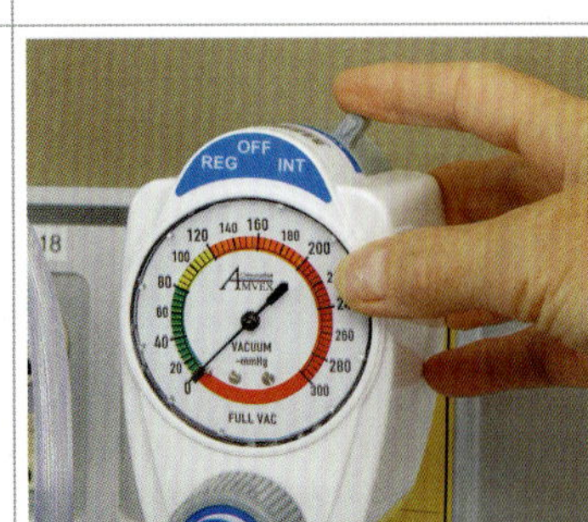

Étapes		Justifications	
4.6	Clamper la sonde nasogastrique à l'aide d'une pince hémostatique en plastique.	On prévient l'écoulement du contenu gastrique par gravité et l'entrée d'air dans l'estomac.	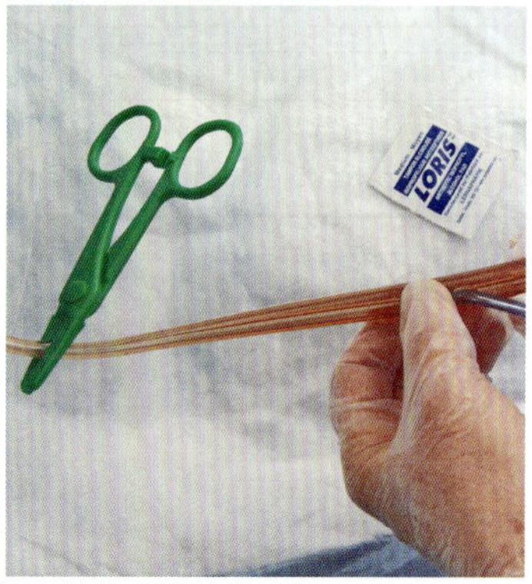
4.7	Débrancher la sonde de la tubulure de drainage ou de gavage.		
4.8	Déposer l'embout de la tubulure de drainage sur le piqué plastifié jetable.	On fait en sorte de ne pas souiller la literie ou la chemise d'hôpital de la personne.	
4.9	Vérifier l'emplacement de la sonde nasogastrique en tenant compte des trois éléments suivants (voir la procédure 11-1-1, p. 623) : • la longueur de la partie externe du tube par rapport à la marque faite au moment de l'installation ou soit la longueur inscrite au plan de soins et de traitements infirmiers (PSTI) ; • la couleur du liquide aspiré ; • le pH du liquide aspiré.	On s'assure que la sonde est bien dans l'estomac avant d'administrer le médicament.	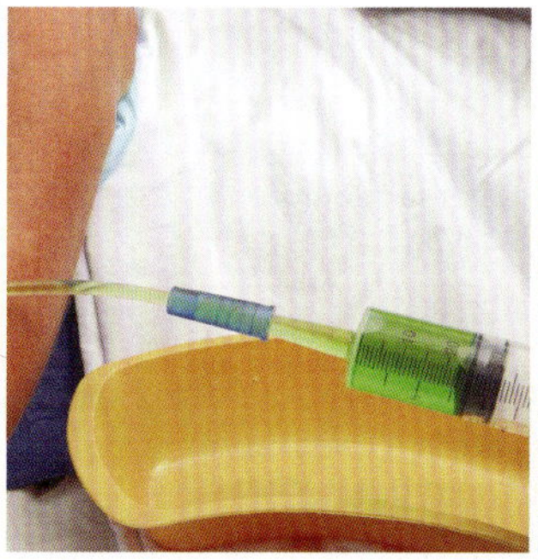 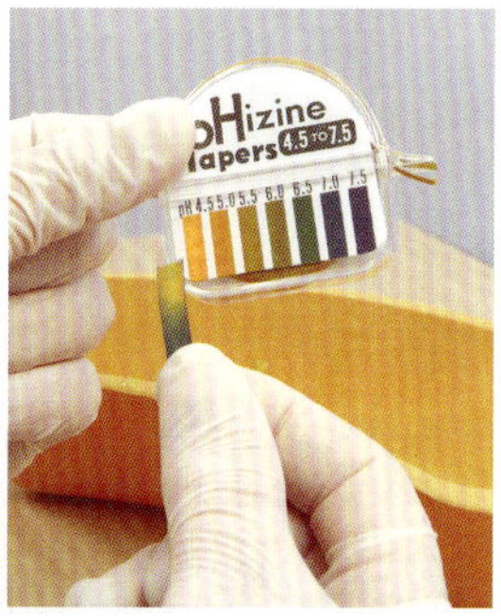
Situation particulière			
	Si aucun liquide n'est aspiré, on injecte 20 mL d'air et on aspire de nouveau ou on demande à la personne de changer de position.	Ces mesures visent à décoller l'extrémité de la sonde de la paroi gastrique.	
4.10	Mélanger la solution dans le godet avec l'embout de la seringue d'irrigation, jusqu'à dissolution complète du médicament.	Un médicament mal dissout peut obstruer la sonde nasogastrique.	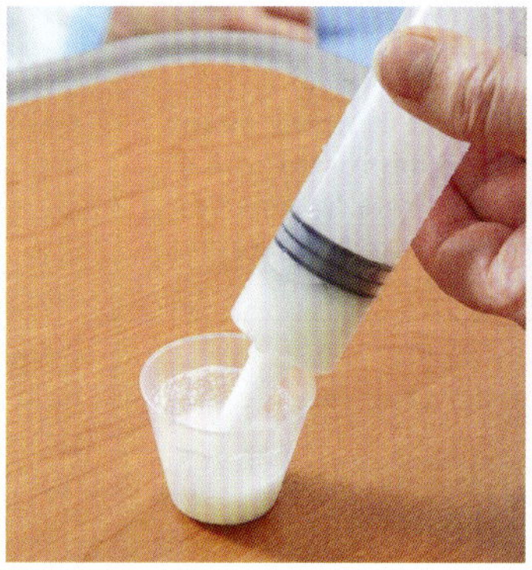 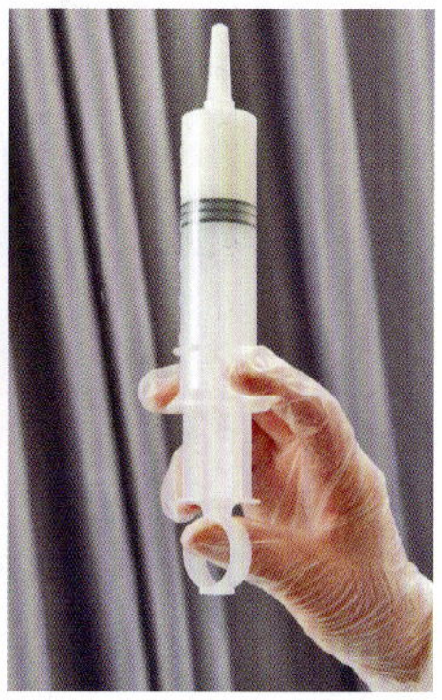
4.11	Prélever le médicament au moyen de la seringue et faire le vide d'air.		
4.12	Désinfecter l'embout de la sonde avec un tampon d'alcool à 70 % et laisser sécher pendant 30 secondes.	On nettoie la partie distale de la sonde pour prévenir l'intrusion de micro-organismes pathogènes dans le tube digestif.	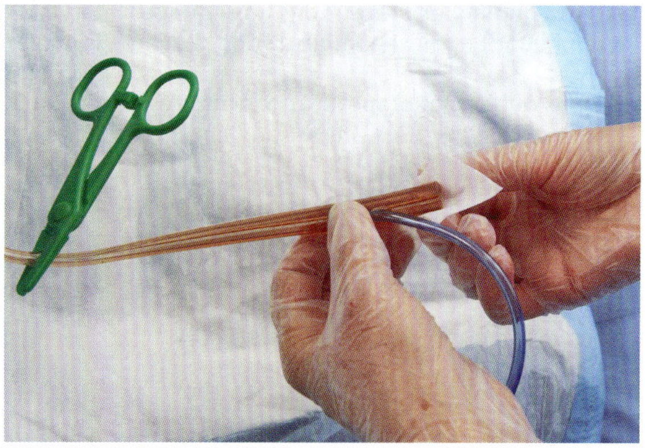

Étapes	Justifications	
4.13 Prendre la seringue contenant le médicament et l'ajointer à l'ouverture de la sonde.		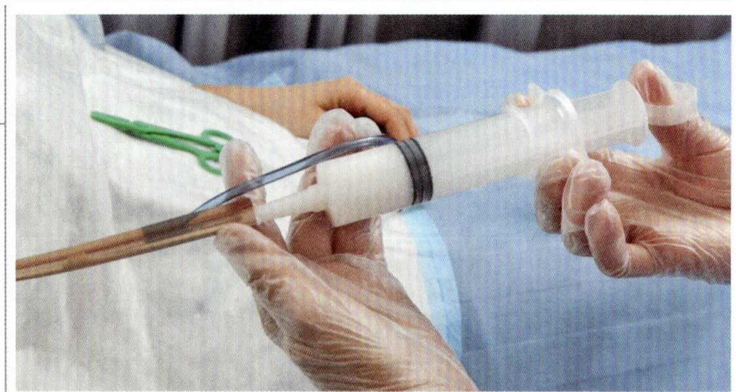
4.14 Enlever la pince hémostatique et injecter le médicament lentement et de façon continue, sans pression excessive.	L'administration du médicament de façon continue évite l'accumulation dans la lumière du tube et l'obstruction de ce dernier. Une pression trop forte pourrait causer une irritation de la paroi gastrique.	
4.15 Irriguer la sonde avec 30 mL d'eau du robinet ou d'eau stérile, puis reclamper la sonde à l'aide de la pince hémostatique.	L'eau rince la sonde et entraîne le reste de médicament dans l'estomac.	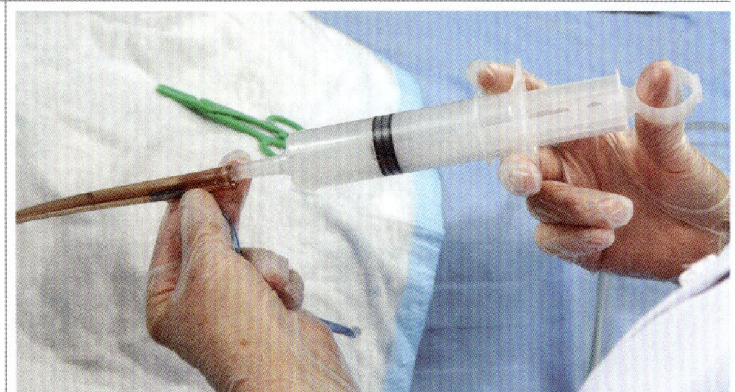
4.16 Rebrancher la sonde et la tubulure de drainage ou de gavage.		
ALERTE! *En présence d'une sonde de Salem, injecter 20 mL d'air dans la voie d'aération (bleu) après l'irrigation et la placer plus haut que l'estomac.*	L'injection d'air permet de maintenir la voie de ventilation du tube de Salem perméable et fonctionnelle.	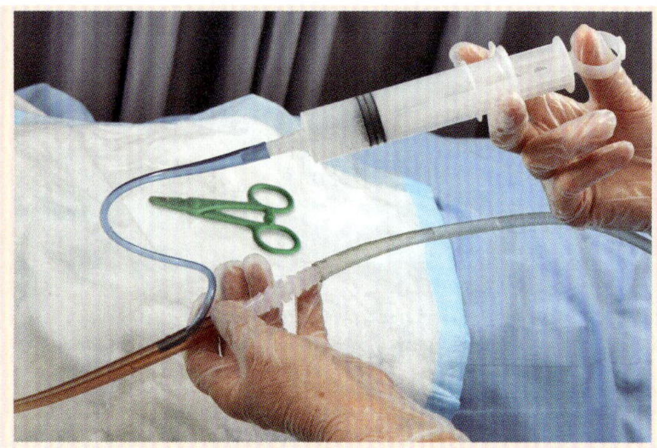
4.17 **Attendre de 30 à 60 minutes avant d'enlever la pince hémostatique** et de remettre en marche le système de drainage par gravité ou par aspiration, ou le système de gavage.	Il faut **laisser le temps au système digestif d'absorber le médicament**.	
4.18 Retirer les gants souillés en les retournant l'un dans l'autre. Puis les jeter selon les politiques en vigueurs dans l'établissement.	On prévient la contamination des mains et la propagation de microorganismes pathogènes.	

Ne pas oublier les précautions ainsi que les interventions générales et spécifiques s'appliquant après l'administration d'un médicament par voie nasogastrique.

Ne pas oublier les étapes postexécutoires décrites dans la procédure 1-2.

Quelle mesure devez-vous prendre pour que le médicament administré à Mme Sullivan soit bien absorbé ?

RÉDACTION DES NOTES D'ÉVOLUTION

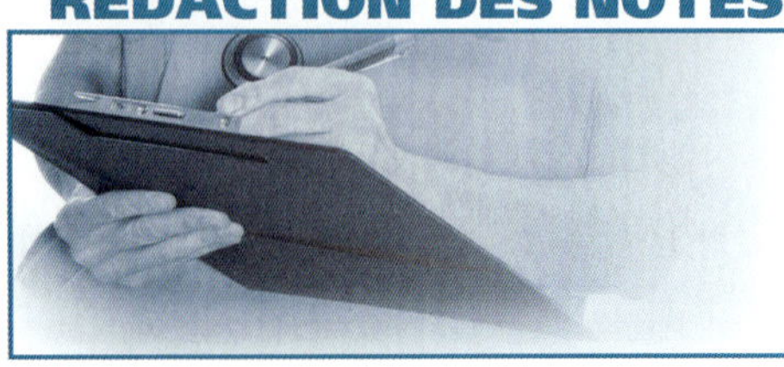

Dossier de Mme Sullivan

2011-06-14 **09:00** Administration de Synthroïd 50 mcg par sonde nasogastrique, suivie d'une irrigation avec 30 mL d'eau stérile. Gavage arrêté pendant 30 min. ______

09:30 Gavage remis en perfusion à 30 mL/h. Médication bien tolérée. ______

______ Denise Hébert, étudiante inf.

MÉTHODE DE SOINS **7-6**

34 ADMINISTRATION DES MÉDICAMENTS

Administration d'un médicament par voie vaginale

Cette méthode de soins explique la procédure à suivre pour administrer un suppositoire vaginal (page 313), administrer un ovule avec un applicateur (page 314) et appliquer une mousse ou une crème vaginale (page 315).

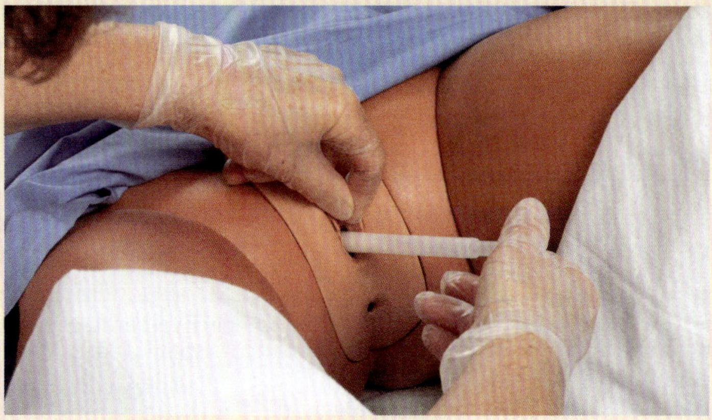

DÉFINITION

Méthode de soins consistant à administrer par voie vaginale un médicament se présentant sous la forme d'un suppositoire, d'un ovule, de mousse ou de crème, avec ou sans l'aide d'un applicateur.

CONTEXTE D'EXÉCUTION

BUT

- Traiter une infection vaginale.

MATÉRIEL ET ÉQUIPEMENT

ARTICLES ESSENTIELS

Documents	Articles de base	Médicament
• Feuille d'administration des médicaments (FADM) 1 • Stylo à bille 2	• Piqué plastifié jetable 3 • Gants propres 4 • Mouchoirs en papier 5 *ou* Papier hygiénique 6 • Serviette hygiénique ou protège-dessous 7	• Lubrifiant hydrosoluble 8 • Suppositoire vaginal, ovule avec ou sans applicateur 9 *ou* Mousse ou crème avec applicateur 10

ARTICLES FACULTATIFS

	Si l'application est à usage unique : • Sac à rebuts en plastique 11 • Ruban adhésif 12	***Si c'est la première administration d'un médicament avec applicateur :*** • Sac en plastique étiqueté au nom de la personne

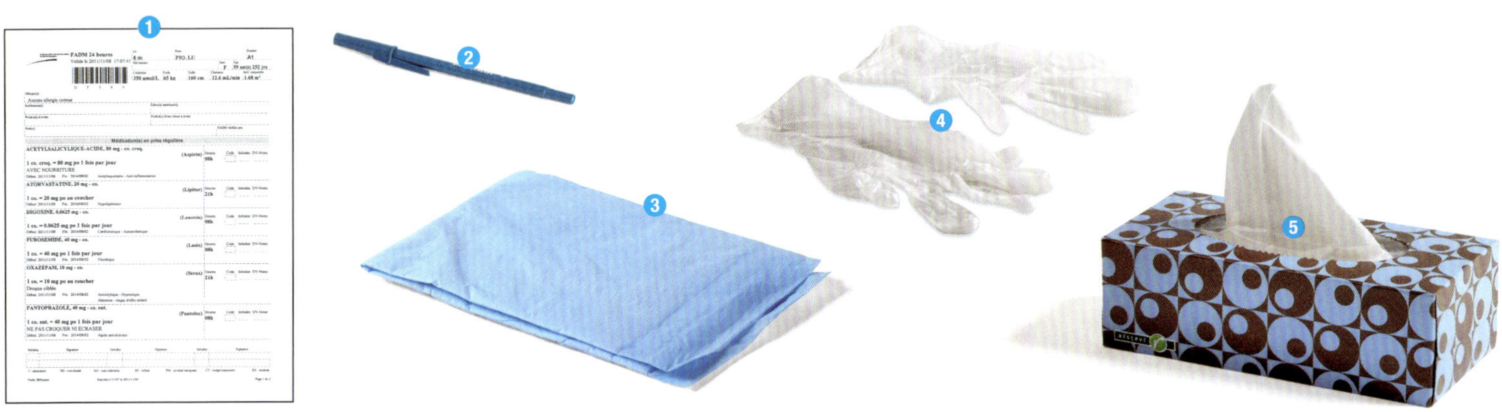

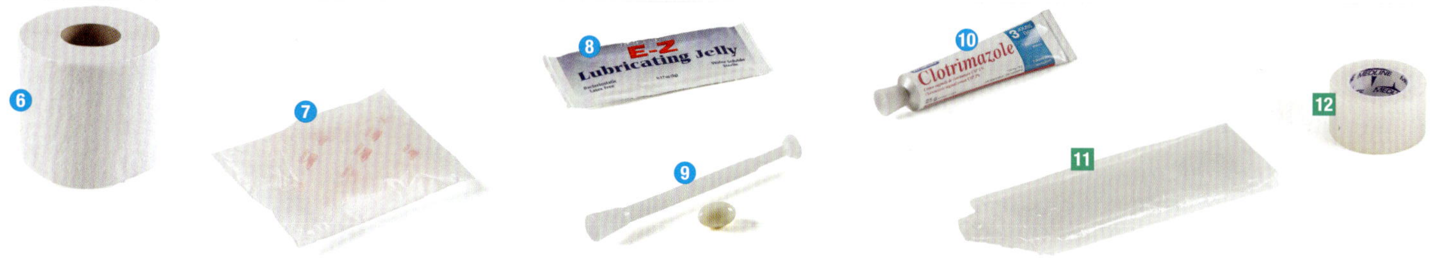

PRÉCAUTIONS ET INTERVENTIONS SPÉCIFIQUES
avant
l'administration d'un médicament par voie vaginale

1. ÉVALUATION

- Examiner la région vulvaire de la personne et chercher à déceler tout signe de rougeur, d'inflammation, de perte vaginale, de lésions ou d'ulcération *afin de comparer les données avant et après le début du traitement*.
- Évaluer la capacité de la personne à s'auto-administrer le médicament, *car la femme peut trouver embarrassant de recevoir ce genre de traitement et préférer se l'administrer elle-même*.

2. INTERVENTIONS

- Demander à la personne d'uriner au besoin avant de commencer la procédure *afin de prévenir la perte du médicament avant son absorption par la muqueuse vaginale*.
- Demander à la personne de procéder aux soins d'hygiène de la région vulvaire, ou l'aider au besoin, *afin de prévenir la pénétration de microorganismes pathogènes dans le vagin*.
- Nettoyer l'applicateur du médicament s'il n'est pas à usage unique *afin de s'assurer de sa propreté avant son utilisation*. Un applicateur doit toujours être réservé à la même personne.
- S'il est conservé au réfrigérateur, sortir le suppositoire ou l'ovule de 5 à 10 minutes avant son administration *afin de ne pas irriter la muqueuse vaginale et pour asurer le confort de la personne*.

3. ENSEIGNEMENT

- Enseigner à la personne les étapes de la procédure *si elle désire s'administrer elle-même le médicament*.

PRÉCAUTIONS ET INTERVENTIONS SPÉCIFIQUES
après
l'administration d'un médicament par voie vaginale

1. ÉVALUATION

- Évaluer les caractéristiques des écoulements vaginaux ainsi que l'aspect de la région vulvaire *afin de déterminer l'efficacité du médicament et d'assurer le suivi clinique en comparant les données avant et après le traitement*.

2. INTERVENTIONS

- Déposer l'applicateur s'il n'est pas à usage unique dans un sac en plastique étiqueté au nom de la personne et le ranger dans un endroit propre et facile d'accès *afin d'en assurer l'usage exclusif par la personne*.
- Demander à la personne de demeurer couchée pendant 30 minutes après l'administration du médicament *afin de laisser le temps à la muqueuse vaginale d'absorber le médicament et afin que celui-ci ne s'écoule pas hors du vagin*.

3. ENSEIGNEMENT

- Conseiller à la personne de porter un protège-dessous ou une serviette hygiénique *afin de prévenir la souillure des vêtements et de la literie en cas d'écoulement*.

MISE EN SITUATION

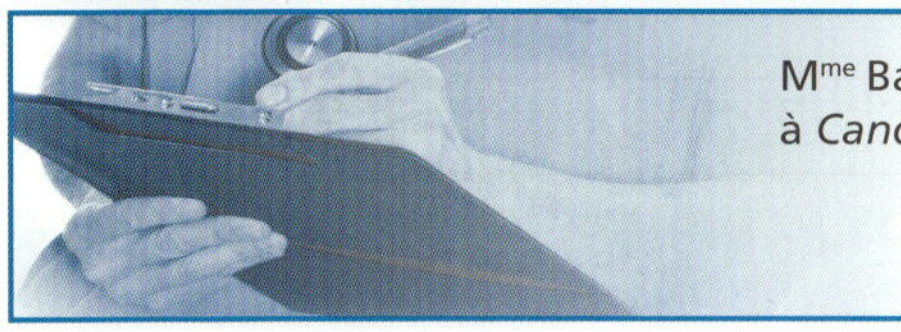

Mme Barbeau, âgée de 58 ans, est traitée pour une vaginite à *Candida* (candidose vulvovaginale).

Ordonnance médicale au dossier

- Monistat crème vaginale 4 %, contenu d'un applicateur hs.

PROCÉDURE 7-6-1

ADMINISTRER UN MÉDICAMENT PAR VOIE VAGINALE

Sommaire de la procédure

1. Préliminaires
2. Installation de la personne
3. Administration du médicament

⚠ Quelle précaution devez-vous prendre si le suppositoire ou l'ovule vaginal est conservé au réfrigérateur ?

	Étapes	Justifications
	Ne pas oublier les étapes préalables décrites dans la procédure 1-1. **Ne pas oublier les précautions ainsi que les interventions générales et spécifiques s'appliquant avant l'administration d'un médicament par voie vaginale.**	
1	**Préliminaires**	
1.1	Prendre le médicament dans le chariot à médicaments, dans les casiers à médicaments de la pharmacie ou dans le réfrigérateur, s'il y a lieu. *ou* Vérifier si le médicament se trouve au chevet de la personne.	Les médicaments à administrer par voie vaginale restent parfois au chevet de la personne, sauf s'il s'agit de suppositoires ou d'ovules, qui doivent être conservés au réfrigérateur.
1.2	Appliquer les principes de l'administration des médicaments, les « cinq bons » (*première vérification*). Vérifier que l'étiquette du médicament correspond à ce qui est écrit sur la feuille d'administration des médicaments (FADM) : nom de la personne, nom du médicament, dose, heure et voie d'administration.	Cette première vérification vise à éviter les erreurs d'administration et permet de détecter une différence éventuelle entre le médicament fourni par le service de pharmacie et la FADM.
	Situation particulière *Si le médicament est au chevet de la personne, on apporte la FADM pour faire la vérification.*	
1.3	Rassembler, avec le médicament, tous les articles nécessaires.	
1.4	Vérifier à nouveau l'étiquette du médicament avec la FADM en appliquant les cinq bons principes de l'administration des médicaments (*deuxième vérification*).	Cette deuxième vérification permet de détecter une éventuelle erreur d'inattention qui aurait pu se produire au cours de la première vérification.
2	**Installation de la personne**	
2.1	Appliquer à nouveau les « cinq bons » (*troisième vérification*). Demander à la personne de se nommer et vérifier son bracelet d'identité. S'assurer de la conformité entre le nom de la personne et le nom écrit sur l'emballage du médicament.	La double identification assure l'administration du bon médicament à la bonne personne.

Étapes		Justifications
2.2	Installer la personne en position gynécologique.	Cette position favorise la visualisation de la région vulvaire.
2.3	Glisser un piqué plastifié jetable sous les fesses de la personne.	Le piqué protège la literie des écoulements pouvant survenir au moment de l'application de la crème ou de la mousse.
2.4	Couvrir la personne avec un drap, de manière à n'exposer que la région vulvaire.	On respecte l'intimité de la personne et son besoin de confort.

3 Administration du médicament

3.1	Mettre des gants propres.	Les mains ne doivent pas entrer en contact avec les sécrétions vaginales.
3.2	Administrer le médicament en respectant les étapes suivantes, selon sa forme pharmaceutique.	

A SUPPOSITOIRE VAGINAL SANS APPLICATEUR

A.1	Sortir le suppositoire vaginal de son emballage et appliquer une quantité généreuse de lubrifiant sur son extrémité arrondie.	La lubrification facilite l'insertion du suppositoire vaginal en réduisant la friction sur les parois vaginales.

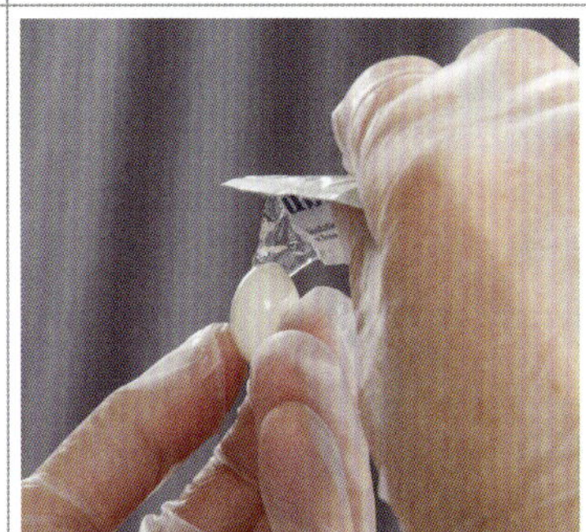

A.2	Avec la main non dominante, écarter les petites lèvres de la vulve de la personne.	On expose l'entrée du vagin.
A.3	Avec la main dominante, insérer délicatement le suppositoire dans le vagin, en poussant avec l'index le long de la paroi postérieure (vers la colonne vertébrale), sur une distance de 8 à 10 cm ou selon la tolérance de la personne.	La partie postérieure du vagin est plus longue de 2,5 cm que la partie antérieure. Une profondeur d'insertion adéquate du suppositoire permet une bonne répartition du médicament sur la muqueuse vaginale.
A.4	Retirer doucement le doigt.	

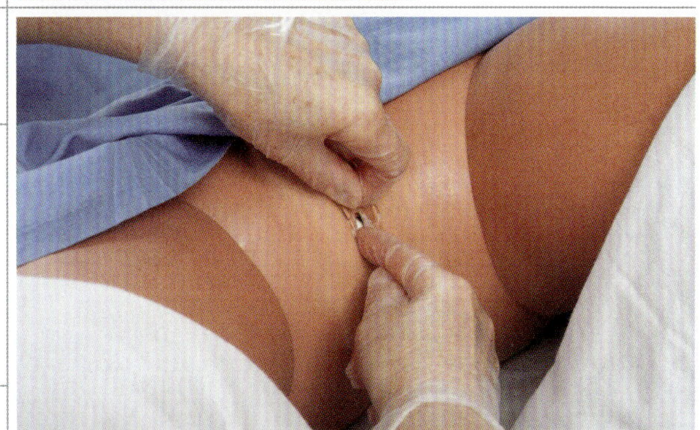

B OVULE VAGINAL AVEC APPLICATEUR

B.1	Sortir l'ovule vaginal de son emballage et le placer au bout de l'applicateur.	L'emplacement prévu au bout de l'applicateur maintient l'ovule en place.

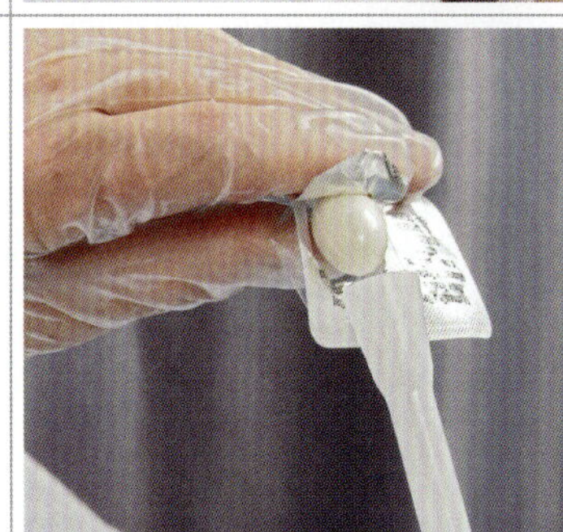

B.2	Appliquer une quantité généreuse de lubrifiant sur le bout arrondi de l'ovule.	La lubrification facilite l'insertion de l'ovule vaginal en réduisant la friction sur les parois vaginales.
B.3	Saisir l'applicateur et tirer son piston de 2,5 cm.	Une poussée de 2,5 cm sur le piston sera nécessaire pour dégager l'ovule de l'applicateur.

7-6

	Étapes	Justifications	
B.4	Avec la main non dominante, écarter les petites lèvres de la vulve de la personne.	On expose l'entrée du vagin.	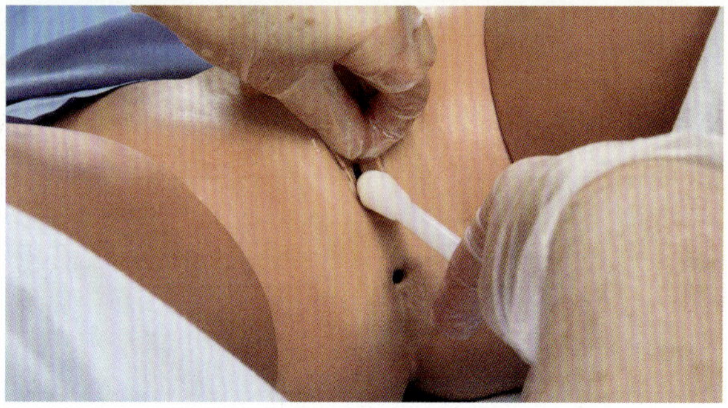
B.5	Avec la main dominante, insérer délicatement l'applicateur en le dirigeant vers le bas (vers la colonne vertébrale), sur une distance de 8 à 10 cm ou selon la tolérance de la personne.	Une profondeur d'insertion adéquate de l'ovule permet une bonne répartition du médicament sur la muqueuse vaginale.	
B.6	Pousser le piston de l'applicateur.	Cette manœuvre permet de dégager l'ovule et de le déposer dans le vagin.	
B.7	Retirer délicatement l'applicateur du vagin.		
B.8	Déposer l'applicateur sur le piqué plastifié jetable.	On prévient la contamination de l'environnement par des microorganismes pathogènes.	
C	CRÈME OU MOUSSE VAGINALE AVEC APPLICATEUR		
C.1	Retirer le bouchon du tube de crème ou de mousse et le déposer en plaçant l'intérieur vers le haut.	Il ne faut pas contaminer l'intérieur du bouchon.	
C.2	Visser l'applicateur au tube de crème ou de mousse.		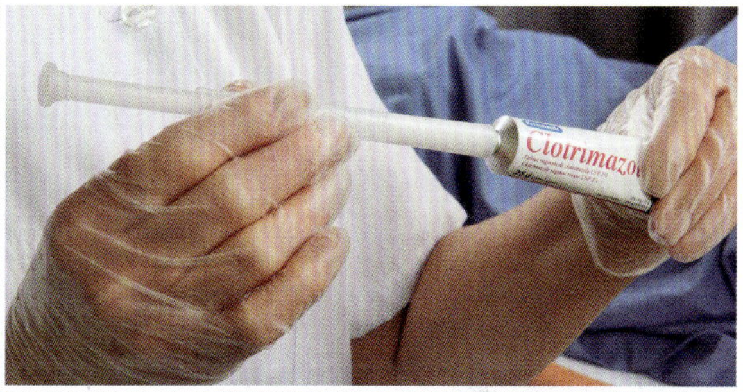
C.3	Comprimer le tube pour remplir le cylindre de l'applicateur de la quantité de crème ou de mousse prescrite.	La quantité à administrer dépend de l'ordonnance médicale.	
C.4	Dévisser l'applicateur du tube de crème ou de mousse et le placer entre l'index et le majeur de la main dominante, en pointant son extrémité vers le haut.	On libère la main dominante.	
C.5	Saisir le bouchon entre le pouce et l'index de la main dominante et le visser sur le tube, puis déposer celui-ci sur la table de travail.	Le contenu du tube ne doit pas être exposé pendant trop longtemps aux microorganismes aéroportés.	
C.6	Avec la main non dominante, écarter les petites lèvres de la vulve de la personne.	On expose l'entrée du vagin.	
C.7	Avec la main dominante, insérer délicatement l'applicateur en le dirigeant vers le bas (vers la colonne vertébrale), sur une distance de 8 à 10 cm ou selon la tolérance de la personne.	Une profondeur d'insertion adéquate de la crème ou de la mousse permet une bonne répartition du médicament sur la muqueuse vaginale.	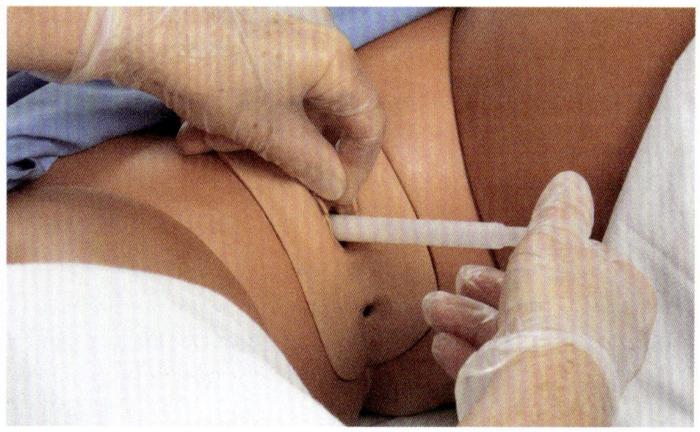
C.8	Pousser le piston de l'applicateur jusqu'au bout.	En poussant le piston jusqu'au bout, on s'assure d'administrer la totalité du médicament.	

Étapes		Justifications	
C.9	Retirer délicatement l'applicateur du vagin et le déposer sur le piqué plastifié jetable.	On prévient la contamination de l'environnement par des microorganismes pathogènes.	
3.3	Essuyer l'excédent de lubrifiant ou de crème autour de l'entrée du vagin et sur les lèvres avec un mouchoir en papier ou du papier hygiénique.	Le retrait de l'excès de lubrifiant ou de crème contribue au bien-être de la personne.	
3.4	Jeter l'applicateur à usage unique dans un sac à rebuts. Laver l'applicateur à usage multiple à l'eau tiède et au savon, puis le rincer et l'assécher. *ou* Ranger l'applicateur à usage multiple dans un sac en plastique étiqueté au nom de la personne, au chevet de la personne ou à l'endroit approprié, selon la situation.	Un nettoyage adéquat élimine la crème résiduelle et les bactéries.	
3.5	Retirer le piqué plastifié jetable en le repliant sur lui-même. Retirer les gants souillés en les retournant l'un dans l'autre. Puis jeter le tout selon les politiques en vigueur dans l'établissement.	On prévient la contamination des mains et la propagation de microorganismes pathogènes.	

Ne pas oublier les précautions ainsi que les interventions générales et spécifiques s'appliquant après l'administration d'un médicament par voie vaginale.

Ne pas oublier les étapes postexécutoires décrites dans la procédure 1-2.

Quel conseil avez-vous donné à Mme Barbeau pour assurer l'efficacité du traitement ?

RÉDACTION DES NOTES D'ÉVOLUTION

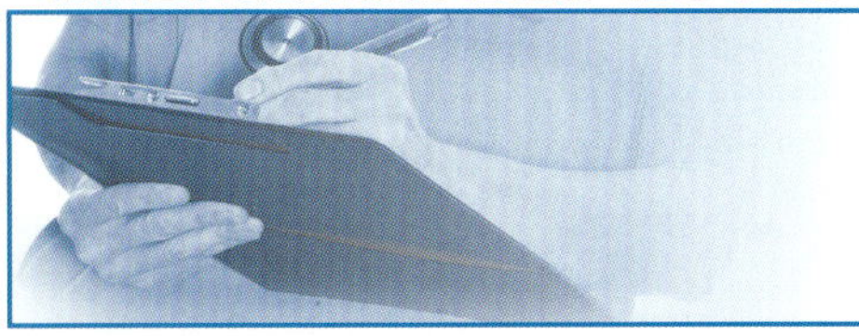

Dossier de Mme Barbeau

2011-02-04 **22:00** Éprouve une sensation de brûlure et de prurit dans la région vulvaire. Écoulement vaginal blanchâtre et nauséabond. Administration par voie vaginale de Monistat 4 %, avec un applicateur rempli. ____________ Marilyne Drouin, étudiante inf.

MÉTHODE DE SOINS 7-7

34 ADMINISTRATION DES MÉDICAMENTS

Administration d'un médicament par voie rectale

Cette méthode de soins explique la procédure à suivre pour administrer un suppositoire rectal (page 318).

DÉFINITION

Méthode de soins consistant à administrer dans l'ampoule rectale un médicament se présentant sous la forme d'un suppositoire.

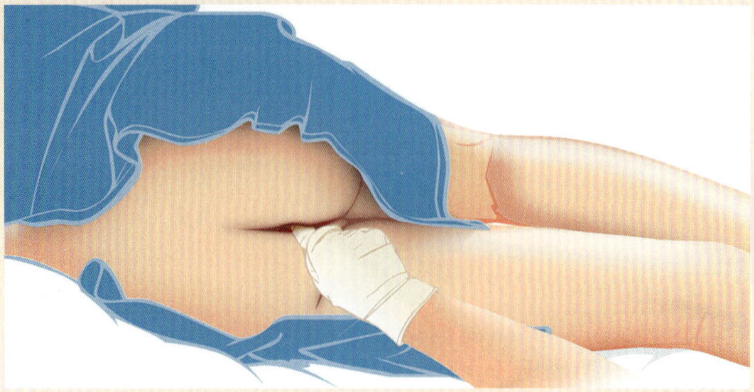

CONTEXTE D'EXÉCUTION

BUTS

- Éviter l'irritation du tube digestif supérieur que causerait l'administration d'un médicament par voie orale.
- Permettre la libération lente d'un médicament.
- Administrer un médicament dont le goût ou l'odeur est très désagréable.

MATÉRIEL ET ÉQUIPEMENT

ARTICLES ESSENTIELS

Documents	Articles de base	Médicament
• Feuille d'administration des médicaments (FADM) 1 • Stylo à bille 2	• Gants propres 3 • Mouchoirs en papier 4 *ou* Papier hygiénique 5	• Lubrifiant hydrosoluble 6 • Suppositoire rectal 7

ARTICLES FACULTATIFS

	Si le médicament à administrer est un laxatif: • Papier hygiénique 5 • Piqué plastifié jetable 8 • Bassin hygiénique, au besoin 9	

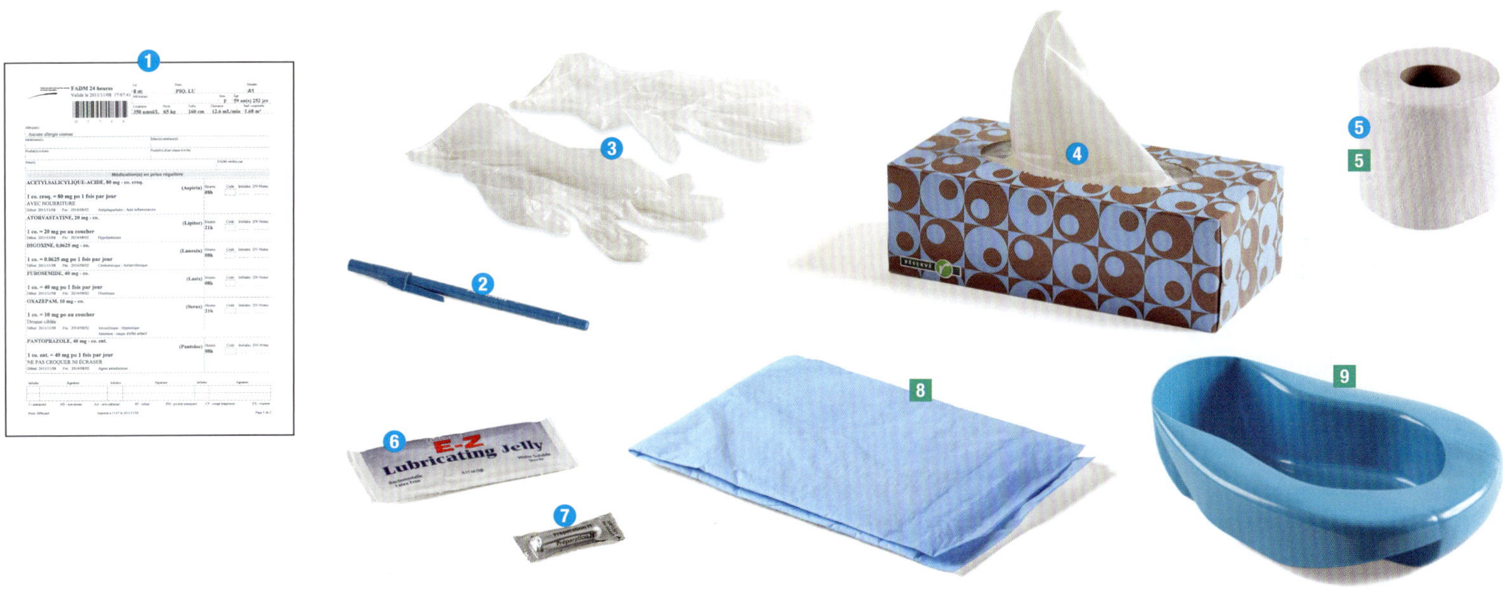

PRÉCAUTIONS ET INTERVENTIONS SPÉCIFIQUES **avant** l'administration d'un médicament par voie rectale

1. ÉVALUATION

- Examiner la région anale et procéder à la palpation de l'ampoule rectale, *car la présence de sang est une contre-indication à l'administration d'un suppositoire et la présence d'un fécalome nuit à l'insertion ainsi qu'à l'absorption du médicament*.
- Vérifier au dossier de la personne si elle a subi récemment une chirurgie du rectum ou si elle présente une rectorragie, *car ce sont des contre-indications à l'administration d'un suppositoire*.
- Évaluer la capacité de la personne à s'auto-administrer le médicament, *car la personne peut trouver très embarrassant de recevoir ce genre de traitement et préférer se l'administrer elle-même*.

2. INTERVENTION

- S'il doit être conservé au réfrigérateur, sortir le suppositoire rectal de 5 à 10 minutes avant l'heure d'administration *afin de ne pas irriter la muqueuse rectale et pour assurer le confort de la personne*.

3. ENSEIGNEMENT

- Enseigner à la personne les étapes de la procédure *si elle désire s'administrer le médicament elle-même*.

PRÉCAUTIONS ET INTERVENTIONS SPÉCIFIQUES **après** l'administration d'un médicament par voie rectale

1. INTERVENTIONS

- Demander à la personne de rester allongée pendant au moins cinq minutes *afin de favoriser la rétention du suppositoire et, par le fait même, son absorption*.
- Réinstaller la personne dans une position confortable et placer le bassin hygiénique à proximité dans le cas de l'administration d'un laxatif *afin que la personne puisse s'en servir en cas de besoin impérieux de déféquer*.

2. ENSEIGNEMENT

- Expliquer à la personne qu'elle doit garder le suppositoire pendant une période d'environ 30 à 40 minutes *afin de permettre au médicament de produire son effet thérapeutique*.
- Demander à la personne de prévenir si une expulsion involontaire du suppositoire se produit *afin de pouvoir réadministrer le médicament et appliquer les mesures nécessaires pour favoriser sa rétention*.

MISE EN SITUATION

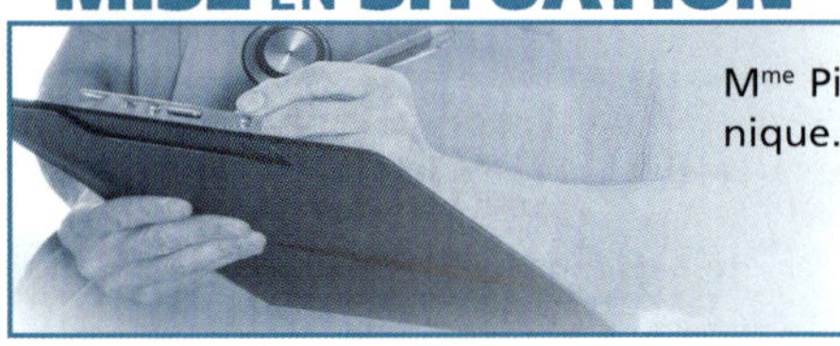

Mme Pilon, âgée de 85 ans, souffre de constipation chronique. Elle n'a pas eu de selles depuis trois jours.

Ordonnance médicale au dossier

- Suppositoire de glycérine aux 3 jours prn.

PROCÉDURE 7-7-1

ADMINISTRER UN MÉDICAMENT PAR VOIE RECTALE

Sommaire de la procédure

1. Préliminaires
2. Installation de la personne
3. Préparation du médicament
4. Administration du médicament

! Quelles sont les contre-indications à l'administration d'un suppositoire par voie rectale ?

Étapes	Justifications	
Ne pas oublier les étapes préalables décrites dans la procédure 1-1. Ne pas oublier les précautions ainsi que les interventions générales et spécifiques s'appliquant avant l'administration d'un médicament par voie rectale.		
1 Préliminaires		
1.1 Prendre le médicament dans le chariot à médicaments, dans les casiers à médicaments de la pharmacie ou dans le réfrigérateur, s'il y a lieu.	Le système de distribution des médicaments peut varier d'un établissement à l'autre. Plusieurs classes de médicaments sous forme de suppositoires sont conservées au réfrigérateur.	

Étapes		Justifications	
1.2	Appliquer les principes de l'administration des médicaments, les « cinq bons » (*première vérification*). Vérifier que l'étiquette du médicament correspond à ce qui est écrit sur la feuille d'administration des médicaments (FADM) : nom de la personne, nom du médicament, dose, heure et voie d'administration.	Cette première vérification vise à éviter les erreurs d'administration et permet de détecter une différence éventuelle entre le médicament fourni par le service de pharmacie et la FADM.	
ALERTE!			
	Si l'on a pris le suppositoire rectal dans le chariot à médicaments, verrouiller celui-ci à l'aide d'une clé ou d'un code, avant de s'en éloigner.	Le verrouillage du chariot prévient le risque qu'une personne se serve sans autorisation.	
1.3	Rassembler, avec le médicament, tous les articles nécessaires.		
1.4	Vérifier à nouveau l'étiquette du médicament avec la FADM en appliquant les cinq bons principes de l'administration des médicaments (*deuxième vérification*).	Cette deuxième vérification permet de détecter une éventuelle erreur d'inattention qui aurait pu se produire au cours de la première vérification.	

2 Installation de la personne

2.1	Appliquer à nouveau les « cinq bons » (*troisième vérification*). Demander à la personne de se nommer et vérifier son bracelet d'identité. S'assurer de la conformité entre le nom de la personne et le nom écrit sur l'emballage du médicament.	La double identification assure l'administration du bon médicament à la bonne personne.	
2.2	Installer la personne en position latérale gauche ou en position de Sims, la jambe gauche étendue et la jambe droite fléchie vers l'avant, vers le thorax.	Cette position permet d'exposer la région anale.	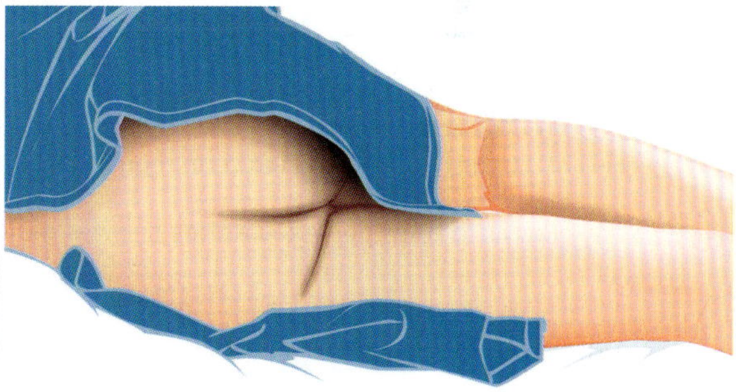
2.3	Pour l'administration d'un suppositoire laxatif, installer un piqué plastifié jetable sous la personne.		
2.4	Couvrir la personne avec un drap de manière à n'exposer que la région anale.	On respecte l'intimité de la personne et son besoin de confort.	

3 Préparation du médicament

3.1	Mettre des gants propres.	Le port de gants évite le contact des mains avec les liquides biologiques.	
3.2	Sortir le suppositoire de son emballage.		
3.3	Lubrifier le bout lisse et arrondi du suppositoire avec du lubrifiant hydrosoluble.	La lubrification facilite l'insertion du suppositoire et diminue l'inconfort.	

Étapes		Justifications	
4	**Administration du médicament**		
4.1	Lubrifier l'index de la main dominante.	La lubrification de l'index permet de pousser le suppositoire au-delà du sphincter interne, sans douleur.	
4.2	Demander à la personne d'inspirer et d'expirer lentement.	En se concentrant sur sa respiration, la personne se détend en général, et le sphincter anal externe se relâche.	
4.3	Écarter les fesses de la personne avec la main non dominante.	On fait en sorte de voir l'anus.	
4.4	Avec la main dominante, insérer doucement le suppositoire dans l'anus en poussant avec l'index lubrifié, le long de la paroi rectale et vers le bas, sur une distance d'environ 10 cm.	Une distance de 10 cm est nécessaire pour faire franchir au suppositoire le sphincter externe et permettre la rétention.	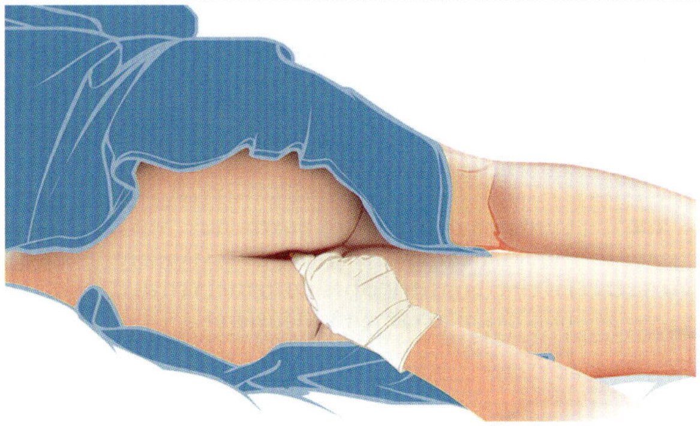
4.5	Retirer doucement l'index de l'anus et essuyer la région anale avec du papier hygiénique ou un mouchoir en papier.	En essuyant le surplus de lubrifiant, on assure le confort de la personne.	
4.6	Demander à la personne de contracter les fesses.	La contraction des fesses pousse le suppositoire plus loin dans l'ampoule rectale.	
4.7	Retirer les gants souillés en les retournant l'un dans l'autre. Puis les jeter dans le sac à rebuts avec le reste du matériel souillé.	On prévient la contamination des mains et la propagation des microorganismes pathogènes.	

Ne pas oublier les précautions ainsi que les interventions générales et spécifiques s'appliquant après l'administration d'un médicament par voie rectale.

Ne pas oublier les étapes postexécutoires décrites dans la procédure 1-2.

Combien de temps Mme Pilon doit-elle garder son suppositoire pour qu'il produise l'effet thérapeutique désiré ?

RÉDACTION DES NOTES D'ÉVOLUTION

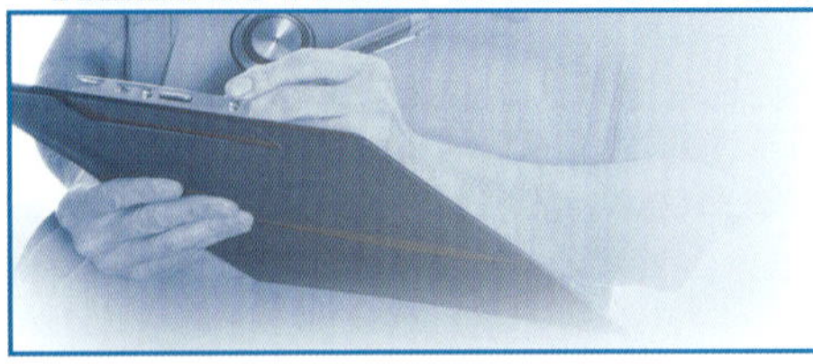

Dossier de Mme Pilon

2011-01-27 **10:20** Pas de selles depuis 3 jours. Présence d'hémorroïdes externes et bleutées sur la partie postérieure de l'anus. Présence de selles dures dans l'ampoule rectale. ____
10:25 1 suppositoire de glycérine 2,65 g/supp. intrarectal. ____________
11:10 Selles sèches et dures, quantité moyenne. __________ Lyne Caron, étudiante inf.

MÉTHODE DE SOINS 7-8

34 ADMINISTRATION DES MÉDICAMENTS

Administration d'un médicament au moyen d'un aérosol-doseur

Cette méthode de soins explique la procédure à suivre pour administrer un médicament à l'aide d'un aérosol-doseur simple (page 323) ou d'un aérosol-doseur avec chambre d'inhalation[3] (avec ou sans masque, page 325).

DÉFINITION

Méthode de soins consistant à administrer à l'aide d'un aérosol-doseur muni d'un embout buccal un médicament se présentant sous la forme de gouttelettes en suspension dans un gaz sous pression.

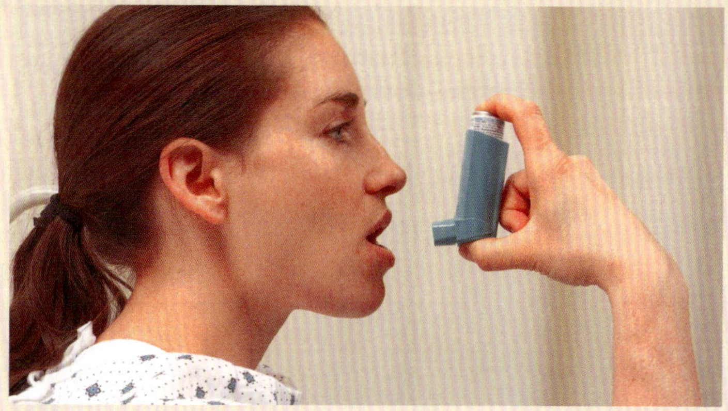

CONTEXTE D'EXÉCUTION

BUT

- Administrer par la bouche, dans les voies respiratoires, un médicament en suspension dans un gaz, pour traiter un problème respiratoire comme un bronchospasme ou une inflammation.

MATÉRIEL ET ÉQUIPEMENT

ARTICLES ESSENTIELS

Documents	Médicament
• Feuille d'administration des médicaments (FADM) 1 • Stylo à bille 2	• Aérosol-doseur avec cartouche de médicament 3 • Chambre d'inhalation au besoin, avec ou sans masque 4

ARTICLE FACULTATIF

Si la personne prend des corticostéroïdes en inhalation :

- Verre d'eau 5

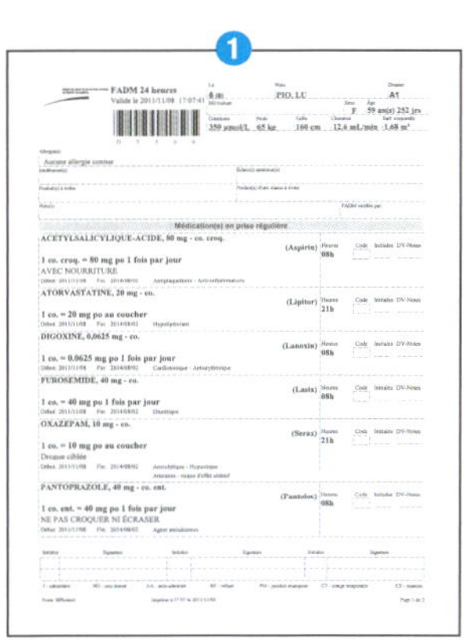

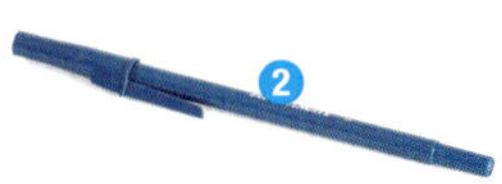

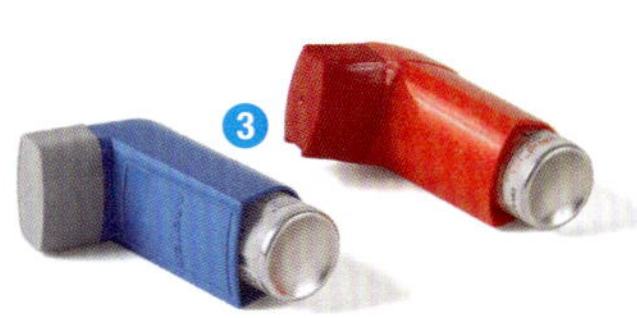

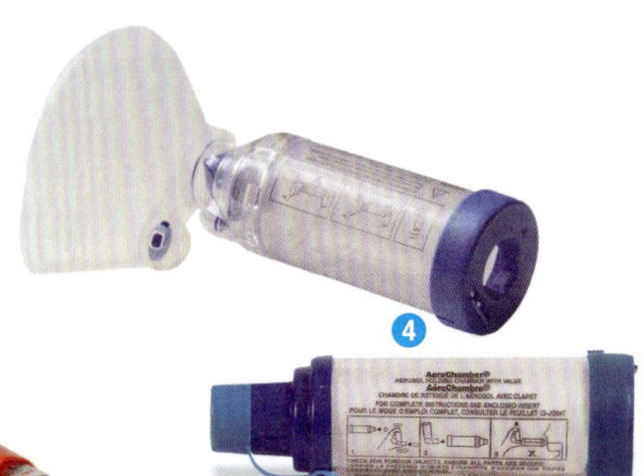

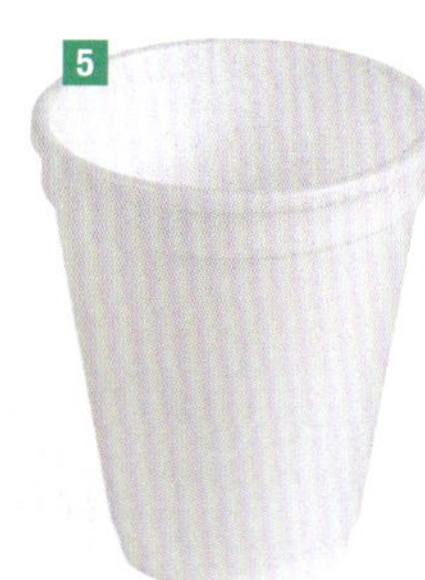

3. Dans les milieux cliniques, on emploie souvent le nom commercial « Aérochambre » ainsi que l'expression « tube d'espacement » pour désigner la chambre d'inhalation.

PRÉCAUTIONS ET INTERVENTIONS SPÉCIFIQUES avant l'administration d'un médicament au moyen d'un aérosol-doseur

1. ÉVALUATION

- Évaluer la fonction respiratoire en auscultant, en inspectant et en interrogeant la personne *afin de comparer les résultats avant et après le traitement*.
- Évaluer la capacité cognitive ainsi que la capacité de préhension et de coordination de la personne pour une auto-administration du médicament *afin de planifier éventuellement un programme d'enseignement*.

2. INTERVENTIONS

- Vérifier l'inscription du médicament sur la cartouche de l'aérosol-doseur *afin de s'assurer d'administrer le bon médicament*. La couleur de l'aérosol-doseur varie selon le médicament à administrer. Un aérosol-doseur bleu ou vert contient un bronchodilatateur ; un rouge, un orange ou un brunâtre contient un corticostéroïde ; et un mauve contient ces deux types de médicaments.
- Dans le cas de l'administration de plusieurs médicaments par aérosol-doseur, administrer le bronchodilatateur en premier lieu, *car la diminution de la constriction des voies respiratoires favorise la pénétration des autres médicaments administrés au moyen d'un aérosol-doseur*.
- Bien agiter l'aérosol-doseur muni d'une cartouche *afin que les gouttelettes soient en suspension dans le gaz*.
- Au moment de la première utilisation d'un aérosol-doseur, activer le dispositif en vaporisant quatre fois dans l'air *afin que le médicament contenu dans la cartouche arrive jusqu'à l'embout buccal de l'aérosol-doseur et afin de s'assurer du bon fonctionnement de l'aérosol-doseur*.
- Vérifier qu'il reste du produit dans la cartouche de l'aérosol-doseur en agitant l'inhalateur près de l'oreille *afin de percevoir le mouvement de liquide*.

3. ENSEIGNEMENT

- Enseigner à la personne les étapes de la procédure pour une autoadministration d'un médicament par aérosol-doseur *afin de favoriser la prise en charge du traitement*.
- Demander à la personne de compter les doses qu'elle prend *afin de savoir quand renouveler la cartouche de médicament*. La plupart des cartouches contiennent environ 200 bouffées ; le nombre de bouffées est indiqué dessus.

  Par exemple, si l'ordonnance médicale indique 2 inhalations tid, la personne devra prendre 6 inhalations par jour. Sa cartouche durera donc au maximum 33 jours. Si elle utilise en plus son aérosol-doseur au besoin (PRN), elle devra s'assurer d'avoir en sa possession une deuxième cartouche avant la fin du mois.
- Expliquer à la personne les risques qu'entraîne l'usage excessif d'un aérosol-doseur *afin qu'elle limite sa prise de médicament et ne souffre pas des effets secondaires et indésirables (tachycardie, agitation, palpitations, etc.)*.

PRÉCAUTIONS ET INTERVENTIONS SPÉCIFIQUES après l'administration d'un médicament au moyen d'un aérosol-doseur

1. ÉVALUATION

- Évaluer la réponse au traitement *en comparant les données avant et après le traitement*.

2. INTERVENTIONS

- Attendre une minute entre deux inhalations, pour un même médicament, *afin de permettre le retour de la pression normale dans la cartouche et afin que le médicament soit ainsi bien vaporisé jusqu'aux bronches*.
- Dans le cas de l'administration de plusieurs médicaments par aérosol-doseur, attendre de trois à cinq minutes entre deux médicaments *afin de permettre au premier médicament d'exercer un effet thérapeutique et afin de prévenir l'interaction médicamenteuse*.

3. ENSEIGNEMENT

- Demander à la personne de se rincer la bouche et de se gargariser avec de l'eau après la prise de corticostéroïdes en inhalation *afin de prévenir le développement d'une candidose buccale et pharyngée*.
- Expliquer à la personne qu'elle doit nettoyer chaque semaine l'embout buccal et la chambre d'inhalation de son aérosol-doseur *afin de prévenir les infections des voies respiratoires et de prolonger la longévité de la chambre d'inhalation*.

MISE EN SITUATION

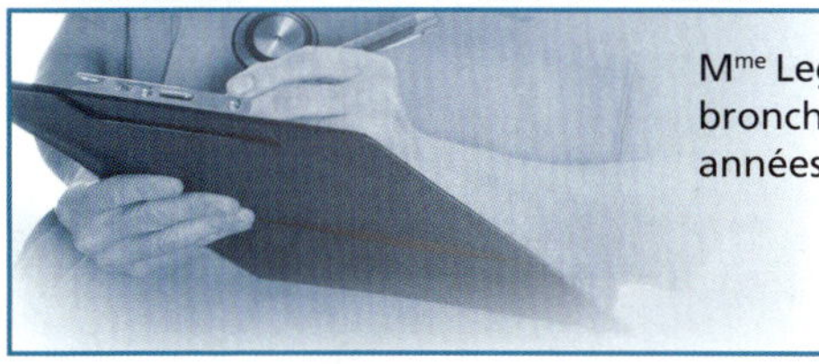

Mme Legault, âgée de 19 ans, est hospitalisée à la suite d'un bronchospasme. Elle souffre d'asthme depuis plusieurs années.

Ordonnance médicale au dossier

- Ventolin 100 mcg 2 inhalations q6h qid.
- Flovent 250 mcg 2 inhalations bid.

PROCÉDURE 7-8-1

ADMINISTRER UN MÉDICAMENT AU MOYEN D'UN AÉROSOL-DOSEUR

Sommaire de la procédure

1. Préliminaires
2. Préparation du médicament
3. Installation de la personne
4. Administration du médicament

! Au moment de la première utilisation d'un aérosol-doseur, quelle précaution devez-vous prendre ? Pourquoi ?

Étapes		Justifications
Ne pas oublier les étapes préalables décrites dans la procédure 1-1. **Ne pas oublier les précautions ainsi que les interventions générales et spécifiques s'appliquant avant l'administration d'un médicament au moyen d'un aérosol-doseur.**		
1	**Préliminaires**	
1.1	Prendre l'aérosol-doseur et la cartouche dans le chariot à médicaments ou dans les casiers à médicaments de la pharmacie. Sinon, vérifier que le médicament est au chevet de la personne.	Le système de distribution des médicaments peut varier d'un établissement à l'autre. Les médicaments s'administrant en inhalation restent souvent à côté de la personne afin qu'elle puisse se les auto-administrer après un traitement d'inhalothérapie et en cas de besoin.
1.2	Appliquer les principes de l'administration des médicaments, les « cinq bons » (*première vérification*). Vérifier que l'étiquette de la cartouche de médicament correspond à ce qui est écrit sur la feuille d'administration des médicaments (FADM) : nom de la personne, nom du médicament, dose, heure et voie d'administration.	Cette première vérification vise à éviter les erreurs d'administration et permet de détecter une différence éventuelle entre le médicament fourni par le service de pharmacie et la FADM.

ALERTE !

Si l'on a pris l'aérosol-doseur et la cartouche dans le chariot à médicaments, verrouiller celui-ci à l'aide d'une clé ou d'un code, avant de s'en éloigner.	Le verrouillage du chariot prévient le risque qu'une personne se serve sans autorisation.

Étapes		Justifications
Remarque		
	Si le médicament est au chevet de la personne, on apporte la FADM pour faire les vérifications.	Les trois vérifications pour l'administration des médicaments doivent se faire avec la FADM.

2 Préparation du médicament

2.1	Vérifier à nouveau les indications sur la cartouche du médicament avec la FADM en appliquant les cinq bons principes de l'administration des médicaments (*deuxième vérification*).	Cette deuxième vérification permet de détecter une éventuelle erreur d'inattention qui aurait pu se produire au cours de la première vérification.
2.2	Si ce n'est déjà fait, insérer la cartouche de médicament dans la partie la plus longue de l'aérosol-doseur en dirigeant la tige vers l'embout buccal. Dans le cas contraire, s'assurer que la cartouche de médicament est bien insérée dans l'aérosol-doseur.	On s'assure du bon fonctionnement de l'aérosol-doseur.
2.3	Agiter l'aérosol-doseur pendant 3 à 5 secondes.	On fait en sorte que les gouttelettes de médicament soient en suspension, pour une homogénéisation du produit.

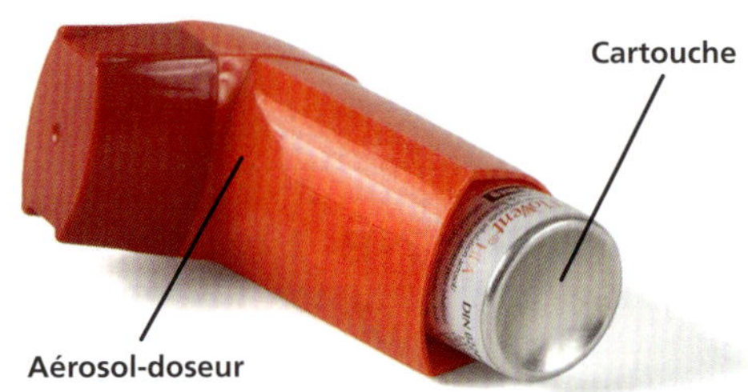

3 Installation de la personne

3.1	Appliquer à nouveau les « cinq bons » (*troisième vérification*). Demander à la personne de se nommer et vérifier son bracelet d'identité. S'assurer de la conformité entre le nom de la personne et le nom du médicament (cartouche) qu'elle doit recevoir selon la FADM.	La double identification assure l'administration du bon médicament à la bonne personne.
3.2	Installer la personne en position de Fowler ou de Fowler haute. Lui demander de pencher légèrement la tête vers l'arrière.	Cette position favorise l'expansion pulmonaire. On favorise l'ouverture des voies respiratoires.

4 Administration du médicament

4.1	Retirer le capuchon protecteur de l'embout buccal de l'aérosol-doseur et guider l'administration du médicament selon qu'il s'agit d'un aérosol-doseur simple ou avec chambre d'inhalation.	
A	AÉROSOL-DOSEUR SIMPLE	
A.1	Demander à la personne d'expirer normalement et lentement par la bouche.	Une expiration lente vide les poumons et permet ensuite une inhalation maximale du médicament.
A.2	Demander à la personne de placer l'embout buccal de l'aérosol-doseur vers le bas et de positionner son index sur la cartouche et son pouce sous l'aérosol-doseur.	La position des doigts permet de bien appuyer la cartouche sur l'aérosol-doseur, pour pousser le gaz à l'intérieur de la cartouche et vaporiser ainsi le médicament en fines gouttelettes.

Étapes	Justifications
A.3 Indiquer à la personne comment positionner l'aérosol-doseur devant ou dans la bouche, selon la méthode d'administration choisie.	

Remarque

Il existe deux méthodes pour administrer un médicament par aérosol-doseur simple : l'administration avec la bouche ouverte ou avec la bouche fermée.	Le choix de la méthode avec la bouche ouverte ou la bouche fermée dépend de la capacité de la personne à coordonner ses mouvements.
Bouche ouverte	
Tenir l'inhalateur à 2 à 5 cm de la bouche et ouvrir grand la bouche.	La méthode avec la bouche ouverte est plus efficace que la méthode avec la bouche fermée. Elle permet une meilleure aspiration du médicament, qui se dépose davantage dans les poumons et moins dans la gorge.

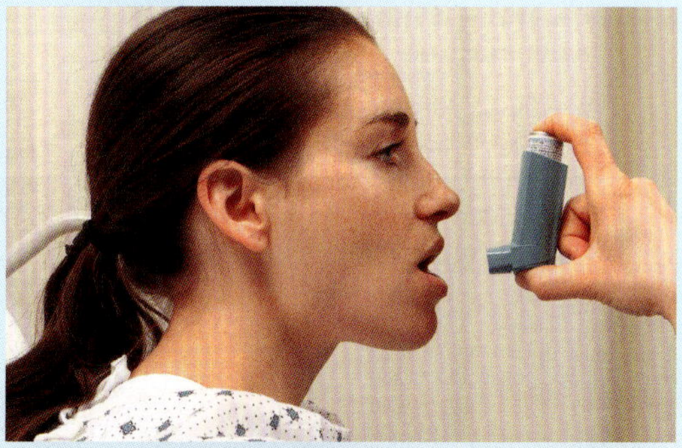

Bouche fermée	
Introduire l'embout buccal de l'aérosol-doseur dans la bouche et l'emprisonner avec les lèvres en évitant les fuites.	Serrer fermement l'embout de l'aérosol-doseur permet d'éviter les fuites d'air et de maintenir la force d'aspiration.

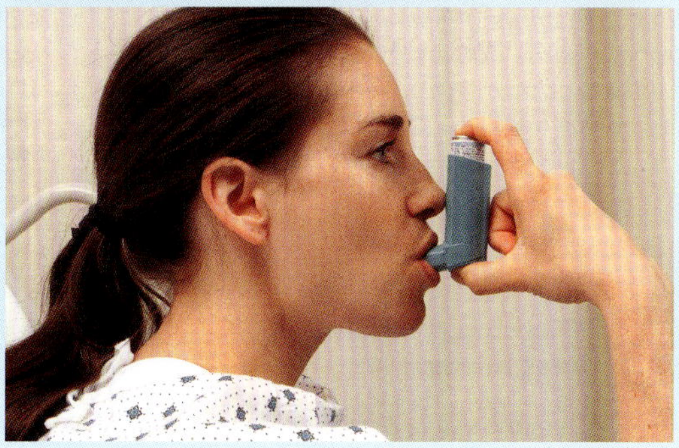

Étapes	Justifications
A.4 Demander à la personne d'**appuyer** une fois sur la cartouche de médicament **et** d'**inspirer simultanément**, lentement et profondément, jusqu'à ce que l'inspiration soit terminée.	La combinaison d'une inspiration lente et profonde et de l'administration de la dose **permet au médicament d'atteindre les poumons**.
A.5 Demander à la personne de retirer l'embout buccal, de fermer la bouche et de retenir sa respiration durant 5 à 10 secondes.	En retenant sa respiration, on permet au médicament de pénétrer plus profondément dans les poumons.
A.6 Inviter la personne à **expirer par le nez**.	En maintenant la bouche fermée et en expirant par le nez, on **maintient le maximum de médicament dans les bronches** et on favorise l'absorption du médicament.

B AÉROSOL-DOSEUR MUNI D'UNE CHAMBRE D'INHALATION

Étapes	Justifications
B.1 Introduire l'embout buccal de l'aérosol-doseur dans l'orifice se trouvant dans la partie distale de la chambre d'inhalation.	

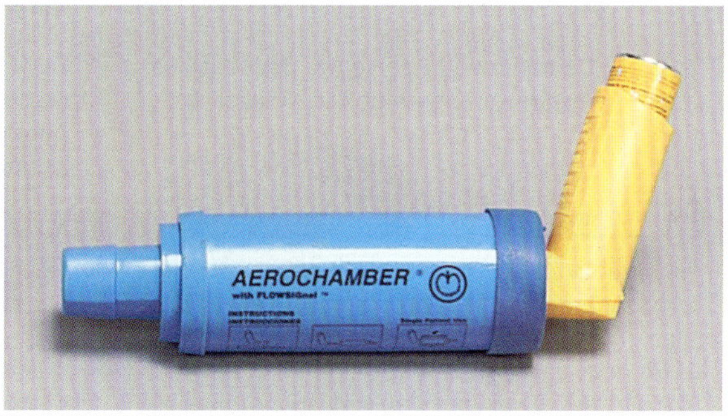

Étapes	Justifications	
Remarque *L'utilisation d'un aérosol-doseur muni d'une chambre d'inhalation se fait toujours avec la bouche fermée.*	Le maintien des lèvres serrées sur l'embout buccal permet de ne pas perdre une partie du médicament qui se trouve en suspension dans la chambre d'inhalation.	
B.2 Indiquer à la personne comment positionner la chambre d'inhalation dans sa bouche ou sur son visage, selon que la chambre a un masque ou non.		
Chambre d'inhalation sans masque Retirer la protection recouvrant la pièce buccale de la chambre d'inhalation, demander à la personne d'introduire celle-ci dans sa bouche et de refermer fermement ses lèvres dessus.	En refermant les lèvres sur la pièce buccale, on maintient la force d'aspiration pour une inhalation efficace du médicament.	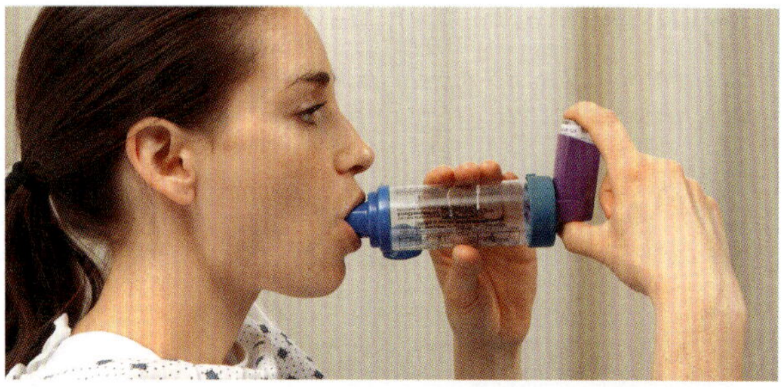
ALERTE! *Pour la chambre d'inhalation sans masque, prendre garde que les lèvres ne couvrent pas les petits orifices se trouvant de chaque côté de la pièce buccale.*	L'obstruction de ces petits orifices diminue l'efficacité de la chambre d'inhalation quant au maintien du médicament en suspension, le temps de l'inhalation.	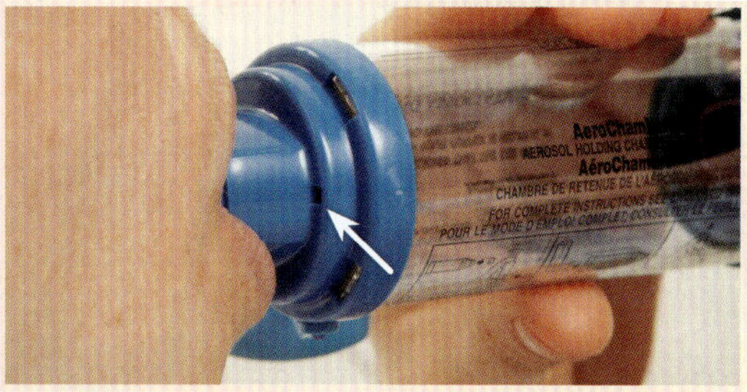
Chambre d'inhalation avec masque Demander à la personne de placer le masque sur son visage de façon à empêcher les fuites d'air entre le masque et le visage.	Les fuites d'air diminueraient la quantité de médicament inhalé.	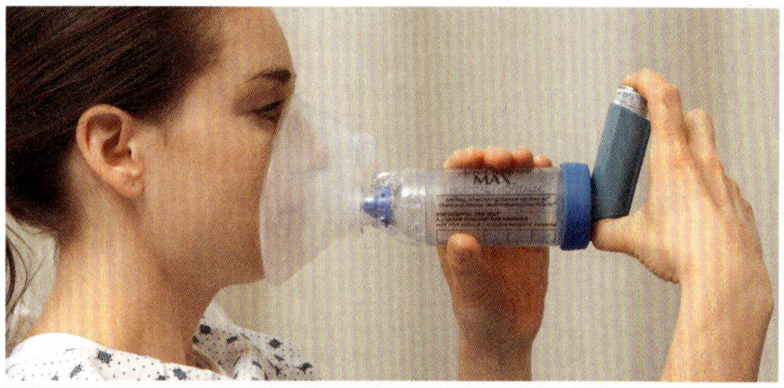
B.3 Demander à la personne d'expirer normalement et lentement dans la chambre d'inhalation.	Une expiration lente vide les poumons et permet une inhalation maximale du médicament.	
B.4 Demander à la personne de **presser une fois sur la cartouche de médicament** de l'aérosol-doseur, pour libérer une dose de médicament, et d'**inspirer lentement et profondément** durant 5 à 10 secondes.	En pressant la cartouche, **on vaporise le médicament** dans la chambre d'inhalation qui le maintiendra en suspension durant environ 10 secondes. Une **inspiration profonde permet au médicament d'atteindre les poumons**.	
B.5 Demander à la personne de retenir sa respiration pendant 5 à 10 secondes.	Le fait pour la personne de retenir sa respiration permet au médicament de pénétrer plus profondément dans les poumons.	
Situation particulière *Si la personne a de la difficulté à respirer profondément ou à retenir son souffle, on lui demande d'inspirer et d'expirer normalement dans la chambre d'inhalation 3 à 4 fois, en gardant les lèvres bien fermées sur la pièce buccale.*	La chambre d'inhalation garde en réserve le médicament vaporisé, pour les personnes ayant une capacité pulmonaire moindre ou des problèmes de coordination ou de préhension.	

Étapes		Justifications	
B.6	Inviter la personne à retirer l'embout buccal de sa bouche et à expirer par le nez.		
4.2	Retirer l'aérosol-doseur de la chambre d'inhalation, si on a utilisé ce dispositif.		
4.3	Remettre en place les protections sur l'embout buccal de l'aérosol-doseur et l'embout buccal de la chambre d'inhalation.	On évite que les embouts buccaux soient en contact avec une surface septique.	
4.4	Ranger le matériel au chevet de la personne ou à l'endroit approprié, selon la situation.		

Ne pas oublier les précautions ainsi que les interventions générales et spécifiques s'appliquant après l'administration d'un médicament au moyen d'un aérosol-doseur.

Ne pas oublier les étapes postexécutoires décrites dans la procédure 1-2.

Quel médicament avez-vous administré en premier à Mme Legault ? Pourquoi ?

RÉDACTION DES NOTES D'ÉVOLUTION

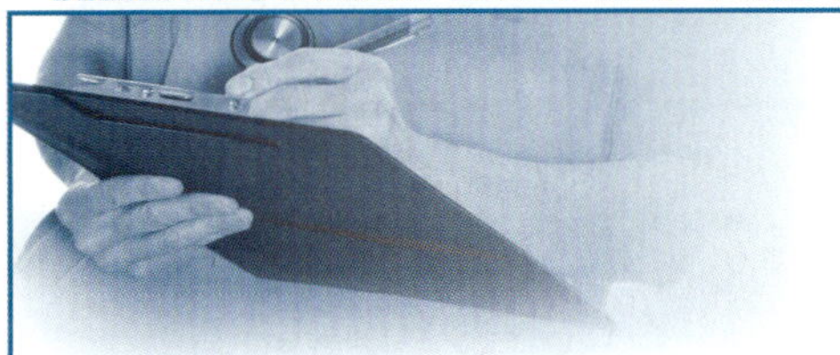

Dossier de Mme Legault

2011-03-28 **10:00** Présence de sibilants et de râles aux deux plages pulmonaires. Tirage intercostal inférieur. SpO_2 92 % à l'air ambiant. R 28/min. Superficielle. ________

10:15 Ventolin 100 mcg, 2 inhalations. ________

10:20 Flovent 250 mcg, 2 inhalations. ________

10:40 Râles toujours présents. R 24/min, SpO_2 96 % à l'air ambiant. ________

________ Noémie Laporte, étudiante inf.

MÉTHODE DE SOINS **7-9**

34 ADMINISTRATION DES MÉDICAMENTS

Application d'un timbre transdermique

Cette méthode de soins explique les procédures à suivre pour appliquer un timbre transdermique (page 329) puis pour le retirer (page 331).

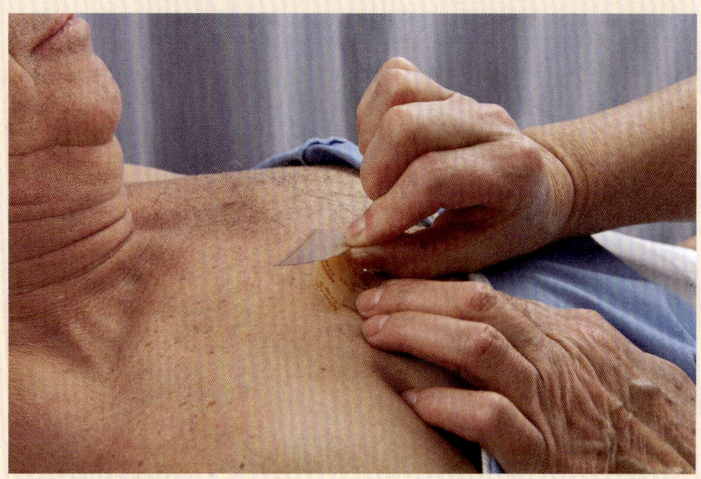

DÉFINITION

Méthode de soins consistant à appliquer sur la peau un médicament se présentant sous la forme d'un timbre transdermique, c'est-à-dire d'une plaque constituée de couches successives du médicament, recouverte d'une pellicule adhésive imperméable et pouvant être ronde, ovale, rectangulaire ou carrée, et à retirer la pellicule adhésive.

CONTEXTE D'EXÉCUTION

BUTS

- Diffuser un médicament lentement et régulièrement, par voie topique.
- Administrer un médicament par voie topique lorsqu'il est mal absorbé par le tractus gastro-intestinal.
- Éviter les voies d'administration nécessitant une injection.

MATÉRIEL ET ÉQUIPEMENT

ARTICLES ESSENTIELS

Documents	Application du timbre	Retrait du timbre
• Feuille d'administration des médicaments (FADM) 1 • Stylo à bille 2	• Débarbouillette humide 3 • Serviette 4 • Timbre transdermique 5	• Débarbouillette 4 • Gants propres 6 • Contenant rigide biorisque 7

ARTICLES FACULTATIFS

	Si la région est poilue: • Paire de ciseaux 8 ***Si la région est huileuse:*** • Eau savonneuse	

Remarque

Le timbre transdermique permet d'administrer un médicament, selon sa classe, sur une période de 12 heures (ex.: pour un antiangineux comme la nitroglycérine) à 7 jours (ex.: pour un analgésique comme le fentanyl).

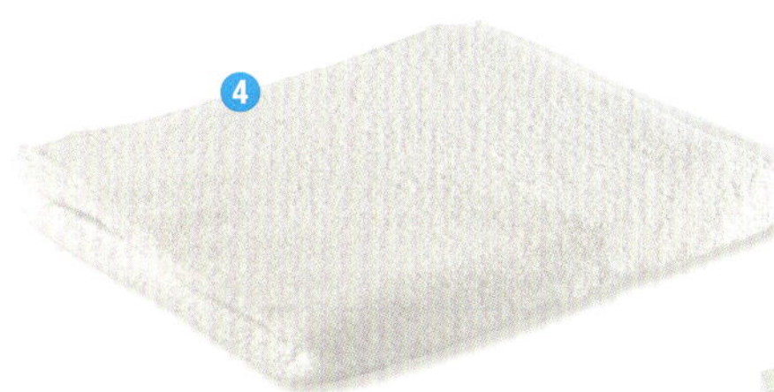

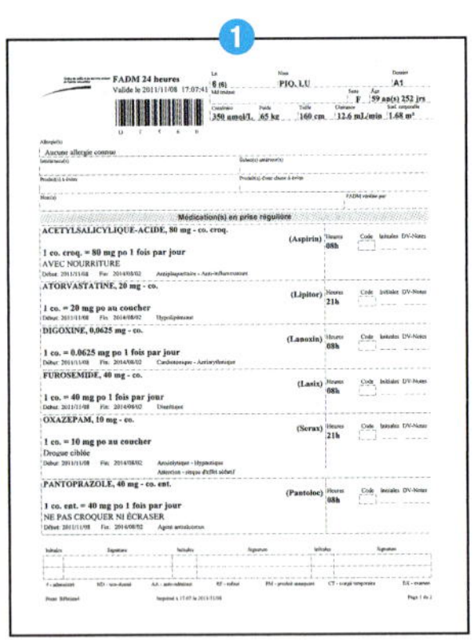

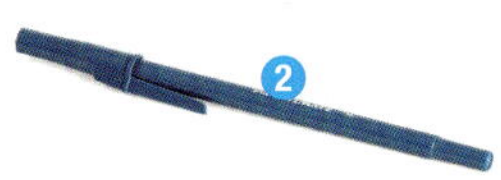

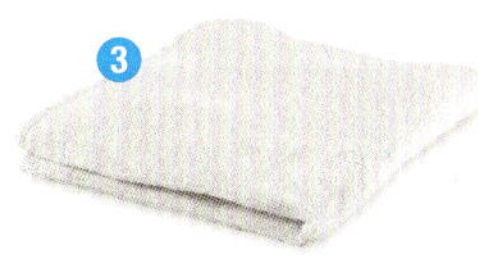

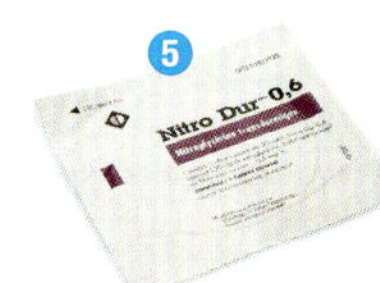

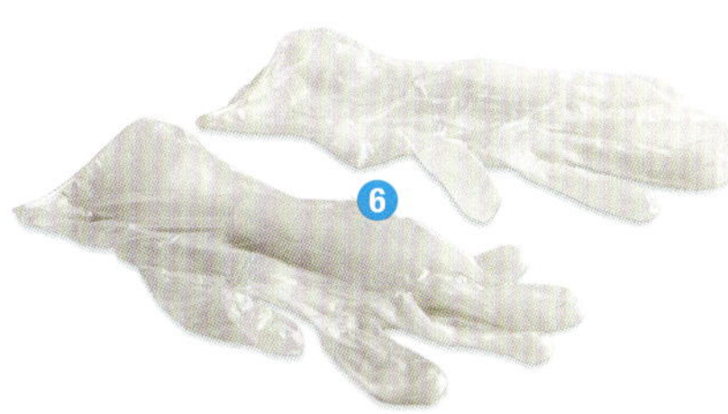

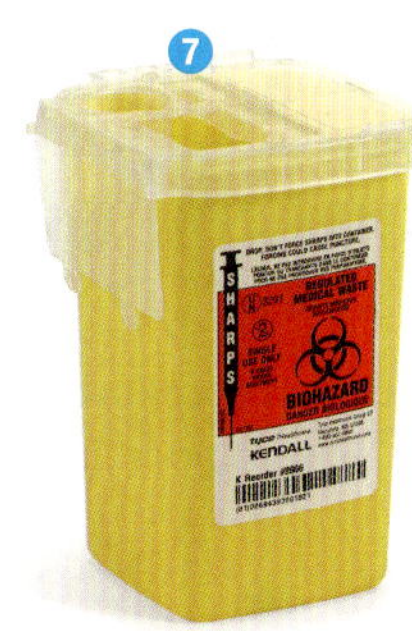

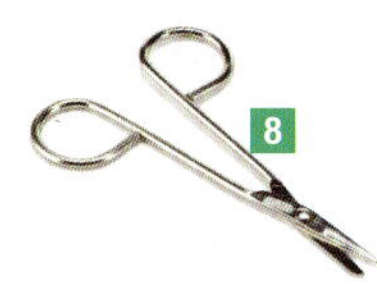

PRÉCAUTIONS ET INTERVENTIONS SPÉCIFIQUES avant l'application d'un timbre transdermique

1. ÉVALUATION

- Examiner les sites cutanés recommandés pour l'application du timbre *afin d'éliminer les zones présentant des lésions, de l'irritation ou des cicatrices qui nuiraient à l'absorption du médicament*.
- Choisir une région sans plis cutanés ni protubérance osseuse, *car la diffusion du médicament ne serait pas uniforme*.

2. INTERVENTIONS

- Vérifier si la peau est propre et exempte d'huile, d'alcool et de parfum. Laver la région au besoin avec de l'eau savonneuse *afin de prévenir le décollement du timbre et l'irritation de la peau*.
- Vérifier si le médicament doit être appliqué sur une région particulière selon les recommandations de la compagnie pharmaceutique *afin de favoriser l'absorption optimale du médicament*.

PRÉCAUTIONS ET INTERVENTIONS SPÉCIFIQUES **après** l'application d'un timbre transdermique

1. INTERVENTIONS

- Changer de site à chaque application ou selon les directives de la compagnie pharmaceutique *afin de prévenir l'accumulation locale du médicament et de préserver l'intégrité de la peau*.
- Vérifier à chaque quart de travail que le timbre adhère bien à la peau *afin de s'assurer de la bonne absorption du médicament par les pores de la peau et afin d'obtenir l'effet thérapeutique désiré*.

2. ENSEIGNEMENT

- Demander à la personne de signaler les éventuels effets indésirables ou toute réaction allergique, *car certaines personnes sont allergiques à un composant du timbre transdermique*.
- Expliquer à la personne qu'elle ne doit pas exposer le site d'application du timbre à la chaleur ou à un contact prolongé avec de l'eau chaude *afin de prévenir une vasodilatation des vaisseaux sanguins qui accélèrerait l'absorption du médicament*.
- Informer la personne que le timbre est imperméable et qu'elle doit le garder lorsqu'elle prend une douche ou un bain *afin que l'absorption du médicament soit constante, pour le maintien de la concentration sérique thérapeutique*.

3. NOTES AU DOSSIER

- Indiquer sur la feuille d'administration des médicaments (FADM) les éléments suivants :
  - Date et heure de l'application du timbre
  - Site d'application
  - Date et heure du retrait du timbre

MISE EN SITUATION

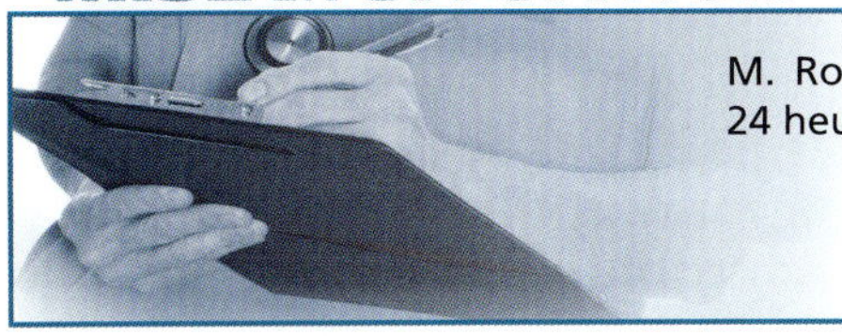

M. Rousseau, âgé de 58 ans, est hospitalisé depuis 24 heures pour un problème d'angine instable.

Ordonnance médicale au dossier

- Nitro-Dur en timbre 0,4 mg die.

PROCÉDURE 7-9-1

APPLIQUER UN TIMBRE TRANSDERMIQUE

Sommaire de la procédure

1. Préliminaires
2. Préparation du site d'application du timbre transdermique
3. Application du timbre transdermique

Pourquoi est-il important de faire une rotation des sites d'application du timbre transdermique ?

Étapes		Justifications
Ne pas oublier les étapes préalables décrites dans la procédure 1-1. **Ne pas oublier les précautions ainsi que les interventions générales et spécifiques s'appliquant avant l'application d'un timbre transdermique.**		
1	**Préliminaires**	
1.1	Prendre le timbre transdermique dans le chariot à médicaments ou dans les casiers à médicaments de la pharmacie.	Le système de distribution des médicaments peut varier d'un établissement à l'autre.

Étapes		Justifications	
1.2	Appliquer les principes de l'administration des médicaments, les « cinq bons » (*première vérification*). Vérifier que les indications sur l'emballage ou la boîte contenant le ou les timbres correspond à ce qui est écrit sur la FADM : nom de la personne, nom du médicament, dose, fréquence et voie d'administration.	Cette première vérification vise à éviter les erreurs d'administration et permet de détecter une différence éventuelle entre le médicament fourni par le service de pharmacie et la FADM.	
1.3	Rassembler le matériel nécessaire.		
1.4	Identifier l'emballage du timbre transdermique (nom de la personne, numéro de chambre et autres renseignements jugés utiles).	L'identification sert d'aide-mémoire lorsqu'une situation imprévue interrompt l'administration. On s'assure ainsi d'administrer le bon médicament à la bonne personne.	
1.5	Vérifier à nouveau les indications sur l'emballage du médicament avec la FADM en appliquant les cinq bons principes de l'administration des médicaments (*deuxième vérification*).	Cette deuxième vérification permet de détecter une éventuelle erreur d'inattention qui aurait pu se produire au cours de la première vérification.	

ALERTE!

Avant de s'en éloigner, verrouiller le chariot à médicaments à l'aide d'une clé ou d'un code.	Le verrouillage du chariot prévient le risque qu'une personne se serve sans autorisation.

2 Préparation du site d'application du timbre transdermique

2.1	Appliquer à nouveau les « cinq bons » (*troisième vérification*). Demander à la personne de se nommer et vérifier son bracelet d'identité. S'assurer de la conformité entre le nom de la personne et le nom écrit sur l'emballage.	La double identification assure l'administration du bon médicament à la bonne personne.	
2.2	Choisir un site dépourvu de poils pour l'application du timbre.	Les poils nuisent à l'adhérence du timbre sur la peau.	

Situation particulière

S'il est impossible de trouver une zone adéquate sans poils, on coupe les poils longs aux ciseaux (ne pas utiliser de rasoir).	L'utilisation d'un rasoir peut irriter la peau.

2.3	Nettoyer la peau avec une débarbouillette mouillée à l'eau claire, et bien assécher.	Le nettoyage de la peau améliore l'adhérence du timbre transdermique.	

3 Application du timbre transdermique

3.1	Sortir le timbre de son emballage.		
3.2	Plier le timbre en deux, les surfaces adhésives, protégées, l'une sur l'autre, pour briser le sceau.	Le fait de plier ainsi le timbre brise le sceau et permet à la pellicule protectrice rigide de se détacher de la partie adhésive du timbre.	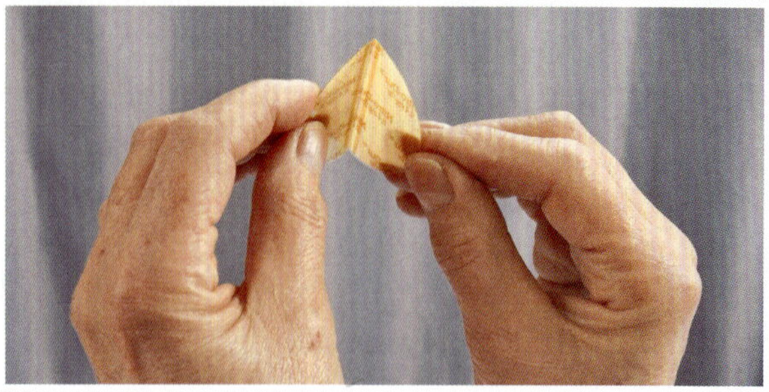

Étapes		Justifications	
3.3	Retirer une première moitié de la pellicule protectrice **sans toucher à la partie adhésive du timbre**.	On découvre la moitié de la surface adhésive du timbre enduite de médicament. Cette méthode évite le contact des doigts avec la substance médicamenteuse du timbre transdermique, ce qui prévient une absorption du médicament.	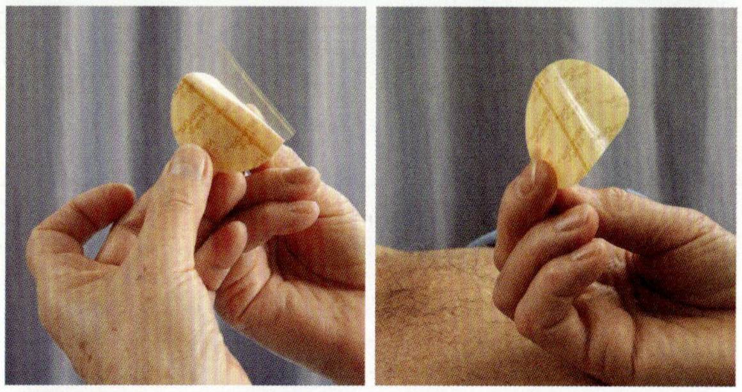
3.4	Appliquer la moitié découverte du timbre sur le site choisi.		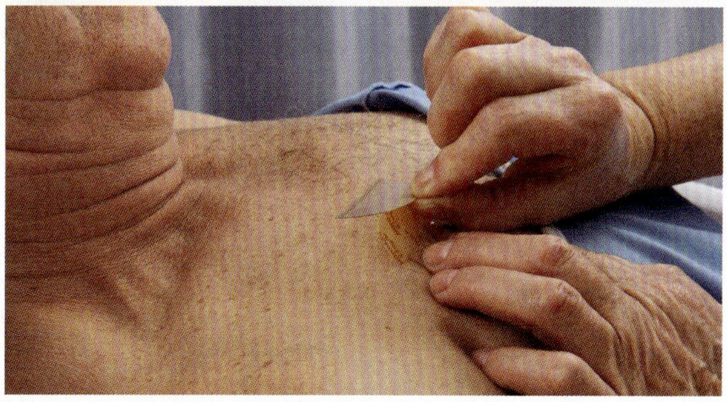
3.5	Soulever l'autre moitié de la pellicule protectrice et coller la partie adhésive du timbre correspondante.		
3.6	Presser le contour du timbre avec l'index, bien le lisser et s'assurer qu'il est exempt de plis ou de bulles d'air. Appliquer la paume de la main sur le timbre pendant environ 30 secondes.	On fait en sorte de bien coller les bords et toute la surface du timbre sur la peau. La pression et la chaleur de la paume de la main contribuent à l'adhérence du timbre sur la peau.	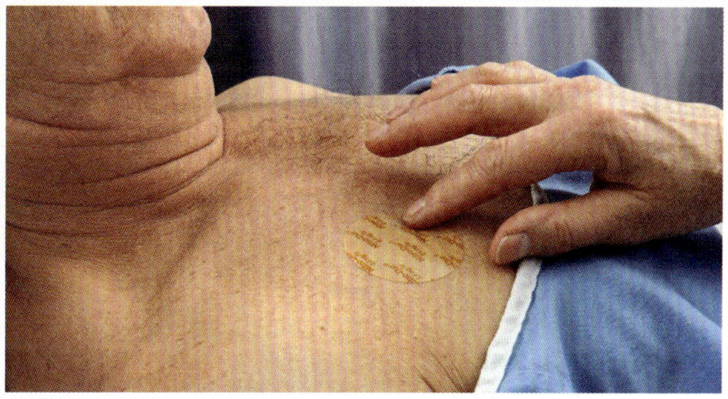
3.7	Se laver les mains avec de l'eau et du savon, et bien les rincer à l'eau claire.		

PROCÉDURE 7-9-2

RETIRER UN TIMBRE TRANSDERMIQUE

Sommaire de la procédure

1. Préparation
2. Retrait du timbre
3. Fin de la procédure

Étapes		Justifications	
1	**Préparation**		
1.1	Rassembler le matériel nécessaire		
1.2	Mettre des gants propres.	Les mains ne doivent pas entrer en contact avec le médicament, car la peau absorberait alors une petite quantité de médicament.	

Étapes		Justifications	
2	**Retrait du timbre**		
2.1	Commencer par décoller les bords du timbre.		
2.2	Décoller le timbre en le tenant par le bord, sans toucher à la partie médicamenteuse.	Les bords d'un timbre transdermique sont habituellement dépourvus de médicament. Le port de gants assure que les mains n'entrent pas en contact avec la partie médicamenteuse du timbre dans l'éventualité où on toucherait plus loin que le bord de la pellicule.	
2.3	Plier le timbre en deux de manière à ce que les surfaces adhésives collent ensemble.	Le timbre ainsi plié, sa partie médicamenteuse ne pourra entrer en contact avec la peau ou une surface quelconque.	
3	**Fin de la procédure**		
3.1	Jeter le timbre dans le contenant rigide biorisque.	On prévient la dispersion du médicament dans l'environnement.	
3.2	Nettoyer la peau de la personne avec une débarbouillette humide.	On enlève les résidus d'adhésif souvent non apparents sur la peau et on préserve la qualité d'absorption de la peau pour les prochaines applications.	
3.3	Retirer les gants en les retournant l'un dans l'autre, puis les jeter.		
3.4	Se laver les mains avec de l'eau et du savon, et bien les rincer.	Le lavage des mains vise à éliminer la présence éventuelle, accidentelle, de médicament sur les mains.	

Ne pas oublier les précautions ainsi que les interventions générales et spécifiques s'appliquant après l'application d'un timbre transdermique.

Ne pas oublier les étapes postexécutoires décrites dans la procédure 1-2.

Quelles consignes M. Rousseau doit-il respecter au moment de prendre sa douche ou son bain ?

RÉDACTION DES NOTES D'ÉVOLUTION

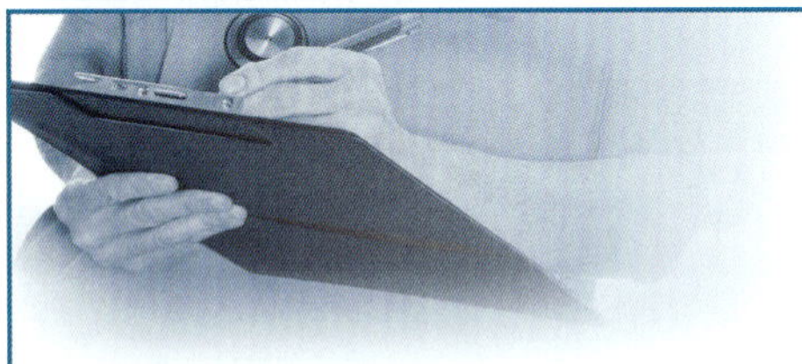

Dossier de M. Rousseau

2011-07-30 **10:00** Aucune douleur rétrosternale, dyspnéique à l'effort. P.A. 160/92. Pls 92/min, irrégulier, amplitude variable. Timbre de Nitro-Dur 0,4 mg, appliqué sur le thorax, sous la clavicule droite. ____________ Amélie Blanchette, étudiante inf.

22:00 Ø DRS. Timbre de Nitro-Dur retiré, site nettoyé. P.A. 148/82. Pls 76/min, irrégulier, pouls bondissant. ____________ Sylvie Legault, étudiante inf.

MÉTHODE DE SOINS **7-10**

34 ADMINISTRATION DES MÉDICAMENTS

7-10

Administration d'un médicament par voie parentérale : préparation de la seringue de médicament

Cette méthode de soins décrit la procédure à suivre pour aspirer de façon stérile, à l'aide d'une seringue, un médicament contenu dans une ampoule (page 335), en utilisant la technique ISAP (isoler, stabiliser, aligner, perforer) et en éliminant les bulles d'air de la seringue. Elle explique également comment aspirer dans une seringue un médicament contenu dans une fiole (page 345), comment aspirer dans une seringue deux médicaments contenus dans deux fioles (page 355) et enfin, dans une situation exceptionnelle, comment remettre la gaine protectrice sur une aiguille contaminée, avec une seule main (page 362).

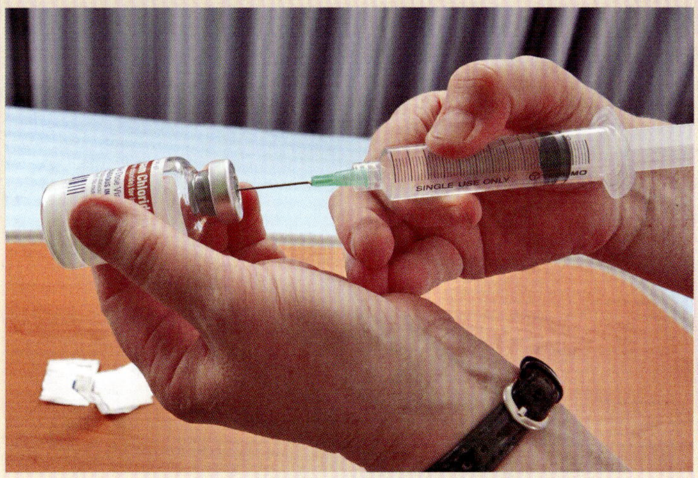

DÉFINITION

Méthode de soins consistant à aspirer dans une seringue, de façon aseptique, la quantité prescrite d'un médicament se présentant sous forme liquide ou sous forme de poudre à diluer et contenu dans ne ampoule, dans une fiole ou dans deux fioles.

CONTEXTE D'EXÉCUTION

BUT

- Préparer une seringue de médicament pour une administration parentérale.

MATÉRIEL ET ÉQUIPEMENT

ARTICLES ESSENTIELS

Documents	Articles de base	Médicament (ampoule)	Médicament liquide (fiole)	Médicament en poudre (fiole)
• Feuille d'administration des médicaments (FADM) 1 • Stylo à bille 2	• Seringue 3 • Aiguille 4 • Étiquette d'identification 5 • Plateau à médicaments 6 • Contenant rigide biorisque[4] 7	• Ampoule 8 • Tampon d'alcool à 70 % 9 • Dispositif sécuritaire pour briser le col de l'ampoule *ou* Compresse 5 x 5 cm non stérile 10	• Fiole avec le médicament sous forme liquide 11 • Tampon d'alcool à 70 % 9	• Fiole avec le médicament sous forme déshydratée 12 • Fiole de solvant, selon le protocole : – Solution de NaCl 0,9 % stérile 13 – Eau stérile 14 • 2 tampons d'alcool à 70 % 9

ARTICLES FACULTATIFS

	Si le médicament est irritant ou s'il tache : • Aiguille additionnelle de même longueur et de même calibre que la première	***Si le col de l'ampoule est difficile à briser :*** • Lime pour ampoule de verre		

4. Contenant rigide biorisque ou autre contenant rigide pour objets pointus et tranchants, selon les politiques en vigueur dans l'établissement.

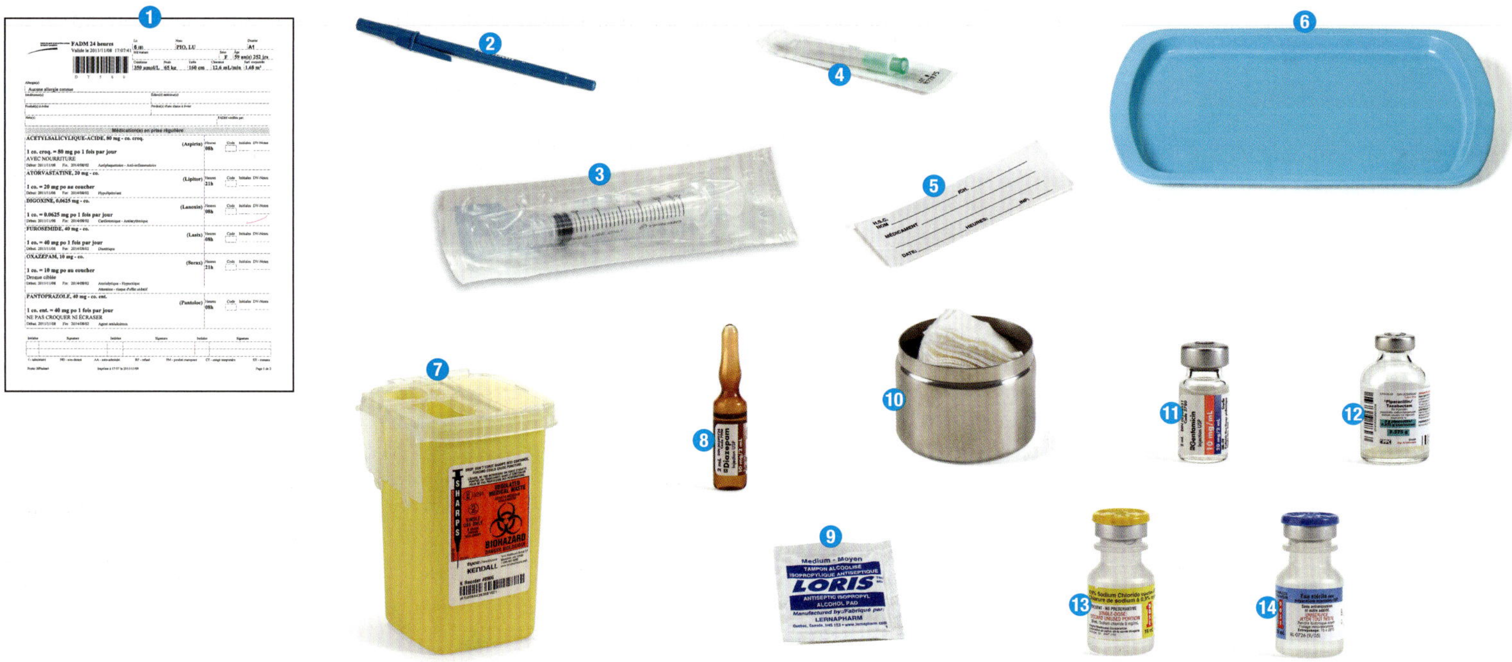

PRÉCAUTIONS ET INTERVENTIONS SPÉCIFIQUES **avant** la préparation d'une seringue de médicament

1. INTERVENTION

- Vérifier si la personne est allergique au latex, *car les fioles sont scellées avec un bouchon en caoutchouc*. Suivre le protocole de l'établissement en cas d'allergie au latex afin de prévenir une réaction allergique.

2. INTERVENTIONS

- Choisir une seringue d'une capacité et d'une précision adaptées au volume et au médicament à administrer *afin de faciliter la préparation du médicament et de faire un prélèvement précis*.
- Sélectionner une aiguille de calibre et de longueur adaptés au type d'injection (ID, SC, IM ou IV[5]), au site d'injection (ex.: IM dans le muscle deltoïde ou le muscle fessier antérieur) et à la morphologie de la personne (masse musculaire, tissu adipeux, etc.) *afin de faire l'injection prescrite, d'administrer le médicament à l'endroit approprié et d'obtenir l'effet thérapeutique désiré dans le temps*.

  Remarque
  Certains auteurs, dont l'Association québécoise d'établissements de santé et de services sociaux (AQESSS, 2011a et b), préconisent l'utilisation de deux aiguilles : une aiguille pour le prélèvement et une deuxième aiguille choisie pour l'injection selon la viscosité et le volume de médicament à administrer ainsi que la morphologie de la personne.
- Prendre les mesures nécessaires pour préparer la seringue de façon aseptique *afin de prévenir l'introduction de microorganismes pathogènes au moment de l'insertion de l'aiguille ou de l'injection*. En cas de doute, considérer l'article comme contaminé ou le geste comme impropre à une préparation aseptique.
- Consulter les livres de référence, les affiches, les tableaux, les directives et autres outils sur les injections disponibles dans l'unité de soins et fournis par le service de pharmacie *afin de savoir exactement comment préparer le médicament à injecter (solvant à utiliser, volume) pour une administration sécuritaire selon la voie prescrite*.
- Inscrire la date de la reconstitution et le dosage du médicament dilué sur la fiole contenant plusieurs doses d'un médicament reconstitué *afin d'assurer le prélèvement de la posologie exacte pour la prochaine dose de médicament*.

5. ID = intradermique ; SC = sous-cutané ; IM = intramusculaire ; IV = intraveineux.

- Rechercher toutes les informations nécessaires sur le mode d'administration intraveineuse, le cas échéant, *afin de permettre une administration sécuritaire du médicament*.
  – Débit de perfusion pour un médicament à injecter dans un sac de perfusion
  – Débit de perfusion pour un minisac
  – Vitesse du miniperfuseur et débit du soluté primaire
  – Volume de solution dans lequel diluer le médicament, dans un perfuseur de précision
  – Dilution et temps d'administration pour une injection directe (en bolus)
- Respecter la dilution recommandée pour la préparation d'un médicament à administrer par voie intraveineuse *afin de ne pas administrer une solution qui pourrait irriter la veine, occasionner de la douleur et provoquer une phlébite*.

PRÉCAUTIONS ET INTERVENTIONS SPÉCIFIQUES **après** la préparation d'une seringue de médicament

1. INTERVENTIONS

- Remiser la quantité de solution restante d'une fiole à doses multiples selon les recommandations du service de pharmacie, pour une réutilisation, en indiquant bien la date et l'heure de l'ouverture ou de la reconstitution selon le cas, ainsi que la concentration de médicament *afin de permettre une bonne utilisation du médicament, sans perte de valeur thérapeutique*. Signer avec ses initiales. Ne jamais conserver le liquide d'une ampoule de médicament pour le prélever plus tard.
- Administrer le médicament préparé dans une seringue dès la préparation terminée *afin de conserver la stabilité du produit et d'obtenir un effet thérapeutique optimal*.
- Respecter le temps d'administration recommandé par le service de pharmacie pour l'injection intraveineuse *afin d'obtenir une administration sécuritaire et de prévenir l'irritation de la veine*.

MISE EN SITUATION

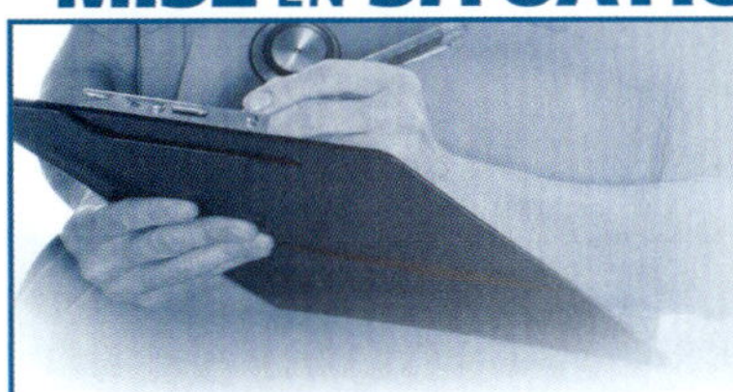

M. Monfort, âgé de 68 ans, souffre d'ostéoarthrite (OA) au genou droit. Il a été opéré pour une arthroplastie. Vous devez administrer sa première dose de médicament.

La FADM indique:
Kefzol (céfazoline sodique) Pd Inj., 1 g
1 vial = 1 g IV miniperfuseur toutes les 8 heures × 5 jours
** STABLE 96 HEURES AU FRIGO **

Le guide d'administration parentérale de l'établissement indique pour ce médicament:
RECONSTITUTION
Fiole de 1 g:
- Pour IM: 2,5 mL d'eau stérile. Volume total 3 mL.
- Pour IV: 9,5 mL d'eau stérile. Volume total 10 mL.

Ordonnance médicale au dossier
- Kefzol 1 g IV tid.

PROCÉDURE 7-10-1

PRÉPARER UNE SERINGUE DE MÉDICAMENT À PARTIR D'UNE AMPOULE

Sommaire de la procédure

1 Préliminaires
2 Préparation de l'ampoule
3 Assemblage de la seringue et de l'aiguille
4 Bris du col de l'ampoule
5 Prélèvement du médicament
6 Retrait des bulles d'air
7 Ajustement de la dose de médicament
8 Étiquetage de la seringue
9 Rangement du matériel

De quelles informations avez-vous besoin pour préparer le médicament, afin de faire une administration sécuritaire ?

Étapes		Justifications	
Ne pas oublier les étapes préalables décrites dans la procédure 1-1. **Ne pas oublier les précautions ainsi que les interventions générales et spécifiques s'appliquant avant la préparation d'une seringue de médicament.**			
1	**Préliminaires**		
1.1	Prendre le médicament dans le chariot à médicaments, dans les casiers à médicaments de la pharmacie ou dans le réfrigérateur, s'il y a lieu, et le placer sur la surface de travail.	Le système de distribution des médicaments peut varier d'un établissement à l'autre.	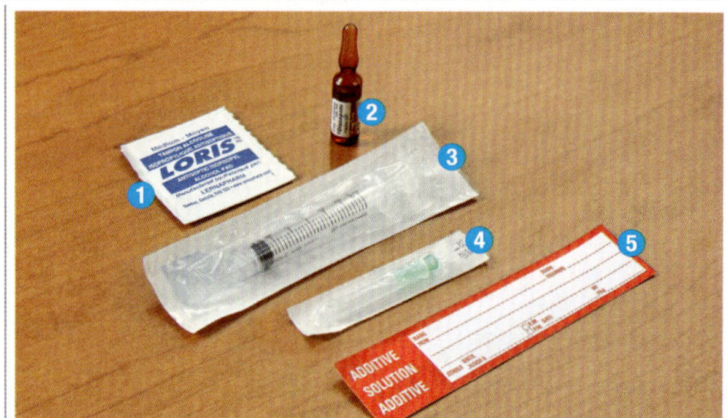
1.2	Appliquer les principes de l'administration des médicaments, les « cinq bons » (*première vérification*). Vérifier que les indications figurant sur l'ampoule correspondent à ce qui est écrit sur la feuille d'administration des médicaments (FADM) : nom de la personne, nom du médicament, dose, heure et voie d'administration. Vérifier sur l'ampoule que le médicament peut être administré par la voie prescrite.	Cette première vérification vise à éviter les erreurs d'administration et permet de détecter une différence éventuelle entre le médicament fourni par le service de pharmacie et la FADM.	
1.3	Calculer le nombre de millilitres ou d'unités de solution à prélever en fonction de la dose à administrer (posologie) : a) Vérifier la concentration de médicament par millilitre de solution. b) Vérifier avec la FADM la dose à administrer (posologie). c) En appliquant la règle de la multiplication croisée[6], calculer le nombre de millilitres à donner et donc à prélever.	On détermine le volume à prélever à partir de la concentration du médicament indiquée sur l'ampoule et de la dose prescrite d'après la FADM, en faisant une règle de trois (produits croisés).	*Exemple* Prescription : Atropine 0,1 mg IV Dose : 0,1 mg Concentration : 0,4 mg/mL Calcul avec la règle de la multiplication croisée 0,4 mg = 1 mL 0,1 mg = ? mL $\frac{1 \text{ mL} \times 0{,}1 \text{ mg}}{0{,}4 \text{ mg}} = 0{,}25 \text{ mL}$ Dose à donner : 0,25 mL
1.4	Rassembler, avec le médicament, tous les articles nécessaires et les placer par ordre d'utilisation sur la surface de travail.	Cette disposition favorise le rappel des étapes et facilite le déroulement de la procédure.	
1.5	Écrire les renseignements pertinents sur l'étiquette d'identification qui sera collée sur la seringue à la fin de la procédure : • Nom de la personne • Numéro de chambre • Nom du médicament, dose et voie d'administration • Date et heure de préparation • Initiales (de la personne qui prépare)	Ces informations servent d'aide-mémoire et permettent la vérification de la solution à administrer afin d'éviter une erreur.	

6. Également appelée « règle de trois » ou « règle des produits croisés ».

Étapes		Justifications
1.6	Vérifier à nouveau les indications sur l'ampoule avec la FADM (*deuxième vérification*) en appliquant les cinq bons principes d'administration des médicaments.	Cette deuxième vérification permet de détecter une éventuelle erreur d'inattention qui aurait pu se produire au cours de la première vérification.

2 Préparation de l'ampoule

2.1	Faire redescendre toute la solution dans la base de l'ampoule en recourant à l'un des moyens suivants : a) Donner une ou plusieurs chiquenaudes sur la tête de l'ampoule. b) Poser l'ampoule sur une surface rigide et la faire tourner rapidement en la tenant par la base. c) Tenir l'ampoule par la tête et faire une rotation rapide du poignet.	On fait redescendre toute la solution dans la base de l'ampoule pour avoir le volume total pour le prélèvement.

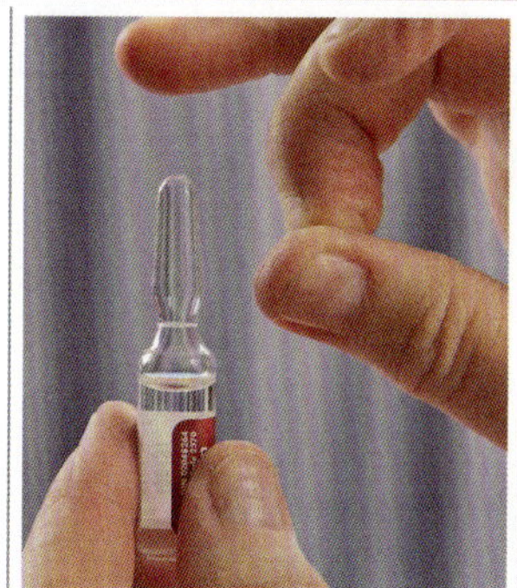

Moyen a

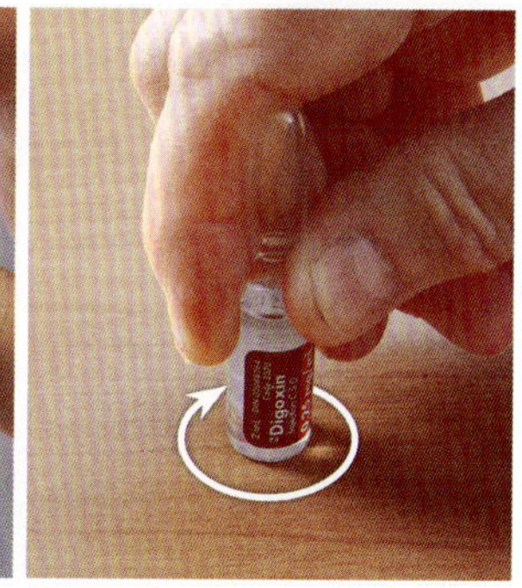

Moyen b

2.2	Sortir un tampon d'alcool à 70 % et nettoyer le col de l'ampoule durant 15 secondes (AQESSS, 2011a). Laisser sécher environ 30 secondes à l'air libre ou jusqu'à évaporation.	On nettoie l'ampoule à l'endroit où elle sera brisée pour éviter que des souillures pénètrent dans l'ampoule.

3 Assemblage de la seringue et de l'aiguille

3.1	Pendant que l'alcool sèche, ouvrir l'emballage de la seringue et sortir la seringue en la tenant par le cylindre. Conserver l'intérieur de l'emballage comme surface propre.	L'intérieur de l'emballage servira de surface propre pour déposer la gaine protectrice de l'aiguille.
3.2	Retirer le capuchon protégeant l'embout, s'il y a lieu, et coincer la seringue à l'intérieur de la main dominante, embout pointé vers le haut.	On maintient l'embout stérile, et on libère l'index et le majeur pour l'étape suivante.
3.3	Pendant que l'alcool sèche, assembler la seringue et l'aiguille de façon aseptique : a) Après avoir ouvert son emballage, sortir la seringue en la tenant par le cylindre. b) Coincer la seringue dans la main dominante, embout dénudé et pointé vers le haut, et ouvrir l'emballage de l'aiguille sur le tiers de la longueur. c) Raccorder l'aiguille à la seringue et visser. d) Déposer la seringue sur son emballage.	On dégage l'embase de l'aiguille de façon aseptique, pour la raccorder à la seringue.

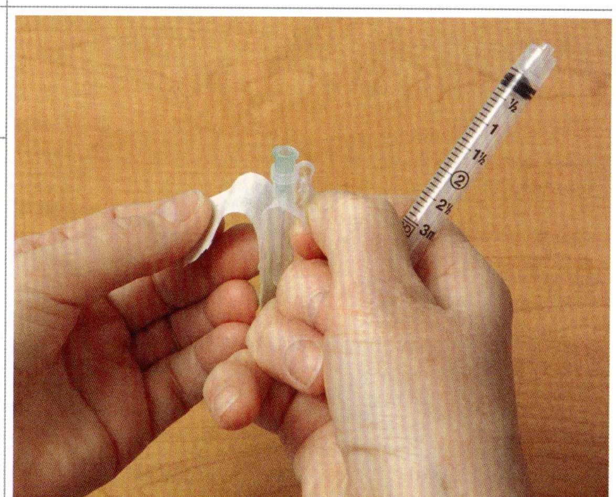

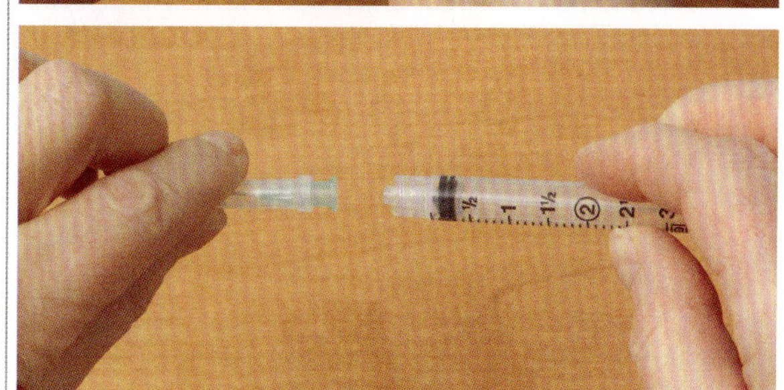

Étapes	Justifications	
Remarque		
Il existe sur le marché des aiguilles de calibre 19 avec filtre intégré de 5 microns pour filtrer les particules de verre qui pourraient se retrouver dans le médicament au moment du bris de l'ampoule.	Les particules de verre peuvent causer la contamination microbienne du contenu de l'ampoule, et les particules de verre injectées pourraient être la cause de microembolies, de phlébite de perfusion, d'inflammation, etc. (AQESSS, 2011a).	
Si la seringue a un embout coulissant, on la raccorde à l'aiguille en poussant sur la seringue et en tournant d'un quart de tour.	Le mouvement simultané de pousser et de tourner d'un quart de tour verrouille l'aiguille à la seringue.	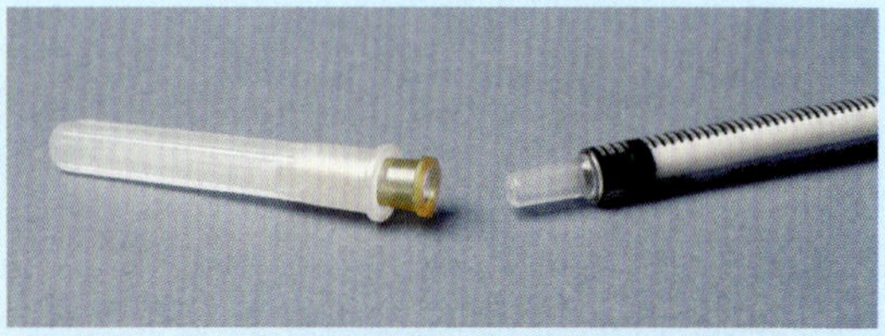 **Seringue à embout coulissant (non *Luer Lock*)**

4 Bris du col de l'ampoule

Remarque		
On ouvre l'ampoule au moment de prélever le médicament seulement.	On réduit au minimum le temps d'exposition à l'air ambiant.	
4.1 Briser le col de l'ampoule en recourant à l'un des moyens suivants : • Insérer la tête de l'ampoule à l'intérieur d'un dispositif sécuritaire pour briser le col. *ou* • Insérer la tête de l'ampoule à l'intérieur de l'emballage de l'aiguille jusqu'à dépasser le col. *ou* • Saisir la tête de l'ampoule avec une compresse 5 × 5 cm non stérile de façon à couvrir le col.	On protège les doigts d'une coupure accidentelle en utilisant l'intérieur de l'emballage de l'aiguille ou une compresse.	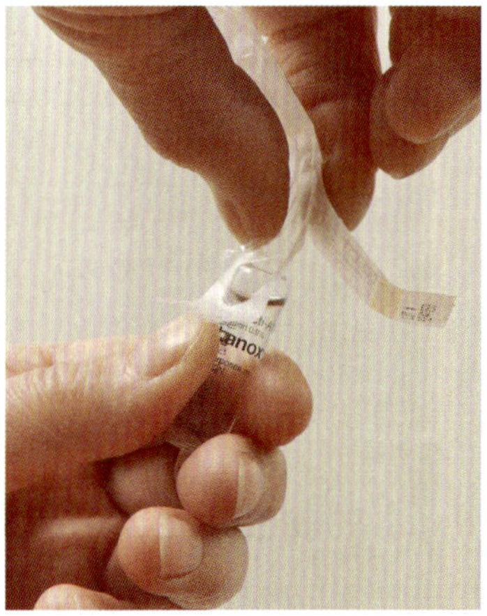
ALERTE!		
On ne doit pas utiliser un tampon d'alcool pour se protéger les doigts au moment de briser le col de l'ampoule.	L'alcool pourrait pénétrer dans l'ampoule au moment de l'ouverture et altérer le médicament.	
4.2 Tenir fermement à la fois la tête de l'ampoule entre le pouce et l'index de la main dominante, et le corps de l'ampoule avec le pouce et l'index de l'autre main.		
4.3 Faire un mouvement sec avec la main dominante, dans la direction opposée à soi, comme pour essayer de plier le col vers soi.	La tenue ferme et le mouvement sec permettent de briser le col de l'ampoule, qui a une ligne ou un point de brisure facilitant cette étape.	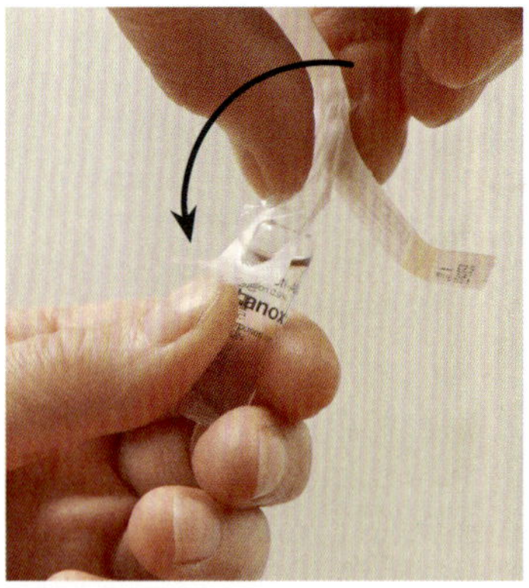

Étapes		Justifications
Situation particulière	*Si l'ampoule n'est pas préentaillée, on utilise une lime et on fait deux ou trois allers et retours sur le col de l'ampoule.*	
4.4	Poser l'ampoule sur une surface plane et jeter la tête dans un contenant rigide biorisque ou dans un autre contenant rigide, selon les politiques en vigueur dans l'établissement. Si le contenant n'est pas à proximité, mettre la tête de l'ampoule de côté, bien visible, pour la jeter dès que possible.	On fait le nécessaire pour prévenir les coupures accidentelles.

5 Prélèvement du médicament

Étapes		Justifications
5.1	Prendre la seringue par le cylindre, puis retirer la gaine protectrice de l'aiguille et la déposer à l'intérieur de l'emballage de la seringue.	
5.2	**Utiliser la technique ISAP** Introduire l'aiguille à l'intérieur de l'ampoule, en appliquant la technique ISAP.	Cette technique permet d'insérer de façon aseptique une pièce à l'intérieur d'une autre avec précaution, tout en contrôlant le mouvement.
	a) **I**SOLER Isoler le col de l'ampoule en saisissant l'ampoule à sa base, entre le pouce, l'index et le majeur de la main non dominante placée à l'envers (les doigts pointant vers la surface de travail), puis en retournant la main.	On isole la pièce ou l'embout raccord femelle pour la mettre en évidence et faciliter l'insertion d'une autre pièce ou d'un embout raccord mâle.
	b) **S**TABILISER Après avoir pris la seringue avec la main dominante, stabiliser cette main ou les doigts de cette main sur l'autre main.	La stabilisation des mains permet la maîtrise d'un mouvement exigeant de la précision, comme l'insertion d'une pièce stérile dans une autre pièce stérile, dans ce cas-ci une aiguille stérile à l'intérieur du col d'une ampoule dont la solution est stérile.
	c) **A**LIGNER Aligner l'aiguille avec le centre de l'ouverture du col de l'ampoule et l'approcher lentement.	L'alignement de l'aiguille avec le centre de l'ouverture du col permet de ne pas toucher les bords extérieurs de l'ampoule, ce qui entraînerait une contamination.
	d) **P**ERFORER (ou **P**ÉNÉTRER) Faire pénétrer l'aiguille à l'intérieur de l'ampoule, **sans toucher à la partie extérieure du col ou du verre**.	L'insertion de l'aiguille à l'intérieur de l'ampoule **se fait de façon aseptique**.

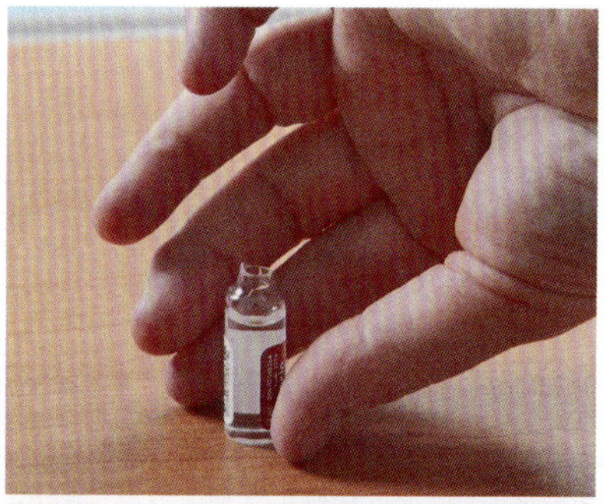

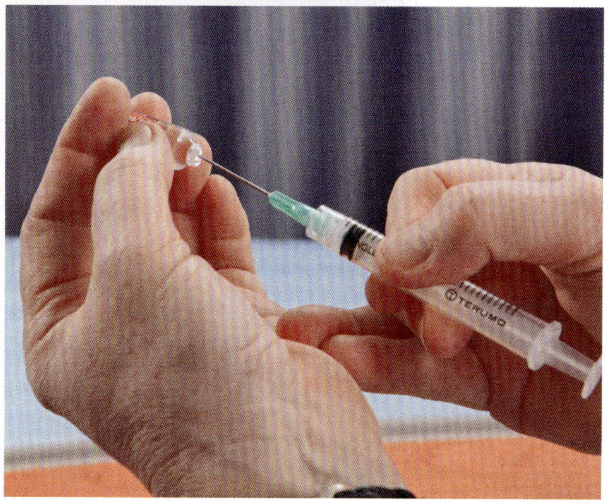

Remarque

L'acronyme ISAP aide à se remémorer les quatre étapes pour insérer stérilement un embout raccord mâle dans un embout raccord femelle, ou une pièce stérile à l'intérieur d'une autre pièce stérile.

Étapes		Justifications	
5.3	Replacer les doigts de la main non dominante :	On replace la main non dominante pour une meilleure préhension de l'ampoule et de la seringue.	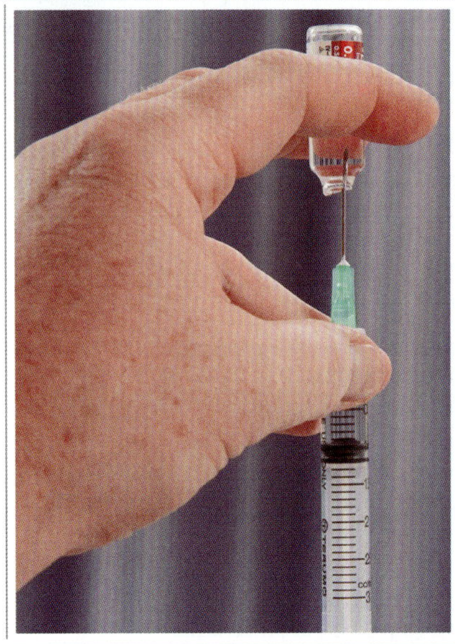
	a) Glisser lentement l'index et le majeur de la main non dominante de part et d'autre de l'ampoule de façon à tenir celle-ci entre ces deux doigts, vers le col brisé.	La main non dominante stabilise seule les deux éléments devenus un ensemble et contrôle l'aiguille pour qu'elle reste au centre du col de l'ampoule. La main dominante se trouve libérée pour tirer le piston et aspirer la solution.	
	b) Saisir la seringue, près de son embout, avec le pouce et l'annulaire de cette même main.		
	c) Retourner complètement l'ampoule en plaçant le col vers le bas. *ou* Pencher l'ampoule selon un angle d'environ 30° en pointant sa base vers le bas.	La surface de tension du col de l'ampoule empêche normalement la solution de s'échapper dans cette position.	

Remarque

On jette toute ampoule souillée par le sang à la suite d'une coupure accidentelle. — Le médicament risque d'être contaminé par du liquide biologique.

5.4	Avec la main dominante, **aspirer** lentement la solution se trouvant à l'intérieur de l'ampoule, tout **en maintenant le biseau de l'aiguille dans le liquide** :	Le biseau de l'aiguille doit toujours être maintenu dans le liquide durant le prélèvement, **pour ne pas accumuler d'air dans la seringue**. Une aspiration trop rapide peut provoquer un écoulement de la solution.	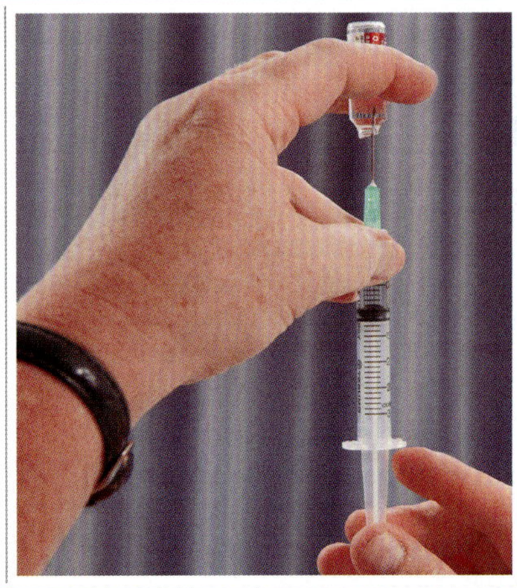
	a) Tenir la poignée du piston entre le pouce et le majeur, et placer l'index sur une ailette de la seringue, **sans toucher à la tige du piston**.	Le mouvement de poussée sur l'ailette aide au mouvement de traction sur le piston.	
	b) Tirer sur le piston tout en poussant sur l'ailette, **sans toucher à la tige du piston**.	Toucher la tige du piston entraînerait une **contamination du piston et du cylindre de la seringue**, et obligerait à changer de matériel.	

ALERTE !

Ne jamais injecter d'air dans une ampoule pendant le prélèvement.

Ne jamais injecter du liquide dans une ampoule pendant l'ajustement de la dose.

L'air ou le liquide injecté briserait la surface de tension du col de l'ampoule qui empêche normalement la solution de s'échapper en position inversée. De plus, la pression créée à l'intérieur de l'ampoule ferait s'écouler le liquide.

5.5	Tout en aspirant lentement la solution, **descendre le biseau de l'aiguille au fur et à mesure que le niveau du liquide baisse** dans l'ampoule.	En maintenant le biseau de l'aiguille dans le liquide, on fait en sorte de **ne pas aspirer d'air** dans la seringue.
5.6	Après avoir prélevé le volume désiré, retirer lentement l'aiguille de l'ampoule sans toucher au bord et déposer l'ampoule.	Une exécution lente permet de maîtriser ce mouvement exigeant de la dextérité.

Situation particulière

Si le médicament a été prélevé avec une aiguille avec filtre intégré, on retire cette dernière et on raccorde l'aiguille appropriée selon le site d'administration du médicament et la morphologie de la personne.

Étapes	Justifications

Situation particulière

Si le médicament se présente dans une fiole à large ouverture, une fois le bouchon retiré, on prélève le médicament de la façon suivante :

Si l'on retournait la fiole à large ouverture, la solution coulerait à l'extérieur, et on perdrait une partie du médicament.

a) Tenir fermement la tête de la fiole entre le pouce et l'index de la main dominante, et le corps de la fiole avec le pouce et l'index de l'autre main.

b) Faire un mouvement sur le côté avec la main dominante pour retirer le bouchon, et poser celui-ci sur le côté, sur une surface propre.

Les mains sont placées près de l'endroit précis où l'on doit enlever le bouchon.

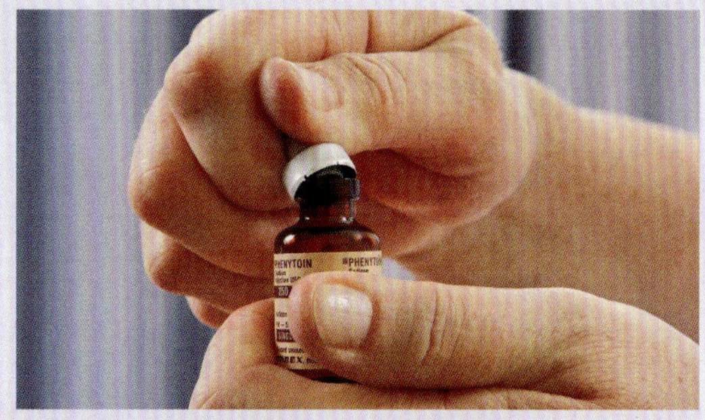

c) Pencher la fiole selon un angle d'environ 30°.

d) Insérer l'aiguille dans la fiole, en dirigeant le biseau vers le bas, en diagonale.

e) Aspirer lentement la solution en maintenant toujours le biseau de l'aiguille dans le liquide.

L'angle de 30° et le biseau dirigé vers le bas facilitent le prélèvement de la solution.

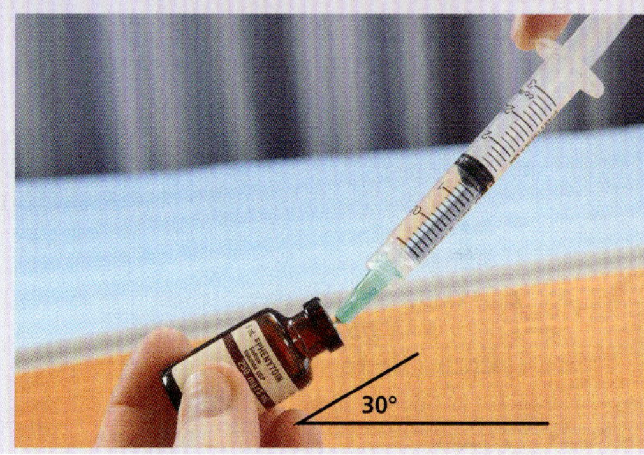

6 Retrait des bulles d'air

Éliminer les bulles d'air à l'intérieur d'une seringue

6.1 Utiliser la ou les méthodes utiles selon la situation.

MÉTHODE A

Avec la colonne de liquide (si des bulles adhèrent à la paroi)

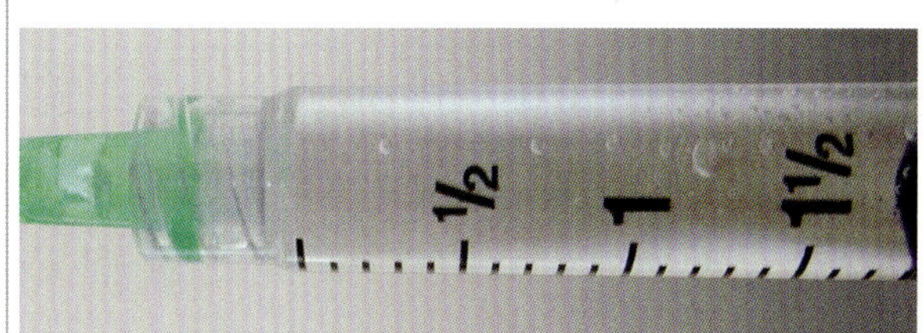

Bulles d'air adhérant à la paroi du cylindre

a) Maintenir la seringue à la verticale, piston vers le bas.

On regroupe les bulles d'air qui se sont formées sur la paroi du cylindre de la seringue. L'air étant plus léger que le liquide, les bulles se retrouvent sur le dessus de la colonne de liquide.

b) Tenir la poignée du piston entre le pouce et le majeur, et appuyer l'index sur l'ailette.

On **évite de contaminer la paroi du cylindre** au moment où la tige pénètre à nouveau dans le cylindre.

Puis pousser sur l'ailette **sans toucher à la tige** tout en tirant lentement sur la poignée du piston.

ou

Tenir la poignée du piston et tirer lentement de façon à créer une colonne d'air au-dessus du liquide.

En tirant lentement sur le piston, les bulles d'air collent à la paroi, se joignant à la colonne d'air au-dessus du liquide.

Cette méthode est particulièrement utilisée lorsque le piston doit être tiré au maximum.

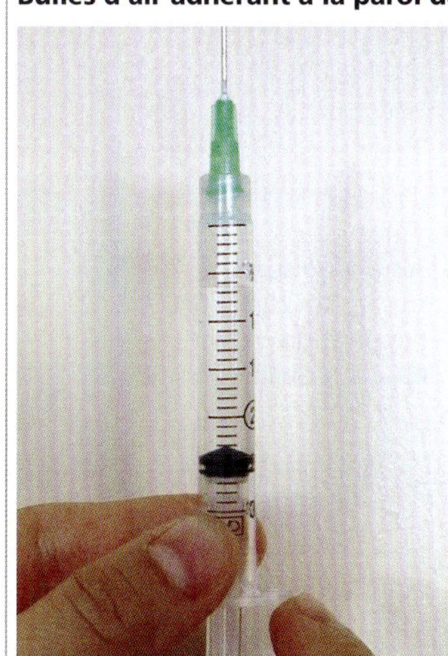

Étapes	Justifications
c) Une fois les bulles d'air accumulées en haut de la colonne de liquide, la seringue maintenue à la verticale, pousser sur le piston jusqu'à ce que l'air disparaisse à l'intérieur de l'embout de la seringue et qu'une goutte commence à perler au biseau de l'aiguille.	Si la seringue n'est **pas verticale, l'air s'accumulera sur le côté, près de l'embase de l'aiguille**.

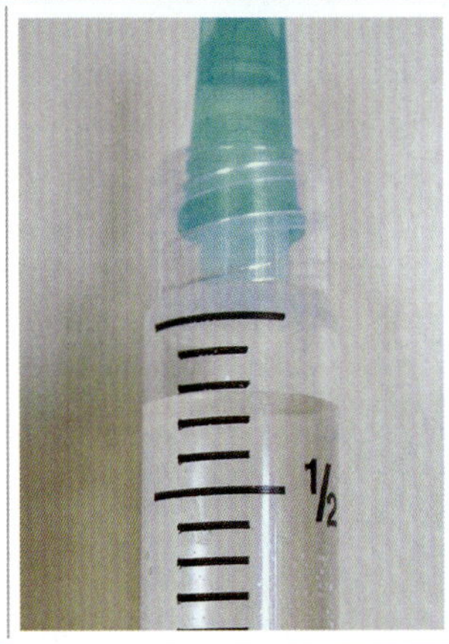

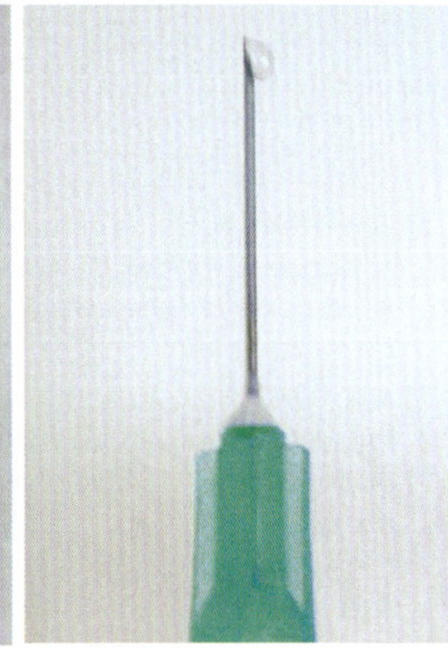

ALERTE!

On doit éviter de laisser couler du liquide sur l'aiguille, sur son embase et sur la seringue.	Si du liquide coulait, il se contaminerait au contact de la seringue, qui n'est pas stérile. Au moment de retourner la seringue, il contaminerait l'aiguille en coulant dessus.

MÉTHODE B

Avec le coup sec (si des bulles adhèrent à la paroi ou à la base du cylindre de la seringue)

Étapes	Justifications
a) Tout en maintenant la seringue en position verticale, pousser sur le piston jusqu'à ce que la solution atteigne l'embout et **qu'il n'y ait plus de colonne d'air** au-dessus de la colonne de liquide.	Il ne faut pas d'air au-dessus du liquide pour **la méthode du coup sec**, car en éliminant des bulles qui se sont formées sur la paroi, on **crée un certain bouillonnement**.
b) **Tenir fermement la seringue** avec la main non dominante.	La tenue ferme de la seringue permet d'**offrir une résistance** au moment du coup sec, pour en augmenter l'efficacité.
c) Placer l'index de la main dominante, ou l'index et le majeur collés, devant la seringue, à 5 à 7 cm, et de façon perpendiculaire, puis donner un coup sec. Attendre le résultat et répéter au besoin.	

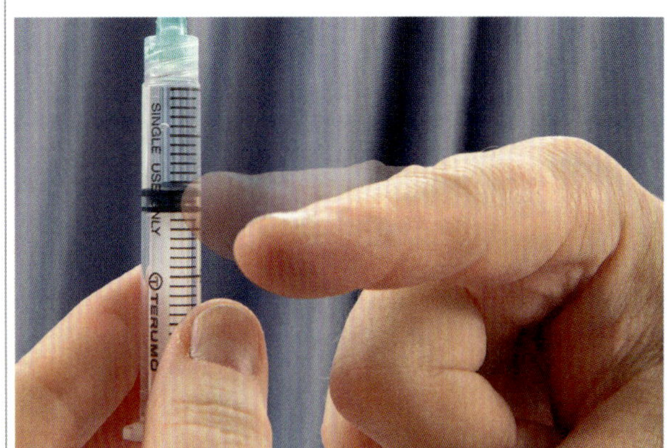

Étapes	Justifications
d) Une fois les bulles d'air disparues, tirer sur le piston sans toucher à sa tige jusqu'à l'apparition d'une colonne d'air au-dessus de la colonne de liquide.	

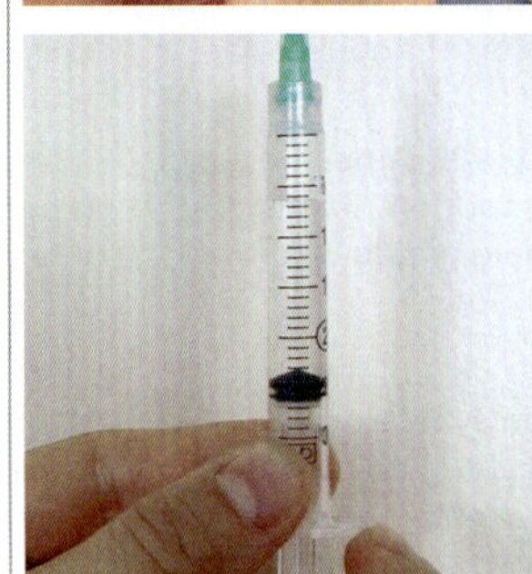

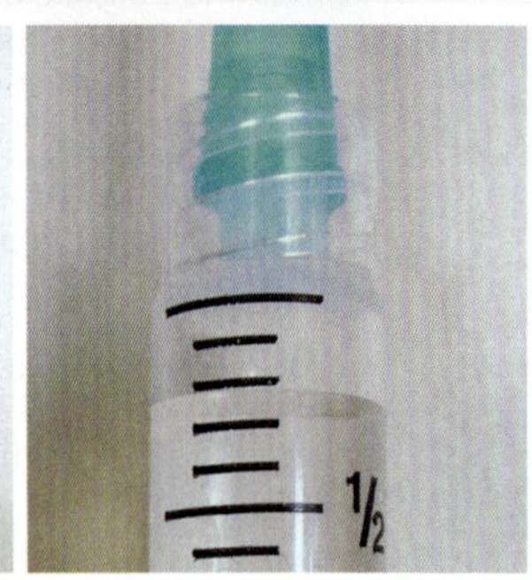

Étapes	Justifications
e) La seringue toujours maintenue à la verticale, pousser sur le piston jusqu'à ce que l'air disparaisse à l'intérieur de l'embout de la seringue et qu'une goutte commence à perler au biseau de l'aiguille.	Si la seringue n'est pas verticale, l'air s'accumulera sur le côté, près de l'embase de l'aiguille.

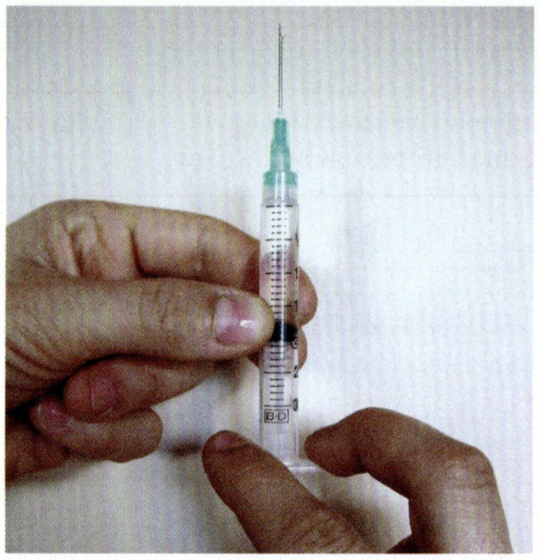

Étapes	Justifications
6.2 Placer la seringue à l'horizontale et vérifier qu'il ne reste plus de bulles d'air sur la paroi en haut du cylindre de la seringue.	L'absence de bulles d'air sur la paroi en haut de la seringue confirme l'efficacité des manœuvres précédentes.

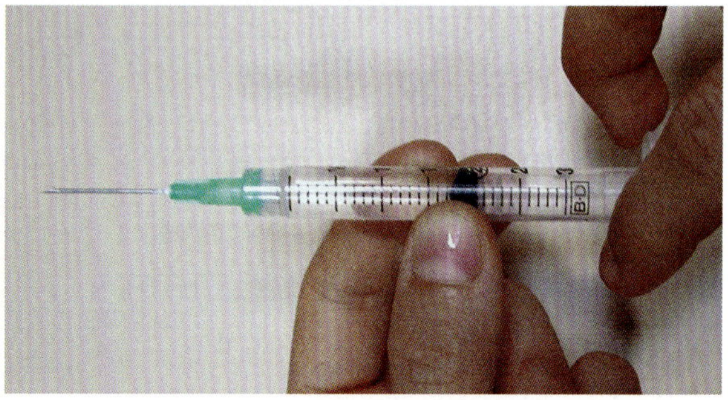

ALERTE!

Il faut toujours faire le vide d'air avant d'ajuster la dose de médicament.

Si l'on ne fait pas le vide d'air avant d'ajuster la dose, l'air se déplace sur le côté du cylindre lorsqu'on met la seringue à l'horizontale.

Dans cette position, lorsqu'on élimine du liquide pour arriver au niveau désiré, l'air étant toujours présent sur le côté du cylindre, on atteint le niveau désiré en ayant des bulles d'air.

Ensuite, lorsqu'on met la seringue à la verticale, on doit chasser les bulles d'air et on finit par ne pas avoir assez de solution.

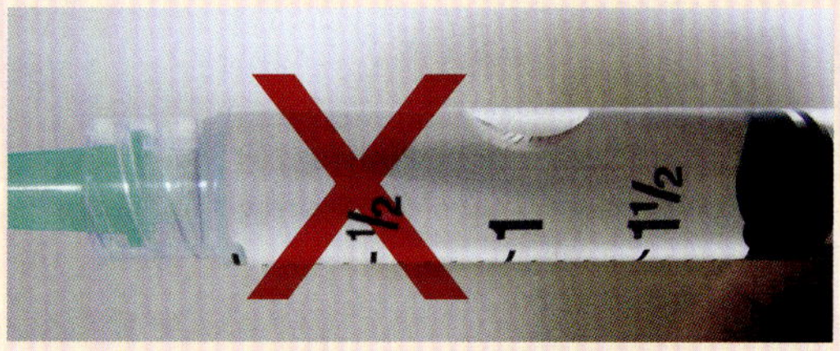

Vide d'air non réussi

7 Ajustement de la dose de médicament

Étapes	Justifications
7.1 Tenir la seringue bien droite, à la verticale, avec l'aiguille pointée vers le haut, de façon à avoir le niveau de liquide à la hauteur des yeux. Vérifier alors si le volume de solution correspond exactement à la dose prescrite.	Une seringue penchée fausserait la lecture de la dose de solution.
7.2 Si le volume de solution est insuffisant, en prélever davantage en reprenant les étapes précédentes. S'il dépasse la dose demandée, l'ajuster de la façon suivante : a) Orienter le biseau de l'aiguille vers le bas et placer la seringue à l'horizontale, au-dessus d'un contenant improvisé.	

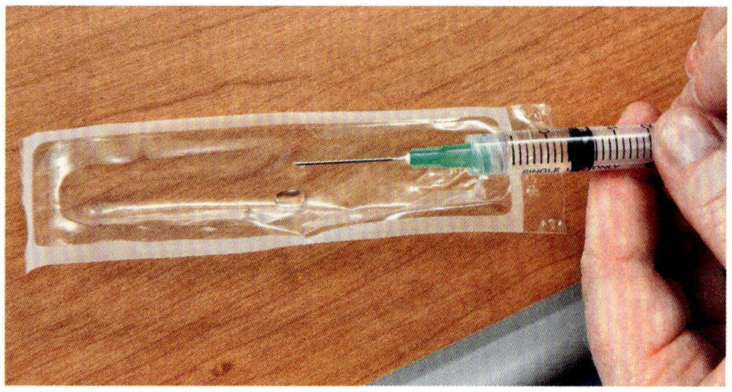

Étapes	Justifications	
b) Pencher la tête au-dessus de la seringue et pousser lentement le piston jusqu'à ce que le niveau de solution arrive exactement à la graduation prévue pour la dose.	Pour une mesure précise, la lecture doit se faire au-dessus du cylindre de la seringue, en face du niveau de liquide.	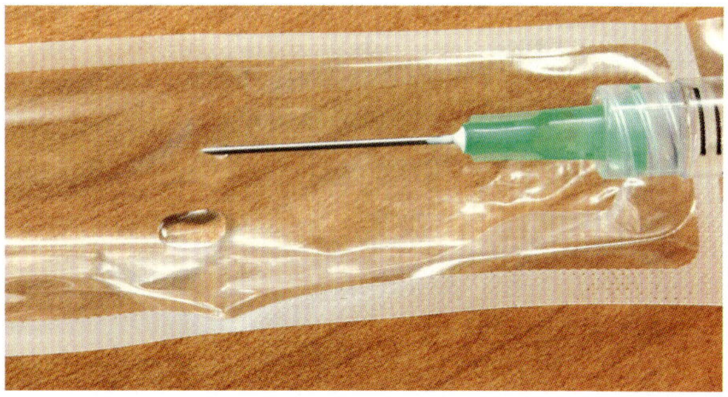

Situation particulière

Lorsque le médicament est irritant ou s'il tache, on change l'aiguille qui a servi au prélèvement de la façon suivante :	Le médicament déposé sur l'extérieur de l'aiguille pourrait tacher ou irriter la peau ainsi que les tissus sous-cutanés au moment de l'insertion de l'aiguille.
a) Tenir la seringue pointée vers le haut et bien droite.	
b) Tirer sur le piston jusqu'à l'apparition d'air dans l'embout de la seringue.	
c) Remettre la gaine protectrice sur l'aiguille et changer l'aiguille.	
d) Tenir la seringue pointée vers le haut et bien droite.	Si la seringue n'est pas verticale, l'air s'accumulera sur le côté près de l'embout de la seringue.
e) Pousser lentement le piston jusqu'à ce qu'une goutte de solution commence à perler au biseau de l'aiguille.	
f) Tirer sur le piston pour aspirer cette goutte.	L'aspiration de la goutte maintient l'extérieur de l'aiguille sec.

7.3	Remettre la gaine protectrice sur l'aiguille en appliquant la technique ISAP.		

8 Étiquetage de la seringue

8.1	Apposer l'étiquette d'identification préparée plus tôt sur la seringue, dans le sens de la longueur sur le côté sans chiffres ou en drapeau sur la gaine protectrice de l'aiguille.	On doit prendre toutes les mesures nécessaires pour éviter toute erreur d'administration des médicaments. L'étiquette servira avant l'administration du médicament à la personne.	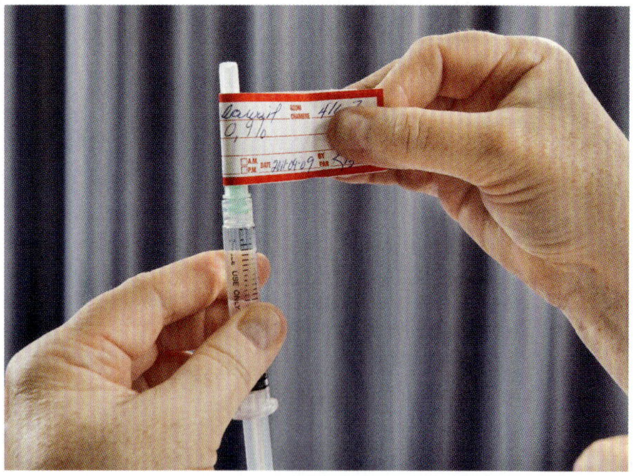
8.2	Appliquer à nouveau les « cinq bons », avec les données de la FADM, les indication figurant sur l'ampoule de médicament et la dose prélevée dans la seringue (*troisième vérification*).	Cette troisième vérification vise à confirmer que les cinq principes ont bien été respectés.	

ALERTE !

Avant de s'en éloigner, verrouiller le chariot à médicaments à l'aide d'une clé ou d'un code.	Le verrouillage du chariot prévient le risque qu'une personne se serve sans autorisation.

Étapes		Justifications	
9	**Rangement du matériel**		
9.1	Déposer la seringue sur un plateau à médicaments si disponible, et ajouter les articles manquants, selon le type d'injection à faire.		
9.2	Jeter l'ampoule et le contenu non utilisé dans un contenant rigide biorisque.	On fait en sorte de limiter le risque de coupure accidentelle.	

Ne pas oublier les précautions ainsi que les interventions générales et spécifiques s'appliquant après la préparation d'une seringue de médicament.

Ne pas oublier les étapes postexécutoires décrites dans la procédure 1-2.

PROCÉDURE 7-10-2

PRÉPARER UNE SERINGUE DE MÉDICAMENT À PARTIR D'UNE FIOLE DE MÉDICAMENT LIQUIDE OU RECONSTITUÉ[7]

Sommaire de la procédure

1. Préliminaires
2. Préparation de la ou des fioles
3. Assemblage de la seringue et de l'aiguille
4. Prélèvement du solvant (médicament en poudre seulement)
5. Injection du solvant dans la fiole de médicament (médicament en poudre seulement)
6. Dissolution du médicament (médicament en poudre seulement)
7. Prélèvement du médicament liquide ou reconstitué
8. Retrait des bulles d'air
9. Ajustement de la dose de médicament
10. Étiquetage de la seringue
11. Rangement du matériel

Étapes		Justifications	
	Ne pas oublier les étapes préalables décrites dans la procédure 1-1. **Ne pas oublier les précautions ainsi que les interventions générales et spécifiques s'appliquant avant la préparation d'une seringue de médicament.**		
1	**Préliminaires**		
1.1	Prendre le médicament et, s'il y a lieu, le solvant dans le chariot à médicaments, dans les casiers à médicaments de la pharmacie ou dans le réfrigérateur, et le placer sur la surface de travail.	Le système de distribution des médicaments peut varier d'un établissement à l'autre. Un médicament déjà reconstitué est conservé au réfrigérateur pendant une période limitée.	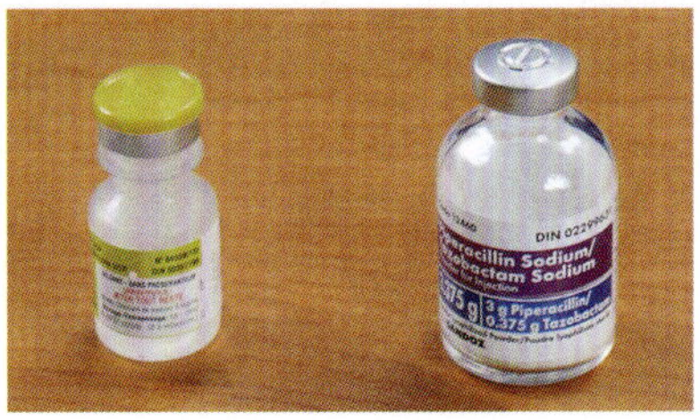
1.2	Appliquer les principes de l'administration des médicaments, les « cinq bons » (*première vérification*). Vérifier que les indications figurant sur l'étiquette de la ou des fioles correspondent à ce qui est écrit sur la FADM : nom de la personne, nom du médicament, dose, heure et voie d'administration. Vérifier sur la fiole que le médicament peut être administré par la voie prescrite.	Cette première vérification vise à éviter les erreurs d'administration et permet de détecter une différence éventuelle entre le médicament fourni par le service de pharmacie et la FADM.	

7. La reconstitution d'un médicament consiste à ajouter un solvant à un médicament en poudre pour le rendre sous forme liquide avant de l'administrer.

Étapes		Justifications	
	Médicament en poudre Pour un médicament en poudre, vérifier en plus les recommandations du service de pharmacie ou du fabricant pour la reconstitution du médicament : type et volume de solvant à utiliser.	Le respect du type de solvant assure la compatibilité avec le médicament. Le prélèvement exact du volume de solvant permet d'obtenir la dilution requise.	
1.3	Calculer le nombre de millilitres de médicament liquide ou de médicament reconstitué à prélever en fonction de la dose à administrer (voir l'étape 1.3 de la procédure 7-10-1, p. 336). **Médicament en poudre** Garder en tête le nombre de millilitres du solvant recommandé nécessaires à la reconstitution du médicament.	On détermine le volume à prélever à partir de la concentration du médicament indiquée sur la fiole et de la dose prescrite d'après la FADM, en faisant une multiplication croisée.	*Exemple* Prescription : Mefoxin 500 mg q6h Dose : 500 mg Concentration : l'addition de 10 mL d'eau stérile dans une fiole de 1 g donne 95 mg/mL Calcul avec la règle de la multiplication croisée 95 mg = 1 mL 500 mg = ? mL $\frac{1 \text{ mL} \times 500 \text{ mg}}{95 \text{ mg}} = 5{,}26 \text{ mL}$ Dose à donner : 5,3 mL
1.4	Rassembler, avec le médicament et éventuellement le solvant, tous les articles nécessaires, et les placer par ordre d'utilisation sur la surface de travail.	Cette disposition favorise le rappel des étapes et facilite le déroulement de la procédure.	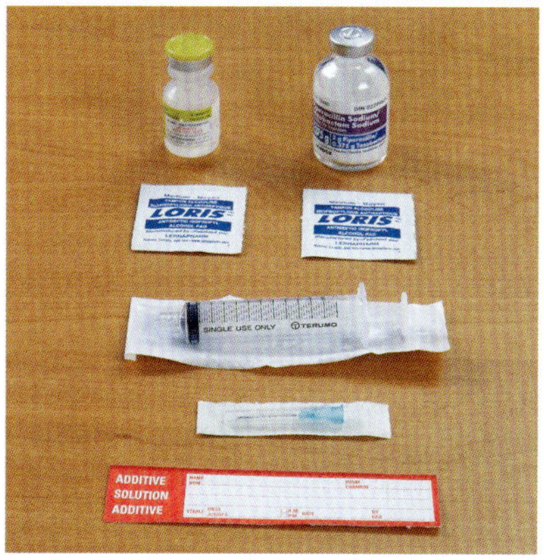
1.5	Écrire les renseignements pertinents sur l'étiquette d'identification qui sera collée sur la seringue à la fin de la procédure : • Nom de la personne • Numéro de chambre • Nom du médicament, dose et voie d'administration • Date et heure de préparation • Initiales (de la personne qui prépare) **Médicament en poudre** Pour la reconstitution d'un médicament sous forme liquide, ajouter la concentration de médicament.	Ces informations servent d'aide-mémoire et permettent la vérification de la solution à administrer afin d'éviter une erreur.	
1.6	Vérifier à nouveau les indications sur la fiole de médicament avec la FADM en appliquant les cinq bons principes d'administration des médicaments (*deuxième vérification*). **Médicament en poudre** Vérifier en outre la quantité et le type de solvant à utiliser pour la reconstitution du médicament, d'après les recommandations du service de pharmacie ou du fabricant.	Cette deuxième vérification permet de détecter une éventuelle erreur d'inattention qui aurait pu se produire au cours de la première vérification.	

Étapes		Justifications	
2	**Préparation de la ou des fioles**		
2.1	Ouvrir grand l'emballage d'un tampon d'alcool à 70 % par fiole, en laissant le tampon en place.		
2.2	Retirer la capsule protectrice de la fiole de médicament liquide ou en poudre et, le cas échéant, de la fiole de solvant. **Médicament en poudre** Donner quelques chiquenaudes sous le bouchon de la fiole.	Les chiquenaudes aident à déloger la poudre qui pourrait rester collée sous le bouchon.	
2.3	Frotter pendant 15 secondes (AQESSS, 2011b) le bouchon de caoutchouc de chaque fiole avec un tampon d'alcool à 70 % différent. Laisser sécher pendant environ 30 secondes à l'air libre ou jusqu'à évaporation. Reposer le ou les tampons.	On nettoie les bouchons de caoutchouc avec de l'alcool au cas où il y aurait eu contamination au moment du retrait des capsules protectrices et dans le cas d'une fiole ouverte.	
3	**Assemblage de la seringue et de l'aiguille**		
3.1	Pendant que l'alcool sèche, assembler la seringue et l'aiguille de façon aseptique (pour plus de détails, voir l'étape 3 de la procédure 7-10-1, p. 337) : a) Après avoir ouvert son emballage, sortir la seringue en la tenant par le cylindre.	La préparation d'un médicament pour administration parentérale se fait de façon stérile.	
	b) Coincer la seringue dans la main dominante, embout dénudé et pointé vers le haut, et ouvrir l'emballage de l'aiguille sur le tiers de la longueur.	On coince la seringue pour maintenir l'embout stérile et pour pouvoir utiliser l'index et le majeur.	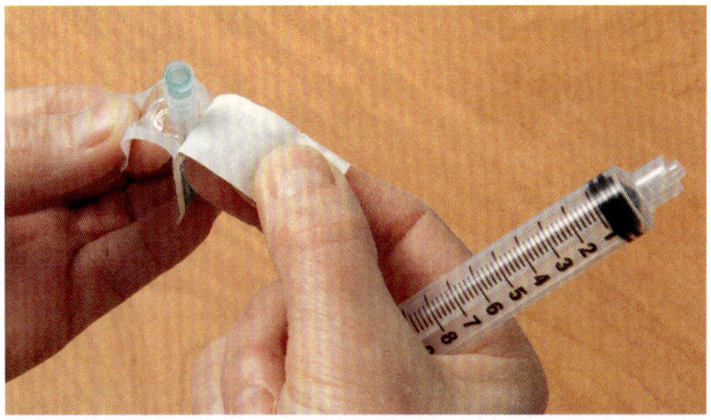
	c) Raccorder l'aiguille à la seringue et visser.		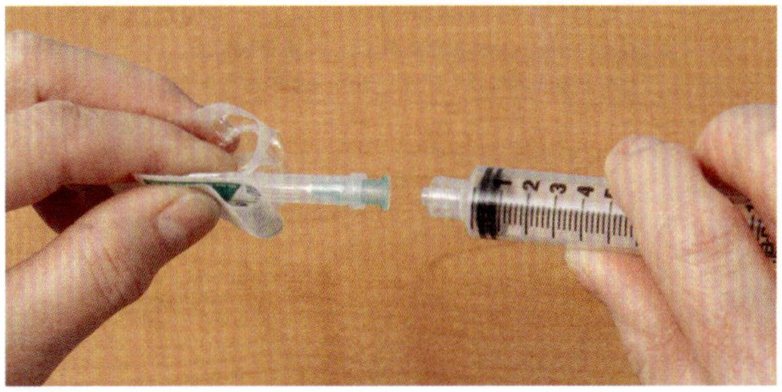
4	**Prélèvement du solvant (médicament en poudre seulement)**		
4.1	Prendre la seringue par le cylindre, puis retirer la gaine protectrice de l'aiguille et la déposer à l'intérieur de l'emballage de la seringue.	Pour demeurer stérile, l'aiguille ne doit pas toucher le bord de la gaine protectrice.	

Étapes		Justifications	
4.2	Aspirer dans la seringue un volume d'air équivalant au volume de solvant (NaCl 0,9 % ou eau) à prélever.	L'air sera injecté dans la fiole et facilitera le prélèvement du solvant, grâce à la pression positive ainsi créée.	
4.3	Saisir la fiole de solvant à sa base, entre le pouce, l'index et le majeur de la main non dominante placée à l'envers, sans toucher au bouchon.		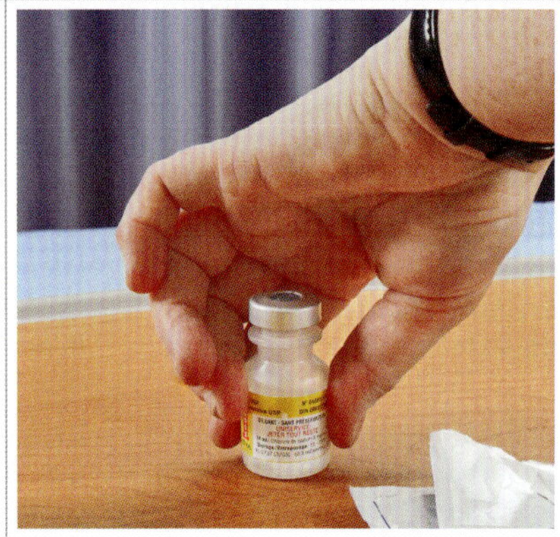
4.4	Retourner la main et tenir solidement la fiole entre les doigts, en dégageant bien le bouchon.		
4.5	Utiliser la technique ISAP (voir la description à l'étape 5.2 de la procédure 7-10-1, p. 339) pour introduire l'aiguille de la seringue, biseau vers le haut, dans la fiole, en perçant la membrane de caoutchouc en son centre.	Étant plus mince, le centre de la membrane de caoutchouc est plus facile à percer.	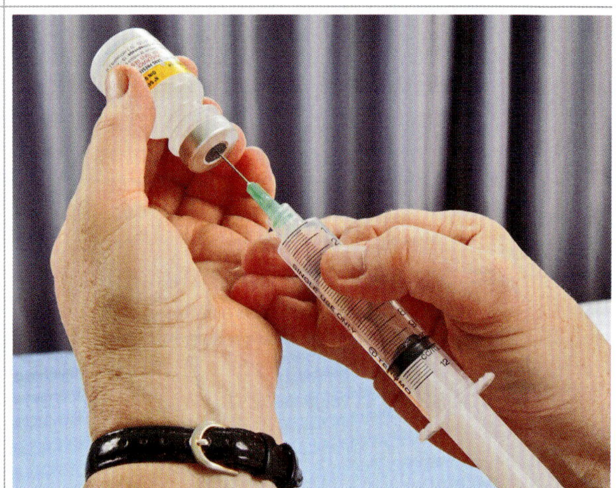
4.6	Replacer les doigts de la main non dominante de manière à tenir le goulot de la fiole ou la fiole elle-même entre l'index et le majeur. Puis saisir la seringue près de son embout avec les trois autres doigts de cette même main.	La main non dominante stabilise seule les deux éléments devenus un ensemble et contrôle à la fois la position de la fiole et la position de l'aiguille. La main dominante se trouve libérée pour injecter l'air et aspirer le solvant.	
4.7	Placer la main dominante en position d'injection, c'est-à-dire le pouce à la base du piston et l'index et le majeur sur les ailettes. Placer la seringue bien droite, à la verticale, les graduations devant les yeux.	La pression à l'intérieur de la fiole fera descendre le piston.	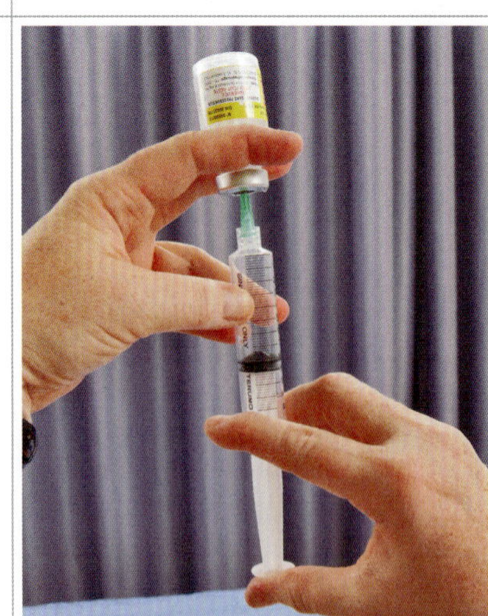

Étapes		Justifications	
4.8	Injecter l'air de la seringue à l'intérieur de la fiole. Dès qu'une résistance un peu plus forte se fait sentir, lâcher le piston et laisser la seringue se remplir. Descendre le biseau de l'aiguille, en repoussant lentement la fiole, au fur et à mesure que le niveau de solution baisse. Répéter ces deux gestes, c'est-à-dire injecter jusqu'à sentir une résistance puis lâcher le piston, le nombre de fois qu'il est nécessaire pour prélever le volume de solvant requis.	L'injection d'air à l'intérieur de la fiole crée une pression positive qui se fait sentir sur le piston. En maintenant le biseau de l'aiguille dans le liquide, on fait en sorte de ne pas aspirer d'air dans la seringue. Cette manœuvre consistant à injecter de petits volumes d'air et à retirer de petits volumes de liquide permet de respecter les changements de pression et de toujours revenir à un équilibre de pression entre la seringue et la fiole. On évite ainsi les éclaboussures qui pourraient atteindre les yeux et la peau et constituer des pertes de liquide.	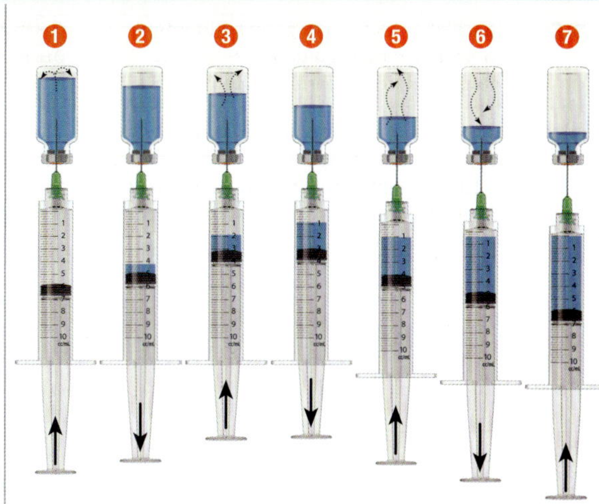
4.9	**MÉTHODE A** **Aiguille à l'intérieur de la fiole** Tenir fermement la seringue à la verticale avec l'aiguille insérée dans la fiole. *ou* **MÉTHODE B** **Aiguille à l'extérieur de la fiole** Retirer lentement l'aiguille de la fiole et déposer la fiole.	La tenue ferme de l'ensemble permet d'offrir une résistance au moment du coup sec donné sur le cylindre pour éliminer les bulles d'air.	
4.10	Éliminer les bulles d'air qui se sont formées sur la paroi ou à la base du cylindre de la seringue en recourant à l'une des deux méthodes décrites à l'étape 6.1 de la procédure 7-10-1 (p. 341).	En prenant la place de la solution, l'air réduit le volume total effectivement prélevé.	
4.11	**MÉTHODE A** **Aiguille à l'intérieur de la fiole** Ajuster le volume de solvant requis en maintenant l'aiguille à l'intérieur de la fiole. *ou* **MÉTHODE B** **Aiguille à l'extérieur de la fiole** Ajuster le volume requis directement au-dessus d'un contenant improvisé (voir la description de l'étape 7 de la procédure 7-10-1, p. 343).		

5 Injection du solvant dans la fiole de médicament (médicament en poudre seulement)

5.1	Saisir la fiole de médicament en poudre à sa base, entre le pouce, l'index et le majeur de la main non dominante placée à l'envers, sans toucher au bouchon.		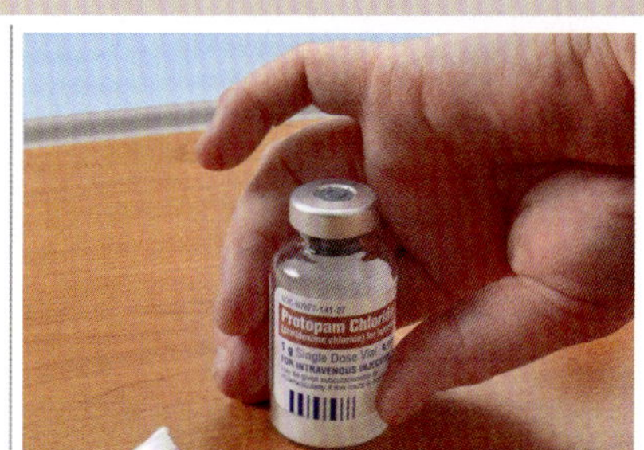

Étapes		Justifications	
5.2	Retourner la main et tenir solidement la fiole, **parallèle au sol**, entre les doigts, en dégageant bien le bouchon.	Cette position **maintient la poudre au fond de la fiole**.	
5.3	Utiliser la technique ISAP (voir la description à l'étape 5.2 de la procédure 7-10-1, p. 339) pour introduire l'aiguille de la seringue, biseau vers le haut, dans la fiole, en perçant la membrane de caoutchouc en son centre.	Étant plus mince, le centre de la membrane de caoutchouc est plus facile à percer.	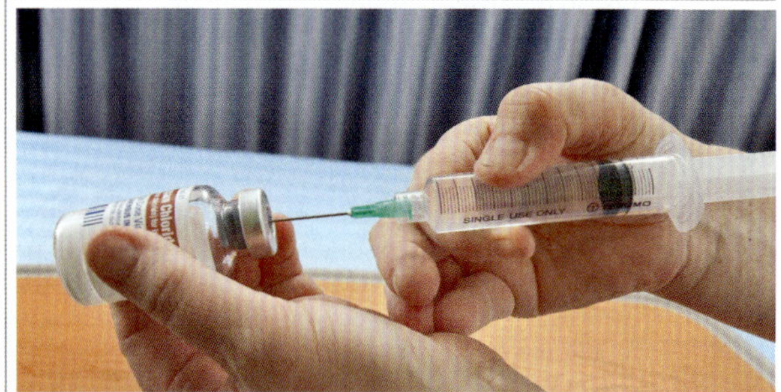
5.4	Abaisser un peu la base de la fiole pour que la poudre reste bien au fond, et injecter le solvant. Dès qu'une résistance se fait sentir, replacer la fiole en position normale, droite, puis lâcher le piston et le laisser ressortir de la seringue. Répéter le nombre de fois qu'il est nécessaire pour injecter tout le solvant dans la fiole, en alternant les deux mouvements : injecter jusqu'à résistance et relâcher le piston. Une fois le solvant injecté dans la fiole, tirer légèrement le piston et le laisser aller.	On équilibre régulièrement la pression entre la fiole et la seringue, en particulier à la fin de l'injection.	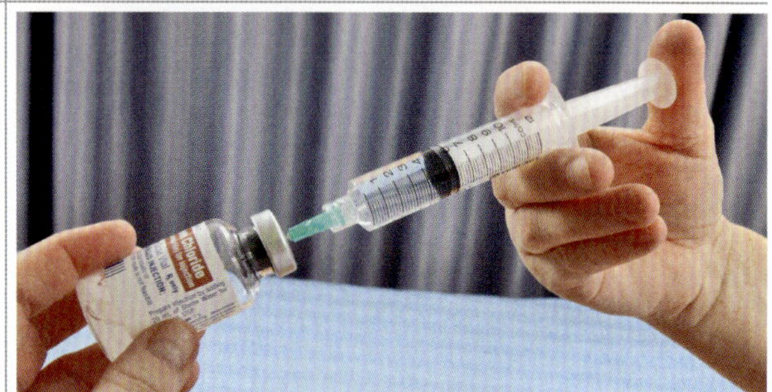 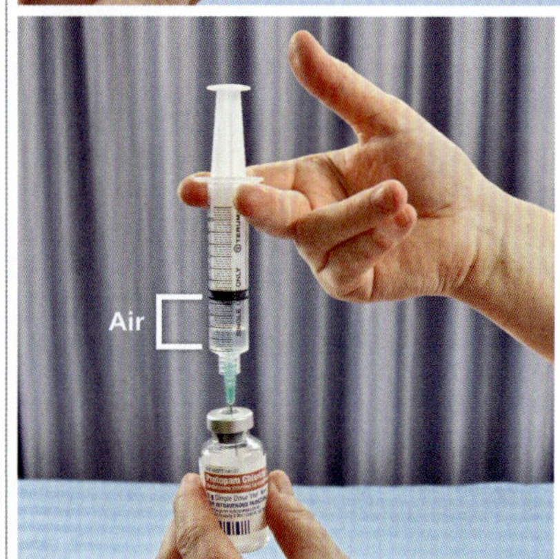
5.5	Retirer lentement l'aiguille de la fiole, déposer la fiole, insérer l'aiguille de façon stérile dans sa gaine protectrice, en appliquant la technique ISAP et déposer la seringue à l'intérieur de son emballage.		

6 Dissolution du médicament (médicament en poudre seulement)

6.1	Prendre la fiole de médicament entre les mains et la faire rouler dans un mouvement de va-et-vient, jusqu'à dissolution complète de la poudre.	On peut faire se dissoudre la poudre sans agiter la fiole.	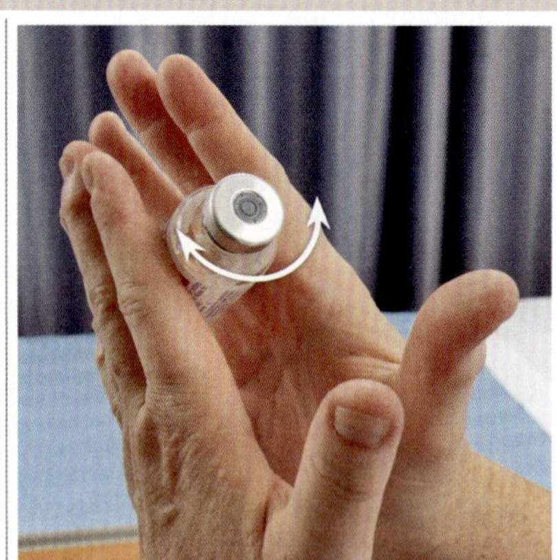

Étapes		Justifications	
6.2	Vérifier s'il reste de la poudre au fond de la fiole et sous le bouchon. Si c'est le cas, continuer à faire rouler la fiole entre les mains.	On fait en sorte d'obtenir la dose complète de médicament.	

Remarque

On ne doit pas agiter la fiole de médicament durant l'étape de dissolution.	Si l'on agite la fiole, on génère des bulles dans la solution et on crée de la mousse, ce qui obligera à attendre avant d'aspirer la solution dans la seringue.

6.3	Placer la fiole devant une source lumineuse et vérifier la limpidité de la solution.	L'administration par voie parentérale exige une solution sans dépôts ni grumeaux.	

Situation particulière

Certains médicaments se trouvent dans une fiole à deux chambres séparées par un bouchon de caoutchouc : la chambre supérieure renferme le solvant et la chambre inférieure, le médicament en poudre. Pour reconstituer le médicament, on procède ainsi :

a) Retirer le capuchon protecteur et presser le bouchon de caoutchouc situé sur le dessus de la fiole. *b) Mélanger le solvant et le médicament jusqu'à dissolution complète de la poudre, en faisant rouler la fiole entre les mains.* *c) Désinfecter le bouchon de caoutchouc avec un tampon d'alcool.*	En pressant le bouchon du haut, on exerce une pression sur le solvant, lequel exerce à son tour une pression sur le bouchon de la chambre inférieure, avant de s'écouler dedans.	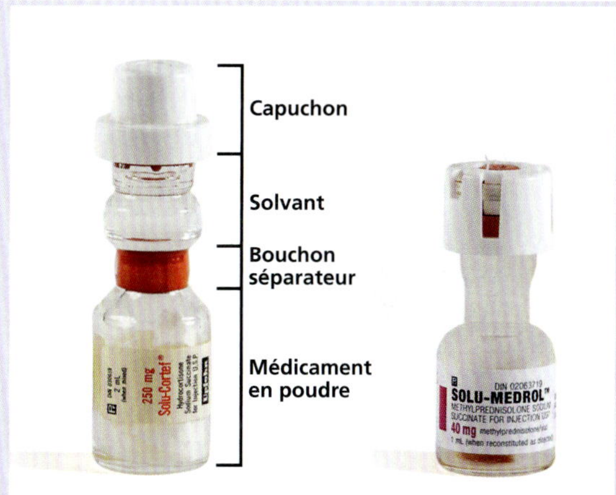

7 Prélèvement du médicament liquide ou reconstitué

7.1	Si le médicament a été reconstitué, prendre un nouveau tampon d'alcool à 70 %. Frotter 15 secondes le bouchon de caoutchouc et laisser sécher pendant environ 30 secondes à l'air libre ou jusqu'à évaporation.		
7.2	Prendre la seringue par le cylindre, puis retirer la gaine protectrice de l'aiguille et la déposer à l'intérieur de l'emballage de la seringue.		
7.3	Aspirer dans la seringue un volume d'air équivalant au volume de médicament à prélever.		
7.4	Saisir la fiole de médicament à sa base, entre le pouce, l'index et le majeur de la main non dominante placée à l'envers, sans toucher au bouchon de caoutchouc.		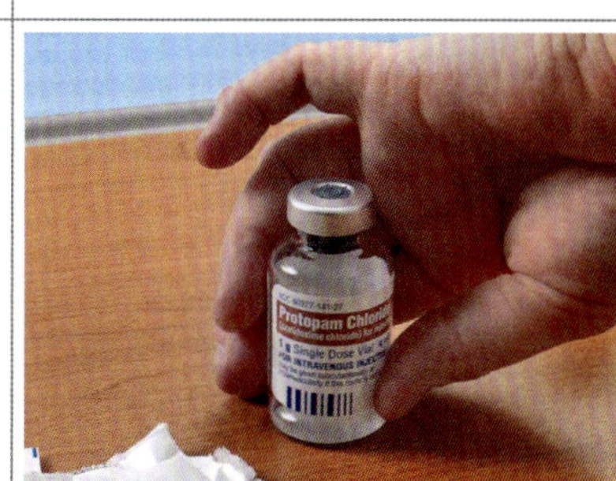
7.5	Retourner la main et tenir solidement la fiole entre les doigts, en dégageant bien le bouchon.		

Étapes		Justifications	
7.6	Utiliser la technique ISAP (voir la description à l'étape 5.2 de la procédure 7-10-1, p. 339) pour introduire l'aiguille de la seringue, biseau vers le haut, dans la fiole, en perçant la membrane de caoutchouc en son centre.	Étant plus mince, le centre de la membrane de caoutchouc est plus facile à percer.	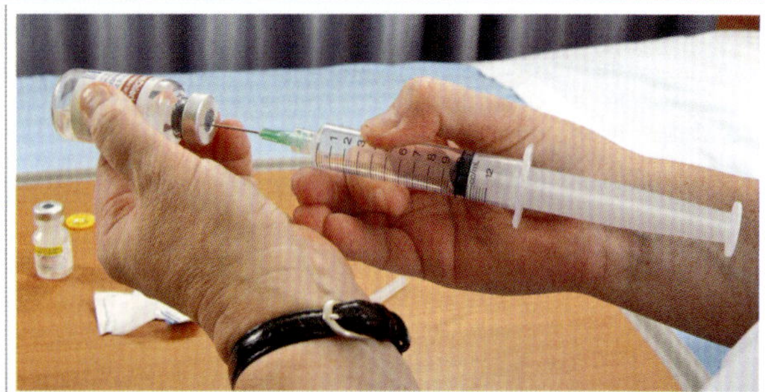
7.7	Replacer les doigts de la main non dominante de manière à tenir le goulot de la fiole entre l'index et le majeur. Saisir la seringue près de son embout avec les trois autres doigts de cette même main.	La main non dominante stabilise seule les deux éléments devenus un ensemble et contrôle à la fois la position de la fiole et la position de l'aiguille. La main dominante se trouve libérée pour injecter l'air et aspirer la solution.	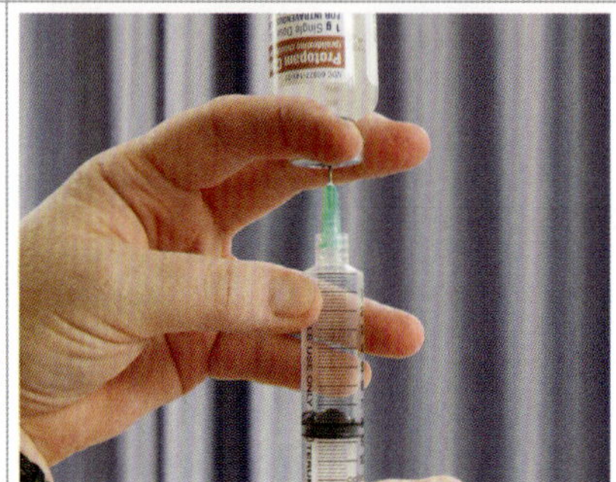
7.8	Placer la main dominante en position d'injection, c'est-à-dire le pouce à la base du piston et l'index et le majeur sur les ailettes. Placer la seringue bien droite, à la verticale, les graduations devant les yeux.	La position vise une lecture précise du volume prélevé pour l'ajustement de la dose.	
7.9	Injecter l'air de la seringue à l'intérieur de la fiole. Dès qu'une résistance un peu plus forte se fait sentir, lâcher le piston et laisser la seringue se remplir. Répéter ces deux gestes, c'est-à-dire injecter jusqu'à sentir une résistance puis lâcher le piston, le nombre de fois qu'il est nécessaire pour prélever le volume de solution requis.	L'injection d'air à l'intérieur de la fiole augmente la pression et facilite le prélèvement de la solution. Cette manœuvre consistant à injecter de petits volumes d'air et à retirer de petits volumes de liquide permet de respecter les changements de pression et de toujours revenir à un équilibre de pression entre la seringue et la fiole. On évite ainsi les éclaboussures qui pourraient atteindre les yeux et la peau et constituer des pertes de liquide au moment du retrait de l'aiguille.	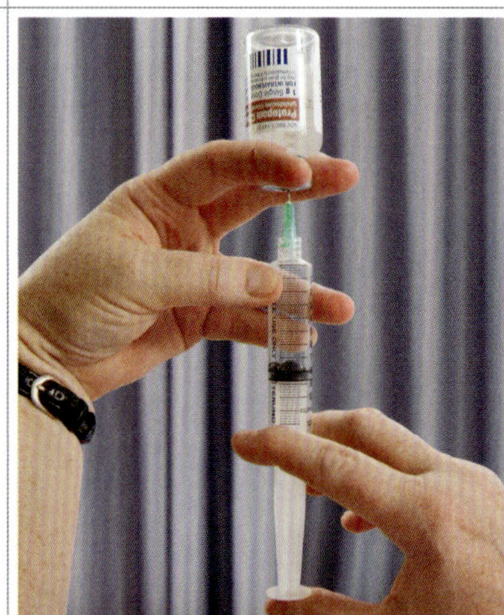
7.10	Retirer les doigts du goulot de la fiole et les placer plus haut. Tourner la fiole de manière à voir la fente dans le bouchon et à observer l'aiguille et le niveau de solution dans la fiole.	La fente dans le bouchon permet de bien voir la position de l'aiguille et de maintenir son biseau dans le liquide jusqu'au retrait complet de la solution.	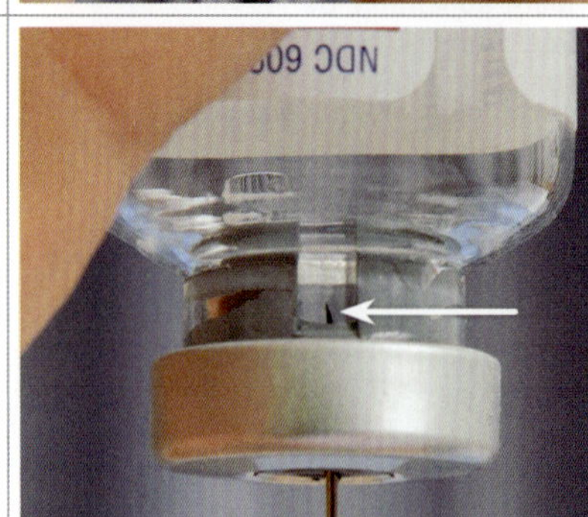
7.11	Descendre le biseau de l'aiguille au fur et à mesure que le niveau de solution baisse.	En maintenant le biseau dans le liquide, on fait en sorte de ne pas aspirer d'air dans la seringue.	

Étapes		Justifications	
8	**Retrait des bulles d'air**		
8.1	**MÉTHODE A** **Aiguille à l'intérieur de la fiole** Tenir fermement la seringue à la verticale avec l'aiguille insérée dans la fiole. *ou* **MÉTHODE B** **Aiguille à l'extérieur de la fiole** Retirer lentement l'aiguille de la fiole et déposer la fiole.	La tenue ferme de l'ensemble permet d'offrir une résistance au moment du coup sec donné sur le cylindre pour éliminer les bulles d'air.	
8.2	**MÉTHODES A ET B** Éliminer les bulles d'air qui se sont formées sur la paroi ou à la base du cylindre de la seringue en recourant à l'une des deux méthodes décrites à la grande étape 6 de la procédure 7-10-1, p. 341.	En prenant la place de la solution, l'air réduit le volume total effectivement prélevé.	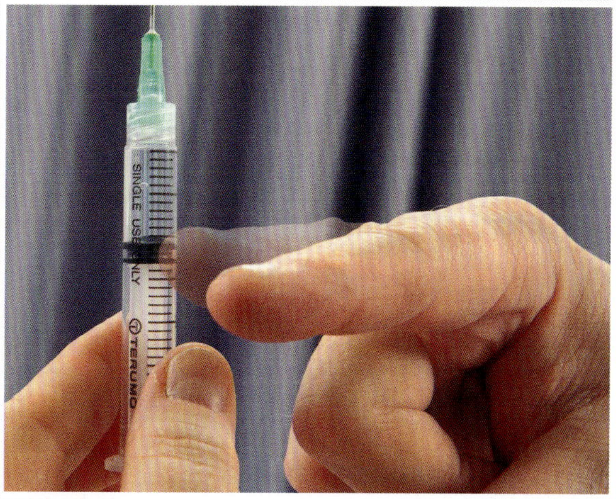 Méthode B
8.3	**MÉTHODES A ET B** Placer la seringue à l'horizontale et vérifier qu'il ne reste plus de bulles d'air sur la paroi du cylindre de la seringue.	L'absence de bulles d'air confirme l'efficacité des méthodes de retrait de l'air.	

ALERTE!

Il faut toujours faire le vide d'air avant d'ajuster la dose de médicament.	Si l'on ne fait pas le vide d'air avant d'ajuster la dose, l'air se déplace sur le côté du cylindre lorsqu'on met la seringue à l'horizontale. Dans cette position, lorsqu'on élimine du liquide pour arriver au niveau désiré, on atteint ce niveau en ayant des bulles d'air. Ensuite, lorsqu'on met la seringue à la verticale, on doit chasser les bulles d'air et on finit par ne pas avoir assez de solution.

9	**Ajustement de la dose de médicament**		
9.1	**MÉTHODES A ET B** Tenir la seringue bien droite, à la verticale, avec l'aiguille pointée vers le haut, de façon à avoir le niveau de liquide à la hauteur des yeux. Vérifier alors si le volume de solution correspond exactement à la dose prescrite.	Une seringue penchée fausserait la lecture de la dose de solution.	

Étapes		Justifications	
9.2	**MÉTHODE A** **Aiguille à l'intérieur de la fiole** Si le volume de solution est insuffisant, en prélever davantage, ou s'il dépasse la dose demandée, injecter le surplus dans la fiole, puis retirer l'aiguille de la fiole. *ou* **MÉTHODE B** **Aiguille à l'extérieur de la fiole** Si le volume de solution est insuffisant, en prélever davantage en reprenant les étapes précédentes. S'il dépasse la dose demandée, l'ajuster de la façon suivante : a) Orienter le biseau de l'aiguille vers le bas et placer la seringue à l'horizontale, au-dessus d'un contenant improvisé.		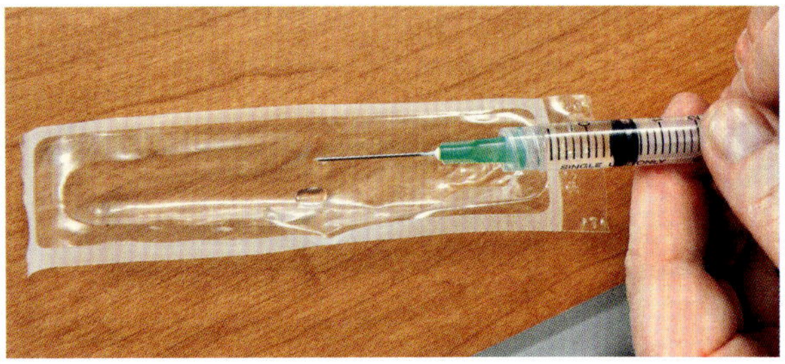
	b) Pencher la tête au-dessus de la seringue et pousser lentement le piston jusqu'à ce que le niveau de solution arrive exactement à la graduation prévue pour la dose.	Pour une mesure précise, la lecture doit se faire au-dessus du cylindre de la seringue, en face du niveau de liquide.	
9.3	**MÉTHODES A ET B** Remettre la gaine protectrice sur l'aiguille en appliquant la technique ISAP.		

10 Étiquetage de la seringue

10.1	Apposer l'étiquette d'identification préparée plus tôt sur la seringue, dans le sens de la longueur sur le côté sans chiffres ou en drapeau sur la gaine protectrice de l'aiguille.	On doit prendre toutes les mesures nécessaires pour éviter toute erreur d'administration des médicaments. L'étiquette servira avant l'administration du médicament à la personne.	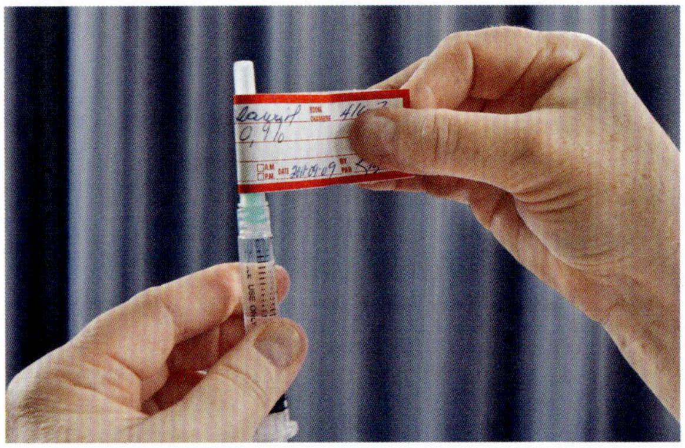
10.2	Appliquer à nouveau les « cinq bons », avec les données de la FADM, les indications figurant sur la fiole de médicament et la dose prélevée dans la seringue (*troisième vérification*). **Médicament en poudre** Vérifier en plus le volume et le type de solvant utilisé pour reconstituer le médicament, d'après le protocole en vigueur dans l'établissement pour la reconstitution de médicaments en poudre.	Cette troisième vérification vise à confirmer que les cinq principes ont bien été respectés.	

Étapes	Justifications
ALERTE!	
Avant de s'en éloigner, verrouiller le chariot à médicaments à l'aide d'une clé ou d'un code.	Le verrouillage du chariot prévient le risque qu'une personne se serve sans autorisation.
11 Rangement du matériel	
11.1 Déposer la seringue sur un plateau à médicaments si disponible, et ajouter les articles manquants, selon le type d'injection à faire.	
11.2 Jeter la ou les fioles dans un contenant rigide biorisque.	On fait en sorte de limiter le risque de coupure accidentelle.

Ne pas oublier les précautions ainsi que les interventions générales et spécifiques s'appliquant après la préparation d'une seringue de médicament.

Ne pas oublier les étapes postexécutoires décrites dans la procédure 1-2.

PROCÉDURE 7-10-3

PRÉPARER UNE SERINGUE DE MÉDICAMENT À PARTIR DE DEUX FIOLES CONTENANT DE L'INSULINE OU D'AUTRES MÉDICAMENTS

Sommaire de la procédure

1. Préliminaires
2. Préparation des fioles
3. Assemblage de la seringue et de l'aiguille
4. Injection d'air dans les fioles
5. Prélèvement de l'insuline (ou d'un autre médicament) de la première fiole
6. Vérification de la première dose d'insuline par une autre infirmière
7. Prélèvement de l'insuline (ou d'un autre médicament) de la deuxième fiole
8. Vérification de la deuxième dose d'insuline par l'autre infirmière
9. Étiquetage de la seringue
10. Rangement du matériel

Étapes	Justifications
Ne pas oublier les étapes préalables décrites dans la procédure 1-1. Ne pas oublier les précautions ainsi que les interventions générales et spécifiques s'appliquant avant la préparation d'une seringue de médicament.	
1 Préliminaires	
1.1 Prendre le médicament dans le chariot à médicaments, dans les casiers à médicaments de la pharmacie ou dans le réfrigérateur, s'il y a lieu, et le placer sur la surface de travail. Si la ou les fioles d'insuline étaient rangées au réfrigérateur, les réchauffer en les gardant dans la main pendant quelques minutes.	Le système de distribution des médicaments peut varier d'un établissement à l'autre, de même que le système d'entreposage des fioles à doses multiples.
ALERTE!	
On n'administre jamais une solution brouillée (à moins que ce ne soit de l'insuline à action intermédiaire ou lente, laquelle contient un agent de liaison), décolorée ou contenant un précipité.	La solution serait impropre à une administration parentérale.

Étapes	Justifications	
Remarque		
Pour la préparation d'insuline, il est parfois exigé d'avoir la dernière ordonnance médicale d'insuline à dose fixe et selon une échelle. *On applique les politiques en vigueur dans l'établissement.*	S'appuyer sur la dernière ordonnance pour préparer l'insuline et faire les trois vérifications vise à éviter les erreurs.	
1.2 Appliquer les principes de l'administration des médicaments, les « cinq bons » (*première vérification*). Vérifier que les indications figurant sur l'étiquette des deux fioles d'insuline ou d'autres médicaments correspondent à ce qui est écrit sur la FADM : nom de la personne, nom du médicament, dose, heure et voie d'administration. Vérifier sur les fioles que les médicaments peuvent être administrés par la voie prescrite.	Cette première vérification vise à éviter les erreurs d'administration et permet de détecter une différence éventuelle entre le médicament fourni par le service de pharmacie et la FADM.	
1.3 Pour l'insuline, déterminer le nombre d'unités de chaque insuline à prélever selon que les doses à administrer sont fixes ou dépendent du résultat de la glycémie capillaire. Pour les autres médicaments, calculer le nombre de millilitres des solutions en fonction des doses à administrer (voir l'étape 1.3 de la procédure 7-10-1, p. 336).	On détermine le volume à prélever à partir de la concentration du médicament indiquée sur les fioles et de la dose prescrite d'après la FADM, en faisant une règle de trois (produits croisés).	
1.4 Rassembler, avec les fioles de médicament, tous les articles nécessaires, et les placer par ordre d'utilisation sur la surface de travail.	Cette disposition favorise le rappel des étapes et facilite le déroulement de la procédure.	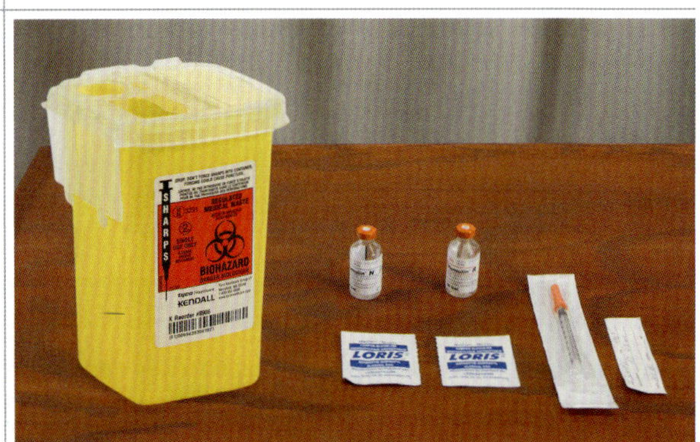 **Organisation pour la préparation d'une seringue à partir de deux fioles d'insuline**
1.5 Écrire les renseignements pertinents sur l'étiquette d'identification qui sera collée sur la seringue à la fin de la procédure : • Nom de la personne • Numéro de chambre • Nom des types d'insuline ou des autres médicaments • Doses et voie d'administration • Date et heure de préparation • Initiales (de la personne qui prépare)	Ces informations servent d'aide-mémoire et permettent la vérification de la solution à administrer afin d'éviter une erreur.	
1.6 Vérifier à nouveau les indications sur les fioles avec la FADM en appliquant les cinq bons principes d'administration des médicaments (*deuxième vérification*).	Cette deuxième vérification permet de détecter une éventuelle erreur d'inattention qui aurait pu se produire au cours de la première vérification.	

2 Préparation des fioles

	Étapes	Justifications	
2.1	Ouvrir grand l'emballage des deux tampons d'alcool à 70 %, en laissant les tampons en place.		
2.2	Retirer la capsule protectrice des deux fioles, si elles sont nouvelles.		
2.3	Frotter pendant 15 secondes (AQESSS, 2011b) le bouchon de caoutchouc de chaque fiole avec un tampon d'alcool à 70 % différent. Laisser sécher pendant environ 30 secondes à l'air libre ou jusqu'à évaporation. Reposer les tampons.	On nettoie les bouchons de caoutchouc avec de l'alcool au cas où il y aurait eu contamination, au moment du retrait des capsules protectrices et dans le cas d'une fiole ouverte.	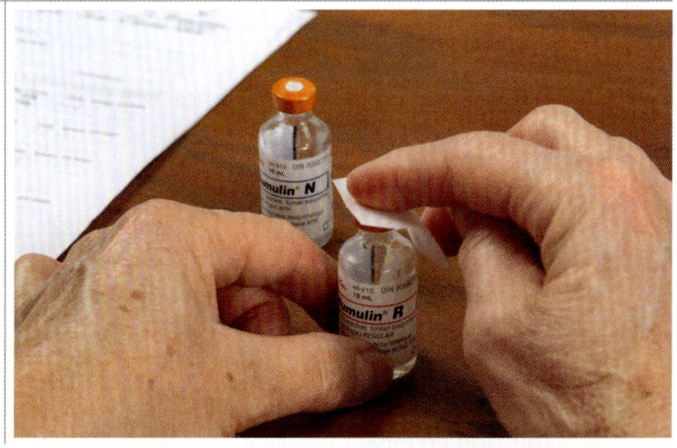

3 Assemblage de la seringue et de l'aiguille

	Étapes	Justifications
3.1	Pendant que l'alcool sèche, assembler la seringue et l'aiguille de façon aseptique (pour plus de détails, voir l'étape 3 de la procédure 7-10-1, p. 337) :	
	a) Après avoir ouvert son emballage, sortir la seringue en la tenant par le cylindre.	
	b) Coincer la seringue dans la main dominante, embout dénudé et pointé vers le haut, et ouvrir l'emballage de l'aiguille sur le tiers de la longueur.	On coince la seringue pour maintenir l'embout stérile et pour pouvoir utiliser l'index et le majeur.
	c) Raccorder l'aiguille à la seringue et visser.	

4 Injection d'air dans les fioles

	Étapes	Justifications	
4.1	Retirer la gaine protectrice de l'aiguille de la seringue et la déposer à l'intérieur de l'emballage de la seringue.	Pour demeurer stérile, l'aiguille ne doit pas toucher le bord de la gaine protectrice.	
4.2	Aspirer dans la seringue un volume d'air équivalant à la quantité de l'insuline (ou du médicament) qui doit être prélevée **en dernier**, habituellement l'insuline brouillée, c'est-à-dire à action intermédiaire ou lente.	L'air sera injecté dans la fiole et facilitera le prélèvement de la solution, grâce à la pression positive ainsi créée. Même si la quantité est minime, il est important que le volume d'air qui sera injecté dans la fiole soit identique au volume de solution à prélever. Sinon, à la longue, la pression finira par devenir négative dans la fiole et rendra le prélèvement difficile. En injectant de l'air dans la fiole du médicament qui doit être prélevé en dernier, on **évite une manipulation additionnelle**.	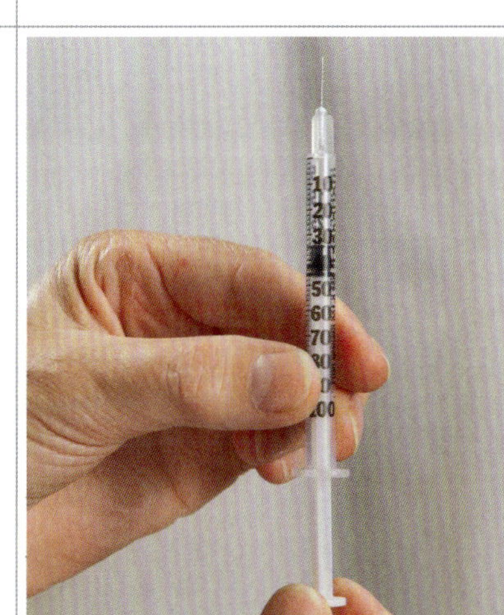

Étapes	Justifications
Remarque *Il n'y a pas de consensus sur l'ordre de prélèvement des insulines. Il est cependant courant, dans la pratique, de prélever l'insuline claire avant l'insuline brouillée.* *On se conforme aux normes en vigueur dans l'établissement.*	Si l'insuline brouillée (intermédiaire ou lente) était injectée accidentellement dans une fiole d'insuline claire (rapide), elle ralentirait sa vitesse d'action, et la fiole devrait être jetée. L'insuline rapide se fixe sur l'insuline intermédiaire ou lente, d'où le ralentissement de son mécanisme d'action.
4.3 Tenir solidement la fiole, plus basse que la seringue, en dégageant bien le bouchon. Injecter l'air de la seringue dans la fiole de l'insuline ou du médicament à prélever en dernier. Appliquer pour cela la technique ISAP (voir la description à l'étape 5.2 de la procédure 7-10-1, p. 339) et veiller à ce que **l'aiguille ne touche pas la solution** en tenant la fiole à un niveau plus bas que l'aiguille.	L'aiguille ne doit pas entrer en contact avec la solution d'insuline brouillée, car au moment de son insertion dans la fiole contenant l'insuline claire, à action rapide, elle introduirait de l'insuline intermédiaire ou lente qui **ralentirait la vitesse d'action de l'insuline rapide**.

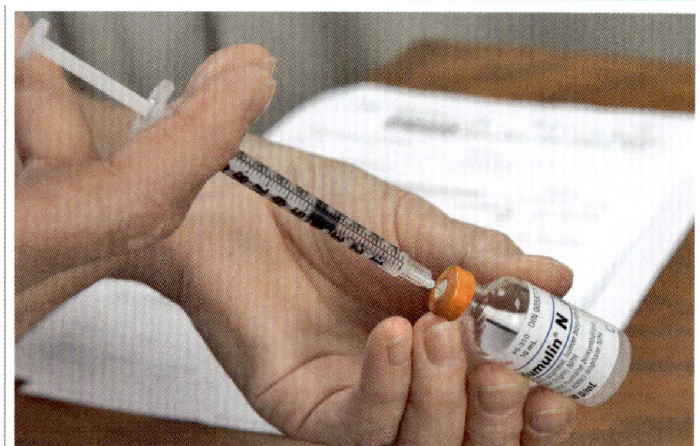

Étapes	Justifications
4.4 Maintenir le pouce sur le piston en retirant rapidement l'aiguille de la fiole.	On empêche l'air de ressortir de la fiole.
4.5 Aspirer dans la seringue un volume d'air équivalant à la quantité de l'insuline (ou du médicament) qui doit être prélevée **en premier**, c'est-à-dire l'insuline rapide.	L'air sera injecté dans la fiole et facilitera le prélèvement du médicament grâce à la pression positive ainsi créée.
4.6 Sans toucher au bouchon de caoutchouc, tenir solidement la fiole entre les doigts.	On évite de contaminer le bouchon qui a été désinfecté au préalable.
4.7 Appliquer la technique ISAP pour introduire l'aiguille, biseau vers le haut, dans la fiole, en perçant la membrane de caoutchouc en son centre.	La technique ISAP permet la stabilisation des mains pour la maîtrise d'un mouvement exigeant de la précision. Étant plus mince, le centre de la membrane de caoutchouc est plus facile à percer.

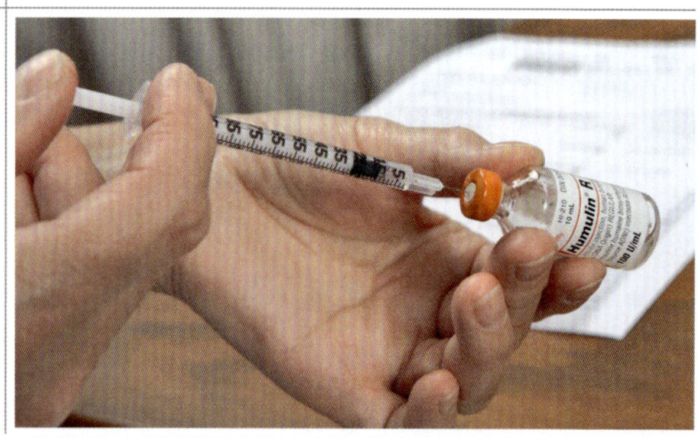

5 Prélèvement de l'insuline (ou d'un autre médicament) de la première fiole

Étapes	Justifications
5.1 Retourner la fiole et replacer les doigts de la main non dominante de façon à tenir le goulot de la fiole ou la fiole elle-même entre l'index et le majeur. Puis saisir la seringue près de son embout avec les trois autres doigts de cette même main.	La main non dominante stabilise seule les deux éléments devenus un ensemble et contrôle à la fois la position de la fiole et la position de l'aiguille. La main dominante se trouve libérée pour tirer le piston et aspirer la solution.

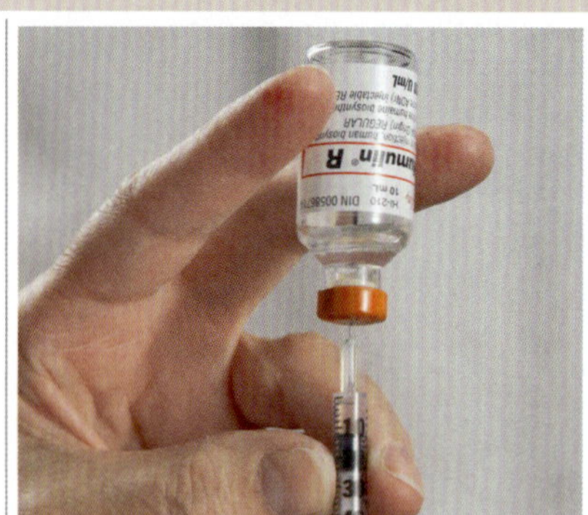

Étapes		Justifications	
5.2	Placer la main dominante en position d'injection, c'est-à-dire le pouce à la base du piston et l'index et le majeur sur les ailettes. Placer la seringue bien droite, à la verticale, les graduations devant les yeux.	La position vise une lecture juste du contenu de la seringue pour ajuster la dose.	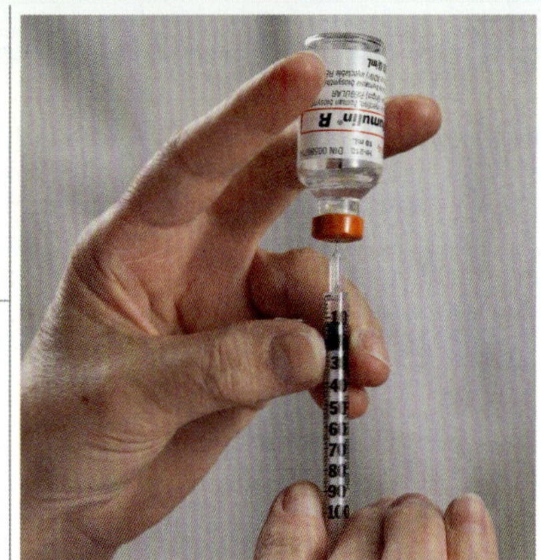
5.3	Injecter l'air de la seringue à l'intérieur de la fiole.		
5.4	Laisser descendre le piston, s'il y a lieu, puis aspirer lentement une quantité d'insuline (ou d'un autre médicament) égale au nombre d'unités prescrit ou de millilitres calculé à partir de la dose prescrite.	Une aspiration lente prévient l'apparition de bulles d'air.	
5.5	Vérifier s'il y a des bulles d'air et, le cas échéant, les éliminer au moyen de l'une des deux méthodes décrites à l'étape 6.1 de la procédure 7-10-1 (p. 341). Puis aspirer à nouveau de l'insuline pour atteindre le nombre d'unités requis.	En prenant la place de l'insuline, l'air réduit le volume total effectivement prélevé.	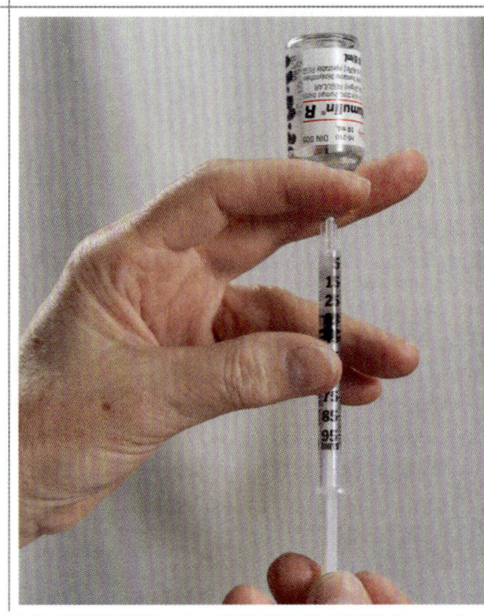

Remarque

On retire l'aiguille de la fiole d'insuline pour chasser les bulles d'air.

L'aiguille pour l'injection SC de l'insuline est très fine, donc plus fragile. Le coup sec sur le cylindre peut faire plier l'aiguille.

Étapes		Justifications
5.6	Tenir la seringue à la verticale, avec l'aiguille pointée vers le haut, de façon à avoir le niveau de liquide à la hauteur des yeux. Vérifier que la ligne noire du piston arrive sur la ligne noire de la seringue qui correspond au volume requis.	La graduation des unités d'une seringue d'insuline étant différente, une vigilance accrue est exigée pour obtenir une dose exacte.

Astuce

Pour s'assurer de mesurer exactement le nombre d'unités prescrit, on tourne la partie graduée de la seringue légèrement sur le côté et on observe la ligne supérieure noire du piston.

Lorsque le niveau de solution arrive directement sur une ligne, la ligne noire du piston et la ligne noire de la seringue ne doivent faire qu'une seule et même ligne, comme si l'on traçait un trait noir à la règle.

En tournant la seringue, on élimine plusieurs éléments d'écriture et on peut se concentrer sur l'espace occupé par la solution.

Étapes		Justifications	
6	**Vérification de la première dose d'insuline par une autre infirmière**		
6.1	Faire vérifier le nombre d'unités de la première insuline par une autre infirmière, en présentant l'ordonnance médicale, la FADM, la fiole utilisée, la seringue d'insuline et parfois le résultat de la glycémie capillaire, si l'insuline est prescrite selon une échelle.	Pour faire une vérification exacte, l'infirmière a besoin de tous les documents et articles nécessaires si elle préparait elle-même le médicament.	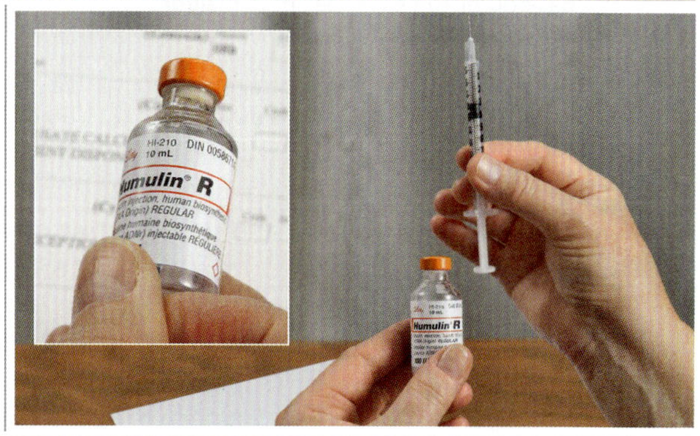
	Situation particulière		
	Si l'on doit administrer à la personne une dose fixe d'insuline rapide et une dose d'insuline rapide dépendant du résultat de la glycémie capillaire, on additionne alors les deux doses de la même insuline et on les prépare dans la même seringue.	Cette façon de faire évite à la personne une piqûre additionnelle.	
	ALERTE!		
	Si la dose à préparer comprend deux insulines, il est important de faire vérifier la dose de la première insuline prélevée par une autre infirmière avant d'ajouter la deuxième insuline.	Si l'on faisait vérifier une seringue comprenant les deux insulines, l'infirmière pourrait valider le nombre total d'unités mais pas le nombre d'unités de chacune des deux insulines.	
7	**Prélèvement de l'insuline (ou d'un autre médicament) de la deuxième fiole**		
7.1	Se remémorer la somme totale des unités des deux insulines ou des millilitres des deux médicaments à administrer, et bien le garder en tête.		
7.2	Sans toucher au bouchon de caoutchouc, tenir solidement la deuxième fiole entre les doigts.	On évite de contaminer le bouchon qui a été désinfecté au préalable.	
7.3	Appliquer la technique ISAP pour introduire l'aiguille, biseau vers le haut, dans la fiole, en perçant la membrane de caoutchouc en son centre.	La technique ISAP permet la stabilisation des mains pour la maîtrise d'un mouvement exigeant de la précision.	
7.4	Replacer les doigts de la main non dominante de façon à tenir le goulot de la fiole ou la fiole elle-même entre l'index et le majeur. Puis saisir la seringue près de son embout avec le pouce et l'annulaire de cette même main. Garder tout le temps les yeux sur la graduation du nombre total d'unités ou de millilitres requis.	La main non dominante stabilise seule les deux éléments devenus un ensemble, et contrôle à la fois la position de la fiole et la position de l'aiguille. Garder les yeux sur la graduation de la seringue permet de prélever la somme totale exacte des deux unités ou des deux médicaments.	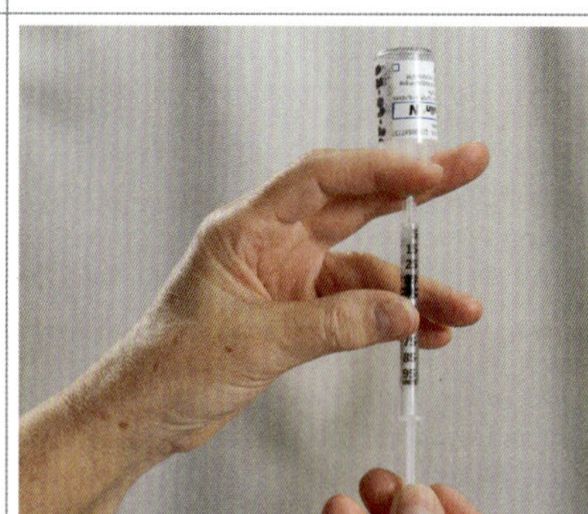
7.5	Placer la main dominante en position d'injection, la seringue bien droite, et tirer très lentement le piston pour aspirer la quantité d'insuline permettant d'arriver au nombre total d'unités ou de millilitres requis.	On doit bien contrôler l'aspiration pour ne pas dépasser la dose et la quantité totale, car cela obligerait à recommencer la procédure au début.	

Étapes		Justifications	
ALERTE!			
On ne peut prélever plus que ce qui est requis et rejeter le surplus.		On changerait le ratio requis entre les deux insulines.	
7.6	Retirer lentement l'aiguille de la fiole, déposer la fiole et remettre la gaine protectrice sur l'aiguille en appliquant la technique ISAP.	On peut utiliser cette technique, car l'aiguille est stérile.	

8 Vérification de la deuxième dose d'insuline par l'autre infirmière

8.1	Faire vérifier par l'autre infirmière le nombre d'unités du deuxième type d'insuline qui a été ajouté, en présentant les mêmes documents et articles que la première fois.	L'infirmière qui vérifie la deuxième dose doit être la même que celle qui a vérifié la première dose, car elle connaît le nombre d'unités de la première dose. Une autre infirmière ne pourrait que valider le nombre total d'unités d'insuline actuellement présent dans la seringue.	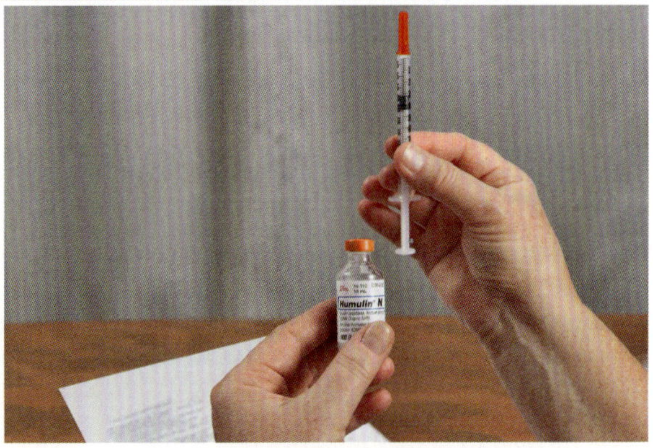

9 Étiquetage de la seringue

9.1	Apposer l'étiquette d'identification préparée plus tôt sur la seringue, dans le sens de la longueur sur le côté sans chiffres ou en drapeau sur la gaine protectrice de l'aiguille.	On doit prendre toutes les mesures nécessaires pour éviter toute erreur d'administration des médicaments.	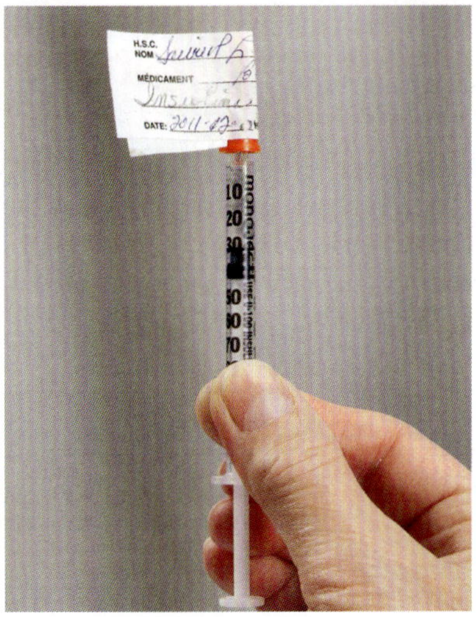
9.2	Appliquer à nouveau les « cinq bons », en comparant les indications figurant sur la FADM et l'ordonnance médicale avec les inscriptions des deux fioles de médicament, la dose prélevée dans la seringue et l'étiquette d'identification (*troisième vérification*).		
ALERTE!			
Avant de s'en éloigner, verrouiller le chariot à médicaments à l'aide d'une clé ou d'un code.		Le verrouillage du chariot prévient le risque qu'une personne se serve sans autorisation.	
ALERTE!			
Il faut administrer le mélange d'insuline à la personne immédiatement après sa préparation.			

Étapes		Justifications
10	**Rangement du matériel**	
10.1	Déposer la seringue identifiée sur un plateau à médicaments si disponible, et ajouter les articles manquants, selon le type d'injection à faire.	
10.2	Jeter les fioles de médicament vides dans un contenant rigide biorisque. Ranger les fioles d'insuline non vides selon les politiques en vigueur dans l'établissement.	On fait en sorte de limiter le risque de blessure.

Ne pas oublier les précautions ainsi que les interventions générales et spécifiques s'appliquant après la préparation d'une seringue de médicament.

Ne pas oublier les étapes postexécutoires décrites dans la procédure 1-2.

PROCÉDURE 7-10-4

REMETTRE UNE GAINE PROTECTRICE SUR UNE AIGUILLE CONTAMINÉE À L'AIDE D'UNE SEULE MAIN

ALERTE!

On ne devrait jamais remettre une gaine protectrice sur une aiguille contaminée. *Toutefois, dans le cas* ***exceptionnel*** *où le contenant rigide biorisque n'est pas disponible ou serait éloigné et comme on ne peut pas circuler avec une aiguille à découvert, on pourrait appliquer* ***cette procédure à condition de la respecter intégralement****.*

En l'absence d'un contenant rigide biorisque accessible, le respect intégral de la procédure avec une seule main évite une contamination par piqûre d'aiguille.

Sommaire de la procédure

1. Préparation
2. Insertion de l'aiguille dans la gaine protectrice
3. Blocage de la gaine protectrice sur l'aiguille

Étapes		Justifications
1	**Préparation**	
1.1	Placer la gaine protectrice de l'aiguille sur une surface plane rigide ou semi-rigide, en orientant l'ouverture vers soi.	
1.2	Placer **la main non dominante dans le dos, collée au corps**.	On cache consciemment la main non dominante **pour ne pas être tenté de l'utiliser**.
2	**Insertion de l'aiguille dans la gaine protectrice**	
2.1	Avec les doigts de la main dominante stabilisés sur la surface plane, tenir la seringue et placer l'aiguille devant l'ouverture de la gaine, dans l'alignement.	La stabilisation des doigts aide à maîtriser le mouvement d'alignement, qui doit être précis.
2.2	Avancer lentement l'aiguille et l'insérer à l'intérieur de la gaine.	Outre la stabilisation des doigts, le mouvement lent permet de bien maîtriser le geste.

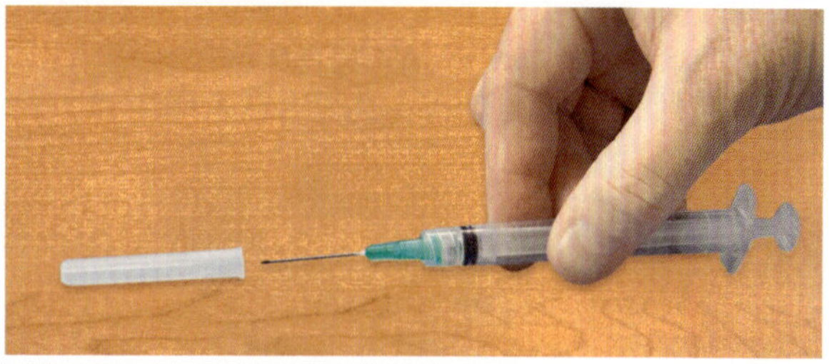

Étapes		Justifications	
2.3	Soulever lentement la seringue de façon à ce que l'aiguille pointe vers le haut et que la gaine recouvre l'aiguille.	Avec la gravité, la gaine glisse sur l'aiguille et la recouvre complètement.	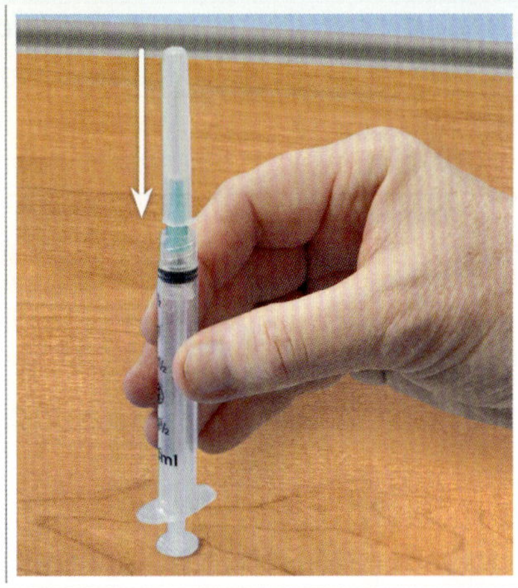

3 Blocage de la gaine protectrice sur l'aiguille

3.1	Appuyer la poignée du piston sur la surface plane, et abaisser lentement la seringue et l'aiguille jusqu'à ce qu'elles reposent complètement sur la surface plane.	L'aiguille pointant toujours vers le haut, **la gaine ne risque pas de tomber** avant que la seringue soit déposée sur la surface de travail.	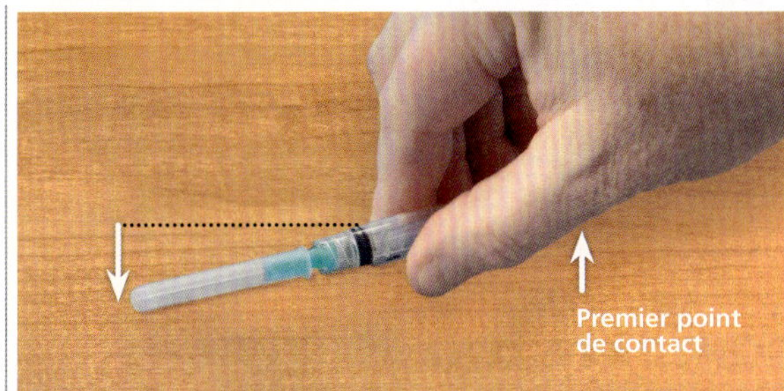
3.2	Appuyer le bout arrondi de la gaine protectrice de l'aiguille contre la surface plane et maintenir cet appui.	Le bout arrondi servira de pivot.	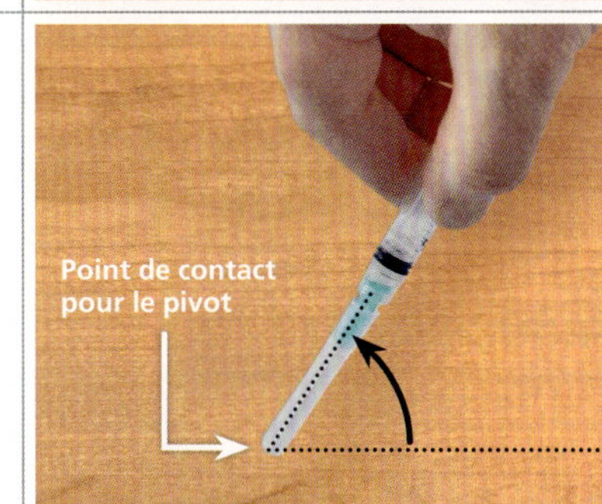
3.3	En maintenant le bout arrondi de la gaine contre la surface plane, soulever la seringue jusqu'à ce qu'elle soit **à la verticale**.	L'appui permet de maintenir la gaine protectrice en place. La position verticale fait en sorte que **l'aiguille soit bien au centre de sa gaine et ne puisse la percer par le côté**.	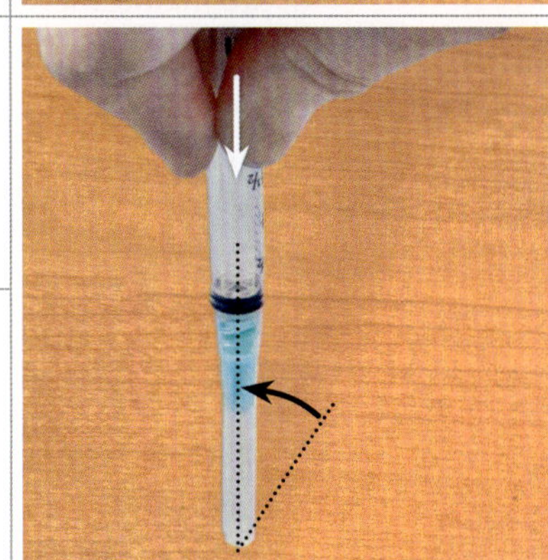
3.4	Pousser la seringue contre la surface plane rigide ou semi-rigide, jusqu'à ce que la gaine se coince sur l'embase de l'aiguille.	La surface plane offre un appui qui remplace la deuxième main.	
3.5	Déposer par la suite la seringue dans un contenant rigide biorisque.		

Ne pas oublier les précautions ainsi que les interventions générales et spécifiques s'appliquant après la préparation d'une seringue de médicament.

Ne pas oublier les étapes postexécutoires décrites dans la procédure 1-2.

Pourquoi avez-vous fait le vide d'air avec la seringue à la verticale et enlevé le surplus de liquide avec la seringue à l'horizontale ?

RÉDACTION DES NOTES D'ÉVOLUTION

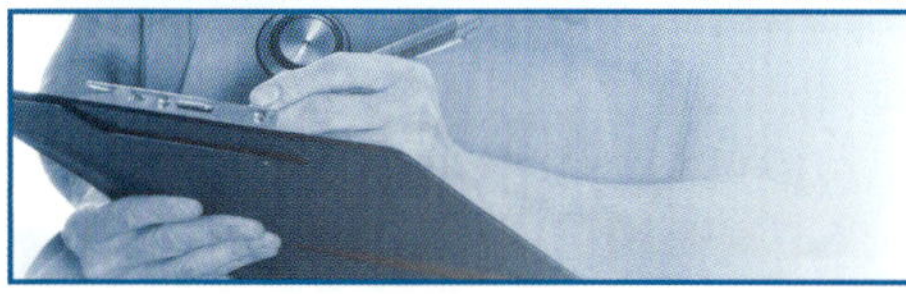

Dossier de M. Monfort

2012-01-18 **14:00** 1re dose de Kefzol 1 g IV par miniperfuseur administrée. ____________
14:30 Aucune réaction anormale. ____________ Annie Roy, étudiante inf.

MÉTHODE DE SOINS **7-11**

34 ADMINISTRATION DES MÉDICAMENTS

Administration d'un médicament par voie intradermique

Cette méthode de soins explique la procédure à suivre pour administrer une injection intradermique (page 366). Elle explique également comment lire le résultat du test cutané à la tuberculine (TCT)[8] (page 371).

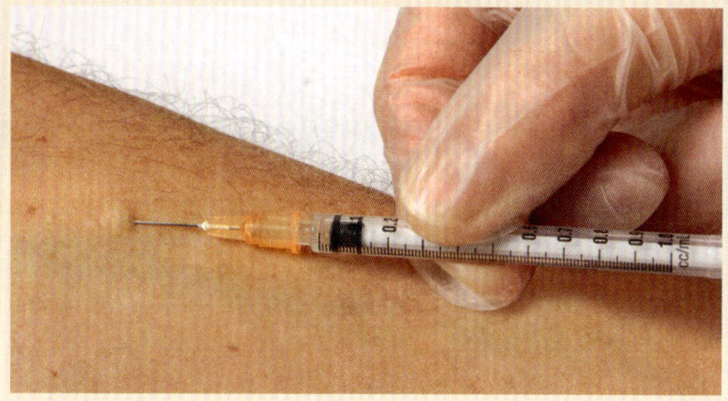

DÉFINITION

Méthode de soins consistant à injecter dans le derme, de façon aseptique, un très petit volume de médicament liquide, par exemple de 0,1 à 0,3 mL.

CONTEXTE D'EXÉCUTION

BUTS

- Évaluer le degré de sensibilité à la tuberculine PPD[9] (test de Mantoux).
- Déterminer le degré de sensibilité à certaines substances (test d'allergie).
- Désensibiliser ou immuniser contre une allergie.

MATÉRIEL ET ÉQUIPEMENT

ARTICLES ESSENTIELS

Documents	Préparation de la seringue de médicament	Injection intradermique	Mesure de la lecture du PPD
• Feuille d'administration des médicaments (FADM) (1) • Stylo à bille (2)	• Seringue à tuberculine de 1 mL (3) • Aiguille de calibre 25G à 27G, de 1,3 à 1,6 cm de longueur (1/2 à 5/8 pouce)[10] (4) • Fiole de 5 UT (0,1 mL) de solution tuberculinique (PPD) (5) ou d'une autre solution, selon le but visé • Tampon d'alcool à 70 % (6) • Étiquette d'identification (7) • Plateau à médicaments (8) • Contenant rigide biorisque[11] (9)	• Gants propres (10) • Tampon d'alcool à 70 % (6) *ou* Tampon de chlorhexidine à 2 % et d'alcool à 70 % (11) • Compresses stériles de 5 × 5 cm (12) • Contenant rigide biorisque (9)	• Stylo à bille à pointe moyenne (13) • Règle graduée en millimètres (14)

8. Le test cutané à la tuberculine (test de Mantoux) permet de déterminer si une personne est infectée par le bacille de la tuberculose. Il consiste à injecter un extrait du bacille de la tuberculose (la tuberculine PPD).
9. PPD signifie *Purified Protein Derivative*, « dérivé protéinique purifié ».
10. La longueur de l'aiguille est moins importante pour l'administration de la tuberculine PPD, car on doit insérer seulement le biseau.
11. Contenant rigide biorisque ou autre contenant rigide pour objets pointus et tranchants, selon les politiques en vigueur dans l'établissement.

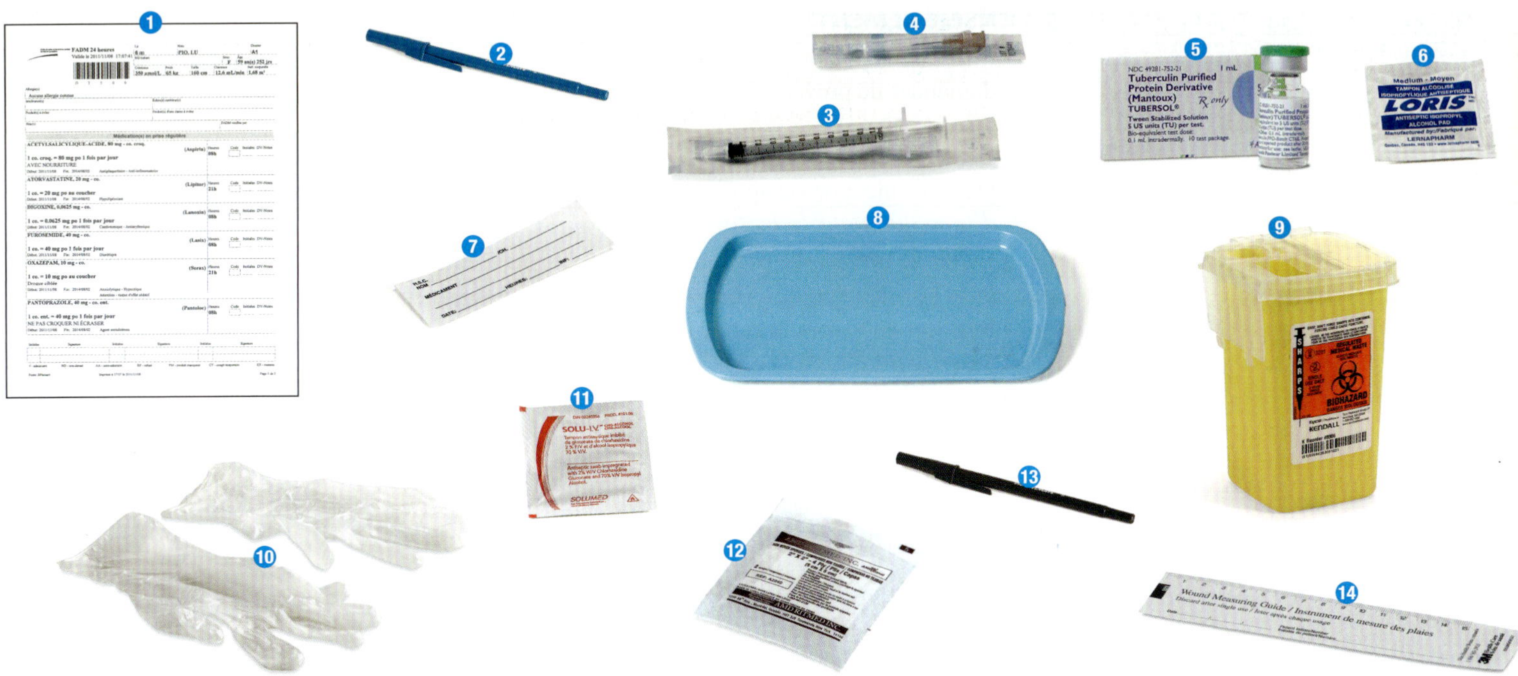

PRÉCAUTIONS ET INTERVENTIONS SPÉCIFIQUES avant l'administration d'un médicament par voie intradermique

1. ÉVALUATION

- Examiner la région prévue pour l'injection et rechercher une zone exempte de rougeur, d'ecchymose, de cicatrice, d'induration, de douleur, de prurit, d'œdème ou de signes d'inflammation, *car une zone saine favorise l'absorption du médicament et permet de bien observer les réactions susceptibles de se manifester*.

2. ENSEIGNEMENT

- Avertir la personne qu'elle ressentira une sensation de brûlure au moment de l'injection et pendant quelque temps, *car une personne avertie accepte mieux un traitement ou un soin et l'introduction d'une solution dans le derme cause une sensation de brûlure proportionnelle au volume de solution injecté*.
- Informer la personne que l'injection produira une petite bosse ou papule qui mettra environ 10 à 15 minutes à disparaître, *car l'absorption d'une solution par la voie intradermique se fait très lentement*.

PRÉCAUTIONS ET INTERVENTIONS SPÉCIFIQUES après l'administration d'un médicament par voie intradermique

1. ÉVALUATION

- Être à l'affût des signes et symptômes d'une réaction allergique au produit utilisé, *car certains produits utilisés pour les tests peuvent provoquer des réactions allergiques sévères*.

2. INTERVENTIONS

- Demeurer auprès de la personne durant environ cinq minutes après l'injection et demeurer vigilant durant 15 minutes suivant l'inoculation *afin d'intervenir rapidement en cas de réaction allergique*.
- Tracer un cercle autour du site d'injection avec un stylo à bille *afin de pouvoir observer et évaluer facilement la réaction à la substance injectée*.
- Lire le résultat d'un test cutané à la tuberculine (TCT) de 48 à 72 heures après l'administration de la tuberculine PPD au plus tard, pour ne pas devoir refaire le test, *car l'intradermoréaction (IDR) maximale survient 48 heures après l'injection intradermique*.
- Demander à la personne d'apporter ou de faire apporter par un membre de la famille, selon la situation, son carnet de santé *afin de pouvoir y noter le résultat du test*.

3. ENSEIGNEMENT

- Informer la personne des signes et des symptômes d'une réaction allergique et lui demander de prévenir immédiatement en présence d'une de ces manifestations *afin de réagir rapidement dans le cas d'un choc anaphylactique*.
- Avertir la personne qu'elle ne doit pas laver la marque faite au stylo, ni se gratter, toucher le site d'injection ou appliquer quelque chose dessus *afin de garder intact le site d'injection pour la lecture du résultat du test et afin de ne pas fausser le résultat*.
- Éviter de masser, de frictionner, de gratter ou d'égratigner la zone de l'injection, *car cela pourrait provoquer une réaction locale et fausser le résultat du test*.
- Retracer au besoin le cercle au même endroit avec un stylo à bille *afin de bien conserver la délimitation de la zone pour la lecture du résultat*.
- Informer la personne qu'elle peut appliquer une compresse humide froide si elle ressent des démangeaisons au site d'injection *afin de calmer le prurit*.
- Aviser la personne que la lecture du résultat du test doit se faire impérativement dans les 48 à 72 heures après l'administration de la tuberculine PPD *afin que la lecture soit valable et pour éviter d'avoir à refaire le test*.

4. NOTES AU DOSSIER

- Écrire sur la feuille d'administration des médicaments (FADM), le nom du fabricant, le numéro de lot de la fiole de solution utilisée, la date de péremption de la solution, le site d'injection ainsi que la date et l'heure d'administration, la dose (SUT) et la voie d'administration étant déjà notées, *afin de valider l'agent causal dans le cas d'une réaction indésirable* (Agence de la santé publique du Canada, 2007).
- Écrire dans les notes d'évolution toutes les données relatives à la mesure du TCT *afin de prendre les décisions nécessaires dans le cas d'un résultat positif*.
  - Date et heure de la mesure
  - Diamètre transversal de l'induration, en millimètres (mm)
  - Toute manifestation indésirable (ex. : formation d'une vésicule)
  - Si le test a dû être refait à un autre endroit, la raison
  - Toutes les interventions infirmières entreprises, en fonction des réactions
- Ajouter au plan thérapeutique infirmier (PTI), en le modifiant au besoin, les directives infirmières concernant un problème en lien avec un résultat positif du dépistage de la tuberculose *afin d'ajuster la surveillance clinique, les soins, les traitements et les autres interventions requises*.

MISE EN SITUATION

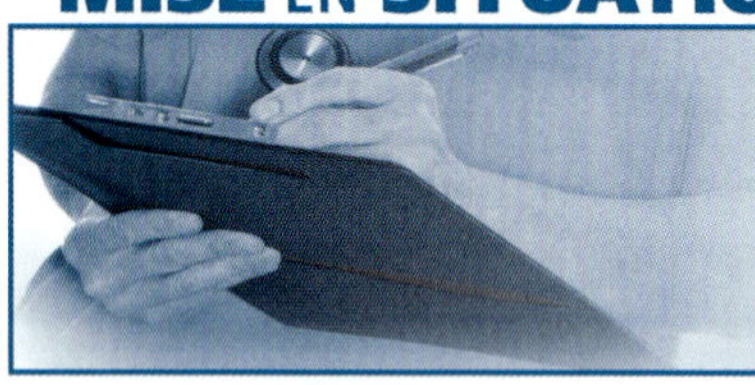

Mme Bergevin, âgée de 59 ans, a été admise pour un épanchement pleural. À la suite du rapport de la radiographie pulmonaire, le médecin pense que l'épanchement pourrait être dû à la rupture d'une lésion de tuberculose primaire.

Ordonnance médicale au dossier

- Test de BAAR[12].
- Test cutané à la tuberculine PPD 5 UT[13] ID.

PROCÉDURE 7-11-1

ADMINISTRER UN MÉDICAMENT PAR VOIE INTRADERMIQUE

Sommaire de la procédure

1. Préparation du matériel et de la seringue de médicament
2. Choix du site d'injection
3. Préparation du site d'injection
4. Injection du médicament
5. Retrait de l'aiguille
6. Rangement du matériel

Qu'avez-vous répondu à Mme Bergevin lorsqu'elle a demandé combien de temps mettrait la papule à disparaître ?

12. BAAR : bacille acido-alcoolo-résistant.

13. UT : unités tuberculiniques.

Étapes		Justifications
Ne pas oublier les étapes préalables décrites dans la procédure 1-1. **Ne pas oublier les précautions ainsi que les interventions générales et spécifiques s'appliquant avant l'administration d'un médicament par voie intradermique.**		

1 Préparation du matériel et de la seringue de médicament

1.1	Prendre la fiole de tuberculine, Tubersol 0,1 mL, ou d'un autre agent de diagnostic, dans le chariot à médicaments ou dans les casiers à médicaments de la pharmacie, et la placer sur la surface de travail.	Le système de distribution des médicaments peut varier d'un établissement à l'autre.
Remarque	*Si on utilise une nouvelle fiole de tuberculine à doses multiples, on doit inscrire la date d'ouverture de la fiole à laquelle la première dose a été prélevée. Si la fiole est déjà entamée, on doit vérifier que la date d'ouverture ne dépasse pas un mois.*	Une fiole entamée peut être conservée durant une période maximale d'un mois, car l'oxydation et la dégradation se produisant après l'ouverture de la fiole peuvent réduire l'activité du produit (Ministère de la Santé et des Services sociaux [MSSS] 2009).
1.2	Appliquer les principes de l'administration des médicaments, les « cinq bons » (*première vérification*). Vérifier que les indications figurant sur la fiole correspondent à ce qui est écrit sur la FADM : nom de la personne, nom du médicament, dose, heure et voie d'administration. Vérifier sur la fiole que le médicament peut être administré par voie intradermique.	Cette première vérification vise à éviter les erreurs d'administration et permet de détecter une différence éventuelle entre le médicament fourni par le service de pharmacie et la FADM.
1.3	Rassembler, avec la fiole de solution, tous les articles nécessaires, et les placer sur la surface de travail en les rangeant par ordre d'utilisation.	Cette disposition favorise le rappel des étapes et facilite le déroulement de la procédure.
1.4	Écrire les renseignements pertinents sur l'étiquette d'identification qui sera collée sur la seringue : • Nom de la personne • Numéro de chambre • Nom du médicament, dose et voie d'administration • Date et heure de préparation • Initiales (de la personne qui prépare)	Ces informations servent d'aide-mémoire et permettent la vérification de la solution à administrer afin d'éviter une erreur.
1.5	Vérifier à nouveau les indications sur la fiole avec la FADM en appliquant les cinq bons principes d'administration des médicaments (*deuxième vérification*).	Cette deuxième vérification permet de détecter une éventuelle erreur d'inattention qui aurait pu se produire au cours de la première vérification.
1.6	Préparer la seringue de médicament en suivant la procédure 7-10-1, 7-10-2 ou 7-10-3 (p. 335, 345 ou 355).	
1.7	Apposer l'étiquette d'identification préparée plus tôt sur la seringue, dans le sens de la longueur sur le côté sans chiffres ou en drapeau sur la gaine protectrice de l'aiguille.	On doit prendre toutes les mesures nécessaires pour éviter toute erreur d'administration des médicaments. L'étiquette servira avant l'administration du médicament à la personne.

Étapes		Justifications
1.8	Appliquer à nouveau les « cinq bons » avec la FADM, les indications figurant sur la fiole et la dose prélevée dans la seringue (*troisième vérification*).	Cette troisième vérification vise à confirmer que les cinq principes ont bien été respectés.
1.9	Jeter la fiole de médicament dans un contenant rigide biorisque.	On fait en sorte de limiter le risque de coupure accidentelle.

ALERTE!

Avant de s'en éloigner, verrouiller le chariot à médicaments à l'aide d'une clé ou d'un code.	Le verrouillage du chariot prévient le risque qu'une personne se serve sans autorisation.

2 Choix du site d'injection

2.1	Demander à la personne de se nommer et vérifier son bracelet d'identité. S'assurer de la conformité entre son nom et le nom écrit sur l'étiquette de la seringue.	Cette double identification assure l'administration du bon médicament à la bonne personne.
2.2	Demander à la personne d'étendre son avant-bras non dominant sur une surface plane, face interne vers le haut.	Le bras non dominant étant moins sollicité, l'administration dans ce bras prévient les irritations au site de ponction pouvant nuire à la lecture du TCT. Cette position met en évidence la région dans laquelle choisir un site d'injection.
2.3	Repérer le site d'injection sur la face interne de l'avant-bras, à une largeur de main, environ 10 cm sous le pli du coude.	On repère la zone possible pour une injection intradermique à l'aide de repères anatomiques.

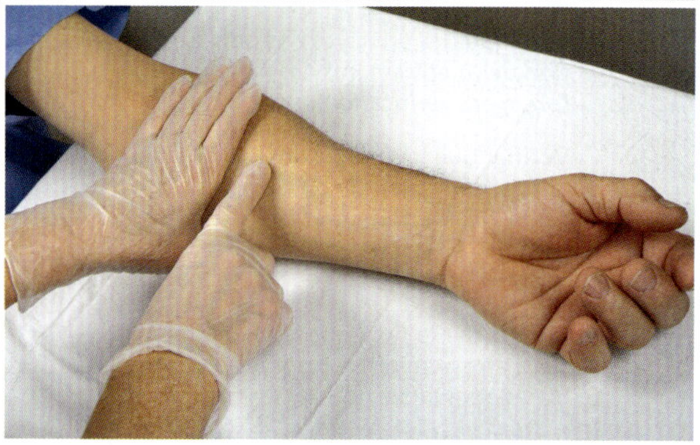

Remarque

Pour les tests d'allergie, on peut également utiliser la partie supérieure de la poitrine et la partie du dos située sous la ceinture scapulaire.

2.4	Observer la zone, la palper et rechercher un site exempt de rougeur, d'ecchymose, de cicatrice, d'induration, de douleur ou d'œdème. Déterminer le point d'injection.	Un site sain absorbe bien la substance injectée et permet de bien observer les réactions pouvant se manifester.

3 Préparation du site d'injection

3.1	Approcher le matériel pour qu'il soit à portée de main, et le préparer: a) Approcher les gants propres. b) Ouvrir grand l'emballage du tampon d'alcool à 70 % ou de chlorhexidine à 2 % et d'alcool à 70 %, en laissant les articles en place. c) Approcher le contenant rigide biorisque, si disponible. d) Décoincer la gaine protectrice de l'aiguille.	On fait en sorte que les articles soient disponibles et faciles d'accès.
3.2	Mettre des gants propres.	Les mains ne doivent pas entrer en contact direct avec les liquides biologiques de la personne.

Étapes		Justifications	
3.3	Rapprocher du site d'injection le tampon d'alcool ou de chlorhexidine et d'alcool et les compresses stériles sur leur emballage respectif ouvert.	Ces articles doivent être à proximité pour la désinfection et le retrait de l'aiguille du derme.	
3.4	À l'aide des repères anatomiques, repérer de nouveau la zone d'injection possible et le point d'injection prévu.	Les yeux ayant été détournés du point d'injection prévu, il est nécessaire de délimiter et de repérer de nouveau la zone et le site.	
3.5	Désinfecter le site d'injection :		
	a) Prendre le tampon d'alcool ou de chlorhexidine et d'alcool par ses quatre pointes.	Le regroupement des quatre pointes crée un espace entre les doigts gantés et le site d'injection.	
	b) Frotter le site d'injection prévu, en partant du centre et en décrivant une spirale atteignant un diamètre d'environ 5 cm.	La friction avec l'alcool ou la chlorhexidine et l'alcool ainsi que le respect du délai de séchage de 30 secondes réduisent le risque d'introduction de microorganismes pathogènes au moment de l'insertion de l'aiguille.	
	c) Déplier le tampon et placer deux pointes opposées du tampon de façon à ce qu'elles soient alignées avec le point d'injection prévu et à ce que la pointe proximale soit située à 1 cm de ce dernier.	La pointe la plus proche du point d'injection prévu sert d'aide-mémoire visuel pour le cibler précisément en imaginant trois points alignés. Le tampon étant humide, il adhère assez facilement à la peau.	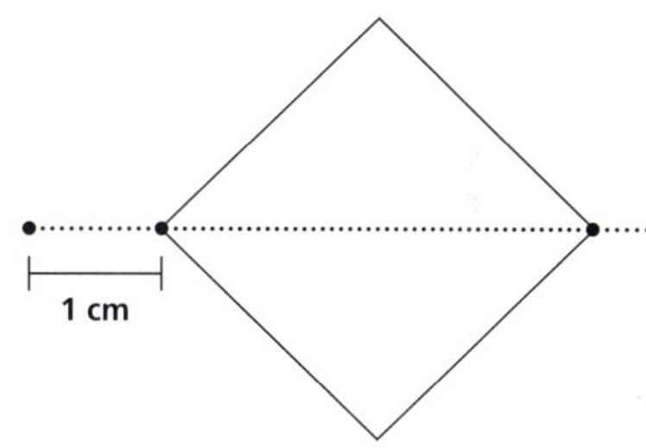

Astuce

Quel que soit le type d'injection qu'on se prépare à faire, tenter de toujours placer le tampon d'alcool à 70 % ou de chlorhexidine à 2 % et d'alcool à 70 % au même endroit par rapport au point choisi.

Il est ainsi plus facile de développer un automatisme pour délimiter un point d'injection.

	d) Laisser sécher le site d'injection prévu pendant environ 30 secondes à l'air libre ou jusqu'à ce que l'alcool ou la chlorhexidine et l'alcool se soient évaporés.	L'alcool ou la chlorhexidine et l'alcool provoqueraient une sensation de brûlure au moment de l'insertion de l'aiguille sous la peau ainsi qu'une réaction qui pourrait être confondue avec une réponse au médicament.	

4 Injection du médicament

4.1	Retirer la gaine protectrice de l'aiguille de la seringue et prendre la seringue **par le dessus**, entre le pouce et l'index de la main dominante.	Prendre la seringue par le dessus permet de l'introduire dans la peau en respectant **un angle de 15° ou moins**.	
4.2	Avec le pouce ou l'index de la main non dominante, presser légèrement la peau à environ 5 cm sous le point d'injection prévu et la tirer pour la tendre.	Avec la peau bien tendue, l'insertion du biseau de l'aiguille se fait plus facilement et est moins douloureuse.	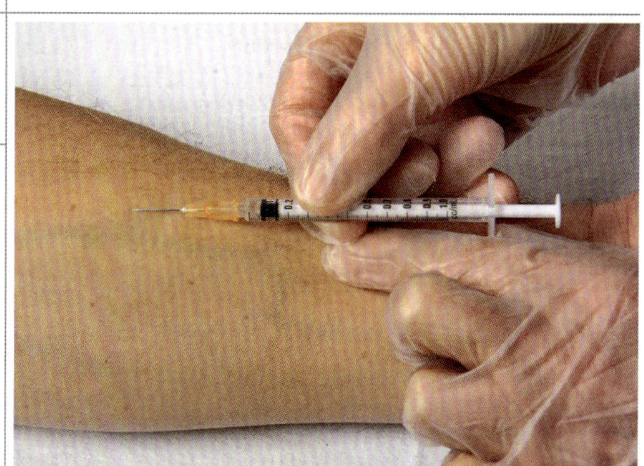
4.3	Approcher la **seringue** en la plaçant **parallèlement au bras et presque à l'horizontale**, biseau vers le haut. Puis introduire lentement **l'aiguille dans la peau selon un angle de 10 à 15°**, jusqu'à ce que le biseau soit **complètement sous la peau** et visible à travers la peau.	Un angle de 10 à 15° permet de piquer l'espace sous le derme et de **voir le biseau de l'aiguille à travers la peau**. Le biseau inséré complètement sous la peau permet d'administrer la **dose complète**.	

Étapes		Justifications
4.4	Relâcher la peau jusque-là tenue par la main non dominante.	Une fois l'aiguille insérée, la peau n'a plus besoin d'être tendue et doit reprendre sa position normale pour absorber le liquide qui sera injecté dans le derme.
4.5	Stabiliser la seringue avec la main non dominante, en s'appuyant sur la peau de la personne.	La stabilisation de la seringue prévient un déplacement de l'aiguille et permet d'injecter la solution dans la structure anatomique prédéterminée.
4.6	Placer la main dominante en position d'injection et injecter lentement la solution, malgré une certaine résistance. Observer **la papule, d'une élévation pouvant aller jusqu'à 0,5 cm, qui doit apparaître sous la peau**, à l'extrémité de l'aiguille.	Une injection lente atténue la douleur. La résistance à l'injection confirme que le biseau de l'aiguille est bien dans le derme, et pas dessous. La présence de la papule **confirme que la solution est injectée dans le derme**.

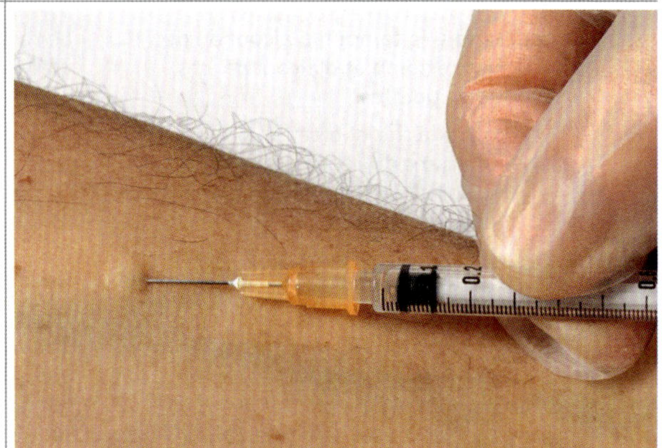

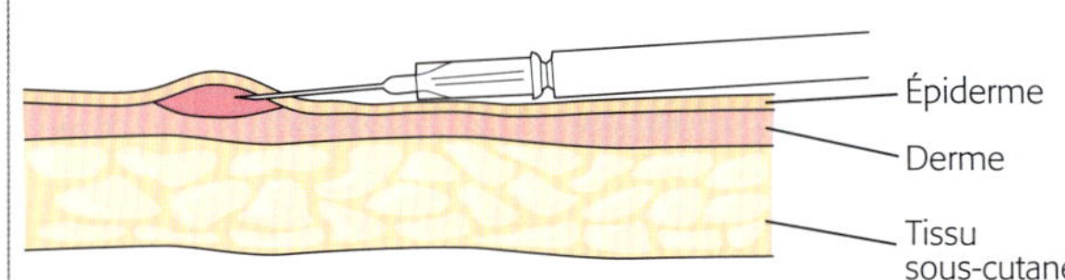

ALERTE!

Si l'on ne sent pas de résistance à l'injection ou si l'on ne voit pas de papule se former, c'est que le produit est probablement injecté trop profondément.

Il faut alors retirer l'aiguille et recommencer la procédure au complet en choisissant un autre site d'injection.

Dans cette situation, le test et la réaction ne sont pas valables ni fiables.

5 Retrait de l'aiguille

Étapes		Justifications
5.1	Une fois l'injection terminée, attendre quelques secondes avant de retirer l'aiguille.	On laisse au liquide injecté le temps de se diffuser.
5.2	Retirer assez rapidement l'aiguille en respectant l'angle d'insertion.	Le respect de l'angle d'insertion atténue la douleur liée au retrait de l'aiguille.
5.3	Ouvrir au besoin l'emballage des compresses stériles et les appliquer sur le point d'injection, **sans pression ni massage**.	Les compresses servent à absorber un éventuel écoulement de solution ou de sang au point d'injection. Une pression, en particulier un massage, **risquerait de disperser la solution dans les tissus** et de fausser la lecture de la réaction dans le cas d'un TCT, ou de faire ressortir la solution par le point d'injection.
5.4	Tracer un cercle autour du site d'injection avec un stylo à bille.	Le cercle permet d'observer et d'évaluer facilement la réaction à la substance injectée.

Étapes	Justifications
Situation particulière	
S'il s'agit d'un TCT, on trace avec un stylo à bille un cercle d'environ 5 cm de diamètre autour du point d'injection.	On facilite l'observation d'une éventuelle réaction au point d'injection.
S'il faut faire plusieurs tests, on injecte de préférence les substances sur les deux avant-bras ou ***à des endroits espacés d'au moins 5 cm*** *sur le même avant-bras. Puis on trace un cercle autour de chaque point d'injection et on écrit un numéro (①, ②, etc.) correspondant à la solution injectée que l'on reporte au dossier de la personne ou dans son carnet de santé.*	Le respect de l'espacement entre les points d'injection, l'encerclement et la numérotation permettent de **bien distinguer les réactions en fonction des produits injectés**.
6 Rangement du matériel	
6.1 Jeter la seringue et l'aiguille dans un contenant rigide biorisque.	L'utilisation d'un contenant rigide prévient les blessures accidentelles par piqûre d'aiguille.
6.2 Ramasser et emprisonner les articles utilisés à l'intérieur d'une main, puis retirer les gants souillés en les retournant l'un dans l'autre (voir la procédure 4-2-2, p. 131). Jeter le tout dans un sac à rebuts.	On prévient la propagation des microorganismes pathogènes.
Remarque *Si on n'a pas ouvert l'emballage des compresses stériles, on en dispose selon les politiques de l'établissement.*	

Ne pas oublier les précautions ainsi que les interventions générales et spécifiques s'appliquant après l'administration d'un médicament par voie intradermique.

Ne pas oublier les étapes postexécutoires décrites dans la procédure 1-2.

PROCÉDURE 7-11-2

LIRE LE RÉSULTAT D'UN TEST CUTANÉ À LA TUBERCULINE

Sommaire de la procédure

1. Palpation du site d'injection
2. Détermination des limites de la zone de réaction
3. Mesure du diamètre de la zone de réaction
4. Interprétation du résultat

Étapes	Justifications
Ne pas oublier les étapes préalables décrites dans la procédure 1-1. **Ne pas oublier les précautions ainsi que les interventions générales et spécifiques s'appliquant avant l'administration d'un médicament par voie intradermique.**	
1 Palpation du site d'injection	
1.1 Demander à la personne d'étendre son avant-bras sur une surface plane, face interne vers le haut.	
1.2 Palper la région encerclée et localiser le périmètre de l'induration.	

Étapes		Justifications

2 Détermination des limites de la zone de réaction

	Étapes	Justifications
2.1	Si l'on considère la partie haute du bras comme la position de 12 heures, placer la pointe d'un stylo à bille à la position de 3 heures, à une distance éloignée de l'induration palpée et de telle sorte que le stylo fasse un angle de 45° avec la peau.	La mesure de la réaction se fait sur l'axe transversal de l'avant-bras. En commençant loin de l'induration, on sent davantage le mouvement de glissement et d'arrêt.
2.2	En pressant légèrement la pointe, faire glisser le stylo vers l'induration jusqu'à ne plus pouvoir le faire avancer. Tracer un petit trait vertical à cet endroit.	L'arrêt du stylo dû à la dénivellation permet de déterminer les limites extérieures de l'induration de façon plus précise que la simple palpation.
2.3	Placer la pointe du stylo à la position de 9 heures, de l'autre côté de l'induration, et répéter l'opération.	On détermine les deux limites de la réaction.

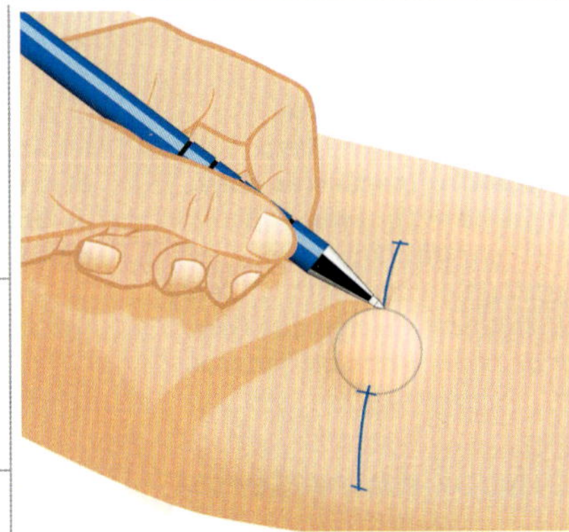

Méthode du stylo à bille pour lire le diamètre transversal de l'induration

3 Mesure du diamètre de la zone de réaction

	Étapes	Justifications
3.1	Placer une règle graduée en millimètres dans le sens de la largeur de l'avant-bras, avec le 0 sur l'un des deux traits tracés.	
3.2	Mesurer la distance entre les deux traits tracés, correspondant au diamètre transversal de l'induration, **sans tenir compte de la rougeur**.	**La mesure exacte** de l'intradermo-réaction **se fait à partir de l'induration** et pas de la rougeur. La distance entre les deux traits indique le diamètre de l'induration. **La rougeur pourrait** être due à une traînée faite par l'administration de la solution, et **fausser la mesure de l'intradermoréaction**.

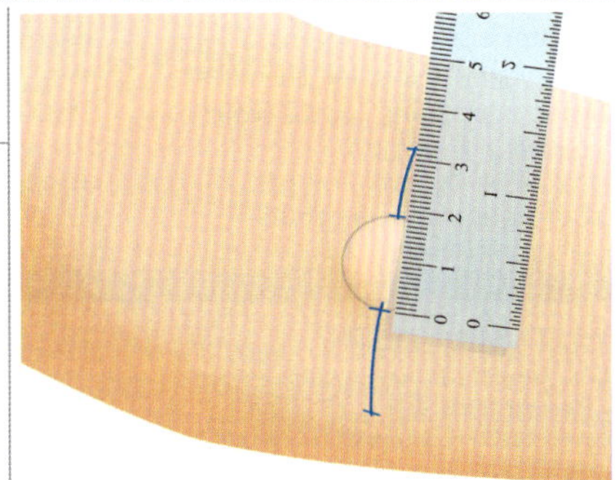

Mesure de l'intradermoréaction : 19 mm

Situation particulière

Si la mesure obtenue se situe entre deux chiffres, on retient le plus petit chiffre.	On ne surestime pas le résultat de l'induration.
S'il n'y a pas d'induration, on écrit 0 mm comme résultat.	Le résultat est toujours exprimé en chiffres, même s'il n'y a aucune induration.
Si la réaction n'est pas nette, on la fait lire par un deuxième professionnel.	

4 Interprétation du résultat

4.1 Interpréter le résultat à partir de la mesure du diamètre de l'induration et du dossier de la personne.

- Si le diamètre de l'induration est inférieur à 5 mm, on considère qu'il n'y a pas de réaction et que le résultat du test est négatif.
- Si le diamètre de l'induration est égal ou supérieur à 5 mm mais inférieur à 10 mm, on considère qu'il y a une réaction et que le résultat du test est positif chez les personnes à risque (infection connue au VIH, statut VIH inconnu et utilisation de drogues par voie intraveineuse, antécédents de contact étroit avec une personne dont la tuberculose est active, radiographie pulmonaire anormale).

Justification : L'interprétation du résultat est une étape importante, car elle détermine les interventions nécessaires.

Étapes	Justifications	
• Si le diamètre de l'induration est égal ou supérieur à 10 mm, on considère qu'il y a une réaction et que le résultat du test est positif chez les personnes dont le système immunitaire est normal ou légèrement affaibli.		

Ne pas oublier les précautions ainsi que les interventions générales et spécifiques s'appliquant après l'administration d'un médicament par voie intradermique.

Ne pas oublier les étapes postexécutoires décrites dans la procédure 1-2.

Combien de temps êtes-vous demeurée auprès de Mme Bergevin après l'injection ? Pour quelle raison ?

RÉDACTION DES NOTES D'ÉVOLUTION

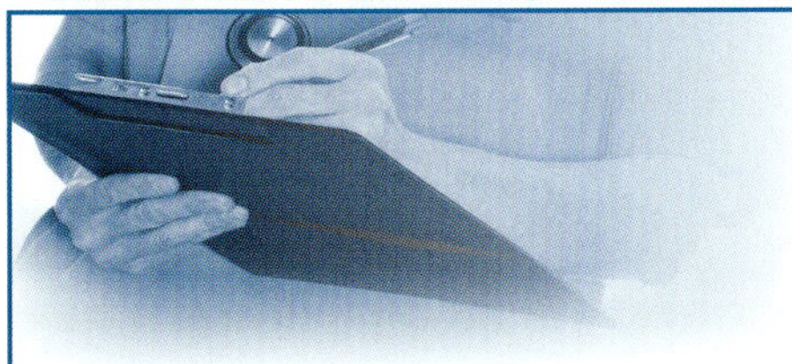

Dossier de Mme Bergevin

2011-06-14 **09:30** Expecto recueillies pour test de BAAR. ______

09:45 Tubersol 0,1 mL soit 5 UT, ID à l'avant-bras gche. Point d'injection encerclé. Informations données sur les précautions à prendre pour protéger le site d'injection. ______ Marie-Pierre Dion-Lafrance, étudiante inf.

[...]

2011-06-16 **13:10** Induration de 12 mm : résultat positif. Dr Lavoie avisé. ______
Mise en place des mesures d'isolement contre la transmission par gouttelettes.
______ Lise Blanchette, étudiante inf.

MÉTHODE DE SOINS **7-12**

34 ADMINISTRATION DES MÉDICAMENTS

Administration d'un médicament par voie sous-cutanée

Cette méthode de soins décrit la procédure à suivre pour administrer une injection par voie sous-cutanée (page 377), qu'il s'agisse d'insuline, d'héparine, d'héparine de faible poids moléculaire (HFPM) ou d'un autre médicament liquide.

DÉFINITION

Méthode de soins consistant à injecter dans le tissu sous-cutané, de façon aseptique, un petit volume de médicament liquide, de 0,5 à 1 mL.

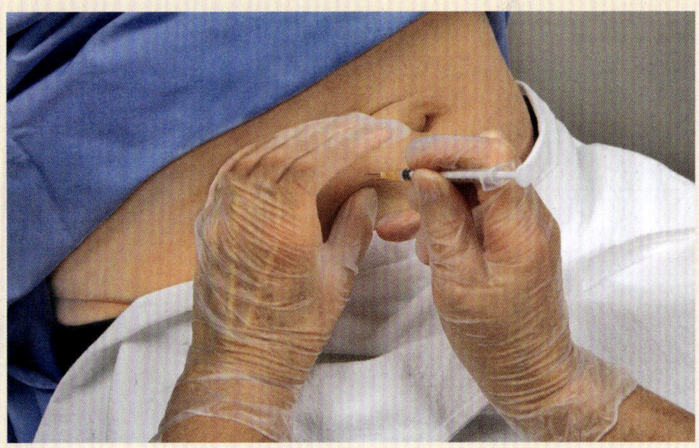

CONTEXTE D'EXÉCUTION

BUTS

- Administrer un médicament qui doit être absorbé par voie sous-cutanée, par exemple de l'insuline ou de l'héparine.
- Permettre une absorption plus lente du médicament que par voie intramusculaire ou intraveineuse.

MATÉRIEL ET ÉQUIPEMENT

ARTICLES ESSENTIELS		
Documents	**Préparation de la seringue de médicament**	**Injection sous-cutanée**
• Feuille d'administration des médicaments (FADM) (1) • Stylo à bille (2)	• Selon la situation : – Seringue de 3 mL (3) – Seringue à insuline de 30, 50 ou 100 unités (4) – Seringue à tuberculine de 1 mL (5) • Aiguille de calibre 25G à 27G, de 1,3 à 1,6 cm de longueur (1/2 à 5/8 pouce) (6) • Médicament approprié en fiole (7) ou en ampoule (8) *ou* Seringue préremplie (9) • Tampon d'alcool à 70 % (10) • Étiquette d'identification (11) • Plateau à médicaments (12) • Contenant rigide biorisque[14] (13)	• Gants propres (14) • Tampon d'alcool à 70 % (10) *ou* Tampon de chlorhexidine à 2 % et d'alcool à 70 % (15) • Compresses stériles de 5 × 5 cm (16) • Contenant rigide biorisque (13)
ARTICLE FACULTATIF		
	Si le médicament est irritant ou s'il tache : • Aiguille supplémentaire de même calibre et de même longueur que la première [6]	

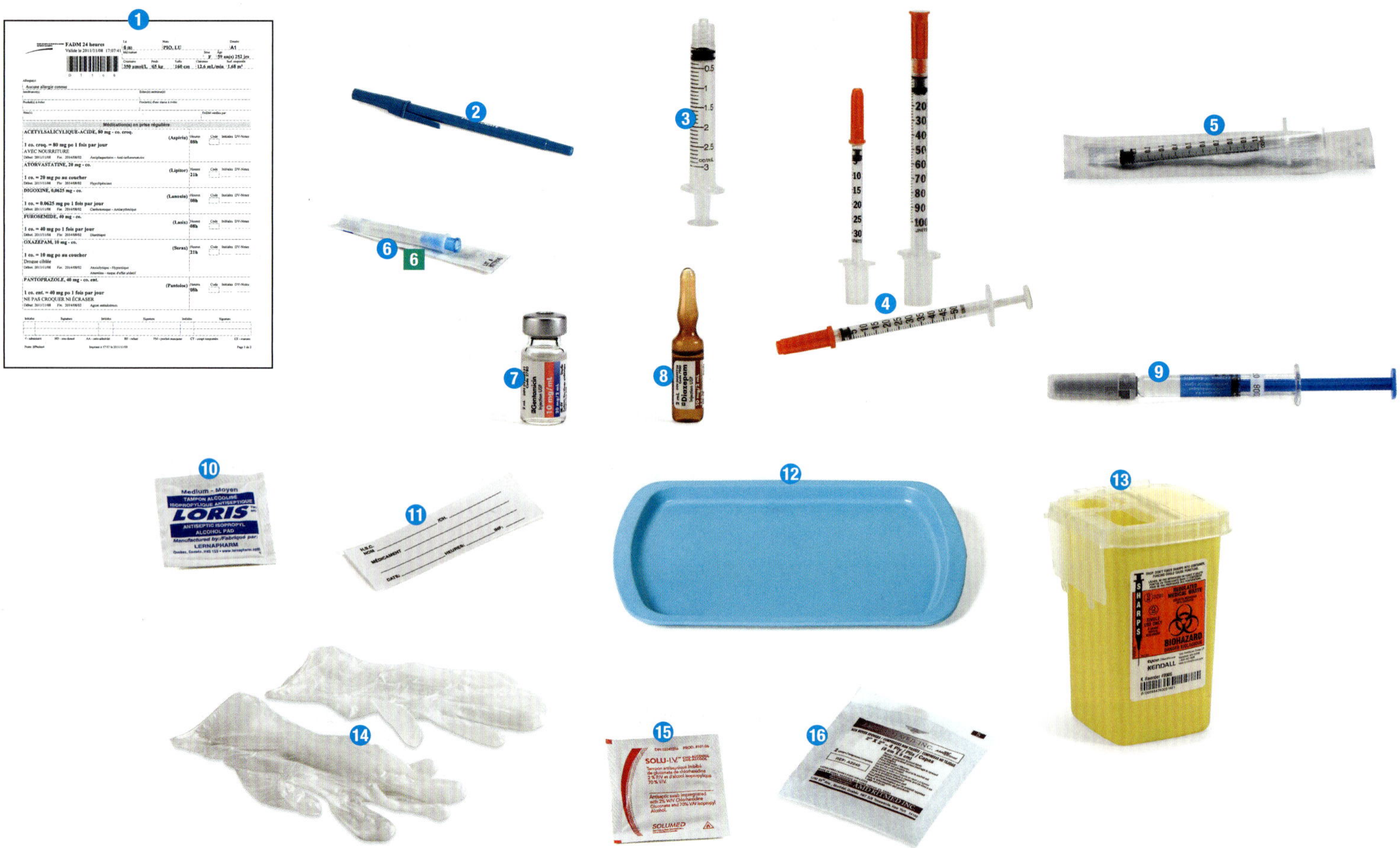

14. Contenant rigide biorisque ou autre contenant rigide pour objets pointus et tranchants, selon les politiques en vigueur dans l'établissement.

PRÉCAUTIONS ET INTERVENTIONS SPÉCIFIQUES avant l'administration d'un médicament par voie sous-cutanée

1. ÉVALUATION

- Examiner et palper la région prévue pour l'injection et rechercher une zone exempte de rougeur, d'ecchymose, de cicatrice, d'induration, de douleur ou d'œdème *afin de choisir un point d'injection favorisant l'absorption du médicament*.

2. INTERVENTIONS

- Vérifier dans le plan de soins et de traitements infirmiers (PSTI) ou dans le protocole de l'hôpital, s'il y a lieu, le plan de rotation concernant l'administration des injections d'insuline, d'héparine et d'héparine à faible poids moléculaire (HFPM) *afin de respecter la rotation prévue pour maintenir la vitesse d'absorption, et afin de prévenir la douleur et l'induration au point d'injection*.

Insuline

- Vérifier la date d'ouverture indiquée sur une fiole d'insuline déjà ouverte pour s'assurer de sa validité *afin d'obtenir l'effet thérapeutique optimal désiré*. Une fiole d'insuline peut être utilisée pendant un mois après la date de son ouverture. Toujours écrire la date d'ouverture sur une nouvelle fiole.
- Vérifier que la solution d'insuline rapide est claire, *car toute solution trouble, épaisse ou légèrement brouillée devient impropre à l'utilisation*.
- Choisir le matériel approprié en fonction de la morphologie de la personne, *car une injection trop profonde ou trop superficielle modifie la vitesse d'absorption de l'insuline*.
- Se préparer à administrer une injection composée de deux types d'insuline dans les minutes suivant sa préparation *afin de conserver la stabilité des deux types d'insuline*.
- Faire vérifier la préparation de la seringue d'insuline par une autre infirmière[15], qui comparera l'ordonnance médicale, la feuille d'administration des médicaments (FADM), la fiole d'insuline et le volume prélevé *afin d'éviter toute erreur d'administration de médicamen*t. Si l'insuline est donnée selon une échelle, on vérifie le résultat de la glycémie capillaire, l'échelle d'insuline et la dose préparée. Si la préparation comprend deux types d'insuline, on fait vérifier chaque prélèvement d'insuline par une autre infirmière. Faire signer la FADM par la personne qui a effectué la double vérification (voir la procédure 7-10-3, p. 360).
- Associer la vitesse d'action de l'insuline à la vitesse d'absorption des sites d'injection. L'acronyme ABCD rappelle l'ordre des vitesses d'absorption des sites d'injection, de la plus élevée à la plus basse : abdomen, bras, cuisses et derrière (fesses). *Ainsi, les insulines rapides s'absorbent plus rapidement dans l'abdomen et les bras, et les insulines intermédiaires et lentes s'absorbent plus lentement dans les cuisses et les fesses.*
- Administrer l'insuline dans la même région aux mêmes heures *afin de réguler l'action de l'insuline d'une journée à l'autre*. L'AQESSS (2010) recommande d'administrer la dose du matin dans l'abdomen, la dose précédant le dîner et le souper dans les bras, et la dose du coucher dans les cuisses ou les fesses.
- Éviter d'injecter l'insuline dans une partie du corps nécessaire à une activité physique (physiothérapie, appareil CPM[16], etc.), *car la vitesse d'absorption en serait accélérée*. De même, éviter d'injecter l'insuline dans un membre paralysé ou immobile, *car la vitesse d'absorption en serait ralentie*.
- Faire une rotation des sites d'injection dans une même région du corps en laissant une distance de 2,5 cm entre les points d'injection *afin d'éviter une accumulation d'insuline à l'intérieur des tissus, qui peut favoriser l'apparition d'une lipodystrophie*. Chaque région recommandée pour une injection sous-cutanée peut comporter plusieurs points d'injection.
- Administrer jusqu'à 50 unités d'insuline en un même point d'injection. Si la dose est supérieure à 50 unités, la diviser en deux et l'injecter en deux points d'injection (AQESSS, 2010). *En divisant le nombre d'unités et en faisant deux injections, on favorise l'absorption de l'insuline pour obtenir l'effet thérapeutique escompté.*

15. La vérification de l'insuline peut se faire par tout autre professionnel qualifié.
16. Le sigle CPM, pour *Continuous Passive Motion*, est fréquemment utilisé en milieu clinique pour désigner l'appareil d'exercice pour les mouvements passifs continus.

Héparine

- Vérifier les résultats du temps de céphaline activée (PTT, TC ou TCA) et de la numération plaquettaire avant de faire une injection sous-cutanée d'héparine, *car l'héparine agit en élevant le PTT et a comme effet secondaire d'abaisser le nombre de plaquettes (thrombopénie)*. Toutefois, les héparines de faible poids moléculaire (HFPM), comme la daltéparine (Fragmin), l'énoxaparine (Lovenox) et la tinzaparine (Innohep), n'exigent pas la surveillance du PTT, *car leur administration ne le fait pas varier*.
- S'assurer que les seringues préremplies ont une bulle d'azote logée près du piston avant d'administrer l'injection, *car la bulle isole l'héparine du caoutchouc du piston pour préserver la stabilité de la solution, et permet de chasser toute la solution de l'aiguille au moment de l'injection*.
- Se rappeler que le sulfate de protamine est l'antidote de l'héparine (bien qu'il soit un peu moins efficace sur les HFPM) *afin de pouvoir l'utiliser pour renverser les effets de l'anticoagulant en cas d'hémorragie*.

PRÉCAUTIONS ET INTERVENTIONS SPÉCIFIQUES après l'administration d'un médicament par voie sous-cutanée

1. INTERVENTIONS

Insuline

- En cas de saignement, exercer une pression sur le site d'injection. *Le saignement peut indiquer que l'aiguille a pénétré dans le muscle.* Aux injections suivantes, remédier à la situation selon la cause, c'est-à-dire utiliser un angle de 45° ou une aiguille plus courte, *afin de s'ajuster à la morphologie de la personne et de respecter le temps d'absorption de l'insuline* (AQESSS, 2010).
- Surveiller l'apparition éventuelle d'une zone blanche ou d'une induration au point d'injection, au moment du retrait de l'aiguille. *Ce signe pourrait indiquer que l'insuline n'a pas été injectée assez profondément.* Aux injections d'insuline suivantes, remédier à la situation selon la cause, c'est-à-dire injecter selon un angle de 90°, utiliser une aiguille plus longue ou ne pas former ni soulever de pli cutané (AQESSS, 2010).

Héparine

- En cas de formation d'un hématome, mettre un cube de glace dans un sac en plastique ou dans un gant propre et l'appliquer sur le point d'injection pendant environ cinq minutes *afin de contrôler le saignement, le froid provoquant une vasoconstriction*.

2. ENSEIGNEMENT

- Informer la personne qu'à la prochaine administration de médicament par voie sous-cutanée, elle devra indiquer le dernier site utilisé *afin de permettre la rotation des sites d'injection*.

3. NOTES AU DOSSIER

- S'assurer que la date, l'heure, le nom du médicament, la dose, la voie d'administration et le site d'injection du médicament donné sont inscrits sur la FADM *afin de permettre la continuité des soins et d'éviter toute erreur d'administration de médicament*.
- Écrire dans les notes d'évolution toutes les informations relatives à l'intervention *afin d'assurer la continuité des soins*.
  - Raison de l'administration d'un médicament prn
  - Résultat de l'intervention

MISE EN SITUATION

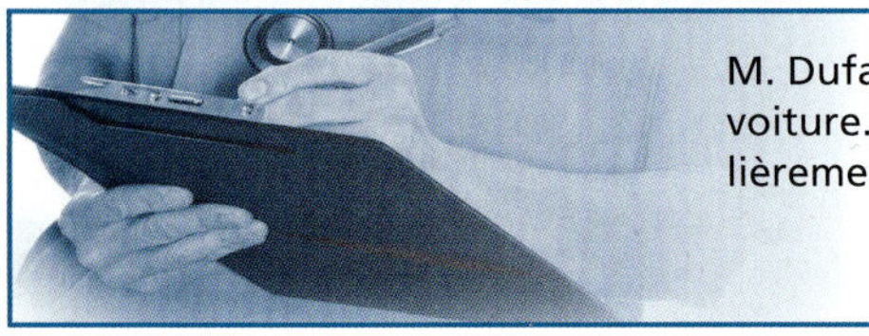

M. Dufault, âgé de 23 ans, a été victime d'un accident de voiture. Souffrant de multiples contusions, il reçoit régulièrement un analgésique opioïde par voie sous-cutanée.

Ordonnance médicale au dossier

- Morphine 15 mg SC q4-6h prn.

PROCÉDURE 7-12-1

ADMINISTRER UN MÉDICAMENT PAR VOIE SOUS-CUTANÉE

Sommaire de la procédure

1. Préparation du matériel et de la seringue de médicament
2. Choix du site d'injection
3. Préparation du site d'injection
4. Injection du médicament
5. Retrait de l'aiguille
6. Rangement du matériel

Quelle longueur d'aiguille choisirez-vous pour l'administration de morphine à M. Dufault ?

Étapes		Justifications	

Ne pas oublier les étapes préalables décrites dans la procédure 1-1.
Ne pas oublier les précautions ainsi que les interventions générales et spécifiques s'appliquant avant l'administration d'un médicament par voie sous-cutanée.

1 Préparation du matériel et de la seringue de médicament

	Étapes	Justifications	
1.1	Prendre le médicament dans le chariot à médicaments, dans les casiers à médicaments de la pharmacie ou dans le réfrigérateur, s'il y a lieu, et le placer sur la surface de travail.	Le système de distribution des médicaments peut varier d'un établissement à l'autre.	
1.2	Appliquer les principes de l'administration des médicaments, les « cinq bons » (*première vérification*). Vérifier que les indications figurant sur la fiole ou l'ampoule correspondent à ce qui est écrit sur la FADM : nom de la personne, nom du médicament, dose, heure et voie d'administration. Vérifier sur l'ampoule ou la fiole si le médicament peut être administré par voie sous-cutanée.	Cette première vérification vise à éviter les erreurs d'administration de médicament et permet de détecter une différence éventuelle entre le médicament fourni par le service de pharmacie et la FADM.	
1.3	Calculer le nombre de millilitres ou d'unités de solution à prélever en fonction de la dose à administrer (posologie) : a) Vérifier la concentration de médicament par millilitre de solution. b) Vérifier avec la FADM la dose à administrer. c) En appliquant la règle de la multiplication croisée, calculer le nombre de millilitres de solution à donner et donc à prélever.		*Exemple* Prescription : Morphine 40 mg SC Dose : 40 mg Concentration : 500 mg/10 mL Calcul avec la règle de la multiplication croisée 500 mg = 10 mL 40 mg = ? mL $\frac{10 \text{ mL} \times 40 \text{ mg}}{500 \text{ mg}} = 0{,}8 \text{ mL}$ Dose à donner : 0,8 mL
1.4	Rassembler, avec le médicament, tous les articles nécessaires et les placer par ordre d'utilisation sur la surface de travail.	Cette disposition favorise le rappel des étapes et facilite le déroulement de la procédure.	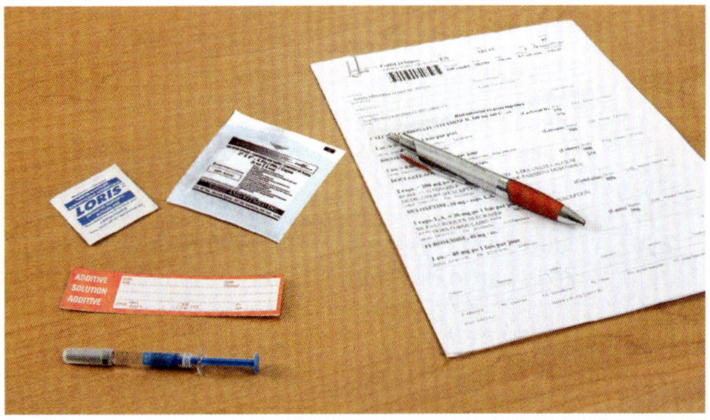

Étapes		Justifications	
1.5	Écrire les renseignements pertinents sur l'étiquette d'identification qui sera collée sur la seringue : • Nom de la personne • Numéro de chambre • Nom du médicament, dose et voie d'administration • Date et heure de préparation • Initiales (de la personne qui prépare)		
1.6	Vérifier à nouveau les indications sur la fiole ou l'ampoule avec la FADM en appliquant les cinq bons principes d'administration des médicaments (*deuxième vérification*).	Cette deuxième vérification permet de détecter une éventuelle erreur d'inattention qui aurait pu se produire au cours de la première vérification.	
1.7	Préparer la seringue de médicament en suivant la procédure 7-10-1, 7-10-2 ou 7-10-3 (p. 335, 345 ou 355).		
1.8	Apposer l'étiquette d'identification préparée plus tôt sur la seringue, dans le sens de la longueur sur le côté sans chiffres ou en drapeau sur la gaine protectrice de l'aiguille.	On doit prendre toutes les mesures nécessaires pour éviter toute erreur d'administration des médicaments. L'étiquette servira avant l'administration du médicament à la personne.	
1.9	Appliquer à nouveau les « cinq bons » avec la FADM, les indications figurant sur la fiole ou l'ampoule et la dose prélevée dans la seringue (*troisième vérification*).	Cette troisième vérification vise à confirmer que les cinq principes ont bien été respectés.	
1.10	Jeter l'ampoule ou la fiole dans un contenant rigide biorisque.		

ALERTE!

Avant de s'en éloigner, verrouiller le chariot à médicaments à l'aide d'une clé ou d'un code.	Le verrouillage du chariot prévient le risque qu'une personne se serve sans autorisation.

2 Choix du site d'injection

2.1	Demander à la personne de se nommer et vérifier son bracelet d'identité. S'assurer de la conformité entre son nom et le nom écrit sur l'étiquette de la seringue.	La double vérification assure l'administration du bon médicament à la bonne personne.	
2.2	Choisir la zone d'injection en fonction du type de médicament à administrer, du volume, de la limitation physique de la personne, de l'état de la peau et de l'endroit de la dernière injection, s'il y a lieu. Demander également à la personne si elle a un côté préféré pour l'injection, si possible.	On doit tenir compte de différents facteurs pour choisir la zone permettant d'obtenir un effet thérapeutique optimal.	
2.3	Faire s'installer la personne en fonction de la partie du corps choisie.		
2.4	Découvrir la partie du corps choisie tout en respectant l'intimité de la personne.		

Étapes		Justifications
Remarque		
Pour l'administration d'héparine et de HFPM, on place la personne en position semi-Fowler ou de décubitus dorsal.		Ces positions favorisent la formation du pli dans la région de la ceinture abdominale et aux flancs.
2.5	Délimiter la région dans laquelle choisir le point d'injection.	Un repérage anatomique assure une localisation exacte et adaptée à la personne. Il permet d'éviter les nerfs, les vaisseaux sanguins ou les os situés à proximité.

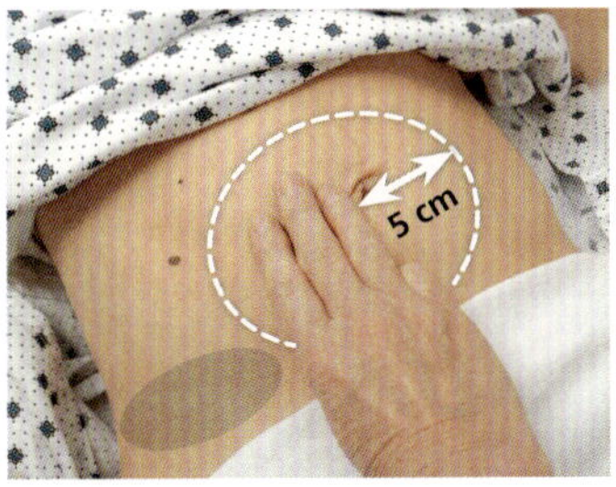

Abdomen

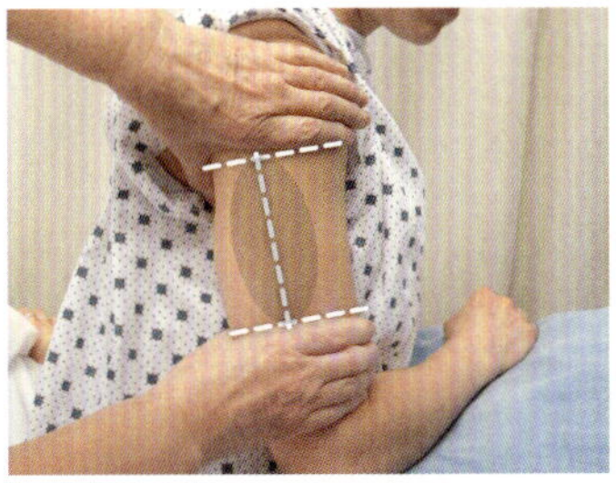

Bras

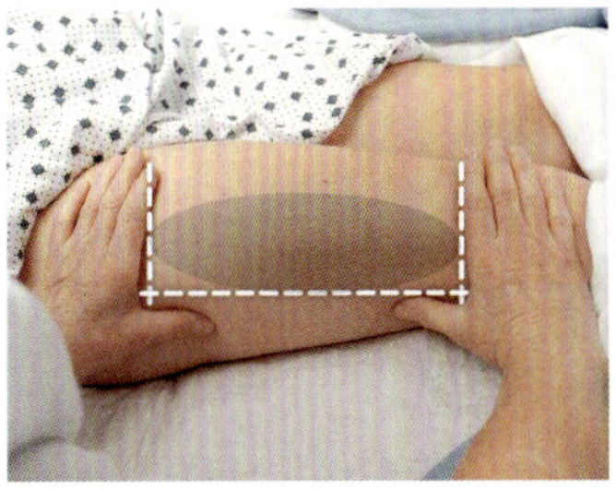

Cuisse

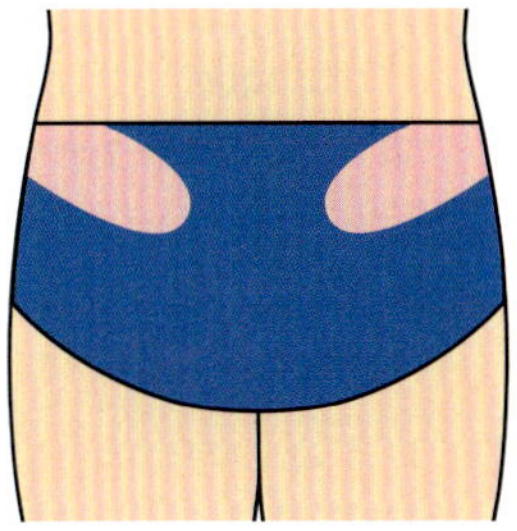

Fesse

A ABDOMEN

A.1 Palper une des crêtes iliaques.

A.2 Placer trois doigts (environ 5 cm) près de l'ombilic et tracer un cercle imaginaire (d'un rayon de 5 cm) autour de l'ombilic.

A.3 Choisir un point d'injection dans la ceinture abdominale, entre la crête iliaque et l'extérieur de ce cercle.

A.4 Palper le point prévu pour l'injection et évaluer l'intégrité des tissus.

B BRAS

B.1 Demander à la personne de placer son bras à angle droit.

B.2 Tracer une ligne imaginaire de l'articulation de l'épaule jusqu'à celle du coude.

B.3 Diviser cette ligne en trois parties égales : placer une main sous l'acromion et l'autre au-dessus du coude.

B.4 Repérer ainsi le tiers médian du bras.

B.5 Choisir un point d'injection dans la partie mi-antérieure à mi-postérieure.

B.6 Palper le point prévu pour l'injection et évaluer l'intégrité des tissus.

C CUISSE

C.1 Tracer une ligne imaginaire de l'articulation de la hanche jusqu'à celle du genou.

C.2 Diviser cette ligne en trois parties égales : placer une main sous le creux de l'aine et l'autre au-dessus du genou.

C.3 Repérer ainsi le tiers médian de la cuisse.

C.4 Choisir un point d'injection dans la partie antérieure.

C.5 Palper le point prévu pour l'injection et évaluer l'intégrité des tissus.

D FESSES (MOINS FRÉQUENT)

D.1 Choisir un point d'injection dans la partie supérieure externe des fesses.

D.2 Palper le point prévu pour l'injection et évaluer l'intégrité des tissus.

Remarque

Il est important de consulter également les recommandations du fabricant concernant le choix du site d'injection pour l'administration du médicament.

3 Préparation du site d'injection

	Étapes	Justifications	
3.1	Rapprocher le matériel pour qu'il soit à portée de main, et le préparer : a) Approcher les gants propres. b) Ouvrir grand l'emballage du tampon d'alcool à 70 % ou de chlorhexidine à 2 % et d'alcool à 70 %, en laissant les articles en place. c) Approcher le contenant rigide biorisque. d) Décoincer la gaine protectrice de l'aiguille.	On fait en sorte que les articles soient disponibles et faciles d'accès.	
3.2	Mettre des gants propres.	Les mains ne doivent pas entrer en contact direct avec les liquides biologiques de la personne. En cas de piqûre accidentelle aux mains, les gants essuient une partie du sang ou des liquides biologiques et réduisent les risques d'infection (Association paritaire pour la santé et la sécurité du travail du secteur affaires sociales [ASSTSAS], 2010).	
3.3	À l'aide des repères anatomiques, repérer de nouveau la zone d'injection possible et le point d'injection prévu.	Les yeux ayant été détournés du point d'injection prévu, il est nécessaire de délimiter et de repérer de nouveau la zone et le site.	
3.4	Désinfecter le site d'injection. a) Prendre le tampon d'alcool ou de chlorhexidine à 2 % et d'alcool à 70 % par ses quatre pointes. b) Frotter le site d'injection prévu, en partant du centre et en décrivant une spirale atteignant un diamètre d'environ 5 cm.	Le regroupement des quatre pointes crée un espace entre les doigts gantés de façon non stérile et le site d'injection. La friction avec l'alcool ou la chlorhexidine et l'alcool et le respect du délai de séchage de 30 secondes réduisent le risque d'introduction de microorganismes pathogènes au moment de l'insertion de l'aiguille.	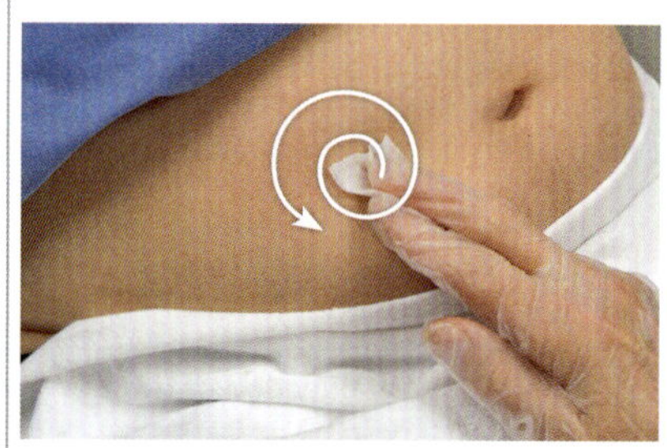
	c) Déplier le tampon et placer deux pointes opposées du tampon de façon à ce qu'elles soient alignées avec le point d'injection prévu et à ce que la pointe proximale soit située à 1 cm de ce dernier.	La pointe la plus proche du point d'injection prévu sert d'aide-mémoire visuel pour le cibler précisément en imaginant trois points alignés. Le tampon étant humide, il adhère assez facilement à la peau.	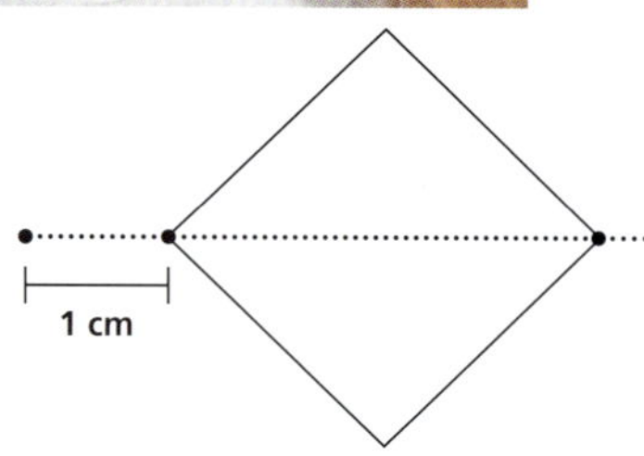

Astuce

Quel que soit le type d'injection qu'on se prépare à faire, tenter de toujours placer le tampon d'alcool à 70 % ou de chlorhexidine à 2 % et d'alcool à 70 % au même endroit par rapport au point choisi.

Il est ainsi plus facile de développer un automatisme pour délimiter un point d'injection.

	Étapes	Justifications	
	d) Laisser sécher le site d'injection prévu pendant environ 30 secondes à l'air libre ou jusqu'à ce que l'alcool ou la chlorhexidine et l'alcool soient évaporés.	L'alcool ou la chlorhexidine et l'alcool provoqueraient une sensation de brûlure au moment de l'insertion de l'aiguille dans la peau.	

Étapes	Justifications

4 Injection du médicament

Situation particulière

Si l'on administre une HFPM fournie dans une seringue préremplie, on s'assure que la bulle d'azote est logée près du piston.	L'espace libre de la seringue a été rempli avec de l'azote pour que le produit ne s'oxyde pas.
Pour déplacer la bulle :	
a) Avec la main non dominante, tenir la seringue à la verticale, l'aiguille pointée vers le bas.	La position verticale permet à la bulle de se déplacer au-dessus de la colonne de liquide.
b) Placer l'index de la main dominante devant la seringue, à 5 à 7 cm, et de façon perpendiculaire, puis donner un coup sec.	Le gaz étant plus léger que le liquide, le coup sec déplace la bulle vers le haut de la colonne de liquide.
c) Attendre le résultat et répéter au besoin.	Cette position maintient la bulle au-dessus de la colonne de liquide.
d) Tenir la seringue à la verticale, aiguille pointée vers le bas, jusqu'au moment de l'injection.	

4.1 Prendre la seringue **par en dessous**, entre le pouce, l'index et le majeur de la main dominante, comme on tient un crayon.

Pointer l'aiguille vers le bas et laisser tomber la gaine protectrice déjà décoincée.

Prendre la seringue par en dessous permet d'**introduire l'aiguille dans la peau en respectant un angle de 45 ou 90°, selon le cas**.

4.2 Avec la main non dominante, pincer la peau avec le pouce, l'annulaire et l'auriculaire, et la soulever pour former un pli cutané.

Maintenir le pli cutané jusqu'à la fin de l'injection.

La formation d'un pli cutané en pinçant la peau atténue la douleur due à l'injection.

En maintenant le pli cutané, on fait en sorte de bien injecter **le médicament dans le tissu sous-cutané**.

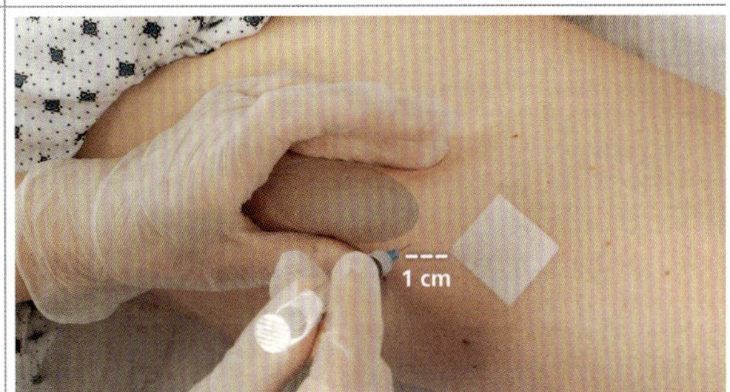

Insulines et autres médicaments
Injection dans toutes les régions délimitées à l'étape 2.5

Héparine
Injection péri-ombilicale

Pincer la peau de la ceinture abdominale, entre les crêtes iliaques, en évitant la zone de 3 cm autour de l'ombilic.

La région péri-ombilicale n'étant pas très vascularisée, le risque de saignement est faible.

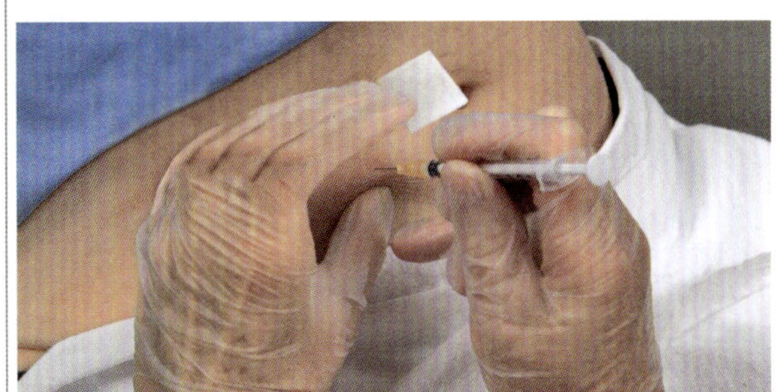

HFPM
Injection dans le flanc

Pincer la peau dans la région **antérolatérale et postérolatérale de la ceinture abdominale**, sur le flanc.

La région n'étant **pas très vascularisée, le risque de saignement est faible**.

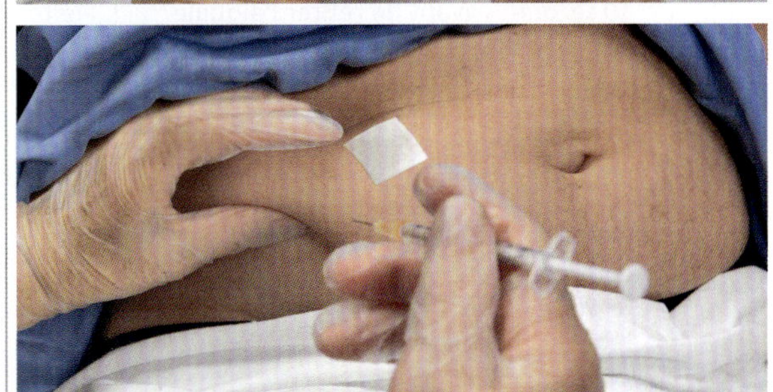

	Étapes	Justifications	
4.3	Approcher la seringue en la plaçant : • selon un angle de 90° si le pli cutané est de plus de 2,5 cm ; *ou* • selon un angle de 45° si le pli cutané est inférieur ou égal à 2,5 cm. Puis introduire rapidement l'aiguille dans la peau.	Ces positions de la seringue et de la main font en sorte d'introduire l'aiguille dans la peau selon le bon angle, pour ce type d'injection. L'aiguille étant courte, une insertion selon un angle de 90° permet simplement d'atteindre le tissu sous-cutané. Chez une personne très mince, il faut un angle de 45° pour ne pas piquer le muscle.	
4.4	Coincer la seringue, un peu plus haut que l'aiguille, entre l'index et le majeur de la main non dominante, les trois autres doigts de cette main formant toujours un pli cutané.	L'index et le majeur aident à stabiliser la seringue et à maintenir l'aiguille à la profondeur requise. En poussant le piston, on risque en effet de pousser également le cylindre de la seringue et d'enfoncer l'embase de l'aiguille dans la peau.	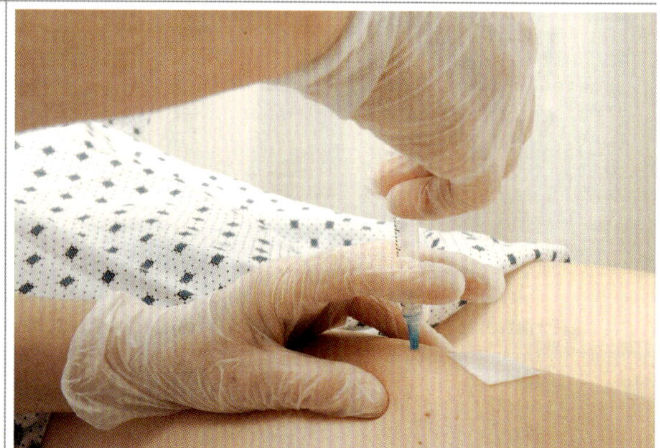
4.5	Tirer légèrement sur le piston et observer s'il y a absence de sang dans la seringue.	On s'assure que le biseau de l'aiguille n'est pas dans un vaisseau sanguin.	

Situation particulière

En présence d'un retour sanguin, on arrête la procédure, on retire l'aiguille, on jette la seringue et on prépare une nouvelle injection.	On ne doit pas administrer un médicament par voie sous-cutanée dans un vaisseau sanguin.

ALERTE!

Ne jamais aspirer avant l'administration d'un anticoagulant.	L'aspiration peut provoquer un saignement.

4.6	Placer le pouce de la main dominante sur le piston et glisser l'index et le majeur sous les ailettes de la seringue (position d'injection). Pousser lentement et régulièrement **le piston jusqu'au fond du cylindre**.	Une injection lente, régulière et sans à-coups atténue la douleur. Les forces de pression et de contre-pression exercées respectivement par le pouce et par l'index et le majeur permettent de maîtriser la vitesse d'injection. On pousse le piston jusqu'au bout pour **être sûr d'injecter toute la solution**.	

5 Retrait de l'aiguille

5.1	Une fois l'injection terminée, attendre 10 secondes avant de retirer l'aiguille.	On laisse au médicament injecté le temps de se diffuser et on évite le suintement de la solution au moment du retrait de l'aiguille.	
5.2	Retirer l'aiguille en respectant l'angle d'insertion et en relâchant le pli cutané.	Le respect de l'angle d'insertion atténue la douleur liée au retrait de l'aiguille.	
5.3	Ouvrir au besoin l'emballage des compresses stériles et les appliquer sur le point d'injection, en exerçant une légère pression sans masser.	Les compresses servent à absorber un éventuel écoulement de solution ou de sang au point d'injection. Un massage accélérerait l'absorption du médicament.	

Étapes	Justifications
Remarque	
Si on a injecté un anticoagulant, on exerce une légère pression pendant environ une minute ou on demande à la personne de maintenir la pression.	Une personne anticoagulée est plus susceptible de saigner, car son temps de coagulation est augmenté.
ALERTE!	
On ne fait jamais de massage après une injection d'héparine.	Un massage risquerait de causer des saignements, des ecchymoses ou un hématome.
Situation particulière	
Si la personne doit recevoir des injections sous-cutanées de manière régulière, par exemple de la morphine toutes les quatre heures, on peut installer un dispositif d'injection intermittente sous-cutané.	Un dispositif sous-cutané diminue la douleur due aux multiples injections, car les injections se font non pas directement dans la peau mais par le bouchon du dispositif sous-cutané.

6 Rangement du matériel

6.1	Jeter la seringue et l'aiguille dans un contenant rigide biorisque.	L'utilisation d'un contenant rigide prévient les blessures accidentelles par piqûre d'aiguille.
6.2	Ramasser et emprisonner les articles utilisés à l'intérieur d'une main, puis retirer les gants souillés en les retournant l'un dans l'autre (voir la procédure 4-2-2, p. 131). Jeter le tout dans un sac à rebuts.	On réduit la propagation des micro-organismes pathogènes.

Remarque

Si on n'a pas ouvert l'emballage des compresses stériles, on en dispose selon les politiques de l'établissement.

Ne pas oublier les précautions ainsi que les interventions générales et spécifiques s'appliquant après l'administration d'un médicament par voie sous-cutanée.

Ne pas oublier les étapes postexécutoires décrites dans la procédure 1-2.

M. Dufault se dit peu soulagé par ses injections. Quelles sont vos explications ? Que faites-vous ?

RÉDACTION DES NOTES D'ÉVOLUTION

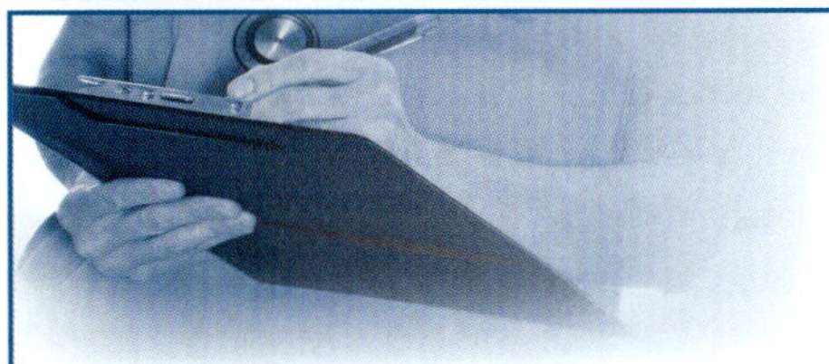

Dossier de M. Dufault

2011-11-10 **22:45** Accuse douleur continue à 9/10 au MID, sous forme d'élancements sans irradiation. Dit qu'il n'arrive pas à dormir. ______

22:55 Morphine 15 mg SC bras droit. ______ Josée Vallée, étudiante inf.

23:30 Agité, douleur 8/10. Se dit peu soulagé. ______

23:35 Message téléphonique laissé au médecin de garde. ______

______ Josée Vallée, étudiante inf.

MÉTHODE DE SOINS **7-13**

34 ADMINISTRATION DES MÉDICAMENTS

Administration d'un médicament par voie intramusculaire

Cette méthode de soins explique la procédure à suivre pour administrer une injection par voie intramusculaire (page 386), avec la méthode de base ou avec la méthode en Z.

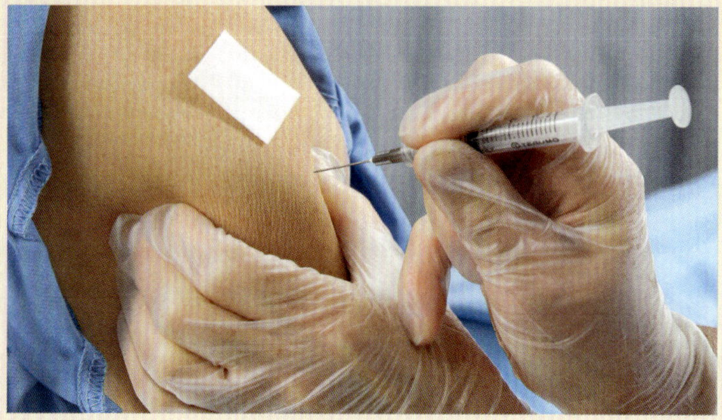

DÉFINITION

Méthode de soins consistant à injecter profondément dans un muscle, de façon aseptique, un petit volume de médicament liquide, de 1 à 3 mL.

L'injection se fait de façon directe avec la méthode de base ou après le déplacement de la peau avec la méthode en Z, pour bien « sceller » le médicament dans le muscle.

CONTEXTE D'EXÉCUTION

BUTS

- Administrer un médicament par voie intramusculaire pour éviter le tractus gastro-intestinal.
- Administrer un médicament dont la voie intramusculaire est la seule voie d'absorption.
- Administrer un médicament dans un muscle dont le débit sanguin élevé permet une absorption rapide.
- Administrer un volume de médicament exigeant une grande capacité d'absorption du site.

Pour la méthode en Z

- Prévenir la fuite d'un médicament irritant ou qui tache dans le tissu sous-cutané.

MATÉRIEL ET ÉQUIPEMENT

ARTICLES ESSENTIELS

Documents

- Feuille d'administration des médicaments (FADM) 1
- Stylo à bille 2

Préparation de la seringue de médicament

- Seringue de 1 ou 3 mL, selon le volume à administrer 3
- Pour le muscle vaste externe, fessier antérieur et postérieur : aiguille de 21G à 22G, d'une longueur de 2,5 à 3,8 cm (1 à 1½ pouce) 4

  Pour le muscle deltoïde : aiguille de 23G à 25G, d'une longueur de 2,5 cm (1 pouce) 5
- Médicament approprié en fiole 6 ou en ampoule 7
- Étiquette d'identification 8
- Tampon d'alcool à 70 % 9
- Plateau à médicaments 10
- Contenant rigide biorisque[17] 11

Injection

- Gants propres 12
- Tampon d'alcool à 70 % 9

ou

  Tampon de chlorhexidine à 2 % et d'alcool à 70 % 13
- Compresses stériles de 5 × 5 cm 14
- Contenant rigide biorisque 11

ARTICLE FACULTATIF

Si le médicament est irritant ou s'il tache :

- Aiguille supplémentaire de même calibre et de même longueur que la première 4 5

17. Contenant rigide biorisque ou autre contenant rigide pour objets pointus et tranchants, selon les politiques en vigueur dans l'établissement.

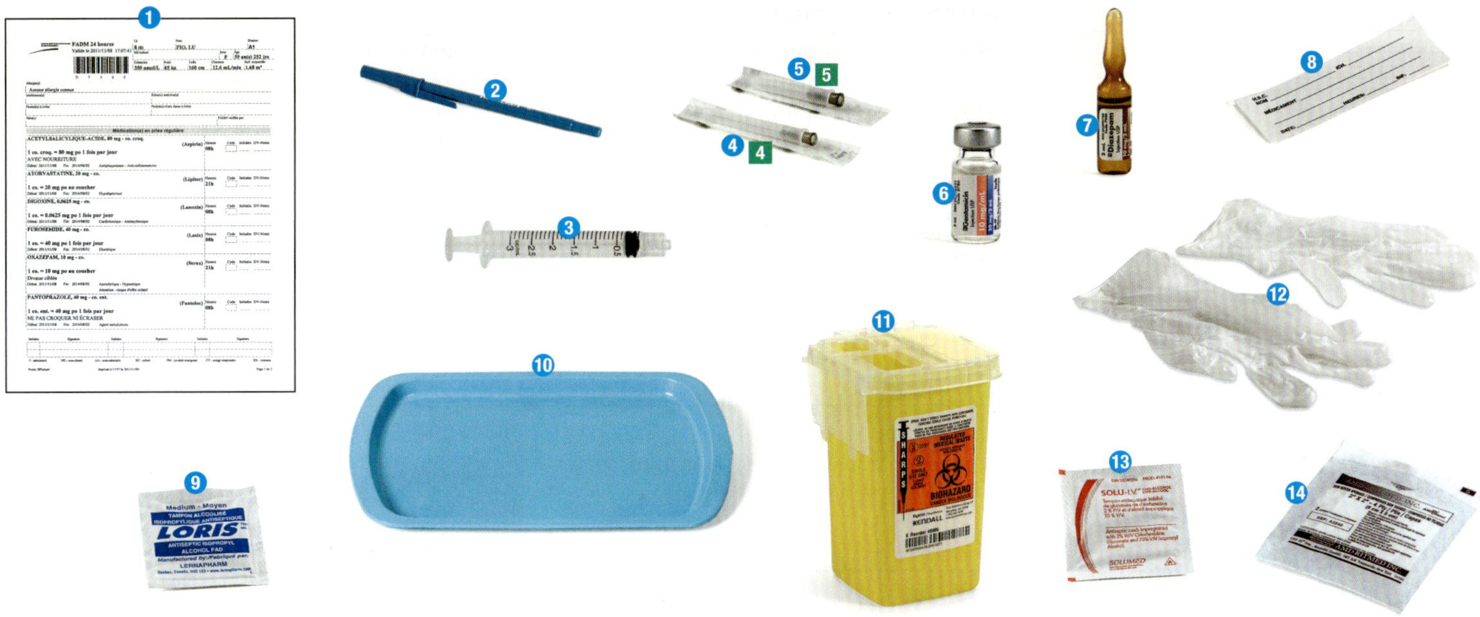

PRÉCAUTIONS ET INTERVENTIONS SPÉCIFIQUES avant l'administration d'un médicament par voie intramusculaire

1. ÉVALUATION

- Examiner la région prévue pour l'injection et rechercher une zone exempte de rougeur, d'ecchymose, de cicatrice, d'induration, de douleur, d'œdème ou de lésion *afin de choisir un point d'injection favorisant l'absorption du médicament*.
- Évaluer l'état du muscle prévu pour l'injection et rechercher des contre-indications à l'injection, comme une atrophie musculaire ou toute condition réduisant la circulation sanguine dans la région, *car ces situations ralentissent l'absorption du médicament*.

2. INTERVENTIONS

- Vérifier l'endroit utilisé pour la dernière injection intramusculaire et changer de site d'injection *afin de favoriser l'absorption du médicament, de réduire la douleur et d'éviter les indurations*. Après plusieurs injections intramusculaires, si la situation perdure, en parler au médecin *afin qu'il envisage l'administration du médicament par une autre voie ou un changement de médicament*.
- Si la dose à injecter est égale ou supérieure à 4 mL, la diviser éventuellement en deux et préparer deux seringues de médicament pour une administration en deux sites *afin de limiter la douleur due à l'injection et bien que le muscle fessier moyen en santé puisse tolérer ce volume en une seule injection*.
- Pour les vaccins, privilégier une administration dans le bras non dominant, *car l'administration du vaccin peut causer de l'inconfort et de la douleur, et entraîner une réduction de la mobilité*.

PRÉCAUTIONS ET INTERVENTIONS SPÉCIFIQUES après l'administration d'un médicament par voie intramusculaire

1. INTERVENTIONS

- Surveiller le site d'injection intramusculaire *afin de détecter toute réaction anormale et de pouvoir intervenir rapidement au besoin*.
- Encourager la personne ayant reçu une injection en Z à marcher si possible ou du moins à faire des exercices de flexion et d'extension du genou au lit ou encore à contracter les muscles fessiers ou faire faire des exercices passifs à la personne si elle ne peut les exécuter seule *afin de favoriser l'absorption du médicament par le muscle et d'atténuer la douleur au site d'injection*.

2. ENSEIGNEMENT

- Informer la personne qu'à la prochaine injection intramusculaire, elle devra indiquer le dernier site utilisé *afin de permettre la rotation des sites d'injection*.

3. NOTES AU DOSSIER

- S'assurer que la date, l'heure, le nom du médicament, la dose la voie d'administration et le site d'injection du médicament sont inscrits sur la feuille d'administration des médicaments (FADM) si l'injection intramusculaire a été faite selon la méthode en Z *afin de transmettre l'information au prochain intervenant pour la continuité des soins*.
- Écrire dans les notes d'évolution toutes les informations relatives à l'intervention *afin d'assurer la continuité des soins*.
  - Raison de l'administration d'un médicament prn
  - Résultat de l'intervention

MISE EN SITUATION

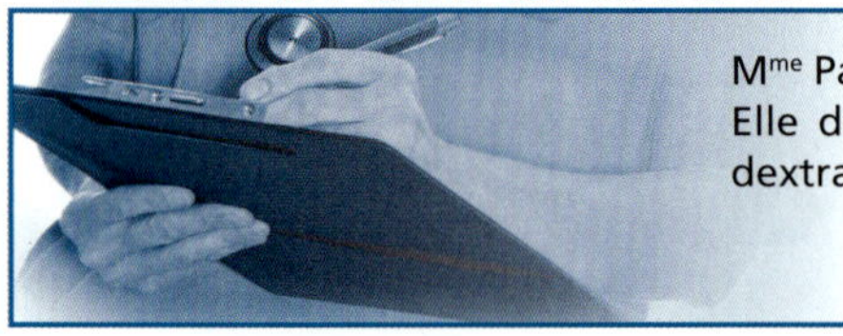

Mme Payment, âgée de 58 ans, souffre d'anémie ferriprive. Elle doit recevoir périodiquement des injections de fer dextran par voie intramusculaire profonde.

Ordonnance médicale au dossier

- Imferon 100 mg IM die pendant 5 jours.

PROCÉDURE 7-13-1

ADMINISTRER UN MÉDICAMENT PAR VOIE INTRAMUSCULAIRE

Sommaire de la procédure

1. Préparation du matériel et de la seringue de médicament
2. Choix du site d'injection
3. Préparation du site d'injection
4. Injection du médicament
5. Retrait de l'aiguille
6. Rangement du matériel

! Quels muscles allez-vous privilégier pour les injections à faire à Mme Payment ?

Étapes		Justifications
	Ne pas oublier les étapes préalables décrites dans la procédure 1-1. Ne pas oublier les précautions ainsi que les interventions générales et spécifiques s'appliquant avant l'administration d'un médicament par voie intramusculaire.	
1	**Préparation du matériel et de la seringue de médicament**	
1.1	Prendre le médicament dans le chariot à médicaments, dans les casiers à médicaments de la pharmacie ou dans le réfrigérateur, s'il y a lieu, et le placer sur la surface de travail.	Le système de distribution des médicaments peut varier d'un établissement à l'autre.
1.2	Appliquer les principes de l'administration des médicaments, les « cinq bons » (*première vérification*). Vérifier que les indications figurant sur la fiole ou l'ampoule correspondent à ce qui est écrit sur la FADM : nom de la personne, nom du médicament, dose, heure et voie d'administration. Vérifier sur l'ampoule ou la fiole si le médicament peut être administré par voie intramusculaire.	Cette première vérification vise à éviter les erreurs d'administration de médicament et permet de détecter une différence éventuelle entre le médicament fourni par le service de pharmacie et la FADM.

Étapes		Justifications	
1.3	Calculer le nombre de millilitres ou d'unités de solution à prélever en fonction de la dose à administrer (posologie) : a) Vérifier la concentration de médicament par millilitre de solution. b) Vérifier avec la FADM la dose à administrer. c) En appliquant la règle de la multiplication croisée, calculer le nombre de millilitres de solution à injecter et donc à prélever.		*Exemple* Prescription : Vitamine B_{12} 1 mg IM Dose : 1 mg Concentration : 1000 µg/1 mL 1000 µg = 1 mg donc 1 mg = 1 mL Calcul avec la règle de la multiplication croisée 1 mg = 1 mL 1 mg = ? mL $\frac{1\text{ mL} \times 1\text{ mg}}{1\text{ mg}} = 1\text{ mL}$ Dose à donner : 1 mL
1.4	Rassembler, avec le médicament, tous les articles nécessaires et les placer par ordre d'utilisation sur la surface de travail.	Cette disposition favorise le rappel des étapes et facilite le déroulement de la procédure.	
1.5	Écrire les renseignements pertinents sur l'étiquette qui sera collée sur la seringue de médicament : • Nom de la personne • Numéro de chambre • Nom du médicament, dose et voie d'administration • Date et heure de préparation • Initiales (de la personne qui prépare)	Ces informations servent d'aide-mémoire et permettent la vérification de la solution à administrer afin d'éviter une erreur.	
1.6	Vérifier à nouveau les indications sur la fiole ou l'ampoule avec la FADM en appliquant les cinq bons principes d'administration des médicaments (*deuxième vérification*).	Cette deuxième vérification permet de détecter une éventuelle erreur d'inattention qui aurait pu se produire au cours de la première vérification.	
1.7	Préparer la seringue de médicament en suivant la procédure 7-10-1, 7-10-2 ou 7-10-3 (p. 335, 345, 355).		
1.8	Apposer l'étiquette d'identification préparée plus tôt sur la seringue, dans le sens de la longueur sur le côté sans chiffres ou en drapeau sur la gaine protectrice de l'aiguille.	On doit prendre toutes les mesures nécessaires pour éviter toute erreur d'administration des médicaments. L'étiquette servira avant l'administration du médicament à la personne.	
1.9	Appliquer à nouveau les « cinq bons » avec la FADM, les indications figurant sur la fiole ou l'ampoule de médicament et la dose prélevée dans la seringue (*troisième vérification*).	Cette troisième vérification vise à confirmer que les cinq principes ont bien été respectés.	
1.10	Jeter l'ampoule ou la fiole dans un contenant rigide biorisque.		

ALERTE!

Avant de s'en éloigner, verrouiller le chariot à médicaments à l'aide d'une clé ou d'un code.

Le verrouillage du chariot prévient le risque qu'une personne se serve sans autorisation.

2 Choix du site d'injection

2.1	Demander à la personne de se nommer et vérifier son bracelet d'identité. S'assurer de la conformité entre son nom et le nom écrit sur l'étiquette de la seringue.	La double vérification assure l'administration du bon médicament à la bonne personne.	

Étapes		Justifications
2.2	Choisir le muscle dans lequel faire l'injection en fonction du type de médicament à administrer, du volume de solution, de la limitation physique de la personne, de l'état de la peau et de l'endroit de la dernière injection, s'il y a lieu. Demander également à la personne si elle a un côté préféré pour l'injection, si possible.	On doit tenir compte de différents facteurs pour choisir la zone permettant d'obtenir un effet thérapeutique optimal. Pour le deltoïde, on devrait privilégier le bras non dominant, car l'injection cause de la douleur ou de l'inconfort et provoque parfois même une réaction plus importante.
2.3	Faire s'installer la personne et découvrir la partie du corps correspondant au muscle choisi, tout en respectant son intimité. Délimiter la région dans laquelle choisir le point d'injection.	Un repérage anatomique assure une localisation exacte et adaptée à la personne. Il permet d'éviter les nerfs, les vaisseaux sanguins ou les os situés à proximité.

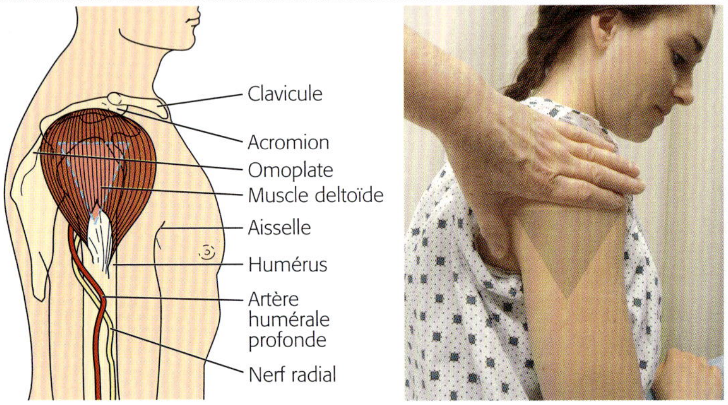

Muscle deltoïde

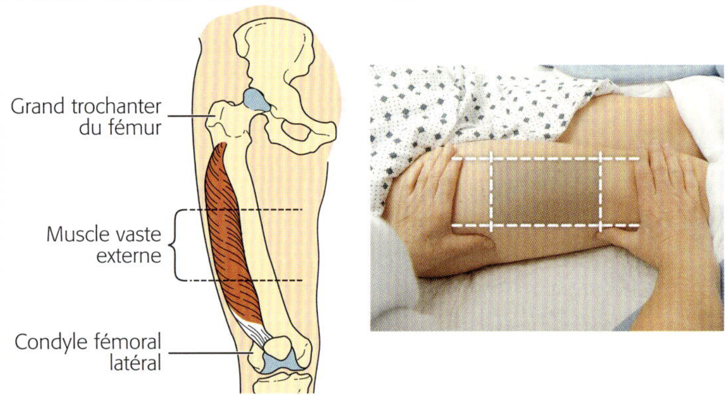

Muscle vaste externe

A MUSCLE DELTOÏDE

A.1 Demander à la personne de se placer en position assise ou en position de décubitus dorsal ou latéral. L'aider au besoin et découvrir le bras choisi pour l'injection.

A.2 Lui faire adopter une position permettant au muscle de se relâcher :

- En position couchée, lui faire allonger le bras le long du corps et fléchir légèrement le coude.
- En position assise, lui faire plier le coude et appuyer l'avant-bras sur un oreiller ou sur l'accoudoir du fauteuil, ou encore lui demander de placer la main du côté choisi pour l'injection sur l'épaule du côté opposé.

A.3 Délimiter la zone de l'injection avec la main dominante :

- Repérer l'acromion et y placer l'auriculaire.
- Placer l'annulaire, le majeur et l'index sous l'auriculaire et de façon transverse au muscle.
- Écarter le pouce jusqu'à la ligne axillaire.

Remarque

Ces points de repère anatomiques permettent de délimiter un triangle dont la base est à 5 cm sous l'acromion et dont le sommet correspond à l'aisselle.

A.4 Situer le point d'injection trois doigts sous l'acromion sans dépasser la ligne axillaire.

A.5 Palper le point prévu pour l'injection et évaluer l'intégrité des tissus.

B MUSCLE VASTE EXTERNE

B.1 Demander à la personne de se placer de préférence en position de décubitus dorsal, ou alors en position de décubitus latéral ou en position assise. L'aider au besoin et découvrir la jambe choisie pour l'injection.

B.2 Lui faire adopter une position permettant au muscle de se relâcher, avec les pieds tombant vers l'extérieur.

Étapes	Justifications

B.3 Délimiter la région de l'injection :
- Tracer une première ligne imaginaire sur le dessus de la cuisse, du grand trochanter du fémur (hanche) jusqu'au-dessus du genou.
- Tracer une deuxième ligne imaginaire sur le côté de la cuisse, du grand trochanter jusque sur le côté du genou.
- Diviser ces deux lignes en trois parties égales.

B.4 Situer le point d'injection dans la zone s'étendant entre les tiers médians de ces deux lignes (face antérolatérale externe).

B.5 Palper le point prévu pour l'injection et évaluer l'intégrité des tissus.

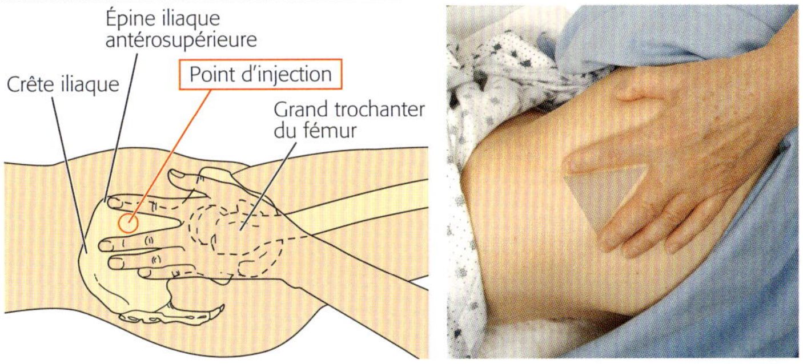

Muscle fessier antérieur

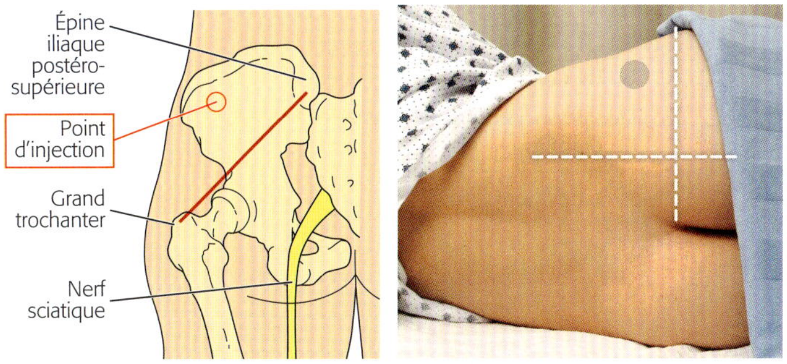

Muscle fessier postérieur

C MUSCLE FESSIER ANTÉRIEUR

C.1 Demander à la personne de se placer de préférence en position de décubitus latéral, ou alors en position de décubitus dorsal, genoux fléchis, ou en position de décubitus ventral. L'aider au besoin et découvrir ses fesses.

C.2 En position de décubitus latéral, lui demander de fléchir les genoux et de les remonter légèrement vers la poitrine.

> ***Remarque***
>
> *Dans la position latérale décrite, le grand trochanter fait saillie et aide à trouver les repères anatomiques.*

C.3 Délimiter la région de l'injection :
- Placer la paume de la main sur le grand trochanter, au niveau de la hanche, en utilisant la main droite pour la hanche gauche, et vice versa.
- Placer l'index sur l'épine iliaque antérosupérieure.
- Écarter au maximum le majeur vers la fesse.

C.4 Situer le point d'injection au centre du triangle formé par l'index et le majeur.

C.5 Palper le point prévu pour l'injection et évaluer l'intégrité des tissus.

D MUSCLE FESSIER POSTÉRIEUR

D.1 Demander à la personne de se placer en position de décubitus ventral ou latéral. L'aider au besoin et découvrir ses fesses.

D.2 Lui faire adopter une position permettant au muscle de se relâcher :
- En position ventrale, lui faire pointer les orteils vers l'intérieur.
- En position latérale, lui faire fléchir le genou supérieur et le placer devant la jambe inférieure.

D.3 Délimiter la région de l'injection :
- Tracer une première ligne imaginaire de l'extrémité supérieure du pli interfessier jusqu'à la face externe de la fesse.
- Tracer une deuxième ligne imaginaire divisant la première ligne en deux et dessinant ainsi quatre quadrants.

D.4 Situer le point d'injection dans les bandes extérieure et supérieure du quadrant supérieur externe.

D.5 Palper le point prévu pour l'injection et évaluer l'intégrité des tissus.

Remarque

Étapes	Justifications
Lorsque la personne a déjà reçu des injections intramusculaires, on change de côté et on pense à utiliser d'autres sites.	Des injections dans la même région causent une douleur accrue et réduisent l'absorption du médicament.

Étapes		Justifications	
3	**Préparation du site d'injection**		
3.1	Rapprocher le matériel pour qu'il soit à portée de main, et le préparer: a) Approcher les gants propres. b) Ouvrir grand l'emballage du tampon d'alcool à 70 % ou de chlorhexidine à 2 % et d'alcool à 70 % en laissant les articles en place. c) Approcher le contenant rigide biorisque. d) Décoincer la gaine protectrice de l'aiguille.	On fait en sorte que les articles soient disponibles et faciles d'accès.	
3.2	Mettre des gants propres.	Les mains ne doivent pas entrer en contact direct avec les liquides biologiques de la personne. En cas de piqûre accidentelle aux mains, les gants essuient une partie du sang ou des liquides biologiques et réduisent les risques d'infection (ASSTSAS, 2010).	
3.3	À l'aide des repères anatomiques, repérer de nouveau la zone d'injection possible et le point d'injection prévu.	Les yeux ayant été détournés du point d'injection prévu, il est nécessaire de délimiter et de repérer de nouveau la zone et le site.	
3.4	Désinfecter le site d'injection en fonction de la méthode choisie pour l'injection: la méthode de base ou la méthode en Z.		
	MÉTHODE A **Méthode d'injection de base**		
	a) Prendre un tampon d'alcool ou de chlorhexidine et d'alcool par ses quatre pointes.	Le regroupement des quatre pointes crée un espace entre les doigts gantés de façon non stérile et le site d'injection.	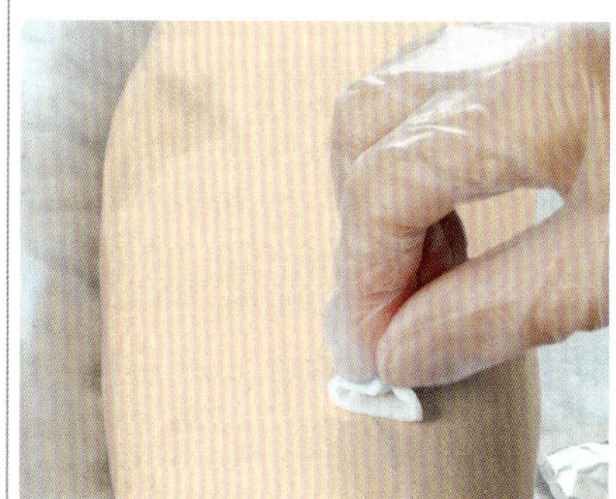
	b) Désinfecter en frottant le site d'injection prévu, en partant du centre et en décrivant une spirale atteignant un diamètre d'environ 5 cm.	La friction avec l'alcool ou la chlorhexidine et l'alcool et le respect du délai de séchage de 30 secondes réduisent le risque d'introduction de micro-organismes pathogènes au moment de l'insertion de l'aiguille.	
	c) Déplier le tampon et placer deux pointes opposées du tampon de façon à ce qu'elles soient alignées avec le point d'injection prévu et à ce que la pointe proximale soit située à 1 cm de ce dernier.	La pointe la plus proche du point d'injection prévu sert d'aide-mémoire visuel pour le cibler précisément en imaginant trois points alignés. Le tampon étant humide, il adhère assez facilement à la peau.	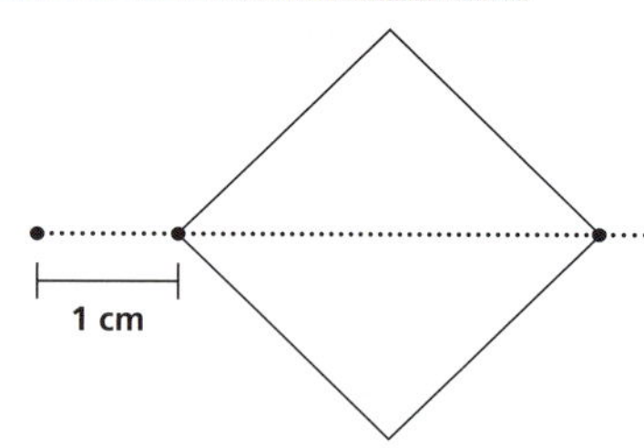

Astuce

Quel que soit le type d'injection qu'on se prépare à faire, tenter de toujours placer le tampon d'alcool à 70 % ou de chlorhexidine à 2 % et d'alcool à 70 % au même endroit par rapport au point choisi.	Il est ainsi plus facile de développer un automatisme pour délimiter un point d'injection.

	d) Laisser sécher le site d'injection prévu pendant environ 30 secondes à l'air libre ou jusqu'à ce que l'alcool ou la chlorhexidine et l'alcool se soient évaporés.	L'alcool ou la chlorhexidine et l'alcool provoqueraient une sensation de brûlure au moment de l'insertion de l'aiguille dans la peau.	

Étapes	Justifications

MÉTHODE B

Méthode d'injection en Z (pour les muscles fessiers antérieur et postérieur)

a) Préparer et placer la **main dominante** pour la désinfection du site d'injection :

Compte tenu du déplacement de la peau qu'il faudra faire, **on doit déterminer l'endroit à désinfecter**.

- Prendre le tampon d'alcool ou de chlorhexidine et d'alcool par les quatre pointes et le centrer au-dessus du point d'injection choisi.

Le regroupement des quatre pointes crée un espace entre les doigts gantés de façon non stérile et le site d'injection.

- Maintenir les doigts au-dessus du point d'injection prévu, descendre le poignet seulement et l'appuyer sur la peau.

Le poignet appuyé sur la peau permet de bien garder la main tenant le tampon d'alcool au-dessus du point d'injection choisi.

b) Placer la **main non dominante** pour le déplacement de la peau au site de la région choisie : muscle fessier postérieur ou antérieur.

La méthode en Z est utilisée pour les muscles profonds, comme les muscles fessiers postérieur et antérieur.

- Poser le côté de la main de façon à ce que sa **face interne forme un angle de 30° avec la peau**, à environ 4 à 5 cm au-dessus du point d'injection prévu.

Cette position de la main inclinée selon un angle de 30° permet d'**avoir la force nécessaire** pour déplacer la peau et garder la position **assez longtemps**.

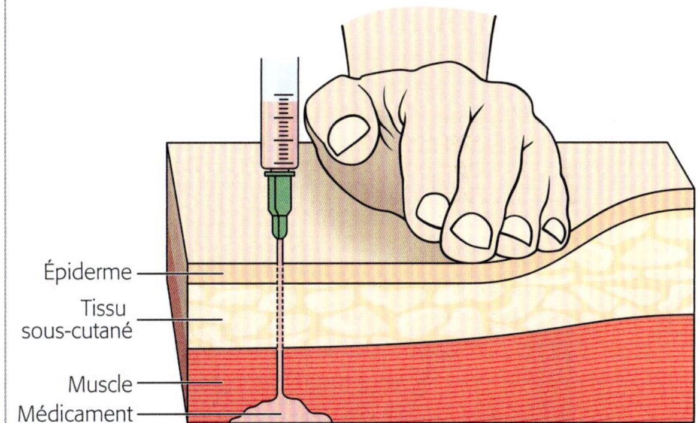

- Tirer la peau vers le haut du corps de la personne sur environ 2,5 à 3,5 cm et **maintenir cette traction jusqu'à la fin de l'injection**.

On déplace la peau pour l'injection. Ainsi, une fois l'aiguille retirée, la reprise de sa position par la peau scellera le médicament à l'intérieur du muscle et empêchera le retour de médicament dans les tissus sous-cutanés, par le chemin ménagé par l'aiguille.

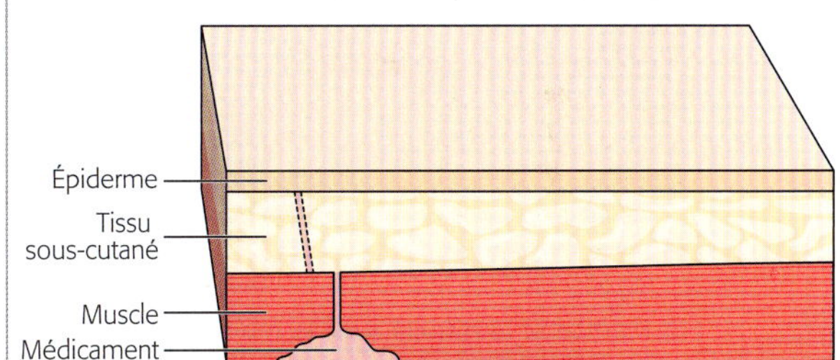

c) Désinfecter le site d'injection :

- Abaisser le tampon tenu par la main dominante et frotter le site d'injection prévu, en partant du centre et en traçant une spirale atteignant un diamètre d'environ 5 cm.

La friction avec l'alcool ou la chlorhexidine et l'alcool et le respect du délai de séchage de 30 secondes réduisent le risque d'introduction de microorganismes pathogènes au moment de l'insertion de l'aiguille.

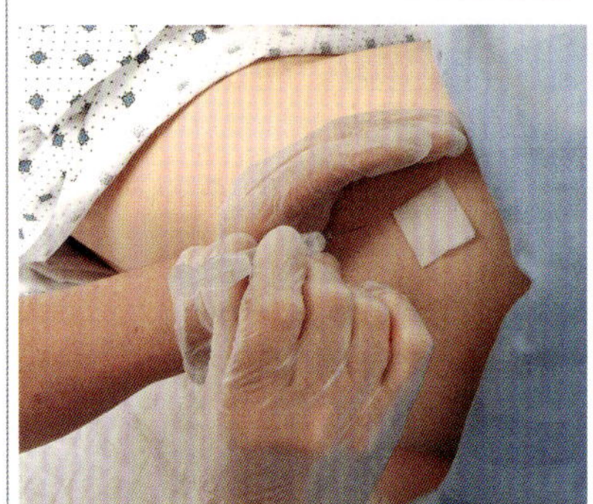

- Déplier le tampon et placer deux pointes opposées du tampon de façon à ce qu'elles soient alignées avec le point d'injection prévu et à ce que la pointe proximale soit située à 1 cm de ce dernier.

La pointe la plus proche du point d'injection prévu sert d'aide-mémoire visuel pour le cibler précisément en imaginant trois points alignés. Le tampon étant humide, il adhère assez facilement à la peau.

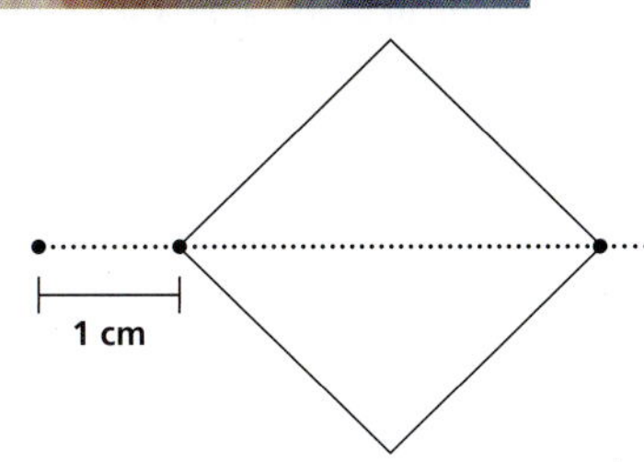

Étapes	Justifications
Astuce *Quel que soit le type d'injection qu'on se prépare à faire, tenter de toujours placer le tampon d'alcool à 70 % ou de chlorhexidine à 2 % et d'alcool à 70 % u même endroit par rapport au point choisi.*	Il est ainsi plus facile de développer un automatisme pour délimiter un point d'injection.
• Laisser sécher le site d'injection prévu pendant environ 30 secondes à l'air libre ou jusqu'à ce que l'alcool ou la chlorhexidine et l'alcool se soient évaporés.	
• Continuer de **tenir la peau déplacée avec le côté de la main tout le temps de l'injection** et jusqu'au retrait de l'aiguille.	**Relâcher la peau reviendrait à administrer une injection intramusculaire avec la méthode de base.**

4 Injection du médicament

Étapes	Justifications
4.1 **MÉTHODE A**	
a) Prendre la seringue par en dessous, entre le pouce, l'index et le majeur de la main dominante, comme on tient un crayon. Pointer l'aiguille vers le bas et laisser tomber la gaine protectrice déjà décoincée.	Prendre la seringue par en dessous permet d'introduire l'aiguille dans la peau en respectant un angle de 90°.

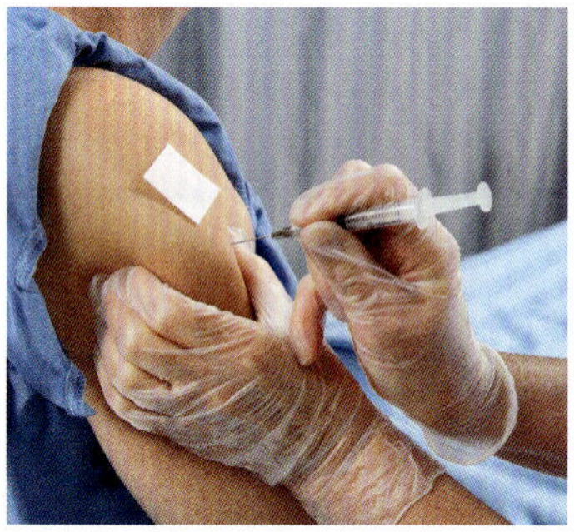
Muscle deltoïde

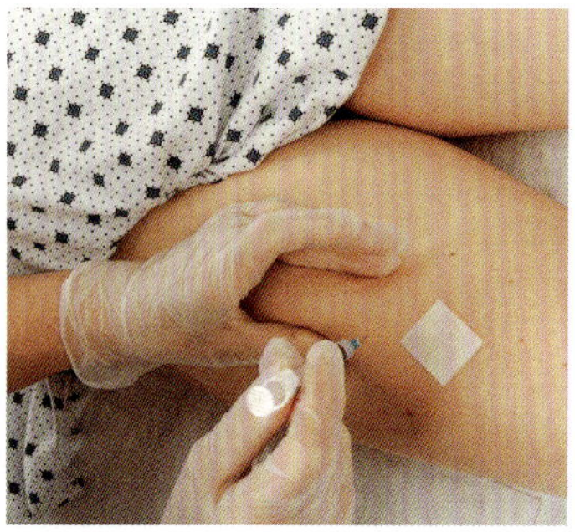
Muscle vaste externe

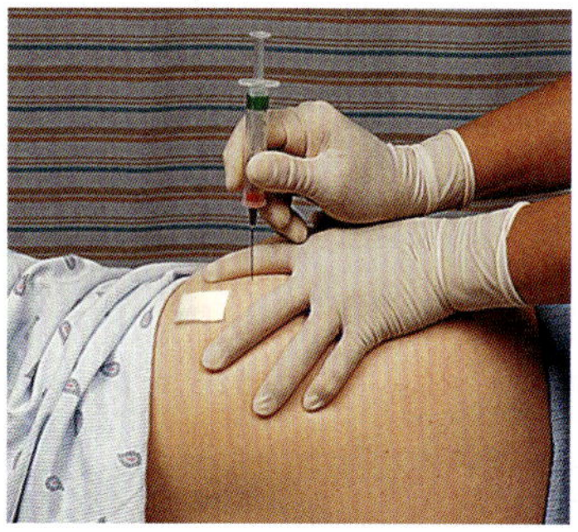
Muscle fessier antérieur

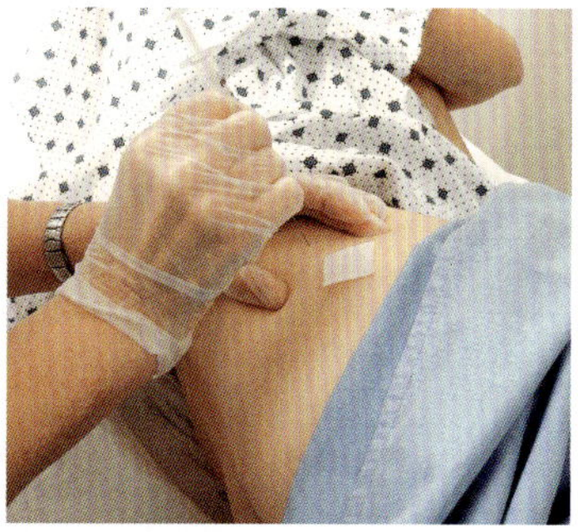
Muscle fessier postérieur (méthode en Z)

Étapes	Justifications
b) Maintenir le muscle avec la main non dominante. **Pour le muscle deltoïde**, saisir le muscle entre le pouce et les autres doigts, le pincer, puis le soulever de 1,5 à 2,5 cm. **Pour le muscle vaste externe**, saisir le muscle entre le pouce et les autres doigts, puis le soulever.	En soulevant le muscle, on l'isole et on le stabilise pour l'insertion de l'aiguille. Le pincement rend le muscle plus ferme, ce qui facilite l'insertion de l'aiguille et diminue la douleur (AQESSS, 2011c).
Pour le muscle fessier antérieur, tendre la peau entre l'index et le majeur. **Pour le muscle fessier postérieur**, tendre la peau entre le pouce et l'index.	En tendant la peau, on déplace la couche adipeuse pour s'assurer que l'aiguille pénètre dans le muscle.
c) Dans un geste rapide, introduire l'aiguille dans la peau au point d'injection prévu, selon un angle de 90°.	L'insertion rapide de l'aiguille dans la peau tendue contribue à réduire la douleur.
d) Relâcher le muscle mais laisser la main non dominante en place, posée sur la peau.	La main reste en place pour stabiliser la seringue pendant l'injection.

Étapes	Justifications	
4.1 MÉTHODE B a) Tout en maintenant la peau déplacée avec la main non dominante, prendre la seringue par en dessous, entre le pouce, l'index et le majeur de la main dominante, comme on tient un crayon. Pointer l'aiguille vers le bas et laisser tomber la gaine protectrice déjà décoincée.	Tenir la seringue comme un crayon permet d'introduire l'aiguille dans la peau en respectant un angle de 90°.	
b) Dans un geste rapide, introduire l'aiguille dans la peau, au point d'injection prévu, selon un angle de 90°. c) Continuer de tenir la peau déplacée avec le côté de la main non dominante tout le temps de l'injection et jusqu'au retrait de l'aiguille.	L'insertion rapide de l'aiguille dans la peau tendue contribue à réduire la douleur.	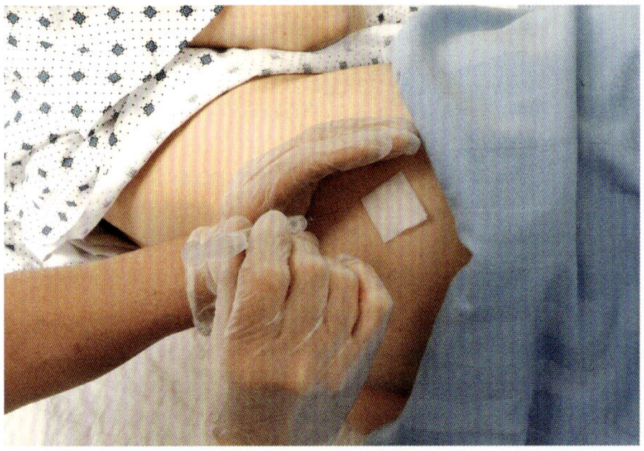
4.2 MÉTHODES A ET B Maintenir la main non dominante bien appuyée sur la peau et saisir la seringue un peu en haut de l'aiguille, entre le pouce et l'index de cette main.	L'appui solide de la main évite que l'aiguille ne bouge au moment de vérifier s'il y a un retour sanguin. La position de la main non dominante libère la partie de la seringue près de l'aiguille afin de s'assurer qu'il n'y a pas de retour sanguin.	
4.3 MÉTHODES A ET B Placer la main dominante en position d'aspiration : tenir la poignée du piston de la seringue entre le pouce et le majeur, et appuyer l'index sur l'ailette de la seringue. Puis tirer le piston pendant 5 à 10 secondes (AQESSS, 2011c et d), **sans déplacer l'aiguille**, et regarder si du sang apparaît près de l'embout de la seringue.	Avec la stabilisation de la main non dominante, la position d'aspiration de la main dominante prévient le déplacement de l'aiguille. L'apparition de sang dans la seringue pourrait indiquer que le biseau de l'aiguille est dans un vaisseau sanguin. Toutefois, si l'aiguille est dans un petit vaisseau sanguin, le sang prendra un certain temps à remonter. **Le déplacement de l'aiguille exigerait que l'on vérifie à nouveau qu'il n'y a pas de retour sanguin.**	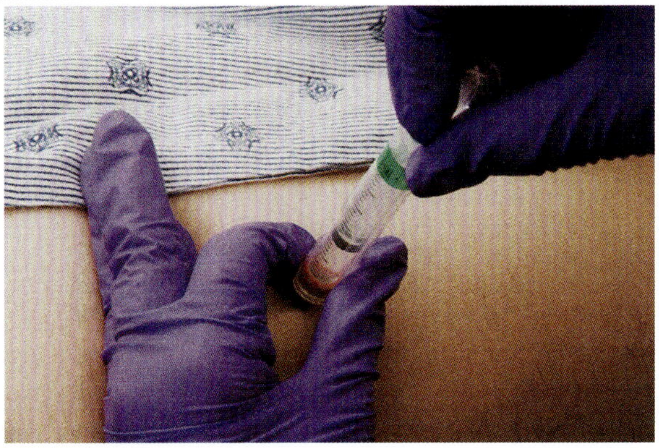 Méthode B **Méthode d'injection en Z**

Situation particulière

En présence d'un retour sanguin, on arrête la procédure, on change de matériel et on recommence à un autre endroit.	Le sang a commencé à colorer la solution médicamenteuse. Il serait plus difficile de vérifier de nouveau le retour sanguin avec cette solution.

Remarque

Lorsqu'on administre un vaccin, on n'aspire pas pour observer s'il y a un retour veineux (MSSS, 2009; AQESSS, 2008).	Des études montrent qu'un vaccin injecté accidentellement dans un vaisseau n'est pas nocif (AQESSS, 2008).

Étapes		Justifications	
4.4	**MÉTHODES A ET B** Placer la main dominante en position d'injection : placer le pouce sur le piston de la seringue et glisser l'index et le majeur sous les ailettes. Pousser lentement et régulièrement **le piston jusqu'au fond du cylindre**, à la vitesse d'environ 1 mL par 10 secondes. Maîtriser la vitesse avec l'index et le majeur et vérifier avec une montre.	Une injection lente, régulière et sans à-coups est moins douloureuse. Les forces de pression et de contre-pression exercées respectivement par le pouce et par l'index et le majeur permettent de maîtriser la vitesse d'injection. On pousse le piston jusqu'au bout pour **être sûr d'injecter toute la solution**.	
5	**Retrait de l'aiguille**		
5.1	**MÉTHODES A ET B** Une fois l'injection terminée, attendre 10 secondes avant de retirer l'aiguille.	On laisse au médicament injecté le temps de se diffuser et on évite le suintement de la solution au moment du retrait de l'aiguille.	
5.2	**MÉTHODES A ET B** Retirer assez rapidement l'aiguille en respectant l'angle d'insertion. Relâcher la peau.	La rapidité du retrait de l'aiguille et le respect de l'angle d'insertion diminuent la douleur liée au retrait de l'aiguille.	
5.3	**MÉTHODES A ET B** Ouvrir au besoin l'emballage des compresses stériles et les appliquer sur le point d'injection avec une légère pression.	Le risque de saignement est assez élevé dans l'administration d'un médicament par voie intramusculaire, car le muscle est très vascularisé.	
6	**Rangement du matériel**		
6.1	**MÉTHODES A ET B** Jeter la seringue et l'aiguille dans un contenant rigide biorisque.	L'utilisation d'un contenant rigide prévient les blessures accidentelles par piqûre d'aiguille.	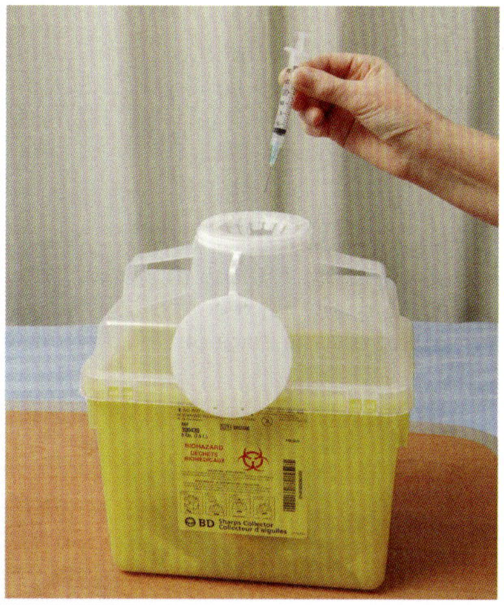
6.2	**MÉTHODES A ET B** Ramasser et emprisonner les articles utilisés à l'intérieur d'une main, puis retirer les gants souillés en les retournant l'un dans l'autre (voir la procédure 4-2-2, p. 131). Jeter le tout dans un sac à rebuts.	On maintient la propreté de l'environnement et on prévient la transmission des microorganismes pathogènes.	

Remarque

Si l'on n'a pas ouvert l'emballage des compresses stériles, on en dispose selon les politiques de l'établissement.

Étapes	Justifications
Ne pas oublier les précautions ainsi que les interventions générales et spécifiques s'appliquant après l'administration d'un médicament par voie intramusculaire. **Ne pas oublier les étapes postexécutoires décrites dans la procédure 1-2.**	! Après l'injection en Z, qu'avez-vous fait pour diminuer la douleur dans le muscle fessier postérieur ?

RÉDACTION DES NOTES D'ÉVOLUTION

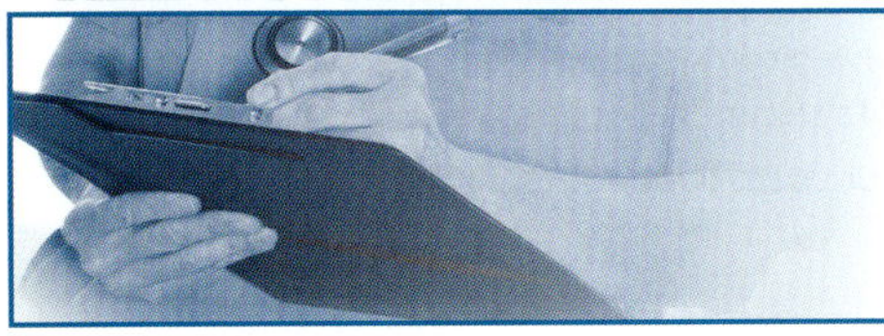

Dossier de Mme Payment

2011-06-14 **09:30** Se dit encore faible et situe son niveau de fatigue à 7/10. ____________ Injection d'Imferon 100 mg IM en Z dans le QSED. Recommandation donnée de se mobiliser. ____________ Luc Roy, étudiant inf.

MÉTHODE DE SOINS **7-14**

34 ADMINISTRATION DES MÉDICAMENTS

Administration d'un médicament par voie intraveineuse

Cette méthode de soins décrit la procédure à suivre pour administrer un médicament en perfusion intraveineuse continue, en l'ajoutant à un sac de solution intraveineuse (page 401), et pour administrer un médicament intraveineux, en perfusion intermittente, au moyen d'un minisac (en *piggyback*, page 407), d'un miniperfuseur (page 413) et d'un perfuseur de précision (ex. : Buretrol, Soluset) (page 421). Elle explique également comment administrer un médicament intraveineux par le site d'injection en Y de la tubulure d'une perfusion intraveineuse (page 425). Enfin, elle décrit les étapes à suivre pour administrer un médicament intraveineux incompatible avec la perfusion primaire (page 429) et pour administrer un médicament au moyen d'un dispositif d'injection intermittente (page 440).

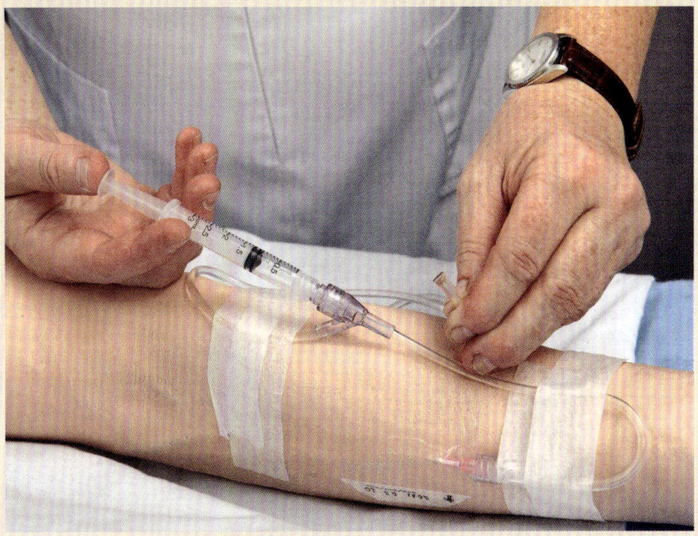

DÉFINITION

Méthode de soins consistant à administrer par voie intraveineuse, au moyen d'un cathéter intraveineux périphérique, un médicament dilué dans un grand volume de solution intraveineuse (en perfusion continue) ou dans un petit volume (en perfusion intermittente par minisac, par miniperfuseur ou par perfuseur de précision), ou encore non dilué mais au contraire concentré (par injection directe ou en bolus).

CONTEXTE D'EXÉCUTION

BUTS

- Obtenir un effet thérapeutique rapide par une absorption totale et immédiate du médicament.
- Administrer un médicament par la voie intraveineuse lorsque les autres voies ne sont pas appropriées ou disponibles.

MATÉRIEL ET ÉQUIPEMENT

ARTICLES ESSENTIELS

Préparation du médicament

Documents

- Feuille d'administration des médicaments (FADM) 1
- Protocole d'administration parentérale (cahier, affiche, etc.)
- Stylo à bille 2

Seringue de médicament, à étiqueter

- Médicament liquide ou reconstitué :
  - Ampoule 3
  - Fiole (liquide) 4
  - Fiole (poudre) 5 et solvant (NaCl 0,9 % ou eau stérile) 6
- Seringue du format approprié, selon le volume de solution à prélever :
  - 20 mL 7
  - 10 mL 8
  - 5 mL 9
  - 3 mL 10
  - ou autre
- Aiguille de calibre 20G ou 21G de 2,5 cm de longueur (1 pouce) 11
- Étiquette d'identification 12
- Tampon d'alcool à 70 % 13
- Contenant rigide biorisque[18] 14

Minisac de médicament, à étiqueter

- Minisac contenant déjà le médicament 15

ou

Minisac de solution de NaCl 0,9 %, D 5 % dans l'eau ou autre solution, de 50, 100 ou 250 mL 16
  - Médicament à ajouter 17
  - Tampon d'alcool à 70 % 13
- Étiquette d'identification 18

Administration d'un médicament intraveineux compatible avec la perfusion primaire

Perfusion continue

- Seringue de médicament étiquetée 17
- Sac de solution intraveineuse 19
- Étiquette débit-heure (bande horaire) improvisée ou pré-imprimée 20
- Tampon d'alcool à 70 % 13
- Étiquette d'identification pour le sac de solution 18

Perfusion intermittente

Minisac

- Minisac de médicament étiqueté 15
- Dispositif de perfusion secondaire :
  - Tubulure courte 21
  - Crochet 22
  - Raccord pour site d'injection (parfois)
- Raccord pour le site d'injection en Y :
  - Aiguille de calibre 20G ou 21G de 2,5 cm de longueur (1 pouce) 11 et ruban adhésif 23

  ou
  - Dispositif Needle-Lock 24

  ou
  - Canule épointée à levier 25 ou autre

  ou
  - Adaptateur Clave 26
- Tampon d'alcool à 70 % 13
- Étiquette d'identification pour la tubulure 27

Miniperfuseur

- Seringue de médicament étiquetée 17
- Miniperfuseur 28
- Tubulure pour le miniperfuseur 29
- Raccord pour le site d'injection en Y :
  - Aiguille de calibre 20G ou 21G de 2,5 cm de longueur (1 pouce) 11 et ruban adhésif 23

  ou
  - Dispositif Needle-Lock 24

  ou
  - Canule épointée à levier 25 ou autre

  ou
  - Adaptateur Clave 26
- Tampon d'alcool à 70 % 13
- Étiquette d'identification pour la tubulure 27

Perfuseur de précision

- Seringue de médicament étiquetée 17
- Sac de solution intraveineuse 19
- Perfuseur de précision (cylindre gradué) 30
- Raccord pour le site d'injection en Y :
  - Aiguille de calibre 20G ou 21G de 2,5 cm de longueur (1 pouce) 11 et ruban adhésif 23

  ou
  - Dispositif Needle-Lock 24

  ou
  - Canule épointée à levier 25 ou autre

  ou
  - Adaptateur Clave 26
- Tampon d'alcool à 70 % 13
- Étiquette d'identification pour le perfuseur de précision 18 et pour la tubulure 27

Injection directe

- Seringue de médicament étiquetée 17
- Tampon d'alcool à 70 % 13
- Montre avec trotteuse ou à affichage numérique 31

18. Contenant rigide biorisque ou autre contenant rigide pour objets pointus et tranchants, selon les politiques en vigueur dans l'établissement.

Administration d'un médicament intraveineux incompatible avec la perfusion primaire

Perfusion en tandem « rince-veine »

- Sac de 500 mL de solution intraveineuse de NaCl 0,9 % ou d'une autre solution compatible avec le médicament 19
- Dispositif de perfusion intraveineuse à macrogouttes 32 ou à microgouttes 33

Note :
Ce dispositif doit être muni d'une valve antireflux (soupape antisyphon) pour l'administration d'un médicament par minisac.

- Étiquette d'identification pour le sac de solution 18
- Étiquette d'identification pour la tubulure 27
- Raccord pour le site d'injection en Y (voir la perfusion intermittente dans le tableau de la page précédente)
- Tampon d'alcool à 70 % 13

Perfusion intermittente

Minisac	Miniperfuseur	Perfuseur de précision
Voir le matériel à préparer pour l'administration d'un médicament intraveineux compatible avec la perfusion primaire :		
• par minisac	• par miniperfuseur	• par perfuseur de précision

Injection directe

- Voir le matériel à préparer pour l'administration d'un médicament intraveineux compatible avec la perfusion primaire.

On ajoute aux articles précédents :

- Fioles de 10 mL de NaCl 0,9 % (2) 6
- Tampons d'alcool à 70 % (2) 13
- Seringues de 10 mL (2) 8
- Aiguilles de calibre 21G à 23G de 2,5 cm de longueur (1 pouce) (2) 11
- Étiquettes d'identification pour les seringues (2) 12
- Tampon d'alcool à 70 % 13 (nettoyage du site d'injection)

Administration d'un médicament intraveineux au moyen d'un dispositif d'injection intermittente

Perfusion intermittente

Perfusion intraveineuse pour l'administration d'un médicament par perfusion intermittente

- Tige à perfusion : pied mobile 34 ou tige à fixer au lit
- Sac de solution intraveineuse de NaCl 0,9 %, de 500 mL ou 1000 mL 19
- Dispositif de perfusion intraveineuse à macrogouttes 32 ou microgouttes 33

Note :
Ce dispositif doit être muni d'une valve antireflux (soupape antisyphon) pour l'administration d'un médicament par minisac.

- Raccords pour le port du dispositif d'injection intermittente

Minisac / Miniperfuseur / Perfuseur de précision

Vérification de la perméabilité

- Voir le matériel à préparer pour le maintien de la perméabilité avec une solution saline.

Administration du médicament

- Voir le matériel à préparer pour l'administration d'un médicament intraveineux compatible avec la perfusion primaire :
  – par minisac
  ou
  – par miniperfuseur
  ou
  – par perfuseur de précision

Injection directe

Vérification de la perméabilité

- Voir le matériel à préparer pour le maintien de la perméabilité avec une solution saline.

Administration du médicament

- Voir le matériel à préparer pour l'administration d'un médicament intraveineux compatible avec la perfusion primaire :
  – par injection directe

Maintien de la perméabilité

avec une solution saline

- Fiole de NaCl 0,9 % 8
- Tampon d'alcool à 70 % 13 (préparation de la seringue de NaCl 0,9 %)
- Seringue de 3 mL 10
- Aiguille de calibre 21G à 23G de 2,5 cm de longueur (1 pouce) 11
- Étiquette d'identification pour la seringue 12
- Tampon d'alcool à 70 % 13 (nettoyage du site d'injection)

avec une solution héparinée

- Voir le matériel à préparer pour le maintien de la perméabilité avec une solution saline.

On ajoute aux articles précédents :

- Fiole d'héparine (100 unités/mL) 35
- Tampon d'alcool à 70 % 13
- Seringue de 3 mL 10
- Aiguille de calibre 21G à 23G de 2,5 cm de longueur (1 pouce) 11
- Étiquette d'identification pour la seringue 12
- Tampon d'alcool à 70 % 13 (nettoyage du site d'injection)

Administration d'un médicament intraveineux au moyen d'un dispositif d'injection intermittente

Perfusion intermittente		Injection directe	Maintien de la perméabilité	
Perfusion intraveineuse pour l'administration d'un médicament par perfusion intermittente	**Minisac** **Miniperfuseur** **Perfuseur de précision**		**avec une solution saline**	**avec une solution héparinée**
Port d'injection avec aiguille : – 2 aiguilles[19] de calibre 20G ou 21G de 2,5 cm de longueur (1 pouce) 11 et ruban adhésif 23 *ou* – Dispositif Needle-Lock 24 *ou* – Canule épointée à levier 25 ou autre *Port d'injection sans aiguille:* – Aiguille[20] de calibre 20G ou 21G de 2,5 cm de longueur (1 pouce) 11 et ruban adhésif 23 • Étiquette d'identification pour le sac de solution 12 • Étiquette d'identification pour la tubulure 27 • Bande horaire (étiquette débit-heure) improvisée ou pré-imprimée 20 • Tampon d'alcool à 70 % 13	**Maintien de la perméabilité** • Voir le matériel à préparer pour le maintien de la perméabilité : – avec une solution saline *ou* – avec une solution héparinée	**Maintien de la perméabilité** • Voir le matériel à préparer pour le maintien de la perméabilité : – avec une solution saline *ou* – avec une solution héparinée		

Préparation du médicament

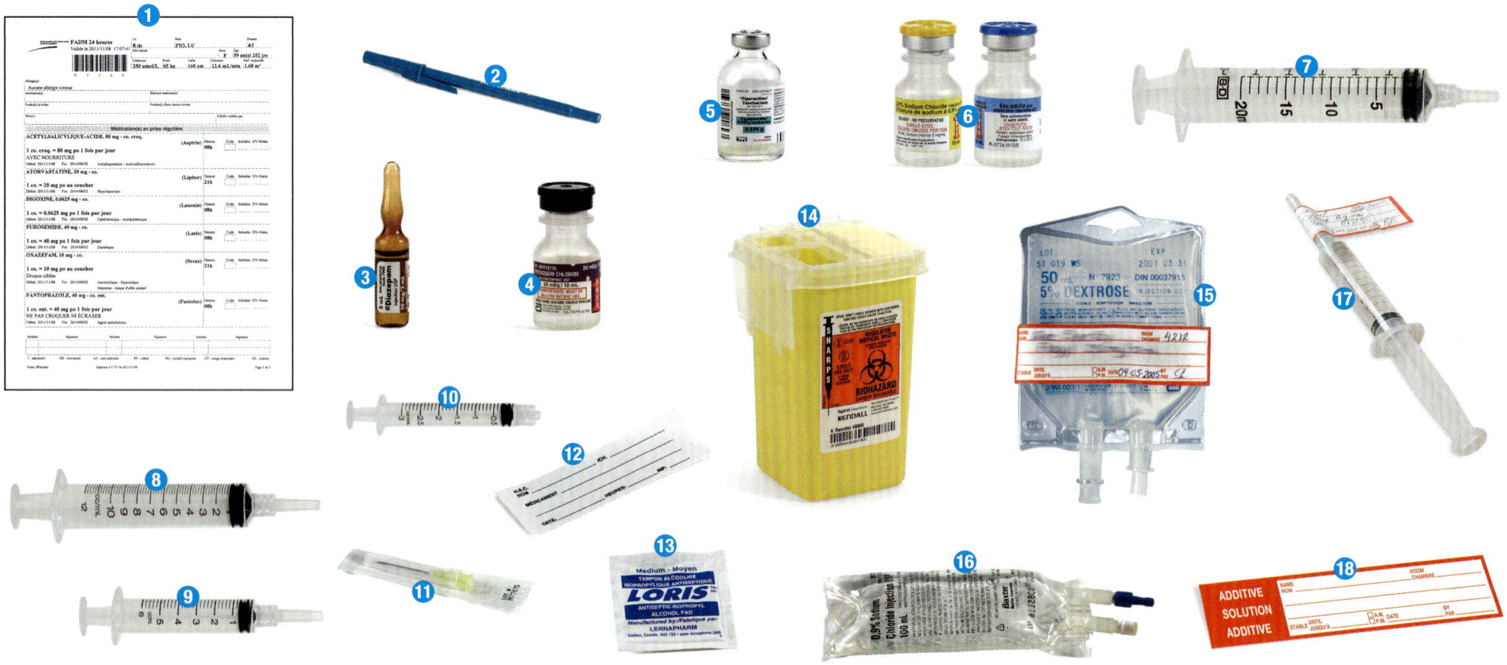

19. Une aiguille stérile sert pour l'administration du médicament, et l'autre, comme bouchon stérile avant la prochaine dose de médicament, une fois que l'on a retiré l'aiguille qui a servi à l'administration du médicament. Il en est ainsi à chaque administration de médicament.
20. Si un site d'injection sans aiguille n'exige pas l'utilisation d'une aiguille, l'aiguille stérile sert néanmoins de bouchon stérile lorsqu'on retire la tubulure de la perfusion du dispositif d'injection intermittente, sans protection.

Administration d'un médicament par voie intraveineuse

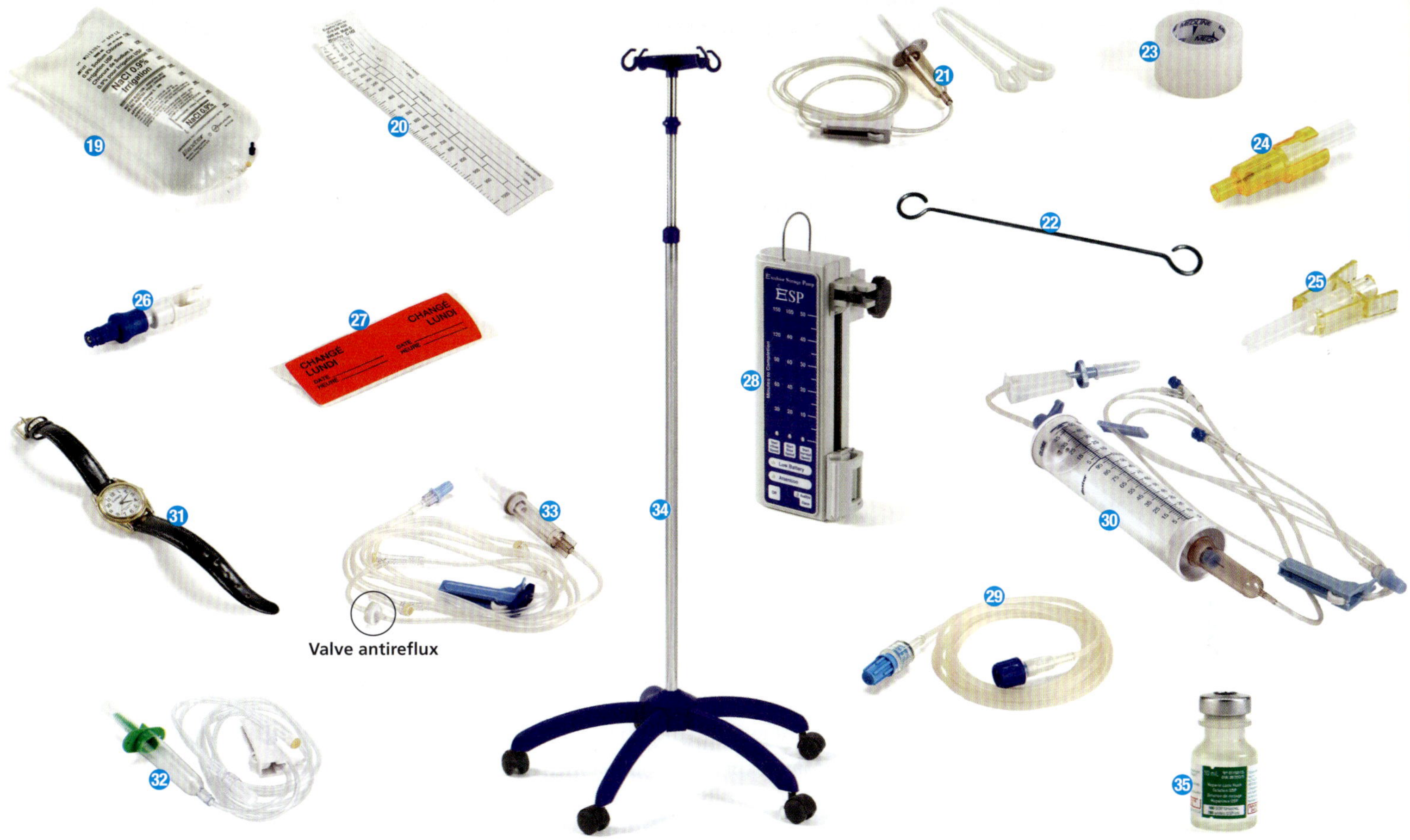

PRÉCAUTIONS ET INTERVENTIONS SPÉCIFIQUES
avant
l'administration d'un médicament par voie intraveineuse

1. ÉVALUATION

- Examiner le site d'insertion du cathéter de la perfusion intraveineuse à la recherche de signes ou symptômes d'une infiltration ou d'une phlébite *afin de s'assurer du bon état de la veine avant d'y administrer un médicament*.
- Palper les tissus entourant le site d'insertion du cathéter de la perfusion intraveineuse à la recherche de froideur de la peau ou d'œdème, et comparer avec l'autre côté *afin de détecter tout signe d'infiltration de la solution intraveineuse dans les tissus*.
- Vérifier la perméabilité du cathéter intraveineux *afin d'éviter une extravasation du médicament dans les tissus*.

  Plusieurs moyens existent pour vérifier la perméabilité :
  - Plier la tubulure près du dispositif intraveineux, la déplier et observer le retour sanguin ; il doit être franc.
  - Abaisser le sac de solution intraveineuse sous le niveau du site d'insertion du cathéter et observer le retour sanguin dans la tubulure.
  - Ouvrir le presse-tube régulateur de débit et vérifier si la solution s'écoule facilement, puis la réajuster au débit prescrit.

2. INTERVENTIONS

- Vérifier la compatibilité du médicament à administrer avec la solution intraveineuse en cours de perfusion, avec les médicaments qui y ont été ajoutés et, s'il y a lieu, avec l'analgésique administré avec la pompe d'analgésie contrôlée par le patient (ACP), en consultant un tableau de compatibilité, un guide d'administration parentérale ou le service de pharmacie *afin d'éviter toute interaction médicamenteuse physique ou chimique*. En l'absence d'information, le principe de prudence requiert de considérer le médicament comme incompatible avec la perfusion primaire.

- Préparer le médicament en tenant compte des informations, fournies par le service de pharmacie ou regroupées dans un cahier, concernant la reconstitution, le mode d'administration, la dilution requise, le débit et la durée de l'administration par voie intraveineuse *afin de ne pas administrer une solution qui pourrait irriter la veine, causer de la douleur et provoquer une phlébite*.
- Vérifier si le sac de perfusion primaire comporte bien une étiquette indiquant son contenu et le débit de la perfusion *afin de réajuster le débit à la fin de l'administration du médicament*.
- Vérifier la date d'ouverture du sac de solution intraveineuse et de la tubulure du dispositif d'injection intermittente pour l'administration de médicaments, et les changer toutes les 24 heures *afin de prévenir l'introduction de microorganismes, étant donné l'usage répété du dispositif de perfusion et les déconnexions et connexions multiples d'un circuit qui devrait normalement rester fermé*.
- Respecter le mode recommandé pour l'administration du médicament par voie intraveineuse, que ce soit le mode continu, le mode intermittent ou l'injection directe, *afin d'obtenir l'effet thérapeutique visé dans le délai voulu et afin d'éviter l'irritation de la veine pendant l'administration de médicaments visqueux ou irritants*.
- Respecter le temps recommandé pour l'administration du médicament, selon que le mode est continu, intermittent ou en injection directe *afin d'éviter les complications qu'entraîne la biodisponibilité d'un médicament donné par voie intraveineuse*.

PRÉCAUTIONS ET INTERVENTIONS SPÉCIFIQUES **après** l'administration d'un médicament par voie intraveineuse

1. ÉVALUATION

- Examiner régulièrement le site d'insertion du cathéter à la recherche de signes et symptômes d'une infiltration ou d'une phlébite *afin de pouvoir intervenir rapidement*.
- Surveiller toute expression ou manifestation de douleur après le début de l'administration d'un médicament par voie intraveineuse, *car certains médicaments irritants peuvent causer de la douleur pendant leur administration*. Si la personne ressent de la douleur, on fait une nouvelle vérification du site d'insertion du cathéter, et en l'absence de signes d'infiltration ou de phlébite, on peut diluer encore le médicament et diminuer sa vitesse d'administration *afin d'atténuer la douleur*. Une vérification avec le service de pharmacie est nécessaire, ainsi qu'une communication à l'équipe de soins des changements effectués pour l'administration du médicament.

2. INTERVENTION

- Irriguer un dispositif d'injection intermittente avant et après chaque administration de médicament ou, en l'absence de traitement, toutes les 8 à 24 heures, selon le protocole de l'établissement *afin de maintenir la perméabilité du cathéter*.

3. ENSEIGNEMENT

- Demander à la personne de prévenir si elle ressent de la douleur au site d'insertion du cathéter et à la veine pendant l'administration du médicament *afin qu'on puisse apporter les correctifs nécessaires (ralentir la vitesse d'administration, vérifier à nouveau le site de perfusion, etc.)*.

4. NOTES AU DOSSIER

- S'assurer que la date, l'heure, le nom du médicament, la dose et la voie d'administration du médicament donné sont inscrits sur la feuille d'administration des médicaments (FADM) *afin de permettre la continuité des soins et d'éviter toute erreur d'administration de médicament*.
- Écrire sur la feuille de bilan des ingesta et des excreta, dans la colonne des ingesta, le volume du médicament administré (minisac, miniperfuseur et perfuseur de précision) *afin de fournir toutes les données pour une évaluation précise de l'équilibre hydrique de la personne*.

MISE EN SITUATION

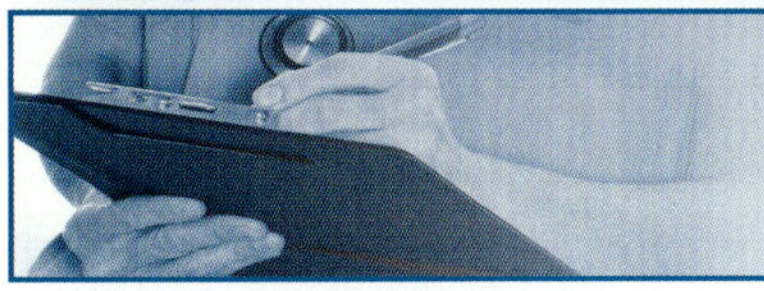

M. Pelletier, âgé de 72 ans, est hospitalisé pour une pneumonie staphylococcique. Le médecin a prescrit une antibiothérapie intraveineuse.

Ordonnance médicale au dossier
- Oxacilline 2 g IV q6h.

PROCÉDURE 7-14-1

ADMINISTRER UN MÉDICAMENT INTRAVEINEUX EN PERFUSION CONTINUE EN L'AJOUTANT À UN SAC DE SOLUTION INTRAVEINEUSE

Sommaire de la procédure

1. Préparation de la seringue de médicament et du matériel
2. Nettoyage du site d'injection
3. Injection du médicament dans le sac de solution intraveineuse
4. Étiquetage du sac avec la mention de l'ajout de médicament
5. Administration du médicament en perfusion continue

! Outre les trois vérifications habituelles à faire lors de la préparation d'un médicament, quelles vérifications devez-vous effectuer avant d'administrer la première dose d'oxacilline IV ?

Étapes	Justifications	
Ne pas oublier les étapes préalables décrites dans la procédure 1-1. **Ne pas oublier les précautions ainsi que les interventions générales et spécifiques s'appliquant avant l'administration d'un médicament par voie intraveineuse.**		
1 Préparation de la seringue de médicament et du matériel		
ALERTE! *Toujours vérifier la perméabilité du cathéter intraveineux et l'intégrité du site d'insertion du cathéter avant d'administrer un médicament intraveineux.*	On s'assure d'administrer le médicament dans une veine saine et d'éviter une extravasation dans les tissus.	
1.1 Prendre le médicament dans le chariot à médicaments, dans les casiers à médicaments de la pharmacie ou dans le réfrigérateur, s'il y a lieu, et le placer sur la surface de travail.	Le système de distribution des médicaments peut varier d'un établissement à l'autre.	
1.2 Appliquer les principes de l'administration des médicaments, les « cinq bons » (*première vérification*). Vérifier que les indications sur la fiole ou l'ampoule de médicament correspondent à ce qui est écrit sur la FADM : nom de la personne, nom du médicament, dose, heure et voie d'administration. Vérifier sur l'ampoule ou la fiole si le médicament peut être administré par voie intraveineuse.	Cette première vérification vise à éviter les erreurs d'administration et permet de détecter une différence éventuelle entre le médicament fourni par le service de pharmacie et la FADM.	
1.3 Choisir le sac de solution intraveineuse dans lequel on ajoutera le médicament et faire les vérifications nécessaires : type de solution, volume, date de péremption, étanchéité du sac, limpidité de la solution. (voir les détails dans la procédure 16-1-1, p. 770). Vérifier la conformité du sac de solution intraveineuse avec la FADM en appliquant les cinq principes de l'administration des médicaments (*première vérification*).		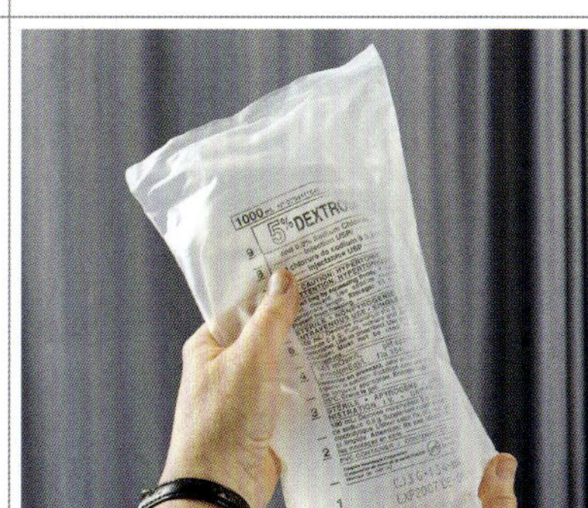

Étapes		Justifications	
Situation particulière			
Si le sac de solution intraveineuse est déjà partiellement perfusé, on prend un nouveau sac de solution pour y ajouter le médicament prescrit, selon la concentration indiquée.		On doit administrer la bonne concentration de médicament dilué, selon ce qui est prescrit.	
1.4	Rassembler, avec le médicament, tous les articles nécessaires et les placer par ordre d'utilisation sur la surface de travail.	Cette disposition favorise le rappel des étapes et facilite le déroulement de la procédure.	
1.5	Préparer l'étiquette d'identification à coller sur la seringue en écrivant les renseignements suivants: • Nom de la personne • Numéro de chambre • Nom du médicament, dose et voie d'administration • Date et heure de préparation • Initiales (de la personne qui prépare)	Ces informations renseignent le personnel sur le médicament ajouté et ses conditions de perfusion, et permettent d'éviter les erreurs d'administration du médicament.	
1.6	Préparer l'étiquette à apposer sur le sac de solution dans lequel sera ajouté le médicament, en écrivant les informations suivantes: • Nom de la personne • Numéro de chambre • Nom du médicament et dose • Vitesse d'administration • Date et heure de préparation • Initiales (de la personne qui prépare le sac) • Conditions particulières de perfusion, s'il y a lieu (ex.: à l'abri de la lumière) Préparer la bande horaire (étiquette débit-heure) pour la solution intraveineuse.		
1.7	Appliquer à nouveau les « cinq bons » en comparant les indications sur la fiole ou l'ampoule avec la FADM (*deuxième vérification*). Vérifier également à nouveau le sac de solution intraveineuse (*deuxième vérification*).	Cette deuxième vérification permet de détecter une éventuelle erreur d'inattention qui aurait pu se produire au cours de la première vérification.	
1.8	Préparer la seringue de médicament en suivant la procédure 7-10-1, 7-10-2 ou 7-10-3 (p. 335, 345 ou 355).		
1.9	Coller son étiquette d'identification sur la seringue, dans le sens de la longueur sur le côté sans chiffres du cylindre ou en drapeau sur la gaine protectrice de l'aiguille. (L'étiquette pour le sac de perfusion sera apposée après l'ajout du médicament.)	L'étiquette fournit les informations nécessaires pour une administration sécuritaire du médicament. Elle renseigne le personnel et permet d'éviter les erreurs.	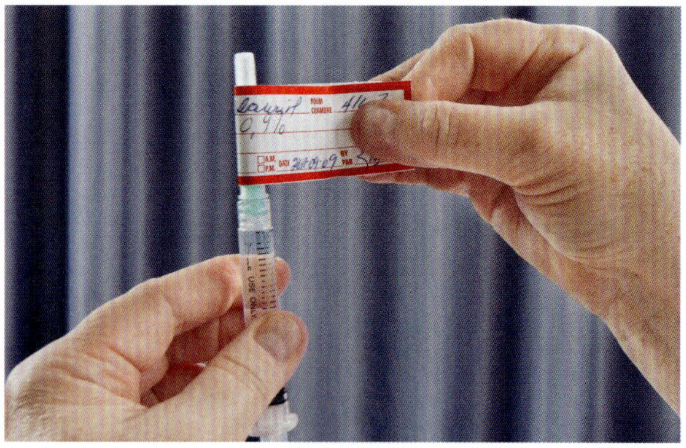

Étapes		Justifications	
1.10	Préparer le matériel nécessaire pour l'ajout du médicament dans le sac de solution : a) Ouvrir grand l'emballage du tampon d'alcool à 70 %, en laissant le tampon en place. b) Dans un mouvement continu, déchirer l'enveloppe extérieure du sac de solution intraveineuse, depuis l'encoche commerciale jusqu'en bas, et sortir le sac de solution.		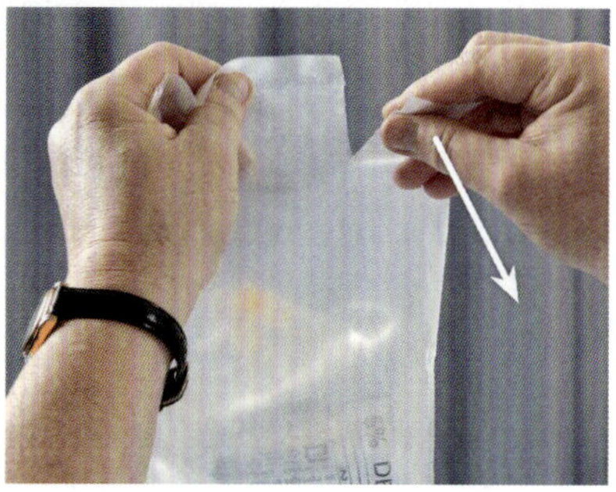
	c) Préparer le sac de solution intraveineuse pour l'injection du médicament selon l'une des deux méthodes suivantes. **MÉTHODE A** **Sac à plat sur une surface rigide** Déposer le sac de solution intraveineuse sur son emballage extérieur placé sur une surface rigide. **MÉTHODE B** **Sac suspendu** Accrocher le sac à un pied ou à une tige à perfusion, ou à un crochet.	Selon la situation, le site d'injection est facilement accessible dans les deux méthodes proposées.	
1.11	Appliquer à nouveau les « cinq bons » avec la FADM, les indications figurant sur la fiole ou l'ampoule et la dose prélevée dans la seringue (*troisième vérification*). Faire de même avec le nouveau sac de solution intraveineuse (*troisième vérification*).	Cette troisième vérification vise à confirmer que les cinq principes ont bien été respectés.	
1.12	Jeter la fiole ou l'ampoule de médicament dans un contenant rigide biorisque.	L'utilisation du contenant rigide diminue les risque de coupures accidentelles.	

ALERTE!

Avant de s'en éloigner, verrouiller le chariot à médicaments à l'aide d'une clé ou d'un code.	Le verrouillage du chariot prévient le risque qu'une personne se serve sans autorisation.

2 Nettoyage du site d'injection

2.1	Déplier le site d'injection du sac de solution intraveineuse, ou le plier dans le sens opposé pendant quelques instants.	On décolle le site d'injection du sac de solution intraveineuse.	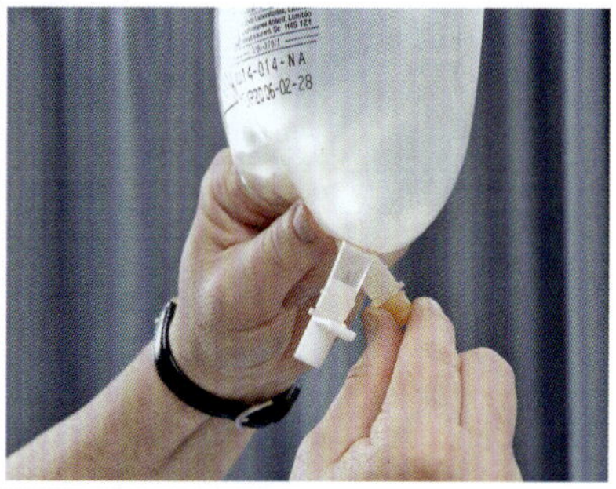

Étapes		Justifications	
2.2	Frotter le site d'injection avec un tampon d'alcool à 70 % et laisser sécher pendant au moins 30 secondes.	La friction avec l'alcool et le respect du délai de séchage de 30 secondes réduisent le risque d'introduction de microorganismes au moment de l'insertion de l'aiguille dans le site d'injection.	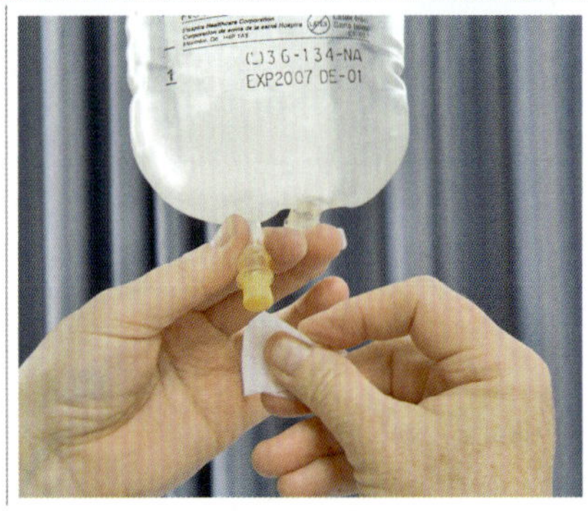

3 Injection du médicament dans le sac de solution intraveineuse

3.1	Prendre la seringue de médicament qui a été préparée et retirer la gaine protectrice de l'aiguille en faisant bien attention de ne pas contaminer celle-ci.	L'aiguille doit demeurer stérile pour l'administration d'un médicament par voie parentérale.	
3.2	Insérer l'aiguille au centre du site d'injection du sac de solution intraveineuse en appliquant la technique ISAP: a) **I**soler le site d'injection du sac en le tenant fermement entre le pouce et l'index de la main non dominante. b) **S**tabiliser les doigts de la main dominante ou la main dominante elle-même, tenant la seringue, sur l'autre main. c) **A**ligner l'aiguille avec le centre du site d'injection et l'avancer lentement. d) **P**erforer le site d'injection en son centre.	La technique ISAP permet d'insérer stérilement une aiguille dans un site en maîtrisant le mouvement. Une aiguille de 2,5 cm de longueur (1 pouce) ne perfore pas le sac.	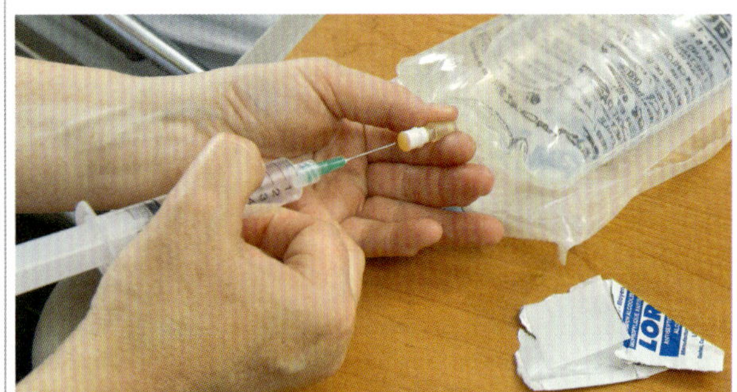 **Méthode A** **Sac à plat sur une surface rigide** 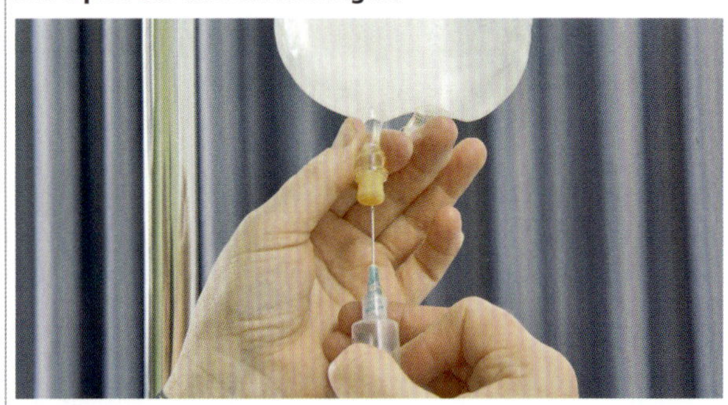 **Méthode B** **Sac suspendu**
3.3	Injecter assez rapidement le médicament dans le sac de solution intraveineuse.	En l'injectant assez rapidement, on fait en sorte que le médicament ne s'accumule pas au site d'injection et on assure une meilleure dispersion.	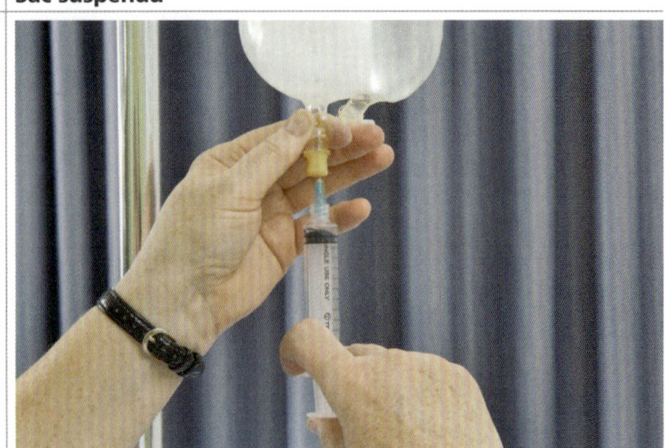

Étapes		Justifications
3.4	Retirer l'aiguille d'un mouvement franc et continu, puis jeter la seringue et son aiguille directement dans le contenant rigide biorisque.	L'utilisation d'un contenant rigide réduit au minimum le risque de piqûre accidentelle.

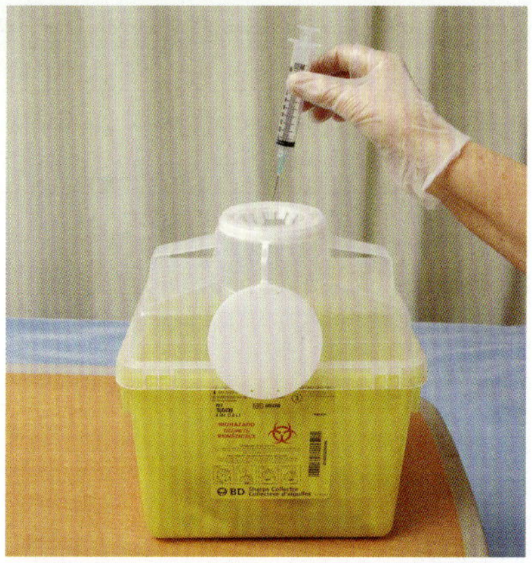

3.5	Retourner complètement le sac de solution intraveineuse à trois ou quatre reprises, et accrocher le sac au crochet adjacent à celui du soluté déjà en cours.	Retourner le sac permet de bien mélanger le médicament à la solution pour rendre la préparation homogène.

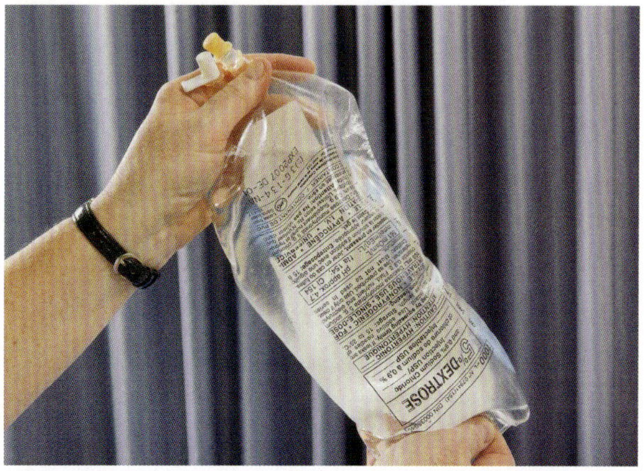

4 Étiquetage du sac avec la mention de l'ajout de médicament

4.1	Apposer l'étiquette d'identification qui a été préparée, avec l'inscription du nom du médicament ajouté, sur le sac de solution intraveineuse, de façon à ce qu'on puisse lire les informations une fois le sac accroché. S'assurer que l'étiquette n'empêche pas la vérification de la solution et ne nuise pas au dosage.	L'étiquette doit être facilement lisible, au premier coup d'œil, pour informer le personnel du médicament ajouté. On colle toujours l'étiquette sur le sac après l'ajout du médicament seulement. Ainsi, en cas de distraction ou d'événement imprévu, on est sûr que si l'étiquette a été apposée, c'est que le médicament a été ajouté. Cela permet d'éviter une erreur dans l'administration du médicament.

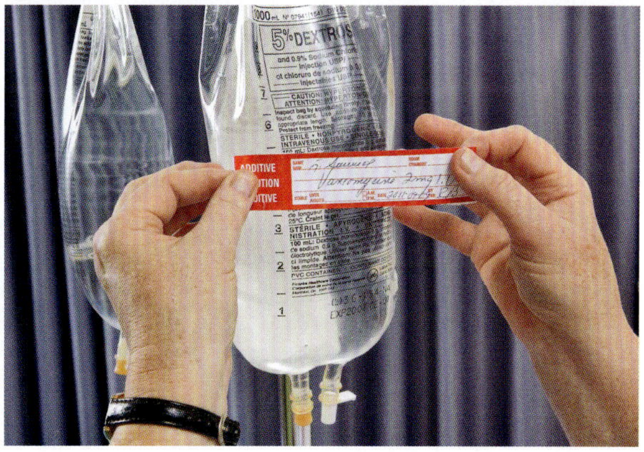

ALERTE!

Ne jamais écrire directement sur le sac de solution intraveineuse avec un crayon feutre ou un marqueur.

L'encre risque de traverser la paroi du sac en plastique et de contaminer la solution intraveineuse.

4.2	Coller la bande horaire sur le sac de solution contenant le médicament ajouté.	

Remarque

Dans le cas d'une installation d'une perfusion intraveineuse, coller la bande horaire après avoir fait le vide d'air dans le dispositif de perfusion.

Si l'on collait la bande horaire avant de faire le vide d'air, le niveau de départ serait faussé, car on utilise une certaine quantité de solution pour faire le vide d'air. Le niveau de solution est donc plus bas après le vide d'air.

Étapes		Justifications	
5	**Administration du médicament en perfusion continue**		
5.1	Demander à la personne de se nommer et vérifier son bracelet d'identité. S'assurer de la conformité entre son nom et le nom écrit sur l'étiquette collée sur le médicament à administrer.	Cette double identification assure l'administration du bon médicament à la bonne personne.	
5.2	Installer le sac de solution intraveineuse contenant le médicament. **A** *Dans le cas d'une installation d'une perfusion intraveineuse à faire*, suivre les procédures 16-1-1 et 16-2-1 (p. 770 et 779). **B** *Dans le cas d'une perfusion intraveineuse déjà installée*, retirer le sac de perfusion en cours et mettre en place le sac de solution intraveineuse contenant le médicament ajouté, en suivant la procédure 16-4-1 (p. 814).		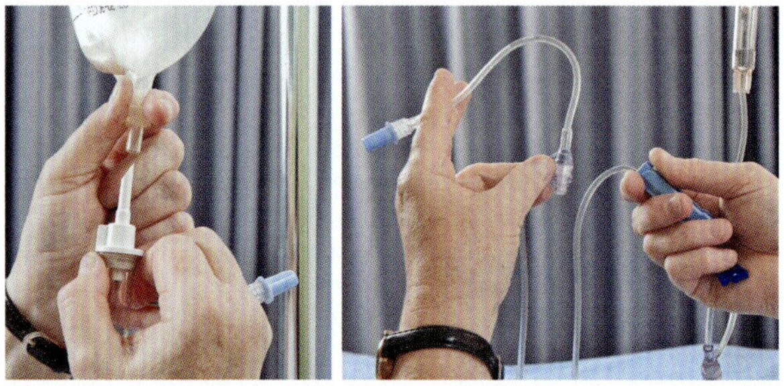 **A Mettre en place une perfusion intraveineuse avec un sac contenant le médicament ajouté.** 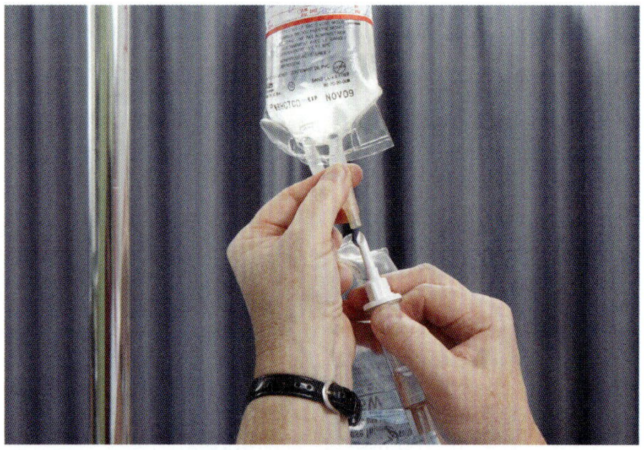 **B Remplacer le sac de solution intraveineuse en cours par le nouveau sac contenant le médicament ajouté.**
5.3	Régler le débit de perfusion intraveineuse au débit prescrit, en suivant la procédure 16-3-1 (p. 804).	Le médicament étant maintenant dilué dans la solution intraveineuse, le réglage du débit permet d'obtenir à la fois l'écoulement de la solution et l'administration du médicament de façon continue.	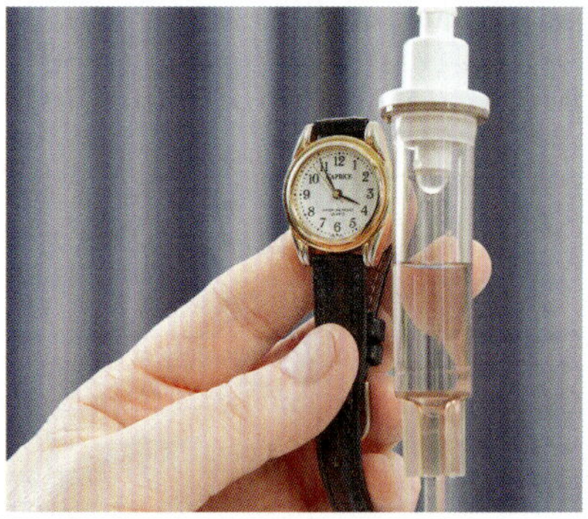

Ne pas oublier les précautions ainsi que les interventions générales et spécifiques s'appliquant après l'administration d'un médicament par voie intraveineuse.

Ne pas oublier les étapes postexécutoires décrites dans la procédure 1-2.

PROCÉDURE 7-14-2

ADMINISTRER UN MÉDICAMENT INTRAVEINEUX AU MOYEN D'UN MINISAC INSTALLÉ EN DÉRIVATION (*PIGGYBACK*)

Sommaire de la procédure

1 Préparation du minisac de médicament

A. INSTALLER LE MINISAC DE MÉDICAMENT EN DÉRIVATION (*PIGGYBACK*)

2 Préparation d'une perfusion intraveineuse (minisac) avec un dispositif de perfusion secondaire

3 Raccordement de la perfusion secondaire contenant le médicament sur la perfusion primaire

ou

B. CHANGER LE MINISAC DE MÉDICAMENT

2 Retrait de l'air de la tubulure secondaire sans la déconnecter du site d'injection en Y (technique du *backpriming*)

3 Mise en place du nouveau minisac

4 Mise en marche de la perfusion installée en dérivation (*piggyback*)

5 Arrêt de la perfusion secondaire

Remarque

Deux situations peuvent se présenter pour l'administration d'un médicament intraveineux au moyen d'un minisac installé en dérivation (*piggyback*). Dans la première (situation A), on doit préparer puis installer le dispositif de perfusion avec le minisac. Dans la seconde (situation B), le dispositif de perfusion en dérivation est déjà installé, depuis moins de 72 heures (ou une autre période limite selon le protocole de l'établissement), et l'on doit remplacer le minisac précédent, vide, par un nouveau, après avoir fait le vide d'air grâce à la technique du *backpriming*.

Étapes		Justifications
Ne pas oublier les étapes préalables décrites dans la procédure 1-1. Ne pas oublier les précautions et les interventions générales et spécifiques s'appliquant avant l'administration d'un médicament par voie intraveineuse.		
1	**Préparation du minisac de médicament**	
ALERTE!		
	Toujours vérifier la perméabilité du cathéter et l'intégrité du site d'insertion du cathéter avant d'administrer un médicament intraveineux.	On s'assure d'administrer le médicament dans une veine saine et d'éviter une extravasation dans les tissus.
1.1	Prendre le minisac comprenant le médicament ou un minisac sans médicament dans la salle de préparation des médicaments et prendre la fiole ou l'ampoule de médicament à ajouter au besoin dans le chariot à médicaments, dans les casiers à médicaments de la pharmacie ou dans le réfrigérateur.	Le système de distribution des médicaments peut varier d'un établissement à l'autre.
1.2	Appliquer les principes de l'administration des médicaments, les « cinq bons » (*première vérification*). Vérifier que les indications figurant sur le minisac comprenant le médicament ou sur le minisac et sur la fiole de médicament (et de solvant, s'il y a lieu) ou l'ampoule de médicament correspondent à ce qui est écrit sur la FADM. Vérifier sur la fiole ou l'ampoule que le médicament peut être administré par voie intraveineuse.	Cette première vérification vise à éviter les erreurs d'administration et permet de détecter une différence éventuelle entre le médicament fourni par le service de pharmacie et la FADM.

Étapes		Justifications	
1.3	Faire les vérifications nécessaires concernant le minisac de solution intraveineuse : type de solution, volume, date de péremption, étanchéité du sac, limpidité de la solution (voir les détails dans la procédure 16-1-1, p. 770).		
1.4	Rassembler, avec le minisac et éventuellement le médicament, tous les articles nécessaires et les placer par ordre d'utilisation sur la surface de travail.	Cette disposition favorise le rappel des étapes et facilite le déroulement de la procédure.	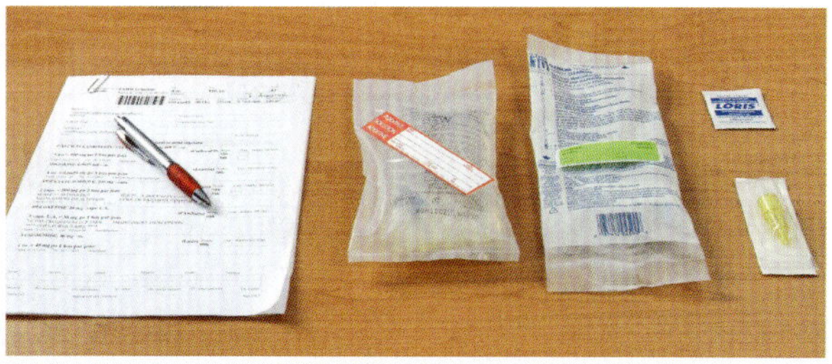
1.5	Préparer l'étiquette à apposer sur le minisac, en écrivant les informations suivantes : • Nom de la personne • Numéro de chambre • Nom du médicament et dose • Débit d'administration • Date et heure de préparation • Initiales (de la personne qui prépare) • Heure du début de l'administration et heure de fin ou durée Si l'on doit préparer le médicament à ajouter dans le minisac, préparer l'étiquette d'identification à coller sur la seringue en indiquant les renseignements habituels.		
1.6	Appliquer à nouveau les « cinq bons » en comparant les indications sur le minisac et, s'il y a lieu, sur la fiole ou l'ampoule de médicament, l'étiquette d'identification et la FADM (*deuxième vérification*).	Cette deuxième vérification permet de détecter une éventuelle erreur d'inattention qui aurait pu se produire au cours de la première vérification.	
1.7	Préparer le médicament à administrer, selon la situation : • Utiliser le minisac contenant le médicament. *ou* • Préparer la seringue de médicament et injecter le médicament dans le minisac de solution en suivant la procédure 7-10-1, 7-10-2 ou 7-10-3 (p. 335, 345 ou 355) et la procédure 7-14-1 (p. 401).		
1.8	Apposer l'étiquette d'identification préparée plus tôt sur le minisac contenant le médicament. Dans le cas où l'on ajoute le médicament au minisac de solution, bien attendre d'avoir injecté le médicament dans le minisac avant de coller l'étiquette.	L'étiquette fournit les informations nécessaires à l'administration sécuritaire du médicament. Les informations qu'elle comporte renseignent le personnel sur le médicament ajouté et permettent d'éviter les erreurs d'administration du médicament.	

Étapes		Justifications
1.9	Appliquer à nouveau les « cinq bons » avec la FADM, les indications figurant sur le minisac et son étiquette d'identification *(troisième vérification)*. Si le médicament a dû être ajouté au minisac, vérifier également les indications sur la fiole ou sur l'ampoule de médicament, l'étiquette d'identification de la seringue et la FADM *(troisième vérification)*.	Cette troisième vérification vise à confirmer que les cinq principes ont bien été respectés.
1.10	Si on a dû préparer un médicament à partir d'une fiole ou d'une ampoule, la jeter dans un contenant rigide biorisque.	L'utilisation du contenant rigide diminue les risques de coupures accidentelles.

ALERTE!

Avant de s'en éloigner, verrouiller le chariot à médicaments à l'aide d'une clé ou d'un code.	Le verrouillage du chariot prévient le risque qu'une personne se serve sans autorisation.

A. INSTALLER LE MINISAC DE MÉDICAMENT EN DÉRIVATION (*PIGGYBACK*)

2 Préparation d'une perfusion intraveineuse (minisac) avec un dispositif de perfusion secondaire (voir la description détaillée dans la procédure 16-1-1, p. 770)

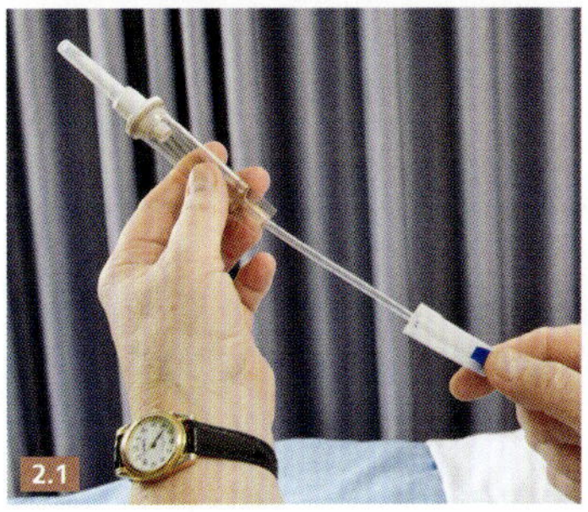
2.1

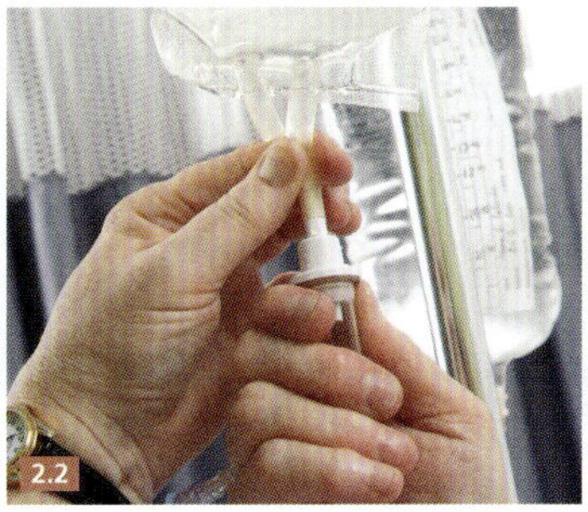
2.2

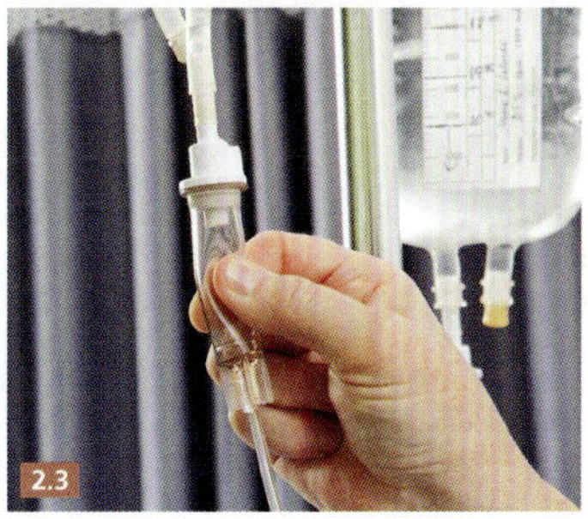
2.3

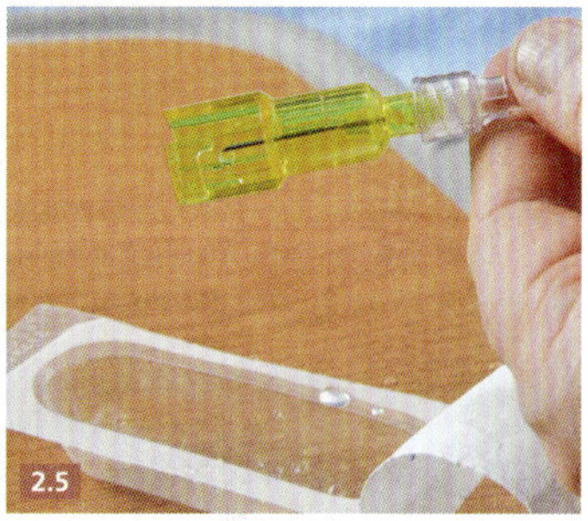
2.5

2.1 Après avoir sorti le dispositif de perfusion de son emballage, glisser le presse-tube régulateur de débit pour le placer de 5 à 10 cm sous la chambre compte-gouttes, et le fermer.

2.2 Après avoir accroché le minisac à la tige de perfusion et ôté la gaine de protection du site de perforation du sac, retirer le capuchon protecteur de la fiche perforante et insérer celle-ci dans le site de perforation, en appliquant la technique ISAP (isoler, stabiliser, aligner, perforer).

2.3 Comprimer les parois de la chambre compte-gouttes puis les relâcher ; répéter jusqu'à ce que le liquide atteigne la ligne ou la moitié de la chambre compte-gouttes.

2.4 Ajouter l'aiguille ou un autre type de raccord à l'extrémité de la tubulure secondaire, si les sites d'injection en Y de la tubulure primaire requièrent son utilisation.

2.5 Faire le vide d'air dans la tubulure secondaire : ouvrir le presse-tube régulateur de débit et laisser la solution s'écouler jusqu'à l'apparition d'une goutte à l'extrémité de la tubulure, de l'aiguille ou du raccord, selon le cas.

2.6 Écrire la date et l'heure sur une étiquette et coller celle-ci à environ 5 cm sous la chambre compte-gouttes.

3 Raccordement de la perfusion secondaire contenant le médicament sur la perfusion primaire

3.1	Demander à la personne de se nommer et vérifier son bracelet d'identité. S'assurer de la conformité entre le nom de la personne et le nom écrit sur l'étiquette collée sur le minisac.	Cette double identification assure l'administration du bon médicament à la bonne personne.
3.2	Frotter le site d'injection en Y distal de la tubulure primaire avec un tampon d'alcool à 70 % et laisser sécher pendant au moins 30 secondes.	

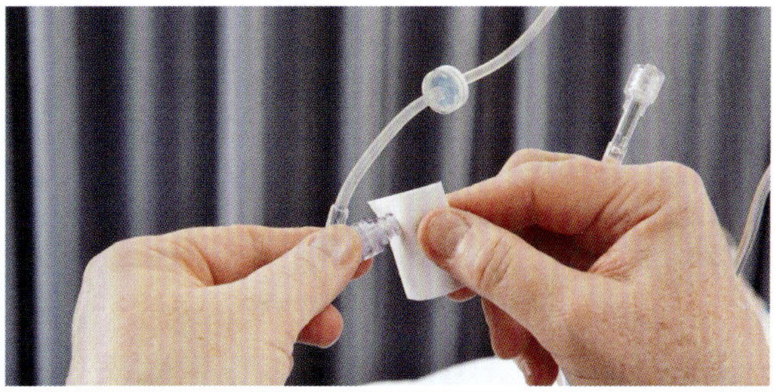

Étapes		Justifications	
3.3	Selon le type de site d'injection en Y, retirer la gaine protectrice de l'aiguille ou autre raccord, ou simplement le capuchon protecteur de la tubulure.		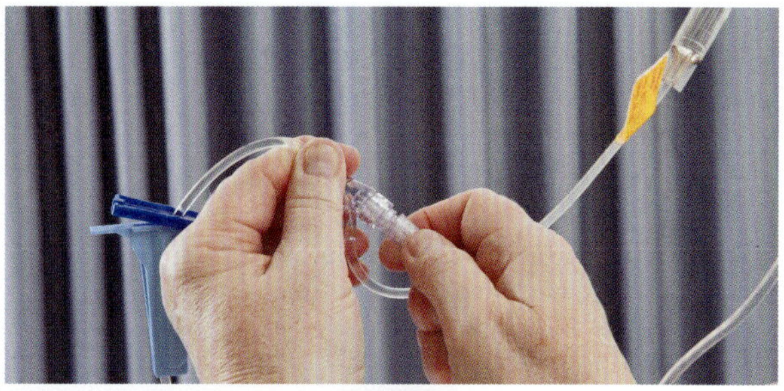
3.4	Raccorder l'aiguille ou autre raccord au **site d'injection distal** et la fixer solidement, ou pousser et visser l'embout de la tubulure dans le site d'injection.		
3.5	Prendre la tige à crochet et retirer le sac de solution intraveineuse primaire du pied ou de la tige à perfusion.		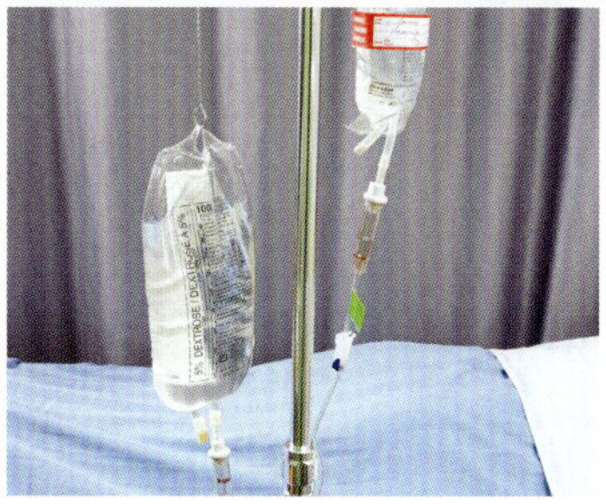
3.6	Accrocher la tige à crochet au pied ou à la tige à perfusion et y suspendre le sac de solution intraveineuse primaire.		

B. CHANGER LE MINISAC DE MÉDICAMENT

2 Retrait de l'air de la tubulure secondaire sans la déconnecter du site d'injection en Y (technique du *backpriming*)

2.1	Demander à la personne de se nommer et vérifier son bracelet d'identité. S'assurer de la conformité entre le nom de la personne et le nom écrit sur l'étiquette collée sur le minisac.	Cette double identification assure l'administration du bon médicament à la bonne personne.	
2.2	Fermer le presse-tube régulateur de débit du dispositif de perfusion primaire, se trouvant sous le point de jonction de la tubulure du dispositif secondaire et de la tubulure du dispositif primaire.	On doit dévier la solution du dispositif primaire dans la tubulure secondaire.	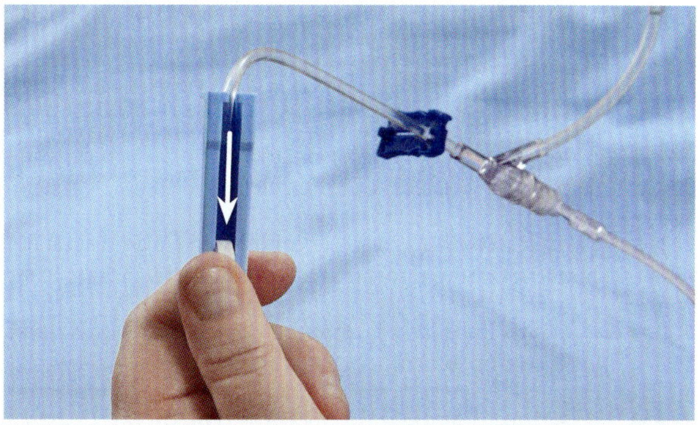
2.3	Décrocher le minisac vide du pied ou de la tige à perfusion et l'abaisser complètement.	On place le minisac de façon à ce que la solution du dispositif primaire puisse s'y écouler par gravité.	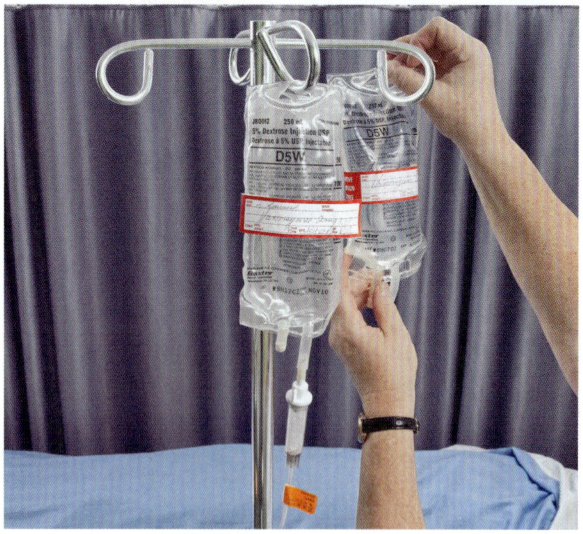

Étapes		Justifications	
2.4	Ouvrir le presse-tube régulateur régulateur de débit du dispositif de perfusion secondaire. Laisser la solution du dispositif primaire s'écouler dans la tubulure du dispositif secondaire, jusqu'à arriver dans le minisac vide.	La solution du dispositif de perfusion primaire s'écoule dans la tubulure du dispositif secondaire, car celle-ci constitue l'unique voie possible, le presse-tube situé sous le point de jonction des deux tubulures étant fermé. L'écoulement de la solution par gravité chasse l'air se trouvant dans la tubulure du dispositif secondaire.	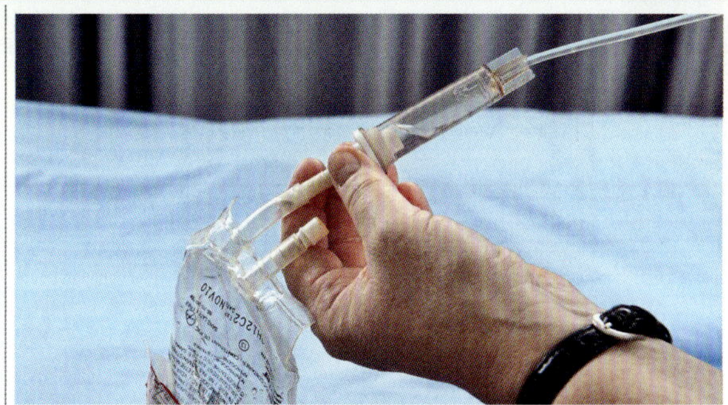
2.5	Fermer le presse-tube régulateur de débit du dispositif secondaire.	On empêche l'air de retourner dans la tubulure du dispositif secondaire.	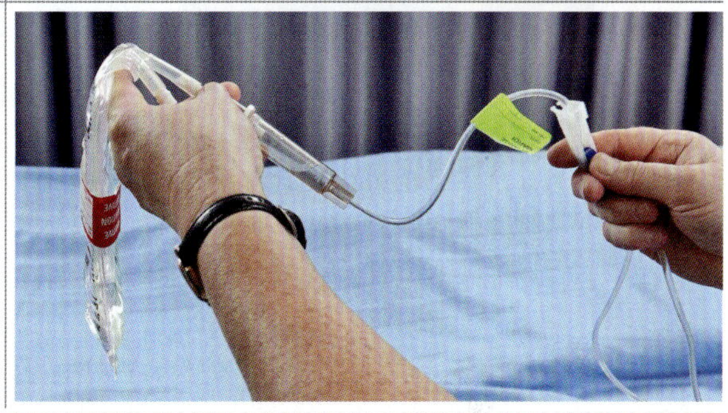
Situation particulière			
	Si le médicament se trouvant dans le prochain minisac à installer est différent du médicament du minisac à retirer, voire incompatible, on laisse s'écouler au moins 10 ou 20 mL de la solution du dispositif primaire.	Un volume de 10 à 20 mL, équivalant à plusieurs fois le volume d'amorçage de la tubulure du dispositif secondaire, permet de nettoyer la tubulure tout en faisant le vide d'air.	
2.6	Vérifier le niveau de solution dans la chambre compte-gouttes du dispositif secondaire et s'assurer qu'il arrive à la ligne ou environ à la moitié de la chambre.	On maintient un niveau de solution assez bas pour compter les gouttes sortant de l'orifice de stillation et assez haut pour éviter la formation de bulles d'air dans la tubulure par turbulence.	
Remarque			
	Si le niveau de solution est trop haut, on plie la tubulure sous la chambre compte-goutte, on place le sac et la chambre compte-gouttes à l'envers et on comprime la chambre compte-gouttes pour la vider jusqu'au niveau désiré (pour plus de détails, voir la procédure 16-1-1, p. 770).	Un niveau de solution trop élevé gêne le décompte des gouttes sortant de l'orifice de stillation. On fait passer le surplus dans le minisac.	
	Si le niveau de solution est trop bas, on ouvre le presse-tube régulateur de débit du dispositif secondaire et on abaisse à nouveau le minisac quelques instants. On peut également rétablir ce niveau de solution après avoir installé le minisac suivant, en comprimant puis en relâchant les parois de la chambre compte-gouttes.	Un niveau de solution trop bas risque de permettre l'apparition de bulles d'air dans la tubulure.	
2.7	Ouvrir le presse-tube régulateur de débit du dispositif primaire en position TVO (« tenir veine ouverte »), en attendant de régler le débit.	On ne doit pas interrompre trop longtemps la perfusion primaire.	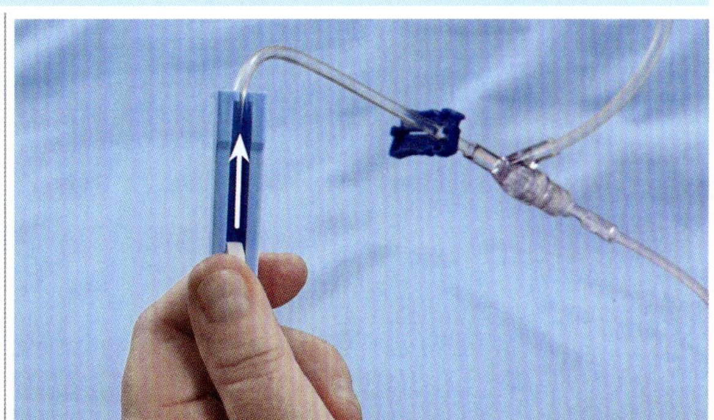

Étapes		Justifications

3 Mise en place du nouveau minisac (voir la description détaillée dans la procédure 16-4-1, p. 814)

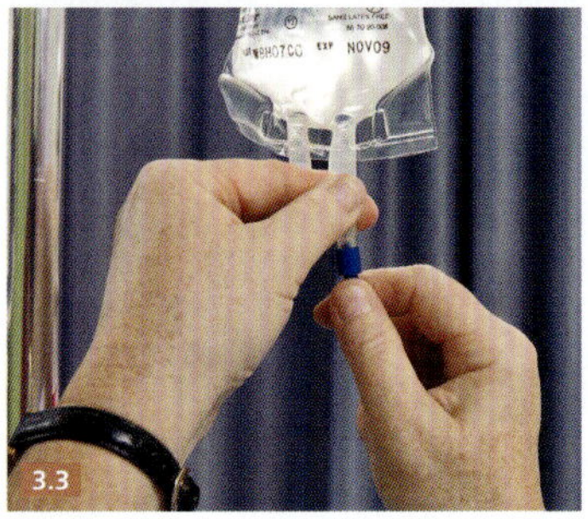
3.3

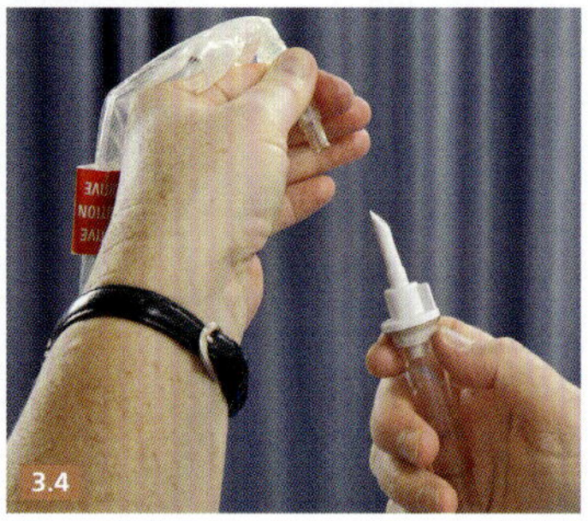
3.4

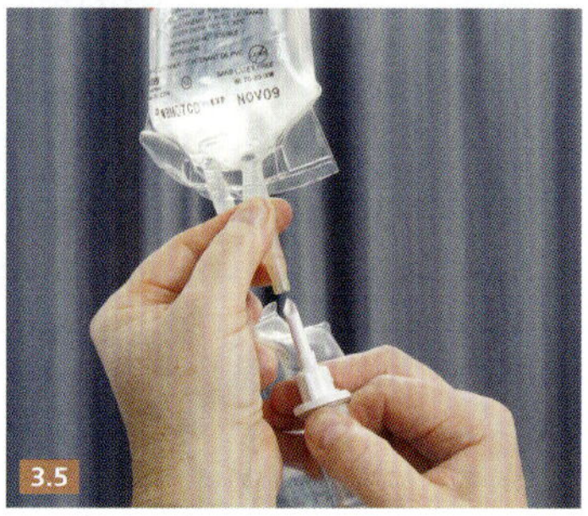
3.5

	Étapes	Justifications
3.1	Décrocher le minisac vide et le suspendre sur le crochet de la perfusion primaire.	On libère le crochet pour suspendre le nouveau minisac, ce qui évite des manipulations additionnelles.
3.2	Accrocher le nouveau minisac contenant le médicament à administrer à la tige à perfusion sur le crochet libre.	
3.3	Enlever le bouchon protecteur du site de perforation du nouveau minisac.	
3.4	Retirer la fiche perforante du minisac vide.	
3.5	Insérer la fiche perforante dans le site de perforation du nouveau minisac, en appliquant la technique ISAP.	

4 Mise en marche de la perfusion installée en dérivation (*piggyback*)

	Étapes	Justifications
4.1	Ouvrir au complet le presse-tube régulateur de débit de la tubulure reliée au minisac (tubulure secondaire).	
4.2	Régler le débit d'écoulement de la solution du minisac avec le presse-tube régulateur de débit du dispositif de perfusion primaire.	Comme la tubulure du dispositif primaire comprend une valve antireflux (soupape antisiphon), la solution du minisac s'écoule sans remonter dedans. À la fin de la perfusion du minisac, le débit de la perfusion primaire reprend automatiquement.

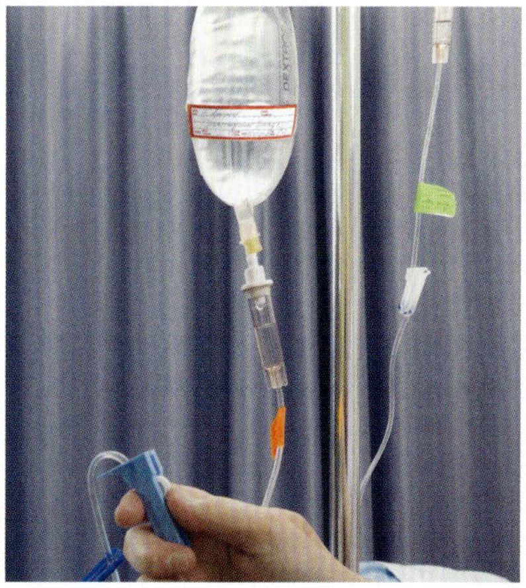

5 Arrêt de la perfusion secondaire

	Étapes	Justifications
5.1	Si possible avant que la chambre compte-gouttes se vide complètement et qu'une grande quantité d'air apparaisse dans la tubulure, fermer le presse-tube régulateur de débit du dispositif du minisac (perfusion secondaire). Laisser le minisac vide en place sur le pied ou la tige à perfusion jusqu'à l'administration du prochain médicament par minisac.	Par gravité, le liquide se vide jusqu'à ce qu'il y ait équilibre de pression avec la pression veineuse. Comme la tubulure secondaire est valable pour 72 heures, ou une autre période selon les normes de l'établissement, on évite les déconnexions et les reconnexions de la tubulure secondaire pour limiter les risques d'infection.

Situation particulière

Si une grande quantité d'air s'est accumulée dans la tubulure secondaire avant que l'on puisse fermer le presse-tube, on devra utiliser la technique du backpriming *avant d'installer un autre minisac de médicament.*	La tubulure du dispositif de perfusion secondaire ne se vide pas complètement, car la pression veineuse de la personne offre une résistance qui contrecarre la force de gravité.

Étapes		Justifications
5.2	Retirer le sac de solution de la perfusion primaire du crochet et laisser le crochet en place.	Le crochet est disponible pour l'administration du prochain médicament par minisac.
	Suspendre directement le sac au pied ou à la tige à perfusion et réajuster son débit de perfusion selon ce qui est prescrit.	Une fois la solution du minisac administrée, la perfusion primaire reprend, mais il faut en réajuster le débit, car on l'avait changé pour qu'il corresponde au débit prescrit pour la perfusion du médicament en minisac.

Ne pas oublier les précautions ainsi que les interventions générales et spécifiques s'appliquant après l'administration d'un médicament par voie intraveineuse.

Ne pas oublier les étapes postexécutoires décrites dans la procédure 1-2.

PROCÉDURE 7-14-3

ADMINISTRER UN MÉDICAMENT INTRAVEINEUX AU MOYEN D'UN MINIPERFUSEUR[21]

Sommaire de la procédure

1 Préparation de la seringue de médicament

A. INSTALLER LA TUBULURE DU MINIPERFUSEUR

2 Raccordement de la seringue à la tubulure du miniperfuseur

3 Raccordement de la tubulure du miniperfuseur au site d'injection en Y proximal de la perfusion primaire

ou

B. REMPLACER UNE SERINGUE VIDE EN PLACE PAR UNE NOUVELLE SERINGUE DE MÉDICAMENT

2 Préparation au changement de seringue

3 Changement de seringue

4 Mise en place de la seringue sur le miniperfuseur

5 Réglage du débit de la perfusion primaire et de la vitesse du miniperfuseur

6 Mise en marche du miniperfuseur

7 Arrêt du miniperfuseur

Remarque

De nombreux médicaments sont administrés par miniperfuseur. Deux situations peuvent se présenter. Dans la première (situation A), on doit installer la tubulure du miniperfuseur. Dans la seconde (situation B), la tubulure et le miniperfuseur sont déjà installés depuis moins de 72 heures (ou une autre période limite selon les normes en vigueur dans l'établissement), et l'on doit remplacer la seringue précédente, vide, par une nouvelle.

Étapes		Justifications

Ne pas oublier les étapes préalables décrites dans la procédure 1-1.
Ne pas oublier les précautions ainsi que les interventions générales et spécifiques s'appliquant avant l'administration d'un médicament par voie intraveineuse.

1 Préparation de la seringue de médicament

ALERTE!

	Toujours vérifier la perméabilité du cathéter et l'intégrité du site d'insertion du cathéter avant d'administrer un médicament intraveineux.	On s'assure d'administrer le médicament dans une veine saine et d'éviter une extravasation dans les tissus.
1.1	Prendre le médicament (et le solvant, au besoin) dans le chariot à médicaments, dans les casiers à médicaments de la pharmacie ou dans le réfrigérateur, s'il y a lieu, et le placer sur la surface de travail.	Le système de distribution des médicaments peut varier d'un établissement à l'autre.

21. Le miniperfuseur est également connu sous le nom de « pousse-seringue ».

Étapes		Justifications	
1.2	Appliquer les principes de l'administration des médicaments, les « cinq bons » (*première vérification*). Vérifier que les indications sur la fiole de médicament (et de solvant, s'il y a lieu) ou l'ampoule de médicament correspondent à ce qui est écrit sur la FADM. Vérifier sur la fiole que le médicament peut être administré par voie intraveineuse. Dans le cas d'un médicament en poudre, comparer également l'inscription sur la fiole de solvant à utiliser pour la dilution avec le protocole d'administration du médicament par miniperfuseur.	Cette première vérification vise à éviter les erreurs d'administration et permet de détecter une différence éventuelle entre le médicament fourni par le service de pharmacie et la FADM.	
1.3	Rassembler, avec le médicament et éventuellement le solvant, tous les articles nécessaires et les placer par ordre d'utilisation sur la surface de travail.	Cette disposition favorise le rappel des étapes et facilite le déroulement de la procédure.	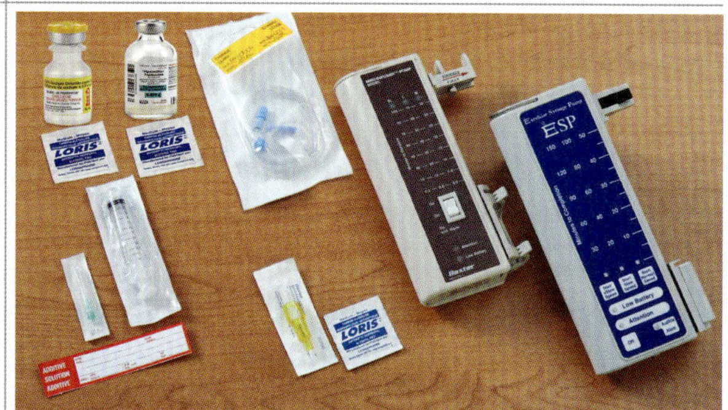
1.4	Préparer les étiquettes d'identification à apposer sur la seringue et la tubulure du miniperfuseur : a) Pour la seringue, écrire le nom de la personne, le numéro de chambre, le nom du médicament et la dose, la date et l'heure de préparation, les initiales de la personne qui a fait la préparation, la vitesse du miniperfuseur et le débit de la perfusion primaire. b) Pour la tubulure du miniperfuseur, indiquer la date du jour où l'on change la tubulure (CHANGÉ) ou la date du jour où l'on devra changer la tubulure (À CHANGER), selon le type d'étiquette.	Les informations écrites permettent aux membres de l'équipe de connaître et de contrôler la perfusion du médicament. Il faut bien faire attention au type d'étiquette pour éviter une erreur d'inscription et d'interprétation.	
1.5	Appliquer à nouveau les « cinq bons » en comparant les indications figurant sur la fiole ou l'ampoule de médicament, la fiole du solvant, l'étiquette d'identification de la seringue, la FADM et le protocole d'administration du médicament par miniperfuseur (*deuxième vérification*).	Cette deuxième vérification permet de détecter une éventuelle erreur d'inattention qui aurait pu se produire au cours de la première vérification.	
1.6	Préparer la seringue de médicament en suivant la procédure 7-10-1, 7-10-2 ou 7-10-3 (p. 335, 345 ou 355), selon l'ordonnance médicale et la FADM (nom, dose, heure, voie) et le protocole d'administration du médicament par miniperfuseur (solvant, dilution, débit de la perfusion primaire et vitesse du miniperfuseur).		

Étapes		Justifications	
1.7	Apposer l'étiquette d'identification sur le cylindre de la seringue, de façon à ce qu'elle soit visible et lisible pendant l'administration du médicament.	L'étiquette fournit les informations nécessaires pour une administration sécuritaire du médicament. Elle renseigne le personnel sur le médicament préparé et permet d'éviter les erreurs.	
1.8	Appliquer à nouveau les « cinq bons » en comparant l'étiquette d'identification de la seringue, la fiole ou l'ampoule de médicament et la FADM (*troisième vérification*). Comparer également l'étiquette de la seringue avec la fiole du solvant et le protocole d'administration du médicament par miniperfuseur.	Cette troisième vérification vise à confirmer que les cinq principes ont bien été respectés.	
1.9	Jeter la fiole ou l'ampoule de médicament (et la fiole de solvant) dans un contenant rigide biorisque.	L'utilisation du contenant rigide diminue les risques de coupures accidentelles.	

ALERTE !

Avant de s'en éloigner, verrouiller le chariot à médicaments à l'aide d'une clé ou d'un code.	Le verrouillage du chariot prévient le risque qu'une personne se serve sans autorisation.

A. INSTALLER LA TUBULURE DU MINIPERFUSEUR

2 Raccordement de la seringue à la tubulure du miniperfuseur

2.1	Si ce n'est pas déjà fait, suspendre le miniperfuseur au crochet du pied ou de la tige de perfusion, ou en le vissant directement au pied ou à la tige.	Le miniperfuseur administre le médicament indépendamment de la gravité. Toutefois, en l'accrochant, on peut le prendre plus rapidement pour l'utiliser pour une autre personne.	
2.2	Ouvrir l'emballage de la tubulure du miniperfuseur et celui du tampon d'alcool à 70 %, en laissant les articles en place.		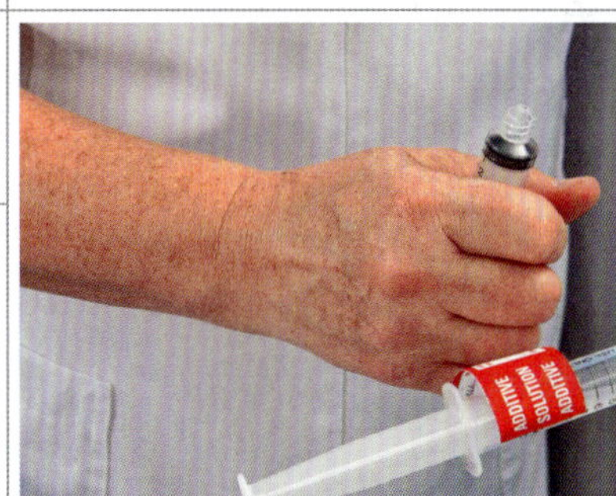
2.3	Dévisser l'aiguille de la seringue, recouverte de sa gaine protectrice, et pointer l'embout dénudé de la seringue vers le haut.	L'embout pointé vers le haut prévient sa contamination et permet de libérer le pouce et l'index pour le mouvement de raccordement suivant.	
2.4	Prendre la tubulure du miniperfuseur, retirer le capuchon protecteur du raccord femelle et visser la seringue.		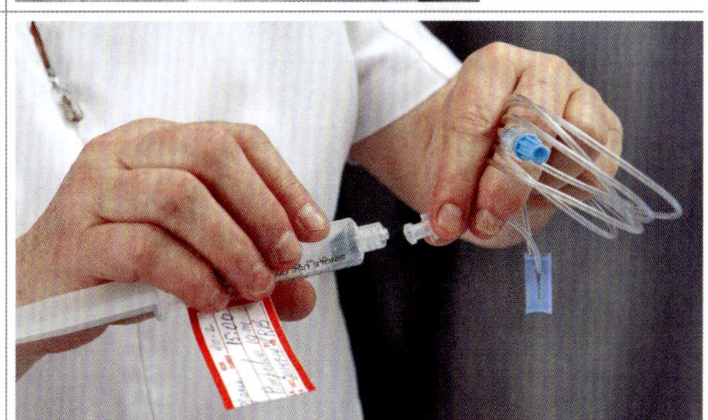
2.5	*Dans le cas où le site d'injection de la tubulure primaire requiert une aiguille ou un autre type de raccord*, appliquer les trois étapes suivantes :		

	Étapes	Justifications	
	a) Retirer le capuchon protecteur de l'embout mâle de la tubulure du miniperfuseur et pointer l'extrémité dénudée vers le haut, en coinçant la tubulure entre deux doigts.	En pointant l'extrémité dénudée du raccord mâle vers le haut, on prévient une contamination accidentelle par contact avec une surface septique. En coinçant la tubulure entre deux doigts, on libère le pouce et l'index pour le mouvement de préhension suivant.	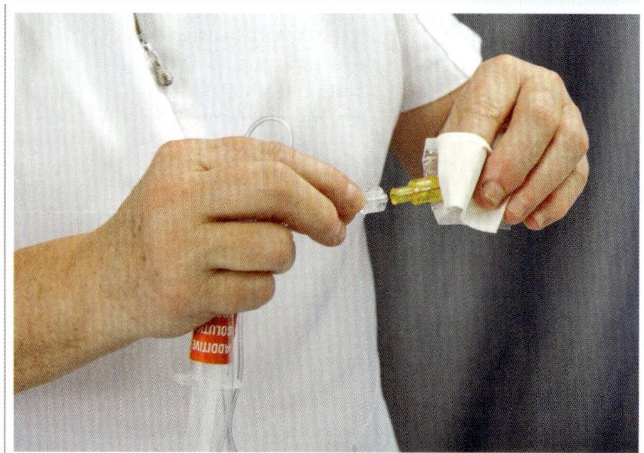
	b) Prendre l'emballage de l'aiguille ou du raccord et l'ouvrir en rabattant les deux côtés vers l'extérieur. c) Visser l'aiguille ou le raccord sur l'embout mâle de la tubulure.	Cette manœuvre diminue le risque de contaminer l'embase.	
2.6	Selon le type de site d'injection de la tubulure primaire, retirer le capuchon protecteur de la tubulure du miniperfuseur ou la gaine protectrice de l'aiguille. Pousser délicatement le piston de la seringue jusqu'à l'apparition d'une goutte de liquide à l'extrémité de la tubulure ou de l'aiguille. Remettre le capuchon protecteur ou la gaine protectrice.	On fait le vide d'air dans la tubulure du miniperfuseur.	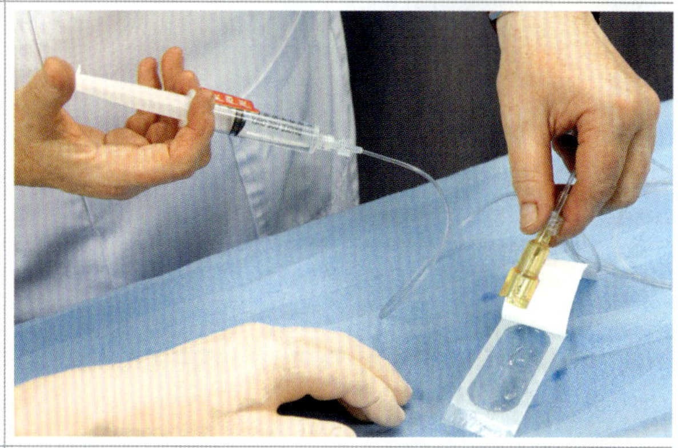
2.7	Apposer l'étiquette d'identification préparée plus tôt sur la tubulure du miniperfuseur, à environ 10 cm de la seringue, de façon à pouvoir la lire une fois la seringue installée sur le miniperfuseur.	Placée à la hauteur des yeux, l'étiquette constitue un rappel facile pour le changement de tubulure.	

3 Raccordement de la tubulure du miniperfuseur au site d'injection en Y proximal de la perfusion primaire

3.1	Demander à la personne de se nommer et vérifier son bracelet d'identité. S'assurer de la conformité entre le nom de la personne et le nom écrit sur l'étiquette de la seringue.	Cette double identification assure l'administration du bon médicament à la bonne personne.	
3.2	Avec le tampon d'alcool à 70 %, frotter le site d'injection en Y proximal de la tubulure primaire et laisser sécher pendant au moins 30 secondes.	La friction avec l'alcool et le respect du délai de séchage de 30 secondes réduisent le risque d'introduction de microorganismes au moment de l'insertion de l'aiguille ou de l'adaptateur dans le site d'injection.	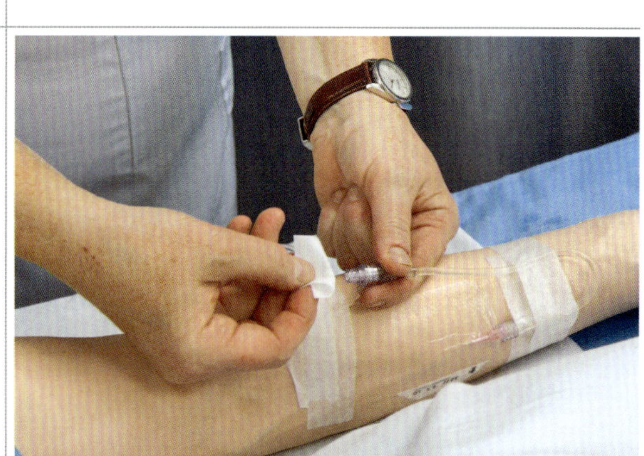
3.3	Insérer l'aiguille, un autre raccord ou l'extrémité de la tubulure du miniperfuseur dans le site d'injection en Y proximal de la tubulure primaire, et la fixer solidement.	On fait en sorte de connecter la tubulure du miniperfuseur de façon aseptique et sécuritaire.	

Étapes		Justifications

B. REMPLACER UNE SERINGUE VIDE EN PLACE PAR UNE NOUVELLE SERINGUE DE MÉDICAMENT

2 Préparation au changement de seringue

	Étapes	Justifications
2.1	Demander à la personne de se nommer et vérifier son bracelet d'identité. S'assurer de la conformité entre le nom de la personne et le nom écrit sur l'étiquette de la seringue.	Cette double identification assure l'administration du bon médicament à la bonne personne.
2.2	Serrer ensemble les deux parties du bras poussoir du miniperfuseur et les glisser vers le haut.	
2.3	Ouvrir la partie mobile du support à seringue, sur le côté du miniperfuseur, et retirer la seringue vide.	

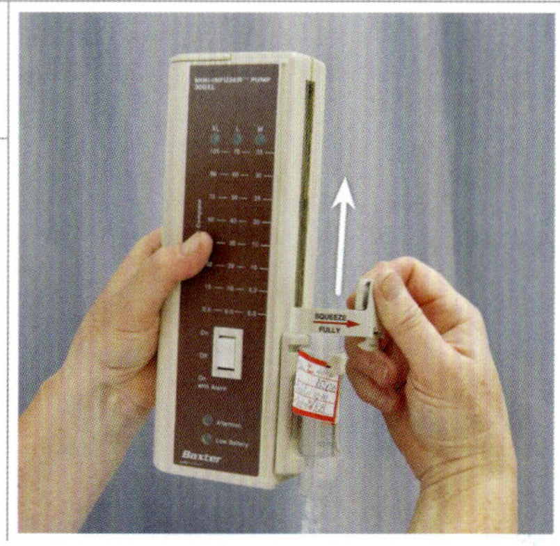

Situation particulière

Étapes	Justifications
Si le protocole de l'établissement exige un rinçage de la tubulure du miniperfuseur avant le débranchement de la seringue vide, on doit exécuter les étapes suivantes :	La tubulure se nettoie avec un volume correspondant à plusieurs fois le volume d'amorçage.
a) Plier la tubulure du miniperfuseur entre le cathéter intraveineux et le site d'injection en Y proximal.	Plier la tubulure avant d'aspirer la solution permet de ne pas aspirer de sang.
b) Aspirer 1 à 2 mL de solution de la perfusion primaire à l'aide de la seringue vide.	
c) Relâcher le piston de la seringue. *d) Déplier la tubulure.*	Relâcher le piston avant de déplier la tubulure permet également d'éviter d'y aspirer du sang.
e) Débrancher la seringue contenant la solution aspirée, sans réinjecter celle-ci.	Le but est d'éliminer la solution utilisée pour le rinçage.

	Étapes	Justifications
2.4	Préparer les deux seringues à interchanger :	
	a) Décoincer l'aiguille de la nouvelle seringue de médicament, sans la dévisser.	On doit être capable d'enlever facilement l'aiguille de la seringue.
	b) Décoincer la seringue vide fixée à la tubulure du miniperfuseur, sans la dévisser.	On doit être capable de dévisser facilement la seringue vide de la tubulure du miniperfuseur.
2.5	Se mettre en position pour effectuer le changement de seringue :	
	a) Placer les mains à la même hauteur que le site intraveineux.	On évite l'entrée d'air dans la tubulure du microperfuseur.
	b) Saisir entre le pouce et l'index de la main non dominante le raccord de la tubulure du perfuseur connecté à la seringue vide.	On place les mains de façon à intervertir facilement les seringues sans en contaminer les embouts ou raccords.
	c) Coincer entre l'index et le majeur de la main non dominante l'aiguille de la nouvelle seringue de médicament.	

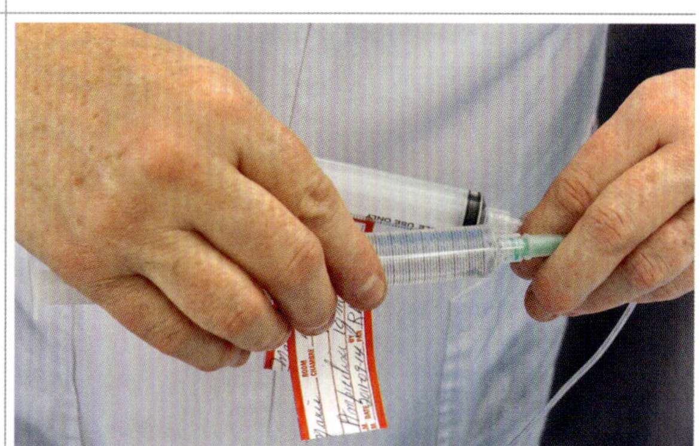

Étapes		Justifications	
3	**Changement de seringue**		
3.1	Dévisser la seringue vide de la tubulure du miniperfuseur et la garder dans la main, embout pointé vers le haut.	L'embout de la seringue pointé vers le haut permet de libérer le pouce et l'index pour le prochain mouvement de préhension.	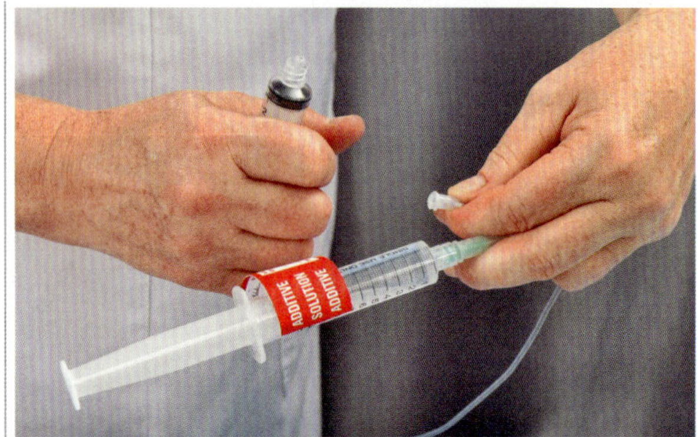
3.2	Dévisser la nouvelle seringue contenant le médicament de son aiguille.		
3.3	Raccorder la nouvelle seringue de médicament à la tubulure du miniperfuseur et la visser au raccord femelle.		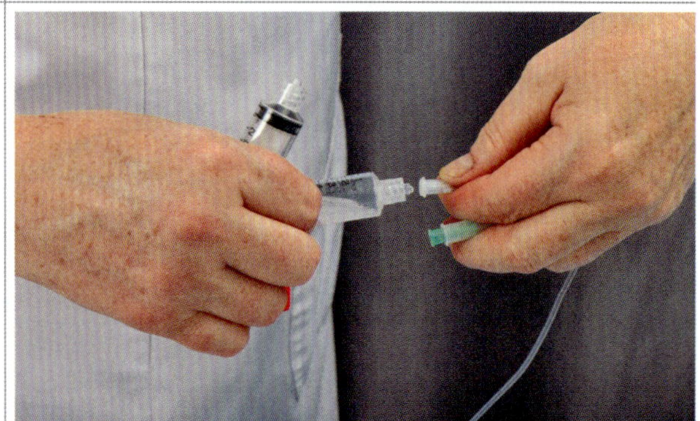
3.4	Visser la seringue vide sur l'aiguille.	On s'assure que l'aiguille ne sera pas oubliée dans l'environnement de la personne.	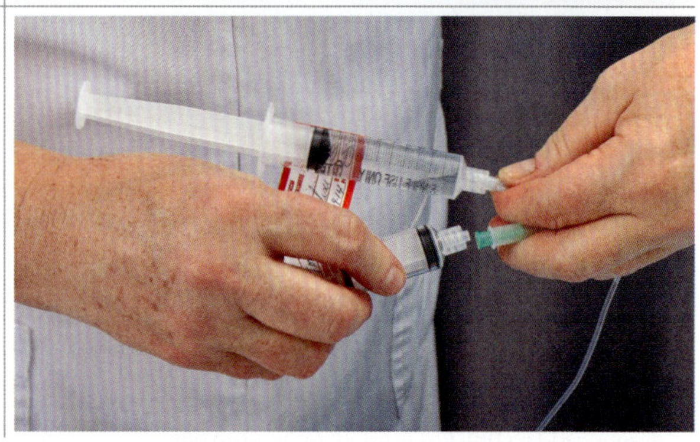
4	**Mise en place de la seringue sur le miniperfuseur**		
4.1	Installer la seringue sur le miniperfuseur en plaçant son étiquette bien en vue.	L'étiquette permet d'identifier le médicament en cours de perfusion.	

Miniperfuseur Mini-Infuser Pump 300 XL

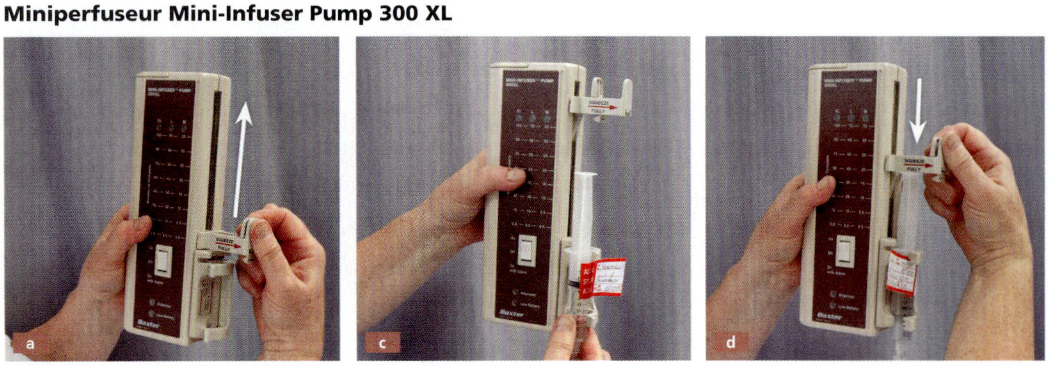

Étapes	Justifications

Miniperfuseur Excelsior Syringe Pump ESP

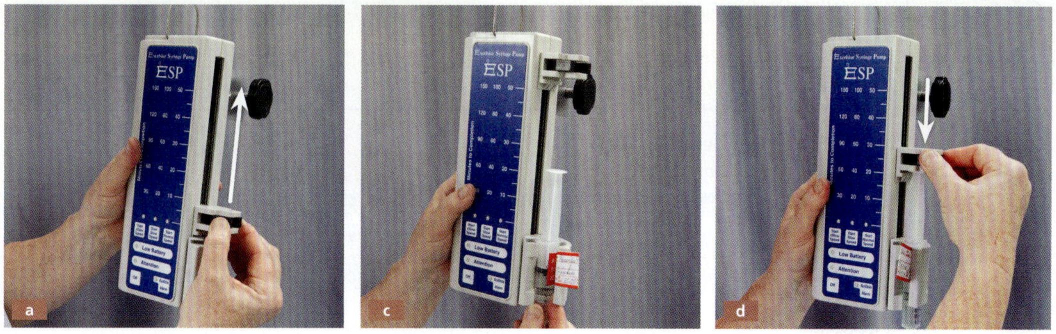

a) Serrer ensemble les deux parties du bras poussoir et les glisser vers le haut du miniperfuseur.

b) Ouvrir la partie mobile du support à seringue, sur le côté du miniperfuseur.

c)Tenir la seringue par son cylindre, aligner les ailettes avec la fente et les glisser de façon à bien les placer dans la rainure du support à seringue.

d) Tenir ensemble les deux parties du bras poussoir et les glisser vers le bas jusqu'à appuyer directement sur le piston de la seringue.

Remarque

On peut également tenir solidement le miniperfuseur dans la main non dominante lorsqu'il est suspendu au pied ou à la tige de perfusion pour y installer la seringue.

En tenant fermement le miniperfuseur, on crée une résistance qui facilite l'insertion de la seringue.

5 Réglage du débit de la perfusion primaire et de la vitesse du miniperfuseur

5.1 Régler, s'il y a lieu, le débit de la perfusion primaire selon le protocole d'administration du médicament établi par le service de pharmacie.

Si le débit requis est inférieur au débit actuel de la perfusion primaire, ne pas modifier ce dernier.

Si le débit requis est supérieur au débit actuel de la perfusion primaire, augmenter celui-ci le temps de l'administration du médicament, sans oublier de le rétablir par la suite.

Un médicament administré par miniperfuseur doit être dilué avec la solution de la perfusion primaire, pour une administration sécuritaire et pour ne pas irriter la veine.

On respecte ainsi le débit minimal de dilution requis.

Le service de pharmacie établit les critères d'administration du médicament par miniperfuseur :

- Dilution du médicament
- Débit de la perfusion primaire
- Vitesse d'administration du miniperfuseur

En respectant les indications sur la FADM et sur le protocole d'administration, on s'assure d'administrer les médicaments de façon sécuritaire.

5.2 Régler la vitesse du miniperfuseur selon le protocole d'administration du médicament.

Mini-Infuser Pump 300 XL

a) Positionner le bouton de vitesse de perfusion, situé à l'arrière de l'appareil, sur la vitesse requise : M (Medium), L (Low) ou XL (X-Low).

b) Vérifier la vitesse sélectionnée en observant la lumière clignotante à l'avant de l'appareil, en haut de la colonne M, L ou XL.

Le clignotement de la lumière confirme le fonctionnement de l'appareil et la vitesse sélectionnée.

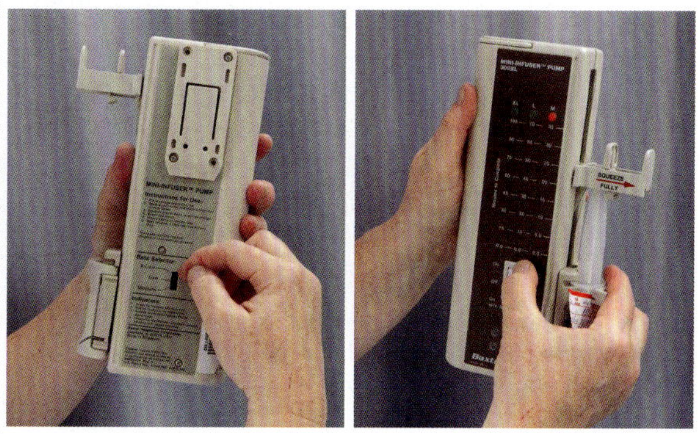

Étapes	Justifications	
Excelsior Syringe Pump ESP a) À l'avant de l'appareil, appuyer sur le bouton correspondant à la vitesse requise : Start Normal Speed, Start Slow Speed ou Start xSlow Speed. b) Vérifier la vitesse sélectionnée en observant la lumière clignotante au-dessus du bouton.	Le clignotement de la lumière confirme le fonctionnement de l'appareil et la vitesse sélectionnée.	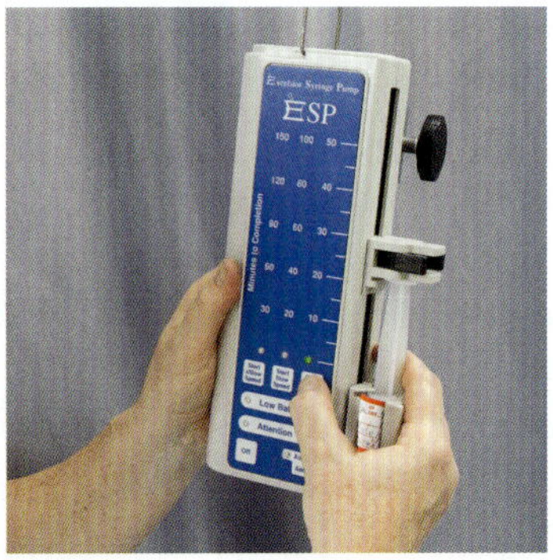

6 Mise en marche du miniperfuseur

6.1 Mettre le miniperfuseur en marche avec ou sans alarme, selon la situation. **Mini-Infuser Pump 300 XL** Appuyer sur le bouton ON ou ON avec alarme.	L'alarme sonore signale l'arrêt de la perfusion du médicament.	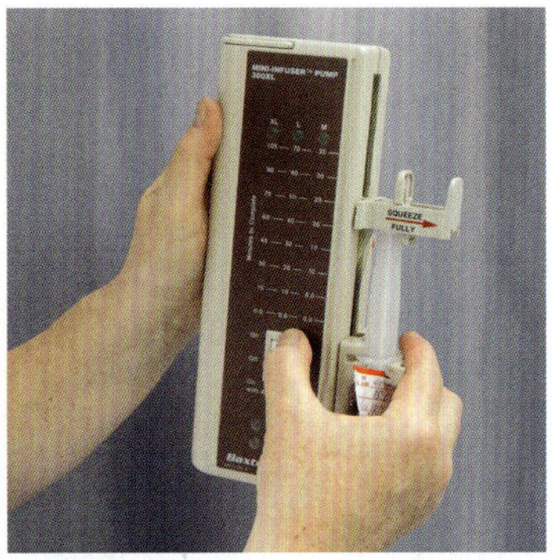
Excelsior Syringe Pump ESP ***Remarque*** *Sur ce type d'appareil, il n'y a pas de bouton pour la mise en marche* Le réglage de la vitesse a commandé simultanément la mise en marche de l'appareil. L'alarme s'est mise en marche automatiquement. Si on veut l'arrêter, on appuie sur le bouton *Audible Alarm*. La lumière qui clignote juste à côté s'éteint alors.		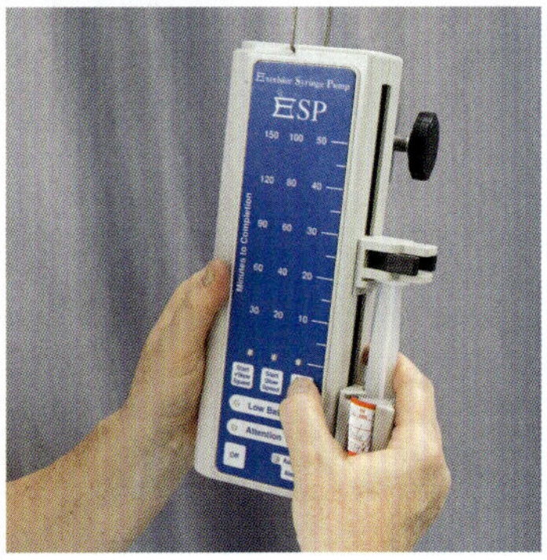

Remarque

On utilise l'alarme notamment :

- *lorsque l'on doit administrer deux médicaments consécutivement ;*
- *lorsque l'on doit rétablir le débit de la perfusion primaire après l'administration du médicament par miniperfuseur ;*
- *lorsque l'on doit faire un prélèvement sanguin à un moment précis, en fonction de l'administration du médicament.*

7 Arrêt du miniperfuseur

7.1 Mettre l'appareil en position OFF dès la fin de l'administration du médicament, c'est-à-dire dès que le piston de la seringue a atteint le fond du cylindre.	Un arrêt rapide évite de gaspiller la capacité de la pile du miniperfuseur.	
7.2 Réajuster le débit du dispositif de perfusion primaire, si on a dû l'augmenter pendant l'administration du médicament.	On respecte l'ordonnance médicale après avoir administré le médicament selon les directives du service de pharmacie.	

Étapes	Justifications
Ne pas oublier les précautions ainsi que les interventions générales et spécifiques s'appliquant après l'administration d'un médicament par voie intraveineuse.	
Ne pas oublier les étapes postexécutoires décrites dans la procédure 1-2.	

PROCÉDURE 7-14-4

ADMINISTRER UN MÉDICAMENT INTRAVEINEUX AU MOYEN D'UN PERFUSEUR DE PRÉCISION (EX.: BURETROL, SOLUSET)

Sommaire de la procédure

Remarque

Pour cette procédure, le perfuseur de précision (Buretrol ou Soluset) est déjà installé. Voir la procédure 16-1-2 (p. 779) sur la préparation d'un dispositif de perfusion intraveineuse avec un perfuseur de précision (cylindre gradué).

1. Préparation de la seringue de médicament
2. Remplissage du cylindre gradué du perfuseur de précision
3. Injection du médicament dans le perfuseur de précision
4. Perfusion du médicament

Étapes	Justifications	
Ne pas oublier les étapes préalables décrites dans la procédure 1-1. **Ne pas oublier les précautions ainsi que les interventions générales et spécifiques s'appliquant avant l'administration d'un médicament par voie intraveineuse.**		
1 Préparation de la seringue de médicament		
ALERTE! *Toujours vérifier la perméabilité du cathéter et l'intégrité du site d'insertion du cathéter avant d'administrer un médicament intraveineux.*	On s'assure d'administrer le médicament dans une veine saine et d'éviter une extravasation dans les tissus.	
1.1 Prendre le médicament dans le chariot à médicaments, dans les casiers à médicaments de la pharmacie ou dans le réfrigérateur, s'il y a lieu, et le placer sur la surface de travail.	Le système de distribution des médicaments peut varier d'un établissement à l'autre.	
1.2 Appliquer les principes de l'administration des médicaments, les « cinq bons » (*première vérification*). Vérifier que les indications sur la fiole de médicament (et de solvant, s'il y a lieu) ou l'ampoule de médicament correspondent à ce qui est écrit sur la FADM. Vérifier sur l'ampoule ou la fiole que le médicament peut être administré par voie intraveineuse.	Cette première vérification vise à éviter les erreurs d'administration et permet de détecter une différence éventuelle entre le médicament fourni par le service de pharmacie et la FADM.	
1.3 Rassembler, avec le médicament, tous les articles nécessaires et les placer par ordre d'utilisation sur la surface de travail.	Cette disposition favorise le rappel des étapes et facilite le déroulement de la procédure.	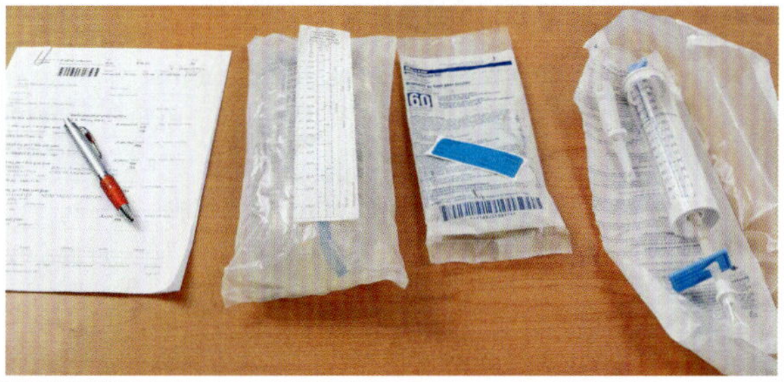

	Étapes	Justifications
1.4	Préparer les étiquettes d'identification à apposer sur la seringue et sur le perfuseur de précision: a) Pour la seringue, écrire le nom de la personne, le numéro de chambre, le nom du médicament et la dose, la date et l'heure de préparation, les initiales de la personne qui a fait la préparation. b) Pour le perfuseur de précision, écrire en plus des renseignements précédents habituels: • Volume de dilution • Heure du début de l'administration • Durée ou heure de la fin de l'administration	
1.5	Appliquer à nouveau les « cinq bons » en comparant l'étiquette de la seringue avec la FADM (*deuxième vérification*).	Cette deuxième vérification permet de détecter une éventuelle erreur d'inattention qui aurait pu se produire au cours de la première vérification.
1.6	Préparer la seringue de médicament en suivant la procédure 7-10-1, 7-10-2 ou 7-10-3 (p. 335, 345 ou 355). Si le perfuseur de précision (Buretrol ou Soluset) n'est pas installé, procéder à son installation en suivant la procédure 16-1-2 (p. 779).	Une dilution adéquate est primordiale pour administrer le médicament de façon sécuritaire et pour ne pas irriter la veine.
1.7	Apposer l'étiquette d'identification sur la seringue, dans le sens de la longueur sur le côté du cylindre sans chiffres ou en drapeau sur la gaine protectrice de l'aiguille. (L'étiquette du perfuseur de précision sera apposée après l'injection du médicament au point d'injection.)	L'étiquette fournit les informations nécessaires pour une administration sécuritaire du médicament. Elle renseigne le personnel sur le médicament préparé et permet d'éviter les erreurs.
1.8	Appliquer à nouveau les « cinq bons » en comparant l'étiquette d'identification de la seringue, les indications sur la fiole ou l'ampoule de médicament et la FADM (*troisième vérification*).	Cette troisième vérification vise à confirmer que les cinq principes ont bien été respectés.
1.9	Jeter la fiole (et la fiole de solvant, s'il y a lieu) ou l'ampoule de médicament dans le contenant rigide biorisque.	L'utilisation du contenant rigide diminue le risque de coupures accidentelles.

ALERTE!

Avant de s'en éloigner, verrouiller le chariot à médicaments à l'aide d'une clé ou d'un code.	Le verrouillage du chariot prévient le risque qu'une personne se serve sans autorisation.

2 Remplissage du cylindre gradué du perfuseur de précision

2.1	Demander à la personne de se nommer et vérifier son bracelet d'identité. S'assurer de la conformité entre le nom de la personne et le nom écrit sur l'étiquette de la seringue de médicament.	Cette double identification assure l'administration du bon médicament à la bonne personne.

Étapes		Justifications	
2.2	Fermer, si ce n'est pas déjà fait, le presse-tube régulateur de débit sous la chambre compte-gouttes du perfuseur de précision.		
2.3	Ouvrir la prise d'air se trouvant au-dessus du cylindre gradué du perfuseur de précision.	L'ouverture de la prise d'air permet à la solution de s'écouler dans le cylindre.	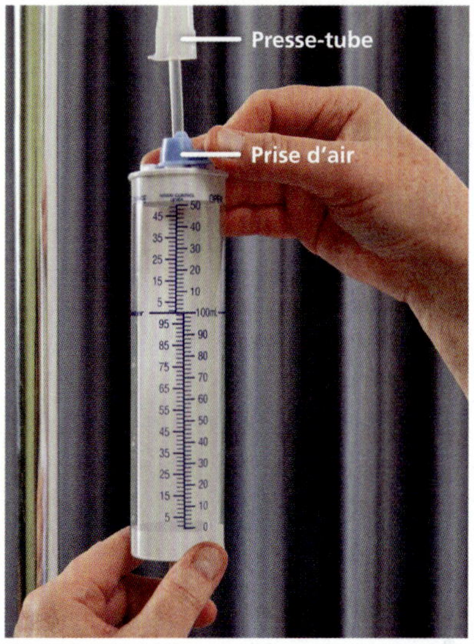
2.4	Ouvrir le presse-tube en haut du cylindre gradué. Laisser s'écouler environ 50 mL de solution ou le volume de dilution recommandé pour le médicament. Puis refermer le presse-tube.	La dilution permet d'administrer le médicament en réduisant au minimum l'irritation de la veine.	

3 Injection du médicament dans le perfuseur de précision

3.1	Sortir un tampon d'alcool à 70 % de son emballage et frotter le site d'injection situé sur le dessus du cylindre gradué du perfuseur de précision. Laisser sécher pendant au moins 30 secondes.	La friction avec l'alcool et le respect du délai de séchage de 30 secondes réduisent le risque d'introduction de microorganismes au moment de l'insertion de l'aiguille ou d'un autre type de raccord dans le site d'injection.	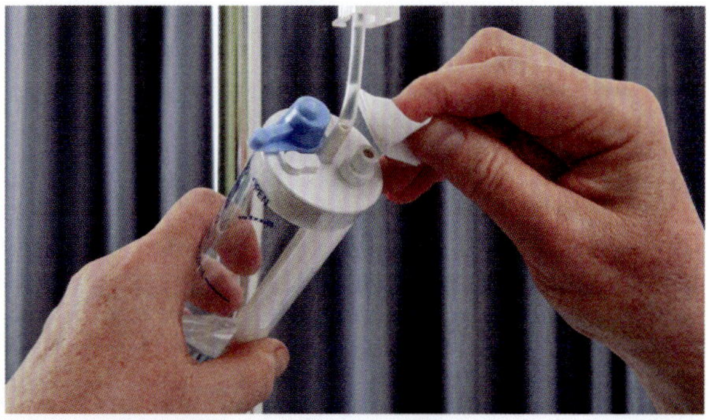
3.2	Saisir le cylindre avec la main non dominante et stabiliser les mains sur le cylindre et l'une sur l'autre, puis insérer l'aiguille au centre de la membrane du site d'injection en appliquant la technique ISAP. Dans le cas d'un site d'injection sans aiguille, retirer de la seringue l'aiguille avec sa gaine protectrice, et visser de façon aseptique l'embout de la seringue au site d'injection.	L'insertion de l'aiguille se fait plus facilement au centre du bouchon à membrane.	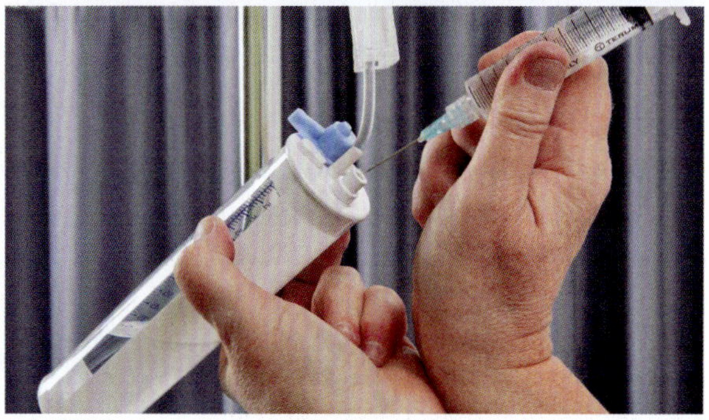
3.3	Injecter le médicament assez lentement dans le cylindre.	Une injection rapide risque de faire mousser la solution.	
3.4	Retirer la seringue et la jeter dans un contenant rigide biorisque.	On prévient le risque de blessure par piqûre d'aiguille.	

Étapes		Justifications	
3.5	Faire rouler le cylindre entre les mains dans un mouvement semi-circulaire de va-et-vient.	On mélange le médicament à la solution pour obtenir une homogénéité.	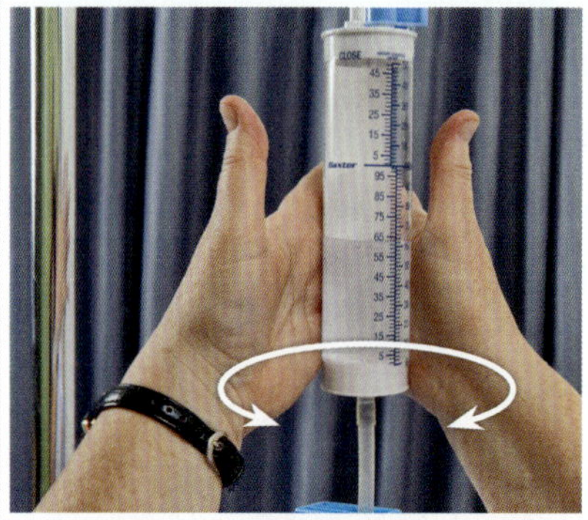
3.6	Apposer l'étiquette d'identification préparée plus tôt sur le cylindre, dans le sens de la longueur, de façon à ce qu'elle soit visible et lisible, et puisse s'enlever facilement.	Les informations écrites renseignent le personnel sur le médicament ajouté dans le perfuseur de précision et visent à éviter une erreur d'administration du médicament.	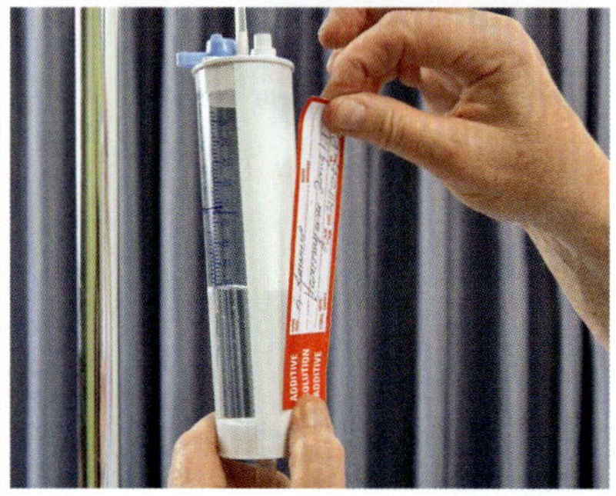

4 Perfusion du médicament

4.1	Avec le presse-tube à roulette situé sous la chambre compte-gouttes du perfuseur de précision, régler le débit de perfusion du médicament selon ce qui est prescrit.		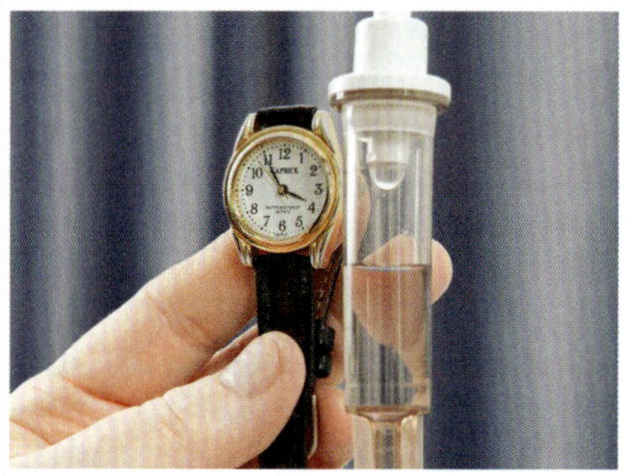
4.2	Régler le débit de la perfusion primaire de façon à ce qu'il soit en mode TVO («tenir veine ouverte») pendant l'administration du médicament.	Ce réglage du débit de la perfusion primaire prévient le blocage du cathéter une fois l'administration du médicament terminée, dans l'éventualité où il serait impossible de remettre immédiatement en marche la perfusion primaire.	

Remarque

Une fois l'administration du médicament terminée, on peut remplir à nouveau le cylindre du perfuseur de précision avec un volume de solution équivalant à au moins deux fois le volume d'amorçage de la tubulure (volume précisé sur l'emballage), puis administrer cette solution.	Cet ajout et cette réadministration de solution permettent de bien administrer la dose complète de médicament prescrite en chassant la dose restant dans la tubulure allant du cylindre jusqu'à l'extrémité de sa tubulure. La tubulure est ainsi bien rincée.
Le perfuseur reste en place jusqu'à l'administration de la prochaine dose de médicament par cette voie.	
On applique le protocole en vigueur dans l'établissement.	

Ne pas oublier les précautions ainsi que les interventions générales et spécifiques s'appliquant après l'administration d'un médicament par voie intraveineuse.

Ne pas oublier les étapes postexécutoires décrites dans la procédure 1-2.

PROCÉDURE 7-14-5

ADMINISTRER UN MÉDICAMENT INTRAVEINEUX EN INJECTION DIRECTE (EN BOLUS) PAR LE SITE D'INJECTION EN Y DE LA TUBULURE D'UNE PERFUSION

Sommaire de la procédure

1. Préparation de la seringue de médicament
2. Préparation du matériel
3. Nettoyage du site d'injection en Y proximal
4. Arrêt de la perfusion
5. Injection du médicament
6. Remise en marche de la perfusion

Étapes		Justifications	
Ne pas oublier les étapes préalables décrites dans la procédure 1-1. Ne pas oublier les précautions ainsi que les interventions générales et spécifiques s'appliquant avant l'administration d'un médicament par voie intraveineuse.			
1	**Préparation de la seringue de médicament**		
ALERTE!			
Toujours vérifier la perméabilité du cathéter et l'intégrité du site d'insertion du cathéter avant d'administrer un médicament intraveineux.		On s'assure d'administrer le médicament dans une veine saine et d'éviter une extravasation dans les tissus.	
1.1	Prendre le médicament dans le chariot à médicaments, dans les casiers à médicaments de la pharmacie ou dans le réfrigérateur, s'il y a lieu, et le placer sur la surface de travail.	Le système de distribution des médicaments peut varier d'un établissement à l'autre.	
1.2	Appliquer les principes de l'administration des médicaments, les « cinq bons » (*première vérification*). Vérifier que l'inscription sur la fiole ou l'ampoule de médicament correspondent à ce qui est écrit sur la FADM : nom de la personne, nom du médicament, dose, heure et voie d'administration. Vérifier sur la fiole ou l'ampoule que le médicament peut être administré par voie intraveineuse.	Cette première vérification vise à éviter les erreurs d'administration et permet de détecter une différence éventuelle entre le médicament fourni par le service de pharmacie et la FADM.	
1.3	Rassembler, avec le médicament, tous les articles nécessaires et les placer par ordre d'utilisation sur la surface de travail.	Cette disposition favorise le rappel des étapes et facilite le déroulement de la procédure.	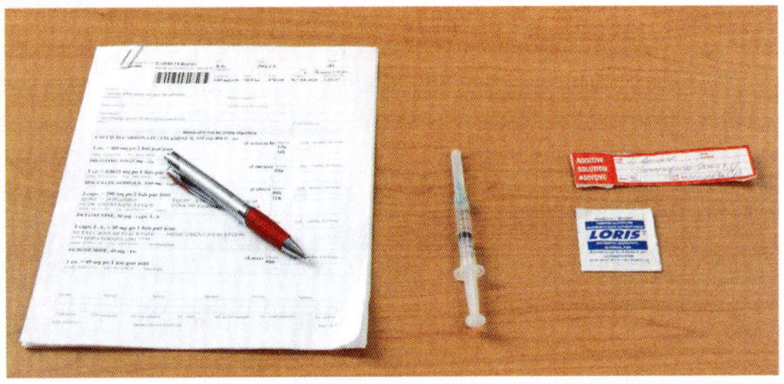
1.4	Calculer, en appliquant notamment la règle de la multiplication croisée, la vitesse d'administration du médicament en millilitres par minute, puis en millilitres en 15 secondes.	Un calcul précis de la vitesse d'injection permet d'administrer le médicament de façon régulière et en toute sécurité.	*Exemple* Administrer 2 mL en 2 minutes. Calcul avec la règle de la multiplication croisée 2 mL = 2 minutes 1 mL = 1 minute 1 mL = 60 secondes ? mL = 15 secondes $\frac{1\ \text{mL} \times 15\ \text{secondes}}{60\ \text{secondes}} = 0{,}25\ \text{mL}$ Administrer : 0,25 mL en 15 secondes

Étapes		Justifications
1.5	Préparer l'étiquette d'identification à coller sur la seringue en écrivant les renseignements habituels suivants : • Nom de la personne • Numéro de chambre • Nom du médicament, dose et voie d'administration • Date et heure de préparation • Initiales (de la personne qui prépare) Ajouter la vitesse d'administration calculée.	
1.6	Appliquer à nouveau les « cinq bons » en comparant les indications figurant sur la fiole ou l'ampoule avec la FADM (*deuxième vérification*).	Cette deuxième vérification permet de détecter une éventuelle erreur d'inattention qui aurait pu se produire au cours de la première vérification.
1.7	Préparer la seringue de médicament en suivant la procédure 7-10-1, 7-10-2 ou 7-10-3 (p. 335, 345 ou 355) et en appliquant la recommandation de dilution du service de pharmacie.	Une dilution adéquate est primordiale afin d'administrer le médicament de façon sécuritaire et éviter une irritation de la veine.
1.8	Apposer l'étiquette d'identification sur la seringue, dans le sens de la longueur sur le côté du cylindre sans chiffres ou en drapeau sur la gaine protectrice de l'aiguille.	L'étiquette fournit les informations nécessaires à l'administration sécuritaire du médicament. Les informations qu'elle comporte renseignent le personnel sur le médicament préparé et permet d'éviter une erreur d'administration.
1.9	Appliquer à nouveau les « cinq bons » en comparant l'étiquette d'identification de la seringue, les indications figurant sur la fiole ou l'ampoule de médicament et la FADM (*troisième vérification*).	Cette troisième vérification vise à confirmer que les cinq principes ont bien été respectés.
1.10	Jeter la fiole ou l'ampoule de médicament dans le contenant rigide biorisque.	L'utilisation du contenant rigide diminue le risque de coupures accidentelles.

ALERTE!

Avant de s'en éloigner, verrouiller le chariot à médicaments à l'aide d'une clé ou d'un code.	Le verrouillage du chariot prévient le risque qu'une personne se serve sans autorisation.

2 Préparation du matériel

2.1	Demander à la personne de se nommer et vérifier son bracelet d'identité. S'assurer de la conformité entre le nom de la personne et le nom écrit sur l'étiquette de la seringue.	Cette double identification assure l'administration du bon médicament à la bonne personne.
2.2	Décoincer la gaine protectrice de l'embase de l'aiguille.	L'aiguille stérile est protégée jusqu'à la dernière minute et la gaine protectrice est prête à être retirée facilement.
2.3	Ouvrir complètement l'emballage d'un tampon d'alcool à 70 %, en laissant le tampon en place.	
2.4	Placer la montre de façon à en voir le cadran tout en se concentrant sur l'injection du médicament.	La montre aidera à respecter le temps d'injection du médicament.

	Étapes	Justifications	

3 Nettoyage du site d'injection en Y proximal

	Étapes	Justifications	
3.1	Frotter le site d'injection en Y proximal avec le tampon d'alcool à 70 % et laisser sécher pendant au moins 30 secondes.	La friction avec l'alcool et le respect du délai de séchage de 30 secondes réduisent le risque d'introduction de microorganismes au moment de l'insertion de l'aiguille ou de l'embout de la seringue dans le site d'injection.	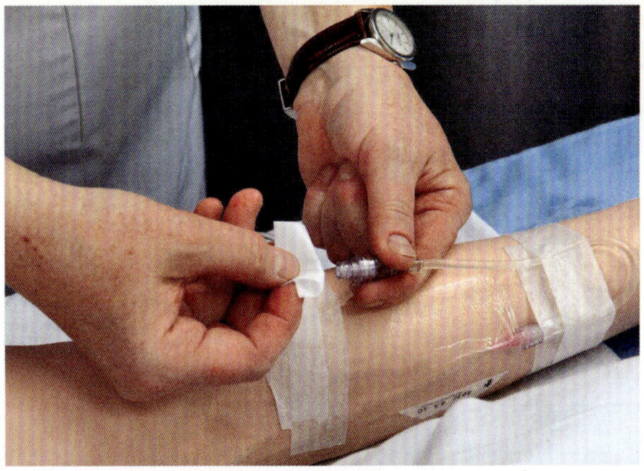

4 Arrêt de la perfusion

	Étapes	Justifications	
4.1	Avec la main non dominante, tenir solidement le **site d'injection en Y proximal**.	L'administration du médicament **en injection directe** se fait le **plus près possible de la veine** de la personne. De plus, en cas de réaction indésirable, la quantité qui s'accumule dans la tubulure est réduite au minimum.	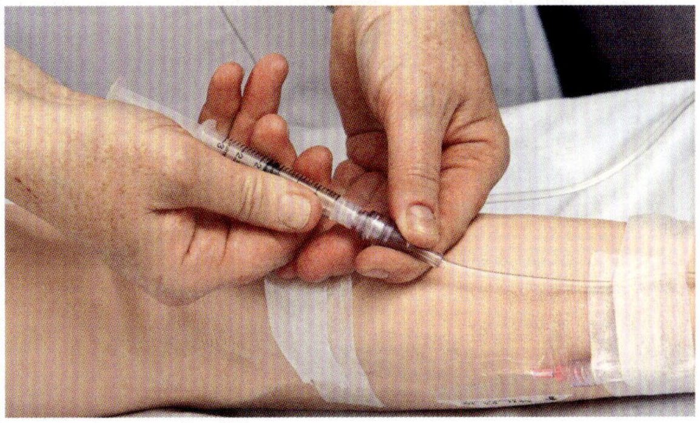 Système sans aiguille
	Avec l'autre main appuyée sur le bras de la personne, y raccorder la seringue de médicament avec la technique ISAP.	La technique ISAP permet d'insérer stérilement une aiguille ou l'embout d'une seringue dans un site d'injection, en maîtrisant le mouvement.	
	Pour un dispositif avec aiguille, insérer directement l'aiguille au centre de la membrane.		
	Pour un dispositif sans aiguille, retirer l'aiguille de la seringue, insérer son embout *Luer Lock* dans le port d'injection, puis pousser et visser	Le système sans aiguille offre une certaine résistance à l'insertion de l'embout de la seringue.	
4.2	Avec la main non dominante, plier la tubulure du dispositif de perfusion en amont du site d'injection en Y proximal, et la maintenir ainsi pliée pendant toute la durée de l'injection.	On arrête le perfusion pour l'injection du médicament directement en direction de la veine. Le fait de plier la tubulure tout au long de l'administration du médicament fait gagner du temps par rapport à la fermeture du presse-tube et permet d'être sûr de ne pas oublier de rétablir la perfusion.	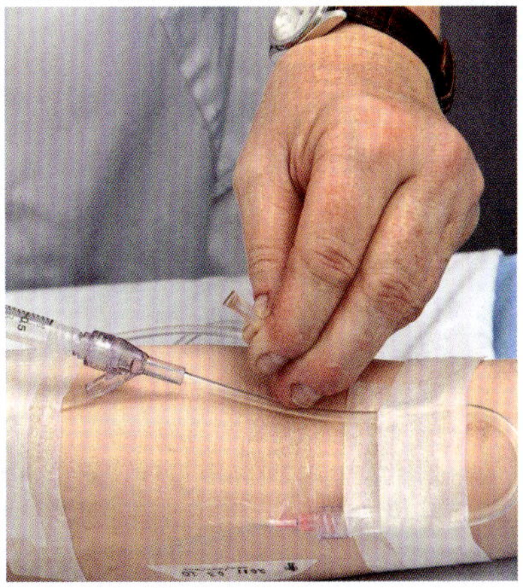

Remarque

On peut également fermer le presse-tube à coulisse ou le presse-tube régulateur de débit du dispositif de perfusion. Une fois l'injection terminée, il faudra alors rouvrir le presse-tube et régler de nouveau le débit.

5 Injection du médicament

	Étapes	Justifications	
5.1	Tirer le piston de la seringue et vérifier s'il y a présence d'un retour sanguin.	Un retour sanguin confirme la position du cathéter dans la veine.	

Étapes		Justifications	
5.2	**Injecter lentement** le médicament **selon la vitesse calculée**, tout **en regardant le cadran de la montre pour s'ajuster**.	L'utilisation d'une montre permet de **s'assurer de respecter la vitesse d'injection** du médicament calculée plus tôt.	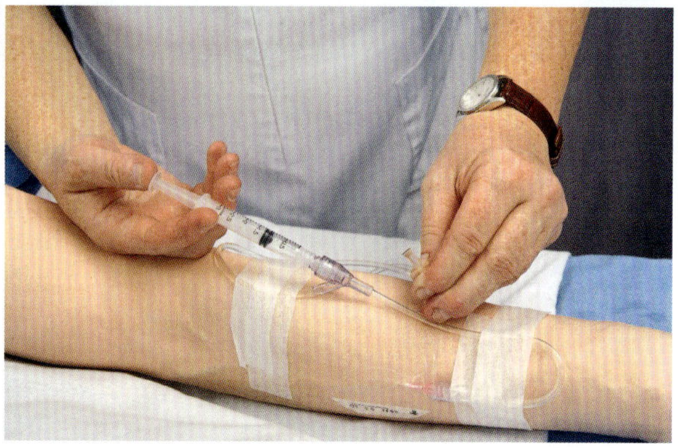

ALERTE!

Il est primordial de bien respecter la vitesse d'administration requise pour l'administration d'un médicament en bolus.	La concentration d'un médicament administré en bolu est élevée afin d'obtenir un effet thérapeutique rapide. Le respect de la vitesse d'administration prévient les effets indésirables.

6 Remise en marche de la perfusion

6.1	Déplier la tubulure du dispositif de perfusion et s'assurer qu'elle reprend bien sa forme initiale. Si on a arrêté la perfusion avec le presse-tube, rouvrir celui-ci et réajuster le débit.	Une pliure dans la tubulure modifierait le débit réglé avec le presse-tube.	
6.2	Retirer la seringue du site d'injection en sortant son aiguille ou en dévissant son embout. Puis la jeter dans un contenant rigide biorisque.	On prévient le risque de blessure accidentelle par piqûre d'aiguille.	
6.3	Vérifier ou régler le débit de la perfusion selon l'ordonnance médicale.	Étant donné les manipulations effectuées sur la tubulure, on doit s'assurer que la perfusion reprend bien selon le débit prescrit.	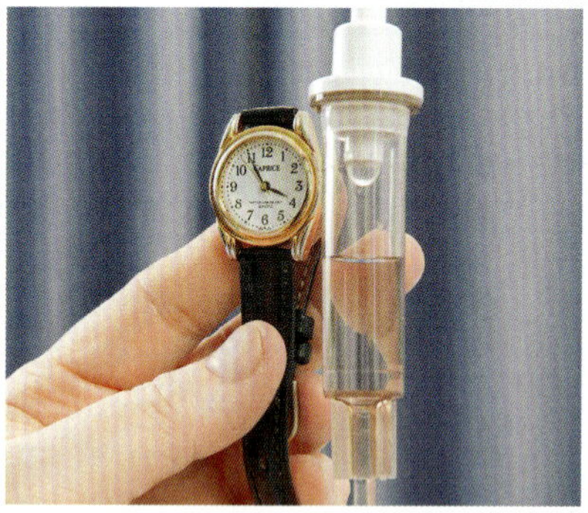

Ne pas oublier les précautions ainsi que les interventions générales et spécifiques s'appliquant après l'administration d'un médicament par voie intraveineuse.

Ne pas oublier les étapes postexécutoires décrites dans la procédure 1-2.

7-14

PROCÉDURE 7-14-6

ADMINISTRER UN MÉDICAMENT INTRAVEINEUX INCOMPATIBLE AVEC UNE PERFUSION PRIMAIRE : EN PERFUSION INTERMITTENTE (MINISAC, MINIPERFUSEUR OU PERFUSEUR DE PRÉCISION)

Sommaire de la procédure

1 Préparation du médicament (minisac ou seringue) et du dispositif de perfusion « rince-veine »

2 Installation de la perfusion « rince-veine » en tandem

3 Installation du dispositif d'administration du médicament incompatible

4 Arrêt de la perfusion primaire

5 Mise en marche de la perfusion « rince-veine »

6 Administration du médicament incompatible
- Administration au moyen d'un minisac
- Administration par miniperfuseur
- Administration par perfuseur de précision

7 Arrêt de l'administration du médicament incompatible

8 Arrêt de la perfusion « rince-veine »

9 Remise en marche de la perfusion primaire

Remarque

Si l'on doit administrer un médicament alors qu'une perfusion primaire est en cours et que le médicament est incompatible avec la solution de cette dernière ou avec les médicaments qu'elle contient, on doit respecter deux conditions : 1) on doit installer une perfusion dite « rince-veine » en tandem (site d'injection proximal) avec la perfusion primaire (p. 433) pour remplacer celle-ci temporairement ; 2) on doit rincer la tubulure du dispositif primaire avant et après l'administration du médicament.

Étapes		Justifications
Ne pas oublier les étapes préalables décrites dans la procédure 1-1. **Ne pas oublier les précautions ainsi que les interventions générales et spécifiques s'appliquant avant l'administration d'un médicament par voie intraveineuse.**		
1	**Préparation du médicament (minisac ou seringue) et du dispositif de perfusion « rince-veine »**	
ALERTE!		
Toujours vérifier la perméabilité du cathéter intraveineux et l'intégrité du site d'insertion du cathéter avant d'administrer un médicament intraveineux.		On s'assure d'administrer le médicament dans une veine et d'éviter une extravasation dans les tissus.
1.1	Prendre le médicament dans le chariot à médicaments, dans les casiers à médicaments de la pharmacie ou dans le réfrigérateur, s'il y a lieu, et le placer sur la surface de travail. Prendre dans la salle de préparation des médicaments : • le minisac contenant le médicament ou un minisac auquel on ajoutera le médicament ; • un sac de 500 mL d'une solution de NaCl 0,9 % ou d'une autre solution compatible avec la solution de la perfusion primaire, le médicament qu'elle contient et le médicament à administrer.	Le système de distribution des médicaments peut varier d'un établissement à l'autre.
1.2	Appliquer les principes de l'administration des médicaments, les « cinq bons ». Vérifier sur la fiole ou l'ampoule que le médicament peut être administré par voie intraveineuse.	Cette première vérification vise à éviter les erreurs d'administration et permet de détecter une différence éventuelle entre le médicament fourni ou préparé par le service de pharmacie et la FADM.

Étapes		Justifications	
	Médicament Vérifier que les indications figurant sur la fiole de médicament (et de solvant, s'il y a lieu), sur l'ampoule de médicament ou sur le minisac correspondent à ce qui est écrit sur la FADM (*première vérification*). **Soluté « rince-veine »** Vérifier la solution choisie pour la perfusion intermittente « rince-veine », soit 500 mL de solution de NaCl 0,9 % ou d'une autre solution compatible avec la perfusion en cours, les médicaments qu'elle contient, le médicament à administrer et l'état de santé de la personne. La comparer avec la feuille précisant la solution à utiliser en cas d'incompatibilité du médicament avec la solution primaire.	La solution choisie pour la perfusion « rince-veine » doit être compatible, sur le plan physique et chimique, avec la solution de la perfusion primaire en cours et les médicaments qu'elle contient et, sur le plan thérapeutique, avec l'état de santé de la personne et ses maladies.	
1.3	Rassembler, avec le médicament ou le minisac et la solution « rince-veine », tous les articles nécessaires et les placer par ordre d'utilisation sur la surface de travail.	Cette disposition favorise le rappel des étapes et facilite le déroulement de la procédure.	
1.4	Calculer le débit auquel on doit régler la perfusion « rince-veine » pour l'administration du médicament par minisac ou par miniperfuseur ou encore le débit du perfuseur de précision.	Un débit juste permet d'administrer le médicament selon ce qui est prescrit et de façon sécuritaire.	
1.5	Préparer les étiquettes d'identification à coller sur la seringue, le minisac ou le cylindre de précision, et le sac de solution « rince-veine » en indiquant les renseignements habituels : • Nom de la personne • Numéro de chambre • Nom du médicament, dose et voie d'administration • Initiales (de la personne qui prépare) Ajouter les renseignements pertinents selon le matériel utilisé : **Médicament** • *Minisac* – Débit de la perfusion et heure du début de l'administration et de la fin de l'administration • *Miniperfuseur* – Vitesse du miniperfuseur et débit de la perfusion primaire qui, dans la situation actuelle, est le « rince-veine » • *Cylindre de perfusion* – Débit de la perfusion, heure du début et de la fin de l'administration **Perfusion « rince-veine »** • *Sac de solution « rince-veine »* – Fonction de la perfusion : rince-veine		

Étapes		Justifications	
	– Raison : incompatibilité entre le médicament à administrer (indiquer le nom) et une composante de la solution primaire (indiquer le nom de la composante)		

Remarque

Les renseignements à inscrire sur les étiquettes sont donnés à titre indicatif. Ils varient d'un établissement à l'autre.

Étapes		Justifications	
1.6	Appliquer à nouveau les « cinq bons » en comparant les indications figurant sur la fiole de médicament (et de solvant, s'il y a lieu), l'ampoule de médicament ou le minisac avec la FADM (*deuxième vérification*). Vérifier également le sac de la solution choisie comme « rince-veine » avec la FADM et la feuille précisant la solution à utiliser en cas d'incompatibilité du médicament avec la solution primaire.	Cette deuxième vérification permet de détecter une éventuelle erreur d'inattention qui se produire au cours de la première vérification.	
1.7	Préparer le médicament à administrer, selon la situation : a) Préparer la seringue de médicament, s'il y a lieu, en suivant la procédure 7-10-1, 7-10-2 ou 7-10-3 (p. 335, 345 ou 355). b) Préparer le minisac en suivant la procédure 7-14-2 (p. 407).		
1.8	Préparer les dispositifs de perfusion pour l'administration du médicament : a) Pour le minisac, suivre la procédure 16-1-1 (p. 770). b) Pour le miniperfuseur, suivre la procédure 7-14-3 (p. 413). c) Pour le perfuseur de précision, suivre la procédure 16-1-2 (p. 779).		
1.9	Préparer le dispositif pour la perfusion « rince-veine » en suivant la procédure 16-1-1 (p. 770).		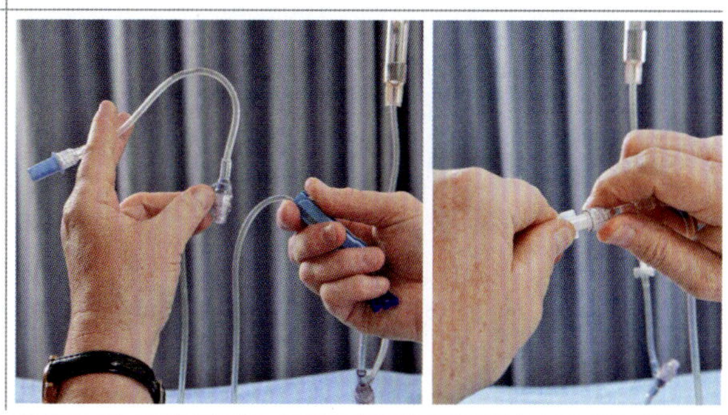

Rappel

Si la perfusion « rince-veine » est utilisée pour administrer un médicament par minisac en dérivation, on doit choisir un dispositif de perfusion avec une valve antireflux.

On évite que la solution de la perfusion du rince-veine remonte dans la tubulure raccordée au minisac.

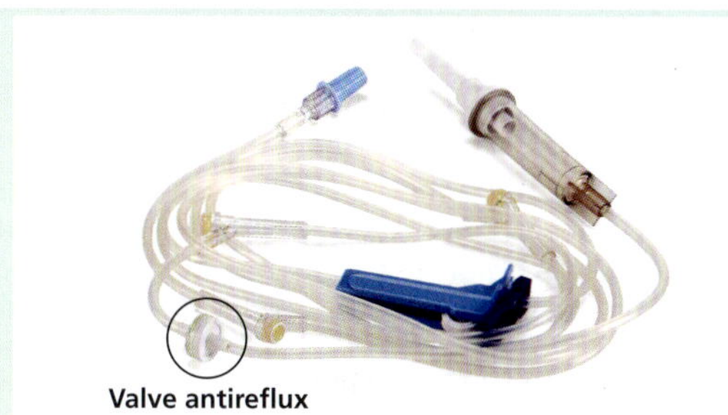

Dispositif de perfusion pour l'administration d'un médicament par minisac en dérivation (*piggyback*)

Étapes		Justifications	
1.10	Apposer l'étiquette d'identification sur le minisac, sur la seringue ou sur le perfuseur de précision de façon à ce qu'elle soit visible et lisible pendant l'administration du médicament. Apposer l'étiquette d'identification sur le sac de solution « rince-veine ».	L'étiquette fournit les renseignements nécessaires pour une administration sécuritaire du médicament.	
1.11	Appliquer à nouveau les « cinq bons » en comparant les indications sur la fiole de médicament (et de solvant, s'il y a lieu), ou sur l'ampoule, l'inscription du minisac, l'étiquette d'identification de la seringue, du minisac ou du perfuseur de précision et la FADM (*troisième vérification*).	Cette troisième vérification vise à confirmer que les cinq principes ont bien été respectés.	
1.12	Jeter l'ampoule ou la fiole de médicament (et de solvant, s'il y a lieu) dans le contenant rigide biorisque.		

ALERTE!

Avant de s'en éloigner, verrouiller le chariot à médicaments à l'aide d'une clé ou d'un code. — Le verrouillage du chariot prévient le risque qu'une personne se serve sans autorisation.

2 Installation de la perfusion « rince-veine » en tandem

Remarque

*Installer une perfusion intraveineuse **en tandem** signifie : 1) qu'on connecte sa tubulure au site d'injection **proximal** d'une perfusion primaire et 2) qu'on suspend son sac de solution à la **même hauteur** que le sac de la perfusion primaire. On peut utiliser le dispositif de perfusion en tandem en même temps que le dispositif de perfusion primaire (mode concomitant) ou pendant un arrêt du dispositif de perfusion primaire (mode intermittent).*

Dans cette procédure, on présente le mode intermittent pour la perfusion d'une solution sans médicament, une perfusion « rince-veine », qui servira pour administrer un médicament incompatible avec la solution de la perfusion primaire.

L'installation d'une perfusion « rince-veine » exige trois conditions : 1) la compatibilité de la solution utilisée avec la solution de la perfusion primaire, le médicament qu'elle contient et le médicament intraveineux à administrer ; 2) l'installation du dispositif de perfusion en tandem avec le dispositif de perfusion primaire ; 3) l'arrêt du dispositif de perfusion primaire étant donné que la perfusion « rince-veine » remplace temporairement la perfusion primaire pendant l'administration du médicament incompatible.

2.1	Demander à la personne de se nommer et vérifier son bracelet d'identité. S'assurer de la conformité entre le nom de la personne et le nom écrit sur le sac de soluté « rince-veine » et sur l'étiquette d'identification collée sur le médicament à administrer.	Cette double identification assure l'administration de la bonne perfusion intraveineuse « rince-veine » et du bon médicament à la bonne personne.	
2.2	Suspendre le sac de solution « rince-veine » au pied ou à la tige à perfusion, à la même hauteur que le sac de la perfusion primaire.		
2.3	Sortir un tampon d'alcool à 70 % de son emballage et frotter le **site d'injection en Y proximal** de la perfusion primaire. Laisser sécher pendant au moins 30 secondes.	La friction avec l'alcool et le respect du délai de séchage de 30 secondes réduisent le risque d'introduction de microorganismes au moment de l'insertion de l'aiguille ou de l'embout de la tubulure dans le site d'injection.	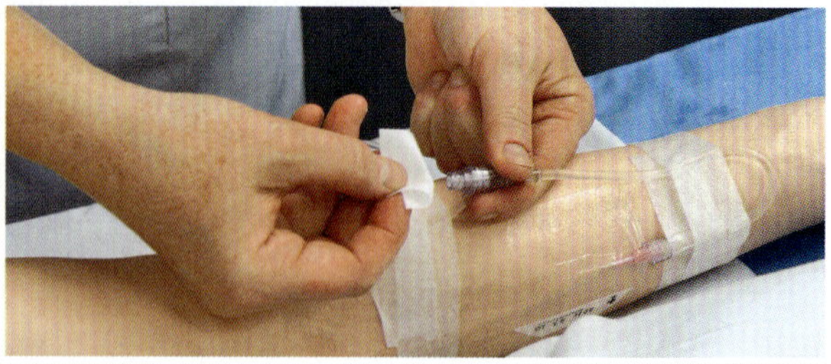

	Étapes	Justifications
2.4	Raccorder la tubulure secondaire au dispositif primaire en vissant l'embout de la tubulure ou en insérant l'aiguille au centre du site d'injection en Y proximal de la perfusion primaire, avec la technique ISAP.	
2.5	Fixer le point de raccordement avec le mécanisme de fixation prévu ou avec un morceau de ruban adhésif.	On doit faire en sorte de fixer solidement la tubulure au site d'injection en Y.

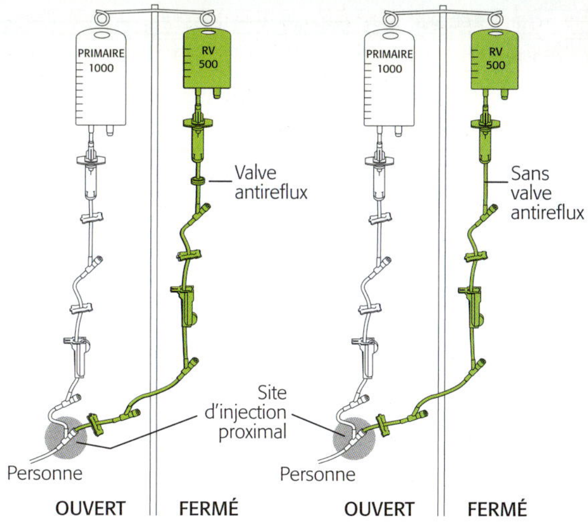

Mise en place d'une perfusion « rince-veine » en tandem

avec une tubulure munie d'une valve antireflux pour l'administration d'un médicament par minisac

avec une tubulure sans valve antireflux pour l'administration d'un médicament par miniperfuseur ou par perfuseur de précision

3 Installation du dispositif d'administration du médicament incompatible

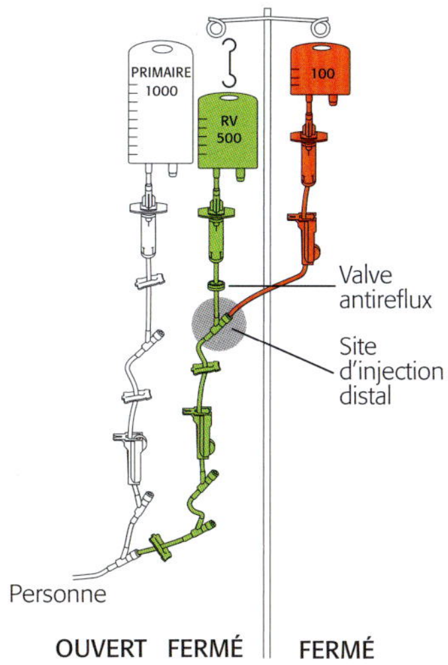

3.1A Mise en place du dispositif d'administration du médicament au moyen d'un minisac

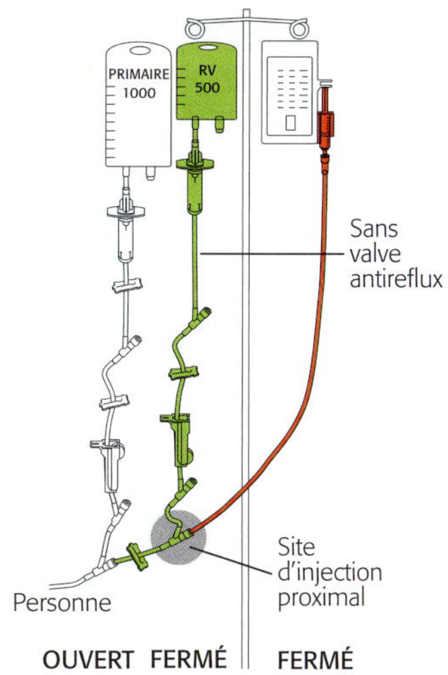

3.1B Mise en place du dispositif d'administration du médicament par miniperfuseur

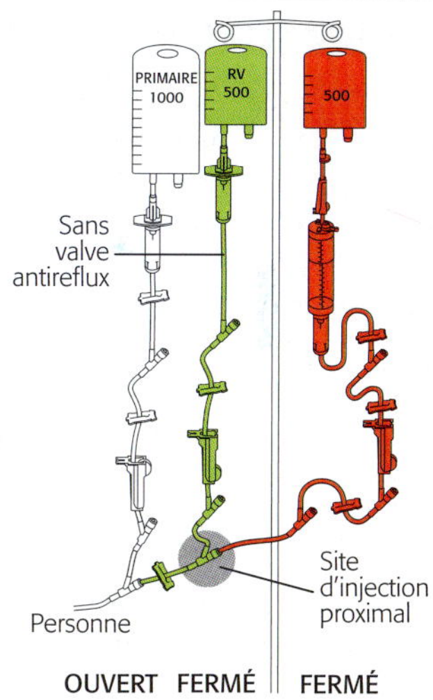

3.1C Mise en place du dispositif d'administration du médicament par perfuseur de précision

3.1 Mettre en place le dispositif d'administration du médicament intraveineux incompatible selon la méthode choisie, en utilisant le dispositif de perfusion « rince-veine » comme perfusion primaire (le temps de l'administration de ce médicament), c'est-à-dire en s'y raccordant :

- **A** à son site d'injection distal pour l'administration du médicament au moyen d'un minisac (voir la procédure 7-14-2, p. 407);
- **B** à son site d'injection proximal pour l'administration du médicament au moyen d'un miniperfuseur (voir la procédure 7-14-3, p. 413);
- **C** à son site d'injection proximal pour l'administration du médicament au moyen d'un perfuseur de précision (voir la procédure 7-14-4, p. 421).

4 Arrêt de la perfusion primaire

4.1	Fermer le presse-tube régulateur de débit du dispositif de perfusion primaire.	On arrête la perfusion primaire avec laquelle le médicament est incompatible.

Étapes		Justifications
5	**Mise en marche de la perfusion « rince-veine »**	
5.1	Ouvrir le presse-tube régulateur de débit du dispositif de perfusion « rince-veine ».	
5.2	Laisser perfuser rapidement pendant quelques minutes un volume d'environ 10 mL. Par exemple, • pour 10 mL en 2 minutes, régler le débit de perfusion à 300 mL/heure.	Un volume d'environ 10 mL[22] permet d'irriguer et de bien nettoyer la portion du dispositif se situant entre le site d'injection en Y proximal et l'extrémité du cathéter intraveineux.
5.3	Réduire le débit de la perfusion « rince-veine » à TVO jusqu'au moment de régler le débit pour l'administration du médicament (voir l'étape 3.1 A, B ou C).	On s'assure de garder la perméabilité de la veine jusqu'au moment de régler le débit pour la perfusion du médicament.
6	**Administration du médicament incompatible**	
6.1	Administrer le médicament incompatible avec la perfusion « rince-veine ».	

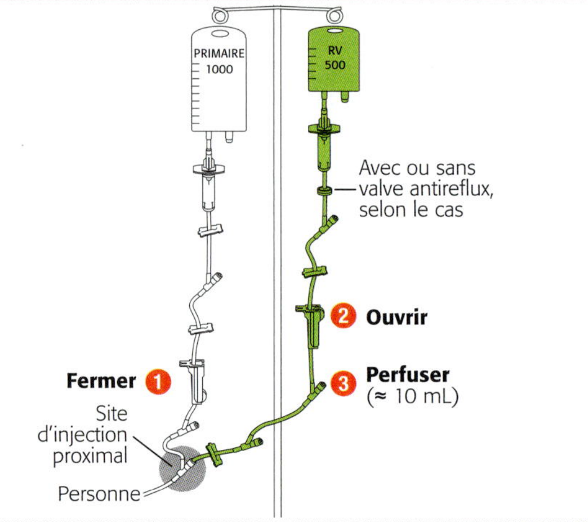

Rappel

Comme la perfusion « rince-veine » remplace temporairement la perfusion primaire, on administre désormais le médicament selon la procédure habituelle, mais avec le dispositif de perfusion « rince-veine ».

Après avoir rincé la tubulure primaire du site d'injection proximal à l'extrémité du cathéter intraveineux, c'est-à-dire la portion contenant la solution ou les médicaments qui posaient un problème de compatibilité, on peut administrer le nouveau médicament.

A ADMINISTRATION AU MOYEN D'UN MINISAC (voir la procédure 7-14-2, p. 407)

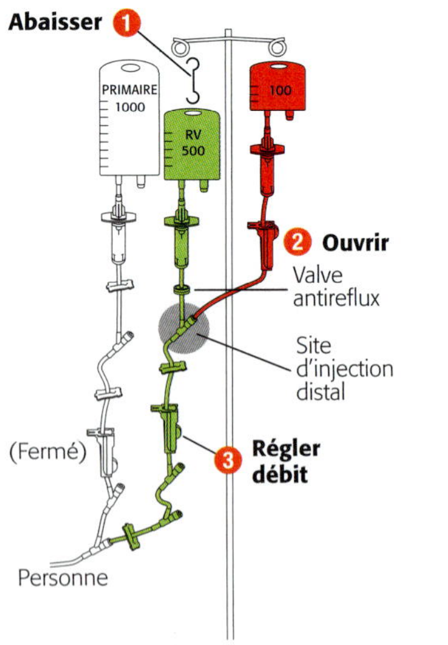

A Administration du médicament au moyen d'un minisac

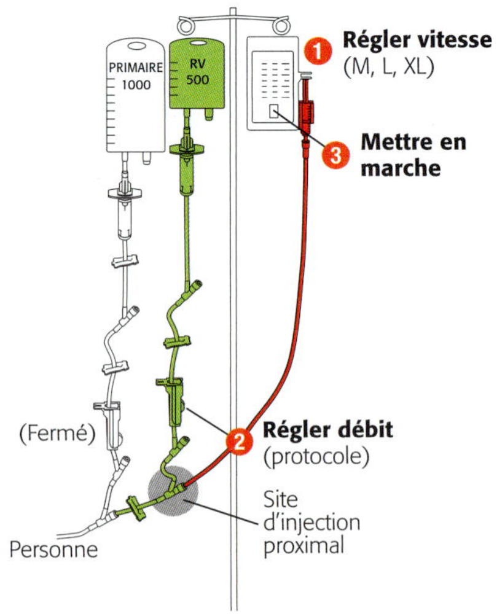

B Administration du médicament par miniperfuseur

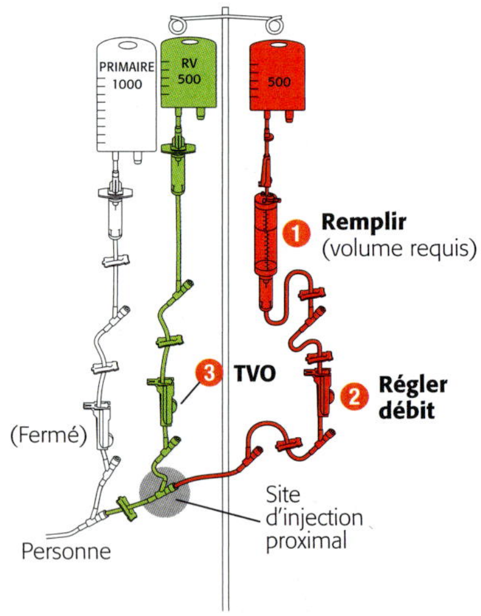

C Administration du médicament par perfuseur de précision

22. Pour bien irriguer et nettoyer la tubulure jusqu'au cathéter intraveineux, il faut augmenter le volume lorsqu'on administre par minisac un médicament incompatible avec la perfusion primaire et les médicaments qu'elle contient, puisque la tubulure du minisac est connectée au site en Y distal et que la partie de la tubulure remplie de la solution dite incompatible est plus longue.

Étapes	Justifications

A.1 Utiliser un crochet permettant de suspendre plus bas le sac de solution « rince-veine ».

A.2 Ouvrir au complet le presse-tube régulateur de débit du minisac.

A.3 Régler le débit d'administration du médicament se trouvant dans le minisac avec le presse-tube du dispositif de perfusion « rince-veine ».

Remarque

Lorsque l'on administrer un médicament par minisac, on choisit un dispositif de perfusion primaire ayant une valve antireflux[23] (soupape antisiphon), afin que la solution du minisac s'écoule sans remonter dans le dispositif de solution primaire.

Si l'on ne peut utiliser ce type de dispositif de perfusion, on doit régler le débit du minisac avec le presse-tube du minisac et régler le débit de la perfusion primaire au moins à TVO.

B ADMINISTRATION PAR MINIPERFUSEUR (voir la procédure 7-14-3, p. 413)

B.1 Régler le débit de la perfusion « rince-veine » selon le protocole d'administration propre au médicament.

B.2 Régler la vitesse d'administration sur le miniperfuseur, selon ce même protocole d'administration.

B.3 Mettre le miniperfuseur en marche en choisissant la position ON ou ON avec alarme, selon la situation, ou en appuyant sur le bouton correspondant.

C ADMINISTRATION PAR PERFUSEUR DE PRÉCISION (voir la procédure 7-14-4, p. 421)

C.1 Ouvrir le presse-tube se trouvant au-dessus du cylindre gradué et le laisser se remplir du volume de solution requis pour l'administration du médicament.

C.2 Régler le débit du perfuseur de précision selon le protocole d'administration propre au médicament.

C.3 Régler le débit du dispositif de perfusion « rince-veine » à TVO, pendant l'administration du médicament.

7 Arrêt de l'administration du médicament incompatible

Étapes	Justifications
7.1 Une fois le médicament administré, fermer le système d'administration, selon la situation :	On ferme le dispositif d'administration du médicament jusqu'à la prochaine dose.
a) Fermer le presse-tube de la tubulure du minisac.	
b) Appuyer sur le bouton OFF du miniperfuseur.	
c) Ajouter dans le cylindre gradué un volume équivalant à deux fois le volume d'amorçage de la tubulure du perfuseur de précision (volume précisé sur l'emballage). *ou* Respecter la pratique en vigueur dans l'établissement. Administrer cette solution puis fermer la tubulure.	Cet ajout et cette réadministration de solution permettent de bien administrer la dose complète de médicament prescrite en chassant la dose restant dans la tubulure allant du cylindre au cathéter intraveineux. La tubulure est ainsi bien rincée du médicament incompatible avec la perfusion primaire.

8 Arrêt de la perfusion « rince-veine »

Étapes	Justifications
8.1 Laisser la solution « rince-veine » perfuser rapidement pendant quelques minutes, soit un volume d'environ 10 à 20 mL (site proximal ou distal).	Il est primordial de bien nettoyer la portion de tubulure située entre le point d'entrée du médicament dans le dispositif « rince-veine » (site d'injection proximal ou distal) et l'extrémité du cathéter intraveineux, soit l'équivalent d'environ 10 à 20 mL.

23. Par exemple, le système Continu-Flo.

Étapes		Justifications
		On évite que le médicament incompatible n'entre en contact avec la perfusion primaire ou les médicaments qu'elle contient au moment de l'administration de la prochaine dose de médicament.
8.2	Fermer le presse-tube régulateur de débit du dispositif de perfusion « rince-veine ».	

9 Remise en marche de la perfusion primaire

9.1	Ouvrir le presse-tube régulateur de débit du dispositif de perfusion primaire et le régler en fonction du débit prescrit.	

Ne pas oublier les précautions ainsi que les interventions générales et spécifiques s'appliquant après l'administration d'un médicament par voie intraveineuse.

Ne pas oublier les étapes postexécutoires décrites dans la procédure 1-2.

PROCÉDURE 7-14-7

ADMINISTRER UN MÉDICAMENT INTRAVEINEUX INCOMPATIBLE AVEC UNE PERFUSION PRIMAIRE : EN INJECTION DIRECTE (EN BOLUS) PAR LE SITE D'INJECTION PROXIMAL DE LA TUBULURE

Sommaire de la procédure

1. Préparation de la seringue de médicament et de deux seringues de NaCl 0,9 %
2. Préparation du matériel
3. Arrêt de la perfusion primaire
4. Rinçage de la tubulure primaire
5. Administration du médicament intraveineux incompatible dans le site d'injection en Y proximal de la tubulure primaire
6. Rinçage de la tubulure primaire
7. Remise en marche de la perfusion primaire

Remarque

La procédure suivante permet d'administrer un médicament incompatible avec la solution primaire et les médicaments qu'elle contient à deux conditions : 1) on doit arrêter la perfusion primaire ; 2) on doit rincer la tubulure avec une solution compatible à la fois avec le médicament à administrer en bolus et avec la perfusion primaire et les médicaments qu'elle contient, et ce, avant et après l'administration du médicament. Ainsi, le médicament est uniquement en contact avec une solution compatible sur le plan physique et chimique.

Étapes	Justifications

Ne pas oublier les étapes préalables décrites dans la procédure 1-1.
Ne pas oublier les précautions ainsi que les interventions générales et spécifiques s'appliquant avant l'administration d'un médicament par voie intraveineuse.

1 Préparation de la seringue de médicament et de deux seringues de NaCl 0,9 %

ALERTE!

Étapes	Justifications
Toujours vérifier la perméabilité du cathéter et l'intégrité du site d'insertion du cathéter avant d'administrer un médicament intraveineux.	On s'assure d'administrer le médicament dans une veine saine et d'éviter une extravasation dans les tissus.

Étapes		Justifications
1.1	Prendre le médicament (et le solvant, au besoin) et les deux fioles de NaCl 0,9 % (ou d'une autre solution compatible avec le médicament) dans le chariot à médicaments, dans les casiers à médicaments de la pharmacie ou dans le réfrigérateur, s'il y a lieu, et les placer sur la surface de travail.	Le système de distribution des médicaments peut varier d'un établissement à l'autre.
1.2	Appliquer les principes de l'administration des médicaments, les « cinq bons » (*première vérification*). Vérifier que les indications sur l'ampoule de médicament et la fiole de médicament (et de solvant, s'il y a lieu) correspondent à ce qui est écrit sur la FADM. Vérifier sur l'ampoule ou la fiole que le médicament peut être administré par voie intraveineuse. Faire de même pour les fioles de NaCl 0,9 %.	Cette première vérification vise à éviter les erreurs d'administration et permet de détecter une différence éventuelle entre le médicament fourni par le service de pharmacie et la FADM.
1.3	Rassembler, avec le médicament et les fioles de NaCl 0,9 %, tous les articles nécessaires et les placer par ordre d'utilisation sur la surface de travail : • les articles pour la préparation d'une seringue de 10 mL de NaCl 0,9 % ; • les articles pour la préparation de la seringue de médicament ; • les articles pour la préparation d'une seringue de 10 mL de NaCl 0,9 %.	Cette disposition favorise le rappel des étapes et facilite le déroulement de la procédure.
1.4	Calculer la vitesse d'administration du médicament en millilitres par minute, puis en millilitres en 15 secondes.	Un calcul précis de la vitesse d'injection permet d'administrer le médicament de façon régulière et en toute sécurité.
1.5	Préparer les étiquettes d'identification des trois seringues en indiquant le nom de la personne, le numéro de chambre, le nom du médicament ou de la solution NaCl 0,9 % et la dose, la date et l'heure de préparation, les initiales (de la personne qui prépare).	
1.6	Appliquer à nouveau les « cinq bons » en comparant les indications sur l'ampoule ou la fiole de médicament (et de solvant, s'il y a lieu) avec la FADM (*deuxième vérification*). Vérifier également les fioles de NaCl 0,9 %.	Cette deuxième vérification permet de détecter une éventuelle erreur d'inattention qui aurait pu se produire au cours de la première vérification.
1.7	Préparer la seringue de médicament à administrer et les deux seringues de 10 mL de NaCl 0,9 % en suivant la procédure 7-10-1, 7-10-2 ou 7-10-3 (p. 335, 345 ou 355).	
1.8	Apposer les étiquettes d'identification sur les seringues.	Les étiquettes fournissent les informations nécessaires pour une administration sécuritaire du médicament et le respect de la procédure.

Étapes		Justifications	
1.9	Appliquer à nouveau les « cinq bons » en comparant la fiole de médicament (et de solvant, s'il y a lieu) ou l'ampoule de médicament, les fioles de NaCl 0,9 %, les étiquettes d'identification et la FADM (*troisième vérification*).	Cette troisième vérification vise à confirmer que les cinq principes ont bien été respectés.	
1.10	Jeter les fioles et l'ampoule dans le contenant rigide biorisque.	L'utilisation du contenant rigide diminue les risques de coupures accidentelles.	

ALERTE!

Avant de s'en éloigner, verrouiller le chariot à médicaments à l'aide d'une clé ou d'un code.	Le verrouillage du chariot prévient le risque qu'une personne se serve sans autorisation.

2 Préparation du matériel

2.1	Demander à la personne de se nommer et vérifier son bracelet d'identité. S'assurer de la conformité entre le nom de la personne et le nom écrit sur l'étiquette d'identification de la seringue contenant le médicament.	Cette double identification assure l'administration du bon médicament à la bonne personne.	
2.2	Décoincer la gaine protectrice des aiguilles des trois seringues.	Les aiguilles stériles sont protégées jusqu'à la dernière minute et les gaines protectrices sont prêtes à être retirées facilement.	
2.3	Ouvrir grand l'emballage de trois tampons d'alcool à 70 % (un par seringue), en laissant les tampons en place.		
2.4	Placer sa montre de façon à en voir le cadran tout en se concentrant sur l'injection du médicament.	Cette mesure contribue à bien respecter le temps d'administration du médicament.	

3 Arrêt de la perfusion primaire

3.1	Frotter le site d'injection en Y proximal de la tubulure primaire avec le premier tampon d'alcool à 70 % et laisser sécher pendant environ 30 secondes.	La friction avec l'alcool à 70 % et le respect du délai de séchage de 30 secondes réduisent le risque d'introduction de microorganismes au moment de l'insertion de l'aiguille ou de l'embout de la seringue au site d'injection.	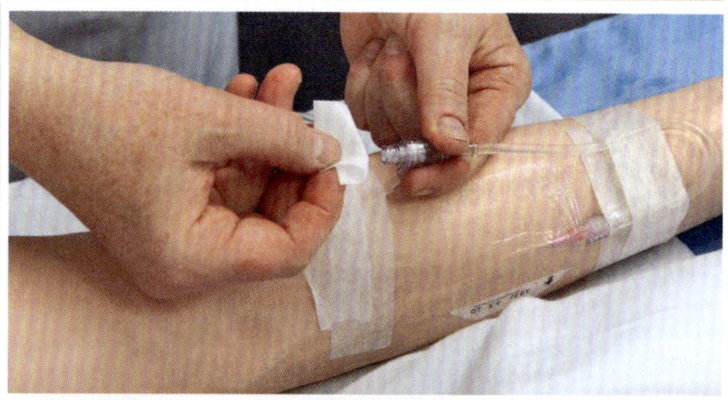
3.2	Arrêter la perfusion en cours en fermant le presse-tube régulateur de débit.	On arrête la perfusion de la solution primaire pour qu'il n'y ait pas de réaction physique ou chimique avec le médicament à administrer en bolus.	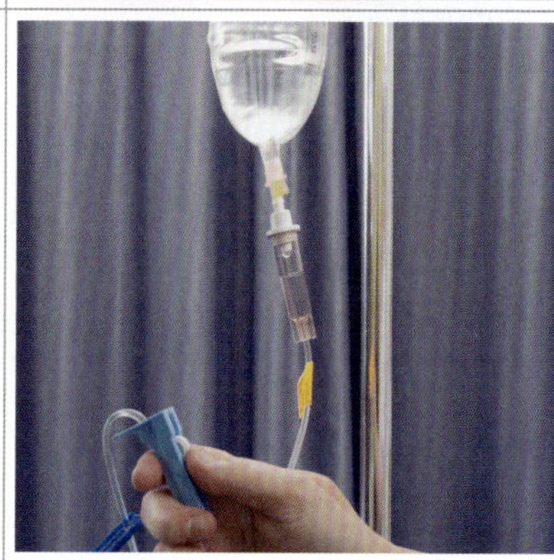

Étapes		Justifications	
4	**Rinçage de la tubulure primaire**		
4.1	Avec la main non dominante, tenir solidement le site d'injection en Y proximal. Avec l'autre main appuyée sur le bras de la personne, y raccorder la seringue de 10 mL remplie de NaCl 0,9 % avec la technique ISAP. *Pour un dispositif avec aiguille*, insérer directement l'aiguille au centre de la membrane. *Pour un dispositif sans aiguille*, retirer l'aiguille de la seringue, insérer son embout *Luer Lock* dans le port d'injection puis pousser et visser.	La technique ISAP permet d'insérer stérilement une aiguille ou l'embout d'une seringue dans un site d'injection, en maîtrisant le mouvement. Le système sans aiguille offre une certaine résistance à l'insertion de l'embout de la seringue. La solution de NaCl 0,9 % permet de chasser la solution primaire de la tubulure et du cathéter intraveineux et de bien les rincer.	
4.2	Tirer le piston de la seringue et vérifier s'il y a présence d'un retour sanguin.	Un retour sanguin confirmer la position du cathéter dans la veine.	
4.3	Injecter lentement la solution pour irriguer la tubulure. Retirer la seringue du site d'injection en sortant l'aiguille ou en dévissant son embout, puis la jeter dans un contenant rigide biorisque.	La solution présente dans la tubulure est maintenant compatible avec le médicament à administrer. On prévient le risque de blessure accidentelle par piqûre d'aiguille.	
5	**Administration du médicament intraveineux incompatible dans le site d'injection en Y proximal de la tubulure primaire**		
5.1	Frotter le site d'injection en Y proximal de la tubulure primaire avec un autre tampon d'alcool à 70 % et laisser sécher pendant environ 30 secondes.	La friction avec l'alcool à 70 % et le respect du délai de séchage de 30 secondes réduisent le risque d'introduction de microorganismes au moment de l'insertion de l'aiguille ou de l'embout de la seringue dans le site d'injection.	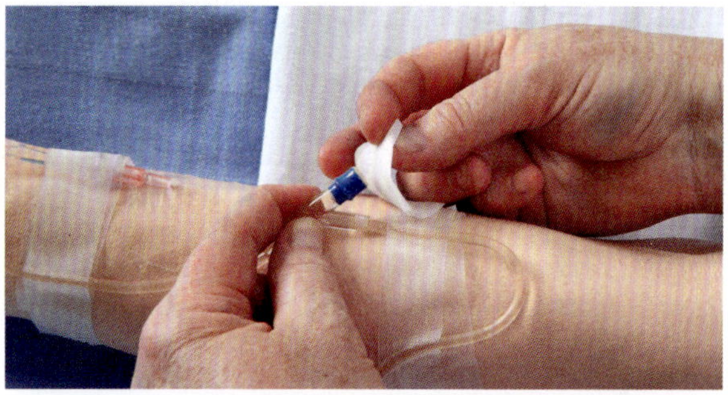
5.2	Prendre la seringue de médicament, appuyer la main sur le bras de la personne et raccorder l'aiguille ou l'embout de la seringue, selon le cas, en utilisant la technique ISAP.		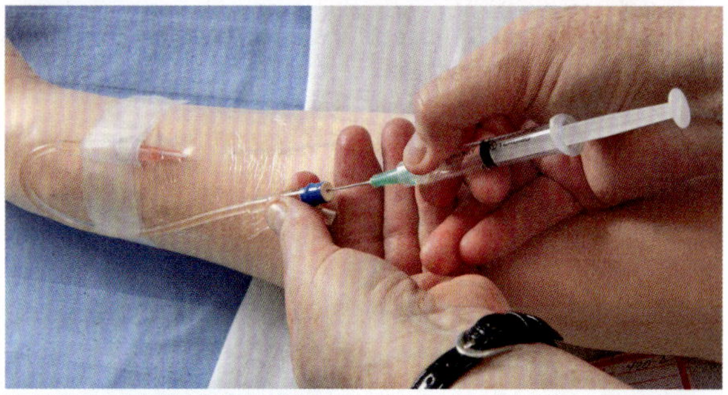
5.3	Injecter lentement le médicament selon la vitesse calculée, en regardant le cadran de la montre pour s'ajuster.	L'utilisation d'une montre aide à respecter la vitesse d'injection du médicament calculée plus tôt.	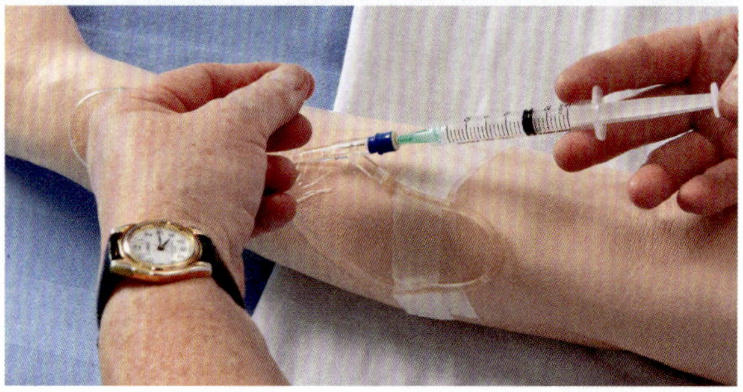

Étapes		Justifications
ALERTE!		
Il est primordial de bien respecter la vitesse d'administration requise pour administrer un médicament en bolus.		La concentration d'un médicament administré en bolus est élevé pour obtenir un effet thérapeutique rapide. Le respect de la vitesse d'administration prévient les effets indésirables.
5.4	Retirer la seringue du site d'injection en sortant son aiguille ou en dévissant son embout, puis la jeter dans un contenant rigide biorisque.	On prévient le risque de blessure accidentelle par piqûre d'aiguille.
6	**Rinçage de la tubulure primaire**	
6.1	Frotter le site d'injection proximal de la tubulure primaire avec un autre tampon d'alcool à 70 % et laisser sécher pendant environ 30 secondes.	
6.2	Prendre la deuxième seringue de 10 mL remplie de NaCl 0,9 %, s'appuyer sur le bras de la personne et insérer l'aiguille ou l'embout de la seringue dans le site d'injection en appliquant la technique ISAP.	La solution de NaCl 0,9 % permet de chasser le médicament de la tubulure et du cathéter intraveineux et de bien rincer ces derniers.
6.3	Injecter lentement la solution dans le site d'injection pour irriguer la tubulure.	La solution d'irrigation utilisée est à la fois compatible avec le médicament que l'on vient d'administrer et avec la solution de la perfusion primaire que l'on remettra en marche.
6.4	Retirer la seringue du site d'injection en sortant l'aiguille ou en dévissant son embout, puis le jeter dans un contenant rigide biorisque.	On prévient le risque de blessure accidentelle par piqûre d'aiguille.
7	**Remise en marche de la perfusion primaire**	
7.1	Ouvrir le presse-tube régulateur de débit du dispositif de perfusion primaire et le régler selon le débit prescrit.	La solution primaire est compatible avec la solution utilisée pour le rinçage.

Ne pas oublier les précautions ainsi que les interventions générales et spécifiques s'appliquant après l'administration d'un médicament par voie intraveineuse.

Ne pas oublier les étapes postexécutoires décrites dans la procédure 1-2.

PROCÉDURE 7-14-8

ADMINISTRER UN MÉDICAMENT INTRAVEINEUX AU MOYEN D'UN DISPOSITIF D'INJECTION INTERMITTENTE : A. EN PERFUSION INTERMITTENTE (MINISAC, MINIPERFUSEUR OU PERFUSEUR DE PRÉCISION) B. EN INJECTION DIRECTE (EN BOLUS)

Sommaire de la procédure

1. Préparation du médicament et du matériel
2. Vérification du retour sanguin
3. Irrigation du dispositif d'injection intermittente
4. Administration du médicament intraveineux
   - A En perfusion intermittente (minisac, miniperfuseur ou perfuseur de précision)
   - B En injection directe (en bolus)
5. Irrigation du dispositif d'injection intermittente
6. Instauration d'une pression positive à la fin de l'irrigation

Étapes	Justifications
Ne pas oublier les étapes préalables décrites dans la procédure 1-1. **Ne pas oublier les précautions ainsi que les interventions générales et spécifiques s'appliquant avant l'administration d'un médicament par voie intraveineuse.**	

1 Préparation du médicament et du matériel

Remarque

La vérification de la perméabilité du cathéter se fait par aspiration au port d'injection du dispositif d'injection intermittente avant de l'irriguer.

Étapes		Justifications
1.1	Prendre l'ampoule ou la fiole de médicament (et de solvant, s'il y a lieu) dans le chariot à médicaments, dans les casiers à médicaments de la pharmacie ou dans le réfrigérateur, s'il y a lieu.	Le système de distribution des médicaments peut varier d'un établissement à l'autre.
	Prendre également les fioles de NaCl 0,9 % et, s'il y a lieu, la fiole d'héparine (100 unités/mL).	Ce matériel est nécessaire pour l'administration d'un médicament par dispositif d'injection intermittente.
	Prendre un minisac avec ou sans médicament dans la salle de préparation des médicaments.	
	Placer le tout sur la surface de travail.	

Remarque

Si le dispositif de perfusion intraveineuse n'est pas au chevet de la personne pour l'administration d'un médicament par minisac, par miniperfuseur ou par perfuseur de précision, au moyen d'un dispositif d'injection intermittente, on prépare une perfusion intraveineuse (voir la procédure 16-1-1, p. 770).

Étapes		Justifications
1.2	Appliquer les principes de l'administration des médicaments, les « cinq bons » (*première vérification*).	Cette première vérification vise à éviter les erreurs d'administration et permet de détecter une différence éventuelle entre le médicament fourni par le service de pharmacie et la FADM.
	Vérifier que les indications figurant sur la fiole de médicament (et de solvant, s'il y a lieu), sur l'ampoule de médicament ou sur le minisac correspondent à ce qui est écrit sur la FADM.	
	Vérifier sur l'ampoule ou la fiole que le médicament peut être administré par voie intraveineuse.	
	Vérifier également l'inscription des fioles de NaCl 0,9 % et, s'il y a lieu, de la fiole d'héparine (100 unités/mL), et la comparer avec le protocole en vigueur concernant le maintien de la perméabilité.	
1.3	Rassembler, avec le médicament, le minisac et les fioles de NaCl 0,9 % et d'héparine (100 unités/mL), tous les articles nécessaires et les placer par ordre d'utilisation sur la surface de travail.	Cette disposition favorise le rappel des étapes et facilite le déroulement de la procédure.

Étapes		Justifications	
	Regrouper : a) les articles pour l'irrigation avant l'administration du médicament ; b) les articles pour l'administration du médicament (seringue ou minisac, miniperfuseur, perfuseur de précision) ; c) les articles pour l'irrigation et le maintien de la perméabilité après l'administration du médicament qu'on apporte immédiatement pour le médicament donné en injection directe et pour les autres modes après que le médicament aura été administré.		
1.4	Préparer les étiquettes pour les seringues (médicament, irrigation et maintien de la perméabilité du dispositif d'injection intermittente) en indiquant les renseignements habituels : • Nom de la personne • Numéro de chambre • Nom du médicament et dose • Date et heure de préparation • Initiales (de la personne qui prépare) Préparer, s'il y a lieu, une étiquette pour le minisac, le perfuseur de précision ou le sac de solution intraveineuse pour l'administration d'un médicament, en ajoutant aux renseignements déjà cités la vitesse d'administration.		
1.5	Appliquer à nouveau les « cinq bons » en comparant les indications figurant sur la fiole de médicament (et de solvant, s'il y a lieu), sur l'ampoule ou sur le minisac avec la FADM et avec les étiquettes préparées (*deuxième vérification*). Vérifier également les fioles de NaCl 0,9 % et, s'il y a lieu, d'héparine (100 unités/mL) avec la feuille du protocole en vigueur concernant le maintien de la perméabilité et avec les étiquettes préparées.	Cette deuxième vérification permet de détecter une éventuelle erreur d'inattention qui aurait pu se produire au cours de la première vérification.	
1.6	Préparer le matériel pour la procédure : a) Préparer la seringue de médicament en suivant la méthode 7-10-1, 7-10-2 ou 7-10-3 (p. 335, 345 ou 355), ou le minisac de médicament en suivant la procédure 7-14-2 (p. 407), selon le médicament à administrer. Puis coller l'étiquette correspondante de façon à ce qu'elle soit bien visible pendant l'administration du médicament.	L'étiquetage du minisac et des seringues est une mesure de sécurité qui permet de faire une vérification avant d'administrer le médicament à la personne.	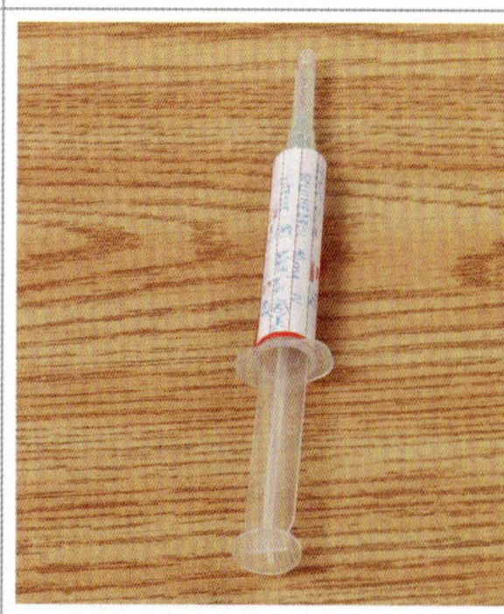 **Seringue avec médicament pour administration par miniperfuseur** 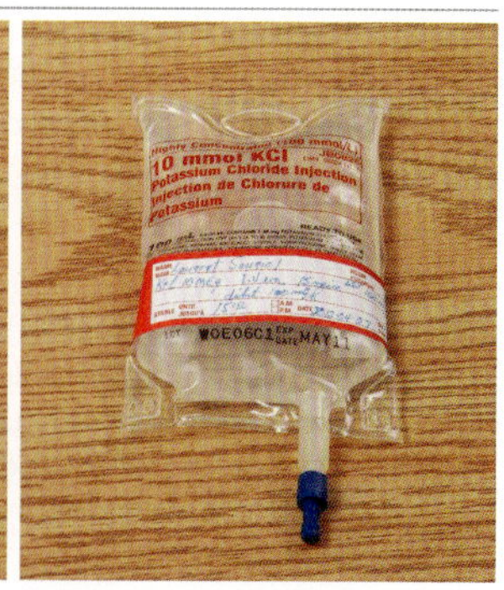 **Minisac comprenant un médicament pour administration en dérivation**

	Étapes	Justifications
	b) Préparer deux seringues de 3 mL de NaCl 0,9 % à partir d'une fiole à usage unique, et coller une étiquette sur chacune d'elles.	La solution de NaCl 0,9 % ou d'héparine permet de maintenir la perméabilité du cathéter intraveineux en évitant la formation d'un caillot à son extrémité distale.
	c) Préparer une seringue avec 0,5 mL de solution d'héparine à 100 unités/mL, selon le protocole en vigueur dans l'établissement. Puis coller une étiquette dessus.	Le volume d'héparine requis doit remplir au moins l'espace-mort du dispositif d'injection périphérique.

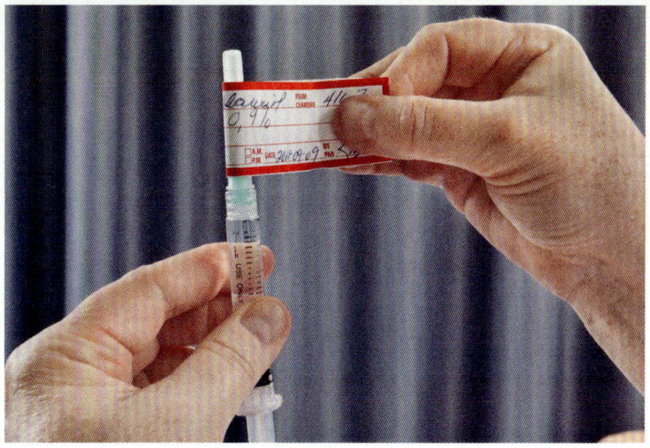

	Étapes	Justifications
	d) Vérifier si le dispositif de perfusion pour l'administration des médicaments de façon intermittente est disponible près de la personne et ouvert depuis moins de 24 heures. Sinon, le remplacer au complet.	Le changement du dispositif de perfusion toutes les 24 heures prévient l'introduction de microorganismes dans un circuit qui devrait être normalement fermé.
	e) Préparer le dispositif avec le minisac (voir la procédure 16-1-1, p. 770), le miniperfuseur (voir la procédure 7-14-3, p. 413) ou le perfuseur de précision (voir la procédure 16-1-2, p. 779).	
	f) Apporter un tampon d'alcool à 70 % et, si le dispositif d'injection intermittente est à membrane, une aiguille et un morceau de ruban adhésif.	
1.7	Appliquer à nouveau les « cinq bons » en comparant les indications figurant sur la fiole de médicament (et de solvant, s'il y a lieu), sur l'ampoule ou sur le minisac de médicament, les diverses étiquettes et la FADM (*troisième vérification*). Vérifier également les fioles de NaCl 0,9 % et, s'il y a lieu, la fiole d'héparine (100 unités/mL), l'étiquette des seringues préparées et le protocole concernant le maintien de la perméabilité.	Cette troisième vérification vise à confirmer que les cinq principes ont bien été respectés.
1.8	Jeter la fiole ou l'ampoule de médicament, les fioles de NaCl 0,9 % dans le contenant biorisque et, s'il y a lieu, remettre la fiole d'héparine à sa place.	L'utilisation du contenant rigide diminue les risques de coupures accidentelles.

ALERTE!

Avant de s'en éloigner, verrouiller le chariot à médicaments à l'aide d'une clé ou d'un code.

Le verrouillage du chariot prévient le risque qu'une personne se serve sans autorisation.

2 Vérification du retour sanguin

	Étapes	Justifications
2.1	Demander à la personne de se nommer et vérifier son bracelet d'identité. S'assurer de la conformité entre le nom de la personne et le nom écrit sur l'étiquette collée sur le médicament à administrer.	Cette double identification assure l'administration du bon médicament à la bonne personne.

Étapes		Justifications	
2.2	Avec le tampon d'alcool à 70 %, frotter le port d'injection du dispositif d'injection intermittente pendant plusieurs secondes et laisser sécher pendant au moins 30 secondes.	La friction avec l'alcool à 70 % et le respect du délai de séchage de 30 secondes réduisent le risque d'introduction de microorganismes au moment de l'insertion de l'aiguille ou de l'embout de la seringue dans le site d'injection.	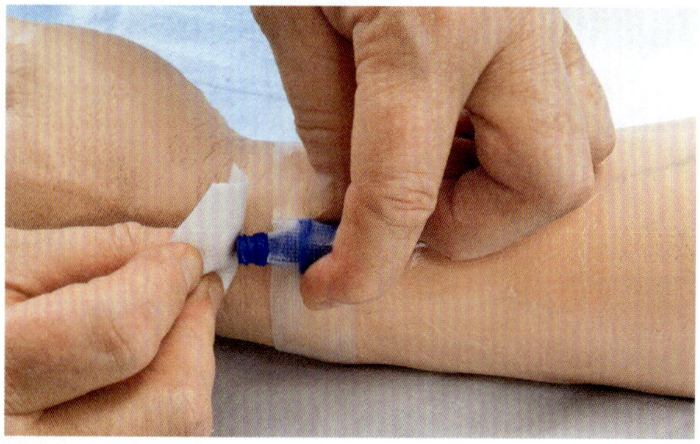
2.3	Avec la main non dominante, tenir solidement le dispositif d'injection intermittente. Avec l'autre main appuyée sur le bras de la personne, y raccorder la première seringue de 3 mL de NaCl 0,9 % en appliquant la technique ISAP.	La stabilisation du port d'injection diminue le risque de traumatisme à la veine au moment du raccordement de l'aiguille ou de l'embout de la seringue. La technique ISAP permet d'insérer stérilement une aiguille ou l'embout d'une seringue dans un port d'injection. Dans ce cas-ci, la stabilisation se fait sur le bras de la personne.	
	Pour un dispositif avec aiguille, insérer directement l'aiguille au centre de la membrane.	Étant plus mince, le centre de la membrane de caoutchouc est plus facile à percer.	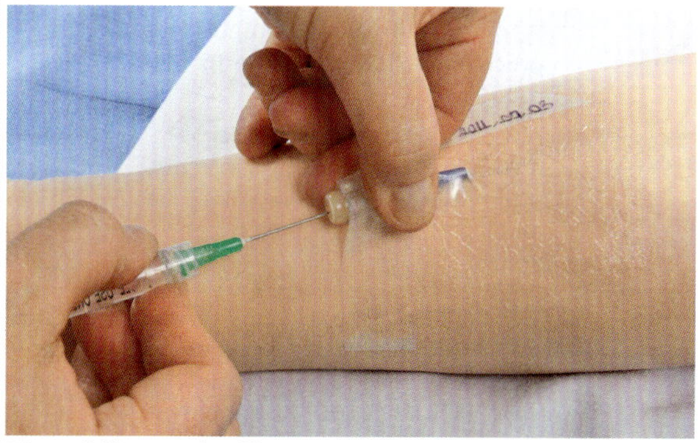 **Dispositif avec aiguille**
	Pour un dispositif sans aiguille, retirer l'aiguille de la seringue, insérer son embout *Luer Lock* dans le port d'injection puis pousser et visser.		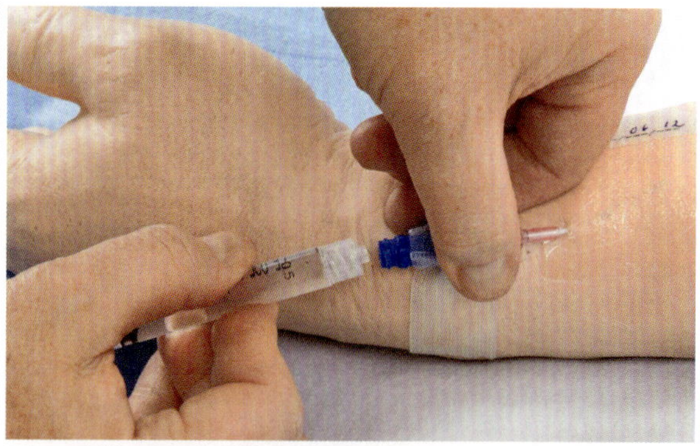 **Dispositif sans aiguille**
2.4	Tirer le piston de la seringue et observer s'il y a présence d'une retour sanguin dans l'embase du cathéter, dans le port d'injection ou dans la tubulure du dispositif, selon le cas.	La présence de sang confirme la position du cathéter dans la veine.	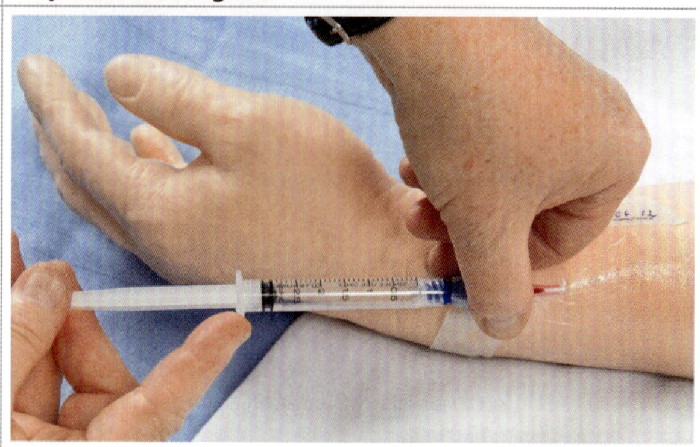

Étapes		Justifications	

3 Irrigation du dispositif d'injection intermittente

3.1	Injecter lentement la solution de NaCl 0,9 % en vérifiant que cela se fait avec facilité.	Une irrigation aisée témoigne de la perméabilité du cathéter intraveineux.	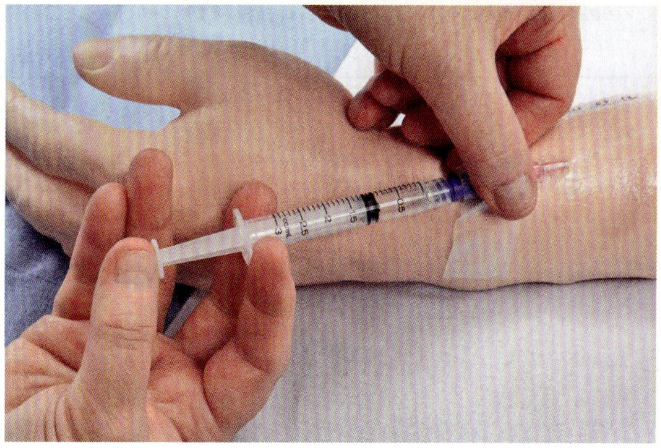
3.2	Retirer la seringue et la jeter dans le contenant rigide biorisque.		

4 Administration du médicament intraveineux

A EN PERFUSION INTERMITTENTE (MINISAC, MINIPERFUSEUR OU PERFUSEUR DE PRÉCISION) (voir la procédure 7-14-2, 7-14-3 ou 7-14-4, p. 407, 413 ou 421)

A.1	**Raccordement du dispositif de perfusion**		
	Raccorder le dispositif de perfusion qui jouera le rôle de perfusion primaire le temps de l'administration du médicament au dispositif d'injection intermittente en place.	**L'administration d'un médicament** au moyen d'un minisac, d'un miniperfuseur ou d'un perfuseur de précision **doit être dilué avec la solution de la perfusion primaire**, pour assurer une administration sécuritaire et pour ne pas irriter la veine. Le dispositif d'injection intermittente n'étant pas raccordé à une perfusion intraveineuse, il faut en installer une temporairement afin qu'elle serve de perfusion primaire uniquement le temps de l'administration du médicament.	
	a) Rapprocher le dispositif de perfusion en attente ou apporter le dispositif de perfusion nouvellement préparé.		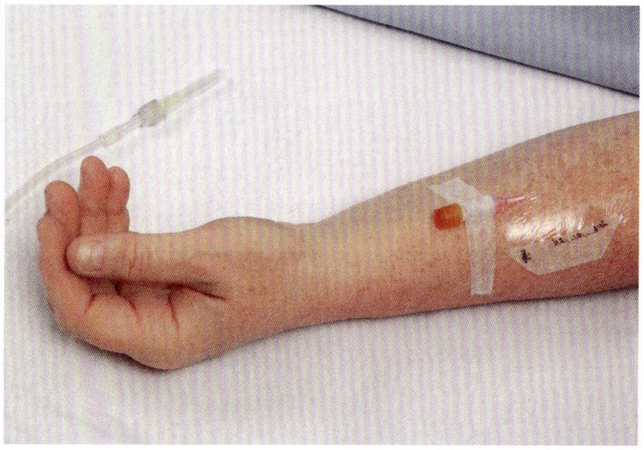 **Dispositif avec aiguille**
	b) Frotter le port d'injection du dispositif d'injection intermittente avec un autre tampon d'alcool à 70 % et laisser sécher pendant au moins 30 secondes.	Chaque raccordement exige une nouvelle désinfection du port d'injection.	

Étapes	Justifications	
Remarque		
Si le dispositif de perfusion a déjà été utilisé, une nouvelle aiguille stérile recouverte de sa gaine protectrice doit être raccordée à l'extrémité de la tubulure chaque fois que l'on administre un médicament par minisac, par miniperfuseur ou par perfuseur de précision.	La tubulure peut être utilisée pendant une période de 24 heures si l'on évite sa contamination par l'air ambiant et tout contact avec une surface septique.	
c) Raccorder la tubulure du dispositif de perfusion au dispositif d'injection intermittente et la fixer:	La tubulure doit être solidement fixée au dispositif d'injection intermittente pour ne pas se débrancher au cours de l'administration du médicament.	
• Retirer l'aiguille à l'extrémité de la tubulure ou le capuchon protecteur, si l'on vient de préparer un nouveau dispositif de perfusion.		
Pour un dispositif avec aiguille:		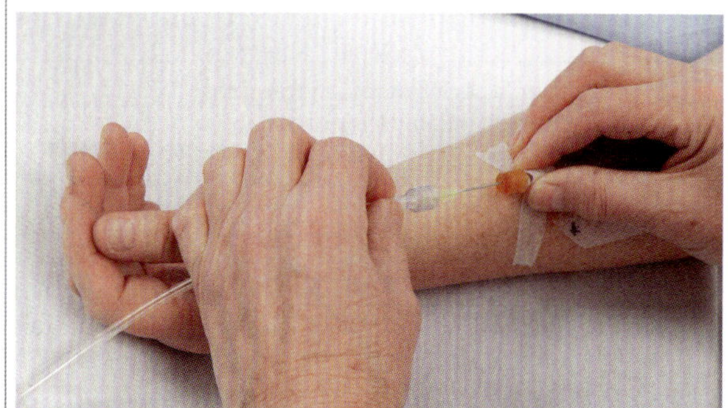 Dispositif avec aiguille
• Visser la nouvelle aiguille ou autre raccord à l'extrémité de la tubulure.	L'ajout d'une nouvelle aiguille assure la stérilité pour le raccordement.	
• Retirer la gaine protectrice de la nouvelle aiguille à l'extrémité de la tubulure et la coller avec un morceau de ruban adhésif au pied ou à la tige de perfusion.	En fixant la gaine protectrice de l'aiguille, on la garde à portée de main pour recouvrir l'aiguille dès son retrait, à la fin de l'administration du médicament.	
• Insérer directement l'aiguille ou autre raccord au centre de la membrane du port d'injection en appliquant la technique ISAP.		
• Fixer solidement l'aiguille ou autre raccord selon le mécanisme ou avec un morceau de ruban adhésif.	La tubulure doit être solidement fixée au dispositif d'injection intermittente pour ne pas se débrancher au cours de l'administration du médicament.	
Pour un dispositif sans aiguille:		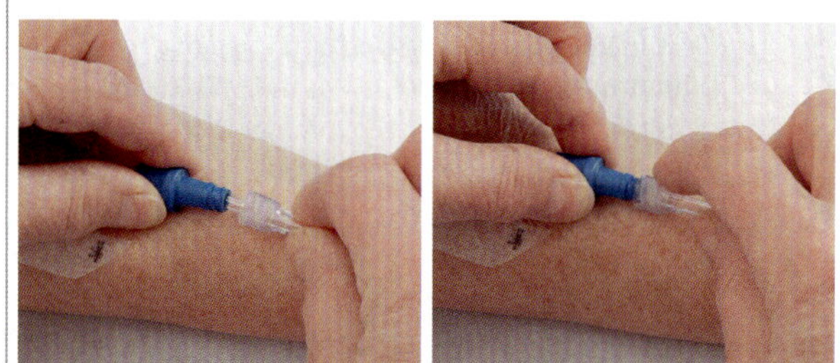 Dispositif sans aiguille
• Dévisser l'aiguille et sa gaine, et la déposer sur la table de travail afin de la jeter plus tard dans un contenant rigide biorisque.		
• Insérer l'embout de la tubulure tout en poussant, puis le visser au dispositif.		

A.2 Raccordement du dispositif d'administration du médicament

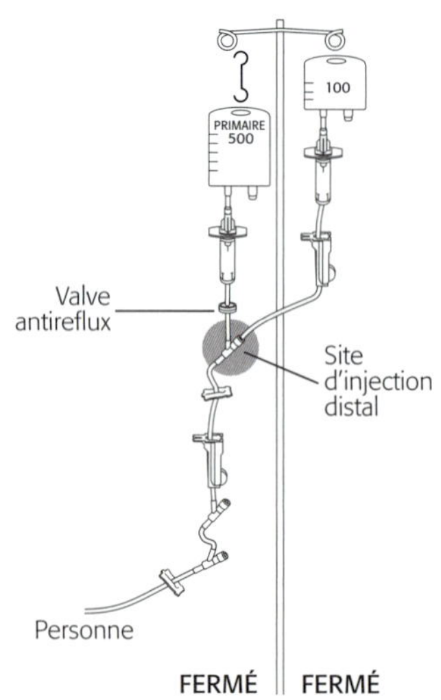

Pour l'administration par minisac

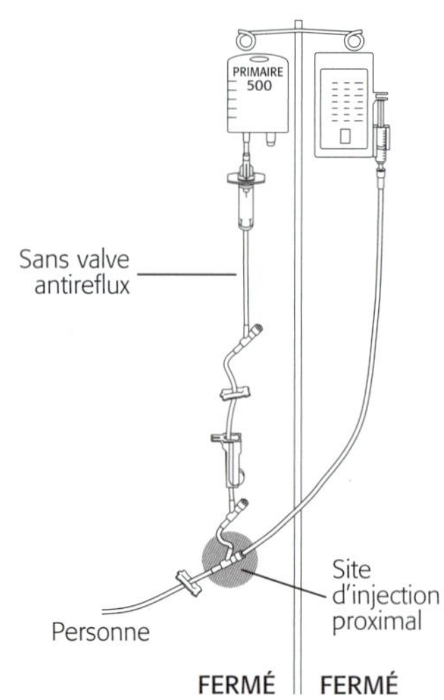

Pour l'administration par miniperfuseur

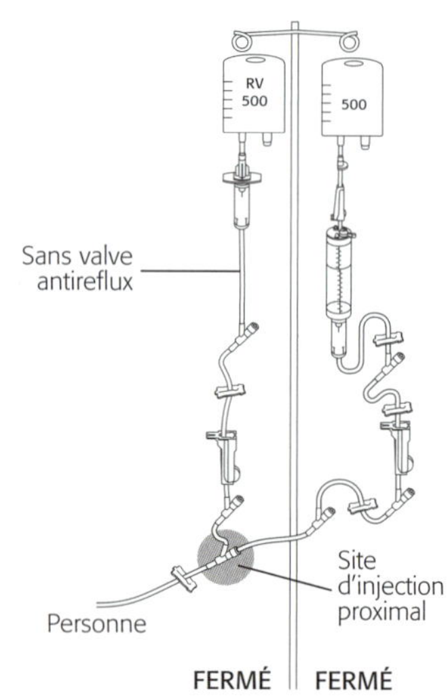

Pour l'administration par perfuseur de précision

Étapes	Justifications

Raccorder le dispositif d'administration du médicament :

- Pour le médicament en minisac, désinfecter le site d'injection distal de la perfusion primaire et y raccorder la tubulure du perfuseur secondaire du minisac (voir la procédure 7-14-2, p. 407).
- Pour le médicament à administrer par miniperfuseur, désinfecter le site d'injection proximal de la perfusion primaire et y raccorder la tubulure du miniperfuseur (voir la procédure 7-14-3, p. 413).
- Pour le médicament à administrer par perfuseur de précision, désinfecter le site d'injection proximal de la perfusion primaire et y raccorder la tubulure du perfuseur de précision (voir la procédure 7-14-4, p. 421).

A.3 Mise en marche de la perfusion intermittente (médicament)

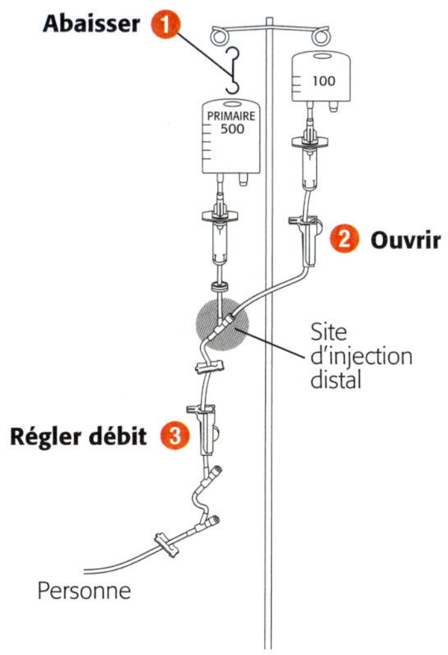

Pour l'administration par minisac

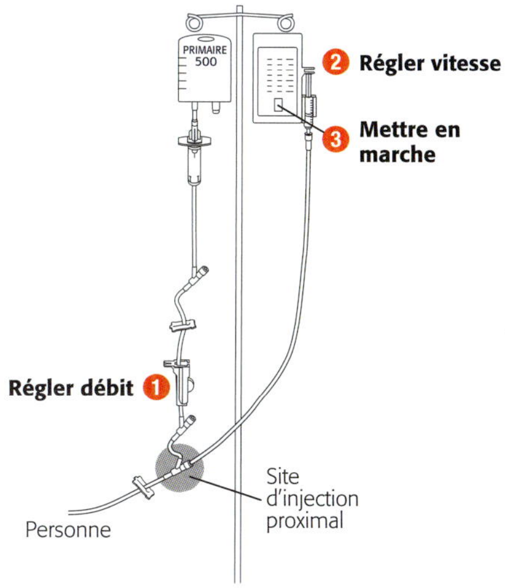

Pour l'administration par miniperfuseur

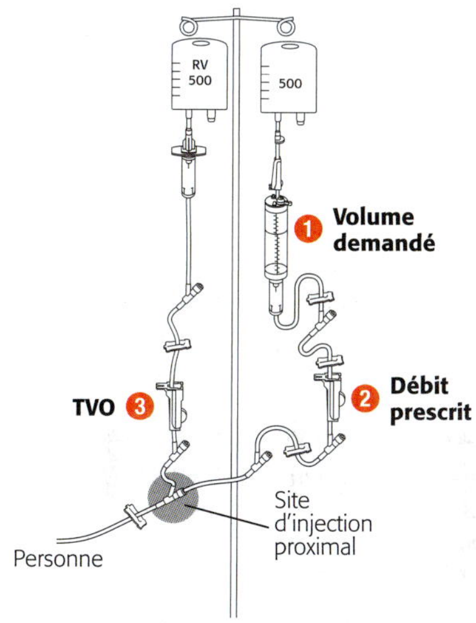

Pour l'administration par perfuseur de précision

Démarrer l'administration du médicament en appliquant la procédure correspondante.

- Pour le médicament en minisac, utiliser un crochet pour suspendre le sac de la perfusion primaire plus bas que le minisac de médicament, ouvrir complètement le presse-tube régulateur de débit du minisac et régler le débit d'administration du médicament en minisac avec le presse-tube régulateur de débit du dispositif de perfusion primaire (voir la procédure 7-14-2, p. 407).
- Pour le médicament à administrer par miniperfuseur, régler le débit de la perfusion primaire, selon le protocole d'administration propre au médicament. Puis régler la vitesse d'administration sur le miniperfuseur selon ce même protocole et mettre le miniperfuseur en marche en choisissant la position ON ou ON avec alarme, selon la situation, ou en appuyant sur le bouton correspondant (voir la procédure 7-14-3, p. 413).
- Pour le médicament à administrer avec un perfuseur de précision, ouvrir le presse-tube se trouvant au-dessus du cylindre gradué et laisser celui-ci se remplir du volume de solution requis pour l'administration du médicament. Puis frotter le site d'injection au-dessus du cylindre gradué avec de l'alcool à 70 %, laisser sécher au moins 30 secondes et injecter le médicament dans le cylindre gradué. Régler le débit du perfuseur de précision selon le protocole d'administration propre au médicament et régler le débit du dispositif de perfusion primaire à TVO, pendant l'administration du médicament (voir la procédure 7-14-4, p. 421).

A.4 Une fois l'administration du médicament terminée, selon la situation :

- Fermer le presse-tube du minisac
- Appuyer sur le bouton OFF du miniperfuseur.
- Fermer le perfuseur de précision.

Dans le dernier cas, le protocole en vigueur dans l'établissement peut également requérir de remplir le cylindre gradué du perfuseur de précision d'un volume de solution équivalant à deux fois (ou un autre ratio) le volume d'amorçage de la tubulure, de laisser perfuser puis de fermer le perfuseur.

Étapes		Justifications	
A.5	Fermer le presse-tube régulateur de débit de la perfusion raccordée temporairement au dispositif d'injection intermittente.	Une fois le médicament administré, la perfusion d'une solution en continue n'est plus requise.	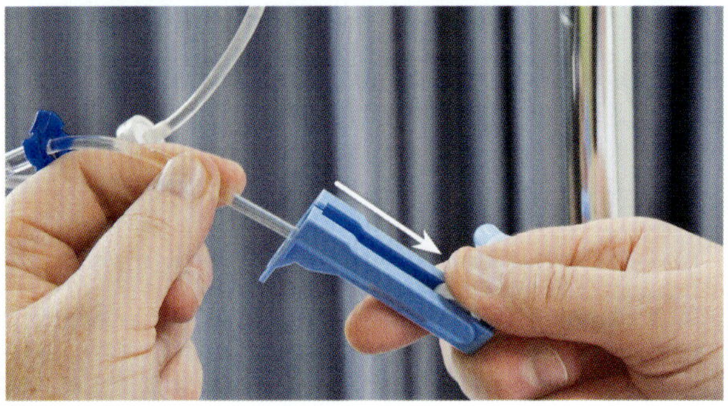
A.6	Mettre la perfusion intermittente en attente pour la prochaine administration de médicament.		
	a) Apporter une aiguille stérile 20G ou 21G. Enlever le ruban adhésif fixant la tubulure du dispositif de perfusion et retirer l'aiguille selon son mécanisme de verrouillage ou dévisser l'embout de la tubulure.	On déconnecte le dispositif de perfusion jusqu'à la prochaine administration de médicament.	
	b) Recouvrir l'aiguille que l'on vient de retirer avec sa gaine protectrice collée au pied ou à la tige à perfusion, afin de la jeter plus tard dans un contenant rigide biorisque.	On maintient l'extrémité de la tubulure stérile jusqu'à l'administration du prochain médicament.	
	Déballer une nouvelle aiguille stérile et la mettre à la place de celle qu'on vient de retirer ou la raccorder à l'extrémité de la tubulure.	La nouvelle aiguille sert de bouchon stérile jusqu'à la prochaine utilisation du dispositif de perfusion intraveineuse.	
	c) Placer l'extrémité de la tubulure dans l'encoche du presse-tube et l'accrocher au besoin au pied ou à la tige à perfusion.	On rend l'extrémité de la tubulure visible et accessible et on fait en sorte qu'elle ne touche pas le sol.	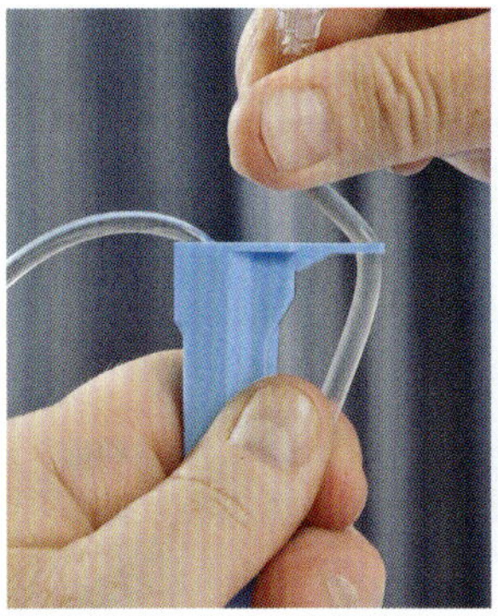 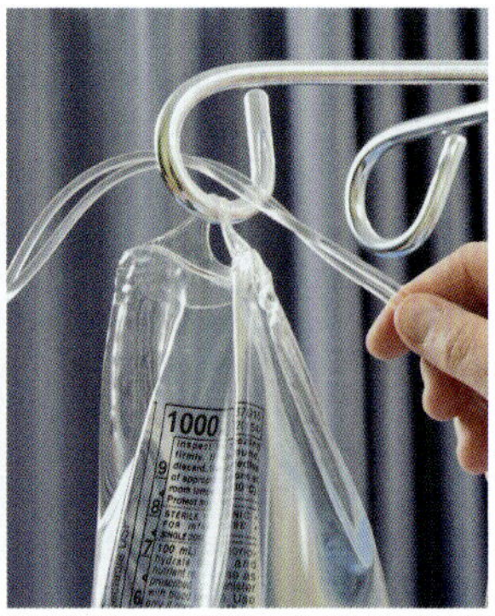
A.7	Ranger le pied ou la tige à perfusion à l'endroit approprié dans la chambre de la personne.	La perfusion intermittente est mise en attente pour la prochaine administration de médicament.	
B	**EN INJECTION DIRECTE (EN BOLUS)** (voir la procédure 7-14-5, p. 425)		
B.1	Frotter le port d'injection du dispositif d'injection intermittente avec un tampon d'alcool à 70 %, et laisser sécher pendant au moins 30 secondes.	Chaque raccordement exige une nouvelle désinfection du port d'injection.	
B.2	Placer le cadran de la montre de façon à ce qu'il soit visible tout au long de l'injection.	Cette mesure permet de contrôler la vitesse d'administration du médicament.	

Étapes		Justifications	
B.3	Prendre la seringue de médicament et l'insérer dans le port d'injection, avec ou sans aiguille selon le type de dispositif.		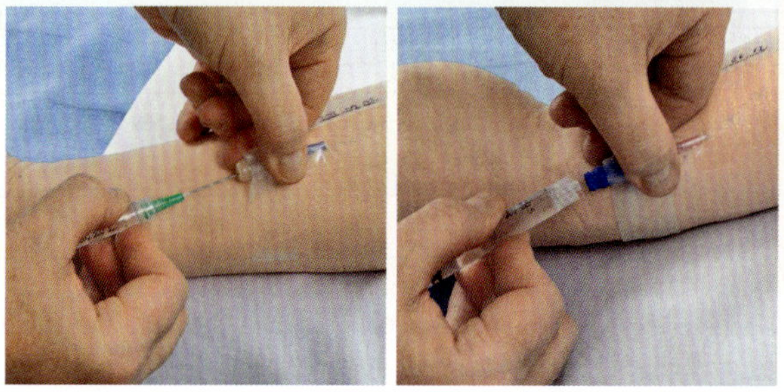
B.4	Injecter lentement le médicament, selon la vitesse d'injection calculée tout en ajustant la vitesse d'administration avec la montre.	Le respect de la vitesse d'injection calculée prévient l'irritation de la veine.	
B.5	Retirer la seringue, et l'aiguille s'il y a lieu, et jeter le tout dans un contenant rigide biorisque.		

5 Irrigation du dispositif d'injection intermittente (voir la procédure 16-5-1, p. 834)

5.1	Frotter le port d'injection du dispositif d'injection intermittente avec un tampon d'alcool à 70 % et laisser sécher pendant au moins 30 secondes.	Les connexions et les déconnexions étant fréquentes avec un dispositif d'injection intermittente, il est primordial d'assurer une désinfection rigoureuse du port d'injection.	
5.2	Prendre la deuxième seringue de NaCl 0,9 %, la raccorder au port d'injection, avec ou sans aiguille selon le type de dispositif, et injecter lentement la solution en gardant 1 mL.	La portion restante de 1 mL permettra d'établir la pression positive à la fin de l'injection.	

6 Instauration d'une pression positive à la fin de l'irrigation (voir la procédure 16-5-1, p. 835)

6.1	**Tout en injectant** le dernier millilitre de solution, **retirer l'aiguille** et la seringue **ou dévisser la seringue**, selon le dispositif.	On crée une pression positive pour **éviter le reflux de sang dans le cathéter** et prévenir l'obstruction du cathéter.	

Situation particulière

Si la solution utilisée pour maintenir la perméabilité du dispositif est l'héparine, on irrigue d'abord avec 3 mL de NaCl 0,9 % puis avec 1 mL d'héparine à 100 unités/mL, et on termine l'irrigation avec une pression positive (voir la procédure 16-5-1, p. 827). *On applique le protocole de l'établissement pour le volume d'héparine à prélever.*	L'effet anticoagulant de l'héparine et la pression positive créée à la fin de l'irrigation constituent une autre méthode permettant de prévenir l'obstruction du cathéter.

Ne pas oublier les précautions ainsi que les interventions générales et spécifiques s'appliquant après l'administration d'un médicament par voie intraveineuse.

Ne pas oublier les étapes postexécutoires décrites dans la procédure 1-2.

Quelle information avez-vous donnée à M. Pelletier après lui avoir administré de l'oxacilline par miniperfuseur ?

RÉDACTION DES NOTES D'ÉVOLUTION

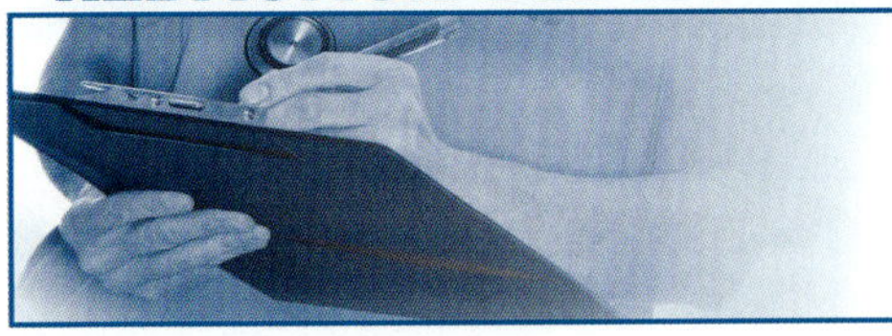

Dossier de M. Pelletier

2011-06-21 **10:10** Site IV intact et perméable. Oxacilline 2 g administrée IV par miniperfuseur selon le protocole. Première dose administrée : aucune plainte de la personne. ______ ______________________________ Rose-Ange Dieudonné, étudiante inf.

Références

Agence de la santé publique du Canada. (2007). *Normes canadiennes pour la lutte antituberculeuse* (6e éd.) (p. 67). Ottawa : Ministère de la Santé.

Association paritaire pour la santé et la sécurité du travail du secteur affaires sociales (ASSTSAS). (2010, avril). *Des mesures pour éviter les piqûres d'aiguille* (nouvelle édition). Document consulté le 28 décembre 2011 de http://www.asstsas.qc.ca/publications/fiches-techniques/fiches-techniques/mesures-pour-eviter-les-piqures-daiguille.html.

Association québécoise d'établissements de santé et de services sociaux (AQESSS). (2008). *Administrer un médicament par voie intramusculaire*, 2008-6-24.

Association québécoise d'établissements de santé et de services sociaux (AQESSS). (2010). *Administration d'insuline à l'aide d'une seringue*. 2010-7-28.

Association québécoise d'établissements de santé et de services sociaux (AQESSS). (2011a). *Prélèvement d'un médicament contenu dans une ampoule*, 2011-11-3.

Association québécoise d'établissements de santé et de services sociaux (AQESSS). (2011b). *Prélèvement d'un médicament contenu dans une fiole*, 2011-11-17.

Association québécoise d'établissements de santé et de services sociaux (AQESSS). (2011c). *Administrer un médicament par voie intramusculaire*, 2011-11-11.

Association québécoise d'établissements de santé et de services sociaux (AQESSS). (2011d). *Administrer un médicament par voie intramusculaire selon la technique en Z*, 2011-1-21.

Ministère de la Santé et des Services sociaux (MSSS). (2009, avril). Protocole d'immunisation du Québec (PIQ). *10.8.1 test cutané à la tuberculine (TCT)*, p. 368. Document consulté le 8 janvier 2012 au http://publications.msss.gouv.qc.ca/acrobat/f/documentation/piq/chap10-8_tct.pdf.

Santé Canada. (2011). *Se débarrasser des médicaments*. Vie saine : Votre santé et vous. Document consulté le 4 avril 2011 de http://www.hc-sc.gc.ca/hl-vs/iyh-vsv/med/disposal-defaire-fra.php.

Chapitre 8

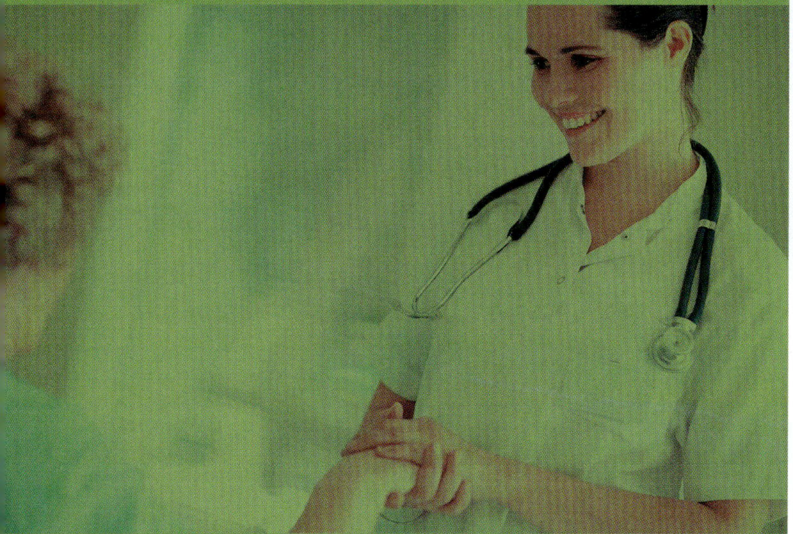

Intégrité de la peau et soins des plaies

SOMMAIRE

MÉTHODE DE SOINS **8-1**

35 36 INTÉGRITÉ DE LA PEAU ET SOINS DES PLAIES
SOINS PÉRIOPÉRATOIRES

Nettoyage d'une plaie et mise en place d'un pansement stérile sec ou humide

Cette méthode de soins explique la procédure à suivre pour nettoyer une plaie (page 456), qu'elle soit non chirurgicale ou chirurgicale (page 464), pour mesurer la plaie (page 467) et pour mettre en place un pansement humide sur une plaie superficielle (page 468), un pansement humide sur une plaie profonde (page 469), un pansement humide pour la technique *wet-to-dry* (page 470) et un pansement sec (page 471). Le pansement se fixe avec une ou plusieurs bandes autocollantes (Hypafix ou Mefix) (page 472) ou avec des bandes de Montgomery, commerciales ou improvisées (page 474).

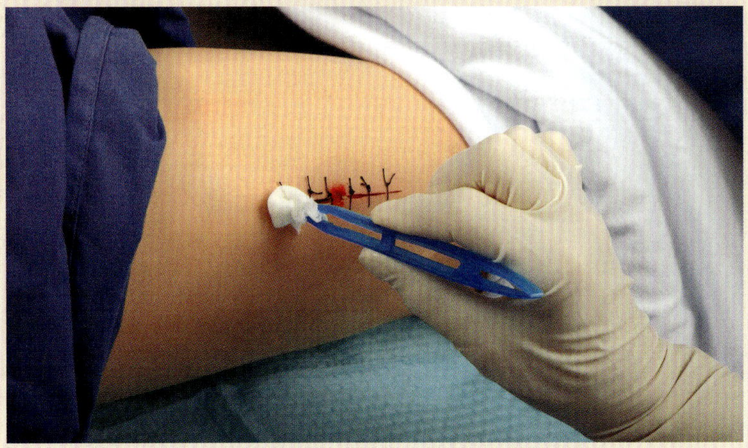

DÉFINITION

Méthode de soins consistant à retirer d'une plaie les débris cellulaires et les divers contaminants, à évaluer les caractéristiques de la plaie et à appliquer le pansement approprié selon le type de plaie et sa profondeur.

CONTEXTE D'EXÉCUTION

BUTS

Nettoyage d'une plaie

- Diminuer les débris cellulaires.
- Abaisser la charge microbienne.
- Enlever des corps étrangers.

Pansement

- Assurer l'isolation thermique.
- Maintenir un milieu humide contrôlé.
- Soutenir la plaie et diminuer la douleur.
- Empêcher la personne de voir la plaie, si la vue lui est pénible, en particulier dans le cas de chirurgies mutilantes.

Pansement sec

- Favoriser le drainage de l'écoulement.
- Remplir des espaces sous-jacents ou des sinus (tunnels).
- Drainer un abcès.
- Diminuer l'œdème.
- Diminuer l'inflammation.
- Débrider une plaie (technique *wet-to-dry*).

Pansement humide

- Favoriser la cicatrisation par première intention.
- Prévenir l'infection et les traumatismes de la plaie.
- Favoriser l'absorption de l'écoulement.
- Favoriser l'hémostase de la plaie.

MATÉRIEL ET ÉQUIPEMENT

ARTICLES ESSENTIELS

Articles de base

- Piqué plastifié jetable (1)
- Sac à rebuts en plastique (2)
- Ruban adhésif (3)
- Gants propres (4)

Nettoyage

- Solution nettoyante :
  - NaCl 0,9 % stérile (7)

ou

Solution antiseptique : (8)
  - Préparation à base de chlorhexidine
  - Préparation à base d'iode

Pansement

Pansement humide : plaie superficielle

- Compresses stériles 10 × 10 cm (13)

ou

Compresses stériles 10 × 20 cm (14)
- Compresse non adhérente stérile (15)

Fixation

- Bandes autocollantes :
  - Hypafix (18)
  - Mefix (19)
  - Etc.

ou

Ruban adhésif hypoallergénique (20)

ou

- Plateau à pansement contenant au moins les articles stériles suivants : (5)
  - Récipient avec compartiments pour solution
  - Pinces (2)
  - Ciseaux
  - Compresses 5 × 5 cm
  - Compresses 10 × 10 cm

  Selon le plateau, on peut également y retrouver les articles stériles suivants :
  - Champ
  - Pince additionnelle
  - Compresses additionnelles
  - Sac à rebuts en plastique
  - Attache
- Gants stériles (6)

Mesure d'une plaie

- Tige montée stérile (9)

  ou

  Stylet boutonné stérile (10)
- Pince mousse métallique stérile (11)
- Règle jetable graduée en centimètres et en millimètres (12)

Pansement humide : plaie profonde

- Stylet boutonné stérile (10)

  ou

  Tige montée stérile (9)
- Compresse non adhérente stérile (15)

Pansement *wet-to-dry*

- Compresses stériles 5 × 5 cm (16)

  ou

  Compresses stériles 10 × 10 cm (13)

Pansement sec

- Compresses stériles 10 × 10 cm (13)

  ou

  Compresses stériles 10 × 20 cm (14)
- Coussinet abdominal stérile (17)

Note : *Le nombre de compresses requis dépend des caractéristiques de la plaie et de la quantité de l'écoulement.*

Bandes de Montgomery commerciales :
- Bandes (21)
- Cordons (22)
- Ciseaux propres (23)

ou

Bandes de Montgomery improvisées :
- Ruban adhésif hypoallergénique (20)
- Cordons (22)
- Ciseaux propres (23)

8-1

ARTICLES FACULTATIFS

Si le champ stérile est absent ou trop petit :

- Champ stérile [24]

Si la plaie a une croûte :

- Solution de NaCl 0,9 % stérile [7]
- Compresses stériles 10 × 10 cm [13]
- Gants stériles [6]

Si le ruban adhésif colle à la peau :

- Dissolvant (ex. : Solvo-Plast)
- Compresses non stériles 5 × 5 cm [25]

  ou

  Boules de coton [26]

S'il y a présence d'irritation sous les bandes adhésives de Montgomery :

- Protecteur cutané (ex. : Cavilon) [27]
- Filet élastique (ex. : Retelast)

Remarque

- Dans certains établissements, il n'existe pas de plateau à pansement. On se fiera alors à la liste ci-dessus pour en préparer un.
- Le contenu du plateau à pansement varie selon le fabricant : nombre de pinces, présence ou non d'un champ stérile, sac à rebuts, etc. On doit connaître son contenu pour le compléter au besoin.

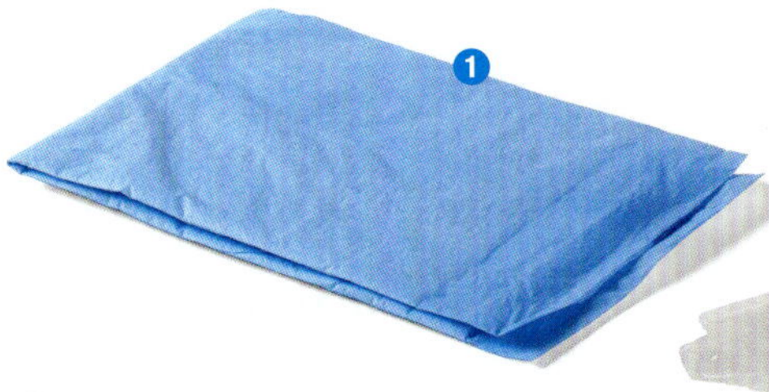
(1)

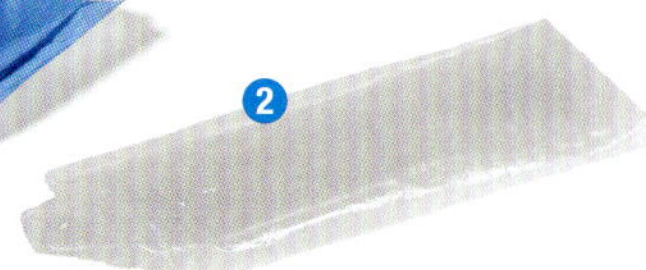
(2)

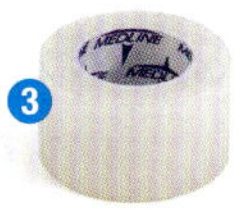
(3)

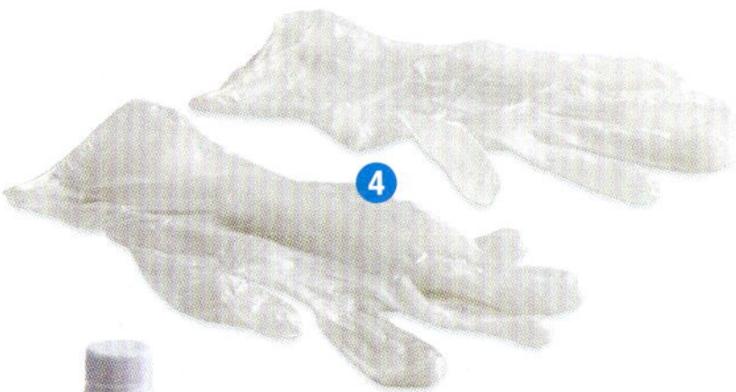
(4)

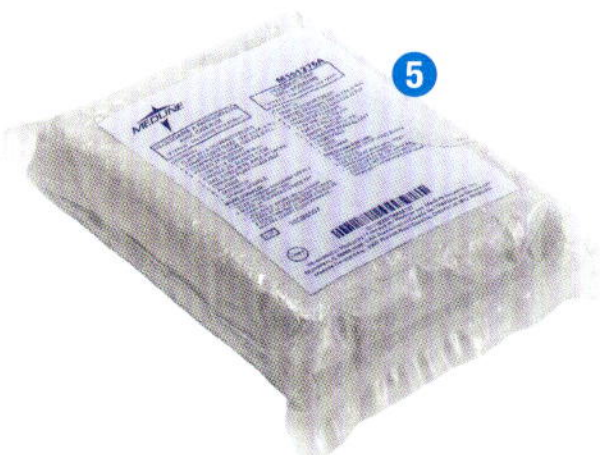
(5)

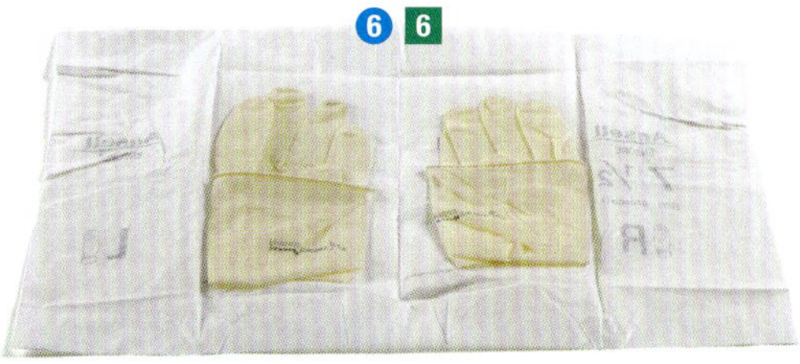
(6) [6]

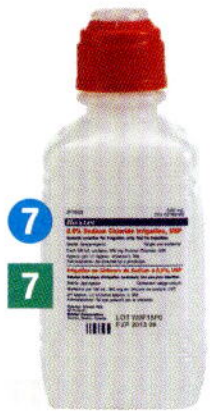
(7) [7]

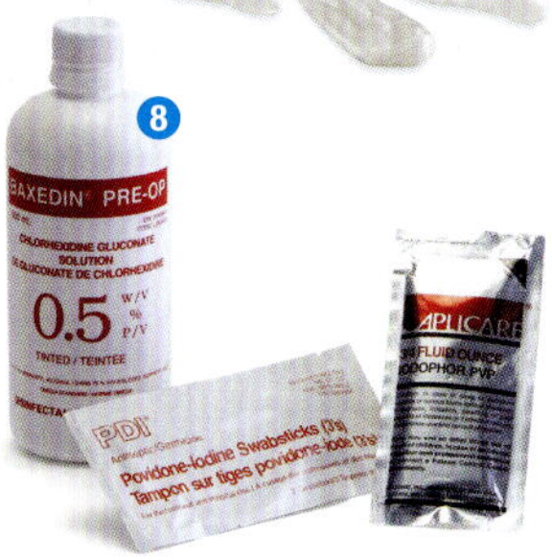

(8)

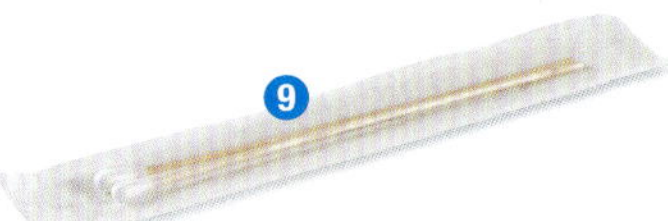
(9)

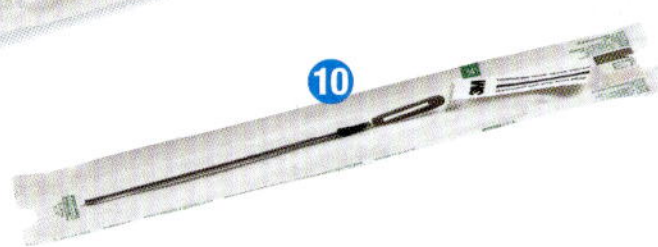
(10)

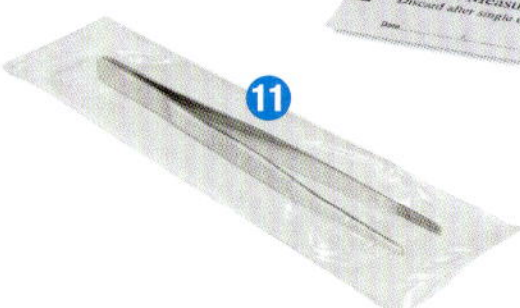
(11)

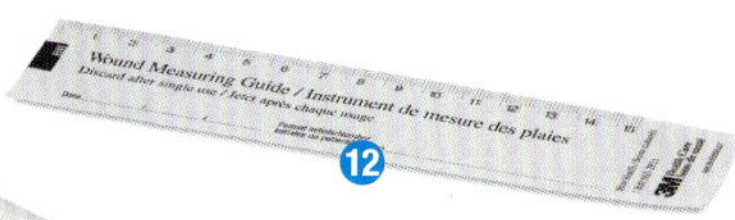

(12)

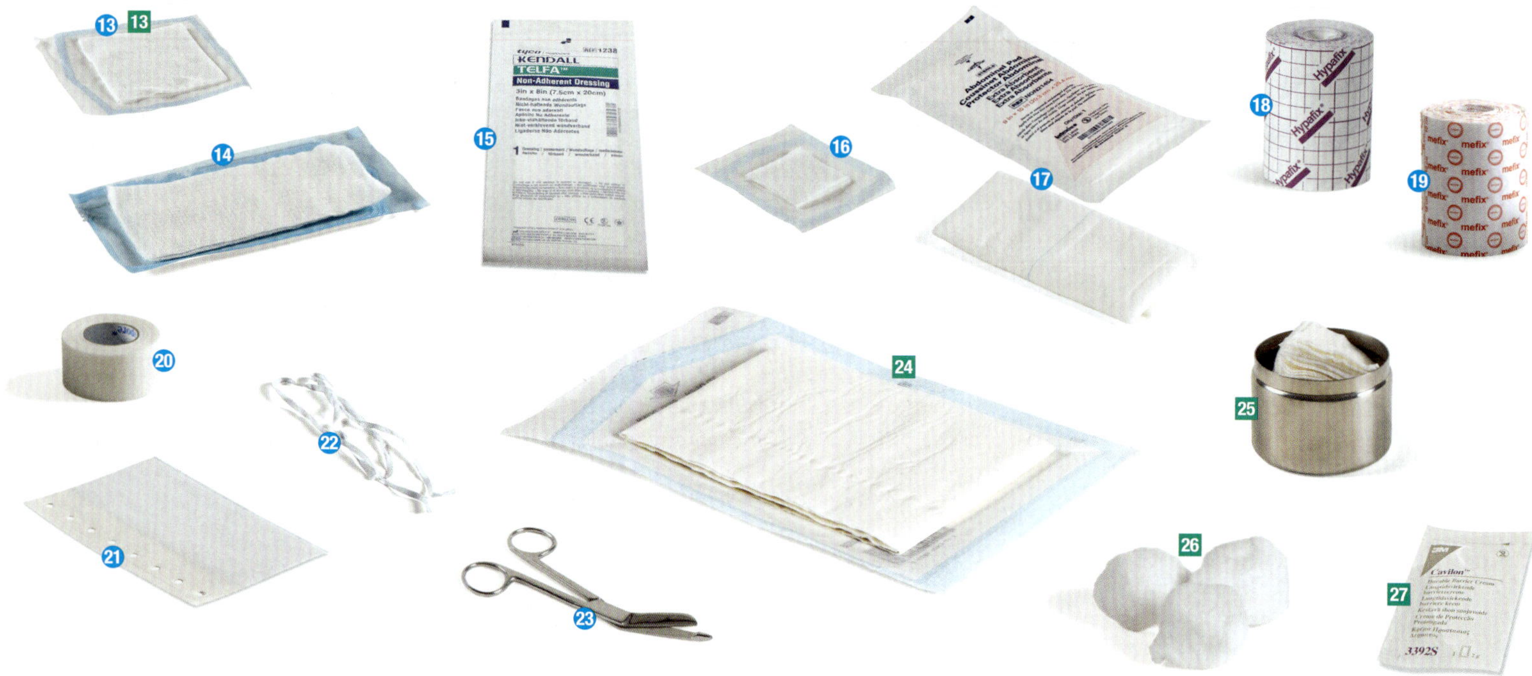

PRÉCAUTIONS ET INTERVENTIONS **avant** la réfection d'un pansement

1. ÉVALUATION

- Évaluer la douleur due à la plaie et vérifier l'heure de la dernière administration d'analgésique *afin de déterminer s'il faut administrer un analgésique avant le changement de pansement*.
- Rechercher les signes éventuels d'une infection systémique (température corporelle élevée, diaphorèse, malaises, hyperleucocytose) *afin d'aviser le médecin et de pouvoir commencer un traitement rapidement, car l'infection prolonge la phase inflammatoire et retarde le processus de cicatrisation de la plaie*.
- Évaluer l'état de santé global de la personne, *car l'anamnèse permet de détecter la présence éventuelle de facteurs pouvant nuire à la cicatrisation et influence donc les soins et les traitements*.
- Évaluer l'état nutritionnel de la personne *afin de corriger, s'il y a lieu, les carences nutritionnelles pouvant nuire à la cicatrisation de la plaie. L'écoulement d'exsudat entraîne une perte de protéines*.
- Examiner les résultats de laboratoire : protéines sériques (albumine), hémoglobine, leucocytes, facteurs de coagulation, etc. *afin de connaître les facteurs pouvant influencer la cicatrisation*.

2. INTERVENTIONS

- Consulter le dossier médical de la personne pour obtenir une description de la plaie et des informations sur son évolution *afin de déterminer les mesures à prendre pour le nettoyage et le traitement de la plaie, et afin de prévoir le matériel nécessaire aux soins*.
- Vérifier, dans le plan thérapeutique infirmier (PTI), les directives infirmières concernant l'atteinte à l'intégrité de la peau et des tissus *afin d'appliquer les interventions correspondantes*.
- Prévoir, au besoin, le port d'un équipement de protection individuelle dans les cas de risques d'éclaboussures durant les soins de la plaie *afin de se protéger contre les microorganismes pathogènes et afin d'éviter de devenir un véhicule de transmission*.

3. ENSEIGNEMENT

- Expliquer à la personne qu'elle ne doit pas toucher à la région de la plaie durant la réfection du pansement *afin d'éviter la contamination de la plaie et du matériel stérile*.

PRÉCAUTIONS ET INTERVENTIONS après la réfection d'un pansement

1. ÉVALUATION

- Évaluer la plaie ainsi que la réponse au traitement en cours à chaque changement de pansement, *car l'absence de signes d'évolution de la cicatrisation sur une période de deux à quatre semaines indique la nécessité d'une révision des interventions cliniques*.

2. INTERVENTIONS

- Vérifier régulièrement, durant le quart de travail, si l'extérieur du pansement est sec, si le pansement tient bien en place et si la plaie est couverte en permanence. Dans l'éventualité où l'extérieur du pansement est humide, refaire le pansement. *Le pansement doit pouvoir contenir en tout temps l'exsudat de la plaie pour éviter la contamination par capillarité du pansement et de la plaie. Une plaie recouverte cicatrise mieux et présente moins de risques de s'infecter.*
- Signaler au médecin l'intensification de la douleur, l'agrandissement de la plaie, la rougeur ou l'œdème de la plaie ainsi que la désunion des lèvres d'une plaie chirurgicale *afin d'appliquer rapidement les mesures nécessaires*.

3. ENSEIGNEMENT

- Demander à la personne de prévenir si le pansement est devenu inconfortable, si sa partie extérieure est devenue humide ou souillée et si sa fixation est partiellement ou complètement défaite *afin de prendre les mesures nécessaires pour prévenir la contamination de la plaie et soulager l'inconfort*.
- Expliquer à la personne l'importance d'une alimentation riche en protéines, glucides, lipides (acides gras essentiels), zinc et vitamines A, B, C et E, et l'informer des aliments dont la teneur est riche en ces éléments *afin de favoriser le processus de cicatrisation de la plaie, en particulier pour les phases de prolifération et de maturation de la plaie. L'écoulement d'exsudat entraîne une perte de protéines.*
- Informer la personne de l'importance d'une bonne hydratation (2500 mL/die) *afin de préserver l'élasticité et l'intégrité de la peau*.

4. NOTES AU DOSSIER

- Écrire dans les notes d'évolution les caractéristiques de la plaie et de l'exsudat, ainsi que les informations pertinentes concernant la procédure et l'attitude de la personne *afin de repérer les écarts par rapport à la norme et d'assurer la continuité de soins*.
  - Date et heure de la réfection du pansement
  - Localisation de la plaie : région anatomique
  - Dimensions de la plaie : longueur, largeur, profondeur
  - Lit de la plaie : types de tissus exprimés en pourcentages (nécrotiques, fibrineux, de granulation, etc.)
  - Présence d'un espace sous-jacent ou d'un sinus (tunnel) : localisation, dimensions
  - Bords de la plaie :
    Plaie sans sutures : coloration des bords de la plaie, diffus, attachés, non attachés, roulés, avec fibrose et callosités, etc.
    Plaie avec sutures : coloration des bords de la plaie, union ou désunion (déshiscence) des lèvres de la plaie, chevauchement, dénivellation, etc.
  - Peau environnante : œdème, rougeur, excoriation, macération, etc.
  - Exsudat de la plaie : type[1], quantité
  - Solution nettoyante ou antiseptique utilisée
  - Odeur de la plaie après le nettoyage : perceptible par la personne, faible à proximité de la plaie, modérée à forte dans la pièce, perceptible à l'extérieur de la pièce[2]
  - Sutures, s'il y a lieu : type, état des sutures (tension exercée par les sutures, qualité d'insertion des agrafes, etc.), etc.
  - Type de pansement appliqué
  - Réactions et collaboration de la personne

1. Les types d'exsudat (sanguin, sérosanguin, séreux, séropurulent et purulent) se définissent selon trois caractéristiques : la couleur, la consistance et la signification clinique (Ordre des infirmières et des infirmiers du Québec [OIIQ], 2007, p. 60).

2. Ces termes sont utilisés dans une échelle quantitative par le Centre de santé et de services sociaux (CSSS) de la Vieille-Capitale, 2010, p. 17.

- Inscrire au PTI – en modifiant celui-ci au besoin – les directives infirmières déterminées en fonction de l'évolution clinique de la personne et de l'efficacité des soins et des traitements, *afin d'assurer le suivi clinique*.

MISE EN SITUATION

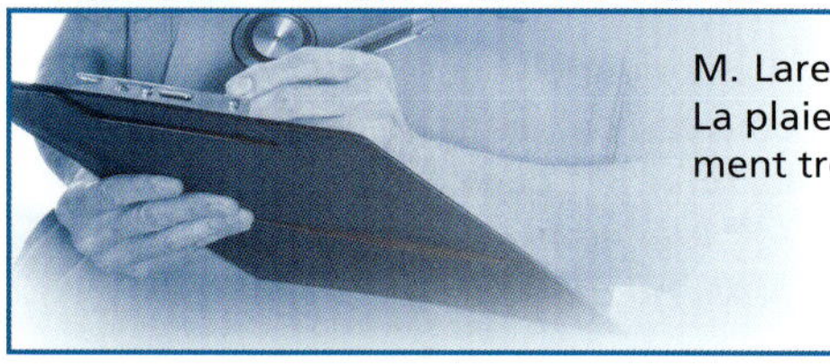

M. Larente, âgé de 19 ans, a subi une appendicectomie. La plaie s'étant infectée, le médecin a enlevé prématurément trois points de suture pour favoriser le drainage.

Ordonnance médicale au dossier

- Nettoyage de la plaie abdominale avec chlorhexidine et application de compresses humides q8h.

PROCÉDURE 8-1-1

NETTOYER UNE PLAIE ET METTRE EN PLACE UN PANSEMENT SEC OU HUMIDE

Sommaire de la procédure

1. Mesures préliminaires
2. Retrait du pansement en place, sauf la dernière compresse
3. Préparation du matériel stérile
4. Retrait de la dernière compresse
5. Nettoyage de la plaie
   - A Nettoyer une plaie non chirurgicale
   - B Nettoyer une plaie chirurgicale (avec points de suture ou agrafes)
6. Évaluation de la plaie
   - C Mesurer la plaie à partir des axes perpendiculaires
7. Application d'un pansement humide, s'il y a lieu
   - D Mettre en place un pansement humide sur une plaie superficielle
   - E Mettre en place un pansement humide sur une plaie profonde
   - F Mettre en place un pansement humide pour la technique *wet-to-dry*
8. Application d'un pansement sec (primaire ou secondaire)[3]
9. Fixation du nouveau pansement
   - G Appliquer une bande autocollante (Hypafix, Mefix)
   - H Appliquer des bandes de Montgomery

! Quels signes et symptômes vous indiqueraient que M. Larente souffre d'une infection de sa plaie ?

Étapes		Justifications	

Ne pas oublier les étapes préalables décrites dans la procédure 1-1.
Ne pas oublier les précautions et les interventions s'appliquant avant la réfection d'un pansement.

1 Mesures préliminaires

	Étapes	Justifications	
1.1	Rassembler les articles nécessaires et les placer par ordre d'utilisation sur la table de travail.	Cette disposition favorise le rappel des étapes et facilite le déroulement de la procédure.	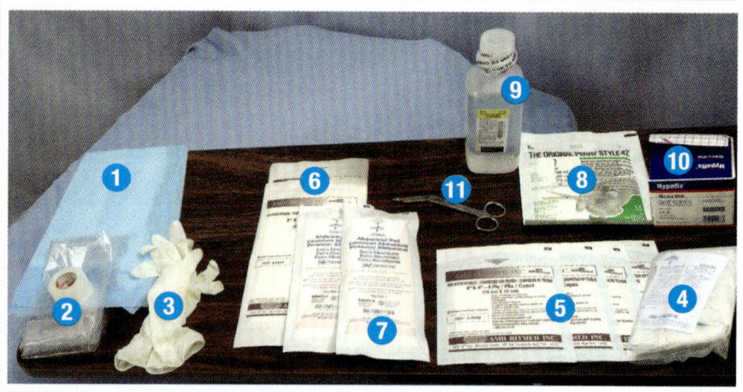
1.2	Installer confortablement la personne de manière à exposer la région de la plaie. Ne pas découvrir inutilement la personne.	Bien installée, la personne peut rester dans la position voulue pendant toute la durée des soins. En exposant bien la région à soigner, on se donne de l'aisance pour la manipulation du matériel stérile et on évite ainsi la contamination.	

3. Un pansement primaire est un pansement qui est appliqué directement sur la plaie. Un pansement secondaire est appliqué sur le pansement primaire et a pour but de protéger la plaie, d'absorber le surplus d'exsudat, de favoriser l'action optimale du pansement primaire et de contenir un pansement humide (OIIQ, 2007, p. 428).

Étapes		Justifications	
1.3	Se placer près de la plaie, à l'endroit le plus pratique pour les soins de la plaie et le changement de pansement.		
1.4	En cas de risque d'écoulement d'exsudat ou de solution, placer un piqué plastifié jetable sous la région où se situe la plaie.	Le piqué protège la literie en cas d'écoulement abondant.	
1.5	Monter la table de travail à une hauteur permettant de la glisser au-dessus de la personne alitée sans la blesser.	Lorsqu'on peut glisser la table au-dessus de la personne alitée, on respecte automatiquement un principe fondamental de l'asepsie exigeant que toute manipulation de matériel stérile se fasse au-dessus du niveau de la taille.	
1.6	Après en avoir retourné le bord supérieur, fixer le sac à rebuts avec du ruban adhésif, **à la hauteur de la taille**: au bord du lit ou à une ridelle.	L'ourlet aide à maintenir le sac ouvert et empêche la souillure de la surface extérieure du sac pour éviter une contamination de l'environnement. Avec un sac au bon endroit et à la bonne hauteur, on peut jeter les articles souillés sans passer au-dessus du champ stérile et sans le contaminer. On respecte aussi le principe selon lequel **une main gantée stérilement ne doit pas s'abaisser au-dessous du niveau de la taille**.	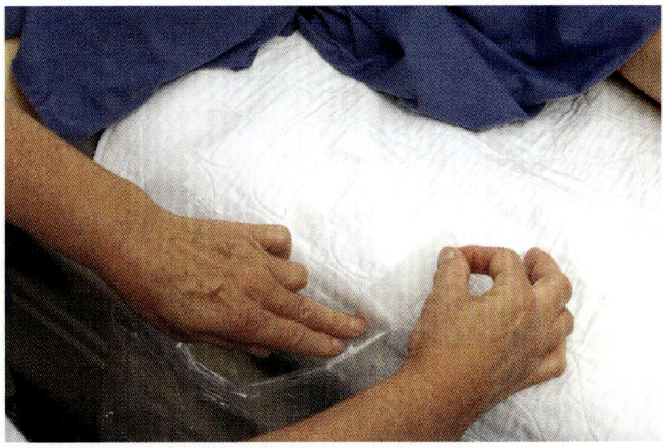

8-1

2 Retrait du pansement en place, sauf la dernière compresse

ALERTE!

On doit retirer le pansement souillé avant de sortir le matériel stérile de son emballage.	Cet ordre des manipulations permet de diminuer les risques de contamination du matériel par l'air ambiant et par le va-et-vient autour du champ stérile.

2.1	Mettre des gants propres.	Le port de gants propres évite le contact des mains avec l'exsudat de la plaie et prévient ainsi la transmission des microorganismes pathogènes.	
2.2	Enlever la fixation adhésive qui maintient le pansement en place: a) avec une main, **tendre la peau dans le sens opposé à la plaie**; b) **avec l'autre, décoller** la fixation **en tirant doucement en direction de la plaie**.	La traction sur la peau crée une certaine résistance qui permet de **tirer la bande adhésive sans abîmer la peau**. Le fait de tirer vers la plaie pour décoller le ruban adhésif permet de **réduire au minimum la tension exercée sur les sutures et la plaie**, et d'atténuer ainsi l'inconfort.	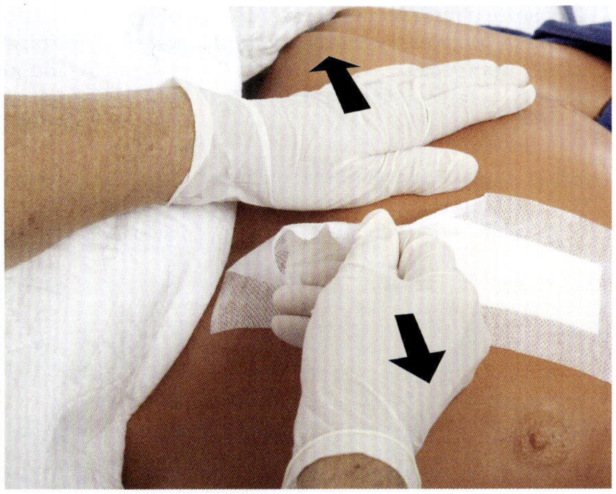

Astuce

Après avoir décollé environ 2 cm du ruban ou de la bande adhésive, la replier sur elle-même.	En faisant un rebord au ruban ou à la bande adhésive, on facilite le retrait de la fixation sans qu'elle colle aux gants.

Étapes		Justifications	
Situation particulière			
Pour le retrait du ruban adhésif, des bandes adhésives et des bandes de Montgomery en particulier, si la fixation est en place depuis plusieurs jours ou si la peau de la personne est fragile (œdémateuse, amincie par l'âge ou la corticothérapie, etc.), on peut utiliser un dissolvant (ex. : Solvo-Plast).		La chaleur et la diaphorèse augmentent l'adhérence du ruban adhésif et des bandes adhésives. Les bandes de Montgomery entraînent un taux d'humidité de la peau élevé qui explique leur forte adhérence. Le dissolvant permet de décoller plus facilement le ruban et les bandes adhésives dans ces situations, sans en abîmer la peau.	
2.3	Enlever délicatement les compresses souillées avec la main dominante, si possible une à une, **sauf la dernière**.	La dernière compresse maintient la chaleur et l'humidité de la plaie le plus longtemps possible. Elle **protège la plaie de l'exposition à l'air ambiant** et aux microorganismes pathogènes aéroportés qu'il contient.	
2.4	Observer les caractéristiques de l'exsudat (type, quantité) sur les compresses souillées. a) Déterminer le type d'exsudat : sanguin, sérosanguin, séreux, séropurulent, purulent[4]. b) Estimer le nombre de compresses souillées et leur pourcentage de saturation.	Les caractéristiques de l'écoulement donnent des indications sur l'état et l'évolution de la plaie. Le type et la quantité d'exsudat varient selon le tissu et la durée de l'inflammation de la plaie.	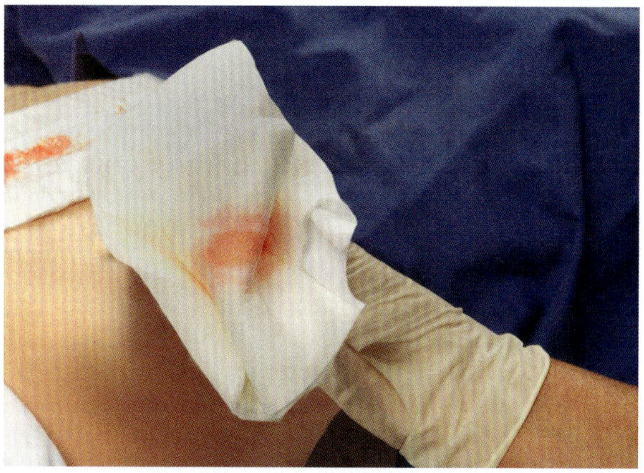
Situation particulière			
Si une ou plusieurs compresses adhèrent à la plaie, on saisit le gant souillé de la main dominante au centre de la manchette et on le retire en le retournant. Puis on prend la bouteille de NaCl 0,9 % stérile et on verse délicatement la solution sur les compresses. *Toutefois, dans la technique* wet-to-dry, ***on retire*** *la compresse sèche adhérant à la plaie* ***sans l'humecter***.		La solution de NaCl 0,9 % humecte les compresses, ce qui facilite leur retrait et permet donc d'éviter le traumatisme de la plaie et le retard de cicatrisation qui l'accompagnerait. Le principe du *wet-to-dry* est de **faire adhérer les débris cellulaires ou nécrotiques à la compresse** afin de les retirer (débridement mécanique).	
2.5	Jeter les compresses souillées dans le sac à rebuts sans toucher l'extérieur du sac.	On évite de toucher l'extérieur du sac pour empêcher la propagation de microorganismes dans l'environnement.	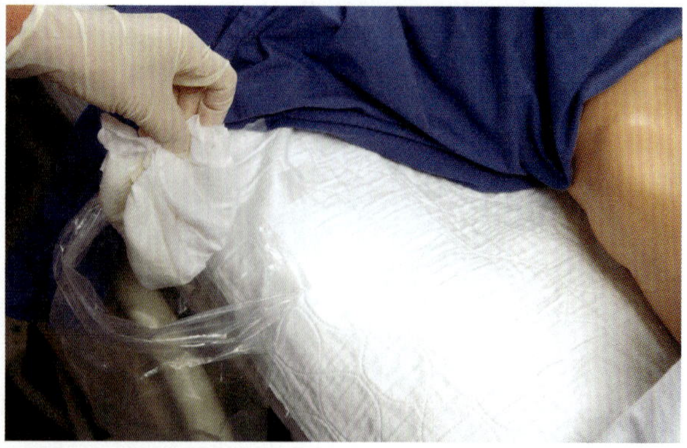

4. Dans son document sur les soins des plaies, l'OIIQ détermine cinq types d'exsudat : *sanguin* (de rouge à brunâtre), *sérosanguin* (de rougeâtre à rosé), *séreux* (clair, jaunâtre), *séropurulent* (trouble, de jaune à beige) et *purulent* (jaune, beige ou vert) (OIIQ, 2007, p. 60).

Étapes	Justifications
2.6 Retirer les gants souillés en les retournant l'un dans l'autre (voir la procédure 4-2-2, p. 131), puis les jeter dans le sac à rebuts.	Le fait de retourner les gants évite de contaminer les mains et l'environnement avec des liquides biologiques.

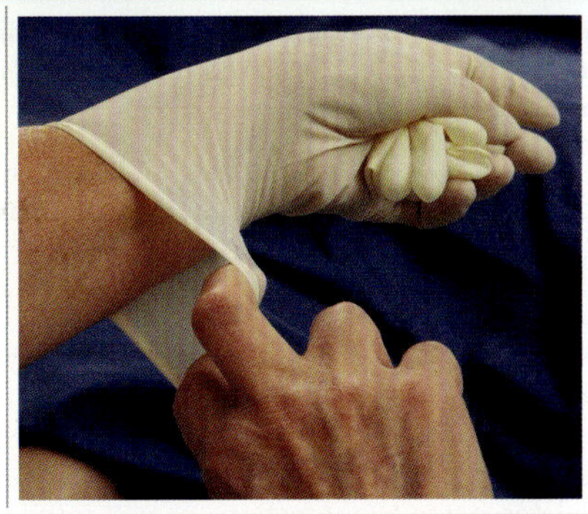

3 Préparation du matériel stérile

3.1 Déballer le plateau à pansement sur la table de travail, **en respectant l'asepsie** et en appliquant la procédure d'ouverture d'un article stérile sur une surface plane (voir la procédure 4-3-2, p. 137).	Le plateau et **l'intérieur de son emballage** constituent **une surface de travail stérile** sur laquelle on dispose le matériel stérile.

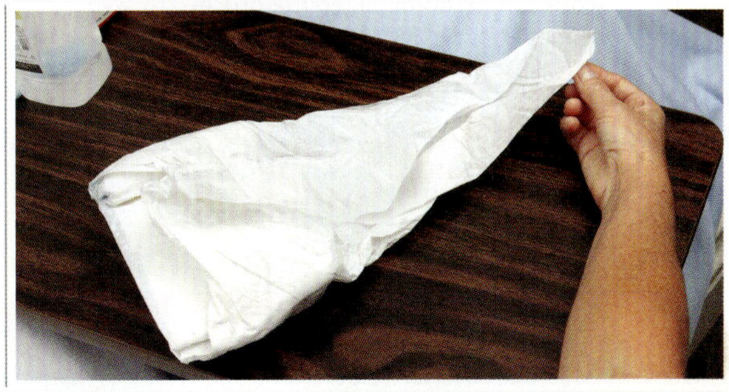

Rappel

*On considère que **les bords** du champ stérile sont **contaminés sur 2,5 cm**.*

Les **manipulations d'ouverture** du champ stérile en **contaminent les bords**.

Remarque

En l'absence de plateau à pansement, on ouvre l'emballage d'un récipient stérile en appliquant la procédure d'ouverture d'un article stérile sur une surface plane (voir la procédure 4-3-2, p. 137) et on utilise l'intérieur de l'emballage comme champ stérile.

L'intérieur de l'emballage d'un récipient stérile constitue un champ stérile.

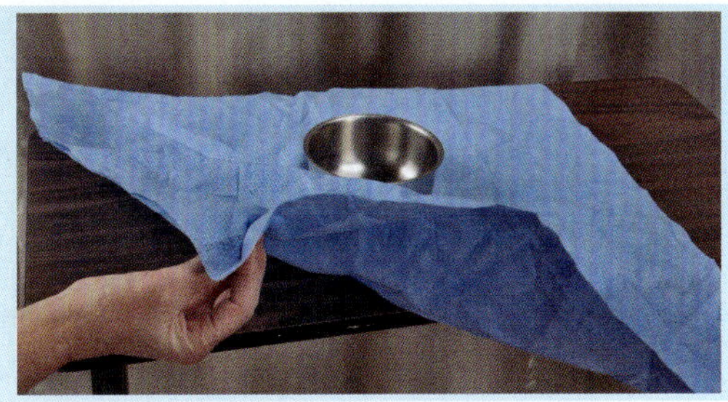

3.2 Si le plateau à pansement contient un champ stérile, le déployer et le placer près de la plaie ou sous la région de la plaie (voir la procédure 4-3-1, p. 135) :	On augmente la surface de travail stérile et l'aisance dans la manipulation du matériel stérile. On protège également la literie de l'écoulement pouvant provenir de la plaie.
a) Avec la main dominante, saisir un coin du champ stérile et le déplier, puis avec l'autre main saisir le coin adjacent.	
b) Déposer le bord libre du champ près de la plaie, puis ramener les mains vers soi pour déposer l'autre bord.	En recouvrant la peau environnant la plaie, on augmente la surface de travail stérile, pour une plus grande aisance dans la manipulation des articles.
ou	

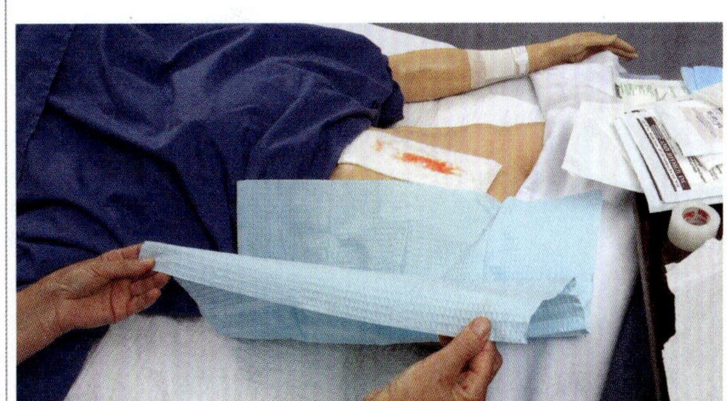

Étapes		Justifications	
	Glisser le champ sous la partie du corps où se situe la plaie en gardant les bras écartés, à l'extérieur du champ stérile.	On protège la literie des écoulements pouvant provenir de la plaie. En gardant les bras écartés et à l'extérieur du champ stérile, on en prévient la contamination.	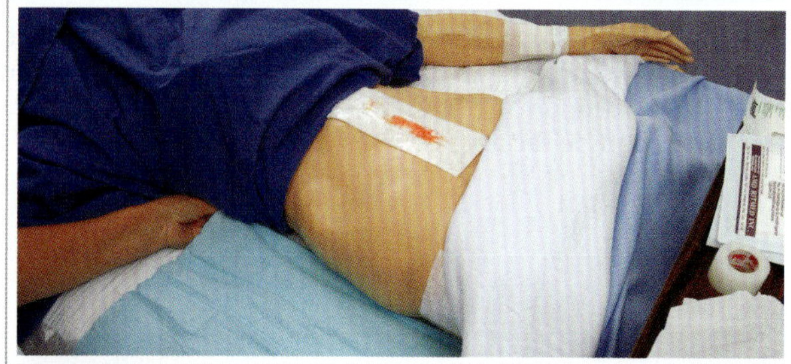
3.3	Déballer et déposer, sur l'intérieur de l'emballage du plateau à pansement, le matériel nécessaire à la réfection d'un pansement, selon le type de plaie et la quantité d'exsudat : compresses, coussinet abdominal (voir la procédure 4-3-1, p. 135).	La préparation adéquate du matériel permet d'éviter les déplacements inutiles ou la nécessité d'une tierce personne.	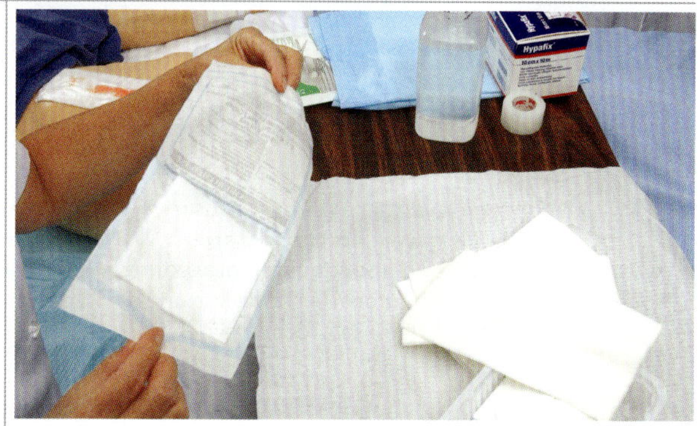 **Méthode par bascule**
ALERTE!			
	Le déballage du matériel ne doit jamais se faire au-dessus du champ stérile.	Les microorganismes présents sur la face externe des emballages pourraient contaminer le champ stérile.	
Rappel			
	On ne peut laisser sans surveillance le champ et le matériel stériles.	Seule une surveillance constante du champ et du matériel stériles permet de s'assurer qu'ils sont exempts de toute contamination.	
3.4	**Dévisser le bouchon** de la bouteille de solution nettoyante (NaCl 0,9 %) ou antiseptique **et le laisser en place**.	L'utilisation de la solution de NaCl 0,9 % prévient la destruction des nouvelles cellules épithéliales. Mais lorsqu'une plaie est infectée, c'est la solution antiseptique prescrite qu'on doit utiliser. **On évite que la solution soit exposée trop longtemps aux organismes pathogènes aéroportés.**	
3.5	Ouvrir l'emballage des gants stériles et mettre un gant à la main dominante (voir la procédure 4-2-1, p. 128).	La main dominante manipulera le matériel avec plus d'aisance que l'autre main.	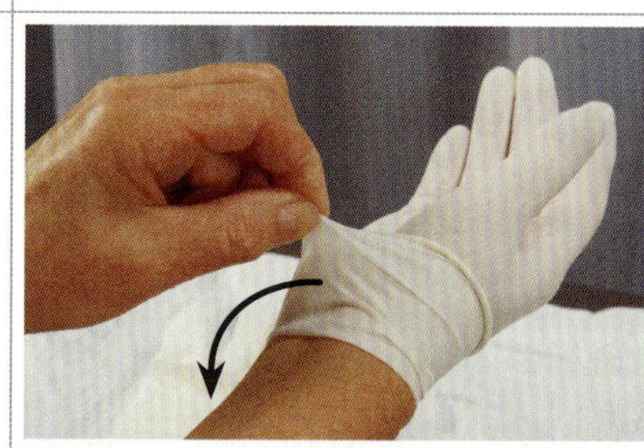
3.6	Avec la **main gantée**, ranger le matériel stérile : a) Dégager les compartiments du plateau à pansement. b) Placer le plateau près du bord du champ stérile en respectant la bordure de 2,5 cm considérée comme contaminée.	La main gantée stérilement permet de **manipuler le matériel stérile**. On libère les compartiments où l'on doit verser la solution nettoyante ou antiseptique pour ne pas mouiller les compresses. La proximité du plateau en bordure du champ facilite son accès et dégage la partie distale du champ, ce qui augmente la surface stérile de travail.	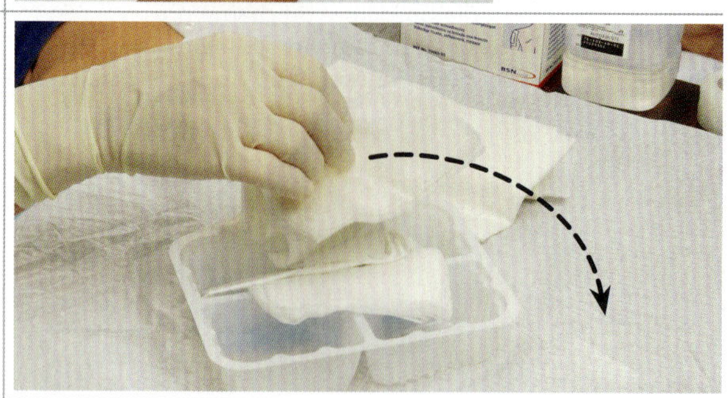

Étapes	Justifications
3.7 Avec la main non gantée, enlever le bouchon de la bouteille de solution nettoyante ou antiseptique et le déposer sur la surface septique de la table en dirigeant **l'intérieur vers le haut**.	On **garde l'intérieur du bouchon stérile** en faisant en sorte qu'il ne soit pas en contact avec la surface septique de la table.

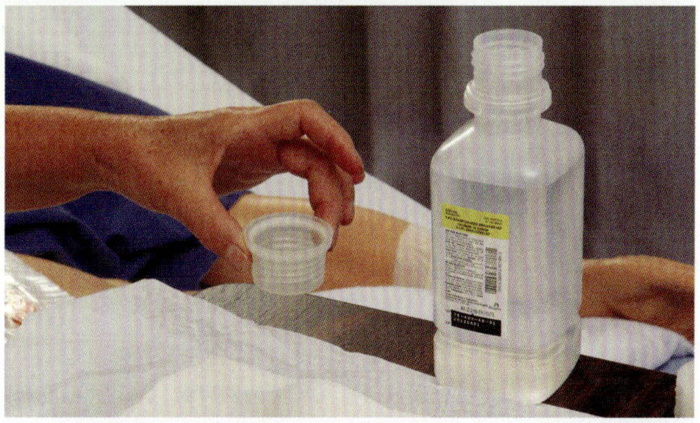

Étapes	Justifications
3.8 Avec la main non gantée placée à 10 cm au-dessus du plateau à pansement, verser la solution nettoyante (NaCl 0,9 %) ou antiseptique dans un des compartiments, en **évitant les éclaboussures**. Remettre le bouchon sur la bouteille (voir la procédure 4-3-7, p. 151).	Un champ stérile **perméable** qui est mouillé devient **contaminé par capillarité**. Une hauteur de 10 cm permet d'éviter que le fond de la bouteille touche le champ stérile. L'écoulement d'une solution **à une hauteur trop élevée risque d'éclabousser** le champ stérile. Un champ stérile perméable qui est mouillé devient contaminé par capillarité.

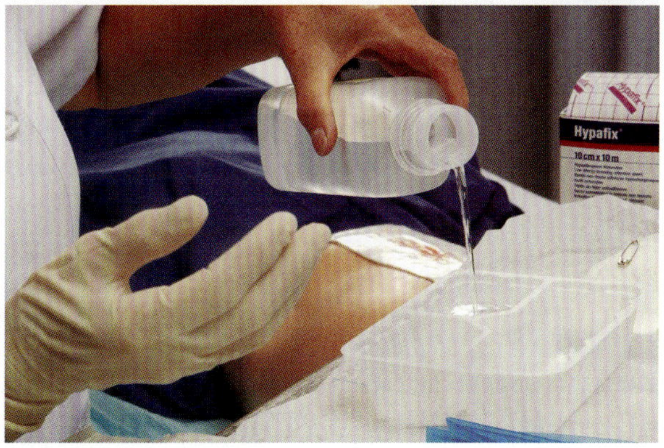

Rappel

Une bouteille à usage multiple de solution de NaCl 0,9 % doit être jetée 24 heures après son ouverture. *Dès qu'on ouvre une nouvelle bouteille de NaCl 0,9 %, on inscrit la date et l'heure de son ouverture.*	Au bout de 24 heures après l'ouverture, la solution contenue dans la bouteille est considérée comme contaminée par les microorganismes aéroportés et par les multiples manipulations.

Étapes	Justifications
3.9 Avec la main non gantée, **glisser la table de travail au-dessus de la personne alitée**.	Cette position de la table de travail fait en sorte que **le matériel stérile soit accessible** et **reste dans le champ de vision**.

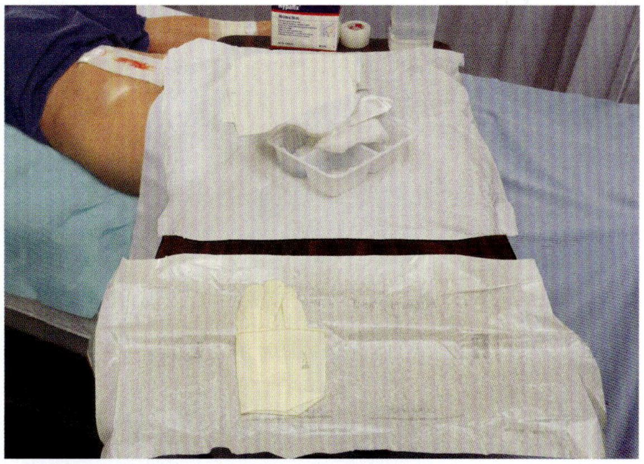

Étapes	Justifications
3.10 Enfiler le deuxième gant stérile. a) Saisir le deuxième gant stérile avec la main gantée. b) Avec la main non gantée, chiffonner l'emballage des gants et le jeter dans le sac à rebuts. c) Mettre le deuxième gant stérile.	La manipulation du matériel avec les deux mains gantées facilite la réfection du pansement et diminue le risque de contamination.

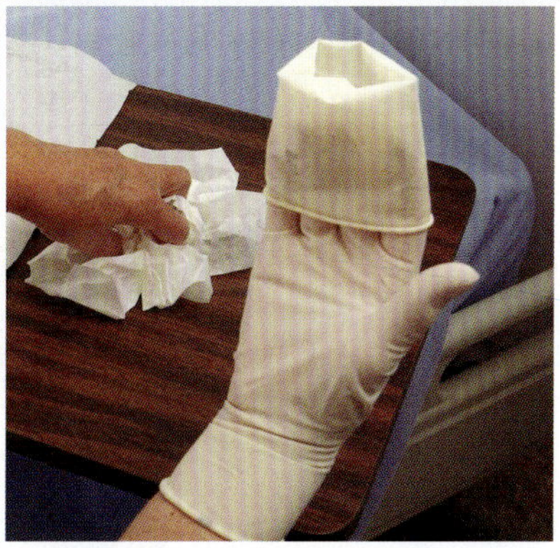

Étapes		Justifications	
3.11	Disposer le matériel stérile :		
	a) Empiler les compresses en commençant par la dernière à appliquer (sur le dessus du pansement) et en terminant par la première à appliquer (directement sur la plaie).	On respecte l'ordre d'application des compresses pour limiter les manipulations du matériel.	
	b) Placer les autres articles par ordre d'utilisation.	Cette disposition favorise le rappel des étapes et facilite le déroulement de la procédure.	

4 Retrait de la dernière compresse

4.1	Prendre une pince stérile et enlever la dernière compresse.	En retirant la dernière compresse le plus tard possible, on évite une exposition prolongée aux microorganismes aéroportés. On maintient également la chaleur et l'humidité de la plaie. L'utilisation d'une pince stérile prévient le contact du gant avec l'exsudat de la plaie avant son nettoyage.	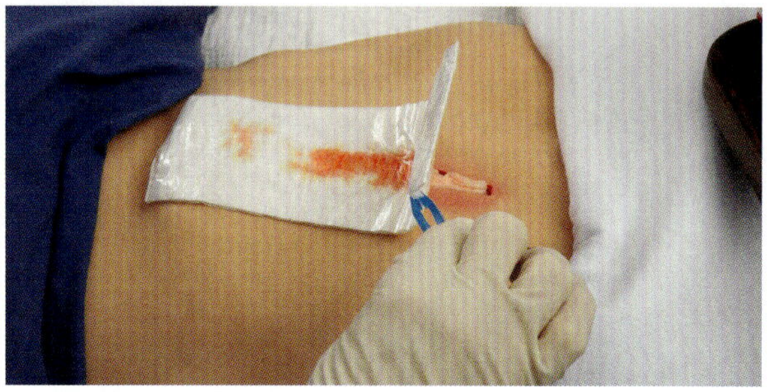
4.2	Observer les caractéristiques de l'exsudat (type et quantité) sur la compresse.	Les caractéristiques de l'écoulement donnent des indications sur l'état et l'évolution de la plaie.	
4.3	Jeter la compresse et la pince dans le sac à rebuts.		

Situation particulière

Si l'on doit récupérer la pince pour une stérilisation future, la laisser tomber délicatement sur le bord du champ considéré comme contaminé (2,5 cm), le plus éloigné de soi.

En déposant la pince sur le bord du champ considéré comme contaminé, on évite la contamination de la partie stérile du champ et de la table de travail par les liquides biologiques.

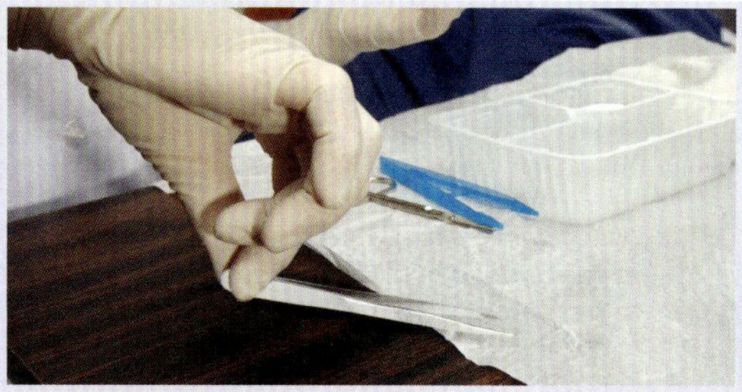

5 Nettoyage de la plaie

5.1	Préparer, une par une, plusieurs compresses imbibées de solution nettoyante ou antiseptique en appliquant l'une des trois méthodes A, B ou C.		

Remarque

Dans le cas d'une plaie chirurgicale, l'Association québécoise d'établissements de santé et de services sociaux (AQESSS, 2009) recommande le port de gants stériles pour la manipulation des articles stériles.

MÉTHODE A
Avec deux pinces stériles

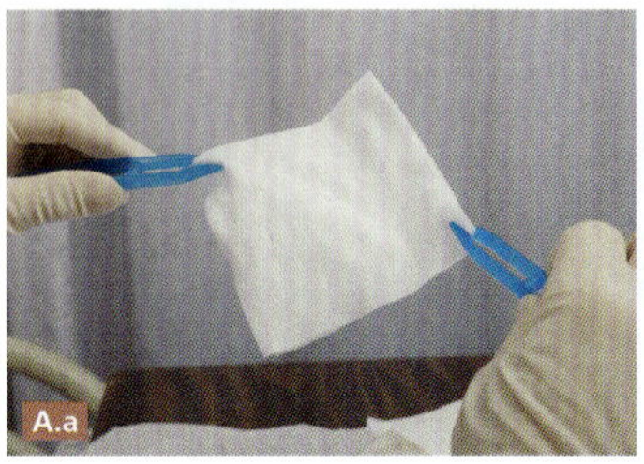

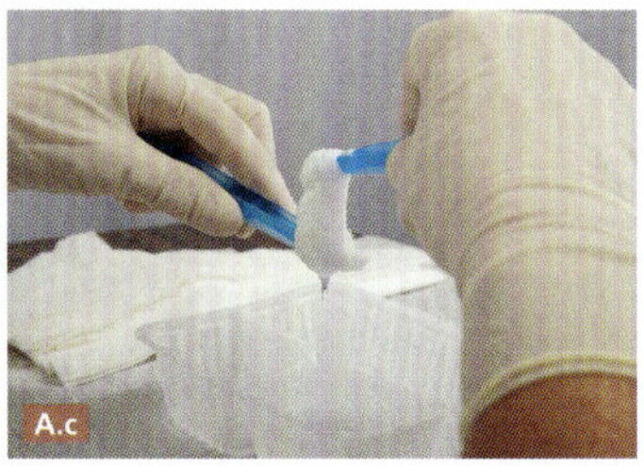

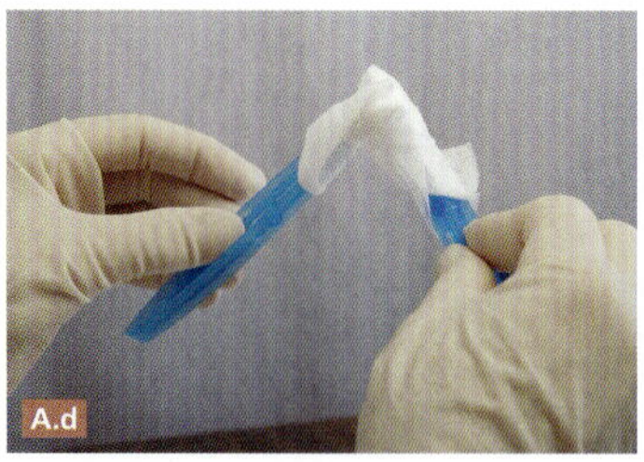

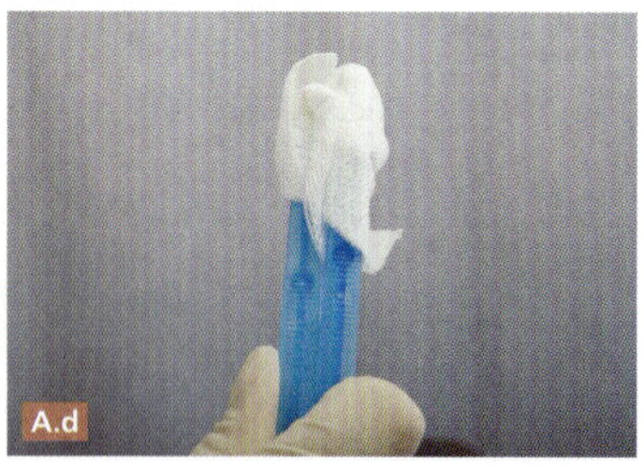

Étapes	Justifications

a) Saisir les deux coins opposés d'une compresse avec deux pinces.

b) Tremper la compresse dans la solution nettoyante ou antiseptique.

c) Essorer la compresse en l'enroulant avec la main dominante autour de la pince tenue par la main non dominante. Refaire le mouvement dans l'autre sens, au besoin.

d) Ramener les deux pinces l'une contre l'autre et les tenir ensemble avec la main dominante.

MÉTHODE B

Avec une pince stérile et des gants stériles

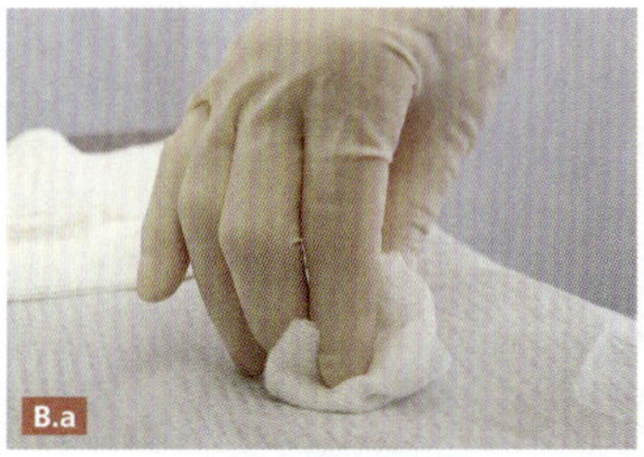
B.a

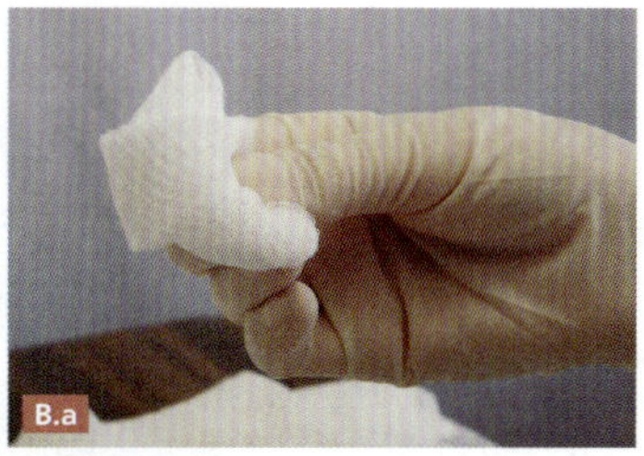
B.a

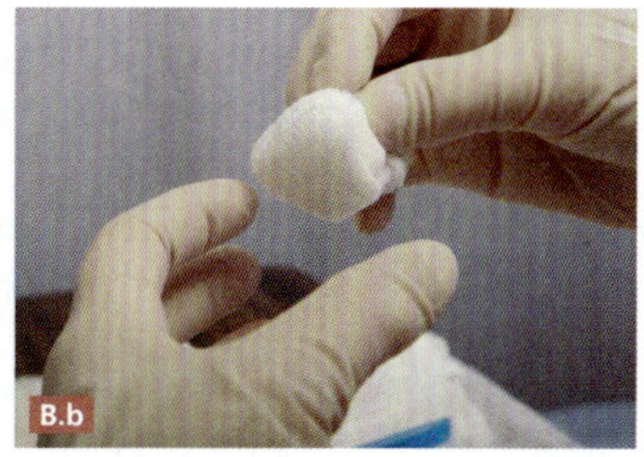
B.b

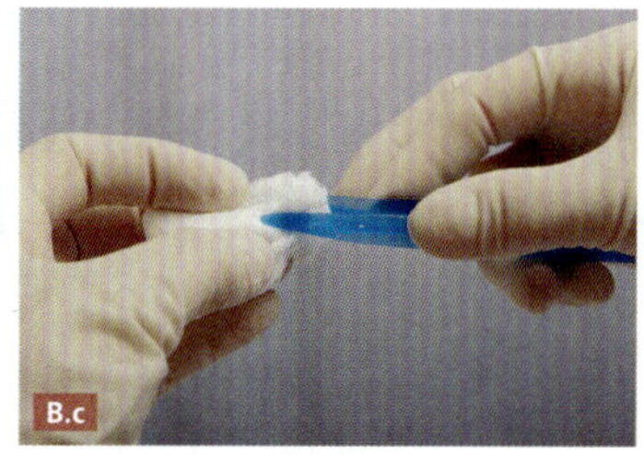
B.c

a) Avec la main dominante, saisir les quatre coins de la compresse.

b) Avec la main non dominante, saisir le tampon ainsi formé.

c) Avec la main dominante, prendre une pince et s'en servir pour saisir les quatre coins réunis de la compresse.

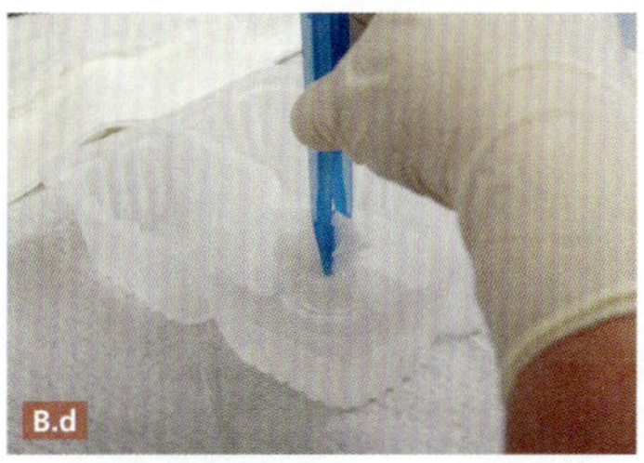
B.d

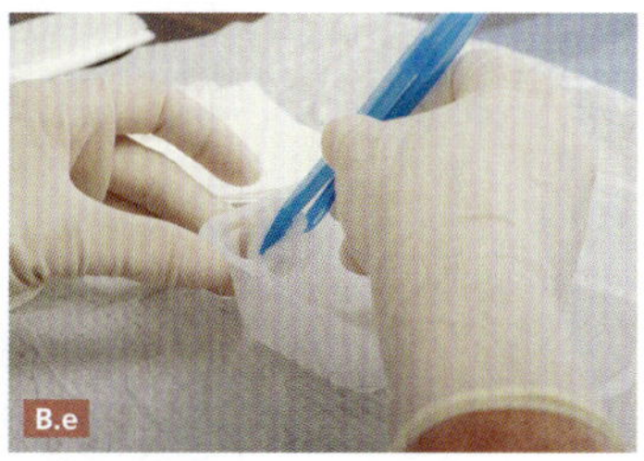
B.e

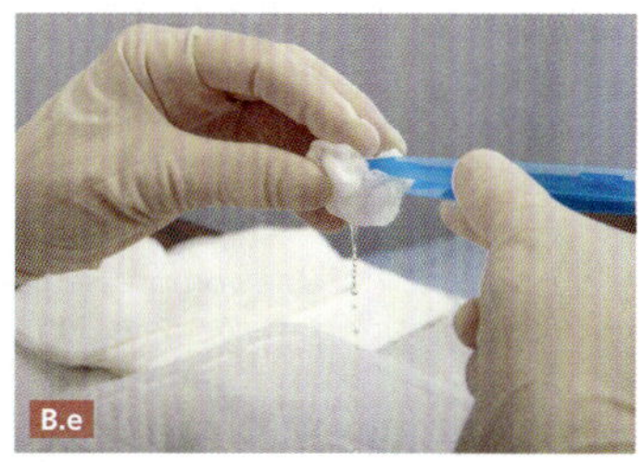
B.e

d) Tremper la compresse dans la solution nettoyante ou antiseptique.

e) Essorer la compresse en la pressant contre la paroi du contenant ou entre les doigts de la main non dominante.

MÉTHODE C

Avec deux gants stériles

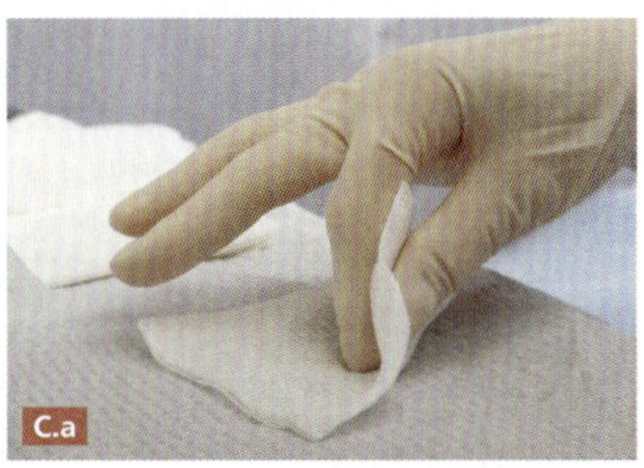
C.a

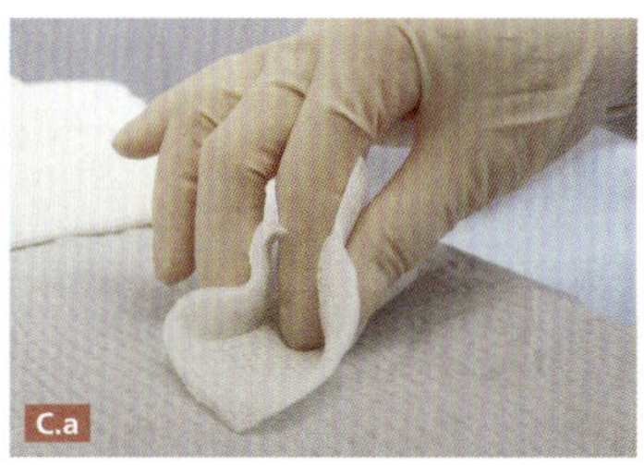
C.a

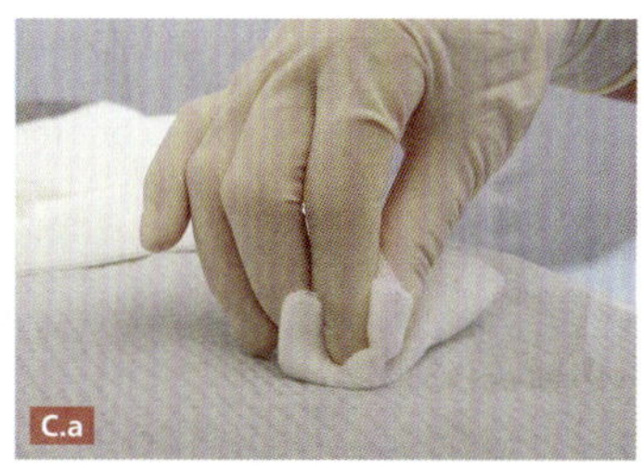
C.a

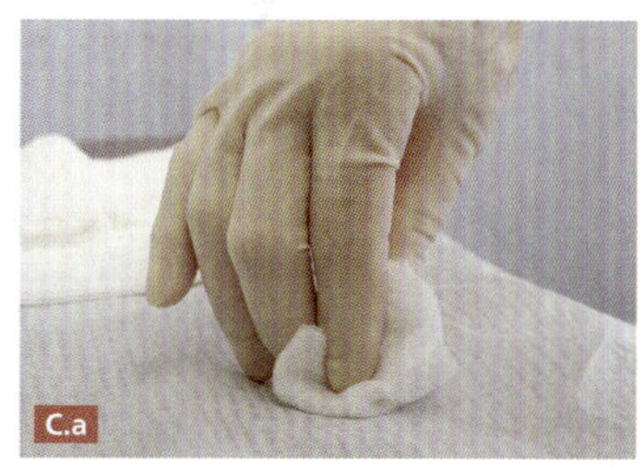
C.a

a) Saisir les quatre coins de la compresse avec la main dominante.

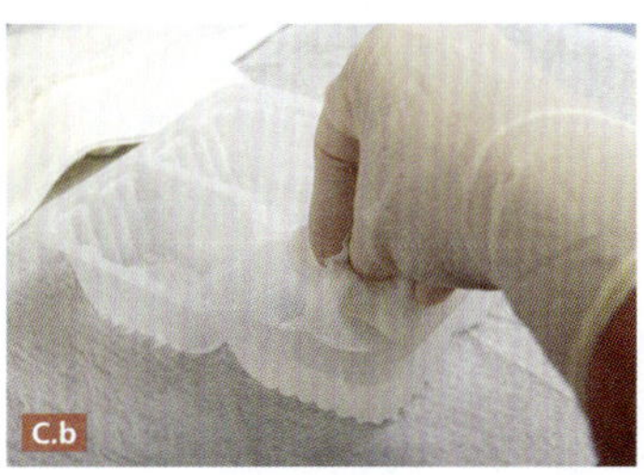
C.b

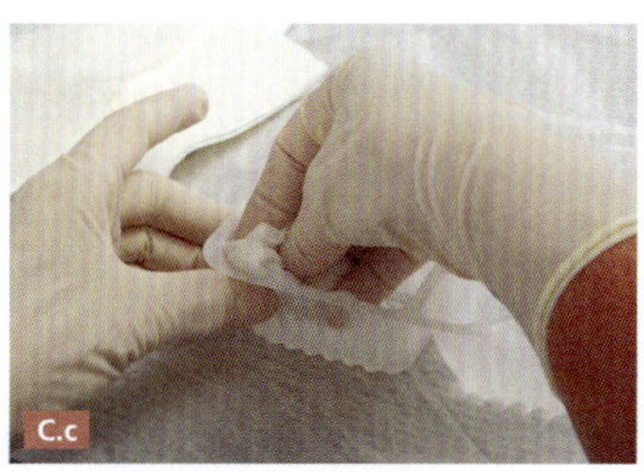
C.c

Essorer contre le plateau.

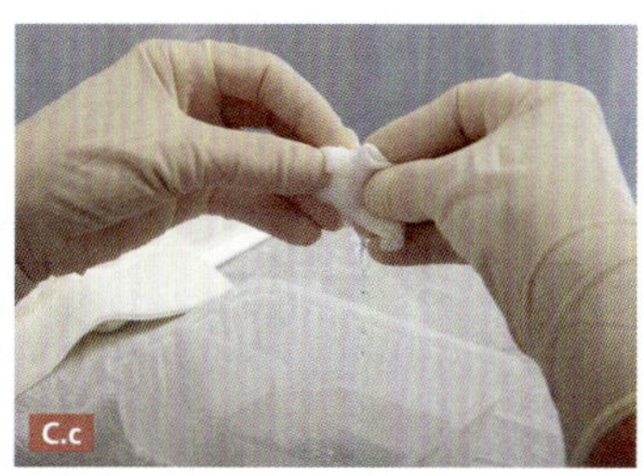
C.c

Essorer avec la main.

b) Tremper la compresse dans la solution nettoyante ou antiseptique.

c) Essorer la compresse en la pressant contre la paroi du contenant ou entre les doigts de la main.

Remarque

Au moment du nettoyage, un surplus de liquide risque de s'écouler d'une région plus contaminée vers une région moins contaminée ou préalablement nettoyée.

Étapes		Justifications	
5.2	Nettoyer la plaie avec la ou les compresses imbibées de solution nettoyante ou antiseptique.		
A	NETTOYER UNE PLAIE NON CHIRURGICALE		
A.1	Nettoyer la plaie en la tamponnant délicatement **de la région la moins contaminée vers la région la plus contaminée** de la façon suivante :	Un nettoyage dans la bonne direction **prévient l'introduction de microorganismes dans la plaie** nettoyée. On tamponne légèrement, car un essuyage énergique abîmerait les nouveaux fibroblastes.	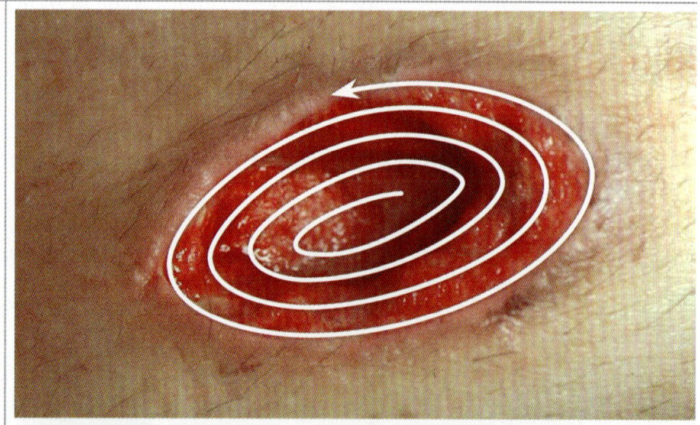
	a) Partir du centre de la plaie et effectuer un mouvement de spirale allant vers les bords de la plaie.	Le lit de la plaie est considéré comme moins contaminé que les bords, et ceux-ci sont considérés comme moins contaminés que la peau au pourtour de la plaie. Le nettoyage en spirale prévient l'introduction de microorganismes sur la région déjà nettoyée.	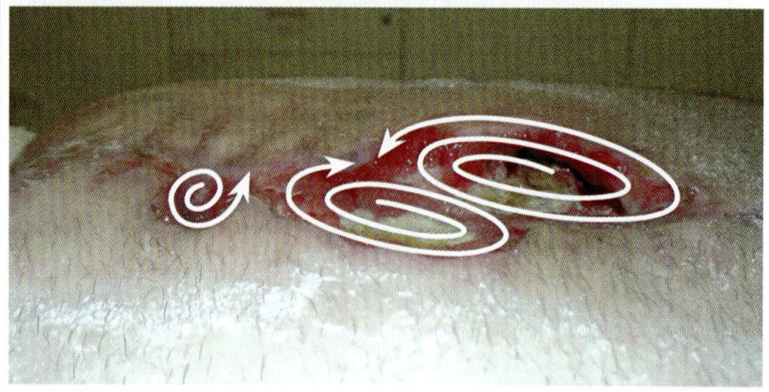
	b) Changer la compresse dès qu'elle est souillée ou qu'elle touche aux bords de la plaie. c) Recommencer le mouvement en spirale à partir du centre de la plaie, jusqu'à avoir retiré tout l'exsudat de la plaie. d) Une fois la plaie nettoyée, prendre une dernière compresse et nettoyer les bords de la plaie et la peau au pourtour de la plaie.	Une compresse partiellement saturée devient moins efficace pour le nettoyage de la plaie et une compresse touchant aux bords de la plaie est considérée comme contaminée. Le nettoyage de la plaie favorise le processus de cicatrisation en débarrassant la plaie de ses débris cellulaires et de son exsudat. En nettoyant une surface suffisante autour de la plaie, on diminue la concentration de la flore résidente de la peau et on réduit le risque d'infection.	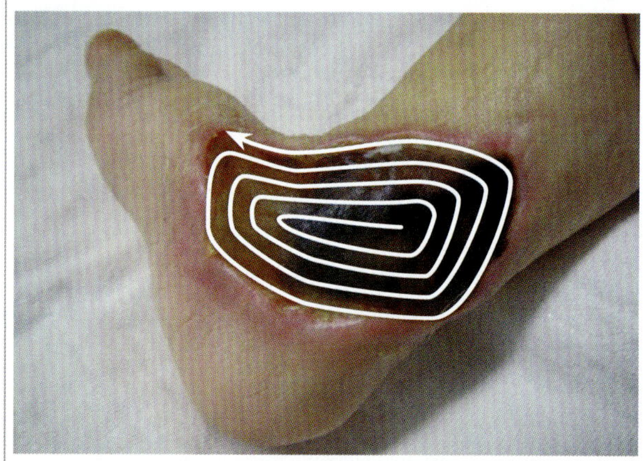
A.2	Assécher la peau au pourtour de la plaie avec des compresses, **sans toucher au lit de la plaie**.	Le lit d'une plaie doit **rester humide pour une meilleure cicatrisation**, dans le cas d'une plaie ouverte.	
B	NETTOYER UNE PLAIE CHIRURGICALE (AVEC POINTS DE SUTURE OU AGRAFES)		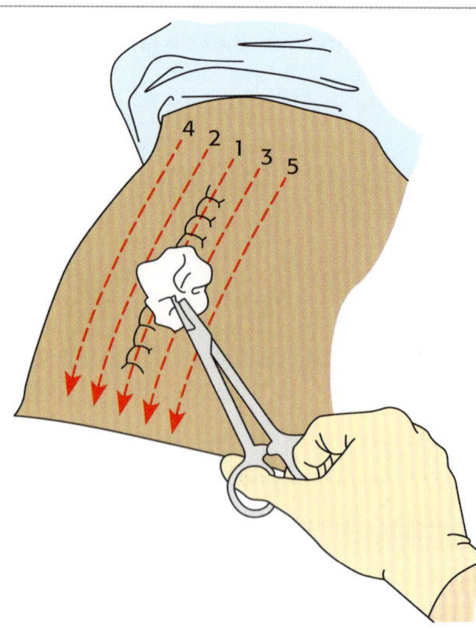
B.1	Tamponner délicatement la plaie **de la région la moins contaminée vers la région la plus contaminée**.	Les changements de compresses permettent de **ne pas contaminer les régions déjà nettoyées**. Un essuyage énergique abîmerait les nouveaux fibroblastes.	

Étapes	Justifications
Prendre une compresse pour chacune des étapes suivantes : a) Nettoyer la **ligne d'incision** d'une extrémité à l'autre. S'il y a lieu, procéder du haut vers le bas.	La **partie** centrale de la plaie est considérée comme **la moins contaminée**.

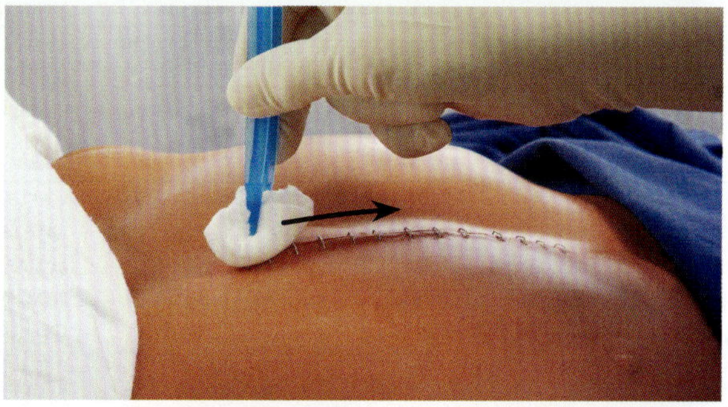

Étapes	Justifications
b) Nettoyer un côté de la plaie, sur les **sites d'insertion des points de suture ou des agrafes**, s'il y a lieu. Nettoyer de même l'autre côté de la plaie, sur les sites d'insertion des points de suture ou des agrafes, s'il y a lieu.	Les **parties latérales** de la plaie sont considérées comme **plus contaminées que** la partie centrale ou **la ligne d'incision**.

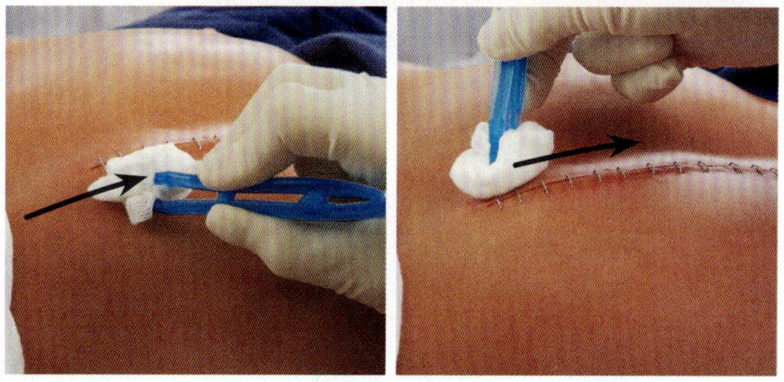

Remarque

On utilise au besoin des tiges de coton pour nettoyer les sites d'insertion des sutures.	Les tiges de coton facilitent le nettoyage du sang séché et des débris cellulaires au pourtour des sutures.

Étapes	Justifications
c) Continuer de nettoyer les **parties latérales** en s'éloignant **de la plaie** de façon à nettoyer toute la surface qui sera couverte par le pansement.	En nettoyant une surface suffisante autour de la plaie, on diminue **la concentration de la flore résidente de la peau** et on réduit le risque d'infection.

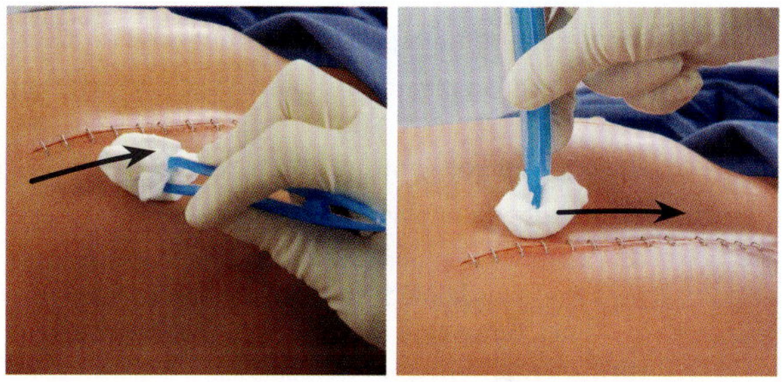

ALERTE!

Le peroxyde d'hydrogène (H_2O_2) peut aider à nettoyer une plaie avec croûte (exsudat ou sang séché). Toutefois, il ne faut pas trop insister. Ce sont les nettoyages répétés qui viendront à bout de la croûte.	Un nettoyage excessif risque de provoquer un saignement et de rendre la plaie plus vulnérable à l'infection. De plus, un essuyage énergique abîmerait les nouveaux fibroblastes.

B.2 Assécher les parties latérales droite et gauche de la plaie sans toucher à la ligne d'incision, en changeant de compresse.

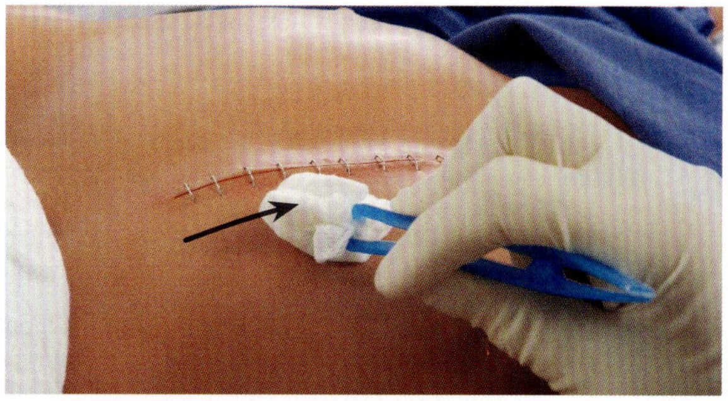

6 Évaluation de la plaie

Remarque

L'évaluation de la plaie se fait toujours après le nettoyage.	L'exsudat et les divers débris en contact avec le lit de la plaie pourraient en modifier l'aspect réel et en fausser l'évaluation.

Étapes	Justifications
	L'évaluation de l'odeur se fait après le nettoyage de la plaie, afin de bien sentir l'odeur du lit de la plaie et non celle des bactéries de surface contenues dans l'exsudat.
	Certains types de pansements interagissent avec le lit de la plaie. L'odeur caractéristique qui se dégage ne doit pas être confondue avec celle de l'infection.
En présence d'un écoulement douteux, à cette étape-ci, on peut effectuer un prélèvement pour une culture et un antibiogramme (voir la procédure 6-1-5, p. 202).	La culture et l'antibiogramme permettent d'identifier les microorganismes en cause et de choisir le traitement approprié.

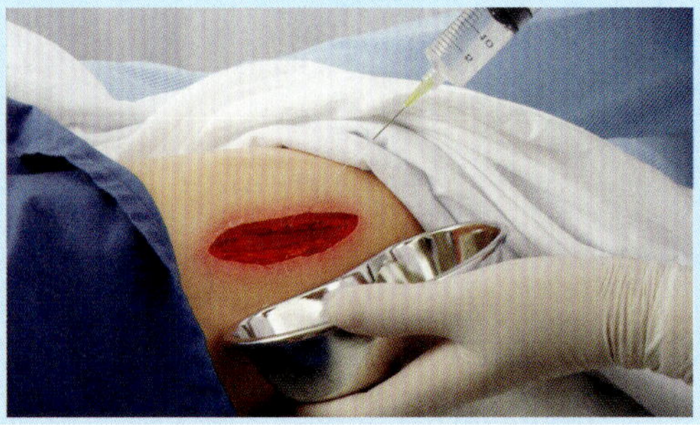

6.1 Observation

Observer les caractéristiques de la plaie.

Cet examen permet d'évaluer l'évolution de la cicatrisation et de détecter les signes d'inflammation et d'infection.

Plaie non chirurgicale

a) Localisation de la plaie : région anatomique
b) Dimensions de la plaie : longueur, largeur, profondeur
c) Lit de la plaie : types de tissus exprimés en pourcentages (nécrotiques, fibrineux, de granulation, etc.)
d) Présence d'un espace sous-jacent ou d'un sinus (tunnel) : localisation, dimensions
e) Bords de la plaie : diffus, attachés, non attachés, roulés, avec fibrose et callosités, etc.
f) Peau environnante : œdème, rougeur, excoriation, macération, etc.
g) Exsudat de la plaie : type, quantité
h) Odeur de la plaie : perceptible par la personne, faible à proximité, modérée à forte dans la pièce, perceptible à l'extérieur de la pièce

Plaie chirurgicale

a) Localisation de la plaie : région anatomique
b) Bords de la plaie : coloration, union des lèvres de la plaie, désunion (déhiscence), chevauchement, dénivellation, etc.
c) Peau environnante : œdème, rougeur, excoriation, macération, etc.
d) Sutures : type (points séparés, points matelassés, agrafes, etc.), tension exercée par les points de suture, qualité d'insertion des agrafes (perpendiculairement à l'incision, égale distance de chaque côté, etc.)

6.2 Palpation

Avec la pulpe de trois doigts, presser doucement les couches cutanées profondes au pourtour immédiat de la plaie non chirurgicale ou de la plaie chirurgicale, à l'extérieur des sutures, pour déceler une éventuelle induration anormale.

La pulpe des doigts contient de nombreuses terminaisons nerveuses qui permettent une meilleure discrimination tactile.

La palpation renseigne sur l'état des structures sous-jacentes et sur la présence éventuelle d'un processus inflammatoire causé notamment par une infection ou une accumulation d'exsudat.

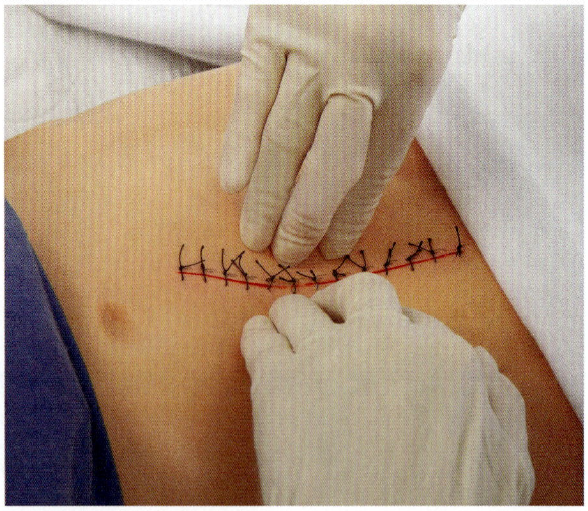

Étapes		Justifications	
Remarque			
	La présence éventuelle d'une induration de chaque côté de l'incision chirurgicale est normale durant le processus de cicatrisation. Toutefois, cette induration ne doit pas être accompagnée de signes et symptômes d'infection.	Il est possible de sentir une zone d'induration de chaque côté d'une incision chirurgicale entre le cinquième et le neuvième jour suivant l'intervention. Elle témoigne d'un processus de cicatrisation normal.	
C	MESURER UNE PLAIE À PARTIR DES AXES PERPENDICULAIRES		
Remarque			
	Il existe plusieurs techniques pour mesurer une plaie. Les mesures linéaires sont les plus utilisées dans la pratique clinique.	Les mesures linéaires sont fréquemment utilisées parce qu'elles conviennent mieux à la pratique clinique.	
	La mesure selon les axes perpendiculaires est la technique privilégiée.	Des études récentes ont prouvé que la mesure selon les axes perpendiculaires est valable et fiable (van Rijswijk et Catanzaro, 2007).	
C.1	Avec une règle graduée jetable, mesurer la plaie dans son axe le plus long (longueur). Mémoriser le chiffre obtenu pour l'écrire plus tard dans le dossier.		
C.2	Mesurer la plaie selon un axe perpendiculaire à l'axe le plus long (angle de 90°) et dans la partie la plus large (largeur). Mémoriser le chiffre obtenu pour l'écrire plus tard dans le dossier.		
C.3	Mesurer la profondeur de la plaie:	Cette mesure permet d'évaluer la formation du tissu de granulation, qui se développe au cours de la phase de prolifération du processus de cicatrisation.	
	a) Plonger l'embout d'une tige montée stérile (ou d'un stylet boutonné) dans la solution de NaCl 0,9 % stérile.	Une tige montée mouillée traumatise moins les tissus du lit de la plaie qu'une tige sèche.	
	b) Insérer délicatement la tige montée ou le stylet boutonné humidifié dans la partie la plus profonde de la plaie, perpendiculairement à la peau, jusqu'à sentir une résistance.	La résistance indique que l'on a atteint le fond du lit de la plaie. Une insertion perpendiculaire à la peau permet d'obtenir la mesure la plus exacte possible de la partie profonde de la plaie.	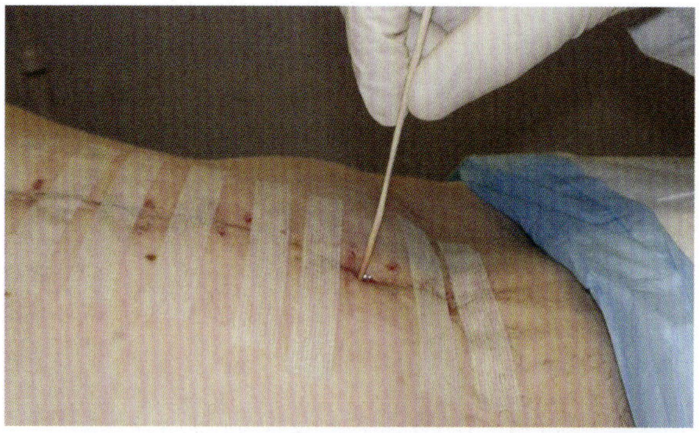
	c) Marquer la longueur de tige ou de stylet insérée avec les doigts ou avec une pince mousse métallique, en pinçant la tige (ou le stylet) au niveau de la surface de la plaie.	La marque permet d'indiquer le plus exactement possible la profondeur de la plaie, pour une mesure ultérieure avec une règle.	
	d) Retirer la tige montée (ou le stylet) sans bouger les doigts ou la pince, et la placer au-dessus d'une règle graduée en centimètres et en millimètres, sans toucher à cette dernière.	La règle permet d'obtenir une mesure numérique de la profondeur de la plaie. Ne pas toucher la règle permet d'éviter de contaminer le gant stérile ou la pince stérile.	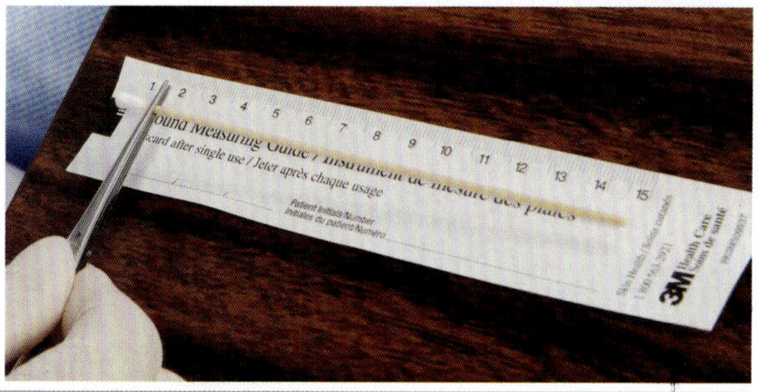

8-1

Étapes		Justifications	
C.4	Se placer au-dessus de la règle pour lire la mesure et mémoriser le chiffre obtenu pour l'écrire plus tard dans le dossier.	Une lecture en biais fausserait la lecture de la mesure.	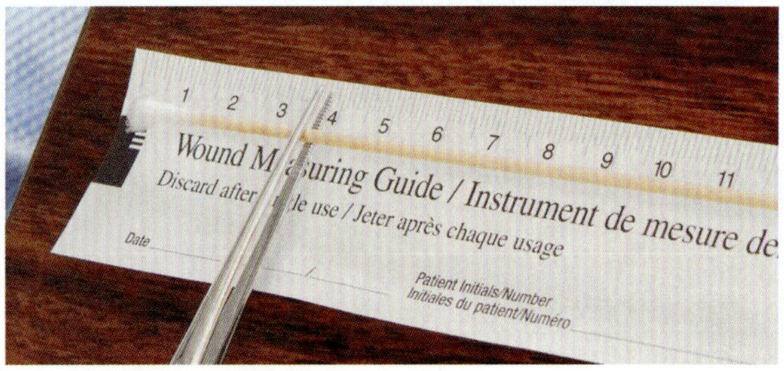

Situation particulière

On effectue la mesure de la profondeur d'un sinus et d'un espace sous-jacent de la même façon que la mesure de la profondeur d'une plaie, mais en insérant la tige montée parallèlement à la peau.

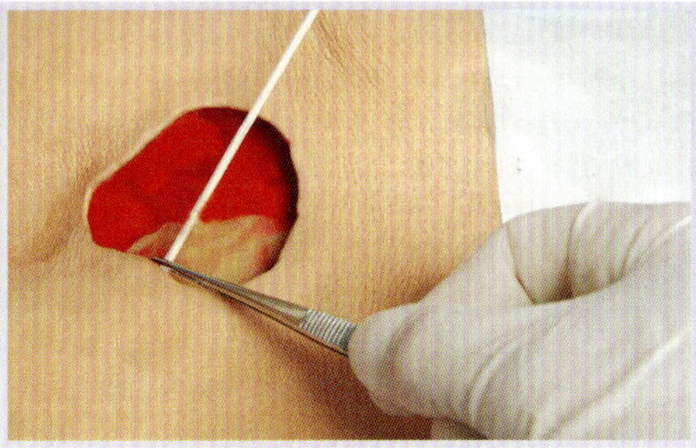

7 Application d'un pansement humide, s'il y a lieu

Remarque

Qu'il soit appliqué sur une plaie superficielle, sur une plaie profonde ou pour la technique wet-to-dry, *le pansement humide est toujours recouvert d'un pansement sec.*

Le pansement sec doit maintenir le taux d'humidité du pansement primaire (pansement humide) sans devenir humide, ce qui contaminerait le pansement et la plaie par capillarité.

D METTRE EN PLACE UN PANSEMENT HUMIDE SUR UNE PLAIE SUPERFICIELLE

D.1	Séparer les compresses qui devront être humidifiées des compresses sèches, qui serviront à recouvrir les premières.		
D.2	Déposer, une à une, dans la solution nettoyante ou antiseptique les compresses nécessaires à la réfection du pansement humide.	Les compresses mouillées adhèrent les unes aux autres et sont plus difficiles à saisir séparément.	
D.3	Saisir les compresses une à une avec deux pinces, une seule pince et les mains gantées ou les deux mains gantées seulement (voir les méthodes A, B et C décrites ci-dessus) et essorer seulement l'excédent de solution.	Un excès de liquide peut traverser le pansement sec et contaminer la plaie par capillarité.	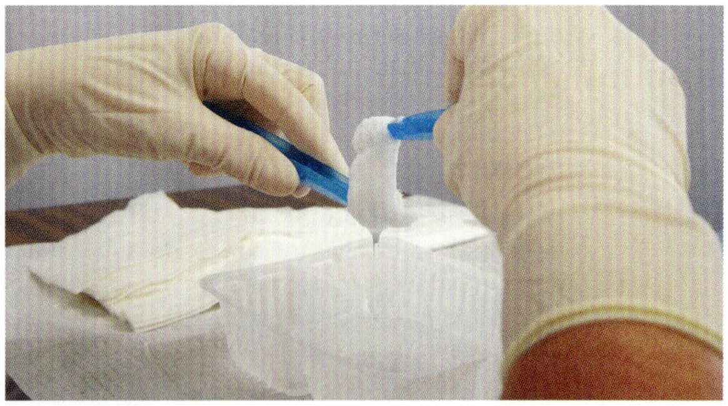 Méthode A
D.4	Déplier complètement chaque compresse humide.	Le fait de déplier chaque compresse augmente sa capacité d'absorption.	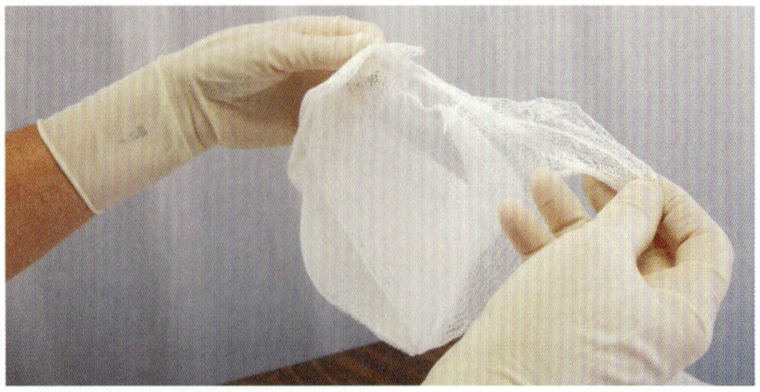

	Étapes	Justifications	
D.5	Déposer chaque compresse humide dépliée directement sur le lit de la plaie: • **sans comprimer les tissus;** • **tout en évitant de toucher les bords de la plaie.**	Le lit de la plaie doit rester humide pour une meilleure cicatrisation. La compression **ralentit l'écoulement** de l'exsudat **et l'irrigation vasculaire, ce qui nuit à la formation des tissus de granulation**. La **macération** des bords d'une plaie **ralentit le processus de cicatrisation**.	
D.6	Appliquer une compresse non adhérente stérile (ex.: Telfa).	Ce type de compresse conserve l'humidité du pansement primaire. Sa membrane non adhérente plastifiée évite que le pansement secondaire ne se mouille et prévient ainsi la contamination exogène.	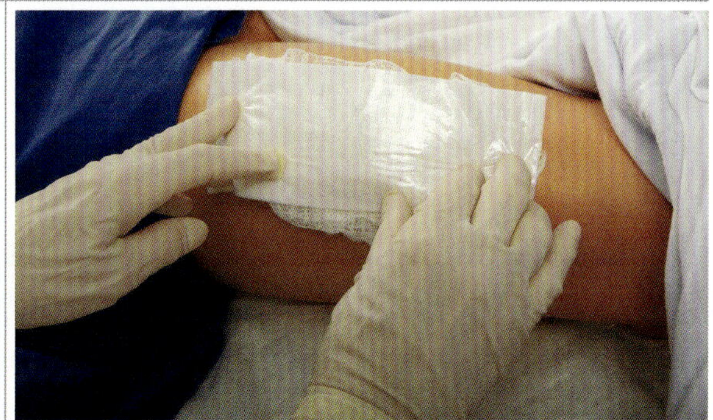

E METTRE EN PLACE UN PANSEMENT HUMIDE SUR UNE PLAIE PROFONDE

	Étapes	Justifications	
E.1	Séparer les compresses qui devront être humidifiées des compresses sèches, qui serviront à recouvrir les premières.		
E.2	Déposer, une à une, dans la solution de NaCl 0,9 % stérile les compresses nécessaires à la réfection du pansement humide.	Les compresses mouillées adhèrent les unes aux autres et sont plus difficiles à saisir séparément.	
E.3	Saisir les compresses une à une avec deux pinces, une seule pince et les mains gantées ou les deux mains gantées seulement (voir les méthodes A, B et C décrites ci-dessus) et essorer seulement l'excédent de solution.	Un excès de liquide peut traverser le pansement sec et contaminer la plaie par capillarité.	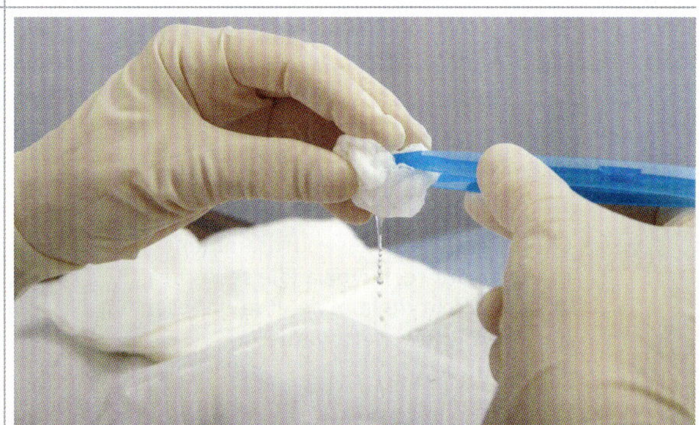 **Méthode B**
E.4	Déplier complètement chaque compresse humide et la déposer en accordéon dans le creux de la main non dominante.	En dépliant la compresse, on l'amincit de façon à pouvoir l'insérer plus facilement dans un orifice. Le fait de déposer la compresse en accordéon dans le creux de la main facilite le déroulement au moment de l'insertion.	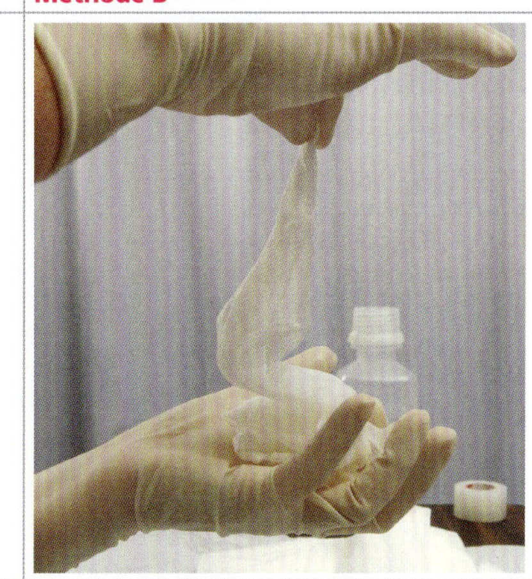

Étapes	Justifications
E.5 Insérer la compresse dans la plaie :	
a) Avec un stylet boutonné ou une pince tenu par la main dominante, tout en maintenant une légère pression avec la main non dominante, insérer délicatement la **compresse dans la cavité de la plaie**.	Il est important de recouvrir tout le lit de la plaie pour **favoriser l'écoulement de l'exsudat abondant ou infecté**, surtout dans le cas d'une plaie avec espace sous-jacent ou sinus.
b) Remplir l'espace mort en veillant à bien couvrir **tout le lit de la plaie** tout **en évitant de comprimer les tissus** et sans que la compresse ne touche aux bords de la plaie.	La compression crée de l'inconfort. Elle ralentit l'écoulement de l'exsudat et l'irrigation vasculaire, ce qui nuit à la formation des tissus de granulation. En comblant l'espace mort de la plaie, on empêche la plaie de se refermer avant la fin du processus de granulation.

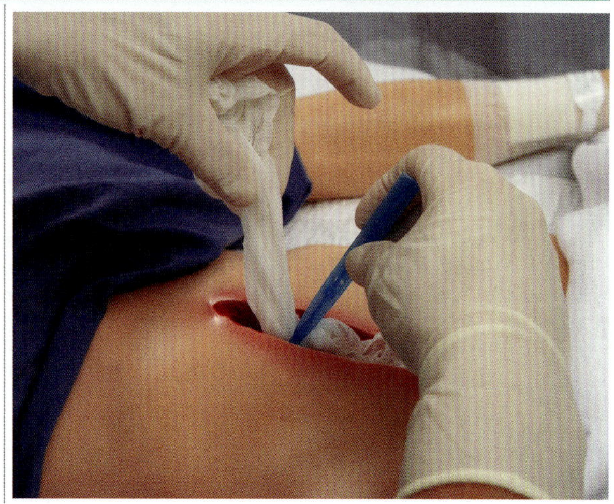

Situation particulière

Si l'orifice est trop étroit pour l'utilisation d'une pince et en l'absence de stylet boutonné, on peut utiliser ***l'extrémité non ouatée d'une tige montée, à la condition qu'elle soit toujours en contact avec la compresse****.*	L'extrémité non ouatée **peut traumatiser les tissus du lit de la plaie** si elle les touche directement.

F METTRE EN PLACE UN PANSEMENT HUMIDE POUR LA TECHNIQUE *WET-TO-DRY*

Remarque

La technique wet-to-dry *vise le débridement mécanique de la plaie. Elle consiste à appliquer une compresse imbibée de NaCl 0,9 % et à la retirer lorsqu'elle s'est asséchée, au bout d'environ 6 à 8 heures.*	Les débris et les cellules se trouvant à la surface du lit de la plaie se mêlent aux fibres de la compresse. Au moment du retrait de la compresse, la force mécanique de traction permet de les arracher. C'est le débridement mécanique.
Cette procédure exige une ordonnance médicale et requiert que la personne ne soit pas anticoagulée.	Comme cette procédure n'est pas sélective, c'est-à-dire que la compresse peut adhérer aux tissus de granulation comme aux tissus nécrotiques, elle peut provoquer des saignements (AQESSS, 2011).

F.1 Choisir une compresse suffisamment grande pour recouvrir à elle seule, si possible, le lit de la plaie et la déposer dans la solution nettoyante ou antiseptique.	

ALERTE !

Pour l'application d'un pansement humide, il est primordial de choisir une compresse assez grande pour recouvrir entièrement le lit de la plaie. *Lorsque l'utilisation de plusieurs compresses est inévitable pour remplir un espace sous-jacent ou un sinus, on écrit la quantité de compresses utilisées dans les notes d'évolution et dans le plan de soins et de traitements infirmiers (PSTI).*	L'utilisation d'une seule compresse permet d'éviter l'oubli d'une compresse à l'intérieur d'une cavité profonde. Cet oubli risquerait de provoquer une infection majeure.

Étapes		Justifications	
F.2	Saisir la compresse avec deux pinces, une pince et les mains gantées ou les mains gantées seulement (voir les méthodes A, B et C décrites ci-dessus) et essorer l'excédent de solution.	Un surplus de liquide allonge la durée d'assèchement de la compresse.	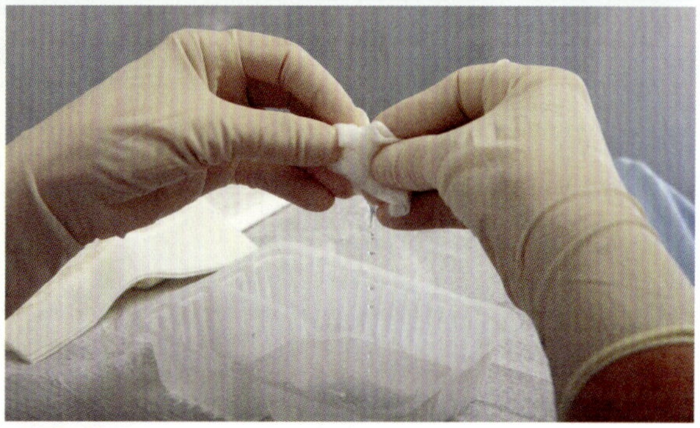 **Méthode C**
F.3	Déplier la compresse et la déposer, sans la comprimer, de façon à ce qu'elle soit en étroit contact avec le lit de la plaie.	Le contact de la compresse avec le lit de la plaie permet aux débris cellulaires d'y adhérer. Une compression exercée par la compresse pourrait nuire à la vascularisation du lit de la plaie et à la formation des tissus de granulation.	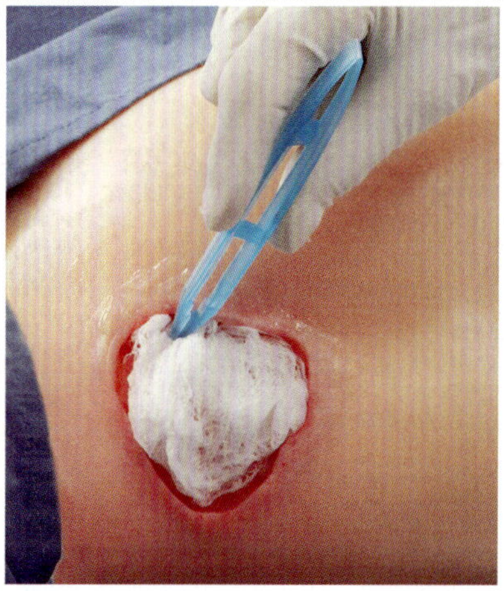

Remarque

Laisser sécher complètement la compresse avant de la retirer.

Le retrait de la compresse sèche s'accompagne d'une force mécanique de traction qui entraîne et enlève les débris.

8 Application d'un pansement sec (primaire ou secondaire)

8.1	Placer une à une les compresses sèches sur la plaie, et s'assurer que l'épaisseur est suffisante pour contenir l'exsudat ou l'humidité d'un pansement primaire humide.	Dans l'éventualité d'une quantité abondante de liquide, le fait de déposer les compresses une à une favorise l'absorption par les différentes couches, par capillarité. Cela contribue à maintenir le pansement sec le plus longtemps possible.	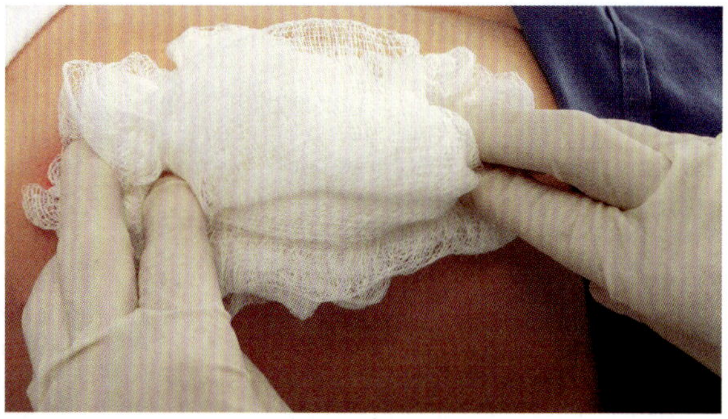

ALERTE!

*Il est très important de s'assurer que **l'épaisseur** des compresses sèches appliquées comme pansement secondaire pour couvrir le pansement humide (pansement primaire) est **suffisante** pour empêcher le pansement secondaire de devenir humide.*

Une épaisseur de compresses adéquate prévient la contamination exogène par le principe de capillarité. Les microorganismes présents dans l'air ambiant traversent aisément un pansement humide.

8.2	Déposer un coussinet abdominal pour terminer.	L'épaisseur du coussinet abdominal protège la plaie des traumatismes et constitue une épaisseur supplémentaire pour contenir l'humidité des compresses souillées ou mouillées.

Étapes	Justifications	
9 **Fixation du nouveau pansement**		
9.1 Retirer les gants en les retournant l'un dans l'autre (voir la procédure 4-2-2, p. 131), puis les jeter dans le sac à rebuts.	Le fait de retourner les gants évite de contaminer les mains et l'environnement avec des liquides biologiques.	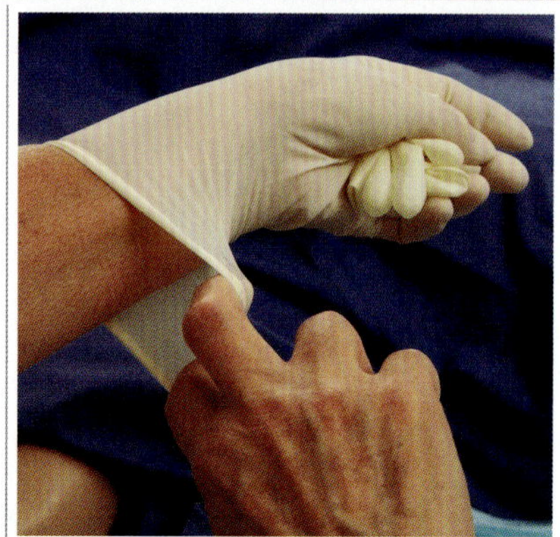
9.2 Fixer le pansement avec une bande autocollante (ou plusieurs selon la taille de la plaie) ou avec des bandes de Montgomery), en scellant les quatre côtés et en veillant au confort de la personne.	En scellant hermétiquement le pansement, on maintient les taux d'humidité et de chaleur nécessaires à la cicatrisation, et on empêche l'infiltration de microorganismes.	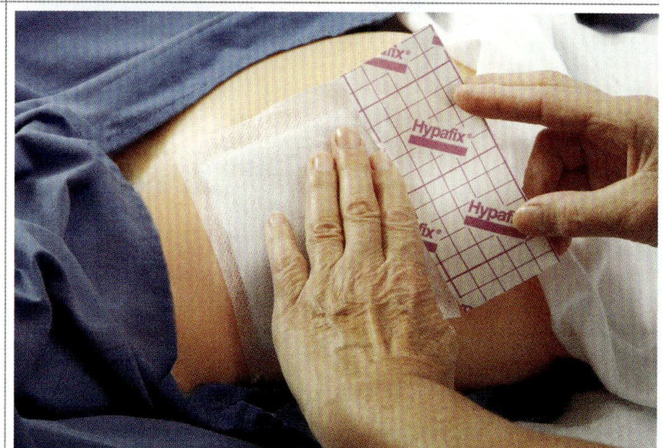

G APPLIQUER UNE BANDE AUTOCOLLANTE (HYPAFIX, MEFIX)

Remarque	
De nombreux milieux hospitaliers utilisent des bandes autocollantes de marque Hypafix ou Mefix.	Ces bandes adhésives souples permettent au pansement de bien adhérer à la plaie et sont peu allergènes.

Étapes	Justifications	
G.1 Préparer la bande autocollante :		
a) S'assurer d'avoir une largeur et une longueur telles que la bande dépasse de 2,5 cm du pansement.	Une bande adhérente de 2,5 cm est suffisante pour maintenir le pansement en place.	
b) Prendre la bande autocollante en plaçant vers soi les pellicules de papier.	Cette prise en mains facilite les manipulations.	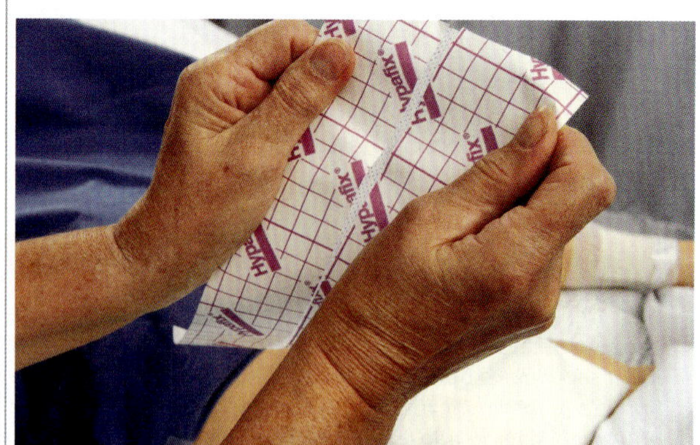
c) Étirer légèrement la bande sur toute sa longueur pour écarter les deux pellicules de papier.	Ce mouvement fait se soulever légèrement les deux pellicules de papier en leur point de jonction, ce qui permettra de les saisir plus facilement.	
d) Placer **la pellicule de papier la moins large vers le haut**.	Il est **plus facile de commencer à coller la partie la moins large** et d'en contrôler la fixation. La bande de papier la plus large offre une certaine rigidité qui aidera également à la fixation.	

Étapes		Justifications	
G.2	Fixer la moitié supérieure de la bande (dans le sens de la longueur):		
	a) Soulever le coin inférieur droit de la pellicule de papier avec la main non dominante.	Ce mouvement permet d'avoir un premier point de préhension.	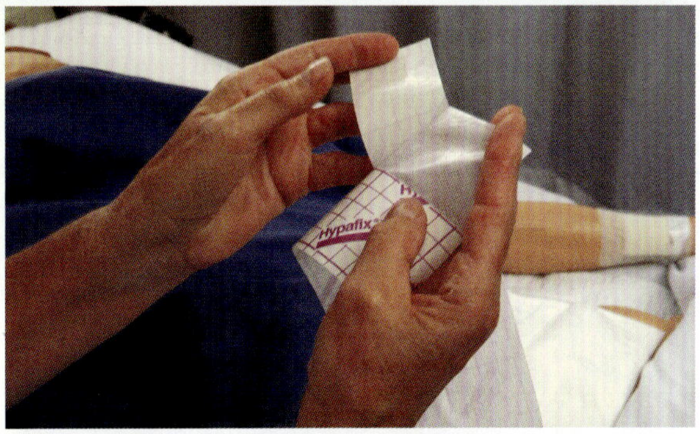
	b) Tirer délicatement la pellicule de papier sur toute sa largeur, environ 4 cm.	Libérer le coin supérieur fournit un deuxième point de préhension.	
	c) Saisir le coin supérieur droit de la bande autocollante entre l'index et le majeur de la main dominante, et continuer de décoller délicatement la pellicule de papier avec l'autre main.	En tenant la bande autocollante par son coin supérieur, on évite qu'elle ne se plie et ne colle sur elle-même.	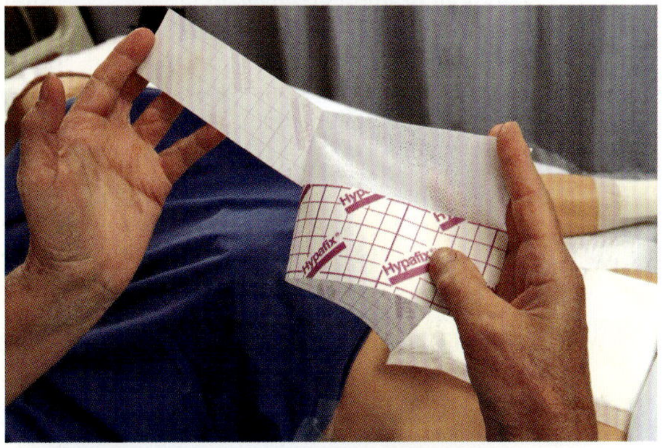
	d) Tourner toute la bande autocollante et la saisir aux deux coins supérieurs.	On se met en position d'appliquer la demi-bande autocollante.	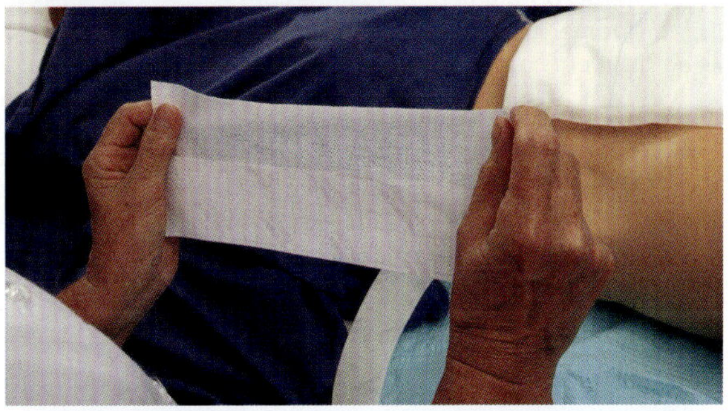
	e) Placer l'extrémité supérieure de la partie adhésive à 2,5 cm du bord du pansement, **tout en soulevant la partie inférieure**.	Une surface adhérente de 2,5 cm est suffisante pour maintenir le pansement en place. **Soulever le reste** de la partie adhésive permet **d'empêcher que la bande ne colle prématurément au pansement**, à un endroit non désiré.	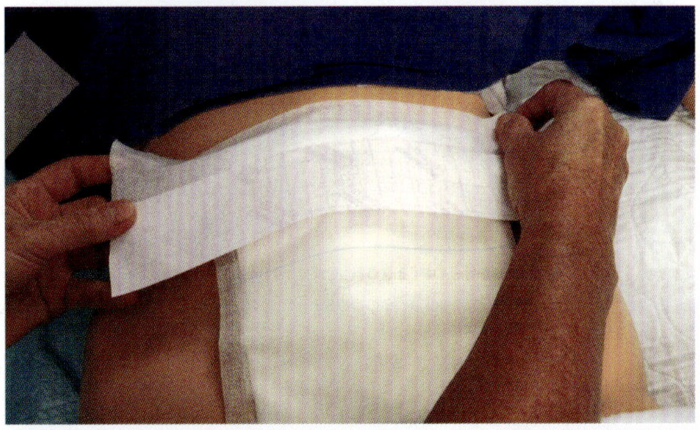
	f) Coller progressivement la partie adhésive sur la peau et le pansement en contrôlant avec la main non dominante.	La main contrôle le déroulement de la partie adhésive pour éviter la formation de plis.	
G.3	Fixer la moitié inférieure de la bande:		
	a) Retourner la partie inférieure et décoller légèrement la pellicule de papier sur toute la longueur.	Ce mouvement fait se soulever légèrement la pellicule de papier, ce qui permettra de la saisir plus facilement.	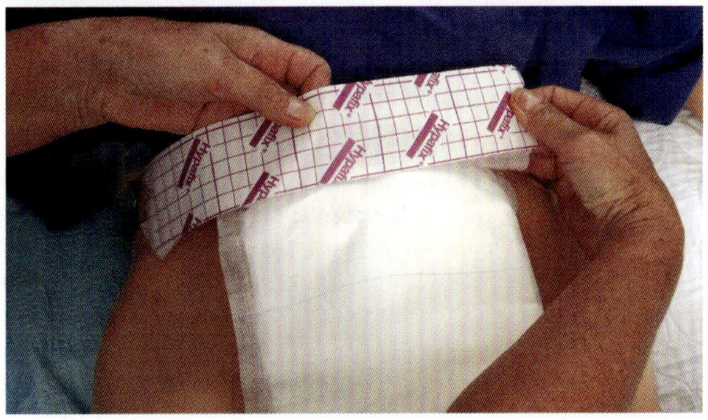

Étapes	Justifications	
b) Saisir la pellicule de papier, en son centre avec la main dominante, en faisant deux pinces écartées au maximum : index / majeur ; pouce / annulaire.	Cette position permet de retirer la pellicule de papier de façon égale et de faciliter l'application de la bande autocollante.	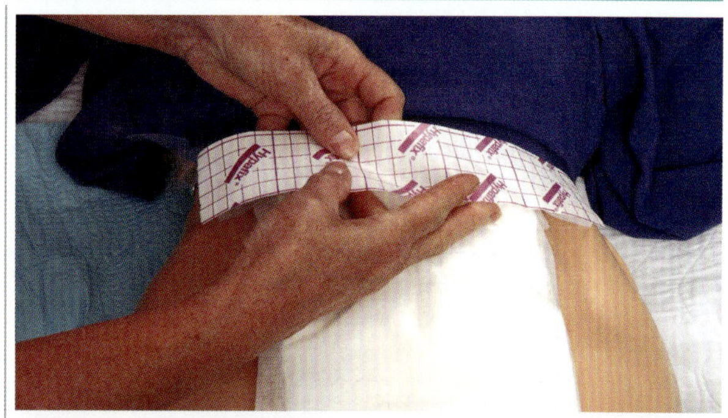
c) Tout en tirant et en enlevant la pellicule de papier avec la main dominante, appliquer progressivement la bande autocollante avec la main non dominante.	L'utilisation de la main non dominante permet de contrôler la fixation de la bande autocollante et d'éviter la formation de plis.	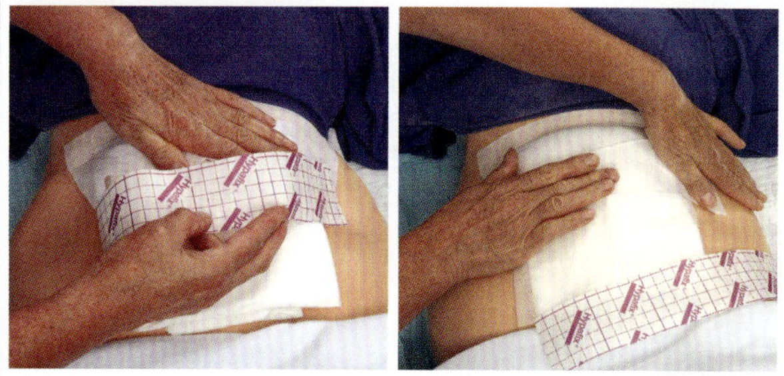
H APPLIQUER DES BANDES DE MONTGOMERY		
Remarque		
On utilise couramment des bandes de Montgomery pour les plaies qui requièrent de fréquents changements de pansement.	Les bandes de Montgomery préviennent l'irritation de la peau et l'inconfort causés par les retraits répétés de ruban adhésif.	
H.1 Couper une large bande de Montgomery commerciale en bandes d'environ 6 cm de largeur, ou moins selon la longueur du pansement à couvrir.	En réduisant la surface de contact de la bande avec la peau, on évite l'irritation provoquée par l'humidité et le produit adhésif.	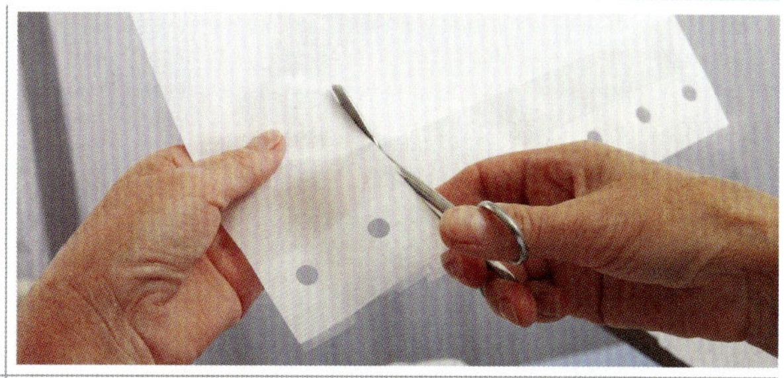
H.2 Poser une première bande dans le coin supérieur gauche (ou droit) du coussinet, à 1 cm du bord et de manière à ce que la partie autocollante soit sur le côté. Répéter l'opération avec une autre bande, du côté opposé.	On applique la bande en la collant le plus près possible du bord du pansement pour bien maintenir le pansement en place.	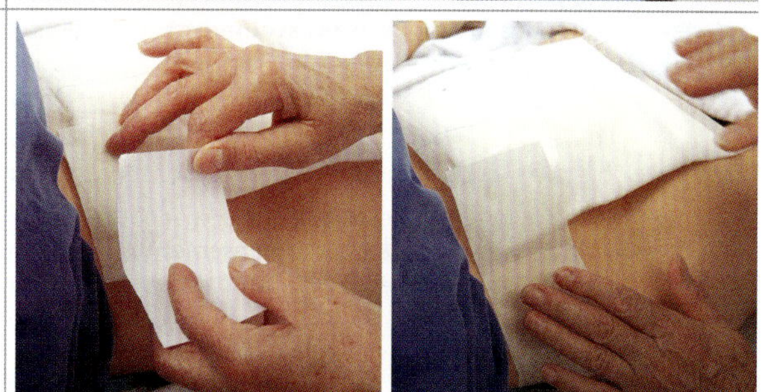
H.3 Poser une autre bande dans le coin inférieur gauche (ou droit) du coussinet, à 1 cm du bord et de manière à ce que la partie autocollante soit sur le côté. Répéter l'opération avec une autre bande, du côté opposé.		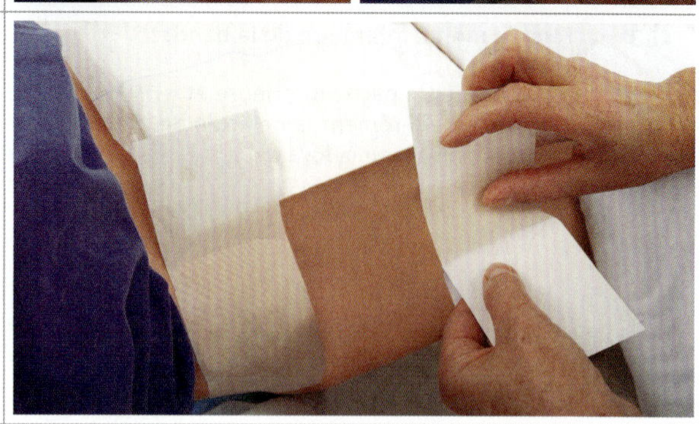

Étapes		Justifications	
H.4	Ajouter le nombre de bandes nécessaires entre les bandes déjà mises en place, en laissant un espace d'environ 2 à 4 cm entre deux.	On s'assure d'avoir un nombre suffisant de bandes pour maintenir le pansement en place sans risque de bâiller.	
H.5	Couper des **cordons** d'une longueur équivalant à environ **quatre fois la distance entre les œillets de chaque bande**.	Cette longueur de cordon permet de relier deux bandes opposées et de **faire une boucle**.	
H.6	Passer un premier et même cordon dans l'œillet de chacune des bandes opposées à la même hauteur.		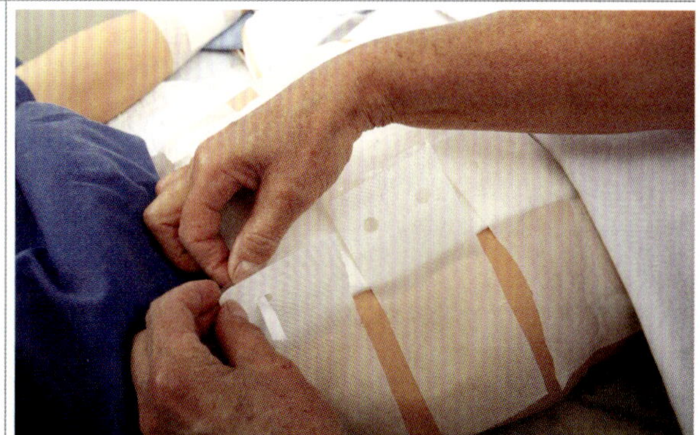
H.7	Réunir les extrémités du cordon en exerçant une certaine tension et faire une boucle.	La tension doit être suffisante pour maintenir le pansement en place, et ceci, même en position debout. L'utilisation de boucles permet de défaire rapidement les attaches.	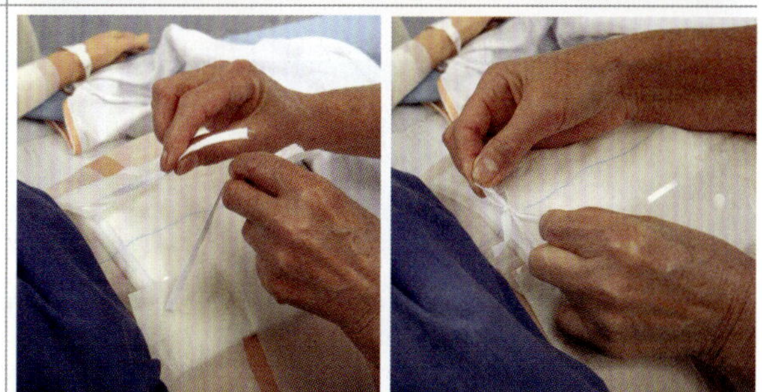
H.8	Passer les autres cordons dans chacun des œillets de chacune des bandes opposées et réunir les extrémités des cordons en faisant une boucle.		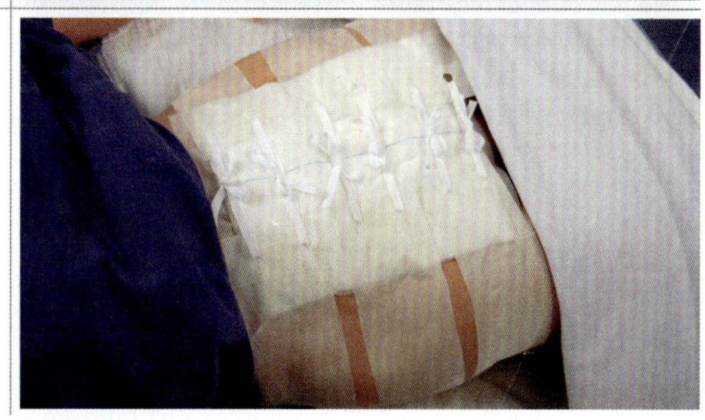

ALERTE!

On vérifie fréquemment auprès de la personne si elle ressent de l'inconfort (brûlement, prurit, etc.) dans la région des bandes de Montgomery. Si oui, on vérifie l'état de la peau en décollant délicatement le bord d'une bande, afin de valider la réaction sur la peau.

En présence d'irritation, on utilise un protecteur cutané comme Cavilon, sans alcool, et on choisit un autre moyen de fixation, comme le filet élastique Retelast.

Les bandes de Montgomery présentent une certaine rigidité qui peut gêner pendant les mouvements. L'humidité sous les bandes adhésives peut provoquer des irritations de la peau.

Fabrication d'une bande de Montgomery improvisée

a) Couper des morceaux de ruban adhésif d'une largeur de 2,5 cm et d'une longueur d'environ 13 cm.

8-1

Étapes	Justifications	
b) Replier une extrémité et la coller sur une distance de 2,5 cm.		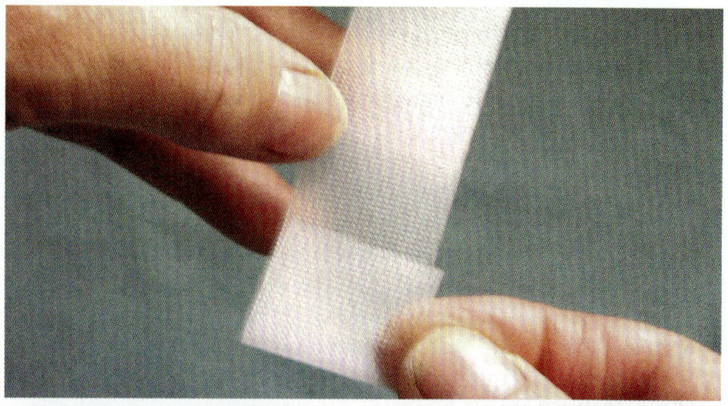
c) Couper une entaille pour former un trou au milieu de l'extrémité repliée afin de pouvoir y passer le cordon.		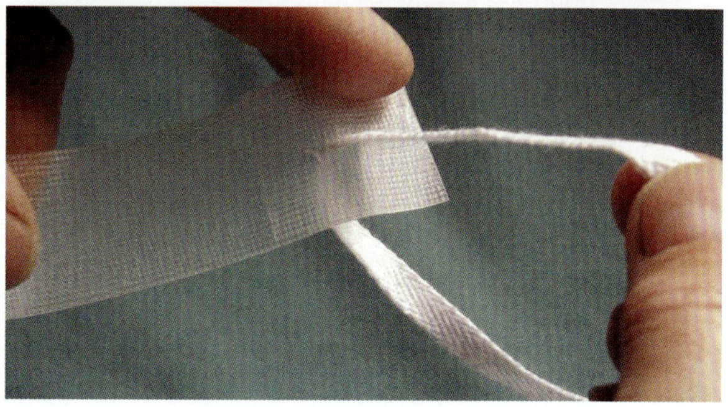

Remarque

Il existe sur le marché des produits que l'on applique sur la peau pour augmenter l'adhérence du ruban adhésif tout en créant une barrière cutanée.

Ne pas oublier les précautions et les interventions s'appliquant après la réfection d'un pansement.

Ne pas oublier les étapes postexécutoires décrites dans la procédure 1-2.

Vous devez vérifier régulièrement le pansement de M. Larente. Quels éléments devez-vous évaluer pour vous assurer qu'il n'y a pas de contamination de la plaie ?

RÉDACTION DES NOTES D'ÉVOLUTION

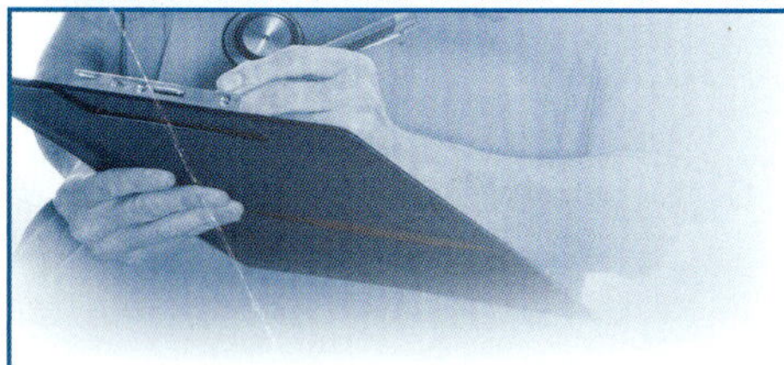

Dossier de M. Larente

2012-06-30 **14:00** Pansement abdominal défait : léger écoulement séropurulent. Rougeur et induration au centre de la plaie. 3 points de suture enlevés par Dr C. Girard. Nettoyage avec chlorhexidine. 1 compresse 5 × 5 cm imbibée de NaCl 0,9 % insérée dans la déhiscence. Pansement sec stérile refait. Dit ressentir douleur lancinante intermittente sans irradiation de 6/10 au site de la désunion des lèvres de la plaie abdominale. ____

2012-06-31 **14:30** Analgésique SC administré. ____

15:30 Douleur abdominale de 3/10. Pansement propre. __ Manon Éthier, étudiante inf.

MÉTHODE DE SOINS 8-2

35 INTÉGRITÉ DE LA PEAU ET SOINS DES PLAIES

Irrigation d'une plaie

Cette méthode de soins explique la procédure à suivre pour irriguer une plaie (page 481), soit une plaie à large orifice (page 485) ou une plaie profonde à petit orifice (page 486), et pour transformer une compresse gaze en *fluff* (page 489).

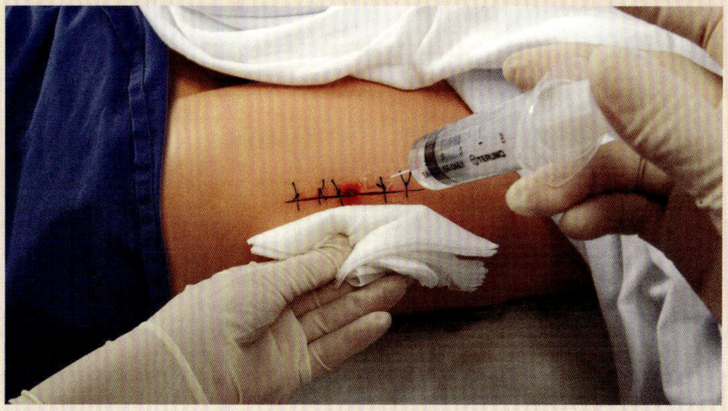

DÉFINITION

Méthode de soins consistant à nettoyer une plaie avec une solution nettoyante ou antiseptique, à l'aide d'une seringue munie d'une aiguille ou d'un cathéter intraveineux, en appliquant une force de pulvérisation de 4 à 13 lb/po^2 (0,28 à 0,91 kg/cm^2).

8-2

CONTEXTE D'EXÉCUTION

BUTS

- Retirer d'une plaie ouverte l'exsudat et les débris lâches et mobiles qui nécessitent une certaine force pour être délogés.
- Éviter tout traumatisme au tissu de granulation présent.
- Instiller localement une solution antiseptique, bactéricide ou antibiotique lorsque la charge microbienne est élevée.

MATÉRIEL ET ÉQUIPEMENT

ARTICLES ESSENTIELS

Articles de base

- Piqué plastifié jetable 1
- Sac à rebuts en plastique 2
- Ruban adhésif 3
- Gants propres 4
- Plateau à pansement contenant au moins les articles stériles suivants : 5
  - Récipient avec compartiments pour solution
  - Pinces (2)
  - Ciseaux
  - Compresses 5 × 5 cm
  - Compresses 10 × 10 cm

  Selon le plateau, on peut également y retrouver les articles stériles suivants :
  - Champ
  - Pince additionnelle
  - Compresses additionnelles
  - Sac à rebuts en plastique
  - Attache
- Gants stériles 6

Nettoyage

- Solution de NaCl 0,9 % 7

Pansement

- Compresses stériles 10 × 10 cm 8
- Coussinet abdominal stérile 9

Note : *Le nombre de compresses requis dépend des caractéristiques de la plaie et de la quantité de l'écoulement.*

Irrigation

- Solution d'irrigation stérile :
  - Eau
  - NaCl 0,9 % 7
  - Solution antiseptique bactéricide ou antibiotique

Selon la pression de pulvérisation recommandée :

- Seringue (voir le tableau ci-dessous)
- Aiguille ou cathéter intraveineux (voir le tableau ci-dessous)
- Contenant rigide biorisque 10

Fixation

- Bandes autocollantes :
  - Hypafix 11
  - Mefix 12
  - Etc.

ARTICLES FACULTATIFS

Articles de base	Nettoyage	Pansement	Fixation
S'il y a un risque d'éclaboussures : • Blouse à manches longues 13 • Visière 14 *ou* Lunettes 15		***Si l'on doit utiliser une grande quantité de solution pour l'irrigation :*** • Bassin réniforme stérile 16 *ou* Bol stérile 17 ***Si l'on doit assécher l'excédent de liquide d'une plaie à orifice étroit :*** • Compresses stériles 5 × 5 cm 18 • Stylet boutonné stérile 19 *ou* Pince mousse métallique stérile 20 *ou* Tige montée stérile 21	

Remarque

Le contenu du plateau à pansement varie selon le fabricant : nombre de pinces, présence ou non d'un champ stérile, sac à rebuts, etc. On doit connaître son contenu pour le compléter au besoin.

Choix de la seringue et de l'aiguille, selon la pression de pulvérisation recommandée		
Pression de pulvérisation recommandée		Seringue et aiguille à utiliser
Valeur en unités de mesure du système impérial	Valeur en unités de mesure du système métrique	
4 lb/po^2 [5]	0,28 kg/cm^2	Seringue de 35 mL + aiguille ou cathéter périphérique de calibre 25
6 lb/po^2	0,42 kg/cm^2	Seringue de 35 mL + aiguille ou cathéter périphérique de calibre 21
8 lb/po^2	0,56 kg/cm^2	Seringue de 35 mL + aiguille ou cathéter périphérique de calibre 19 *ou* Seringue de 30 mL + aiguille ou cathéter périphérique de calibre 20
13 lb/po^2	0,91 kg/cm^2	Seringue de 12 mL + aiguille ou cathéter périphérique de calibre 22

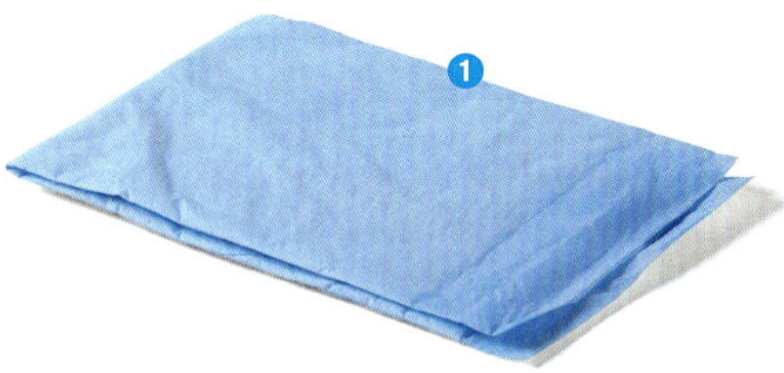

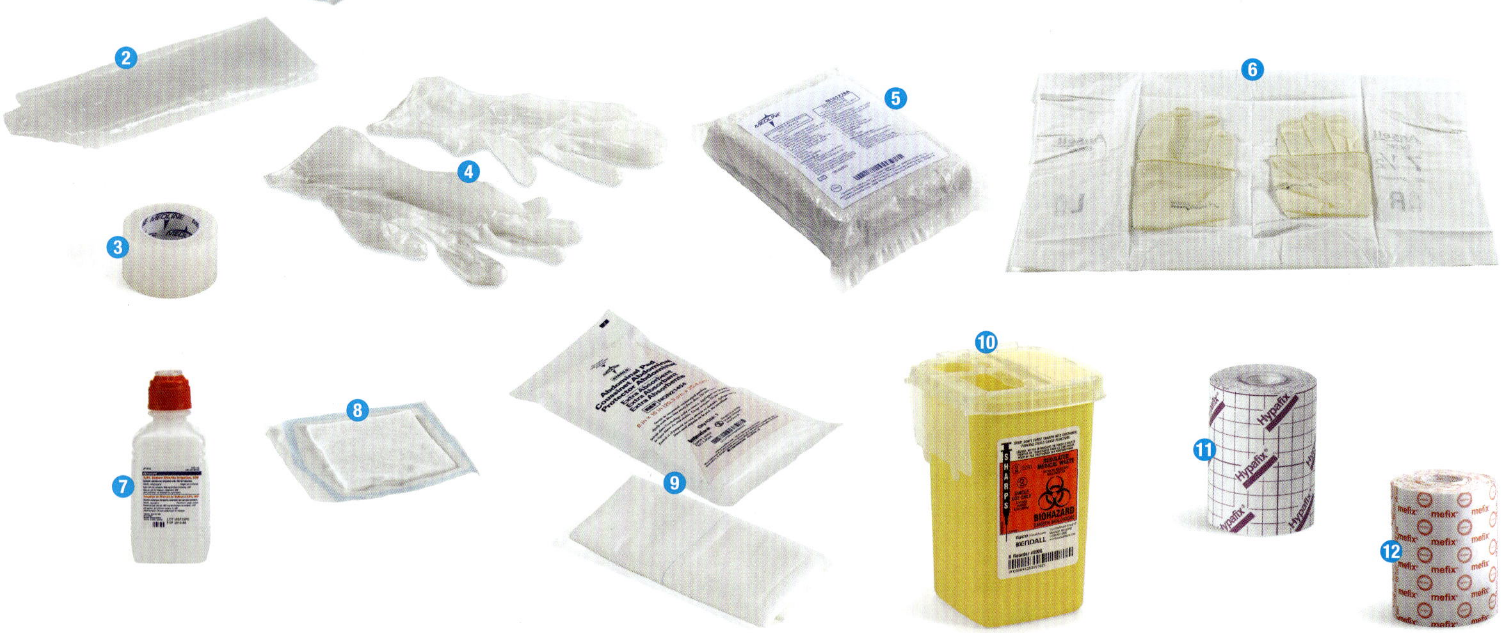

5. L'abréviation « psi » ou PSI, signifiant *pound per square inch*, est une expression anglophone souvent utilisée pour « lb/po^2 » dans une ordonnance médicale.
1 kg = 2,205 lb ; 1 po^2 = 6,452 cm^2
Une irrigation de 4 à 6 lb/po^2 avec 20 à 60 mL de liquide est suffisante pour nettoyer une plaie superficielle.
Une irrigation de 8 à 15 lb/po^2 avec ± 100 à 150 mL de solution physiologique est nécessaire pour réduire le nombre de bactéries logées dans une plaie.
Une seringue à piston de 60 mL avec embout génère une pression de 4,2 lb/po^2. La pression hydraulique du jet liquide déloge les débris contaminants et affaiblit la colonisation bactérienne.

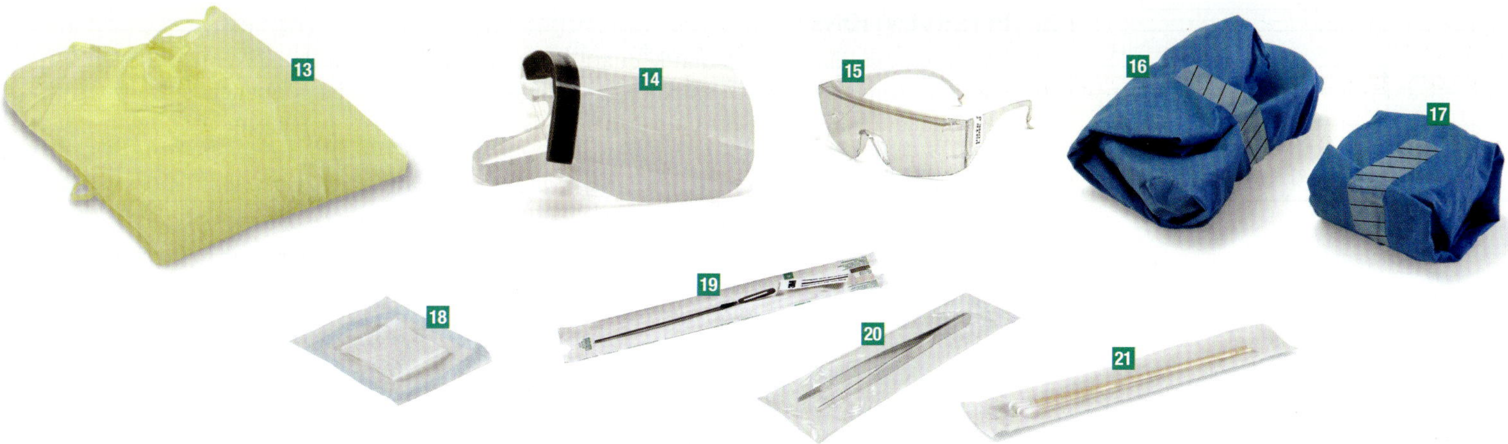

PRÉCAUTIONS ET INTERVENTIONS avant l'irrigation d'une plaie

1. ÉVALUATION

- Évaluer la douleur due à la plaie et vérifier l'heure de la dernière administration d'analgésique *afin de déterminer s'il faut administrer un analgésique avant l'irrigation et le changement de pansement*.
- Rechercher les signes éventuels d'une infection systémique (température corporelle élevée, diaphorèse, malaises, hyperleucocytose) *afin d'aviser le médecin et de pouvoir commencer un traitement rapidement, car l'infection prolonge la phase inflammatoire et retarde le processus de cicatrisation de la plaie*.
- Évaluer l'état de santé global de la personne, *car l'anamnèse permet de détecter la présence éventuelle de facteurs pouvant nuire à la cicatrisation et influence donc les soins et les traitements*.
- Évaluer l'état nutritionnel de la personne *afin de corriger, s'il y a lieu, les carences nutritionnelles pouvant nuire à la cicatrisation de la plaie. L'écoulement d'exsudat entraîne une perte de protéines.*

2. INTERVENTIONS

- Consulter le dossier médical de la personne pour obtenir une description de la plaie et des informations sur son évolution *afin de déterminer les mesures à prendre pour le nettoyage et le traitement de la plaie, et afin de prévoir le matériel nécessaire aux soins*.
- Vérifier, dans le plan thérapeutique infirmier (PTI), les directives infirmières concernant l'atteinte à l'intégrité de la peau et des tissus *afin d'appliquer les interventions correspondantes*.
- Vérifier l'ordonnance médicale se trouvant dans le dossier de la personne *afin de voir si une solution d'irrigation antiseptique ou antibiotique a été prescrite*.
- Vérifier si la solution à utiliser pour l'irrigation est à la température ambiante, *car une température trop basse peut ralentir la circulation sanguine, et donc la réparation cellulaire*.
- Prévoir, au besoin, le port d'un équipement de protection individuelle dans les cas de risque d'éclaboussures durant l'irrigation de la plaie *afin de se protéger contre les microorganismes pathogènes et afin d'éviter de devenir un véhicule de transmission*.

PRÉCAUTIONS ET INTERVENTIONS après l'irrigation d'une plaie

1. ÉVALUATION

- Évaluer la plaie ainsi que la réponse au traitement en cours à chaque changement de pansement, *car l'absence de signes d'évolution de la cicatrisation sur une période de deux à quatre semaines indique la nécessité d'une révision des interventions cliniques*.

2. INTERVENTIONS

- Vérifier régulièrement, durant le quart de travail, si l'extérieur du pansement est sec, si le pansement tient bien en place et si la plaie est couverte en permanence. Dans l'éventualité où l'extérieur du pansement est humide, refaire le pansement. *Le pansement doit pouvoir contenir en tout temps l'exsudat de la plaie et le retour du liquide d'irrigation pour éviter la contamination par capillarité du pansement et de la plaie. Une plaie recouverte cicatrise mieux et présente moins de risques de s'infecter.*
- Signaler au médecin l'intensification de la douleur, l'agrandissement de la plaie, la rougeur ou l'œdème de la plaie ainsi que la désunion des lèvres d'une plaie chirurgicale *afin d'appliquer rapidement les mesures nécessaires*.

3. ENSEIGNEMENT

- Demander à la personne de prévenir si le pansement est devenu inconfortable, si sa partie extérieure est devenue humide ou souillée et si sa fixation est partiellement ou complètement défaite *afin de prendre les mesures nécessaires pour prévenir la contamination de la plaie et soulager l'inconfort*.
- Expliquer à la personne l'importance d'une alimentation riche en protéines, glucides, lipides (acides gras essentiels), zinc et vitamines A, B, C et E, et l'informer des aliments dont la teneur est riche en ces éléments *afin de favoriser le processus de cicatrisation de la plaie, en particulier pour les phases de prolifération et de maturation de la plaie. L'écoulement d'exsudat entraîne une perte de protéines.*
- Informer la personne de l'importance d'une bonne hydratation (2500 mL/die) *afin de préserver l'élasticité et l'intégrité de la peau.*

4. NOTES AU DOSSIER

- Écrire dans les notes d'évolution les caractéristiques de la plaie et de l'exsudat, ainsi que les informations pertinentes concernant la procédure et l'attitude de la personne *afin de repérer les écarts par rapport à la norme, de suivre les phases de cicatrisation de la plaie et d'assurer la continuité de soins*.
  - Date et heure de la réfection du pansement
  - Localisation de la plaie : région anatomique
  - Dimensions de la plaie : longueur, largeur, profondeur
  - Lit de la plaie : types de tissus exprimés en pourcentages (nécrotiques, fibrineux, de granulation, etc.)
  - Présence d'un espace sous-jacent ou d'un sinus (tunnel) : localisation, dimensions
  - Bords de la plaie :
    Plaie sans sutures : coloration des bords de la plaie, diffus, attachés, non attachés, roulés, avec fibrose et callosités, etc.
    Plaie avec sutures : coloration des bords de la plaie, union ou désunion (déshiscence) des lèvres de la plaie, chevauchement, dénivellation, etc.
  - Peau environnante : œdème, rougeur, excoriation, macération, etc.
  - Exsudat de la plaie : type, quantité
  - Solution d'irrigation utilisée : type, quantité
  - Pression de pulvérisation
  - Liquide de retour : coloration, consistance, dépôt, sécrétions, etc.
  - Odeur de la plaie après l'irrigation : perceptible par la personne, faible à proximité, modérée à forte dans la pièce, perceptible à l'extérieur de la pièce
  - Sutures, s'il y a lieu : type, état des sutures (tension exercée par les sutures, qualité d'insertion des agrafes, etc.), etc.
  - Type de pansement appliqué
  - Réactions et collaboration de la personne
- Inscrire au PTI – en modifiant celui-ci au besoin – les directives infirmières déterminées en fonction de l'évolution clinique de la personne et de l'efficacité des soins et des traitements, *afin d'assurer le suivi clinique*.

MISE EN SITUATION

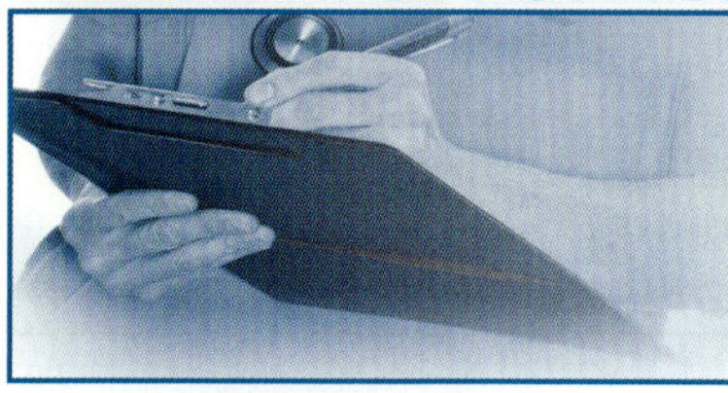

M. Raymond, âgé de 72 ans, est diabétique. Il présente un ulcère profond au talon du pied gauche. Le lit de la plaie présente des débris cellulaires ainsi qu'un écoulement purulent.

Ordonnance médicale au dossier

- Irrigation de la plaie avec NaCl 0,9 %, 8 lb/po², pansement humide dans la plaie tid.

PROCÉDURE 8-2-1

IRRIGUER UNE PLAIE

Sommaire de la procédure

1. Mesures préliminaires
2. Retrait du pansement en place, sauf la dernière compresse
3. Préparation du matériel stérile
4. Retrait de la dernière compresse
5. Prélèvement de la solution d'irrigation
6. Irrigation de la plaie
   - A Irriguer une plaie à large orifice
   - B Irriguer une plaie profonde
7. Évaluation de la plaie
8. Application du nouveau pansement
   - C Transformer une compresse de gaze en *fluff*

> ! De quelle façon avez-vous installé M. Raymond, compte tenu de la localisation de la plaie au talon du pied gauche ?
> Est-ce que la position choisie permet à la solution de s'écouler en suivant la gravité ?

8-2

Étapes	Justifications	

Ne pas oublier les étapes préalables décrites dans la procédure 1-1.
Ne pas oublier les précautions et les interventions s'appliquant avant l'irrigation d'une plaie.

1 Mesures préliminaires

	Étapes	Justifications	
1.1	Rassembler les articles nécessaires et les placer par ordre d'utilisation sur la table de travail.	Cette disposition favorise le rappel des étapes et facilite le déroulement de la procédure.	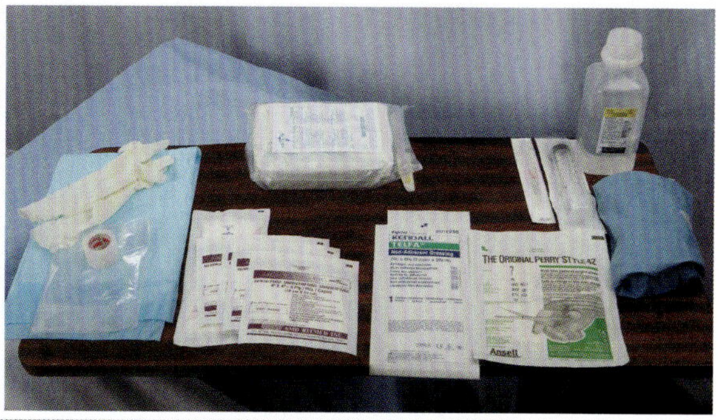
1.2	Installer confortablement la personne de manière à exposer la région de la plaie et à permettre l'écoulement selon la gravité, de l'extrémité supérieure de la plaie à l'extrémité inférieure. Ne pas découvrir inutilement la personne.	Bien installée, la personne peut rester dans la position voulue pendant toute la durée des soins. En exposant bien la région à soigner, on se donne de l'aisance pour la manipulation du matériel stérile et on évite ainsi la contamination.	
1.3	Se placer près de la plaie, à l'endroit le plus pratique pour les soins et l'irrigation de la plaie, et pour le changement de pansement.		
1.4	Monter la table de travail à une hauteur permettant de la glisser au-dessus de la personne alitée sans la blesser.	Lorsqu'on peut glisser la table au-dessus de la personne alitée, on respecte automatiquement un principe fondamental de l'asepsie exigeant que toute manipulation de matériel stérile se fasse au-dessus du niveau de la taille.	

Étapes		Justifications	
1.5	En cas de risque d'écoulement d'exsudat ou de solution, placer un piqué plastifié jetable sous la région où se situe la plaie.	Le piqué protège la literie en cas d'une irrigation importante.	
1.6	Après en avoir retourné le bord supérieur, fixer le sac à rebuts, avec du ruban adhésif, **à la hauteur de la taille** : au bord du lit ou à une ridelle.	L'ourlet aide à maintenir le sac ouvert et empêche la souillure de la surface extérieure du sac pour éviter une contamination de l'environnement. Avec un sac au bon endroit et à la bonne hauteur, on peut jeter les articles souillés sans passer au-dessus du champ stérile et sans le contaminer. On respecte aussi le principe selon lequel **une main gantée stérilement ne doit pas s'abaisser au-dessous du niveau de la taille**.	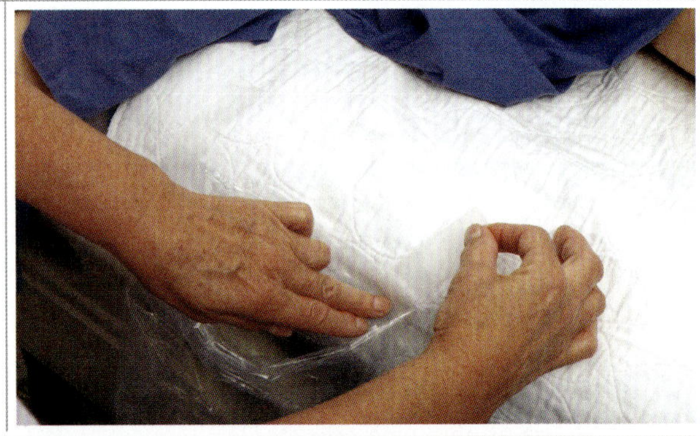

2 Retrait du pansement en place, sauf la dernière compresse (voir la procédure 8-1-1, p. 457)

2.1	Mettre des gants propres.		
2.2	Enlever la fixation adhésive qui maintient le pansement en place : avec une main, **tendre la peau dans le sens opposé à la plaie, et, avec l'autre, tirer doucement en direction de la plaie**.	La traction sur la peau crée une certaine résistance qui permet de **tirer la bande adhésive sans abîmer la peau**. Le fait de tirer vers la plaie permet de **réduire au minimum la tension exercée sur les sutures et la plaie**, et d'atténuer ainsi l'inconfort.	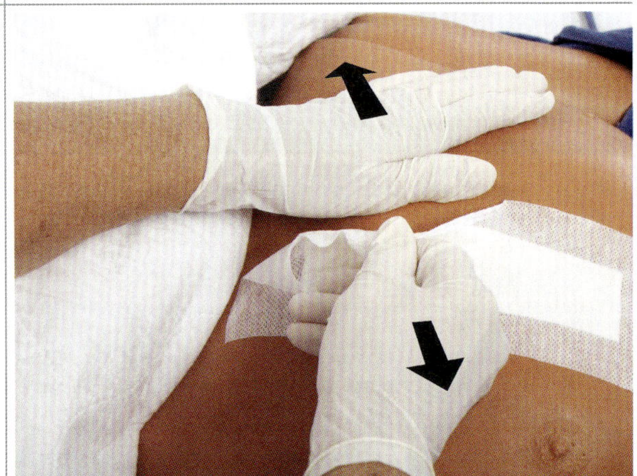
2.3	Enlever délicatement les compresses souillées avec la main dominante, si possible une à une, **sauf la dernière**.	La dernière compresse protège la plaie de l'exposition à l'air ambiant et aux microorganismes pathogènes aéroportés.	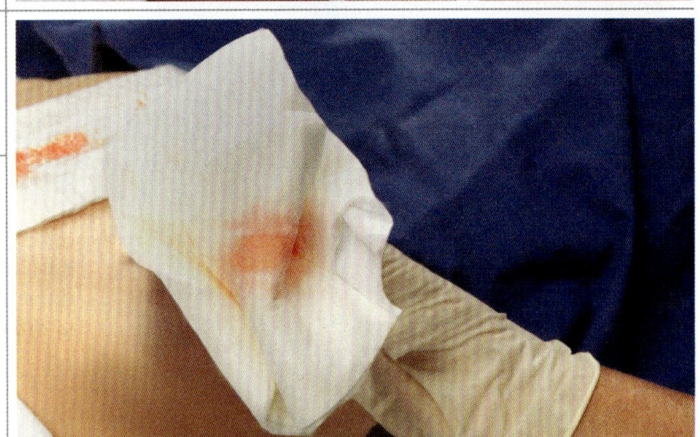
2.4	Observer le type et la quantité d'exsudat sur les compresses souillées, avant de jeter ces dernières dans le sac à rebuts.	Les caractéristiques de l'écoulement donnent des indications sur l'état et l'évolution de la plaie.	
2.5	Retirer les gants souillés en les retournant l'un dans l'autre (voir la procédure 4-2-2, p. 131), puis les jeter dans le sac à rebuts.	Le fait de retourner les gants évite de contaminer les mains et l'environnement avec des liquides biologiques.	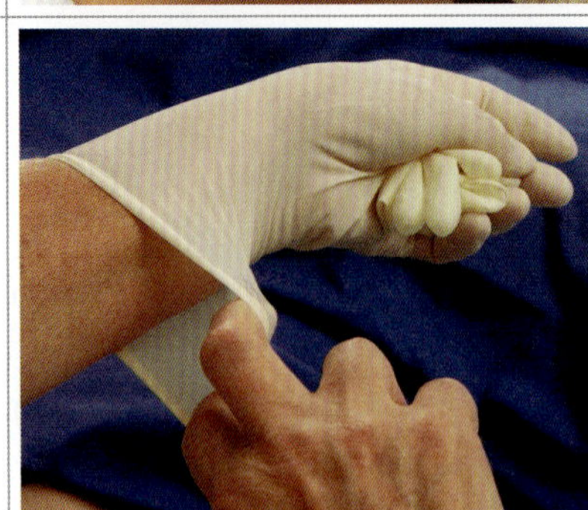

Étapes		Justifications	
2.6	En cas de risques d'éclaboussures, mettre en place un équipement de protection individuelle (voir la procédure 4-4-1, p. 159).	L'équipement de protection empêche tout contact avec des liquides biologiques porteurs de microorganismes pathogènes. Il évite ainsi que l'infirmière devienne un véhicule de transmission d'agents infectieux.	

3 Préparation du matériel stérile (voir la procédure 8-1-1, p. 459)

3.1	Déballer le plateau à pansement sur la table de travail en conservant l'intérieur comme champ stérile (voir la procédure 4-3-2, p. 137).	Le plateau et l'intérieur de son emballage constituent une surface de travail stérile sur laquelle on dispose du matériel stérile.	
3.2	Si le plateau contient un champ stérile, le déployer et le placer près de la plaie ou sous la région de la plaie (voir la procédure 4-3-1, p. 135).	On augmente la surface de travail stérile et l'aisance dans la manipulation du matériel stérile. On protège également la literie de l'écoulement pouvant provenir de la plaie.	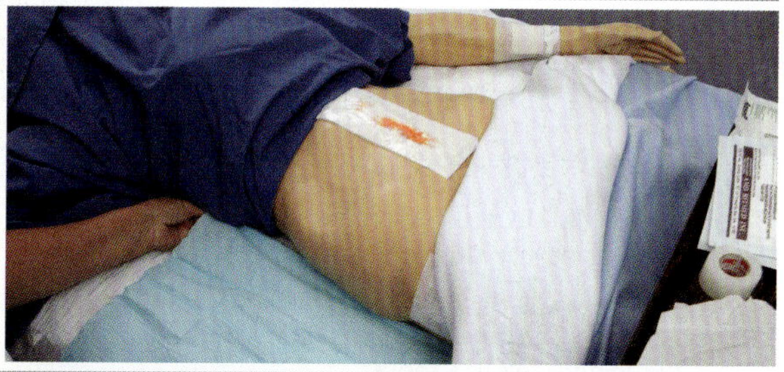
3.3	Déballer et déposer, sur l'intérieur de l'emballage du plateau à pansement, le matériel nécessaire à l'irrigation d'une plaie et à la réfection d'un pansement : compresses, seringue, aiguille ou cathéter intraveineux et, au besoin, bassin réniforme.	La préparation adéquate du matériel permet d'éviter les déplacements inutiles ou la présence d'une tierce personne.	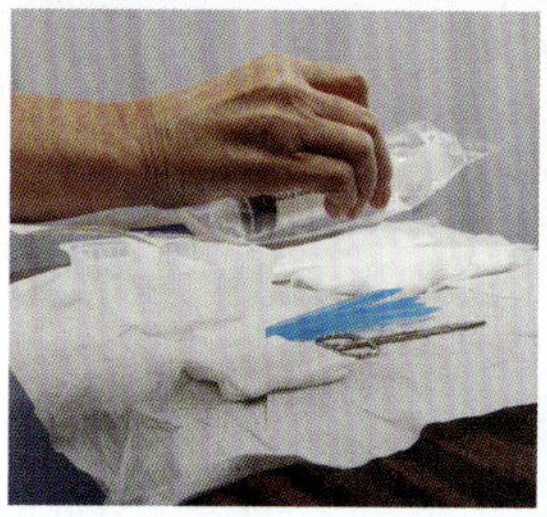 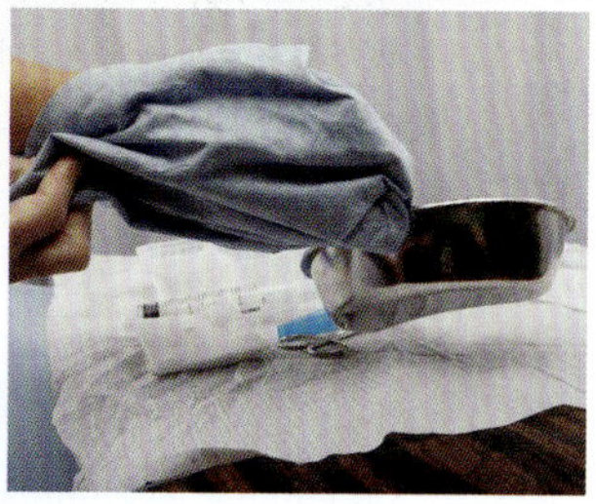

Remarque

Huit compresses de gaze de 10 × 10 cm absorbent environ 60 mL de solution. En présence d'une plaie à large orifice nécessitant une grande quantité de solution nettoyante, on peut appliquer un bassin réniforme stérile contre la peau, en bordure de la plaie.

3.4	Dévisser le bouchon de la bouteille de solution d'irrigation (NaCl 0,9 % ou solution antiseptique) et le laisser en place.	On évite que la solution soit trop longtemps exposée aux micro-organismes pathogènes aéroportés.	
3.5	Ouvrir l'emballage des gants stériles et mettre un gant à la main dominante (voir la procédure 4-2-1, p. 128).		
3.6	Avec la main gantée, ranger le matériel stérile : a) Dégager les compartiments du plateau. b) Placer le plateau près du bord du champ stérile, en respectant la bordure de 2,5 cm considérée comme contaminée.	a) On libère les compartiments dans lesquels on verse la solution nettoyante ou antiseptique. b) La proximité du plateau en bordure du champ facilite son accès et dégage la partie distale du champ, ce qui augmente la surface stérile de travail.	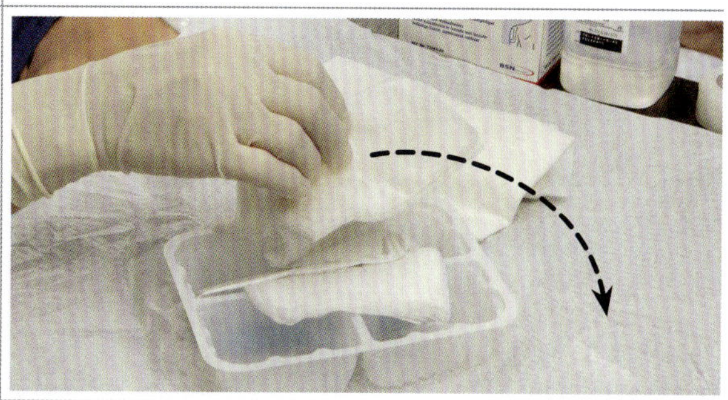
3.7	Avec la main non gantée, enlever le bouchon de la bouteille de solution d'irrigation (NaCl 0,9 % ou solution antiseptique) et le déposer sur la surface septique de la table en dirigeant **l'intérieur vers le haut**.	**On garde l'intérieur du bouchon stérile** en faisant en sorte qu'il ne soit pas en contact avec la surface septique de la table.	

Étapes		Justifications	
3.8	Avec la main non gantée placée à 10 cm au-dessus du plateau à pansement, verser la quantité nécessaire de solution d'irrigation (à température ambiante) dans un des compartiments. Pour une grande quantité de solution, utiliser un bol stérile. Remettre le bouchon sur la bouteille.	Une hauteur de 10 cm permet d'éviter que le fond de la bouteille touche le champ stérile. L'écoulement d'une solution à une hauteur trop élevée risque d'éclabousser le champ stérile. Un champ stérile perméable qui est mouillé devient contaminé par capillarité.	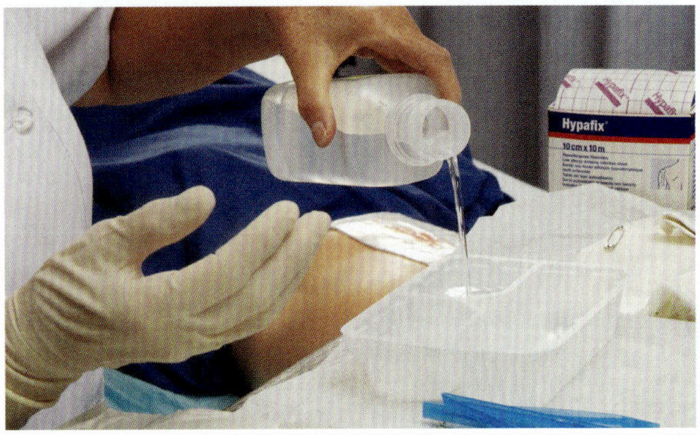
3.9	Avec la main non gantée, **glisser la table de travail au-dessus de la personne alitée**.	Cette position de la table de travail fait en sorte que le **matériel stérile** soit **accessible** et **reste dans le champ de vision**.	
3.10	Enfiler le deuxième gant stérile: a) Saisir le deuxième gant stérile avec la main gantée. b) Avec la main non gantée, chiffonner l'emballage des gants et le jeter dans le sac à rebuts. c) Mettre le deuxième gant stérile.		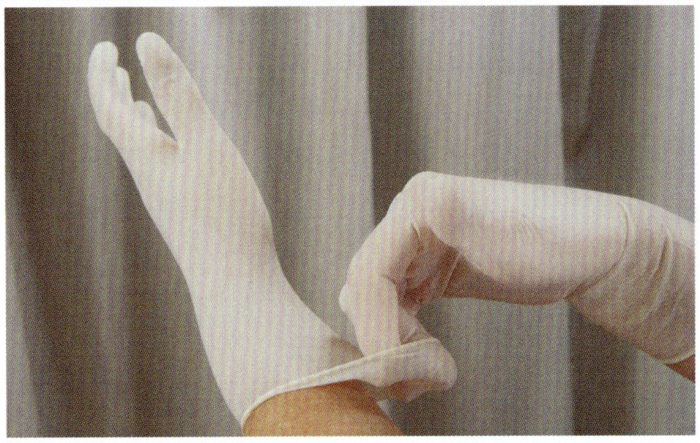
3.11	Disposer le matériel stérile: a) Empiler les compresses en commençant par la dernière à appliquer (sur le dessus du pansement) et en terminant par la première à appliquer (directement sur la plaie). b) Placer les autres articles par ordre d'utilisation.	On respecte l'ordre d'application des compresses pour limiter les manipulations du matériel. Cette disposition favorise le rappel des étapes et facilite le déroulement de la procédure.	

4 Retrait de la dernière compresse

4.1	Prendre une pince stérile et enlever la dernière compresse.	En retirant la dernière compresse le plus tard possible, on évite une exposition prolongée aux microorganismes aéroportés. On maintient également la chaleur et l'humidité de la plaie. L'utilisation d'une pince stérile prévient le contact du gant avec l'exsudat de la plaie avant son nettoyage.	
4.2	Observer les caractéristiques de l'exsudat (type et quantité) sur la compresse.	Les caractéristiques de l'écoulement donnent des indications sur l'état et l'évolution de la plaie.	
4.3	Jeter la compresse et la pince dans le sac à rebuts.		
4.4	Vérifier si le pourtour de la plaie est souillé et le nettoyer au besoin avant de faire l'irrigation.	Le nettoyage prévient l'infiltration de microorganismes dans la plaie.	

Étapes		Justifications

5 Prélèvement de la solution d'irrigation

Étapes		Justifications
5.1	Aspirer la solution d'irrigation avec la seringue choisie, selon la pression de pulvérisation recommandée.	Pour l'irrigation d'une plaie, il est plus rapide d'aspirer la solution avant d'abouter l'aiguille ou le cathéter.

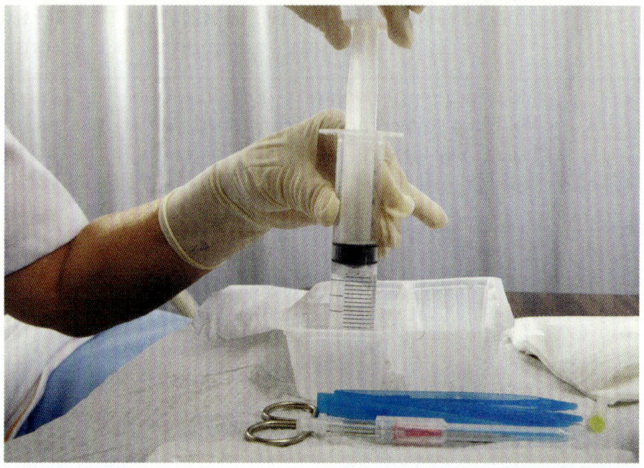

Étapes		Justifications
5.2	Visser à la seringue l'aiguille ou le cathéter intraveineux (sans aiguille) requis, selon la pression de pulvérisation recommandée.	Un bon calibre d'aiguille ou de cathéter intraveineux permet d'obtenir la pression désirée sans causer de traumatisme aux tissus.

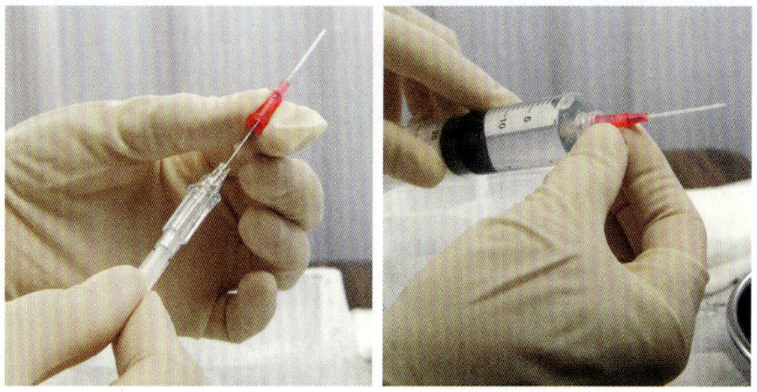

ALERTE!

Pour l'irrigation d'une plaie profonde, toujours utiliser un cathéter intraveineux, dont on retire l'aiguille.	L'aiguille peut traumatiser le lit de la plaie.

6 Irrigation de la plaie

A IRRIGUER UNE PLAIE À LARGE ORIFICE

Étapes		Justifications
A.1	Avec la main non dominante, placer et tenir les compresses prévues ou le bassin réniforme sous la plaie, de façon à recueillir le liquide d'irrigation. Déplacer les compresses en suivant le mouvement de l'irrigation.	Les compresses permettent de recueillir le liquide coulant selon le principe de gravité. Rappelons que huit compresses de gaze de 10 × 10 cm absorbent environ 60 mL de solution. Le bassin réniforme s'adapte bien aux courbes et aux protubérances anatomiques, et permet de recueillir aisément le liquide.

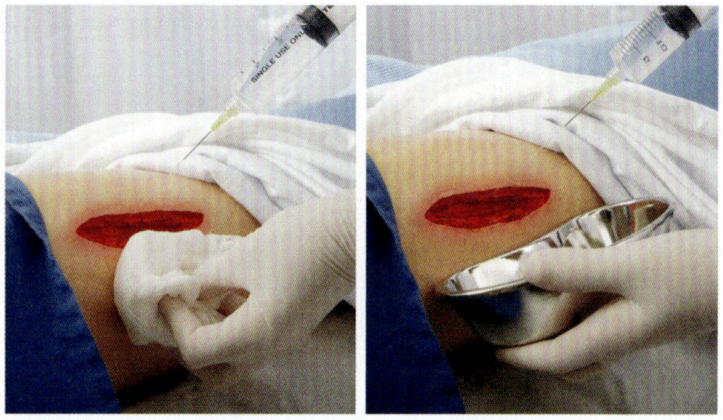

Étapes		Justifications
A.2	Avec la main dominante, tenir la seringue de façon à ce que l'extrémité soit de 10 à 15 cm[6] au-dessus de la plaie, et en respectant un angle de 45°.	La distance par rapport à la plaie permet d'éviter de traumatiser les bourgeons de granulation. L'angle de 45° limite les éclaboussures.

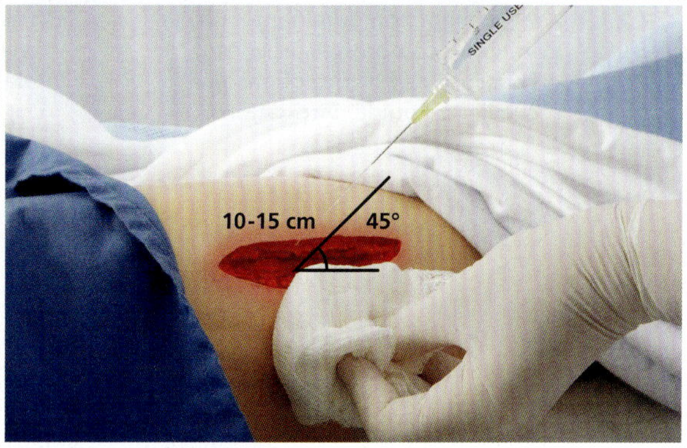

6. Sibbald et autres, 2000, cité dans OIIQ, 2007, p. 33.

Étapes		Justifications
A.3	Irriguer la plaie en partant, s'il y a lieu, de l'extrémité la plus haute et en se dirigeant vers le bas, dans un mouvement de va-et-vient et en maintenant une pression constante et continue. Répéter le mouvement jusqu'à ce que la plaie soit complètement nettoyée et que le liquide de retour soit clair.	Si le choix de la seringue et de l'aiguille est déterminant, pour atteindre la pression de pulvérisation demandée, il faut aussi exercer une pression continue et constante. En partant du point le plus haut de la plaie, on respecte le principe de gravité. On évite ainsi que la solution d'irrigation ne s'écoule sur une région préalablement nettoyée.

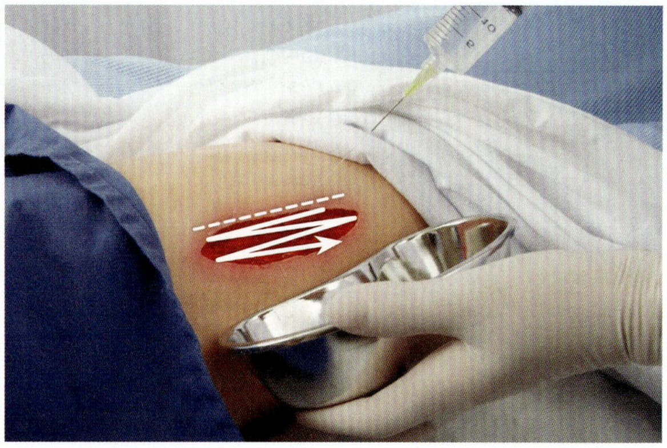

Remarque

Une pression constante et un jet continu assurent une pression égale ou supérieure à 4 lb/po².	Une pression inférieure à 4 lb/po² est inefficace pour déloger les débris cellulaires du lit de la plaie.

ALERTE!

On doit s'assurer d'irriguer toute la surface de la plaie.	Il faut bien irriguer tout le lit de la plaie pour déloger les contaminants non adhérents, comme les débris, les tissus nécrotiques et, dans le cas de plaies traumatiques, la terre, la vitre, le gravier, etc.

A.4	Assécher le pourtour de la plaie avec des compresses de gaze de 10 ×10 cm, **sans toucher au lit de la plaie**, depuis la région la moins contaminée jusqu'à la région la plus contaminée, soit des bords de la plaie vers l'extérieur. Changer de compresse à chaque répétition de ce mouvement.	En asséchant, on prévient la prolifération des microorganismes en milieu humide. De plus, une humidité excessive peut irriter le pourtour de la plaie. Toutefois, on doit éviter d'assécher le lit de la plaie, car l'humidité est nécessaire au processus de cicatrisation.

B IRRIGUER UNE PLAIE PROFONDE

B.1	Mouiller le bout du cathéter dans la solution d'irrigation.	La lubrification du cathéter facilite son insertion dans la plaie. Elle permet aussi de réduire le traumatisme causé aux tissus et l'inconfort de la personne.

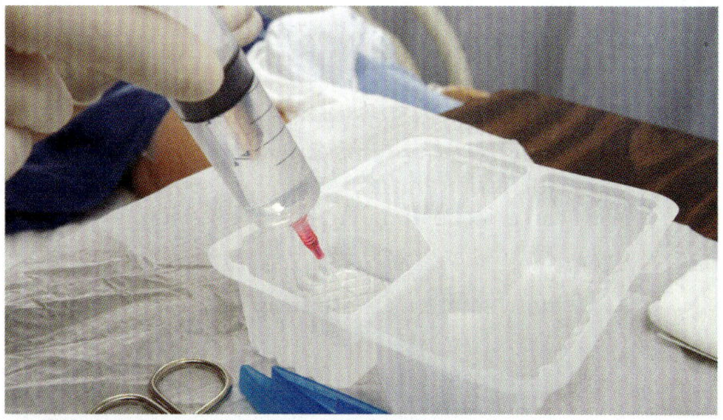

B.2	Avec la main non dominante, placer et tenir les compresses prévues en bordure de l'orifice de façon à recueillir le liquide d'irrigation.	On évite l'écoulement de la solution d'irrigation sur les tissus environnant la plaie.

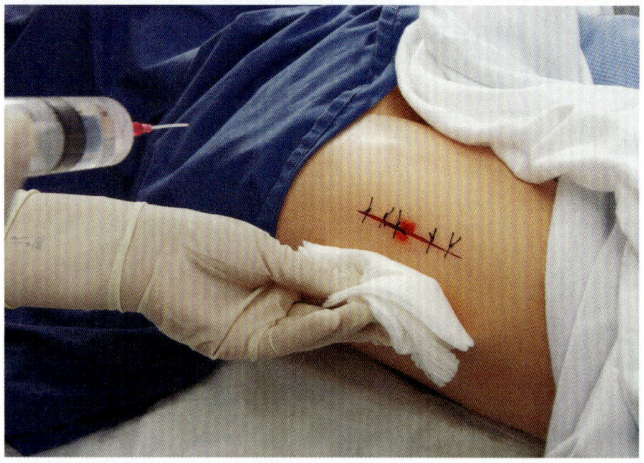

Étapes	Justifications
B.3 Insérer délicatement le cathéter intraveineux souple dans la plaie, **jusqu'à sentir une résistance, puis le retirer d'environ 1 cm**.	En éloignant le cathéter du lit de la plaie, **on évite qu'il traumatise les tissus de granulation**.

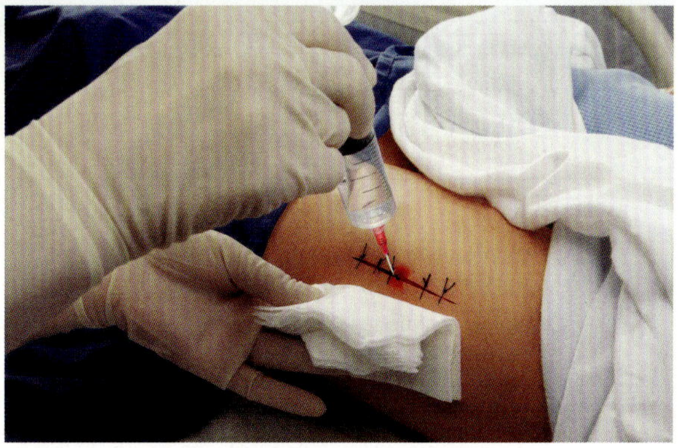

ALERTE!

Ne jamais utiliser, sans avoir obtenu une ordonnance, un cathéter long de type « Feeding tube » dans une plaie profonde si on ne voit pas le lit de la plaie (AQESSS, 2007).	Une plaie profonde peut présenter une fistule pouvant communiquer avec les organes internes, empêchant le retour de la solution d'irrigation.
B.4 Irriguer la plaie sans exercer de pression excessive au moment de l'injection et tout en maintenant une pression constante et continue. Irriguer jusqu'à obtenir une solution de retour claire.	Pour les plaies profondes à petit orifice, à espace sous-jacent ou à sinus (tunnel), comme il est difficile d'observer le lit de la plaie, on ne peut se fier qu'à la solution de retour claire pour vérifier que tous les débris ont été retirés.

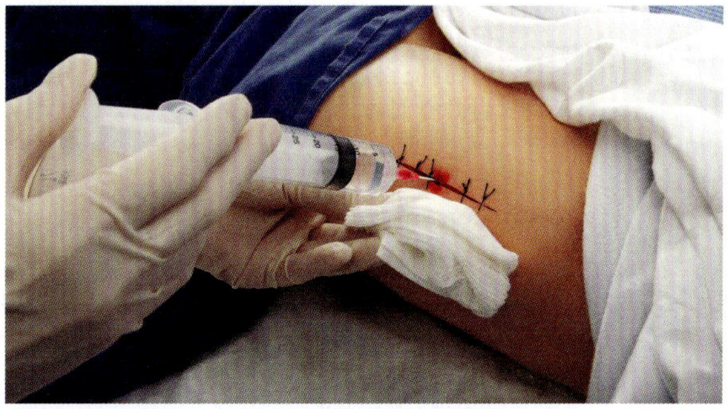

Situation particulière

Dans le cas d'une plaie profonde à petit orifice, avec espace sous-jacent ou avec sinus (tunnel), on doit vérifier si du liquide est resté emprisonné dans la cavité, et l'enlever. On peut pour cela utiliser l'une des deux méthodes suivantes.	Comme l'accumulation de liquide dans une cavité étroite est difficile à drainer, il est important d'enlever la solution d'irrigation qui pourrait être restée emprisonnée. Un surplus de liquide peut aggraver une complication existante.
Méthode par palpation *Palper délicatement la région située directement autour de la plaie en appliquant une légère pression avec une compresse sèche pliée en deux ou en trois. En cas d'écoulement, changer de compresse jusqu'à l'absence totale d'écoulement.*	La pression exercée sur la région environnant la plaie permet de drainer une partie du liquide d'irrigation emprisonné dans le fond d'un espace sous-jacent ou d'un sinus (tunnel).
Méthode avec compresse *Si l'orifice de la plaie permet l'insertion d'une compresse, déplier une compresse sèche de 5 × 5 cm, tenir une extrémité dans une main et insérer l'autre extrémité dans l'orifice à l'aide d'un stylet boutonné, d'une pince mousse ou du côté non ouaté d'une tige montée tenue par l'autre main.*	Déplier une compresse permet d'en faire une mèche qui peut s'insérer dans une cavité étroite pour absorber le liquide emprisonné.
B.5 Assécher le pourtour de la plaie avec des compresses de gaze de 10 × 10 cm, depuis la région la moins contaminée jusqu'à la région la plus contaminée, soit des bords de la plaie vers l'extérieur. Changer de compresse à chaque répétition de ce mouvement.	En asséchant, on prévient la prolifération des microorganismes en milieu humide. De plus, une humidité excessive peut irriter le pourtour de la plaie.

Étapes	Justifications
7 Évaluation de la plaie (voir la procédure 8-1-1, p. 465)	
7.1 Observation Observer les caractéristiques de la plaie: • Localisation de la plaie: région anatomique • Lit de la plaie: types de tissus exprimés en pourcentages (nécrotiques, fibrineux, de granulation, etc.) • Présence d'un espace sous-jacent ou d'un sinus (tunnel): localisation • Bords de la plaie Plaie sans sutures: coloration des bords de la plaie, diffus, attachés, non attachés, roulés, avec fibrose et callosités, etc. Plaie avec sutures: coloration des bords de la plaie, union ou désunion [déshiscence] des lèvres de la plaie, chevauchement, dénivellation, etc. • Peau environnante: œdème, rougeur, excoriation, macération, etc. • Exsudat de la plaie: type, quantité • Odeur de la plaie: perceptible par la personne, faible à proximité, modérée à forte dans la pièce, perceptible à l'extérieur de la pièce	L'évaluation de la plaie permet de déterminer son potentiel de cicatrisation et le traitement approprié.
7.2 Palpation Placer la pulpe de trois doigts de chaque côté des bords de la plaie et presser doucement le pourtour immédiat de la plaie pour déceler une éventuelle induration anormale.	La palpation renseigne sur l'état des structures sous-jacentes et sur la présence d'un processus inflammatoire qui serait causé notamment par une infection ou une accumulation d'exsudat. La palpation permet aussi de drainer le liquide d'irrigation et l'exsudat accumulé dans les espaces sous-jacents.
7.3 Mesures Mesurer la longueur, la largeur et la profondeur de la plaie. Mesurer la profondeur des espaces sous-jacents et des sinus (tunnels) (voir l'étape 6 de la procédure 8-1-1, p. 467).	
8 Application du nouveau pansement	
ALERTE! *En présence d'une cavité, on doit combler l'espace mort de la plaie avec une mèche ou une compresse humide (voir la procédure 8-3-1, p. 493, ou 8-1-1, p. 469).*	En comblant l'espace mort de la plaie, on empêche la plaie de se refermer avant la fin du processus de granulation.

Étapes	Justifications	
8.1 Appliquer des compresses sèches en quantité suffisante, après les avoir, au besoin, transformées en *fluff*.	Les compresses appliquées doivent pouvoir contenir l'excédent de liquide d'irrigation et d'exsudat non drainé, sans traverser pour éviter une contamination exogène.	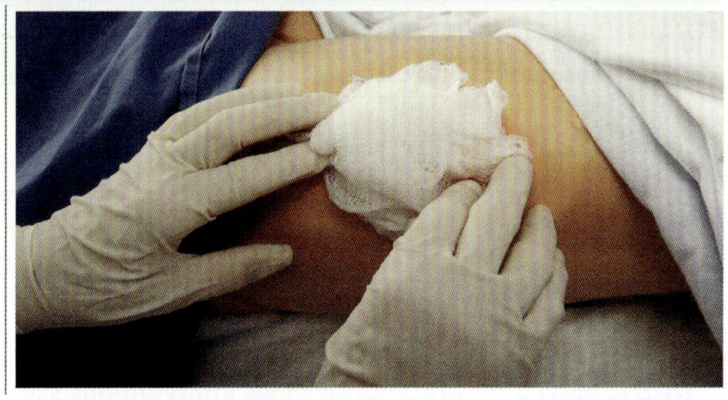

Situation particulière

Dans le cas d'une plaie profonde, avec espace sous-jacent ou sinus (tunnel), une certaine quantité de solution d'irrigation risque de rester emprisonnée, malgré les mesures prises. Il est donc suggéré de transformer les compresses sèches en fluff.	L'air emprisonné dans les compresses confectionnées en *fluff* permet une meilleure absorption des liquides par capillarité : liquide d'irrigation, sang, exsudat, etc.

C TRANSFORMER UNE COMPRESSE DE GAZE EN *FLUFF*

C.1 Déplier complètement une compresse de gaze.	En dépliant la compresse, on obtient une grande surface pour mieux créer l'effet *fluff*.	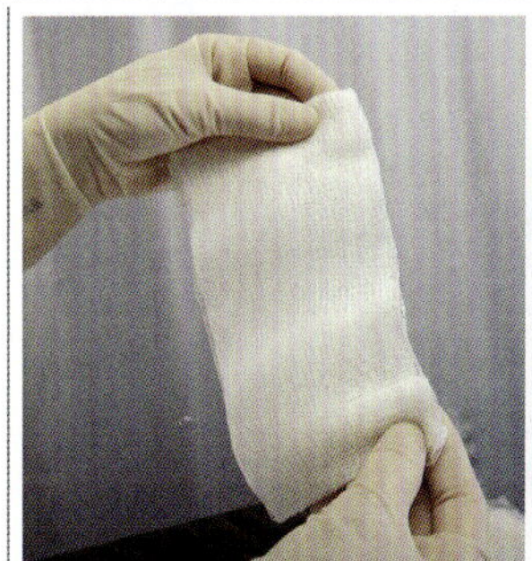 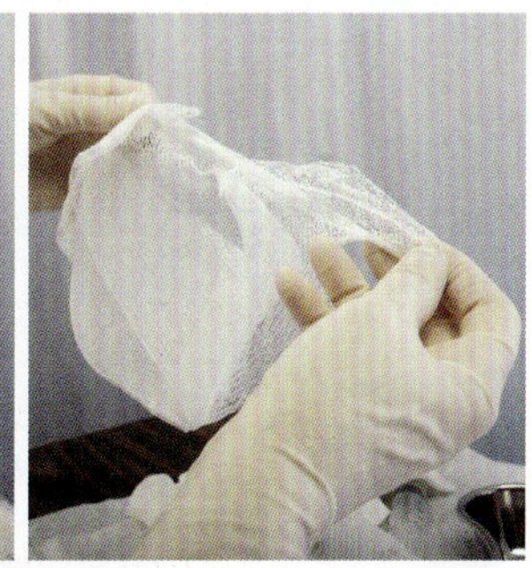
C.2 Chiffonner la gaze **sans la comprimer**.	La compression des compresses diminuerait la quantité d'air et donc **la capacité d'absorption**.	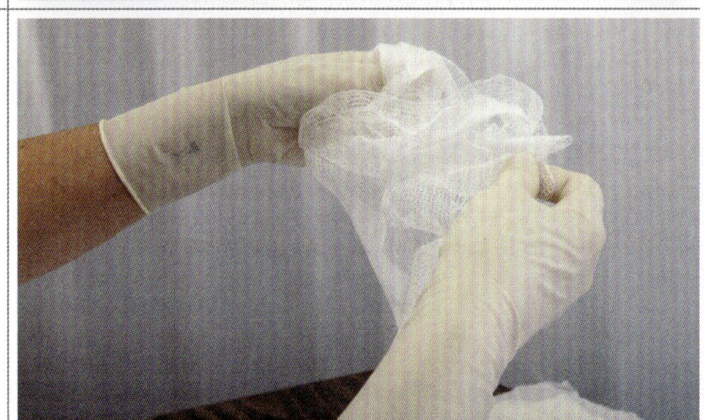
C.3 Former une boule *fluff* ou l'étirer pour modifier sa forme selon les besoins.	Adapter la forme de manière à couvrir la surface de la plaie.	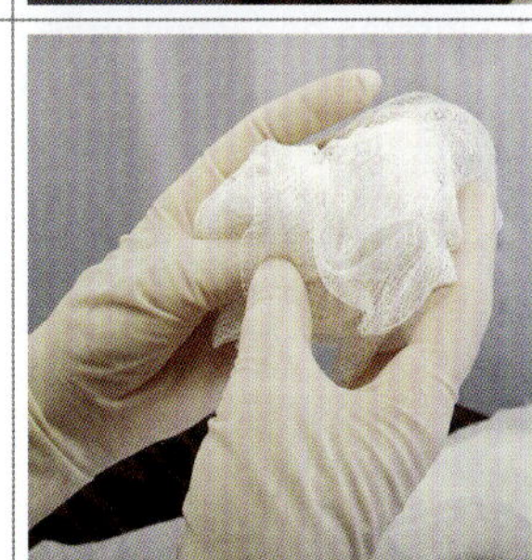 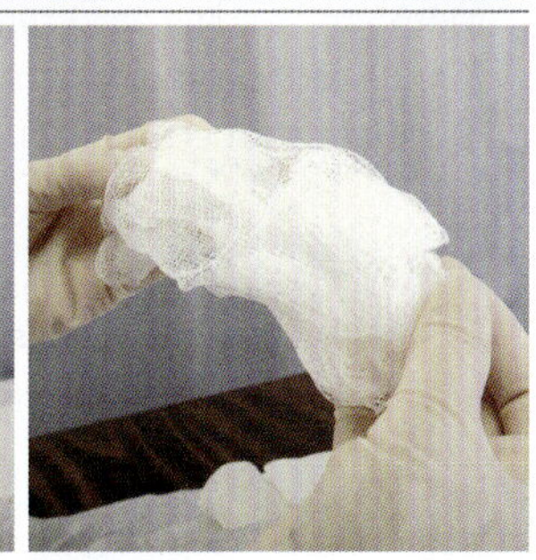
8.2 Appliquer des compresses additionnelles, puis un coussinet abdominal.		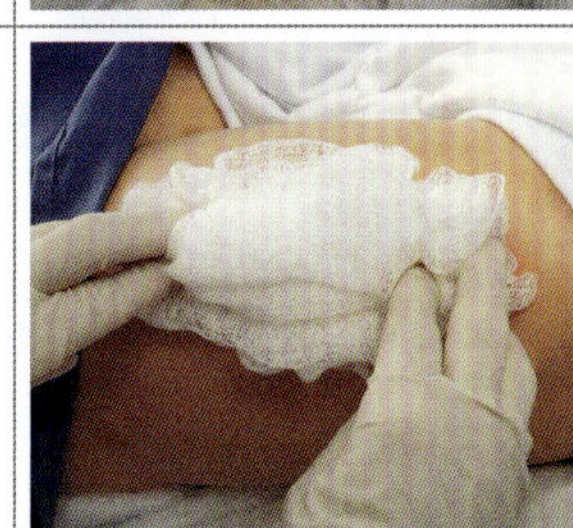 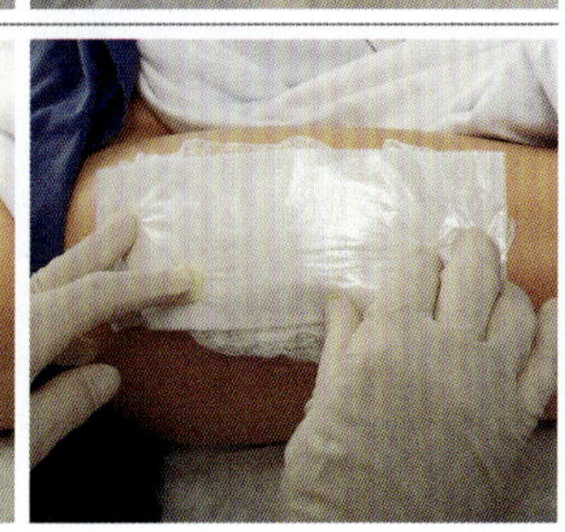

Étapes		Justifications	
8.3	Retirer les gants souillés en les retournant l'un dans l'autre, puis les jeter dans le sac à rebuts.	Le fait de retourner les gants évite de contaminer les mains et l'environnement avec des liquides biologiques.	
8.4	Fixer le pansement avec une bande autocollante (ou plusieurs selon la taille de la plaie), en scellant les quatre côtés et en veillant au confort de la personne (voir l'étape 9 de la procédure 8-1-1, p. 456).	En scellant hermétiquement le pansement, on maintient le taux d'humidité et la chaleur nécessaires à la cicatrisation, et on empêche l'infiltration de microorganismes.	

Ne pas oublier les précautions et les interventions s'appliquant après l'irrigation d'une plaie.

Ne pas oublier les étapes postexécutoires décrites dans la procédure 1-2.

Quelles précautions particulières avez-vous prises pour limiter la pression s'exerçant sur la plaie de M. Raymond ?

RÉDACTION DES NOTES D'ÉVOLUTION

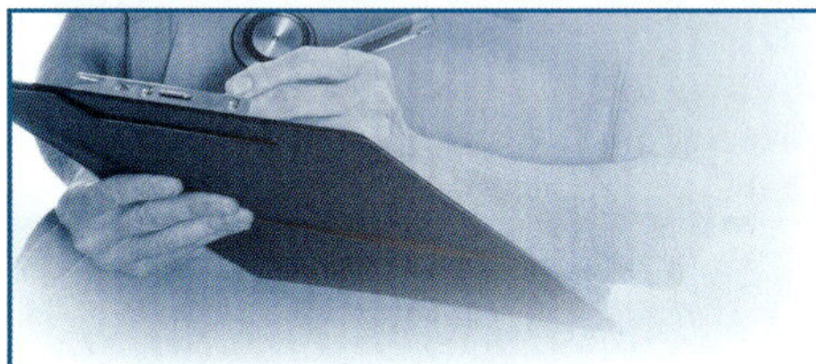

Dossier de M. Raymond

2011-11-02 **10:30** Pansement antérieur saturé à 30 % de liquide purulent, odeur nauséabonde, plaie au talon gauche mesurant 3,5 × 1,8 × 0,6 cm, bords irréguliers, rougeur sur 1 cm autour de la plaie. Lit de la plaie constitué à 60 % de tissu de granulation et à 40 % de tissu fibrineux. Irrigation avec 120 mL de NaCl 0,9 % avec pression de 8 lb/po^2. Eau de retour avec débris. Une compresse de 5 × 5 cm imbibée de NaCl 0,9 % insérée dans cavité. Pansement sec refait. Aucune plainte, bonne collaboration. ______________ Marie-Lise Hayot, étudiante inf.

MÉTHODE DE SOINS **8-3**

35 INTÉGRITÉ DE LA PEAU ET SOINS DES PLAIES

Insertion d'une mèche dans une plaie

Cette méthode de soins explique la procédure à suivre pour retirer la mèche d'une plaie et insérer une nouvelle mèche dans la cavité de la plaie (page 493).

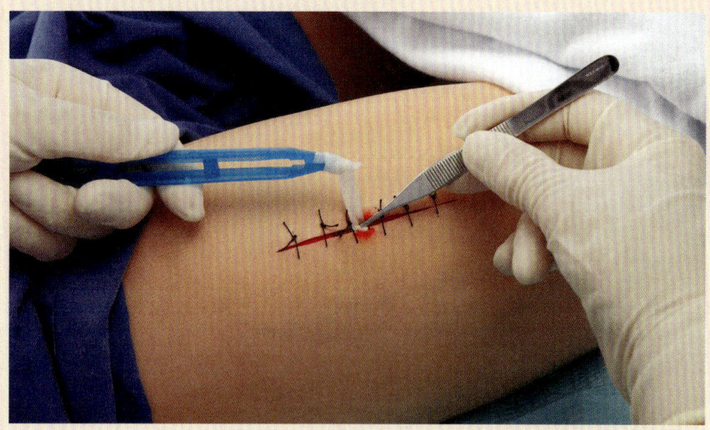

DÉFINITION

Méthode de soins consistant à insérer, de façon stérile, une mèche (bande étroite de coton) ordinaire ou iodoforme dans la cavité d'une plaie superficielle ou profonde.

CONTEXTE D'EXÉCUTION

BUTS

- Favoriser la cicatrisation par deuxième intention.
- Maintenir le lit d'une plaie humide pour favoriser la formation de tissu de granulation.
- Nettoyer une plaie des débris cellulaires pouvant nuire à sa cicatrisation.
- Favoriser le drainage de l'écoulement, principalement dans le cas d'un abcès.
- Empêcher la plaie de se refermer avant la fin du processus de granulation.

MATÉRIEL ET ÉQUIPEMENT

ARTICLES ESSENTIELS

Articles de base

- Piqué plastifié jetable (1)
- Sac à rebuts en plastique (2)
- Ruban adhésif (3)
- Gants propres (4)
- Plateau à pansement contenant au moins les articles stériles suivants : (5)
  - Récipient avec compartiments pour solution
  - Pinces (2)
  - Ciseaux
  - Compresses 5 × 5 cm
  - Compresses 10 × 10 cm

  Selon le plateau, on peut également y retrouver les articles stériles suivants :
  - Champ
  - Pince additionnelle
  - Compresses additionnelles
  - Sac à rebuts en plastique
  - Attache
- Gants stériles (6)

Nettoyage

- Solution nettoyante :
  - NaCl 0,9 % stérile (7)

  ou

  Solution antiseptique : (8)
  - Préparation à base de chlorhexidine
  - Préparation à base d'iode

Pansement

- Compresses stériles 10 × 10 cm (9)

  ou

  Compresses stériles 10 × 20 cm (10)
- Coussinet abdominal stérile (11)

Note : *Le nombre de compresses requis dépend des caractéristiques de la plaie et de la quantité de l'écoulement.*

Mèche

Selon l'ordonnance médicale :
- Pot de mèche ordinaire (12)

  ou

  Pot de mèche iodoforme
- Pince mousse métallique (13)

  ou

  Stylet boutonné stérile (14)

  ou

  Tige montée stérile (15)
- Compresse non adhérente stérile (ex. : Telfa) (16)

Fixation

- Bandes autocollantes :
  - Hypafix (17)
  - Mefix (18)
  - Etc.

ARTICLE FACULTATIF

Si c'est la première fois qu'une mèche doit être insérée dans la cavité de la plaie :

- Tige montée stérile [15]

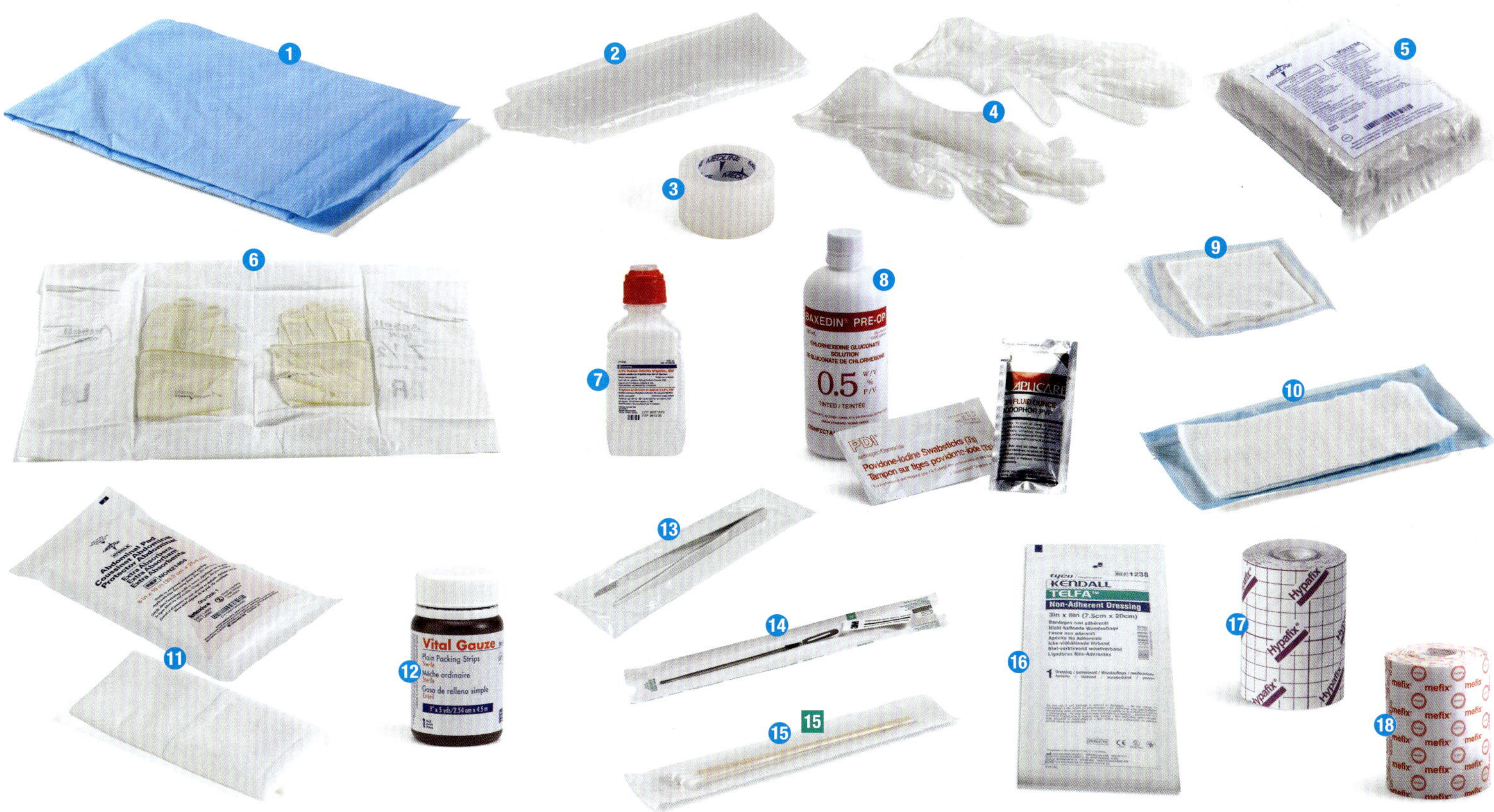

PRÉCAUTIONS ET INTERVENTIONS **avant** l'insertion d'une mèche dans une plaie

1. ÉVALUATION

- Évaluer la douleur due à la plaie et vérifier l'heure de la dernière administration d'analgésique *afin de déterminer s'il faut administrer un analgésique avant le retrait et l'insertion d'une mèche, ainsi que le changement de pansement*.
- Rechercher les signes éventuels d'une infection systémique (température corporelle élevée, diaphorèse, malaises, hyperleucocytose) *afin d'aviser le médecin et de pouvoir commencer un traitement rapidement, car l'infection prolonge la phase inflammatoire et retarde le processus de cicatrisation de la plaie*.
- Évaluer l'état de santé global de la personne, *car l'anamnèse permet de détecter la présence éventuelle de facteurs pouvant nuire à la cicatrisation et influence donc les soins et les traitements*.
- Évaluer l'état nutritionnel de la personne *afin de corriger, s'il y a lieu, les carences nutritionnelles pouvant nuire à la cicatrisation de la plaie. L'écoulement d'exsudat entraîne une perte de protéines.*

2. INTERVENTIONS

- Consulter le dossier médical de la personne pour obtenir une description de la plaie et des informations sur son évolution *afin de déterminer les mesures à prendre pour le nettoyage et le traitement de la plaie, et afin de prévoir le matériel nécessaire aux soins*.
- Vérifier, dans le plan thérapeutique infirmier (PTI), les directives infirmières concernant l'atteinte à l'intégrité de la peau et des tissus *afin d'appliquer les interventions correspondantes*.
- Vérifier l'ordonnance médicale dans le dossier de la personne *afin de connaître le type de mèche à insérer dans la plaie*.

PRÉCAUTIONS ET INTERVENTIONS **après** l'insertion d'une mèche dans une plaie

1. ÉVALUATION

- Évaluer la plaie ainsi que la réponse au traitement en cours à chaque changement de pansement, *car l'absence de signes d'évolution de la cicatrisation sur une période de deux à quatre semaines indique la nécessité d'une révision des interventions cliniques*.

2. INTERVENTIONS

- Vérifier régulièrement, durant le quart de travail, si l'extérieur du pansement est sec, si le pansement tient bien en place et si la plaie est couverte en permanence. Dans l'éventualité où l'extérieur du pansement est humide, refaire le pansement. *Le pansement doit pouvoir contenir en tout temps l'exsudat pour éviter la contamination par capillarité du pansement et de la plaie. Une plaie recouverte cicatrise mieux et présente moins de risques de s'infecter.*
- Signaler au médecin l'intensification de la douleur, l'agrandissement de la plaie, la désunion des lèvres d'une plaie chirurgicale, la rougeur ou l'œdème de la plaie *afin d'appliquer rapidement les mesures nécessaires*.

3. ENSEIGNEMENT

- Demander à la personne de prévenir si le pansement est devenu inconfortable, si sa partie extérieure est devenue humide ou souillée et si sa fixation est partiellement ou complètement défaite *afin de prendre les mesures nécessaires pour prévenir la contamination de la plaie et soulager l'inconfort*.
- Expliquer à la personne l'importance d'une alimentation riche en protéines, glucides, lipides (acides gras essentiels), zinc et vitamines A, B, C et E, et l'informer des aliments dont la teneur est riche en ces éléments *afin de favoriser le processus de cicatrisation de la plaie, en particulier pour les phases de prolifération et de maturation de la plaie. L'écoulement d'exsudat entraîne une perte de protéines.*
- Informer la personne de l'importance d'une bonne hydratation (2500 mL/die) *afin de préserver l'élasticité et l'intégrité de la peau*.

4. NOTES AU DOSSIER

- Écrire dans les notes d'évolution les caractéristiques de la plaie, de l'exsudat et de la mèche, ainsi que les informations pertinentes concernant la procédure et l'attitude de la personne *afin de repérer les écarts par rapport à la norme et d'assurer la continuité de soins*.
  - Date et heure de la réfection du pansement
  - Localisation de la plaie : région anatomique
  - Dimensions de la plaie : longueur, largeur, profondeur
  - Lit de la plaie : types de tissus exprimés en pourcentages (nécrotiques, fibrineux, de granulation, etc.)
  - Présence d'un espace sous-jacent ou d'un sinus (tunnel) : localisation, dimensions
  - Bords de la plaie :
    Plaie sans sutures : coloration des bords de la plaie, diffus, attachés, non attachés, roulés, avec fibrose et callosités, etc.
    Plaie avec sutures : coloration des bords de la plaie, union ou désunion (déshiscence) des lèvres de la plaie, chevauchement, dénivellation, etc.
  - Peau environnante : œdème, rougeur, excoriation, macération, etc.
  - Exsudat de la plaie : type, quantité
  - Solution nettoyante ou antiseptique utilisée
  - Odeur de la plaie après le nettoyage : perceptible par la personne, faible à proximité, modérée à forte dans la pièce, perceptible à l'extérieur de la pièce
  - Sutures, s'il y a lieu : type, état des sutures (tension exercée par les sutures, qualité d'insertion des agrafes, etc.), etc.
  - Type, calibre et longueur de la mèche insérée dans la plaie
  - Type de pansement appliqué
  - Réactions et collaboration de la personne
- Inscrire au PTI – en modifiant celui-ci au besoin – les directives infirmières déterminées en fonction de l'évolution clinique de la personne et de l'efficacité des soins et des traitements, *afin d'assurer le suivi clinique*.

8-3

MISE EN SITUATION

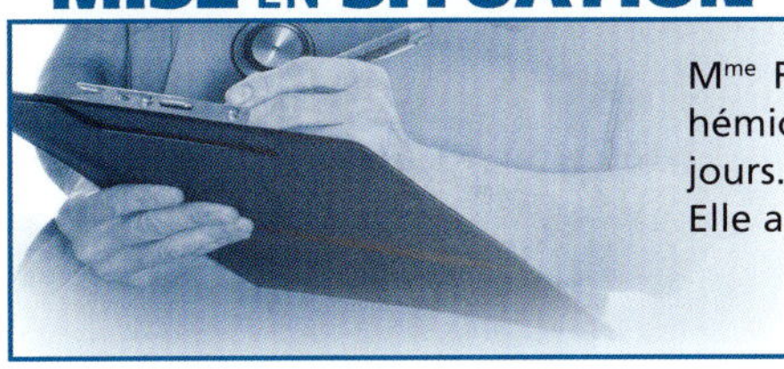

Mme Robidoux, âgée de 89 ans, a été opérée pour une hémicolectomie. Les agrafes ont été retirées il y a deux jours. L'infirmière a constaté une déhiscence de la plaie. Elle a avisé le médecin traitant.

Ordonnance médicale au dossier

- Mèche *plain*[7] ¼ pouce dans la cavité de la plaie bid.

PROCÉDURE 8-3-1

INSÉRER UNE MÈCHE DANS UNE PLAIE

Sommaire de la procédure

1. Mesures préliminaires
2. Retrait du pansement en place, sauf la dernière compresse
3. Préparation du matériel stérile
4. Retrait de la dernière compresse et de la mèche en place, s'il y a lieu
5. Prélèvement de la nouvelle mèche
6. Nettoyage de la plaie
7. Évaluation de la plaie
8. Insertion de la mèche dans la plaie
9. Application du nouveau pansement

Avez-vous vérifié l'identité de Mme Robidoux ? Comment avez-vous procédé ?

7. Souvent utilisé dans les ordonnances médicales, le terme *plain* désigne une mèche ordinaire.

Étapes		Justifications	
Ne pas oublier les étapes préalables décrites dans la procédure 1-1. Ne pas oublier les précautions et les interventions s'appliquant avant l'insertion d'une mèche dans une plaie.			
1	**Mesures préliminaires**		
1.1	Rassembler les articles nécessaires et les placer par ordre d'utilisation sur la table de travail.	Cette disposition favorise le rappel des étapes et facilite le déroulement de la procédure.	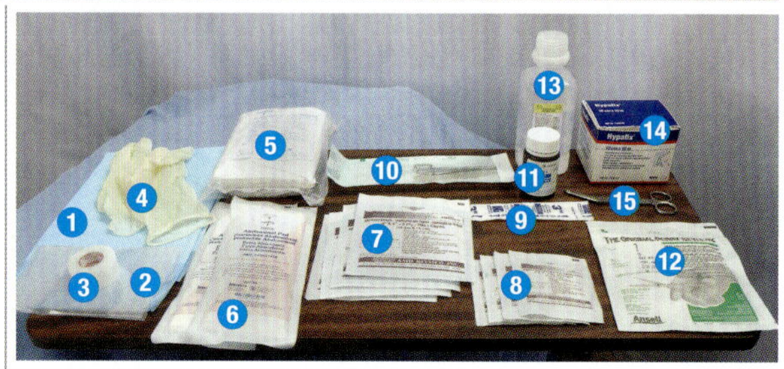
1.2	Installer confortablement la personne de manière à exposer la région de la plaie. Ne pas découvrir inutilement la personne.	Bien installée, la personne peut rester dans la position voulue pendant toute la durée des soins. En exposant bien la région à soigner, on se donne de l'aisance pour la manipulation du matériel stérile et on évite ainsi la contamination.	
1.3	Se placer près de la plaie, à l'endroit le plus pratique pour le retrait et l'insertion de la mèche, et pour le changement de pansement.		
1.4	Monter la table de travail à une hauteur permettant de la glisser au-dessus de la personne alitée sans la blesser.	Lorsqu'on peut glisser la table au-dessus de la personne alitée, on respecte automatiquement un principe fondamental de l'asepsie exigeant que toute manipulation de matériel stérile se fasse au-dessus du niveau de la taille.	
1.5	En cas de risque d'écoulement d'exsudat ou de solution, placer un piqué plastifié jetable sous la région où se situe la plaie.		
1.6	Après en avoir retourné le bord supérieur, fixer le sac à rebuts avec du ruban adhésif, **à la hauteur de la taille** : au bord du lit ou à une ridelle.	L'ourlet aide à maintenir le sac ouvert et empêche la souillure de la surface extérieure du sac pour éviter une contamination de l'environnement. Avec un sac au bon endroit et à la bonne hauteur, on peut jeter les articles souillés sans passer au-dessus du champ stérile et sans le contaminer. On respecte aussi le principe selon lequel **une main gantée stérilement ne doit pas s'abaisser au-dessous du niveau de la taille**.	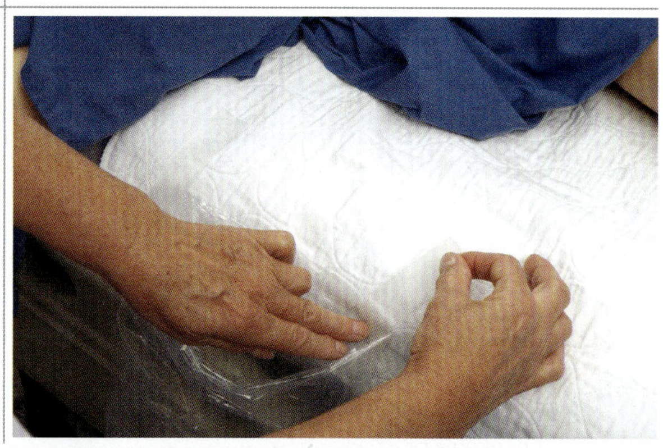
2	**Retrait du pansement en place, sauf la dernière compresse** (voir la procédure 8-1-1, p. 457)		
2.1	Mettre des gants propres.		

Étapes		Justifications	
2.2	Enlever la fixation adhésive qui maintient le pansement en place : avec une main, tendre la peau dans le sens opposé à la plaie, et, avec l'autre, **tirer doucement en direction de la plaie**.	La traction sur la peau crée une certaine résistance qui permet de **tirer la bande adhésive sans abîmer la peau**. Le fait de tirer vers la plaie permet de **réduire au minimum la tension exercée sur les sutures et la plaie**.	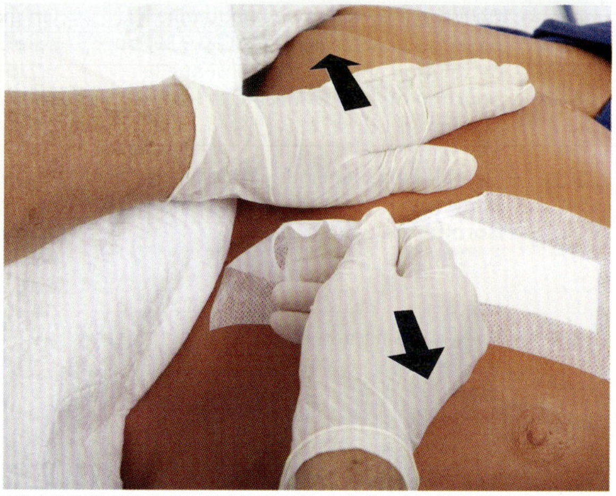
2.3	Enlever délicatement les compresses souillées avec la main dominante, si possible une à une, sauf la dernière.		
2.4	Observer le type et la quantité d'exsudat sur les compresses souillées, avant de jeter ces dernières dans le sac à rebuts.	Les caractéristiques de l'écoulement donnent des indications sur l'état et l'évolution de la plaie.	
2.5	Retirer les gants souillés en les retournant l'un dans l'autre (voir la procédure 4-2-2, p. 131), puis les jeter dans le sac à rebuts.	Le fait de retourner les gants évite de contaminer les mains et l'environnement avec des liquides biologiques.	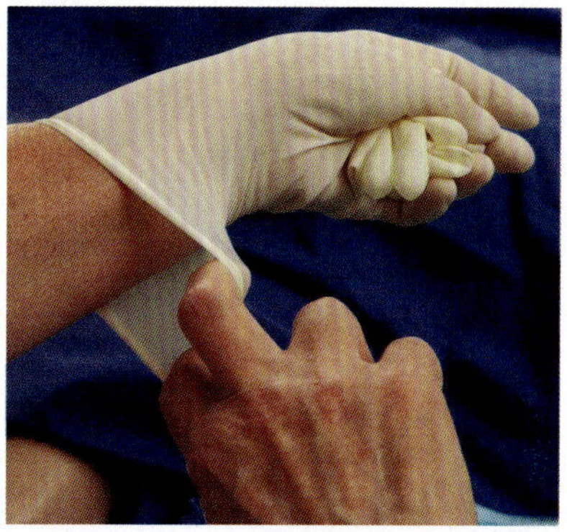

3 Préparation du matériel stérile (voir la procédure 8-1-1, p. 459)

3.1	Déballer le plateau à pansement sur la table de travail en conservant l'intérieur comme champ stérile (voir la procédure 4-3-2, p. 137).	Le plateau et l'intérieur de son emballage constituent une surface de travail stérile sur laquelle on dispose du matériel stérile.	
3.2	Si le plateau contient un champ stérile, le déployer et le placer près de la plaie ou sous la région de la plaie (voir la procédure 4-3-1, p. 135).	On augmente la surface de travail stérile et l'aisance dans la manipulation du matériel stérile.	
3.3	Déballer et déposer, sur l'intérieur de l'emballage à pansement, le matériel nécessaire aux soins d'une plaie avec mèche et à la réfection d'un pansement : solution nettoyante, pot de mèche, compresses, gants stériles, ciseaux, stylet boutonné, pince mousse ou tige montée.		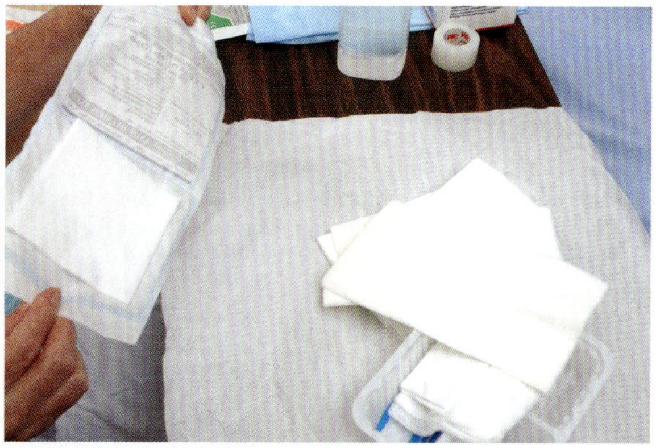

Étapes		Justifications	
3.4	Dévisser le bouchon de la bouteille de solution nettoyante (NaCl 0,9 %) ou de solution antiseptique ainsi que le bouchon du pot de mèche, et **les laisser en place**.	On **évite que la solution et la mèche soient exposées** sur une longue période **aux microorganismes pathogènes aéroportés**.	
3.5	Ouvrir l'emballage des gants stériles et mettre un gant à la **main non dominante** (voir la procédure 4-2-1, p. 128).	**Exceptionnellement**, on enfile **le premier gant à la main non dominante**, car la main dominante non gantée doit exécuter des gestes exigeant de la dextérité.	
3.6	Avec la main gantée, ranger le matériel stérile : a) Dégager les compartiments du plateau. b) Placer le plateau près du bord du champ stérile, en respectant la bordure de 2,5 cm considérée comme contaminée.	On libère les compartiments dans lesquels on verse la solution nettoyante ou antiseptique. La proximité du plateau en bordure du champ facilite son accès et dégage la partie distale du champ, ce qui augmente la surface stérile de travail.	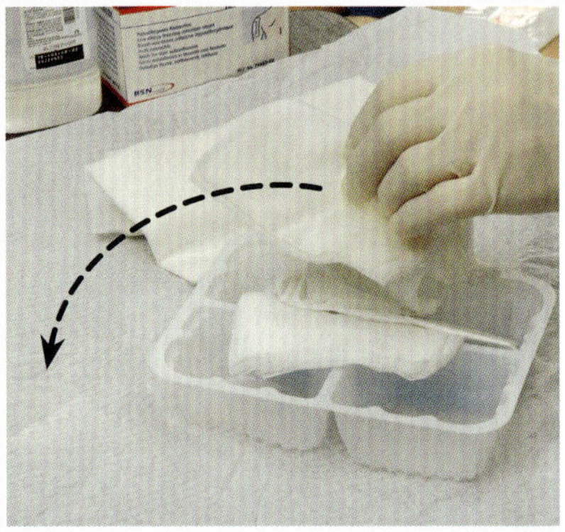
3.7	Avec la main non gantée, enlever le bouchon de la bouteille de solution nettoyante ou antiseptique et le déposer sur la surface septique de la table en dirigeant **l'intérieur vers le haut**.	**On garde l'intérieur du bouchon stérile** en faisant en sorte qu'il ne soit pas en contact avec la surface septique de la table.	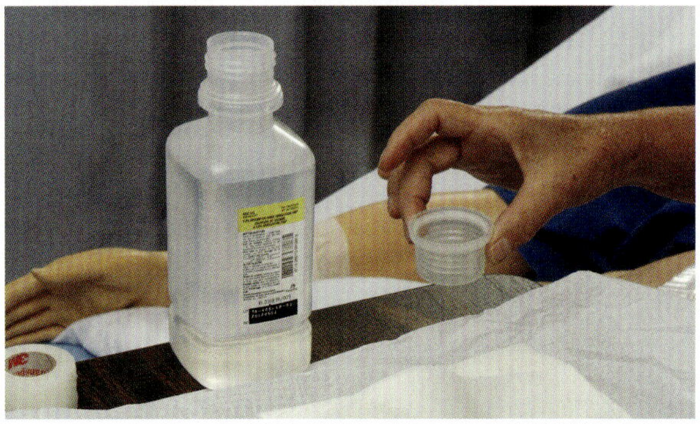
3.8	Avec la main non gantée placée à 10 cm au-dessus du plateau à pansement, verser la quantité nécessaire de solution de NaCl 0,9 % ou de solution antiseptique dans un des compartiments. Remettre le bouchon sur la bouteille.	Une hauteur de 10 cm permet d'éviter que le fond de la bouteille touche le champ stérile. L'écoulement d'une solution à une hauteur trop élevée risque d'éclabousser le champ stérile. Un champ stérile perméable qui est mouillé devient contaminé par capillarité.	
3.9	Avec la main non gantée, **glisser la table de travail au-dessus de la personne alitée**.	Cette position de la table de travail fait en sorte que le **matériel stérile** soit **accessible** et **reste dans le champ de vision**.	

ALERTE!

Les étapes relatives à l'enfilage du deuxième gant et à la disposition du matériel stérile sur la table de travail sont reportées après le prélèvement de la mèche stérile et la fermeture du pot de mèche, qui exigent à la fois une main gantée stérilement et une main non gantée.

Étapes		Justifications

4 Retrait de la dernière compresse et de la mèche en place, s'il y a lieu

4.1	Avec la main gantée stérilement, prendre une pince stérile, puis enlever la dernière compresse et la mèche, s'il y a lieu, en respectant l'angle d'insertion.	En retirant la dernière compresse le plus tard possible, on évite une exposition prolongée aux microorganismes aéroportés. On maintient également la chaleur et l'humidité de la plaie. L'utilisation de la pince prévient la contamination du gant par l'exsudat de la plaie. Le respect de l'angle d'insertion de la mèche permet de diminuer la pression exercée sur les bords de la plaie au moment du retrait.
4.2	Après avoir bien observé l'aspect de l'écoulement sur chacune d'elles, jeter la compresse et la mèche, ainsi que la pince, dans le sac à rebuts.	Une observation des écoulements permet d'apprécier l'évolution de la cicatrisation de la plaie.

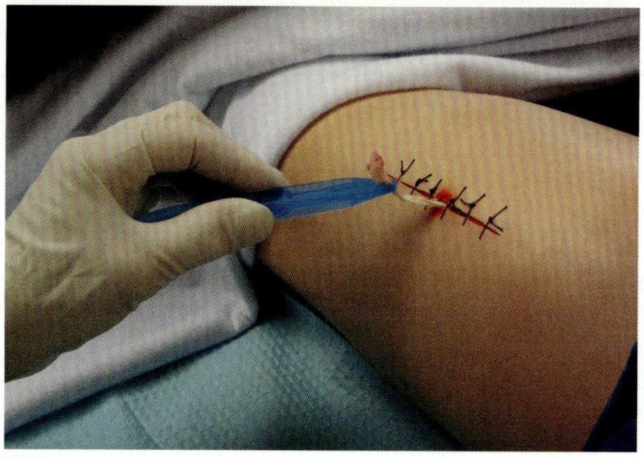

5 Prélèvement de la nouvelle mèche

Remarque

Si c'est la première fois qu'une mèche doit être insérée dans la cavité de la plaie, on évalue la profondeur de la plaie en insérant une tige montée stérile humidifiée.	En établissant la profondeur de la plaie, on peut estimer la longueur de mèche nécessaire pour son remplissage.

5.1	Avec la main non gantée, enlever le bouchon du pot de mèche et le déposer sur la table de travail, **l'intérieur vers le haut**.	On **garde l'intérieur du bouchon stérile** en évitant qu'il soit en contact avec la surface de la table.
5.2	Avec la **main gantée**, saisir **par la pointe** les ciseaux qui se trouvent sur le champ stérile.	On **prévient la contamination de la pointe des ciseaux**, laquelle sera en contact avec la mèche prélevée dans le pot.
5.3	Avec **la main non gantée**, prendre les ciseaux **par les anneaux**.	On saisit avec la main non gantée **la partie des ciseaux qui peut être contaminée**.
5.4	Avec **la main gantée**, saisir une pince stérile, l'introduire dans le goulot du pot de mèche sans en **toucher le bord extérieur** et saisir l'extrémité de la mèche.	On évite le contact de la pince et de la mèche avec la **partie extérieure** du pot, qui **est contaminée**.

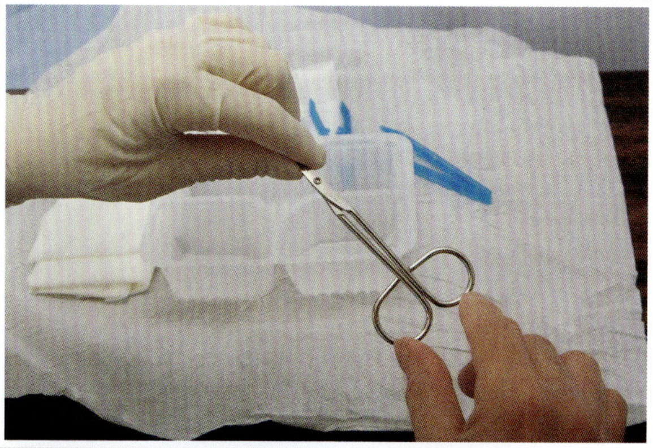

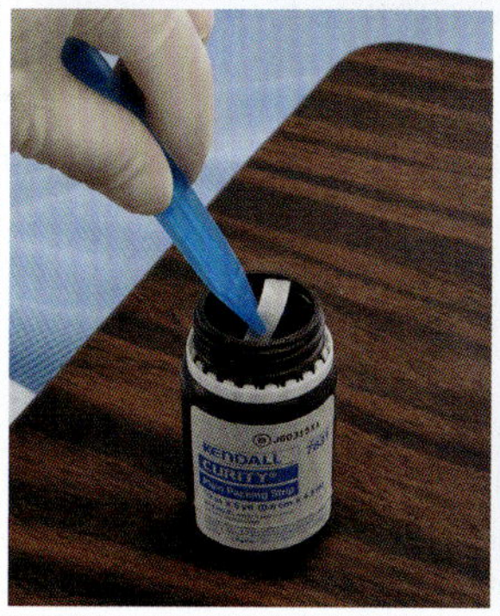

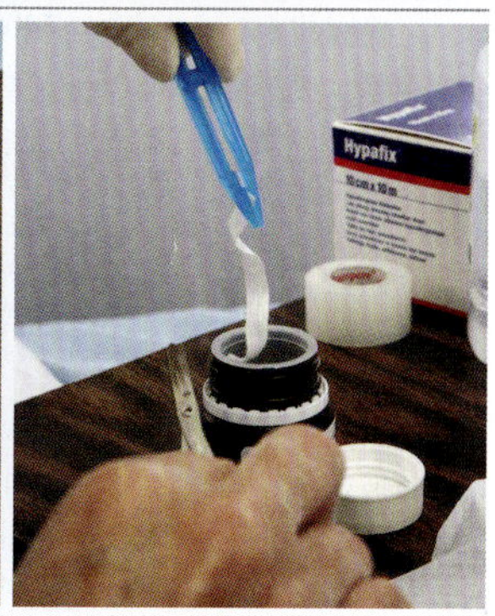

Étapes	Justifications	
5.5 Tirer la mèche et sortir la longueur nécessaire, en maintenant une certaine tension et en veillant à ne pas toucher le bord extérieur du pot de mèche.	On maintient la stérilité de la mèche en évitant qu'elle ne touche à la surface extérieure du pot.	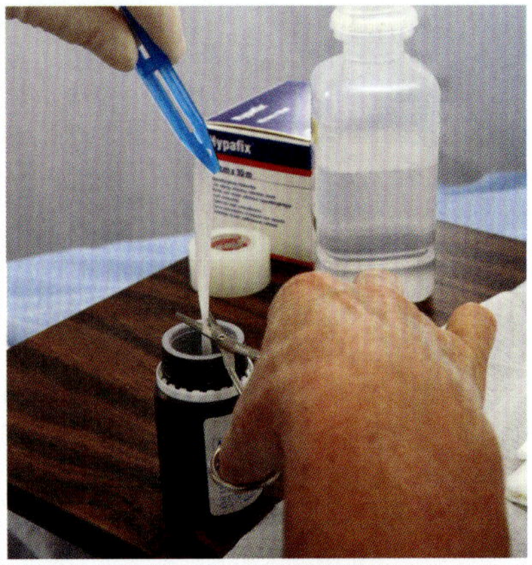
5.6 Couper la mèche près du goulot en faisant **en sorte que les ciseaux ou la mèche ne touchent pas au bord du pot de mèche**.	En manipulant avec soin la mèche, on **prévient sa contamination et la contamination du contenu du pot de mèche**.	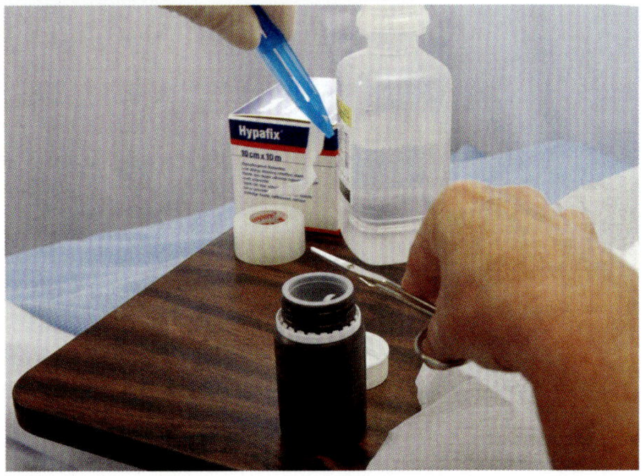

ALERTE!

Il est important de bien évaluer la longueur nécessaire pour remplir la cavité ou pour couvrir le lit de la plaie, car une seule longueur de mèche doit être prélevée.

En coupant une seule longueur de mèche, on évite tout oubli d'un morceau de mèche dans la plaie, ce qui provoquerait une infection.

Situation particulière

Si, par mégarde, on laisse glisser l'extrémité de la mèche de la pince et qu'elle touche au bord extérieur du pot, on doit procéder de la façon suivante :

a) Saisir à nouveau la mèche à l'intérieur du pot, sur une partie stérile. — On s'assure que la partie de mèche qu'on saisit soit stérile.

b) Tirer la mèche hors du pot sur une longueur d'un centimètre.

c) Couper la mèche près du goulot en faisant en sorte que les ciseaux ou la mèche ne touchent pas au bord extérieur du pot.

d) Jeter la partie de mèche coupée et contaminée. — Une extrémité de la mèche ayant touché au bord extérieur du pot, ce bout de mèche est contaminé.

e) Tirer à nouveau la mèche hors du pot jusqu'à obtenir la longueur désirée.

f) Couper la mèche près du goulot sans toucher au bord.

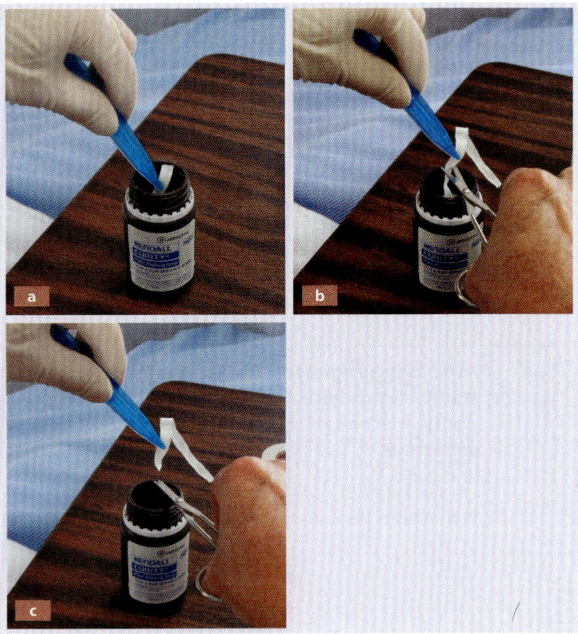

5.7 Déposer la longueur de mèche coupée dans la solution nettoyante ou antiseptique et déposer la pince sur le champ stérile.	La mèche humectée permettra de maintenir l'humidité du lit de la plaie. Un certain taux d'humidité est nécessaire au processus de granulation.	

8-3

Étapes		Justifications	
5.8	Laisser tomber les ciseaux tenus par la **main non gantée** sur le bord du champ considéré comme contaminé (2,5 cm), la pointe sur la partie stérile du champ.	On **prévient la contamination du champ** et du matériel stérile, puisque les ciseaux ont été tenus par la main non gantée.	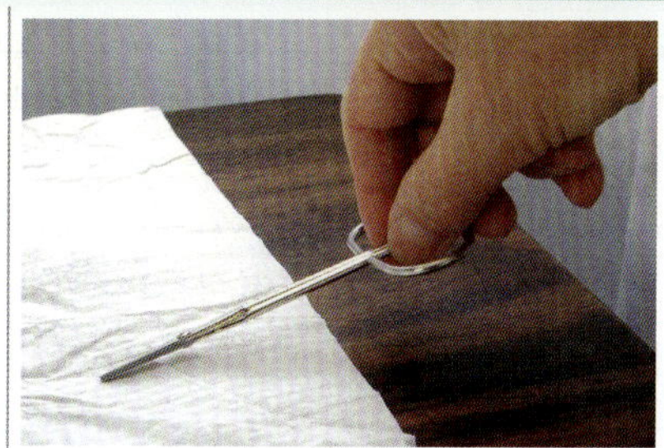
5.9	Remettre le bouchon sur le pot de mèche avec la **main non gantée**.	En refermant rapidement le pot de mèche, on **prévient la contamination de son contenu** par des **microorganismes aéroportés** ou autres.	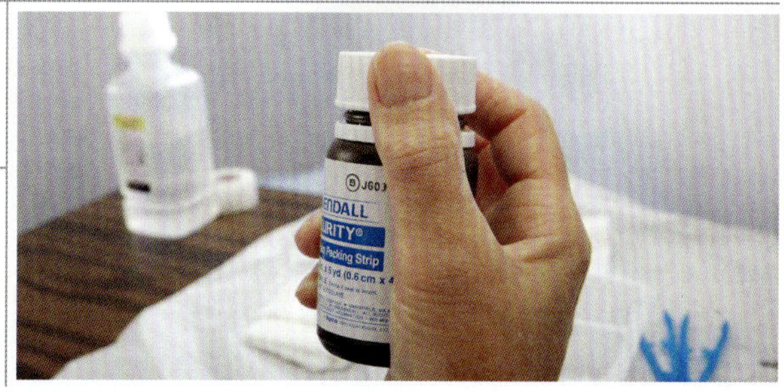
5.10	Tenir fermement le pot de mèche avec la main non gantée et visser le bouchon avec le pouce et l'index de cette même main.		

Remarque

On exécute maintenant les deux étapes relatives à l'enfilage du deuxième gant stérile et à la disposition du matériel stérile sur la table de travail.

L'enfilage du deuxième gant stérile doit se faire uniquement lorsque toutes les procédures non stériles liées à la préparation du matériel sont terminées.

Étapes		Justifications	
5.11	Enfiler le deuxième gant stérile à la main dominante. a) Saisir le deuxième gant stérile avec la main gantée. b) Avec la main non gantée, chiffonner l'emballage des gants et le jeter dans le sac à rebuts. c) Mettre le deuxième gant stérile.		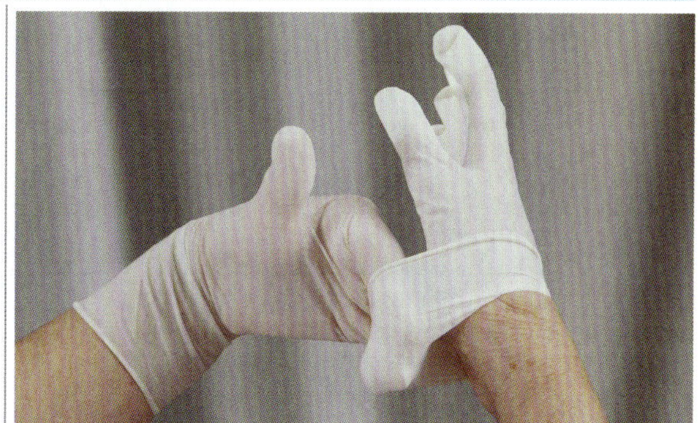
5.12	Disposer le matériel stérile : a) Empiler les compresses en commençant par la dernière à appliquer (sur le dessus du pansement) et en terminant par la première à appliquer (directement sur la plaie). b) Placer les autres articles par ordre d'utilisation.	On respecte l'ordre d'application des compresses pour limiter les manipulations du matériel. Cette disposition favorise le rappel des étapes et facilite le déroulement de la procédure.	

6 Nettoyage de la plaie

Étapes		Justifications	
6.1	Imbiber, une par une, plusieurs compresses de solution nettoyante ou antiseptique (voir les trois méthodes présentées dans la procédure 8-1-1, p. 462).	En préparant une compresse à la fois, il est plus facile de les détacher les unes des autres une fois qu'elles sont mouillées.	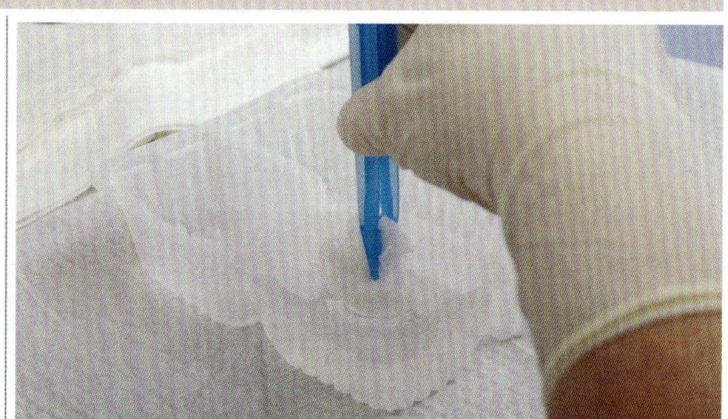

Étapes	Justifications	
6.2 Tamponner délicatement a plaie de la région la moins contaminée vers la région la plus contaminée, en tenant compte de la gravité et en veillant à ce que la solution ne coule pas sur une région déjà nettoyée. Prendre une compresse à chaque changement de direction (6 paquets de 2 compresses) :	Un nettoyage dans la bonne direction prévient l'introduction de microorganismes dans la région déjà nettoyée. On tamponne légèrement, car un essuyage énergique abîmerait les nouveaux fibroblastes.	
a) Nettoyer **la ligne d'incision** en partant des extrémités vers le site d'insertion de la mèche.	La **ligne d'incision** d'une plaie est considérée comme **la région la moins contaminée**, et le **site d'insertion** de la mèche, comme la **région la plus contaminée**.	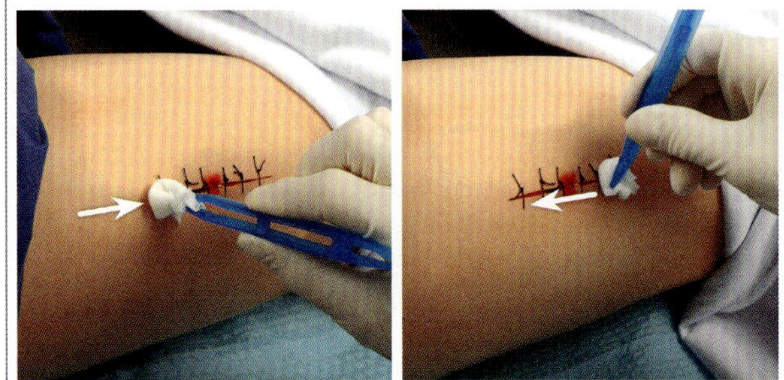
b) Nettoyer **les sites d'insertion des sutures** (points ou agrafes) **à droite de l'incision**, en partant des extrémités vers le site d'insertion de la mèche.	Les **sites d'insertion des sutures** sont considérés comme **plus contaminés que l'incision**.	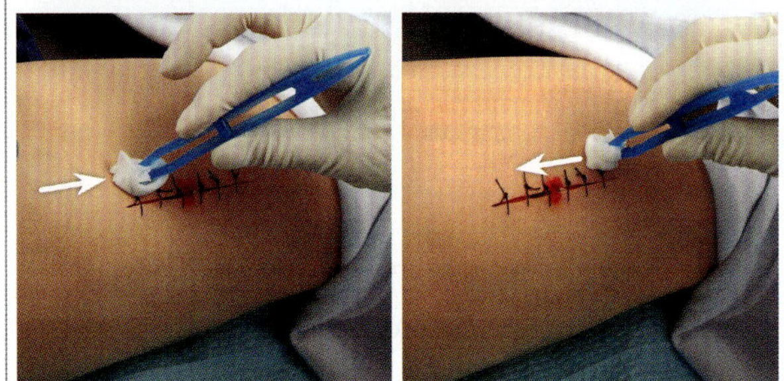
c) Nettoyer **les sites d'insertion des sutures** (points ou agrafes) **à gauche de l'incision**, en partant des extrémités vers le site d'insertion de la mèche.		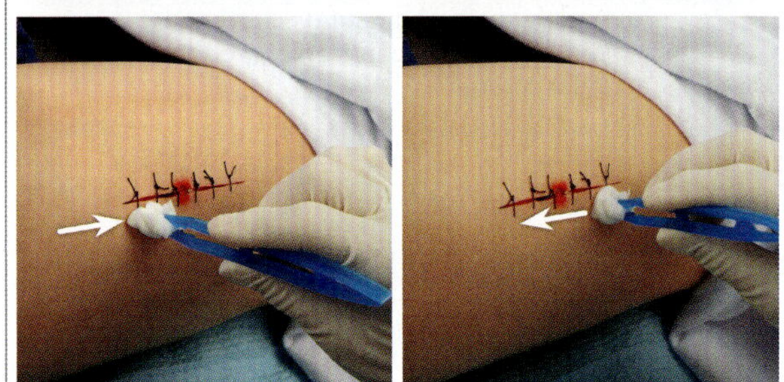
d) Continuer à nettoyer les **parties latérales de l'incision** en s'assurant de nettoyer la surface de la peau qui sera recouverte par le pansement.	Les **parties latérales** de la plaie sont considérées comme **plus contaminées que les sites d'insertion des sutures**, mais **moins contaminées que le site d'insertion de la mèche**.	
e) Nettoyer **le site d'insertion de la mèche** en effectuant des mouvements circulaires et en allant du centre vers la périphérie.	Le site d'insertion d'une mèche est considéré comme **la partie la plus contaminée**.	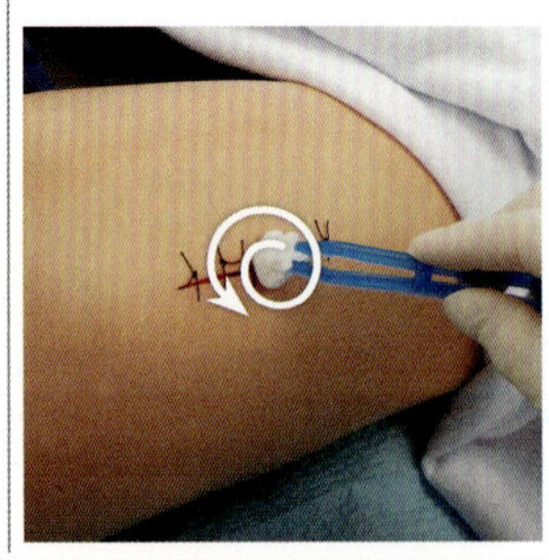

ALERTE!

Pour la désinfection du site d'insertion de la mèche, on doit particulièrement bien essorer les compresses et veiller à faire des mouvements de sens contraire à la gravité pour ne pas laisser la solution s'écouler de la région contaminée qu'est le site d'insertion de la mèche vers une région moins contaminée.

Étapes	Justifications	

7 Évaluation de la plaie

7.1 Observation

Observer les caractéristiques de la plaie : • Localisation de la plaie : région anatomique • Lit de la plaie : types de tissus exprimés en pourcentages (nécrotiques, fibrineux, de granulation, etc.) • Présence d'un espace sous-jacent ou d'un sinus (tunnel) : localisation, dimensions • Bords de la plaie : Plaie sans sutures : coloration des bords de la plaie, diffus, attachés, non attachés, roulés, avec fibrose et callosités, etc. Plaie avec sutures : coloration des bords de la plaie, union ou désunion [déshiscence] des lèvres de la plaie, chevauchement, dénivellation, etc. • Peau environnante : œdème, rougeur, excoriation, macération, etc. • Exsudat de la plaie : type, quantité • Odeur de la plaie : perceptible par la personne, faible à proximité, modérée à forte dans la pièce, perceptible à l'extérieur de la pièce	Cet examen permet d'évaluer l'évolution de la cicatrisation et de détecter les signes éventuels d'une inflammation, d'une infection ou d'un abcès. L'état de la peau environnante indique la phase de cicatrisation, la manifestation éventuelle d'une complication ou le résultat du traitement appliqué.	

7.2 Palpation

Placer la pulpe de trois doigts de chaque côtés des bords de la plaie et presser doucement le pourtour immédiat de la plaie pour déceler une éventuelle induration anormale.	La palpation renseigne sur l'état des structures sous-jacentes et sur la présence d'un processus inflammatoire qui serait causé notamment par une infection ou une accumulation d'exsudat. La palpation permet aussi de drainer l'exsudat accumulé dans les espaces sous-jacents.	

7.3 Mesures

Mesurer la longueur, la largeur et la profondeur de la plaie. Mesurer la profondeur des espaces sous-jacents et des sinus (tunnels) (voir l'étape 6 de la procédure 8-1-1, p. 465).		

8 Insertion de la mèche dans la plaie

8.1 Prendre une pince en plastique du plateau à pansement avec la main non dominante et la pince mousse métallique avec la main dominante, et s'en servir pour saisir chacune des extrémités de la mèche préparée.		

Étapes		Justifications	
8.2	Avec la pince métallique tenue par la main dominante, enrouler la mèche autour de la pince en plastique tenue par la main non dominante.	On diminue le risque de contamination de la mèche au moment de son insertion.	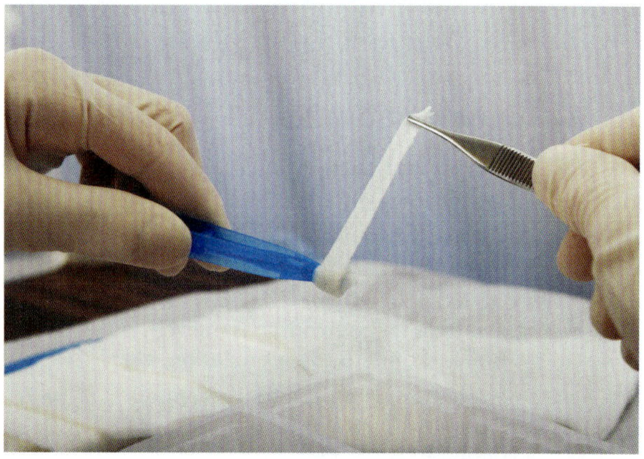

Situation particulière

Si la mèche est courte, on peut tenir une extrémité avec la main non dominante, et l'autre, avec la pince mousse métallique.

8.3	Insérer la mèche dans la plaie:		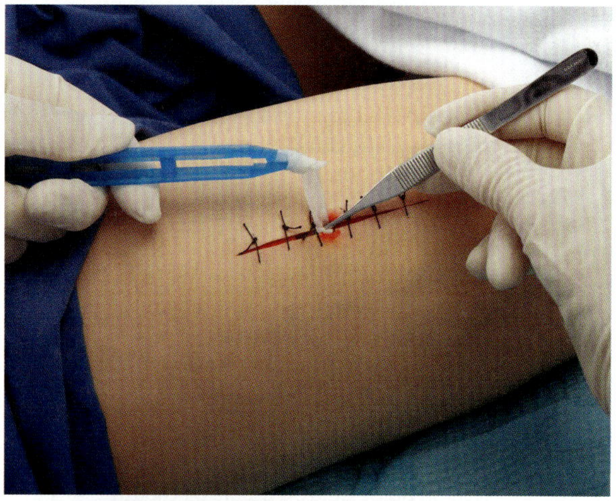
	a) Insérer délicatement la mèche dans la plaie avec la pince tenue par la main dominante, **tout en maintenant une légère tension et en déroulant progressivement la longueur** avec la pince tenue par la main non dominante.	La délicatesse permet d'atténuer la douleur que provoque habituellement l'insertion d'une mèche. L'enroulement de la mèche sur une pince permet de maintenir **une tension qui empêche la mèche de toucher à la peau environnante**, considérée comme **très contaminée**.	
	b) Remplir la cavité sans comprimer les tissus et de manière que la mèche ne touche pas aux bords de la plaie.	La compression des tissus nuirait au drainage et à la cicatrisation de la plaie. Une mèche qui touche aux bords de la plaie peut provoquer une macération ou une irritation de la peau environnante.	

Astuce

Si la cavité de la plaie est étroite, on peut utiliser la partie en bois d'une tige montée pour insérer la mèche, en prenant soin qu'elle appuie toujours sur un morceau de mèche.

Très étroite, la partie en bois d'une tige montée facilite l'insertion de la mèche dans une cavité étroite et profonde.

En s'assurant qu'elle prend toujours appui sur la mèche, on évite de causer un traumatisme aux tissus et à la plaie.

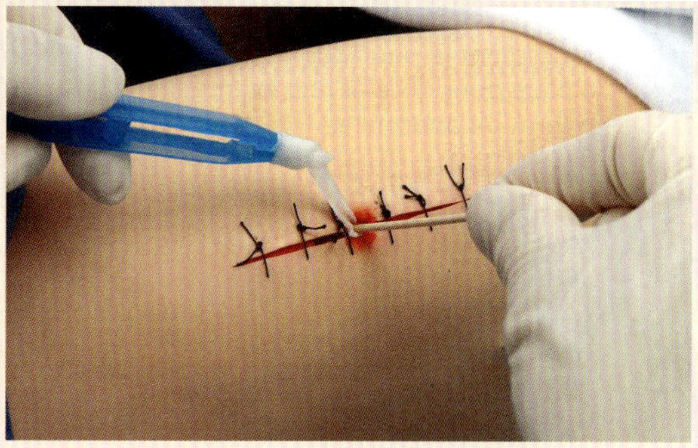

8.4	Couper la mèche en la laissant dépasser de 2 cm.	Laisser dépasser la mèche favorisera son retrait sans traumatisme pour les tissus de la plaie.	

9 Application du nouveau pansement

9.1	Appliquer des compresses sèches en quantité suffisante sur la plaie.	La quantité de compresses doit être suffisante pour absorber un éventuel écoulement et prévenir la contamination du pansement par capillarité.	
9.2	Terminer par un coussinet abdominal.		
9.3	Retirer les gants souillés en les retournant l'un dans l'autre, puis les jeter dans le sac à rebuts.	Le fait de retourner les gants évite de contaminer les mains et l'environnement avec des liquides biologiques.	

Étapes		Justifications
9.4	Fixer le pansement avec une bande autocollante (Hypafix ou Mefix), ou plusieurs selon la taille de la plaie, en scellant les quatre côtés et en veillant au confort de la personne (voir l'étape 9 de la procédure 8-1-1, p. 472).	En scellant hermétiquement le pansement, on maintient les taux d'humidité et la chaleur nécessaires à la cicatrisation, et on empêche l'infiltration de microorganismes.

Ne pas oublier les précautions et les interventions s'appliquant après l'insertion d'une mèche dans une plaie.

Ne pas oublier les étapes postexécutoires décrites dans la procédure 1-2.

Avez-vous rapproché les articles de Mme Robidoux, à son chevet ?

RÉDACTION DES NOTES D'ÉVOLUTION

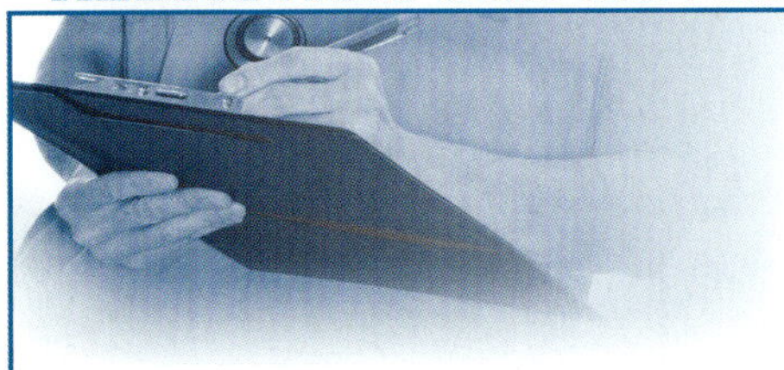

Dossier de Mme Robidoux

2011-10-03 **10:40** Pansement antérieur non souillé. Déhiscence, au centre de l'incision, de 2 × 1 × 1,5 cm. Rougeur et induration au pourtour de la plaie. Nettoyage de la plaie avec NaCl 0,9 %. Lit de la plaie propre, 4 cm de mèche ordinaire ¼ pouce imbibée de NaCl 0,9 % insérée dans la cavité. Pansement sec stérile refait. Pose des questions sur la raison de sa déhiscence, explications données. Dit bien comprendre la situation. ______________________ Élise Paulin, étudiante inf.

MÉTHODE DE SOINS **8-4**

35 36 INTÉGRITÉ DE LA PEAU ET SOINS DES PLAIES
SOINS PÉRIOPÉRATOIRES

Nettoyage d'une plaie suturée avec drain de Penrose et mise en place d'un sac collecteur, au besoin, et d'un pansement sec stérile

Cette méthode de soins décrit la procédure à suivre pour nettoyer une plaie suturée avec drain de Penrose (page 507), lorsque celui-ci est inséré en dehors de la ligne d'incision (page 511) ou dans la ligne d'incision (page 512) et pour raccourcir le drain de Penrose (page 514). Elle explique également comment installer un sac collecteur sur un drain de Penrose (page 515).

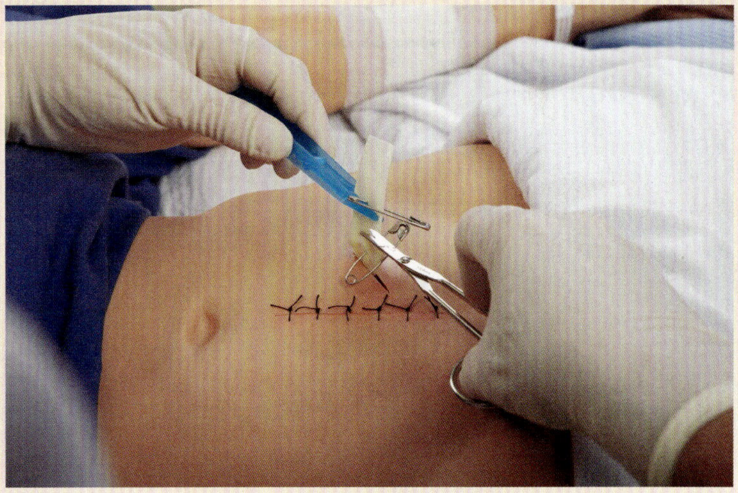

DÉFINITION

Méthode de soins consistant à nettoyer une plaie chirurgicale avec drain de Penrose, lorsque celui-ci est inséré à l'intérieur ou en dehors de la plaie suturée, à raccourcir le drain, à installer un sac collecteur, au besoin, et à appliquer un pansement sec.

CONTEXTE D'EXÉCUTION

BUTS

- Drainer le liquide sérosanguin qui s'est accumulé dans une cavité, durant une chirurgie.
- Drainer le pus d'une plaie infectée.
- Favoriser la cicatrisation des tissus de l'intérieur vers l'extérieur.
- Favoriser la guérison des tissus sous-jacents.
- Prévenir la formation d'un abcès.

MATÉRIEL ET ÉQUIPEMENT

ARTICLES ESSENTIELS

Articles de base	Nettoyage	Drain de Penrose	Fixation du pansement
• Piqué plastifié jetable 1 • Sac à rebuts en plastique 2 • Ruban adhésif 3 • Gants propres 4 • Plateau à pansement contenant au moins les articles stériles suivants : 5 – Récipient avec compartiments pour solution – Pinces (2) – Ciseaux – Compresses 5 × 5 cm – Compresses 10 × 10 cm Selon le plateau, on peut également y retrouver les articles stériles suivants : – Champ – Pince additionnelle – Compresses additionnelles – Sac à rebuts en plastique – Attache • Gants stériles 6	• Solution nettoyante : – NaCl 0,9 % stérile 7 ou Solution antiseptique : 8 – Préparation à base de chlorhexidine – Préparation à base d'iode • Compresses stériles 10 × 10 cm (14) 9	**Pansement avec drain de Penrose** • Compresses à drain stériles 10 × 10 cm 10 • Compresses stériles 10 × 20 cm 11 • Coussinet abdominal stérile 12 ***Note :*** *Le nombre de compresses requis dépend des caractéristiques de la plaie et de la quantité de l'écoulement.* **Raccourcissement du drain de Penrose** • Épingle de sûreté stérile 13 **Sac collecteur sur drain de Penrose** • Guide de mesure de stomie 14 • Champ protecteur avec collerette 15 • Stylo à bille 16 • Gants stériles 6 • Sac collecteur avec collerette 17	• Bandes autocollantes : – Hypafix 18 – Mefix 19 – Etc.

ARTICLES FACULTATIFS

Si le champ stérile est absent ou trop petit : • Champ stérile 20	***Si la plaie a une croûte :*** • Solution de NaCl 0,9 % stérile 7	***Si le drain est tiré pour la première fois :*** • Pince mousse métallique stérile 21 • Ciseaux à sutures stériles 22	

Remarque

- Dans certains établissements, il n'existe pas de plateau à pansement. On se fiera alors à la liste ci-dessus pour le préparer.
- Le contenu du plateau à pansement varie selon le fabricant : nombre de pinces, présence ou non d'un champ stérile, etc. On doit connaître son contenu pour le compléter au besoin.

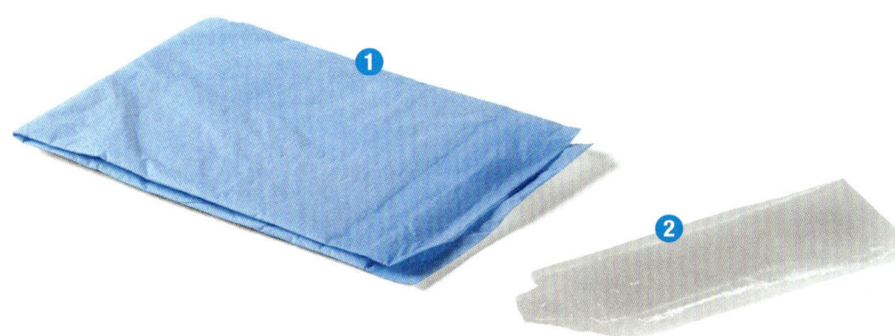

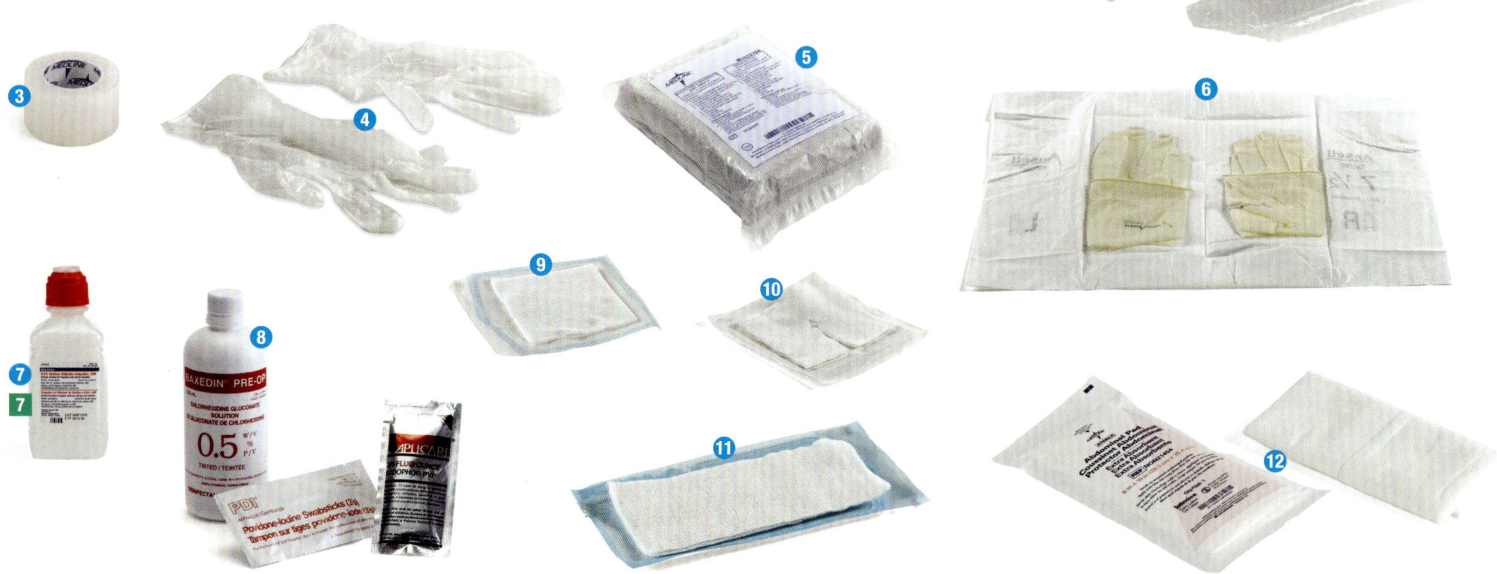

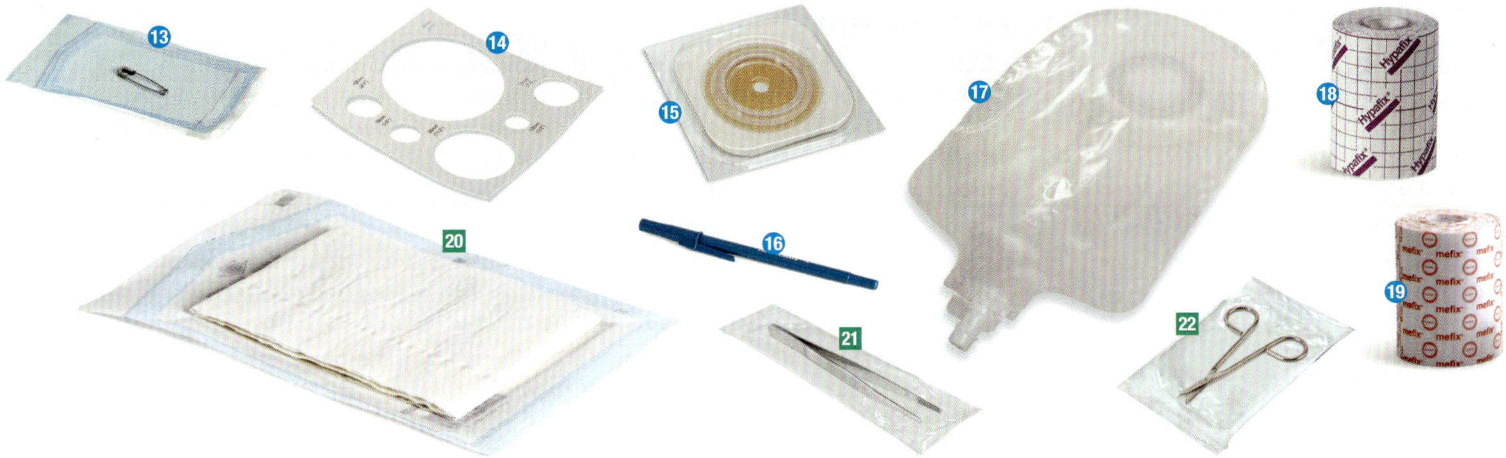

PRÉCAUTIONS ET INTERVENTIONS avant le nettoyage d'une plaie suturée avec drain de Penrose

1. ÉVALUATION

- Évaluer la douleur due à la plaie et vérifier l'heure de la dernière administration d'analgésique *afin de déterminer s'il faut administrer un analgésique avant raccourcissement du drain de Penrose et le changement de pansement*.
- Rechercher les signes éventuels d'une infection systémique (température corporelle élevée, diaphorèse, malaises, hyperleucocytose) *afin d'aviser le médecin et de pouvoir commencer un traitement rapidement, car l'infection prolonge la phase inflammatoire et retarde le processus de cicatrisation de la plaie*.
- Évaluer l'état de santé global de la personne, *car l'anamnèse permet de détecter la présence éventuelle de facteurs pouvant nuire à la cicatrisation et influence donc les soins et les traitements*.
- Évaluer l'état nutritionnel de la personne *afin de corriger, s'il y a lieu, les carences nutritionnelles pouvant nuire à la cicatrisation de la plaie. L'écoulement d'exsudat entraîne une perte de protéines.*

2. INTERVENTIONS

- Vérifier l'ordonnance médicale se trouvant dans le dossier de la personne *afin de savoir si l'on doit raccourcir le drain et afin de connaître la longueur de drain à couper*.
- Consulter le dossier médical de la personne pour obtenir une description de la plaie et des informations sur son évolution *afin de déterminer les mesures à prendre pour le nettoyage, le traitement de la plaie et le raccourcissement du drain, s'il y a lieu, et afin de prévoir le matériel nécessaire aux soins*.
- Vérifier, dans le plan thérapeutique infirmier (PTI), les directives infirmières concernant l'atteinte à l'intégrité de la peau et des tissus *afin d'appliquer les interventions correspondantes*.

PRÉCAUTIONS ET INTERVENTIONS après le nettoyage d'une plaie suturée avec drain de Penrose

1. ÉVALUATION

- Évaluer la plaie ainsi que la réponse au traitement en cours à chaque changement de pansement, *car l'absence de signes d'évolution de la cicatrisation sur une période de deux à quatre semaines indique la nécessité d'une révision des interventions cliniques*.

2. INTERVENTIONS

- Vérifier régulièrement, durant le quart de travail, si le pansement tient bien en place et s'il contient bien l'écoulement du drain de Penrose *afin d'éviter la contamination du pansement par capillarité, puis de la plaie.* Renforcer le pansement au besoin.
- Signaler au médecin l'augmentation de l'écoulement, l'intensification de la douleur, la rougeur ou l'œdème de la plaie et la désunion des lèvres de la plaie *afin d'appliquer rapidement les mesures nécessaires*.

3. ENSEIGNEMENT

- Demander à la personne de prévenir si le pansement est devenu inconfortable, si sa partie extérieure est devenue humide ou souillée et si sa fixation est partiellement ou complètement défaite *afin de prendre les mesures nécessaires pour prévenir la contamination de la plaie et soulager l'inconfort*.
- Expliquer à la personne l'importance d'une alimentation riche en protéines, glucides, lipides (acides gras essentiels), zinc et vitamines A, B, C et E, et l'informer des aliments dont la teneur est riche en ces éléments *afin de favoriser le processus de cicatrisation de la plaie, en particulier pour les phases de prolifération et de maturation de la plaie. L'écoulement d'exsudat entraîne une perte de protéines.*
- Informer la personne de l'importance d'une bonne hydratation (2500 mL/die) *afin de préserver l'élasticité et l'intégrité de la peau*.

4. NOTES AU DOSSIER

- Écrire dans les notes d'évolution les caractéristiques de la plaie, de l'exsudat et du drain, ainsi que les informations pertinentes concernant la procédure et l'attitude de la personne *afin de repérer les écarts par rapport à la norme et d'assurer la continuité de soins*.
  - Date et heure de la réfection du pansement
  - Localisation de la plaie : région anatomique
  - Dimensions de la plaie : longueur, largeur
  - Bords de la plaie avec sutures : coloration des bords de la plaie, union ou désunion (déhiscence) des lèvres de la plaie, chevauchement, dénivellation, etc.
  - Peau environnante des sutures et du drain de Penrose : œdème, rougeur, excoriation, macération, etc.
  - Exsudat de la plaie : type, quantité
  - Solution nettoyante ou antiseptique utilisée
  - Odeur de la plaie après le nettoyage : perceptible par la personne, faible à proximité, modérée à forte dans la pièce, perceptible à l'extérieur de la pièce
  - Longueur de drain qui a été coupée
  - Sutures : type, état des sutures (tension exercée par les sutures, qualité d'insertion des agrafes, etc.), etc.
  - Type de pansement appliqué : pansement sec avec ou sans sac collecteur
  - Réactions et collaboration de la personne
- Inscrire au PTI – en modifiant celui-ci au besoin – les directives infirmières déterminées en fonction de l'évolution clinique de la personne et de l'efficacité des soins et des traitements, *afin d'assurer le suivi clinique*.

MISE EN SITUATION

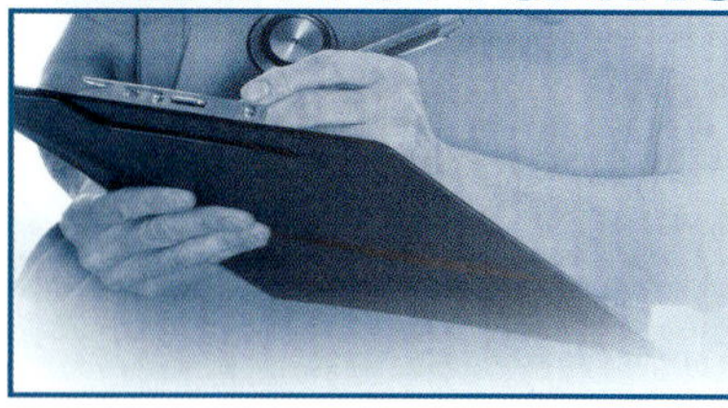

Mme Sinclair, âgée de 59 ans, a subi une résection intestinale à cause d'un cancer du côlon. Un drain de Penrose a été inséré à quelques centimètres de l'incision, et un liquide sérosanguin peu abondant s'en écoule. La plaie ne présente aucun signe d'infection. Le chirurgien a demandé à l'infirmière de mobiliser le drain.

Ordonnance médicale au dossier

- Nettoyer la plaie avec NaCl 0,9 % et tirer le drain de 2 cm die.

PROCÉDURE 8-4-1

NETTOYER UNE PLAIE SUTURÉE AVEC DRAIN DE PENROSE, METTRE EN PLACE UN SAC COLLECTEUR, AU BESOIN, ET APPLIQUER UN PANSEMENT SEC STÉRILE

Sommaire de la procédure

1. Mesures préliminaires
2. Retrait du pansement en place, sauf la dernière compresse
3. Préparation du matériel stérile
4. Retrait de la dernière compresse (compresse à drain)
5. Nettoyage de la plaie suturée avec drain de Penrose
   - A Drain de Penrose inséré hors de l'incision
   - B Drain de Penrose inséré dans l'incision
6. Évaluation de la plaie suturée
7. Raccourcissement du drain de Penrose, selon l'ordonnance médicale
8. Installation d'un sac collecteur sur le drain, si nécessaire
9. Application du nouveau pansement

Avez-vous demandé à Mme Sinclair si elle éprouvait de la douleur ?

Avez-vous pensé à vérifier l'heure de la dernière administration d'analgésique ?

Étapes		Justifications	

Ne pas oublier les étapes préalables décrites dans la procédure 1-1.
Ne pas oublier les précautions et les interventions s'appliquant avant le nettoyage d'une plaie suturée avec drain de Penrose.

1 Mesures préliminaires

	Étapes	Justifications	
1.1	Rassembler les articles nécessaires et les placer par ordre d'utilisation sur la table de travail.	Cette disposition favorise le rappel des étapes et facilite le déroulement de la procédure.	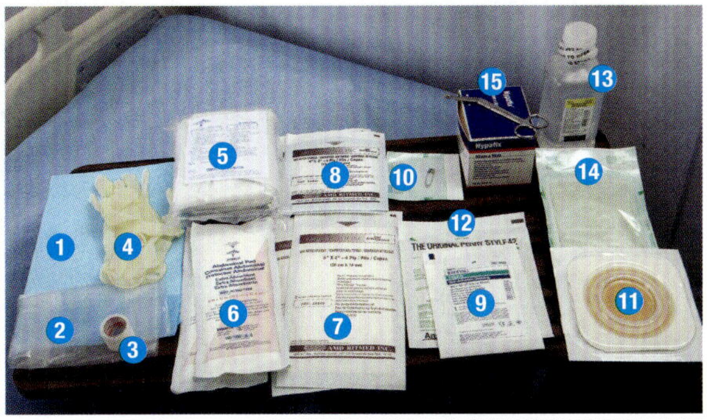
1.2	Installer confortablement la personne de manière à exposer la région de la plaie. Ne pas découvrir inutilement la personne.	Bien installée, la personne peut rester dans la position voulue pendant toute la durée des soins. En exposant bien la région à soigner, on se donne de l'aisance pour la manipulation du matériel stérile et on évite ainsi la contamination.	
1.3	Se placer près de la plaie, à l'endroit le plus pratique pour les soins de la plaie et du drain, et pour le changement de pansement.		
1.4	Monter la table de travail à une hauteur permettant de la glisser au-dessus de la personne alitée sans la blesser.	Lorsqu'on peut glisser la table au-dessus de la personne alitée, on respecte automatiquement un principe fondamental de l'asepsie exigeant que toute manipulation de matériel stérile se fasse au-dessus du niveau de la taille.	
1.5	En cas de risque d'écoulement d'exsudat ou de solution, placer un piqué plastifié jetable sous la région où se situe la plaie.	Le piqué protège la literie en cas d'écoulement abondant au moment de la mobilisation du drain.	

Étapes		Justifications	
1.6	Après en avoir retourné le bord supérieur, fixer le sac à rebuts avec du ruban adhésif, **à la hauteur de la taille** : au bord du lit ou à une ridelle.	L'ourlet aide à maintenir le sac ouvert et empêche la souillure de la surface extérieure du sac pour éviter une contamination de l'environnement. Avec un sac au bon endroit et à la bonne hauteur, on peut jeter les articles souillés sans passer au-dessus du champ stérile et sans le contaminer. On respecte aussi le principe selon lequel **une main gantée stérilement ne doit pas s'abaisser au-dessous du niveau de la taille**.	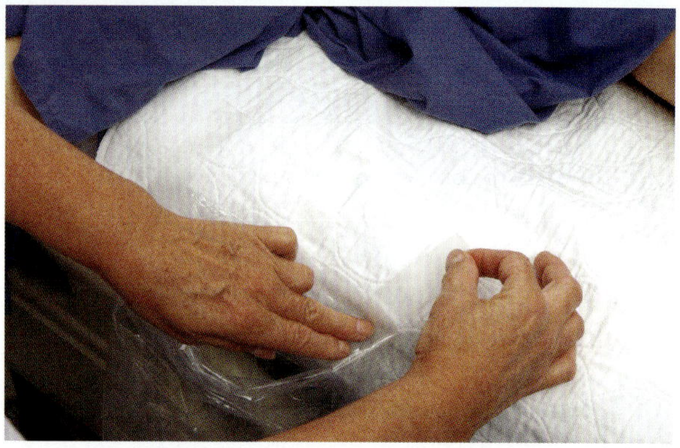

2 Retrait du pansement en place, sauf la dernière compresse **(voir la procédure 8-1-1, p. 457)**

2.1	Mettre des gants propres.		
2.2	Enlever la fixation adhésive qui maintient le pansement en place : avec une main, tendre la peau dans le sens opposé à la plaie, et, avec l'autre, **tirer doucement en direction de la plaie**.		
2.3	Enlever délicatement les compresses souillées avec la main dominante, si possible une à une, sauf la dernière.	La dernière compresse protège la plaie de l'exposition à l'air ambiant et aux microorganismes pathogènes aéroportés.	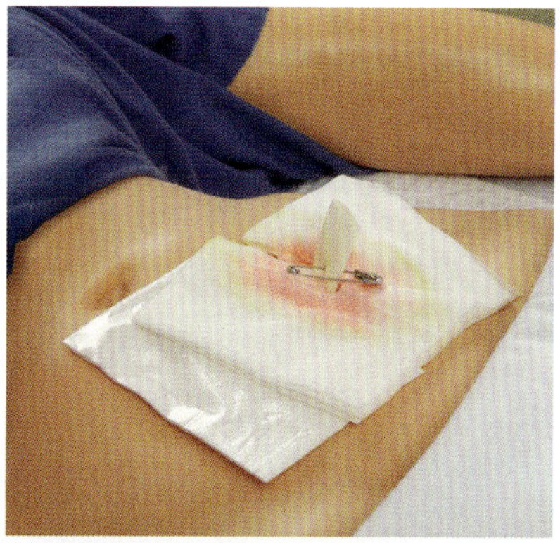
2.4	Observer le type et la quantité d'exsudat sur les compresses souillées, avant de jeter ces dernières dans le sac à rebuts.	Les caractéristiques de l'écoulement donnent des indications sur l'état et l'évolution de la plaie.	
2.5	Retirer les gants souillés en les retournant l'un dans l'autre (voir la procédure 4-2-2, p. 131), puis les jeter dans le sac à rebuts.	Le fait de retourner les gants évite de contaminer les mains et l'environnement avec des liquides biologiques.	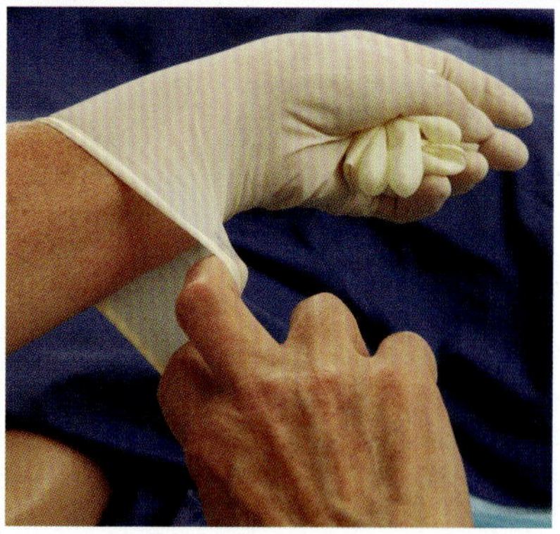

3 Préparation du matériel stérile **(voir la procédure 8-1-1, p. 459)**

3.1	Déballer le plateau à pansement sur la table de travail en conservant l'intérieur comme champ stérile (voir la procédure 4-3-2, p. 137).	Le plateau et l'intérieur de son emballage constituent une surface de travail stérile sur laquelle on dispose du matériel stérile.	
3.2	Si le plateau contient un champ stérile, le déployer et le placer près de la plaie ou sous la région de la plaie (voir la procédure 4-3-1, p. 135).	On augmente la surface de travail stérile et l'aisance dans la manipulation du matériel stérile.	

Étapes		Justifications	
3.3	Déballer et déposer, sur l'intérieur de l'emballage du plateau à pansement, le matériel nécessaire aux soins d'une plaie avec drain de Penrose et à la réfection d'un pansement, notamment : compresses, épingle de sécurité stérile et, au besoin, sac collecteur pour drain.		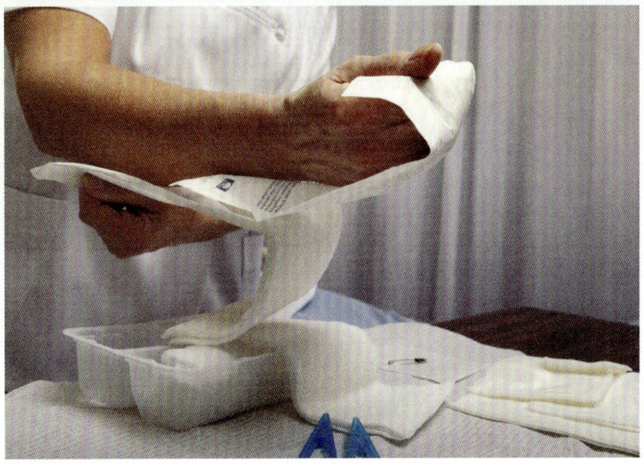
3.4	Dévisser le bouchon de la bouteille de solution nettoyante (NaCl 0,9 %) ou antiseptique et le laisser en place.	On évite que la solution soit trop longtemps exposée aux microorganismes pathogènes aéroportés.	
3.5	Ouvrir l'emballage des gants stériles et mettre un gant à la main dominante (voir la procédure 4-2-1, p. 128).		
3.6	Avec la main gantée, ranger le matériel stérile : a) Dégager les compartiments du plateau. b) Placer le plateau près du bord du champ stérile, en respectant la bordure de 2,5 cm considérée comme contaminée.	 On libère les compartiments dans lesquels on verse la solution nettoyante ou antiseptique. La proximité du plateau en bordure du champ facilite son accès et dégage la partie distale du champ, ce qui augmente la surface stérile de travail.	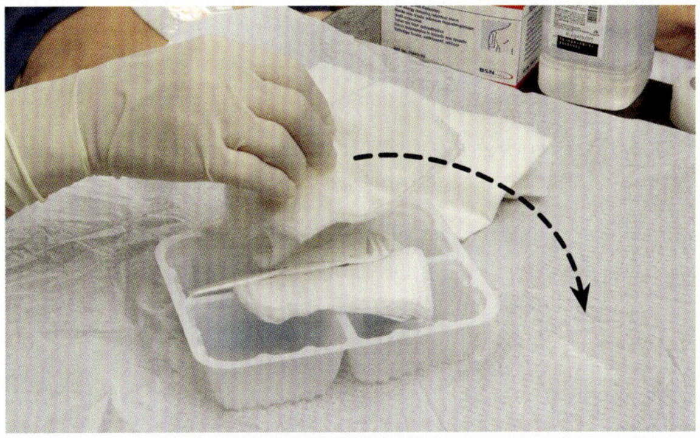
3.7	Avec la main non gantée, enlever le bouchon de la bouteille de solution nettoyante ou antiseptique et le déposer sur la surface septique de la table en dirigeant **l'intérieur vers le haut**.	**On garde l'intérieur du bouchon stérile** en faisant en sorte qu'il ne soit pas en contact avec la surface septique de la table.	
3.8	Avec la main non gantée placée à 10 cm au-dessus du plateau à pansement, verser la quantité nécessaire de solution nettoyante ou antiseptique dans un des compartiments. Remettre le bouchon sur la bouteille.	Une hauteur de 10 cm permet d'éviter que le fond de la bouteille touche le champ stérile. L'écoulement d'une solution à une hauteur trop élevée risque d'éclabousser le champ stérile. Un champ stérile perméable qui est mouillé devient contaminé par capillarité.	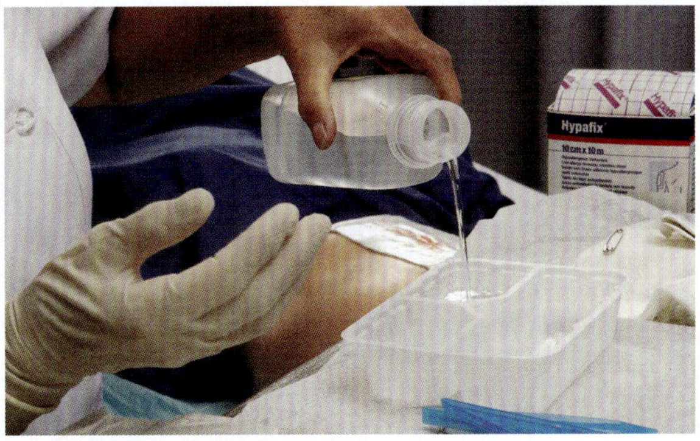
3.9	Avec la main non gantée, **glisser** la table de travail **au-dessus de la personne alitée**.	Cette position de la table de travail fait en sorte que le **matériel stérile** soit **accessible** et **reste dans le champ de vision**.	

Étapes		Justifications	
3.10	Enfiler le deuxième gant stérile: a) Saisir le deuxième gant stérile avec la main gantée. b) Avec la main non gantée, chiffonner l'emballage des gants et le jeter dans le sac à rebuts. c) Mettre le deuxième gant stérile.		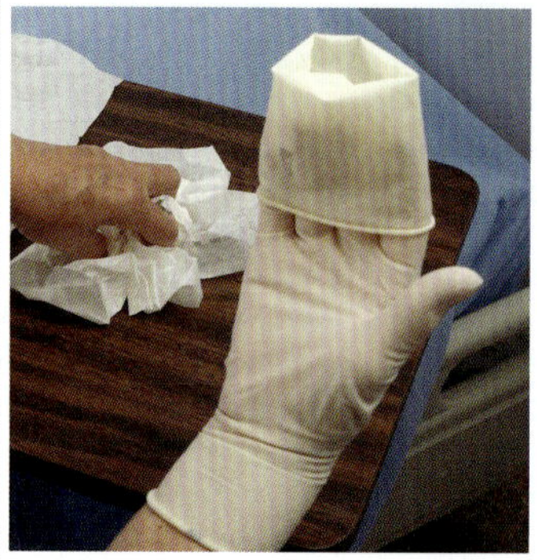
3.11	Disposer le matériel stérile: a) Empiler les compresses en commençant par la dernière à appliquer (sur le dessus du pansement) et en terminant par la première à appliquer (directement sur la plaie). b) Placer les autres articles par ordre d'utilisation.	On respecte l'ordre d'application des compresses pour limiter les manipulations du matériel. Cette disposition favorise le rappel des étapes et facilite le déroulement de la procédure.	

4 Retrait de la dernière compresse (compresse à drain)

4.1	Prendre une pince stérile et enlever la dernière compresse (compresse à drain).	En retirant la dernière compresse le plus tard possible, on évite une exposition prolongée aux microorganismes aéroportés. On maintient la chaleur et l'humidité de la plaie. L'utilisation d'une pince stérile prévient la contact du gant avec l'exsudat de la plaie avant son nettoyage.	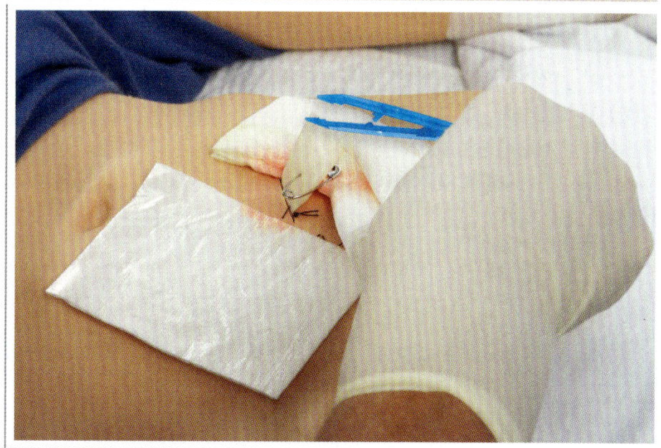
4.2	Observer les caractéristiques de l'exsudat (type et quantité) sur la compresse et le drain.	L'observation de l'écoulement d'une plaie permet de connaître l'évolution de sa cicatrisation.	
4.3	Jeter la compresse et la pince à usage unique dans le sac à rebuts.		

Situation particulière

Si l'on doit récupérer la pince pour une stérilisation future, on la laisse tomber délicatement sur le bord du champ considéré comme contaminé (2,5 cm), le plus éloigné de soi.	En déposant la pince sur le bord du champ considéré comme contaminé, on évite la contamination de la partie stérile du champ et de la table de travail par les liquides biologiques.

5 Nettoyage de la plaie suturée avec drain de Penrose

5.1	Imbiber, une à une, plusieurs compresses de solution nettoyante ou antiseptique (voir les trois méthodes présentées dans la procédure 8-1-1, p. 462).	En imbibant une par une les compresses, on évite qu'elles n'adhèrent les unes aux autres, ce qui simplifie leur manipulation.	
5.2	Nettoyer la plaie avec les compresses imbibées de solution nettoyante ou antiseptique.		

Étapes		Justifications

A DRAIN DE PENROSE INSÉRÉ HORS DE L'INCISION

A.1 Tamponner délicatement la plaie **de la région la moins contaminée vers la région la plus contaminée**, en tenant compte de la gravité et en veillant à ce que la solution ne coule pas sur une région déjà nettoyée.

Un nettoyage dans la bonne direction **prévient l'introduction de micro-organismes dans la région** déjà nettoyée. On tamponne légèrement car un essuyage énergique abîmerait les nouveaux fibroblastes.

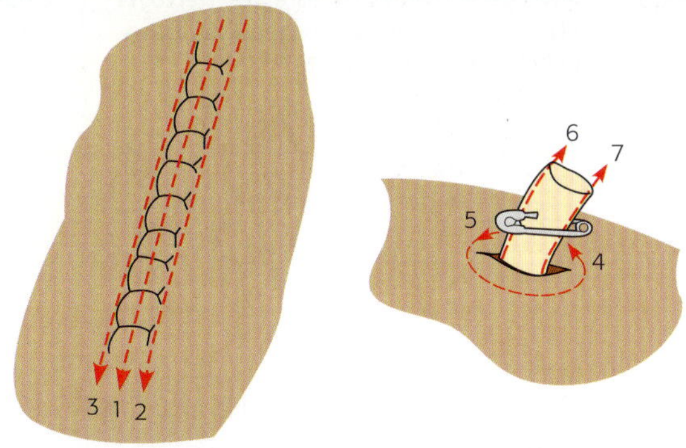

Prendre une compresse pour chacune des étapes suivantes :

a) Nettoyer la ligne d'incision, **d'une extrémité à l'autre** (du haut vers le bas).

La **partie centrale de la plaie** est considérée comme **la moins contaminée**.

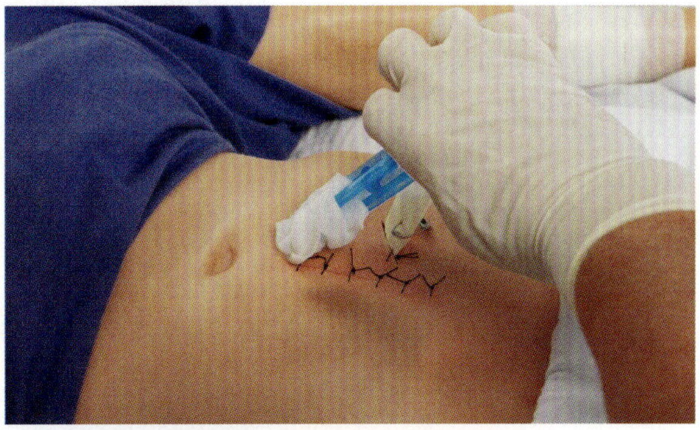

b) Nettoyer **les sites d'insertion des sutures** (points ou agrafes) à droite de l'incision, du haut vers le bas.

Les parties latérales de la plaie sont considérées comme **plus contaminées que la ligne d'incision** chirurgicale.

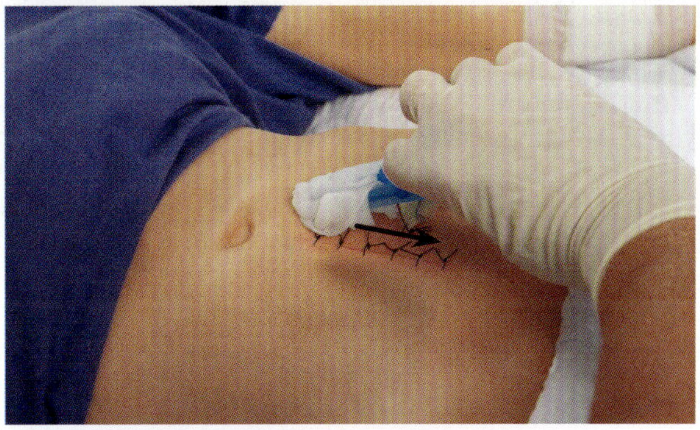

c) Nettoyer les sites d'insertion des sutures (points ou agrafes) à gauche de l'incision, du haut vers le bas.

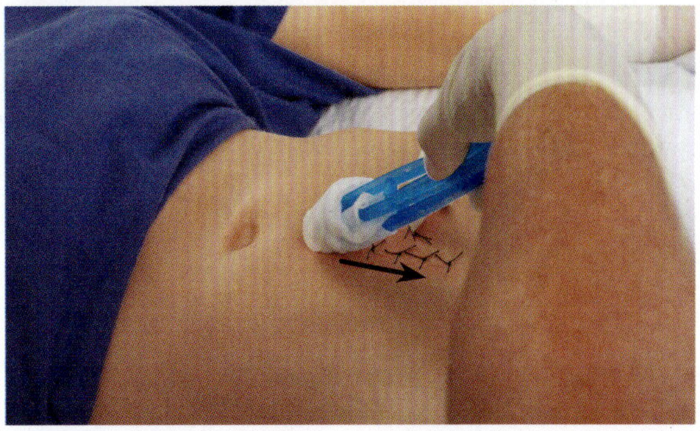

A.2 Tenir le drain avec une pince ou avec la main non dominante et, avec de nouvelles compresses, nettoyer le **site d'insertion** du drain, en effectuant des demi-cercles autour.

Prendre une compresse par demi-cercle.

Le site d'insertion du drain est considéré comme la **région la plus contaminée**.

Le site d'insertion d'un drain est une voie directe pour la pénétration de microorganismes pathogènes dans les structures profondes de la plaie.

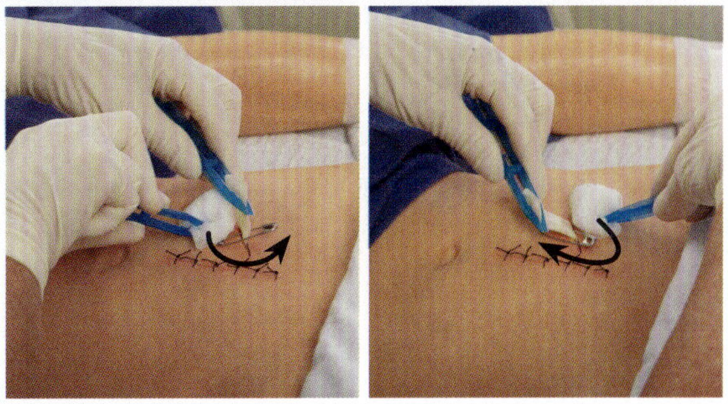

Étapes		Justifications	
A.3	Avec de nouvelles compresses, nettoyer **chaque côté du drain** depuis la **base jusqu'à son extrémité**. Prendre une compresse par côté.	**L'exsudat provenant d'un drain** est un bouillon de culture **propice au développement de microorganismes pathogènes**.	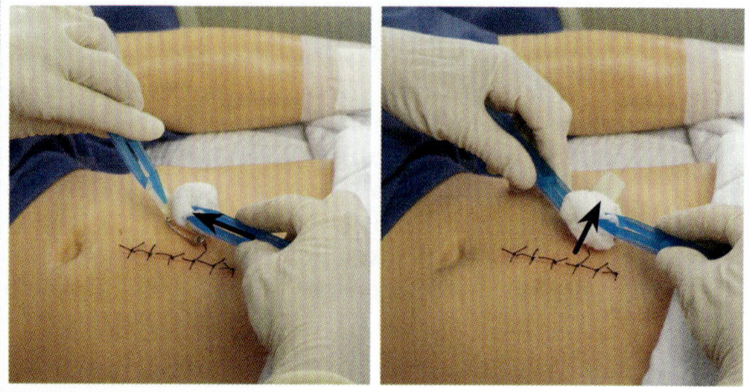

B DRAIN DE PENROSE INSÉRÉ DANS L'INCISION

B.1	Tamponner délicatement la plaie de la région la moins contaminée vers la région la plus contaminée, en tenant compte de la gravité et en veillant à ce que la solution ne coule pas sur une région déjà nettoyée. Prendre une compresse à chaque changement de direction (7 paquets de 2 compresses).	Un nettoyage dans la bonne direction prévient l'introduction de microorganismes dans la région déjà nettoyée. On tamponne légèrement, car un essuyage énergique abîmerait les nouveaux fibroblastes.	

ALERTE!

Pour la désinfection du site d'insertion du drain et de la région toute proche, on doit particulièrement bien essorer les compresses et veiller à faire des mouvements de sens contraire à la gravité pour ne pas laisser la solution s'écouler de la région contaminée qu'est le site d'insertion du drain vers une région moins contaminée.

B.2	Nettoyer **la ligne d'incision** en partant des extrémités vers le drain.	La **ligne d'incision** d'une plaie est considérée comme **la région la moins contaminée**, et le **site d'insertion** du drain, comme la **région la plus contaminée**.	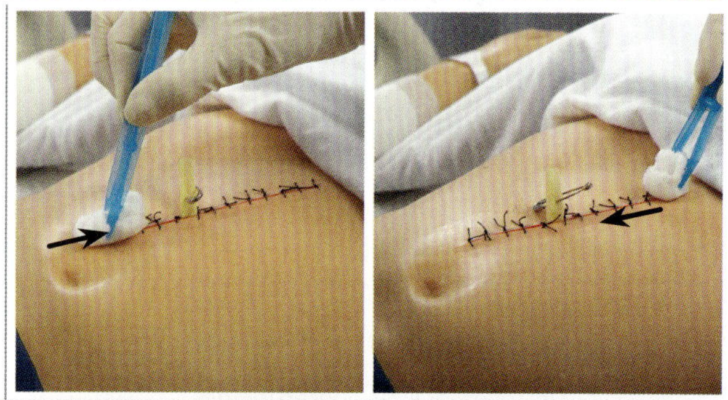
B.3	Nettoyer **les sites d'insertion des sutures** (points ou agrafes) **à droite de l'incision**, en partant des extrémités vers le drain.	Les **sites d'insertion des sutures** sont considérés comme **plus contaminés que l'incision**.	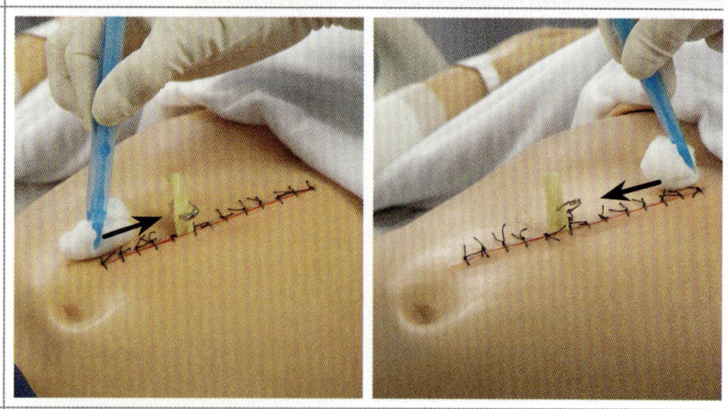
B.4	Nettoyer la partie droite, juste à côté du drain, de **l'incision vers l'extérieur**.	Le site d'insertion du drain est une **voie directe pour la pénétration de microorganismes pathogènes** dans les structures profondes de la plaie.	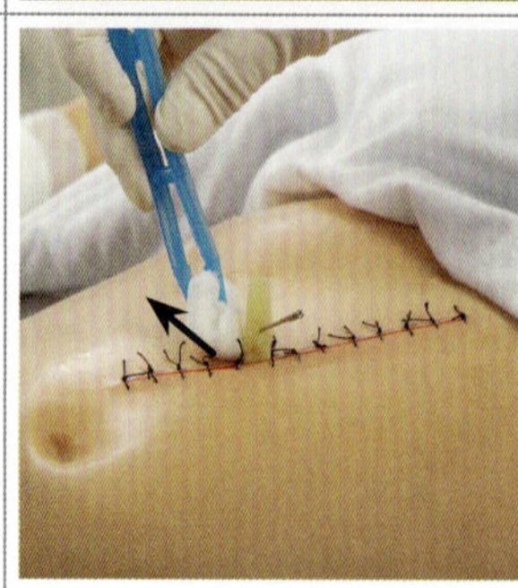

Étapes	Justifications	
B.5 Nettoyer **les sites d'insertion des sutures** (points ou agrafes) **à gauche de l'incision**, en partant des extrémités vers le drain.		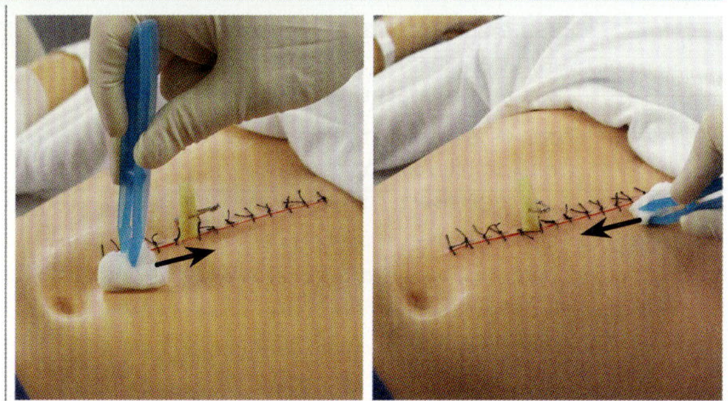
B.6 Nettoyer la partie gauche, juste à côté du drain, de l'incision vers l'extérieur.		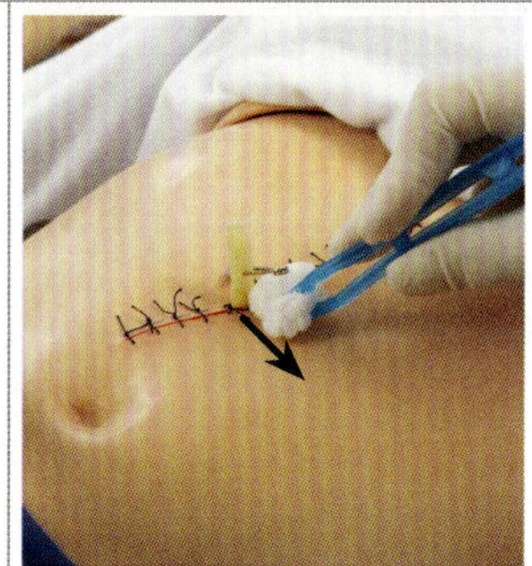
B.7 Continuer à nettoyer les **parties latérales de l'incision** en s'assurant de nettoyer la surface de la peau qui sera recouverte par le pansement.	Les **parties latérales** de la plaie sont considérées comme **plus contaminées que les sites d'insertion des sutures**.	
B.8 Prendre une pince stérile et tenir le drain avec la main non dominante. Nettoyer **le site d'insertion du drain** en effectuant des demi-cercles autour.	Le site d'insertion d'un drain est considéré comme la **région la plus contaminée**.	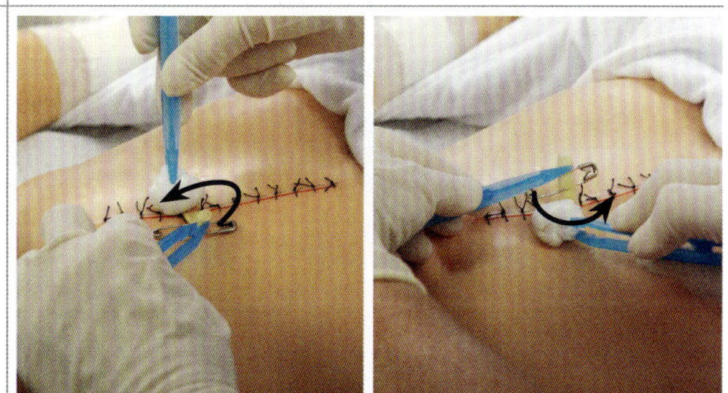
B.9 Nettoyer chaque côté du drain depuis la base jusqu'à l'extrémité.	L'exsudat provenant d'un drain est un bouillon de culture propice au développement de microorganismes pathogènes.	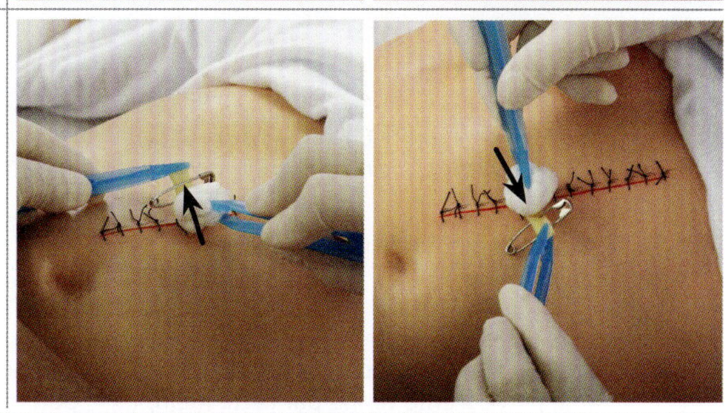

6 Évaluation de la plaie suturée (voir la procédure 8-1-1, p. 465)

6.1 Observation

Observer les caractéristiques de la plaie :

- Localisation de la plaie : région anatomique
- Bords de la plaie suturée : coloration des bords de la plaie, union ou désunion (déhiscence) des lèvres de la plaie, chevauchement, dénivellation, etc.

Étapes		Justifications	
	• Peau environnante des sutures et du drain de Penrose : œdème, rougeur, excoriation, macération, etc. • Sutures : type, état des sutures (tension exercée par les sutures, qualité d'insertion des agrafes, etc.), etc. • Exsudat provenant du drain : type, quantité • Odeur de la plaie après le nettoyage : perceptible par la personne, faible à proximité, modérée à forte dans la pièce, perceptible à l'extérieur de la pièce		
6.2	**Palpation** Placer la pulpe de trois doigts de chaque côté des bords de la plaie et presser doucement le pourtour immédiat de la plaie pour déceler une éventuelle induration anormale.	La palpation renseigne sur l'état des structures sous-jacentes et sur la présence d'un processus inflammatoire qui serait causé notamment par une infection ou une accumulation d'exsudat. La palpation permet aussi de drainer l'exsudat accumulé dans les espaces sous-jacents.	

7 Raccourcissement du drain de Penrose, selon l'ordonnance médicale

Remarque

Si le drain n'a jamais été raccourci, on coupe et on retire le point de suture qui le maintient en place (voir la procédure 8-6-1, p. 538).

Le drain est installé durant la chirurgie et fixé à la peau avec un point de suture pour éviter qu'il ne glisse à l'intérieur du corps.

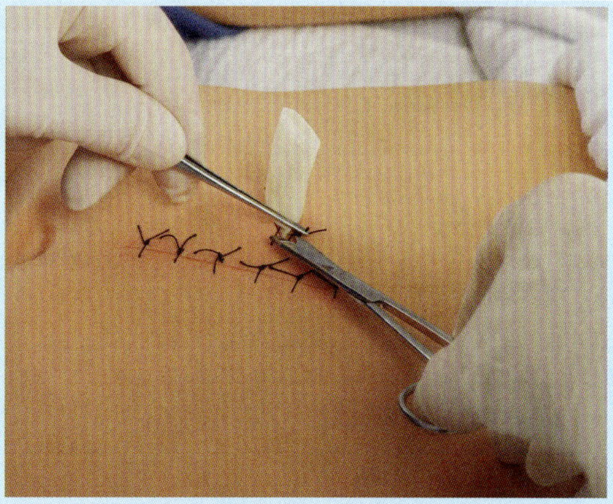

Retrait du point de suture

7.1	Ouvrir l'épingle de sûreté à mettre en place.	On prépare l'épingle pour faciliter sa manipulation au moment de son insertion dans le drain.	
7.2	Avec la main non dominante ou avec une pince stérile tenue par cette main, saisir le drain sur toute sa largeur, au niveau de la peau.	On s'assure d'avoir une bonne prise pour pouvoir exercer une traction efficace.	
7.3	Tirer la longueur de drain prescrite.	Le fait de mobiliser le drain permet de drainer un autre plan anatomique à l'intérieur de la plaie.	
7.4	Avec la main non dominante ou avec la pince stérile tenue par cette main, **saisir à nouveau le drain au niveau de la peau** et le tenir fermement.	On doit **éviter que le drain ne bouge au moment où on va le transpercer** avec l'épingle de sûreté.	

Étapes		Justifications	
7.5	Avec la main dominante, prendre l'épingle de sûreté et l'insérer à travers le drain, juste au-dessus de la peau, de façon qu'elle soit **perpendiculaire aux lèvres de la plaie** et la refermer.	La main dominante offre une meilleure dextérité au moment de transpercer le drain. La mise en place perpendiculaire de l'épingle **empêche le drain de glisser à l'intérieur de la plaie quand l'incision est grande**.	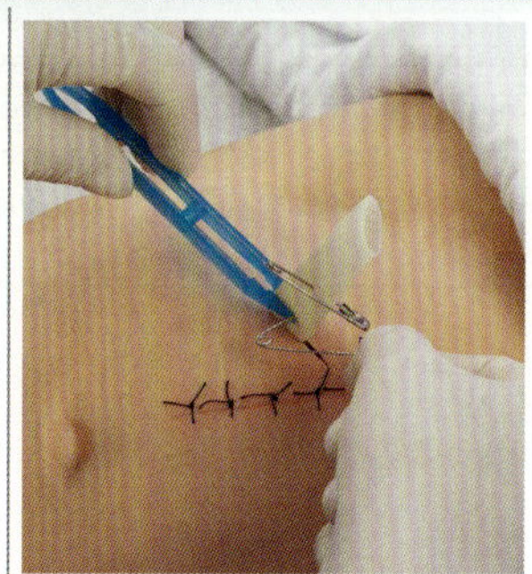 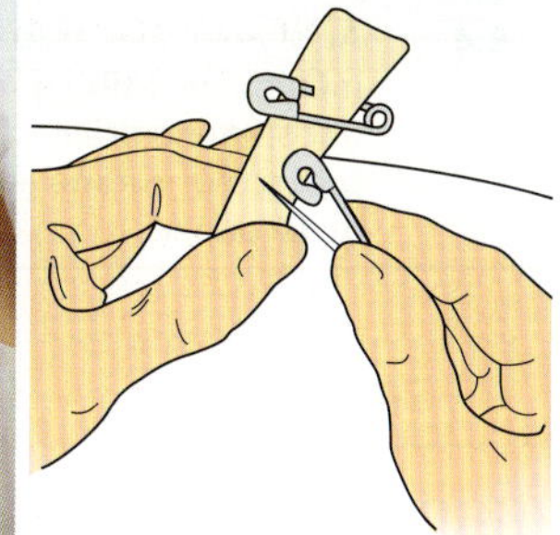
7.6	Avec la main dominante, saisir les ciseaux stériles et couper le drain à environ **2,5 cm au-dessus de la nouvelle épingle de sûreté**.	Un dépassement du drain de **2,5 cm à l'extérieur** permet un **bon drainage**.	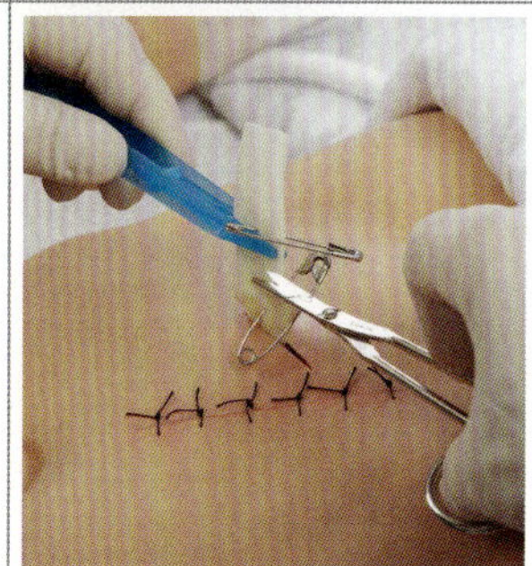 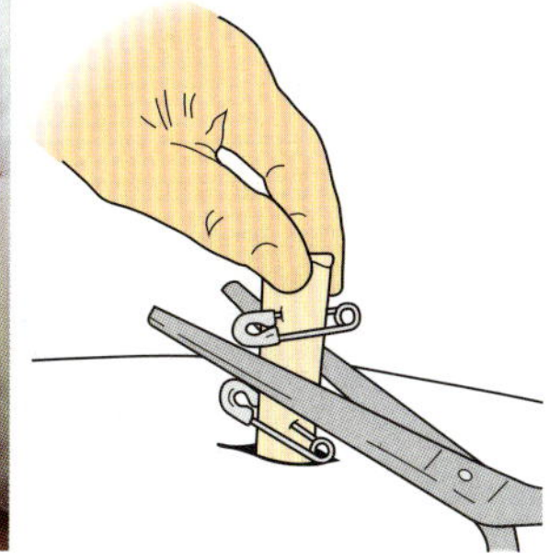
7.7	Jeter la partie de drain coupée dans le sac à rebuts.	On évite de contaminer l'environnement de travail.	

ALERTE!

On ne coupe jamais le drain avant d'avoir posé la nouvelle épingle de sûreté.

Le mouvement du péristaltisme peut attirer un drain à l'intérieur de la cavité abdominale, en l'absence de point de suture ou d'épingle de sûreté.

8 Installation d'un sac collecteur sur le drain, si nécessaire

Remarque

Si l'on s'attend à ce que l'exsudat du drain de Penrose soit trop abondant pour pouvoir être contenu par un pansement sec, on peut installer un sac collecteur sur le drain.

La pose du sac collecteur évite la macération de la plaie chirurgicale dans l'exsudat abondant provenant du drain de Penrose.

Le sac fait en sorte que le pansement reste sec et ne soit pas contaminé par capillarité.

Étapes		Justifications	
8.1	Déposer une compresse stérile à la base du drain.	La compresse permet de recueillir l'écoulement provenant du drain, durant la préparation du matériel.	
8.2	Retirer les gants stériles en les retournant l'un dans l'autre (voir la procédure 4-2-2, p. 131), puis les jeter dans le sac à rebuts.	On évite de contaminer les mains et l'environnement de travail.	
8.3	Mesurer la dimension du site d'insertion du drain en utilisant un guide de mesure de stomie.	Une bonne prise de mesure prévient la fuite d'exsudat sous la collerette du sac collecteur, et permet donc d'éviter le décollement de celle-ci.	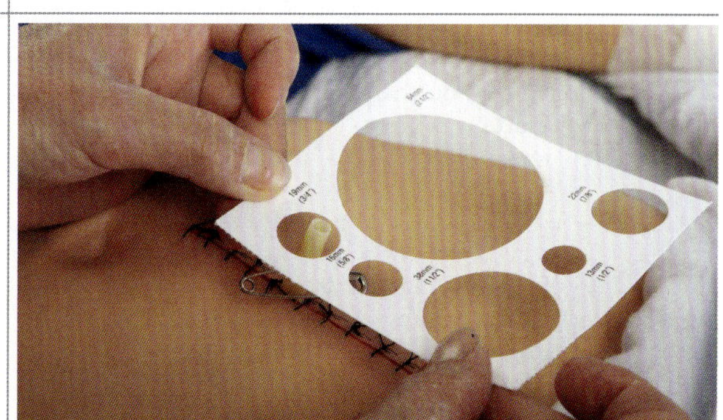

Étapes		Justifications	
8.4	Au stylo à bille, tracer un cercle de même dimension que le site d'insertion (incision) du drain sur le champ protecteur cutané avec collerette, et le découper.	On s'assure d'avoir la bonne grandeur d'ouverture du champ protecteur cutané pour couvrir l'incision dans laquelle est inséré le drain.	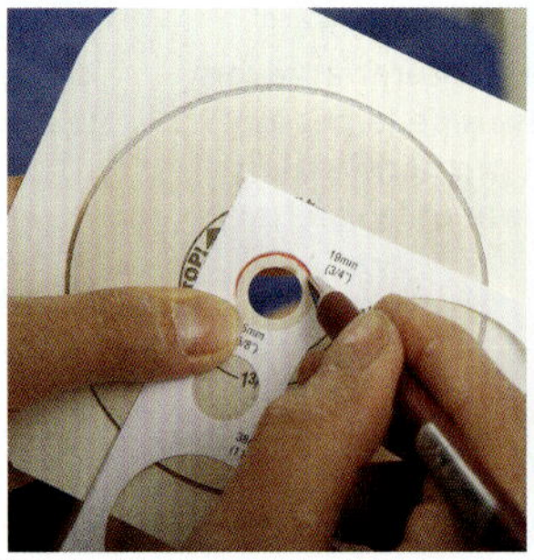 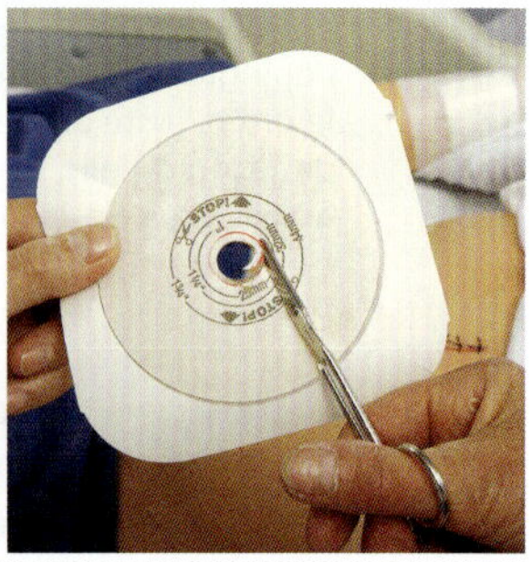
8.5	Mettre de nouveaux gants stériles.	On doit éviter la contamination du drain durant les prochaines étapes de la procédure.	
8.6	Avec une pince, enlever la compresse sous le drain, et jeter le tout dans le sac à rebuts.	Grâce à la pince, on évite la contamination des gants stériles.	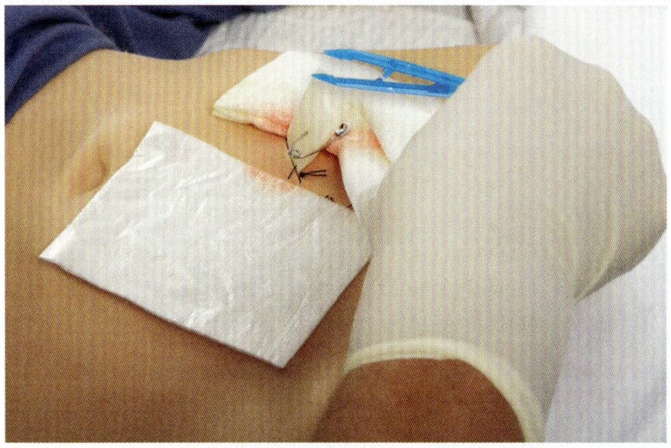
8.7	Enlever la pellicule protectrice qui recouvre la collerette.	On expose la partie adhésive de la collerette.	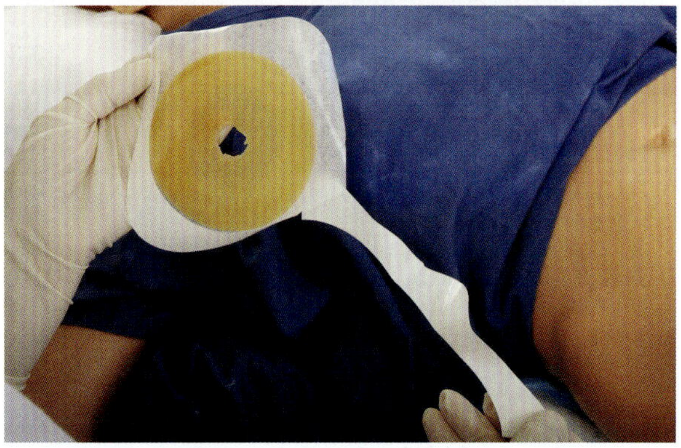

Remarque

Le protecteur cutané de la collerette protège la peau des agents irritants.

8.8	Avec la main non dominante, prendre la collerette et la centrer au-dessus du drain.		
8.9	Avec la main dominante, prendre une pince stérile et faire passer le drain avec l'épingle de sûreté à travers l'ouverture du champ protecteur avec collerette.	Le drain, porte d'entrée importante pour les microorganismes pathogènes, ne doit pas être contaminé.	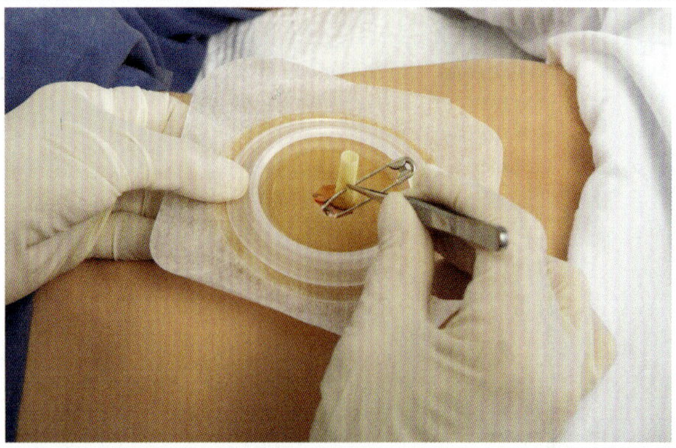

Étapes		Justifications	
8.10	Presser délicatement sur la peau le champ protecteur avec collerette, dans un mouvement circulaire et en allant du drain vers la périphérie.	Cette application enlève les plis cutanés ainsi que les poches d'air qui nuisent à l'adhérence du protecteur cutané sur la peau.	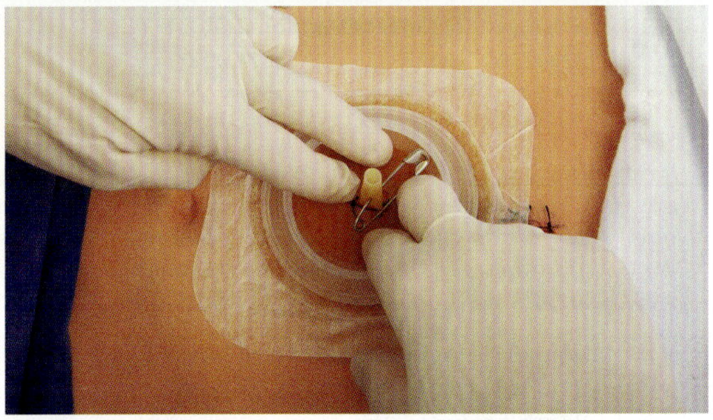
8.11	Placer le sac collecteur avec collerette selon la position de la personne, de façon à ce que l'exsudat s'accumule dans le bas du sac.	En respectant la position de la personne, on favorise le drainage de l'exsudat par le drain.	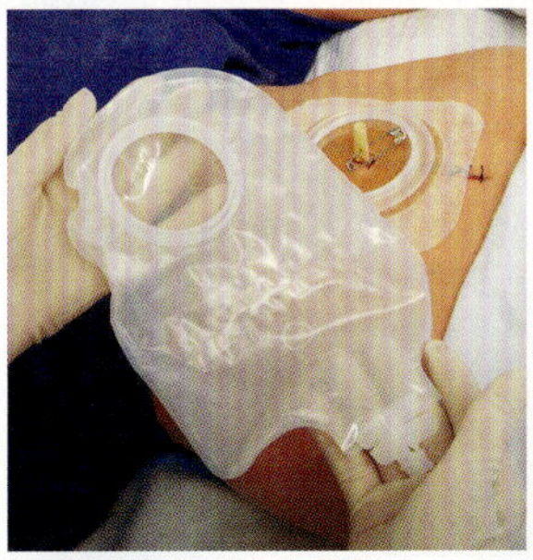 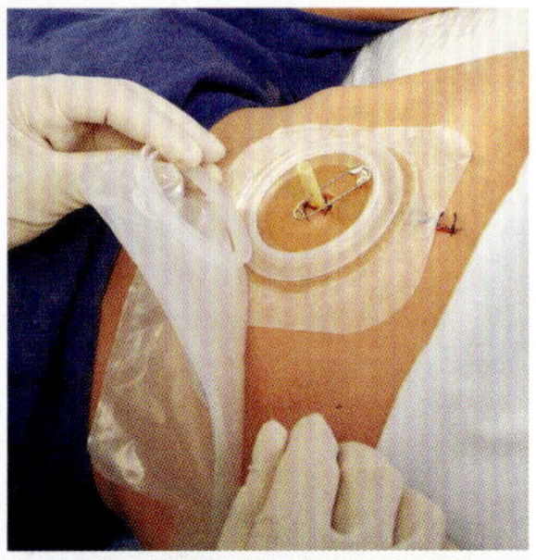
	Ajuster la partie collerette du sac collecteur sur la collerette du champ protecteur, en appuyant avec un doigt pour qu'elle se fixe bien.	La bonne fixation du sac à la collerette du champ protecteur assure l'étanchéité du système collecteur.	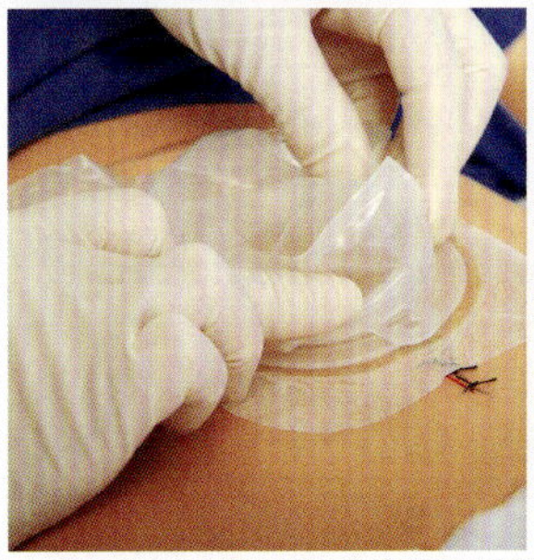 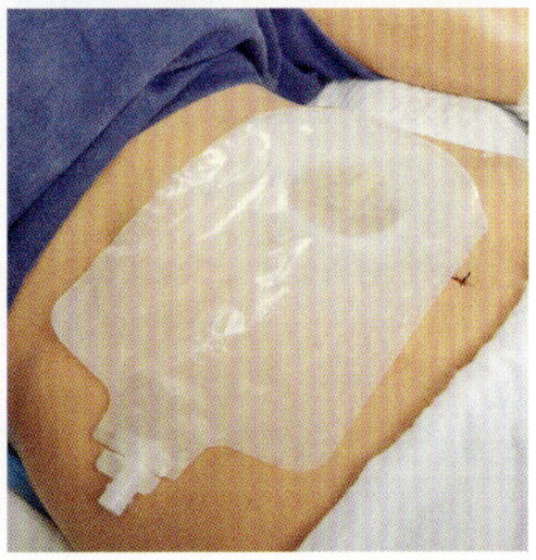
8.12	Vérifier si la valve de drainage du sac collecteur est bien fermée.	On prévient un écoulement accidentel.	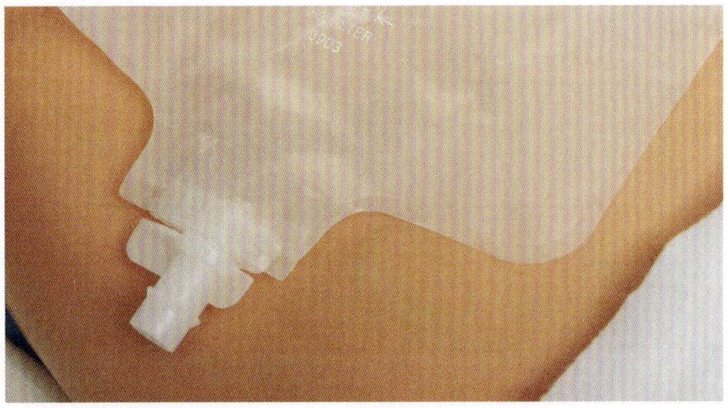

9 Application du nouveau pansement

9.1	Placer deux compresses à drain de 10 × 10 cm sur le site d'insertion du drain, sous l'épingle, de telle sorte que la fente de l'une soit horizontale, et celle de l'autre, verticale avec la fente orientée vers le bas.	On protège la peau du contact de l'épingle qui pourrait devenir irritant. En plaçant adéquatement les compresses à drain, on évite qu'elles ne glissent au cours des mouvements de la personne.	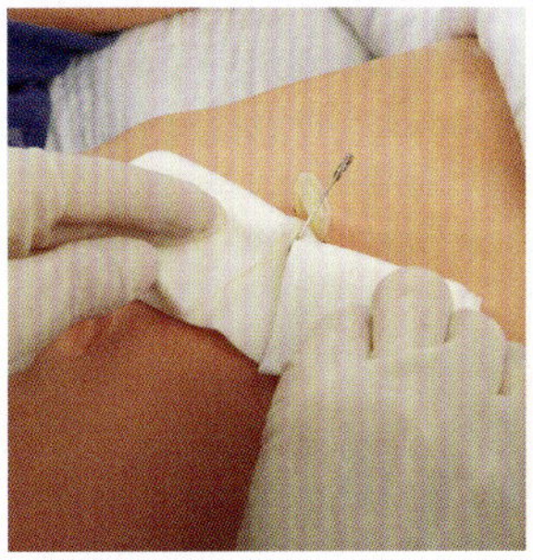 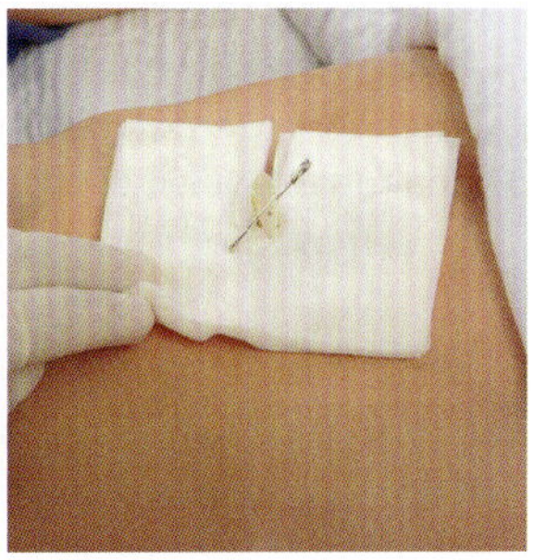
9.2	Placer les autres compresses une à une sur la plaie en s'assurant d'avoir une épaisseur suffisante pour contenir l'exsudat.	Une épaisseur suffisante de compresses évite la contamination de la plaie par capillarité lorsque le pansement devient humide.	

Étapes	Justifications	
9.3 Déposer un coussinet abdominal pour terminer.		
ALERTE! *Il est important de s'assurer que l'épaisseur des compresses sèches est suffisante pour éviter que l'extérieur du pansement devienne humide. Les microorganismes présents dans l'air ambiant traversent aisément un pansement humide.*	Le drain draine parfois beaucoup d'exsudat. Une épaisseur de compresses suffisante prévient la contamination exogène par capillarité.	
9.4 Retirer les gants en les retournant l'un dans l'autre, puis les jeter dans le sac à rebuts.	Le fait de retourner les gants évite de contaminer les mains et l'environnement avec des liquides biologiques.	
9.5 Fixer le pansement avec une bande autocollante (Hypafix ou Mefix), ou plusieurs selon la taille de la plaie, en scellant les quatre côtés et en veillant au confort de la personne (voir l'étape 9 de la procédure 8-1-1, p. 472).	La fixation adéquate du pansement assure une bonne tenue et le confort de la personne. En scellant hermétiquement le pansement, on maintient les taux d'humidité et de chaleur nécessaires à la cicatrisation, et on empêche l'infiltration de microorganismes.	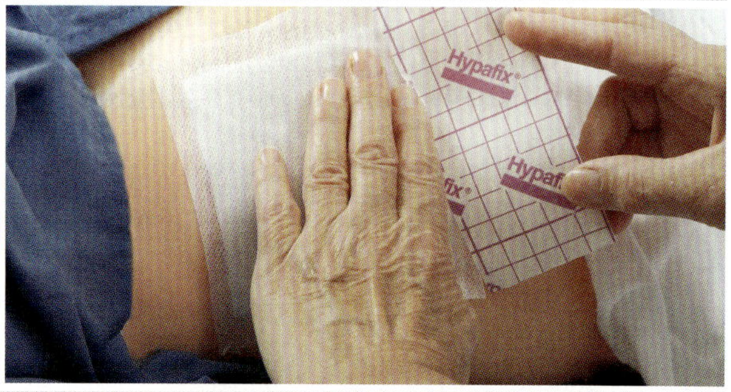

Ne pas oublier les précautions et les interventions s'appliquant après le nettoyage d'une plaie suturée avec drain de Penrose.

Ne pas oublier les étapes postexécutoires décrites dans la procédure 1-2.

Avez-vous demandé à Mme Sinclair de vous aviser si elle ressentait de l'inconfort au site du drain ?

RÉDACTION DES NOTES D'ÉVOLUTION

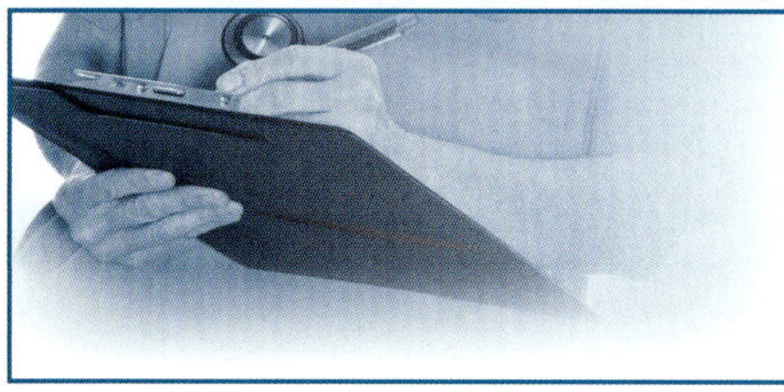

Dossier de Mme Sinclair

2011-12-05 **10:30** Pansement antérieur saturé à 20 % d'exsudat sérosanguin, plaie chirurgicale avec agrafes d'apparence saine, macération de 3 cm autour du drain avec légère rougeur. Utilisation de NaCl 0,9 % pour le nettoyage de la plaie et du drain. Drain tiré sur 2 cm. Pansement stérile sec refait. Éprouve douleur 4/10 sous forme d'élancement au site du drain. Bonne collaboration. ________ Éloïse Dubuc, étudiante inf.

MÉTHODE DE SOINS **8-5**

35 36 INTÉGRITÉ DE LA PEAU ET SOINS DES PLAIES
SOINS PÉRIOPÉRATOIRES

Soins relatifs à un système de drainage sous vide Jackson-Pratt ou Hemovac

Cette méthode de soins décrit la procédure à suivre pour nettoyer le site d'insertion d'un drain Jackson-Pratt ou Hemovac (page 522), vidanger l'écoulement d'un système sous vide Jackson-Pratt (page 527) ou Hemovac, et retirer un drain Jackson-Pratt ou Hemovac (page 529).

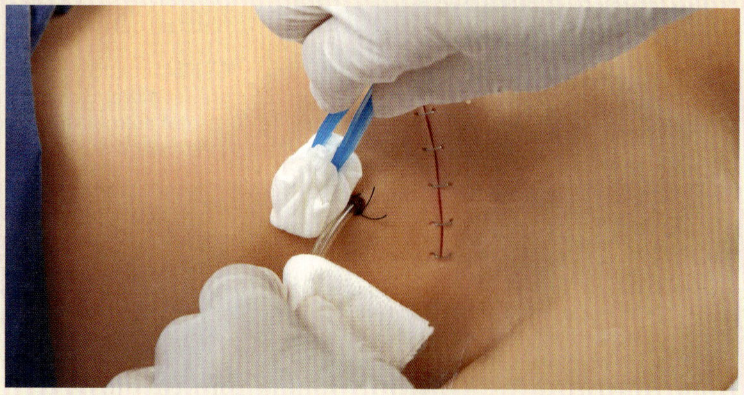

DÉFINITION

Méthode de soins consistant à nettoyer le site d'insertion d'un drain à pression négative Jackson-Pratt ou Hemovac, en circuit fermé, à vidanger ce système de drainage sous vide et à retirer le drain.

CONTEXTE D'EXÉCUTION

BUTS

- Prévenir la formation de sérome (accumulation de liquide séreux ou lymphatique).
- Réduire le risque de fistule et d'infection.
- Drainer l'exsudat d'une plaie par aspiration douce et constante.
- Prévenir la macération de la plaie provoquée par un écoulement abondant.
- Mesurer de façon précise la quantité de liquide drainé, surtout le saignement postopératoire.
- Prévenir la formation d'un hématome.

MATÉRIEL ET ÉQUIPEMENT

ARTICLES ESSENTIELS

Articles de base	Nettoyage	Vidange de l'écoulement d'un système sous vide	Pansement sec
• Piqué plastifié jetable 1 • Sac à rebuts en plastique 2 • Ruban adhésif 3 • Gants propres 4 • Plateau à pansement contenant au moins les articles stériles suivants : 5 – Récipient avec compartiments pour solution – Pinces (2) – Ciseaux – Compresses 5 × 5 cm – Compresses 10 × 10 cm Selon le plateau, on peut également y retrouver les articles stériles suivants : – Champ – Pince additionnelle – Compresses additionnelles – Sac à rebuts en plastique – Attache • Gants stériles 6	• Solution nettoyante – NaCl 0,9 % stérile 7 *ou* Solution antiseptique : 8 – Préparation à base de chlorhexidine – Préparation à base d'iode	• Tampons d'alcool à 70 % 9 • Petit récipient gradué 10 **Retrait d'un drain Jackson-Pratt ou Hemovac** • Pince mousse métallique stérile 11 • Ciseaux à sutures stériles 12	**Pansement sec sur le site avec drain** • Compresses à drain 10 × 10 cm 13 • Compresses 10 × 10 cm 14 • Bandes autocollantes – Hypafix 15 – Mefix 16 – Etc. • Ruban adhésif hypoallergénique 17 **Pansement sec sur site après retrait du drain** • Compresses 5 × 5 cm 18 • Ruban adhésif hypoallergénique 17 *ou* Bandes autocollantes – Hypafix 15 – Mefix 16 – Etc.

ARTICLE FACULTATIF

Si le champ stérile est absent ou trop petit :

- Champ stérile 19

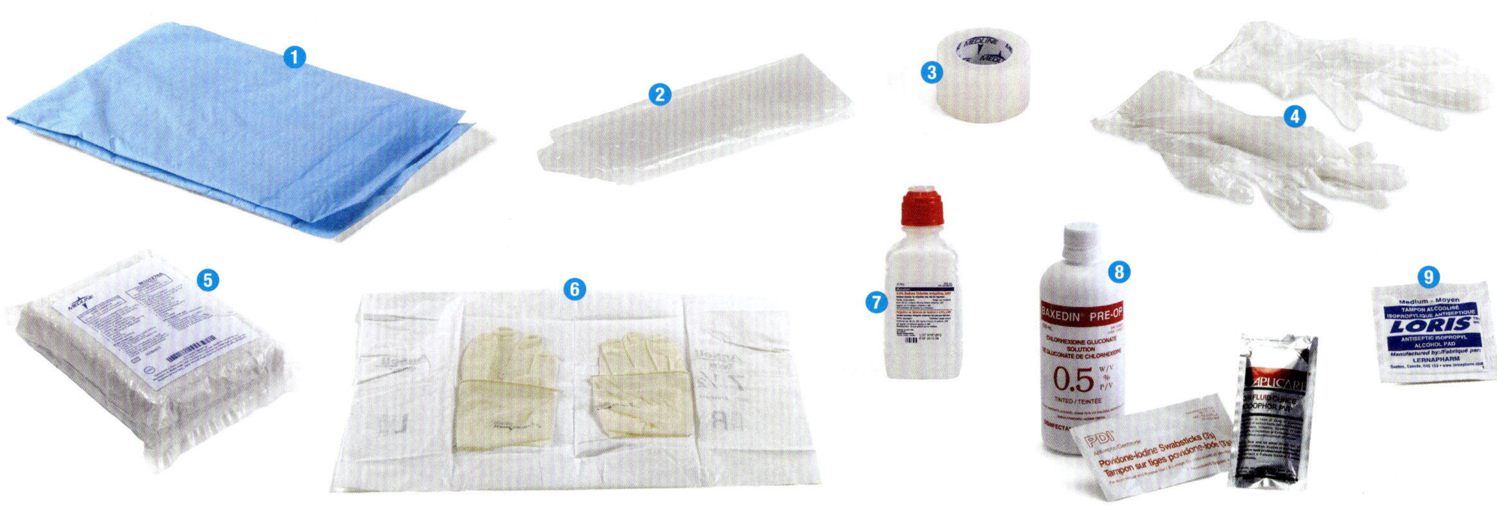

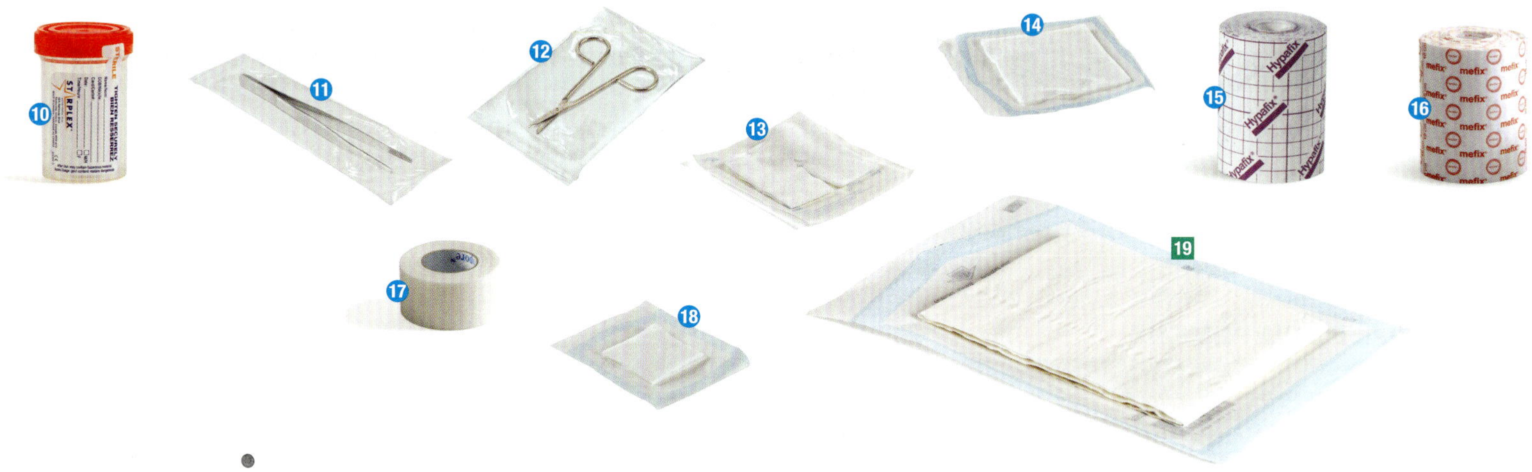

PRÉCAUTIONS ET INTERVENTIONS **avant** les soins relatifs à un système de drainage sous vide Jackson-Pratt ou Hemovac

1. ÉVALUATION

- Évaluer la douleur due à la plaie et l'heure de la dernière administration d'analgésique *afin de savoir s'il faut administrer un analgésique avant le nettoyage ou le retrait du drain à pression négative en circuit fermé (système de drainage sous vide) et le changement de pansement*.
- Rechercher les signes éventuels d'une infection systémique (température corporelle élevée, diaphorèse, malaises, hyperleucocytose) *afin d'aviser le médecin et de pouvoir commencer un traitement rapidement, car l'infection prolonge la phase inflammatoire et retarde le processus de cicatrisation de la plaie*.
- Évaluer l'état de santé global de la personne, *car l'anamnèse permet de détecter la présence éventuelle de facteurs pouvant nuire à la cicatrisation et influence donc les soins et les traitements*.
- Évaluer l'état nutritionnel de la personne *afin de corriger, s'il y a lieu, les carences nutritionnelles pouvant nuire à la cicatrisation de la plaie. L'écoulement d'exsudat entraîne une perte de protéines.*
- Examiner le résultat d'hémoglobine (Hb) et d'hématocrite (Ht) de la personne *afin d'évaluer si les pertes sanguines sont importantes*.

2. INTERVENTIONS

- Consulter le dossier médical de la personne pour obtenir une description de la plaie et du site d'insertion du drain, ainsi que des informations sur la cicatrisation *afin de déterminer les mesures à prendre pour le nettoyage et le traitement de la plaie, et afin de prévoir le matériel nécessaire aux soins*.
- Vérifier, dans le plan thérapeutique infirmier (PTI), les directives infirmières concernant l'atteinte à l'intégrité de la peau et des tissus *afin d'appliquer les interventions correspondantes*.
- Vérifier l'ordonnance médicale dans le dossier de la personne *afin de savoir s'il faut retirer le système de drainage sous vide Jackson-Pratt ou Hemovac*.

PRÉCAUTIONS ET INTERVENTIONS **après** les soins relatifs à un système de drainage sous vide Jackson-Pratt ou Hemovac

1. ÉVALUATION

- Évaluer la plaie ainsi que la réponse au traitement en cours à chaque changement de pansement, *car l'absence de signes d'évolution de la cicatrisation sur une période de deux à quatre semaines indique la nécessité d'une révision des interventions cliniques*.

2. INTERVENTIONS

- Vérifier régulièrement, durant le quart de travail, si le tube de drainage est bien fixé à la peau et si le système de drainage est bien fixé à la chemise d'hôpital ou aux vêtements de la personne *afin d'éviter l'inconfort des tiraillements*.

- Signaler au médecin l'augmentation de l'écoulement, l'intensification de la douleur, la rougeur ou l'œdème autour du drain Jackson-Pratt ou Hemovac *afin d'appliquer rapidement les mesures nécessaires*.
- S'assurer que la tubulure est exempte de coudes et que le système de drainage est fonctionnel *afin de viser l'efficacité maximale du drainage de l'écoulement*.
- Vider régulièrement le réservoir (poire ou tambour) et refaire le vide d'air *afin de maintenir la succion à pression négative*.

3. ENSEIGNEMENT

- Expliquer à la personne les éléments à surveiller et les précautions à prendre concernant le drain *afin de prévenir l'arrêt de la succion à pression négative et le retrait accidentel du drain*.
- Expliquer à la personne l'importance d'une alimentation riche en protéines, glucides, lipides (acides gras essentiels), zinc et vitamines A, B, C et E, et l'informer des aliments dont la teneur est riche en ces éléments *afin de favoriser le processus de cicatrisation de la plaie, en particulier pour les phases de prolifération et de maturation de la plaie. L'écoulement d'exsudat entraîne une perte de protéines.*
- Informer la personne de l'importance d'une bonne hydratation (2500 mL/die) *afin de préserver l'élasticité et l'intégrité de la peau*.

4. NOTES AU DOSSIER

- Écrire dans les notes d'évolution les caractéristiques du site d'insertion du drain et de l'exsudat, ainsi que les informations pertinentes concernant la procédure et l'attitude de la personne *afin de repérer les écarts par rapport à la norme et d'assurer la continuité de soins*.
  - Date et heure de la réfection du pansement
  - Localisation de la plaie : région anatomique
  - Dimensions de la plaie : longueur, largeur
  - Bords de la plaie avec sutures : coloration, union des lèvres, désunion (déhiscence), chevauchement, dénivellation, etc.
  - Peau environnante des sutures et du drain Jackson-Pratt ou Hemovac : œdème, rougeur, excoriation, macération, etc.
  - Exsudat de la plaie : type, quantité
  - Sutures : type, état des sutures (tension exercée par les sutures, qualité d'insertion des agrafes, etc.), etc.
  - Solution nettoyante ou antiseptique utilisée
  - Retrait du drain Jackson-Pratt ou Hemovac
  - Intégrité du drain en cas de retrait
  - Type de pansement appliqué
  - Réactions et collaboration de la personne
- Inscrire sur la feuille de bilan des ingesta et des excreta la quantité d'exsudat drainé par chacun des drains numérotés *afin d'avoir un bilan hydrique précis*.
- Inscrire au PTI – en modifiant celui-ci au besoin – les directives infirmières déterminées en fonction de l'évolution clinique de la personne et de l'efficacité des soins et des traitements, *afin d'assurer le suivi clinique*.

MISE EN SITUATION

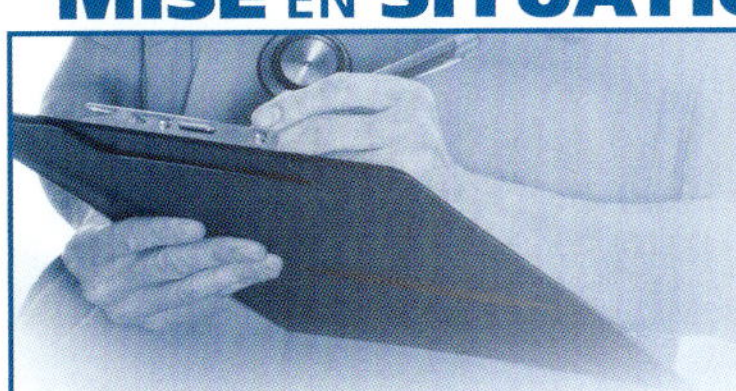

M. Corriveau, âgé de 79 ans, a subi une intervention chirurgicale pour la mise en place d'une prothèse totale de la hanche (PTH) gauche. Un drain Jackson-Pratt a été inséré à quelques centimètres de sa plaie. Le système de drainage sous vide a drainé 30 mL durant les 24 dernières heures.

Ordonnance médicale au dossier

- Enlever le drain Jackson-Pratt.

PROCÉDURE 8-5-1

NETTOYER LE SITE D'INSERTION D'UN DRAIN JACKSON-PRATT OU HEMOVAC

Sommaire de la procédure

1. Mesures préliminaires
2. Retrait du pansement en place (sauf la dernière compresse)
3. Préparation du matériel stérile
4. Retrait de la dernière compresse (compresse à drain)
5. Nettoyage du site d'insertion du drain Jackson-Pratt ou Hemovac
6. Évaluation du site d'insertion du drain Jackson-Pratt ou Hemovac
7. Application d'un nouveau pansement sur le drain

! Avez-vous informé M. Corriveau des étapes de la procédure pour le retrait d'un drain sous pression négative ?

Étapes	Justifications

Ne pas oublier les étapes préalables décrites dans la procédure 1-1.
Ne pas oublier les précautions et les interventions s'appliquant avant les soins relatifs à un système de drainage sous vide Jackson-Pratt ou Hemovac.

1 Mesures préliminaires

	Étapes	Justifications	
1.1	Rassembler les articles nécessaires et les placer par ordre d'utilisation sur la table de travail.	Cette disposition favorise le rappel des étapes et facilite le déroulement de la procédure.	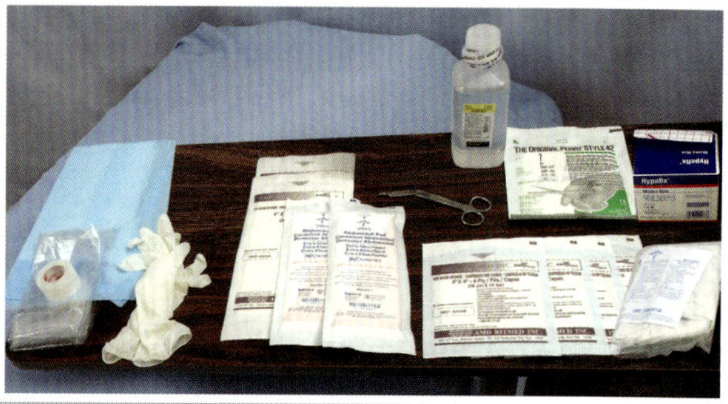
1.2	Installer confortablement la personne de manière à exposer la région du site d'insertion du drain et de la plaie. Ne pas découvrir inutilement la personne.	Bien installée, la personne peut rester dans la position voulue pendant toute la durée des soins. En exposant bien la région à soigner, on se donne de l'aisance pour la manipulation du matériel stérile et on évite ainsi la contamination.	
1.3	Se placer près de la plaie, à l'endroit le plus pratique pour le nettoyage de la plaie et du site d'insertion du drain, et pour le changement de pansement.		
1.4	Monter la table de travail à une hauteur permettant de la glisser au-dessus de la personne alitée sans la blesser.	Lorsqu'on peut glisser la table au-dessus de la personne alitée, on respecte automatiquement un principe fondamental de l'asepsie exigeant que toute manipulation de matériel stérile se fasse au-dessus du niveau de la taille.	
1.5	En cas de risque d'écoulement d'exsudat ou de solution, placer un piqué plastifié jetable sous la région où se situe la plaie.		

Étapes		Justifications	
1.6	Après en avoir retourné le bord supérieur, fixer le sac à rebuts avec du ruban adhésif, **à la hauteur de la taille** : au bord du lit ou à une ridelle.	L'ourlet aide à maintenir le sac ouvert et empêche la souillure de la surface extérieure du sac pour éviter une contamination de l'environnement. Avec un sac au bon endroit et à la bonne hauteur, on peut jeter les articles souillés sans passer au-dessus du champ stérile et sans le contaminer. On respecte aussi le principe selon lequel **une main gantée stérilement ne doit pas s'abaisser au-dessous du niveau de la taille**.	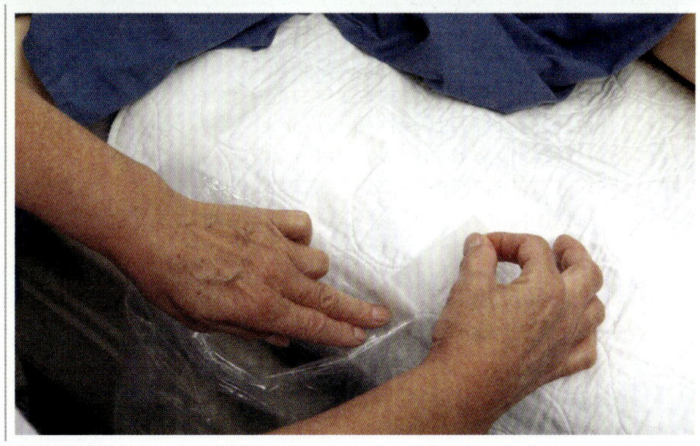

2 Retrait du pansement en place (sauf la dernière compresse) (voir la procédure 8-1-1, p. 457)

2.1	Mettre des gants propres.		
2.2	Enlever la fixation adhésive qui maintient le pansement sur la plaie et le drain Jackson-Pratt ou Hemovac : avec une main, tendre la peau dans le sens opposé à la plaie, et, avec l'autre, tirer doucement en direction de la plaie.	En retirant la dernière compresse le plus tard possible, on évite une exposition prolongée aux microorganismes aéroportés. On maintient également la chaleur et l'humidité de la plaie.	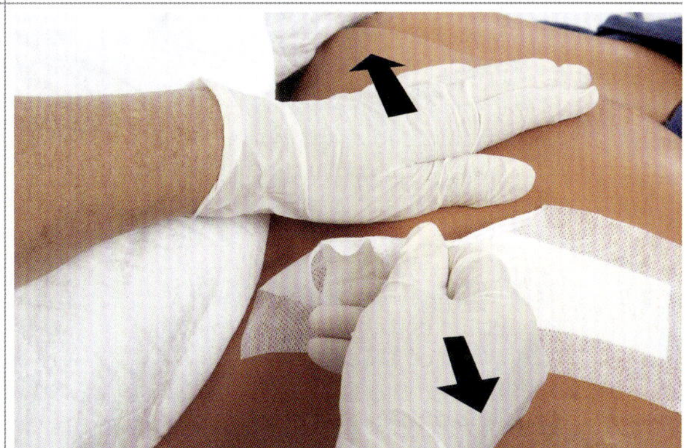
2.3	Enlever délicatement les compresses souillées avec la main dominante, si possible une à une, sauf la dernière.		
2.4	Observer le type et la quantité d'exsudat sur les compresses souillées, avant de jeter ces dernières dans le sac à rebuts.	Les caractéristiques de l'écoulement donnent des indications sur l'état et l'évolution de la plaie.	
2.5	Retirer les gants souillés en les retournant l'un dans l'autre (voir la procédure 4-2-2, p. 131), puis les jeter dans le sac à rebuts.	Le fait de retourner les gants évite de contaminer les mains et l'environnement avec des liquides biologiques.	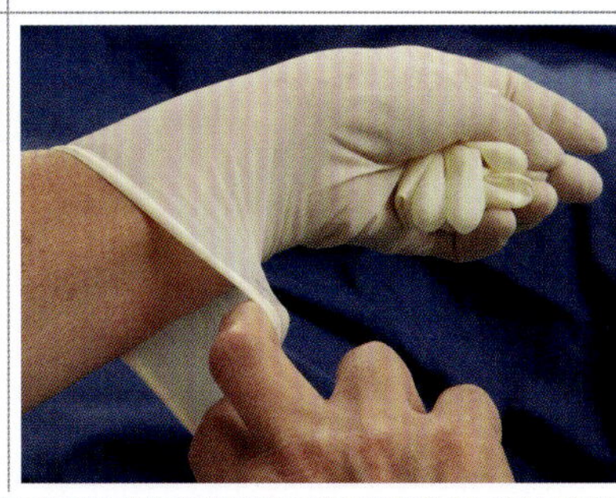

3 Préparation du matériel stérile (voir la procédure 8-1-1, p. 459)

3.1	Déballer le plateau à pansement sur la table de travail en conservant l'intérieur comme champ stérile (voir la procédure 4-3-2, p. 137).	Le plateau et l'intérieur de son emballage constituent une surface de travail stérile sur laquelle on dispose du matériel stérile.	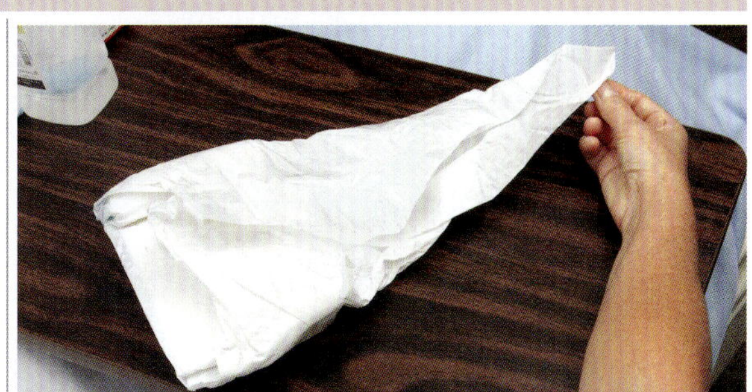

Étapes		Justifications	
3.2	Déballer et déposer, sur l'intérieur de l'emballage du plateau à pansement, le matériel nécessaire aux soins d'un drain Jackson-Pratt ou Hemovac et à la réfection d'un pansement : compresses à drain, compresses 10 × 10 cm sur la table de travail.		
3.3	Dévisser le bouchon de la bouteille de solution nettoyante (NaCl 0,9 %) ou antiseptique et le laisser en place.	On évite que la solution soit trop longtemps exposée aux microorganismes pathogènes aéroportés.	
3.4	Ouvrir l'emballage des gants stériles et mettre un gant à la main dominante (voir la procédure 4-2-1, p. 128).		
3.5	Avec la main gantée, ranger le matériel stérile : a) Dégager les compartiments du plateau. b) Placer le plateau près du bord du champ stérile, en respectant la bordure de 2,5 cm considérée comme contaminée.	On libère les compartiments dans lesquels on verse la solution nettoyante ou antiseptique. La proximité du plateau en bordure du champ facilite son accès et dégage la partie distale du champ, ce qui augmente la surface stérile de travail.	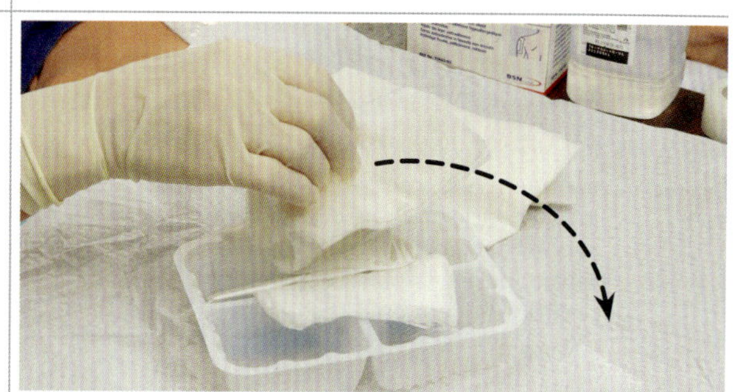
3.6	Avec la main non gantée, enlever le bouchon de la bouteille de solution nettoyante ou antiseptique et le déposer sur la surface septique de la table en dirigeant **l'intérieur vers le haut**.	**On garde l'intérieur du bouchon stérile** en faisant en sorte qu'il ne soit pas en contact avec la surface septique de la table.	
3.7	Avec la main non gantée placée à 10 cm au-dessus du plateau à pansement, verser la quantité nécessaire de solution nettoyante ou antiseptique dans un des compartiments. Remettre le bouchon sur la bouteille.	Une hauteur de 10 cm permet d'éviter que le fond de la bouteille touche le champ stérile. L'écoulement d'une solution à une hauteur trop élevée risque d'éclabousser le champ stérile. Un champ stérile perméable qui est mouillé devient contaminé par capillarité.	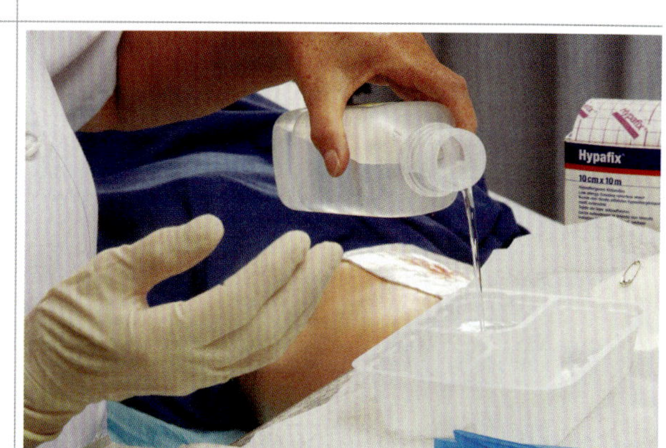
3.8	Avec la main non gantée, glisser la table de travail au-dessus de la personne alitée.	Cette position de la table de travail fait en sorte que le **matériel stérile** soit **accessible** et **reste dans le champ de vision**.	
3.9	Enfiler le deuxième gant stérile : a) Saisir le deuxième gant stérile avec la main gantée. b) Avec la main non gantée, chiffonner l'emballage des gants et le jeter dans le sac à rebuts. c) Mettre le deuxième gant stérile.		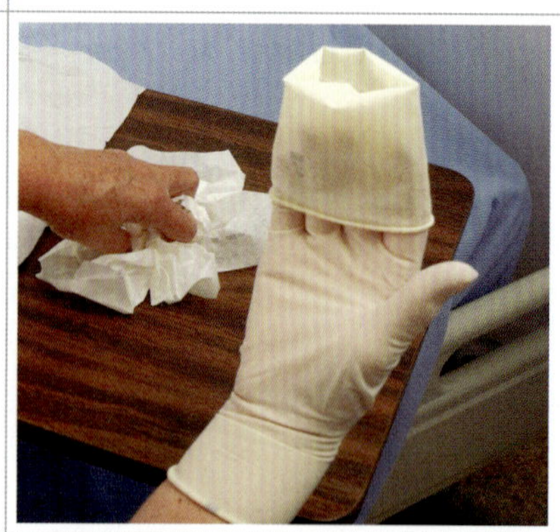

Étapes		Justifications	
3.10	Disposer le matériel stérile :		
	a) Empiler les compresses en commençant par la dernière à appliquer (sur le dessus du pansement) et en terminant par la première à appliquer (directement sur la plaie).	On respecte l'ordre d'application des compresses pour limiter les manipulations du matériel.	
	b) Placer les autres articles par ordre d'utilisation.	Cette disposition favorise le rappel des étapes et facilite le déroulement de la procédure.	

4 Retrait de la dernière compresse (compresse à drain)

4.1	Prendre une pince stérile et enlever la dernière compresse.	En retirant la dernière compresse le plus tard possible, on évite une exposition prolongée aux microorganismes aéroportés. On maintient également la chaleur et l'humidité de la plaie. L'utilisation d'une pince stérile prévient le contact du gant avec l'exsudat de la plaie avant son nettoyage.	
4.2	Observer les caractéristiques de l'exsudat (type et quantité) sur la compresse.	Les caractéristiques de l'écoulement donnent des indications sur l'état et l'évolution de la plaie.	
4.3	Jeter la compresse et la pince dans le sac à rebuts.		

5 Nettoyage du site d'insertion du drain Jackson-Pratt ou Hemovac

Remarque

On nettoie au préalable la plaie chirurgicale si nécessaire et on l'évalue selon les critères mentionnés à l'étape 6 de la procédure 8-1-1 (p. 465).

5.1	Imbiber, une à une, plusieurs compresses de solution nettoyante ou antiseptique (voir les trois méthodes présentées dans la procédure 8-1-1, p. 462).	En imbibant une par une les compresses, on évite qu'elles n'adhèrent les unes aux autres, ce qui simplifie leur manipulation.	
5.2	Nettoyer le site d'insertion du drain en effectuant des mouvements circulaires autour du drain, en s'éloignant jusqu'à décrire un cercle de 10 cm de diamètre. Répéter au besoin en changeant à chaque fois de compresse.	On nettoie le site depuis la région la moins contaminée (site d'insertion du drain) jusqu'à la région la plus contaminée (peau environnante).	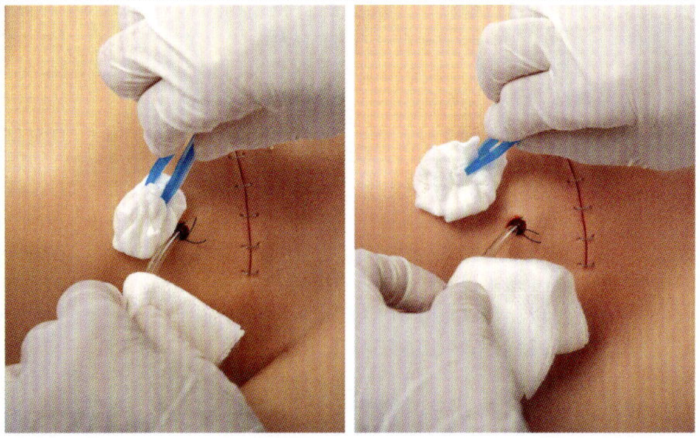

Situation particulière

Si le drain est souillé à l'extérieur, le saisir avec la main non dominante et le nettoyer depuis le site d'insertion jusque vers la partie distale qui se retrouvera sous le pansement.

Étapes	Justifications	
6 Évaluation du site d'insertion du drain Jackson-Pratt ou Hemovac		
6.1 Observation Observer les caractéristiques du site d'insertion du drain et de l'exsudat : • État du site d'insertion du drain • Exsudat de la plaie : type, quantité • Peau environnante du drain Jackson-Pratt ou Hemovac : œdème, rougeur, excoriation, macération, etc.	Cet examen permet d'évaluer l'évolution de la cicatrisation et de détecter les signes éventuels d'une inflammation ou d'une infection.	
7 Application d'un nouveau pansement sur le drain		
7.1 Déposer deux compresses à drain de 10 × 10 cm.	Les compresses protègent le site d'insertion du drain de l'invasion de microorganismes et absorbent l'écoulement en cas de fuite le long du drain.	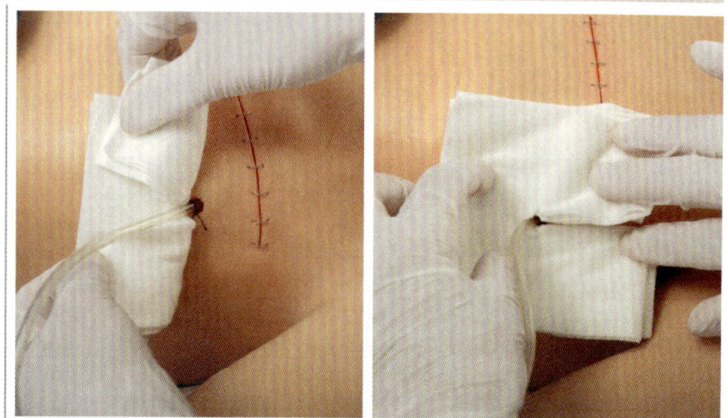
7.2 Recouvrir les compresses à drain d'une ou deux compresses de 10 × 10 cm.		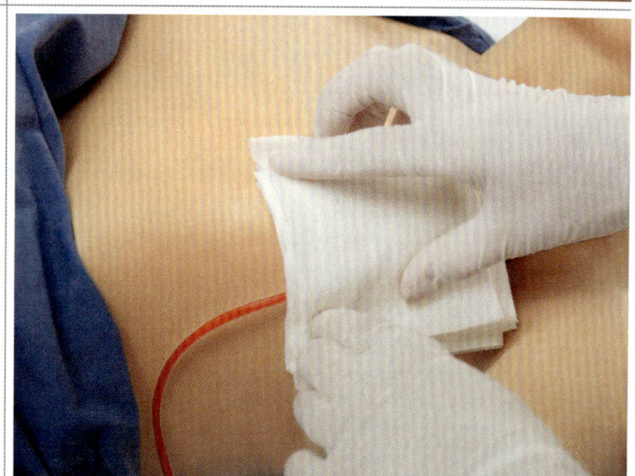
7.3 Retirer les gants en les retournant l'un dans l'autre, puis les jeter dans le sac à rebuts.	En retournant les gants, on évite la contamination des mains et de l'environnement par des microorganismes pathogènes.	
7.4 Fixer le pansement avec une bande autocollante (Mefix ou Hypafix), ou plusieurs selon la taille de la plaie, en scellant les quatre côtés et en veillant au confort de la personne (voir l'étape 9 de la procédure 8-1-1, p. 472). Bien mouler la bande adhésive autour de la tubulure de drainage.	Une bonne fixation du pansement empêche le drain de bouger et de provoquer de la douleur, de l'inconfort et une irritation.	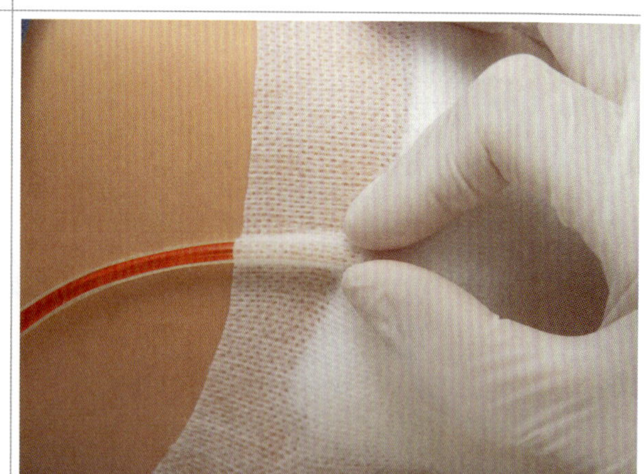

Étapes		Justifications	
7.5	Bien fixer le tube de drainage à la peau avec un morceau de bande autocollante, environ 5 cm plus bas que le pansement.	En fixant adéquatement le tube à la peau, on évite le retrait accidentel du drain au moment de la mobilisation.	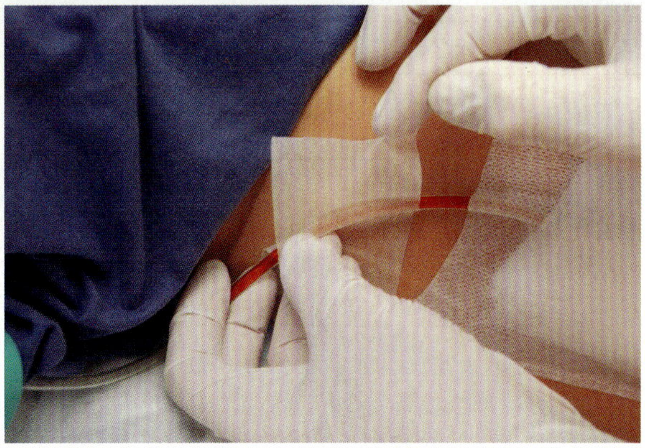

Ne pas oublier les précautions et les interventions s'appliquant après les soins relatifs à un système de drainage sous vide Jackson-Pratt ou Hemovac.

Ne pas oublier les étapes postexécutoires décrites dans la procédure 1-2.

PROCÉDURE 8-5-2

VIDER LE RÉSERVOIR D'UN SYSTÈME DE DRAINAGE SOUS VIDE JACKSON-PRATT OU HEMOVAC

Sommaire de la procédure

1 Mesures préliminaires
2 Vidange du réservoir
3 Rétablissement de la succion
4 Fin de la procédure

Étapes		Justifications	
Ne pas oublier les étapes préalables décrites dans la procédure 1-1. Ne pas oublier les précautions et les interventions s'appliquant avant les soins relatifs à un système de drainage sous vide Jackson-Pratt ou Hemovac.			
1	**Mesures préliminaires**		
1.1	Rassembler les articles nécessaires et les placer par ordre d'utilisation sur la table de travail.	Cette disposition favorise le rappel des étapes et facilite le déroulement de la procédure.	
1.2	Mettre des gants propres.	Les mains ne doivent pas entrer en contact avec des liquides biologiques.	
1.3	Placer un piqué plastifié jetable sous le réservoir du système de drainage.	On protège la literie et on prévient la contamination de l'environnement.	
1.4	Déposer sur le piqué le petit récipient gradué destiné à recueillir le contenu du réservoir, ainsi qu'un tampon d'alcool à 70 % à l'emballage ouvert.	On prépare le matériel pour l'avoir sous la main au moment voulu.	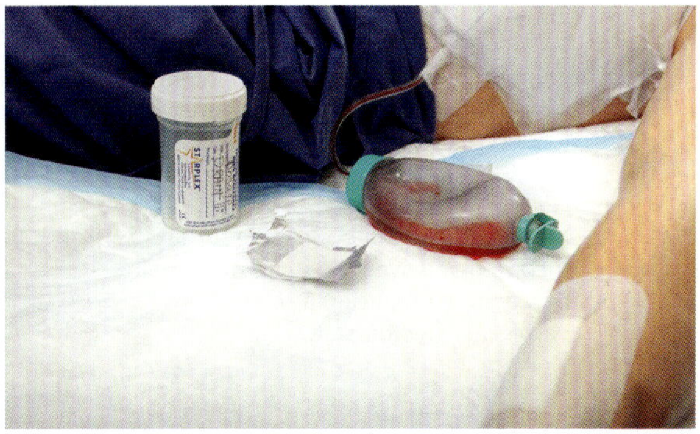

Étapes	Justifications

2 Vidange du réservoir

2.1 Ouvrir le réservoir (poire ou tambour) du système de drainage, sans toucher à l'ouverture elle-même.

On prévient la contamination de l'intérieur du réservoir, qui est un milieu propice au développement de micro-organismes pathogènes.

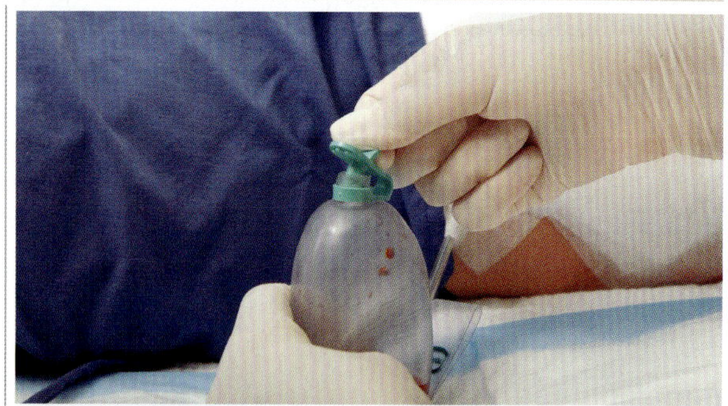

2.2 Verser le contenu du réservoir dans le récipient gradué **sans toucher le rebord** du récipient.

Le petit récipient gradué permet de mesurer la quantité d'exsudat excrétée.

On **évite de contaminer le bouchon du réservoir** du système de drainage sous vide.

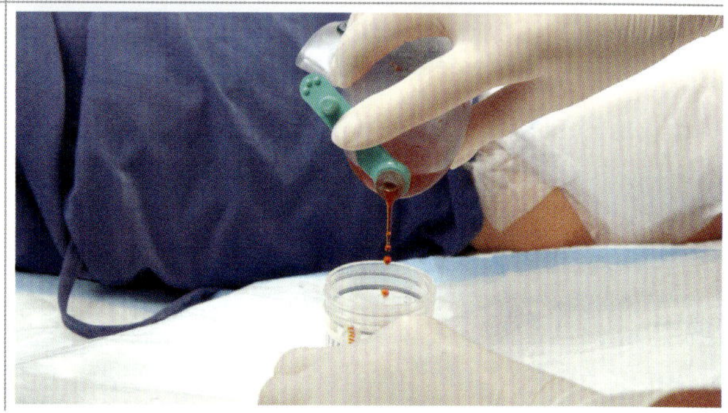

Situation particulière

Lorsqu'il y a plus d'un drain, on identifie chacun des réservoirs (poire ou tambour) en les numérotant et on les vide séparément.

En mesurant séparément les quantités de liquide drainées par les drains, on peut évaluer le processus de cicatrisation à un endroit précis.

2.3 Nettoyer l'ouverture du réservoir ainsi que le bouchon avec un tampon d'alcool à 70 %, puis jeter le tampon dans le sac à rebuts.

On prévient la contamination de l'intérieur du réservoir du système de drainage.

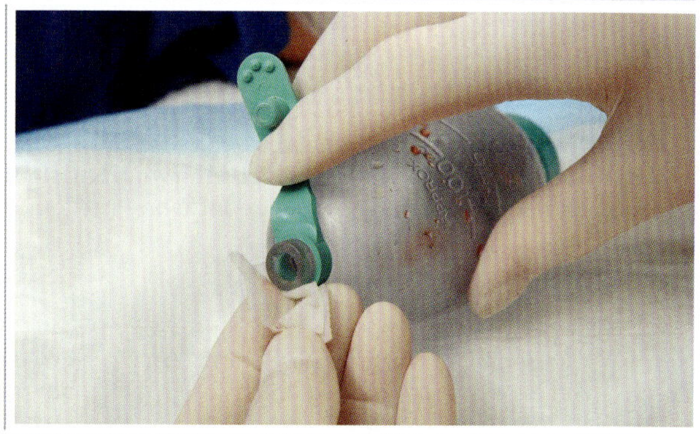

3 Rétablissement de la succion

3.1 Faire le vide d'air dans le réservoir.

On fait le vide d'air pour créer une pression négative qui favorise le drainage.

Drain Jackson-Pratt

Comprimer la poire dans la main non dominante jusqu'à ce que les parois se touchent.

En comprimant, on retire l'air, ce qui augmente la pression négative pour un meilleur drainage.

Drain Hemovac

Appuyer sur le tambour placé sur une surface plane avec la paume de la main non dominante, jusqu'à ce que les deux parois du réservoir se touchent.

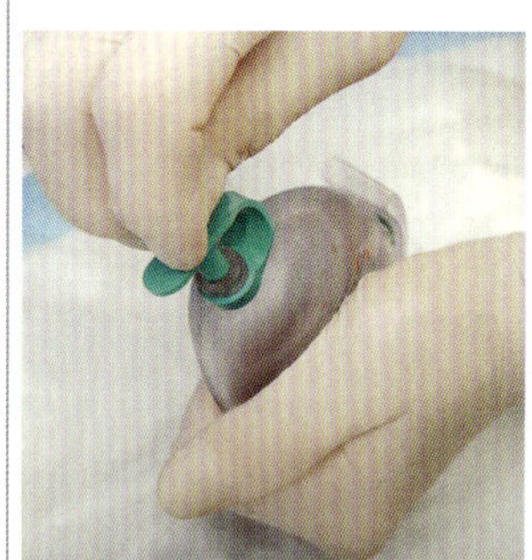

Jackson-Pratt

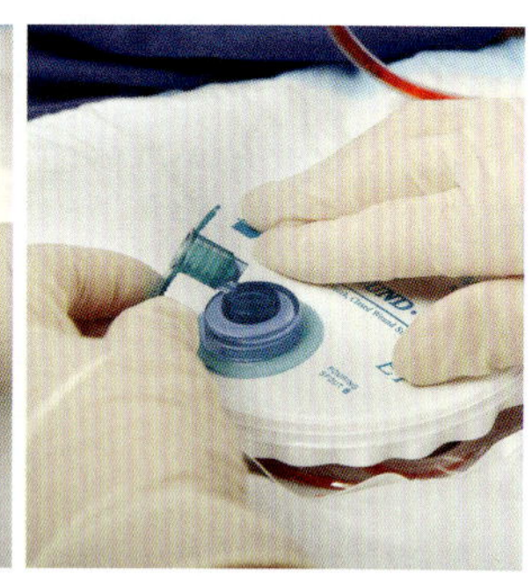

Hemovac

Étapes		Justifications	
3.2	Tout en maintenant la main non dominante serrée ou appuyée, remettre en place le bouchon du réservoir avec la main dominante.	On maintient le vide tout en fermant hermétiquement le système de drainage.	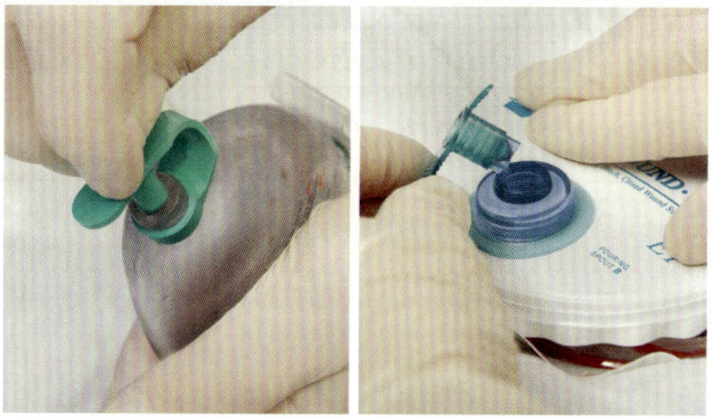

4 Fin de la procédure

4.1	Lire la quantité d'exsudat recueillie et mémoriser le chiffre. Évaluer également la qualité de l'exsudat.	La quantité et la qualité de l'exsudat fournissent des renseignements sur le processus de cicatrisation de la plaie.	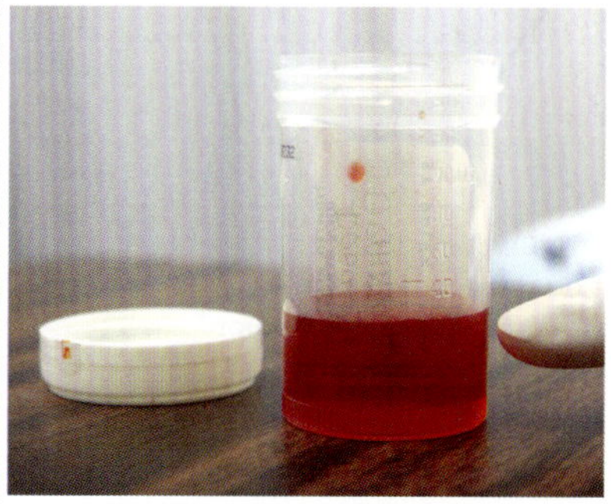
4.2	Vider le récipient dans la cuvette des toilettes, le rincer, puis jeter l'eau de rinçage dans les toilettes.		
4.3	Retirer les gants en les retournant l'un dans l'autre, puis les jeter dans le sac à rebuts.	Le fait de retourner les gants évite de contaminer les mains et l'environnement avec des liquides biologiques.	

Ne pas oublier les précautions et les interventions s'appliquant après les soins relatifs à un système de drainage sous vide Jackson-Pratt ou Hemovac

Ne pas oublier les étapes postexécutoires décrites dans la procédure 1-2.

8-5

PROCÉDURE 8-5-3

RETIRER UN DRAIN JACKSON-PRATT OU HEMOVAC

Sommaire de la procédure

1. Mesures préliminaires
2. Retrait du pansement en place
3. Préparation du matériel stérile
4. Nettoyage du site d'insertion du drain Jackson-Pratt ou Hemovac et retrait du point de suture
5. Vidange du réservoir
6. Retrait du drain Jackson-Pratt ou Hemovac

Étapes		Justifications	

Ne pas oublier les étapes préalables décrites dans la procédure 1-1.
Ne pas oublier les précautions et les interventions s'appliquant avant les soins relatifs à un système de drainage sous vide Jackson-Pratt ou Hemovac.

1 Mesures préliminaires

1.1	Rassembler les articles nécessaires et les placer par ordre d'utilisation sur la table de travail.	Cette disposition favorise le rappel des étapes et facilite le déroulement de la procédure.	

Étapes		Justifications	
1.2	Installer confortablement la personne de manière à pouvoir exposer la région du site d'insertion du drain et de la plaie. Ne pas découvrir inutilement la personne.	Bien installée, la personne peut rester dans la position voulue pendant toute la durée des soins. En exposant bien la région à soigner, on se donne de l'aisance pour la manipulation du matériel stérile et on évite ainsi la contamination.	
1.3	Se placer près de la plaie, à l'endroit le plus pratique pour les soins.		
1.4	Monter la table de travail à une hauteur permettant de la glisser au-dessus de la personne alitée sans la blesser.	Lorsqu'on peut glisser la table au-dessus de la personne alitée, on respecte automatiquement un principe fondamental de l'asepsie exigeant que toute manipulation de matériel stérile se fasse au-dessus du niveau de la taille.	
1.5	En cas de risque d'écoulement d'exsudat ou de solution, placer un piqué plastifié jetable sous la région où se situe le drain Jackson-Pratt ou Hemovac.	Le piqué protège la literie en cas d'écoulement abondant.	
1.6	Après en avoir retourné le bord supérieur, fixer le sac à rebuts avec du ruban adhésif, **à la hauteur de la taille** : au bord du lit ou à une ridelle.	L'ourlet aide à maintenir le sac ouvert et empêche la souillure de la surface extérieure du sac pour éviter une contamination de l'environnement. Avec un sac au bon endroit et à la bonne hauteur, on peut jeter les articles souillés sans passer au-dessus du champ stérile et sans le contaminer. On respecte aussi le principe selon lequel **une main gantée stérilement ne doit pas s'abaisser au-dessous du niveau de la taille**.	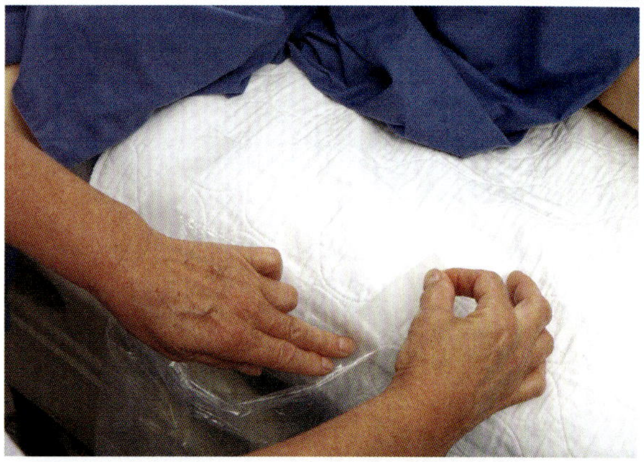

2 Retrait du pansement en place

2.1	Mettre des gants propres.		
2.2	Enlever la fixation adhésive qui maintient le pansement en place : avec une main, tendre la peau, et, avec l'autre, tirer doucement en direction de la plaie.		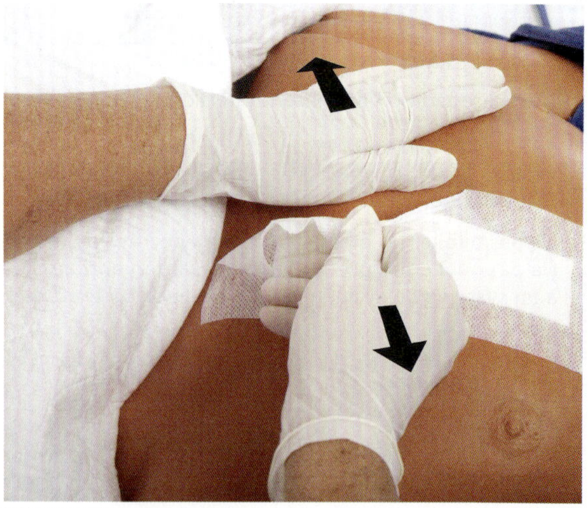

Étapes		Justifications	
2.3	Enlever délicatement les compresses souillées, une à une, avec la main dominante.	La dernière compresse maintient la chaleur et l'humidité de la plaie le plus longtemps possible et protège la plaie des microorganismes aéroportés.	
2.4	Observer le type et la quantité d'exsudat sur les compresses souillées, avant de jeter ces dernières dans le sac à rebuts.	Les caractéristiques de l'écoulement donnent des indications sur l'état et l'évolution de la plaie.	
2.5	Retirer les gants souillés en les retournant l'un dans l'autre (voir la procédure 4-2-2, p. 131), puis les jeter dans le sac à rebuts.	Le fait de retourner les gants évite de contaminer les mains et l'environnement avec des liquides biologiques.	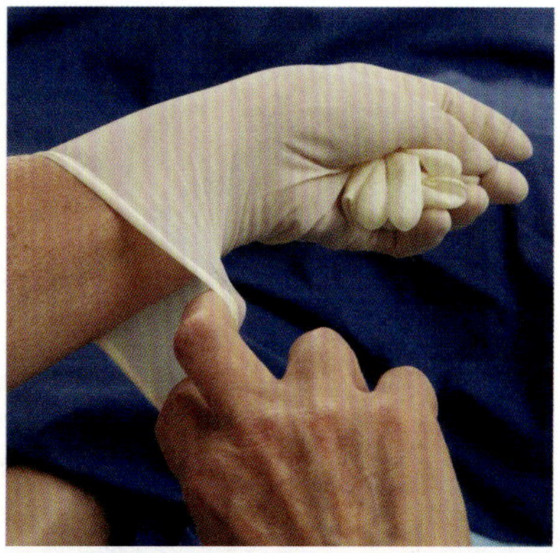

3 Préparation du matériel stérile (voir la procédure 8-1-1, p. 459)

3.1	Déballer le plateau à pansement sur la table de travail en conservant l'intérieur comme champ stérile (voir la procédure 4-3-2, p. 137).	Le plateau et l'intérieur de son emballage constituent une surface de travail stérile sur laquelle on dispose du matériel stérile.	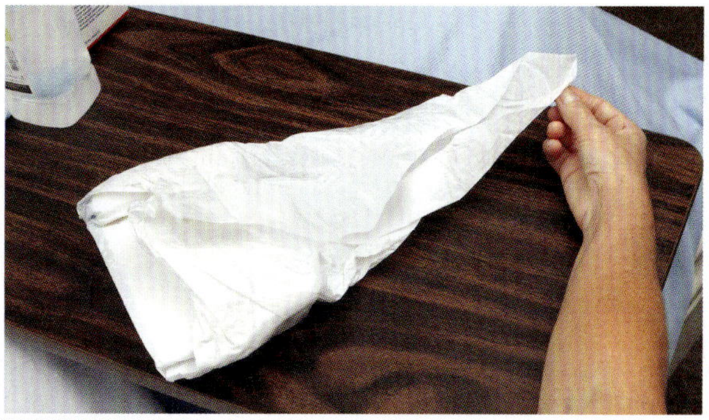
3.2	Déballer et déposer, sur l'intérieur de l'emballage du plateau à pansement, le matériel nécessaire au retrait d'un drain Jackson-Pratt ou Hemovac : compresses, pince et ciseaux à sutures.		
3.3	Dévisser le bouchon de la bouteille de solution nettoyante (NaCl 0,9 %) ou antiseptique et le laisser en place.	On évite que la solution soit trop longtemps exposée aux microorganismes pathogènes aéroportés.	
3.4	Ouvrir l'emballage des gants stériles et mettre un gant à la main dominante (voir la procédure 4-2-1, p. 128).		
3.5	Avec la main gantée, ranger le matériel stérile : a) Dégager les compartiments du plateau. b) Placer le plateau près du bord du champ stérile, en respectant la bordure de 2,5 cm considérée comme contaminée.	 On libère les compartiments dans lesquels on verse la solution nettoyante ou antiseptique. La proximité du plateau en bordure du champ facilite son accès et dégage la partie distale du champ, ce qui augmente la surface stérile de travail.	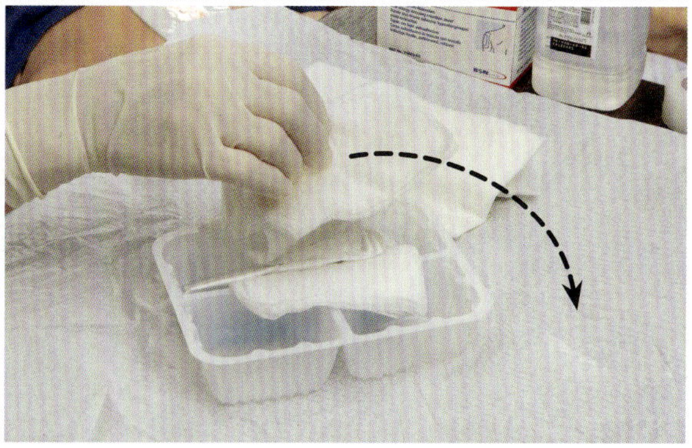

Étapes		Justifications	
3.6	Avec la main non gantée, enlever le bouchon de la bouteille de solution nettoyante ou antiseptique et le déposer sur la surface septique de la table en dirigeant **l'intérieur vers le haut**.	**On garde l'intérieur du bouchon stérile** en faisant en sorte qu'il ne soit pas en contact avec la surface septique de la table.	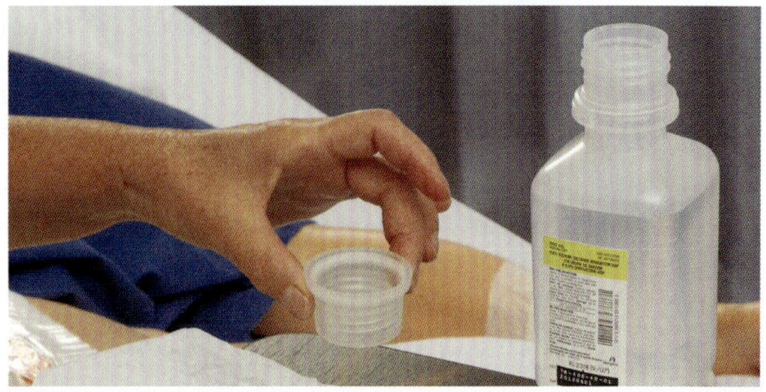
3.7	Avec la main non gantée placée à 10 cm au-dessus du plateau à pansement, verser la quantité nécessaire de solution nettoyante ou antiseptique dans un des compartiments. Remettre le bouchon sur la bouteille.	Une hauteur de 10 cm permet d'éviter que le fond de la bouteille touche le champ stérile. L'écoulement d'une solution à une hauteur trop élevée risque d'éclabousser le champ stérile. **Un champ stérile perméable qui est mouillé devient contaminé par capillarité.**	
3.8	Avec la main non gantée, glisser la table de travail au-dessus de la personne alitée.	Cette position de la table de travail fait en sorte que **le matériel stérile** soit **accessible** et **reste dans le champ de vision**.	
3.9	Enfiler le deuxième gant stérile: a) Saisir le deuxième gant stérile avec la main gantée. b) Avec la main non gantée, chiffonner l'emballage des gants et le jeter dans le sac à rebuts. c) Mettre le deuxième gant stérile.		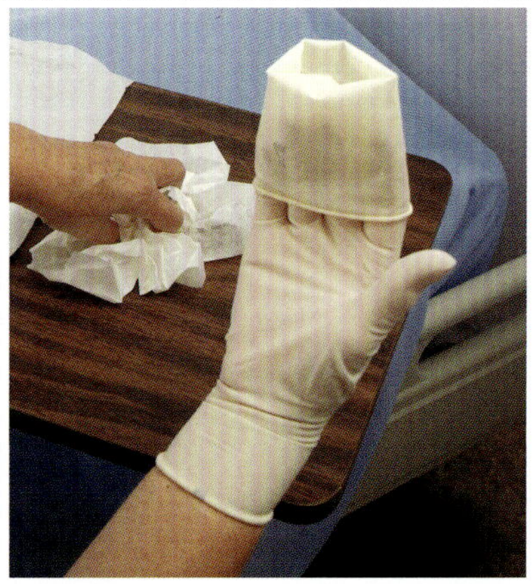
3.10	Disposer le matériel stérile: a) Empiler les compresses en commençant par la dernière à appliquer (sur le dessus du pansement) et en terminant par la première à appliquer (directement sur la plaie). b) Placer les autres articles par ordre d'utilisation.	On respecte l'ordre d'application des compresses pour limiter les manipulations du matériel. Cette disposition favorise le rappel des étapes et facilite le déroulement de la procédure.	

4 Nettoyage du site d'insertion du drain Jackson-Pratt ou Hemovac et retrait du point de suture

4.1	Imbiber, une à une, plusieurs compresses de solution nettoyante ou antiseptique (voir les trois méthodes présentées dans la procédure 8-1-1, p. 462).	En imbibant une par une les compresses, on évite qu'elles n'adhèrent les unes aux autres, ce qui simplifie leur manipulation.	

Étapes		Justifications	
4.2	Nettoyer le site d'insertion du drain en effectuant des mouvements circulaires autour du drain, en s'éloignant jusqu'à décrire un cercle de 10 cm de diamètre. Répéter au besoin en changeant à chaque fois de compresse.	On nettoie le site de la région la moins contaminée (site d'insertion du drain) jusqu'à la région la plus contaminée (peau environnante).	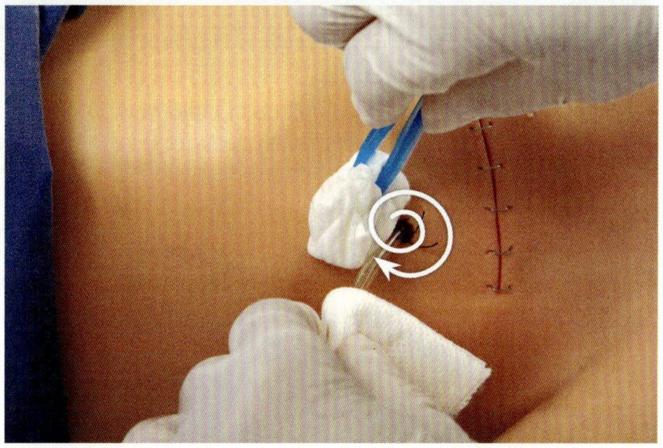
4.3	Avec des ciseaux à sutures, couper le point de suture qui maintient le drain en place, le retirer puis le jeter dans le sac à rebuts (voir la procédure 8-6-1, p. 538).	Un point ou deux points de suture peuvent maintenir le drain pour prévenir un retrait accidentel.	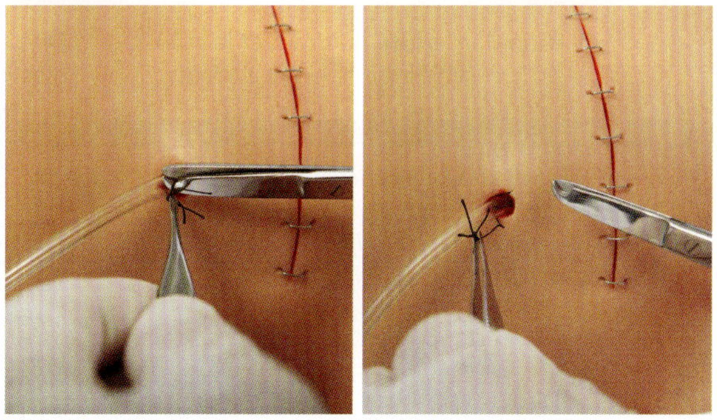
4.4	Évaluer le site d'insertion du drain: a) État du site d'insertion du drain b) Caractéristiques de la peau environnante: œdème, rougeur, excoriation, macération, etc.	Cet examen permet d'évaluer l'évolution de la cicatrisation et de détecter les signes d'inflammation et d'infection.	
5	**Vidange du réservoir**		
5.1	Ouvrir le réservoir (poire ou tambour) du système de drainage et le vider dans le petit récipient gradué.		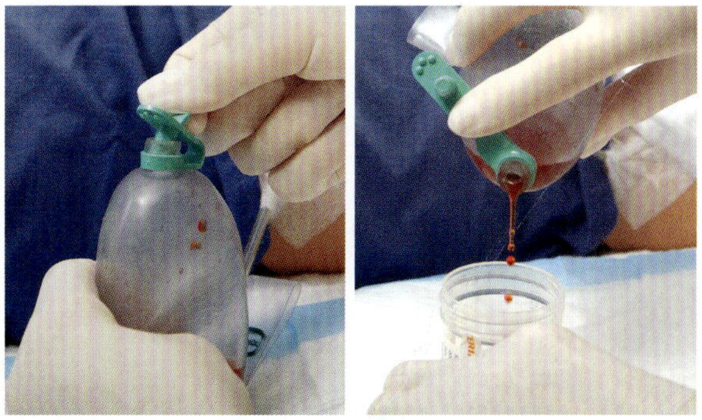
5.2	Lire la quantité d'exsudat recueillie et mémoriser le chiffre. Évaluer également la qualité de l'exsudat.	La quantité et la qualité de l'exsudat fournissent des renseignements sur le processus de cicatrisation de la plaie.	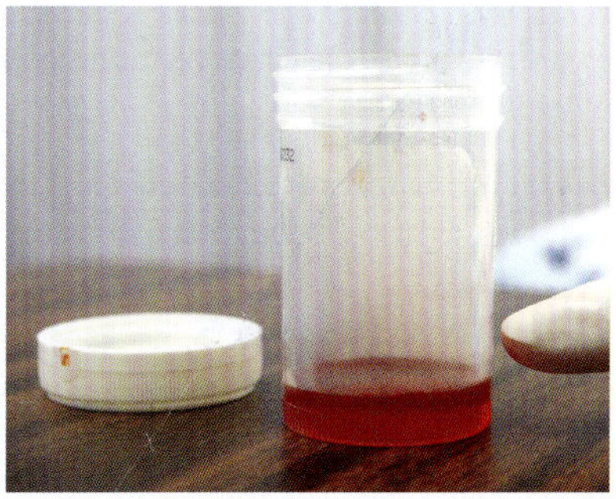
5.3	Refermer le réservoir sans faire le vide d'air.	Le vide d'air recréerait une succion par pression négative qui exercerait une tension inutile sur les tissus, au moment du retrait du drain.	

8-5

Étapes		Justifications	
6	**Retrait du drain Jackson-Pratt ou Hemovac**		
6.1	Avec le pouce et l'index de la main non dominante, appuyer sur la peau de la personne, au-dessous et au-dessus du drain respectivement.	En appuyant, on atténue la douleur que va provoquer le retrait du drain.	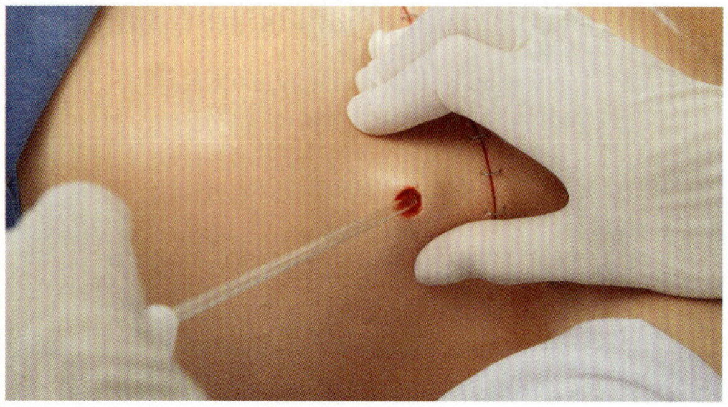
6.2	Avec la main dominante, saisir le drain et le tirer doucement mais fermement, de façon continue, jusqu'à le sortir complètement.	Une traction continue et ferme réduit au minimum l'inconfort de la personne.	
6.3	Vérifier l'intégrité du drain et le jeter avec le réservoir dans le sac à rebuts.	On s'assure qu'aucune section du drain n'est restée à l'intérieur de la plaie.	

Remarque

Les systèmes de drainage sous vide sont habituellement jetés dans un sac à déchets biomédicaux, dans la salle de préparation des soins souillée.

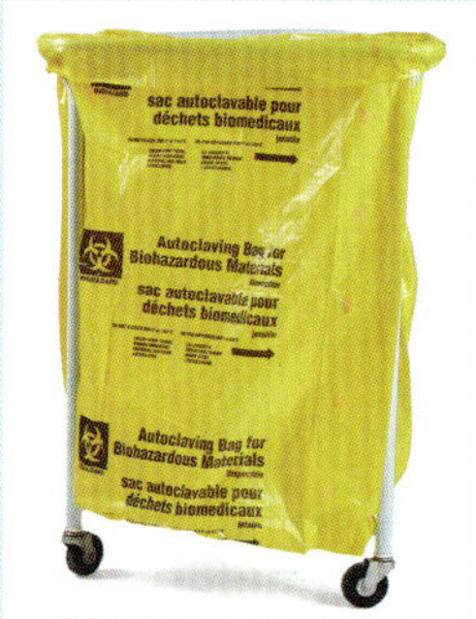

6.4	Appliquer un pansement sec (compresse et ruban adhésif hypoallergénique ou bande autocollante) sur l'ancien site d'insertion du drain Jackson-Pratt ou Hemovac en exerçant une légère compression (voir la procédure 8-1-1, p. 471).	On protège la plaie de l'invasion de microorganismes pathogènes jusqu'à ce qu'elle se referme complètement.	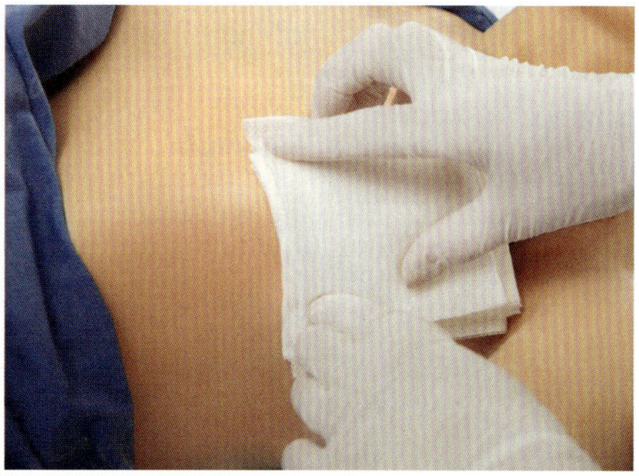
6.5	Retirer les gants en les retournant l'un dans l'autre, puis les jeter dans le sac à rebuts.	Le fait de retourner les gants évite de contaminer les mains et l'environnement avec des liquides biologiques.	

Ne pas oublier les précautions et les interventions s'appliquant après les soins relatifs à un système de drainage sous vide Jackson-Pratt ou Hemovac.

Ne pas oublier les étapes postexécutoires décrites dans la procédure 1-2.

Avez-vous rangé le matériel souillé à l'endroit approprié ?

RÉDACTION DES NOTES D'ÉVOLUTION

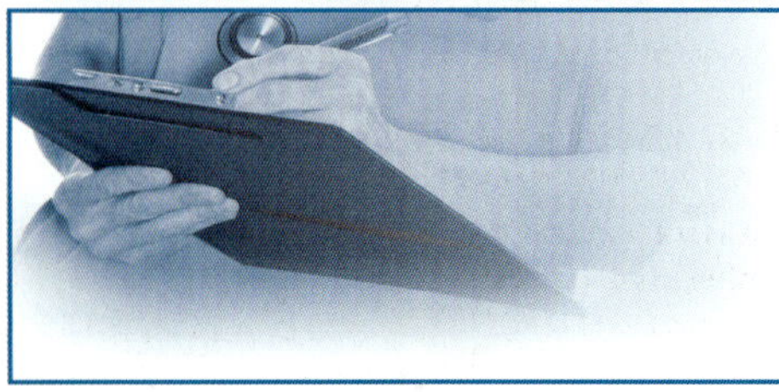

Dossier de M. Corriveau

2011-09-14 **14:00** Vidange de la poire Jackson Pratt : 15 mL de liquide séreux recueilli. Rougeur autour du drain. Retrait d'un point de suture. Nettoyage du site d'insertion du drain avec NaCl 0,9 %. Retrait du drain Jackson-Pratt. Drain intact. Pansement stérile sec refait. Visage crispé de la personne durant le retrait, éprouve une sensation de brûlure au site d'insertion du drain. Bonne collaboration. ____ Manon Séguin, étudiante inf.

MÉTHODE DE SOINS **8-6**

INTÉGRITÉ DE LA PEAU ET SOINS DES PLAIES
SOINS PÉRIOPÉRATOIRES

Retrait de points de suture ou d'agrafes métalliques

Cette méthode de soins décrit la procédure à suivre pour retirer des points de suture (page 538), soit des points de suture séparés (page 542), des points matelassés (horizontaux ou verticaux) (page 543), un surjet intradermique (page 544) et des agrafes métalliques (page 546), et pour appliquer des rubans adhésifs de rapprochement (Steri-Strip, page 547).

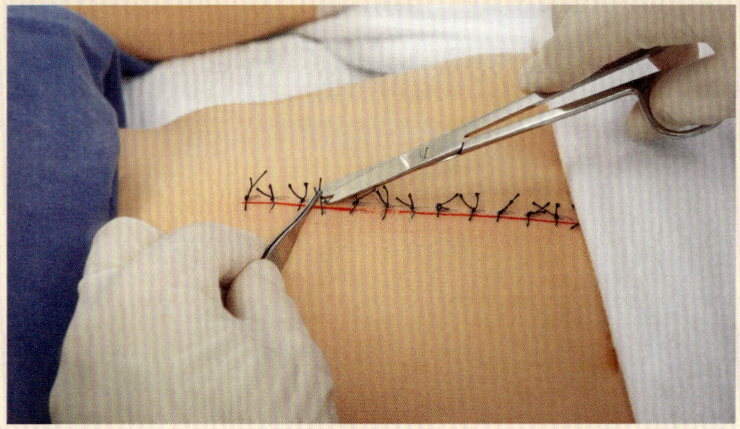

DÉFINITION

Méthode de soins consistant à enlever les fils de suture ou les agrafes métalliques qui maintiennent rapprochées les lèvres d'une plaie cicatrisée depuis peu de temps.

8-6

CONTEXTE D'EXÉCUTION

BUTS

- Prévenir la réaction inflammatoire et l'infection que peut causer la présence prolongée de corps étrangers (fils ou agrafes) dans une plaie cicatrisée.
- Favoriser le drainage d'un abcès par le retrait prématuré de quelques points de suture (déhiscence provoquée).

MATÉRIEL ET ÉQUIPEMENT

ARTICLES ESSENTIELS

Articles de base	Nettoyage	Pansement
• Sac à rebuts en plastique 1 • Ruban adhésif 2 • Ensemble pour retrait des points : – Pince mousse stérile 3 – Ciseaux à sutures stériles 4 *ou* Pincette à agrafes stérile 5 • Contenant rigide biorisque pour le dépôt des agrafes 6	• Récipient stérile 7 • Solution de NaCl 0,9 % stérile 8 • Compresses stériles 5 × 5 cm 9 • Tiges montées stériles 10 • Gants propres 11	

ARTICLES FACULTATIFS

Si l'on doit retirer le pansement en place : • Gants propres 11	***Si la plaie a une croûte :*** • Solution de NaCl 0,9 % stérile 8 • Compresses stériles 5 × 5 cm 9 • Gants stériles 12	***Si les bords de la plaie sont légèrement écartés ou pas encore assez cicatrisés :*** • Rubans adhésifs de rapprochement (Steri-Strip) 13 ***Si l'on doit protéger la peau et augmenter l'adhérence des rubans adhésifs de rapprochement :*** • Protecteur cutané (ex. : Cavilon) 14 ***Si l'on doit protéger l'incision de la friction des vêtements :*** • Pansement multicouche avec bordure adhésive (All Dress, Mepore, Telfa Plus, etc.) 15

Remarque

- La suture à points matelassés horizontaux ou verticaux s'observe surtout chez la personne ayant un tissu adipeux important, chez qui elle permet de prévenir la déhiscence de la plaie.
- Le surjet intradermique est souvent utilisé dans les cas de chirurgie esthétique, car il permet d'obtenir une fine cicatrice.
- Chez les personnes très obèses ou pouvant présenter un problème de cicatrisation (diabète, insuffisance artérielle, etc.), le chirurgien recourt parfois à des mesures supplémentaires pour soutenir les lèvres de la plaie : sutures de rétention ou bande abdominale.
- Les points résorbables peuvent notamment servir dans les cas de chirurgie des muqueuses (yeux, bouche, etc.).

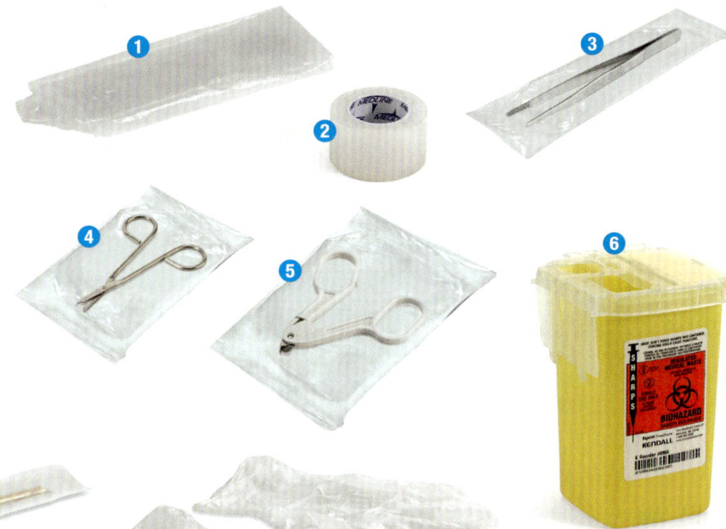

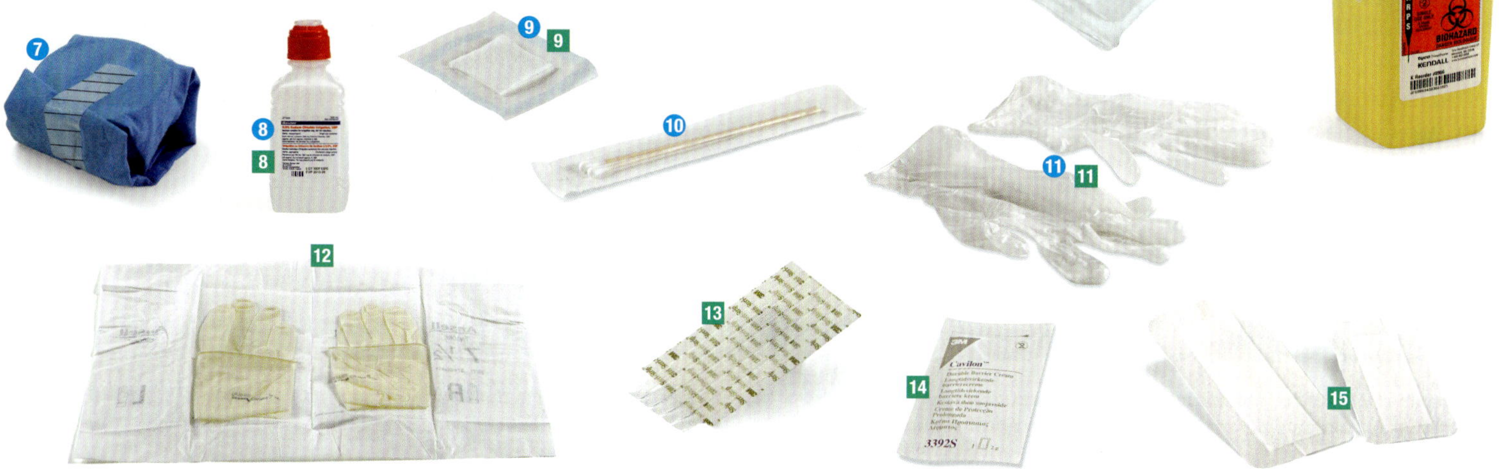

PRÉCAUTIONS ET INTERVENTIONS
avant
le retrait de points de suture ou d'agrafes métalliques

1. ÉVALUATION

- Évaluer la douleur due à la plaie chirurgicale et vérifier l'heure de la dernière administration d'analgésique *afin de déterminer s'il faut administrer un analgésique avant le retrait des points de suture ou des agrafes*.
- Si la plaie est à l'air, vérifier l'état des points de suture et des agrafes, *car, lorsque les points de suture ont pénétré profondément dans la peau ou que les agrafes sont mal insérées de chaque côté de l'incision, la procédure devient douloureuse*.
- Évaluer l'état nutritionnel de la personne *afin de corriger, s'il y a lieu, les carences nutritionnelles pouvant nuire à la cicatrisation de la plaie*.

2. INTERVENTION

- Consulter, dans le dossier médical de la personne, l'ordonnance médicale concernant le retrait des sutures *afin de vérifier si les points ou les agrafes doivent être entièrement ou partiellement enlevés*.

PRÉCAUTIONS ET INTERVENTIONS
après
le retrait de points de suture ou d'agrafes métalliques

1. ÉVALUATION

- Signaler au médecin l'augmentation de l'écoulement, l'intensification de la douleur, la rougeur ou l'œdème de la plaie et la désunion des lèvres de la plaie *afin d'appliquer rapidement les mesures nécessaires*.

2. ENSEIGNEMENT

- Expliquer à la personne les précautions à prendre pour le nettoyage de la plaie (laver avec un savon doux, éponger délicatement pour assécher, protéger au besoin de la friction des vêtements avec un pansement léger, etc.) *afin de prévenir les complications et de favoriser le processus de cicatrisation*.

- Si la douche est permise, aviser la personne que l'eau ne doit pas couler plus de deux minutes sur l'incision *afin d'éviter une macération du nouveau tissu épithélial, qui ralentirait le processus de prolifération.*
- Décrivez à la personne les signes et symptômes d'une infection de la plaie *afin qu'elle puisse communiquer rapidement avec son chirurgien, s'il y a lieu.*
- Expliquer à la personne l'importance d'une alimentation riche en protéine, glucides, lipides (acides gras essentiels), zinc et vitamines A, B, C et E, et l'informer des aliments dont la teneur est riche en ces éléments *afin de favoriser le processus de cicatrisation de la plaie, en particulier pour les phases de prolifération et de maturation de la plaie.*
- Si un fil non résorbable a été laissé par inadvertance à l'intérieur de la plaie, demander à la personne de désinfecter quotidiennement avec une solution antiseptique, le temps de l'évacuation spontanée du fil *afin d'éviter une réaction inflammatoire et la formation d'un abcès.*
- Informer la personne du poids maximal qu'elle pourra soulever *afin de prévenir une déhiscence de la plaie.*
- Informer la personne de l'importance d'une bonne hydratation (2500 mL/die) afin de préserver l'élasticité et l'intégrité de la peau.

3. NOTES AU DOSSIER

- Écrire dans les notes d'évolution les caractéristiques de la plaie et des sutures, ainsi que les informations pertinentes concernant la procédure et l'attitude de la personne *afin d'évaluer les risques de complications avant le retour de la personne à son domicile.*
  - Date et heure du retrait des sutures
  - Localisation de la plaie : région anatomique
  - Bords de la plaie avec sutures : coloration des bords de la plaie, union des lèvres de la plaie, désunion (déhiscence), chevauchement, dénivellation, etc.
  - Type de sutures : points, agrafes, sutures de rétention
  - État des sutures : tension exercée par les sutures, qualité d'insertion des agrafes, etc.
  - Peau environnante de la plaie et des sutures : œdème, rougeur, excoriation, macération, etc.
  - Solution nettoyante ou antiseptique utilisée
  - Nombre de sutures (points de suture ou agrafes) enlevées
  - Nombre de sutures restantes
  - Mesures prises en présence de complications
  - Réfection du pansement, s'il y a lieu
  - Réactions et collaboration de la personne

MISE EN SITUATION

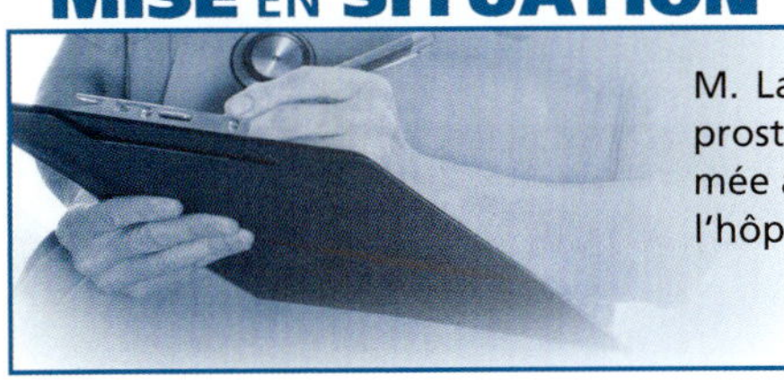

M. Lavallée, âgé de 64 ans, a subi il y a trois jours une prostatectomie radicale. La plaie chirurgicale a été refermée avec des agrafes. M. Lavallée a obtenu son congé de l'hôpital.

Ordonnance médicale au dossier

- Retirer une agrafe sur deux et mettre des rubans adhésifs de rapprochement (Steri-Strip).

PROCÉDURE 8-6-1

RETIRER DES POINTS DE SUTURE OU DES AGRAFES MÉTALLIQUES

Sommaire de la procédure

1. Mesures préliminaires
2. Retrait du pansement en place, s'il y a lieu
3. Préparation du matériel stérile
4. Nettoyage de l'incision
5. Évaluation de la plaie
6. Retrait des sutures
   - A Points de suture séparés
   - B Points de suture matelassés (horizontaux ou verticaux) séparés
   - C Surjet intradermique
   - D Agrafes métalliques
7. Application de rubans adhésifs de rapprochement (Steri-Strip)

! Quelles vérifications devez-vous effecteur concernant la plaie de M. Lavallée, avant le retrait des agrafes ?

Étapes		Justifications	
	Ne pas oublier les étapes préalables décrites dans la procédure 1-1. **Ne pas oublier les précautions et les interventions s'appliquant avant le retrait de points de suture ou d'agrafes métalliques.**		
1	**Mesures préliminaires**		
1.1	Rassembler les articles nécessaires et les placer par ordre d'utilisation sur la table de travail.	Cette disposition favorise le rappel des étapes et facilite le déroulement de la procédure.	
1.2	Installer confortablement la personne de manière à exposer la région de la plaie. Ne pas découvrir inutilement la personne.	Bien installée, la personne peut rester dans la position voulue pendant toute la durée des soins. En exposant bien la région à soigner, on se donne de l'aisance pour la manipulation du matériel stérile et on évite ainsi la contamination.	
1.3	Se placer près de la plaie, à l'endroit le plus pratique pour le retrait des points de suture ou des agrafes métalliques.		
1.4	Monter la table de travail à une hauteur permettant de la glisser au-dessus de la personne alitée sans la blesser.	Lorsqu'on peut glisser la table au-dessus de la personne alitée, on respecte automatiquement un principe fondamental de l'asepsie exigeant que toute manipulation de matériel stérile se fasse au-dessus du niveau de la taille.	
1.5	Après en avoir retourné le bord supérieur, fixer le sac à rebuts avec du ruban adhésif, **à la hauteur de la taille** : au bord du lit ou à une ridelle.	L'ourlet aide à maintenir le sac ouvert et empêche la souillure de la surface extérieure du sac pour éviter une contamination de l'environnement. Avec un sac au bon endroit et à la bonne hauteur, on peut jeter les articles souillés sans passer au-dessus du champ stérile et sans le contaminer. On respecte aussi le principe selon lequel **une main gantée stérilement ne doit pas s'abaisser au-dessous du niveau de la taille**.	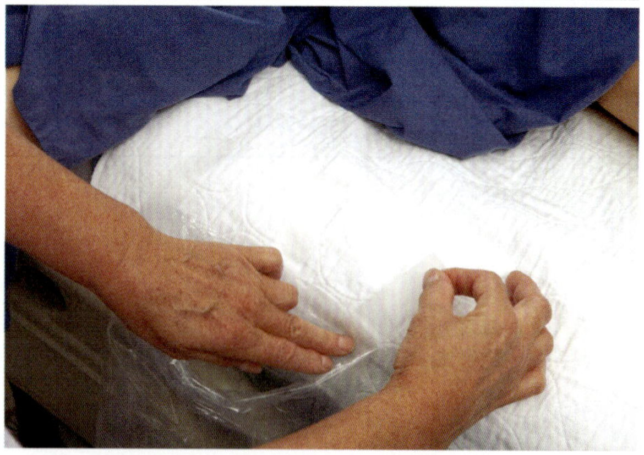
2	**Retrait du pansement en place, s'il y a lieu**		
2.1	Mettre des gants propres.		

Étapes		Justifications	
2.2	Enlever la fixation adhésive qui maintient le pansement en place : avec une main, tendre la peau dans le sens opposé à la plaie, et, avec l'autre, tirer doucement en direction de la plaie.	Le fait de tirer vers la plaie pour décoller le ruban adhésif permet de réduire au minimum la tension exercée sur les sutures de la plaie, et d'atténuer ainsi l'inconfort.	
2.3	Enlever délicatement les compresses ou le pansement qui recouvre la plaie.		
2.4	Observer, s'il y a lieu, les caractéristiques de l'exsudat sur les compresses ou sur le pansement. Puis jeter ceux-ci dans le sac à rebuts.	Les caractéristiques de l'écoulement donnent des indications sur le processus de cicatrisation.	
2.5	Enlever les gants souillés en les retournant l'un dans l'autre (voir la procédure 4-2-2, p. 131), puis les jeter dans le sac à rebuts.	Le fait de retourner les gants évite de contaminer les mains et l'environnement avec des liquides biologiques.	

3 Préparation du matériel stérile

3.1	Ouvrir sur la table de travail l'emballage du récipient stérile en conservant l'intérieur comme champ stérile (voir la procédure 4-3-2, p. 137).	L'intérieur de l'emballage constitue une surface de travail stérile sur laquelle on dispose le matériel stérile.	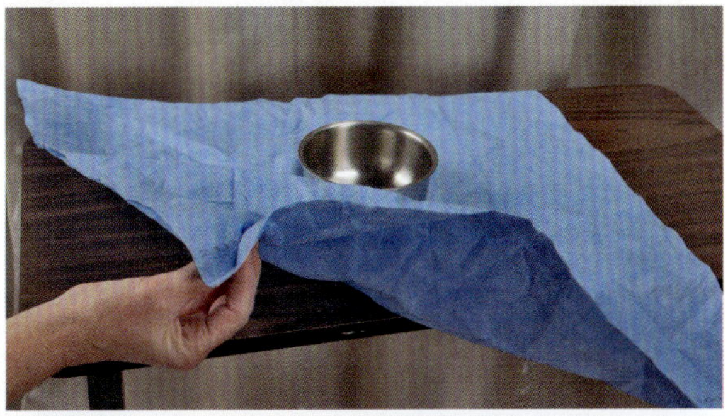
3.2	Ouvrir l'emballage contenant la pince et les ciseaux à sutures ou la pincette à agrafes, et les déposer sur le champ stérile et déposer sur la table de travail la bouteille de NaCl 0,9 % (voir la procédure 4-3-6, p. 149).		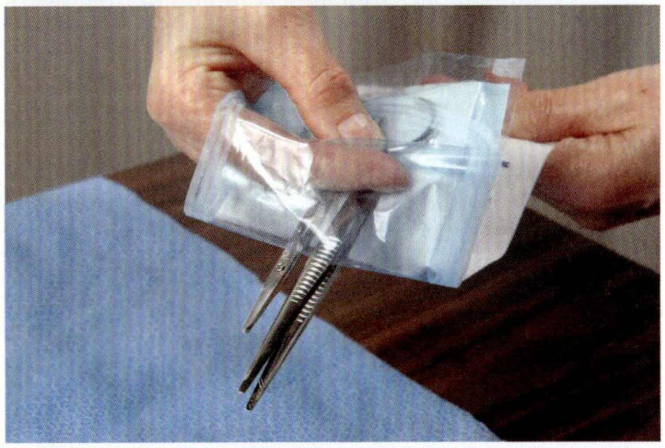
3.3	Ouvrir l'emballage des compresses 5 × 5 cm et des tiges montées, et déposer le tout sur le champ stérile (voir les procédures 4-3-4, p. 144, et 4-3-5, p. 147).		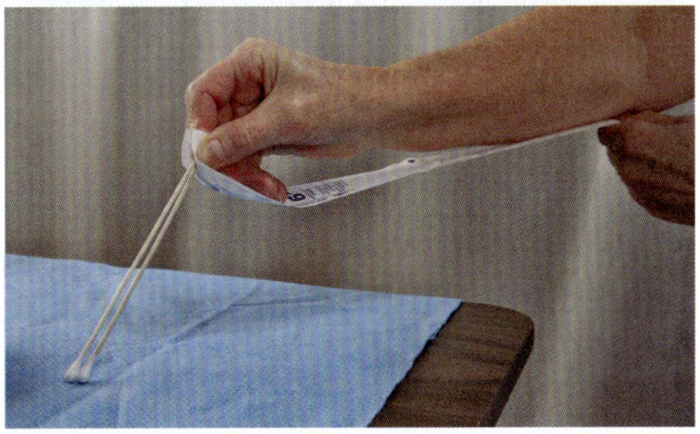

Situation particulière

S'il est recommandé d'installer des rubans adhésifs de rapprochement (Steri-Strip), on ouvre l'emballage et on dépose l'article sur le champ stérile.

8-6

Étapes	Justifications	
3.4 Ouvrir la bouteille de solution de NaCl 0,9 % et verser la solution dans le récipient stérile (voir la procédure 4-3-7, p. 151). Remettre le bouchon sur la bouteille.		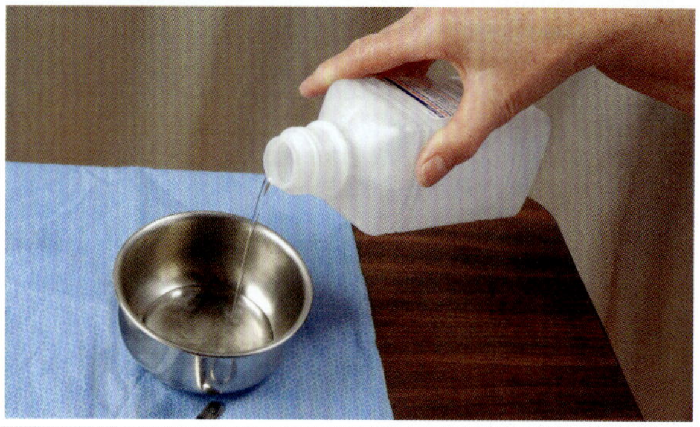
3.5 Mettre des gants propres.		

4 Nettoyage de l'incision

Situation particulière

Si l'on constate la présence de croûtes très collées sur les sites des sutures, on met des gants stériles et on applique des compresses humides (NaCl 0,9 %) pendant 30 minutes, avant de procéder au retrait des croûtes.	L'humidification des croûtes permet de ne pas traumatiser le nouveau tissu épithélial et de ne pas faire saigner la plaie, ce qui la rendrait vulnérable à l'infection.

Étapes	Justifications	
4.1 Avec la main dominante, saisir la pince à l'extrémité opposée aux griffes.	On évite de contaminer les extrémités de la pince qui seront en contact avec les compresses stériles et la plaie.	
4.2 Avec la pince, saisir trois compresses 5 × 5 cm et les déposer une à une dans la solution de NaCl 0,9 %.		
4.3 Tamponner délicatement la plaie **de la région la moins contaminée (ligne d'incision) vers la région la plus contaminée (sites d'insertion des sutures)**, en tenant compte de la gravité et en veillant à ce que la solution ne coule pas sur une région déjà nettoyée. Prendre une compresse pour chacune des étapes suivantes :	En nettoyant la plaie, on enlève les croûtes qui se forment souvent sur les sites d'insertion des points. Cela permet de bien voir l'état des points de suture et les lèvres de la plaie.	
a) Nettoyer la ligne d'incision d'une extrémité à l'autre (du haut vers le bas, s'il y a lieu).	**La partie centrale de la plaie suturée** est considérée comme **la moins contaminée**.	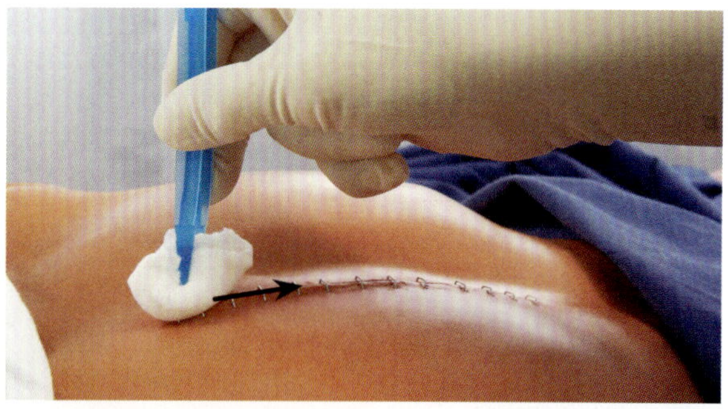
b) Nettoyer un côté de l'incision, sur les sites d'insertion des sutures du haut vers le bas, s'il y a lieu.	**Les parties latérales de la plaie** sont considérées comme **plus contaminées que la ligne d'incision**.	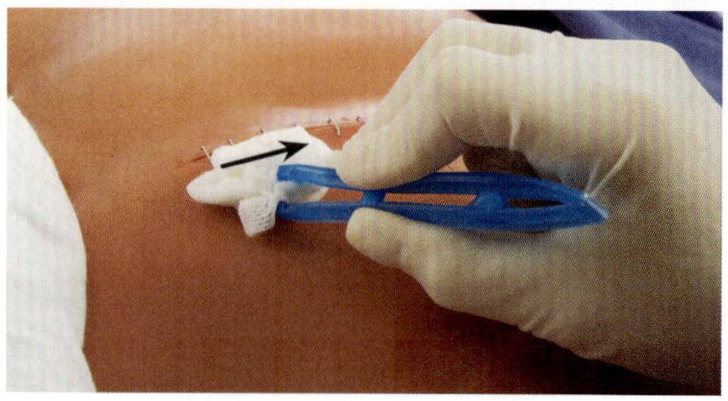

Étapes		Justifications	
	c) Nettoyer de même l'autre côté de l'incision, sur les sites d'insertion des points de suture ou des agrafes.	L'incision étant moins contaminée que les parties latérales, on procède du centre de la plaie vers l'extérieur.	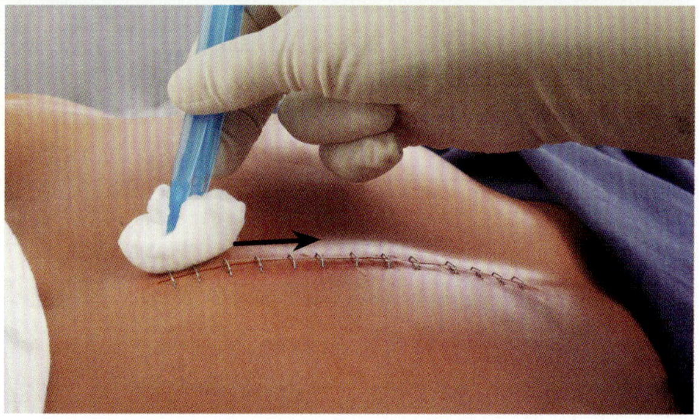
	d) À l'aide de tiges montées, nettoyer le pourtour des points de suture ou des agrafes.	Les tiges montées permettent de nettoyer en profondeur les sites d'insertion des sutures.	
4.4	Avec des compresses, assécher la peau de chaque côté de la plaie suturée.	On enlève l'humidité pour la mise en place des rubans adhésifs de rapprochement (Steri-Strip).	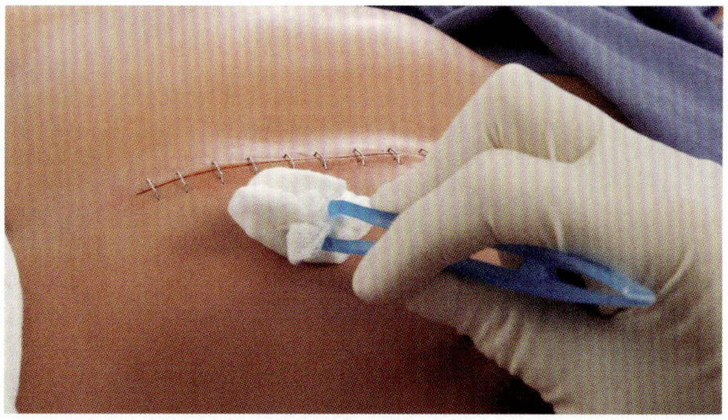

5 Évaluation de la plaie

5.1	Examiner la plaie pour déterminer le type de suture réalisé.	La méthode de retrait des sutures est déterminée selon le type de suture réalisé.	
5.2	**Observation** Observer les caractéristiques de la plaie: • Bords de la plaie avec sutures: coloration des bords de la plaie, union ou désunion (déhiscence) des lèvres de la plaie, chevauchement, dénivellation, etc. • État des sutures: tension exercée par les sutures, qualité de l'insertion des agrafes, etc. • Peau environnante des sutures: œdème, rougeur, excoriation, macération, etc.	Une bonne évaluation permet de choisir les interventions appropriées pour éviter les complications (saignement, déhiscence, etc.) et une procédure douloureuse.	
5.3	**Palpation** Placer la pulpe de trois doigts de chaque côté des bords de la plaie et presser doucement le pourtour immédiat de la plaie pour déceler une éventuelle induration anormale.	Une zone d'induration de chaque côté de l'incision indique que le processus de cicatrisation se fait normalement (entre le cinquième et le neuvième jour postopératoire).	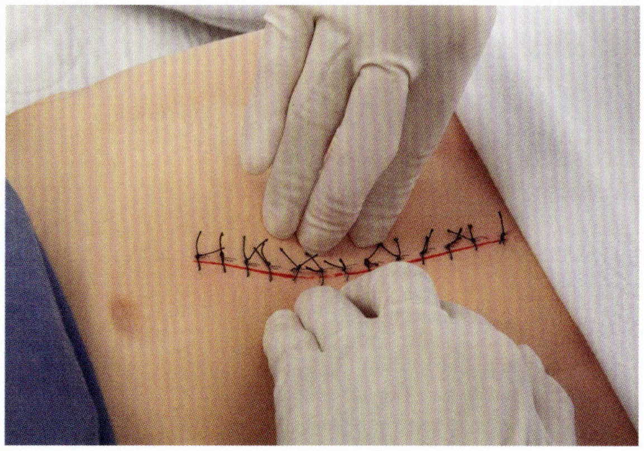

Étapes		Justifications

6 Retrait des sutures

Remarque

Il existe des points résorbables qui n'exigent aucun retrait.	Les fils de suture résorbables se détachent d'eux-mêmes dans les trois à six semaines après la chirurgie.

A POINTS DE SUTURE SÉPARÉS

ALERTE!

Ne pas faire pénétrer la partie visible du fil (partie extérieure) à l'intérieur de la plaie.	La partie extérieure du fil étant contaminée, elle contaminerait les structures sous-jacentes.
Commencer par retirer un point sur deux.	Retirer un point sur deux permet de détecter toute déhiscence (désunion) des lèvres de la plaie avant que tous les fils de suture n'aient été enlevés.

	Étapes	Justifications
A.1	Prendre la pince avec la main non dominante et les ciseaux à sutures avec la main dominante.	La main dominante permet une plus grande dextérité pour couper les fils de suture.
A.2	Avec la pince, saisir et **tirer légèrement vers le haut le nœud** du deuxième point de la suture, vers une extrémité de l'incision (dans la partie supérieure de la plaie, s'il y a lieu).	Le point de suture exerce une tension visant à maintenir les bords de la plaie rapprochés. En tirant sur le nœud, **on crée un espace pour insérer la pointe recourbée des ciseaux**.

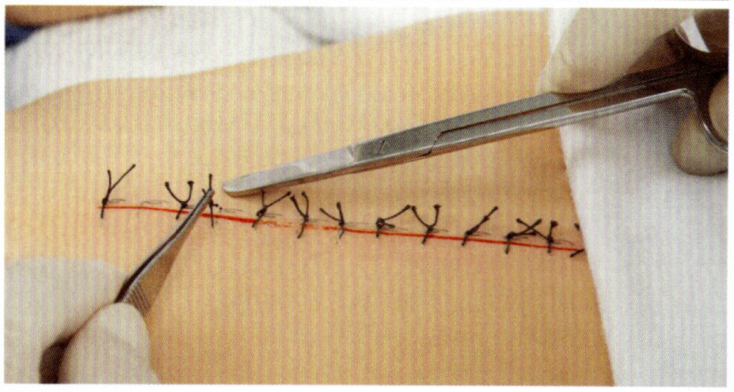

	Étapes	Justifications
A.3	Glisser la **pointe recourbée** des ciseaux sous le nœud, contre la peau, en prenant un seul fil.	La pointe recourbée des ciseaux est mince et **peut passer sous le nœud** sans créer de grande tension sur la peau.
A.4	Couper le fil **à la base du nœud**, le plus près possible de la peau.	En coupant le fil près de la peau et sous le nœud, on **réduit la partie externe contaminée du fil qui glissera dans les couches cutanées** au moment du retrait.
A.5	**Tirer sur le nœud** avec la pince.	Le nœud permet **une bonne prise pour le retrait** du point de suture.

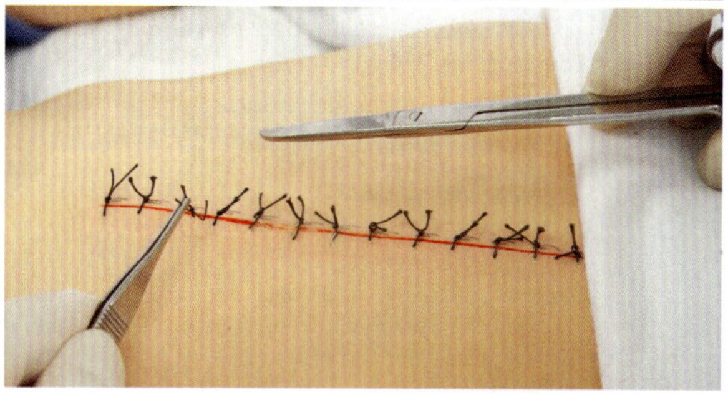

ALERTE!

Examiner le fil de chaque point pour s'assurer qu'il est entier.	Les fragments de fil qui demeurent sous la peau peuvent provoquer une inflammation et un abcès.

	Étapes	Justifications
A.6	Déposer le fil ainsi retiré sur une compresse ou sur le champ stérile de la table de travail.	On évite de contaminer l'environnement.

Étapes		Justifications	
A.7	Continuer en enlevant un point sur deux (4e, 6e, 8e, etc.).		
A.8	Évaluer la qualité d'union des lèvres de la plaie en faisant une légère traction de chaque côté. Si l'union des lèvres de la plaie est satisfaisante, retirer le reste des points.	Une bonne évaluation de l'union des lèvres de la plaie prévient la déhiscence chez les personnes ayant la peau friable ou présentant des fils de suture en mauvais état (œdème, rougeur, etc.).	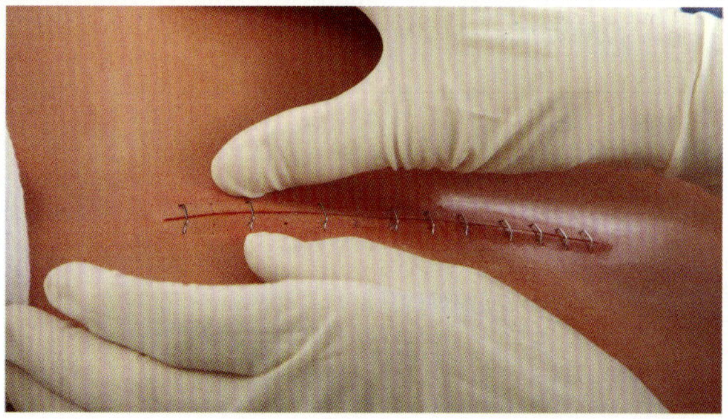

Situation particulière

Si la plaie présente une déhiscence, on applique immédiatement des rubans adhésifs de rapprochement (Steri-Strip) et on couvre la plaie d'un pansement stérile sec.	Les rubans adhésifs de rapprochement (Steri-Strip) soutiennent les lèvres de la plaie et préviennent une déhiscence complète de la plaie. Le pansement sec protège la plaie de l'infiltration microbienne.

A.9	Compter et mémoriser le nombre de fils retirés, puis les jeter.	Il faudra écrire le nombre de fils retirés dans les notes d'évolution.	
A.10	Retirer les gants en les retournant l'un dans l'autre, puis les jeter dans le sac à rebuts.	Le fait de retourner les gants évite de contaminer les mains et l'environnement avec des liquides biologiques.	

B POINTS DE SUTURE MATELASSÉS (HORIZONTAUX OU VERTICAUX) SÉPARÉS

ALERTE!

Ne pas faire pénétrer la partie visible du fil (partie extérieure) à l'intérieur de la plaie. *Commencer par retirer un point sur deux.*	La partie extérieure du fil étant contaminée, elle contaminerait les structures sous-jacentes. Retirer un point sur deux permet de détecter toute déhiscence (désunion) des lèvres de la plaie avant que tous les fils de suture n'aient été enlevés.

B.1	Avec la main dominante, prendre les ciseaux à sutures et glisser la pointe recourbée sous le deuxième point, du **côté sans nœud**.	En coupant le fil dans la partie sans nœud, **on évite qu'il se rétracte dans la plaie**.	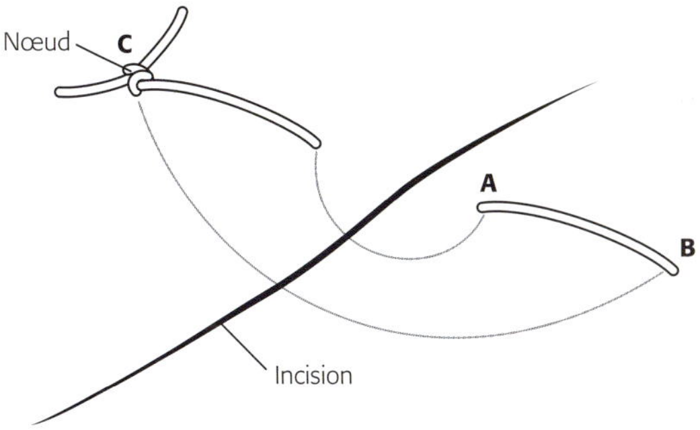
B.2	Avec les ciseaux, couper le fil au ras de la peau, **aux deux points d'entrée et de sortie**.	Que le point soit horizontal ou vertical, le principe est le même : il faut couper deux fois le fil dans la partie sans nœud, pour **le dégager de la peau**.	

Remarque

Les points matelassés étant généralement sous forte tension, la partie sans nœud est souvent tellement petite qu'on ne peut la couper qu'une seule fois en son centre.

Étapes		Justifications	
B.3	Avec la pince, saisir la petite partie de fil coupée, si on a pu la couper, et la déposer sur une compresse ou sur le champ stérile de la table de travail.	On évite de contaminer l'environnement.	
B.4	Avec la pince, **saisir le nœud** du point matelassé, situé de l'autre côté de l'incision, et le tirer.	Le nœud permet **une bonne prise pour le retrait** du point de suture. On enlève le reste de la suture qui était sous la peau.	
	Déposer le fil ainsi retiré sur une compresse ou le champ stérile de la table de travail.	On évite de contaminer l'environnement.	
ALERTE!			
	Examiner le fil de chaque point pour s'assurer qu'il est entier.	Le retrait d'un point matelassé exige de couper le fil à deux reprises. Il est important de s'assurer qu'aucun des deux fragments ainsi obtenus ne demeure sous la peau, car cela pourrait provoquer une inflammation et un abcès.	
B.5	Continuer en enlevant un point sur deux (4e, 6e, 8e, etc.).		
B.6	Évaluer la qualité d'union des lèvres de la plaie en faisant une légère traction de chaque côté. Si l'union des lèvres de la plaie est satisfaisante, retirer le reste des points.	Une bonne évaluation de l'union des lèvres de la plaie prévient la déhiscence chez les personnes ayant la peau friable ou présentant des fils de suture en mauvais état (œdème, rougeur, etc.).	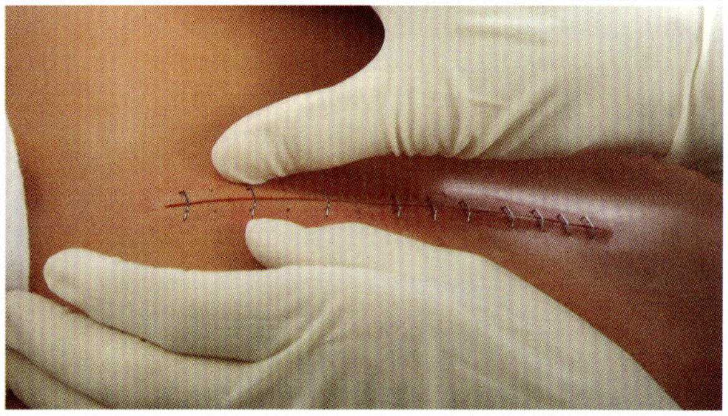
Situation particulière			
	Si la plaie présente une déhiscence, on applique immédiatement des rubans adhésifs de rapprochement (Steri-Strip) et on couvre la plaie d'un pansement stérile sec.	Les rubans adhésifs de rapprochement (Steri-Strip) soutiennent les lèvres de la plaie et préviennent une déhiscence complète de la plaie. Le pansement sec protège la plaie de l'infiltration microbienne.	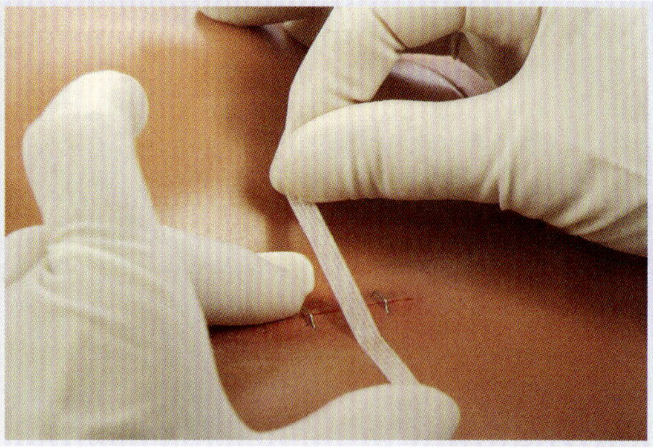
B.7	Compter et mémoriser le nombre de fils retirés.	Il faudra écrire le nombre de fils retirés dans les notes d'évolution.	
B.8	Retirer les gants en les retournant l'un dans l'autre, puis les jeter dans le sac à rebuts.	Le fait de retourner les gants évite de contaminer les mains et l'environnement avec des liquides biologiques.	
C	**SURJET INTRADERMIQUE**		
C.1	Prendre la pince avec la main non dominante.		

Étapes		Justifications	
C.2	Avec la pince, saisir et **tirer légèrement l'un des deux nœuds** se trouvant aux extrémités de l'incision. Saisir de préférence le **nœud** situé dans la **partie supérieure de la plaie**.	En tirant sur le nœud, on **crée un espace** pour insérer la pointe recourbée des ciseaux. **Le retrait** en premier lieu **du nœud de la partie supérieure** de la plaie **permet** ensuite **d'exercer une traction vers le bas** pour faire glisser le fil sous la peau et retirer le point.	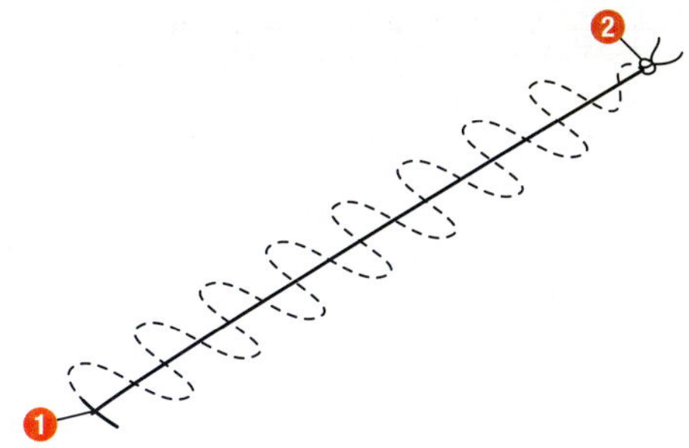
C.3	Prendre les ciseaux à sutures avec la main dominante.	La main dominante permet une plus grande dextérité pour couper le fil de suture.	
C.4	Glisser la **pointe recourbée des ciseaux** sous le nœud, contre la peau.	La pointe courbée des ciseaux est mince et **peut passer sous le nœud** sans créer de grande tension sur la peau.	
C.5	Couper le fil **sous le nœud**, à son site d'insertion, le plus près possible de la peau.	Le surjet intradermique diffère des autres types de sutures, car il est formé d'un seul fil. Il suffit donc de couper le nœud d'un côté pour pouvoir ensuite **tirer et extraire le fil se trouvant sous la peau à l'aide du nœud situé de l'autre côté**.	
C.6	Tirer sur le nœud avec la pince.		
C.7	Déposer **le nœud** ainsi coupé sur une compresse ou sur le champ stérile de la table de travail.		
C.8	Après avoir transféré la pince dans la main dominante, saisir l'autre nœud situé à **l'autre extrémité de la plaie** et **l'enrouler autour de la pince**.	Le nœud permet **une bonne prise pour son retrait**. L'enroulement du second nœud permet une **bonne prise pour la traction du fil** qui se trouve sous la peau.	
C.9	Maintenir la surface de la plaie avec la main non dominante et tirer le fil avec la main dominante, dans un mouvement continu et parallèle à la peau, jusqu'au retrait du fil.	Le mouvement continu et parallèle à la peau permet de réduire au minimum la tension exercée sur les tissus sous-jacents, et donc d'atténuer l'inconfort.	
C.10	Déposer le fil ainsi retiré sur une compresse ou sur le champ stérile de la table de travail.	On évite de contaminer l'environnement.	
C.11	Évaluer la qualité d'union des lèvres de la plaie en exerçant une légère traction de chaque côté.	Une bonne évaluation de l'union des lèvres de la plaie prévient la déhiscence.	

Situation particulière

Si la plaie présente une déhiscence, on applique immédiatement des rubans adhésifs de rapprochement (Steri-Strip) et on couvre la plaie d'un pansement stérile sec.

Les rubans adhésifs de rapprochement (Steri-Strip) soutiennent les lèvres de la plaie et préviennent une déhiscence complète de la plaie.

Le pansement sec protège la plaie de l'infiltration microbienne.

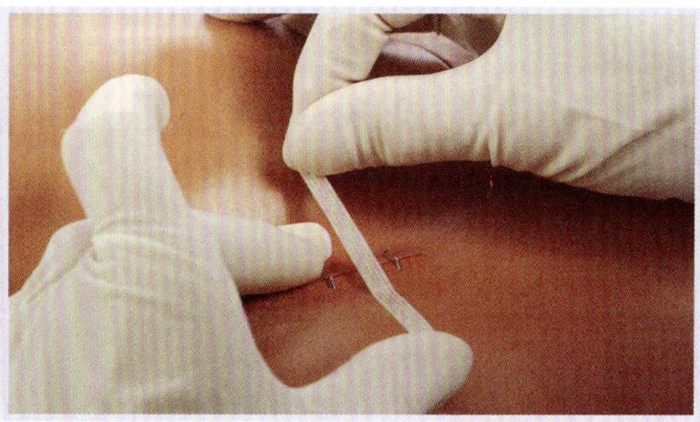

C.12	Retirer les gants en les retournant l'un dans l'autre, puis les jeter dans le sac à rebuts.	Le fait de retourner les gants évite de contaminer les mains et l'environnement avec des liquides biologiques.	

Étapes		Justifications	
D	**AGRAFES MÉTALLIQUES**		
D.1	Vérifier si les deux extrémités des agrafes sont bien insérées de part et d'autre de l'incision.	Les agrafes dont les pointes sont mal insérées de part et d'autre de l'incision sont difficiles à enlever et leur retrait est douloureux.	
ALERTE!	*Commencer par retirer une agrafes sur deux.*	Le retrait d'une agrafe sur deux permet de détecter toute déhiscence (désunion) des lèvres de la plaie avant que toutes les agrafes n'aient été enlevées.	
D.2	Prendre la pincette à agrafes avec la main dominante.		
D.3	Introduire le bec de la pincette à agrafes sous la deuxième agrafe d'une extrémité ou de l'autre de la plaie.		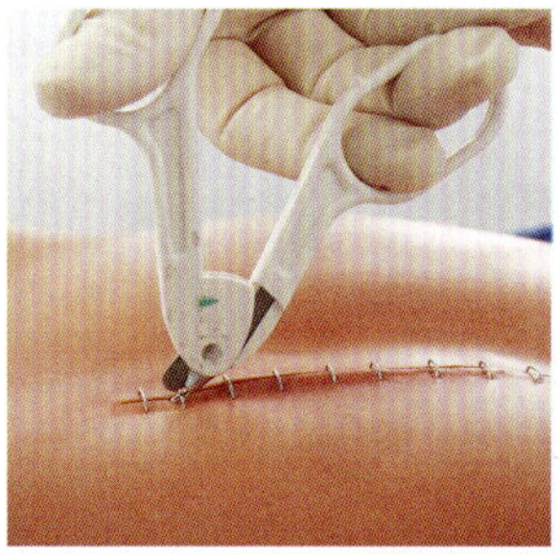 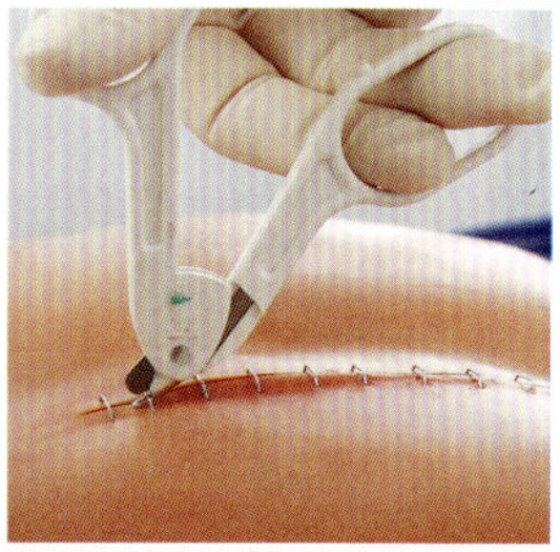
D.4	**Placer la pincette au milieu de l'agrafe** et en refermer les branches pour comprimer l'agrafe.	En créant une pression au centre de l'agrafe, on soulève et **on fait ressortir de façon égale les deux pointes** de l'agrafe. Cette précaution atténue la douleur au moment du retrait.	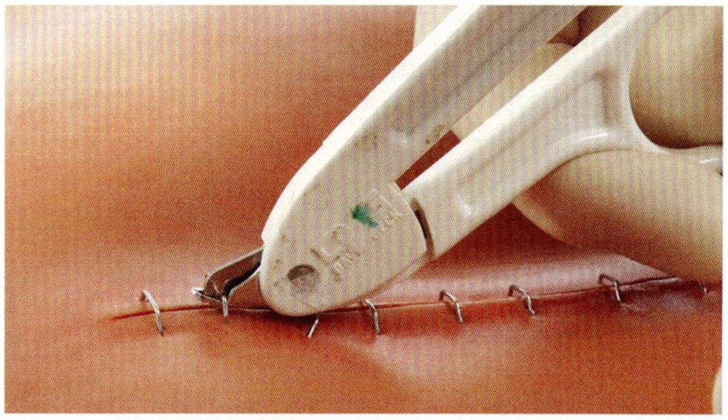
D.5	Maintenir la pression sur les branches de la pincette et dégager doucement l'agrafe en effectuant un léger mouvement de droite à gauche jusqu'à ce que les pointes de l'agrafe soient visibles.	Par ce mouvement, on réduit au minimum l'inconfort que cause le retrait de l'agrafe.	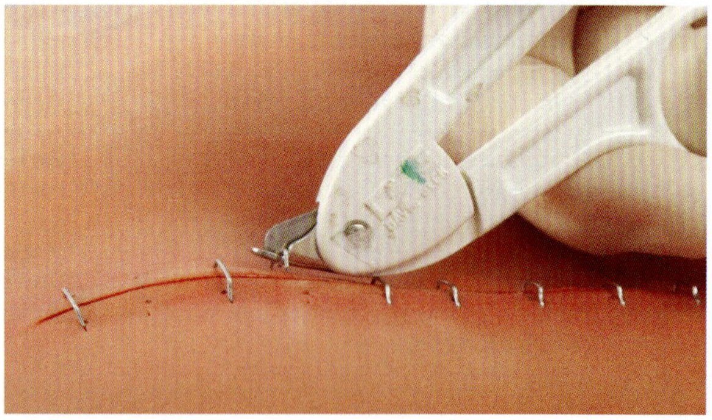
ALERTE!	*On vérifie que les pointes de l'agrafe ressortent complètement de la peau avant de retirer l'agrafe.*	En pinçant adéquatement l'agrafe, on facilite son retrait. On réduit au minimum l'inconfort de la personne et les risques de traumatisme pour les tissus.	
D.6	Laisser tomber l'agrafe sur une compresse ou sur le champ stérile de la table de travail.	On évite de contaminer l'environnement.	
D.7	Continuer en enlevant une agrafe sur deux (4e, 6e, 8e, etc.).		

Étapes		Justifications	
D.8	Évaluer la qualité d'union des lèvres de la plaie. Si l'union des lèvres de la plaie est satisfaisante, retirer le reste des agrafes.	Une bonne évaluation de l'union des lèvres de la plaie prévient la déhiscence chez les personnes ayant la peau friable ou présentant une suture en mauvais état (œdème, rougeur, etc.).	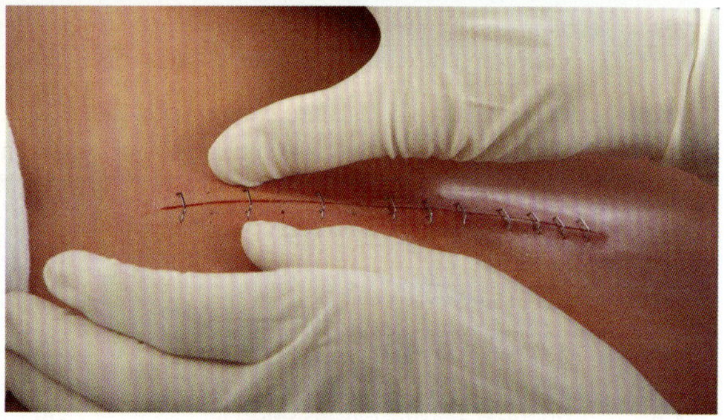

Situation particulière

Si la plaie présente une déhiscence, on applique immédiatement des rubans adhésifs de rapprochement (Steri-Strip) et on couvre la plaie d'un pansement stérile sec.

Les rubans adhésifs de rapprochement (Steri-Strip) soutiennent les lèvres de la plaie et préviennent une déhiscence complète de la plaie.

Le pansement sec protège la plaie de l'infiltration microbienne.

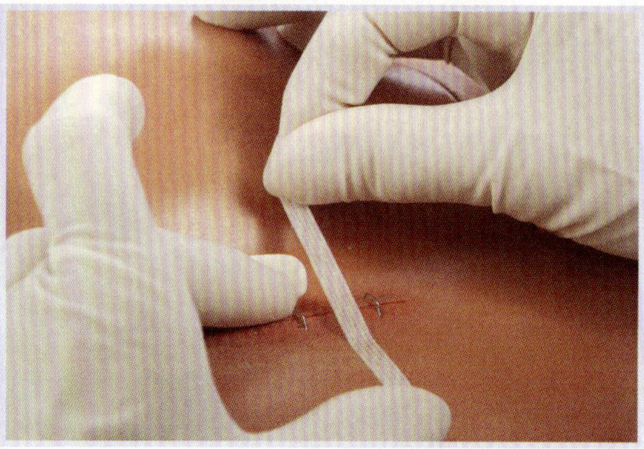

D.9	Compter et mémoriser le nombre d'agrafes retirées.	Il faudra écrire le nombre d'agrafes retirées dans les notes d'évolution.	
D.10	Jeter les agrafes dans le contenant rigide biorisque.	On prévient une piqûre accidentelle avec les pointes des agrafes contaminées par du liquide biologique.	
D.11	Retirer les gants en les retournant l'un dans l'autre, puis les jeter dans le sac à rebuts.	Le fait de retourner les gants évite de contaminer les mains et l'environnement avec des liquides biologiques.	

7 Application de rubans adhésifs de rapprochement (Steri-Strip)

Remarque

L'installation de rubans adhésifs de rapprochement (Steri-Strip) est recommandée après le retrait des sutures.

Les sutures sont souvent enlevées juste avant que la personne quitte l'hôpital. Le temps d'hospitalisation étant court, les rubans adhésifs de rapprochement remplacent l'action exercée par les sutures à la surface de la peau.

Une plaie peut mettre plusieurs semaines à retrouver une capacité de résistance aux forces de traction.

L'application de rubans adhésifs de rapprochement (Steri-Strip) prévient une déhiscence de la plaie.

7.1	Assécher au besoin la peau de chaque côté de la plaie, sur une surface d'environ 6 cm.	Une peau sèche permet aux rubans adhésifs de rapprochement d'adhérer à la peau.	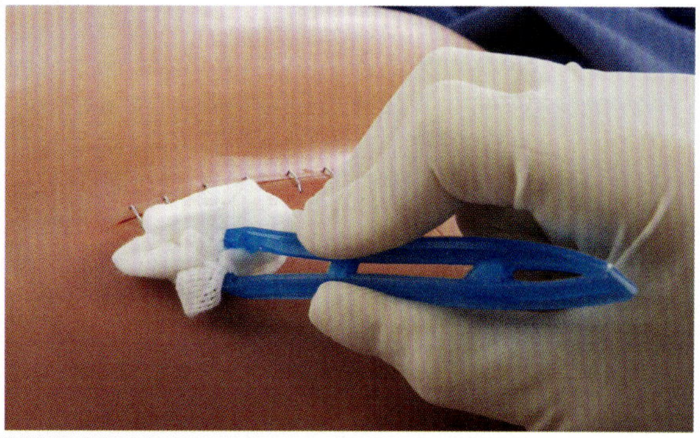
7.2	Appliquer au besoin un protecteur cutané (ex. : Cavilon).	Le protecteur cutané favorise l'adhérence des rubans adhésifs de rapprochement.	

Étapes		Justifications	
7.3	Coller une extrémité du diachylon sur un côté de l'incision et la maintenir avec le pouce.	En fixant un côté à la fois, on peut exercer une légère traction pour rapprocher les bords de la plaie.	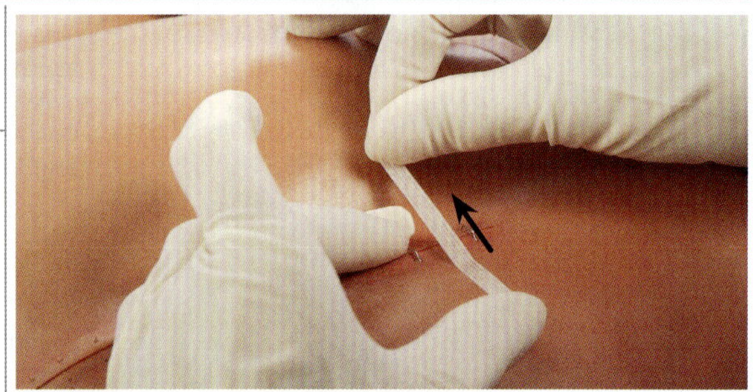
7.4	Rapprocher les lèvres de la plaie **en exerçant une légère tension** avec la peau, et coller l'autre extrémité du diachylon sur l'autre côté de l'incision.	On **favorise le rapprochement des lèvres de la plaie**.	
7.5	Appliquer les diachylons selon la situation : • *Si on a enlevé toutes les sutures*, les mettre côte à côte, à 2 à 3 mm de distance. *ou* • *Si on a enlevé une partie des sutures*, les appliquer entre les sutures restantes.	On s'assure de diminuer les forces de traction s'exerçant sur la plaie.	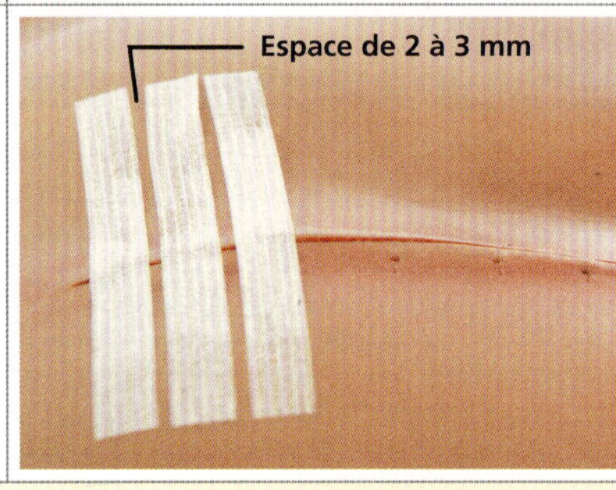

Ne pas oublier les précautions et les interventions s'appliquant après le retrait de points de suture ou d'agrafes métalliques.

Ne pas oublier les étapes postexécutoires décrites dans la procédure 1-2.

Quelles informations sur les soins de la plaie donnerez-vous à M. Lavallée, au moment de son départ de l'hôpital ?

RÉDACTION DES NOTES D'ÉVOLUTION

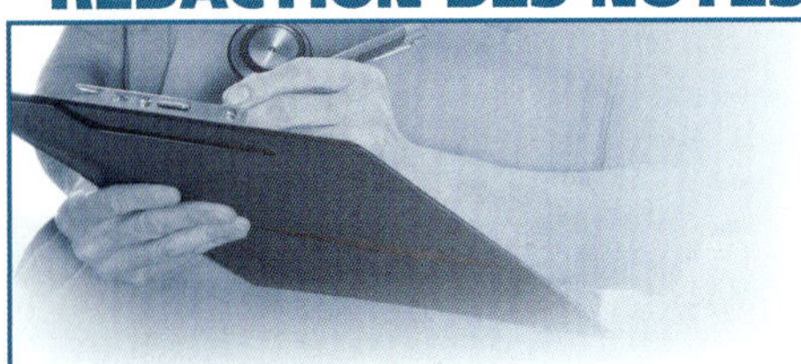

Dossier de M. Lavallée

2011-07-23 **17:30** Pansement Mepore retiré, non souillé. Incision nettoyée au NaCl 0,9 %. Retrait des agrafes, 1 sur 2. Quatre agrafes enlevées, quatre agrafes laissées en place. Légère rougeur aux sites d'insertion des agrafes. Aucune déhiscence, légère induration de chaque côté de l'incision. Mise en place de rubans adhésifs de rapprochement entre les agrafes en place. Plaie laissée à l'air. Exprime douleur au moment du retrait de deux agrafes placées de façon inégale de part et d'autre de l'incision dans la région ombilicale. ______________________ John Cullen, étudiant inf.

MÉTHODE DE SOINS 8-7

35 INTÉGRITÉ DE LA PEAU ET SOINS DES PLAIES

Traitement des plaies de pression

Cette méthode de soins décrit la procédure à suivre pour évaluer une plaie de pression (page 552) et appliquer une pellicule adhésive transparente (page 553), un pansement hydrocolloïde (page 554) ou un pansement avec hydrogel isotonique (IntraSite Gel, page 554).

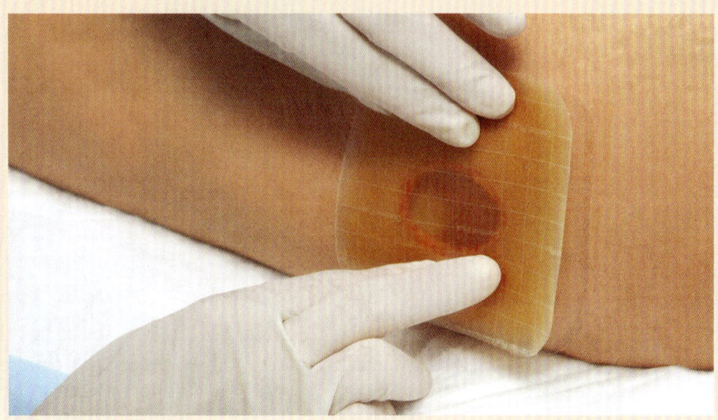

DÉFINITION

Méthode de soins consistant à traiter adéquatement une plaie de pression, après évaluation, en appliquant une pellicule adhésive transparente, un pansement hydrocolloïde ou un pansement avec application d'un hydrogel isotonique, selon le stade d'évolution.

CONTEXTE D'EXÉCUTION

BUTS

Pellicule adhésive transparente

- Maintenir un milieu humide.
- Protéger la peau dans le cas d'un risque de traumatisme dû à la friction.
- Protéger une plaie nouvellement épithélialisée.
- Protéger une plaie des traumatismes et des agents infectieux.
- Faciliter le suivi du processus de cicatrisation d'une plaie de stade II peu exsudative.

Pansement hydrocolloïde

- Favoriser la cicatrisation d'une plaie (granulation, migration du tissu épithélial) en maintenant un milieu humide contrôlé.
- Favoriser l'autolyse de débris cellulaires en maintenant un milieu humide contrôlé.
- Absorber un éventuel écoulement, grâce à la formation d'un gel au contact de l'exsudat.
- Maîtriser la charge microbienne en créant une hypoxie locale.
- Maintenir une peau environnante saine.

Pansement avec application d'un hydrogel isotonique

- Dégrader le tissu dévitalisé d'une plaie en le liquéfiant (débridement autolytique).
- Maintenir un milieu humide pour les plaies peu exsudatives.
- Ramollir une escarre sèche.
- Protéger le lit de la plaie des traumatismes au moment du retrait du pansement.

MATÉRIEL ET ÉQUIPEMENT

ARTICLES ESSENTIELS

Articles de base

- Piqué plastifié jetable (1)
- Sac à rebuts en plastique (2)
- Ruban adhésif (3)
- Gants propres (4)
- Plateau à pansement contenant au moins les articles stériles suivants : (5)
  - Récipient avec compartiments pour solution
  - Compresses 10 × 10 cm

  Selon le plateau, on peut également y retrouver les articles stériles suivants :
  - Champ
  - Pince additionnelle
  - Compresses additionnelles
  - Sac à rebuts en plastique
  - Attache

Nettoyage

- Solution nettoyante :
  - NaCl 0,9 % stérile (6)

ou

  Solution antiseptique : (7)
  - Préparation à base de chlorhexidine
  - Préparation à base d'iode
- Gants stériles (8)

Pellicule adhésive transparente

- Pellicule adhésive transparente : (9)
  - OpSite
  - Tegaderm
  - Etc.
- Stylo à bille (10)

Pansement hydrocolloïde

- Pansement hydrocolloïde dépassant de 2,5 à 5 cm les bords de la plaie : (11)
  - DuoDERM
  - Tegasorb
  - Etc.

Pansement avec application d'un hydrogel isotonique

Pansement primaire

- Tampon d'alcool à 70 % (12)
- Compresses stériles 10 × 10 cm (13)
- Abaisse-langue stérile (14)
- Pansement avec hydrogel isotonique :
  - IntraSite Gel (15)
  - Normlgel
  - Etc.

Pansement secondaire

- Compresses stériles 10 × 10 cm (13)

  ou

  Compresses stériles 10 × 20 cm (16)
- Coussinet abdominal stérile (17)

Note : *Le nombre de compresses requis dépend des caractéristiques de la plaie et de la quantité de l'écoulement.*

- Bandes autocollantes :
  - Hypafix (18)
  - Mefix (19)
  - Etc.
- Ciseaux propres (20)

ARTICLES FACULTATIFS

Articles de base	Pellicule adhésive transparente	Pansement hydrocolloïde	Pansement avec application d'un hydrogel isotonique
	Si la région de la plaie subit des forces de cisaillement ou de friction : • Ruban adhésif hypoallergénique 21	***Si le pansement hydrocolloïde n'est pas bordé d'une pellicule adhésive :*** • Ruban adhésif hypoallergénique 21	***Si l'on doit protéger la peau environnant la plaie :*** • Protecteur cutané : – Cavilon 22 – Skin-Prep 23

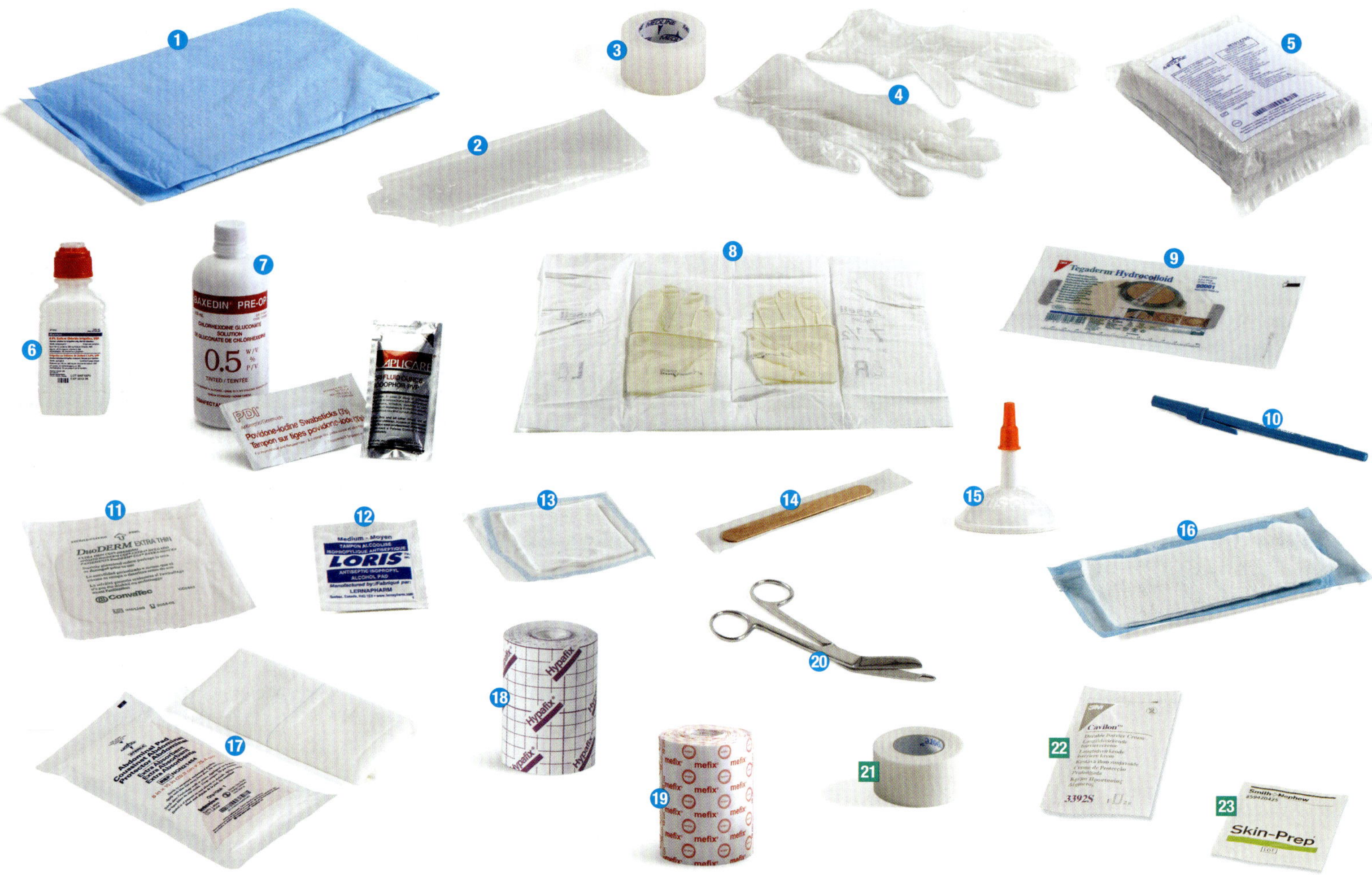

PRÉCAUTIONS ET INTERVENTIONS avant l'application d'un pansement sur une plaie de pression

1. ÉVALUATION

- Déterminer les facteurs ayant pu contribuer au développement de la plaie de pression, selon l'échelle de Braden ou de Norton *afin de prendre les mesures nécessaires pour traiter la ou les causes et prévenir les récidives*.
- Évaluer la douleur due à la plaie et vérifier l'heure de la dernière administration d'analgésique *afin de déterminer s'il faut administrer un analgésique avant le changement de pansement*.
- Rechercher les signes éventuels d'une infection systémique (température corporelle élevée, diaphorèse, malaises, hyperleucocytose) *afin d'aviser le médecin et de pouvoir commencer un traitement rapidement, car l'infection prolonge la phase inflammatoire et retarde le processus de cicatrisation de la plaie*.

- Évaluer l'état de santé global de la personne, *car l'anamnèse permet de détecter la présence éventuelle de facteurs pouvant nuire à la cicatrisation et influence donc les soins et les traitements*.
- Évaluer l'état nutritionnel de la personne *afin de corriger, s'il y a lieu, les carences nutritionnelles pouvant nuire à la cicatrisation de la plaie. L'écoulement d'exsudat entraîne une perte de protéines.*

2. INTERVENTIONS

- Consulter le dossier de la personne à la recherche d'une ordonnance médicale *afin de savoir si un traitement spécifique a été prescrit dans le cas d'une plaie ne présentant pas de signes d'évolution de la cicatrisation*.
- Vérifier, dans le plan thérapeutique infirmier (PTI), les directives infirmières concernant l'atteinte à l'intégrité de la peau et des tissus *afin d'appliquer les interventions correspondantes*.

PRÉCAUTIONS ET INTERVENTIONS après l'application d'un pansement sur une plaie de pression

1. ÉVALUATION

- Évaluer l'état et la gravité de la plaie de pression et en déterminer le stade d'évolution selon la classification du National Pressure Ulcer Advisory Panel (NPUAP) (2007) *afin de remplir adéquatement le formulaire d'évaluation d'une plaie de pression et d'assurer le suivi clinique*.
- Demander à la personne de prévenir si le pansement est devenu inconfortable, si sa partie extérieure est devenue humide ou souillée et si sa fixation est partiellement ou complètement défaite *afin de prendre les mesures nécessaires pour prévenir la contamination de la plaie et soulager l'inconfort*.
- Évaluer la plaie ainsi que la réponse au traitement en cours à chaque changement de pansement, *car l'absence de signes d'évolution de la cicatrisation sur une période de deux à quatre semaines indique la nécessité d'une révision des interventions cliniques*.

2. INTERVENTIONS

- Vérifier régulièrement, durant le quart de travail, si le pansement reste bien en place, *car l'exsudat et une localisation particulière de la plaie pourraient le faire se décoller*.
- Signaler au médecin l'augmentation de l'écoulement, l'agrandissement de la plaie ou l'atteinte de la peau environnante *afin d'appliquer rapidement les mesures nécessaires ou de modifier le traitement en cours*.

3. ENSEIGNEMENT

- Expliquer à la personne les précautions à prendre concernant son pansement et lui demander de prévenir en cas d'inconfort *afin d'appliquer au besoin les interventions infirmières appropriées*.
- Expliquer à la personne l'importance d'une alimentation riche en protéines, glucides, lipides (acides gras essentiels), zinc et vitamines A, B, C et E, et l'informer des aliments dont la teneur est riche en ces éléments *afin de favoriser le processus de cicatrisation de la plaie, en particulier pour les phases de prolifération et de maturation de la plaie. L'écoulement d'exsudat entraîne une perte de protéines*.
- Informer la personne de l'importance d'une bonne hydratation (2500 mL/die) *afin de préserver l'élasticité et l'intégrité de la peau. L'écoulement d'exsudat entraîne une perte de protéines.*
- Inscrire au PTI – en modifiant celui-ci au besoin – les directives infirmières déterminées en fonction de l'évolution clinique de la personne et de l'efficacité des soins et des traitements, *afin d'assurer le suivi clinique*.

4. NOTES AU DOSSIER

- Écrire dans les notes d'évolution les caractéristiques de la plaie et de l'exsudat, ainsi que les informations pertinentes concernant la procédure et l'attitude de la personne *afin de repérer les écarts par rapport à la norme et d'assurer la continuité de soins*.
  - Date et heure de la réfection du pansement
  - Localisation de la plaie : région anatomique
  - Dimensions de la plaie : longueur, largeur, profondeur
  - Lit de la plaie : types de tissus exprimés en pourcentages (nécrotiques, fibrineux, de granulation, etc.)
  - Présence d'un espace sous-jacent ou d'un sinus (tunnel) : localisation, dimensions
  - Bords de la plaie : diffus, attachés, non attachés, roulés, avec fibrose et callosités, etc.
  - Peau environnante : œdème, rougeur, excoriation, macération, etc.
  - Exsudat de la plaie : type, quantité
  - Solution nettoyante ou antiseptique utilisée
  - Odeur de la plaie après le nettoyage : perceptible par la personne, faible à proximité, modérée à forte dans la pièce, perceptible à l'extérieur de la pièce
  - Type de pansement appliqué
  - Réactions et collaboration de la personne

MISE EN SITUATION

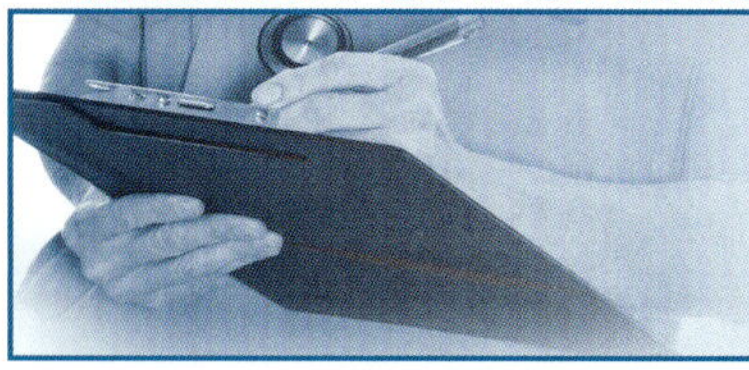

Mme Provost, âgée de 88 ans, présente une perte cognitive importante due à la maladie d'Alzheimer. Elle est en perte d'autonomie dans toutes ses activités de la vie quotidienne (AVQ). Une plaie de pression de stade III est apparue dans la région du sacrum.

Ordonnance médicale au dossier

Aucune ordonnance médicale requise.

PROCÉDURE 8-7-1

APPLIQUER UN PANSEMENT SUR UNE PLAIE DE PRESSION

Sommaire de la procédure

1. Mesures préliminaires
2. Retrait du pansement en place, s'il y a lieu, sauf la dernière compresse
3. Préparation du matériel
4. Retrait de la dernière compresse
5. Nettoyage de la plaie
6. Évaluation de la plaie
7. Application d'un nouveau pansement
   - A Pellicule adhésive transparente
   - B Pansement hydrocolloïde
   - C Pansement avec application d'un hydrogel isotonique

Quels facteurs ont pu contribuer à l'apparition de la plaie de pression chez Mme Provost ?

Étapes	Justifications	
Ne pas oublier les étapes préalables décrites dans la procédure 1-1. **Ne pas oublier les précautions et les interventions s'appliquant avant l'application d'un pansement sur une plaie de pression.**		
1 Mesures préliminaires		
1.1 Rassembler les articles nécessaires et les placer par ordre d'utilisation sur la table de travail.	Cette disposition favorise le rappel des étapes et facilite le déroulement de la procédure.	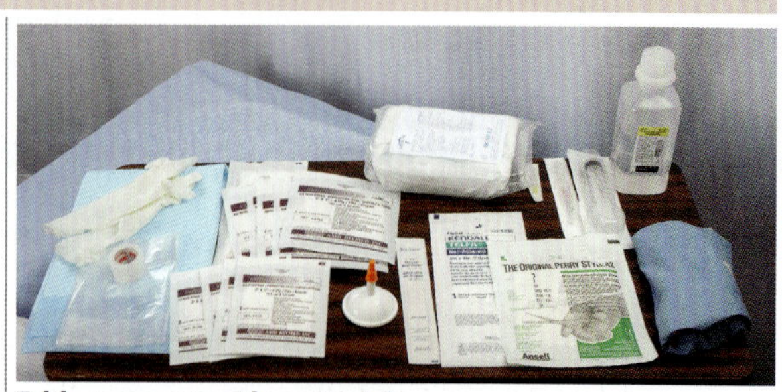 **Table comportant le matériel pour un pansement avec application d'un hydrogel isotonique (ex. : IntraSite Gel)**

Étapes		Justifications
1.2	Installer confortablement la personne de manière à exposer la région de la plaie. Ne pas découvrir inutilement la personne.	Bien installée, la personne peut rester dans la position voulue pendant toute la durée des soins.
1.3	Se placer près de la plaie, à l'endroit le plus pratique pour les soins de la plaie et le changement de pansement.	
1.4	Monter la table de travail à une hauteur permettant de la glisser au-dessus de la personne alitée sans la blesser.	Lorsqu'on peut glisser la table au-dessus de la personne alitée, on respecte automatiquement un principe fondamental d'asepsie exigeant que toute manipulation du matériel stérile se fasse au-dessus du niveau de la taille.
1.5	En cas de risque d'écoulement d'exsudat ou de solution, placer un piqué plastifié jetable sous la région où se situe la plaie.	Le piqué protège la literie en cas d'écoulement abondant.
1.6	Après en avoir retourné le bord supérieur, fixer le sac à rebuts avec du ruban adhésif, **à la hauteur de la taille** : au bord du lit ou à une ridelle.	L'ourlet aide à maintenir le sac ouvert et empêche la souillure de la surface extérieure de sac pour éviter une contamination de l'environnement. Avec un sac au bon endroit et à la bonne hauteur, on peut jeter les articles souillés sans passer au-dessus du champ stérile et sans le contaminer. On respecte également le principe selon lequel **une main gantée stérilement ne doit pas s'abaisser au-dessous du niveau de la taille**.

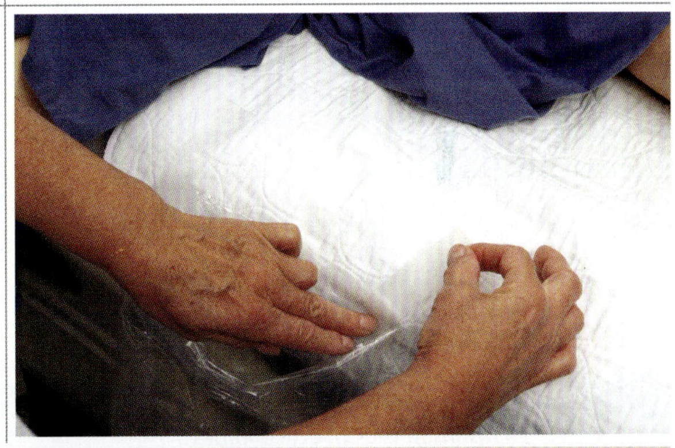

2 Retrait du pansement en place, s'il y a lieu, sauf la dernière compresse

2.1	Mettre des gants propres.	Le port de gants propres évite le contact des mains avec l'exsudat de la plaie et prévient ainsi la transmission de microorganismes pathogènes.
2.2	Retirer le pansement en place en suivant les étapes correspondant à la situation.	

A PELLICULE ADHÉSIVE TRANSPARENTE

A.1	Décoller un coin et faire rouler la pellicule avec le pouce.	On décolle une surface suffisante pour pouvoir saisir la pellicule.

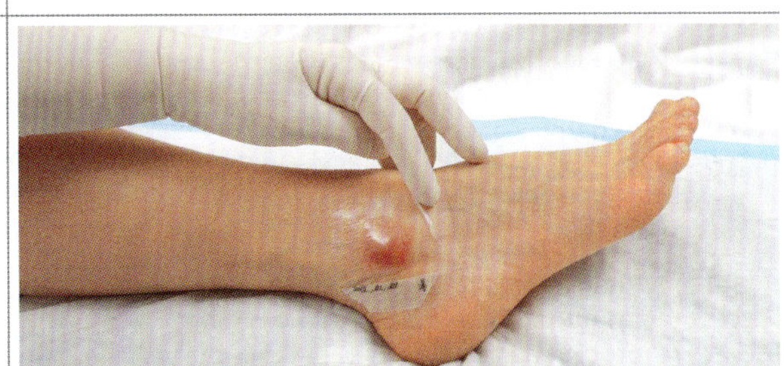

Situation particulière

Si les bords de la pellicule adhésive ont été renforcés par du ruban adhésif, on décolle d'abord celui-ci, puis on procède selon la procédure décrite.	Le ruban adhésif fait perdre la propriété d'élasticité de la pellicule adhésive transparente.

A.2	Saisir la partie décollée de la pellicule avec une main et tenir la peau en la pressant légèrement avec l'autre.	L'application d'une légère pression sur la peau diminue la tension s'exerçant sur la plaie au moment du retrait de la pellicule.

Étapes		Justifications	
A.3	Étirer la pellicule selon un angle d'environ 30°, dans le sens opposé à la plaie en la soulevant pour la décoller complètement.	L'étirement permet à l'air de s'infiltrer sous la pellicule, ce qui facilite son retrait.	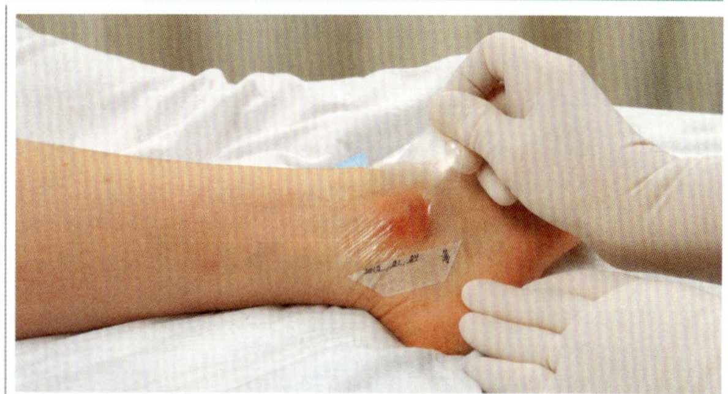
A.4	Retirer les gants souillés en les retournant l'un dans l'autre (voir la procédure 4-2-2, p. 131), puis les jeter dans le sac à rebuts.	Le fait de retourner les gants évite de contaminer les mains et l'environnement avec des liquides biologiques.	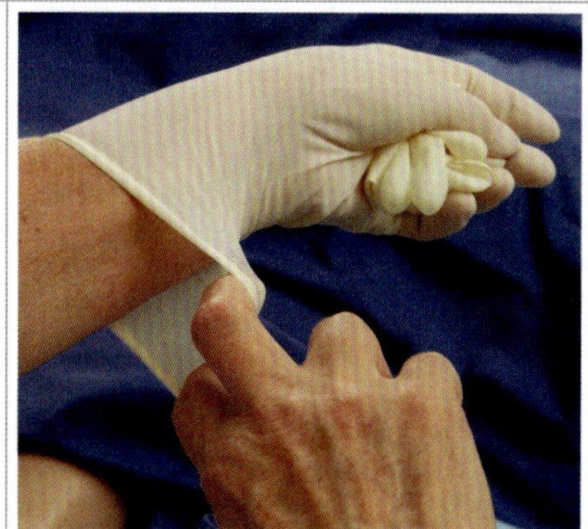
B	PANSEMENT HYDROCOLLOÏDE		
B.1	S'il y a lieu, enlever le ruban adhésif collé au pourtour du pansement hydrocolloïde.		
	Remarque *La plupart des pansements hydrocolloïdes comprennent une bordure adhésive. Ceux qui n'en ont pas doivent être encadrés d'un ruban adhésif hypoallergénique.*		
B.2	Décoller délicatement le pansement hydrocolloïde. Avec une main, tendre la peau dans le sens opposé à la plaie, et, avec l'autre, décoller le pansement en tirant doucement en direction de la plaie.	Les pansements hydrocolloïdes produisent un gel visqueux qui adhère à la peau.	
B.3	Observer les caractéristiques (type et quantité) de l'exsudat présent sur le pansement hydrocolloïde, puis jeter ce dernier dans le sac à rebuts.	Les caractéristiques de l'écoulement donnent des indications sur l'état et l'évolution de la plaie. Le type et la quantité d'exsudat varient selon le tissu et la durée de l'inflammation de la plaie.	
B.4	Retirer les gants souillés en les retournant l'un dans l'autre (voir la procédure 4-2-2, p. 131), puis les jeter dans le sac à rebuts.		
C	PANSEMENT AVEC HYDROGEL ISOTONIQUE		
C.1	Enlever la fixation adhésive qui maintient le pansement en place. Avec une main, tendre la peau dans le sens opposé à la plaie, et, avec l'autre, décoller la fixation en tirant doucement en direction de la plaie.	Le fait de tirer vers la plaie pour décoller la fixation réduit au minimum la tension exercée sur la plaie, et atténue l'inconfort.	

Étapes		Justifications	
C.2	Avec la main dominante, enlever délicatement les compresses, si possible une à une, sauf la dernière.	La dernière compresse maintient la chaleur et l'humidité de la plaie le plus longtemps possible et protège la plaie des microorganismes aéroportés.	
C.3	Observer les caractéristiques (type et quantité) de l'exsudat présent sur les compresses, puis jeter ces dernières dans le sac à rebuts.	Les caractéristiques de l'écoulement donnent des indications sur l'état et l'évolution de la plaie.	
C.4	Retirer les gants souillés en les retournant l'un dans l'autre (voir la procédure 4-2-2, p. 131), puis les jeter dans le sac à rebuts.	Le fait de retourner les gants évite de contaminer les mains et l'environnement avec des liquides biologiques.	

3 Préparation du matériel

3.1	Déballer le plateau à pansement sur la table de travail en conservant l'intérieur comme champ stérile (voir la procédure 4-3-2, p. 137).	Le plateau et l'intérieur de son emballage constituent une surface de travail stérile sur laquelle on dispose le matériel stérile.	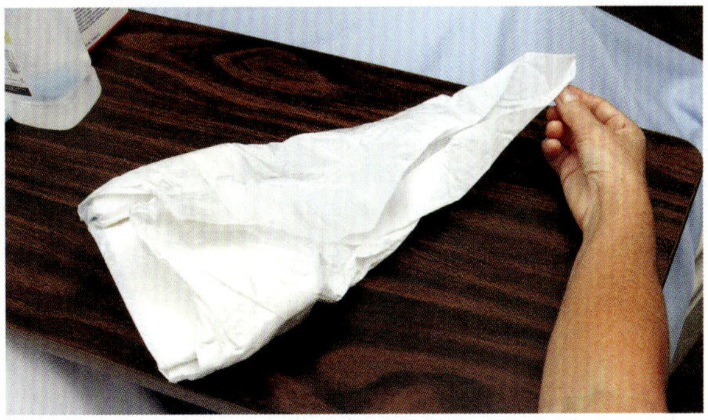
3.2	Au besoin, si le plateau à pansement contient un champ stérile, le déplier et déposer le bord libre près de la plaie ou le glisser sous la partie du corps où se situe la plaie (voir la procédure 4-3-1, p. 135).	On augmente la surface de travail stérile et l'aisance dans la manipulation du matériel stérile. On protège la literie des écoulements provenant de la plaie ou d'une irrigation.	
3.3	Déballer et déposer, sur l'intérieur de l'emballage du plateau à pansement, le matériel nécessaire au nettoyage d'une plaie et à la réfection d'un pansement : compresses, coussinet, pellicule adhésive, pansement hydrocolloïde ou hydrogel isotonique, selon le stade d'évolution de la plaie.	L'évaluation adéquate du matériel évite les déplacements inutiles ou dispense de l'aide d'une tierce personne.	

Remarque

*La pellicule transparente adhésive et le **pansement hydrocolloïde** doivent dépasser le pourtour de la plaie de 2,5 à 5 cm.*

Il faut couvrir la peau environnante pour protéger la plaie des facteurs favorisant sa détérioration.

Un pansement qui dépasse le pourtour de la plaie de 2,5 à 5 cm adhère mieux et résiste aux forces de cisaillement et de friction qui ont tendance à le faire décoller.

3.4	**Pour le pansement avec application d'un hydrogel isotonique (IntraSite Gel)**, préparer le gel à appliquer : a) Enlever le bouchon protecteur au bout de l'applicateur de l'hydrogel isotonique, et le placer entre l'auriculaire et l'annulaire.		

Étapes		Justifications	
	b) Avec un tampon d'alcool à 70 %, désinfecter le bout de l'applicateur de l'hydrogel isotonique. Laisser sécher 30 secondes.	La désinfection du bout de l'applicateur prévient la contamination de l'onguent au moment du prélèvement. Un délai de 30 secondes est nécessaire pour que l'alcool produise son effet aseptisant.	

Remarque

À la première utilisation de l'applicateur, briser le bout cassable.

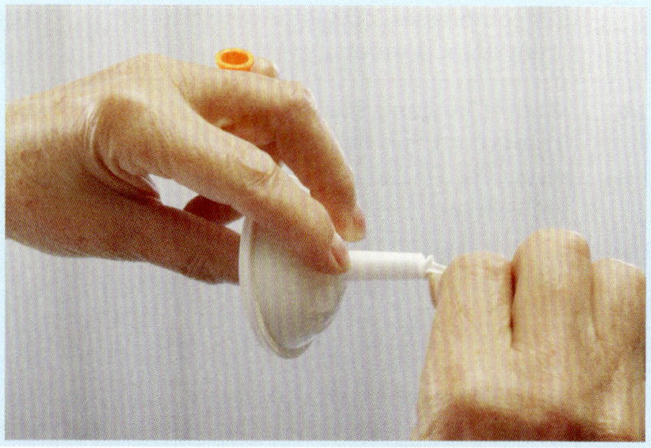

	c) Déposer, sur une compresse stérile, la quantité d'onguent requise pour recouvrir le lit de la plaie (voir la procédure 4-3-8, p. 154).	Une bonne connaissance de la plaie permet de prévoir la quantité d'hydrogel isotonique nécessaire pour le traitement de la plaie.	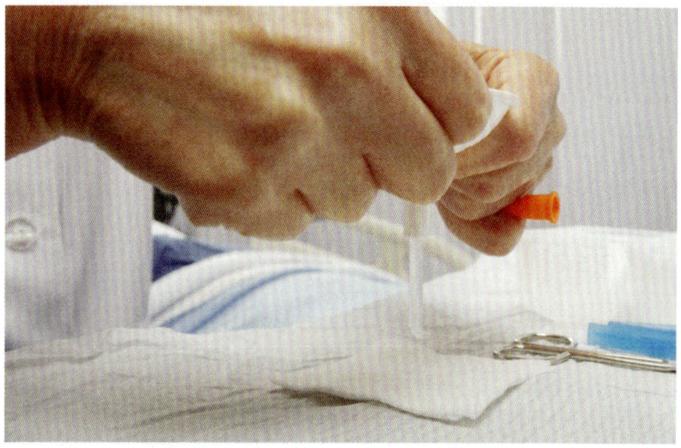
	d) Remettre le bouchon protecteur sur l'applicateur, sans toucher le bout de l'applicateur avec les doigts, et déposer celui-ci sur la surface septique de la table.	On évite la contamination de l'onguent par les microorganismes aéroportés.	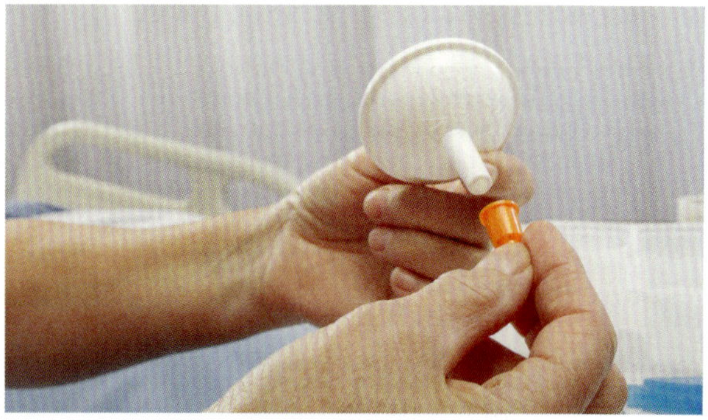
3.5	Dévisser le bouchon de la bouteille de solution nettoyante (NaCl 0,9 %) ou antiseptique et le laisser en place.	On évite que la solution soit trop longtemps exposée aux microorganismes pathogènes aéroportés.	
3.6	Ouvrir l'emballage des gants stériles et mettre un gant à la main dominante (voir la procédure 4-2-1, p. 128).		
3.7	Avec la main gantée, ranger le matériel stérile: a) Dégager les compartiments du plateau. b) Placer le plateau près du bord du champ stérile, en respectant la bordure de 2,5 cm considérée comme contaminée.	On libère les compartiments dans lesquels on verse la solution nettoyante ou antiseptique. La proximité du plateau en bordure du champ facilite son accès et dégage la partie distale du champ, ce qui augmente la surface stérile de travail.	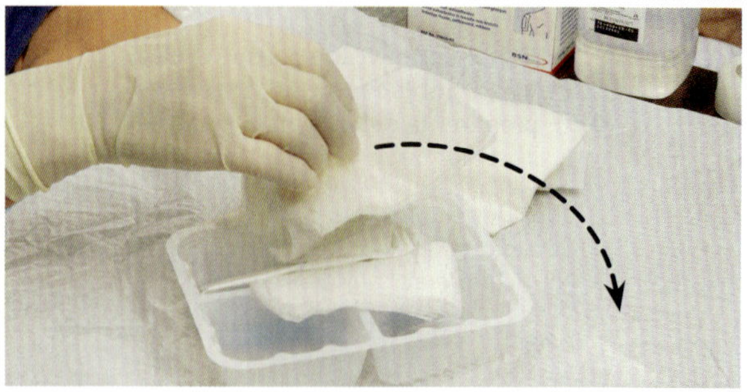

Étapes		Justifications	
3.8	Avec la main non gantée, enlever le bouchon de la bouteille de solution et le déposer sur la surface septique de la table, en dirigeant **l'intérieur vers le haut**.	**On garde l'intérieur du bouchon stérile** en faisant en sorte qu'il ne soit pas en contact avec la surface septique de la table.	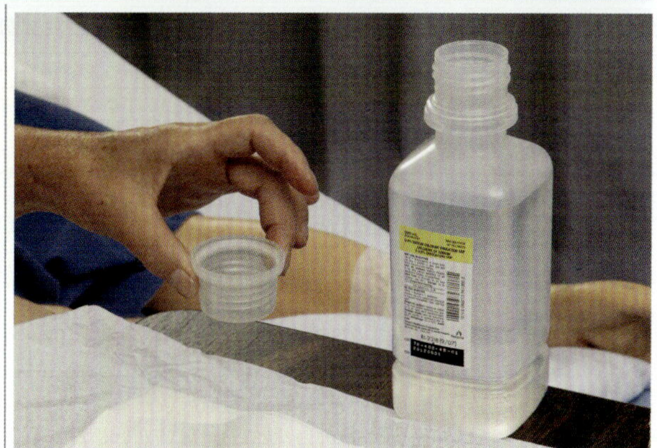
3.9	Avec la main non gantée placée à 10 cm au-dessus du plateau à pansement, verser la solution nettoyante (NaCl 0,9 %) ou antiseptique dans un des compartiments	Une hauteur de 10 cm permet d'éviter que le fond de la bouteille touche le champ stérile. L'écoulement d'une solution à une hauteur trop élevée risque d'éclabousser le champ stérile. Un champ stérile perméable qui est mouillé devient contaminé par capillarité.	
	Remettre le bouchon sur la bouteille.	On évite que la solution soit exposée trop longtemps aux organismes pathogènes aéroportés.	

Remarque

La solution saline isotonique (NaCl 0,9 %) est recommandée pour tous les types de plaies, car elle ne risque pas d'abîmer les tissus.

L'utilisation d'une solutions antiseptique peut être nécessaire si la charge microbienne est plus importante que la toxicité tissulaire ou si la plaie est incurable (AQESSS, 2011).

3.10	Avec la main non gantée, glisser la table de travail au-dessus de la personne alitée.	Cette position de la table de travail fait en sorte que le **matériel stérile** soit **accessible** et **reste dans le champ de vision**.	
3.11	Enfiler le deuxième gant stérile : a) Saisir le deuxième gant stérile avec la main gantée. b) Avec la main non gantée, chiffonner l'emballage des gants et le jeter dans le sac à rebuts. c) Mettre le deuxième gant stérile.		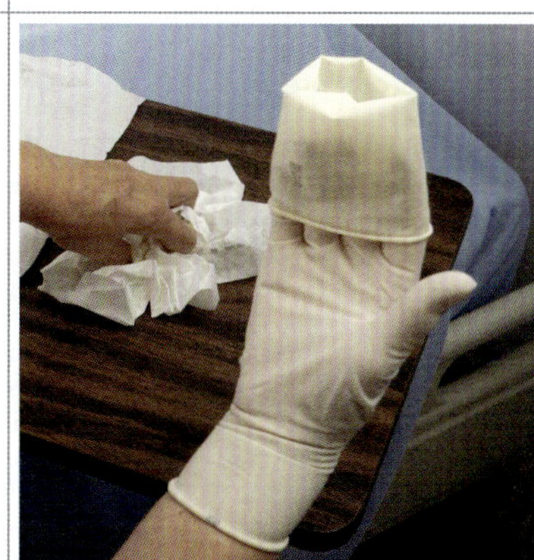
3.12	Disposer le matériel stérile : a) Empiler les compresses en commençant par la dernière à appliquer (sur le dessus du pansement) et en terminant par la première à appliquer (directement sur la plaie). b) Placer les autres articles par ordre d'utilisation.	 On respecte l'ordre d'application des compresses pour limiter les manipulations du matériel. Cette disposition favorise le rappel des étapes et facilite le déroulement de la procédure.	

Étapes	Justifications	

Situation particulière

Si l'on doit traiter une plaie de pression de stade I, c'est-à-dire sans rupture de l'épiderme, il n'est pas nécessaire d'ouvrir un plateau à pansement pour les soins de la plaie.

On peut alors procéder ainsi :

a) Ouvrir l'emballage des compresses de 10 × 10 cm et de la pellicule transparente, en laissant les articles à l'intérieur.

b) Dévisser le bouchon de la bouteille de solution nettoyante ou antiseptique et le laisser en place.

c) Mettre des gants propres ou stériles, selon les politiques de l'établissement.

d) Avec la main dominante, saisir une compresse par ses quatre coins et la tenir au-dessus de la poubelle de la personne.

e) Avec la main non dominante, enlever le bouchon de la bouteille et verser doucement la solution nettoyante ou antiseptique sur la compresse.

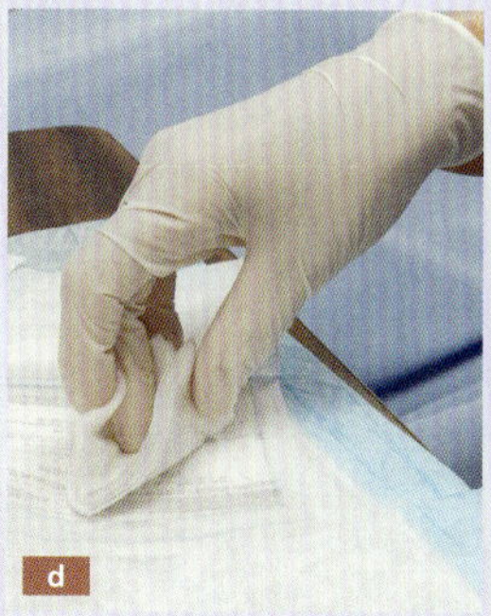
d

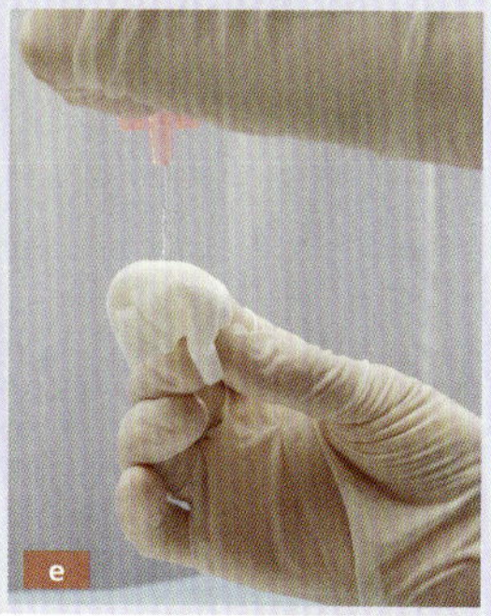
e

4 Retrait de la dernière compresse

	Étapes	Justifications
4.1	Prendre une pince stérile et enlever la dernière compresse.	En retirant la dernière compresse le plus tard possible, on évite une exposition prolongée aux microorganismes aéroportés. On maintient également la chaleur et l'humidité de la plaie. L'utilisation d'une pince stérile prévient le contact du gant avec l'exsudat de la plaie avant son nettoyage.
4.2	Observer les caractéristiques de l'exsudat (type et quantité) sur la compresse.	Les caractéristiques de l'écoulement donnent des indications sur l'état et l'évolution de la plaie.
4.3	Jeter la compresse et la pince dans le sac à rebuts.	

5 Nettoyage de la plaie

	Étapes	Justifications
5.1	Imbiber, une par une, plusieurs compresses de solution nettoyante ou antiseptique (voir les trois méthodes présentées dans la procédure 8-1-1, p. 462).	
5.2	Tamponner délicatement la plaie **de la région la moins contaminée vers la région la plus contaminée** de la façon suivante :	**Un nettoyage dans la bonne direction prévient l'introduction de microorganismes dans la plaie nettoyée.** On tamponne légèrement, car un essuyage énergique abîmerait les nouveaux fibroblastes.
	a) Partir du centre de la plaie et effectuer un mouvement de spirale allant vers les bords de la plaie.	Le lit de la plaie est considéré comme moins contaminé que les bords et ceux-ci sont considérés comme moins contaminés que la peau au pourtour de la plaie.
	b) Changer la compresse dès qu'elle est souillée ou qu'elle touche aux bords de la plaie.	Une compresse partiellement saturée devient moins efficace pour le nettoyage d'une plaie et une compresse touchant aux bords de la plaie est considérée comme contaminée.

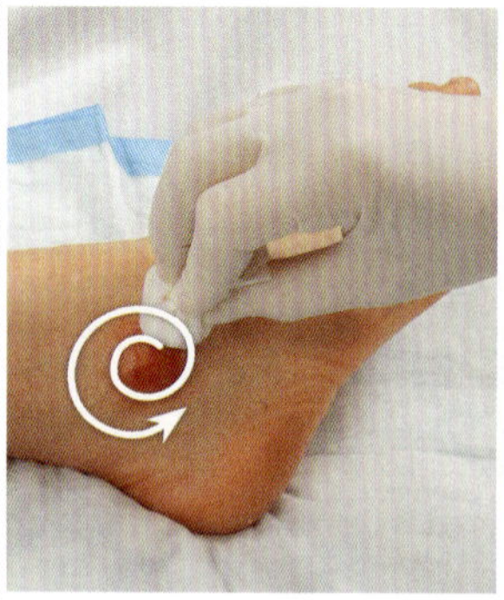

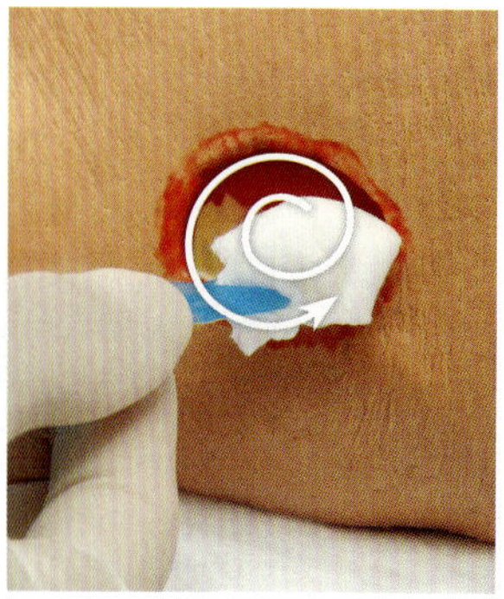

Étapes	Justifications
c) Recommencer le mouvement en spirale à partir du centre de la plaie, jusqu'à avoir retiré tout l'exsudat de la plaie.	Le nettoyage favorise le processus de cicatrisation en débarrassant la plaie de son exsudat et de ses débris cellulaires et en diminuant la charge microbienne.
d) Une fois la plaie nettoyée, prendre une dernière compresse et nettoyer les bords de la plaie et la peau au pourtour de la plaie.	En nettoyant une surface suffisante autour de la plaie, on diminue la concentration de la flore résidente de la peau et on diminue le risque d'infection.

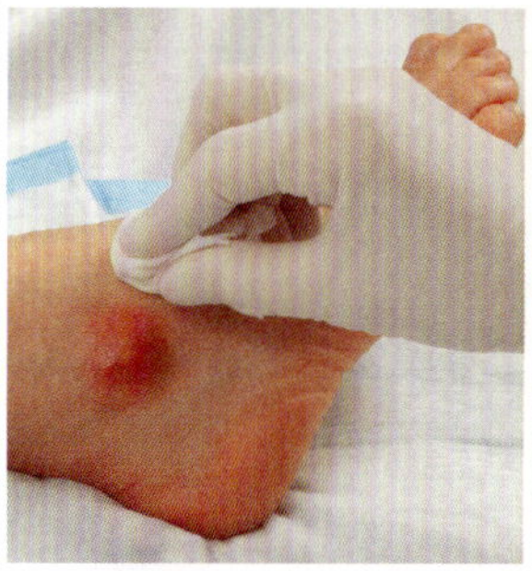

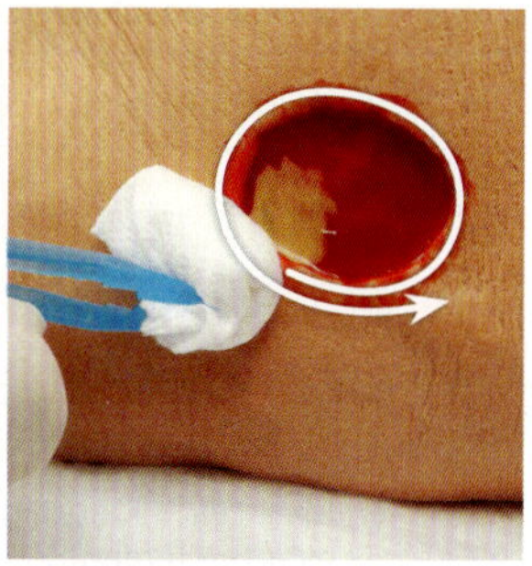

Situation particulière

Une plaie profonde avec débris cellulaires ou nécrotiques nécessite un nettoyage par irrigation sous pression, avec une seringue à piston munie d'une aiguille ou d'un cathéter intraveineux (voir la procédure 8-2-1, p. 486).

L'irrigation sous pression vise à déloger les débris du lit de la plaie, car ils augmentent les risques d'infection et retardent le processus de cicatrisation.

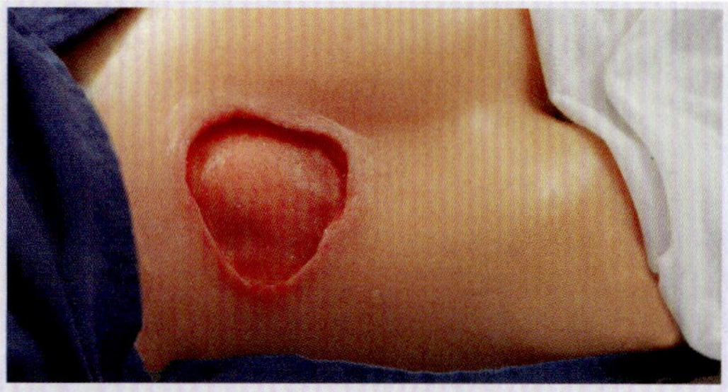

Plaie de stade III

Étapes	Justifications
5.3 Assécher la peau au pourtour de la plaie, sans toucher au lit de la plaie.	Le lit de la plaie doit rester humide pour une meilleure cicatrisation.

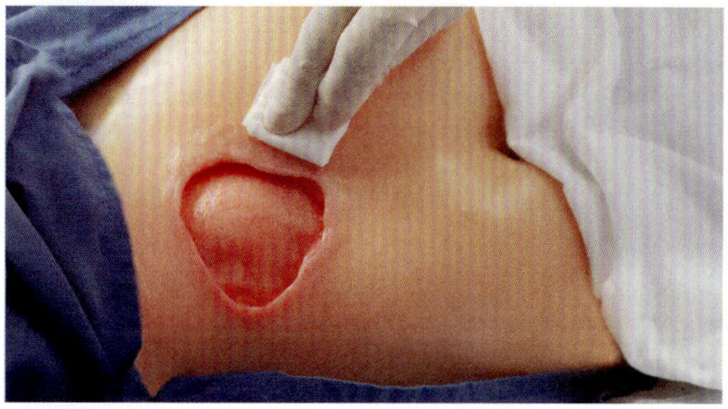

Plaie de stade III

6 Évaluation de la plaie

6.1 Observation

Observer les caractéristiques de la plaie :

- Localisation de la plaie : région anatomique
- Lit de la plaie : types de tissus exprimés en pourcentages (nécrotiques, fibrineux, de granulation, etc.)
- Présence d'un espace sous-jacent ou d'un sinus (tunnel) : localisation, dimensions
- Bords de la plaie : diffus, attachés, non attachés, roulés, avec fibrose et callosités, etc.
- Peau environnante : œdème, rougeur, excoriation, macération, etc.
- Exsudat de la plaie : type, quantité
- Odeur de la plaie : perceptible par la personne, faible à proximité, modérée à forte dans la pièce, perceptible à l'extérieur de la pièce

Cet examen permet d'évaluer l'évolution de la cicatrisation et de détecter les signes éventuels d'une inflammation et d'une infection.

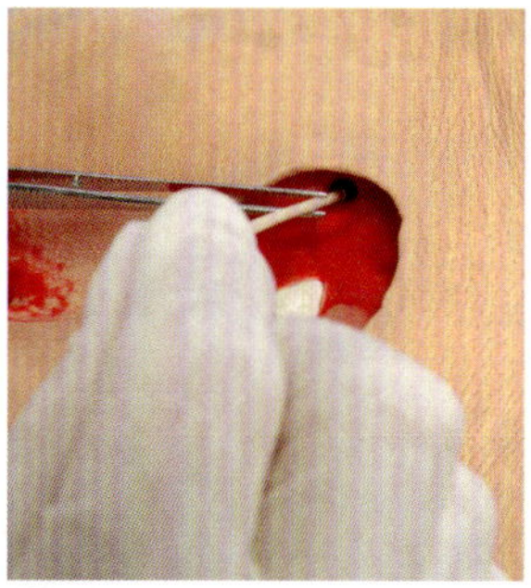

Sinus

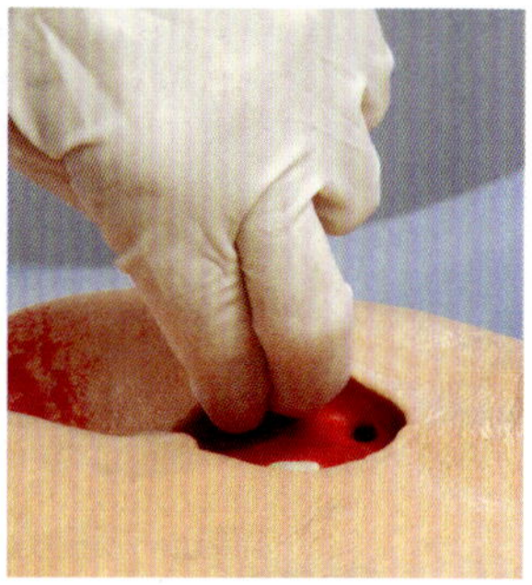

Espace sous-jacent

8-7

Étapes		Justifications	
6.2	**Palpation** Placer la pulpe de trois doigts de chaque côté des bords de la plaie et presser doucement le pourtour immédiat de la plaie pour déceler une éventuelle induration anormale.	La palpation renseigne sur l'état des structures sous-jacentes et sur la présence d'un processus inflammatoire qui serait causé notamment par une infection ou une accumulation d'exsudat. La palpation permet aussi de drainer l'exsudat accumulé dans les espaces sous-jacents.	
6.3	**Mesures** Mesurer la longueur, la largeur et éventuellement la profondeur de la plaie. Mesurer la profondeur des espaces sous-jacents et des sinus (tunnels) (voir l'étape 6.3 de la procédure 8-1-1, p. 465).		

7 Application d'un nouveau pansement

A PELLICULE ADHÉSIVE TRANSPARENTE

A.1	Au stylo bille, écrire la date d'installation sur la partie en papier de la pellicule adhésive transparente.		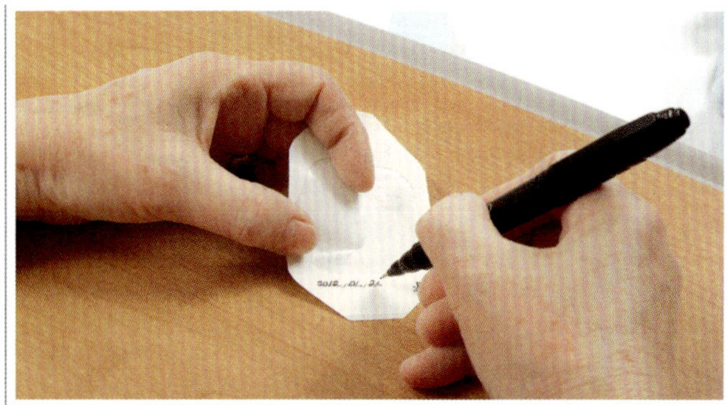
A.2	Retirer sur un côté le papier protecteur qui recouvre la partie adhésive de la pellicule transparente.	On découvre partiellement la partie adhésive pour mieux maîtriser l'application du pansement.	
A.3	Appliquer la partie adhésive découverte sur un côté de la plaie.	Commencer par un côté permet d'étirer le pansement pour éviter les plis.	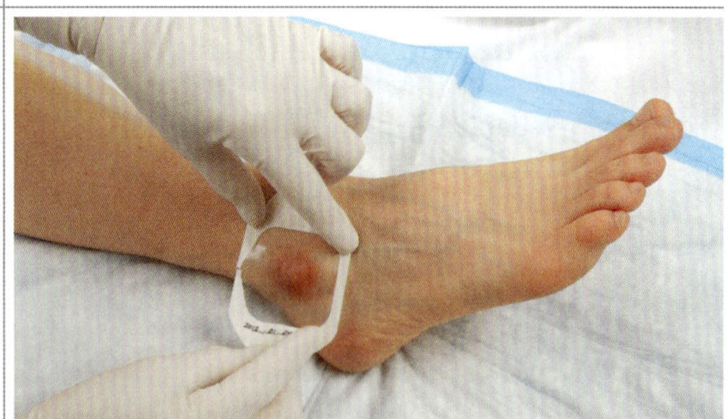
A.4	Décoller progressivement le reste du papier protecteur tout en appliquant la pellicule transparente.	On peut ainsi appliquer la pellicule sans que la partie adhésive ne colle sur elle-même.	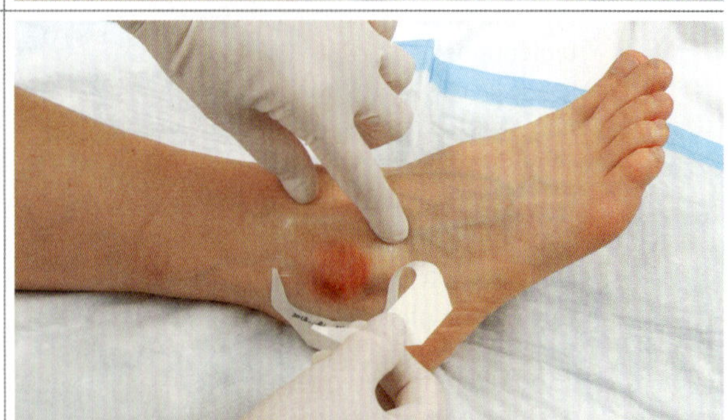

Étapes		Justifications	
ALERTE!			
	On ne doit pas trop tendre ni laisser plisser la pellicule transparente.	Les plis peuvent causer de l'inconfort. Mais lorsqu'on tend la pellicule transparente de façon excessive, on plisse la peau, ce qui nuit à sa vascularisation.	
A.5	Coller la bande de papier sur laquelle est inscrite la date, en bordure de la pellicule adhésive.	La date inscrite sur la bande de papier indique la date à laquelle on a appliqué la pellicule adhésive transparente. Une pellicule adhésive transparente peut rester en place jusqu'à sept jours.	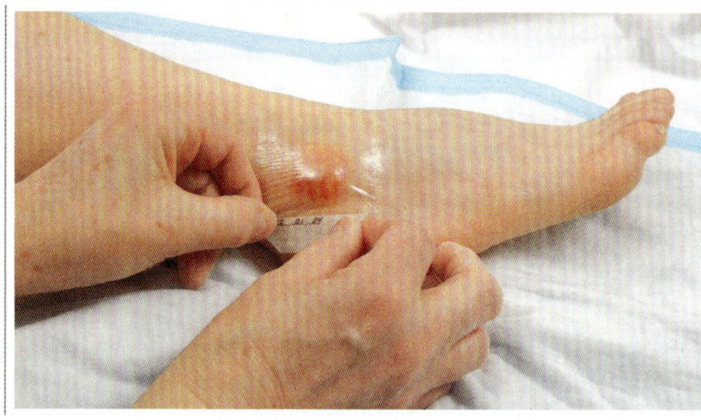
Remarque			
	Au besoin, on renforce le pourtour de la pellicule adhésive avec du ruban adhésif hypoallergénique.	Certaines régions du corps subissent une forte friction qui fait se décoller le bord de la pellicule transparente.	
A.6	Retirer les gants souillés en les retournant l'un dans l'autre, puis les jeter dans le sac à rebuts.		
B	PANSEMENT HYDROCOLLOÏDE		
B.1	Retirer le papier protecteur du pansement hydrocolloïde.	On découvre la partie adhésive du pansement.	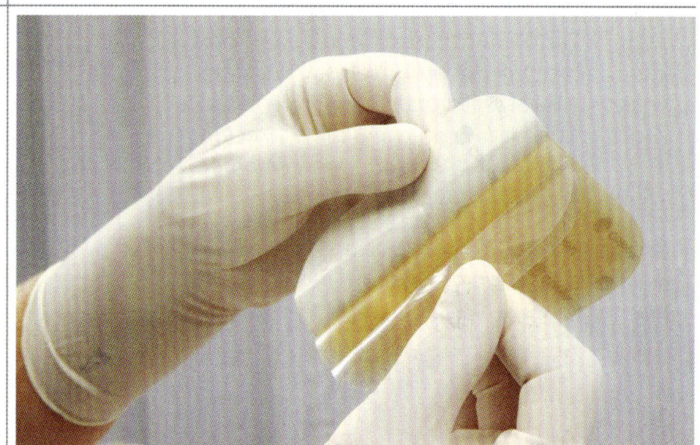
B.2	Appliquer le pansement en suivant les indications du fabricant.	Chaque produit a ses particularités pour l'application.	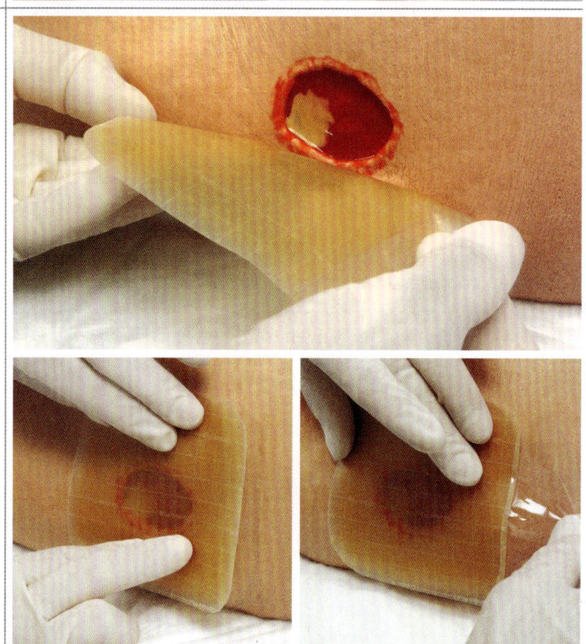

Étapes		Justifications	
B.3	Laisser la main à plat sur le pansement pendant environ une minute.	La chaleur de la main permet au pansement d'épouser la forme du corps et de bien adhérer.	
B.4	Retirer les gants souillés en les retournant l'un dans l'autre, puis les jeter dans le sac à rebuts.	Le fait de retourner les gants évite de contaminer les mains et l'environnement avec des liquides biologiques.	
Situation particulière			
	Si le pansement hydrocolloïde n'est pas bordé d'une bande adhésive, le fixer en appliquant du ruban adhésif hypoallergénique tout autour.	Certaines régions du corps subissent une forte friction qui fait se décoller le bord du pansement.	
C	**PANSEMENT AVEC APPLICATION D'UN HYDROGEL ISOTONIQUE**		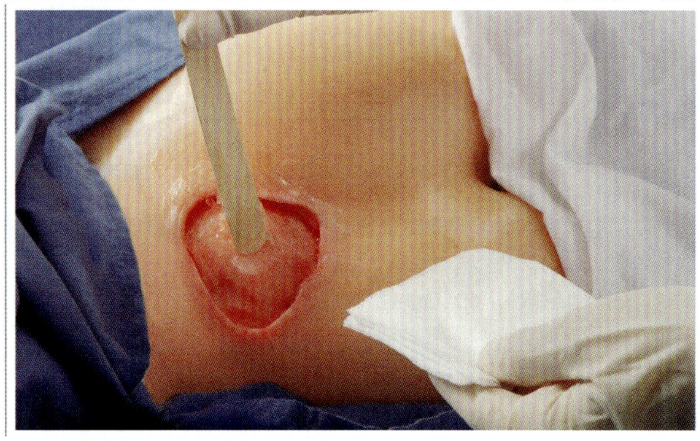
C.1	À l'aide d'un abaisse-langue, appliquer délicatement le gel préparé plus tôt sur toute la surface du lit de la plaie, en une couche d'environ 5 mm, **sans dépasser les bords de la plaie**.	L'hydrogel isotonique favorise la réhydratation du tissu nécrosé, l'absorption du surplus d'exsudat et la cicatrisation en milieu humide. **Un surplus de gel peut provoquer une macération de la peau environnante**, favoriser une infection fongique ou provoquer une hypergranulation par excès d'humidité.	
Situation particulière			
	Dans le cas où la cavité de la plaie fait plus de 2 cm de profondeur (avec ou sans sinus ou espaces sous-jacents), on comble l'espace mort à l'aide d'une mèche (voir la procédure 8-3-1, p. 497) ou d'une compresse imbibée d'hydrogel isotonique.		
	En présence d'une macération de la peau environnante, on protège celle-ci avec une barrière cutanée (Cavilon, Skin-Prep, etc.).	En protégeant la peau environnante, on prévient l'agrandissement de la plaie.	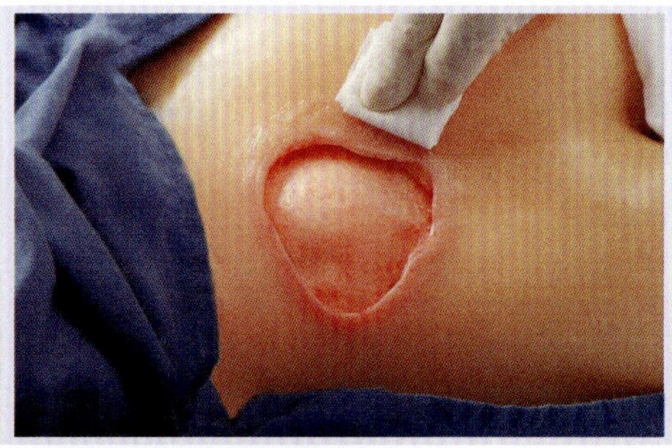
C.2	Appliquer des compresses sèches en quantité suffisante pour remplir l'espace mort, en les utilisant au besoin sous forme de *fluff*. Ajouter le nombre nécessaire de compresses pour contenir l'exsudat.	En comblant l'espace mort, on favorise la granulation par le fond, ce qui permet la cicatrisation complète de cet espace. On réduit les sources potentielles d'infection due à la persistance d'espaces sous-jacents ou de sinus (tunnel) une fois la plaie refermée (OIIQ, 2007).	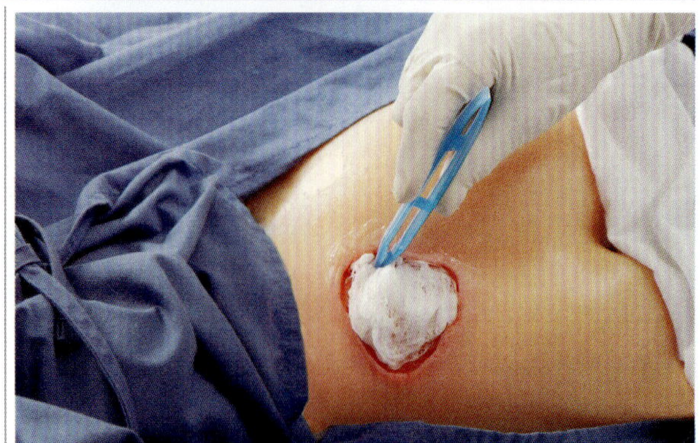
C.3	Terminer ce pansement sec secondaire par un coussinet abdominal.	Le coussinet absorbe le surplus d'humidité.	

Étapes		Justifications	
C.4	Fixer le pansement à l'aide d'une bande autocollante, en scellant bien les quatre côtés (voir la procédure 8-1-1, p. 472).	En scellant les quatre coins, on maintient la chaleur et l'humidité de la plaie, et on prévient l'infiltration de microorganismes aéroportés.	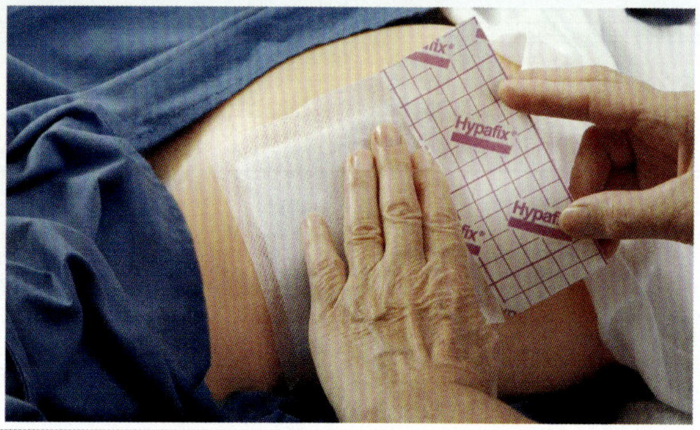
C.5	Retirer les gants souillés en les retournant l'un dans l'autre, puis les jeter dans le sac à rebuts.	Le fait de retourner les gants évite de contaminer les mains et l'environnement avec des liquides biologiques.	

Ne pas oublier les précautions et les interventions s'appliquant après l'application d'un pansement sur une plaie de pression.

Ne pas oublier les étapes postexécutoires décrites dans la procédure 1-2.

! Quels éléments permettant de décrire la plaie devez-vous mentionner dans le formulaire d'évaluation de la plaie de Mme Provost ?

RÉDACTION DES NOTES D'ÉVOLUTION

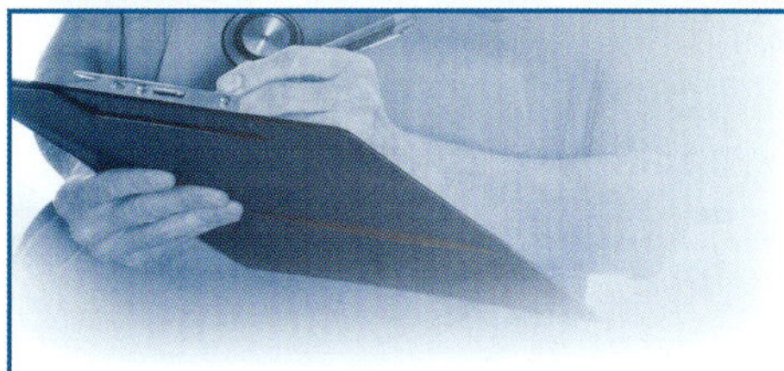

Dossier de Mme Provost

2011-04-16 **10:00** Plaie au sacrum de 3,5 × 1,8 cm et de 0,3 cm de profondeur. Bords de la plaie irréguliers, peau environnante intacte, écoulement séreux modéré qui sature le pansement secondaire à 50 %. Lit de la plaie comportant 75 % de tissu de granulation et 25 % de tissu fibrineux. Gel IntraSite appliqué sur le lit de la plaie et recouvert d'un pansement sec. Manifeste de l'inquiétude, pose des questions sur la guérison de sa plaie. ______________________ David White, étudiant inf.

Références

Association canadienne du soin des plaies. Page consultée le 14 décembre 2011 de http://www.cawc.net/OS/open/french/home_fr.html.

Association québécoise d'établissements de santé et de services sociaux (AQESSS). (2007). *Nettoyage d'une plaie ou d'une cavité.* 2007-12-02.

Association québécoise d'établissements de santé et de services sociaux (AQESSS). (2009). *Prévention des infections lors de soins de plaies.* 2009-02-25.

Association québécoise d'établissements de santé et de services sociaux (AQESSS). (2011). *Débridement d'une plaie.* 2011-10-11.

Centre de santé et de services sociaux (CSSS) de la Vieille-Capitale. (2010). *Programme de soins des plaies.* Direction des soins infirmiers, avril, p. 17.

National Pressure Ulcer Advisory Panel. (2007). *Pressure Ulcer Stages Revised by NPUAP.* Document consulté le 5 janvier 2012 de http://www.npuap.org/pr2.htm.

Ordre des infirmières et des infirmiers du Québec (OIIQ). (2007). *Les soins des plaies au cœur du savoir infirmier : De l'évaluation à l'intervention pour mieux prévenir et traiter.* Westmount : OIIQ.

van Rijswijk L, et Catanzaro J. (2007). Wound assessment and documentation. Dans Krasner, D.L., Rodeheaver, G.T., et Sibbald, R.G. (sous la dir. de). *Chronic Wound Care: A Clinical Source Book for Healthcare Professionals.* Malvern (Penn.), HMP Communications, p. 113-126.

Chapitre 9

Soins périopératoires

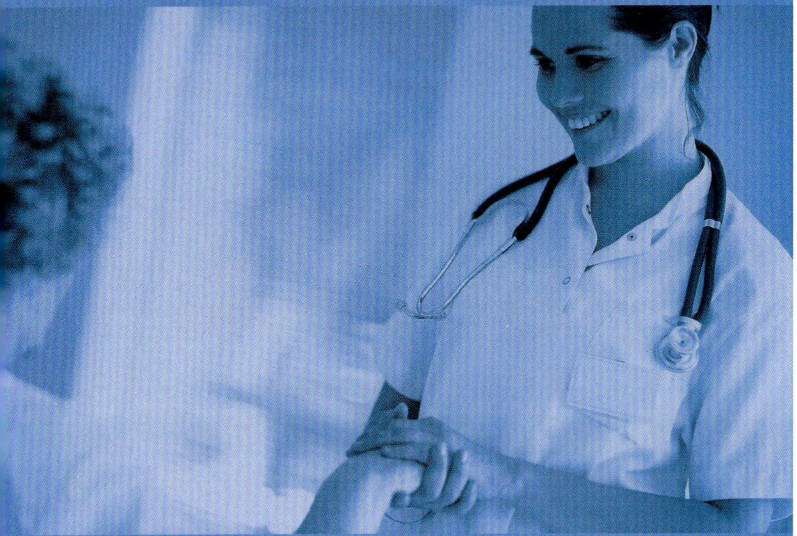

SOMMAIRE

MÉTHODE DE SOINS 9-1

36 SOINS PÉRIOPÉRATOIRES

Enseignement des exercices postopératoires

Cette méthode de soins explique les procédures à suivre pour enseigner à une personne la respiration (page 568), soit la respiration diaphragmatique (page 569) et l'utilisation d'un inspiromètre d'incitation (page 570). Elle présente aissi les exercices des membres inférieurs (page 571), le changement de position au lit (page 574) et la façon de faire le premier lever (page 575).

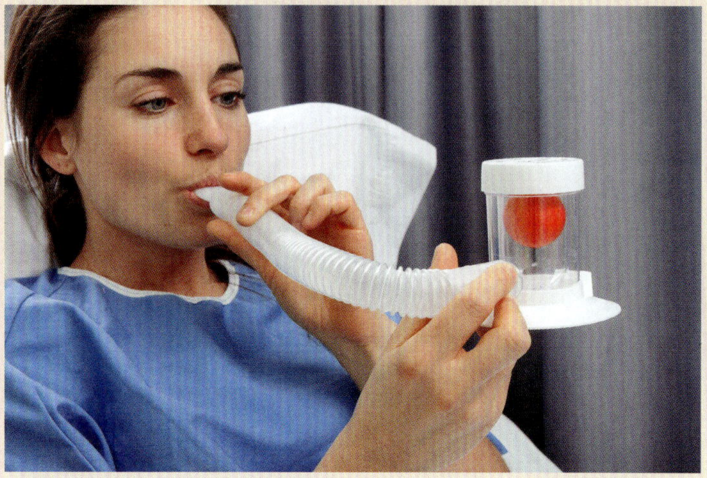

DÉFINITION

Méthode de soins consistant à enseigner à la personne avant son intervention chirurgicale comment stimuler sa fonction respiratoire par des exercices de respiration profonde ou à l'aide d'un inspiromètre d'incitation, comment stimuler sa circulation sanguine par des exercices qui contractent et relâchent les muscles des membres inférieurs et comment se mobiliser rapidement en période postopératoire.

CONTEXTE D'EXÉCUTION

BUTS

Exercices respiratoires	Exercices des membres inférieurs
• Favoriser l'expansion pulmonaire pour une meilleure oxygénation. • Favoriser l'expectoration pour la prévention des risques d'atélectasie et de pneumonie en période postopératoire.	• Favoriser le retour veineux dans les membres inférieurs pour prévenir la formation d'un thrombus et la thrombose veineuse profonde.

Changement de position et premier lever

- Rétablir une bonne circulation sanguine pour prévenir la stase veineuse.
- Maintenir la mobilité pour faciliter le lever précoce.
- Stimuler le péristaltisme intestinal pour prévenir la stase des gaz intestinaux.

MATÉRIEL ET ÉQUIPEMENT

ARTICLES ESSENTIELS

- Inspiromètre d'incitation (1)
- Coussin abdominal improvisé (2)
  - Serviettes (2) (3)
  - Ruban adhésif (4)

ou

Petit oreiller (5)

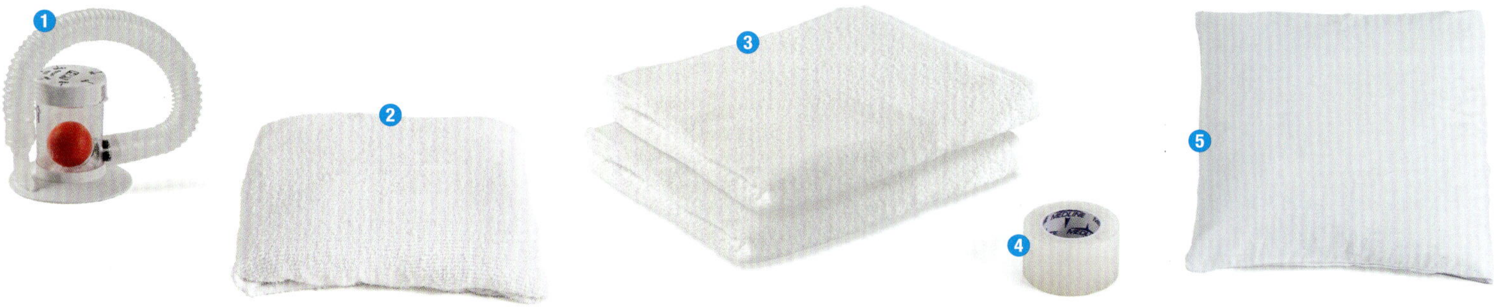

PRÉCAUTIONS ET INTERVENTIONS avant l'enseignement des exercices postopératoires

1. ÉVALUATION

- Évaluer la capacité cognitive de la personne à traiter l'information *afin de s'assurer qu'elle comprendra bien les directives et pourra les appliquer*.
- Évaluer la capacité motrice de la personne à exécuter les exercices des jambes et les changements de position *afin de planifier l'aide nécessaire pour l'exécution de ces exercices durant la période postopératoire*.
- Vérifier au dossier ou au plan thérapeutique infirmier (PTI) s'il existe des contre-indications pour la personne à se tourner d'un côté ou de l'autre *afin de le lui indiquer et de l'aider à prévenir les complications liées à la plaie chirurgicale*.
- Procéder à l'examen clinique de la fonction respiratoire *afin d'établir un programme d'enseignement adapté aux besoins de la personne*.
  - Observation de la fréquence, du rythme, de l'amplitude et des sons
  - Caractéristiques de la respiration (tirage, utilisation des muscles accessoires, etc.)
  - Bruits respiratoires (murmures vésiculaires, bruits surajoutés, etc.)
- Évaluer les risques que la personne soit victime de complications respiratoires en période postopératoire, en consultant son dossier (tabagisme, asthme, maladie pulmonaire obstructive chronique, taux d'hémoglobine bas, etc.) *afin de planifier les interventions nécessaires pour prévenir ces complications*.
- Évaluer les risques que la personne soit victime de complications circulatoires en période postopératoire, en consultant son dossier (insuffisance veineuse, mobilité réduite, etc.) *afin de planifier les interventions nécessaires pour prévenir ces complications*.
- Vérifier les mouvements de la cage thoracique et la capacité de la personne à tousser *afin d'évaluer si elle sera en mesure d'effectuer des exercices respiratoires*.
- Demander à la personne de décrire ses expériences antérieures en période postopératoire *afin d'élaborer un enseignement personnalisé*.

2. INTERVENTION

- Fabriquer au besoin un petit coussin abdominal pour la personne qui doit subir une chirurgie abdominale ou thoracique : plier deux serviettes en forme de coussin et les maintenir ensemble avec du ruban adhésif. *La toux et les changements de position sollicitent les muscles abdominaux et thoraciques, et peuvent ainsi provoquer de la douleur.*

3. ENSEIGNEMENT

- Expliquer à la personne que les exercices respiratoires, les exercices des membres inférieurs et les changements de position sont nécessaires pour la prévention des complications pulmonaires et circulatoires *afin d'obtenir sa collaboration*.
- Décrire et démontrer simultanément les étapes des exercices respiratoires, des exercices de mobilisation et des changements de position, *car la démonstration aide la personne à comprendre et à apprendre comment faire*.
- Expliquer à la personne qu'elle doit provoquer la toux en contractant ses muscles abdominaux et non en se raclant la gorge *afin d'avoir une toux qui permet de dégager les sécrétions pulmonaires*.
- Expliquer à la personne comment elle devra soutenir la plaie durant les changements de position au lit et au moment du premier lever, et lui demander d'en faire la démonstration *afin de l'aider à diminuer la tension sur les points de suture ainsi que la douleur au moment de la mobilisation*.
- Avertir la personne de rincer l'embout buccal de l'inspiromètre d'incitation après chaque séance d'exercices *afin de maintenir une propreté minimale de l'appareil*.

PRÉCAUTIONS ET INTERVENTIONS **après** l'enseignement des exercices postopératoires

1. ÉVALUATION

- Observer la façon dont la personne exécute les exercices respiratoires *afin de s'assurer qu'elle n'utilise pas ses muscles accessoires et ses épaules, ce qui augmente inutilement la dépense énergétique*.
- Vérifier si la personne est capable de retenir sa respiration pendant trois secondes *afin de s'assurer de l'efficacité des exercices respiratoires*.
- Observer si la personne effectue bien les exercices des membres inférieurs, les changements de position et le premier lever en appliquant les principes enseignés *afin de s'assurer que ses mouvements ne causeront pas de traumatismes à la plaie chirurgicale et n'aviveront pas la douleur postopératoire*.
- Évaluer la capacité de la personne à effectuer les exercices de façon autonome *afin de planifier des exercices adaptés*.

2. INTERVENTIONS

- Corriger au besoin les mouvements exécutés par la personne *afin de l'aider à atteindre les objectifs fixés*.
- Encourager la personne dans ses efforts *afin de maintenir sa motivation à poursuivre les exercices respiratoires, les exercices des membres inférieurs et les changements de position en période postopératoire*.

3. ENSEIGNEMENT

- Expliquer à la personne qu'elle doit effectuer les exercices respiratoires toutes les heures en période d'éveil pour prévenir les complications pulmonaires, *car, durant la chirurgie, les poumons n'étant pas complètement gonflés et l'anesthésie inhibant le réflexe de toux, les sécrétions s'accumulent dans les poumons*.
- Expliquer à la personne qu'elle doit effectuer les exercices des jambes et le changement de position toutes les deux heures en période d'éveil *afin de prévenir la stase veineuse*.
- Observer la personne au moment où elle exécute ses exercices et la corriger en lui rappelant la justification si nécessaire *afin que les exercices exécutés soient efficaces*.

4. NOTES AU DOSSIER

- Écrire dans les notes d'évolution toutes les informations concernant l'enseignement préopératoire *afin de permettre la continuité des soins*.
  - Date et heure de l'enseignement
  - Exercices enseignés
  - Difficultés rencontrées par la personne au moment de l'exécution
  - Corrections apportées
  - Réactions et collaboration de la personne

MISE EN SITUATION

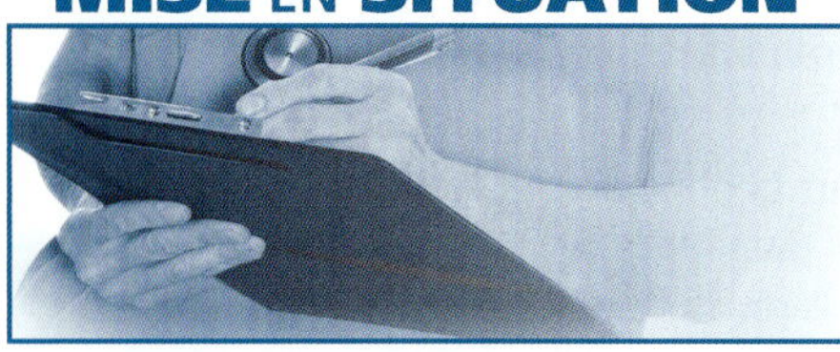

M. Théorêt, âgé de 67 ans, souffre d'emphysème. Demain, il doit subir un pontage coronarien triple.

Ordonnance médicale au dossier

Aucune ordonnance médicale requise.

PROCÉDURE 9-1-1

ENSEIGNER LES EXERCICES RESPIRATOIRES

Sommaire de la procédure

1. Préparation du matériel
2. Installation de la personne
3. Inspiration et expiration
4. Toux contrôlée

Quelles informations devez-vous recueillir pour aider M. Théorêt à prévenir les complications pulmonaires ?

Remarque
Exceptionnellement, la procédure suivante est exécutée par la personne. L'infirmière donne l'enseignement puis assiste la personne dans l'application de chacune des étapes, en l'observant et en la corrigeant au besoin jusqu'à ce qu'elle effectue adéquatement les exercices respiratoires.

Étapes		Justifications

Ne pas oublier les étapes préalables décrites dans la procédure 1-1.
Ne pas oublier les précautions et les interventions s'appliquant avant l'enseignement des exercices postopératoires.

1 Préparation du matériel

1.1 Rassembler les articles nécessaires et les placer sur la table de travail.

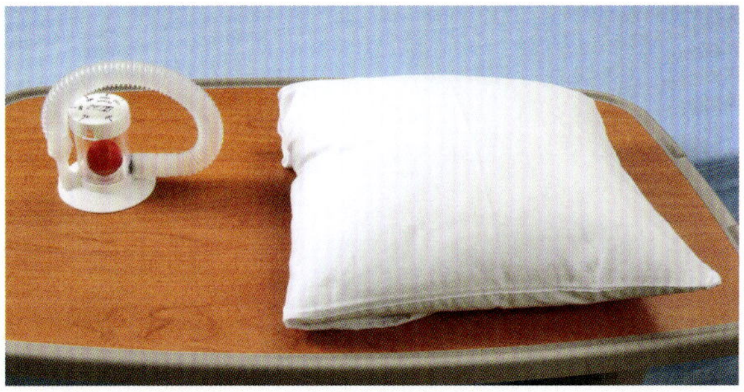

2 Installation de la personne

2.1 Aider la personne à s'asseoir au bord du lit ou dans un fauteuil.

La position de Fowler facilite le mouvement diaphragmatique et favorise l'expansion de la cage thoracique.

Remarque

Idéalement, la personne doit être placée en position de Fowler pour exécuter les exercices respiratoires. Toutefois, il peut s'avérer en période postopératoire que la personne exécute les exercices en position semi-Fowler.

L'installation au fauteuil ou au bord du lit est une activité exigeante en période postopératoire immédiate. Dans cette situation, il est préférable de conserver l'énergie de la personne pour l'exécution des exercices toutes les heures.

3 Inspiration et expiration

A RESPIRATION DIAPHRAGMATIQUE

A.1 Placer les mains à la base de la cage thoracique, les paumes bien à plat et les bouts des doigts s'entrecroisant légèrement.

Les mains ainsi placées, la personne peut observer le mouvement de sa cage thoracique lorsque le diaphragme descend et que les poumons se dilatent (amplitude pulmonaire).

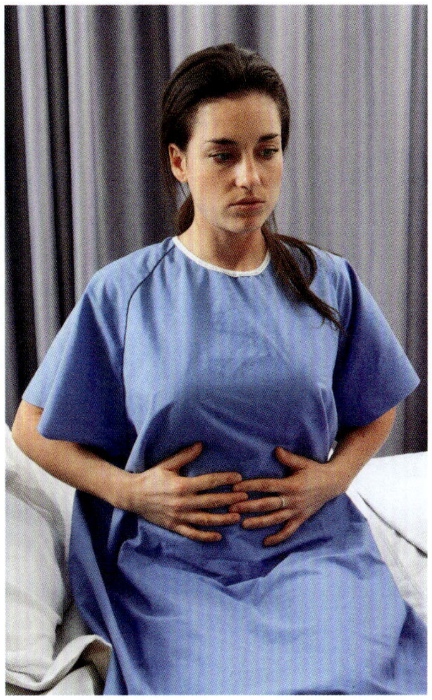

9-1

Étapes		Justifications	
A.2	**Inspirer lentement et profondément par le nez** jusqu'à l'expansion maximale de la cage thoracique, tout en observant les doigts qui se séparent.	Une respiration lente et profonde **prévient l'hyperventilation**. La séparation des doigts indique que la cage thoracique prend de l'expansion.	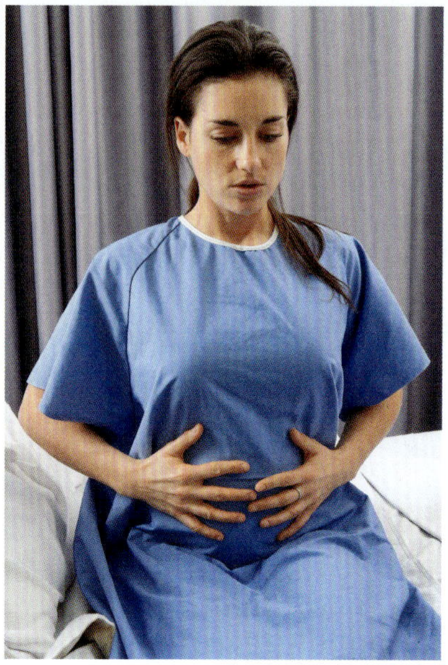
Remarque	*On doit rappeler à la personne qu'elle ne doit pas soulever les épaules, ni forcer l'expansion du thorax durant l'inspiration.*	Le soulèvement des épaules et l'utilisation des muscles accessoires de la cage thoracique augmentent la dépense énergétique.	
A.3	**Maintenir** l'inspiration pendant **trois secondes** puis **expirer lentement** par la bouche, tout en observant les doigts qui s'entrecroisent de nouveau.	L'inspiration forcée **augmente la dimension du thorax**, laquelle entraîne l'étirement des poumons. L'expulsion graduelle de l'air **augmente la pression dans les bronches** et favorise l'écoulement gazeux vers les bronchioles.	
A.4	Répéter ces mouvements quatre ou cinq fois toutes les heures en période d'éveil.	La répétition des mouvements respiratoires prévient les complications pulmonaires telles que l'atélectasie et la pneumonie.	
B	INSPIROMÈTRE D'INCITATION		
B.1	Tenir l'inspiromètre en position verticale.	La position verticale permet le bon fonctionnement de l'appareil.	
B.2	Expirer normalement, puis introduire l'embout buccal de l'inspiromètre dans la bouche et l'emprisonner avec les lèvres en évitant les fuites.	On prévient les fuites d'air pour maintenir la force d'inspiration.	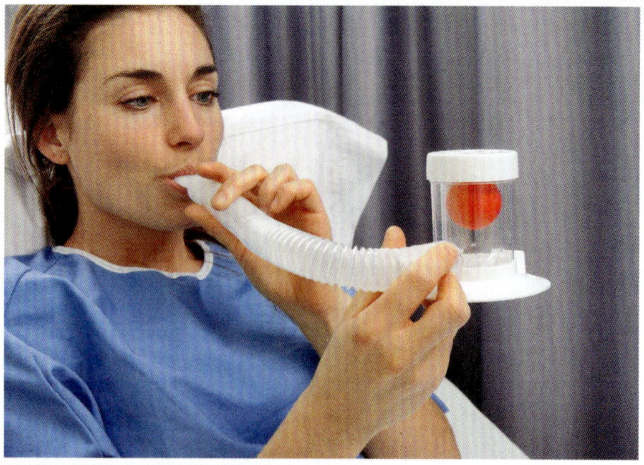
B.3	Inspirer lentement et profondément pour faire monter la boule (ou le disque, selon l'appareil) en haut du cylindre et pour la **maintenir ainsi durant trois secondes**.	L'inspiration forcée **augmente la dimension du thorax**, laquelle entraîne l'étirement des poumons.	
B.4	Retirer l'embout buccal et **expirer lentement** par la bouche.	L'expulsion graduelle de l'air **augmente la pression dans les bronches** et favorise l'écoulement gazeux vers les bronchioles.	

Étapes		Justifications
B.5	Répéter ces mouvements quatre ou cinq fois toutes les heures en période d'éveil.	La répétition des mouvements respiratoires prévient les complications pulmonaires telles que l'atélectasie et la pneumonie. Toutefois, on peut provoquer une hyperventilation si on fait cet exercice plus de quatre ou cinq fois de suite.

Remarque

Certains inspiromètres sont munis d'un régulateur de volume d'inspiration, qu'on peut augmenter graduellement selon la capacité pulmonaire de la personne.

Plus le volume est grand, plus l'effort fourni pour faire monter la boule dans le cylindre est grand. L'inspiration forcée augmente l'expansion de la cage thoracique.

4 Toux contrôlée

4.1	Contracter les muscles abdominaux et tousser profondément deux ou trois fois après avoir fait les exercices respiratoires: respirations diaphragmatiques et inspirométrie incitative.	L'inspiromètre permet de décoller les sécrétions. La toux profonde fait monter les sécrétions pour en faciliter l'expectoration. Bien des personnes font l'erreur de se racler la gorge au lieu de tousser profondément.

Situation particulière

Si la personne doit subir une chirurgie abdominale ou thoracique, on lui enseigne de soutenir à deux mains la plaie chirurgicale au moment de la toux, idéalement à l'aide d'un petit oreiller ou d'un coussin abdominal improvisé.

La toux sollicite les muscles abdominaux et les muscles de la cage thoracique. Si l'incision se trouve à proximité de ces muscles, la toux provoque de la douleur, ce qu'atténue le soutien de l'incision.

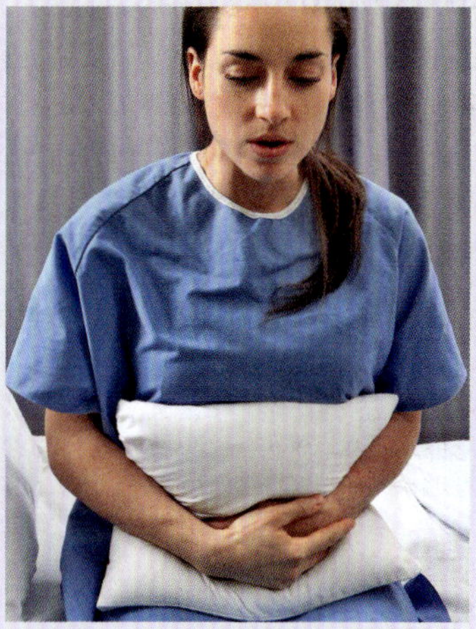

ALERTE!

Ne jamais faire tousser la personne ayant subi une chirurgie au cerveau, à la moelle épinière ou aux yeux.

La toux est contre-indiquée dans ces situations, car elle augmente la pression intracrânienne.

Ne pas oublier les précautions et les interventions s'appliquant après l'enseignement des exercices postopératoires.

Ne pas oublier les étapes postexécutoires décrites dans la procédure 1-2.

Que devez-vous observer pour vous assurer que M. Théorêt exécute correctement les mouvements de la respiration diaphragmatique ?

PROCÉDURE 9-1-2

ENSEIGNER LES EXERCICES DES MEMBRES INFÉRIEURS

Sommaire de la procédure

1 Installation de la personne
2 Rotation des chevilles
3 Flexion plantaire et dorsiflexion
4 Contraction des quadriceps

Quels facteurs peuvent influer sur la capacité de M. Théorêt à exécuter les exercices des membres inférieurs ?

Remarque

Exceptionnellement, la procédure suivante est exécutée par la personne. L'infirmière donne l'enseignement puis assiste la personne dans l'application de chacune des étapes, en l'observant et en la corrigeant au besoin jusqu'à ce qu'elle effectue adéquatement les exercices des membres inférieurs.

Étapes		Justifications

Ne pas oublier les étapes préalables décrites dans la procédure 1-1.
Ne pas oublier les précautions et les interventions s'appliquant avant l'enseignement des exercices postopératoires.

1 Installation de la personne

	Étapes	Justifications
1.1	Demander à la personne de s'installer en position de décubitus dorsal, ou l'aider à le faire.	La position sur le dos permet d'exécuter tous les mouvements requis des membres inférieurs.
1.2	Informer la personne qu'elle devra faire les exercices des membres inférieurs toutes les deux heures en période d'éveil.	Une fréquence soutenue prévient les problèmes circulatoires et musculaires.

2 Rotation des chevilles

	Étapes	Justifications
2.1	Avec chacune des chevilles, faire cinq cercles complets vers l'extérieur.	Les mouvements des pieds favorisent la mobilité et le retour veineux.
2.2	Avec chacune des chevilles, faire cinq cercles complets vers l'intérieur.	

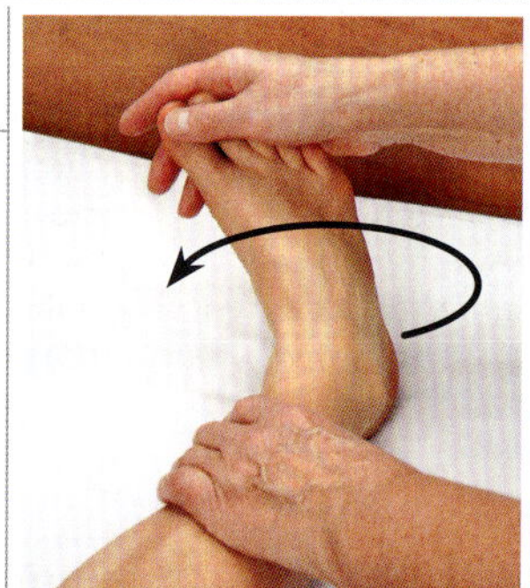

Rotation interne

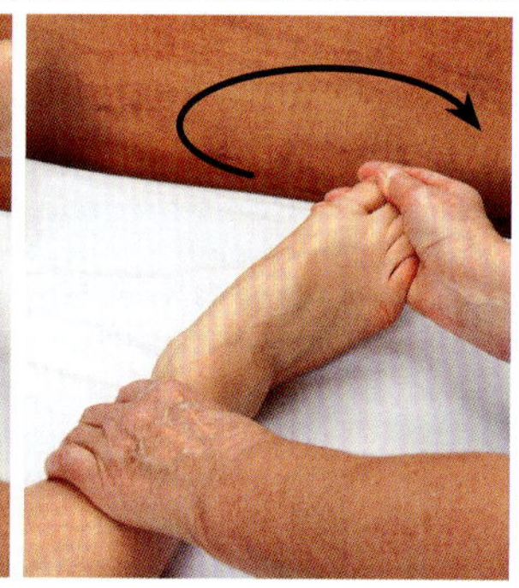

Rotation externe

3 Flexion plantaire et dorsiflexion

	Étapes	Justifications
3.1	Avec chaque pied, faire cinq fois le mouvement de pointer les orteils vers le bas (flexion plantaire).	La contraction des muscles gastrocnémiens (mollets) favorise le retour veineux et prévient la formation d'un thrombus.
3.2	Avec chaque pied, faire cinq fois le mouvement de pointer les orteils vers soi (dorsiflexion).	

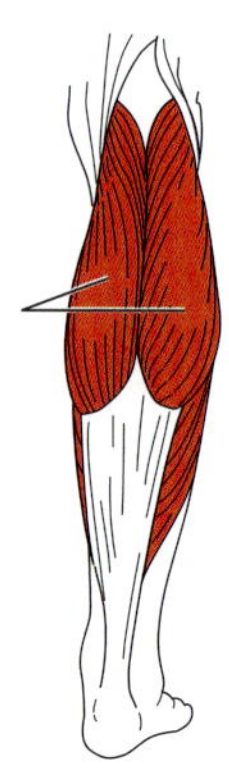

Vue postérieure

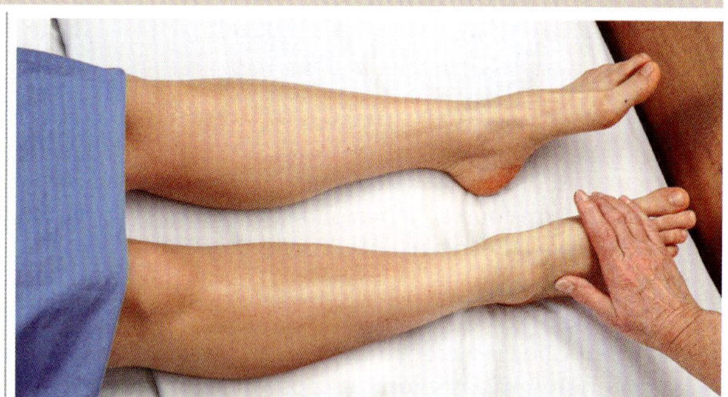

Flexion plantaire

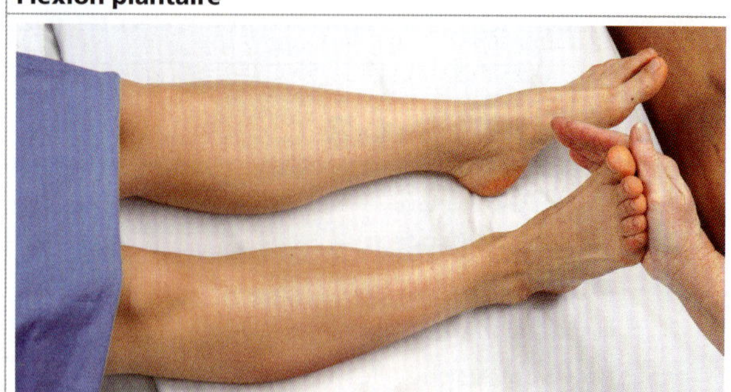

Dorsiflexion

Étapes	Justifications	

4 Contraction des quadriceps

4.1 **Appuyer le creux poplité** d'une jambe contre la surface du matelas tout **en faisant une dorsiflexion du pied**, de façon à contracter le quadriceps, puis relâcher.

Exécuter cinq fois ce mouvement avec chacune des jambes.

La contraction des muscles de la cuisse favorise la circulation sanguine et la mobilité du genou.

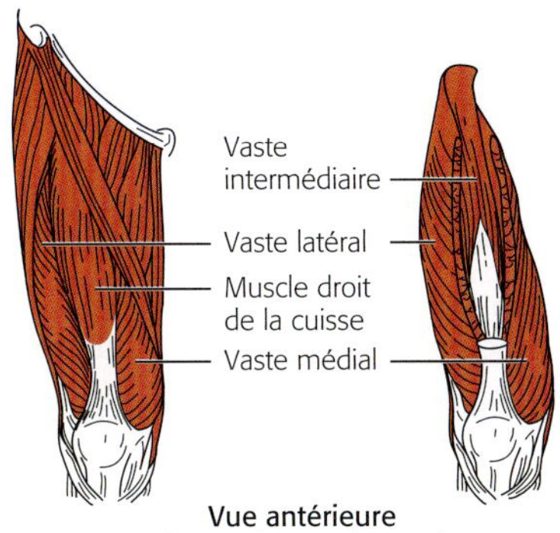

Vue antérieure du quadriceps fémoral

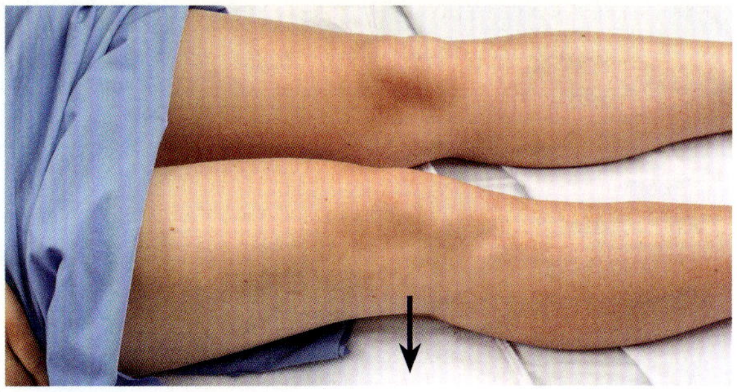
Contraction des quadriceps

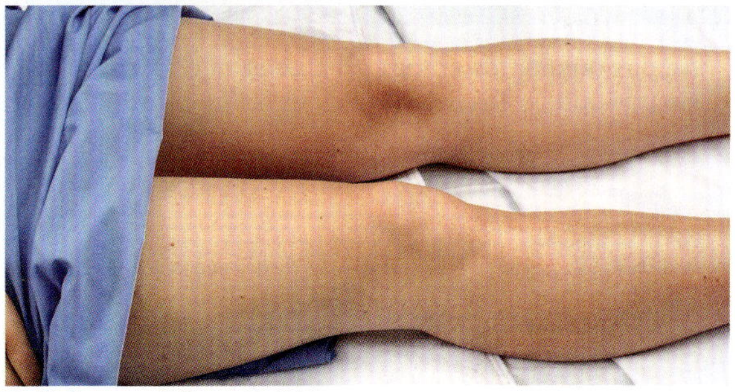
Relâchement des quadriceps

4.2 Plier une jambe et appuyer le pied sur le matelas. Soulever et abaisser cinq fois l'autre jambe. Répéter l'exercice avec la jambe opposée.

La contraction des muscles quadriceps favorise le retour veineux ainsi que la détente.

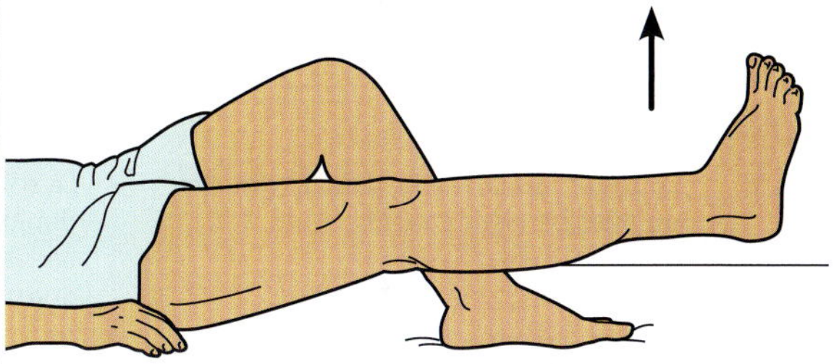

Remarque

Si la personne est incapable de soulever les jambes, on lui demande de les plier puis de les étendre en gardant les pieds à plat sur le matelas.

Les exercices isométriques demandent moins d'effort pour contracter et relâcher les muscles.

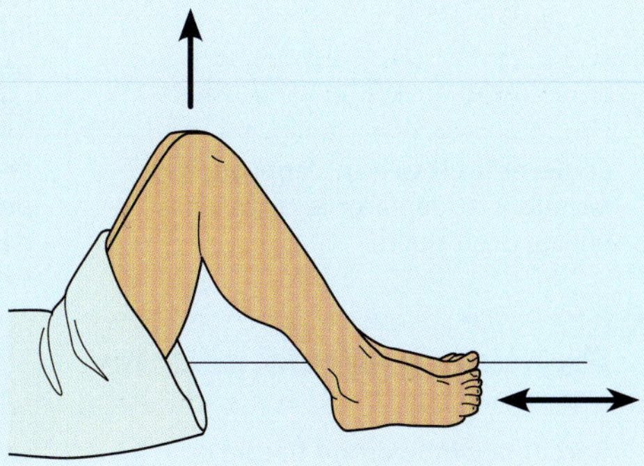

Ne pas oublier les précautions et les interventions s'appliquant après l'enseignement des exercices postopératoires.

Ne pas oublier les étapes postexécutoires décrites dans la procédure 1-2.

! Compte tenu de l'état de santé de M. Théorêt, comment pourriez-vous l'aider à exécuter les exercices des membres inférieurs ?

PROCÉDURE 9-1-3

ENSEIGNER LES CHANGEMENTS DE POSITION

Sommaire de la procédure

1. Installation de la personne
2. Déplacement vers le côté droit du lit
3. Position latérale gauche
4. Déplacement vers le côté gauche du lit
5. Position latérale droite

Quelles sont les mesures dont vous devez tenir compte pour faire effectuer des changements de position de façon sécuritaire ?

Remarque
Exceptionnellement, la procédure suivante est exécutée par la personne. L'infirmière donne l'enseignement puis assiste la personne dans l'application de chacune des étapes, en l'observant et en la corrigeant au besoin jusqu'à ce qu'elle effectue adéquatement les changements de position au lit.

	Étapes	Justifications	
	Ne pas oublier les étapes préalables décrites dans la procédure 1-1. **Ne pas oublier les précautions et les interventions s'appliquant avant l'enseignement des exercices postopératoires.**		
1	**Installation de la personne**		
1.1	Demander à la personne de s'installer en position de décubitus dorsal, ou l'aider à le faire.	La position horizontale facilite le déplacement dans le lit.	
1.2	Baisser la tête de lit au niveau le plus bas que tolère la personne et laisser les ridelles relevées.	Les ridelles préviennent les chutes et aident la personne à se tourner dans le lit.	
2	**Déplacement vers le côté droit du lit**		
2.1	Soutenir la plaie avec la main gauche ou avec un petit coussin.	Le soutien de la plaie chirurgicale diminue la tension s'exerçant sur l'incision et atténue ainsi la douleur due à la mobilisation.	
2.2	Déplacer les pieds vers le côté droit du lit, puis plier les genoux.	Le déplacement du corps vers le côté droit du lit évite à la personne de se retrouver trop près des ridelles lorsqu'elle roulera sur le côté gauche, pour l'installation en position latérale gauche.	
2.3	Soulever les fesses en s'appuyant sur les talons et déplacer le corps vers le côté droit du lit.	Le déplacement du tronc vers la droite permet l'alignement du corps. La flexion des genoux diminue le tiraillement s'exerçant sur l'incision chirurgicale.	
3	**Position latérale gauche**		
3.1	Garder la jambe droite fléchie et étendre la jambe gauche.	La jambe droite fléchie servira à faire basculer le corps sur le côté gauche.	
3.2	Pousser avec le pied droit pour basculer le tronc et aller saisir la ridelle du côté gauche avec la main droite.	La ridelle diminue l'effort que la personne doit fournir pour se tourner dans le lit. La traction sur la ridelle et la poussée du pied droit aident la personne à rouler sur le côté.	
4	**Déplacement vers le côté gauche du lit**		
4.1	Soutenir la plaie avec la main droite ou avec un petit coussin.		

Étapes		Justifications	
4.2	Déplacer les pieds vers le côté gauche du lit, puis plier les genoux.		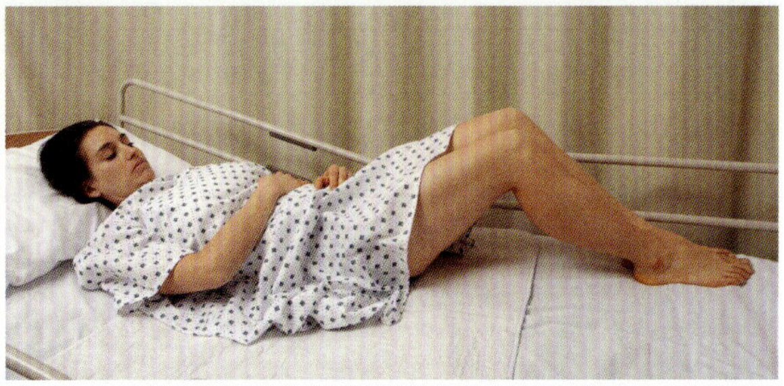
4.3	Soulever les fesses en poussant sur les talons et déplacer le corps vers le côté gauche du lit.		

5 Position latérale droite

5.1	Garder la jambe gauche fléchie et étendre la jambe droite.		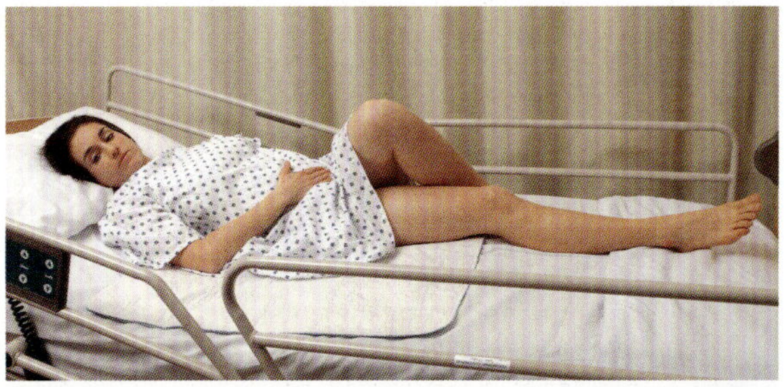
5.2	Pousser avec le pied gauche pour basculer le tronc et aller saisir la ridelle du côté droit avec la main gauche.		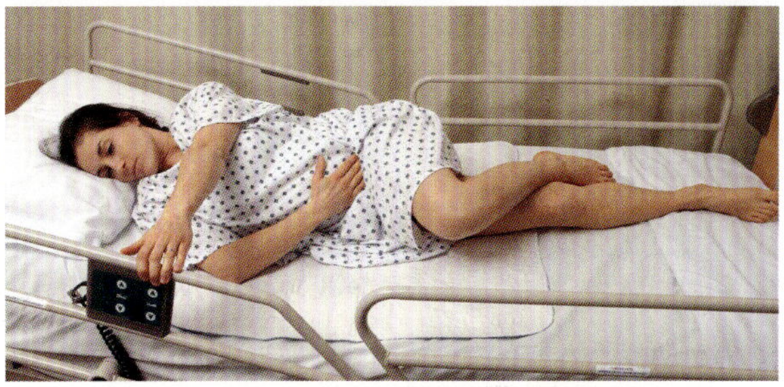

Ne pas oublier les précautions et les interventions s'appliquant après l'enseignement des exercices postopératoires.

Ne pas oublier les étapes postexécutoires décrites dans la procédure 1-2.

! Quelles directives avez-vous données à M. Théorêt pour l'aider à se tourner dans la position latérale gauche ?

PROCÉDURE 9-1-4

ENSEIGNER COMMENT EFFECTUER LE PREMIER LEVER

Sommaire de la procédure

1 Installation de la personne
2 Pivotement du tronc en décubitus latéral
3 Redressement latéral
4 Période transitoire

! Que devez-vous vérifier avant que la personne effectue le premier lever postopératoire ?

Remarque

Exceptionnellement, la procédure suivante est exécutée par la personne. L'infirmière donne l'enseignement puis assiste la personne dans l'application de chacune des étapes, en l'observant et en la corrigeant au besoin jusqu'à ce qu'elle démontre adéquatement comment elle effectuera le premier lever.

9-1

	Étapes	Justifications	
	Ne pas oublier les étapes préalables décrites dans la procédure 1-1. **Ne pas oublier les précautions et les interventions s'appliquant avant l'enseignement des exercices postopératoires.**		
1	**Installation de la personne**		
1.1	Demander à la personne de s'installer en position de décubitus dorsal, ou l'aider à le faire.		
1.2	Élever la tête du lit de 30 à 45°.	L'angle de pivotement du tronc, et par conséquent l'effort à fournir pour se lever, diminue à mesure que l'angle de la tête du lit augmente.	
1.3	Abaisser la ridelle du côté le plus approprié pour faciliter le lever, selon la localisation de la plaie chirurgicale.	La localisation de la plaie peut influer sur la capacité de la personne à se lever d'un côté du lit ou de l'autre.	
2	**Pivotement du tronc en décubitus latéral**		
2.1	Plier les genoux.	Cette position diminue la tension s'exerçant sur les points de suture, surtout lorsqu'ils sont situés dans la région abdominale.	Voir ASSTSAS. (2009). Principes pour le déplacement sécuritaire des bénéficiaires – PDSB, p. 46, n° 1.
2.2	Se tourner en basculant lentement les jambes repliées vers le côté du lit.	La bascule des jambes aide le tronc à pivoter.	Voir ASSTSAS. (2009). Principes pour le déplacement sécuritaire des bénéficiaires – PDSB, p. 46, n° 2.
3	**Redressement latéral**		
3.1	Sortir doucement les jambes du lit et commencer à pousser sur le matelas avec la main du bras libre.	Le poids des jambes servira de contre-poids pour soulever le tronc du matelas.	Voir ASSTSAS. (2009). Principes pour le déplacement sécuritaire des bénéficiaires – PDSB, p. 46, n° 3.
3.2	Continuer à pousser sur le matelas avec la main du bras libre tout en poussant avec le coude du bras situé contre le matelas, jusqu'à ce que le tronc soit complètement redressé.	La poussée des deux bras permet le redressement complet du tronc.	Voir ASSTSAS. (2009). Principes pour le déplacement sécuritaire des bénéficiaires – PDSB, p. 46, n° 4.
4	**Période transitoire**		
4.1	Regarder droit devant soi et attendre environ 10 secondes avant de se lever.	En regardant devant soi, on prévient ou on diminue l'étourdissement. En présence d'une hypotension orthostatique (étourdissement, diaphorèse, nausée, etc.), la période transitoire donne le temps d'évaluer si ces manifestations disparaissent et que le premier lever peut se faire de façon sécuritaire.	

Ne pas oublier les précautions et les interventions s'appliquant après l'enseignement des exercices postopératoires.

Ne pas oublier les étapes postexécutoires décrites dans la procédure 1-2.

! Pourquoi est-il important de lever la tête du lit au moment du premier lever ?

RÉDACTION DES NOTES D'ÉVOLUTION

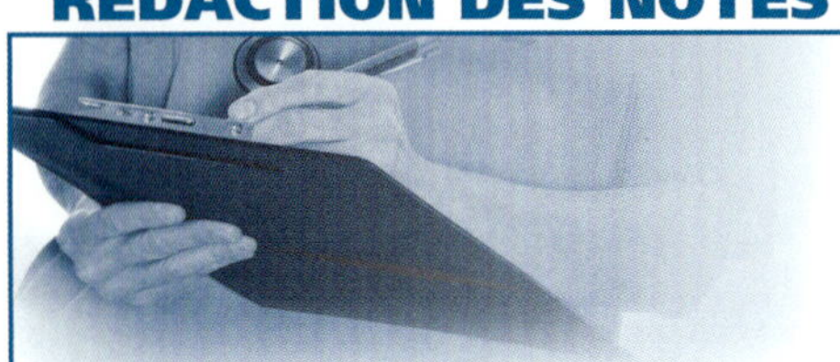

Dossier de M. Théorêt

2011-10-11 **10:30** Enseignement des exercices respiratoires, des exercices des membres inférieurs, des changements de position au lit et de la façon de faire le premier lever. Effectue chacun des exercices de façon autonome et en respectant les consignes données. ______________ Nadine Langlois, étudiante inf.

Chapitre 10

Activité et exercice

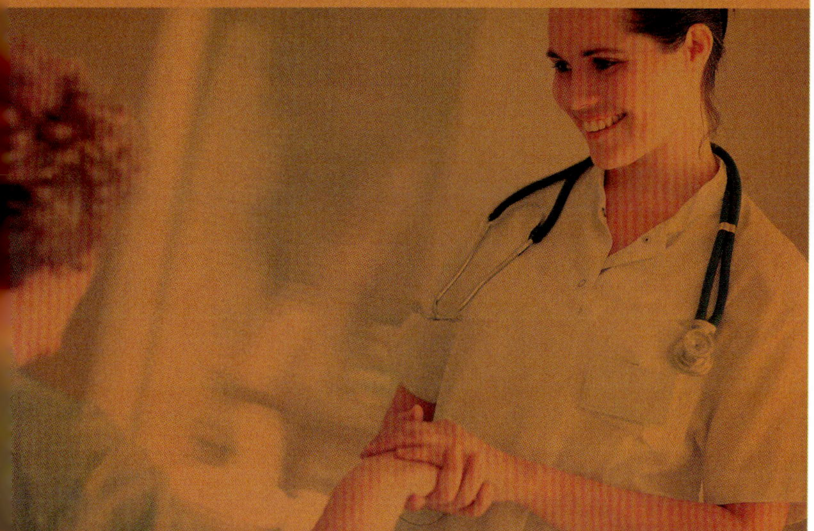

SOMMAIRE

MÉTHODE DE SOINS 10-1

37 ACTIVITÉ ET EXERCICE

Positionnement de la personne dans un lit

Cette méthode de soins décrit les procédures à suivre pour installer une personne en position de Fowler basse (semi-Fowler), en position de Fowler et en position de Fowler haute (page 581). Elle décrit également la façon d'installer une personne en position de décubitus dorsal (page 583) et en position de décubitus ventral (page 586), en position de décubitus latéral (page 584) et en position semi-latérale (de Sims, page 585). Enfin, elle explique comment installer une personne en position orthopnéique (page 587).

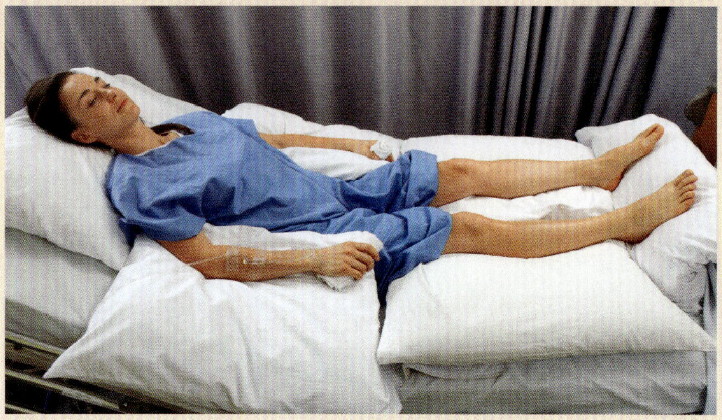

DÉFINITION

Méthode de soins consistant à installer une personne au lit en respectant un bon alignement corporel et à placer des dispositifs de soutien à des endroits spécifiques selon la position de la personne.

CONTEXTE D'EXÉCUTION

BUTS

- Maintenir le tonus musculaire.
- Éviter l'inconfort musculaire.
- Prévenir les contractures.
- Prévenir les dommages aux nerfs et aux vaisseaux sanguins superficiels.
- Éviter l'apparition de plaies de pression.

MATÉRIEL ET ÉQUIPEMENT

ARTICLES ESSENTIELS

Position de Fowler	Position de décubitus dorsal	Position de décubitus latéral	Position semi-latérale (de Sims)	Position de décubitus ventral	Position orthopnéique
• 1 oreiller (de densité moyenne) pour la tête, le cou et les épaules (1) • 2 oreillers (de densité moyenne) pour les avant-bras • 2 oreillers (de faible densité) pour les jambes	• 1 oreiller (de densité moyenne ou forte) pour la tête, le cou et les épaules • 2 oreillers (de densité moyenne) pour les avant-bras • 2 oreillers (de densité moyenne) pour les jambes • 1 oreiller (de densité moyenne) ou coussin en gel pour les talons	• 1 oreiller (de forte densité) pour la tête et le cou • 1 oreiller (de densité moyenne ou forte) pour le bras supérieur en flexion • 1 oreiller (de densité moyenne) pour le dos • 1 oreiller (de densité moyenne) pour la jambe supérieure en flexion	• 1 oreiller (de faible densité) pour la tête et le cou • 1 oreiller (de densité moyenne) pour le bras supérieur en flexion • 1 oreiller (de densité moyenne) pour la jambe supérieure en flexion	• 1 oreiller (de faible densité) pour la tête, le cou et les épaules • 1 oreiller (de faible densité) pour mettre sous l'abdomen • 1 oreiller (de densité moyenne à forte) pour les jambes	• Table de lit (2) • 1 ou 2 oreillers (de densité moyenne) pour la tête et le cou

ARTICLES FACULTATIFS				
Si la personne est obèse ou difficile à déplacer: • Toile ou tube de glissement pour le déplacement de la personne ***Si la personne présente des risques de contractures:*** • Balle de mousse ou de caoutchouc 3 *ou* Petit rouleau 4 • Orthèse de positionnement pour les mains • Appui-pieds *ou* Bottes de maintien *ou* Oreillers	***Si la personne est obèse ou difficile à déplacer:*** • Toile ou tube de glissement pour le déplacement de la personne ***Si la personne est affaiblie:*** • Balle de mousse ou de caoutchouc 3 ***Si la personne risque de présenter une rotation externe de la hanche:*** • Rouleaux pour les hanches et les chevilles 5 *ou* Sacs de sable 6 ***Si la personne est inconsciente ou paralysée:*** • Appui-pieds *ou* Bottes de maintien • Petit rouleau 4 *ou* Orthèse de positionnement pour les mains	***Si la personne est obèse ou difficile à déplacer:*** • Toile ou tube de glissement pour le déplacement de la personne ***Si la personne présente des risques de contractures:*** • Sacs de sable 6 *ou* Bottes de maintien	***Si la personne est obèse ou difficile à déplacer:*** • Toile ou tube de glissement pour le déplacement de la personne ***Si la personne est inconsciente ou paralysée:*** • Sacs de sable 6 *ou* Bottes de maintien	***Si la personne est obèse ou difficile à déplacer:*** • Toile ou tube de glissement pour le déplacement de la personne

10-1

Remarque

Les qualificatifs « faible », « moyenne » et « forte » concernant la densité des oreillers à utiliser ne sont mentionnés qu'à titre indicatif. Ce qu'il est surtout important de retenir, c'est qu'un oreiller placé sous la tête ou un membre doit être capable, grâce à sa densité, d'en supporter le poids de façon à maintenir l'alignement corporel. Le respect de l'alignement corporel est essentiel pour prévenir notamment les rotations, les hyperextensions, etc. qui génèrent des tensions musculaires, des troubles de la circulation sanguine locale, des contractures, etc.

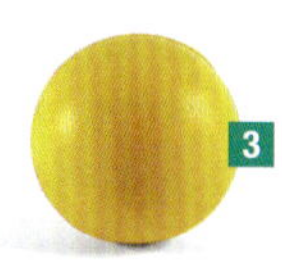

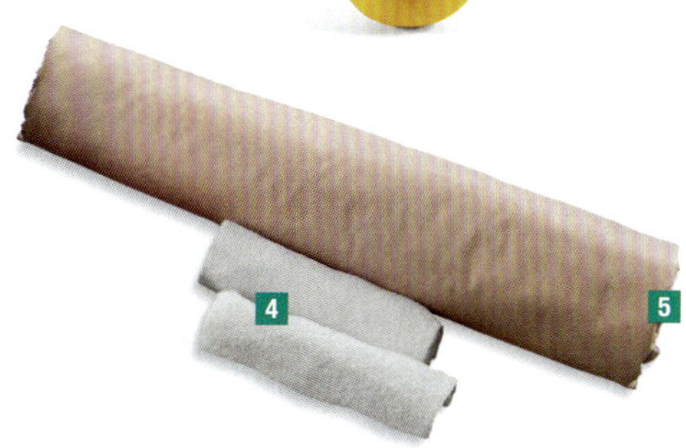

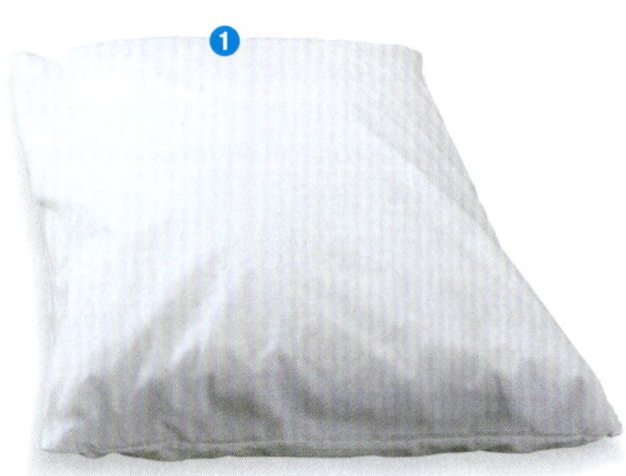

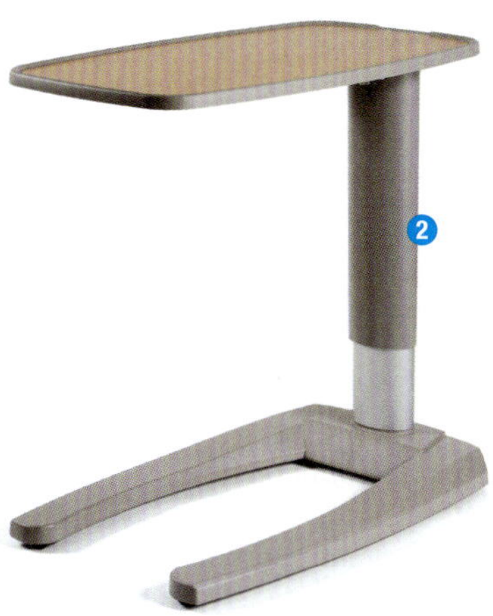

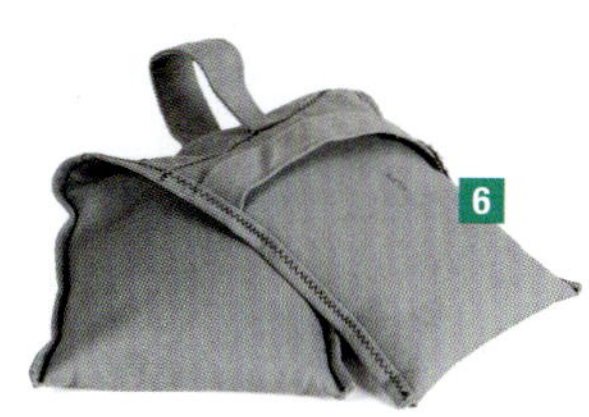

PRÉCAUTIONS ET INTERVENTIONS **avant** le positionnement d'une personne dans un lit

1. ÉVALUATION

- Évaluer la capacité de la personne à se mobiliser (degré de mobilité, force musculaire, état de conscience, etc.) *afin de demander de l'aide au besoin et de prévenir les blessures corporelles tant pour la personne que pour l'intervenant*.
- Évaluer l'amplitude du mouvement des différentes articulations concernées par le positionnement *afin de prévenir les contractures en respectant cette amplitude, qui varie d'une personne à une autre*.
- Déterminer les dispositifs de soutien nécessaires au maintien de l'alignement corporel *afin de prévenir, entre autres, l'hyperflexion et la rotation d'une articulation*.
- Évaluer l'intégrité de la peau avant chaque changement de position *afin d'effectuer les interventions nécessaires pour prévenir les plaies de pression*.

2. INTERVENTIONS

- Vérifier, dans le plan thérapeutique infirmier (PTI), les directives infirmières concernant spécifiquement la mobilité physique réduite ou la mobilité réduite au lit *afin d'appliquer les interventions correspondantes*.
- Prendre les mesures nécessaires pour soulager la douleur avant le déplacement de la personne *afin d'obtenir sa collaboration et d'assurer son confort*.
- Se rappeler les principes pour le déplacement sécuritaire des bénéficiaires (PDSB) émis par l'Association paritaire pour la santé et la sécurité du travail du secteur affaires sociales (ASSTSAS) (2009) *afin de prévenir les blessures du dos pour l'infirmière et tout préjudice pour la personne*.

3. ENSEIGNEMENT

- Informer la personne des différents moyens lui permettant de se déplacer et de la façon dont elle peut aider au changement de position *afin d'obtenir sa collaboration et de maintenir son estime de soi*.

PRÉCAUTIONS ET INTERVENTIONS **après** le positionnement d'une personne dans un lit

1. ÉVALUATION

- Évaluer le confort de la personne après le positionnement au lit *afin de s'assurer que l'alignement corporel est correct et que le soutien est adéquat, pour prévenir la tension des muscles et des articulations*.

2. INTERVENTIONS

- Changer la personne de position toutes les deux heures, *car une position maintenue sur une période prolongée peut nuire à la circulation sanguine et à l'oxygénation des tissus, et donc conduire à la formation de lésions cutanées*.
- Écrire l'horaire des changements de position sur 24 heures dans le plan de soins et de traitements infirmiers (PSTI) et l'afficher au chevet de la personne *afin de permettre le suivi des soins*.

3. ENSEIGNEMENT

- Expliquer à la personne qu'elle doit bien signaler tout inconfort de positionnement *afin qu'un bon alignement corporel soit respecté, pour prévenir des dommages aux articulations et à la circulation sanguine*.

4. NOTES AU DOSSIER

- Écrire dans les notes d'évolution toute donnée hors norme concernant la procédure *afin de permettre la continuité des soins*.
  - Date et heure du changement de position
  - Type de positionnement
  - Capacité de la personne à se mobiliser : force, tonus, etc.
  - État de la peau aux points de pression
  - Interventions liées à une atteinte à l'intégrité de la peau
  - Réactions et collaboration de la personne

• Inscrire au PTI les directives infirmières déterminées en fonction de l'évolution clinique de la personne et de l'efficacité des soins et des traitements, *afin d'assurer le suivi clinique*.

MISE EN SITUATION

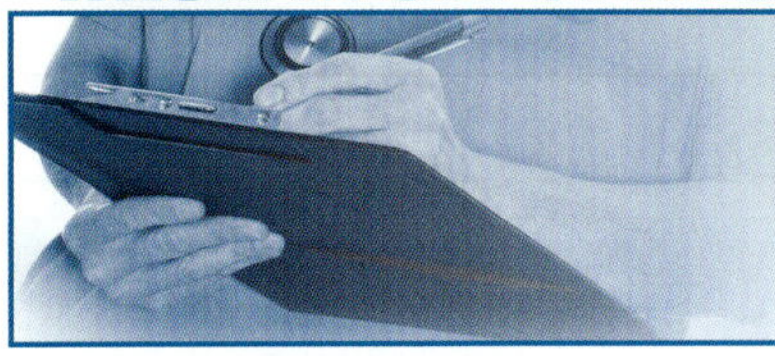

Mme Cameira, âgée de 72 ans, est hospitalisée pour une tumeur pulmonaire avec métastases osseuses, en phase terminale. Une mobilisation au lit est effectuée toutes les deux heures par deux personnes.

Ordonnance médicale au dossier

Aucune ordonnance médicale requise.

PROCÉDURE 10-1-1

POSITIONNER UNE PERSONNE DANS UN LIT

Sommaire de la procédure

1 Préparation du matériel
2 Organisation de l'environnement de travail
3 Installation de la personne
- A Installer une personne en position de Fowler basse (semi-Fowler), de Fowler ou de Fowler haute
- B Installer une personne en position de décubitus dorsal
- C Installer une personne en position de décubitus latéral
- D Installer une personne en position semi-latérale (de Sims)
- E Installer une personne en position de décubitus ventral
- F Installer une personne en position orthopnéique

Avez-vous vérifié dans le PTI les interventions infirmières concernant la mobilisation de Mme Cameira ?

Remarque

Cette procédure vise à expliquer comment installer de façon confortable une personne dans différentes positions. Elle ne montre pas comment effectuer les changements de position, lesquels sont décrits dans le cahier *Principes pour le déplacement sécuritaire des bénéficiaires – Cahier du participant* produit par l'ASSTSAS (2009).

	Étapes	Justifications	

Ne pas oublier les étapes préalables décrites dans la procédure 1-1.
Ne pas oublier les précautions et les interventions s'appliquant avant le positionnement d'une personne dans un lit.

1 Préparation du matériel

	Étapes	Justifications	
1.1	Rassembler le matériel nécessaire au positionnement dans l'environnement immédiat de la personne.	Bien prévoir le matériel nécessaire permet d'installer confortablement la personne pour les deux prochaines heures.	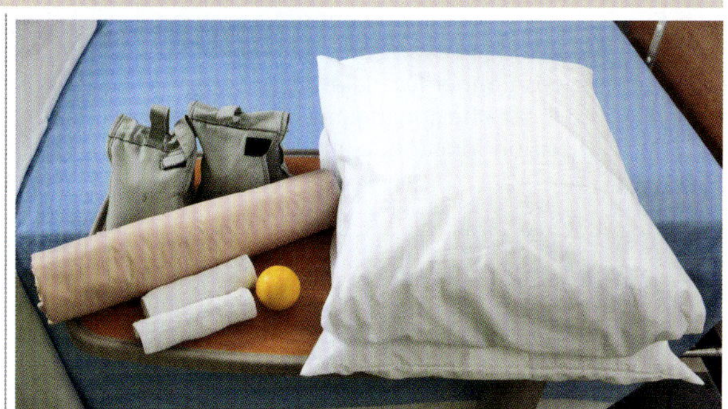
1.2	Garder à la tête du lit un oreiller selon la densité nécessaire pour le soutien de la tête, du cou et des épaules au besoin, mais retirer les autres oreillers et tout autre objet.	L'oreiller à la tête du lit est rapidement accessible pour être placé sous la tête de la personne. Le retrait des autres oreillers et objets facilite le déplacement de la personne.	

10-1

Étapes		Justifications	
2	**Organisation de l'environnement de travail**		
2.1	Monter le lit à la hauteur du pubis de l'intervenant de plus petite taille.	La hauteur du lit est importante dans l'application d'une bonne biomécanique réduisant au minimum les risques de blessures au dos.	
2.2	Abaisser la tête du lit complètement ou selon la tolérance de la personne.	Il est plus facile de déplacer une personne lorsqu'elle se trouve en position de décubitus dorsal.	
3	**Installation de la personne**		
A	INSTALLER UNE PERSONNE EN POSITION DE FOWLER BASSE (SEMI-FOWLER), DE FOWLER OU DE FOWLER HAUTE		
A.1	Mettre la personne en position de décubitus dorsal et la remonter dans le lit en tenant compte de ses capacités et en appliquant les PDSB (ASSTSAS, 2009) pour une assistance totale ou partielle. Utiliser au besoin une toile ou un tube de glissement pour le déplacement de la personne, si disponible.	Pour une position confortable, la personne doit avoir la cambrure du dos placée au bon endroit dans le lit, au moment de l'élévation de la tête du lit. Le respect des PDSB permet de prévenir les blessures du dos pour l'infirmière et tout préjudice pour la personne alitée.	
A.2	Élever la tête du lit en fonction de la position de Fowler désirée : • Fowler basse (semi-Fowler) : 30° • Fowler : entre 45° et 60° • Fowler haute : entre 60° et 90°	Un angle de 45° à 60° favorise l'expansion pulmonaire et diminue la tension musculaire dans le cou.	
A.3	Aligner la tête et le tronc de la personne avec son bassin.	Un bon alignement permet d'éviter que la personne ne glisse vers le côté, surtout dans les cas de parésie et de paralysie.	
A.4	Placer un oreiller de densité moyenne de façon à soutenir la tête, le cou et la partie supérieure des épaules et de façon que la tête soit légèrement fléchie vers l'avant.	Un oreiller de faible densité pourrait provoquer une hyperextension du cou. Un oreiller de forte densité ou plusieurs oreillers pourraient occasionner une contracture du cou.	
A.5	Placer un oreiller de densité moyenne sous chaque avant-bras de la personne, et positionner les mains de la personne en légère flexion, paumes vers le bas (position fonctionnelle).	Les muscles atteints de parésie ou de paralysie sont incapables de résister à la force gravitationnelle. L'absence de maintien pourrait conduire à des contractures aux épaules, à de la douleur et à de l'œdème aux membres supérieurs.	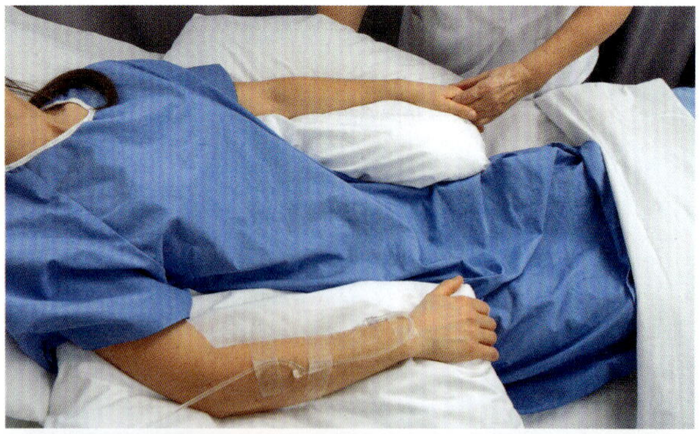
	Placer au besoin dans chaque main une balle de mousse ou de caoutchouc ou un petit rouleau. Placer l'orthèse de positionnement pour les mains si elle a été fabriquée pour la personne.	Chez la personne paralysée, maintenir la main en position fonctionnelle permet de prévenir les contractures, car les muscles fléchisseurs sont plus forts que les muscles extenseurs.	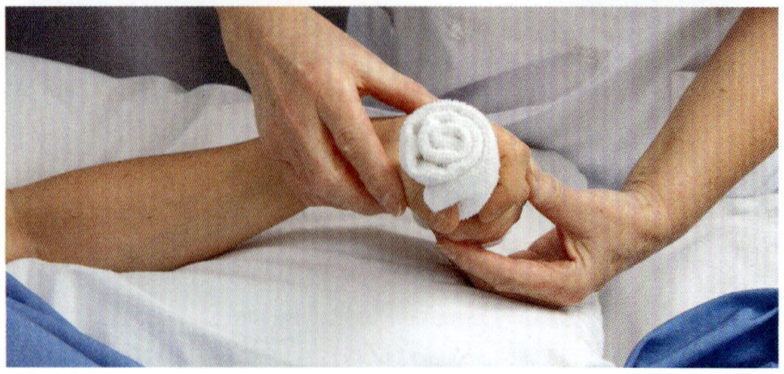

	Étapes	Justifications	
A.6	Fléchir les genoux de la personne et placer un oreiller de faible densité sous chaque membre inférieur, de façon à maintenir une légère flexion des genoux. Laisser les talons dépasser de l'oreiller de façon à ce qu'ils soient dans le vide.	L'hyperextension prolongée d'une articulation peut nuire à sa mobilité et provoquer de la raideur. On prévient les plaies de pression aux talons.	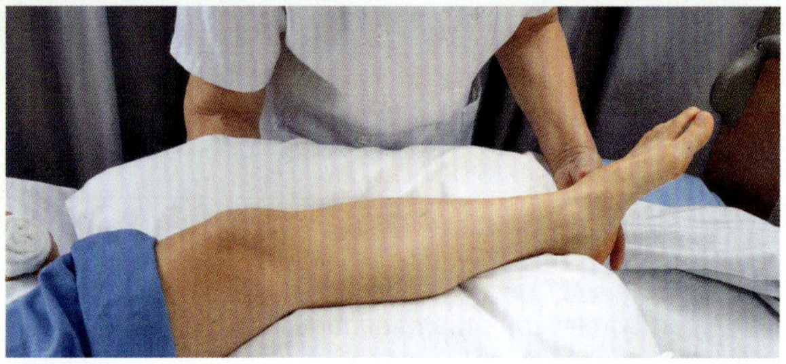
A.7	Installer au besoin les pieds en dorsiflexion avec un appui-pied ou des bottes de maintien, ou soutenir les pieds avec un ou des oreillers, selon le cas.	On prévient le pied tombant en améliorant le tonus des muscles extenseurs du pied.	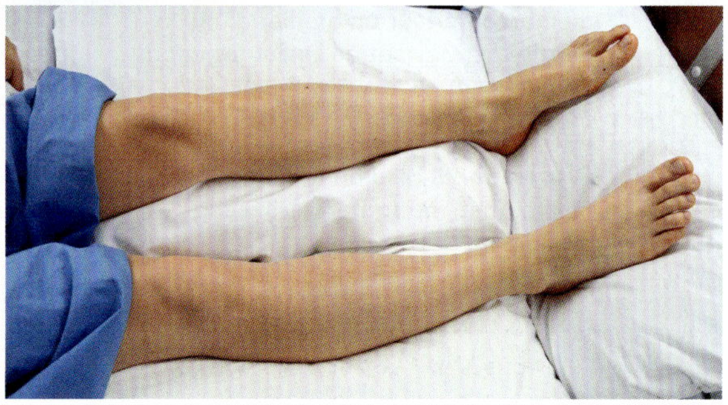
B	**INSTALLER UNE PERSONNE EN POSITION DE DÉCUBITUS DORSAL**		
B.1	Mettre la personne en position de décubitus dorsal et la remonter dans le lit en tenant compte de ses capacités et en appliquant les PDSB (ASSTSAS, 2009) pour une assistance totale ou partielle. Utiliser au besoin une toile ou un tube de glissement pour le déplacement de la personne, si disponible.	Une personne alitée a tendance à glisser vers le bas, dès qu'on élève la tête du lit. Le respect des PDSB permet de prévenir les blessures du dos pour l'infirmière et tout préjudice pour la personne alitée.	
B.2	Aligner la tête et le tronc de la personne avec son bassin.	Un bon alignement évite les tensions aux muscles dorsaux.	
B.3	Placer un oreiller de densité moyenne ou forte sous la tête, le cou et la partie supérieure des épaules, de façon à ce que la tête soit légèrement fléchie vers l'avant.	L'oreiller ainsi placé permet de maintenir un bon alignement. En supportant la courbure cervicale, on prévient les contractures cervicales. En supportant la partie supérieure des épaules, on diminue la courbure lombaire et on prévient les contractures lombaires.	
B.4	Placer les bras de la personne en légère pronation et les soutenir à l'aide d'un oreiller de densité moyenne. Chez la personne affaiblie, mettre une balle de mousse ou de caoutchouc dans chaque main et encourager la personne à comprimer la balle régulièrement.	On prévient la contracture des coudes et la rotation de l'épaule. La balle favorise la position fonctionnelle, et l'exercice entretient et renforce la force de préhension.	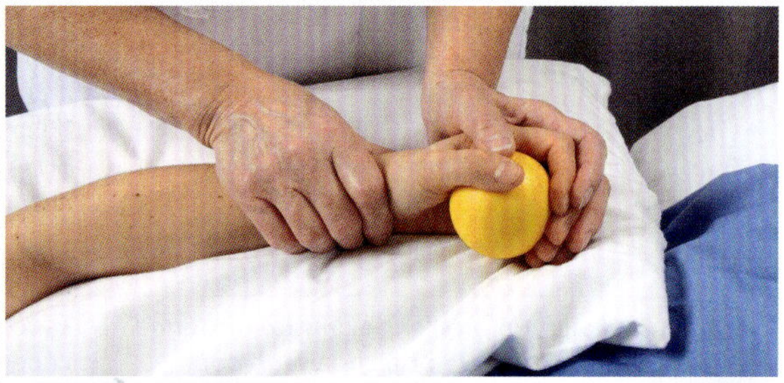
	Chez la personne inconsciente ou paralysée, mettre un rouleau dans chaque main et placer le pouce en abduction comme pour saisir le rouleau ou mettre l'orthèse de positionnement, s'il y a lieu.	Le rouleau contribue au maintien d'une position fonctionnelle de la main.	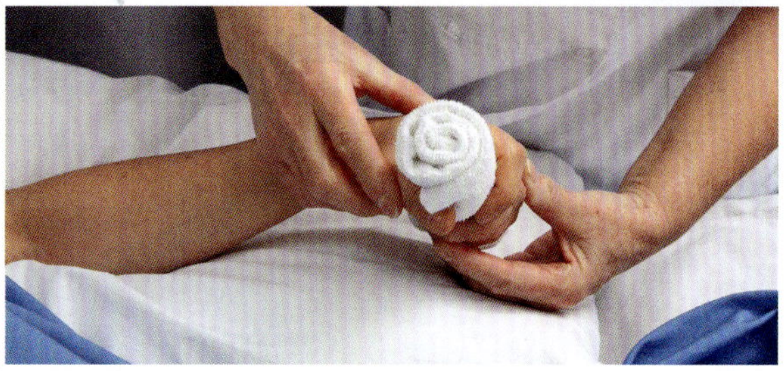

10-1

	Étapes	Justifications	
	Situation particulière *Pour les personnes ayant subi une fracture ou une luxation de la hanche, ou souffrant de paralysie ou de parésie, on place des rouleaux ou des sacs de sable sur les côtés des hanches et des chevilles.*	Des déformations articulaires se produisent au moment d'une rotation externe de la hanche ou du pied, quand un muscle plus fort domine le muscle opposé.	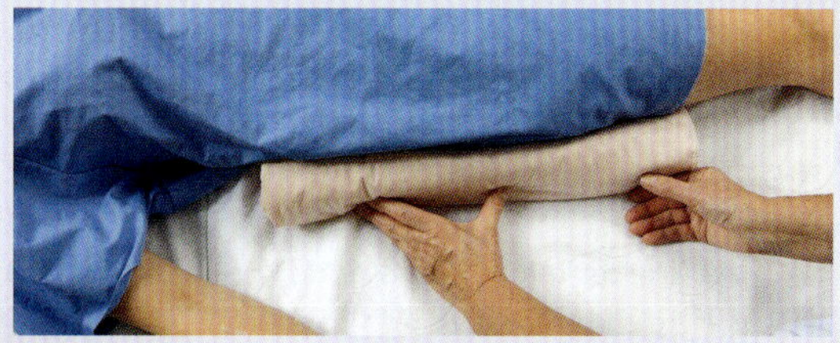
B.5	Surélever les talons au moyen d'un coussin en gel ou placer sous chaque membre inférieur un oreiller d'une densité permettant de laisser les talons dans le vide.	Les talons subissent une forte pression lorsque la personne repose sur le dos. En éliminant complètement cette pression, on prévient les plaies de pression.	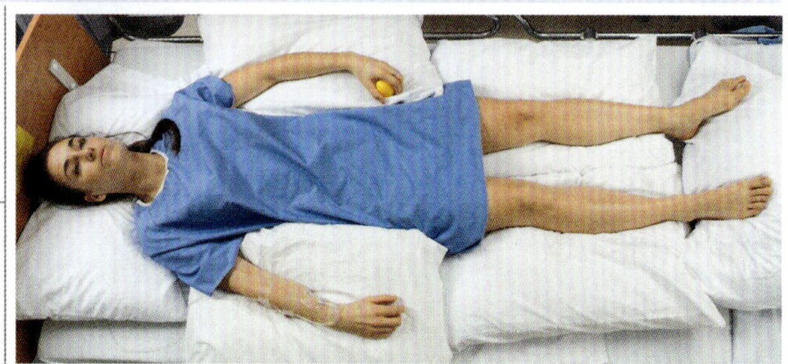
B.6	Installer les pieds en dorsiflexion avec un appui-pied ou des bottes de maintien, ou soutenir les pieds avec un ou des oreillers.	On prévient le pied tombant en améliorant le tonus des muscles extenseurs du pied.	
C	INSTALLER UNE PERSONNE EN POSITION DE DÉCUBITUS LATÉRAL		
C.1	Mettre la personne en position de décubitus dorsal et la remonter dans le lit en tenant compte de ses capacités et en appliquant les PDSB (ASSTSAS, 2009) pour une assistance totale ou partielle. Utiliser au besoin une toile ou un tube de glissement pour le déplacement de la personne, si disponible.	Une personne alitée a tendance à glisser vers le bas, dès qu'on élève la tête du lit. Le respect des PDSB permet de prévenir les blessures du dos pour l'infirmière et tout préjudice pour la personne alitée.	
C.2	Placer un oreiller de forte densité sous la tête et le cou de la personne.	L'oreiller maintient l'alignement et limite la flexion du cou.	
C.3	Déplacer la personne vers soi et la tourner sur le côté en utilisant le principe du transfert de poids avant-arrière ou du contrepoids sur une jambe.		
C.4	Aligner la tête et le tronc de la personne avec son bassin.	Un bon alignement permet d'éviter les tensions musculaires et assure une meilleure expansion pulmonaire.	
C.5	En étant face à la personne, ramener légèrement vers soi l'épaule inférieure et placer le bras reposant sur le matelas en légère flexion. Placer la jambe reposant sur le matelas en légère flexion.	On fait en sorte que l'acromion ne supporte pas tout le poids de la personne. En cherchant à reproduire la position naturelle de repos, avec les membres en légère flexion, on évite la position d'hyperextension de l'épaule qui occasionne de la tension musculaire et entrave la circulation sanguine.	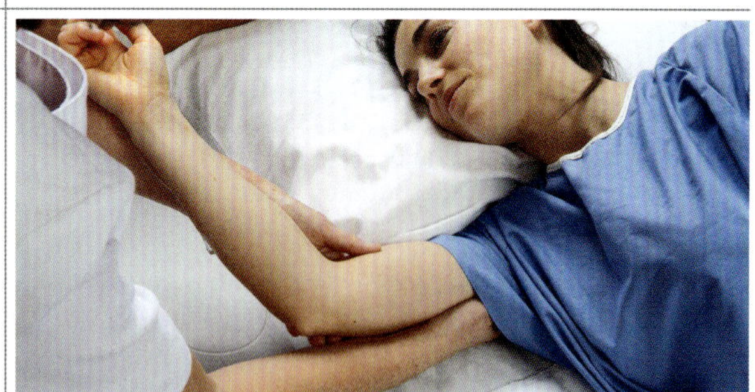
C.6	Installer un oreiller de densité moyenne ou forte sous le bras supérieur, pour le soutenir, et placer le bras en légère flexion.	La rotation interne et l'abduction de l'épaule sur une période prolongée peuvent endommager l'articulation.	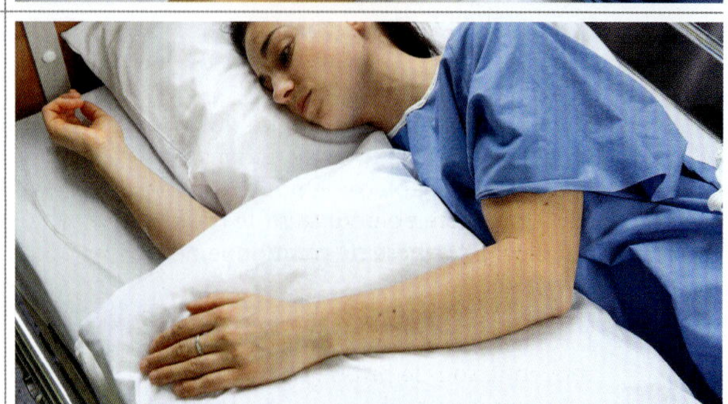

Étapes		Justifications	
C.7	Placer un oreiller de densité moyenne dans le dos de la personne en le centrant par rapport à la courbure lombaire et le plier sur lui-même de façon à soutenir le dos.	L'oreiller dans le dos maintient la personne en position latérale.	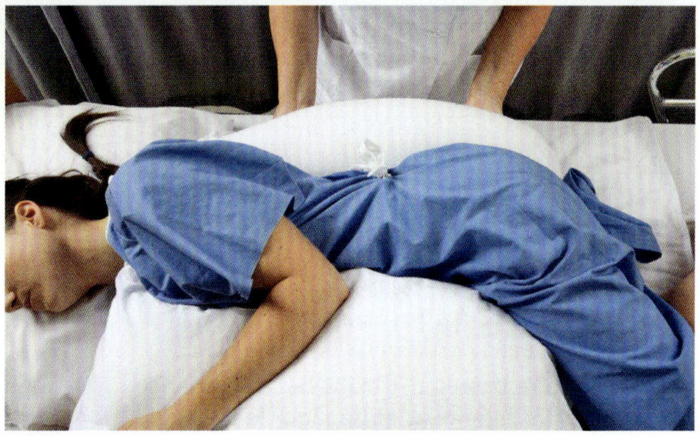
C.8	Placer un oreiller de densité moyenne sous la jambe supérieure, laquelle doit être en position légèrement fléchie.	L'hyperextension du genou peut causer des dommages à l'articulation et provoquer de la raideur.	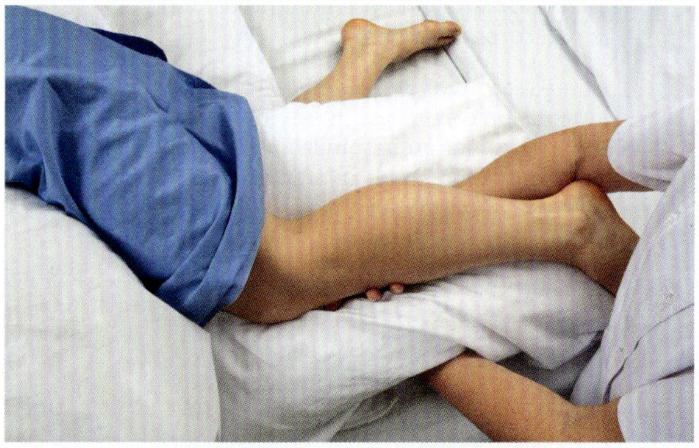
C.9	Installer au besoin les pieds en dorsiflexion en les calant ainsi avec des sacs de sable contre la plante, ou installer des bottes de maintien.	Le maintien des pieds en dorsiflexion améliore le tonus des muscles extenseurs et prévient le pied tombant.	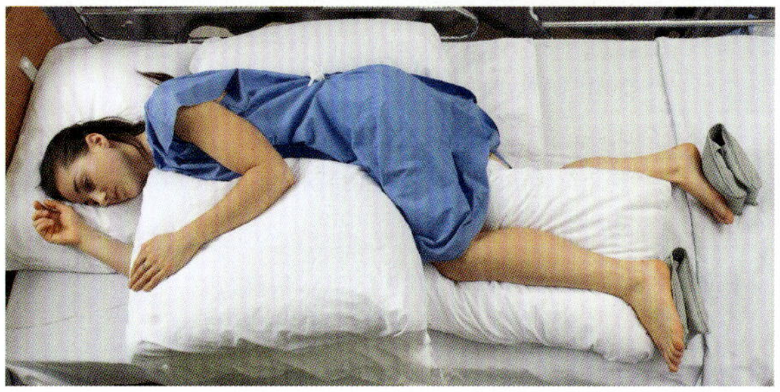
D	**INSTALLER UNE PERSONNE EN POSITION SEMI-LATÉRALE (DE SIMS)**		
D.1	Mettre la personne en position de décubitus dorsal et la remonter dans le lit en tenant compte de ses capacités et en appliquant les PDSB (ASSTSAS, 2009) pour une assistance totale ou partielle. Utiliser au besoin une toile ou un tube de glissement pour le déplacement de la personne, si disponible.	Une personne alitée a tendance à glisser vers le bas, dès qu'on élève la tête du lit. Le respect des PDSB permet de prévenir les blessures du dos pour l'infirmière et tout préjudice pour la personne alitée.	
D.2	Placer un oreiller de faible densité sous la tête et le cou de la personne.	L'oreiller prévient la flexion latérale du cou et maintient l'alignement.	
D.3	Déplacer la personne vers soi et la tourner pour la placer en position latérale, en utilisant le principe du transfert de poids avant-arrière ou du contrepoids sur une jambe.		
D.4	Aligner la tête et le tronc de la personne avec son bassin.	Un bon alignement permet d'éviter les tensions musculaires et favorise l'expansion pulmonaire.	
D.5	Installer un oreiller de densité moyenne sous le bras supérieur, qui est légèrement fléchi.	L'oreiller empêche la rotation interne de l'épaule. En position de repos, les membres sont légèrement fléchis.	

10-1

	Étapes	Justifications	
D.6	Placer un oreiller de densité moyenne sous la jambe supérieure, laquelle doit être légèrement fléchie.	L'oreiller permet de maintenir un bon alignement. L'hyperextension peut endommager l'articulation et causer de la raideur.	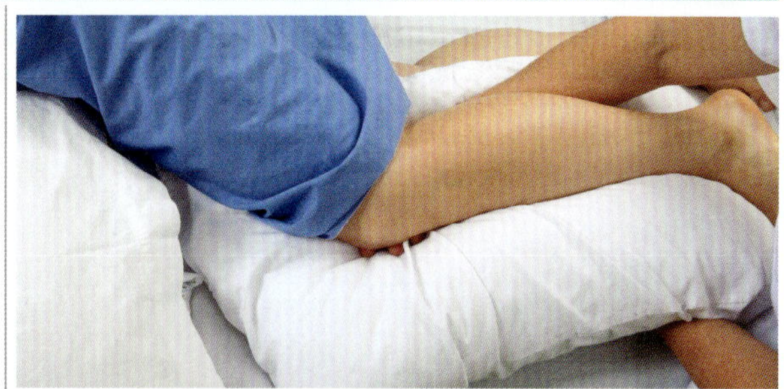
D.7	Faire basculer le tronc de la personne vers le matelas et dégager le bras qui repose sur le lit, et l'allonger le long du corps de la personne.	La bascule du tronc positionne la personne en position semi-latérale. Le dégagement du bras évite que le poids de la personne n'entrave la circulation sanguine.	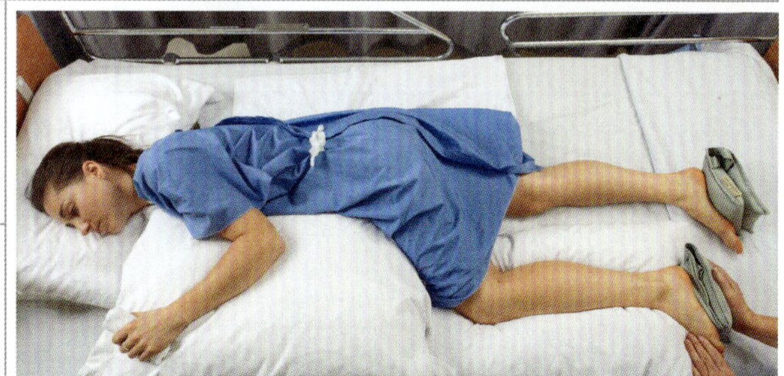
D.8	Positionner au besoin les pieds en dorsiflexion en les calant ainsi avec des sacs de sable contre la plante, ou installer des bottes de maintien.	On maintient le pied en dorsiflexion pour prévenir le pied tombant.	
E	INSTALLER UNE PERSONNE EN POSITION DE DÉCUBITUS VENTRAL		
E.1	Mettre la personne en position de décubitus dorsal et la remonter dans le lit en tenant compte de ses capacités et en appliquant les PDSB (ASSTSAS, 2009) pour une assistance totale ou partielle. Utiliser au besoin une toile ou un tube de glissement pour le déplacement de la personne, si disponible.	Une personne alitée a tendance à glisser vers le bas, dès qu'on élève la tête du lit. Le respect des PDSB permet de prévenir les blessures du dos pour l'infirmière et tout préjudice pour la personne alitée.	
E.2	Déplacer la personne vers soi et la tourner sur le côté en utilisant le principe du transfert de poids avant-arrière ou du contrepoids sur une jambe.		
E.3	Installer un oreiller de faible densité sous la tête, le cou et les épaules.	L'oreiller maintient l'alignement corporel.	
E.4	Placer un oreiller de faible densité contre l'abdomen, juste au-dessous du diaphragme.	L'oreiller sous l'abdomen évite l'hyperextension de la courbure lombaire, favorise l'expansion pulmonaire et diminue la pression sur les seins chez la femme et sur les organes génitaux chez l'homme.	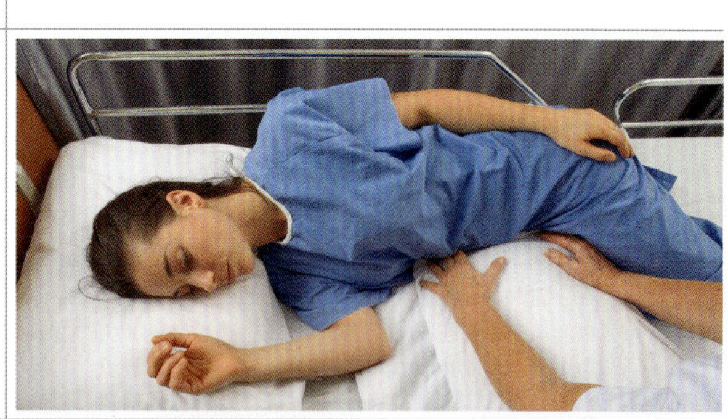
E.5	Se déplacer de l'autre côté du lit et tirer sur le piqué pour faire basculer la personne, par contrepoids, sur l'oreiller placé sous l'abdomen.		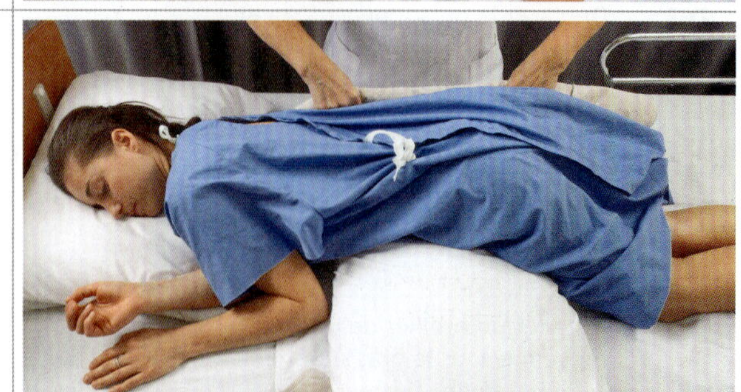

	Étapes	Justifications	
E.6	Dégager en douceur le bras se trouvant sous la personne, en soulevant légèrement la partie supérieure du thorax, et l'allonger le long du corps. Vérifier l'alignement corporel.	Le dégagement du bras évite que le poids de la personne entrave la circulation sanguine.	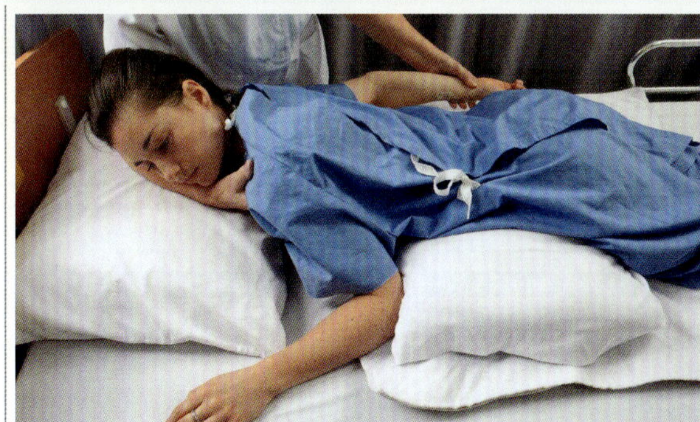
E.7	Placer la tête en légère flexion.	La légère flexion de la tête favorise le drainage des sécrétions buccales.	
E.8	Placer un oreiller de densité moyenne ou forte, transversalement au lit, sous les jambes, en laissant les pieds à l'extérieur de l'oreiller sans que les orteils touchent au matelas.	On fait en sorte que les orteils n'appuient pas sur le matelas, ce qui prévient l'inconfort et l'apparition d'une plaie de pression.	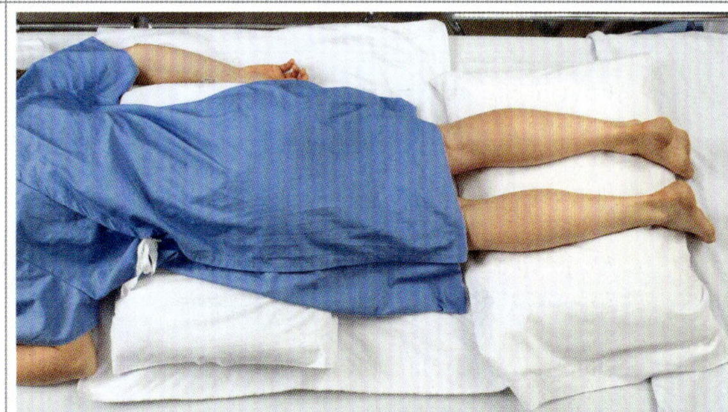
F	**INSTALLER UNE PERSONNE EN POSITION ORTHOPNÉIQUE**		
F.1	Mettre la personne en position de décubitus dorsal et la remonter dans le lit en tenant compte de ses capacités et en appliquant les PDSB (ASSTSAS, 2009) pour une assistance totale ou partielle. Utiliser au besoin une toile ou un tube de glissement pour le déplacement de la personne.	Une personne alitée a tendance à glisser vers le bas, dès qu'on élève la tête du lit. Le respect des PDSB permet de prévenir les blessures du dos pour l'infirmière et tout préjudice pour la personne alitée.	
F.2	Monter la tête de lit en position assise, c'est-à-dire à 90°, ou asseoir la personne au bord du lit ou au fauteuil.	Cette position favorise l'expansion pulmonaire.	
F.3	Placer la table de lit devant la personne et la monter à la hauteur de la partie inférieure de son thorax.	La personne atteinte d'une maladie pulmonaire obstructive chronique (MPOC) a tendance à adopter la position penchée vers l'avant parce qu'elle facilite l'utilisation des muscles accessoires. La table à bonne hauteur lui permet de rester dans cette position, et ceci, même pendant la période de repos ou de sommeil.	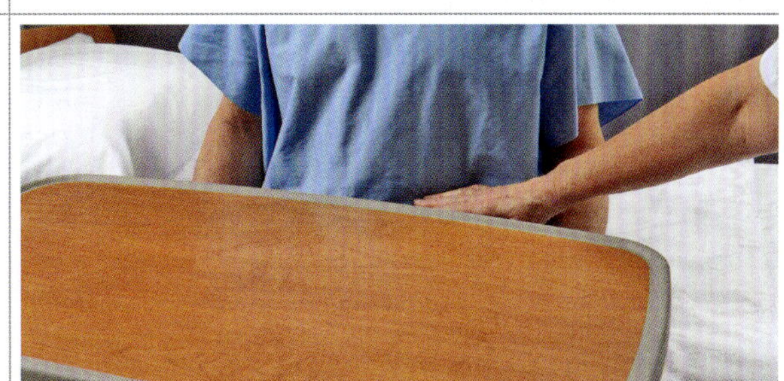
F.4	Déposer un ou deux oreillers de densité moyenne sur la table de lit.	Les oreillers assurent un meilleur confort.	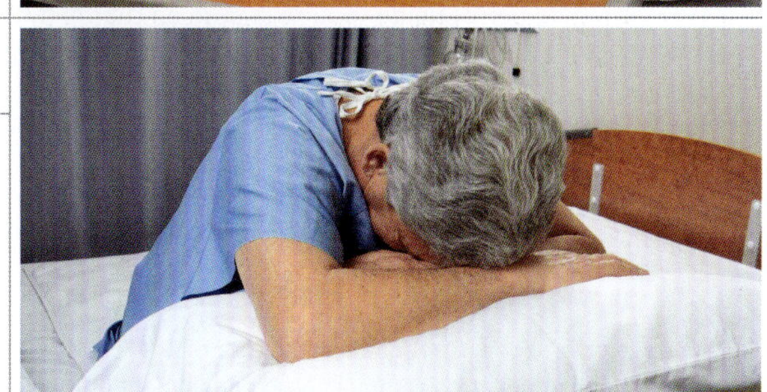
F.5	Demander à la personne d'appuyer les bras sur les oreillers, de pencher le tronc vers l'avant et de pousser la table de façon à ce que la partie inférieure du thorax s'appuie contre le bord de la table.	En appuyant la partie inférieure du thorax sur le bord de la table, la personne adopte une position de relaxation. En déplaçant la table, la personne ajuste l'angle de flexion du tronc selon ses besoins.	

Étapes	Justifications
Ne pas oublier les précautions et les interventions s'appliquant après le positionnement d'une personne dans un lit. **Ne pas oublier les étapes postexécutoires décrites dans la procédure 1-2.**	Quels critères vous permettent de conclure que l'alignement corporel de Mme Cameira est respecté ? Avant de quitter la chambre, avez-vous demandé à Mme Cameira si elle était confortablement installée ?

RÉDACTION DES NOTES D'ÉVOLUTION

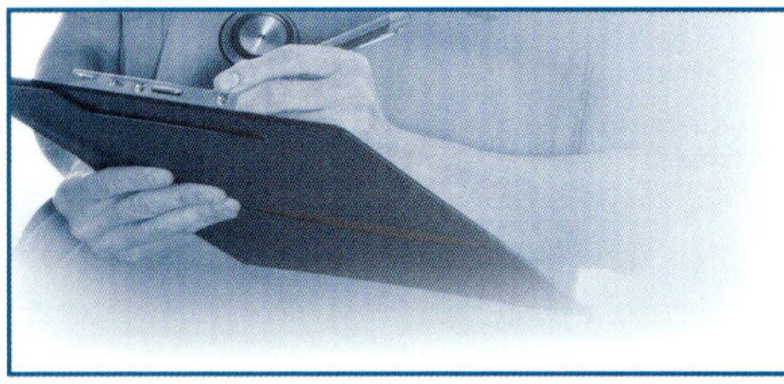

Dossier de Mme Cameira

2011-12-14 **21:30** Changement de position de décubitus dorsal à décubitus latéral gauche, avec l'aide de deux personnes. Affaiblie, ne peut collaborer au déplacement. Souffre à la mobilisation, malgré analgésique reçu : médecin avisé. Rougeur au coccyx 2,0 × 2,0 cm, nettoyée au NaCl 0,9 %. Mise en place d'un Opsite[1]. ______ Irving Shaw, étudiant inf.

MÉTHODE DE SOINS 10-2

37 ACTIVITÉ ET EXERCICE

Utilisation d'une canne

Cette méthode de soins explique les procédures à suivre pour régler la hauteur d'une canne selon la taille de la personne (page 591) et pour enseigner à la personne, tout en l'assistant, comment marcher à l'aide d'une canne tétrapode (page 592) et d'une canne unipode (page 593), s'asseoir dans un fauteuil à l'aide d'une canne (page 594) et se relever (page 594), monter un escalier avec une canne (page 596) et descendre un escalier avec une canne (page 597).

DÉFINITION

Méthode de soins consistant à régler la hauteur d'une canne et à enseigner à la personne comment utiliser une canne tétrapode[2] (4 pieds évasés) ou une canne unipode droite (1 pied) comme aide à la marche, c'est-à-dire de point d'appui au cours des déplacements.

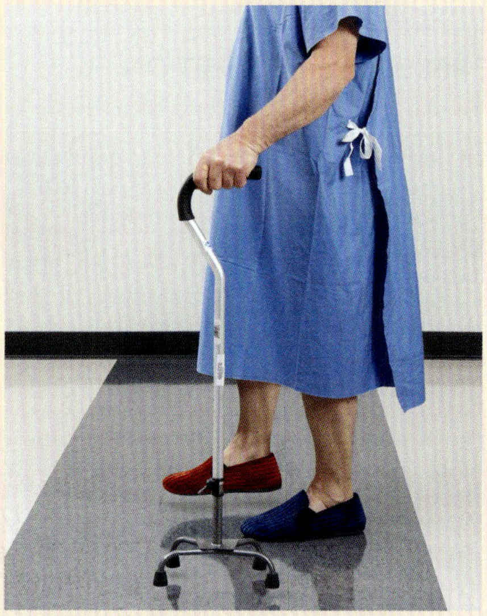

Remarque
La pantoufle rouge représente la jambe atteinte ou affaiblie.

CONTEXTE D'EXÉCUTION

BUTS

- Procurer à la personne un moyen d'être plus stable durant la marche.
- Permettre à la personne de réduire la mise en charge (MEC) sur une blessure à un membre inférieur.
- Procurer à la personne un moyen de diminuer sa fatigue au cours de ses déplacements, par la réduction de la charge du poids.

1. *Opsite* est une appellation commerciale fréquemment utilisée dans la rédaction des notes d'évolution pour désigner une pellicule adhésive transparente.
2. La canne tétrapode est également appelée canne quadripode dans les milieux cliniques.

MATÉRIEL ET ÉQUIPEMENT

ARTICLES ESSENTIELS

Articles de base	Accessoires
• Canne unipode droite (1 pied) avec embout en caoutchouc 1 *ou* Canne tétrapode (4 pieds) avec embouts en caoutchouc 2 • Souliers (de préférence) ou pantoufles à talons plats et fermés, avec semelles antidérapantes 3	• Fauteuil avec accoudoirs stables et solides • Escalier avec main courante (rampe)

ARTICLE FACULTATIF

	Si l'équilibre est précaire: • Ceinture abdominale pour la marche assistée (ceinture de transfert) 4

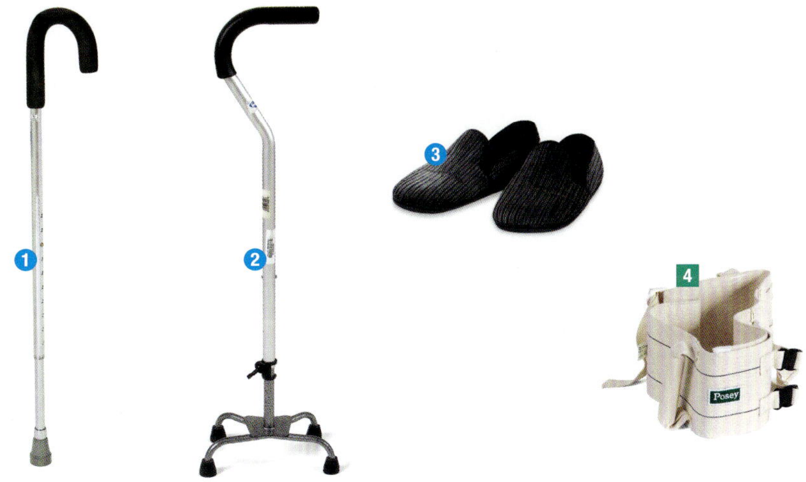

PRÉCAUTIONS ET INTERVENTIONS avant l'utilisation d'une canne par une personne

1. ÉVALUATION

- Évaluer la posture, la force musculaire des membres supérieurs et inférieurs, et la coordination des mouvements de la personne *afin de vérifier sa capacité musculosquelettique à utiliser une canne*.
- S'assurer que la personne ne présente pas une faiblesse bilatérale des membres supérieurs *car cette faiblesse constitue une contre-indication à l'utilisation d'une canne*.
- Évaluer la fonction neuropsychologique de la personne âgée *afin de tenir compte, d'une part, de sa vitesse à se déplacer, de sa résistance à la fatigue et de son temps de réaction réduits et, d'autre part, de sa capacité à comprendre les consignes*.
- Évaluer les facteurs pouvant affecter la vigilance et nuire à l'apprentissage de l'utilisation de la canne, notamment la douleur et la prise de certains médicaments *afin de planifier l'apprentissage à des moments propices*.
- Évaluer, s'il y a lieu, la compréhension de l'enseignement déjà reçu *afin de cibler les objectifs d'apprentissage*.

2. INTERVENTIONS

- Discuter avec la personne de la nécessité de la canne *afin de détecter ses réserves éventuelles quant à l'utilisation d'une aide technique et d'adapter les interventions en conséquence pour obtenir sa collaboration*.
- Choisir le type de canne (unipode, tétrapode, etc.) en fonction des données recueillies sur la capacité musculosquelettique de la personne *afin de fournir le moyen de soutien adapté, pour une marche sécuritaire*.

- Bien expliquer à la personne le principe du transfert de poids avant de commencer l'enseignement sur l'utilisation de la canne *afin que la personne garde bien son équilibre durant ses déplacements*.
- Vérifier dans le plan thérapeutique infirmier (PTI) les directives infirmières concernant la mobilité physique réduite *afin d'appliquer les interventions correspondantes*.

3. ENSEIGNEMENT

- Décrire et démontrer simultanément les étapes de l'utilisation d'une canne pour marcher, s'asseoir dans un fauteuil et se relever, monter et descendre des escaliers *afin de favoriser l'apprentissage en tenant compte des différentes façons d'apprendre*.
- Prévenir la personne que deux points d'appui (un pied et la canne, ou les deux pieds) sont nécessaires en tout temps *pour le maintien de l'équilibre*.

PRÉCAUTIONS ET INTERVENTIONS **après** l'utilisation d'une canne par une personne

1. ÉVALUATION

- Évaluer la façon dont la personne utilise la canne pour marcher, s'asseoir dans un fauteuil et se relever, monter et descendre un escalier *afin d'apporter les correctifs nécessaires pour une utilisation sécuritaire*.
- Observer la personne en portant une attention particulière à l'exécution du transfert de poids, *car il est essentiel au maintien de l'équilibre*.

2. INTERVENTION

- Corriger rapidement une posture ou une manœuvre inadéquates *afin que la personne garde toujours un bon alignement corporel dans ses déplacements*.

3. ENSEIGNEMENT

- Rappeler à la personne que, dans les espaces étroits, un changement dans la façon d'utiliser la canne modifie le transfert de poids et augmente le risque de chute *afin d'attirer son attention sur les risques de chute et de prévenir les accidents*.
- Discuter avec la personne des mesures de sécurité à prendre dans le milieu de vie (environnement sans obstacles, planchers bien secs et non glissants, sans tapis d'appoint ; évaluation des conditions climatiques avant de sortir ; etc.) *afin d'éviter les chutes*.
- Informer la personne qu'un dispositif amovible antidérapant peut être installé au bout de la canne *afin d'obtenir une meilleure stabilité et sécurité lorsqu'une surface est glissante*.

4. NOTES AU DOSSIER

- Écrire dans les notes d'évolution toutes les informations concernant la procédure *afin de permettre la continuité des soins*.
  - Date et heure de l'enseignement
  - Évaluation initiale : capacité physique, cognitive, etc.
  - Type de canne utilisé
  - Degré de compréhension et d'intégration de l'enseignement reçu
  - Corrections apportées
  - Supervision requise ou non
  - Distance parcourue
  - Tolérance à l'effort et à l'utilisation de l'aide technique
  - Réactions et collaboration de la personne
- Inscrire au PTI les directives infirmières déterminées en fonction de l'évolution clinique de la personne et de l'efficacité des soins et des traitements, *afin d'assurer la sécurité de la personne dans ses déplacements et la poursuite de sa collaboration*.

MISE EN SITUATION

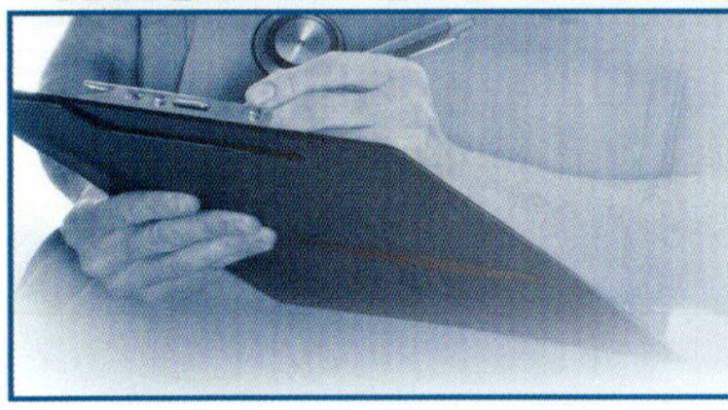

M. Prévost, âgé de 72 ans, a fait deux chutes à son domicile. Arrivé au service des urgences, il présente plusieurs contusions et a été hospitalisé pour une évaluation en gériatrie active. Pour la sécurité de ses déplacements, l'infirmière doit lui enseigner l'utilisation d'une canne tétrapode.

Ordonnance médicale au dossier

Aucune ordonnance médicale requise.

PROCÉDURE 10-2-1

ENSEIGNER L'UTILISATION D'UNE CANNE À UNE PERSONNE

Sommaire de la procédure

MARCHER À L'AIDE D'UNE CANNE TÉTRAPODE OU D'UNE CANNE UNIPODE

1. Ajuster la hauteur de la canne selon la taille de la personne
2. Position de départ
3. Début du mouvement
4. Fin du mouvement

S'ASSEOIR DANS UN FAUTEUIL À L'AIDE D'UNE CANNE TÉTRAPODE OU D'UNE CANNE UNIPODE

1. Position de départ
2. Début du mouvement
3. Fin du mouvement

SE LEVER D'UN FAUTEUIL À L'AIDE D'UNE CANNE TÉTRAPODE OU D'UNE CANNE UNIPODE

1. Position de départ
2. Début du mouvement
3. Fin du mouvement

MONTER UN ESCALIER À L'AIDE D'UNE CANNE TÉTRAPODE OU D'UNE CANNE UNIPODE

1. Position de départ
2. Début du mouvement
3. Fin du mouvement

DESCENDRE UN ESCALIER À L'AIDE D'UNE CANNE TÉTRAPODE OU D'UNE CANNE UNIPODE

1. Position de départ
2. Début du mouvement
3. Fin du mouvement

Remarque

Exceptionnellement, les procédures suivantes sont exécutées par la personne. L'infirmière donne l'enseignement puis assiste la personne dans l'exécution de chacune des étapes, en l'observant et en la corrigeant au besoin jusqu'à ce qu'elle utilise la canne de façon adéquate et sécuritaire.

Même si les procédures reliées à la mobilisation avec une canne sont exigeantes à acquérir et requièrent beaucoup d'attention et de pratique, elles comprennent peu d'étapes. Elles doivent cependant toujours être pensées, enseignées et exécutées en fonction de trois éléments : la position de départ, le début du mouvement et la fin du mouvement.

! Comment avez-vous évalué les capacités musculaire et cognitive de M. Prévost avant de commencer l'enseignement ?

10-2

Étapes	Justifications

Ne pas oublier les étapes préalables décrites dans la procédure 1-1.
Ne pas oublier les précautions et les interventions s'appliquant avant l'utilisation d'une canne par une personne.

MARCHER À L'AIDE D'UNE CANNE TÉTRAPODE OU D'UNE CANNE UNIPODE

1 Ajuster la hauteur de la canne selon la taille de la personne

	Étapes	Justifications
1.1	**MÉTHODES A ET B** Demander à la personne de se tenir droite, les bras le long du corps et les pieds légèrement écartés.	Une bonne posture est nécessaire pour l'évaluation de la hauteur de canne adéquate.
1.2	Placer la canne tétrapode ou la canne unipode du côté sain ou le plus robuste de la personne, verticalement, à une distance d'environ 15 cm du pied.	Cette position de la canne maximise l'efficacité du point de soutien ainsi que la stabilité, et permet un bon alignement corporel.
1.3	Ajuster la hauteur de la canne de façon à ce que la poignée arrive au niveau du grand trochanter. Le coude doit être légèrement fléchi et le poignet doit former un angle de 15° avec la poignée, lorsque la personne la tient.	Une hauteur appropriée permet d'obtenir l'angle désiré pour l'utilisation de la canne. Un angle trop grand réduit la force de préhension sur la canne.

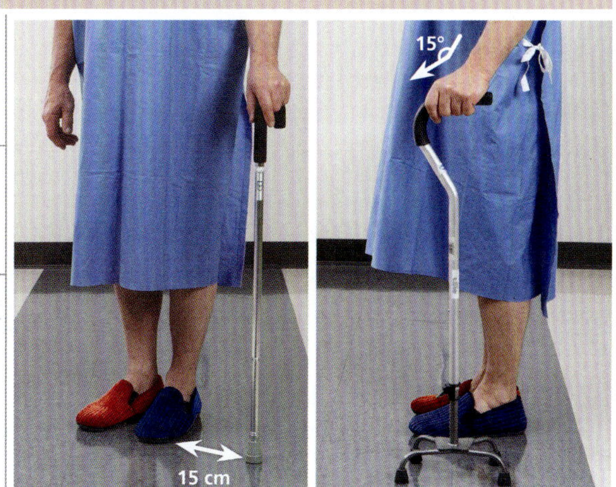

Étapes	Justifications
Remarque *Lorsqu'on prend soin d'une personne qui utilise une canne, on doit vérifier si l'ajustement de la hauteur est adéquat.*	L'infirmière est responsable de l'évaluation de l'utilisation des aides techniques à la marche.

MÉTHODE A MARCHER À L'AIDE D'UNE CANNE TÉTRAPODE (APPUI MAXIMAL)

Remarque

La marche avec une canne tétrapode offre un appui maximal parce qu'elle utilise deux points d'appui en tout temps.

2 Position de départ

	Étapes	Justifications
2.1	Tenir la canne du côté sain ou le plus robuste, parallèle à la jambe, à environ 15 cm du pied.	Placée du côté sain, la canne pourra être déplacée en même temps que la jambe atteinte, pour le mouvement de marche.
2.2	Garder le dos droit et regarder droit devant soi.	Le fait de regarder devant soi aide à garder l'équilibre.

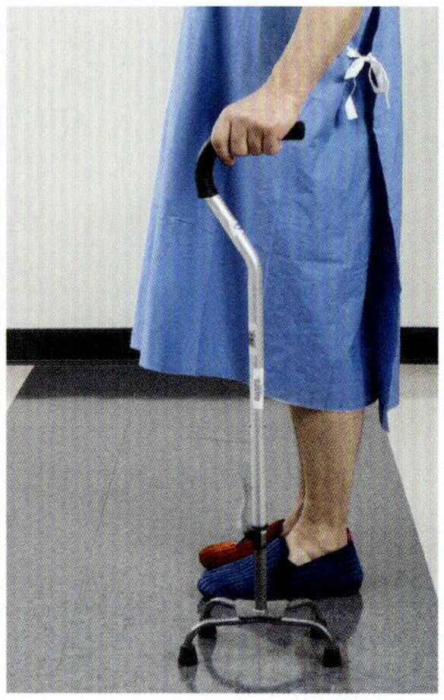

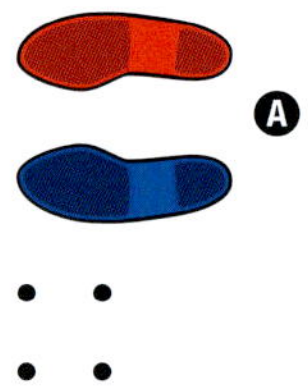

3 Début du mouvement

	Étapes	Justifications
3.1	**Déposer la canne** tétrapode à une distance confortable (15 à 25 cm), **puis avancer la jambe atteinte ou affaiblie**.	Quand on dépose la canne, **le poids est réparti temporairement entre les deux membres**. Quand on avance le membre atteint ou affaibli, on **répartit le poids entre la canne et la jambe saine**.

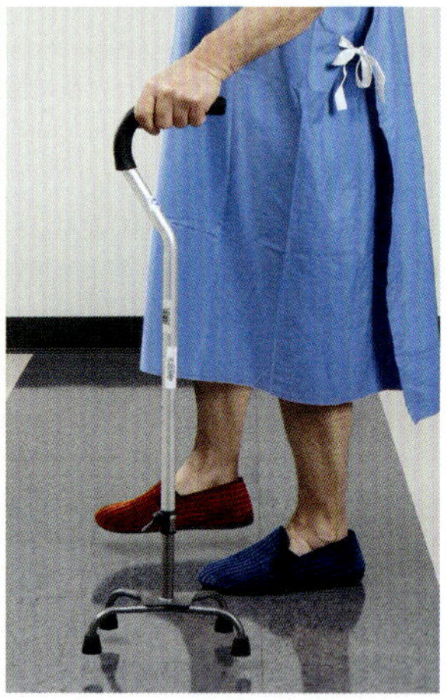

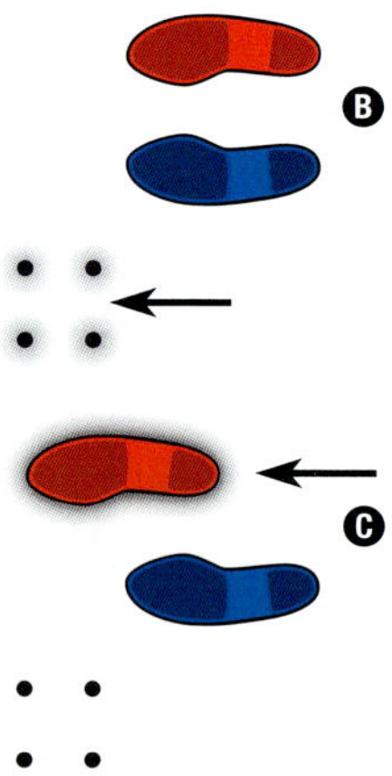

4 Fin du mouvement

	Étapes	Justifications
4.1	S'appuyer sur la canne tétrapode et avancer légèrement **la jambe saine devant la canne et la jambe atteinte ou affaiblie**.	On répartit le poids entre la canne et la jambe atteinte ou affaiblie. En déplaçant la jambe saine devant la canne et la jambe atteinte ou affaiblie, on encourage la personne à **développer une démarche régulière et non saccadée**.
4.2	Continuer la marche en alternant les étapes du début et de la fin du mouvement.	

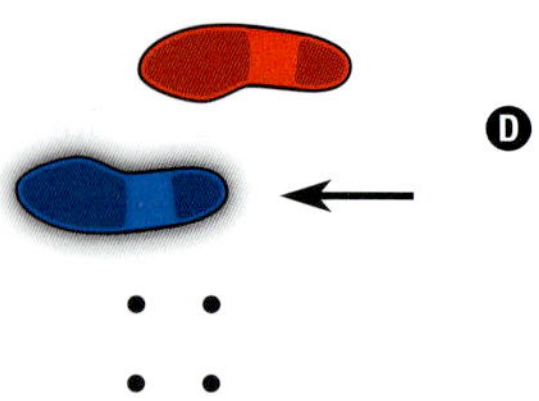

Étapes	Justifications

MÉTHODE B MARCHER À L'AIDE D'UNE CANNE UNIPODE (APPUI RÉDUIT)

Remarque

La marche avec une canne unipode offre un appui réduit parce qu'elle alterne entre un point d'appui (jambe saine) et deux points d'appui (canne et jambe atteinte ou affaiblie).

2 Position de départ

	Étapes	Justifications
2.1	Tenir la canne du côté sain ou le plus robuste, parallèle à la jambe, à environ 15 cm du pied.	Placée du côté sain, la canne pourra être déplacée en même temps que la jambe atteinte, pour le mouvement de marche.
2.2	Garder le dos droit et regarder droit devant soi.	Le fait de regarder devant soi aide à garder l'équilibre.

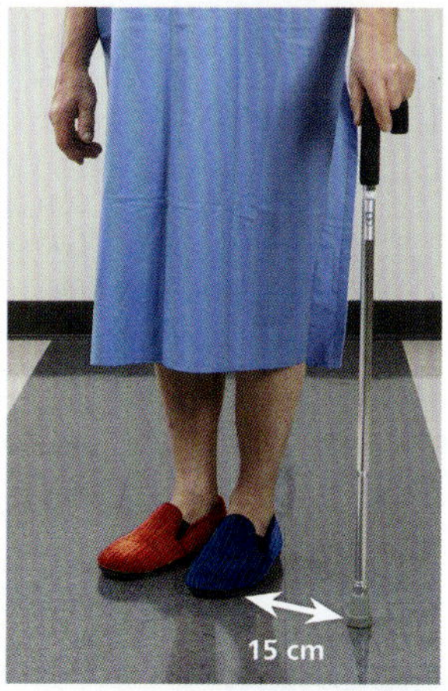

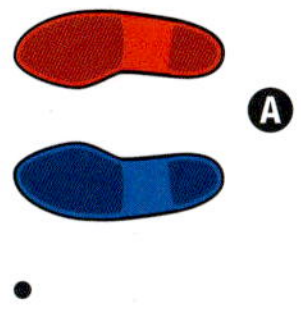

3 Début du mouvement

	Étapes	Justifications
3.1	**Avancer simultanément la canne** unipode **et le membre atteint ou affaibli** d'une distance confortable (15 à 25 cm).	Le dépôt de la canne en même temps que la jambe affaiblie **met le poids sur la jambe saine**.

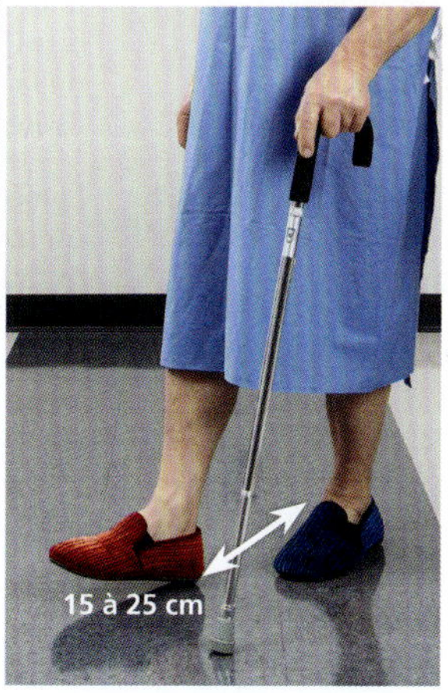

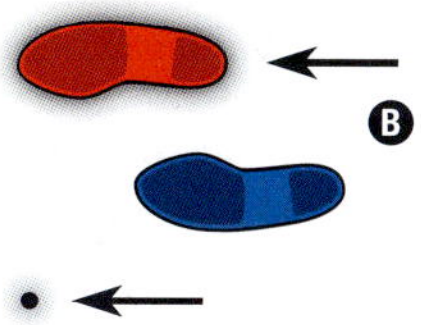

Remarque

La canne unipode peut occasionnellement précéder le membre atteint pour un laps de temps très court, mais jamais l'inverse.	Au moment de déposer la jambe atteinte ou affaiblie au sol, il est nécessaire d'avoir un premier point d'appui (la canne) pour répartir le poids entre la jambe atteinte ou affaiblie (2e point d'appui) et la canne.

4 Fin du mouvement

	Étapes	Justifications
4.1	Poser la canne unipode et s'appuyer dessus pour **avancer la jambe saine légèrement devant la canne**.	Quand on avance la jambe solide, on répartit son poids entre la canne et la jambe affaiblie. Cette façon de se déplacer permet d'avoir deux points d'appui au moment de déposer la jambe affaiblie au sol. En déplaçant la jambe saine devant la canne, on encourage la personne à **développer une démarche régulière et non saccadée**.

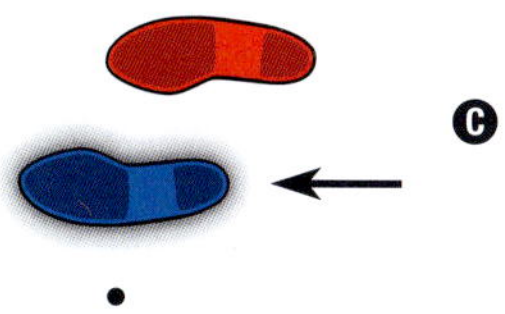

10-2

Étapes		Justifications
4.2	Continuer la marche en alternant les étapes du début et de la fin du mouvement.	

S'ASSEOIR DANS UN FAUTEUIL À L'AIDE D'UNE CANNE TÉTRAPODE OU D'UNE CANNE UNIPODE

1 Position de départ

Remarque

Le fauteuil utilisé doit être muni d'accoudoirs et être appuyé contre le mur.

Les accoudoirs permettent à la personne de transférer son poids et de garder son équilibre avant d'effectuer le mouvement pour s'asseoir. Appuyé contre un mur, le fauteuil est plus stable.

1.1	Se placer dos au fauteuil, les pieds parallèles, et appuyer la jambe saine contre le bord de l'assise du fauteuil.	La personne peut sentir la proximité du fauteuil.
1.2	Transférer **la canne du côté atteint ou affaibli**.	On **libère la main qui contrôlera la descente**.

2 Début du mouvement

2.1	Saisir **l'accoudoir** du fauteuil avec **la main du côté sain**.	En prenant appui du côté sain sur le fauteuil, la personne **assure son équilibre** avant de bouger, de passer de la position debout à la position assise.
2.2	Pencher le tronc vers l'avant, de façon que les épaules soient presque au-dessus des genoux.	Lorsque le centre de gravité est près du sol, le contrôle de la descente vers le fauteuil se fait mieux.

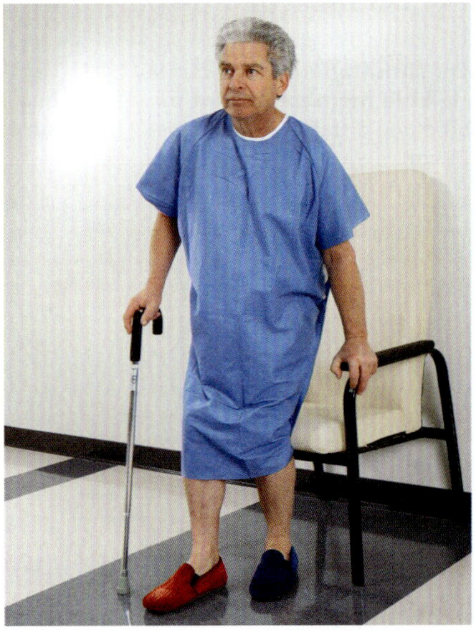

3 Fin du mouvement

3.1	Plier les genoux et descendre lentement les fesses jusqu'au fond du fauteuil en s'appuyant sur l'accoudoir.	Un mouvement rapide peut déstabiliser la personne et provoquer une perte d'équilibre. En s'appuyant sur l'accoudoir, le poids est réparti entre la jambe saine et cet appui.

SE LEVER D'UN FAUTEUIL À L'AIDE D'UNE CANNE TÉTRAPODE OU D'UNE CANNE UNIPODE

1 Position de départ

1.1	Saisir la canne avec la main du côté atteint ou affaibli, et la placer à environ 15 cm du pied, parallèlement à la jambe.	On fait en sorte d'avoir le point d'appui du côté atteint pour le mouvement d'impulsion.

Étapes		Justifications	
Remarque			
	Si la position d'impulsion optimale est insuffisante pour que la personne soulève les fesses du fauteuil, on lui demande alors d'avancer légèrement les fesses sur le bord de l'assise du fauteuil.	Le fait d'avancer les fesses sur le bord de l'assise réduit l'effort pour se lever, puisque le pied est alors directement placé sous le bassin pour donner l'impulsion maximale.	
2	**Début du mouvement**		
2.1	Saisir l'accoudoir du fauteuil avec la main du côté sain.	En prenant appui du côté sain, la personne assure son équilibre avant de bouger pour passer de la position assise à la position debout.	
2.2	**Glisser le pied du côté sain sous le fauteuil** (talon sous le bassin) et pencher le **tronc vers l'avant**.	Cette position est la **position d'impulsion optimale** pour se lever du fauteuil en favorisant le pivot du bassin et du tronc.	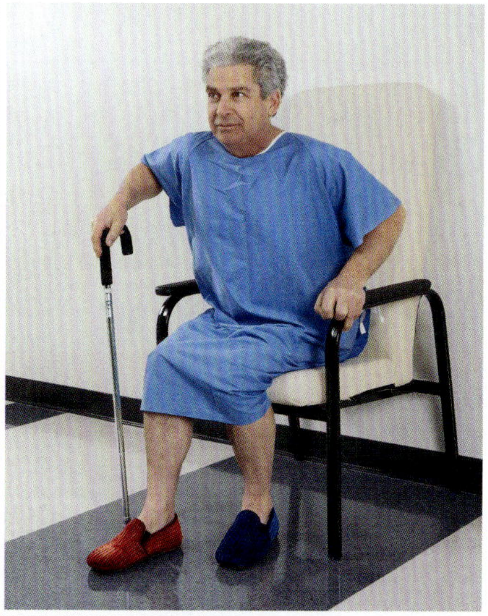
2.3	En s'aidant de la jambe saine, se lever tout en poussant simultanément sur la canne et sur l'accoudoir du fauteuil.	Les trois appuis de ce mouvement permettent d'obtenir la force nécessaire pour soulever les fesses du fauteuil.	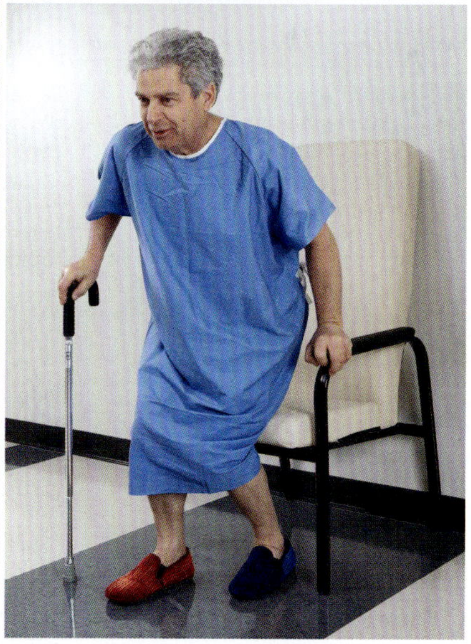
3	**Fin du mouvement**		
3.1	Se redresser complètement et transférer la canne du côté sain.		
3.2	Placer les **deux pieds au même niveau** avant de commencer la marche.	Le fait de ramener les pieds au même niveau permet de **bien assurer son équilibre** après un changement de position.	

Étapes		Justifications

MONTER UN ESCALIER À L'AIDE D'UNE CANNE TÉTRAPODE OU D'UNE CANNE UNIPODE

1 Position de départ

	Étapes	Justifications
1.1	Se placer devant la première marche, la **jambe atteinte ou affaiblie du côté de la main courante** de l'escalier.	La main courante de l'escalier permettra de **maintenir son équilibre au moment du déplacement de la canne** sur la marche suivante.
1.2	Tenir la main courante avec la main du côté atteint. Tenir la canne du côté sain.	Placée du côté sain, la canne pourra être déplacée en même temps que la jambe atteinte ou affaiblie.

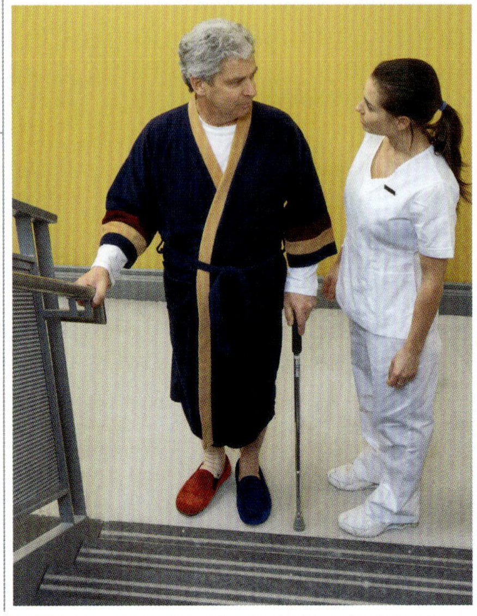

ALERTE!

Il est important de s'assurer que la personne a bien compris le principe du transfert de poids.	On diminue le risque de chute.
On doit se placer derrière la personne et légèrement en biais.	La position à côté de la personne et légèrement en retrait permet de réagir rapidement en cas de perte d'équilibre, sans être entraîné par la personne dans sa chute.

Situation particulière

Si l'équilibre de la personne est précaire, on utilise la ceinture abdominale pour l'aide à la marche assistée (ceinture de transfert). S'il est impossible de se procurer cet article, on saisit le vêtement de la personne à la base du dos.	La ceinture abdominale permet d'assurer une bonne prise et de mieux contrôler une chute s'il y a lieu. La prise du vêtement permet de sentir la perte d'équilibre et d'intervenir plus rapidement.

2 Début du mouvement

	Étapes	Justifications
2.1	Lever et déposer la **jambe saine sur la première marche** en prenant appui sur la canne sans la déplacer et en se tenant à la main courante.	Placée en premier, la jambe saine **constituera un point d'appui solide** pour le transfert de poids.

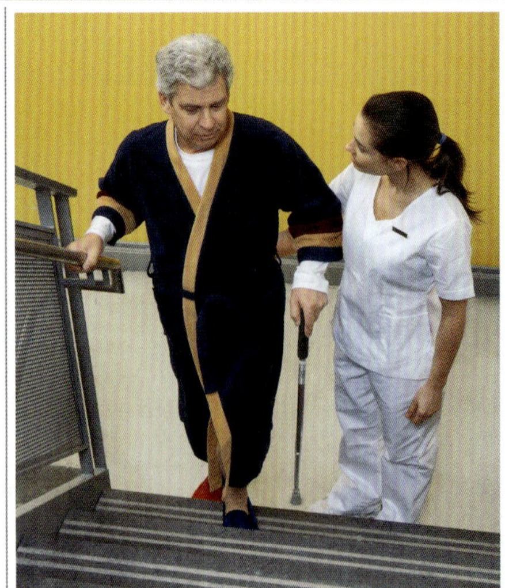

Étapes		Justifications
3	**Fin du mouvement**	
3.1	Monter simultanément la jambe atteinte et la canne sur la marche, en s'appuyant sur la jambe saine et en tenant la main courante.	Le déplacement simultané de la jambe atteinte et de la canne permet d'arriver à la position de départ, pour le prochain transfert de poids.
3.2	Reprendre la position de départ et répéter les étapes du début et de la fin du mouvement pour chaque marche.	On assure son équilibre avant de faire le prochain mouvement.

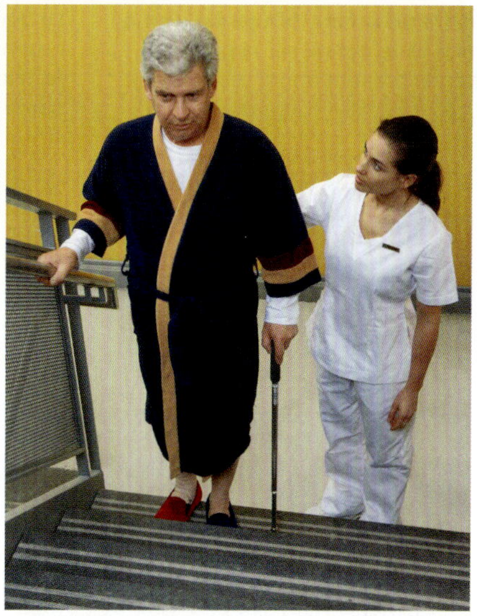

DESCENDRE UN ESCALIER À L'AIDE D'UNE CANNE TÉTRAPODE OU D'UNE CANNE UNIPODE

1	**Position de départ**	
1.1	Se placer en haut du palier, la **jambe atteinte ou affaiblie du côté de la main courante de l'escalier**.	La main courante de l'escalier permet de **maintenir son équilibre au moment du déplacement de la canne** sur la marche suivante.
1.2	Tenir la main courante de l'escalier avec la main du côté atteint.	On s'assure un point d'appui avant d'effectuer un transfert de poids.
1.3	Vérifier que la canne est à 90°, soit environ 15 cm de la jambe saine et les deux pieds au même niveau, avant d'amorcer la descente.	On diminue le risque de perte d'équilibre.

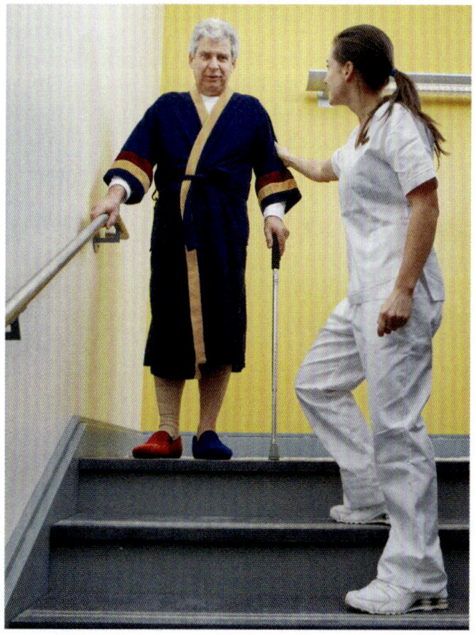

ALERTE!

On doit s'assurer que la personne a bien compris le principe du transfert de poids, en validant chacune des étapes exigeant un transfert.	On diminue le risque de chute.
On doit se placer sur la marche du bas et légèrement en biais.	Cette position permet de servir de point d'appui en cas de faiblesse ou de perte d'équilibre.

Situation particulière

Si l'équilibre de la personne est précaire, on utilise la ceinture abdominale pour l'aide à la marche assistée (ceinture de transfert). S'il est impossible de se procurer cet article, on saisit le vêtement de la personne à la base du dos.	Une ceinture de transfert permet de retenir la personne en cas de perte d'équilibre.

	Étapes	Justifications

2 Début du mouvement

2.1	Descendre **en même temps la jambe atteinte et la canne** sur la première marche, en prenant appui sur la jambe saine et sur la main courante.	Le déplacement simultané de la jambe atteinte et de la canne **permet le transfert de poids sur la jambe saine** et la main courante.

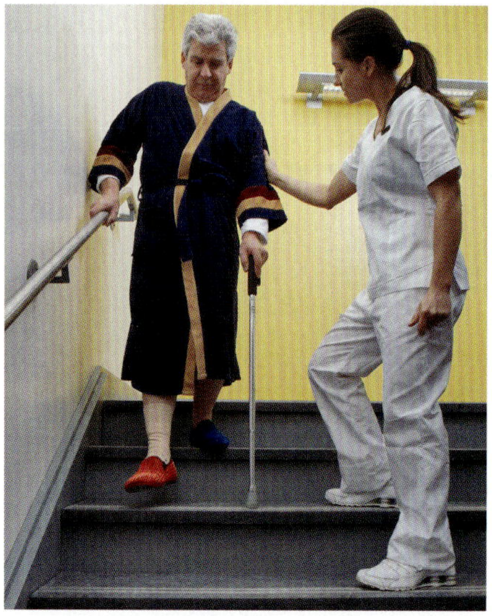

3 Fin du mouvement

3.1	Descendre la jambe saine sur la même marche, en prenant appui sur la canne et sur la main courante de l'escalier.	La canne et la main courante fournissent des points d'appui qui permettent de diminuer le poids sur la jambe atteinte.
3.2	Reprendre la position de départ et répéter les étapes du début et de la fin du mouvement pour chaque marche.	On assure son équilibre avant de faire le prochain mouvement.

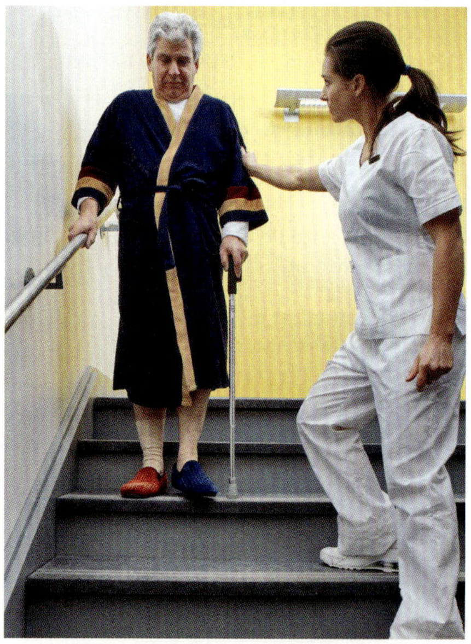

Ne pas oublier les précautions et les interventions s'appliquant après l'utilisation d'une canne par une personne.

Ne pas oublier les étapes postexécutoires décrites dans la procédure 1-2.

Quels critères allez-vous évaluer pour vérifier si M. Prévost utilise correctement sa canne dans ses déplacements ?

RÉDACTION DES NOTES D'ÉVOLUTION

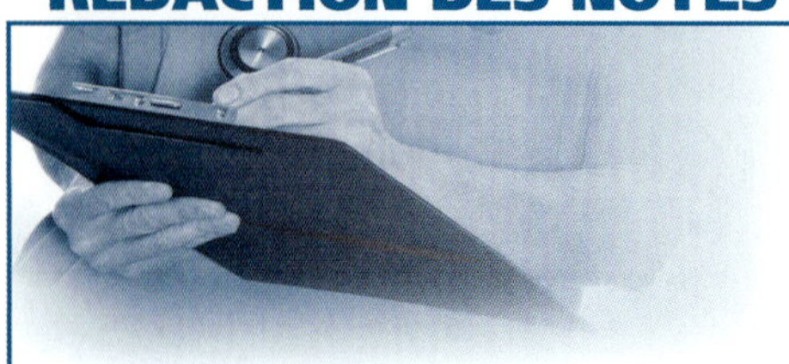

Dossier de M. Prévost

2011-09-24 **09:30** Réglage de la hauteur de la canne tétrapode et enseignement de son utilisation. Utilise adéquatement la canne dans ses déplacements: marche sur 3 longueurs de corridor. Bonne tolérance et équilibre stable. ____ Lysiane Roy, étudiante inf.

2011-09-26 **15:00** Utilise adéquatement sa canne pour s'asseoir et se lever, pour monter et descendre un escalier. Toutefois, se dit insécure pour descendre l'escalier. Continuer à superviser pour diminuer l'anxiété. ____________ Marc-Alain Vachon, étudiant inf.

MÉTHODE DE SOINS **10-3**

37 ACTIVITÉ ET EXERCICE

Utilisation d'un cadre de marche ou d'un déambulateur

Cette méthode de soins décrit les procédures à suivre pour ajuster la hauteur d'un cadre de marche ou d'un déambulateur selon la taille de la personne qui doit l'utiliser (page 602) et pour enseigner à la personne, tout en l'assistant, comment marcher avec un cadre de marche ou un déambulateur (page 602) et comment s'asseoir dans un fauteuil à l'aide d'un cadre de marche ou un déambulateur (page 603), puis se relever (page 604).

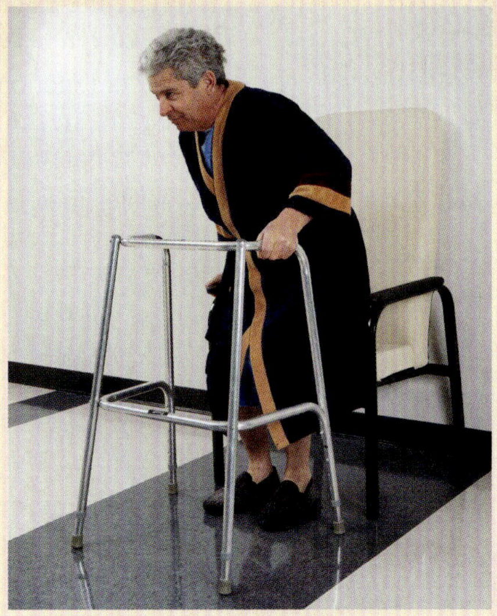

DÉFINITION

Méthode de soins consistant à régler la hauteur d'un cadre de marche ou d'un déambulateur et à enseigner à la personne comment utiliser cette aide à la marche permettant d'avoir plusieurs points d'appui au sol.

Le cadre de marche est constitué d'un cadre léger et stable en aluminium, avec barres d'appui, et de quatre pieds munis d'embouts en caoutchouc. Le déambulateur a la même structure, mais est muni de deux ou quatre roulettes.

CONTEXTE D'EXÉCUTION

BUTS

- Procurer à la personne un moyen d'être plus stable durant la marche.
- Procurer à la personne un moyen de diminuer sa fatigue dans ses déplacements, par la réduction de la charge du poids.
- Permettre à la personne de réduire la mise en charge (MEC) sur une blessure à un membre inférieur.

MATÉRIEL ET ÉQUIPEMENT

ARTICLES ESSENTIELS

Articles de base	Accessoires
• Cadre de marche 1 *ou* Déambulateur avec deux ou quatre roulettes • Souliers (de préférence) ou pantoufles à talons plats et fermés, avec semelles antidérapantes 2	• Fauteuil avec accoudoirs stables et solides • Escalier avec main courante (rampe)

ARTICLE FACULTATIF

Si l'équilibre est précaire :

- Ceinture abdominale pour la marche assistée (ceinture de transfert) 3

1
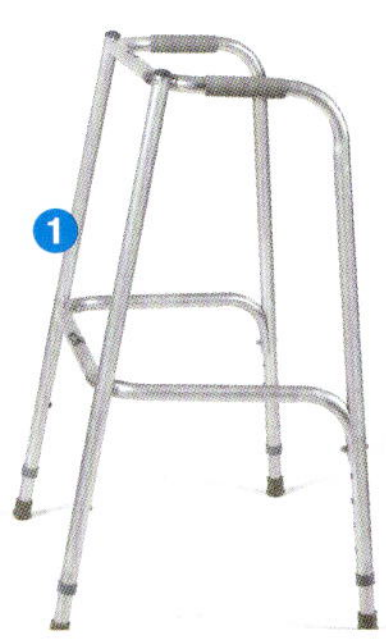

2
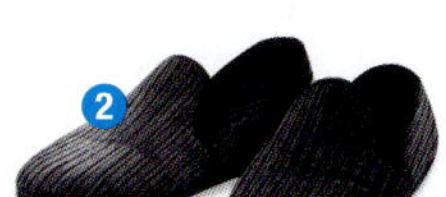

3
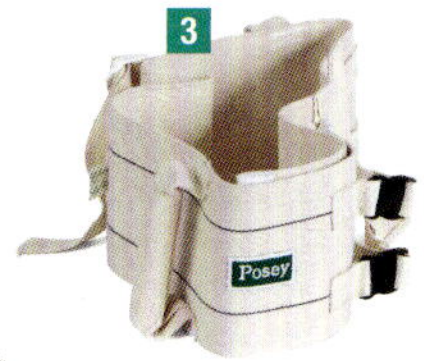

10-3

PRÉCAUTIONS ET INTERVENTIONS **avant** l'utilisation d'un cadre de marche ou d'un déambulateur par une personne

1. ÉVALUATION

- Évaluer la posture, la force musculaire des membres supérieurs et inférieurs, et la coordination des mouvements de la personne *afin de vérifier sa capacité musculosquelettique à utiliser un cadre de marche ou un déambulateur*.
- S'assurer que la personne ne présente pas une faiblesse bilatérale des membres supérieurs ou inférieurs, *car cette faiblesse constitue une contre-indication à l'utilisation d'un cadre de marche ou d'un déambulateur*.
- Évaluer la fonction psychoneurologique de la personne âgée *afin de tenir compte, d'une part, de sa vitesse à se déplacer, de sa résistance à la fatigue et de son temps de réaction réduits et, d'autre part, de sa capacité à comprendre les consignes*.
- Évaluer les facteurs pouvant nuire à l'apprentissage de l'utilisation du déambulateur, notamment la douleur et la prise de certains médicaments pouvant affecter la vigilance *afin de planifier l'apprentissage à des moments propices*.
- Évaluer, s'il y a lieu, la compréhension de l'enseignement déjà reçu *afin de cibler les objectifs d'apprentissage*.

2. INTERVENTIONS

- Bien expliquer à la personne le principe du transfert de poids avant de commencer l'enseignement sur l'utilisation du cadre de marche ou du déambulateur *afin que la personne utilise adéquatement ce dispositif d'aide à la marche*.
- Choisir un cadre de marche ou un déambulateur à deux ou quatre roulettes en fonction des données recueillies sur la capacité musculosquelettique de la personne *afin de fournir le moyen de soutien adapté, selon la capacité de la personne à soulever ou non un cadre de marche ou un déambulateur*.
- Vérifier dans le plan thérapeutique infirmier (PTI) les directives infirmières concernant la mobilité physique réduite, l'intolérance à l'activité, etc. *afin d'appliquer les interventions correspondantes*.

3. ENSEIGNEMENT

- Décrire et démontrer simultanément les étapes de l'utilisation d'un cadre de marche ou d'un déambulateur pour marcher, s'asseoir dans un fauteuil et se relever *afin de favoriser l'apprentissage en tenant compte des différentes façons d'apprendre*.
- Prévenir la personne qu'elle ne doit jamais reculer avec un cadre de marche ou un déambulateur, *car le risque de chute est extrêmement élevé, le cadre de marche ou le déambulateur se trouvant en dehors du polygone de sustentation*.
- Avertir la personne de ne soulever que les pieds arrière du déambulateur même pour un changement de direction, *car les roues des pieds avant doivent rester au sol pour maintenir un déplacement sécuritaire*.
- Expliquer à la personne qu'il faut avancer à petits pas *pour éviter les pertes d'équilibre*.

PRÉCAUTIONS ET INTERVENTIONS **après** l'utilisation d'un cadre de marche ou d'un déambulateur par une personne

1. ÉVALUATION

- Évaluer la façon dont la personne utilise le cadre de marche ou le déambulateur pour marcher, s'asseoir dans un fauteuil et se relever *afin d'apporter les correctifs nécessaires pour une utilisation sécuritaire*.
- Observer la personne en apportant une attention particulière à l'exécution du transfert de poids, *car il est essentiel au maintien de l'équilibre*.

2. INTERVENTION

- Corriger rapidement une posture ou une manœuvre inadéquates *afin que la personne garde toujours un bon alignement corporel dans ses déplacements*.

3. ENSEIGNEMENT

- Discuter avec la personne des mesures de sécurité à prendre dans le milieu de vie (environnement sans obstacles, planchers secs et non glissants, sans tapis d'appoint ; évaluation des conditions climatiques avant de sortir ; etc.) *afin d'éviter les chutes*.

4. NOTES AU DOSSIER

- Écrire dans les notes d'évolution toutes les informations relatives à cette procédure *afin de permettre la continuité des soins*.
  - Date et heure de l'enseignement
  - Évaluation initiale : capacité physique, cognitive, etc.
  - Type de cadre de marche ou de déambulateur utilisé
  - Degré de compréhension et d'intégration de l'enseignement reçu
  - Corrections apportées
  - Supervision requise ou non
  - Distance parcourue
  - Tolérance à l'effort et à l'utilisation de l'aide technique
  - Réactions et collaboration de la personne
- Inscrire au PTI les directives infirmières déterminées en fonction de l'évolution clinique de la personne et de l'efficacité des soins et des traitements, *afin d'assurer la sécurité de la personne dans ses déplacements et la poursuite de sa collaboration*.

MISE EN SITUATION

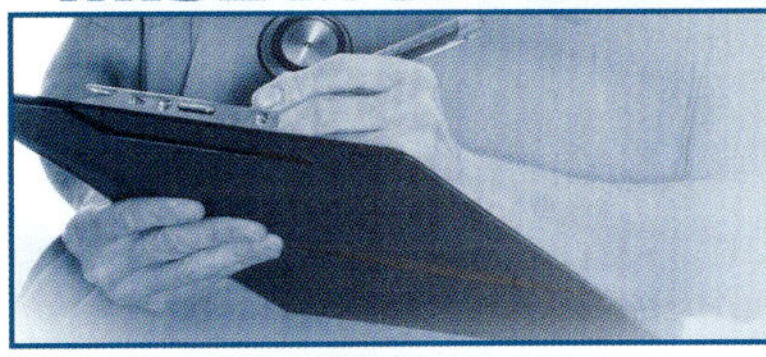

Mme Tien To Nu, âgée de 69 ans, a subi une arthroplastie de la hanche droite. Son chirurgien a prescrit le lever et la marche avec mise en charge progressive. Vous devez enseigner à Mme Tien To Nu l'utilisation d'un déambulateur.

Ordonnance médicale au dossier

- Lever avec mise en charge progressive.

PROCÉDURE 10-3-1

ENSEIGNER L'UTILISATION D'UN CADRE DE MARCHE OU D'UN DÉAMBULATEUR À UNE PERSONNE

Sommaire de la procédure

MARCHER À L'AIDE D'UN CADRE DE MARCHE OU D'UN DÉAMBULATEUR

1. Ajuster la hauteur d'un cadre de marche ou d'un déambulateur selon la taille de la personne
2. Position de départ
3. Début du mouvement
4. Fin du mouvement

S'ASSEOIR DANS UN FAUTEUIL À L'AIDE D'UN CADRE DE MARCHE OU D'UN DÉAMBULATEUR

1. Position de départ
2. Début du mouvement
3. Fin du mouvement

SE LEVER D'UN FAUTEUIL À L'AIDE D'UN CADRE DE MARCHE OU D'UN DÉAMBULATEUR

1. Position de départ
2. Début du mouvement
3. Fin du mouvement

Remarque

Exceptionnellement, les procédures suivantes sont exécutées par la personne. L'infirmière donne l'enseignement puis assiste la personne dans l'exécution de chacune des étapes, en l'observant et en la corrigeant au besoin jusqu'à ce qu'elle utilise le cadre de marche ou le déambulateur de façon adéquate et sécuritaire.

Même si les trois procédures suivantes reliées à la mobilisation avec un cadre de marche ou un déambulateur peuvent être exigeantes à acquérir par la personne et requièrent beaucoup d'attention et pour certaines personnes beaucoup de pratique, elles comprennent peu d'étapes mais doivent toujours être pensées, enseignées et exécutées en fonction de trois éléments : la position de départ, le début du mouvement et la fin du mouvement.

Quels facteurs pourraient nuire à l'apprentissage de l'utilisation du déambulateur chez Mme Tien To Nu ?

Étapes		Justifications	

Ne pas oublier les étapes préalables décrites dans la procédure 1-1.
Ne pas oublier les précautions et les interventions s'appliquant avant l'utilisation d'un cadre de marche ou d'un déambulateur par une personne.

MARCHER À L'AIDE D'UN CADRE DE MARCHE OU D'UN DÉAMBULATEUR

1 Ajuster la hauteur du cadre de marche ou du déambulateur selon la taille de la personne

	Étapes	Justifications	
1.1	Demander à la personne de se tenir droite, les bras le long du corps et les pieds légèrement écartés.	Une bonne posture est nécessaire pour l'évaluation de la hauteur adéquate pour le cadre de marche ou le déambulateur.	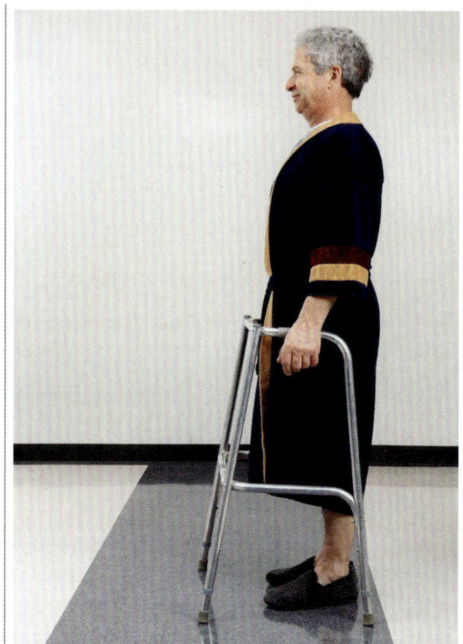
1.2	Placer le cadre de marche ou le déambulateur selon les critères suivants : • les talons de la personne arrivent vis-à-vis des pieds arrière de l'aide technique à la marche ; *ou* • le bout des pieds de la personne arrivent à une distance d'environ 20 cm des pieds avant de l'aide technique à la marche.	Une distance de plus de 20 cm modifie l'alignement corporel en déplaçant le centre de gravité. Une distance trop grande ne permet pas un bon ajustement de la hauteur.	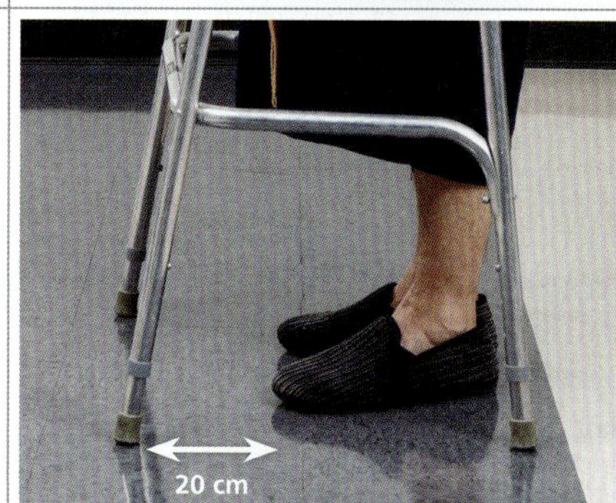
1.3	Ajuster la hauteur des barres d'appui, de chaque côté du cadre de marche ou du déambulateur, à la hauteur des poignets de la personne.	Une hauteur adéquate réduit le risque de perte d'équilibre en maximisant la capacité de soutien du cadre de marche ou du déambulateur durant les déplacements de la personne.	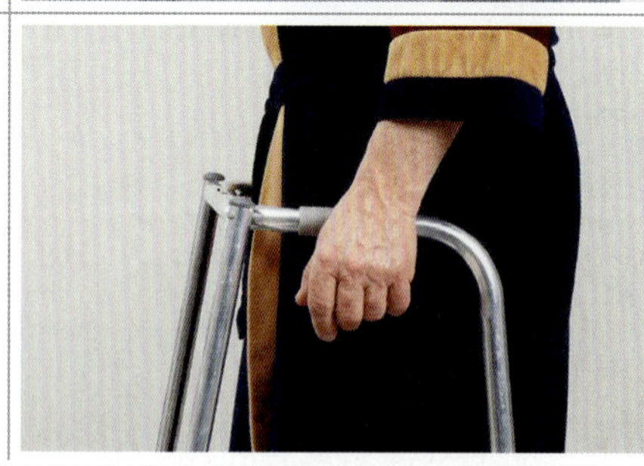

2 Position de départ

	Étapes	Justifications
2.1	Maintenir les quatre pieds du cadre de marche ou du déambulateur au sol et regarder droit devant soi.	Le cadre de marche ou le déambulateur fournit plusieurs points d'appui et assure donc une très bonne stabilité.
2.2	Garder le dos droit, pencher le tronc vers l'avant selon un angle d'environ 15° et fléchir légèrement les genoux.	Cette posture permet de maintenir un bon alignement corporel en position debout.

Étapes		Justifications	
3	**Début du mouvement**		
3.1	**Cadre de marche (appui maximal)** Tenir les barres d'appui et soulever légèrement le cadre de marche et le déplacer d'environ 15 cm. Avancer ensuite la jambe la plus forte.	On répartit le poids entre la jambe la plus forte et les bras, ce qui réduit au maximum la mise en charge sur la jambe affaiblie.	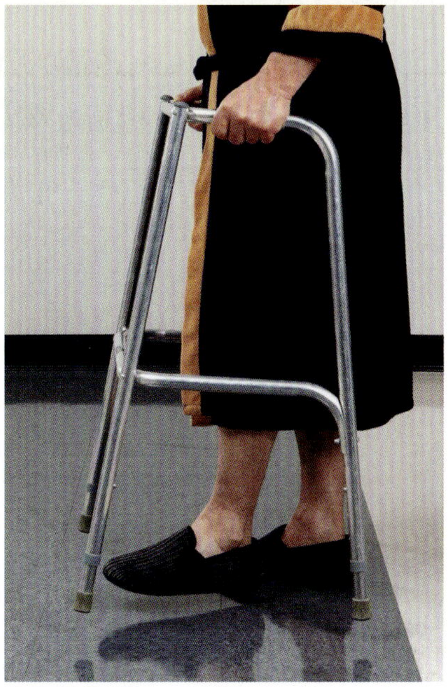 **Appui réduit**
	Cadre de marche (appui réduit) Tenir les barres d'appui et soulever légèrement le cadre de marche et le placer à environ 15 cm devant soi et avancer simultanément la jambe affaiblie.	On répartit le poids sur les deux jambes et les bras. En avançant simultanément la jambe affaiblie, on réduit la mise en charge sur cette jambe.	
	Déambulateur Soulever légèrement les pieds arrière du déambulateur et le faire rouler doucement en avançant simultanément d'un pas.		

Situation particulière

Une aide technique à la marche est souvent utilisée pour stabiliser l'équilibre de la personne ou diminuer la fatigue à la marche. Dans ces situations, le pied que l'on avance en premier a peu d'importance.

Les aides techniques à la marche permettent de répartir le poids entre quatre points d'appui avant d'avancer la jambe, ce qui réduit le poids supporté par cette dernière. On réduit ainsi la fatigue à la marche et on assure une stabilité maximale.

Remarque

Les pieds arrière du cadre de marche ou du déambulateur doivent se trouver au niveau du pied le plus avancé au moment de la marche.

Le polygone de sustentation doit toujours se trouver à l'intérieur du cadre de marche ou du déambulateur pour le maintien de l'équilibre.

Étapes		Justifications
4	**Fin du mouvement**	
4.1	**Cadre de marche (appui maximal)** **Cadre de marche (appui réduit)** **Déambulateur** Prendre appui sur le cadre de marche ou le déambulateur et avancer l'autre pied à côté du premier.	On répartit le poids entre les bras et le pied qui se trouve à l'intérieur de l'aide technique à la marche.
4.2	Répéter les étapes du début et de la fin du mouvement.	On assure son équilibre avant de faire le prochain mouvement.

S'ASSEOIR DANS UN FAUTEUIL À L'AIDE D'UN CADRE DE MARCHE OU D'UN DÉAMBULATEUR

1 Position de départ

Remarque

Le fauteuil utilisé doit être muni d'accoudoirs et appuyé contre le mur.

Les accoudoirs permettent à la personne de transférer son poids et de garder son équilibre durant le mouvement nécessaire pour s'asseoir. Appuyé contre le mur, le fauteuil est plus stable.

10-3

Étapes		Justifications
1.1	Se placer dos au fauteuil, les pieds parallèles, et appuyer l'une des deux jambes ou la jambe la plus forte contre le bord de l'assise du fauteuil.	La personne peut sentir la proximité du fauteuil.

2 Début du mouvement

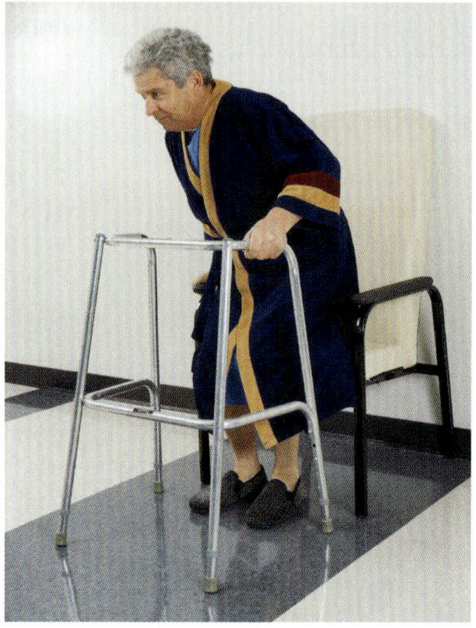

2.1	Saisir l'accoudoir du fauteuil avec la main située du côté sain et garder l'autre main sur la barre d'appui du cadre de marche ou du déambulateur.	En prenant appui, la personne assure son équilibre avant de bouger, de passer de la position debout à la position assise.
2.2	**Pencher le tronc vers l'avant** en pliant les genoux, de telle sorte que les épaules soient presque au-dessus des genoux.	Lorsque le **centre de gravité** est **près du sol**, le contrôle de la descente vers le fauteuil se fait mieux.

3 Fin du mouvement

3.1	S'asseoir lentement en poussant les fesses vers le fond du fauteuil, tout en gardant une main sur le cadre de marche ou le déambulateur et l'autre sur l'accoudoir du fauteuil.	Un mouvement rapide peut déstabiliser et provoquer une perte d'équilibre.

SE LEVER D'UN FAUTEUIL À L'AIDE D'UN CADRE DE MARCHE OU D'UN DÉAMBULATEUR

1 Position de départ

1.1	Glisser les fesses jusqu'au bord de l'assise du fauteuil.	Cette position aidera à donner l'impulsion nécessaire.
1.2	Placer les pieds arrière du cadre de marche ou du déambulateur à côté des talons.	

2 Début du mouvement

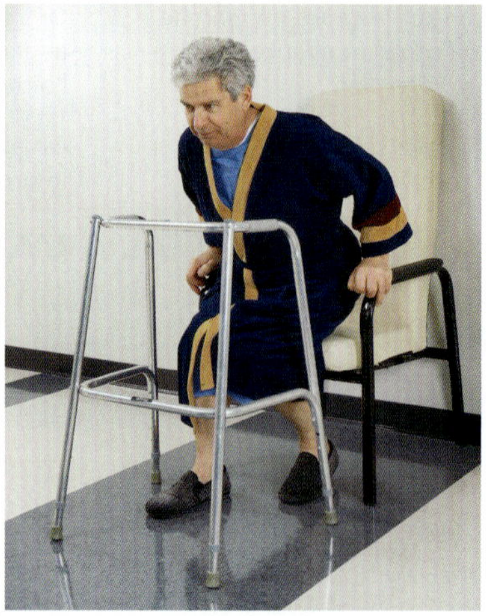

2.1	**Glisser le pied de la jambe la plus forte sous le fauteuil** (talon sous le bassin) et pencher le **tronc vers l'avant**.	Cette position est la **position d'impulsion optimale** pour se lever du fauteuil.
2.2	Saisir les deux accoudoirs du fauteuil et, toujours en position penchée, pousser avec les mains tout en s'aidant de la jambe la plus forte, repliée de façon à soulever les fesses du fauteuil.	La poussée exercée par les deux bras et la jambe forte permet d'obtenir la force nécessaire pour soulever les fesses du fauteuil.

Étapes		Justifications	
3	**Fin du mouvement**		
3.1	Saisir la barre d'appui du cadre de marche ou du déambulateur avec une main, puis saisir l'autre barre d'appui avec l'autre main et pousser avec les deux bras pour se redresser complètement.	Le cadre de marche ou le déambulateur fournit plusieurs points d'appui pour la poussée et le maintien de la stabilité au moment du redressement de la personne.	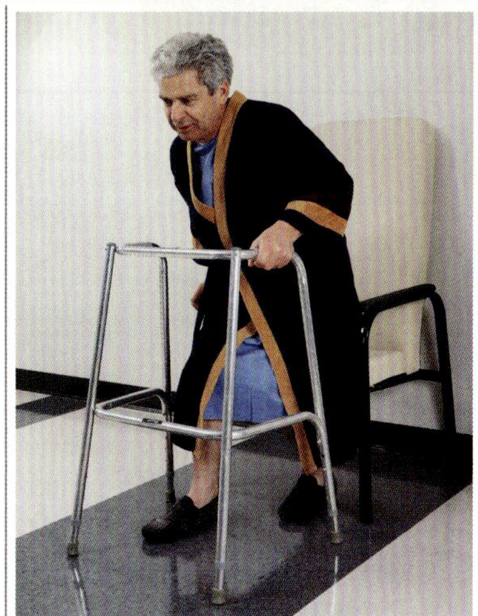
3.2	Bien placer les deux pieds légèrement écartés et au même niveau avant de commencer le mouvement de marche.	Le fait de ramener les pieds au même niveau permet de bien assurer son équilibre après un changement de position.	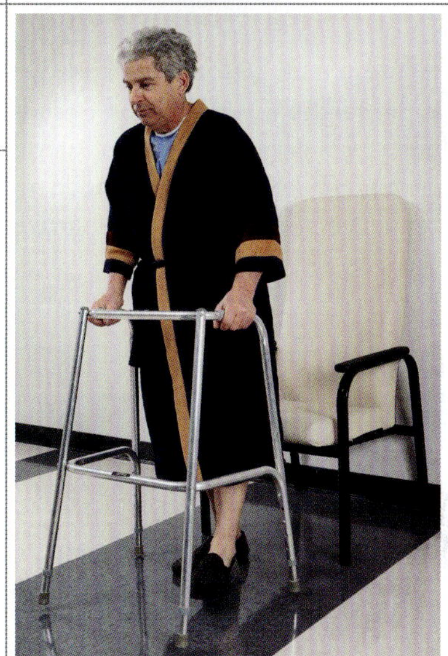
3.3	Commencer le mouvement de marche.		

Ne pas oublier les précautions et les interventions s'appliquant après l'utilisation d'un cadre de marche ou d'un déambulateur par une personne.

Ne pas oublier les étapes postexécutoires décrites dans la procédure 1-2.

Que devez-vous faire pour réduire la mise en charge sur la hanche droite de Mme Tien To Nu, pendant l'utilisation du déambulateur ?

RÉDACTION DES NOTES D'ÉVOLUTION

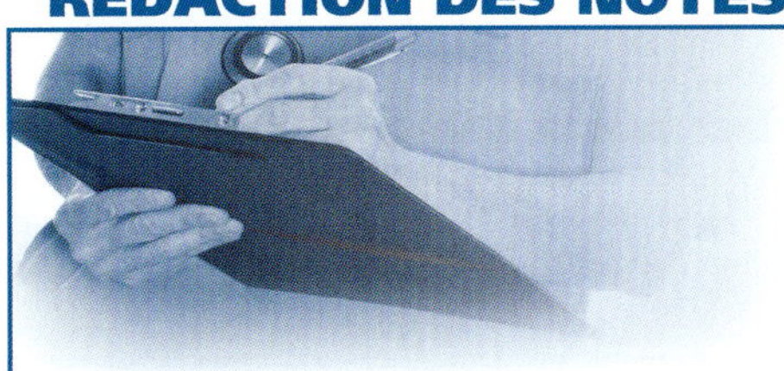

Dossier de Mme Tien To Nu

2011-02-22 **09:30** Réglage de la hauteur du déambulateur et enseignement de son utilisation pour une réduction de la mise en charge du côté droit. A tendance à trop déplacer le déambulateur vers l'avant durant la marche : posture à corriger. Équilibre stable. Utilise adéquatement le déambulateur pour s'asseoir et se relever. ____________ Éloïse Leclerc, étudiante inf.

MÉTHODE DE SOINS **10-4**

37 ACTIVITÉ ET EXERCICE

Utilisation de béquilles

Cette méthode de soins explique les procédures à suivre pour régler la hauteur de béquilles selon la taille de la personne qui doit les utiliser (page 609) et pour enseigner à la personne comment marcher à l'aide de béquilles (page 610), s'asseoir dans un fauteuil à l'aide de béquilles (page 611) et se relever (page 612), monter un escalier (page 614) et descendre un escalier à l'aide de béquilles (page 615).

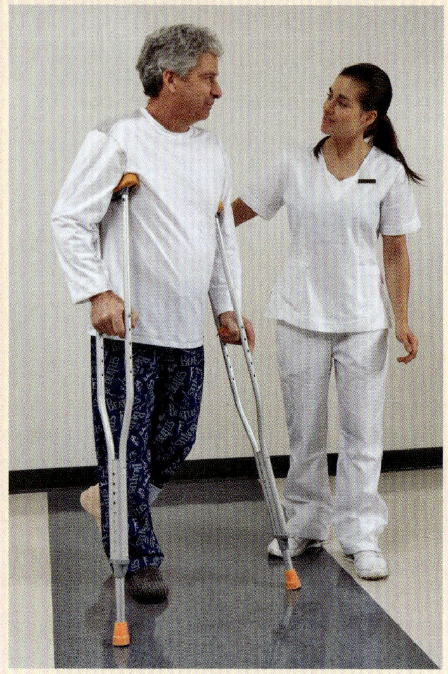

DÉFINITION

Méthode de soins consistant à régler la hauteur de béquilles en fonction de la personne qui doit les utiliser et à enseigner à la personne comment se servir de cette aide temporaire ou permanente à la marche, qui procure deux points d'appui permettant d'élargir le polygone de sustentation durant les déplacements.

Le patron de marche décrit dans la procédure est le plus fréquemment utilisé. Il s'agit de la **démarche à trois temps**, c'est-à-dire un pas alternatif en trois points, qui exige une mise en charge complète sur la jambe saine. Pour connaître les autres patrons de marche avec béquilles, se reporter au manuel de base *Soins infirmiers – Théorie et pratique*, page 1063.

CONTEXTE D'EXÉCUTION

BUTS

- Fournir à la personne un moyen de réduire la mise en charge (MEC) sur une blessure à un membre inférieur.
- Fournir à la personne un moyen de diminuer sa fatigue durant ses déplacements, en réduisant la charge de son poids sur ses membres inférieurs.

MATÉRIEL ET ÉQUIPEMENT

ARTICLES ESSENTIELS

Articles de base	Accessoires
• Béquilles sous-axillaires (1) • Souliers (de préférence) ou pantoufles à talons plats et fermés, avec semelles antidérapantes (2)	• Fauteuil avec accoudoirs stables et solides • Escalier avec main courante (rampe)

ARTICLE FACULTATIF

Si l'équilibre est précaire :

- Ceinture abdominale pour la marche assistée (ceinture de transfert) (3)

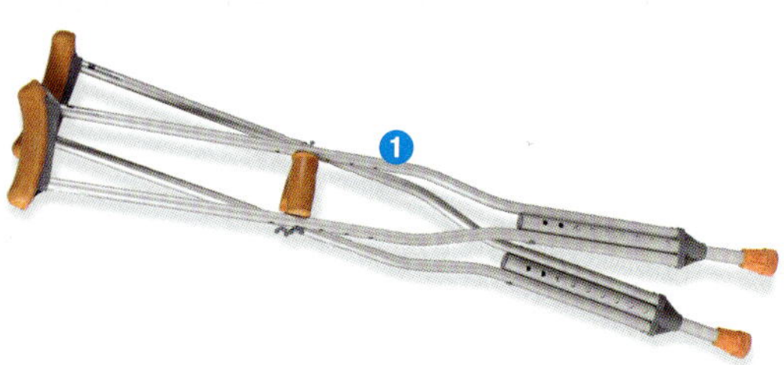

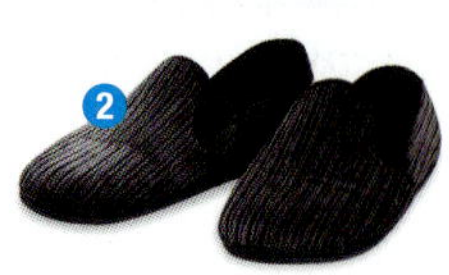

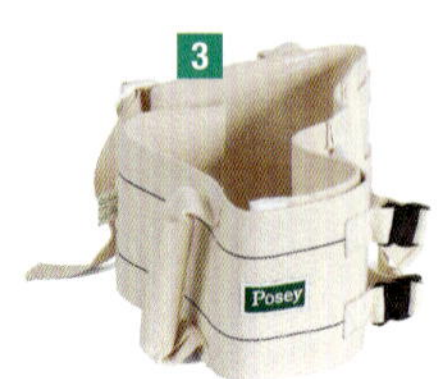

PRÉCAUTIONS ET INTERVENTIONS
avant
l'utilisation de béquilles par une personne

1. ÉVALUATION

- Évaluer la force musculaire des membres supérieurs et la coordination des mouvements de la personne *afin de déterminer la nécessité éventuelle, pour la personne, de suivre un programme d'entraînement pour raffermir ses membres supérieurs*.
- Évaluer la capacité de la personne à supporter son poids sur ses avant-bras, à rester en équilibre debout sur une ou deux jambes *afin de déterminer si la démarche courante à trois temps est bien celle qu'il faut lui enseigner pour l'utilisation des béquilles ou s'il faut se tourner vers un autre type de démarche (démarche à quatre temps, démarche à deux temps, démarche en balancier jusqu'aux béquilles ou au-delà des béquilles)*.
- Évaluer les facteurs pouvant nuire à l'apprentissage de l'utilisation des béquilles, notamment la douleur et la prise de certains médicaments *afin de planifier l'apprentissage aux moments les plus propices*.
- Évaluer, s'il y a lieu, la compréhension de l'enseignement déjà reçu *afin de cibler les objectifs d'apprentissage*.

2. INTERVENTIONS

- Discuter avec la personne de la nécessité des béquilles *afin de détecter ses réserves éventuelles quant à l'utilisation de cette aide technique et d'adapter les interventions en conséquence pour obtenir sa collaboration*.
- Bien expliquer à la personne le principe du transfert de poids avant de lui enseigner l'utilisation des béquilles *afin que la personne sache garder son équilibre au cours de ses déplacements*.
- Établir avec la personne des objectifs réalistes *afin qu'elle ne se décourage pas devant cet apprentissage exigeant*.
- Vérifier dans le plan thérapeutique infirmier (PTI) les directives infirmières concernant la mobilité physique altérée *afin d'appliquer les interventions correspondantes*.

3. ENSEIGNEMENT

- Décrire et démontrer simultanément les étapes de l'utilisation des béquilles pour marcher, s'asseoir dans un fauteuil et se relever, monter et descendre des escaliers *afin de favoriser l'apprentissage en tenant compte des différentes façons d'apprendre*.
- Rappeler à la personne qu'au début elle doit se déplacer à petits pas, *car avec cette aide technique, le poids du corps est essentiellement soutenu par les muscles de la ceinture thoracique et par les membres supérieurs, et peu par la jambe saine*. Augmenter par la suite pour couvrir la distance d'un pas régulier.

PRÉCAUTIONS ET INTERVENTIONS
après
l'utilisation de béquilles par une personne

1. ÉVALUATION

- Évaluer la façon dont la personne utilise les béquilles pour marcher, s'asseoir dans un fauteuil et se relever, monter et descendre un escalier *afin d'apporter les correctifs nécessaires pour une utilisation sécuritaire*.
- Observer la personne en portant une attention particulière à l'exécution du transfert de poids, *car il est essentiel au maintien de l'équilibre*.

2. INTERVENTION

- Corriger rapidement une posture ou une manœuvre inadéquates *afin que la personne garde toujours un bon alignement corporel, pour un équilibre stable et une utilisation sécuritaire des béquilles*.

3. ENSEIGNEMENT

- Discuter avec la personne des mesures de sécurité à prendre dans le milieu de vie (environnement sans obstacles, planchers secs et non glissants, sans tapis d'appoint ; évaluation des conditions climatiques avant de sortir ; etc.) *afin d'éviter les chutes*.
- Signaler à la personne qu'il est important de vérifier régulièrement les embouts en caoutchouc des béquilles et de les remplacer au besoin *afin d'assurer une bonne friction avec le sol pour la prévention des chutes*.
- Aviser la personne qu'elle ne doit pas exercer de pression sur les aisselles, *car une pression continue peut endommager le nerf radial de chaque côté et provoquer un affaiblissement des muscles de l'avant-bras, du poignet et de la main*.

4. NOTES AU DOSSIER

- Écrire dans les notes d'évolution toutes les informations relatives à la procédure exécutée *afin de permettre la continuité des soins*.
  - Date et heure de l'enseignement
  - Évaluation initiale : capacité physique, cognitive, etc.
  - Démarche enseignée (ex. : la marche à trois temps)
  - Degré de compréhension et d'intégration de l'enseignement reçu
  - Corrections apportées
  - Supervision requise ou non
  - Distance parcourue
  - Tolérance à l'effort et à l'utilisation de l'aide technique
  - Réactions et collaboration de la personne
- Inscrire au PTI les directives infirmières déterminées en fonction de l'évolution clinique de la personne et de l'efficacité des soins et des traitements, *afin d'assurer la sécurité de la personne dans ses déplacements et la poursuite de sa collaboration*.

MISE EN SITUATION

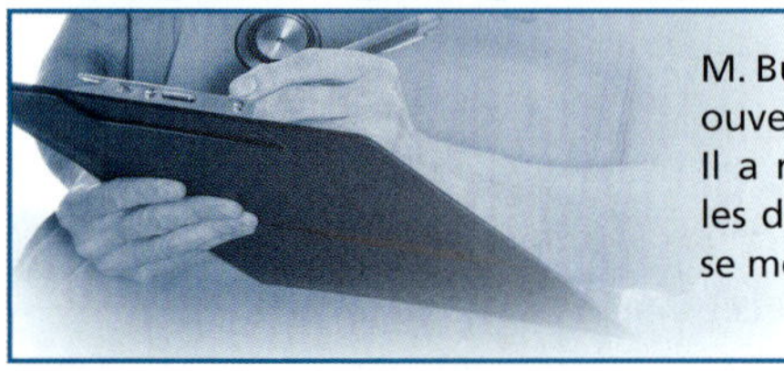

M. Buissères, âgé de 54 ans, a été opéré pour une réduction ouverte avec fixation interne (ROFI) de la cheville gauche. Il a reçu son congé du centre de réadaptation. Pendant les deux prochains mois, il aura besoin de béquilles pour se mobiliser.

Ordonnance médicale au dossier

- Aucune mise en charge sur le pied gauche pendant un mois, puis mise en charge progressive.

PROCÉDURE 10-4-1

ENSEIGNER L'UTILISATION DE BÉQUILLES À UNE PERSONNE

Sommaire de la procédure

MARCHER À L'AIDE DE BÉQUILLES

1. Ajuster la hauteur des béquilles selon la taille de la personne
2. Position de départ
3. Début du mouvement
4. Fin du mouvement

S'ASSEOIR DANS UN FAUTEUIL À L'AIDE DE BÉQUILLES

1. Position de départ
2. Début du mouvement
3. Fin du mouvement

SE LEVER D'UN FAUTEUIL À L'AIDE DE BÉQUILLES

1. Position de départ
2. Début du mouvement
3. Fin du mouvement

MONTER UN ESCALIER À L'AIDE DE BÉQUILLES

1. Position de départ
2. Début du mouvement
3. Fin du mouvement

DESCENDRE UN ESCALIER À L'AIDE DE BÉQUILLES

1. Position de départ
2. Début du mouvement
3. Fin du mouvement

Remarque

Exceptionnellement, les procédures suivantes sont exécutées par la personne même. L'infirmière donne l'enseignement puis assiste la personne dans l'exécution de chacune des étapes, en l'observant et en la corrigeant au besoin jusqu'à ce qu'elle utilise les béquilles de façon adéquate et sécuritaire.

Même si les procédures reliées à la mobilisation avec des béquilles sont exigeantes à acquérir et requièrent beaucoup d'attention et de pratique, elles comprennent peu d'étapes. Elles doivent cependant toujours être pensées, enseignées et exécutées en fonction de trois éléments : la position de départ, le début du mouvement et la fin du mouvement.

! Quels conseils donnerez-vous à M. Buissères pour qu'il se déplace de façon sécuritaire à domicile ?

Étapes	Justifications

Ne pas oublier les étapes préalables décrites dans la procédure 1-1.
Ne pas oublier les précautions et les interventions s'appliquant avant l'utilisation de béquilles par une personne.

MARCHER À L'AIDE DE BÉQUILLES

1 Ajuster la hauteur des béquilles selon la taille de la personne

1.1 Aider la personne à se tenir droite, les pieds légèrement écartés, et placer les béquilles de manière à obtenir la **position tripode**, soit :

- à une distance de 15 cm de chaque côté des pieds ;
- à une distance de 10 à 15 cm devant les pieds.

La position tripode assure un bon équilibre, car elle **élargit le polygone de sustentation**. Une personne de grande taille a besoin d'une base plus large.

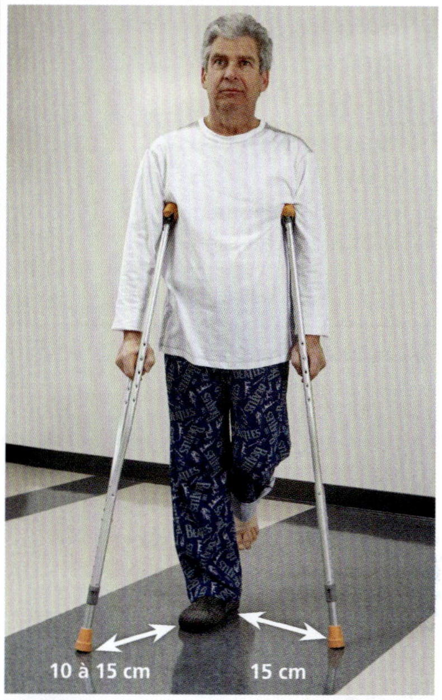

1.2 Placer la partie coussinée des béquilles contre la paroi latérale du thorax, à une distance de 4 à 5 cm sous les aisselles, ce qui correspond à peu près à la largeur de trois doigts.

Une distance de 4 à 5 cm sous les aisselles évite la compression du nerf radial qui, sur une période prolongée, engendre de la douleur.

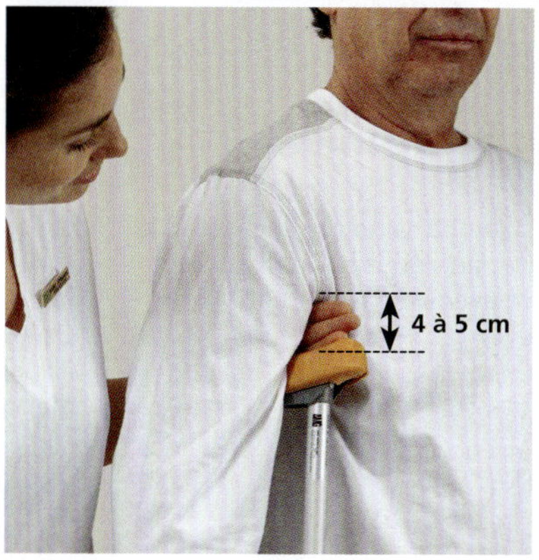

1.3 Demander à la personne de placer ses bras le long du corps et régler la hauteur des poignées des béquilles à la hauteur des poignets de la personne.

Cette façon de mesurer la hauteur adéquate des poignées tient compte de l'angle du coude (angle d'environ 30°) qui est nécessaire pour une extension suffisante des bras pour les déplacements.

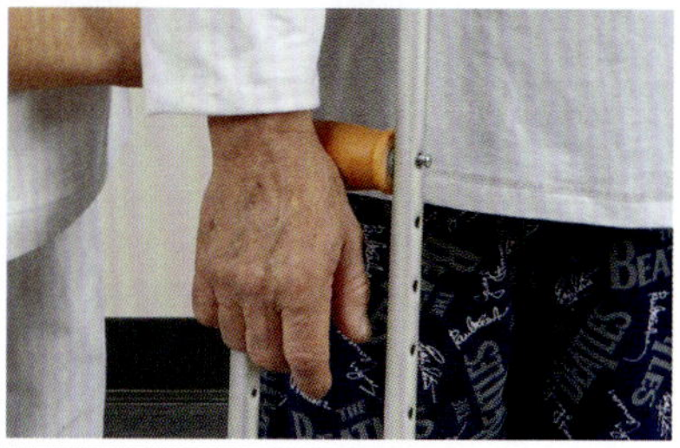

10-4

Étapes		Justifications	

2 Position de départ

2.1	Garder le dos droit, regarder droit devant soi, tenir solidement les poignées des béquilles et adopter la position tripode.	Regarder devant soi aide à maintenir l'alignement corporel et permet de bien visualiser l'environnement.	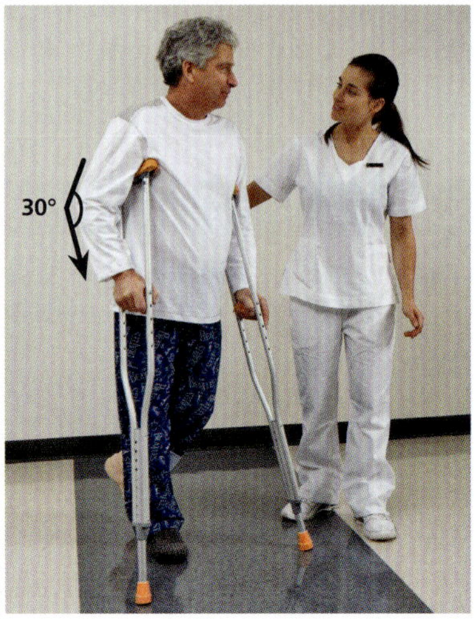
2.2	Fléchir le genou de la jambe atteinte et **déplacer la hanche vers l'arrière**.	Cette position de la jambe atteinte **diminue le risque de perte d'équilibre** en stabilisant la jambe repliée.	

3 Début du mouvement

3.1	Pousser sur les poignées des béquilles en gardant les bras en extension.	La poussée sur les poignées permet de transférer le poids sur les béquilles et évite que le poids du corps repose sur les aisselles.	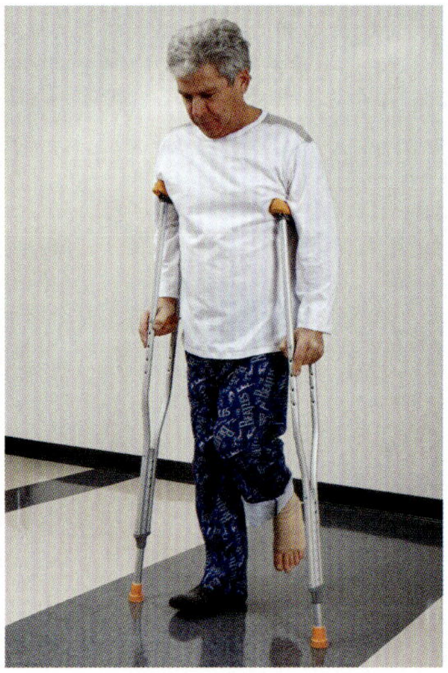
3.2	**Avancer en même temps les béquilles et la jambe atteinte** sur une distance d'environ 10 à 15 cm.	Il faut déplacer en même temps la jambe atteinte et les béquilles pour pouvoir ensuite **transférer le poids du corps sur les béquilles** au moment d'avancer la jambe saine. Des petits pas diminuent le risque de chute.	

4 Fin du mouvement

4.1	Avancer la jambe saine sur une distance confortable, au début par petits pas et par la suite avec un pas normal.	On avance la jambe saine en s'appuyant sur les béquilles, puis on transfère le poids du corps sur la jambe saine. On évite de faire des grands pas, car ils peuvent être la cause d'une perte d'équilibre.	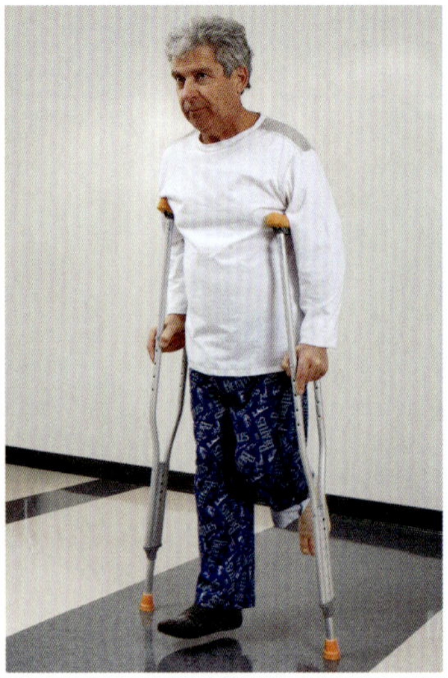

Étapes		Justifications	
4.2	Reprendre la position tripode et répéter les étapes du début et de la fin du mouvement.	On assure son équilibre avant de faire le prochain mouvement.	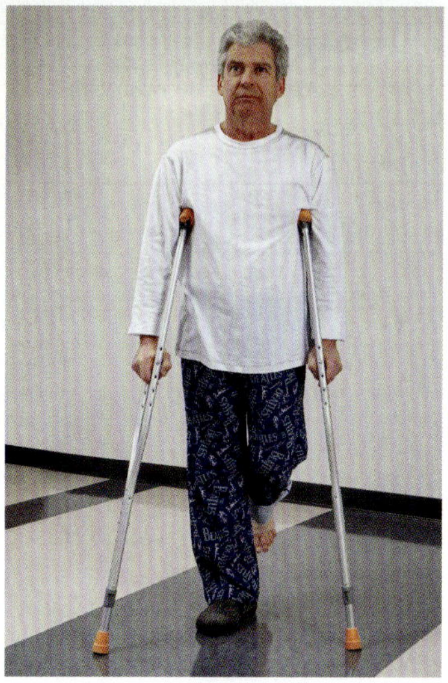

S'ASSEOIR DANS UN FAUTEUIL À L'AIDE DE BÉQUILLES

1 Position de départ

Remarque

Le fauteuil utilisé doit être muni d'accoudoirs et être appuyé contre le mur.

Les accoudoirs permettent à la personne de transférer son poids et de garder son équilibre avant d'effectuer le mouvement pour s'asseoir. Appuyé contre un mur, le fauteuil est plus stable.

1.1	Se placer dos au fauteuil et reculer jusqu'à ce que la jambe saine touche le bord de l'assise du fauteuil.	La personne peut sentir la proximité du fauteuil.	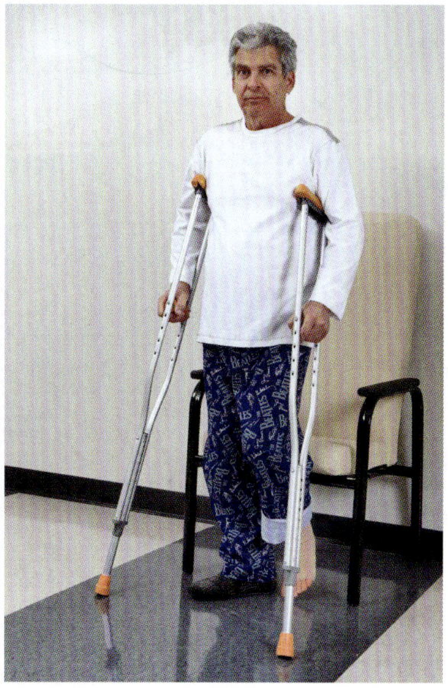
1.2	Retirer les béquilles et les tenir ensemble par les poignées avec la main du côté atteint.	Le poids repose sur la jambe saine.	

Étapes		Justifications
2	**Début du mouvement**	
2.1	Saisir l'accoudoir du fauteuil avec la main du côté sain.	Le poids repose désormais sur le bras et la jambe saine. Ces deux points d'appui assurent l'équilibre de la personne avant le changement de position.
2.2	**Pencher le tronc vers l'avant**, et plier légèrement les genoux de façon à ce que les épaules soient presque au-dessus des genoux.	Lorsque **le centre de gravité est près du sol**, le contrôle de la descente vers le fauteuil se fait mieux.

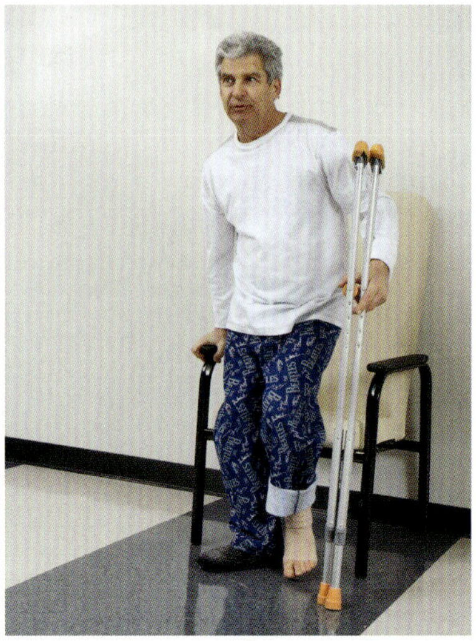

3	**Fin du mouvement**	
3.1	Descendre lentement les fesses jusqu'au fond du fauteuil.	Un mouvement rapide peut déstabiliser et provoquer une perte d'équilibre.

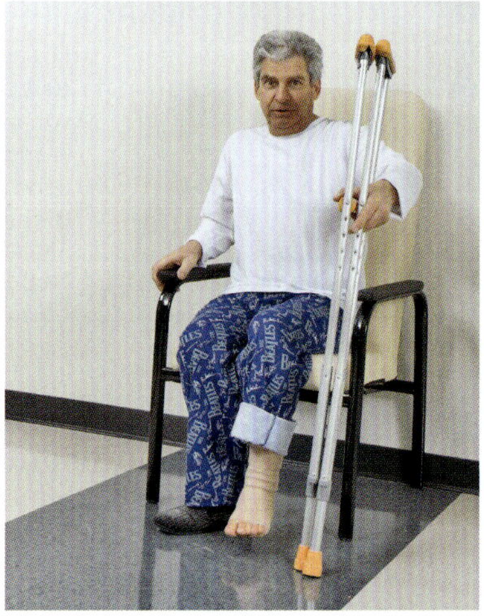

SE LEVER D'UN FAUTEUIL À L'AIDE DE BÉQUILLES

1	**Position de départ**	
1.1	Glisser les fesses jusqu'au bord de l'assise du fauteuil.	Cette position aidera à donner l'impulsion nécessaire.
1.2	Saisir les poignées des béquilles avec la main du côté atteint et les placer près du pied atteint.	Les béquilles constituent un point d'appui du côté atteint, pour le mouvement d'impulsion.

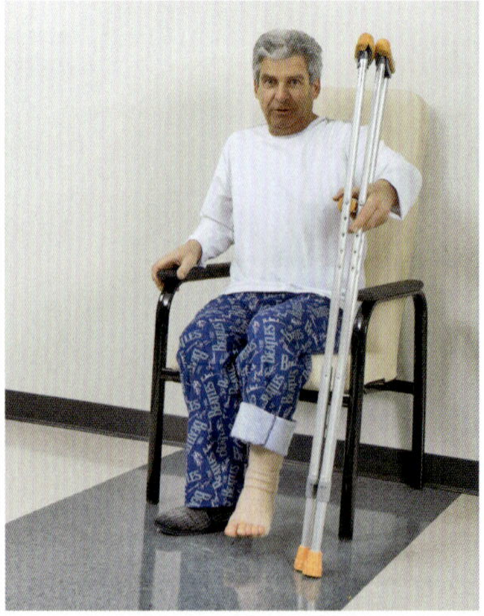

Étapes		Justifications	
2	**Début du mouvement**		
2.1	Avec la main du côté sain, saisir l'accoudoir du fauteuil.	En prenant appui du côté sain, la personne assure son équilibre avant de bouger, avant de passer de la position assise à la position debout.	
2.2	Glisser le **pied** du côté **sain sous le fauteuil** (talon sous le bassin) et pencher le **tronc vers l'avant**.	Cette position est la **position d'impulsion optimale** pour se lever du fauteuil.	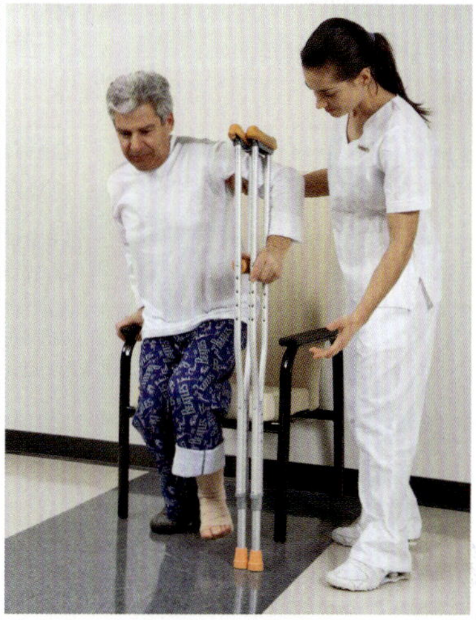
2.3	Se lever en poussant simultanément sur l'accoudoir du fauteuil et sur les poignées des béquilles.	Les deux points d'appui permettent de fournir la force nécessaire pour soulever les fesses du fauteuil.	
3	**Fin du mouvement**		
3.1	Se redresser complètement et remettre les béquilles sous chacune des aisselles. Se mettre en position de tripode.	La position de tripode permet d'adopter la bonne posture et d'avoir un équilibre stable, avant de se mettre en marche.	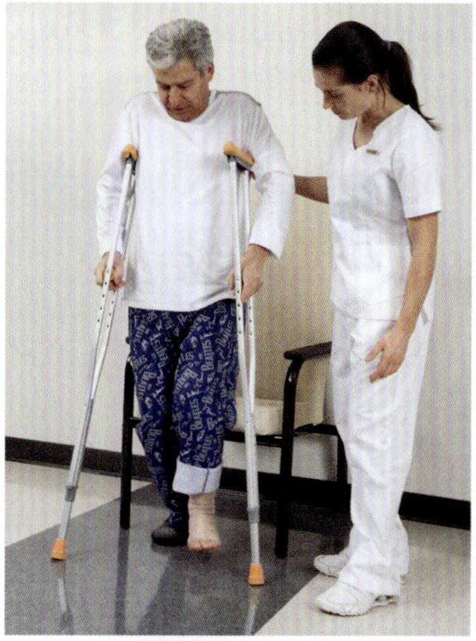
3.2	Commencer le mouvement de la marche.		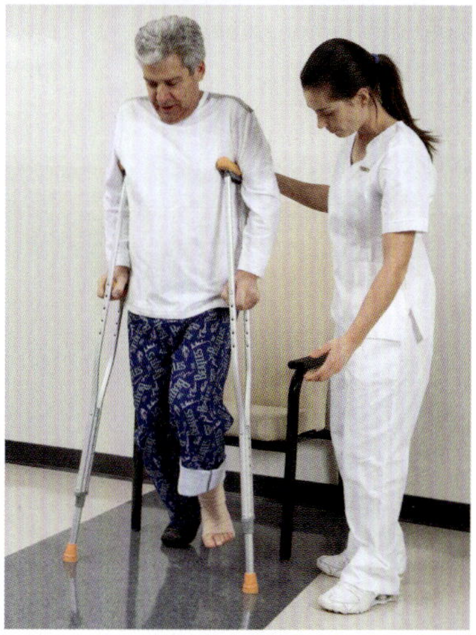

Étapes		Justifications	

MONTER UN ESCALIER À L'AIDE DE BÉQUILLES

1 Position de départ

1.1	Se placer face à la première marche de l'escalier et adopter la **position tripode** avec les béquilles (poids sur la jambe saine).	La position tripode **assure un bon équilibre**, car elle élargit le polygone de sustentation.	

ALERTE!

Il est important de s'assurer que la personne a bien compris le principe du transfert de poids.	On diminue le risque de chute.
On doit se placer derrière la personne et légèrement en biais.	La position à côté de la personne et légèrement en retrait permet de réagir rapidement en cas de perte d'équilibre, sans être entraîné par la personne dans sa chute.

Situation particulière

Si l'équilibre de la personne est précaire, on utilise la ceinture abdominale pour l'aide à la marche assistée (ceinture de transfert). S'il est impossible de se procurer cet article, on saisit le vêtement de la personne à la base du dos.

2 Début du mouvement

2.1	Tout en poussant sur les poignées des béquilles, déposer la jambe saine sur la marche suivante.	Le transfert de poids se fait vers les béquilles.	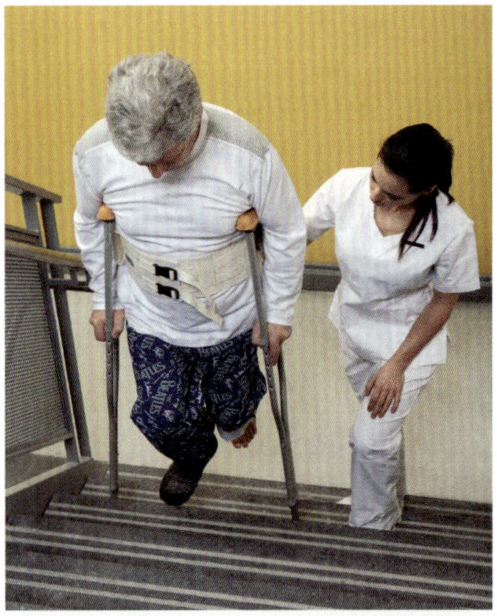
2.2	Prendre appui sur la jambe saine (poids sur la jambe saine).	Le transfert de poids se fait vers la jambe saine.	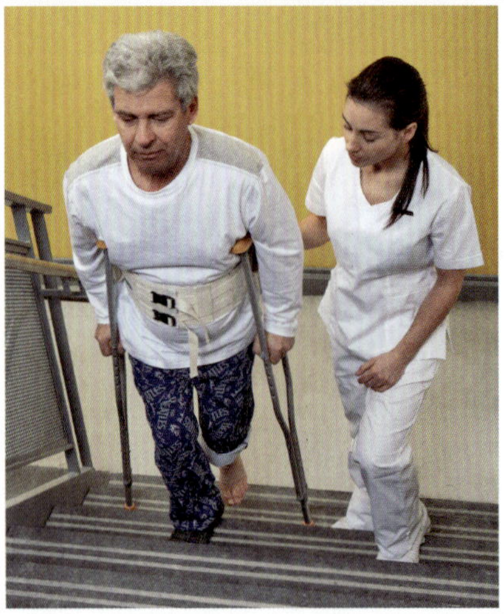

Étapes	Justifications	
3 Fin du mouvement		
3.1 Se redresser tout en soulevant les béquilles et en avançant la jambe atteinte (poids toujours sur la jambe saine).		
3.2 Placer les béquilles de chaque côté des pieds (15 cm) sur la même marche que la jambe saine.	On assure son équilibre avant de monter la marche suivante.	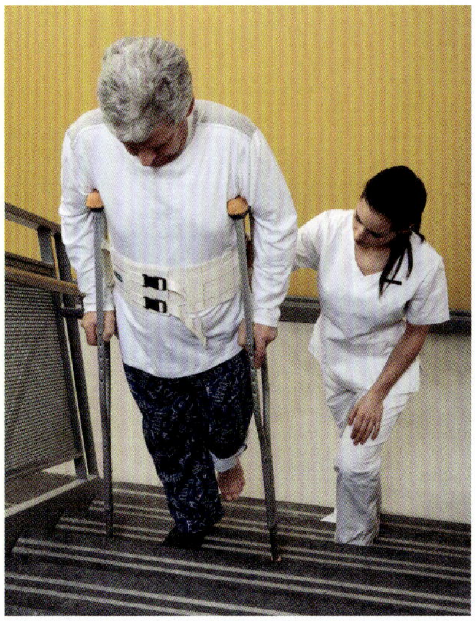
3.3 Répéter les étapes du début et de la fin du mouvement pour chacune des marches.		

DESCENDRE UN ESCALIER À L'AIDE DE BÉQUILLES

Étapes	Justifications	
1 Position de départ		
1.1 Se placer en haut du palier, face à l'escalier, en position tripode.	La position tripode assure un bon équilibre, avant la descente.	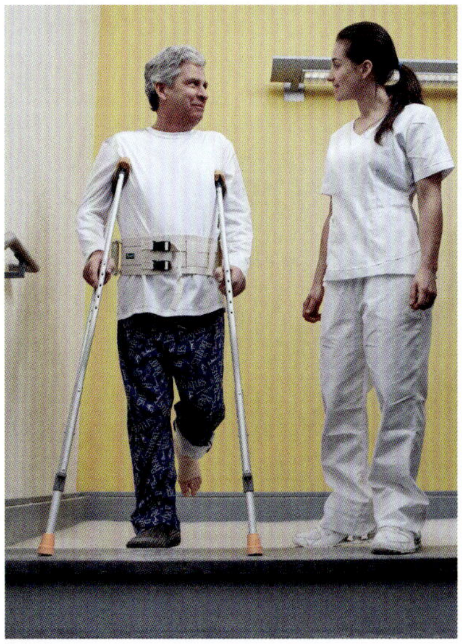

ALERTE!

On doit s'assurer que la personne a bien compris le principe du transfert de poids, en validant chacune des étapes exigeant un transfert.	On diminue le risque de chute.
On doit se placer du côté affaibli de la personne, sur la marche inférieure et légèrement en biais.	La position du côté affaibli de la personne et légèrement en retrait permet de servir de point d'appui en cas de faiblesse ou de perte d'équilibre sans être entraîné en cas de chute.

Étapes	Justifications	
Situation particulière		
Si l'équilibre de la personne est précaire, on utilise la ceinture abdominale pour l'aide à la marche assistée (ceinture de transfert). S'il est impossible de se procurer cet article, on saisit le vêtement de la personne à la base du dos.	L'utilisation d'une ceinture de transfert permet de retenir la personne en perte d'équilibre.	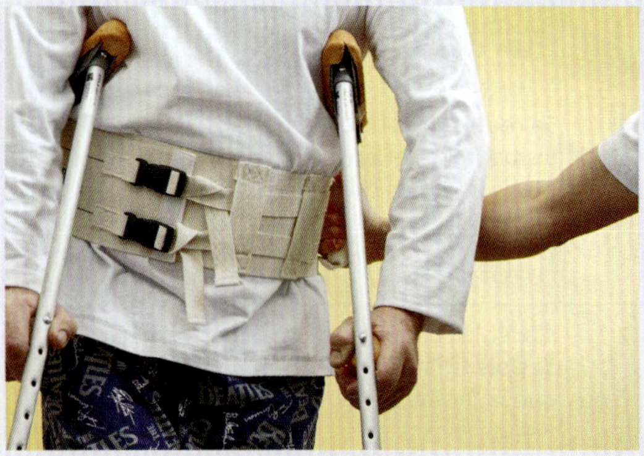

2 Début du mouvement

2.1 Prendre appui sur la jambe saine et descendre les béquilles sur la marche inférieure.	Le transfert de poids se fait sur la jambe saine.	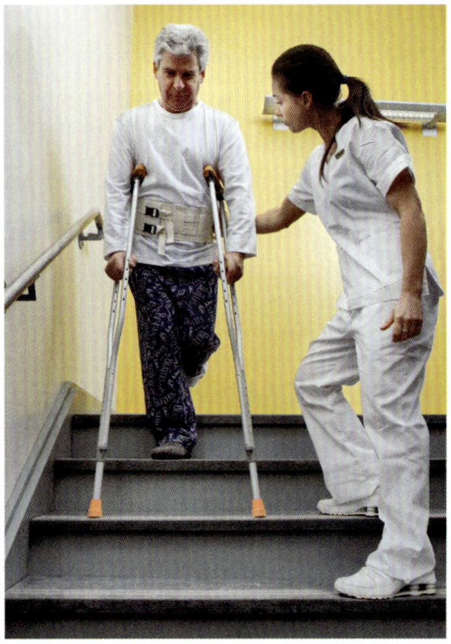

3 Fin du mouvement

3.1 Prendre appui sur les béquilles, et descendre la jambe saine sur la même marche inférieure.	Le transfert de poids se fait sur les béquilles.	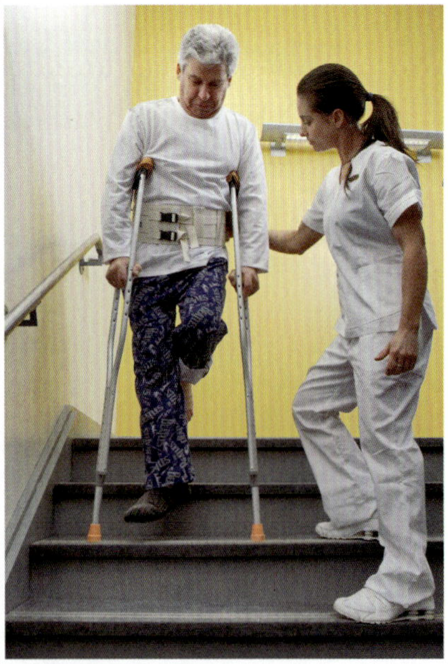
3.2 Placer les béquilles de chaque côté des pieds (15 cm) sur la même marche.	On assure son équilibre avant de descendre la marche suivante.	

Étapes		Justifications	
3.3	Répéter les étapes du début et de la fin du mouvement pour chacune des marches.		

Ne pas oublier les précautions et les interventions s'appliquant après l'utilisation de béquilles par une personne.

Ne pas oublier les étapes postexécutoires décrites dans la procédure 1-2.

Dans quelle position M. Buissères doit-il placer sa jambe gauche pour garder son équilibre dans ses déplacements avec béquilles ?

RÉDACTION DES NOTES D'ÉVOLUTION

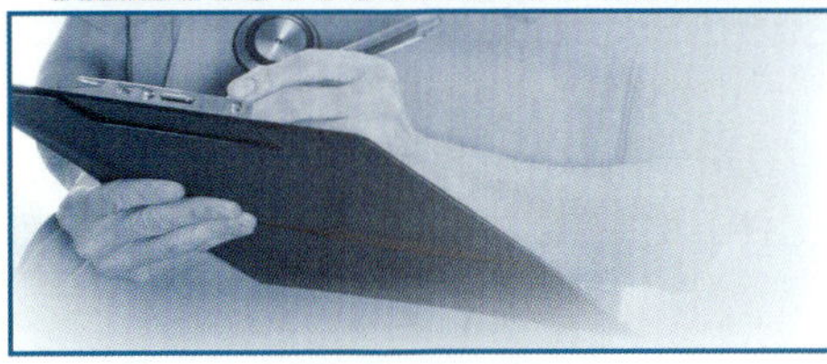

Dossier de M. Buissères

2011-05-04 **13:30** Réglage de la hauteur des béquilles et enseignement de l'utilisation des béquilles pour une démarche à trois temps. Utilise adéquatement les béquilles dans ses déplacements, pour s'asseoir et se lever, pour monter et descendre les escaliers. Équilibre stable, bonne posture. ________ Marie-Hélène Gosselin, étudiante inf.

Référence

Association paritaire pour la santé et la sécurité du travail du secteur affaires sociales (ASSTSAS). (2009). *Principes pour le déplacement sécuritaire des bénéficiaires – Cahier du participant.* Montréal : ASSTSAS.

10-4

Chapitre 11

Nutrition et alimentation

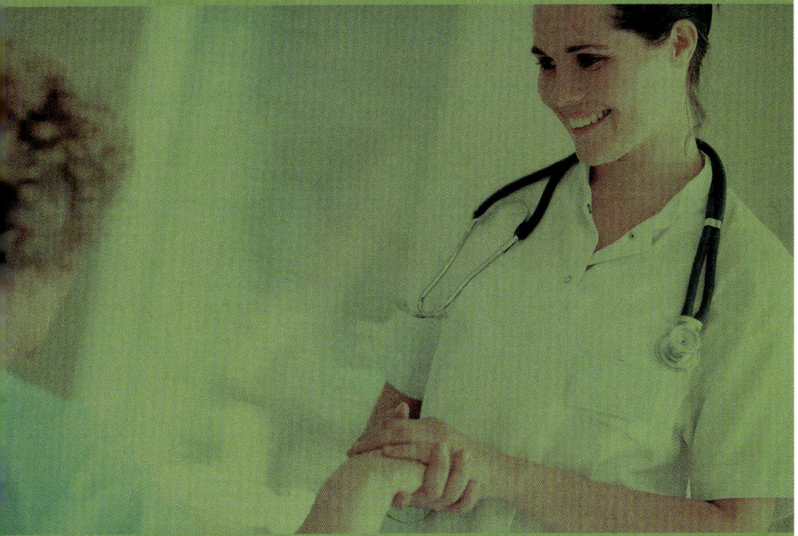

SOMMAIRE

MÉTHODE DE SOINS 11-1

36 → 40 SOINS PÉRIOPÉRATOIRES NUTRITION ET ALIMENTATION

Installation d'une sonde nasogastrique ou nasoentérique

Cette méthode de soins explique la procédure à suivre pour insérer une sonde nasogastrique (de Levin ou de Salem) ou nasoentérique (nasoduodénale ou nasojéjunale) (page 623).

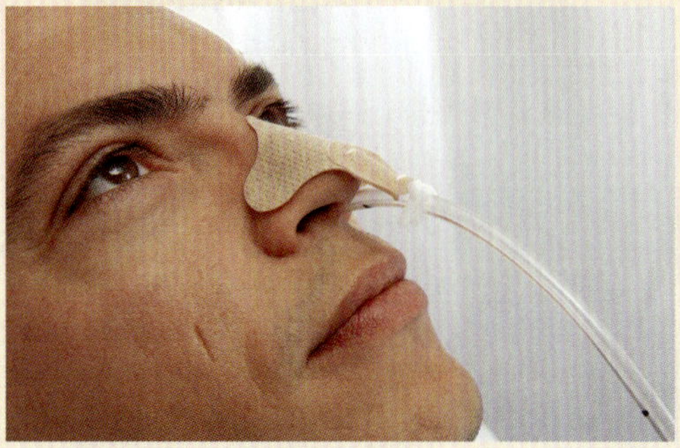

DÉFINITION

Méthode de soins consistant à insérer par voie nasale un tube translucide ou opaque dans l'estomac ou dans l'intestin en utilisant une technique propre.

CONTEXTE D'EXÉCUTION

BUTS

Sonde nasogastrique	Sonde nasoentérique
• Aspirer le contenu gastrique pour prévenir les nausées et les vomissements. • Prévenir la distension abdominale dans le cas d'une obstruction intestinale. • Retirer un échantillon du contenu gastrique pour l'analyser en laboratoire. • Effectuer un lavage d'estomac en cas d'empoisonnement. • Traiter les saignements de la voie digestive supérieure.	• Induire l'absorption d'aliments ou de médicaments directement dans le duodénum. • Éviter l'aspiration d'aliments dans les voies respiratoires, chez les personnes présentant une détérioration de l'état de conscience ou une anomalie du réflexe tussigène ou pharyngé.

- Administrer un gavage, dans le contexte d'une alimentation entérale, aux personnes souffrant de problèmes de déglutition ou de digestion.
- Administrer des médicaments aux personnes qui ne peuvent en avaler ou en ingérer.
- Réduire la pression dans le tractus gastro-intestinal pour favoriser la guérison d'une pathologie du système digestif.
- Protéger des sutures dans le cas d'une chirurgie gastrique.

MATÉRIEL ET ÉQUIPEMENT

ARTICLES ESSENTIELS

Articles de base	Insertion de la sonde	Vérification de l'emplacement de la sonde	Fixation de la sonde
• Stéthoscope 1 • Sac à rebuts en plastique 2 • Ruban adhésif hypoallergénique de 2,5 cm de largeur 3 • Piqué plastifié jetable 4 *ou* Serviette • Gants propres 5 • Verre d'eau et pailles 6 • Mouchoirs en papier 7 • Bassin réniforme 8	• Sonde nasogastrique de Levin 9 ou de Salem 10, de 12 à 18 Fr pour un adulte et de 5 à 8 Fr pour un enfant *ou* Sonde nasoentérique 11 de 8 à 12 Fr pour un adulte ou un enfant • Lubrifiant hydrosoluble 12 • Ruban adhésif hypoallergénique de 2,5 cm de largeur 3 *ou* Marqueur permanent	• Abaisse-langue 13 • Lampe de poche 14 • Papier indicateur de pH 15 • Ruban à mesurer 16 • Plateau d'irrigation 17 – Récipient gradué pour la solution d'irrigation – Récipient gradué pour la solution de retour – Seringue de 60 mL (10 à 30 mL pour un enfant) avec embout à irrigation – Champ stérile (non nécessaire) • Pince hémostatique en plastique 18	• Ruban adhésif hypoallergénique de 2,5 cm de largeur 3 *ou* Dispositif de fixation commercial 19 • Ciseaux 20 • Épingle de sûreté 21

ARTICLES FACULTATIFS			
S'il y a un risque de vomissement en jet au moment de l'insertion de la sonde : • Blouse 22 • Masque 23 • Lunettes protectrices 24	***Pour lubrifier les sondes nasoentériques enduites d'hydromer, selon le modèle :*** • Récipient stérile 25 • Eau stérile pour tremper l'extrémité de la sonde 26 *ou* Seringue de 10 mL pour injecter de l'eau stérile 27		

Remarque

La sonde de Levin est utilisée pour l'administration entérale, tandis que la sonde de Salem est surtout utilisée pour le drainage.

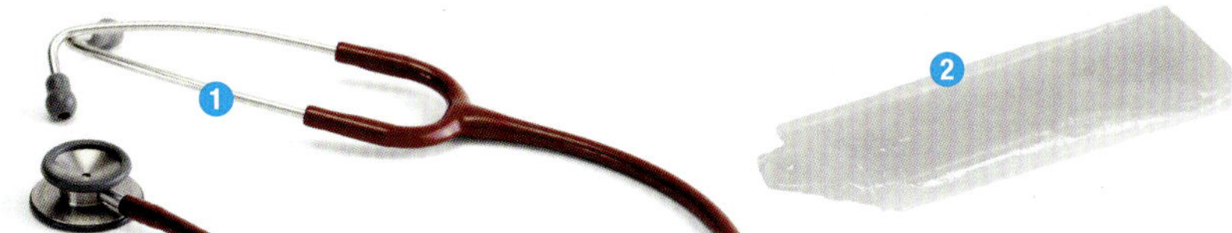

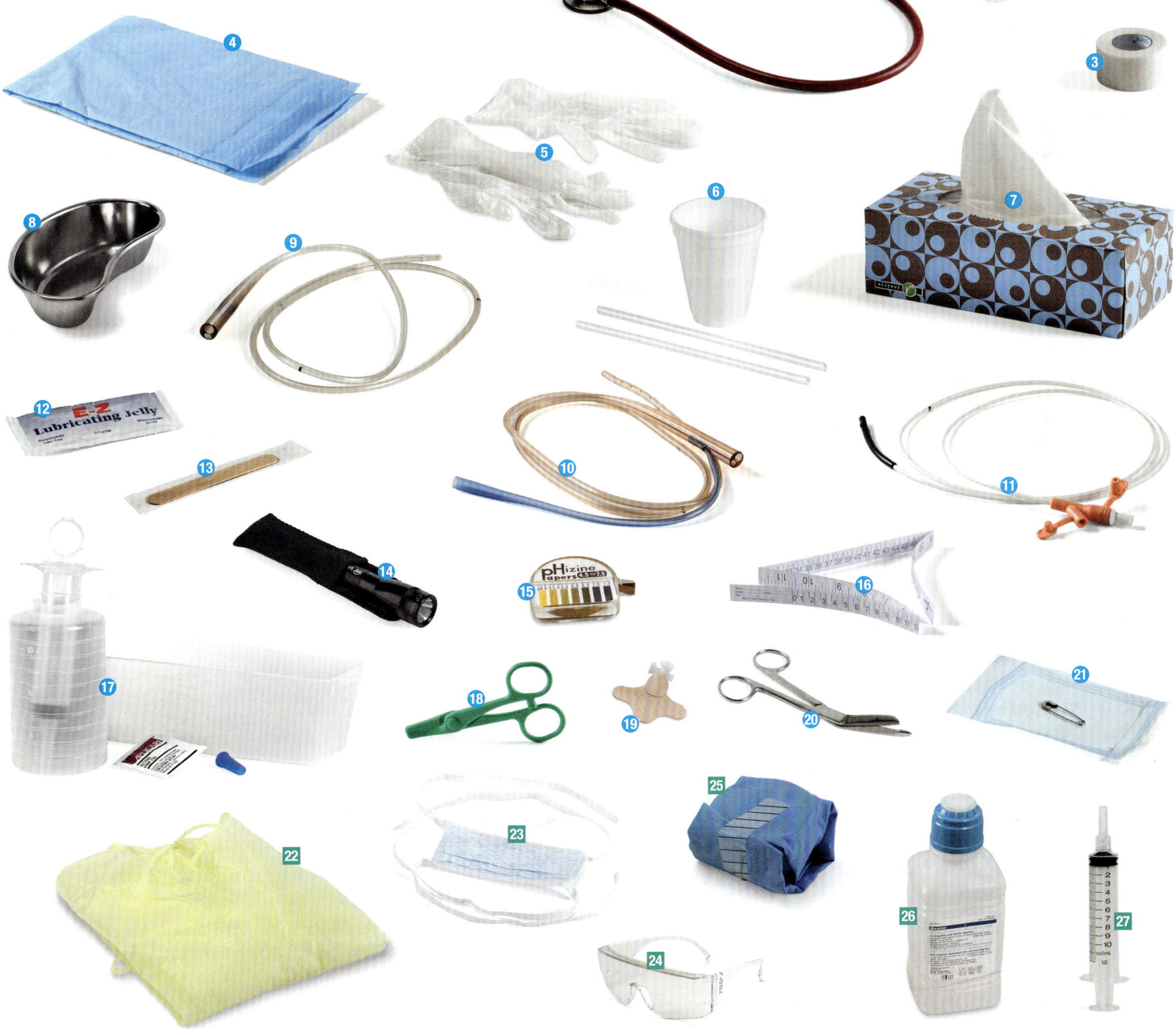

11-1

PRÉCAUTIONS ET INTERVENTIONS
avant
l'installation d'une sonde nasogastrique ou nasoentérique

1. ÉVALUATION

- La procédure exigeant sa collaboration étroite, évaluer l'état mental de la personne *afin de s'assurer qu'elle pourra exécuter les directives qui lui seront données*. Au besoin, demander de l'aide.
- Examiner les cavités nasales et interroger la personne à ce sujet *afin de vérifier s'il y a obstruction, déviation de la cloison nasale ou lésion des muqueuses pouvant nuire à l'insertion de la sonde nasogastrique ou rendre la procédure douloureuse*.
- Faire l'examen physique de la fonction digestive (bruits intestinaux, distension abdominale, présence de nausées, douleur) *afin d'obtenir des données permettant d'évaluer le résultat du traitement*.
- Évaluer le réflexe pharyngé (réflexe nauséeux) *afin de soutenir adéquatement la personne durant la procédure et de prendre les mesures nécessaires en cas de vomissement en jet*.

2. INTERVENTIONS

- Vérifier, au dossier de la personne, l'ordonnance médicale concernant l'installation d'une sonde nasogastrique ou nasoentérique *afin de connaître le type de sonde et le type d'aspiration s'il y a lieu*.
- Vérifier, dans le plan thérapeutique infirmier (PTI), les directives concernant une alimentation déficiente ou un risque d'aspiration d'aliments (fausse route) *afin d'appliquer les interventions correspondantes*.
- Décider avec la personne d'un mode de communication qui lui permettra de vous demander d'interrompre la procédure *afin d'adapter le rythme de la procédure pour un meilleur déroulement et d'éviter l'introduction de la sonde dans les voies respiratoires inférieures*.
- Installer la personne consciente en position de Fowler ou semi-Fowler, et la personne inconsciente en position de décubitus latéral droit, le cou en extension *afin de prévenir le reflux gastrique et d'éviter l'aspiration bronchique*. Dans la position latérale droite, le liquide s'accumule dans la courbure de l'estomac près du pylore, située à droite, *ce qui permet d'atteindre les buts visés*.

3. ENSEIGNEMENT

- Expliquer à la personne la collaboration attendue durant la procédure *afin de faciliter l'insertion du tube nasogastrique ou nasoentérique*.

PRÉCAUTIONS ET INTERVENTIONS
après
l'installation d'une sonde nasogastrique ou nasoentérique

1. ÉVALUATION

- Évaluer régulièrement le système de drainage en observant le mouvement du liquide dans la sonde nasogastrique et le tube de drainage, et en écoutant le bruit de succion de l'appareil *afin de vérifier l'efficacité du drainage*.
- Évaluer régulièrement les fonctions digestives et respiratoires de la personne *pour s'assurer que la sonde nasogastrique ou nasoentérique est bien positionnée et ne crée pas de gêne respiratoire (dyspnée) ou digestive (nausées, ballonnements)*.

2. INTERVENTIONS

- La personne ayant tendance à respirer par la bouche, ce qui cause l'assèchement des muqueuses, effectuer régulièrement des soins de la bouche et des narines *afin de préserver leur intégrité*.
- À chaque quart de travail, mesurer la portion externe du tube nasogastrique ou nasoentérique *afin de s'assurer qu'il est toujours bien positionné*.
- Si la longueur du tube nasoentérique augmente, procéder à une vérification par radiographie ou par fluoroscopie *afin de s'assurer qu'il ne s'est pas déplacé vers l'estomac*.

- Vérifier à chaque quart de travail et avant l'introduction de liquides l'emplacement de la sonde en appliquant les trois méthodes de vérification (couleur du liquide aspiré, pH gastrique, longueur de la partie visible de la sonde), *car la sonde peut s'être déplacée*.

3. ENSEIGNEMENT

- Lorsque la personne a une sonde nasogastrique en drainage par gravité, lui expliquer que le sac doit toujours être plus bas que la taille *pour un drainage efficace du contenu gastrique*.
- Lorsque la personne a une sonde nasoentérique, lui expliquer qu'elle peut circuler, *car le mouvement favorise la migration du tube vers l'intestin*.

4. NOTES AU DOSSIER

- Écrire dans les notes d'évolution toutes les caractéristiques du liquide drainé et toute réaction anormale *afin de repérer les écarts par rapport à la norme et d'assurer la continuité des soins*.
  - Date et heure de l'installation
  - Type et calibre de la sonde nasogastrique ou nasoentérique
  - Vérification de l'emplacement de la sonde nasogastrique :
    - Couleur du liquide aspiré
    - pH gastrique
    - Longueur de la portion externe de la sonde
  - Vérification de l'emplacement de la sonde nasoentérique :
    - Longueur de la portion externe de la sonde
    - Confirmation de l'emplacement de la sonde sous fluoroscopie ou par radiographie
    - Réactions et collaboration de la personne
- Écrire dans le plan de soins et de traitements infirmiers (PSTI) la longueur de la portion externe de la sonde *afin de faire le suivi au moment de la vérification de l'emplacement*.
- Ajouter sur la feuille du bilan des ingesta et des excreta la quantité de liquide utilisée pour irriguer la sonde et la quantité de liquide aspirée *afin de vérifier l'équilibre hydrique de la personne*.

MISE EN SITUATION

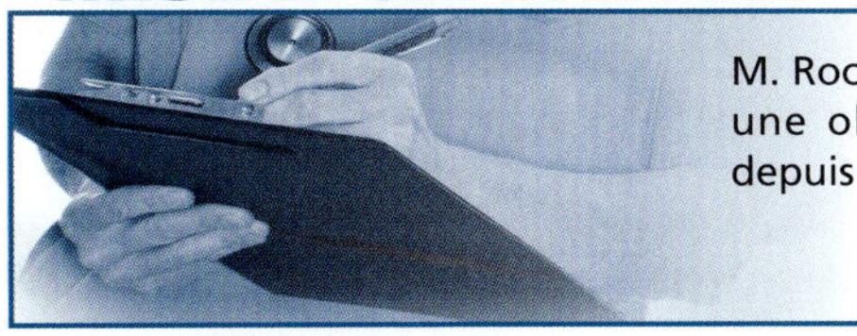

M. Rochefort, âgé de 81 ans, a été admis à l'hôpital pour une obstruction intestinale. Il vomit régulièrement depuis deux jours et a perdu 8 kg durant le dernier mois.

Ordonnance médicale au dossier

- Installer une sonde de Salem en drainage, à Low.Irriguer q4h.

PROCÉDURE 11-1-1

INSTALLER UNE SONDE NASOGASTRIQUE OU NASOENTÉRIQUE

Sommaire de la procédure

1. Préparation du matériel
2. Installation de la personne
3. Mesure de la longueur de sonde à insérer
4. Insertion de la sonde nasogastrique ou nasoentérique
5. Vérification de la position de la sonde
6. Fixation de la sonde nasogastrique ou nasoentérique
7. Raccordement selon le but thérapeutique

! Quelles données avez-vous recueillies après l'examen physique de la fonction digestive de M. Rochefort ?

11-1

Étapes	Justifications
Ne pas oublier les étapes préalables décrites dans la procédure 1-1. **Ne pas oublier les précautions et les interventions s'appliquant avant l'installation d'une sonde nasogastrique ou nasoentérique.**	

Étapes		Justifications	
1	**Préparation du matériel**		
1.1	Rassembler les articles nécessaires et les placer par ordre d'utilisation sur la table de travail.	Cette disposition favorise le rappel des étapes et facilite le déroulement de la procédure.	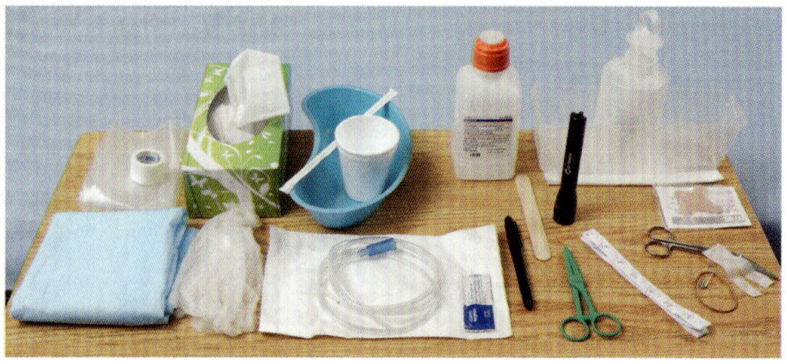
1.2	Abaisser la ridelle du lit et y fixer le sac à rebuts.		
1.3	Ouvrir les emballages du lubrifiant hydrosoluble, de la sonde, de la seringue et du dispositif de fixation commercial, et laisser ces articles dans leur emballage ouvert. En l'absence de dispositif de fixation commercial, le fabriquer soi-même : • Couper un morceau de ruban adhésif d'une longueur de 5 cm. • Le couper longitudinalement sur la moitié de sa longueur. • Former un petit repli d'environ 5 mm sur les parties coupées.		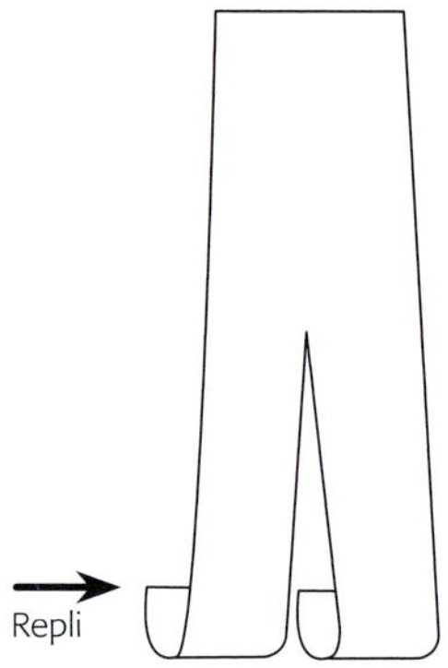
1.4	Couper deux morceaux de ruban adhésif : l'un pour marquer le point d'insertion sur la sonde, l'autre pour une fixation temporaire.	Une seule main sera libre pour manipuler le ruban adhésif, au cours du repérage de la longueur de sonde nécessaire, car l'autre servira au marquage.	
2	**Installation de la personne**		
2.1	Installer la personne en position de Fowler haute, la tête vers l'avant (position neutre).	Cette position facilite le passage de la sonde grâce à la force de gravité.	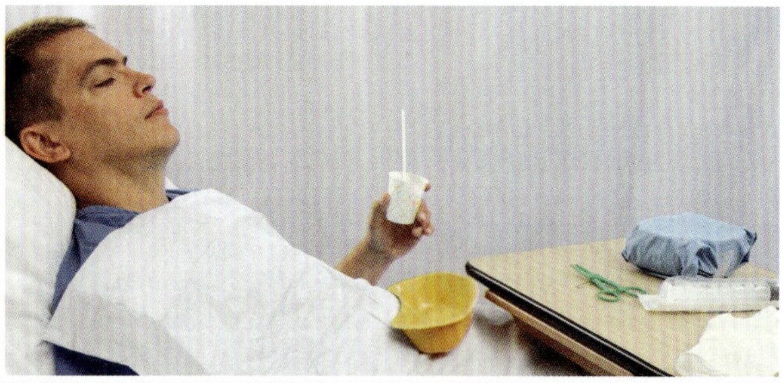
2.2	Protéger le thorax de la personne avec la serviette ou le piqué.	L'insertion de la sonde stimule le réflexe pharyngé et peut donc provoquer un vomissement.	
2.3	Placer le bassin réniforme et les mouchoirs en papier à la portée de la personne.	L'insertion de la sonde provoque souvent un larmoiement.	
2.4	Demander à la personne de se boucher une narine à la fois et d'inspirer profondément. Déterminer la narine qui permet la meilleure entrée d'air.	Il sera plus facile d'insérer la sonde dans la narine qui permet la meilleure entrée et la meilleure sortie d'air.	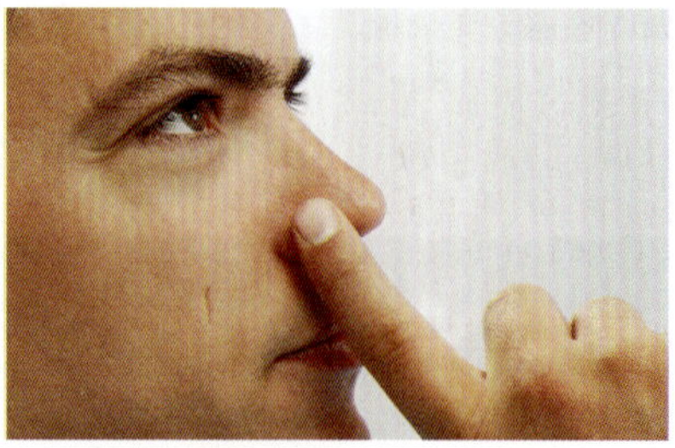

Étapes		Justifications	

3 Mesure de la longueur de sonde à insérer

3.1	Metter des gants propres. On peut également enfiler les gants immédiatement avant l'insertion de la sonde.		
3.2	Saisir la sonde et, en commençant par son extrémité arrondie, déterminer la longueur nécessaire: • du bout du nez jusqu'au lobe de l'oreille; • du lobe de l'oreille jusqu'à l'appendice xyphoïde.	La mesure simule le trajet de la sonde depuis l'entrée des narines jusqu'à l'estomac.	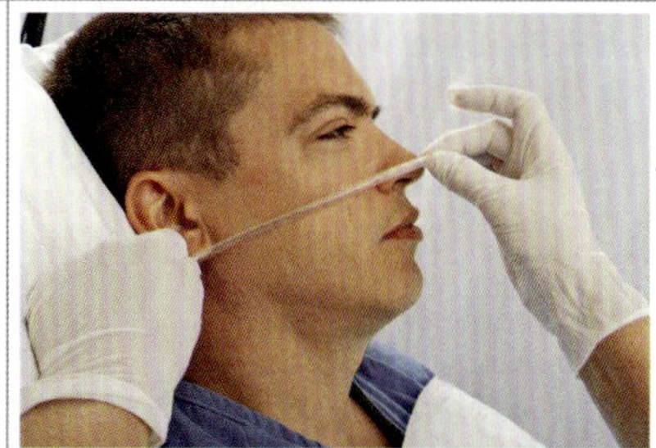 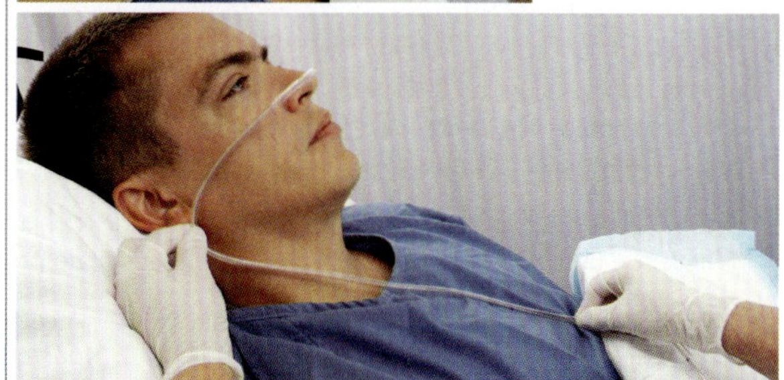
3.3	Ajouter 1,5 cm à la mesure prise pour la sonde nasogastrique et 20 à 25 cm pour la sonde nasoentérique.	L'ajout d'une longueur de 1,5 cm permettra à la sonde nasogastrique de pénétrer dans l'estomac. L'ajout de 20 à 25 cm permettra à la sonde nasoentérique de pénétrer dans l'intestin.	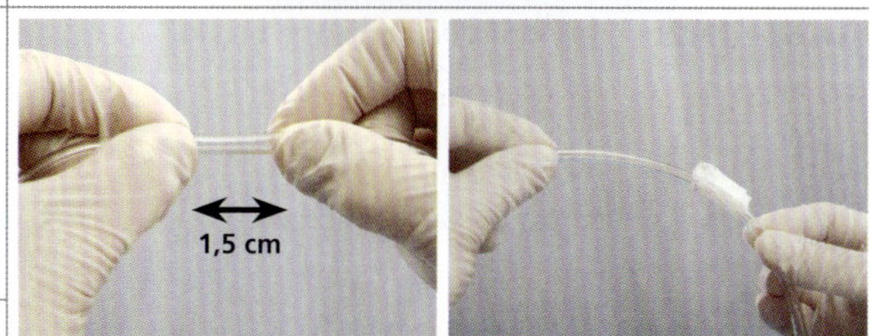
3.4	Marquer l'endroit correspondant à la mesure totale avec un morceau de ruban adhésif ou avec un marqueur permanent.	La marque permettra de valider la position de la sonde.	

4 Insertion de la sonde nasogastrique ou nasoentérique

4.1	Lubrifier généreusement la sonde sur une longueur d'environ 10 cm, soit en appliquant le lubrifiant hydrosoluble sur la sonde, soit en déposant le lubrifiant sur le piqué avant d'y glisser l'extrémité de la sonde.	La lubrification facilite l'insertion de la sonde à travers la fosse nasale et limite l'inconfort de la personne. Le lubrifiant hydrosoluble peut se dissoudre, pour le cas où la sonde pénétrerait accidentellement dans les poumons.	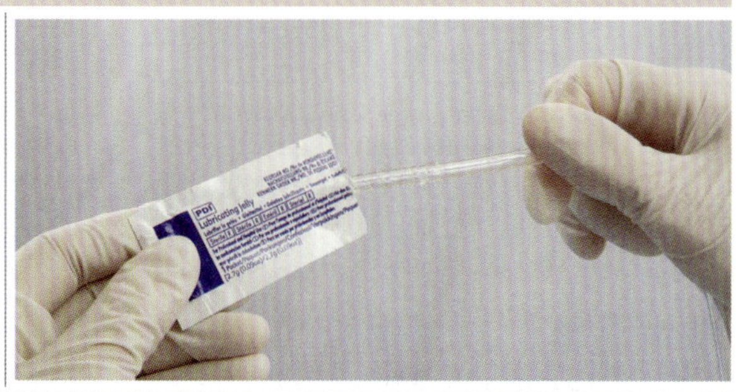
	Situation particulière *Certaines sondes nasoentériques sont préenduites d'hydromer, et il faut les lubrifier avec de l'eau. Selon le modèle, on place la sonde dans l'eau stérile pour la lubrifier ou on injecte 10 mL d'eau stérile dans la sonde pour activer l'enrobage d'hydromer.*	L'hydromer est un produit de lubrification qui facilite la progression de la sonde nasoentérique dans la partie supérieure du tube digestif.	
4.2	Demander à la personne de placer sa tête en hyperextension (inclinée vers l'arrière) et de l'appuyer sur l'oreiller.	L'hyperextension de la tête réduit la courbure nasopharyngienne et aligne la cavité buccale et l'œsophage.	

Étapes		Justifications	
4.3	Introduire délicatement la sonde dans la narine la plus dégagée, en la faisant glisser le long de la paroi, vers l'oreille du même côté du visage.	On réduit la gêne causée par le passage de la sonde contre les cornets du nez.	
ALERTE!	*Pour l'insertion d'une sonde nasoentérique, on vérifie que* ***le mandrin est bien fixé dans la sonde et reste en place jusqu'à la vérification de son emplacement en radiologie****.*	Le mandrin donne une certaine rigidité à la sonde nasoentérique et lui permet d'atteindre l'intestin par péristaltisme. Le mandrin est **radio-opaque**, de sorte qu'il permet de **vérifier la position de la sonde** nasoentérique par radiographie ou par fluoroscopie.	
4.4	Pour faire passer la sonde dans le nasopharynx, appliquer une légère pression tout en exerçant une rotation du tube.	La courbure des fosses nasales est différente de la courbure du nasopharynx postérieur.	
ALERTE!	*En cas de résistance, on ne doit* ***jamais forcer****. Le cas échéant, on change de narine.*	Si l'on force, on peut **traumatiser** les **tissus** et les **muqueuses nasales**.	
4.5	Interrompre l'insertion après le passage de la sonde dans l'oropharynx. Proposer à la personne de s'essuyer les yeux avec des mouchoirs en papier.	On laisse la personne se détendre avant de poursuivre la procédure. À cette étape, les yeux se mettent parfois à larmoyer.	
4.6	Reprendre l'insertion jusqu'à ce que la personne sente la sonde dans sa gorge (laryngopharynx). Demander alors à la personne de baisser le menton vers le thorax.	Cette position favorise le passage de la sonde vers l'œsophage en fermant la trachée et en ouvrant l'œsophage.	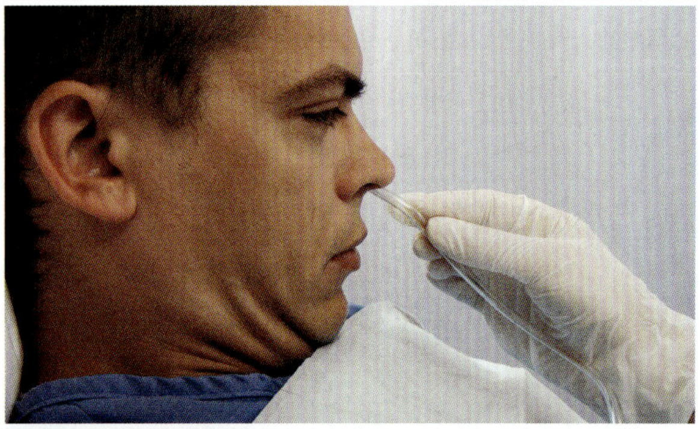
4.7	Donner un verre d'eau et une paille à la personne et lui demander d'avaler un peu d'eau.	Le fait d'avaler de l'eau ou de la salive réduit le réflexe pharyngé (réflexe nauséeux).	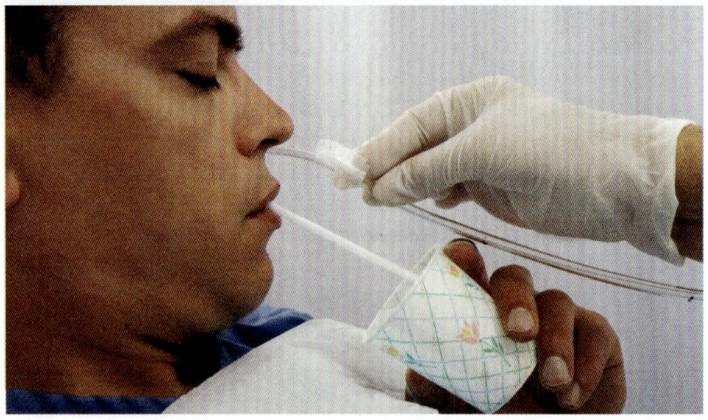
4.8	Pousser la sonde de **2,5 à 5 cm à chaque déglutition**, jusqu'à ce que soit insérée la longueur de sonde prédéterminée.	Le mouvement qui se fait au moment de la **déglutition permet de faire avancer la sonde dans l'œsophage**.	
Situation particulière	*En cas de contre-indication concernant l'absorption de liquide, on demande simplement à la personne de déglutir.*	La déglutition ferme l'épiglotte sur le larynx et empêche l'introduction de la sonde dans la trachée.	
ALERTE!	*Si la personne a des nausées et fait des efforts pour vomir, on s'arrête et on lui demande de prendre de grandes inspirations et d'expirer lentement par la bouche.*	La présence de la sonde dans l'oropharynx stimule le sphincter œsophagien inférieur et provoque des nausées.	

Étapes		Justifications	
En cas de toux ou de suffocation, on retire la sonde jusqu'à l'oropharynx et on laisse la personne se reposer quelques minutes avant de reprendre la procédure.		La toux et la suffocation indiquent que la sonde est dans la trachée.	
5	**Vérification de la position de la sonde**		
5.1	Ouvrir l'emballage de l'abaisse-langue.		
5.2	À l'aide de l'abaisse-langue et d'une lampe de poche, examiner le fond de la gorge. Si la sonde est enroulée dans l'arrière-gorge, il faut la retirer jusqu'à l'oropharynx et la réintroduire en reprenant à partir de l'étape 4.6.	Cette vérification est importante quand la personne a des problèmes de perception sensorielle ou présente des déficits cognitifs ou neurologiques l'empêchant de s'exprimer clairement.	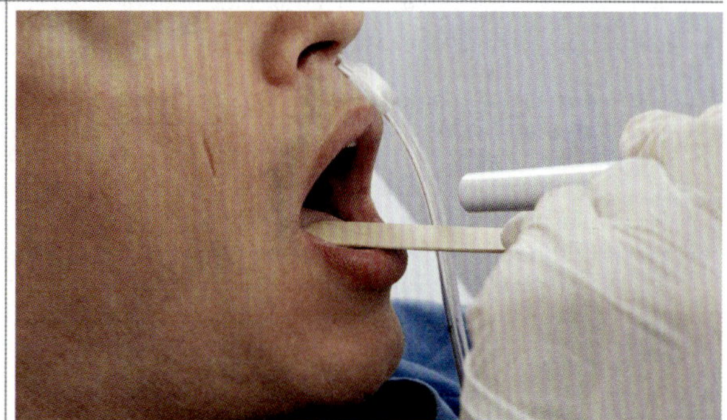
5.3	Aspirer un peu de liquide avec la seringue d'irrigation et observer la couleur. Pour la sonde de Salem, aspirer par la partie incolore.	L'aspiration d'un liquide trouble et verdâtre, brunâtre ou ambré confirme l'emplacement de la sonde dans l'estomac. L'aspiration de liquide jaunâtre (bile) confirme l'emplacement dans l'intestin.	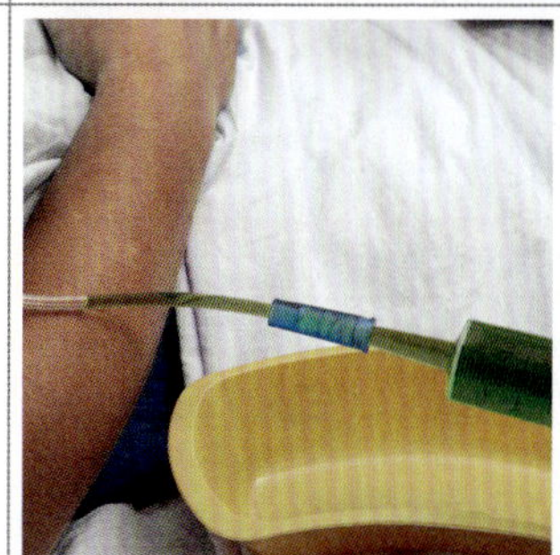 **Sonde de Levin** 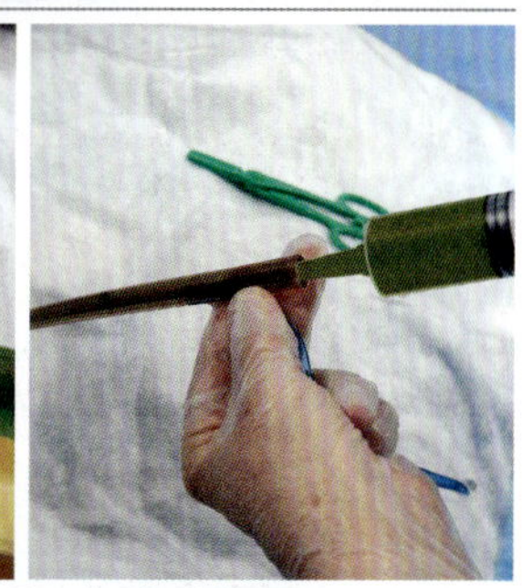 **Sonde de Salem**
Remarque			
Si aucun liquide n'est aspiré, on tourne la personne sur le côté, on injecte 10 à 20 mL d'air et on attend de 15 à 30 minutes, puis on essaye à nouveau d'aspirer. *Si aucun liquide n'est obtenu, on repousse la sonde de quelques centimètres et on essaye à nouveau d'aspirer.*		L'extrémité de la sonde peut être contre la muqueuse ou elle n'a pas atteint le liquide gastrique.	
ALERTE!			
En absence de liquide, on procède au repositionnement de la sonde. S'il n'y a aucun retour de liquide gastrique, on avise le médecin pour la confirmation de l'emplacement par radiologie.		On vérifie l'emplacement de la sonde avant d'introduire du liquide afin de prévenir le risque de pneumonie d'aspiration.	
5.4	Évaluer le pH du liquide aspiré: a) En se plaçant au-dessus du contenant prévu, déposer une goutte du liquide aspiré sur le papier indicateur de pH. b) Comparer la couleur obtenue avec l'échelle figurant sur le contenant.	Après la radiographie, la mesure du pH est la méthode la plus précise pour s'assurer que la sonde est bien placée: • pH du liquide de l'estomac: de 1 à 4 (acide); • pH du liquide de l'intestin: 6 et plus; • pH des sécrétions pulmonaires: supérieur à 7; • pH d'une préparation entérale: 5 (neutre), peut faire augmenter le pH de l'estomac.	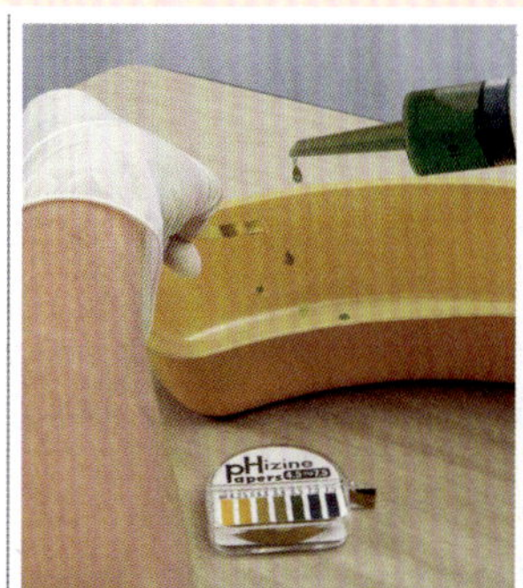 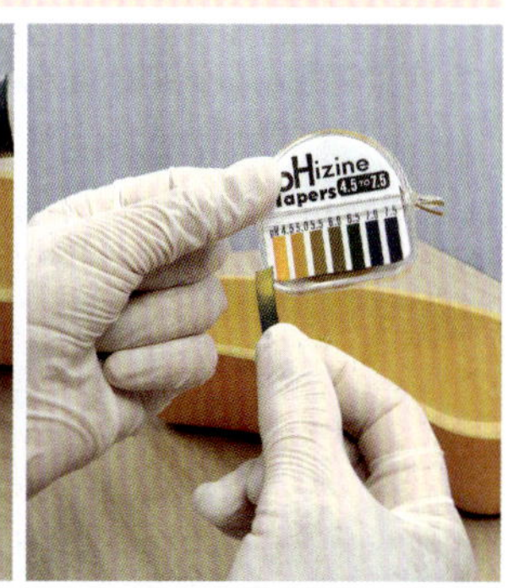

Étapes	Justifications
Remarque *L'Association québécoise d'établissements de santé et de services sociaux (AQESSS, 2011) recommande la vérification des trois éléments suivants :* *1. la couleur du liquide aspiré ;* *2. le pH du liquide aspiré ;* *3. la longueur de la partie externe du tube, par rapport à la marque faite.* *Toutefois, le protocole de vérification peut varier d'un établissement à l'autre.*	On doit valider la position de la sonde nasogastrique avant d'administrer une solution par cette voie, afin d'éviter l'entrée de liquide dans l'arbre trachéobronchique.
5.5 Clamper une pince hémostatique en plastique sur la partie distale de la sonde nasogastrique ou fermer le bouchon de la sonde nasoentérique.	On bloque l'arrivée d'air dans l'estomac et on empêche l'écoulement du contenu de l'estomac dans l'environnement.

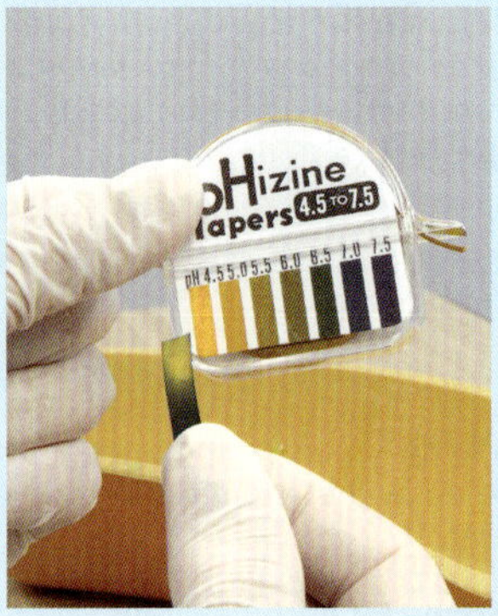

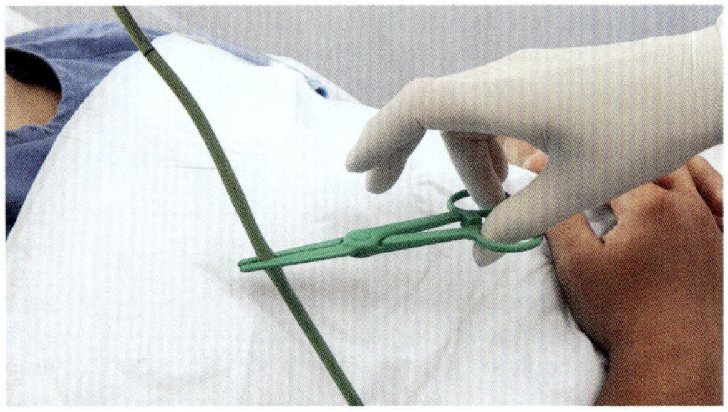

ALERTE !

Ne jamais appliquer une pince hémostatique sur une sonde ***nasoentérique****.*	La sonde nasoentérique est composée de polyuréthanne ou de silicone. Ce matériau étant très flexible, le pincement pourrait abîmer la lumière du tube.

6 Fixation de la sonde nasogastrique ou nasoentérique

6.1 MÉTHODE A **Fixation sur le nez avec un dispositif commercial** Installer le dispositif commercial sur le nez de la personne et y fixer la sonde selon les recommandations du fabricant.	La fixation permet d'éviter des déplacements de la sonde qui peuvent causer des traumatismes aux muqueuses nasales, pouvant aller jusqu'à la nécrose.
6.1 MÉTHODE B **Fixation sur le nez avec le morceau de ruban adhésif préparé** a) Fixer la partie non divisée sur l'arête du nez de la personne. b) Fixer la première languette en spirale autour de la sonde, à la sortie du nez, et faire de même avec l'autre languette dans le sens contraire.	Cette méthode de fixation empêche la sonde d'exercer une pression sur les bords des narines et de les irriter. On fixe solidement la sonde mais sans pression sur la narine.

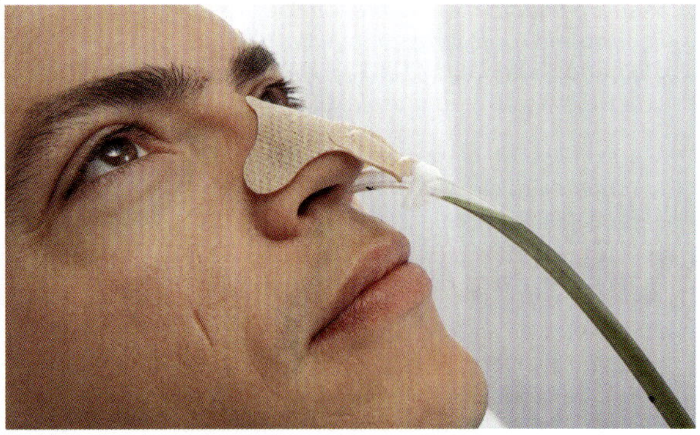

Remarque

Après avoir installé la fixation sur le nez, on retire le ruban adhésif qui a servi à marquer la longueur de sonde à insérer.

Étapes	Justifications
Situation particulière	
Si l'emplacement de l'extrémité de la sonde nasoentérique n'a pas été validé par fluoroscopie ou radiographie, on fixe temporairement la sonde sur la joue en formant une boucle de 15 à 20 cm.	Le passage de la sonde nasoentérique de l'estomac vers l'intestin peut prendre de 2 à 48 heures. Le péristaltisme fera avancer la sonde de 15 à 20 cm, pour qu'elle atteigne le duodénum ou le jéjunum.
6.2 Fixation à la chemise d'hôpital avec le ruban adhésif	
a) Faire tourner la tête de la personne du côté opposé à celui où l'on veut fixer la sonde.	On vérifie que le mouvement de la tête n'exerce aucune traction sur la sonde. Une certaine longueur est nécessaire pour donner de la liberté de mouvement.
b) Couper un morceau de ruban adhésif d'une longueur de 5 cm.	
c) Appliquer le ruban adhésif en le centrant sur la partie distale de la sonde, et le plier en deux.	
d) Épingler le ruban adhésif à la chemise d'hôpital, avec l'épingle de sûreté.	La sonde est fixée au vêtement pour éviter qu'elle ne pende et n'exerce de traction irritante sur le nez et les muqueuses nasales.

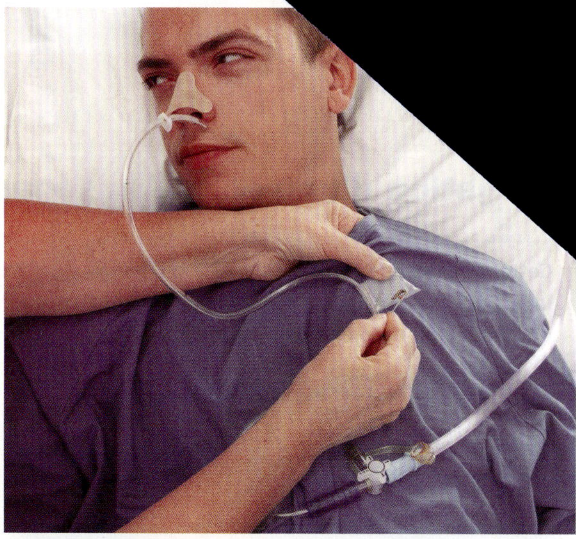

Remarque	
*Pour la sonde de Salem, il faut placer **la voie d'aération (tube bleu)** vers le haut, **au-dessus du niveau de l'estomac**.*	On **empêche le reflux gastrique** par la voie d'aération.

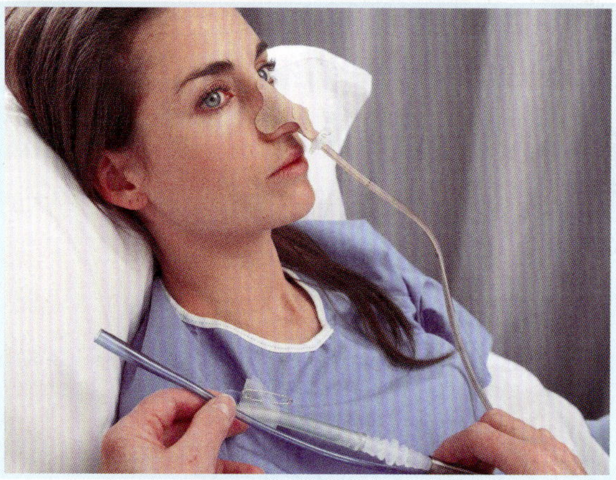

7 Raccordement selon le but thérapeutique

7.1 Raccorder la sonde nasogastrique ou nasoentérique selon le but thérapeutique visé :

- Raccorder la sonde nasogastrique à un système d'aspiration central ou portatif.
- Raccorder la sonde nasogastrique à un sac collecteur urinaire (drainage par gravité).
- Raccorder la sonde nasogastrique ou nasoentérique à une tubulure de gavage.

Ne pas oublier les précautions et les interventions s'appliquant après l'installation d'une sonde nasogastrique ou nasoentérique.

Ne pas oublier les étapes postexécutoires décrites dans la procédure 1-2.

Avez-vous vérifié si du liquide gastrique s'écoule dans la sonde de Salem de M. Rochefort ?

nefort

nde nasogastrique Salem nº 14 installée dans la narine gauche. Emplacement la sonde confirmé : pH 3, liquide verdâtre, 63 cm insérés d'après la marque à xtérieur de la narine. Drainage aspiratif Gomco à Low. Draine 200 mL de quide verdâtre. Patient calme pendant la procédure. ______ Ying Zhu, étudiante inf.

ue ou nasoentérique

rriguer (naso-

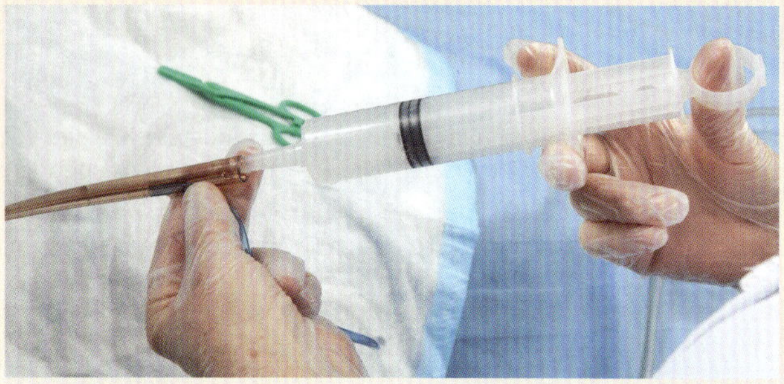

DÉFINITION

Méthode de soins consistant à injecter, dans la lumière d'une sonde nasogastrique ou nasoentérique, une solution stérile ou de l'eau potable.

CONTEXTE D'EXÉCUTION

BUTS

- Maintenir la perméabilité d'une sonde nasogastrique ou nasoentérique afin d'assurer son efficacité.
- Rincer la sonde avant et après l'administration d'un médicament par voie nasogastrique ou nasoentérique, pour que le médicament atteigne bien l'estomac.
- Rincer la sonde avant et après un gavage intermittent, pour maintenir sa perméabilité et bien la nettoyer.
- Rincer la sonde toutes les quatre heures pour un gavage continu, car le pH acide du contenu de l'estomac peut provoquer une obstruction de la sonde.
- Rincer la sonde après chaque interruption de gavage pour la nettoyer et maintenir sa perméabilité.

MATÉRIEL ET ÉQUIPEMENT

ARTICLES ESSENTIELS

Articles de base

- Piqué plastifié jetable (1)
  ou
  Serviette
- Gants propres (2)
- Pince hémostatique en plastique (3)
  ou
  Bouchon pour fermer la lumière de la sonde (4)

Désinfection

- Tampons d'alcool à 70 % (5)

Irrigation

- Plateau d'irrigation déjà au chevet (6)
  - Récipient gradué pour la solution d'irrigation
  - Récipient gradué pour la solution de retour
  - Seringue de 60 mL (10 à 30 mL pour un enfant) avec embout à irrigation
  - Champ stérile (non nécessaire)
- Selon l'ordonnance médicale ou le protocole de l'établissement :
  - Solution de NaCl 0,9 % stérile (7)
  - Eau stérile
  - Eau potable
  - Autre solution
- Pour une sonde nasoentérique, on ajoute :
  - Seringue de 50 ou 60 mL à embout *Luer Lock* (8)
  - Adaptateur, s'il y a lieu

Remarque

- Dans certains cas de chirurgie du système digestif, l'irrigation est à proscrire.
- L'eau stérile et la solution de NaCl 0,9 % stérile sont recommandées dans les cas de chirurgie gastrique pour éviter l'intrusion des microorganismes de l'eau potable pouvant nuire à la cicatrisation. La solution de NaCl 0,9 % est recommandée dans les cas d'hémorragie digestive pour prévenir le déséquilibre électrolytique, et l'eau stérile pour l'irrigation d'une sonde nasoentérique.

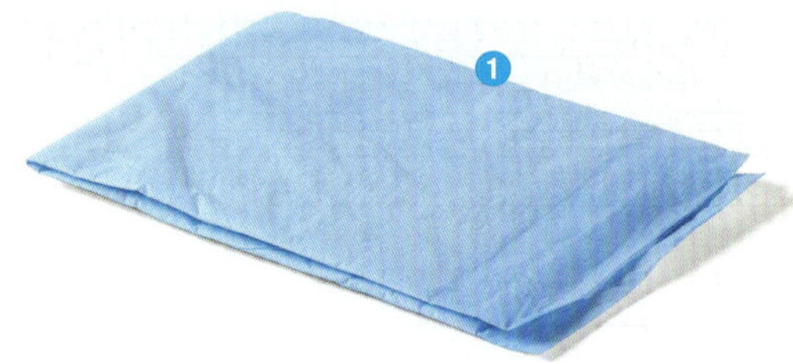

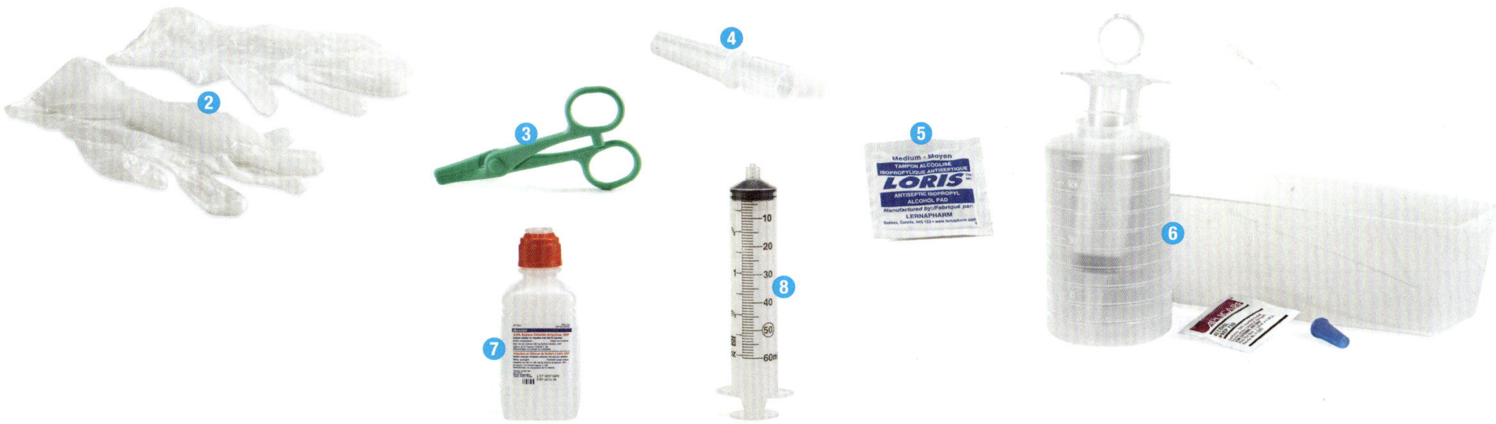

PRÉCAUTIONS ET INTERVENTIONS avant l'irrigation d'une sonde nasogastrique ou nasoentérique

1. ÉVALUATION

- Évaluer les caractéristiques des écoulements gastriques ou entériques *afin de repérer tout écart par rapport à la norme*.

2. INTERVENTIONS

- Vérifier, au dossier de la personne, l'ordonnance médicale ou le protocole de l'établissement concernant l'irrigation *afin de déterminer le type de solution et la quantité à utiliser ainsi que la fréquence à suivre*.
- S'assurer que la solution d'irrigation est à la température de la pièce *afin de prévenir les spasmes gastriques*.
- Vérifier la position de la sonde en appliquant les trois méthodes de vérification recommandées par l'AQESSS (2011) *afin d'éviter que la solution d'irrigation ne se retrouve dans les voies respiratoires*.
  1. Mesurer la longueur de la partie externe du tube et comparer avec la mesure initiale consignée au dossier au moment de l'installation.
  2. Aspirer du liquide et déterminer si la couleur correspond bien à celle d'un liquide provenant de l'estomac.
  3. Mesurer le pH du liquide aspiré, qui doit être acide.
- Repositionner la sonde en cas de déplacement ou en l'absence de retour de liquide gastrique *afin de faire en sorte qu'elle soit bien positionnée dans l'estomac*.

PRÉCAUTIONS ET INTERVENTIONS après l'irrigation d'une sonde nasogastrique ou nasoentérique

1. ÉVALUATION

- Évaluer l'équilibre hydrique en examinant le bilan des ingesta et des excreta *afin de prendre les mesures nécessaires pour prévenir le déséquilibre électrolytique*.

2. INTERVENTIONS

- Vérifier qu'il y a un retour du liquide d'irrigation à la reprise de l'aspiration, *car le retour de liquide indique que le tube n'est pas obstrué*.
- Mesurer la quantité de liquide drainé et observer les caractéristiques *afin de s'assurer que le drainage est efficace*.

3. NOTES AU DOSSIER

- Écrire dans les notes d'évolution toutes les données concernant l'irrigation *afin de permettre la continuité des soins*.
  - Date et heure de l'irrigation
  - Vérification de la position de la sonde
  - Solution d'irrigation : type, quantité et fréquence
  - Solution de retour : quantité et caractéristiques
  - Réactions et collaboration de la personne
- Écrire le volume de liquide d'irrigation dans la colonne des ingesta et le volume drainé dans la colonne des excreta, dans la feuille du bilan des ingesta et des excreta, *afin de vérifier l'équilibre hydrique de la personne*.

MISE EN SITUATION

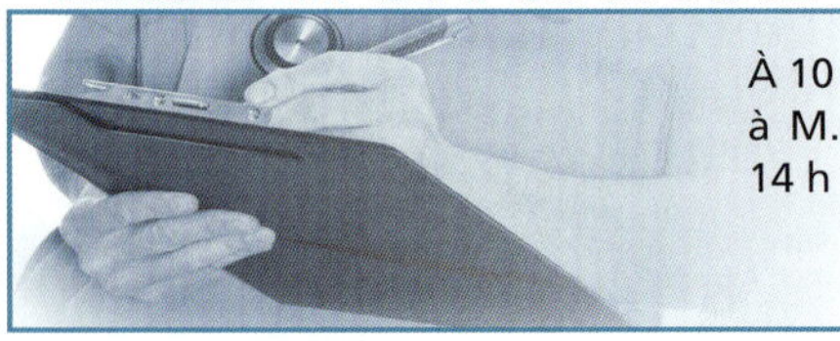

À 10 h 30, on a installé une sonde nasogastrique de Salem à M. Rochefort pour un drainage par aspiration. Il est 14 h 30 : vous devez l'irriguer.

Ordonnance médicale au dossier

- Installer une sonde de Salem en drainage, à Low. Irriguer q4h.

PROCÉDURE 11-2-1

IRRIGUER UNE SONDE NASOGASTRIQUE OU NASOENTÉRIQUE

Sommaire de la procédure

1. Préparation du matériel
2. Installation de la personne
3. Prélèvement de la solution d'irrigation
4. Fermeture du circuit de drainage (par aspiration ou par gravité) ou de gavage et débranchement de la sonde
5. Irrigation de la sonde
6. Aspiration de liquide de drainage
7. Remise en marche du système selon le but visé (drainage par aspiration ou par gravité, gavage)

Pour vérifier la position de la sonde nasogastrique de M. Rochefort, quelles méthodes (trois) avez-vous utilisées ?

Ne pas oublier les étapes préalables décrites dans la procédure 1-1.
Ne pas oublier les précautions et les interventions s'appliquant avant l'irrigation d'une sonde nasogastrique ou nasoentérique.

1 Préparation du matériel

Étapes	Justifications	
1.1 Rassembler les articles nécessaires et les placer par ordre d'utilisation sur la table de travail.	Cette disposition favorise le rappel des étapes et facilite le déroulement de la procédure.	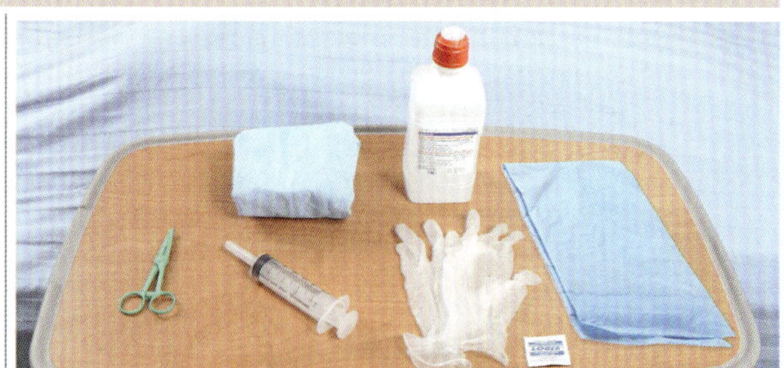
1.2 Préparer le matériel : a) Verser la solution d'irrigation, à la température de la pièce, dans le récipient d'irrigation. b) Déballer la seringue et la placer sur le champ stérile ou dans le récipient du plateau d'irrigation. c) Ouvrir l'emballage du tampon d'alcool, mais laisser celui-ci à l'intérieur.	Une solution à température ambiante prévient les spasmes gastriques.	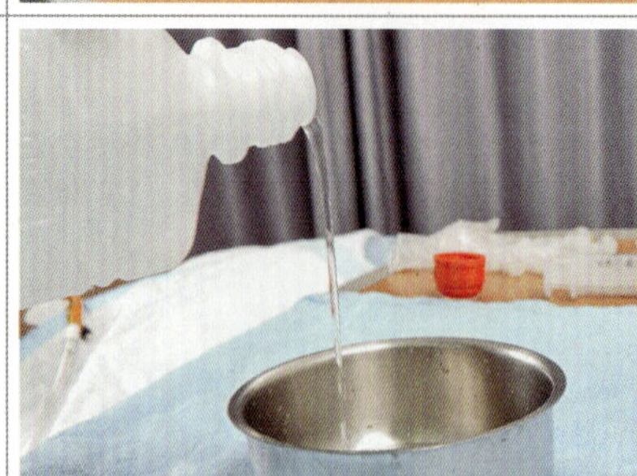

Étapes		Justifications	

2 Installation de la personne

2.1	Installer la personne en position de Fowler ou de Fowler haute.		
2.2	Placer un piqué plastifié jetable ou une serviette sur le thorax de la personne, sous la jonction de la sonde et de la tubulure.	On protège les vêtements et la literie contre les souillures au moment du débranchement de la sonde.	

3 Prélèvement de la solution d'irrigation

3.1	Éteindre l'appareil d'aspiration ou la pompe d'alimentation entérale.	On arrête l'aspiration ou le gavage avant l'irrigation.	
3.2	Avec la seringue d'irrigation, aspirer de 15 à 30 mL de solution, selon la solution d'irrigation prescrite ou indiquée dans le protocole de l'établissement. Laisser de côté pour le moment.	Il faut une quantité suffisante de solution d'irrigation, selon le calibre de la sonde, pour chasser le liquide gastrique de la sonde. L'utilisation d'une grosse seringue limite la pression s'exerçant sur la muqueuse.	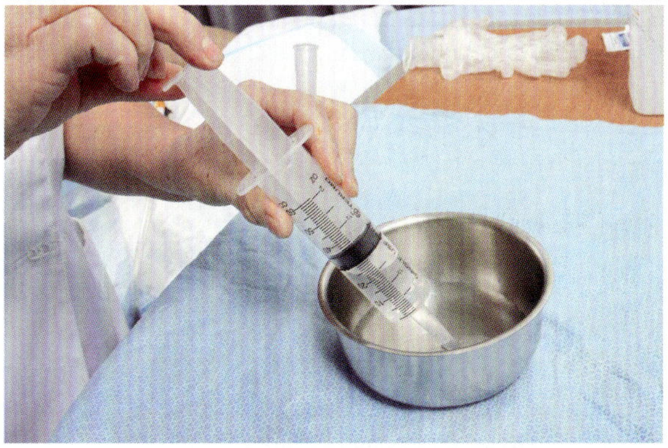

Nourrisson	Enfant	Adulte
1 à 3 mL	5 à 15 mL	15 à 30 mL

3.3	Mettre des gants propres.	Les mains ne doivent pas entrer en contact avec les liquides biologiques.	

4 Fermeture du circuit de drainage (par aspiration ou par gravité) ou de gavage et débranchement de la sonde

Situation particulière

Si la sonde est branchée à un gavage continu par perfusion, on arrête le gavage, on débranche la sonde de la tubulure à gavage et on place sur celle-ci un bouchon pour la protéger pendant l'irrigation. Une fois l'irrigation terminée, on reprend le gavage.

4.1	Fermer le circuit de drainage ou de gavage, s'il y a lieu.		
4.2	Clamper la sonde nasogastrique à l'aide d'une pince hémostatique en plastique ou fermer le bouchon de la sonde nasoentérique.	En clampant la sonde, on empêche son contenu de s'écouler par gravité. On bloque également la circulation d'air vers l'estomac, au moment du débranchement de la sonde de l'appareil d'aspiration ou d'alimentation entérale.	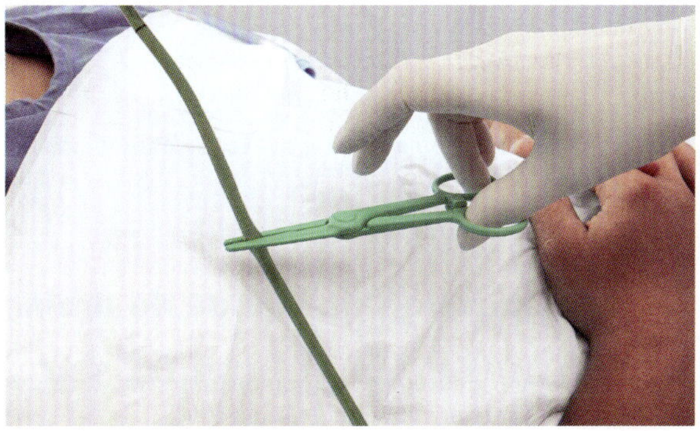

Astuce

En l'absence de pince hémostatique, maintenir la sonde coudée dans la paume de la main non dominante, jusqu'au raccordement avec la seringue d'irrigation.

4.3	D'une main, saisir la sonde près de l'endroit du raccordement et, de l'autre, saisir la tubulure de drainage ou de gavage, ou le bouchon, selon la situation.		

Étapes		Justifications
4.4	Débrancher la sonde de la tubulure de drainage ou de gavage, ou retirer le bouchon, selon la situation.	Une main tient la sonde nasogastrique clampée avec pince hémostatique et l'autre dépose la tubulure de drainage sur un piqué.
4.5	Déposer l'extrémité de la tubulure de drainage ou de gavage, ou le bouchon, sur le piqué ou la serviette, selon la situation.	On prévient la contamination de l'environnement par du liquide biologique.
4.6	Nettoyer l'embout de la sonde avec un tampon d'alcool à 70 %, et laisser sécher pendant 30 secondes. Pendant le temps d'attente, maintenir l'extrémité désinfectée avec la main non dominante et prendre la seringue remplie de la solution d'irrigation avec la main dominante.	On évite ainsi d'introduire des agents pathogènes dans le tube digestif.

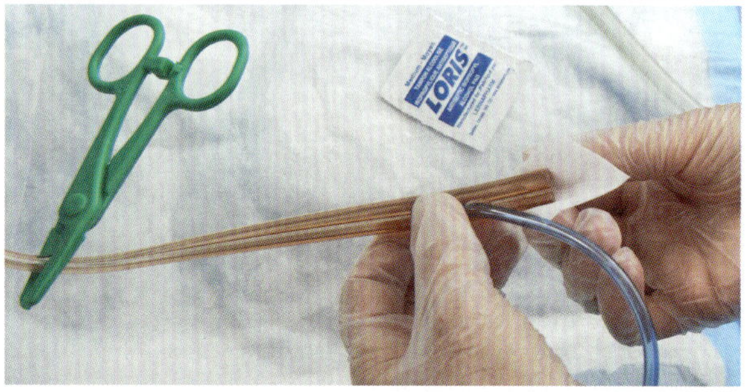

5 Irrigation de la sonde

5.1	Insérer l'extrémité de la seringue à embout d'irrigation directement dans la sonde de Levin ou de Salem et la seringue à embout *Luer Lock* dans la sonde nasogastrique.	
5.2	Retirer la pince hémostatique.	
5.3	Injecter lentement la solution d'irrigation.	En injectant lentement, on prévient les spasmes gastriques.

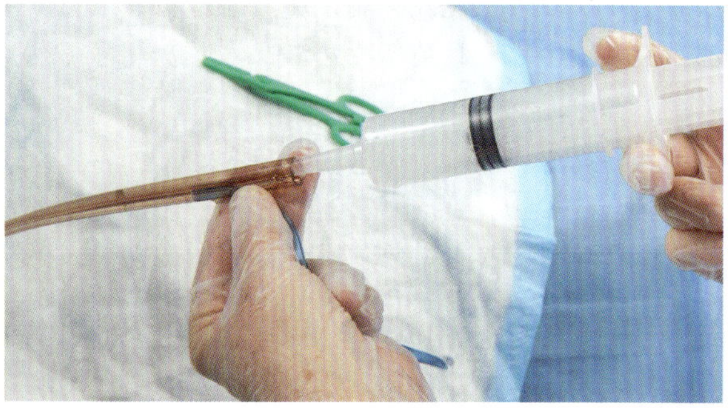

ALERTE!

Ne jamais introduire de solution dans la voie d'aération (tube bleu) d'une sonde nasogastrique de Salem.	Si du liquide d'irrigation reste dans le tube de ventilation, celui-ci perd de son efficacité.

Remarque

En cas de résistance au moment de l'irrigation, on doit s'assurer que la sonde n'est pas coudée.	L'extrémité perforée de la sonde peut être appuyée contre la paroi gastrique. La bouger permet de régler le problème.
On demande alors à la personne de se tourner sur le côté gauche, puis on bouge la sonde dans un mouvement de rotation.	En tournant la personne sur le côté gauche, on déloge la sonde qui est restée collée sur la grande courbure de l'estomac.
Si la résistance persiste, on avise le médecin.	

6 Aspiration de liquide de drainage

6.1	Aspirer doucement du liquide, observer ses caractéristiques et le réinjecter.	L'aspiration permet de vérifier le bon écoulement du liquide de drainage.

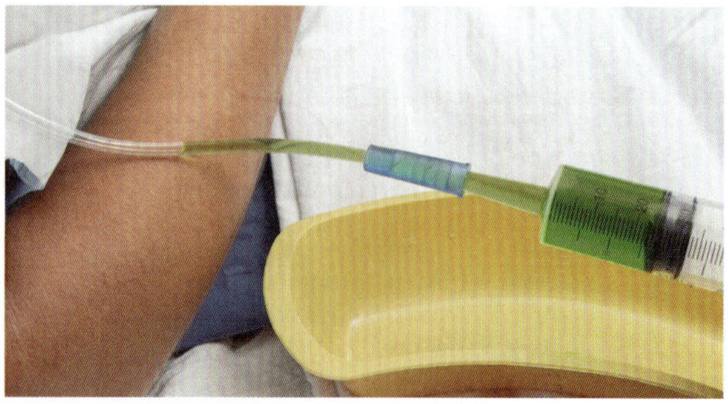

	Étapes	Justifications	
	Situation particulière *En l'absence de retour de liquide, l'AQESSS (2011) recommande les interventions suivantes:* • *Injecter 20 mL d'air (de 5 à 10 mL pour l'enfant) et aspirer de nouveau.* • *Changer légèrement la position de la personne et aspirer à nouveau délicatement.* *Si l'on peut irriguer mais qu'on n'a pas de retour de liquide et que le drainage est difficile, on doit aviser le médecin.*	Injecter de l'air et bouger la personne sont des actions qui visent à déloger l'extrémité de la sonde, laquelle peut être collée à la paroi de la muqueuse gastrique ou entérique.	
7	**Remise en marche du système selon le but visé (drainage par aspiration ou par gravité, gavage)**		
7.1	Clamper la sonde à l'aide de la pince hémostatique ou la fermer à l'aide du bouchon.	On empêche l'écoulement de la solution d'irrigation.	
7.2	Retirer la seringue d'irrigation.		
7.3	Raccorder la sonde, selon la situation, à la tubulure de drainage par gravité ou par aspiration, ou à la tubulure de gavage, ou fermer avec un bouchon.		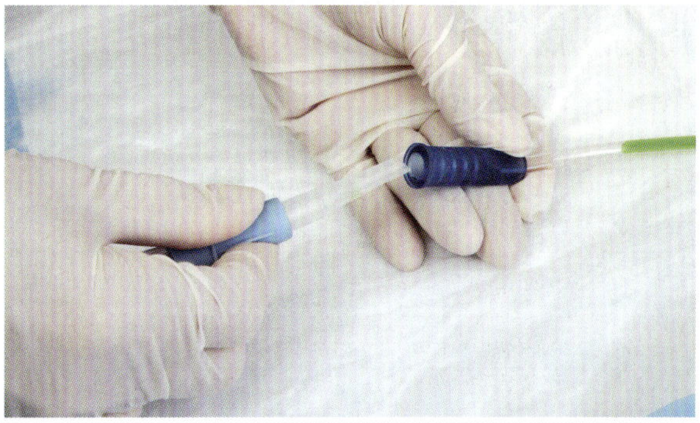
7.4	Retirer la pince hémostatique ou ouvrir le bouchon.	Le retrait de la pince permet au contenu gastrique de s'écouler vers le sac de drainage ou d'être aspiré par l'appareil d'aspiration, ou à la préparation de gavage de s'écouler dans la sonde.	
7.5	Pour la sonde nasogastrique de Salem, **injecter 20 mL d'air dans la voie d'aération (tube bleu) et la placer plus haut que l'estomac**.	L'injection d'air crée un coussin protecteur dans l'estomac, ce qui **empêche la sonde de coller à la paroi**. En plaçant l'embout bleu plus haut que l'estomac, on **empêche l'écoulement du contenu gastrique** par gravité.	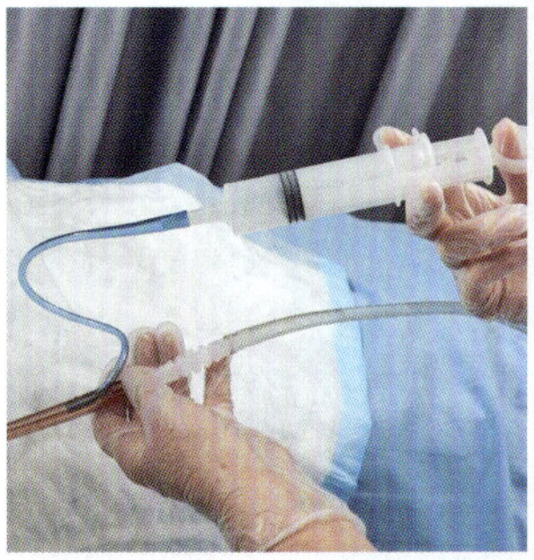 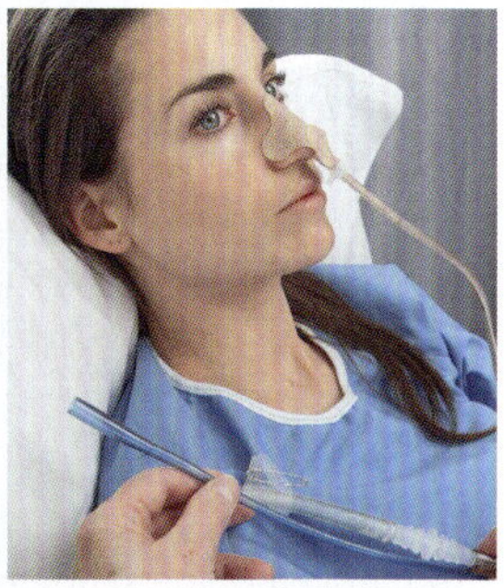
7.6	Selon le but thérapeutique visé: • Mettre en marche l'appareil d'aspiration et le régler à la force et au type de succion recommandés. • Reprendre le gavage. • Administrer le médicament prescrit par cette voie.		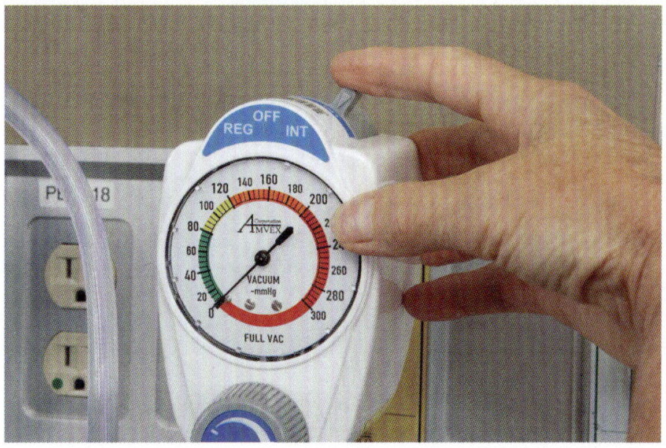

Étapes		Justifications
Situation particulière		
	S'il y a du liquide gastrique dans la voie d'aération d'une sonde de Salem, on doit procéder de la façon suivante: • *Laisser l'appareil d'aspiration en marche.* • *Injecter de 20 à 30 mL de solution dans le tube bleu.* • *Injecter 20 mL d'air dans le tube bleu.* • ***Placer le tube bleu plus haut que le niveau de l'estomac.***	La présence de liquide gastrique dans la voie d'aération diminue son efficacité et augmente le risque d'irritation gastrique. En plaçant le tube bleu au-dessus du niveau de l'estomac, on prévient l'écoulement par gravité de liquide gastrique dans la voie d'aération.
7.7	Retirer les gants souillés en les retournant l'un dans l'autre et les jeter dans le sac à rebuts.	On prévient la propagation d'agents pathogènes dans l'environnement.

Ne pas oublier les précautions et les interventions s'appliquant après l'irrigation d'une sonde nasogastrique ou nasoentérique.

Ne pas oublier les étapes postexécutoires décrites dans la procédure 1-2.

Avez-vous noté, pour le bilan des ingesta et des excreta de M. Rochefort, le volume de solution d'irrigation utilisé et le volume de liquide aspiré à la fin ?

RÉDACTION DES NOTES D'ÉVOLUTION

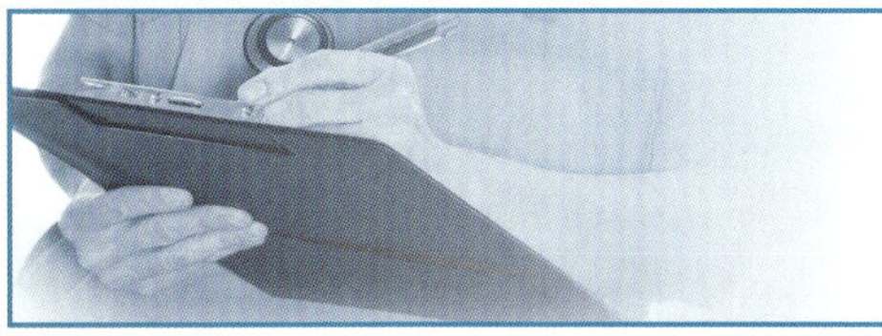

Dossier de M. Rochefort

2011-06-30 **14:30** Irrigation de la sonde de Salem avec 30 mL de NaCl 0,9 %, suivie d'une injection de 20 mL d'air dans la voie d'aération. Draine liquide verdâtre. ______________ Ying Zhu, étudiante inf.

MÉTHODE DE SOINS 11-3

40 NUTRITION ET ALIMENTATION

Prélèvement de résidu gastrique

Cette méthode de soins explique la procédure à suivre pour retirer le résidu gastrique au moyen d'une sonde nasogastrique, avant l'administration d'un gavage intermittent et pendant l'administration d'un gavage en continu (p. 638).

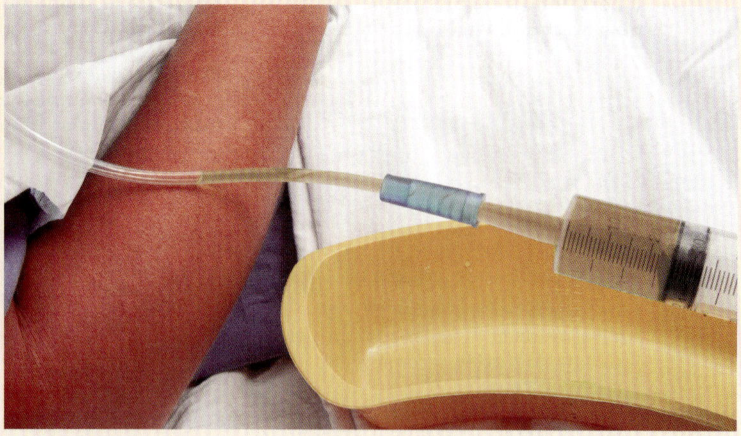

DÉFINITION

Méthode de soins consistant à retirer le contenu gastrique au moyen d'une sonde **nasogastrique**, avant l'administration d'un gavage intermittent et pendant l'administration d'un gavage en continu, afin d'en mesurer le volume.

CONTEXTE D'EXÉCUTION

BUT

• Évaluer la vitesse de digestion et le degré d'absorption de l'alimentation entérale.

MATÉRIEL ET ÉQUIPEMENT

ARTICLES ESSENTIELS

Articles de base	Désinfection	Aspiration
• Piqué plastifié jetable ❶ *ou* Serviette • Gants propres ❷ • Pince hémostatique en plastique ❸ *ou* Bouchon pour fermer la lumière de la sonde ❹	• Tampons d'alcool à 70 % (2) ❺	• Plateau d'irrigation déjà au chevet ❻ – Récipient gradué pour la solution d'irrigation – Récipient gradué pour la solution de retour – Seringue de 60 mL (10 à 30 mL pour un enfant) avec embout à irrigation – Champ stérile (non nécessaire) • Selon l'ordonnance médicale ou le protocole de l'établissement: – Solution de NaCl 0,9 % stérile ❼ – Eau stérile – Eau potable – Autre solution

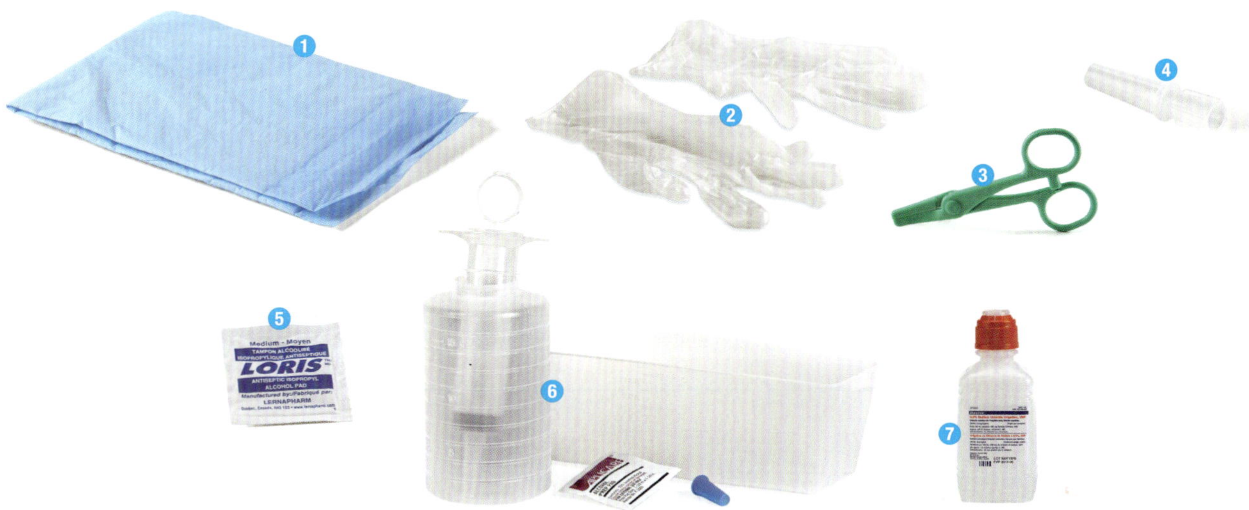

PRÉCAUTIONS ET INTERVENTIONS **avant** un prélèvement de résidu gastrique

1. INTERVENTIONS

- Dans le cas d'une chirurgie gastrique, vérifier l'ordonnance médicale *afin de s'assurer qu'on peut effectuer un prélèvement de résidu gastrique sans risque d'hémorragie pour la personne*.
- Clamper la voie d'aération (tube bleu) de la sonde de Salem, le cas échéant, avant d'effectuer le prélèvement de résidu gastrique *pour prévenir le reflux de contenu gastrique dans la voie d'aération*.
- Vérifier dans le plan thérapeutique infirmier (PTI) les directives infirmières concernant une alimentation déficiente ou une motilité gastro-intestinale dysfonctionnelle *afin d'appliquer les interventions correspondantes*.

11-3

PRÉCAUTIONS ET INTERVENTIONS **après** un prélèvement de résidu gastrique

1. ÉVALUATION

- Évaluer si la quantité de résidu gastrique correspond à la norme établie par le protocole de l'établissement *afin de déterminer si l'on doit poursuivre le gavage ou le cesser pendant un certain temps*.
- Être à l'affût des signes et symptômes d'une intolérance à l'alimentation entérale: nausées, vomissements, douleur abdominale, crampes, ballonnements, diarrhée ou constipation *afin d'aviser l'équipe traitante qui pourra décider du traitement approprié*.

2. INTERVENTION

- Aviser l'équipe traitante (médecin, diététiste, infirmière clinicienne) si le volume de résidu gastrique est supérieur à 100 mL pour le gavage intermittent ou deux fois le débit horaire pour le gavage continu *afin d'appliquer les interventions nécessaires selon le protocole de l'établissement*.

3. NOTES AU DOSSIER

- Écrire dans les notes d'évolution toutes les données concernant le prélèvement de résidu gastrique *afin de repérer les écarts par rapport à la norme et d'assurer la continuité des soins*.
  - Date et heure du prélèvement de résidu gastrique
  - Quantité de liquide retiré et quantité réinjectée
  - Caractéristiques du liquide retiré
  - Réactions et collaboration de la personne
- Inscrire au PTI – en modifiant celui-ci au besoin – les directives infirmières déterminées en fonction de l'évolution clinique de la personne et de l'efficacité des soins et des traitements, *afin d'assurer le suivi clinique*.
- Écrire sur la feuille de bilan des ingesta et des excreta, dans la colonne excreta, le volume de liquide retiré et non réinjecté s'il y a lieu *afin d'évaluer l'équilibre hydrique de la personne*.

MISE EN SITUATION

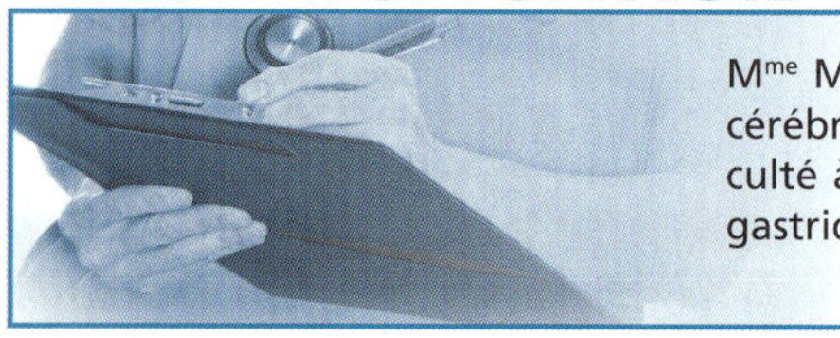

Mme Marleau, âgée 59 ans, a subi un accident vasculaire cérébral (AVC). Depuis, elle souffre de dysphagie (difficulté à déglutir). On lui a donc installé une sonde nasogastrique de Levin pour une alimentation entérale.

Ordonnance médicale au dossier

- Boost Plus 300 mL q4h.

PROCÉDURE 11-3-1

PRÉLEVER UN RÉSIDU GASTRIQUE

Sommaire de la procédure

1. Préparation du matériel
2. Installation de la personne
3. Débranchement de la sonde nasogastrique
4. Aspiration du résidu gastrique
5. Évaluation du volume du résidu gastrique
6. Réinjection du résidu gastrique
7. Rétablissement du système initial

⚠ Avez-vous vérifié si Mme Marleau a subi récemment une chirurgie gastrique ?

Étapes		Justifications	
Ne pas oublier les étapes préalables décrites dans la procédure 1-1. **Ne pas oublier les précautions et les interventions s'appliquant avant le prélèvement de résidu gastrique.**			
1	**Préparation du matériel**		
1.1	Rassembler les articles nécessaires et les placer par ordre d'utilisation sur la table de travail.	Cette disposition favorise le rappel des étapes et facilite le déroulement de la procédure.	
1.2	Préparer le matériel : a) Verser la solution d'irrigation dans le récipient d'irrigation.		

Étapes		Justifications	
	b) Sortir la seringue de son emballage et pousser le piston à l'intérieur du cylindre, si ce n'est déjà fait. Déposer la seringue dans le récipient. c) Ouvrir les emballages des deux tampons d'alcool à 70 %, mais laisser ceux-ci à l'intérieur.		

2 Installation de la personne

2.1	Installer la personne en position de Fowler ou de Fowler haute.		
2.2	Placer un piqué plastifié jetable ou une serviette sous la partie distale de la sonde.	On protège les vêtements et la literie contre les souillures au moment du débranchement de la sonde.	

3 Débranchement de la sonde nasogastrique

3.1	Enfiler des gants propres.	Les mains ne doivent pas entrer en contact avec des liquides biologiques.	
3.2	Fermer le presse-tube du régulateur de débit du gavage en perfusion par gravité ou arrêter la pompe du système de gavage.	On interrompt le gavage afin d'évaluer la quantité de solution restant dans l'estomac avant l'introduction d'un volume additionnel.	
3.3	Clamper la sonde nasogastrique à l'aide d'une pince hémostatique en plastique.	Le prélèvement de résidu gastrique se fait uniquement avec une sonde nasogastrique, car le but est de retirer le contenu gastrique non digéré. L'application de la pince hémostatique bloque l'entrée d'air dans l'estomac.	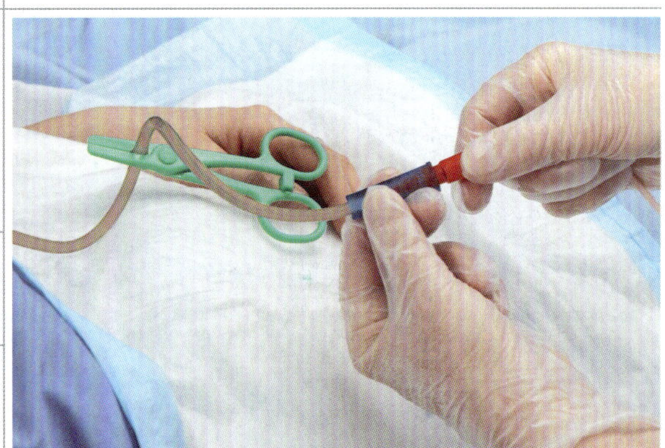 **Sonde de Levin**
3.4	D'une main, saisir la sonde près du point de jonction et, de l'autre, saisir la tubulure d'administration du gavage.		
3.5	Débrancher la sonde du système d'administration du gavage et mettre le bouchon sur l'extrémité de la tubulure du gavage.	On ouvre la voie pour le drainage gastrique.	
3.6	Déposer l'extrémité de la tubulure de gavage sur le piqué plastifié jetable ou la serviette.		
3.7	Désinfecter l'embout de la sonde et de la seringue avec un tampon d'alcool à 70 %, et laisser sécher 30 secondes.	On prévient l'introduction de micro-organismes dans le tube digestif.	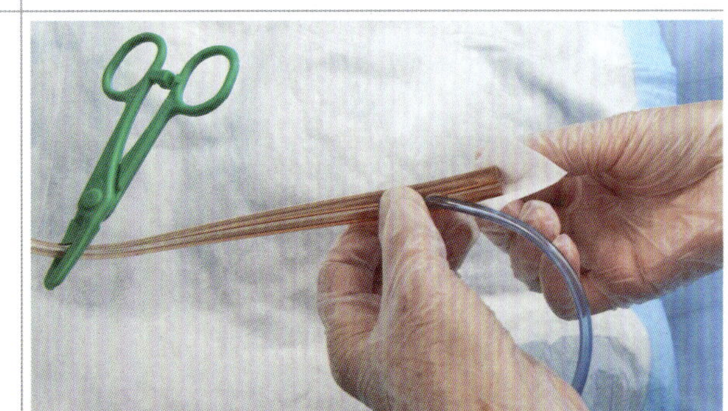 **Sonde de Salem**

4 Aspiration du résidu gastrique

4.1	Insérer la seringue d'irrigation vide, piston enfoncé, dans l'embout de la sonde, et retirer la pince hémostatique.	La seringue est en position pour aspirer le liquide gastrique.	

Étapes		Justifications	
4.2	Aspirer doucement le contenu gastrique jusqu'à ressentir une légère résistance, en mesurer le volume en gardant la seringue pointée vers le bas et le vider dans le contenant prévu à cet effet. Répéter la manœuvre jusqu'à la vidange complète de l'estomac, en n'oubliant pas de clamper la tubulure entre chaque manœuvre.	On aspire le contenu gastrique pour évaluer la quantité de solution de gavage non absorbée.	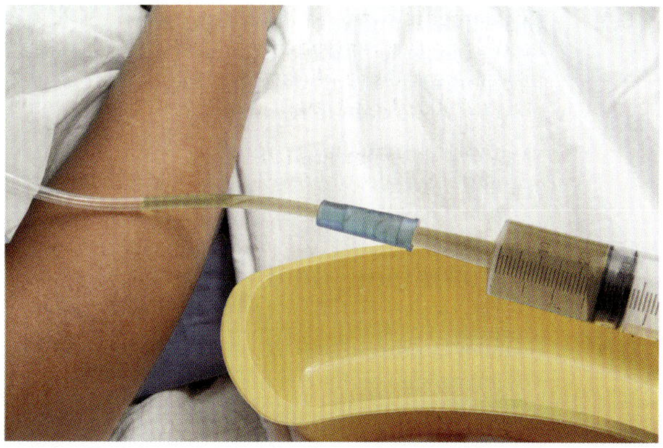

5 Évaluation du volume du résidu gastrique

5.1	Calculer le volume total de résidu gastrique retiré.		

Remarque

L'Association québécoise d'établissements de santé et de services sociaux (AQESSS, 2010a) adhère aux recommandations de l'American Society for Parenteral and Enteral Nutrition (ASPEN, 2009) pour les valeurs du résidu gastrique : • *Si le volume de résidu gastrique est ≥ 250 mL après 2 mesures, il faut envisager une intolérance à l'alimentation entérale.*	Un volume de résidu correspondant aux normes indique une vidange gastrique et une absorption normales.
• *Si le volume de résidu gastrique est ≥ 500 mL après 2 mesures, l'équipe traitante doit réévaluer la tolérance à l'alimentation entérale.*	Le médecin évaluera la nécessité d'administrer un agent prokinétique (ex. : chlorhydrate de métoclopramide) pour accélérer la vidange gastrique.
On doit refaire un prélèvement du résidu gastrique quatre heures après l'arrêt du gavage. • *Si le volume de résidu gastrique est ≤ 100 mL [1], on le réinjecte et on poursuit le gavage.* • *Si le volume de résidu gastrique est > 100 mL et < 200 mL, on le réinjecte, on cesse le gavage et on appelle l'équipe traitante.* *Ces chiffres peuvent varier selon le protocole en vigueur dans l'établissement.*	On réévalue le degré d'absorption du liquide de gavage avant le gavage suivant.

6 Réinjection du résidu gastrique

6.1	Aspirer le contenu gastrique recueilli dans le récipient, s'il y a lieu, et le réinjecter dans la sonde nasogastrique selon la procédure apprise (voir la procédure 11-2-1, p. 632).	Le résidu gastrique étant riche en électrolytes, sa réadministration est importante pour prévenir un déséquilibre électrolytique.	
6.2	Clamper la sonde avec la pince hémostatique.		

ALERTE !

Si le résidu gastrique contient du sang ou des particules considérées comme anormales, on ne le réinjecte pas et on appelle l'équipe traitante.

1. La valeur de référence peut être 100 mL, 150 mL, deux fois le débit horaire pour un adulte ou le quart du débit horaire pour un enfant. Il est recommandé de se reporter aux normes en vigueur dans chaque établissement.

Étapes		Justifications	
6.3	Déclamper la sonde et l'irriguer avec la solution recommandée après chaque prélèvement de résidu gastrique (voir la procédure 11-2-1, p. 632). Terminer en remettant la pince hémostatique.	L'irrigation nettoie la sonde nasogastrique et en assure la perméabilité, lorsque le gavage est arrêté de façon temporaire ou repoussé en raison du volume du résidu gastrique.	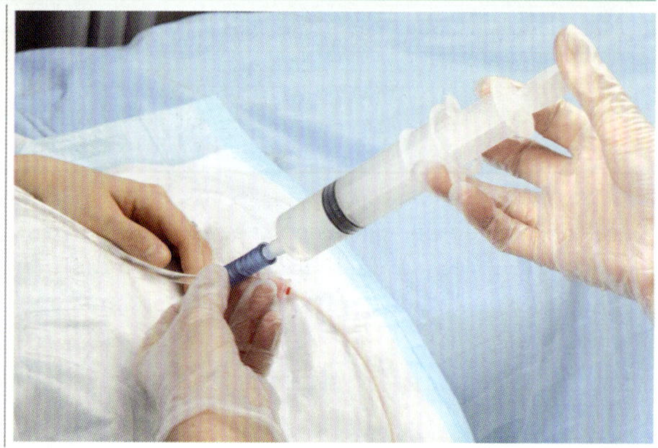

7 Rétablissement du système initial

7.1	Retirer la seringue et désinfecter l'embout de la sonde nasogastrique avec le deuxième tampon d'alcool à 70 %, et laisser sécher 30 secondes.	On prévient l'introduction de microorganismes dans le tube digestif.	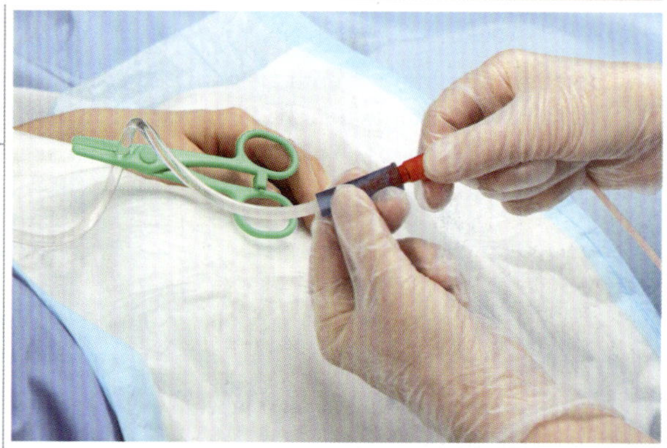
7.2	Raccorder la tubulure d'administration du gavage (pompe ou contenant avec administration goutte-à-goutte par gravité) à la sonde nasogastrique, ou placer un bouchon à l'extrémité de la sonde nasogastrique.	On applique le traitement prescrit selon l'évaluation du résidu gastrique.	
7.3	Retirer la pince hémostatique et reprendre le gavage en mode continu, selon le débit prescrit, ou administrer le gavage en mode intermittent.		
7.4	Retirer les gants souillés en les retournant l'un dans l'autre, et les jeter dans le sac à rebuts.	On évite la propagation de microorganismes pathogènes.	

Ne pas oublier les précautions et les interventions s'appliquant après le prélèvement de résidu gastrique.

Ne pas oublier les étapes postexécutoires décrites dans la procédure 1-2.

Avez-vous vérifié si le volume du résidu gastrique de Mme Marleau est dans la norme ?

11-3

RÉDACTION DES NOTES D'ÉVOLUTION

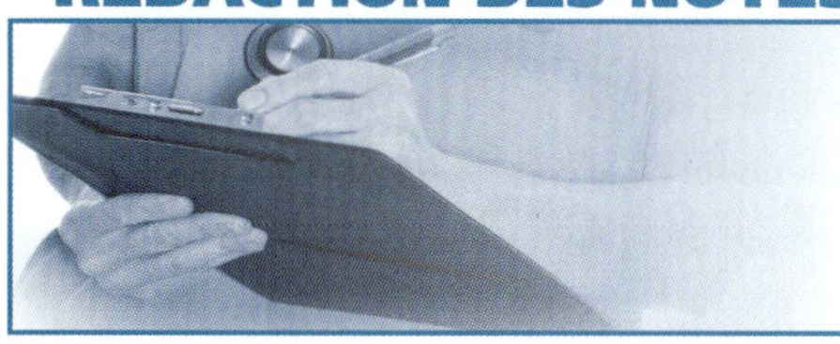

Dossier de Mme Marleau

2010-08-16 **10:30** Résidu gastrique : 25 mL, liquide jaunâtre avec grumeaux blanchâtres. Résidu réadministré. Boost Plus, 300 mL administré goutte-à-goutte en 30 min. Tolère bien le gavage. ____________ Lise Dion, étudiante inf.

MÉTHODE DE SOINS **11-4**

40 NUTRITION ET ALIMENTATION

Administration d'un gavage par sonde nasogastrique ou nasoentérique

Cette méthode de soins explique les procédures à suivre pour administrer un gavage par perfusion (page 645), que ce soit par gravité (page 648), à l'aide de la pompe d'alimentation entérale Flexiflo (page 648) ou à l'aide de la pompe d'alimentation entérale Kangaroo (page 649).

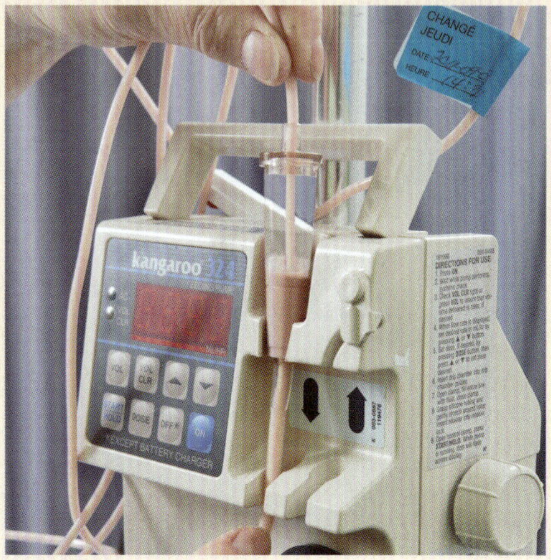

DÉFINITION

Méthode de soins consistant à administrer une solution nutritive par voie gastrique ou entérique, de façon intermittente ou continue à l'aide de la gravité ou d'une pompe d'alimentation entérale.

La pompe d'alimentation entérale permet d'assurer une vitesse d'écoulement constante pour l'administration de préparations visqueuses avec une sonde de faible diamètre, par exemple une sonde nasoentérique.

CONTEXTE D'EXÉCUTION

BUT

- Maintenir ou rétablir un bon état nutritionnel chez une personne.

MATÉRIEL ET ÉQUIPEMENT

ARTICLES ESSENTIELS

Articles de base

- Stéthoscope 1
- Piqué plastifié jetable 2
ou
Serviette
- Gants propres 3

Prélèvement de résidu gastrique

- Pince hémostatique en plastique 4
ou
Bouchon pour fermer la lumière de la sonde nasogastrique 5
- Tampon d'alcool à 70 % 6
- Seringue de 50 ou 60 mL avec embout à irrigation pour l'adulte 7
- Bassin réniforme 8 ou autre récipient
- Ruban à mesurer 9
- Papier indicateur de pH 10

Irrigation

- Plateau d'irrigation 11
  - Récipient gradué pour la solution d'irrigation
  - Récipient gradué pour la solution de retour
  - Seringue de 60 mL (10 à 30 mL pour un enfant) avec embout à irrigation
  - Champ stérile (non nécessaire)
- Selon l'ordonnance médicale ou le protocole de l'établissement :
  - Solution de NaCl 0,9 % stérile 12
  - Eau stérile
  - Eau potable
  - Autre solution
- Pour une sonde nasoentérique :
  - Seringue avec embout *Luer Lock* de 50 ou 60 mL pour l'adulte 13 ou de 10 à 30 mL pour l'enfant 14

Gavage

- Préparation alimentaire prescrite 15
- Étiquette pour la solution de gavage 16

Administration du gavage en perfusion par gravité

- Tige à perfusion 17
- Sac ou bouteille de gavage jetable 18
- Tubulure de perfusion adaptée 19
- Étiquette pour la tubulure 20

Administration du gavage en perfusion à l'aide d'une pompe d'alimentation entérale

- Tige à perfusion 17
- Sac ou bouteille de gavage jetable 18
- Tubulure de perfusion adaptée à la pompe 19
- Étiquette pour la tubulure 20
- Pompe d'alimentation entérale (ex. : Flexiflo, Kangaroo) 21

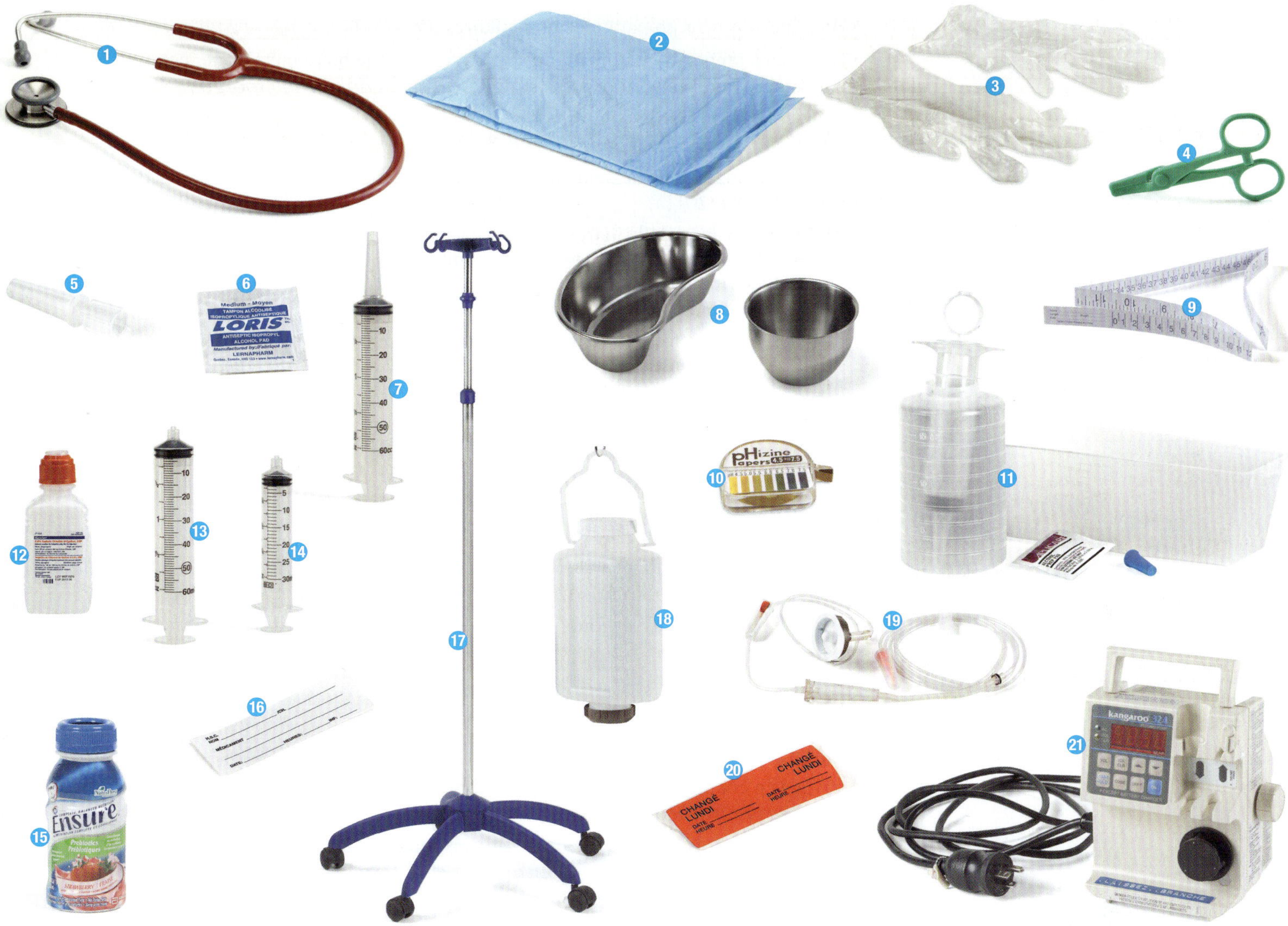

PRÉCAUTIONS ET INTERVENTIONS **avant** l'administration d'un gavage

1. ÉVALUATION

- Vérifier l'état nutritionnel de la personne en consultant les données de l'évaluation nutritionnelle *afin de pouvoir analyser le résultat de l'alimentation entérale.*
- Toujours évaluer le risque d'aspiration chez la personne porteuse d'une sonde nasogastrique, *car le risque de reflux gastrique est élevé.*
- Évaluer les fonctions digestive et rénale de la personne en auscultant les quatre quadrants abdominaux et en consultant les résultats des analyses de laboratoire *afin d'anticiper les complications de l'alimentation entérale (diarrhée, nausées, vomissements, constipation, déshydratation, azotémie, etc.).*
- Évaluer le volume de résidu gastrique (voir la procédure 11-3-1, p. 640) avant chaque gavage ou, en cas de gavage continu, toutes les quatre heures *afin de s'assurer que la personne absorbe bien l'alimentation entérale.*

2. INTERVENTIONS

- Vérifier, dans le plan thérapeutique infirmier (PTI), les directives concernant une alimentation déficiente ou un risque d'aspiration (fausse route) *afin d'appliquer les interventions correspondantes.*
- Consulter, au dossier de la personne, l'ordonnance médicale *pour connaître la préparation alimentaire à administrer, ainsi que la quantité et la fréquence de l'administration.*
- S'assurer que la préparation alimentaire est à la température de la pièce *afin de prévenir les spasmes gastriques et le syndrome de chasse.*

- Bien mélanger les préparations alimentaires *afin d'obtenir une préparation homogène*.
- Lorsque la préparation alimentaire se trouve dans une boîte métallique, nettoyer le couvercle avant l'ouverture *afin d'éviter l'introduction de microorganismes*.
- Utiliser de l'eau stérile pour diluer ou reconstituer une préparation, *car certains contaminants présents dans l'eau potable peuvent altérer la préparation*.
- Vérifier la position de la sonde nasogastrique en utilisant les trois méthodes de vérification de l'AQESSS (2011).
  - L'observation de la marque faite sur la sonde ou la mesure de la longueur extérieure de la sonde au moment de son insertion
  - La détermination de la couleur du liquide aspiré
  - La mesure du pH du liquide aspiré

  En l'absence de retour de contenu gastrique, on bouge la sonde et on la replace en se référant à la marque, *car l'orifice à l'extrémité de la sonde peut être accolé à la paroi. Ces vérifications permettent de prévenir une bronchoaspiration*.

PRÉCAUTIONS ET INTERVENTIONS **après** l'administration d'un gavage

1. ÉVALUATION

- Évaluer la tolérance de la personne à l'administration du gavage (sensation de satiété, habitudes d'élimination, caractéristiques des selles, etc.) *afin de prévenir les complications de l'alimentation entérale (syndrome de chasse, diarrhée, constipation, etc.)*.
- Peser la personne tous les jours dans les mêmes conditions *afin de mesurer la prise de poids progressive*. Notons qu'une prise de poids trop rapide pourrait être un signe de rétention liquidienne.

2. INTERVENTIONS

- Installer la personne en position semi-Fowler durant la période de l'administration d'un gavage en continu ou par intermittence *afin de prévenir le reflux de la solution de gavage vers l'arbre trachéobronchique*.
- Changer, à la fois, la bouteille ou le sac ainsi que la tubulure de gavage toutes les 24 à 72 heures selon les normes en vigueur dans l'établissement *afin de limiter le risque de croissance bactérienne et l'encroûtement du matériel d'administration, la plupart des préparations étant riches en lipides et en glucides*.
- Préparer une nouvelle solution entérale toutes les quatre heures dans le cas d'un gavage en continu *afin de réduire le risque de croissance bactérienne*.
- Réfrigérer toute préparation reconstituée ou diluée ou toute préparation entérale ouverte et l'utiliser dans les 24 heures *sinon elle perd une partie de ses qualités nutritives*.
- Irriguer (voir la procédure 11-2-1, p. 630) la sonde nasogastrique ou nasoentérique toutes les quatre heures ou selon le protocole de l'établissement dans le cas d'une administration continue *afin de maintenir un bon écoulement dans la sonde*.
- Rincer la sonde nasogastrique ou nasoentérique avec 30 mL de solution d'irrigation après chaque gavage par intermittence *afin de maintenir la perméabilité de la sonde et de réduire la croissance microbienne*.
- Bien rincer le système de perfusion du gavage (bouteille ou sac et tubulure) avec de l'eau tiède après chaque gavage, et le laisser suspendu à la tige de perfusion au chevet de la personne *afin de prévenir la croissance bactérienne*.

3. ENSEIGNEMENT

- Demander à la personne de rester en position semi-Fowler durant l'heure suivant le gavage par intermittence *afin de prévenir un reflux de la solution de gavage administrée, ce qui réduit le risque d'aspiration (fausse route), et de faciliter la digestion*.
- Demander à la personne d'avertir le personnel soignant en cas de crampes abdominales, de nausées ou de vomissements *afin qu'on évalue rapidement sa tolérance au gavage et qu'on effectue un prélèvement de résidu gastrique*.

4. NOTES AU DOSSIER

- Écrire dans le PTI les constats de l'alimentation entérale *afin d'ajuster les interventions et de permettre le suivi clinique*.
- Écrire dans les notes d'évolution toutes les données concernant la procédure de gavage *afin de permettre la continuité des soins*.
  - Date et heure de l'administration du gavage
  - Résultat du prélèvement de résidu gastrique
  - Type et quantité de préparation nutritive administrée
  - Durée d'administration du gavage
  - Débit de la perfusion pour un gavage continu
  - Réactions anormales à l'alimentation entérale et interventions requises
  - Réactions et collaboration de la personne
- Inscrire au PTI – en modifiant celui-ci au besoin – les directives infirmières déterminées en fonction de l'évolution clinique de la personne et de l'efficacité des soins et des traitements, *afin d'assurer le suivi clinique*.
- Écrire sur la feuille du bilan des ingesta et des excreta, dans la colonne des ingesta, le volume du gavage administré *afin d'établir le bilan nutritionnel de la personne et d'ajuster les interventions si nécessaire*.

MISE EN SITUATION

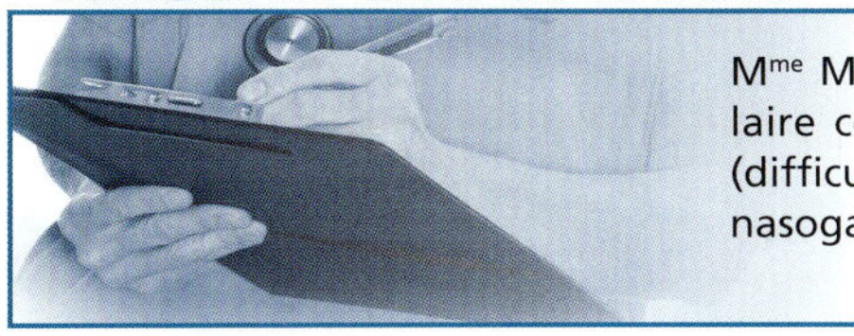

Mme Marleau, âgée de 59 ans, a subi un accident vasculaire cérébral (AVC). Depuis, elle souffre de dysphagie (difficulté à déglutir). On lui a donc installé une sonde nasogastrique de Levin pour une alimentation entérale.

Ordonnance médicale au dossier

- Isosource en gavage continu à 100 mL/h.

PROCÉDURE 11-4-1

ADMINISTRER UN GAVAGE PAR SONDE NASOGASTRIQUE OU NASOENTÉRIQUE

Sommaire de la procédure

1. Préparation du matériel
2. Installation de la personne
3. Prélèvement de résidu gastrique
4. Préparation pour l'administration du gavage
5. Vide d'air dans la tubulure
6. Administration du gavage

Pourquoi est-il important de prélever le résidu gastrique de Mme Marleau ?

Étapes		Justifications	
Ne pas oublier les étapes préalables décrites dans la procédure 1-1. **Ne pas oublier les précautions et les interventions s'appliquant avant l'administration d'un gavage.**			
1	**Préparation du matériel**		
1.1	Rassembler les articles nécessaires et les placer par ordre d'utilisation sur la table de travail.	Cette disposition favorise le rappel des étapes et facilite le déroulement de la procédure.	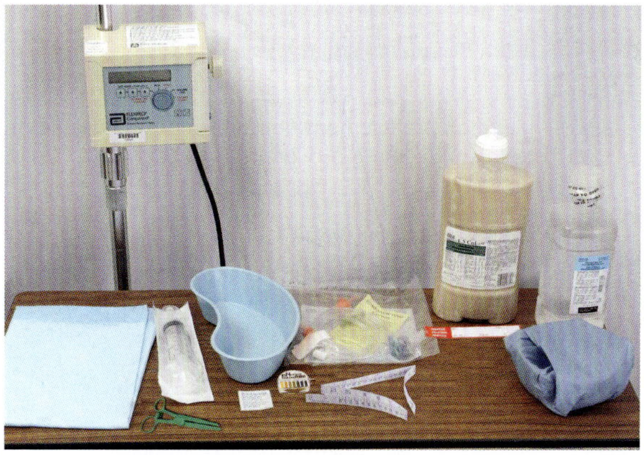

11-4

Étapes	Justifications	
1.2 Apporter la tige à perfusion ou la tige à perfusion avec la pompe d'alimentation entérale, selon que l'administration se fera par gravité ou à l'aide d'une pompe.		
1.3 Brancher la pompe, s'il y a lieu.		
1.4 **Faire les vérifications de la préparation de gavage en concordance avec l'ordonnance médicale :** • type de préparation ; • concentration ; • volume ; • date de péremption.	Une préparation périmée perd de sa valeur nutritive et présente un risque de croissance bactérienne.	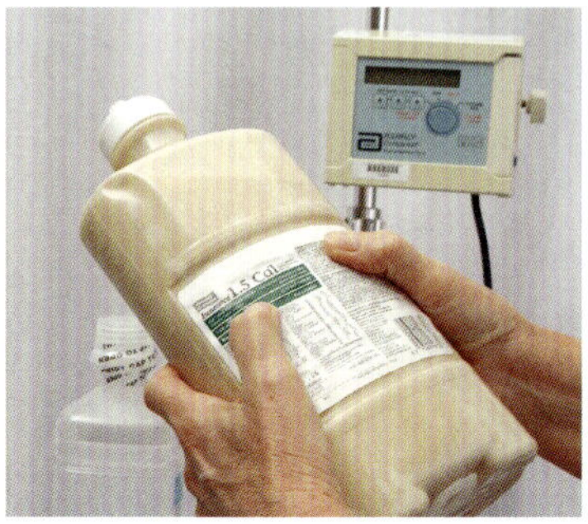 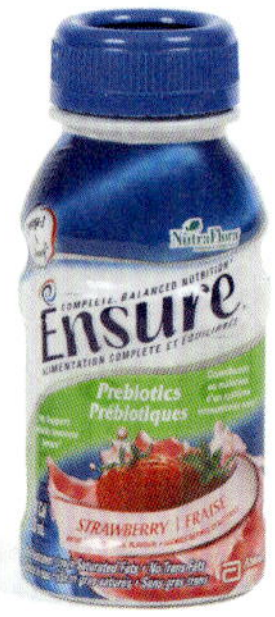
Remarque *Certaines préparations entérales sont préparées par la pharmacie.*	Ces préparations répondent aux besoins nutritionnels spécifiques de la personne.	

2 Installation de la personne

Étapes	Justifications	
2.1 Installer la personne en position de Fowler ou semi-Fowler.	Cette position favorise le passage de la préparation de l'estomac au duodénum.	
Situation particulière *Si les positions de Fowler et semi-Fowler sont contre-indiquées, on installe la personne en position de Trendelenburg inversée.*	La position de Trendelenburg inversée prévient le reflux gastrique.	
2.2 Placer un piqué plastifié jetable ou une serviette sous la partie distale de la sonde.	On protège les vêtements et la literie.	

3 Prélèvement du résidu gastrique

Étapes	Justifications	
3.1 Enfiler des gants propres.	Les mains ne doivent pas entrer en contact avec des liquides biologiques.	
3.2 Vérifier la position de la sonde nasogastrique en utilisant les trois méthodes de vérification recommandées par l'AQESSS (2011). Pour la sonde nasoentérique, vérifier la marque faite sur la sonde au moment de son insertion.	Ces vérifications préviennent le risque d'aspiration dans l'arbre trachéobronchique.	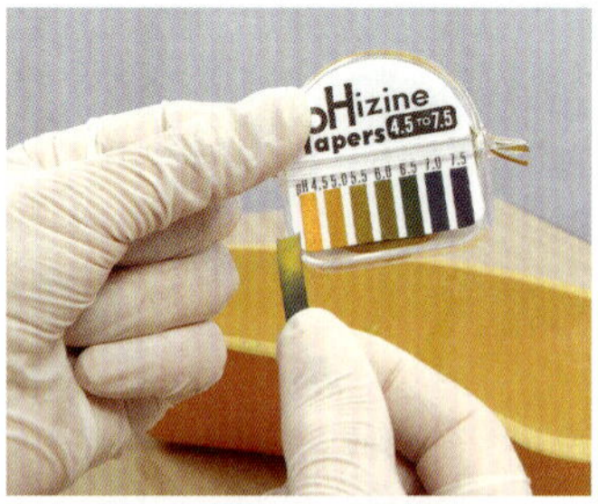
3.3 Faire un prélèvement de résidu gastrique (voir la procédure 11-3-1, p. 638). Selon le résultat obtenu, appliquer le protocole de l'établissement pour l'administration du gavage.	Le prélèvement du résidu gastrique permet d'évaluer la vitesse de digestion et le degré d'absorption de l'alimentation entérale.	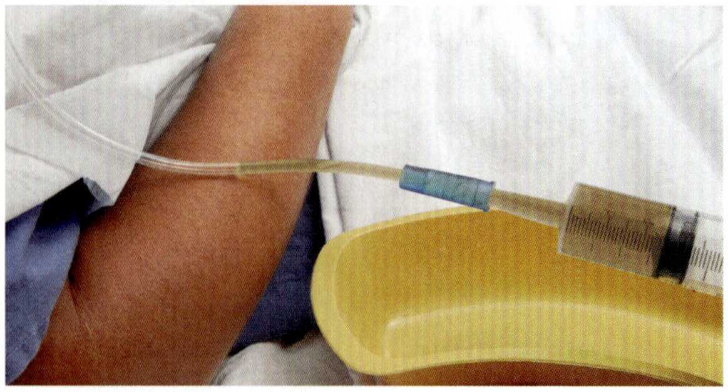

Étapes		Justifications	
3.4	Injecter de 15 à 30 mL de la solution d'irrigation (voir la procédure 11-2-1, p. 632).	On nettoie la sonde pour réduire les risques d'encroûtement ou d'obstruction.	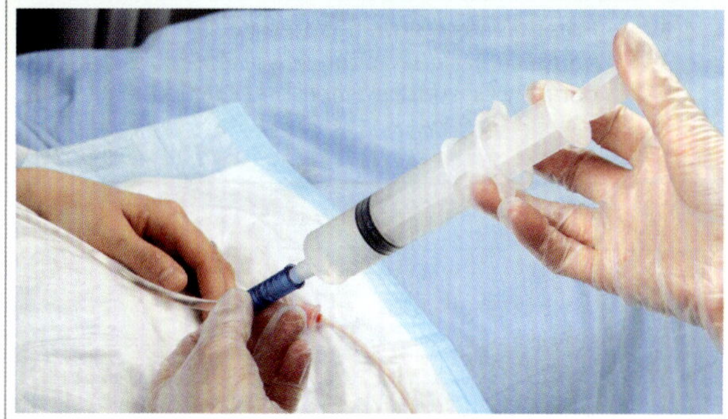
3.5	Retirer les gants en les mettant l'un dans l'autre, puis les jeter.	On évite de contaminer les mains et l'environnement.	

ALERTE !

Il ne faut pas faire de prélèvement de résidu dans le cas d'une sonde nasoentérique.

Les sondes d'alimentation nasoentérique (ex. : Dobbhoff) sont de faible calibre (de 8 à 12 Fr) et fabriquées dans un matériau souple. L'aspiration est contre-indiquée, car elle accole les parois de la sonde et provoque donc une forte résistance.

Remarque

Pour le première installation et au moment du changement de bouteille ou de sac et de tubulure, soit aux 24 ou 72 heures selon les normes en vigueur dans l'établissement, on exécute les étapes 4, 5 et 6.

Pour le remplissage de la bouteille ou du sac, ou encore le changement de la bouteille de préparation entérale, on agite la préparation alimentaire, et selon le cas, on verse la solution dans la bouteille, ou on change la bouteille de préparation. On exécute ensuite l'étape 6.

4 Préparation pour l'administration du gavage

4.1	Ouvrir l'emballage contenant le sac ou la bouteille ainsi que la tubulure adaptée pour le gavage.		
4.2	Glisser le presse-tube (roulette ou coulisse) à environ 5 à 10 cm sous la chambre compte-gouttes et fermer le presse-tube.	On empêche l'air de pénétrer dans la tubulure.	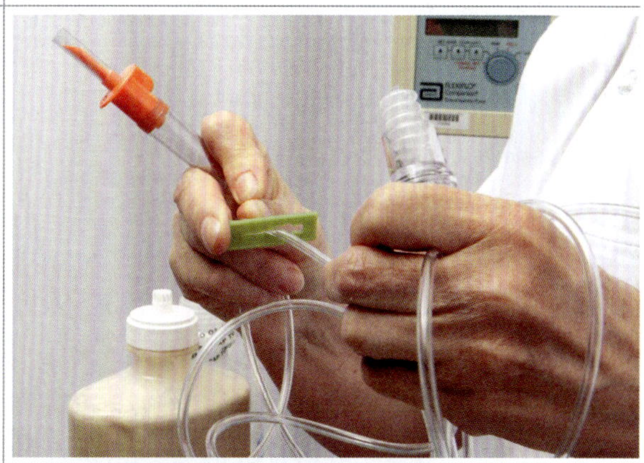
4.3	Agiter la préparation alimentaire.	L'agitation de la solution permet de décoller les sédiments qui se sont déposés dans le fond du contenant et de les mélanger avec le reste de la préparation.	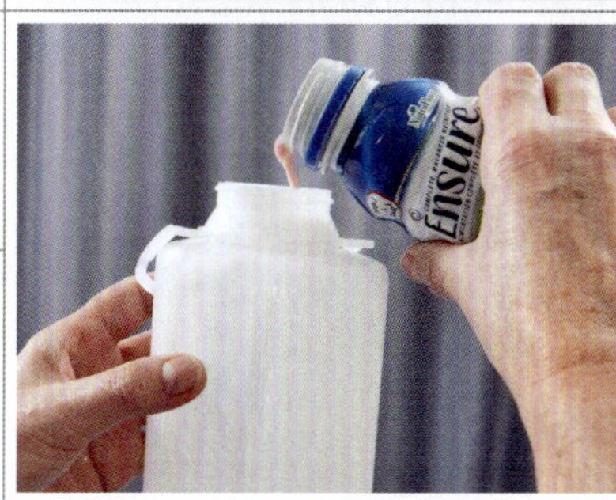
4.4	Prendre le récipient avec la préparation entérale ou verser la quantité de préparation alimentaire prescrite dans la bouteille ou le sac.		

Étapes		Justifications	
4.5	Installer la tubulure adaptée sur la bouteille ou le sac pour une perfusion par gravité ou sur pompe.		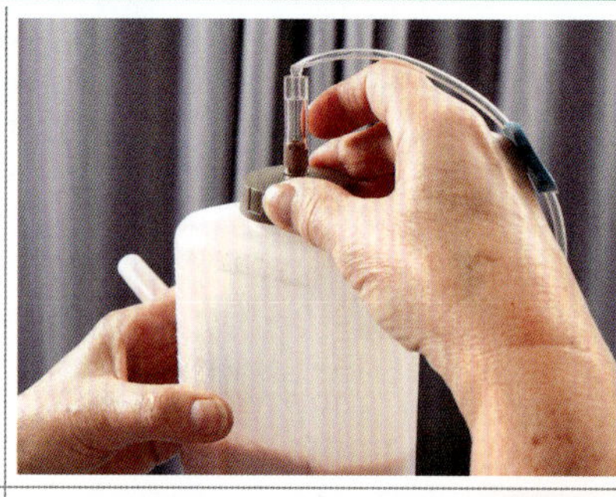
4.6	Apposer une première étiquette sur le contenant de la solution de façon à ce qu'on puisse lire les informations une fois le sac accroché (date, heure, type de solution, débit et initiales), et une deuxième sur la tubulure à environ 5 à 10 cm sous la chambre compte-gouttes (date, heure, initiales).	Ces informations permettent au personnel de valider le type d'alimentation et de prévoir le moment approprié pour remplacer le matériel et la préparation.	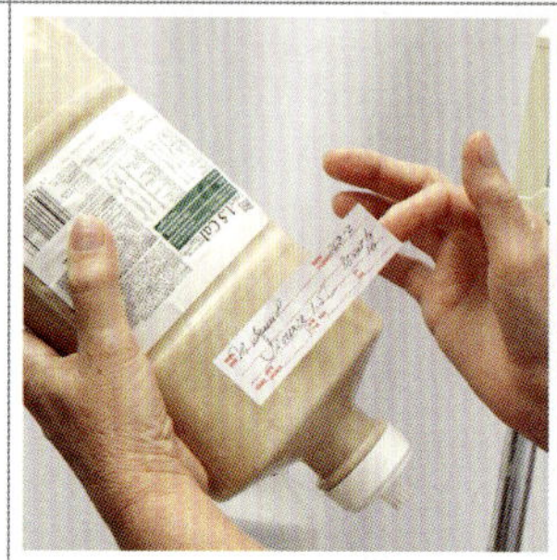 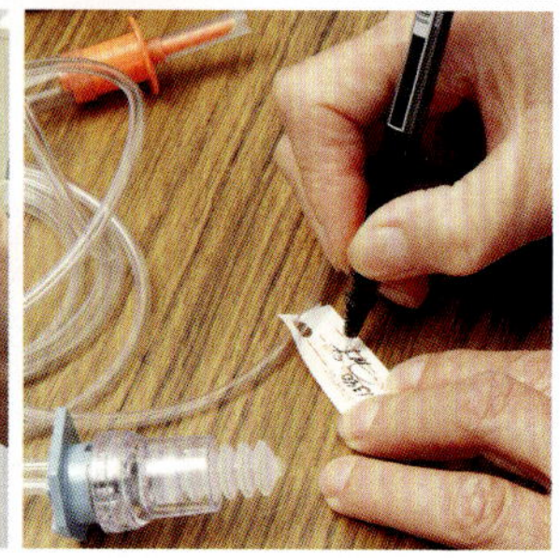

5 Vide d'air dans la tubulure

A GAVAGE EN PERFUSION PAR GRAVITÉ

A.1	Suspendre la bouteille ou le sac de gavage à la tige à perfusion appropriée, au-dessus du niveau de l'estomac de la personne.	La gravité est nécessaire à l'administration par perfusion. La hauteur détermine la force de gravité qui détermine la vitesse d'administration.	
A.2	Comprimer les parois de la chambre compte-gouttes ensemble, puis ralâcher. Répéter le geste jusqu'à ce que la chambre compte-gouttes soit remplie à moitié.	Au moment du relâchement de la compression, la chambre compte-gouttes se remplit de préparation alimentaire par effet de succion.	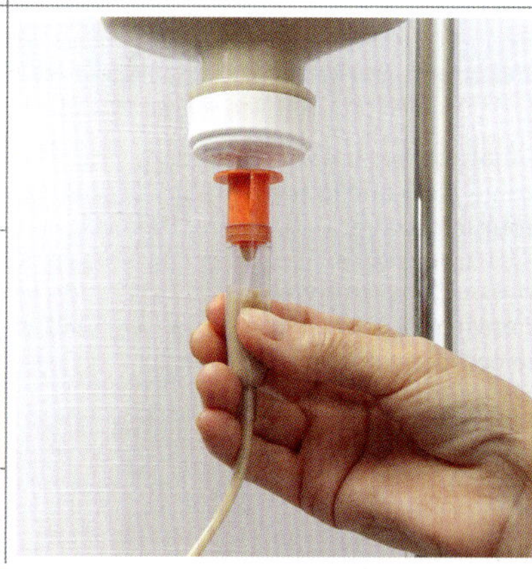
A.3	Enlever le bouchon protecteur de l'extrémité de la tubulure, ouvrir le presse-tube régulateur de débit et laisser écouler la solution jusqu'à l'apparition d'une goutte à l'extrémité de la tubulure.	La présence d'air dans le tube digestif provoque de la distension abdominale.	
A.4	Remettre le capuchon protecteur sur l'extrémité de la tubulure.		

ALERTE!

L'orifice de stillation ne doit jamais être submergé.	Il est ainsi possible d'observer la solution qui s'écoule goutte-à-goutte par l'orifice de stillation.

B GAVAGE EN PERFUSION À L'AIDE D'UNE POMPE D'ALIMENTATION ENTÉRALE FLEXIFLO

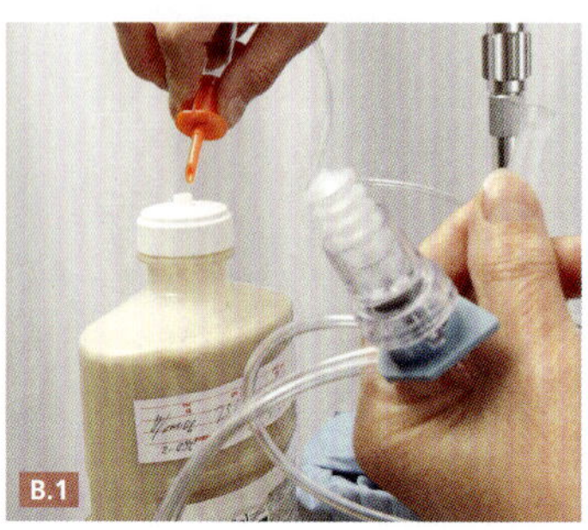
B.1

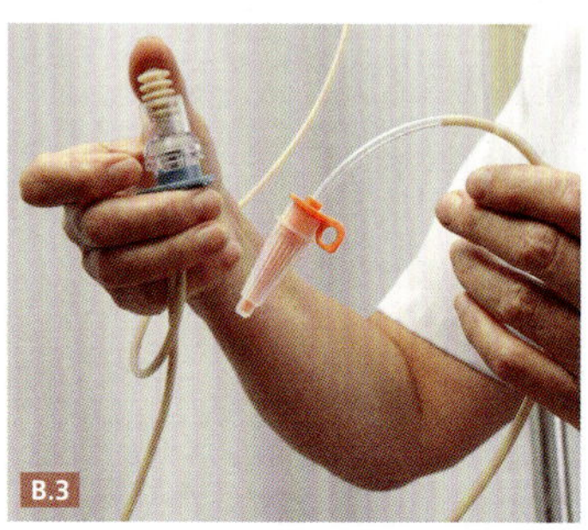
B.3

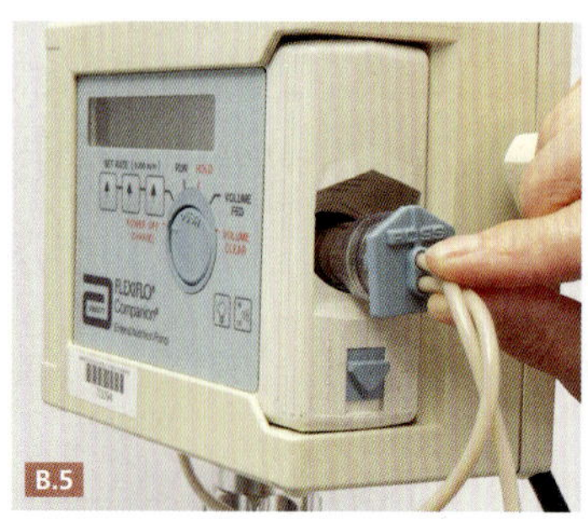

B.5

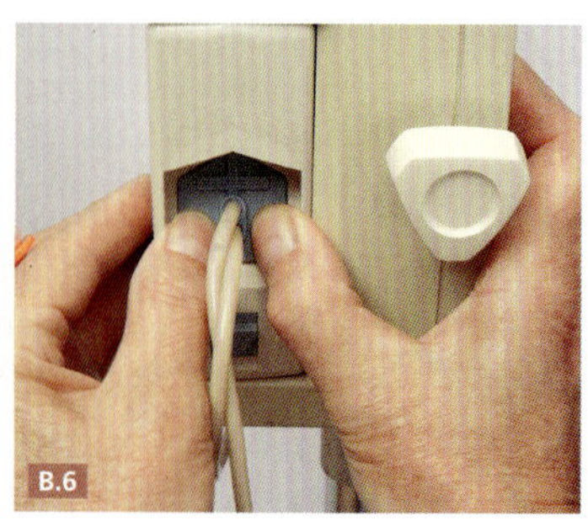
B.6

	Étapes	Justifications
B.1	Enlever le capuchon protecteur de la fiche perforante et insérer la fiche dans le site de perfusion de la bouteille de solution entérale.	
B.2	Suspendre la bouteille à la tige à perfusion.	
B.3	Enlever le bouchon de l'extrémité de la tubulure et tenir cette dernière avec la main non dominante.	
B.4	Avec la main dominante, tenir la cassette de la tubulure et, avec le pouce, presser et relâcher plusieurs fois jusqu'à ce que l'air soit complètement vidé de la tubulure.	
B.5	Remettre le bouchon protecteur à l'extrémité de la tubulure.	
B.6	Insérer la cassette sur le côté de la pompe, dans l'emplacement prévu à cet effet.	
B.7	Pousser fermement la cassette pour l'insérer complètement.	

C GAVAGE EN PERFUSION À L'AIDE D'UNE POMPE D'ALIMENTATION ENTÉRALE KANGAROO

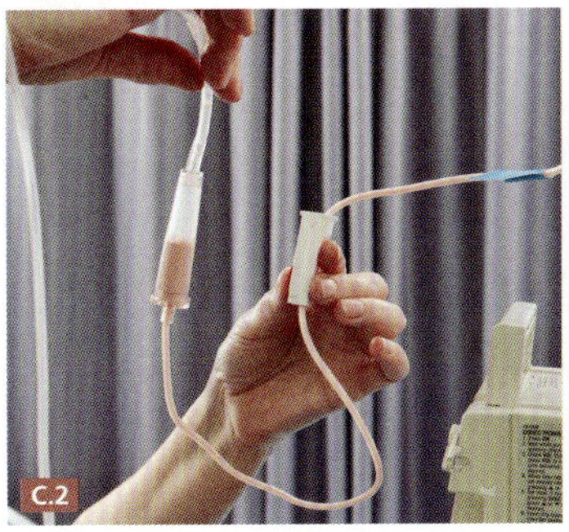
C.2

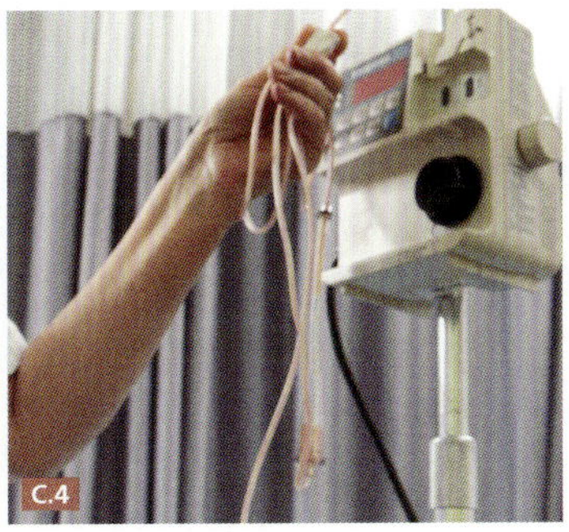
C.4

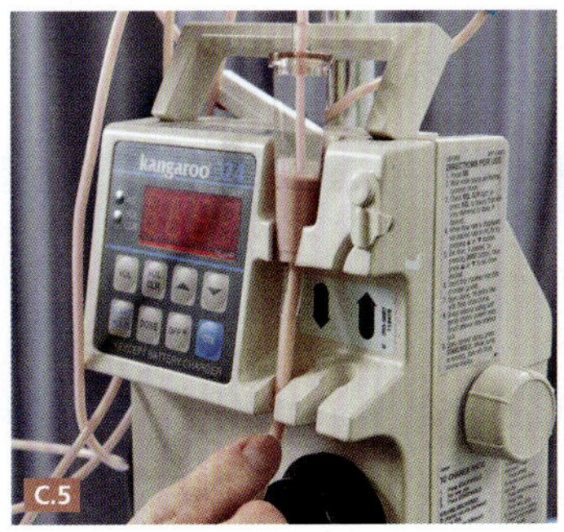
C.5

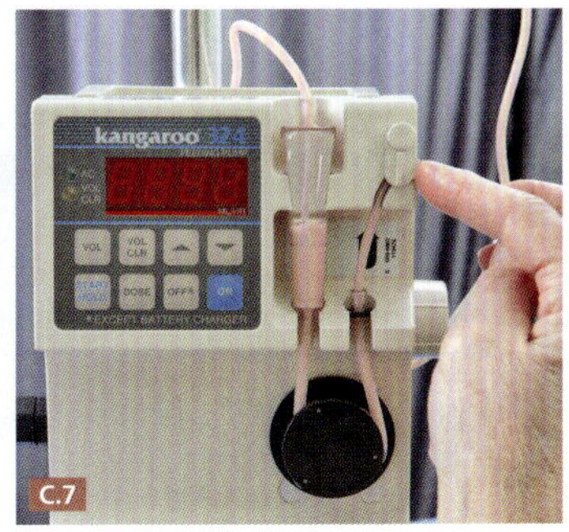
C.7

C.1	Suspendre la bouteille à la tige de perfusion.	
C.2	Retourner la chambre compte-gouttes.	
C.3	Ouvrir le presse-tube et laisser couler la solution jusqu'à ce que **la chambre compte-gouttes soit remplie à moitié**.	
C.4	Remettre la chambre compte-gouttes à l'endroit.	
C.5	Enlever le bouchon protecteur, à l'extrémité de la tubulure, laisser la solution s'écouler dans le reste de la tubulure, fermer le presse-tube puis remettre le bouchon protecteur.	
C.6	Insérer la chambre compte-gouttes à l'avant de la pompe, dans l'emplacement prévu à cet effet.	
C.7	Faire passer la partie la plus souple de la tubulure (partie opaque) autour du mécanisme de perfusion (roulette).	
C.8	Étirer légèrement la partie souple (partie opaque) de la tubulure de façon à coincer le disque, en la plaçant dans le renfoncement, à côté de la chambre compte-gouttes.	
C.9	Insérer la partie de la tubulure qui suit dans l'encavement et fermer la languette.	

6 Administration du gavage

6.1	Clamper la partie distale de la sonde à l'aide d'une pince hémostatique en plastique, si ce n'est déjà fait.	On empêche l'écoulement par gravité du contenu gastrique.

Astuce

En l'absence de pince hémostatique en plastique, maintenir la sonde coudée dans la paume de la main non dominante, jusqu'au raccordement avec la tubulure d'administration du gavage.

6.2	Désinfecter l'embout de la sonde avec un tampon d'alcool à 70 %, et laisser sécher pendant 30 secondes.	On nettoie l'extrémité de la sonde pour prévenir l'introduction de microorganismes pathogènes dans le tube digestif. L'alcool met 30 secondes pour produire son effet aseptisant.
6.3	Enlever le bouchon de la sonde.	Le bouchon empêche l'entrée d'air par la sonde entre l'administration des gavages.

Étapes		Justifications	
6.4	Raccorder la tubulure de gavage à la sonde.		
6.5	Enlever la pince hémostatique.	On ouvre la voie pour l'administration du gavage.	
6.6	Ouvrir la perfusion de façon que le liquide s'écoule goutte-à-goutte, ou régler la pompe selon le débit prescrit (mL/heure ou nombre de gouttes/heure).	En surveillant avec soin le débit d'écoulement, on évite un écoulement trop rapide de la préparation qui provoquerait de la diarrhée, des nausées et des vomissements.	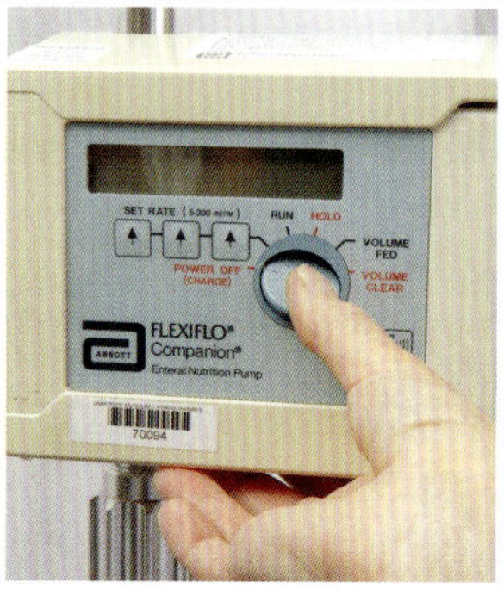 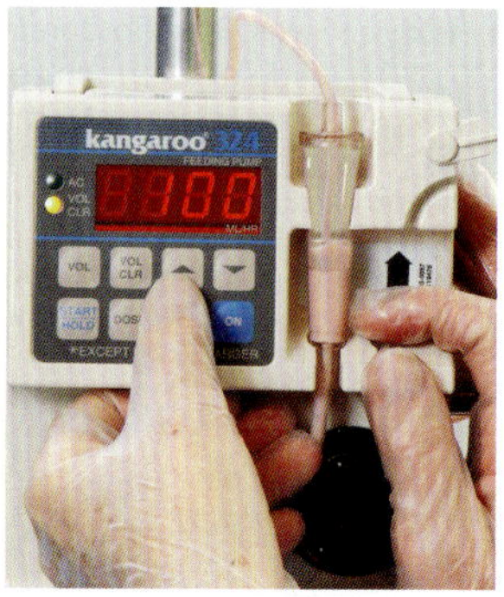

Situation particulière

Lorsque le gavage continu est en cours, on ferme le presse-tube et on change la bouteille de préparation alimentaire déjà préparée ou on verse la quantité de solution dans la bouteille pour la prochaine période d'administration.

Ne pas oublier les précautions et les interventions s'appliquant après l'administration d'un gavage.

Ne pas oublier les étapes postexécutoires décrites dans la procédure 1-2.

Avez-vous expliqué à Mme Marleau pourquoi elle doit rester assise durant l'heure suivant le gavage ? Quelle raison lui avez-vous donnée ?

RÉDACTION DES NOTES D'ÉVOLUTION

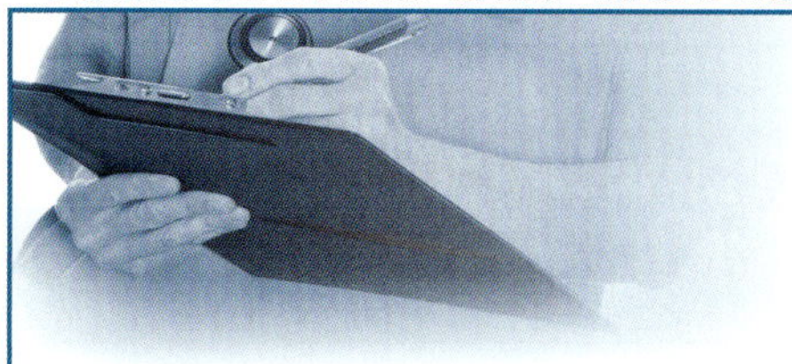

Dossier de Mme Marleau

2011-08-03 **11:00** Bruits intestinaux normaux aux 4 quadrants. Résidu gastrique de 30 mL avec grumeaux laiteux. Résidu réinjecté. Position de la sonde nasogastrique vérifiée : longueur visible de 60 cm. Irrigation de la sonde nasogastrique avec 30 mL d'eau. Préparation Isosource 400 mL en perfusion sur pompe Kangaroo à 100 mL/h, en continu. ______

15:00 Résidu gastrique de 15 mL. Résidu réinjecté. Irrigation de la sonde nasogastrique avec 30 mL d'eau. Isosource 400 mL sur pompe à 100 mL/h en continu. Tolère bien le gavage. ______ Rosiane Lapointe, étudiante inf.

MÉTHODE DE SOINS 11-5

40 NUTRITION ET ALIMENTATION

Retrait d'une sonde nasogastrique ou nasoentérique

Cette méthode de soins explique la procédure à suivre pour retirer une sonde nasogastrique ou nasoentérique (page 652).

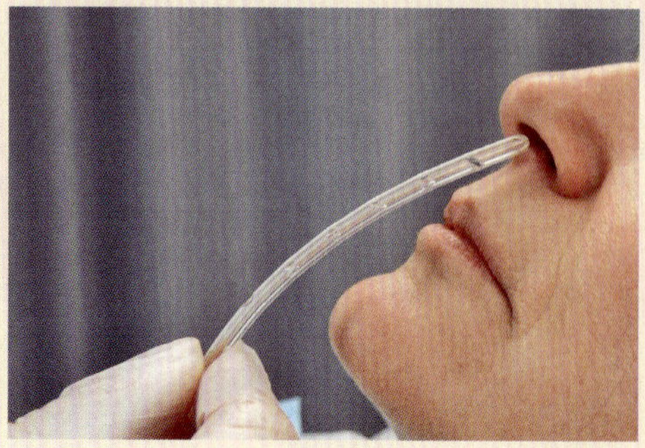

DÉFINITION

Méthode de soins consistant à retirer de l'estomac ou de l'intestin un tube de drainage ou d'alimentation entérale.

CONTEXTE D'EXÉCUTION

BUTS

- Retirer une sonde nasogastrique ou nasoentérique lorsque le résultat visé par le traitement a été atteint.
- Changer une sonde nasogastrique ou nasoentérique.

MATÉRIEL ET ÉQUIPEMENT

ARTICLES ESSENTIELS

Articles de base

- Sac à rebuts en plastique 1
- Ruban adhésif 2
- Piqué plastifié jetable 3

ou

 Serviette
- Mouchoirs en papier 4
- Gants propres 5
- Pince hémostatique en plastique 6

Irrigation

- Plateau d'irrigation déjà au chevet 7
  - Récipient gradué pour la solution d'irrigation
  - Récipient gradué pour la solution de retour
  - Seringue de 60 mL (10 à 30 mL pour un enfant) avec embout d'irrigation
  - Champ stérile (non nécessaire)
- Selon l'ordonnance médicale ou le protocole de l'établissement : (déjà au chevet)
  - Solution de NaCl 0,9 % stérile 8
  - Eau stérile
  - Eau potable
  - Autre solution

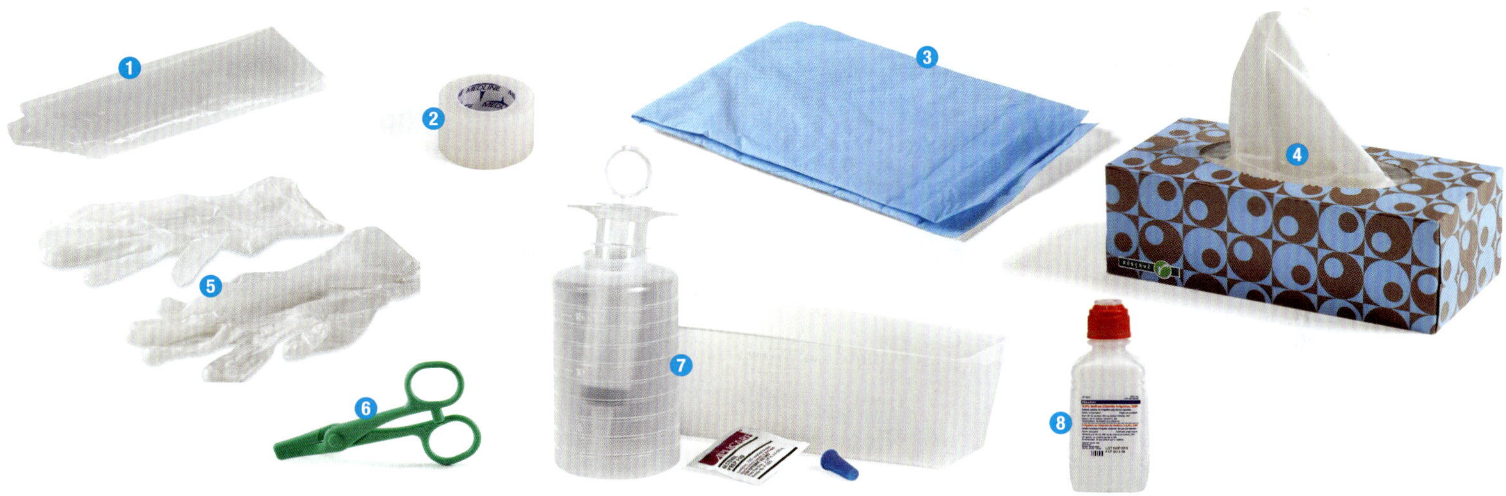

PRÉCAUTIONS ET INTERVENTIONS avant le retrait d'une sonde nasogastrique ou nasoentérique

1. ÉVALUATION

- Évaluer la fonction digestive de la personne et rechercher notamment des signes comme l'absence de bruits intestinaux dans un ou plusieurs quadrants abdominaux, une distension abdominale, des nausées et de la douleur, *car ces signes et symptômes constituent des contre-indications au retrait de la sonde*.

11-5

PRÉCAUTIONS ET INTERVENTIONS après le retrait d'une sonde nasogastrique ou nasoentérique

1. ÉVALUATION

- Évaluer régulièrement la reprise de la fonction digestive *pour vérifier si la personne peut progressivement reprendre une hydratation ou une alimentation normale sans risque de complications* (voir la méthode de soins 3-7, p. 98).

2. INTERVENTIONS

- Inviter la personne à se moucher, *car des sécrétions peuvent s'accumuler dans les voies nasales au cours du retrait*.

- Inspecter l'état des muqueuses du nez et appliquer les interventions requises en cas d'altération *afin de prévenir la détérioration des muqueuses et l'inconfort*.
- Permettre à la personne de s'hydrater par petites quantités à intervalles réguliers, par exemple 30 mL/h, sauf contre-indication *afin qu'on vérifie que son estomac tolère bien la présence de liquide*. Selon l'ordonnance médicale, la personne peut parfois être soumise à une diète absolue (NPO) pendant 24 heures.

3. NOTES AU DOSSIER

- Écrire dans les notes d'évolution toutes les données sur la fonction digestive et sur le retrait de la sonde *afin de s'assurer que le résultat visé par le traitement a été atteint et que la personne peut reprendre une alimentation progressive*.
  - Date et heure du retrait de la sonde
  - Caractéristiques du liquide gastrique drainé dans le récipient collecteur : couleur, quantité et autres particularités.
  - Vérification de l'état des muqueuses nasales et interventions en cas d'altération
  - Réactions et collaboration de la personne
- Écrire sur la feuille du bilan des ingesta et des excreta, dans la colonne des excreta, le volume de liquide drainé *afin d'avoir toutes les données nécessaires à l'évaluation de l'équilibre hydrique de la personne*.

MISE EN SITUATION

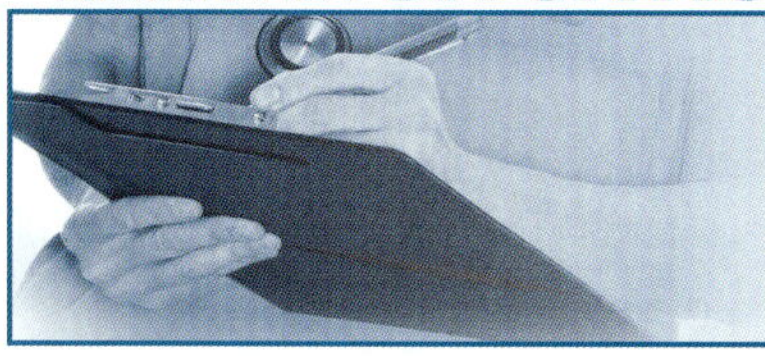

M. Rochefort, âgé de 81 ans, a été admis à l'hôpital pour une obstruction intestinale. Il a une sonde nasogastrique de Salem en drainage aspiratif depuis cinq jours. Son état s'est grandement amélioré et le médecin a prescrit le retrait de la sonde de Salem.

Ordonnance médicale au dossier

- Cesser le Salem.

PROCÉDURE 11-5-1

RETIRER UNE SONDE NASOGASTRIQUE OU NASOENTÉRIQUE

Sommaire de la procédure

1. Préparation du matériel
2. Installation de la personne
3. Irrigation de la sonde
4. Débranchement de la sonde
5. Retrait de la sonde

Pourquoi est-il important d'évaluer la fonction digestive de M. Rochefort avant le retrait de sa sonde nasogastrique ?

Étapes		Justifications	
Ne pas oublier les étapes préalables décrites dans la procédure 1-1. **Ne pas oublier les précautions et les interventions s'appliquant avant le retrait d'une sonde nasogastrique ou nasoentérique.**			
1	**Préparation du matériel**		
1.1	Rassembler les articles nécessaires et les placer par ordre d'utilisation sur la table de travail.	Cette disposition favorise le rappel des étapes et facilite le déroulement de la procédure.	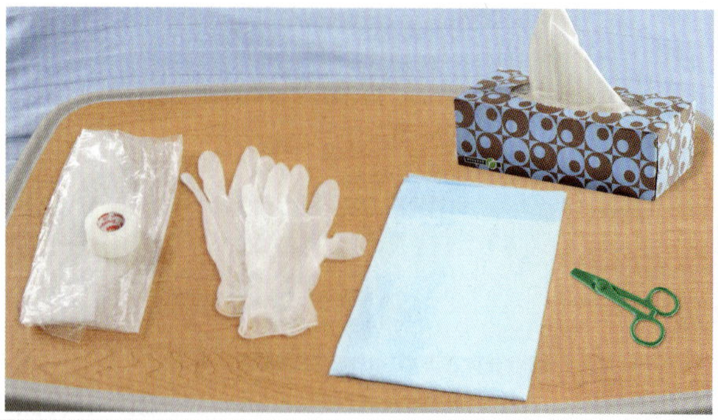
1.2	Abaisser la ridelle du lit et y fixer le sac à rebuts.		

Étapes		Justifications	
1.3	Préparer le matériel pour la procédure :		
	a) Verser la solution, à température de la pièce, dans le contenant d'irrigation.	Une quantité de 10 mL de solution d'irrigation ou de 20 à 50 mL d'air permet de chasser le liquide gastrique présent dans la sonde.	
	b) Avec la seringue d'irrigation, aspirer 10 mL de solution de NaCl 0,9 %, d'eau stérile ou d'eau potable, selon le cas, ou de 20 à 50 mL d'air (AQESSS, 2010b).	Le liquide gastrique ou entéral présent dans la sonde pourrait irriter l'œsophage et la bouche durant le retrait de la sonde.	

2 Installation de la personne

2.1	Installer la personne en position de Fowler.		
2.2	Placer le piqué plastifié jetable ou la serviette sur le thorax de la personne, près de son menton.	On protège les vêtements et la literie en prévision d'un écoulement accidentel du contenu gastrique.	
2.3	Placer les mouchoirs en papier à la portée de la personne.	Après le retrait de la sonde, la personne aura besoin de se moucher pour libérer ses fosses nasales des sécrétions qui se sont accumulées.	

3 Irrigation de la sonde

3.1	Enfiler des gants propres.		
3.2	Éteindre l'appareil d'aspiration ou la pompe d'alimentation entérale.	On arrête la succion avant le retrait.	
3.3	Irriguer la sonde avec 10 mL de la solution recommandée ou de 20 à 50 mL d'air (voir la procédure 11-2-1, p. 632). Pour une sonde de Salem, ajouter 20 mL d'air par la voie d'aération (tube bleu).	L'irrigation permet de vider la sonde du liquide gastrique qu'elle contient, dont l'acidité pourrait irriter les muqueuses de l'œsophage au moment du retrait.	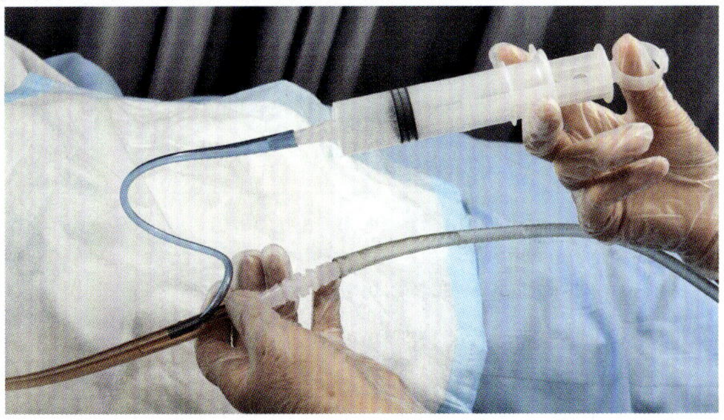

4 Débranchement de la sonde

4.1	Défaire les fixations de la sonde : a) Décoller la fixation se trouvant sur la chemise d'hôpital de la personne. b) Décoller la fixation se trouvant sur le nez.	On enlève tout ce qui pourrait gêner le mouvement de retrait de la sonde, lequel doit être rapide et continu.	
4.2	Clamper la sonde à l'aide d'une pince hémostatique, ou la plier près de la jonction avec la tubulure de drainage ou de gavage et **la maintenir ainsi jusqu'à la fin de son retrait**.	En fermant la sonde de façon hermétique, on **empêche son contenu de s'écouler dans la gorge au moment du retrait**.	

Situation particulière

Dans certaines situations, il est demandé de clamper la sonde environ deux ou trois heures avant son retrait.	L'objectif est le rétablissement de la motilité intestinale. Il s'agit aussi d'évaluer la réaction de la personne au traitement que l'on prévoit faire.	

Étapes		Justifications	
5	**Retrait de la sonde**		
5.1	Demander à la personne de pencher la tête vers l'avant, de prendre une grande inspiration et de bloquer sa respiration.	La flexion de la nuque favorise la fermeture du larynx. Le blocage de la respiration ferme la glotte et prévient l'aspiration accidentelle de matières gastriques dans l'arbre trachéobronchique.	
5.2	Avec la main dominante, saisir l'extrémité de la sonde près du nez et tirer doucement mais de façon constante et rapide.	Cette prise permet de mieux contrôler la longueur de sonde à retirer et de diminuer le réflexe nauséeux au moment du passage de la sonde dans l'oropharynx.	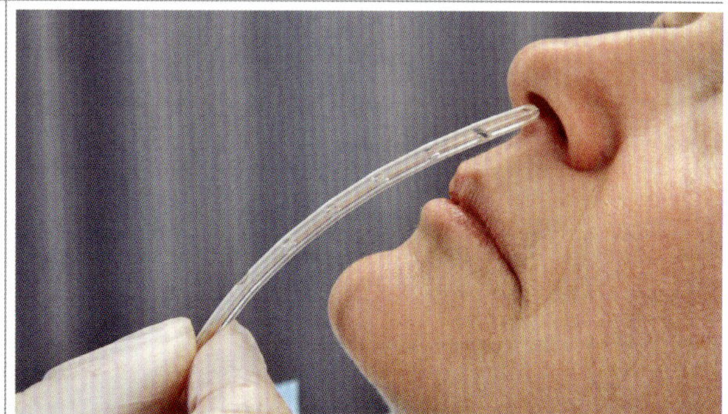
5.3	Tenir l'extrémité arrondie de la sonde à l'intérieur de la main dominante, et l'enrouler autour de la main.	On prévient la contamination de l'environnement en contrôlant la longueur de la sonde contaminée par les liquides biologiques.	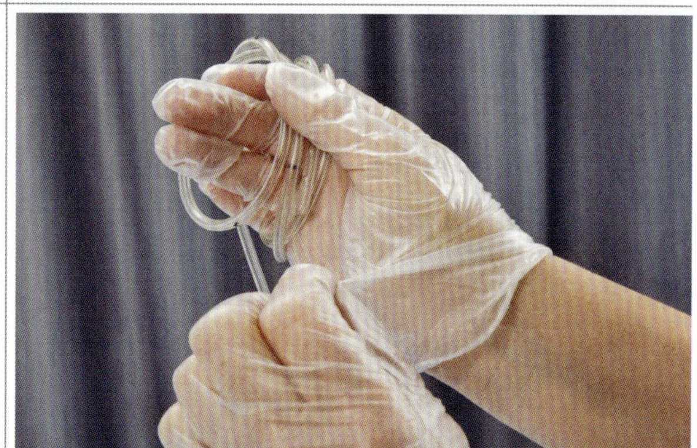
5.4	Disjoindre la sonde de la tubulure de drainage ou de gavage, et déposer la tubulure sur le piqué.		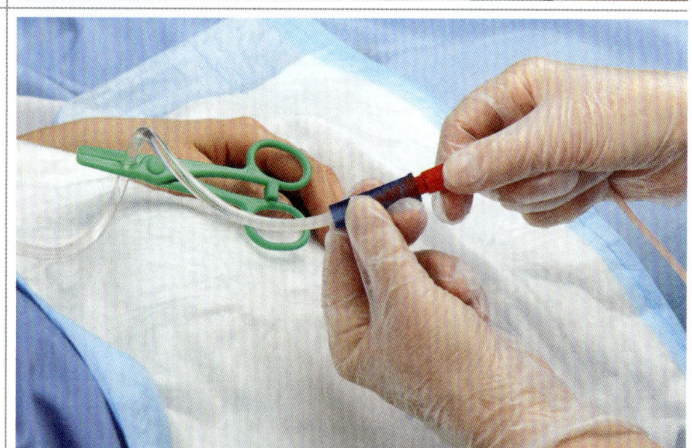
5.5	Avec la main non dominante, retirer le gant de la main dominante en le retournant sur la sonde enroulée (voir la procédure 4-2-1, p. 128).	On emprisonne dans le gant la sonde enroulée.	
5.6	Déposer le gant souillé contenant la sonde dans la paume de la main non dominante, et retirer le gant de cette main en le retournant sur le tout.	Cette façon de retirer les gants en y emprisonnant la sonde permet de jeter la sonde sans contaminer ni les mains ni l'environnement.	
5.7	Déposer les gants souillés contenant la sonde dans le sac à rebuts, ramasser les autres articles et les jeter aux endroits appropriés selon les politiques de l'établissement.		

Étapes	Justifications
Ne pas oublier les précautions et les interventions s'appliquant après le retrait d'une sonde nasogastrique ou nasoentérique. **Ne pas oublier les étapes postexécutoires décrites dans la procédure 1-2.**	

Avez-vous donné à M. Rochefort les consignes concernant la reprise progressive de l'alimentation ?

RÉDACTION DES NOTES D'ÉVOLUTION

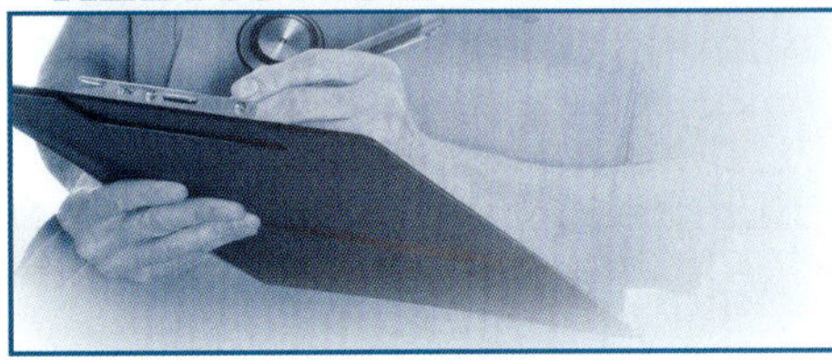

Dossier de M. Rochefort

2011-07-04 **14:00** Bruits intestinaux actifs aux 4 quadrants. Retrait de la sonde nasogastrique : drainé 150 mL de liquide verdâtre avec grumeaux brunâtres. Narine gauche intacte. Sécheresse de la muqueuse buccale. Avisé qu'il peut s'hydrater à raison de 30 mL/h, assure ses soins d'hygiène buccale. ______________ Ying Zhu, étudiante inf.

Références

American Society for Parenteral and Enteral Nutrition (ASPEN). (2009). *Enteral Nutrition Practice Recommandations. Journal of Parenteral and Enteral Nutrition*. Janvier 26, 2009.

Association québécoise d'établissements de santé et de services sociaux (AQESSS). (2010a). *Résidu gastrique*.

Association québécoise d'établissements de santé et de services sociaux (AQESSS). (2010b). *Retrait d'un tube nasogastrique et d'un tube nasoentérique. Techniques de soins*.

Association québécoise d'établissements de santé et de services sociaux (AQESSS). (2011). *Vérification du bon emplacement du tube nasogastrique*.

Chapitre 12

Élimination intestinale

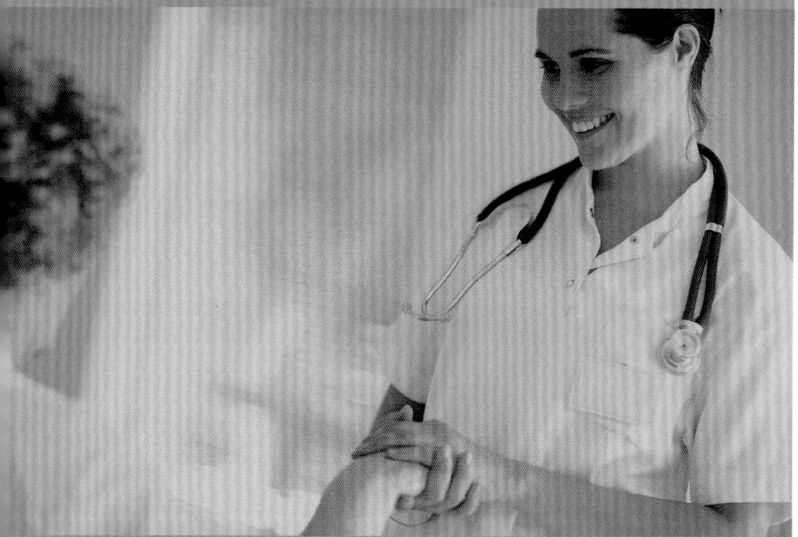

SOMMAIRE

MÉTHODE DE SOINS **12-1**

41 ÉLIMINATION INTESTINALE

Installation d'un bassin hygiénique

Cette méthode de soins explique la procédure à suivre pour installer un bassin hygiénique sous une personne alitée, à mobilité physique réduite ou non (page 660).

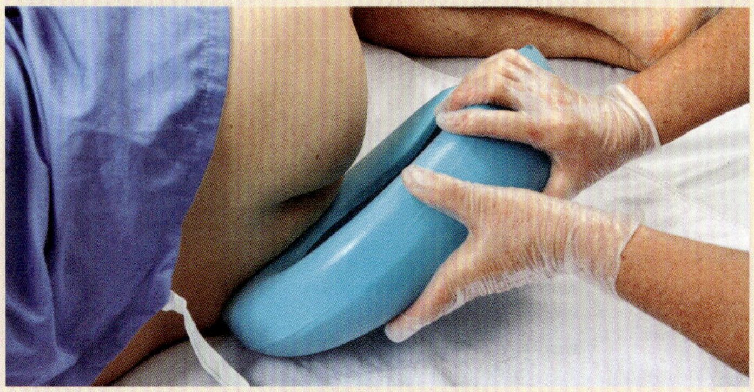

DÉFINITION

Méthode de soins consistant à installer sous les fesses de la personne alitée un bassin hygiénique pour recueillir l'urine ou les selles.

CONTEXTE D'EXÉCUTION

BUTS

- Recueillir l'urine ou les selles d'une personne alitée, à mobilité physique réduite ou non.
- Recueillir un échantillon d'urine ou de selles pour une analyse de laboratoire.

MATÉRIEL ET ÉQUIPEMENT

ARTICLES ESSENTIELS

Mise en place d'un bassin hygiénique

- Gants propres (2 paires) (1)
- Bassin hygiénique ordinaire (2)

ou

Bassin hygiénique orthopédique (3)
- Piqué plastifié jetable (4)

Soins d'hygiène périnéo-anale

- Papier hygiénique (5)

ARTICLES FACULTATIFS

Si l'on doit faire un prélèvement à des fins d'analyse :

- Sac à rebuts en plastique [6]
- Matériel nécessaire pour le prélèvement de selles ou d'urine selon l'analyse demandée (voir les méthodes de soins 6-2 et 6-3, p. 205 et 216).

Si l'on doit donner des soins d'hygiène périnéo-anale :

- Gants propres [1]
- Bassin d'eau chaude [7]
- Savon [8]
- Débarbouillette [9]
- Serviette [10]

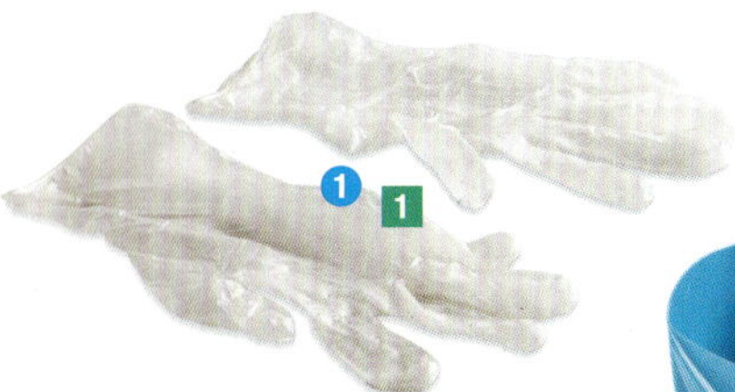

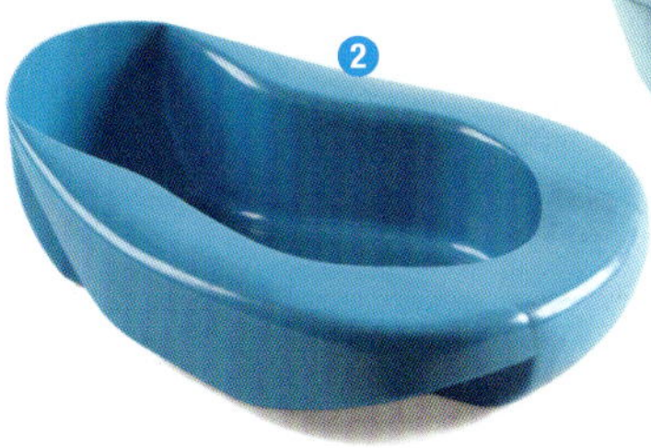

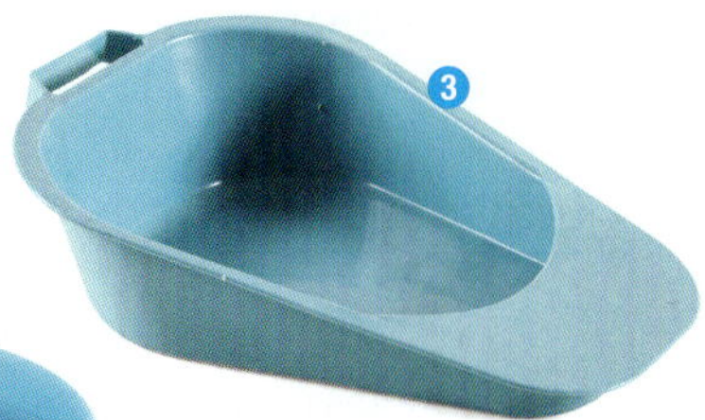

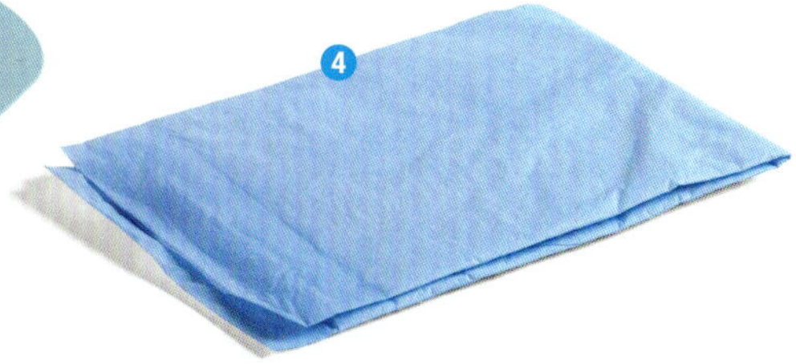

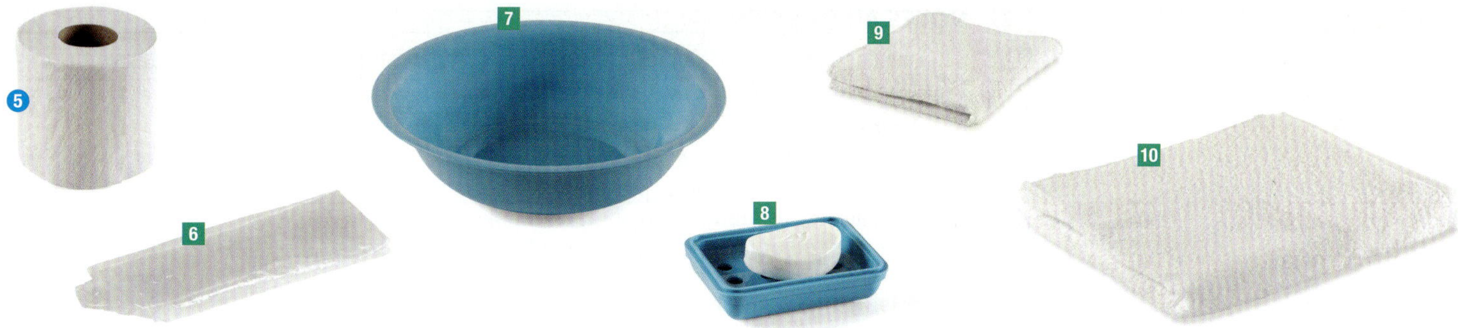

PRÉCAUTIONS ET INTERVENTIONS **avant** l'installation d'un bassin hygiénique

1. ÉVALUATION

- Évaluer la capacité de la personne à se mobiliser et à collaborer *afin de demander de l'aide au besoin et de choisir le bassin le plus approprié (ordinaire ou orthopédique)*.
- Évaluer les fonctions urinaire et intestinale de la personne *afin de connaître ses habitudes d'élimination*.

2. INTERVENTIONS

- Assurer l'intimité de la personne, *car cet aspect très important influe sur la capacité de la personne à éliminer dans un bassin hygiénique.*
- Réchauffer au préalable le bassin en métal, s'il y a lieu, en le passant sous l'eau chaude *afin d'assurer le confort de la personne et d'éviter l'inhibition de la miction*.

3. ENSEIGNEMENT

- Expliquer à la personne comment collaborer à l'installation du bassin hygiénique *afin de faciliter le glissement du bassin sous les fesses*.
- Demander à la personne de jeter le papier hygiénique dans un sac à rebuts en plastique si un prélèvement d'échantillon est prévu pour analyse *afin d'avoir un prélèvement exempt de débris non organiques*.
- Informer la personne de la procédure à suivre pour l'analyse demandée (ex. : prélèvement d'urine par mi-jet) *afin d'assurer la validité de l'analyse*.

PRÉCAUTIONS ET INTERVENTIONS **après** l'installation d'un bassin hygiénique

1. ÉVALUATION

- Évaluer les caractéristiques de l'urine (couleur, transparence, quantité et odeur) ou des selles (couleur, consistance, forme, quantité et odeur particulière) *afin de détecter d'éventuels problèmes concernant l'élimination urinaire ou intestinale*.

2. INTERVENTIONS

- Offrir à la personne la possibilité de se laver les mains *afin d'assurer son hygiène des mains et de prévenir la contamination de l'environnement par des liquides biologiques*.
- Aider la personne non autonome dans ses soins d'hygiène périnéo-anale *afin d'assurer son confort et de prévenir une atteinte à l'intégrité de la peau*.
- Vérifier au plan thérapeutique infirmier (PTI) les directives infirmières concernant un problème d'élimination intestinale ou urinaire, *afin d'appliquer les interventions correspondantes*.
- Aviser le médecin traitant en cas de données hors-norme (douleur, sang ou débris cellulaires dans l'urine ou les selles, spasmes vésicaux, diarrhée, etc.) *afin d'appliquer rapidement le traitement approprié*.
- Aérer la chambre ou utiliser un produit désodorisant en cas d'odeur nauséabonde après l'élimination *afin de diminuer l'odeur et de procurer du confort à la personne*.

3. NOTES AU DOSSIER

- Écrire dans les notes d'évolution toutes les caractéristiques anormales concernant l'urine ou les selles *afin de permettre la continuité des soins.*

  Urine
  - Couleur : présence de sang, etc.
  - Transparence : trouble, présence de débris cellulaires, etc.
  - Quantité : diminution ou augmentation de la diurèse
  - Odeur : cétonique, nauséabonde, etc.
  - Douleur à la miction
  - Difficulté à induire la miction

  Selles
  - Couleur : grisâtre, noirâtre, etc.
  - Forme : selles non formées, etc.
  - Consistance : dure, molle ou liquide
  - Quantité : petite ou abondante
  - Bruits intestinaux aux quatre quadrants

- Faire le dosage de l'urine, s'il y a lieu *afin d'assurer un décompte juste des excreta et de faire une analyse exacte du bilan hydrique.*
- Inscrire au PTI les directives infirmières déterminées en fonction de l'évolution clinique de la personne et de l'efficacité des soins et des traitements, *afin d'assurer le suivi clinique.*

MISE EN SITUATION

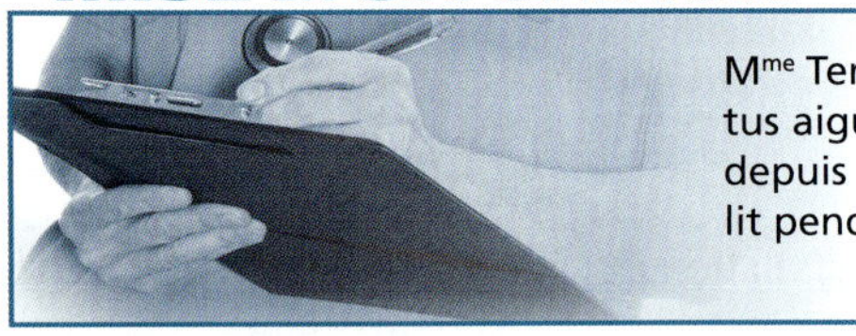

Mme Templeton, âgée de 67 ans, a été victime d'un infarctus aigu du myocarde. Elle souffre d'arthrite rhumatoïde depuis 12 ans. Le médecin recommande un repos total au lit pendant 48 heures.

Ordonnance médicale au dossier

Aucune ordonnance médicale requise.

PROCÉDURE 12-1-1

INSTALLER UN BASSIN HYGIÉNIQUE SOUS UNE PERSONNE ALITÉE, À MOBILITÉ PHYSIQUE RÉDUITE OU NON

Sommaire de la procédure

1. Préparation de l'environnement
2. Glissement du bassin sous les fesses
3. Installation de la personne
4. Retrait du bassin hygiénique

! Quelles questions avez-vous posées à Mme Templeton pour évaluer sa capacité à se mobiliser ?

Étapes		Justifications	
Ne pas oublier les étapes préalables décrites dans la procédure 1-1. **Ne pas oublier les précautions et les interventions s'appliquant avant l'installation d'un bassin hygiénique.**			
1	**Préparation de l'environnement**		
1.1	Déposer le bassin sur le lit, près de la personne, et le reste du matériel sur la table de travail.	Cette organisation facilite le déroulement de la procédure.	
1.2	Monter le lit à la hauteur du pubis et abaisser la tête du lit complètement ou selon la tolérance de la personne.	La hauteur du lit permet de respecter l'un des principes de déplacement sécuritaire de la personne alitée. Avec un lit à plat, le glissement du bassin sous les fesses se fait plus facilement.	
1.3	Baisser la ridelle.		

Étapes		Justifications	
2	**Glissement du bassin sous les fesses**		
2.1	Enfiler des gants propres.	Les mains ne doivent pas entrer en contact avec des liquides biologiques.	
2.2	Placer le bassin comme suit.		
A	PERSONNE À MOBILITÉ NORMALE		
A.1	Découvrir la personne et lui demander de fléchir les genoux et de soulever les hanches en poussant sur les talons.	Les genoux fléchis permettent de pousser avec une plus grande force pour soulever les hanches, ce qui facilite la mise en place du bassin hygiénique.	
A.2	Placer la main la plus proche du dos de la personne au niveau du sacrum, appuyer le coude sur le matelas et pousser vers le haut.	Avec le coude appuyé sur le matelas, l'avant-bras peut servir de levier pour aider la personne à soulever davantage les hanches au besoin.	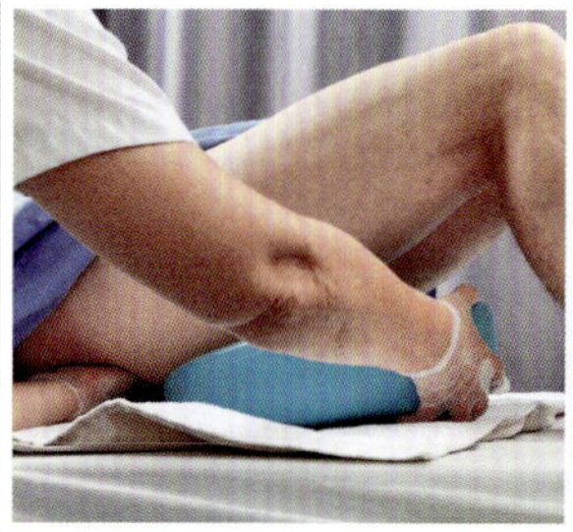 **Bassin ordinaire** 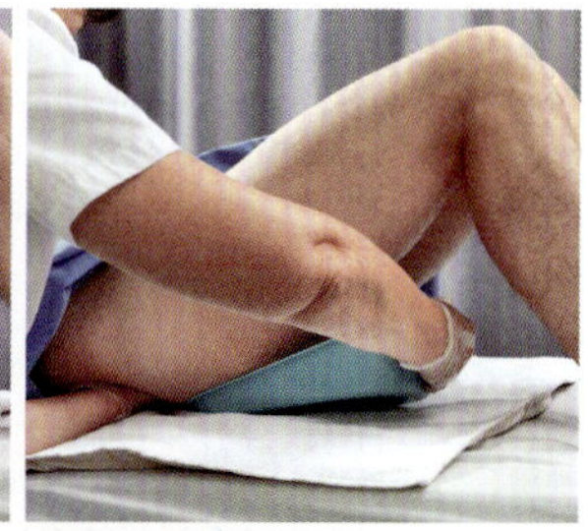 **Bassin orthopédique**
A.3	Avec l'autre main, glisser le bassin hygiénique de façon que le rebord arrondi et lisse se trouve sous les fesses.	En plaçant la hauteur la plus basse du bassin sous les fesses, on respecte la forme ergonomique du bassin pour assurer le confort de la personne et la prévention des fuites dans le lit.	
B	PERSONNE À MOBILITÉ RÉDUITE		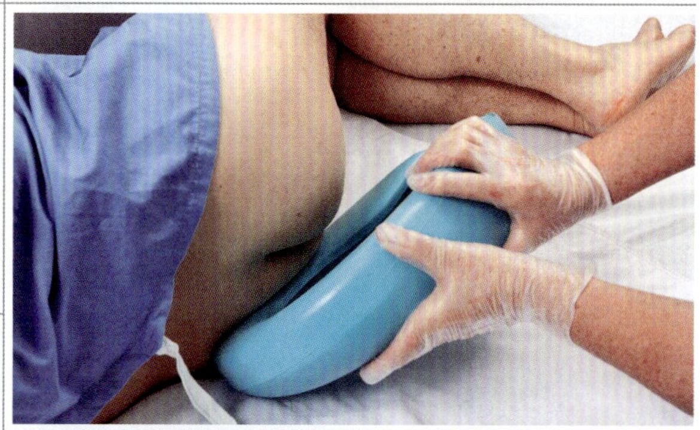
B.1	Découvrir la personne et l'installer en position de décubitus latéral, en respectant les principes pour le déplacement sécuritaire des bénéficiaires (PDSB).	La position latérale permet de placer le bassin contre les fesses de la personne. En effectuant un transfert de poids ou un contrepoids pour tourner une personne sur le côté, on prévient les blessures au dos.	
B.2	Appuyer fermement le rebord arrondi et lisse du bassin hygiénique contre les fesses de la personne.	En tenant le bassin contre les fesses, on prépare sa mise en place.	
B.3	Tout en maintenant fermement le bassin hygiénique contre les fesses et contre le matelas avec la main la plus proche du dos de la personne, placer l'autre main près de sa crête iliaque.	On tient le bassin pour empêcher qu'il ne se déplace lorsque la personne se tourne sur le dos.	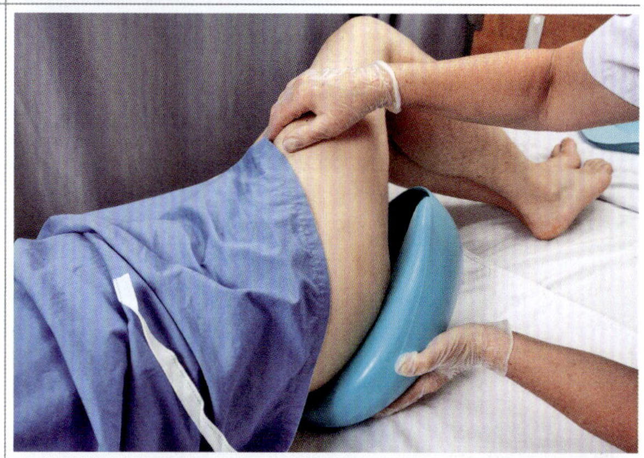
B.4	Demander à la personne de fléchir les genoux et de se tourner sur le dos.	Le changement de position permet à la personne de poser ses fesses sur le bassin.	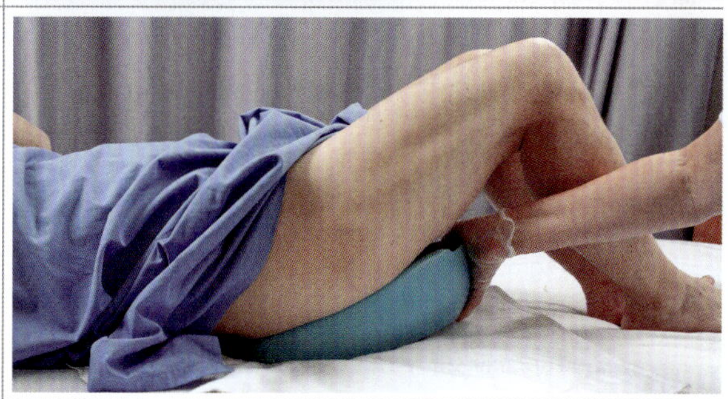

Étapes		Justifications

Remarque

On demande à la personne si elle est capable de se mobiliser seule, sinon, on demande l'aide d'un autre intervenant. L'un tient le bassin à deux mains, tandis que l'autre aide la personne à se retourner sur le dos.

3 Installation de la personne

3.1	Installer la personne en position semi-Fowler ou en position de Fowler, selon sa tolérance.	La position assise favorise l'élimination et limite la tension au bas du dos.
3.2	Mettre à la portée de la personne la sonnette d'appel et du papier hygiénique.	La sonnette d'appel permet à la personne d'appeler rapidement pour obtenir de l'aide ou de prévenir quand elle a terminé.
3.3	Couvrir la personne, monter la ridelle et laisser la personne sur le bassin hygiénique pendant une durée maximale de 10 à 15 minutes.	On assure la sécurité et l'intimité de la personne. Un temps limité sur le bassin hygiénique prévient une atteinte à l'intégrité de la peau et l'inconfort.
3.4	Retirer les gants en les retournant l'un dans l'autre (voir la procédure 4-2-2, p. 131), puis les jeter.	On prévient la contamination des mains et de l'environnement.

4 Retrait du bassin hygiénique

4.1	Baisser la ridelle et la tête du lit.	Abaisser la tête du lit facilite le retrait du bassin hygiénique.
4.2	Enfiler des gants propres.	On prévient le contact avec des liquides biologiques.
4.3	Retirer le bassin hygiénique comme suit.	

A PERSONNE À MOBILITÉ NORMALE

A.1	Demander à la personne de soulever les hanches en poussant sur les talons.	
A.2	Placer la main la plus proche du dos de la personne sous le sacrum, appuyer le coude sur le matelas et pousser vers le haut.	
A.3	Saisir fermement le bassin avec l'autre main et le retirer.	Une tenue ferme est nécessaire pour éviter le déversement du contenu du bassin dans le lit.
A.4	Aider au besoin la personne à s'essuyer la région périnéo-anale et jeter le papier dans le bassin hygiénique.	

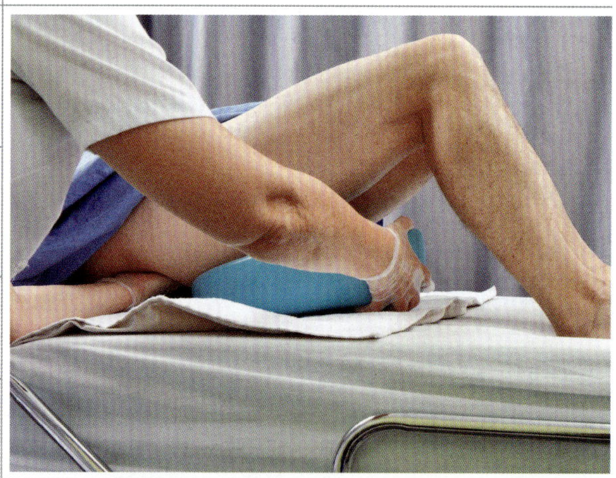

B PERSONNE À MOBILITÉ RÉDUITE

B.1	Saisir et tenir fermement le bassin.	En tenant fermement le bassin, on évite un déversement accidentel du contenu dans le lit.
B.2	Demander à la personne de se tourner du côté opposé à vous en s'aidant de la ridelle, et retirer le bassin.	
B.3	Aider au besoin la personne à s'essuyer la région périnéo-anale et jeter le papier dans le bassin hygiénique. Retirer le bassin, aider la personne à se replacer sur le dos et la couvrir.	

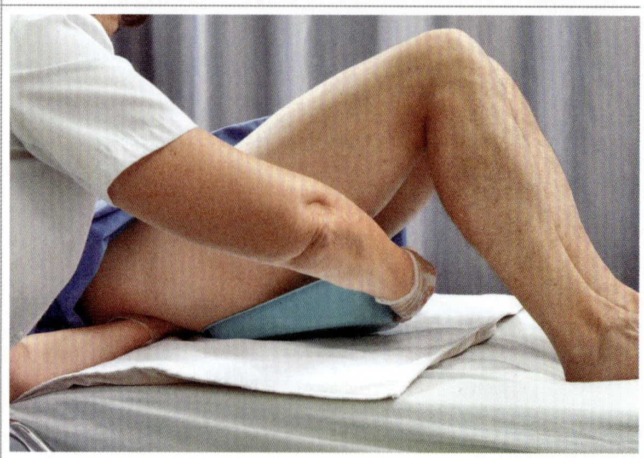

Étapes		Justifications
Situation particulière		
Si on doit recueillir un échantillon de selles ou d'urine, on jette le papier souillé dans un sac à rebuts en plastique.		On évite de contaminer l'échantillon avec des débris non organiques.
4.4	Couvrir le bassin hygiénique d'un piqué plastifié jetable.	Le contenu d'un bassin hygiénique peut rebuter certaines personnes ; en le recouvrant, on fait preuve de respect. De plus, il est plus hygiénique de se déplacer avec un bassin recouvert.
4.5	Vider le bassin dans la cuvette des toilettes et le désinfecter ou le porter au lave-bassins.	Le lave-bassins demeure le moyen le plus sûr pour désinfecter un bassin hygiénique.
Remarque		
Dans certains établissements, on emploie des bassins jetables. Après utilisation, on les jette dans le broyeur conçu à cet effet.		L'utilisation des bassins jetables est une mesure de prévention des infections nosocomiales à laquelle recourent certains établissements.
4.6	Retirer les gants souillés en les retournant l'un dans l'autre (voir la procédure 4-2-2, p. 131), puis les jeter.	On fait en sorte de ne pas contaminer les mains et l'environnement au moment du retrait des gants.
4.7	Installer confortablement la personne et remonter la ridelle au besoin.	
Remarque		
Si la situation exige des soins d'hygiène périnéo-anale à l'eau et au savon, on prépare le matériel et on met des gants propres avant de procéder au nettoyage de la région périnéo-anale.		

Ne pas oublier les précautions et les interventions s'appliquant après l'installation d'un bassin hygiénique.

Ne pas oublier les étapes postexécutoires décrites dans la procédure 1-2.

! Pourquoi est-il important d'évaluer la fonction intestinale de Mme Templeton ?

RÉDACTION DES NOTES D'ÉVOLUTION

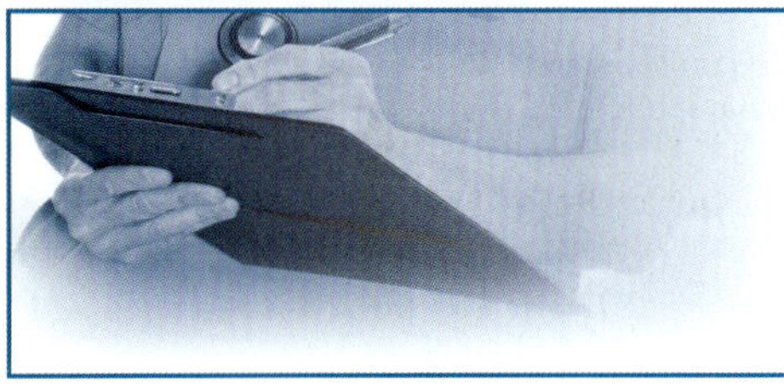

Dossier de Mme Templeton

2011-03-04 **19:30** Abdomen protubérant, bruits intestinaux hypoactifs au quadrant inférieur gauche (QIG). Besoin d'aide pour installation du bassin de lit. Difficulté à se mobiliser seule. ______

19:50 Petite selle formée et dure. Besoin d'aide pour ses soins d'hygiène. ______

______ Kent Travis, étudiant inf.

MÉTHODE DE SOINS 12-2

ÉLIMINATION INTESTINALE

Administration d'un lavement évacuant

Cette méthode de soins explique les procédures à suivre pour administrer un lavement à faible volume (page 666) et pour administrer un lavement à volume élevé (page 668).

DÉFINITION

Méthode de soins consistant à introduire une canule dans l'ampoule rectale d'une personne pour administrer une solution hypertonique, hypotonique, isotonique, savonneuse ou huileuse, de façon à permettre l'évacuation des selles.

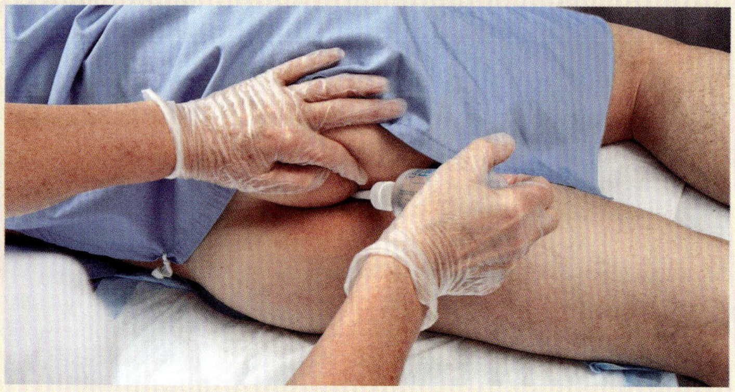

CONTEXTE D'EXÉCUTION

BUTS

- Favoriser l'élimination intestinale dans les cas de constipation, de présence d'un fécalome, de présence de substances radiologiques (ex.: le baryum).
- Provoquer l'évacuation des matières fécales du côlon, en prévision d'un examen diagnostique du tube digestif.
- Provoquer l'évacuation des matières fécales avant une intervention chirurgicale.

MATÉRIEL ET ÉQUIPEMENT

ARTICLES ESSENTIELS

Articles de base

- Sac à rebuts en plastique 1
- Ruban adhésif 2
- Gants propres 3
- Piqué plastifié jetable 4

Lavement à faible volume

- Lavement Fleet (hypertonique) 5

Lavement à volume élevé

- Sac à lavement avec tubulure munie d'une canule rectale 6
- Eau du robinet (hypotonique)
  ou
  Eau du robinet et savon de Castille 7 (savonneux)
  ou
  Solution de NaCl 0,9% (isotonique)
  ou
  Solution huileuse
- Lubrifiant hydrosoluble 8
- Tige à perfusion 9

ARTICLES FACULTATIFS

Pour une personne à mobilité physique réduite :

- Gants propres 3
- Bassin hygiénique ordinaire 10 avec son piqué plastifié jetable 4
  ou
  Bassin orthopédique 11 avec son piqué plastifié jetable 4
  ou
  Chaise d'aisances
- Papier hygiénique 12

Pour les soins d'hygiène périnéo-anale :

- Bassin d'eau chaude 13
- Savon 14
- Débarbouillette 15
- Serviette 16

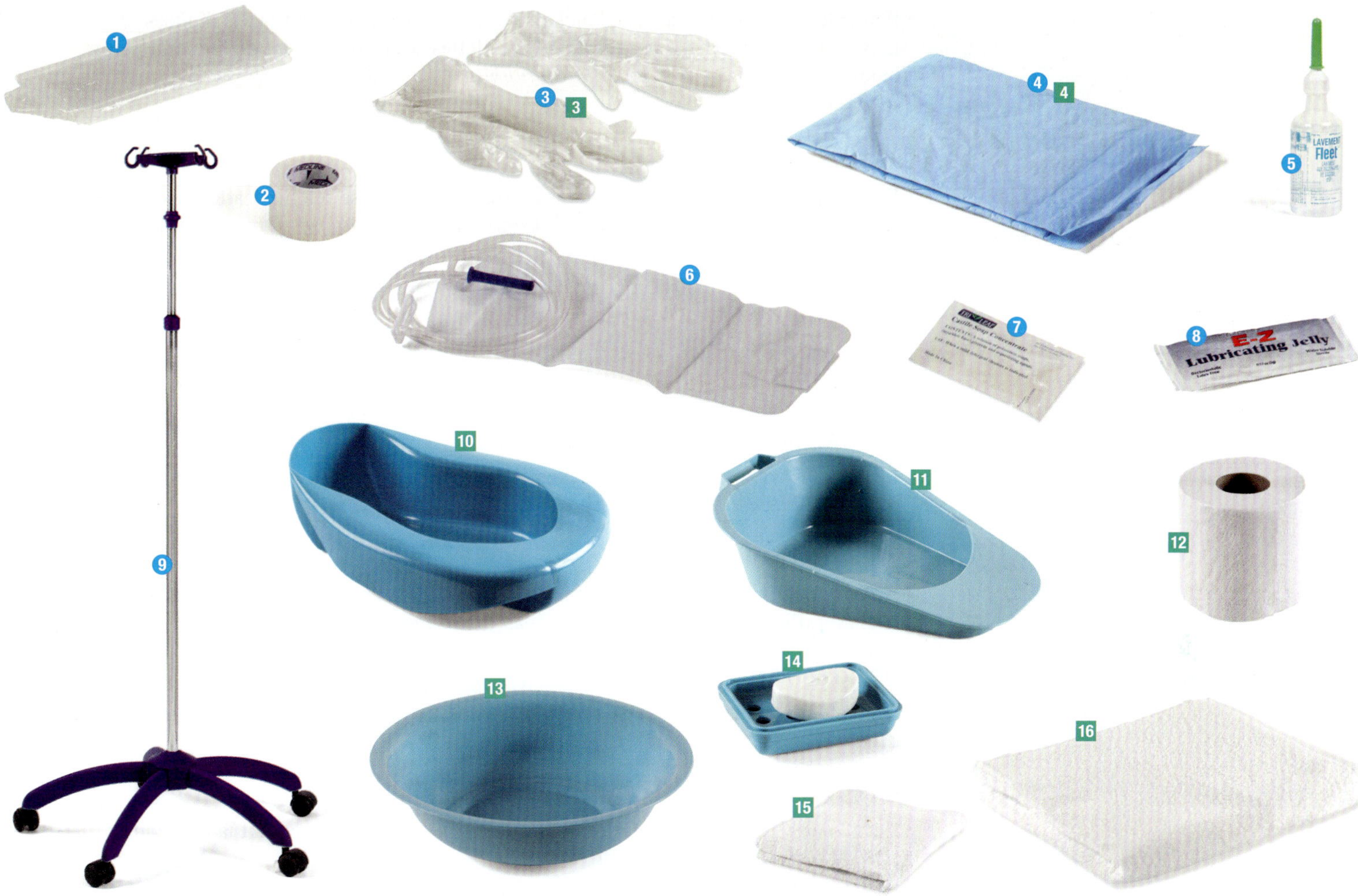

PRÉCAUTIONS ET INTERVENTIONS avant l'administration d'un lavement évacuant

1. ÉVALUATION

- Procéder à l'examen clinique de l'abdomen de la personne *afin de rechercher la présence éventuelle de douleur, d'hémorroïdes, de sang ou de tout autre signe anormal*.
- Évaluer les habitudes d'élimination de la personne *afin de repérer tout changement marqué dans ses habitudes*.
- Évaluer la capacité de la personne à contrôler son sphincter anal *afin de préparer l'environnement pour une intervention rapide*.
- Évaluer la capacité de la personne à se mobiliser et à collaborer *afin de demander de l'aide au besoin pour la toilette ou encore l'installation d'un bassin hygiénique ou de la chaise d'aisances*.

2. INTERVENTIONS

- Vérifier l'ordonnance médicale au dossier *afin de connaître le type de lavement à effectuer, la quantité de solution à utiliser et la raison du lavement dans le cas d'un examen diagnostique ou d'une chirurgie, sinon appliquer les consignes de l'ordonnance collective*.
- Vérifier dans le dossier si la personne souffre d'hypertension intracrânienne ou de glaucome ou a subi une chirurgie récente au rectum ou à la prostate, *car le lavement évacuant serait alors contre-indiqué*.
- Vérifier au plan thérapeutique infirmier (PTI) les directives infirmières concernant l'élimination intestinale *afin d'appliquer les interventions correspondantes*.
- Administrer si possible le lavement évacuant le matin après le déjeuner, *car le déclenchement du réflexe gastrocolique stimule la défécation*.
- Faire en sorte que la solution d'irrigation soit à la température ambiante *afin de prévenir les spasmes du côlon*.

- Placer le bassin hygiénique ou la chaise d'aisances à un endroit facile d'accès. Pour la personne autonome, s'assurer que les toilettes sont libres avant de lui administrer le lavement, *car une fois la solution administrée, la personne éprouvera de la difficulté à se retenir*.

3. ENSEIGNEMENT

- Expliquer à la personne qu'elle devra rester couchée et se retenir d'aller aux toilettes durant 5 à 10 minutes *afin que la solution ait le temps de produire son effet sur le péristaltisme*.
- Avertir la personne qu'il est normal qu'elle ressente éventuellement une distension abdominale et éprouve des crampes abdominales, *car la quantité injectée dilate le côlon*.

PRÉCAUTIONS ET INTERVENTIONS **après** l'administration d'un lavement évacuant

1. ÉVALUATION

- Évaluer les caractéristiques des selles et de la solution de retour *afin de s'assurer de l'efficacité du lavement et de détecter toute anomalie*.

2. INTERVENTION

- Aider la personne à se rendre aux toilettes, ou l'installer sur le bassin hygiénique ou sur la chaise d'aisances, *afin de prévenir les fuites gênantes pour elle*.

3. ENSEIGNEMENT

- Demander à la personne de ne pas tirer la chasse d'eau *afin de pouvoir évaluer l'efficacité du lavement et les caractéristiques des selles*.

4. NOTES AU DOSSIER

- Écrire dans les notes d'évolution toutes les informations concernant la procédure *afin de permettre la continuité des soins*.
  - Date et heure de l'administration du lavement
  - Résultat de l'examen clinique de l'abdomen
  - Type de lavement administré
  - Quantité de solution administrée
  - Caractéristiques des selles et de la solution de retour
  - Réactions et collaboration de la personne
- Inscrire au PTI les directives infirmières déterminées en fonction de l'évolution clinique de la personne et de l'efficacité des soins et des traitements, *afin d'assurer le suivi clinique*.

MISE EN SITUATION

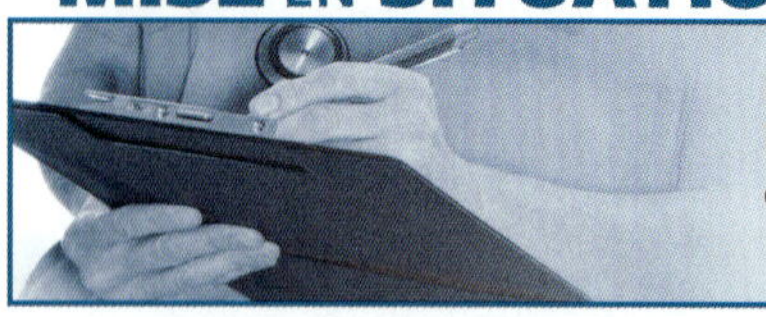

M. Rossi, âgé de 72 ans, a été opéré pour une hernie inguinale. Il se plaint de crampes abdominales et n'a pas éliminé de selles depuis 3 jours.

Ordonnance médicale au dossier

- Lavement évacuant à l'eau savonneuse.

PROCÉDURE 12-2-1

ADMINISTRER UN LAVEMENT ÉVACUANT À FAIBLE VOLUME

Sommaire de la procédure

1. Préparation du matériel
2. Installation de la personne
3. Administration du lavement
4. Soins après le lavement intestinal

Quelles explications avez-vous données à M. Rossi pour que le lavement évacuant soit une réussite ?

Étapes		Justifications	
Ne pas oublier les étapes préalables décrites dans la procédure 1-1. **Ne pas oublier les précautions et les interventions s'appliquant avant l'administration d'un lavement.**			

1 Préparation du matériel

1.1	Rassembler les articles nécessaires et les placer par ordre d'utilisation sur la table de travail.	Cette disposition favorise le rappel des étapes et facilite le déroulement de la procédure.	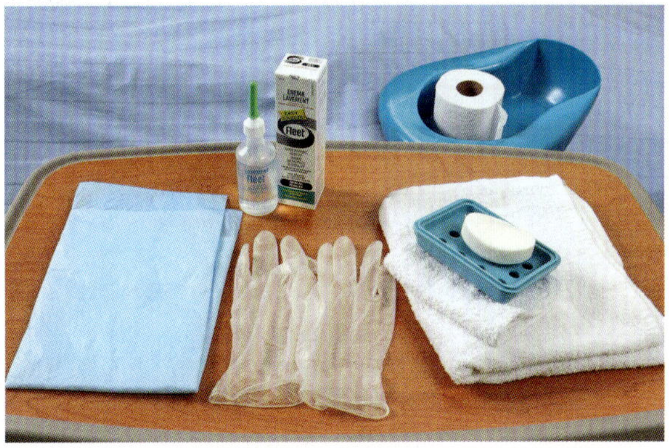

2 Installation de la personne

2.1	Baisser la ridelle si elle est levée.		
2.2	Demander à la personne de s'installer en décubitus latéral gauche, de fléchir la jambe droite et de la déplacer vers l'avant, ou l'aider à le faire.	Cette position permet à la solution de s'écouler, par gravité, dans le côlon sigmoïde et le côlon descendant. La jambe fléchie et vers l'avant permet d'exposer l'anus.	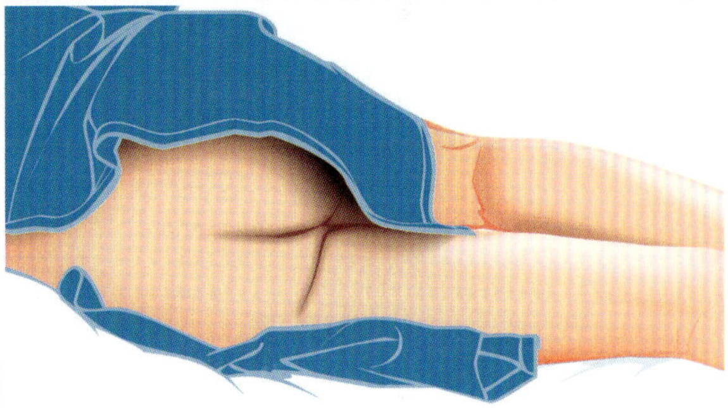
2.3	Placer un piqué plastifié jetable sous les fesses de la personne.	Le piqué plastifié jetable protégera la literie en cas d'écoulement de matières fécales.	

3 Administration du lavement

3.1	Mettre des gants propres.		
3.2	Retirer le capuchon protecteur se trouvant sur la canule prélubrifiée du flacon de lavement.		
3.3	Avec la main non dominante, écarter les fesses de la personne et demander à celle-ci d'expirer lentement par la bouche.	Le fait de se concentrer sur sa respiration détend la personne et une expiration lente favorise le relâchement du sphincter anal.	
3.4	Introduire doucement la canule du flacon de lavement dans le rectum, en direction de l'ombilic.	L'introduction en douceur prévient les traumatismes de la muqueuse rectale.	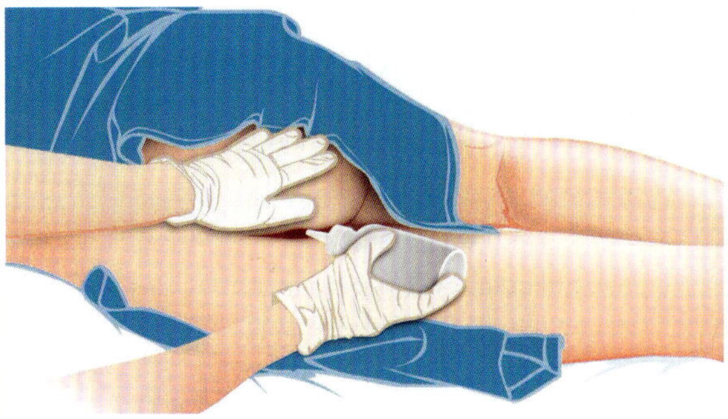

Étapes		Justifications
3.5	Comprimer le flacon de lavement puis rouler son extrémité sur elle-même pour le vider complètement, et le retirer.	On fait en sorte que la personne reçoive la quantité totale du médicament.
3.6	Essuyer la région anale avec du papier hygiénique au besoin.	
3.7	Tout en gardant le flacon à l'intérieur de la main dominante, retirer le gant en le retournant dessus. Enlever l'autre gant selon la procédure 4-2-2 (p. 131), puis jeter le tout à l'endroit approprié selon les règles de l'établissement.	On prévient la contamination des mains et de l'environnement par des liquides biologiques.

4 Soins après le lavement intestinal

4.1	Demander à la personne de rester couchée en position de décubitus latéral gauche de 5 à 10 minutes.	Une période de 5 à 10 minutes est nécessaire pour que la solution produise son effet sur le péristaltisme.
4.2	Aider la personne à se rendre aux toilettes, ou l'installer sur le bassin hygiénique (voir la procédure 12-1-1, p. 660) ou sur la chaise d'aisances.	

Situation particulière

Si la personne est incapable de retenir la solution de lavement, on l'installe immédiatement sur le bassin hygiénique.	Certaines personnes ont de la difficulté à maîtriser le muscle du sphincter anal externe.

4.3	Au besoin, mettre des gants propres et faire les soins d'hygiène périnéo-anale.	
4.4	Retirer le piqué et le jeter à l'endroit approprié selon les règles de l'établissement.	
4.5	Retirer les gants en les retournant l'un dans l'autre, puis les jeter.	

Ne pas oublier les précautions et les interventions s'appliquant après l'administration d'un lavement évacuant.

Ne pas oublier les étapes postexécutoires décrites dans la procédure 1-2.

! Que répondez-vous lorsqu'une personne vous demande si le volume du lavement Fleet est suffisant pour être efficace ?

PROCÉDURE 12-2-2

ADMINISTRER UN LAVEMENT ÉVACUANT À VOLUME ÉLEVÉ

Sommaire de la procédure

1. Préparation de la solution
2. Installation de la personne
3. Administration du lavement
4. Soins après le lavement intestinal

! Quelles explications avez-vous données à M. Rossi pour que le lavement évacuant soit une réussite ?

Étapes	Justifications

Ne pas oublier les étapes préalables décrites dans la procédure 1-1.
Ne pas oublier les précautions et les interventions s'appliquant avant l'administration d'un lavement.

Étapes		Justifications

1 Préparation de la solution

Dans la salle de préparation des soins propre[1]

1.1 Apporter dans la salle de préparation des soins propre :
- une tige à perfusion ;
- un sac à lavement, avec sa tubulure munie de sa canule rectale ;
- un sachet de savon de Castille.

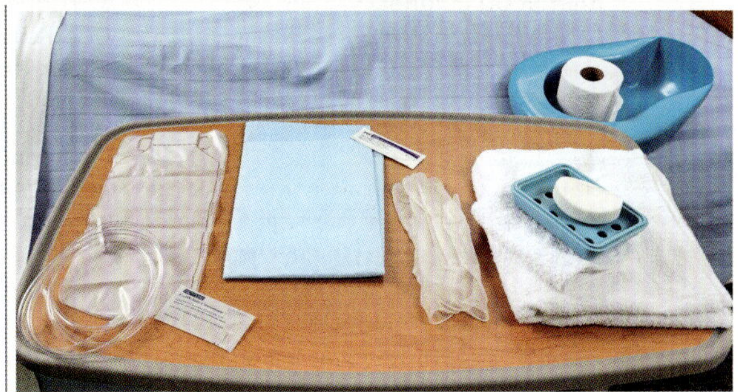

1.2 Fermer le presse-tube du sac de lavement.

La fermeture du presse-tube évite l'écoulement de la solution durant le remplissage du sac.

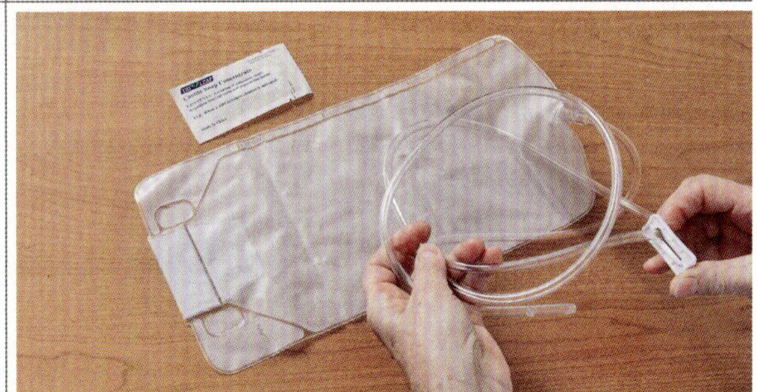

1.3 Ouvrir le robinet et l'ajuster de façon à obtenir de l'eau tiède.

a) Remplir le sac à lavement d'eau selon l'ordonnance médicale et en fonction de l'âge de la personne.

b) Ajouter le savon de Castille au besoin, selon l'ordonnance médicale en respectant les recommandations pour chacun des groupes d'âge, et bien mélanger.

Âge	Volume
De 0 à 2 ans	De 120 à 240 mL
De 2 à 4 ans	De 240 à 360 mL
De 4 à 10 ans	De 360 à 480 mL
De 11 à 18 ans	De 480 à 720 mL
Adulte	De 500 à 1000 mL

En respectant la quantité requise selon l'âge et l'état de santé de la personne, on prévient une rétention importante de liquide qui peut être nocive pour les personnes souffrant de certaines affections cardiaques ou rénales.

Le savon de Castille irrite la muqueuse et distend le côlon, ce qui provoque le péristaltisme.

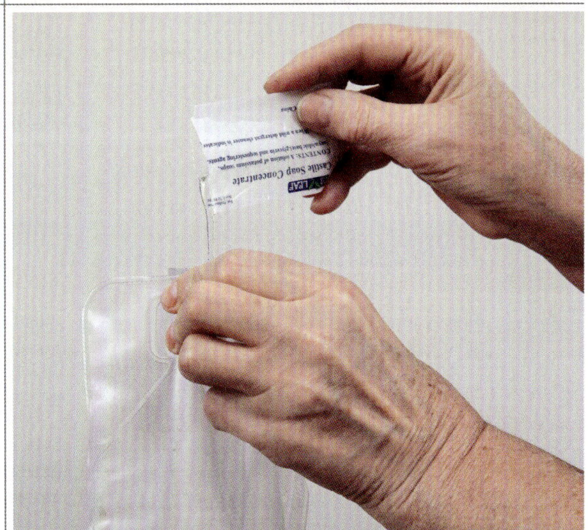

1.4 Suspendre le sac à lavement à un crochet ou à la tige à perfusion.

Faire le vide d'air dans la tubulure : ouvrir le presse-tube et laisser s'écouler le liquide jusqu'à l'apparition d'une goutte à l'extrémité de la canule rectale.

L'administration de l'air contenu dans la tubulure peut provoquer des crampes ou de la distension abdominale.

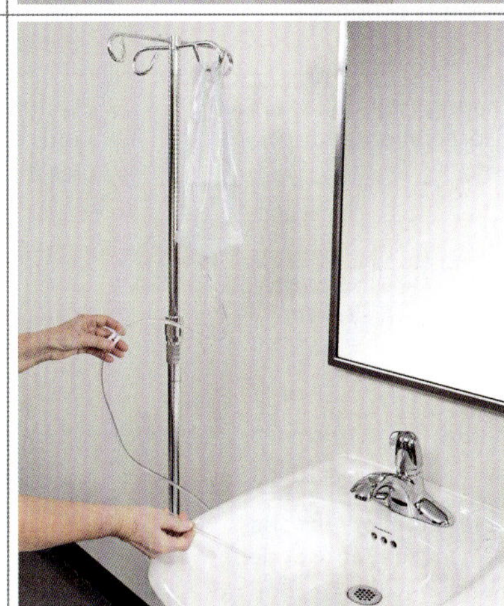

1. Cette pièce est communément appelée salle d'utilité propre.

	Étapes	Justifications
1.5	Vérifier la température de la solution en versant quelques gouttes sur la face interne du poignet.	L'eau chaude risque d'abîmer la muqueuse intestinale et l'eau froide risque de provoquer des spasmes du côlon sigmoïde rendant difficile la rétention de la solution. La surface interne du poignet est un endroit sensible permettant de bien évaluer la température.

Au chevet de la personne

1.6	Apporter au chevet de la personne : • la tige à perfusion avec le sac de lavement préalablement préparé, sa tubulure et sa canule rectale ; • le sachet de lubrifiant hydrosoluble ; • les autres articles de base et le matériel pour les soins d'hygiène.	

2 Installation de la personne

2.1	Baisser la ridelle si elle est levée et fixer le sac à rebuts en plastique.	
2.2	Demander à la personne de s'installer en décubitus latéral gauche, de fléchir la jambe droite et de la déplacer vers l'avant, ou l'aider à le faire.	Cette position permet à la solution de s'écouler, par gravité, dans le côlon sigmoïde et le côlon descendant. La jambe fléchie et vers l'avant permet d'exposer l'anus.
2.3	Installer un piqué plastifié jetable sous les fesses de la personne.	

3 Administration du lavement

3.1	Placer le sac de lavement à 30 cm au-dessus du niveau des hanches.	Plus le sac est en hauteur par rapport au rectum, plus la solution s'écoule vite et plus la pression est grande sur le rectum. Si la pression est trop élevée, la personne éprouvera de la difficulté à retenir la solution.
3.2	Mettre des gants propres.	On prévient la contamination des mains par des liquides biologiques.
3.3	Lubrifier la longueur de la canule qui sera insérée avec le lubrifiant hydrosoluble.	La lubrification permet d'introduire plus aisément la canule et prévient les lésions de la muqueuse rectale.

Âge	Longueur d'insertion
De 0 à 2 ans	2,5 cm
De 2 à 4 ans	5 cm
De 4 à 10 ans	7,5 cm
11 ans et plus	10 cm
Adultes	De 10 à 15 cm

Source : Association québécoise d'établissements de santé et de services sociaux (AQESSS), 2004.

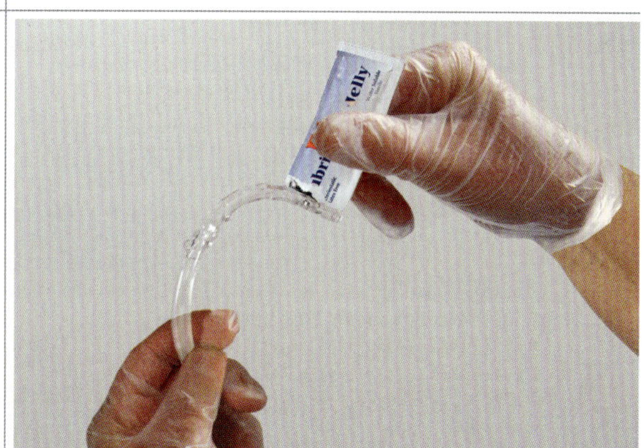

Étapes		Justifications	
3.4	Avec la main non dominante, écarter les fesses de la personne et demander à celle-ci d'expirer lentement par la bouche.	Le fait de se concentrer sur sa respiration détend la personne et une expiration lente favorise le relâchement du sphincter anal.	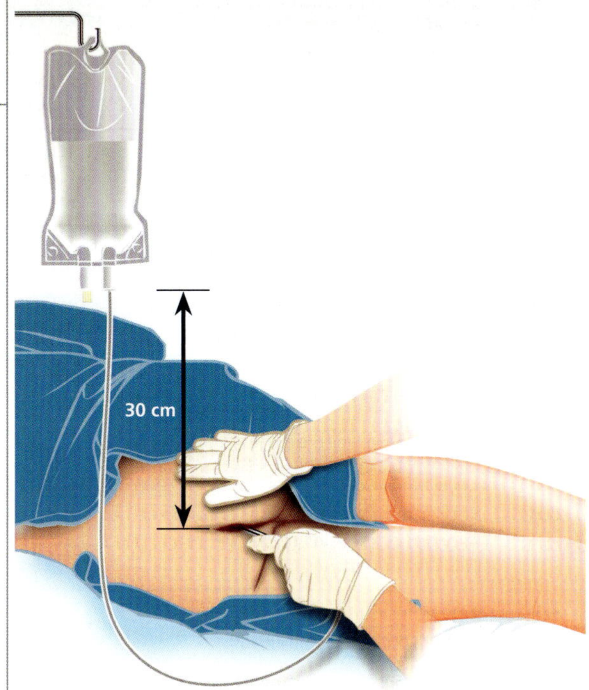
3.5	Avec la main dominante, introduire doucement la canule lubrifiée, en direction de l'ombilic, et insérer la longueur recommandée selon l'âge de la personne.	L'introduction en douceur prévient les traumatismes de la muqueuse rectale. L'insertion en direction de l'ombilic suit la courbure du rectum. La longueur recommandée permet de dépasser le canal anal et d'atteindre le rectum avec la canule. L'introduction au-delà des limites recommandées pourrait conduire à une perforation du sigmoïde.	
3.6	Ouvrir le presse-tube et administrer la solution lentement en maintenant la canule en place.	Un spasme du sigmoïde peut expulser la canule. Une solution administrée trop rapidement peut provoquer des crampes abdominales.	
Situation particulière			
	Si le sphincter interne exerce une résistance, on demande à nouveau à la personne de respirer profondément et d'expirer lentement, on envoie une petite quantité de solution, on attend quelques instants, et on essaie à nouveau. *Si la solution ne s'écoule pas, on retire la canule et on vérifie si des selles bloquent l'entrée de la canule.* *Si aucune selle bloque la canule et que la résistance persiste, on avise l'infirmière responsable ou le médecin.*	Le fait de se concentrer sur sa respiration détend la personne et une expiration lente favorise le relâchement du sphincter anal.	
	Si la personne se plaint de crampes abdominales ou si la solution s'échappe par le rectum, on ferme le presse-tube et on attend quelques secondes avant de poursuivre l'administration au même débit ou à un débit plus faible.	Le fait d'interrompre temporairement le lavement diminue les crampes.	
3.7	Fermer le presse-tube et retirer la canule rectale une fois la solution complètement administrée.		
3.8	Tenir la canule rectale à l'intérieur de la main dominante et retirer le gant en le retournant dessus. Retirer le gant de la main non dominante selon la procédure 4-2-2 (p. 131). Jeter le tout dans le sac à rebuts en plastique.	On évite la contamination des mains et de l'environnement par des liquides biologiques.	
3.9	Essuyer la région anale si nécessaire.		

	Étapes	Justifications
4	**Soins après le lavement intestinal**	
4.1	Demander à la personne de rester couchée en position de décubitus latéral gauche de 5 à 10 minutes.	Une période de 5 à 10 minutes est nécessaire pour que la solution produise son effet sur le péristaltisme.
4.2	Aider la personne à se rendre aux toilettes, ou l'installer sur le bassin hygiénique (voir la procédure 12-1-1, p. 660) ou sur la chaise d'aisances.	
	Situation particulière *Si la personne est incapable de retenir la solution de lavement, on l'installe immédiatement sur le bassin hygiénique.*	Certaines personnes ont de la difficulté à maîtriser le muscle du sphincter anal externe.
4.3	Au besoin, mettre des gants propres et faire les soins d'hygiène périnéo-anale.	
4.4	Retirer le piqué et le jeter à l'endroit approprié selon les règles de l'établissement.	
4.5	Retirer les gants en les retournant l'un dans l'autre, puis les jeter.	

Ne pas oublier les précautions et les interventions s'appliquant après l'administration d'un lavement évacuant.

Ne pas oublier les étapes postexécutoires décrites dans la procédure 1-2.

Quelle quantité de solution avez-vous administrée à M. Rossi ?

RÉDACTION DES NOTES D'ÉVOLUTION

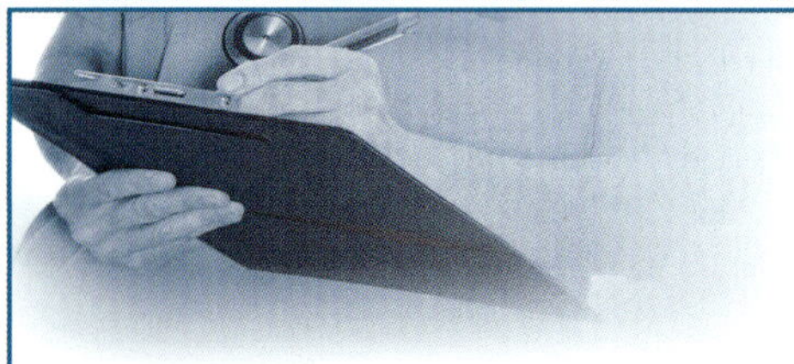

Dossier de M. Rossi

2011-11-14 **09:30** Se plaint de crampes abdominales. Bruits intestinaux hypoactifs aux quatre quadrants. Abdomen protubérant. N'a pas été à la selle depuis 3 jours. Administration d'un lavement à l'eau savonneuse de 500 mL. Crampes abdominales amplifiées durant le lavement. ______

09:45 Installation avec aide sur la toilette, selles dures et abondantes. ______

09:55 Abdomen plus souple, se dit soulagé. ______ Stéphanie Godin, étudiante inf.

MÉTHODE DE SOINS **12-3**

41 ÉLIMINATION INTESTINALE

Mise en place d'une culotte d'incontinence

Cette méthode de soins explique la procédure à suivre pour mettre une culotte d'incontinence à une personne (page 675).

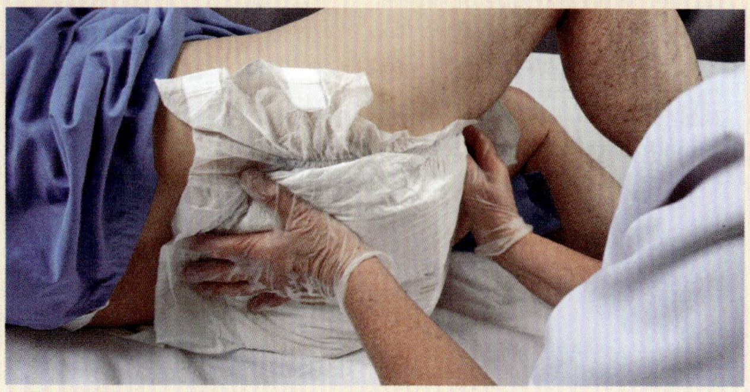

DÉFINITION

Méthode de soins consistant à installer à une personne incontinente une culotte absorbante dont le revêtement extérieur est imperméable.

CONTEXTE D'EXÉCUTION

BUTS

- Recueillir l'urine et les selles d'une personne incontinente.
- Éviter de salir les vêtements, la literie et l'environnement.
- Préserver la dignité humaine et l'estime de soi de la personne.

MATÉRIEL ET ÉQUIPEMENT

ARTICLES ESSENTIELS

Soins d'hygiène périnéo-anale

- Gants propres 1
- Bassin d'eau chaude 2
- Savon 3
- Débarbouillette 4
- Serviette 5

Mise en place d'une culotte d'incontinence

- Culotte d'incontinence de la taille appropriée 6

ARTICLES FACULTATIFS

Au moment de la première mise en place d'une culotte d'incontinence à une personne :

- Ruban à mesurer 7

Choix d'une culotte d'incontinence

Tour de taille de la personne	Couleur de la culotte	Taille de la culotte
De 51 à 79 cm	Blanche	Petite
De 80 à 112 cm	Blanche	Moyenne
De 113 à 147 cm	Bleue	Grande
De 148 à 162 cm	Verte	Très grande

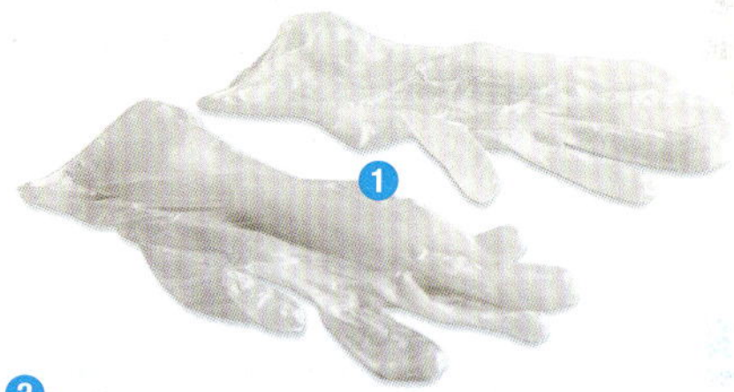
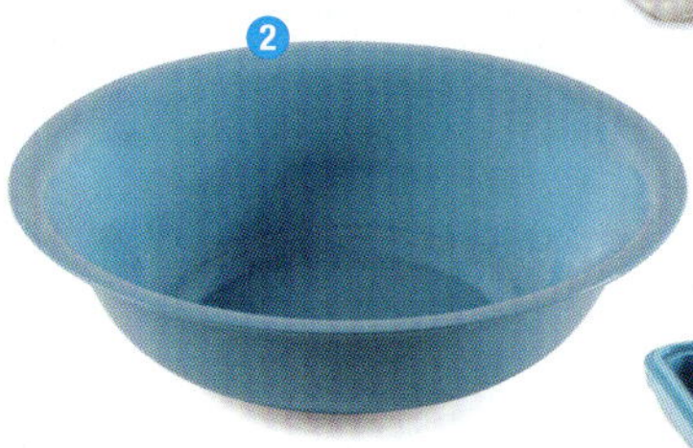
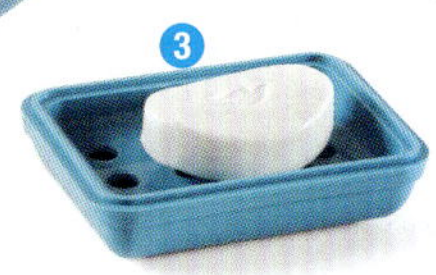

Remarque

Les couleurs peuvent varier selon le fabricant. Vérifier les indications sur l'emballage.

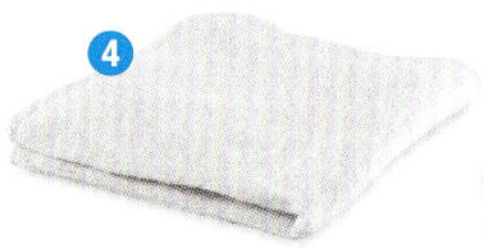
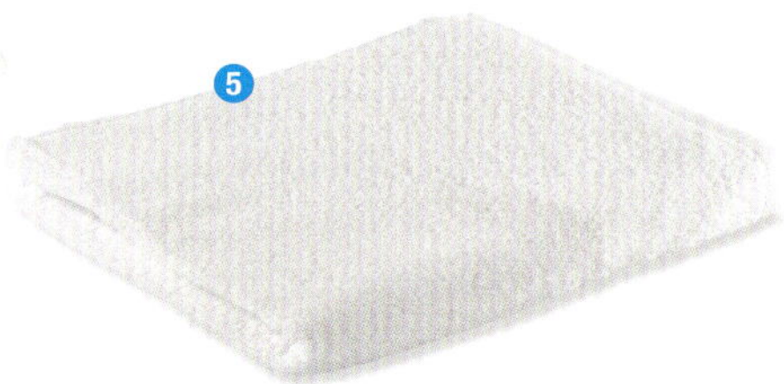
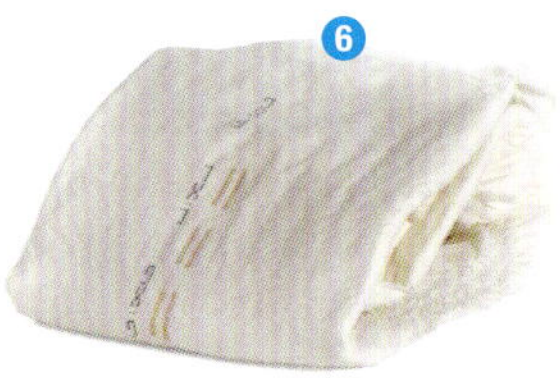
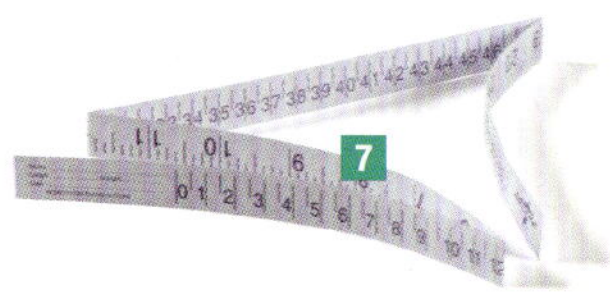

PRÉCAUTIONS ET INTERVENTIONS avant la mise en place d'une culotte d'incontinence

1. ÉVALUATION

- Évaluer la fonction urinaire et intestinale de la personne *afin de connaître ses habitudes d'élimination et d'établir un horaire d'élimination régulier*.
- Évaluer la capacité de la personne à collaborer au programme de rééducation vésicale et intestinale *afin d'établir les interventions requises*.

2. INTERVENTIONS

- Déterminer la grandeur de la culotte d'incontinence avec précision en mesurant le tour de taille et des hanches. Retenir la plus grande mesure des deux pour le choix de la grandeur, *car une culotte bien ajustée favorise l'absorption uniforme des liquides, aide à prévenir les fuites et est plus confortable à porter*.

- Assurer l'intimité de la personne, aspect très important pour la personne en perte de maîtrise du sphincter anal ou vésical *afin de ne pas aggraver ses sentiments de honte et d'impuissance*.
- Aider la personne dans ses soins d'hygiène périnéo-anale *afin d'assurer son confort, et de prévenir une atteinte à l'intégrité de la peau et une infection urinaire*.
- Vérifier au plan thérapeutique infirmier (PTI) les directives infirmières concernant l'incontinence urinaire ou fécale ou autres problèmes connexes *afin d'appliquer les interventions correspondantes*.
- Établir un programme de rééducation en tenant compte des facultés cognitives, de la volonté de changer de comportement et de la volonté de la personne à participer au programme *afin d'atteindre le résultat escompté*.

3. ENSEIGNEMENT

- Expliquer à la personne l'importance de respecter un horaire régulier pour se rendre aux toilettes *afin de prévenir l'émission involontaire d'urine ou de selles*.

PRÉCAUTIONS ET INTERVENTIONS **après** la mise en place d'une culotte d'incontinence

1. ÉVALUATION

- Évaluer les caractéristiques de l'urine (couleur, quantité et odeur) ou des selles (couleur, consistance, forme, quantité et odeur) *afin de détecter les problèmes éventuels concernant l'élimination urinaire ou intestinale*.
- Évaluer régulièrement la fonction tégumentaire de la personne *afin de prévenir ou de traiter toute atteinte à l'intégrité de la peau*.

2. INTERVENTIONS

- Faire une tournée horaire, vérifier s'il y a un changement de la couleur de l'indicateur d'humidité de la culotte d'incontinence et changer la culotte d'incontinence au besoin *afin de maintenir la personne propre et au sec, et de prévenir une atteinte à l'intégrité de la peau*.
- Réajuster la culotte aux changements de position ou après la mobilisation de la personne *afin d'assurer une absorption efficace*.

3. NOTES AU DOSSIER

- Écrire dans les notes d'évolution toutes les caractéristiques anormales de l'urine ou des selles *afin de permettre la continuité des soins*.

  Urine
  - Couleur : présence de sang, etc.
  - Transparence : trouble, présence de débris cellulaires, etc.
  - Quantité : diminution ou augmentation de la diurèse
  - Odeur : cétonique, nauséabonde, etc.
  - Douleur à la miction
  - Difficulté à induire la miction

  Selles
  - Bruits intestinaux aux quatre quadrants : absence, diminution
  - Couleur : grisâtre, noirâtre, etc.
  - Forme : selles non formées, etc.
  - Consistance : dure, molle, liquide, etc.
  - Quantité : petite ou abondante

- Écrire sur la feuille de bilan des ingesta et des excreta le nombre de mictions perdues selon le nombre de changements de culotte d'incontinence, *afin d'obtenir un bilan d'ingesta et excreta valable*.
- Inscrire au plan thérapeutique infirmier (PTI) les directives infirmières déterminées en fonction de l'évolution clinique de la personne et de l'efficacité des soins et des traitements, *afin d'assurer le suivi clinique*.

- Noter la plus grande mesure prise, soit celle de la taille ou des hanches, dans le plan de soins et de traitements infirmiers (PSTI) pour permettre au personnel soignant de choisir des culottes de la bonne grandeur *afin d'assurer une bonne protection contre les fuites et le confort de la personne.*

MISE EN SITUATION

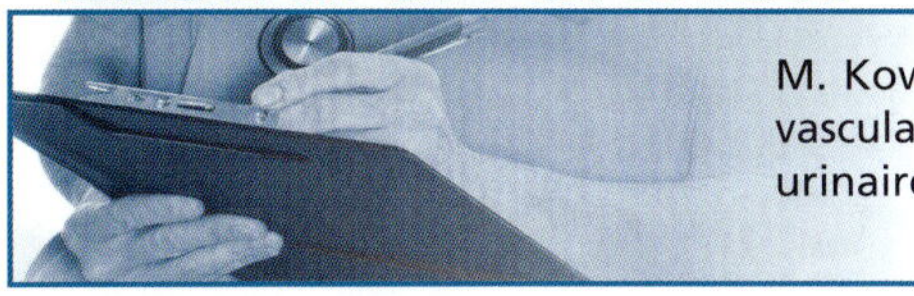

M. Kowalsky, âgé de 67 ans, a été victime d'un accident vasculaire cérébral (AVC). Depuis, il souffre d'incontinence urinaire et fécale.

Ordonnance médicale au dossier
Aucune ordonnance médicale requise.

PROCÉDURE 12-3-1

METTRE UNE CULOTTE D'INCONTINENCE À UNE PERSONNE

Sommaire de la procédure

1. Retrait de la culotte souillée
2. Préparation de la culotte propre
3. Début de la mise en place : premier côté
4. Fin de la mise en place : deuxième côté

Avez-vous évalué les habitudes d'élimination de M. Kowalsky, afin d'établir un horaire régulier d'élimination ?

	Étapes	Justifications

Ne pas oublier les étapes préalables décrites dans la procédure 1-1.
Ne pas oublier les précautions et les interventions s'appliquant avant la mise en place d'une culotte d'incontinence.

1 Retrait de la culotte souillée

	Étapes	Justifications
1.1	Placer sur la table de travail la culotte d'incontinence selon la taille appropriée à la personne, et le matériel pour les soins d'hygiène périnéo-anale.	Une culotte de la bonne taille assure une protection optimale contre les fuites.
1.2	Installer la personne en position de décubitus dorsal en utilisant les principes pour le déplacement sécuritaire des bénéficiaires (PDSB).	L'utilisation des PDSB prévient les blessures au dos.
1.3	Enfiler des gants propres.	On prévient le contact des mains avec des liquides biologiques.
1.4	Défaire toutes les attaches de la culotte souillée.	
1.5	Dégager le panneau avant de la culotte d'entre les cuisses et le replier sur lui-même.	En pliant la culotte sur elle-même, on emprisonne son contenu et isole la région à laver.
1.6	Laver la région périnéo-anale et bien l'assécher.	Le nettoyage de la région périnéo-anale à chaque changement de culotte prévient à la fois une atteinte à l'intégrité de la peau et une infection urinaire.
1.7	Installer la personne en position de décubitus latéral en utilisant les PDSB.	
1.8	Replier à nouveau la culotte souillée sur elle-même, demander à la personne de se tourner davantage et retirer la culotte.	En repliant suffisamment la culotte, on évite de souiller davantage la personne et la literie au moment du retrait.
1.9	Rouler la culotte sur elle-même, bien la serrer et terminer en y collant les attaches autoadhésives. Placer la culotte à l'écart sur le lit.	Le roulement de la culotte sur elle-même emprisonne l'urine et les selles, diminuant ainsi le dégagement d'odeur nauséabonde.

Étapes		Justifications
1.10	Laver la région fessière et bien l'assécher.	Une hygiène adéquate prévient une atteinte à l'intégrité de la peau.

Remarque

Si la totalité des selles n'a pas été contenue dans la culotte, on remonte la ridelle du lit avant de quitter la personne et on porte directement la culotte dans la poubelle prévue à cet effet située dans le corridor.	On essaie de restreindre la contamination de l'environnement de la personne.

2 Préparation de la culotte propre

2.1	Déplier la culotte sans la secouer et placer le panneau arrière de la culotte, avec les attaches autoadhésives, vers la tête de la personne.	Le secouage de la culotte diminue son efficacité. Le panneau muni d'attaches, partie la plus large de la culotte, est destiné à la région fessière.	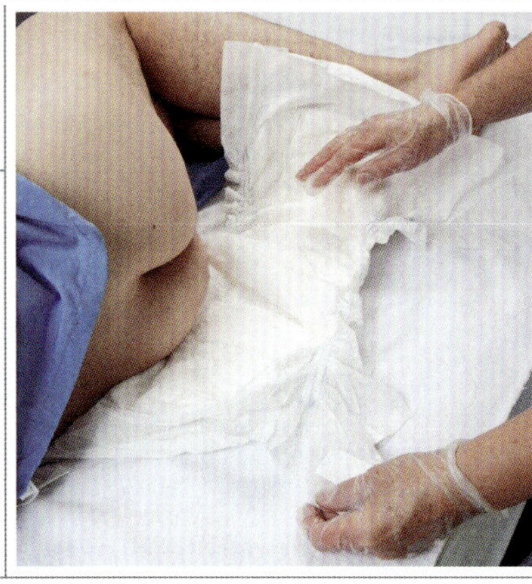
2.2	Placer le panneau arrière de la culotte de façon que le bord supérieur arrive au niveau des fossettes lombaires inférieures et ajuster l'extrémité de l'indicateur d'humidité vis-à-vis le pli interfessier.	On obtient immédiatement la même égalité pour le panneau avant et le panneau arrière. On évite de multiples manipulations pouvant fatiguer la personne et augmenter le risque de déchirer la culotte. La partie la plus absorbante de la culotte est répartie pour absorber l'urine tant pour l'homme que pour la femme.	

3 Début de la mise en place : premier côté

3.1	Plier la culotte sur la moitié de sa largeur et glisser cette partie repliée sous la fesse de la personne.	En coinçant la moitié de la culotte sous la fesse, on la stabilise avant de tourner la personne sur l'autre côté. Cette moitié devient alors accessible pour la fin de la mise en place de la culotte.	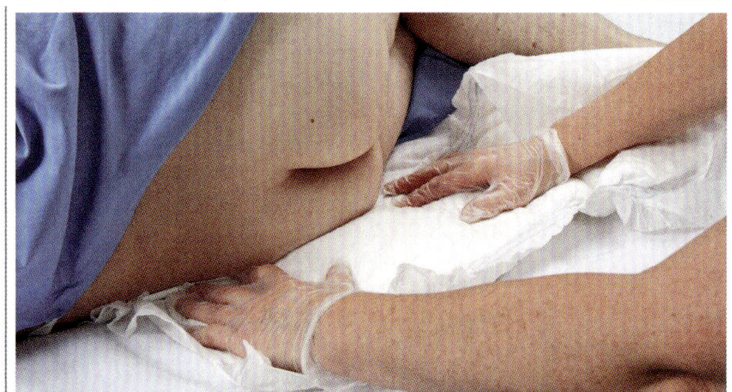
3.2	Placer la partie des fronces entre les jambes de la personne.	Le mise en place des fronces évitera le déplacement de la culotte au moment où la personne se tournera en position de décubitus dorsal.	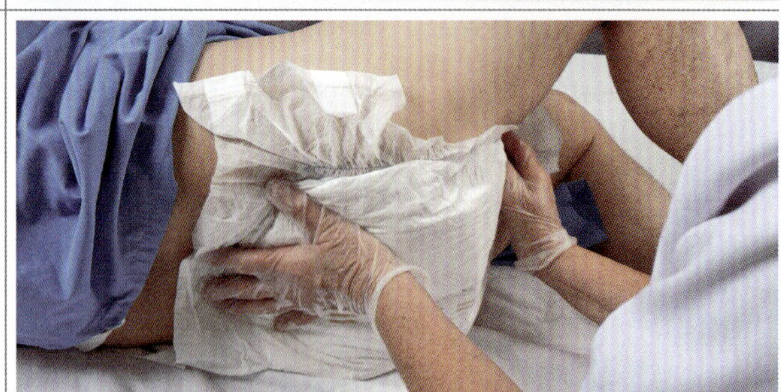
3.3	Demander à la personne de se tourner sur le dos, ou l'aider à le faire.		
3.4	Tirer légèrement sur la peau des cuisses de façon à bien voir le creux des aines et y ajuster les fronces de la culotte sans tirer sur l'élastique.	Le dégagement de la peau des cuisses permet de bien ajuster les fronces aux aines, ce qui diminue les fuites. En évitant de tirer sur l'élastique des fronces, on assure le confort de la personne sans entraver la circulation sanguine.	

Étapes		Justifications	
3.5	Tirer vers le haut le panneau avant de la culotte.		
3.6	Fixer les attaches autoadhésives de ce côté : a) Orienter l'attache du bas vers le haut de la culotte et la coller sur le panneau avant. b) Orienter l'attache du haut vers le bas de la culotte et la coller sur le panneau avant.	La fixation de l'attache du bas avant celle du haut permet un meilleur ajustement de la culotte en suivant les courbes naturelles du corps et empêche la culotte de bailler.	

4 Fin de la mise en place : deuxième côté

4.1	Lever la ridelle s'il y a lieu et se déplacer de l'autre côté du lit. Demander à la personne de soulever les fesses en poussant sur ses talons ou de se tourner légèrement sur le côté déjà attaché de la culotte.	Le fait de soulever les fesses ou de se tourner sur le côté permet de dégager la partie du panneau arrière de la culotte se trouvant coincée sous la personne.	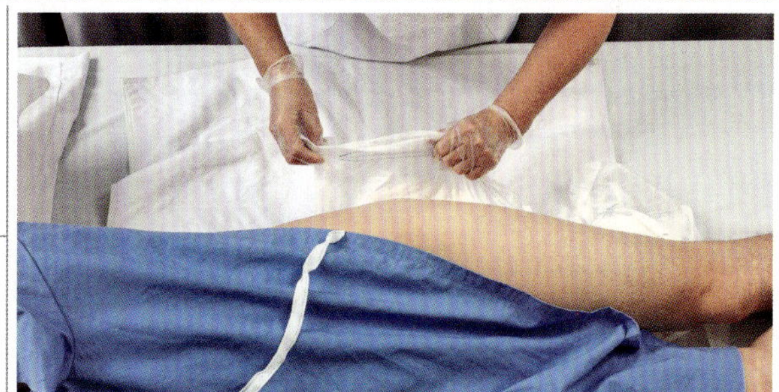
4.2	Tirer délicatement sur la partie du panneau arrière restée coincée sous la personne et l'ajuster à sa place de façon à ce qu'elle soit exempte de plis.	L'accumulation de plis provoque de l'inconfort et exerce une pression sur la peau tout en nuisant à l'ajustement de la culotte.	
4.3	Fixer les attaches autoadhésives comme celles du côté opposé, en commençant par le bas.		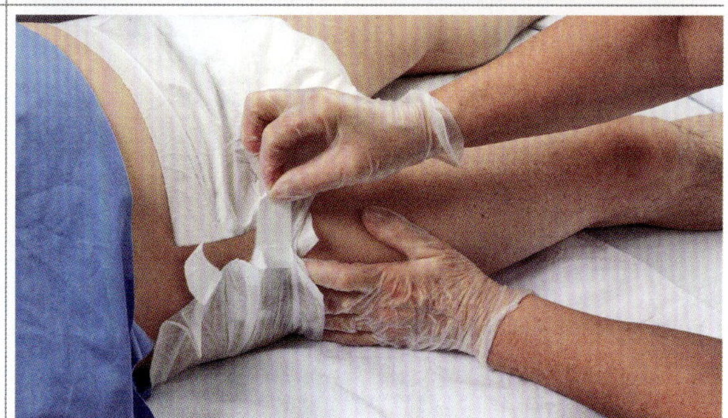
4.4	Jeter la culotte souillée dans la poubelle prévue à cet effet, située dans le corridor.	La plupart des établissements installent une poubelle munie d'un couvercle pour ce type de déchets.	
4.5	Retirer les gants souillés en les retournant l'un dans l'autre (voir la procédure 4-2-2, p. 131), puis les jeter dans cette poubelle.		

Ne pas oublier les précautions et les interventions s'appliquant après la mise en place d'une culotte d'incontinence.

Ne pas oublier les étapes postexécutoires décrites dans la procédure 1-2.

Qu'avez-vous observé à l'inspection de la peau de M. Kowalsky, dans la région périnéo-anale ?

RÉDACTION DES NOTES D'ÉVOLUTION

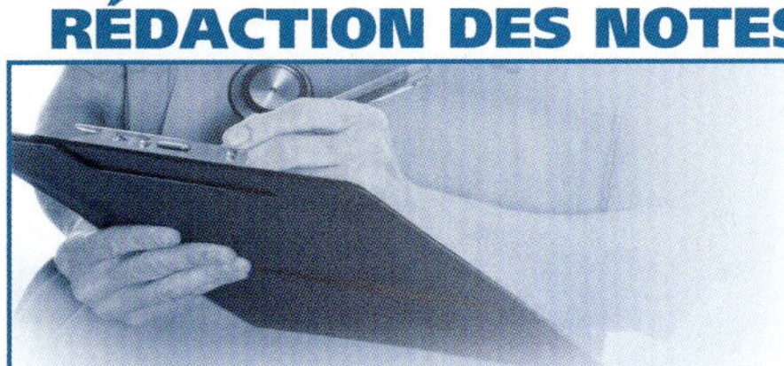

Dossier de M. Kowalsky

2011-11-23 **21:30** Selles molles et abondantes. Hygiène périnéo-anale. Inspection de la peau : érythème au pli fessier. Application d'une crème protectrice. Mise en place d'une culotte d'incontinence. Auscultation de l'abdomen : bruits intestinaux hyperactifs au QSG et au QIG. ______________ Emmanuel Pessoa, étudiant inf.

Référence

Association québécoise d'établissements de santé et de services sociaux (AQESSS). (2004). *Lavement évacuant*. 2004-12-01.

Chapitre 13

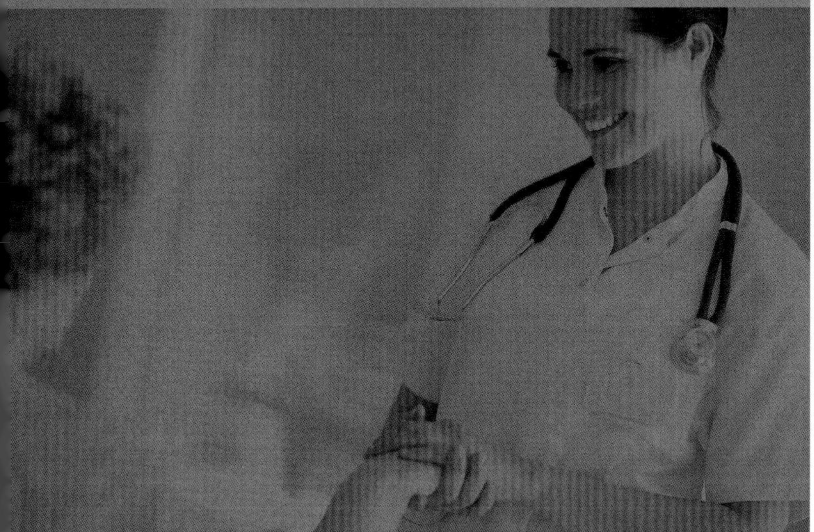

Élimination urinaire

SOMMAIRE

MÉTHODE DE SOINS **13-1**

42 ÉLIMINATION URINAIRE

Installation d'un collecteur urinaire externe (condom urinaire)

Cette méthode de soins explique la procédure à suivre pour installer un collecteur urinaire externe (page 682) et condom urinaire (page 684), puis à les raccorder l'un à l'autre (page 685).

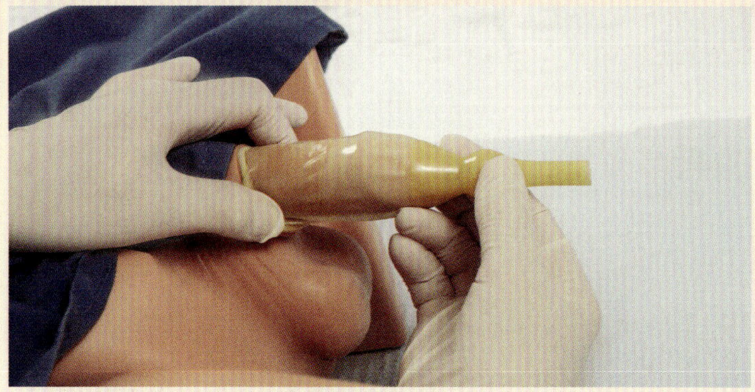

DÉFINITION

Méthode de soins consistant à installer à un garçon ou à un homme incontinent un étui pénien en caoutchouc mou et pliable relié à un sac de drainage que l'on fixe au cadre du lit ou à la cuisse.

CONTEXTE D'EXÉCUTION

BUTS

- Permettre au client d'accomplir ses activités de la vie quotidienne sans crainte d'être embarrassé par une fuite urinaire;
- Prévenir l'irritation de la peau consécutive à l'incontinence urinaire;
- Prévenir la contamination d'un pansement par l'urine chez un client incontinent;
- Réduire les risques d'infection liés à l'utilisation d'une sonde vésicale.

MATÉRIEL ET ÉQUIPEMENT

ARTICLES ESSENTIELS

Toilette génitale

- Articles de nettoyage:
  - Gants propres 1
  - Bassine d'eau tiède 2
  - Savon 3
  - Débarbouillette 4
  - Serviette 5
- Ciseaux 6
- Mouchoirs en papier 7

ou

Essuie-tout

Condom urinaire

- Sac à rebuts en plastique 8
- Ruban adhésif 9
- Condom urinaire de la taille appropriée:
  - autoadhésif (avec des bandes adhésives ou une bague jetable) 10

  ou

  - non adhésif et se fixant avec une bande adhésive élastique 11

Système de drainage

- Sac collecteur se fixant au cadre du lit (plutôt pour la nuit) 12

ou

Sac collecteur se fixant à la cuisse (plutôt pour le jour) 13

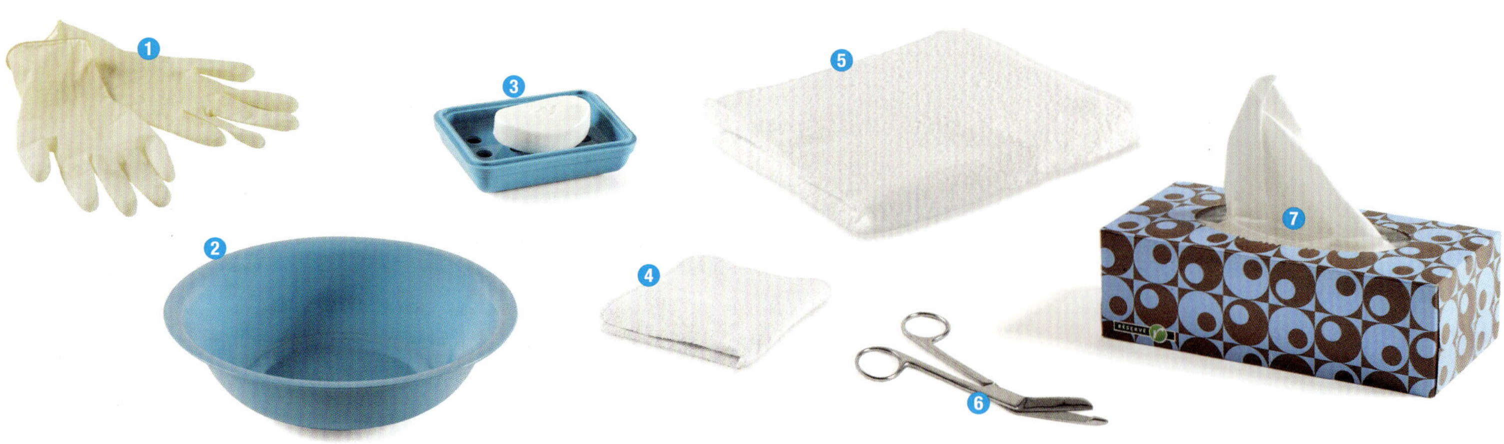

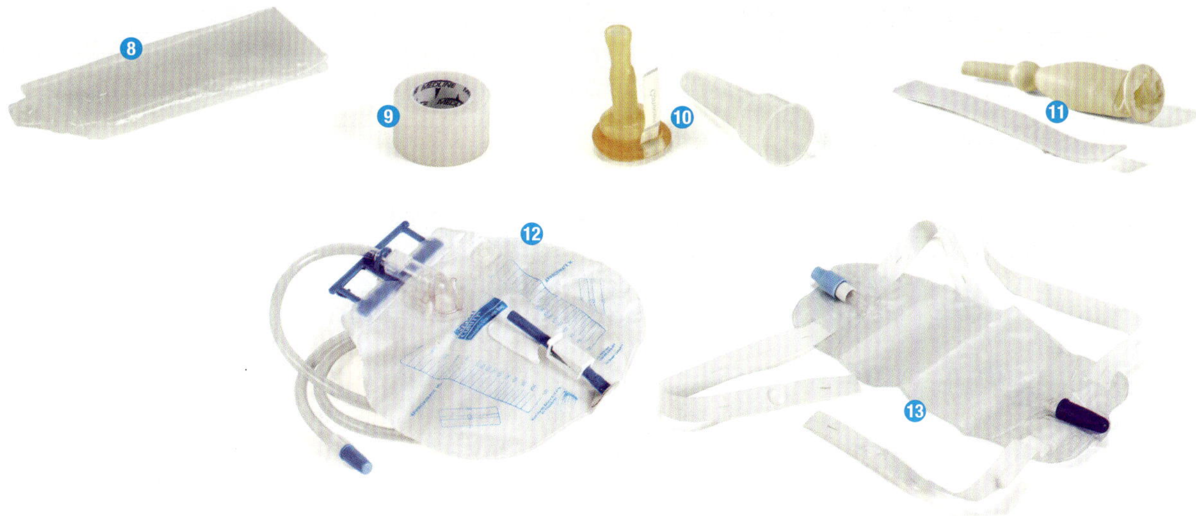

PRÉCAUTIONS ET INTERVENTIONS avant l'installation d'un collecteur urinaire externe

1. **ÉVALUATION**

- Interroger la personne sur ses habitudes d'élimination urinaire *afin de s'assurer de la nécessité d'installer un condom urinaire*.
- Déterminer les périodes où la personne est le plus susceptible d'être incontinente *afin de déterminer si le port du condom urinaire est nécessaire la nuit seulement ou jour et nuit sans interruption*.
- Examiner le pénis *afin de déceler tout signe d'irritation, d'œdème ou de décoloration que pourrait aggraver le port d'un condom urinaire*.
- S'assurer que la personne n'est pas allergique au latex *afin de prévenir une réaction allergique si le condom urinaire contient du latex*.

2. **INTERVENTION**

- À l'aide de l'information figurant sur l'emballage, choisir le condom urinaire de la taille appropriée *afin d'éviter une strangulation du pénis qui entraverait la circulation sanguine*.

PRÉCAUTIONS ET INTERVENTIONS après l'installation d'un collecteur urinaire externe

1. **ÉVALUATION**

- Examiner le pénis 30 minutes après l'installation du condom urinaire *afin d'évaluer la possibilité d'une entrave à la circulation*.
- Vérifier le fonctionnement du système de drainage, *afin de s'assurer que l'urine s'accumule bien dans le sac collecteur sans stagner dans la tubulure, ce qui causerait une irritation du pénis*.
- Examiner régulièrement l'état de la peau du pénis *afin de déceler rapidement tout signe d'irritation ou d'entrave à la circulation*.

2. **INTERVENTIONS**

- Vérifier fréquemment que le collecteur urinaire externe est bien placé et n'est pas tordu *afin que l'urine s'écoule bien*.
- Changer le condom urinaire tous les jours et procéder à la toilette génitale *afin d'éliminer les risques d'irritation cutanée*.
- Changer le sac collecteur au cadre du lit ou le sac collecteur à la cuisse, tous les cinq à sept jours ou selon les recommandations du fabricant *afin de prévenir une infection urinaire*.
- Examiner le pénis à chaque changement de condom urinaire *afin de déceler tout signe d'irritation, d'œdème ou de décoloration et afin d'en prévenir l'aggravation*.
- Assurer une hydratation quotidienne d'environ 2000 à 3000 mL s'il n'y a aucune restriction liquidienne *afin de favoriser la diurèse*.

3. ENSEIGNEMENT

- Expliquer à la personne les éléments qu'elle doit observer et les interventions qu'elle doit faire *pour prévenir une irritation cutanée et favoriser le drainage urinaire*.
  - Hygiène
  - Observation de la peau
  - Placement du sac collecteur sous le niveau de la taille
  - Vérification que la tubulure n'est pas coudée ou entortillée, mais bien alignée avec le condom
- Demander à la personne de signaler tout malaise ressenti dans la région pénienne *afin de pouvoir intervenir rapidement en cas d'entrave à la circulation sanguine*.

4. NOTES AU DOSSIER

- Écrire dans les notes d'évolution toutes les informations relatives à l'intervention *afin d'assurer la continuité des soins*.
  - Raison justifiant l'installation d'un collecteur urinaire externe
  - Soins d'hygiène pratiqués
  - État de la peau du pénis : œdème, rougeur, décoloration
  - Type de condom urinaire et taille
  - Système de drainage utilisé : sac se fixant au cadre du lit ou sac se fixant à la cuisse
  - Réactions et collaboration de la personne
- Inscrire au plan thérapeutique infirmier (PTI) – en modifiant celui-ci au besoin – les directives infirmières déterminées en fonction de l'évolution clinique de la personne et de l'efficacité des soins et des traitements, *afin d'assurer le suivi clinique*.

MISE EN SITUATION

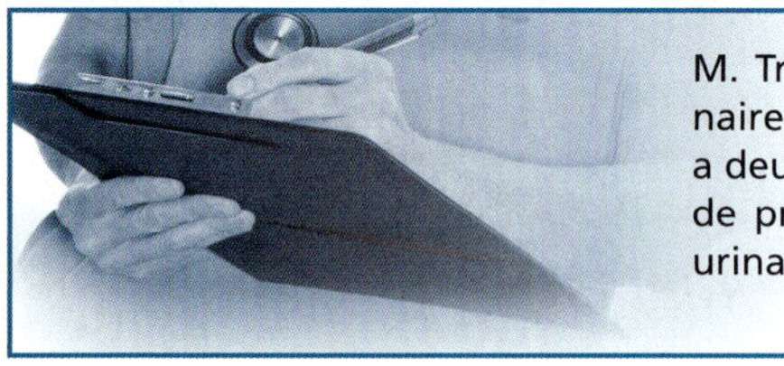

M. Tremblay, âgé de 72 ans, souffre d'incontinence urinaire, surtout la nuit. Un érythème fessier est apparu il y a deux jours. Afin d'éviter qu'il ne se transforme en plaie de pression, l'infirmière décide d'installer un collecteur urinaire externe pour la nuit.

Ordonnance médicale au dossier

Aucune ordonnance médicale requise.

PROCÉDURE 13-1-1

INSTALLER UN COLLECTEUR URINAIRE EXTERNE (CONDOM URINAIRE)

Sommaire de la procédure

1. Préparation du matériel
2. Installation de la personne
3. Montage du système de drainage
4. Mise en place du condom urinaire
5. Fixation du condom urinaire
6. Raccordement du sac collecteur au condom urinaire

Avez-vous demandé à M. Tremblay s'il est allergique au latex ?

Étapes		Justifications	
Ne pas oublier les étapes préalables décrites dans la procédure 1-1. **Ne pas oublier les précautions et les interventions s'appliquant avant l'installation d'un collecteur urinaire externe.**			
1	**Préparation du matériel**		
1.1	Rassembler les articles nécessaires et les placer par ordre d'utilisation sur la table de travail.	Cette disposition favorise le rappel des étapes et facilite le déroulement de la procédure.	
1.2	Abaisser la ridelle du lit et y fixer le sac à rebuts.		

Étapes		Justifications

2 Installation de la personne

2.1	Installer la personne en position de décubitus dorsal et ne découvrir que les parties génitales.	Cette position favorise l'accès aux organes génitaux et permet le respect de l'intimité de la personne.
2.2	Enfiler des gants propres.	On prévient le contact des mains avec des liquides biologiques.
2.3	Laver ou faire laver les parties génitales et observer l'état de la peau.	Ces mesures permettent d'enlever les sécrétions, de s'assurer que la peau est saine et de favoriser l'adhérence du condom.
2.4	Couper les poils pubiens à la base du pénis et les déposer sur un mouchoir en papier ou un essuie-tout, puis les jeter dans le sac à rebuts.	Les poils peuvent nuire à l'adhérence du condom urinaire et être une source de douleur au moment de son retrait.

Remarque

Si nécessaire, on rase les poils avec un rasoir électrique et non avec un rasoir à lame.	Un rasoir à lame risquerait de causer des lésions cutanées susceptibles d'entraîner une infection.

2.5	Retirer les gants souillés en les retournant l'un dans l'autre, puis les jeter dans le sac à rebuts (voir la procédure 4-2-2, p. 131).	

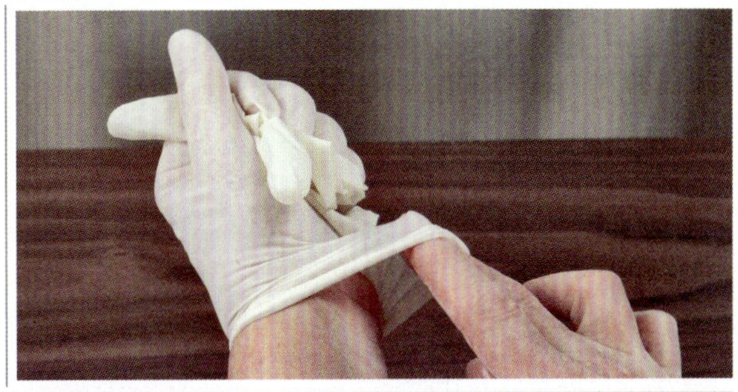

3 Montage du système de drainage

3.1	Préparer le sac collecteur et le fixer au cadre du lit ou à la cuisse.	

A SAC COLLECTEUR SE FIXANT AU CADRE DU LIT

A.1	Fermer la pince du tube de vidange du sac collecteur et insérer le tube dans son étui.	On bloque l'écoulement éventuel d'urine. Le **tube de vidange** du sac collecteur ne doit pas toucher au sol, car il est une **voie d'entrée pour les micro-organismes pathogènes**.
A.2	Fixer le sac collecteur au cadre du lit, derrière la ridelle, **en faisant attention qu'il ne touche pas le sol**.	
A.3	Passer la tubulure de drainage derrière la ridelle, la déposer sur le lit et emprisonner l'extrémité sous l'alaise ou la placer à portée de la main.	L'extrémité de la tubulure doit rester à portée de main, mais ne pas glisser au sol, car ce dernier est très contaminé.

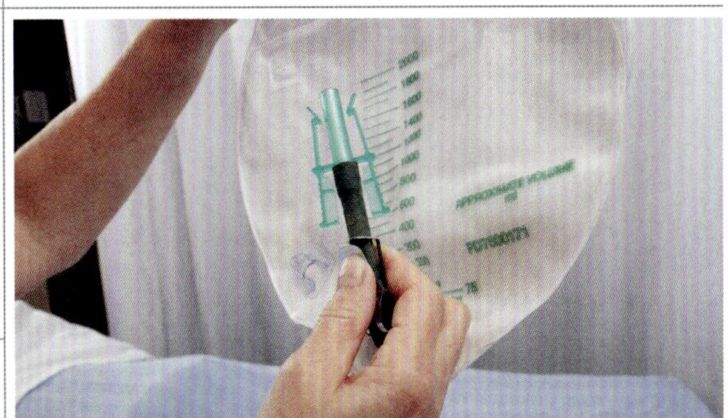

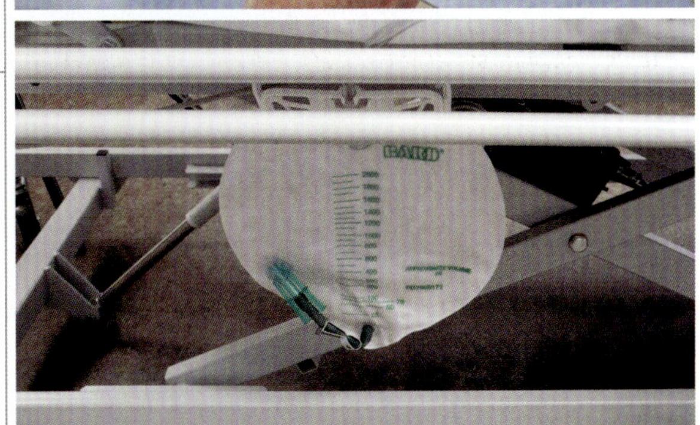

Étapes		Justifications	
B	SAC COLLECTEUR SE FIXANT À LA CUISSE		
B.1	Fermer la pince de vidange du sac collecteur.	On bloque l'écoulement éventuel d'urine.	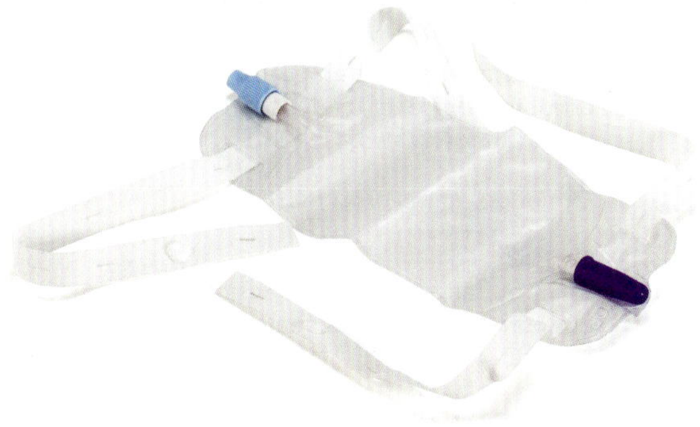

4 Mise en place du condom urinaire

4.1	Ouvrir l'emballage du condom urinaire.		
4.2	Enfiler des gants propres.		
4.3	Tenir le pénis avec la main non dominante.		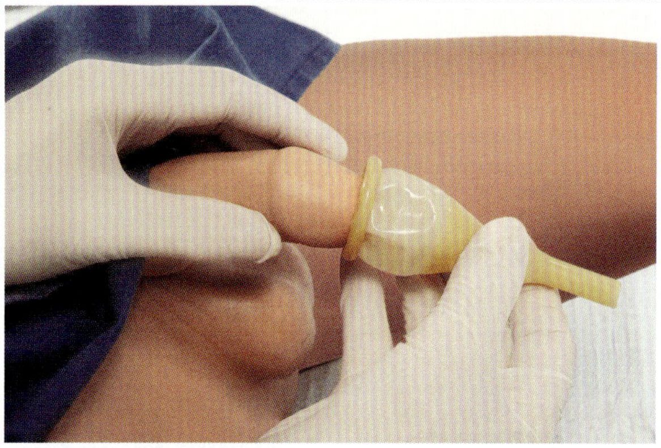
4.4	Avec la main dominante, placer le condom urinaire sur le pénis en laissant un espace de **2,5 cm entre l'extrémité du pénis et la tubulure de raccordement**.	L'espace permet de **prévenir l'irritation du gland** et de **favoriser le drainage efficace et complet** de la vessie.	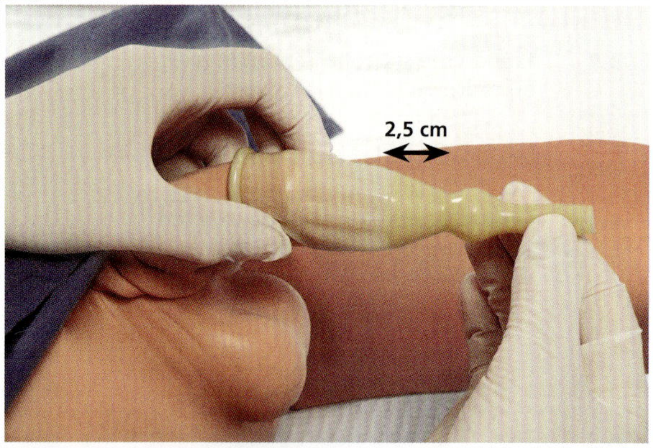
4.5	Dérouler doucement le condom urinaire **jusqu'à la base du pénis**.	La partie déroulée permet un bon **maintien du condom urinaire**.	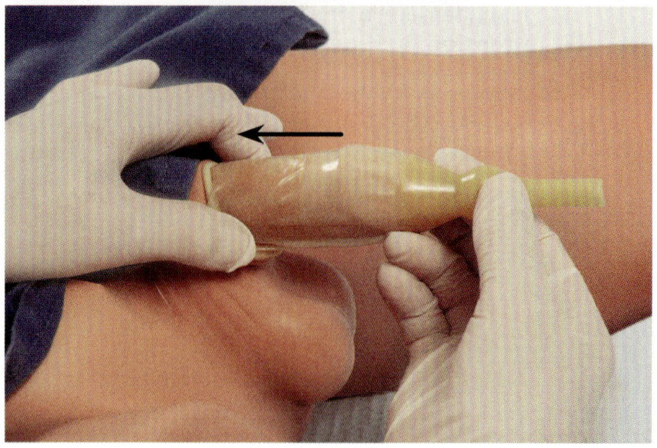

Étapes		Justifications

5 Fixation du condom urinaire

	Étapes	Justifications
5.1	Fixer le condom urinaire sur le pénis, en suivant les recommandations du fabricant selon le type de condom. • Certains condoms autoadhésifs ont une surface autocollante qui fait adhérer le condom à la peau du pénis. • Certains condoms non adhésifs se fixent avec une bande adhésive élastique. Celle-ci s'installe en spirale, à partir de 2,5 cm de la base du pénis, sans chevauchements. Elle ne peut être remplacée par une autre bande que celle fournie par le fabricant ni par un autre ruban adhésif.	La surface autocollante fait adhérer le condom à la peau du pénis. Les bandes adhésives additionnelles renforcent l'adhérence. La spirale et l'absence de chevauchements permettent d'éviter l'étranglement du pénis qui nuirait à la circulation sanguine. Les autres rubans adhésifs n'ont pas l'élasticité qui permet d'éviter les lésions au pénis.

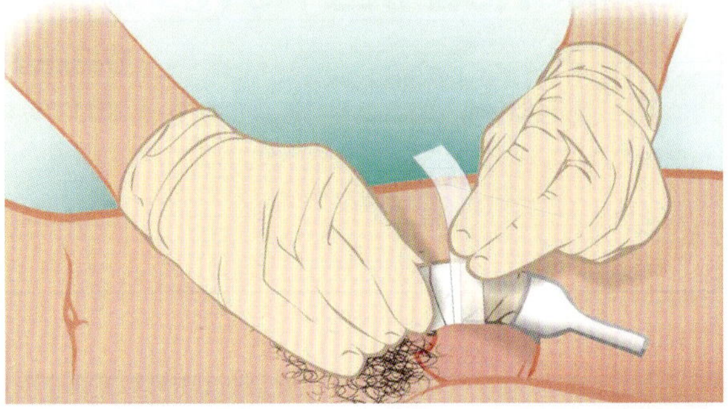

6 Raccordement du sac collecteur au condom urinaire

ALERTE!

Étapes	Justifications
S'assurer que la tubulure n'est pas coudée et que le condom urinaire n'est pas tordu.	Une tubulure coudée ou un condom urinaire tordu empêchent l'urine de s'écouler.

	Étapes	Justifications
6.1	Raccorder le système de drainage au condom urinaire.	

A SAC COLLECTEUR SE FIXANT AU CADRE DU LIT

	Étapes	Justifications
A.1	Placer l'embout de la tubulure du sac collecteur dans l'alignement du méat urinaire et le raccorder à l'extrémité du condom urinaire.	On fait en sorte de ne pas plier la tubulure du sac collecteur et de ne pas exercer de pression sur le condom urinaire, ce qui risquerait de le tordre et d'empêcher l'urine de s'écouler.

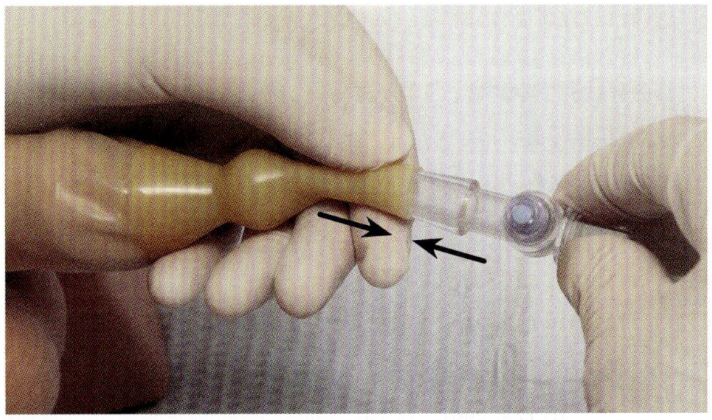

	Étapes	Justifications
A.2	Fixer l'attache de la tubulure du sac collecteur à la literie, en laissant une longueur suffisante pour l'aisance des mouvements.	Une longueur de tubulure libre suffisante permet d'éviter les tractions sur le condom urinaire et sur son point de jonction avec le sac collecteur.
A.3	Placer la tubulure du sac collecteur bien droite, pour que l'urine descende bien.	Pour un drainage efficace des mictions libres, la tubulure ne doit pas être pliée.

B SAC COLLECTEUR SE FIXANT À LA CUISSE

	Étapes	Justifications
B.1	Installer le sac collecteur sur le dessus de la cuisse légèrement tourné vers l'intérieur, à une hauteur permettant le mouvement aisé de la tubulure reliée au condom urinaire.	La tubulure ne doit pas tirer directement sur le condom et sur son point de jonction avec le sac collecteur.

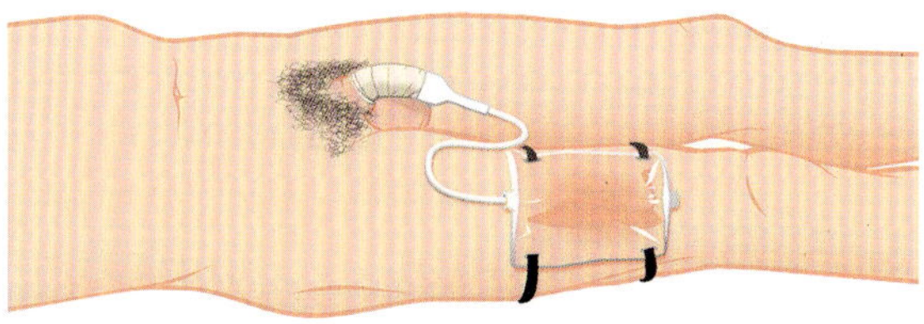

	Étapes	Justifications
6.2	Retirer les gants souillés en les retournant l'un dans l'autre, puis les jeter dans le sac à rebuts.	

Étapes	Justifications
Ne pas oublier les précautions et les interventions s'appliquant après l'installation d'un collecteur urinaire externe. **Ne pas oublier les étapes postexécutoires décrites dans la procédure 1-2.**	! Quels critères vous permettent de dire que le condom urinaire de M. Tremblay est bien installé ?

RÉDACTION DES NOTES D'ÉVOLUTION

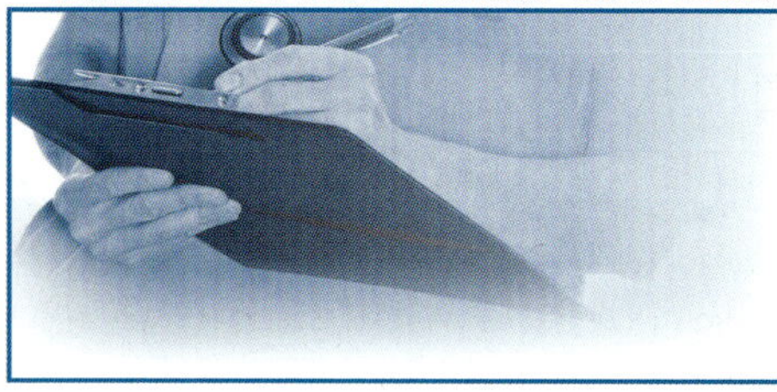

Dossier de M. Tremblay

2011-06-14 **21:30** Érythème fessier consécutif à l'incontinence urinaire nocturne. Soins d'hygiène de la région génitale. Peau du pénis intacte. Installation d'un condom urinaire autoadhésif de 25 mm de diamètre, raccordé à un sac de drainage urinaire en continu pour la nuit. Ne manifeste aucun inconfort après l'installation. ______________________________ Luc Roy, étudiant inf.

MÉTHODE DE SOINS **13-2**

42 ÉLIMINATION URINAIRE

Installation d'une sonde vésicale à demeure et cathétérisme vésical

Cette méthode de soins explique la procédure à suivre pour installer une sonde vésicale à demeure (sonde à deux ou trois voies) ou procéder à un cathétérisme vésical intermittent (sonde à une voie) (page 690) chez la femme et chez l'homme. Elle décrit également comment vidanger l'urine d'un sac collecteur (page 701).

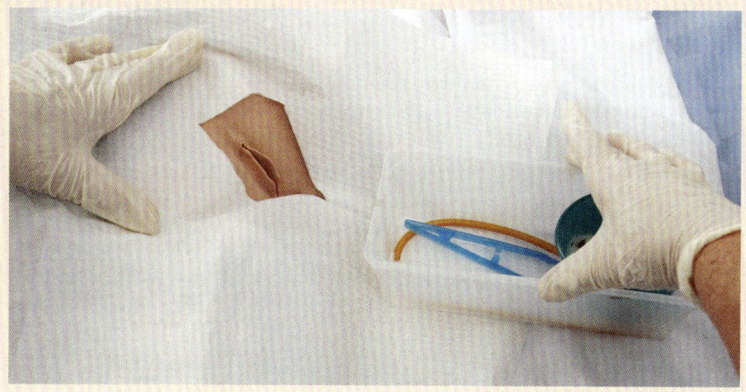

DÉFINITION

Méthode de soins consistant à introduire un cathéter dans l'urètre jusqu'à la vessie, pour un drainage d'urine continu (sonde vésicale à demeure) ou intermittent (cathétérisme).

CONTEXTE D'EXÉCUTION

BUTS

Méthode A : Sonde vésicale à demeure	Méthode B : Cathétérisme vésical
• Vider la vessie avant et pendant une chirurgie concernant les organes adjacents, pour prévenir toute blessure à la vessie. • Drainer l'urine après une chirurgie urinaire, gynécologique, abdominopelvienne, orthopédique ou neurologique. • Prévenir la distension vésicale postopératoire. • Empêcher l'urine d'entrer en contact avec l'incision faite lors d'une chirurgie du périnée ou avec une plaie de pression. • Prévenir ou réduire l'aggravation d'atteintes à l'intégrité de la peau chez une personne incontinente. • Effectuer une irrigation continue ou intermittente de la vessie. • Drainer l'urine chez une personne présentant une rétention ou une obstruction aiguë. • Surveiller la diurèse d'une personne faisant l'objet de soins intensifs. • Calculer la quantité d'urine éliminée par heure.	• Décompresser graduellement une vessie très distendue, en présence d'un globe vésical. • Mesurer la quantité d'urine résiduelle dans la vessie, en cas de vidange incomplète (résidu vésical). • Recueillir un échantillon d'urine stérile pour établir un diagnostic.

MATÉRIEL ET ÉQUIPEMENT

ARTICLES ESSENTIELS

Toilette génitale

- Bassine d'eau tiède 1
- Savon 2
- Débarbouillette 3
- Serviette 4

Sonde vésicale à demeure

- Sac à rebuts en plastique 5
- Ruban adhésif 6
- Sonde à demeure (de Foley) à deux voies 7 ou à trois voies 8

Choix du calibre de la sonde	
Âge et sexe	**Calibre**
Enfant de 3 à 8 ans	De 6 Fr à 8 Fr
Enfant > 8 ans	De 8 Fr à 10 Fr
Adolescent ≥ 12 ans	De 10 Fr à 12 Fr
Femme	De 10 Fr à 16 Fr
Homme	De 14 Fr à 18 Fr

- Plateau à cathétérisme (voir Cathétérisme vésical) 9
- Sac collecteur d'urine avec tubulure (sac de drainage) 10
- Gants propres 11
- Fixation de la sonde (selon le matériel disponible dans l'établissement) :
  - Ruban adhésif 6
  - Jambière avec Velcro 12
  - Etc.

Vidange d'un sac collecteur

- Gants propres 11
- Serviettes de papier
- Récipient gradué avec le nom de la personne 13
- Feuille du bilan des ingesta et des excreta 14

Cathétérisme vésical

- Sac à rebuts en plastique 5
- Ruban adhésif 6
- Sonde droite et rigide à une voie
- Plateau à cathétérisme 9
  - Récipient en plastique gradué
  - Champ stérile imperméable
  - Champ stérile troué
  - Gants stériles
  - Seringue de 10 mL remplie d'eau stérile
  - Lubrifiant hydrosoluble
  - Contenant en plastique avec 5 tampons d'ouate ou des bâtonnets imprégnés de solution antiseptique
  - Solution antiseptique en sachet
  - Pince en plastique

ARTICLES FACULTATIFS

Si la personne est une femme, pour bien repérer le méat urinaire :

- Lampe de poche 15
- Gants propres 11

En l'absence d'alaise plastifiée :

- Piqué plastifié jetable 16

Si la personne a besoin d'aide pour faire sa toilette génitale :

- Gants propres 11

Si l'on doit prélever un échantillon d'urine pour une analyse ou une culture :

- Contenant non stérile pour une analyse biochimique 17
- Contenant stérile pour une analyse microbiologique 18
- Pour les autres articles, voir la procédure 6-3-3, p. 226.

1
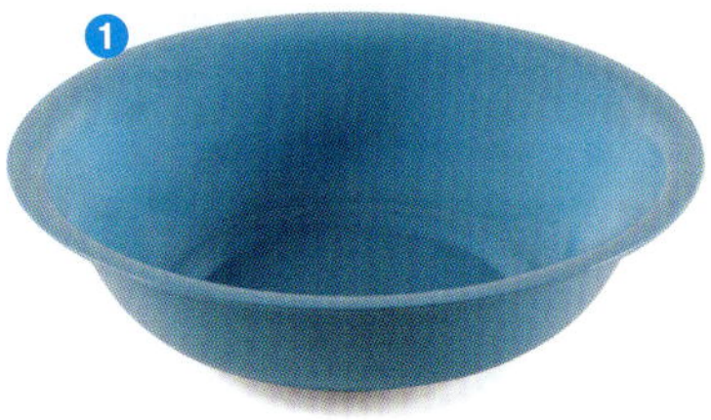

2
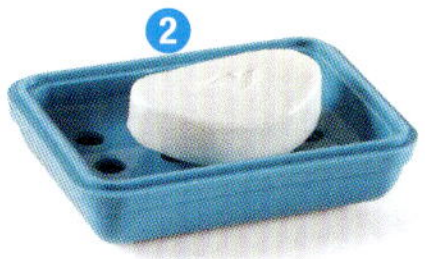

5
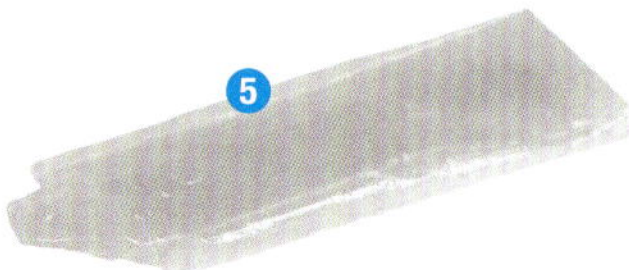

7
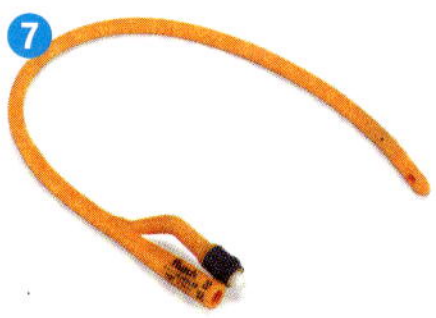

6
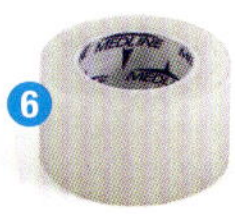

4
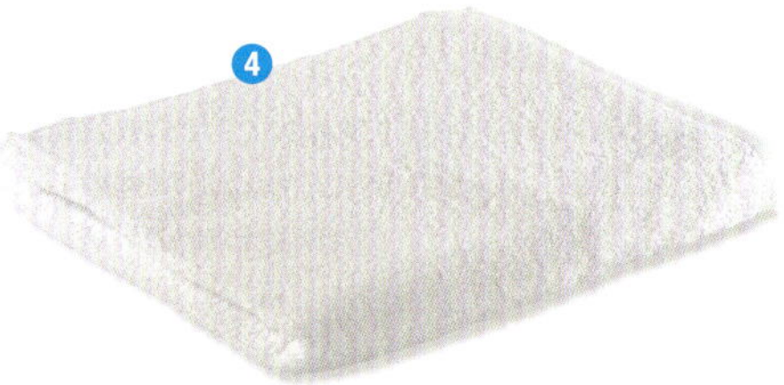

3
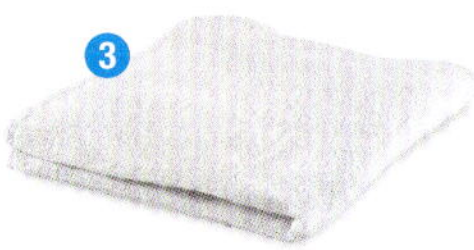

8
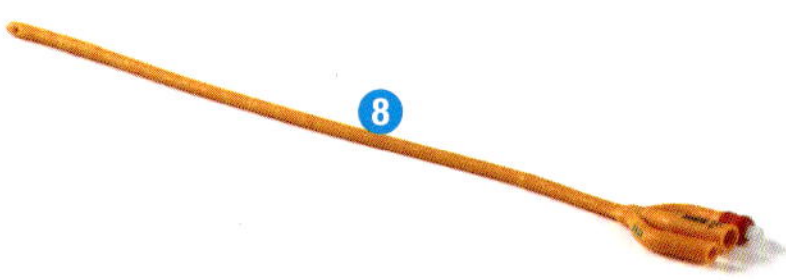

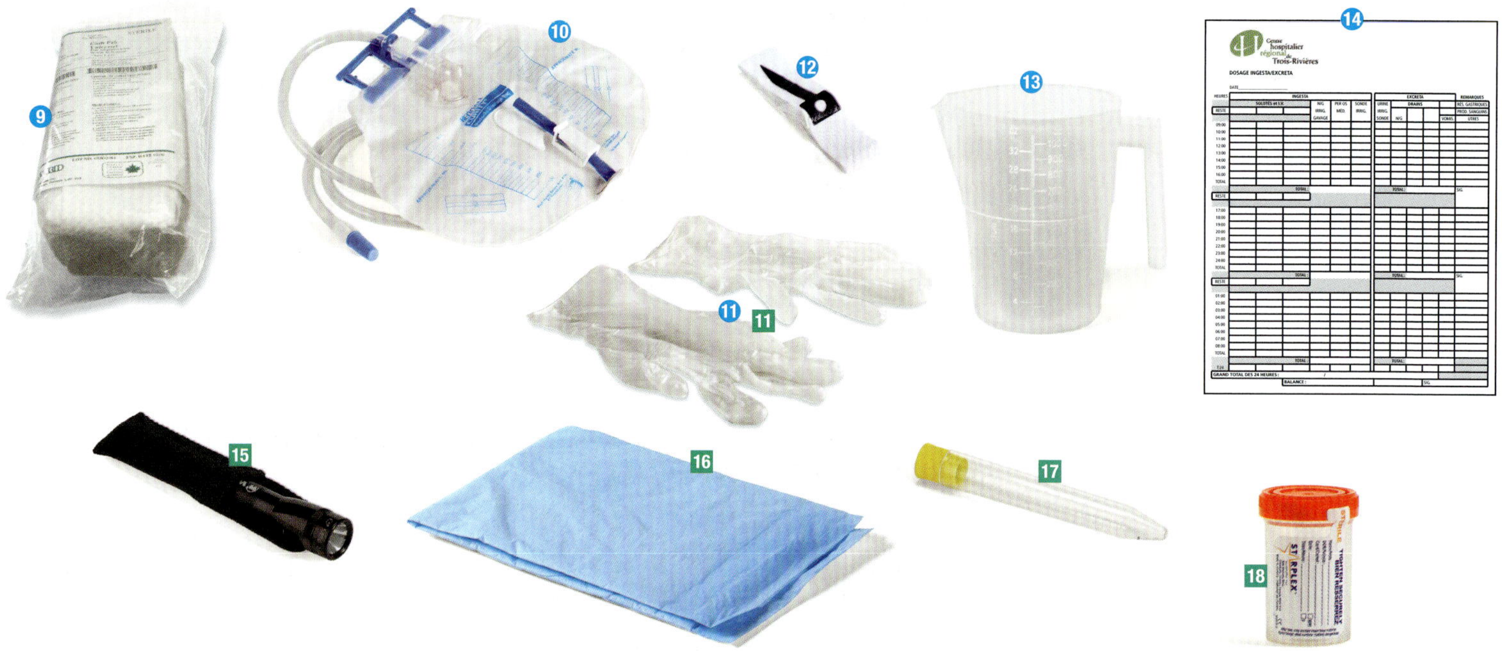

PRÉCAUTIONS ET INTERVENTIONS **avant** l'installation d'une sonde vésicale

1. ÉVALUATION

- Vérifier au dossier et auprès de la personne si elle est allergique à l'iode, au latex ou au ruban adhésif, produits habituellement utilisés pour cette procédure *afin d'éviter toute réaction allergique et de prévoir une solution non allergène (ex. : gluconate de chlorhexidine) pour le nettoyage de la région génitale*.
- Évaluer la mobilité de la femme *afin de s'assurer qu'elle sera capable de maintenir la position gynécologique. Dans le cas contraire, on prévoit une installation en position de Sims.*
- Vérifier s'il y a présence d'une odeur nauséabonde ou d'un écoulement suspect, signes d'une infection vaginale ou d'une infection du méat urinaire *afin d'intensifier les soins concernant l'hygiène génitale et de prévenir la transmission de microorganismes pathogènes aux voies urinaires*.

2. INTERVENTIONS

- Vérifier, au dossier de la personne, l'ordonnance médicale, *car elle est requise pour l'installation d'une sonde vésicale*.
- Si la personne est un homme, vérifier dans son dossier s'il a une hypertrophie de la prostate *afin de prévoir les difficultés d'insertion de la sonde vésicale et de demander au médecin de prescrire une sonde coudée (sonde de Tiemann)*.
- Choisir une sonde dont le calibre est plus petit que le méat urinaire *afin d'éviter les traumatismes de l'urètre*.
- Vérifier que l'éclairage est adéquat *afin de bien visualiser le méat urinaire*.
- Vérifier dans le plan thérapeutique infirmier (PTI) les directives infirmières concernant un problème d'incontinence urinaire complète ou par regorgement *afin d'appliquer les interventions correspondantes*.

PRÉCAUTIONS ET INTERVENTIONS **après** l'installation d'une sonde vésicale

1. ÉVALUATION

- Rechercher régulièrement les signes et les symptômes d'une infection urinaire (brûlures, mictions impérieuses, douleurs abdominales, urine trouble, etc.) *afin d'aviser le médecin et d'appliquer rapidement les mesures nécessaires*.
- Observer les caractéristiques de l'urine et calculer la quantité d'urine éliminée à la fin de chaque quart de travail *afin de déceler tout changement dans l'état de la personne et de vérifier l'équilibre hydrique de la personne*.

2. INTERVENTIONS

- Prévenir la personne que l'envie d'uriner qu'elle doit ressentir ou la sensation que la sonde va sortir vont disparaître au bout d'environ 30 minutes, *car c'est le temps nécessaire pour que l'urètre s'adapte à la présence du cathéter*.
- Prévenir la personne que l'envie d'uriner qu'elle doit ressentir ou la sensation que la sonde va sortir vont disparaître au bout d'environ 30 minutes *car c'est le temps nécessaire pour que l'urètre s'adapte à la présence du cathéter*.
- Vérifier régulièrement si le drainage urinaire se fait aisément *afin de permettre un bon drainage, d'éviter le reflux vers la vessie et de prévenir toute infection urinaire*.
  - S'assurer que la tubulure de drainage et la sonde ne sont pas coudées.
  - S'assurer que la personne n'écrase pas la tubulure.
  - S'assurer qu'aucun débris n'obstrue le système de drainage.
  - S'assurer que le drainage par gravité s'effectue bien.
- Vérifier régulièrement si une tension s'exerce sur le système de drainage urinaire *afin de prévenir tout œdème du col de la vessie et de l'urètre*.
  - S'assurer que la sonde vésicale est bien fixée à la cuisse.
  - S'assurer que la tubulure de drainage est bien fixée au drap.
- Vérifier l'étanchéité du système de drainage au site de jonction de la sonde vésicale et de la tubulure de drainage *afin de prévenir toute invasion microbienne*.
- S'assurer qu'il n'y a pas de fuite d'urine par le méat urinaire, *car une fuite d'urine signifierait que le calibre de la sonde est trop petit*.
- Faire la vidange du sac collecteur de façon propre, en évitant que le sac touche le sol et que le tube de vidange touche le contenant servant à mesurer l'urine *afin de réduire au minimum la croissance microbienne dans ces milieux qui lui sont propices*.
- Mesurer le volume d'urine à chaque quart de travail *afin d'évaluer l'équilibre hydrique de la personne*.
- Assurer une hydratation quotidienne de 2000 à 3000 mL *afin de favoriser la diurèse*.
- Même si la plupart des sacs collecteurs sont munis d'une valve antireflux, bien penser à vider la tubulure de drainage reliant le sac collecteur à la sonde vésicale, lors de la vidange, *car l'urine qui stagne dans la tubulure est un milieu propice au développement de microorganismes pathogènes responsables des infections urinaires*.

3. ENSEIGNEMENT

- Expliquer à la personne l'importance d'une bonne hydratation (de 2000 à 3000 mL de liquide par jour, si cela est permis) *afin de maintenir un débit urinaire élevé, de permettre une bonne vidange de la vessie et de prévenir l'obstruction par des sédiments ou d'autres particules*.
- Enseigner à la personne les principes de gravité relatifs au système de drainage urinaire et l'importance du placement du sac collecteur sous le niveau de la vessie *afin d'éviter le reflux urinaire vers la vessie et de prévenir toute infection*.
- Demander à la personne de signaler tout malaise ressenti dans la région urogénitale *afin d'intervenir rapidement et d'assurer le confort de la personne*.

4. NOTES AU DOSSIER

- Écrire dans les notes d'évolution toutes les informations relatives à l'intervention *afin de permettre le suivi clinique*.
  - Raison de la mise en place de la sonde vésicale
  - Modèle et calibre de la sonde vésicale utilisée
  - Quantité d'eau stérile utilisée pour gonfler le ballonnet
  - Caractéristiques de l'urine drainée : quantité, couleur, limpidité et odeur
  - Réactions et collaboration de la personne
- Écrire la quantité d'urine drainée sur la feuille de bilan des ingesta et des excreta *afin d'évaluer l'équilibre hydrique de la personne*.
- Inscrire au PTI – en modifiant celui-ci au besoin – les directives infirmières déterminées en fonction de l'évolution clinique de la personne et de l'efficacité des soins et des traitements, *afin d'assurer le suivi clinique*.

MISE EN SITUATION

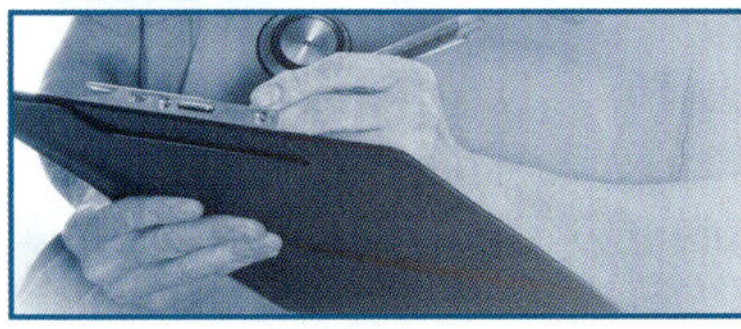

Mme Saint-Cyr, âgée de 75 ans, a été opérée pour la mise en place d'une prothèse totale de la hanche droite. Depuis l'intervention, elle fait de la rétention urinaire. Son chirurgien est passé ce matin.

Ordonnance médicale au dossier

- Installer sonde vésicale à demeure si globe vésical > 500 mL au Bladder Scan.

PROCÉDURE 13-2-1

INSTALLER UNE SONDE VÉSICALE À DEMEURE OU FAIRE UN CATHÉTÉRISME VÉSICAL

Sommaire de la procédure

MÉTHODE A : Sonde vésicale à demeure

MÉTHODE B : Cathétérisme vésical

1. Mesures préliminaires
2. Installation de la personne
3. Ouverture de l'emballage du plateau à cathétérisme et de la sonde vésicale
4. Mise en place du premier champ stérile
5. Organisation du contenu du plateau à cathétérisme
6. Vérification du ballonnet
7. Lubrification de la sonde vésicale
8. Nettoyage du méat urinaire
9. Insertion de la sonde vésicale
10. Fixation du système de drainage pour la sonde à demeure

Avez-vous évalué la mobilité de Mme Saint-Cyr pour son installation en position gynécologique ?

Étapes	Justifications	
Ne pas oublier les étapes préalables décrites dans la procédure 1-1. **Ne pas oublier les précautions et les interventions s'appliquant avant l'installation d'une sonde vésicale.**		
1 Mesures préliminaires		
1.1 MÉTHODES A ET B Rassembler les articles nécessaires et les placer par ordre d'utilisation sur la table de travail.	Cette disposition favorise le rappel des étapes et facilite le déroulement de la procédure.	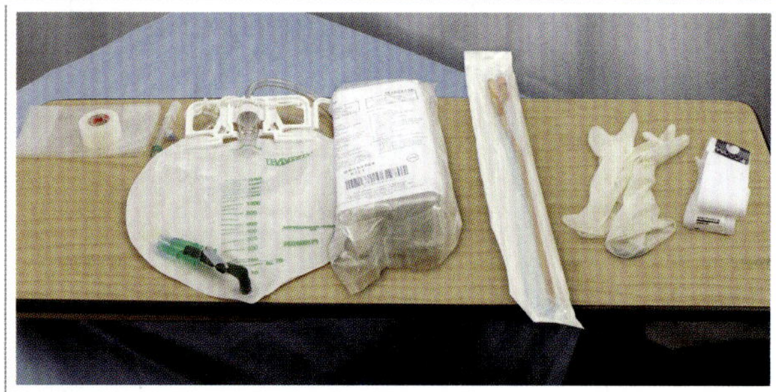
1.2 Fixer le sac à rebuts à la ridelle baissée, au lit ou à la table de travail.		
1.3 MÉTHODES A ET B Se tenir du côté droit de la personne si l'on est droitier et du côté gauche si l'on est gaucher.	Parce qu'il faut maintenir l'asepsie chirurgicale, cette procédure exige beaucoup de dextérité, d'où l'importance de se placer du bon côté.	
1.4 MÉTHODES A ET B Après avoir apporté le matériel nécessaire, demander à la personne de faire sa toilette génitale ou, si elle a besoin d'assistance, mettre des gants propres et l'aider à le faire. Retirer les gants en les retournant l'un dans l'autre, puis les jeter dans le sac à rebuts.	Une hygiène génitale préalable diminue la quantité de microorganismes, avant la désinfection du méat urinaire.	

Étapes		Justifications	
1.5	**MÉTHODE A** Clamper le tube de vidange du sac collecteur et insérer l'extrémité dans son étui protecteur.	On bloque l'écoulement éventuel d'urine.	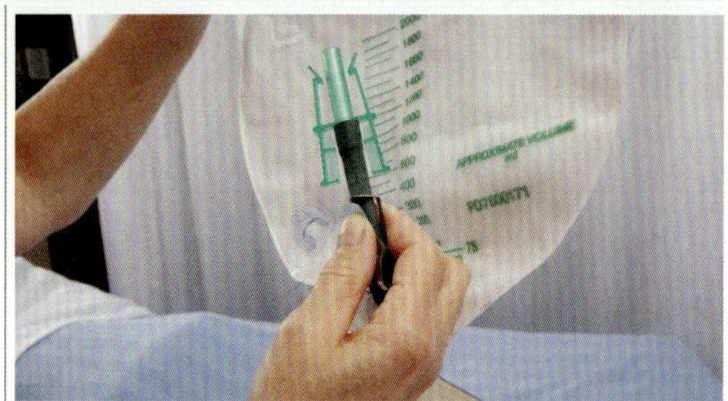
1.6	**MÉTHODE A** Fixer le sac collecteur au cadre du lit, en faisant attention qu'il ne touche pas le sol.	L'emplacement du sac sous le niveau de la vessie permet le drainage par gravité. Le sac collecteur et son tube de vidange seraient contaminés s'ils touchaient le sol.	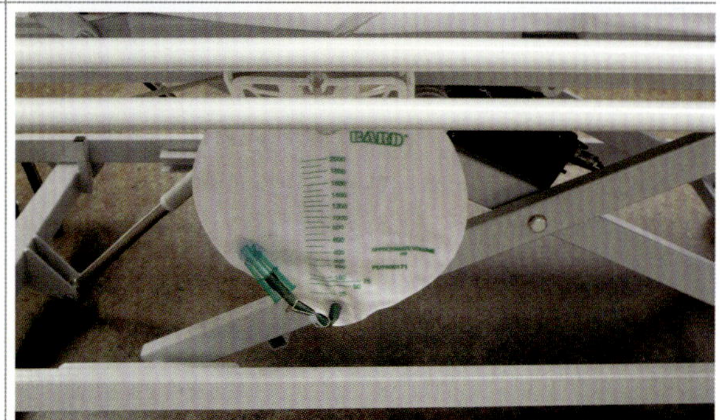
1.7	**MÉTHODE A** Faire passer la tubulure de drainage entre l'armature du lit et la ridelle. Emprisonner son extrémité sous l'alaise ou la placer à portée de la main.	L'extrémité de la tubulure doit rester à portée de main pour qu'on ne la cherche pas au moment de la relier à la sonde vésicale.	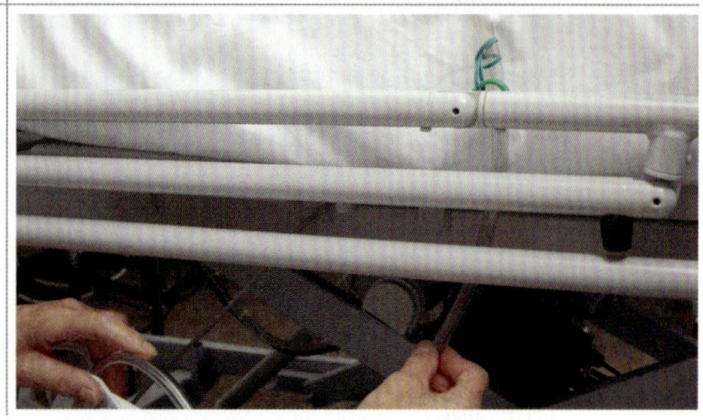

2 Installation de la personne

2.1	Installer la personne en position gynécologique : en décubitus dorsal, genoux et hanches fléchis, cuisses et jambes écartées.	On doit bien voir la région du périnée.	
2.2	Ne découvrir que les parties génitales.	On ne dénude que ce qui est nécessaire pour être à l'aise tout au long de la procédure.	
2.3	Enfiler des gants propres et vérifier l'emplacement du méat urinaire avec une lampe de poche.	On localise le méat urinaire, en le différenciant bien du clitoris, du vagin et de l'anus, afin d'éviter toute fausse manœuvre au moment de l'insertion de la sonde.	
2.4	Retirer les gants en les retournant l'un dans l'autre, puis les jeter dans le sac à rebuts.		
2.1	Installer la personne en décubitus dorsal, genoux légèrement pliés et cuisses légèrement écartées.	Cette position prévient les tensions dans les muscles abdominaux et pelviens, et permet de bien voir la région génito-urinaire.	
2.2	Ne découvrir que les parties génitales.	On ne dénude que ce qui est nécessaire pour être à l'aise tout au long de la procédure.	

Étapes	Justifications

3 Ouverture de l'emballage du plateau à cathétérisme et de la sonde vésicale

3.1 MÉTHODES A ET B

Retirer l'emballage extérieur en plastique et ouvrir l'emballage du plateau à cathétérisme sur la table de travail, en respectant les principes de l'asepsie (voir la procédure 4-3-2, p. 137), et utiliser l'intérieur comme champ stérile.

On doit garder l'intérieur de l'emballage du plateau à cathétérisme stérile pour pouvoir y déposer du matériel stérile.

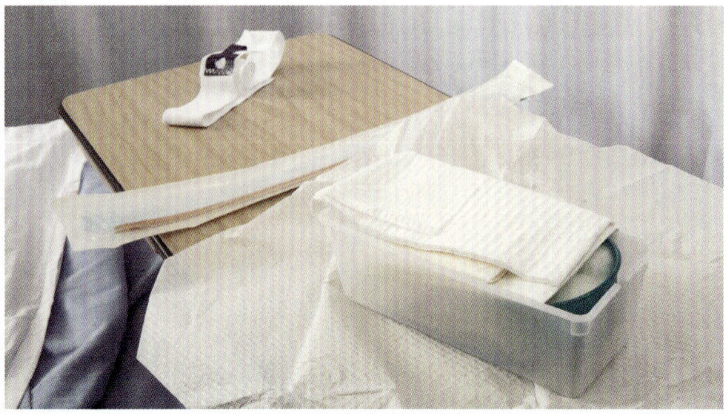

Remarque

On dépose la sonde vésicale près du champ stérile, du côté de la main dominante.

On évite de passer au-dessus du champ stérile au moment de développer la sonde vésicale.

3.2 MÉTHODES A ET B

Poser l'emballage de la sonde vésicale sur la table de travail, face transparente vers le haut.

La partie transparente permet de contrôler visuellement la manœuvre d'ouverture de l'emballage.

3.3 MÉTHODES A ET B

Ouvrir l'emballage extérieur de la sonde, en maintenant la partie inférieure avec la main dominante.

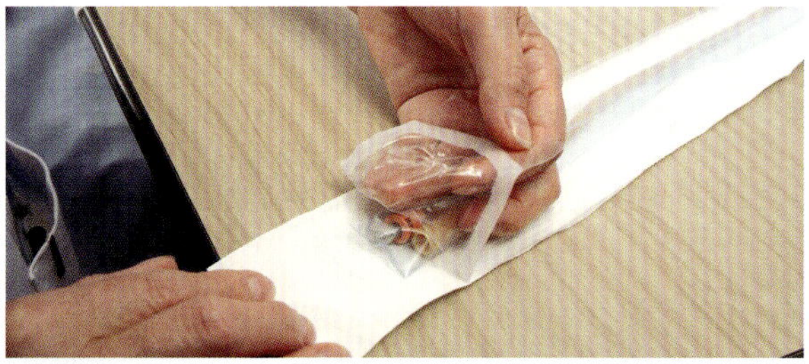

3.4 MÉTHODES A ET B

Avec la main non dominante, tirer doucement la partie supérieure de l'emballage, sur toute sa largeur, et ouvrir sur le tiers de la longueur, **sans toucher à l'emballage intérieur de la sonde**.

On dégage partiellement l'emballage intérieur de la sonde, sans le déplacer, pour faciliter son extraction au moment opportun.

On doit **maintenir la stérilité de l'emballage intérieur**, car il sera manipulé avec des mains gantées stérilement.

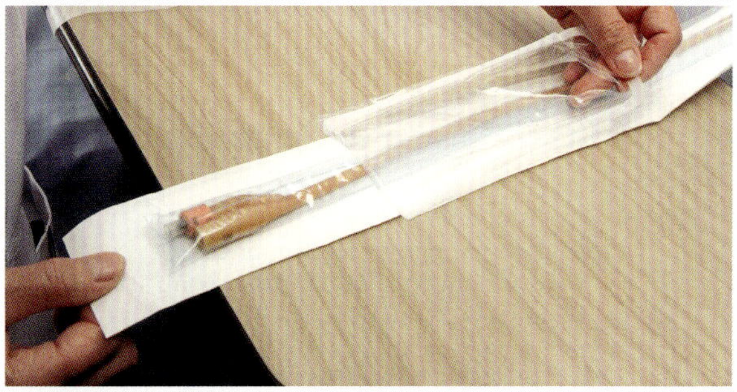

3.5 MÉTHODES A ET B

Avec du ruban adhésif, fixer l'emballage de la sonde, avec la partie transparente rabattue, à la table de travail, sans toucher à l'emballage intérieur de la sonde.

Fixer l'emballage permettra d'extraire plus facilement la sonde de son emballage intérieur et de ne pas contaminer les gants stériles.

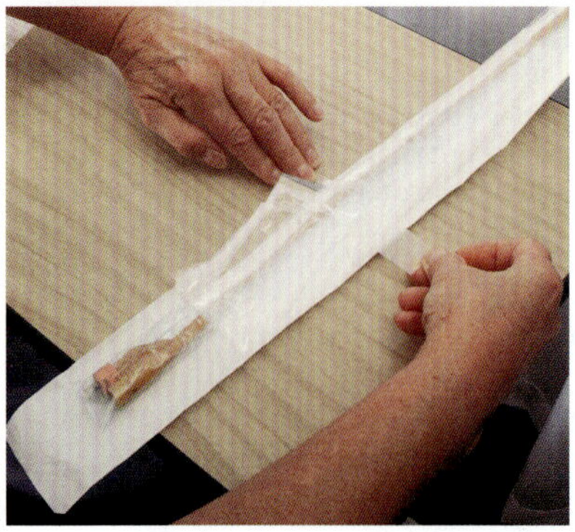

Remarque

Si, par inadvertance, on touche l'emballage intérieur de la sonde ou que celui-ci se déplace hors de l'emballage extérieur, on doit prendre une autre sonde vésicale.

Le respect d'une asepsie rigoureuse permet de ne pas introduire de microorganismes pathogènes dans la vessie.

Étapes	Justifications	
4 Mise en place du premier champ stérile		
4.1 MÉTHODES A ET B Saisir en pinçant le coin par sa partie extérieure le premier champ plastifié stérile se trouvant sur le dessus du plateau, et le déplier.	Un champ stérile peut être manipulé sur son pourtour de 2,5 cm, lequel est considéré comme contaminé.	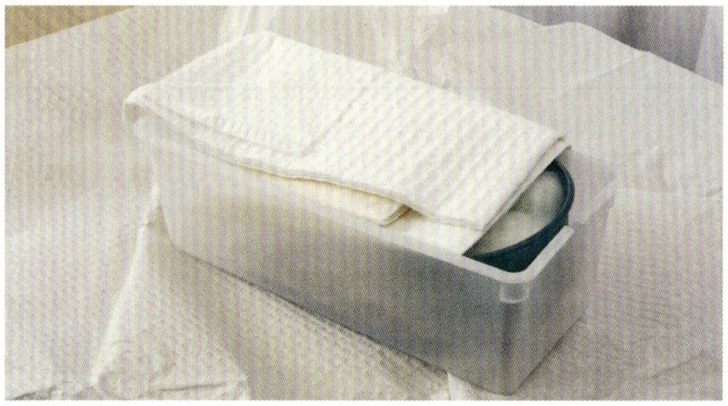
4.2 MÉTHODES A ET B Avec l'autre main, saisir un deuxième coin du champ adjacent et demander à la personne de soulever les fesses pour pouvoir glisser dessous le tiers de la surface du champ.	Ce champ stérile permettra de déposer le matériel stérile nécessaire au nettoyage de la région génito-urinaire.	
ALERTE! *Il est important de maintenir la stérilité du champ, car ce dernier peut être utilisé pour déposer du matériel stérile.*		
5 Organisation du contenu du plateau à cathétérisme		
5.1 MÉTHODES A ET B Placer la table de travail perpendiculairement au lit, à hauteur de la taille.	On facilite l'accès au matériel et on réduit au minimum le risque de contamination du matériel stérile en le gardant dans le champ de vision.	
Situation particulière *Si une analyse et une culture d'urine sont demandées, on dévisse le couvercle du récipient et on le remet en place. On place le récipient à portée de main à côté du champ stérile.*	Pour une culture d'urine, l'intérieur du récipient doit rester stérile.	
5.2 MÉTHODES A ET B Mettre des gants stériles (voir la procédure 4-2-1, p. 131).	On ne doit pas contaminer le matériel stérile.	
5.3 MÉTHODES A ET B Disposer sur le champ situé sur la table de travail le matériel que contient le plateau à cathétérisme.		
5.4 MÉTHODES A ET B Verser la solution antiseptique de façon égale sur les tampons d'ouate devant servir à la désinfection. *ou* Ouvrir le sachet contenant les bâtonnets imprégnés de solution antiseptique. Jeter le sachet.	On sature les tampons de solution antiseptique pour un nettoyage adéquat de la région génitale.	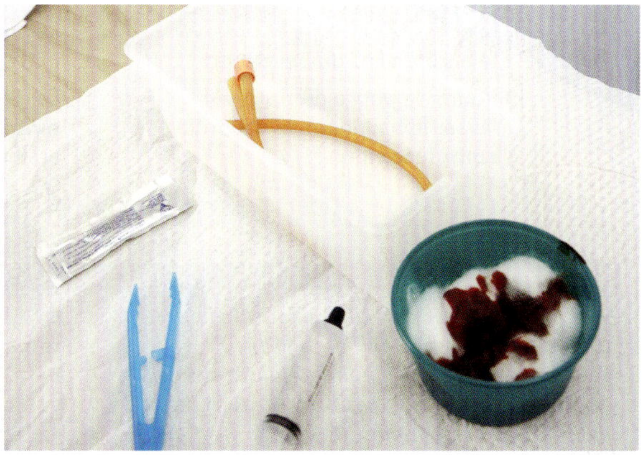

Étapes	Justifications	
5.5 MÉTHODES A ET B Ouvrir l'emballage du lubrifiant et le vider sur le champ stérile de la table de travail. Si ce champ est perméable, déposer le lubrifiant dans le plateau.	On prépare le lubrifiant pour la lubrification de la sonde. On fait en sorte de ne pas contaminer le matériel stérile par capillarité.	
5.6 MÉTHODE A Saisir la seringue préremplie d'eau stérile, enlever son capuchon protecteur et mettre celui-ci sur le champ stérile Remettre la seringue dans le plateau.	La seringue servira à vérifier l'étanchéité du ballonnet.	
5.7 MÉTHODES A ET B Avec la main dominante gantée stérilement, saisir l'emballage intérieur de la sonde, **sans toucher aucune surface contaminée**. Retirer la sonde de son emballage intérieur et jeter celui-ci dans le sac à rebuts.	On évite toute contamination du matériel stérile.	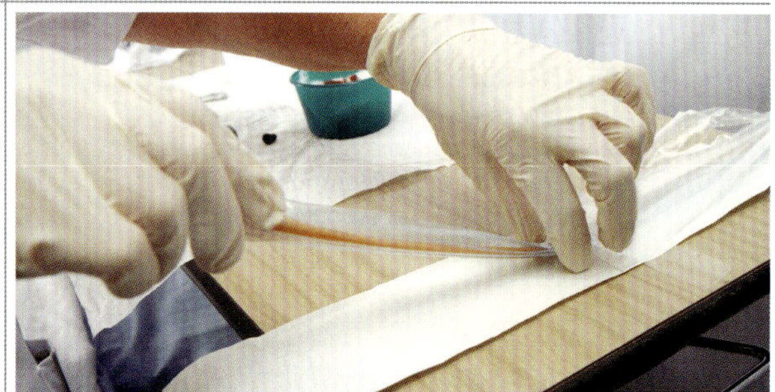 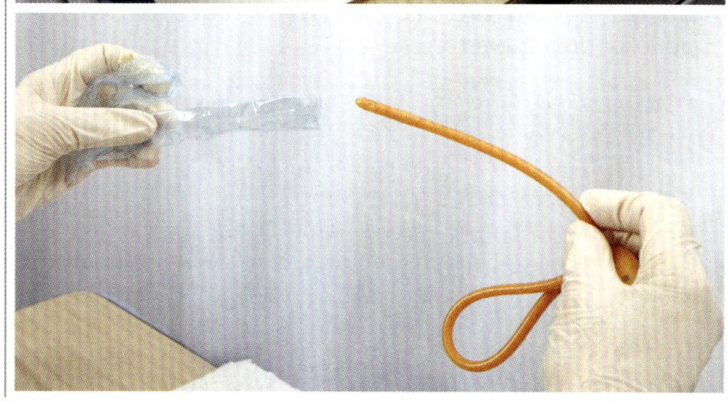

ALERTE!

*Une **vigilance accrue** est nécessaire pour **éviter la contamination**, car la surface sur laquelle est déposé l'emballage intérieur de la sonde est très étroite.*

S'il y a contamination, on prend une nouvelle sonde et une nouvelle paire de gants stériles.

6 Vérification du ballonnet

Étapes	Justifications	
6.1 MÉTHODE A Vérifier le gonflement et l'étanchéité du ballonnet:	On vérifie le ballonnet, car il permet à la sonde, en se gonflant uniformément autour d'elle, de rester ancrée dans le trigone de la vessie.	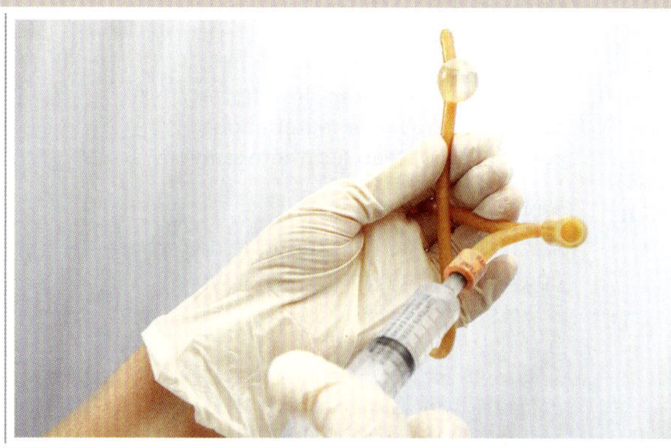
a) Injecter l'eau stérile et observer le gonflement du ballonnet.	Le gonflement uniforme du ballonnet indique son bon fonctionnement.	
b) Retirer le pouce du piston et laisser le ballonnet se dégonfler **complètement**.	Le dégonflement complet du ballonnet **évite un traumatisme de l'urètre** au moment de l'insertion de la sonde.	

Situation particulière

Si le ballonnet est défectueux (gonflement unilatéral ou absent), on prend une nouvelle sonde et une nouvelle paire de gants stériles, et on reprend les étapes de l'ouverture de l'emballage de la sonde.	On prend du nouveau matériel pour respecter l'asepsie chirurgicale exigée par cette procédure.

Étapes	Justifications

7 Lubrification de la sonde vésicale

7.1 MÉTHODES A ET B Lubrifier la sonde en la faisant passer sur le lubrifiant déjà déposé sur le champ stérile. Lubrifier sur une longueur de 5 à 7 cm pour une femme et de 15 à 20 cm pour un homme.	La lubrification évite l'irritation de l'urètre et l'inconfort durant l'insertion de la sonde. L'urètre de la femme mesure environ 4 cm, et celui de l'homme, environ 20 cm. Si on lubrifie la sonde sur plus de 20 cm, elle devient difficile à insérer.	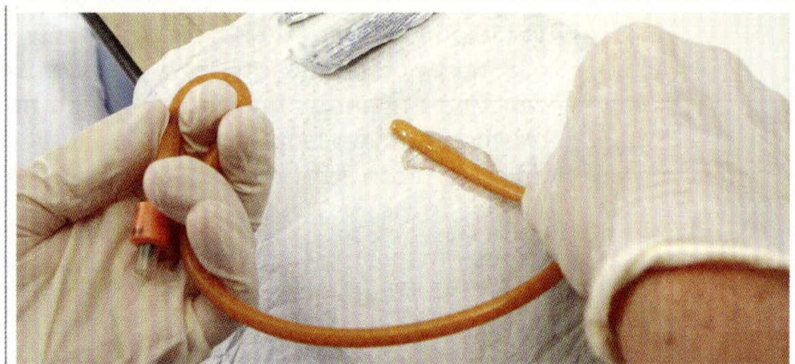
7.2 MÉTHODES A ET B Déposer soigneusement dans le contenant de plastique gradué du plateau à cathétérisme la sonde lubrifiée, le récipient avec les tampons imbibés de solution désinfectante, la seringue et la pince en plastique.	On prévient la contamination de la sonde et on prépare le matériel pour l'insertion de la sonde dans le méat urinaire.	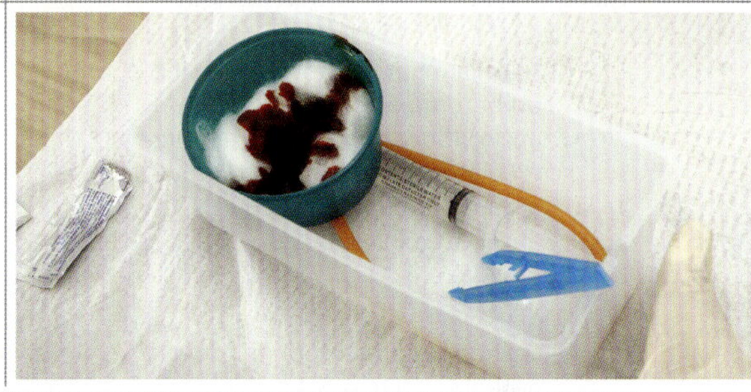

8 Nettoyage du méat urinaire

8.1 MÉTHODES A ET B Déposer le champ stérile troué sur la région périnéale, en ne laissant que les organes génitaux découverts et **sans toucher à une surface septique**.	On augmente la surface de travail stérile. On **maintient la stérilité des gants** jusqu'au nettoyage du méat urinaire. On contaminera alors la main non dominante.	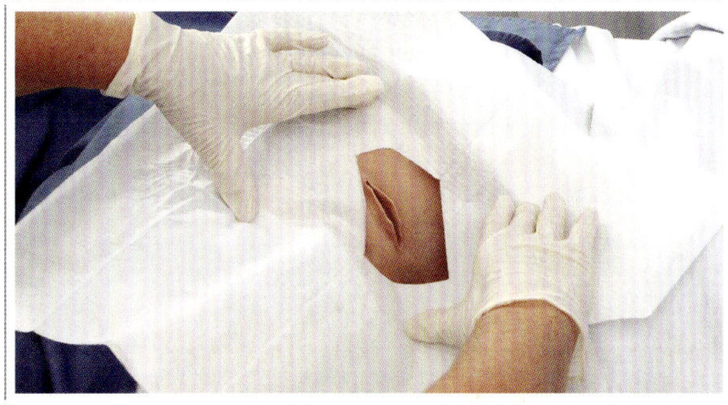

ALERTE!

Lors de la mise en place du champ stérile troué, bien faire attention de ne pas toucher aux vêtements de la personne ou à toute autre surface contaminée.	Le risque de contamination est élevé au moment du dépôt du champ troué.
L'utilisation d'un champ stérile troué est facultative pour une femme.	Le champ stérile troué ayant une fenêtre assez étroite et étant peu stable, le risque de contamination est élevé, notamment pour la femme obèse, agitée ou présentant des mouvements involontaires.

8.2 MÉTHODES A ET B Demander à la personne de ne pas toucher au champ stérile troué.	On prévient la contamination du champ stérile troué.	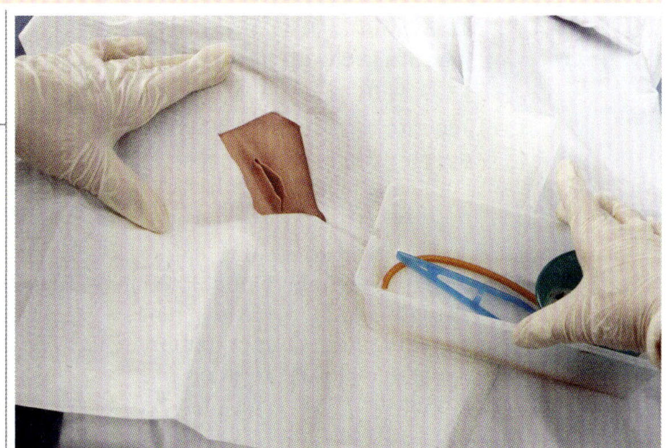
8.3 MÉTHODES A ET B Tout en maintenant le champ stérile en place avec la main non dominante, déposer le plateau à cathétérisme entre les cuisses de la personne, l'encoche vers la tête. Retirer du plateau le récipient contenant les tampons imbibés de solution antiseptique et le déposer sur le champ troué.	La mise en place du plateau entre les jambes facilite l'accès au matériel pour la désinfection du méat urinaire et l'insertion de la sonde. L'encoche permet de fixer la sonde après son installation.	

Étapes	Justifications
8.4 MÉTHODES A ET B **Nettoyer le méat urinaire.**	
a) Avec le pouce et les autres doigts de la main non dominante, **écarter les grandes lèvres** en remontant vers le mont de Vénus, de façon **à bien exposer le méat urinaire**.	On visualise le méat urinaire et on **prévient la contamination du méat** en évitant le contact avec les lèvres après le nettoyage.
Maintenir les lèvres écartées jusqu'à la fin de l'insertion de la sonde.	La **main non dominante** est **maintenant considérée comme contaminée**, car elle a touché la peau de la personne.
b) Avec la main dominante, saisir un bâtonnet imbibé de solution antiseptique ou prendre la pince en plastique et saisir un tampon d'ouate imbibé de solution antiseptique.	
c) Nettoyer la région périnéale de l'avant vers l'arrière, en changeant de tampon ou de bâtonnet à chaque mouvement (5) : • commencer par les grandes lèvres (2) ; • continuer avec les petites lèvres (2) ; • finir par le méat urinaire (1).	La désinfection réduit la quantité de microorganismes au pourtour du méat urinaire. On respecte le principe du nettoyage de la région la moins contaminée vers la région la plus contaminée.

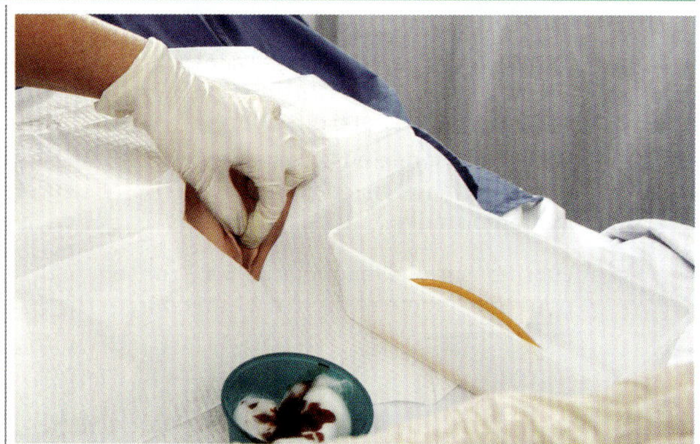

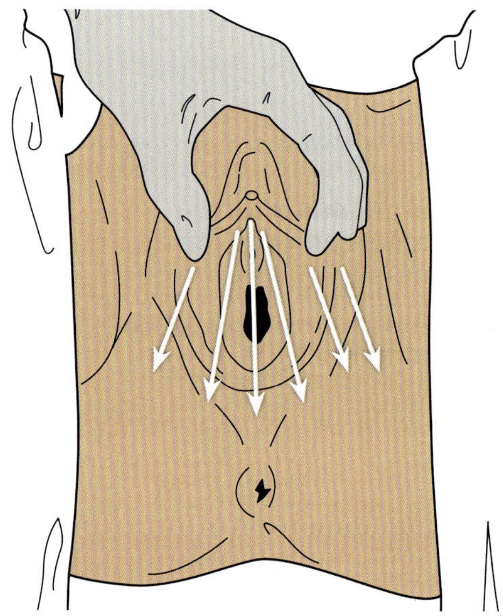

ALERTE!

Si l'on relâche accidentellement les grandes lèvres, il faut recommencer la désinfection.	Le méat urinaire doit rester le plus propre possible pour éviter l'introduction de microorganismes pathogènes dans la vessie.

Étapes	Justifications
a) Avec la main non dominante, rétracter le prépuce sur le gland si l'homme n'est pas circoncis. **Maintenir le prépuce rétracté jusqu'à la fin de l'insertion de la sonde.**	On **prévient la contamination du méat urinaire** par contact avec le prépuce.
b) Tenir le corps du pénis à la base du gland, sans comprimer l'urètre se trouvant sur la face postérieure du pénis.	Tenir le pénis sous le gland permet de désinfecter plus aisément et plus efficacement le gland et le méat urinaire.
c) Avec la main dominante, saisir un bâtonnet imbibé de solution antiseptique ou prendre la pince en plastique et saisir un tampon d'ouate imbibé de solution antiseptique.	La désinfection réduit la quantité de microorganismes au pourtour du méat urinaire.

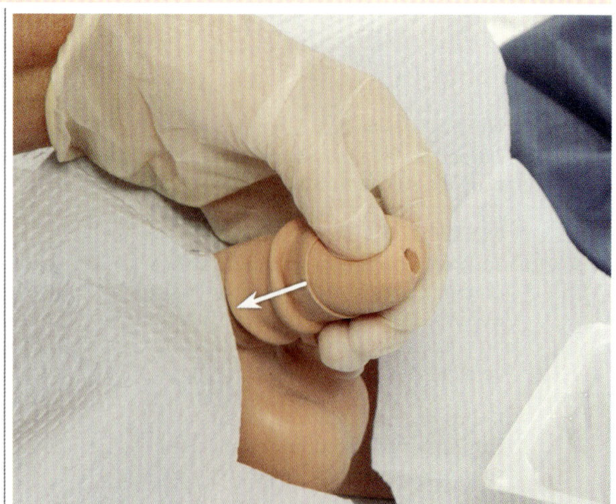

Étapes	Justifications	
d) Nettoyer le méat urinaire puis continuer de nettoyer dans un mouvement circulaire vers la base du gland. Jeter le tampon sans perdre de vue la région désinfectée, et sans toucher aux articles stériles. **Faire trois fois** ce mouvement en changeant de tampon ou de bâtonnet.	On nettoie de la zone la moins contaminée vers la zone la plus contaminée. On s'assure de **bien nettoyer le méat urinaire**.	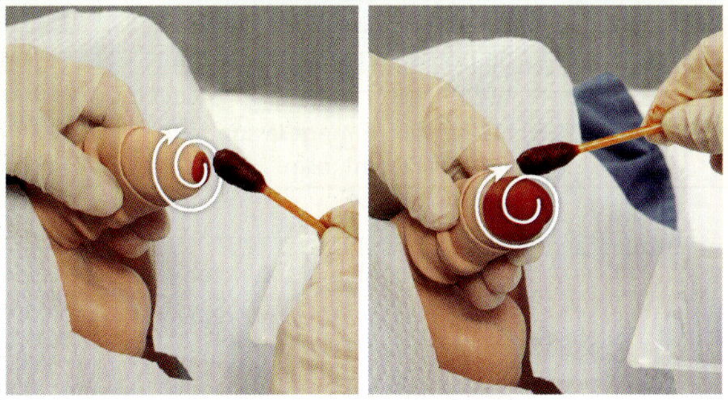

ALERTE!

Si on lâche accidentellement le prépuce ou le pénis avant l'insertion de la sonde, il faut recommencer la désinfection.

Le méat urinaire doit rester le plus propre possible pour éviter l'introduction de microorganismes pathogènes dans la vessie.

9 Insertion de la sonde vésicale

9.1	**MÉTHODES A ET B** Avec la main dominante, saisir la sonde à 6 ou 8 cm de l'extrémité à insérer.	Saisir la sonde non loin de son extrémité facilite son insertion, à cause de sa relative rigidité.	
9.2	**MÉTHODES A ET B** Placer l'autre extrémité de la sonde vésicale dans le plateau.	Ainsi placée, l'extrémité distale de la sonde permet de recueillir de l'urine dans le plateau.	
9.3	**MÉTHODES A ET B** **Insérer la sonde vésicale.** a) Demander à la personne de prendre une inspiration profonde puis d'expirer lentement. b) À l'expiration, **introduire** doucement la sonde **jusqu'à ce que de l'urine s'écoule**. **MÉTHODE A** c) Continuer d'insérer la sonde de **5 cm supplémentaires**, sans forcer.	La respiration favorise la détente et constitue un moyen de diversion qui diminue le malaise au moment de l'insertion de la sonde. La présence d'urine indique que l'extrémité de **la sonde a atteint la vessie**. L'ajout d'une longueur d'insertion assure que l'extrémité de la sonde franchit le col de la vessie et que **le ballonnet pénètre bien dans la vessie**.	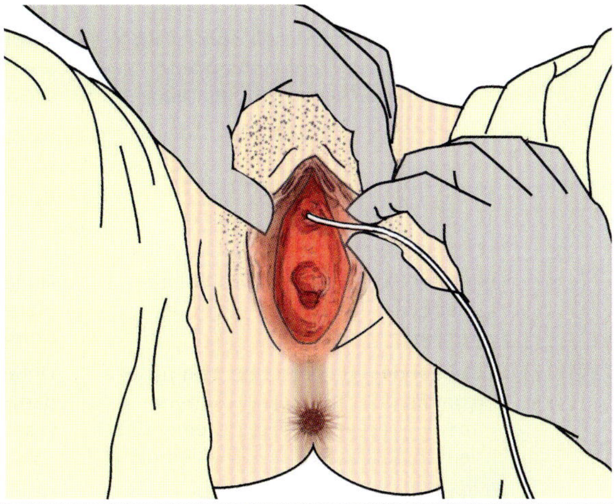
	a) Avec la main non dominante, saisir le pénis, le placer perpendiculairement au corps et le tirer légèrement.	Ce mouvement étire et redresse le canal urétral, pour une insertion plus facile de la sonde vésicale.	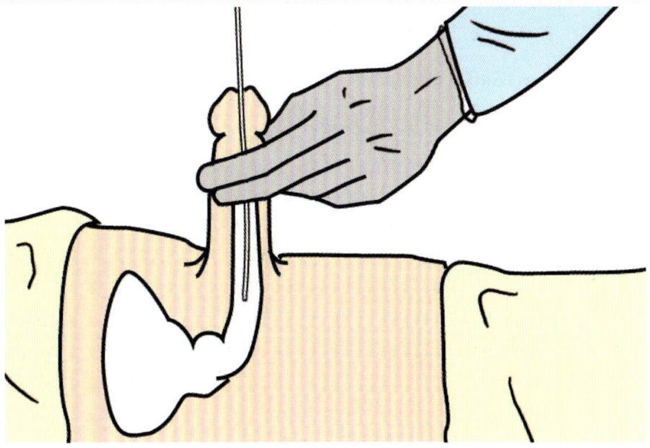

Étapes	Justifications	
b) Demander à la personne de pousser comme si elle allait uriner.	L'effort pour uriner fait se relâcher le sphincter urétral.	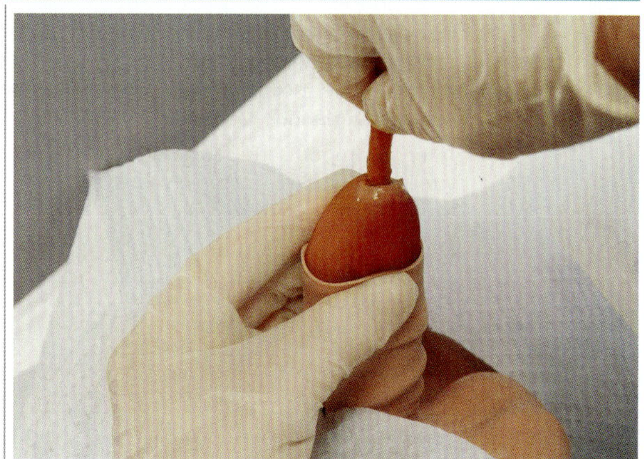
c) Insérer doucement la sonde sur 10 à 20 cm jusqu'à sentir une résistance.	Il y a une résistance normale lorsque la sonde pénètre dans le canal prostatique.	
d) Sans forcer, appuyer fermement la sonde contre le sphincter. Attendre quelques secondes pour permettre au sphincter de se relâcher.	Pousser fermement fait s'ouvrir le sphincter et permet donc à la sonde de pénétrer dans la vessie. En cas de résistance, ne pas forcer.	
e) Abaisser le pénis selon un angle de 60° et continuer **d'introduire** la sonde **jusqu'à ce que de l'urine s'écoule**.	L'urètre est long chez l'homme. En abaissant le pénis, on permet à la sonde de glisser plus facilement le long de la muqueuse urétrale. La présence d'urine indique que **l'extrémité de la sonde a atteint la vessie**.	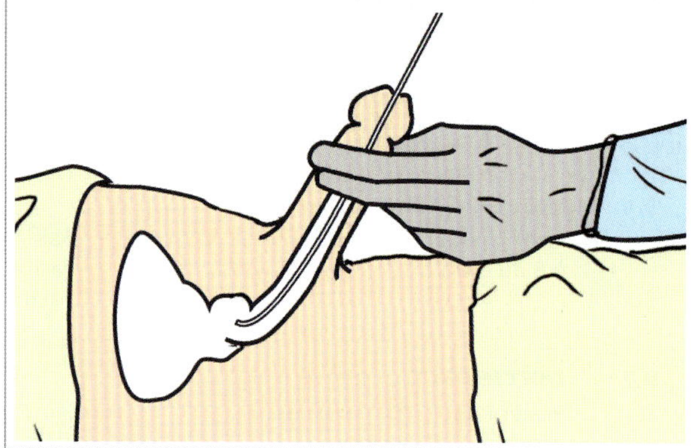
MÉTHODE A f) Continuer d'insérer la sonde de **5 cm supplémentaires**.	La longueur supplémentaire **assure que le ballonnet pénètre bien dans la vessie**.	
9.4 **MÉTHODES A ET B** Avec la main non dominante (contaminée), tenir la sonde **au niveau du Y** et, avec la main dominante, placer la sonde dans l'encoche du plateau.	L'introduction de la sonde à travers le sphincter de la vessie peut provoquer une contraction qui expulserait accidentellement la sonde. En tenant la sonde au niveau du Y, **on évite de contaminer la région du méat urinaire**.	
MÉTHODE B a) Laisser l'urine s'écouler complètement dans le récipient avant de retirer la sonde.	On laisse la vessie se vider complètement, sauf avis contraire du médecin ou ordonnance médicale particulière.	
b) Demander à la personne de pousser comme pour uriner, et simultanément, tirer la sonde délicatement et lentement jusqu'à sa sortie complète.	Le fait de pousser comme pour uriner décontracte le sphincter, ce qui diminue la sensation de brûlure durant le retrait.	
c) Tenir l'extrémité de la sonde à l'intérieur de la main dominante et enrouler la sonde autour de la main.	On prévient la contamination de l'environnement par les liquides biologiques.	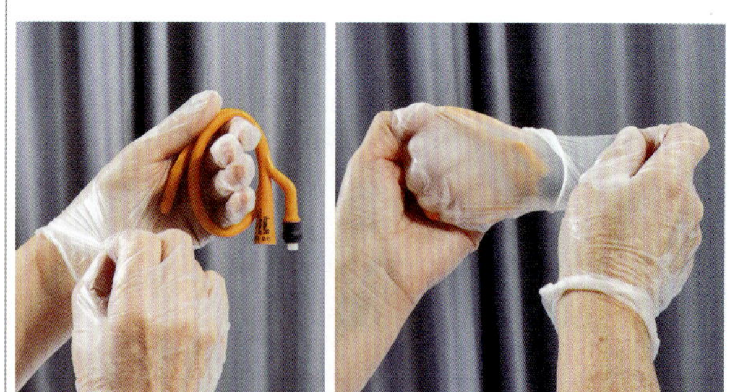
d) Saisir la manchette du gant de la main dominante avec la main non dominante. Retourner le gant de la main dominante en y emprisonnant la sonde vésicale et continuer selon la procédure apprise (voir la procédure 4-2-2, p. 137).		

Étapes	Justifications	
9.5 MÉTHODE A Avec la main non dominante, tenir la valve de gonflement du ballonnet **sans tirer sur la sonde**. Avec la main dominante, ajointer la seringue à la valve et injecter lentement le volume d'eau stérile recommandé tout en observant la réaction de la personne.	Si la sonde se déplaçait, **le ballonnet pourrait se retrouver dans l'urètre** et s'y gonfler. Le gonflement du ballonnet permet d'« ancrer » la sonde dans la vessie. Le gonflement du ballonnet dans l'urètre provoquerait une douleur intense.	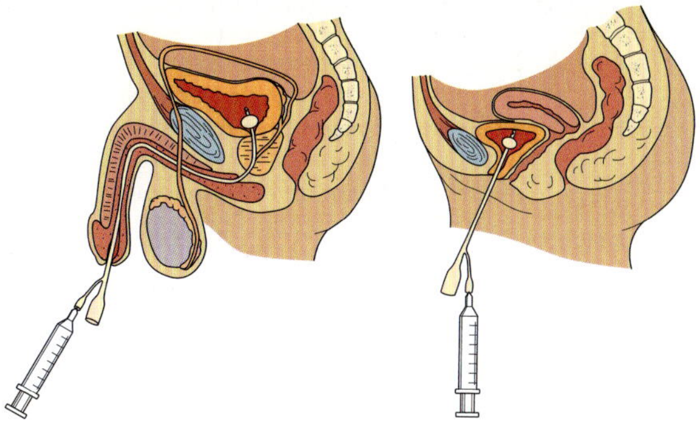
ALERTE! *Si la personne ressent de la douleur lors du gonflement du ballonnet, il faut aspirer complètement la solution contenue dans le ballonnet, insérer la sonde plus profondément puis gonfler à nouveau le ballonnet.*	La douleur indique que le gonflement du ballonnet se fait dans l'urètre. Il faut dégonfler rapidement le ballonnet pour prévenir un traumatisme de l'urètre.	
9.6 MÉTHODE A Avec la main non dominante, tirer délicatement la sonde jusqu'à sentir une résistance.	On s'assure que la sonde est bien placée dans le trigone de la vessie.	
9.7 MÉTHODE A Repousser la sonde de 1 cm environ.	Cette manœuvre permet de réduire la pression sur le col de la vessie.	
ALERTE! *Chez l'homme, il est important de **replacer le prépuce sur le gland**.*	Le collet préputial peut **étrangler le gland** et **provoquer un œdème important ainsi que de la douleur**.	
9.8 MÉTHODE A Retirer le bouchon protecteur à l'extrémité de la tubulure de drainage et relier celle-ci à l'extrémité de la sonde vésicale.	On installe le système de drainage en circuit fermé.	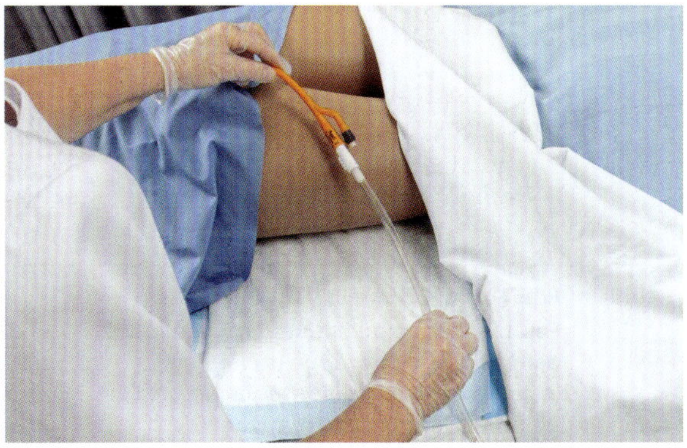
9.9 MÉTHODE A Déchirer et retirer le champ troué.	On retire le champ emprisonné entre la personne et la sonde.	
9.10 MÉTHODES A ET B Retirer les gants souillés en les retournant l'un dans l'autre, puis les jeter dans le sac à rebuts.	On évite de souiller l'environnement avec les liquides biologiques.	

10 Fixation du système de drainage pour la sonde à demeure

10.1 MÉTHODES A ET B Mettre des gants propres.	On évite que les mains viennent en contact avec les liquides biologiques.	

Étapes	Justifications	
10.2 MÉTHODE A Fixer la sonde comme suit: Sans exercer de traction, fixer la sonde **à l'intérieur de la cuisse** à l'aide d'un dispositif commercial ou d'un ruban adhésif hypoallergénique, en laissant de l'aisance pour un mouvement d'abduction et de flexion de la hanche.	En fixant adéquatement la sonde, on réduit le risque de traction accidentelle sur l'urètre et le col de la vessie, pouvant causer des lésions tissulaires.	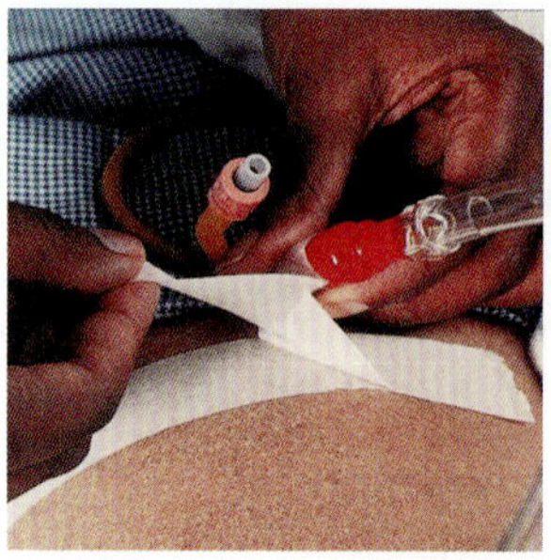 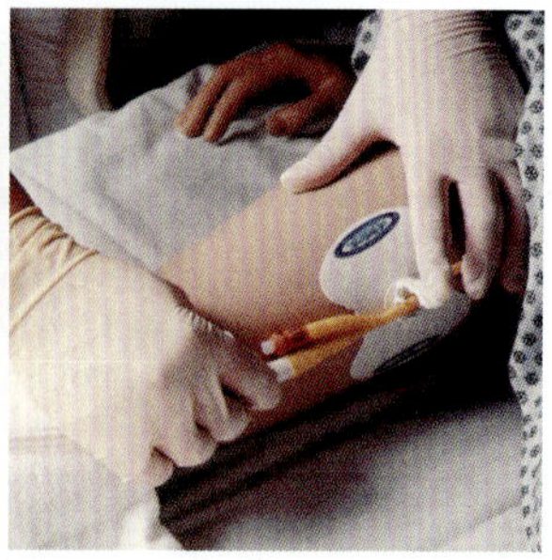
Sans exercer de traction, fixer la sonde **sur la partie supérieure de la cuisse** à l'aide d'un dispositif commercial ou d'un ruban adhésif hypoallergénique, en laissant de l'aisance pour un mouvement d'abduction et de flexion de la hanche.	En fixant adéquatement la sonde, on diminue le risque de traction accidentelle sur l'urètre, à la jonction du pénis et du scrotum, pouvant causer des lésions tissulaires.	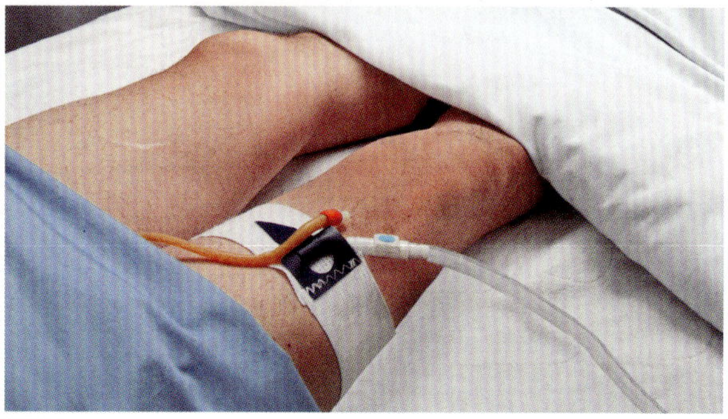
10.3 MÉTHODE A Fixer la tubulure au drap ou à l'alaise avec la pince située sur la tubulure. Bien placer la tubulure sur le lit puis verticalement pour que l'urine descende bien jusqu'au sac collecteur d'urine.	On maximise le drainage en respectant le principe de gravité.	
10.4 MÉTHODE A Vérifier que le tube de vidange est bien fermé et son extrémité insérée dans l'étui protecteur.	On prévient la fuite d'urine et l'entrée de microorganismes par le tube de vidange.	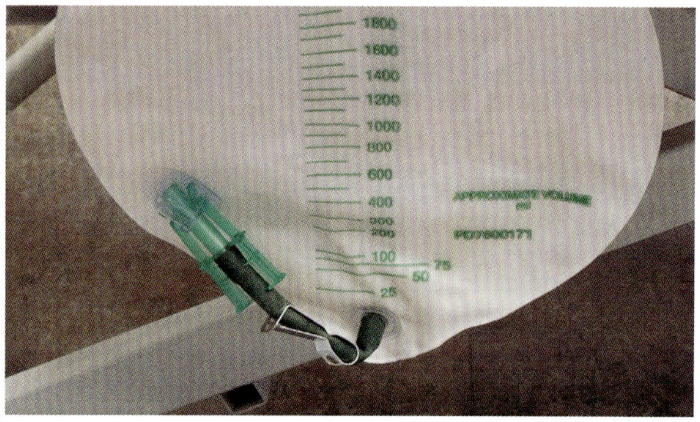
10.5 MÉTHODES A ET B Faire le dosage de l'urine recueillie dans le récipient gradué utilisé pour le cathétérisme, mémoriser la mesure, puis jeter l'urine dans la cuvette des toilettes.	On doit mémoriser la mesure, car elle sera inscrite sur la feuille du bilan des ingesta et des excreta uniquement après le lavage des mains.	
10.6 MÉTHODES A ET B Jeter le matériel utilisé dans le sac à rebuts, retirer les gants en les retournant l'un dans l'autre, puis les jeter dans le sac à rebuts.	On dispose du matériel ayant été en contact avec les liquides biologiques et on prévient la contamination de l'environnement.	
10.7 MÉTHODES A ET B Se laver les mains (voir la procédure 4-1-1, p. 120).		
10.8 MÉTHODES A ET B Noter la quantité d'urine recueillie sur la feuille du bilan des ingesta et des excreta.	L'inscription permet d'établir le bilan hydrique.	

Étapes	Justifications
Ne pas oublier les précautions et les interventions s'appliquant **après** l'installation d'une sonde vésicale. Ne pas oublier les étapes postexécutoires décrites dans la procédure 1-2.	

PROCÉDURE 13-2-2

VIDANGER L'URINE D'UN SAC COLLECTEUR

Sommaire de la procédure

1. Préparation du matériel
2. Vidange du sac et collecte de l'urine
3. Mesure du volume d'urine
4. Nettoyage et rangement

Étapes		Justifications	
1	**Préparation du matériel**		
1.1	Mettre des gants propres.	Les gants protègent d'un contact direct avec l'urine ou avec tout élément ayant été en contact avec l'urine de la personne.	
1.2	Placer une serviette en papier sur le sol, sous le sac d'urine. Déposer dessus le récipient gradué portant le nom de la personne.	La serviette de papier isole le récipient du sol, ce qui permet de maintenir un certain niveau de propreté pour la manipulation et le rangement du récipient.	
2	**Vidange du sac et collecte de l'urine**		
2.1	Sortir le tube de vidange de sa pochette protectrice ou repérer l'orifice de drainage.		
2.2	Placer le tube de vidange ou l'orifice de drainage au-dessus durécipient gradué, **sans qu'il y ait contact entre les deux**.	**On ne doit pas contaminer le tube de vidange**, qui pourrait être responsable d'une contamination par voie ascendante.	
2.3	Ouvrir la pince du tube de vidange ou utiliser le mécanisme d'ouverture de l'orifice de drainage selon les recommandations du fabricant. Laisser l'urine couler dans le récipient gradué jusqu'à la vidange complète du sac collecteur.	On ouvre la voie de drainage pour vider le sac collecteur.	
2.4	Fermer la pince et replacer le tube de vidange dans sa pochette ou refermer le mécanisme d'ouverture de l'orifice de drainage selon les recommandations du fabricant.	On referme le sac de façon étanche jusqu'à la prochaine vidange.	
2.5	Replacer le sac collecteur en respectant le principe de gravité et en tenant compte des normes de prévention des infections. • Le sac ne doit pas toucher le sol. • La tubulure de drainage doit être en ligne droite avec le sac collecteur.	On doit respecter le principe de gravité pour que l'urine s'écoule facilement. L'urine qui stagne dans la tubulure de drainage constitue un milieu propice pour le développement de microorganismes pathogènes. Si elle retourne dans la vessie, elle peut être responsable d'une infection urinaire.	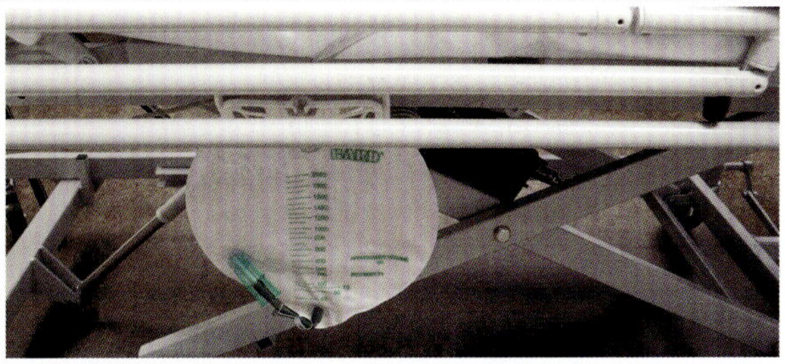

Étapes		Justifications	
3	**Mesure du volume d'urine**		
3.1	Lire la mesure du volume d'urine recueilli sur le récipient gradué, et la mémoriser pour l'inscrire sur la feuille du bilan des ingesta et des excreta après le lavage des mains.		
3.2	Observer les caractéristiques de l'urine.	Les caractéristiques de l'urine donnent des informations sur l'évolution de l'état de la personne et sur la réponse au traitement.	
4	**Nettoyage et rangement**		
4.1	Jeter l'urine dans la cuvette des toilettes, rincer le récipient à l'eau tiède et jeter l'eau de rinçage dans la cuvette des toilettes.	On procède avec propreté à l'élimination des liquides biologiques.	
4.2	Ranger le contenant à sa place, en mettant le nom de la personne en évidence.	On favorise l'accès au récipient pour les prochaines utilisations.	
4.3	Chiffonner la serviette en papier et la garder à l'intérieur d'un gant. Retirer les gants en les retournant l'un dans l'autre, puis les jeter dans le sac à rebuts.	Le retrait des gants avec emprisonnement des articles ayant été en contact avec les liquides biologiques permet de prévenir la propagation des microorganismes dans l'environnement.	
4.4	Se laver les mains (voir la procédure 4-1-1, p. 120).	Cette pratique de base permet de prévenir la propagation des microorganismes pathogènes dans l'environnement.	
4.5	Noter la quantité d'urine recueillie sur la feuille du bilan des ingesta et des excreta.	L'inscription permet d'établir le bilan hydrique.	

Ne pas oublier les précautions et les interventions s'appliquant après l'installation d'une sonde vésicale.

Ne pas oublier les étapes postexécutoires décrites dans la procédure 1-2.

Avez-vous vérifié si le système de drainage est bien étanche à la jonction de la sonde vésicale et de la tubulure de drainage ?

RÉDACTION DES NOTES D'ÉVOLUTION

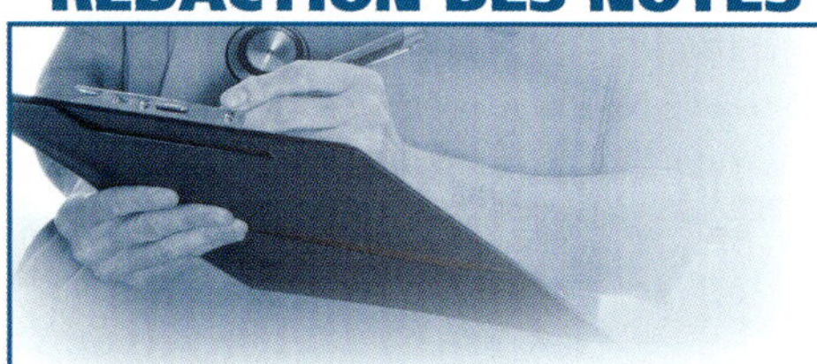

Dossier de Mme Saint-Cyr

2011-07-12 **18:30** Aucune miction depuis 8 heures post-op. Présence d'un globe vésical de 820 mL détecté par Bladder Scan. Installation d'une sonde vésicale à demeure, calibre 14, ballonnet gonflé avec 10 mL d'eau stérile. Retour de 950 mL d'urine claire. Éprouve sensation de brûlure au moment de l'insertion de la sonde, se dit soulagée de la sensation de plénitude de la vessie. Bonne collaboration pendant la procédure. ______________ Marie-Claire Lampron-Dion, étudiante inf.

MÉTHODE DE SOINS **13-3**

42 ÉLIMINATION URINAIRE

Irrigation vésicale continue ou intermittente, en circuit fermé ou ouvert

Cette méthode de soins explique les procédures à suivre pour faire une irrigation vésicale continue en circuit fermé, avec une sonde à trois voies (perfusion continue) (page 706). Elle explique également comment faire une irrigation intermittente avec une sonde à deux voies, au moyen d'une seringue, en circuit fermé (page 709) ou en circuit ouvert (page 713).

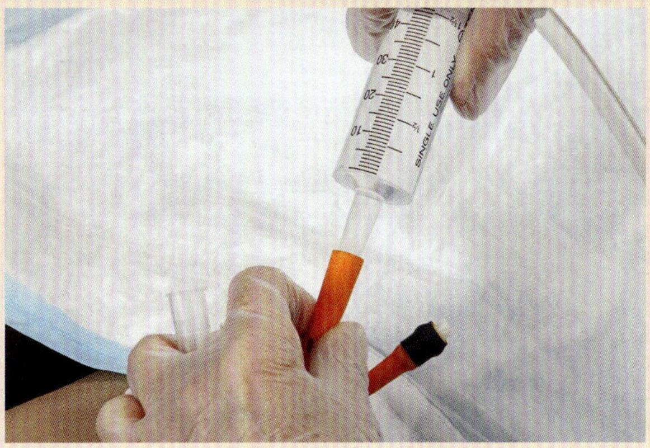

DÉFINITION

Méthode de soins consistant à introduire dans la vessie de façon aseptique une solution stérile au moyen d'une sonde vésicale à deux ou trois voies déjà en place.

CONTEXTE D'EXÉCUTION

BUTS

Pour l'irrigation de la sonde vésicale

- Assurer la bonne circulation de l'urine dans la sonde vésicale, en cas de risque d'obstruction.
- Favoriser l'élimination de caillots, de débris tissulaires et de mucosités susceptibles de boucher la sonde vésicale.

Pour l'irrigation de la vessie

- Traiter localement la paroi vésicale à l'aide d'un antibiotique, d'un agent de chimiothérapie ou d'un autre produit.
- Nettoyer la vessie avec une solution antiseptique.

MATÉRIEL ET ÉQUIPEMENT

ARTICLES ESSENTIELS

Articles de base

- Sac à rebuts en plastique (1)
- Ruban adhésif (2)
- Gants propres (3)
- Piqué plastifié jetable (4)
- Pince hémostatique (5)
- Tampons d'alcool à 70 % (6)

Vidange du sac collecteur

- Gants propres (3)
- Récipient gradué, portant le nom de la personne (7)
- Serviette en papier
- Feuille de bilan des ingesta et des excreta (8)

Irrigation en circuit fermé

Irrigation continue (perfusion) (par la voie d'irrigation d'une sonde à trois voies)

- Tige à perfusion (9)
- Deux sacs de solution d'irrigation prescrite de 2000 mL (NaCl 0,9 % *ou* autre solution stérile) (10)
- Tubulure d'irrigation double (11)
- Étiquettes d'identification pour chaque sac de solution d'irrigation (12) et pour la tubulure (13)

Irrigation intermittente avec seringue (par une sonde à deux voies ou par la tubulure de drainage d'une sonde à deux voies)

- Plateau d'irrigation vésicale (14) *ou* récipient stérile (15)
- Solution d'irrigation prescrite (NaCl 0,9 % *ou* autre solution stérile) (16)

Avec site de prélèvement et d'irrigation fileté sur la tubulure de drainage :

- Seringue de 60 mL avec embout *Luer Lock* (17)

Avec site de prélèvement et d'irrigation muni d'une membrane sur la tubulure de drainage :

- Seringue de 60 mL avec embout *Luer Lock* (17)
- Aiguille 20G de 2,5 cm (1 pouce) (18)
- Contenant rigide biorisque (19)

Irrigation en circuit ouvert

Irrigation intermittente avec seringue (par la voie de drainage d'une sonde à deux voies)

- Plateau d'irrigation vésicale (14)
  - Seringue stérile de 50 mL ou plus avec embout d'irrigation
  - Récipient stérile pour la solution d'irrigation
  - Récipient stérile pour le liquide de retour
- Solution d'irrigation prescrite (NaCl 0,9 % *ou* autre solution stérile) (16)
- Capuchon protecteur stérile pour protéger l'embout de la tubulure de drainage (20)
- Gants stériles (21)

Articles de base	Irrigation en circuit fermé		Irrigation en circuit ouvert
		Sans site de prélèvement et d'irrigation sur la tubulure de drainage : • Seringue de 60 mL avec embout *Luer Lock* 17 • Aiguille 20G de 2,5 cm (1 pouce) 18 • Contenant rigide biorisque 19	

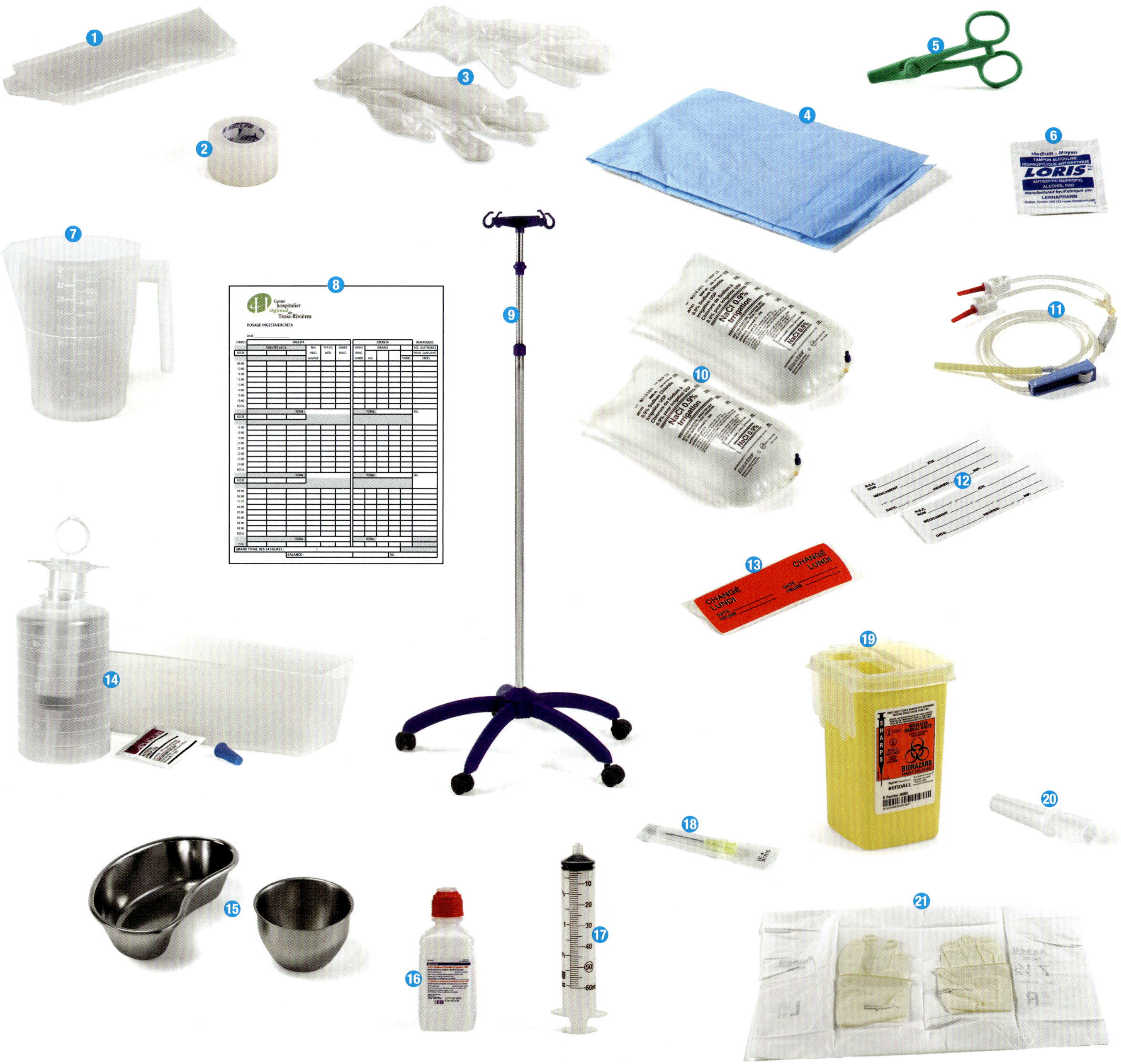

PRÉCAUTIONS ET INTERVENTIONS avant une irrigation vésicale

1. ÉVALUATION

- Examiner les résultats des irrigations précédentes *afin de connaître l'évolution clinique de la personne*.
- Examiner le bilan des ingesta et des excreta *afin de vérifier l'équilibre hydrique de la personne*.
- Palper la région suspubienne *afin de déterminer s'il y a un globe vésical*. Utiliser au besoin un appareil à ultrasons (ex.: Bladder Scan).

2. INTERVENTIONS

- Vérifier, au dossier de la personne, l'ordonnance médicale devant figurer au dossier, *car l'irrigation vésicale se pratique sur prescription du médecin*.
- S'assurer que la solution d'irrigation est à la température ambiante et la chauffer au besoin *afin de prévenir les spasmes vésicaux*.
- Vérifier le type, la concentration et la quantité de solution stérile à utiliser *afin de respecter le but visé par l'intervention*.
- Vérifier, dans le cas d'une irrigation continue, le débit de perfusion *afin de prévenir les complications, en particulier dans le cas d'une chirurgie des voies urinaires*.
- Vérifier le type de sonde en place, *car le choix du matériel varie selon que la sonde a deux voies ou trois voies*.
- Vérifier dans le plan thérapeutique infirmier (PTI) les directives infirmières concernant un problème d'élimination urinaire *afin d'appliquer les interventions correspondantes*.

PRÉCAUTIONS ET INTERVENTIONS après une irrigation vésicale

1. ÉVALUATION

- Évaluer tout écart par rapport à la norme en vérifiant régulièrement la qualité et la quantité des urines drainées *afin d'évaluer la réponse au traitement*.

2. INTERVENTIONS

- S'assurer que le débit et la quantité de solution d'irrigation continue sont suffisants *pour éviter le blocage de la sonde vésicale par des caillots*.
- Changer la tubulure d'un système d'irrigation continue toutes les 72 heures (AQESSS, 2010) *par mesure de prévention*.
- Toujours fermer la troisième voie d'une sonde vésicale, avec un bouchon stérile à usage unique, lorsqu'elle n'est pas utilisée. Changer le bouchon stérile après chaque utilisation *afin de prévenir l'entrée d'agents pathogènes*.

3. ENSEIGNEMENT

- En cas d'irrigation continue, expliquer à la personne les éléments à surveiller concernant le système d'irrigation et lui demander de signaler tout inconfort *afin d'appliquer les interventions appropriées, en cas de blocage de la sonde*.
- Informer la personne qu'elle doit maintenir son apport hydrique entre 1500 et 2000 mL par jour, à moins de contre-indications *afin de favoriser la diurèse et de prévenir l'occlusion de la sonde vésicale*.

4. NOTES AU DOSSIER

- Écrire dans les notes d'évolution toutes les informations concernant l'irrigation et la réponse au traitement *afin d'assurer la continuité des soins*.
  - Date et heure de l'irrigation
  - Type d'irrigation: circuit ouvert ou circuit fermé
  - Type et quantité de solution d'irrigation
  - Quantité de solution de retour et caractéristiques: aspect, couleur, odeur, présence de dépôts, etc.
  - Réactions et collaboration de la personne

- Noter sur la feuille du bilan des ingesta et des excreta la quantité de solution d'irrigation et de solution drainée *afin d'évaluer l'efficacité de l'irrigation et l'équilibre hydrique de la personne*.
- Inscrire au PTI – en modifiant celui-ci au besoin – les directives infirmières déterminées en fonction de l'évolution clinique de la personne et de l'efficacité des soins et des traitements, *afin d'assurer le suivi clinique*.

MISE EN SITUATION

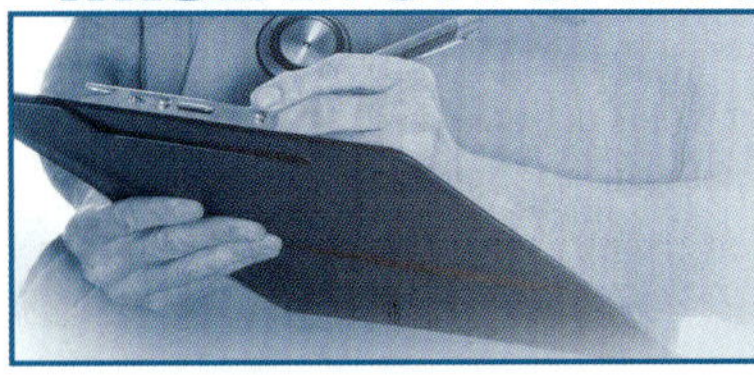

M. Rosenberg, âgé de 58 ans, a subi une prostatectomie radicale. Il porte une sonde vésicale de calibre 18. Lors de votre tournée horaire, vous avez constaté que le sac de drainage urinaire contient de l'urine rougeâtre avec des caillots sanguins. Vous avisez le médecin traitant.

Ordonnance médicale au dossier

- Irrigation vésicale avec NaCl 0,9 % en continu.

PROCÉDURE 13-3-1

FAIRE UNE IRRIGATION VÉSICALE *CONTINUE* EN CIRCUIT *FERMÉ* AVEC UNE SONDE À *TROIS VOIES* (PERFUSION CONTINUE)

Sommaire de la procédure

1. Organisation du matériel
2. Préparation de la perfusion d'irrigation
3. Vidange du sac collecteur
4. Désinfection de l'embout de la voie d'irrigation de la sonde vésicale (3e voie)
5. Retrait des deux bouchons protecteurs : voie d'irrigation de la sonde vésicale et tubulure d'irrigation
6. Raccordement de la tubulure d'irrigation à la voie d'irrigation de la sonde vésicale (3e voie)
7. Mise en marche de l'irrigation continue à trois voies

Avez-vous vérifié l'ordonnance médicale de M. Rosenberg concernant l'irrigation vésicale ?

Étapes		Justifications	

Ne pas oublier les étapes préalables décrites dans la procédure 1-1.
Ne pas oublier les précautions et les interventions s'appliquant avant une irrigation vésicale.

1 Organisation du matériel

	Étapes	Justifications	
1.1	Rassembler les articles nécessaires et les placer par ordre d'utilisation sur la table de travail.	Cette disposition favorise le rappel des étapes et facilite le déroulement de la procédure.	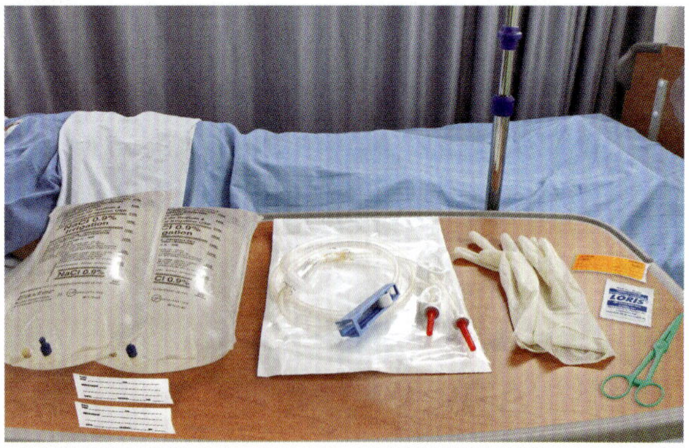
1.2	Abaisser la ridelle du lit et y fixer le sac à rebuts.		

2 Préparation de la perfusion d'irrigation

2.1 Vérifier le ou les sacs de solution d'irrigation : type de solution, volume, date de péremption.

2.2 Suspendre le ou les sacs de solution à la tige à perfusion.

Étapes	Justifications

2.3 Raccorder la tubulure d'irrigation aux sacs de perfusion (voir la procédure 16-1-1, p. 000):

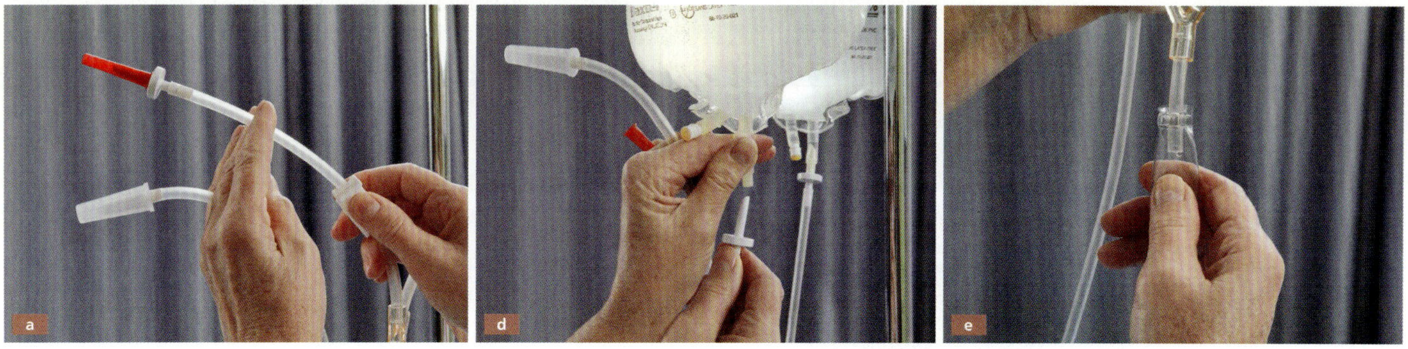

a) Glisser le presse-tube environ 10 cm sous la chambre compte-gouttes, et le fermer. Fermer les presse-tubes de la tubulure en Y.

b) Retirer le capuchon protecteur du site de perfusion des sacs.

c) Saisir chaque fiche perforante sous son épaulement, retirer son capuchon protecteur et insérer la fiche perforante dans le site de perfusion de chaque sac d'irrigation en en perçant la membrane dans un léger mouvement de rotation, tout en utilisant la technique ISAP (voir la procédure 7-10-1, p. 335).

d) Répéter les mêmes opérations avec l'autre fiche perforante et le deuxième sac de perfusion.

e) Comprimer la chambre compte-gouttes du perfuseur puis relâcher pour qu'elle se remplisse jusqu'à la ligne ou jusqu'à la moitié.

f) Faire le vide en faisant passer la solution dans la tubulure d'irrigation, et remettre le capuchon protecteur sur l'embout.

2.4 Coller les étiquettes d'identification : une sur chaque sac de solution et une sous la chambre compte-gouttes de la tubulure.

3 Vidange du sac collecteur

3.1	Mettre la première paire de gants propres.	Les mains ne doivent pas entrer en contact avec des liquides biologiques.	
3.2	Vider le sac collecteur dans le récipient gradué de la personne, après avoir placé dessous la serviette en papier (voir la procédure 13-2-2, p. 701). • Observer les caractéristiques de l'urine. • Lire la quantité d'urine recueillie et mémoriser la mesure pour pouvoir l'écrire sur la feuille du bilan des ingesta et des excreta une fois les gants retirés. • Jeter l'urine dans la cuvette des toilettes. • Rincer le récipient gradué et le remettre à sa place.	Un sac collecteur vide permet de mesurer la quantité d'urine drainée en soustrayant la quantité de solution d'irrigation perfusée. On pourra mesurer le débit urinaire de manière plus précise quand le système d'irrigation sera installé ou que l'irrigation sera terminée. L'examen des caractéristiques de l'urine fournit des informations de base pour une comparaison.	
3.3	Soulever le vêtement de la personne pour découvrir la sonde au point de jonction avec la tubulure de drainage.		
3.4	Vérifier les composantes du système de drainage : • sonde fixée à la cuisse, sans coude ni pliure ; • tubulure de drainage sans coude ni compression, placée dans l'alignement du sac collecteur ; • sac collecteur avec tube de vidange fermé.	On prévient la distension vésicale en s'assurant que rien n'entravera le drainage de la solution d'irrigation.	
3.5	Retirer les gants souillés en les retournant l'un dans l'autre (voir la procédure 4-2-2, p. 131), puis les jeter.	On prévient la propagation d'agents pathogènes dans l'environnement.	

Étapes		Justifications	
3.6	Noter la quantité d'urine recueillie sur la feuille du bilan des ingesta et des excreta.	L'inscription permet d'établir le bilan hydrique.	

4 Désinfection de l'embout de la voie d'irrigation de la sonde vésicale (3e voie)

Étapes		Justifications	
4.1	Approcher la tubulure d'irrigation du point de jonction de la sonde et de la tubulure de drainage. Vérifier que le bouchon peut s'enlever assez facilement.	On prépare les tubes pour la manœuvre de raccordement.	
4.2	Enfiler la deuxième paire de gants propres (voir la procédure 4-2-1, p. 128).		
4.3	Placer un piqué plastifié jetable au besoin sous le point de jonction de la sonde et de la tubulure de drainage.	On protège la literie en cas de fuite d'urine au moment du raccordement de la tubulure d'irrigation.	
4.4	Avec la main non dominante, saisir l'extrémité de la voie d'irrigation de la sonde vésicale (3e voie) et désinfecter avec soin la jonction du bouchon et de la voie d'irrigation avec un tampon d'alcool à 70 %. Laisser sécher pendant 30 secondes.	L'extérieur et le bord (épaisseur) de cette 3e voie étant contaminés, il est primordial de les nettoyer avant de raccorder la tubulure d'irrigation stérile.	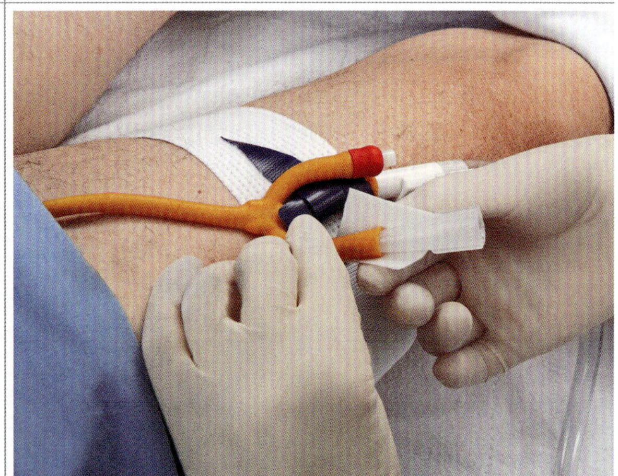
4.5	Maintenir l'extrémité de la voie d'irrigation de la sonde jusqu'à son raccordement avec la tubulure d'irrigation.	On maintient la sonde vésicale pour prévenir le contact avec une surface septique.	
4.6	Placer la pince hémostatique en plastique sur la branche du Y correspondant à la voie d'irrigation de la sonde vésicale.	On prévient l'écoulement de l'urine au cours des manipulations sans abîmer la voie du ballonnet.	

5 Retrait des deux bouchons protecteurs : voie d'irrigation de la sonde vésicale et tubulure d'irrigation

Étapes		Justifications	
5.1	**Avec la main dominante**, retirer le bouchon protecteur de la **voie d'irrigation (3e voie)** de la sonde et le laisser tomber.	On débouche la voie d'irrigation (3e voie) pour pouvoir y insérer la tubulure d'irrigation.	
5.2	Maintenir l'**extrémité désinfectée** de la voie d'irrigation **pointée vers le haut**, la placer **entre l'index et le majeur de la main non dominante** et l'y coincer jusqu'au moment d'y introduire l'embout de la tubulure d'irrigation.	En la coinçant entre les doigts et en la gardant bien en vue, on fait en sorte de **garder la voie d'irrigation désinfectée jusqu'à l'insertion de l'embout de la tubulure d'irrigation**. Le pouce et l'index de la main non dominante sont disponibles pour le prochain mouvement.	
5.3	Saisir la tubulure d'irrigation avec la main dominante et retirer son capuchon protecteur avec le pouce et l'index de la main non dominante, puis le laisser tomber.	Une asepsie rigoureuse prévient l'introduction de microorganismes pathogènes dans les voies urinaires, par ce site d'entrée.	

Étapes		Justifications	
6	**Raccordement de la tubulure d'irrigation à la voie d'irrigation de la sonde vésicale (3e voie)**		
6.1	En respectant les principes d'asepsie, insérer l'embout de la tubulure d'irrigation dans la voie d'irrigation (3e voie).		
6.2	Ramasser les emballages et les bouchons, et tout en les emprisonnant dans une main, retirer les gants souillés en les retournant l'un dans l'autre, puis jeter le tout.	L'élimination des déchets réduit la propagation de microorganismes pathogènes.	
6.3	Retirer la pince hémostatique sur la sonde urinaire.	On ouvre à la fois la voie d'irrigation et la voie de drainage.	
7	**Mise en marche de l'irrigation continue à trois voies**		
7.1	Ouvrir le presse-tube et régler le débit de la solution d'irrigation vésicale selon l'ordonnance médicale.	La solution d'irrigation, dont le débit est souvent réglé entre 40 et 60 gouttes/min, s'écoule dans la vessie sans interruption.	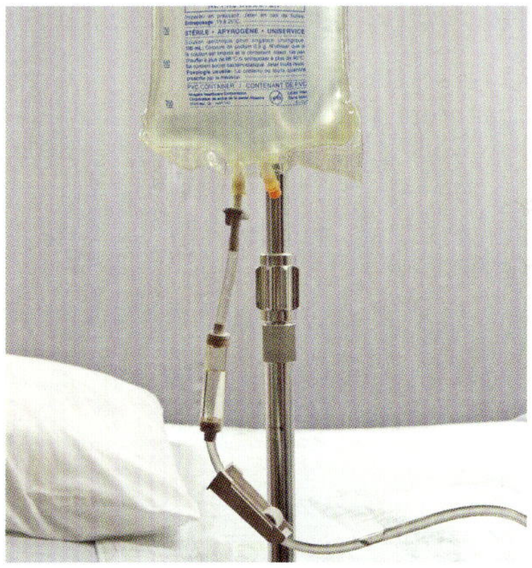
7.2	S'assurer que le système de drainage urinaire n'est pas bouché et qu'il est placé de manière à favoriser le drainage par gravité.	Il est important que la solution d'irrigation qui perfuse de façon continue puisse s'écouler sans entrave, sinon on risquerait d'avoir une accumulation de liquide dans la vessie.	

Remarque

L'installation de cette perfusion sur une sonde à trois voies est utilisée pour une irrigation continue. Le cas échéant, elle pourrait également servir à une irrigation intermittente par perfusion. On ouvrirait alors la pince de débit pendant la période nécessaire pour obtenir un retour d'urine claire. Dans un tel cas, il faut porter une attention particulière à la durée de conservation de la solution, qui est de 24 heures une fois que le sac est ouvert.

Ne pas oublier les précautions et les interventions s'appliquant après une irrigation vésicale.

Ne pas oublier les étapes postexécutoires décrites dans la procédure 1-2.

PROCÉDURE 13-3-2

FAIRE UNE IRRIGATION VÉSICALE *INTERMITTENTE* EN CIRCUIT *FERMÉ* AVEC UNE SONDE À *DEUX VOIES* AU MOYEN D'UNE *SERINGUE*

Sommaire de la procédure

1. Organisation du matériel
2. Fermeture de la tubulure de drainage
3. Désinfection du point d'irrigation
4. Raccordement de la seringue au point d'irrigation
5. Irrigation
6. Vérification du système de drainage
7. Rangement du matériel utilisé

Étapes	Justifications	

Ne pas oublier les étapes préalables décrites dans la procédure 1-1.
Ne pas oublier les précautions et les interventions s'appliquant avant une irrigation vésicale.

1 Organisation du matériel

1.1 Vérifier si la tubulure de drainage comporte un site de prélèvement et d'irrigation, près de l'embout de raccordement à la sonde. En l'absence de site de prélèvement et d'irrigation ou si le site est muni d'une membrane, prévoir une aiguille 20G de 2,5 cm (1 pouce).	En reconnaissant rapidement le type de tubulure, on peut préparer le matériel approprié et prévoir les étapes précises à exécuter.	

Remarque

Que la tubulure de drainage soit munie ou non d'un site de prélèvement et d'irrigation, la procédure pour l'irrigation est la même, sauf pour l'accès au point d'irrigation que nous présentons ci-dessous selon deux méthodes.

1.2 Rassembler les articles nécessaires et les placer par ordre d'utilisation sur la table de travail.	Cette disposition favorise le rappel des étapes et facilite le déroulement de la procédure.	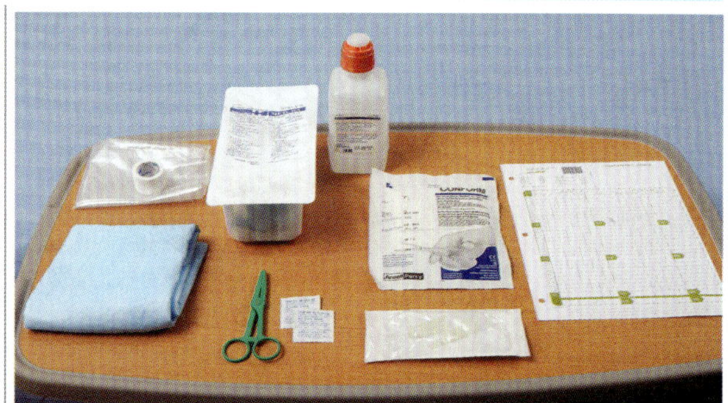
1.3 Préparer le matériel: a) Fixer le sac à rebuts à hauteur de la taille sur la ridelle abaissée, le lit ou la table de travail. b) Ouvrir le plateau d'irrigation stérile ou un bol stérile. c) Verser la solution stérile dans le récipient stérile. d) Aspirer dans la seringue la quantité de solution nécessaire pour l'irrigation.		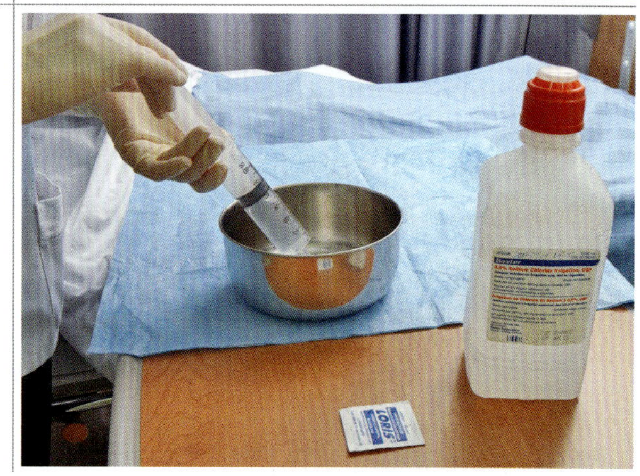

Remarque

On enlève la fixation de la sonde si elle nuit à la procédure.	On s'assure qu'on a suffisamment d'aisance pour travailler.	
1.4 Mettre des gants propres.		

2 Fermeture de la tubulure de drainage

Clamper la tubulure de drainage avec la pince hémostatique. **2.1 MÉTHODE A** **Avec un site de prélèvement et d'irrigation** Clamper sous le site de prélèvement et d'irrigation.	La fermeture de la tubulure de drainage permet à la solution de se diriger d'abord vers la vessie et non pas directement dans le sac collecteur.	

Étapes	Justifications

2.1 MÉTHODE B
En l'absence de site de prélèvement et d'irrigation

Clamper sous la jonction sonde-tubulure de drainage.

3 Désinfection du point d'irrigation

Ouvrir le tampon d'alcool à 70 % et désinfecter l'endroit où se fera l'irrigation. Laisser sécher 30 secondes.

Justifications : Le point d'irrigation est une voie d'entrée qui pourrait être responsable de l'introduction d'un agent pathogène.

Un délai de 30 secondes est nécessaire pour que l'alcool produise son effet aseptisant.

3.1 MÉTHODE A
Désinfecter le site de prélèvement et d'irrigation.

3.1 MÉTHODE B
Désinfecter au-dessus de la jonction sonde-tubulure de drainage.

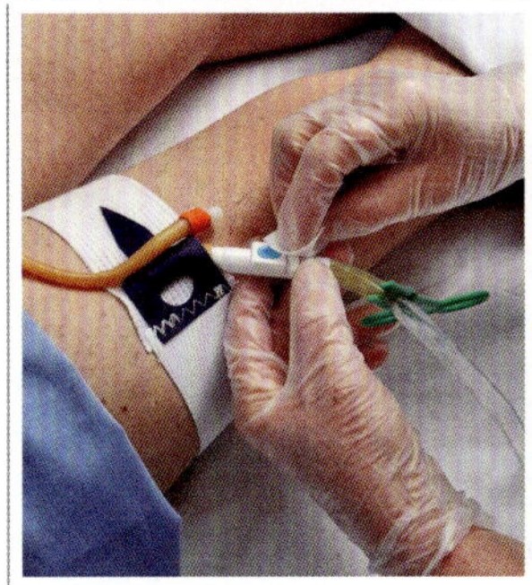

Méthode A
Avec site d'irrigation

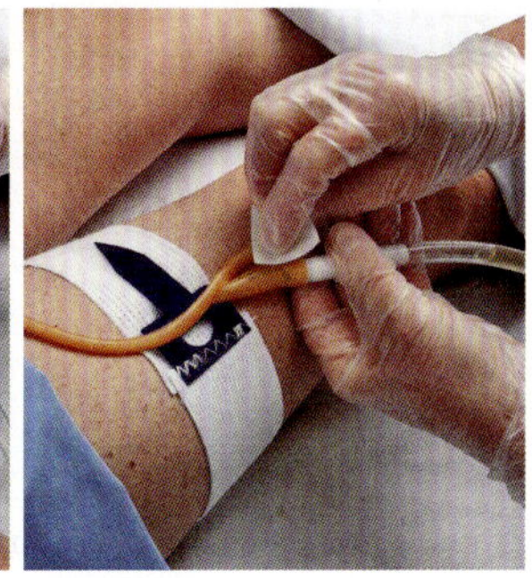

Méthode B
Sans site d'irrigation

4 Raccordement de la seringue au point d'irrigation

En respectant les principes d'asepsie, raccorder la seringue sans aiguille ou avec aiguille, selon la méthode utilisée.

Justifications : On prévient l'introduction de microorganismes pathogènes dans le circuit de drainage urinaire.

4.1 MÉTHODE A
Insérer l'embout *Luer Lock* de la seringue dans le site de prélèvement et d'irrigation fileté en exerçant une certaine pression, et visser.

ou

Placer l'aiguille au bout de la seringue et l'insérer dans le site de prélèvement et d'irrigation muni d'une membrane.

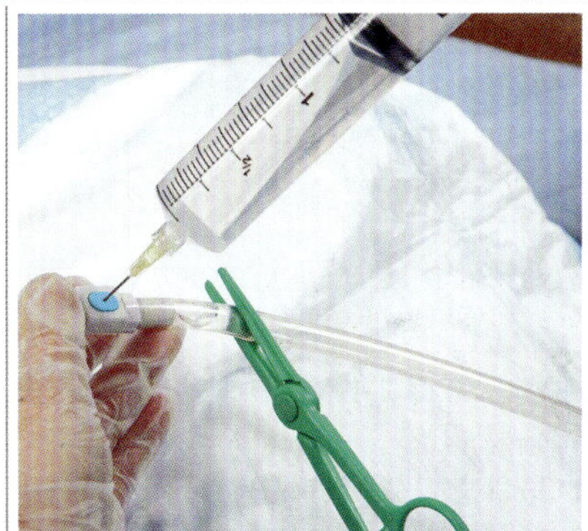

Méthode A
Avec site d'irrigation

4.1 MÉTHODE B
- Placer l'aiguille au bout de la seringue.
- Insérer l'aiguille, pointée vers la vessie, selon un angle de 30° à 45°, dans la sonde juste au-dessus de la jonction sonde-tubulure de drainage.

Justifications : L'angle d'insertion favorise l'autoblocage de la sonde. Le site d'injection étant situé juste au-dessus de la jonction sonde-tubulure, on prévient l'injection de la solution dans la voie de gonflement du ballonnet.

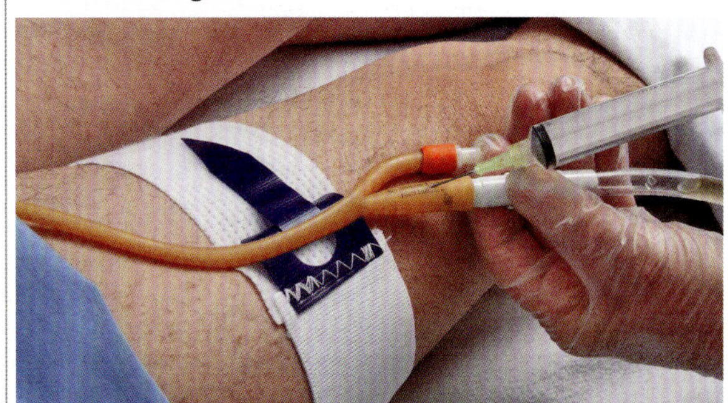

Méthode B
Sans site d'irrigation

5 Irrigation

5.1 Injecter la solution prescrite lentement et de façon continue.

Répéter le mouvement si la quantité à irriguer est supérieure à la capacité de la seringue.

Justifications : Une injection lente et continue évite les spasmes vésicaux et les traumatismes de la muqueuse vésicale.

Étapes		Justifications
5.2	Retirer la seringue et la jeter dans un sac à rebuts en plastique; ou retirer la seringue ainsi que l'aiguille et les jeter dans un contenant rigide biorisque.	On prévient la contamination de l'environnement, de même qu'une piqûre accidentelle avec une aiguille contaminée.
5.3	Enlever la pince hémostatique.	On ouvre la tubulure de drainage pour permettre à la solution de s'écouler dans le sac collecteur.

Situation particulière

Si la solution d'irrigation est un médicament, on retire la pince hémostatique après la durée requise selon l'ordonnance médicale et la recommandation de la pharmacie.	Le respect de la durée requise permet au médicament d'exercer l'effet thérapeutique désiré.

5.4	Laisser la solution d'irrigation s'écouler dans le sac collecteur. Observer les caractéristiques de la solution de retour et évaluer l'efficacité de l'irrigation vésicale.	La solution de retour est drainée par gravité.

6 Vérification du système de drainage

6.1	Vérifier le système de drainage urinaire: a) Remettre la fixation à la cuisse, s'il y a lieu. b) Faire courir la tubulure sur le lit et la fixer au drap. c) Aligner la tubulure de drainage avec le sac collecteur.	On vérifie le respect des conditions du drainage par gravité.	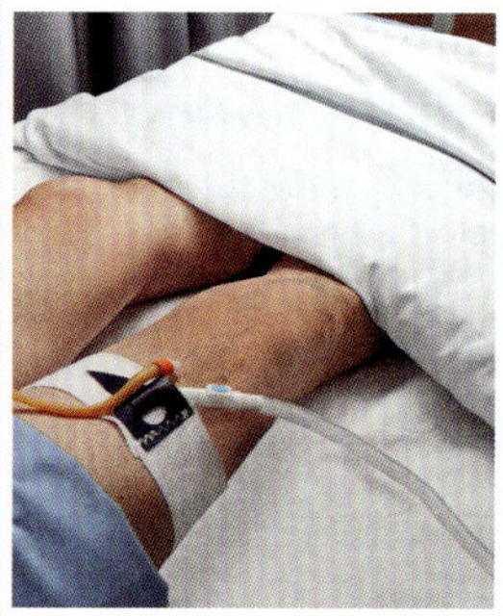 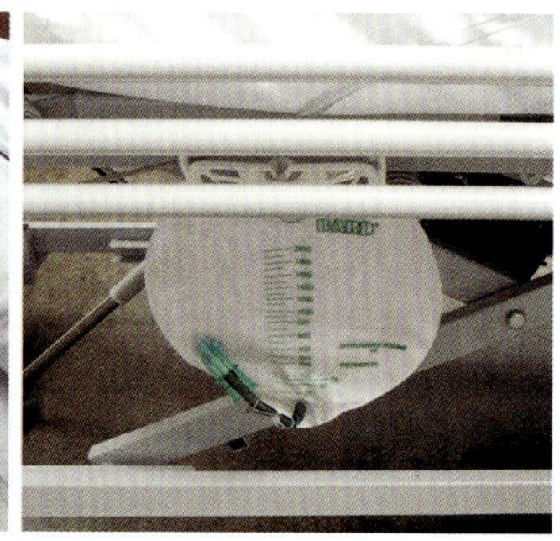

7 Rangement du matériel utilisé

7.1	Ranger le matériel utilisé de façon sécuritaire: a) Vider le reste de solution d'irrigation du récipient. b) Jeter le matériel dans un sac à rebuts en plastique. c) Retirer les gants souillés en les retournant l'un dans l'autre, puis les jeter dans le sac à rebuts.	On prévient la contamination de l'environnement par les liquides biologiques.

Ne pas oublier les précautions et les interventions s'appliquant après une irrigation vésicale.

Ne pas oublier les étapes postexécutoires décrites dans la procédure 1-2.

PROCÉDURE 13-3-3

FAIRE UNE IRRIGATION VÉSICALE *INTERMITTENTE* EN CIRCUIT *OUVERT* AVEC UNE SONDE À *DEUX VOIES* AU MOYEN D'UNE *SERINGUE*

Sommaire de la procédure

1. Mesures préliminaires
2. Préparation du champ de travail stérile
3. Désinfection de la jonction entre la sonde vésicale et la tubulure de drainage
4. Déconnexion de la sonde vésicale et de la tubulure de drainage
5. Maintien des deux extrémités stériles
6. Irrigation de la sonde vésicale avec la seringue
7. Remise en place du système de drainage

Étapes		Justifications	

Ne pas oublier les étapes préalables décrites dans la procédure 1-1.
Ne pas oublier les précautions et les interventions s'appliquant avant une irrigation vésicale.

1 Mesures préliminaires

	Étapes	Justifications	
1.1	Rassembler les articles nécessaires et les placer par ordre d'utilisation sur la table de travail. Fixer le sac à rebuts à hauteur de la taille.	Cette disposition favorise le rappel des étapes et facilite le déroulement de la procédure.	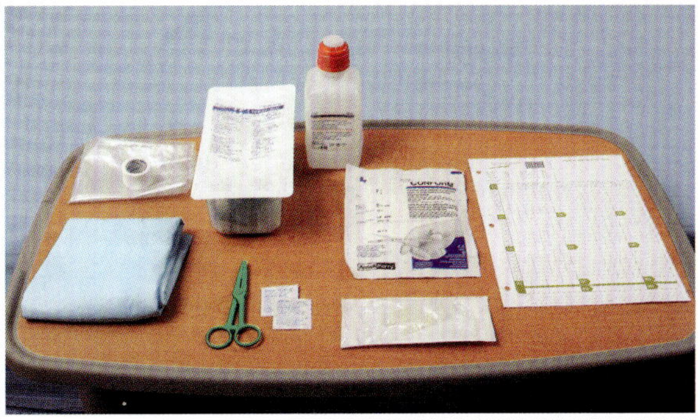
1.2	Demander à la personne de s'installer en position de décubitus dorsal, les jambes écartées, et l'aider à le faire au besoin.	Cette position permet de placer le matériel nécessaire à l'irrigation à proximité du site d'intervention.	
1.3	Préparer les composantes du système de drainage urinaire: a) Détacher la fixation de la sonde vésicale. b) Faire s'écouler dans le sac collecteur l'urine accumulée dans la tubulure de drainage. c) S'assurer que la tubulure de drainage est à plat et fixée au drap du lit.	 On libère la sonde pour les manipulations. On réduit au minimum le risque d'écoulement de l'urine. La tubulure ne doit pas gêner dans les manipulations, mais son extrémité doit rester accessible pour la fin de la procédure.	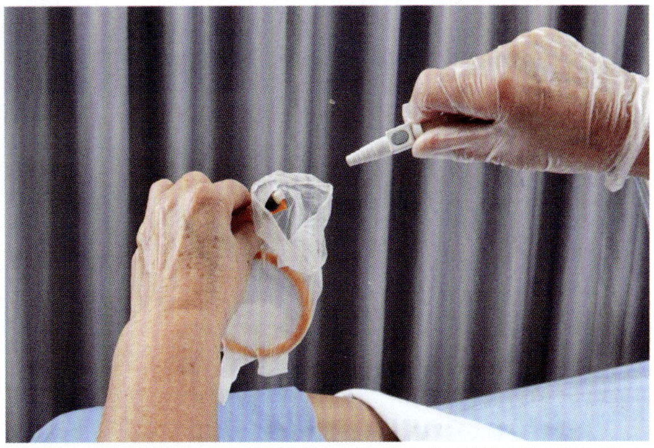
1.4	Ouvrir le plateau d'irrigation sur la table de travail en respectant les principes d'asepsie chirurgicale (voir la procédure 4-3-2, p. 137).	L'ouverture du système de drainage constitue un facteur de risque pour les infections urinaires, d'où l'importance de l'asepsie.	
1.5	Verser la quantité de solution prescrite dans le contenant stérile prévu à cet effet (voir la procédure 4-3-7, p. 151).	On prépare la quantité nécessaire à l'irrigation.	

Étapes		Justifications	
2	**Préparation du champ de travail stérile**		
2.1	Placer un champ stérile entre les jambes de la personne, sous la sonde vésicale.	Sur le champ stérile pourra être placé un récipient stérile qui recevra l'extrémité de la sonde au moment de sa déconnexion avec la tubulure de drainage.	
2.2	Ouvrir les deux tampons d'alcool à 70 % et les déposer dans leur emballage ouvert sur un coin du champ stérile.	Bien que l'emballage ne soit pas stérile à l'extérieur, le placer ouvert sur le champ permet d'accéder à son contenu stérile avec des gants stériles.	
2.3	Ouvrir l'emballage du bouchon protecteur devant servir à fermer la tubulure de drainage, et le déposer sur le champ stérile loin des tampons d'alcool.		
2.4	Mettre des gants stériles.	Le port de gants stériles est exigé pour la manipulation de matériel stérile.	
2.5	Déposer le récipient stérile pour le liquide de retour sur le champ stérile, entre les jambes de la personne.	Le récipient pour le drainage de la solution de retour est ainsi accessible.	
2.6	Avec la seringue avec embout à irrigation, aspirer la quantité de solution prescrite. Laisser la seringue à l'intérieur du récipient contenant la solution. *ou* Déposer la seringue sur le champ stérile imperméable entre les jambes de la personne, dans un coin stérile, loin de l'emballage des tampons d'alcool.	La solution est ainsi prête à être utilisée au moment de l'irrigation. On utilise habituellement de 30 à 40 mL de solution pour l'irrigation de la sonde vésicale et de 100 à 200 mL pour l'irrigation de la vessie.	
3	**Désinfection de la jonction entre la sonde vésicale et la tubulure de drainage**		
3.1	Saisir avec la main non dominante la jonction de la sonde-tubulure de drainage et la désinfecter avec le premier tampon d'alcool à 70 %. Laisser sécher pendant 30 secondes.	On prévient l'introduction de micro-organismes pathogènes dans le circuit de drainage urinaire. Un délai de 30 secondes est nécessaire pour que l'alcool produise son effet aseptisant.	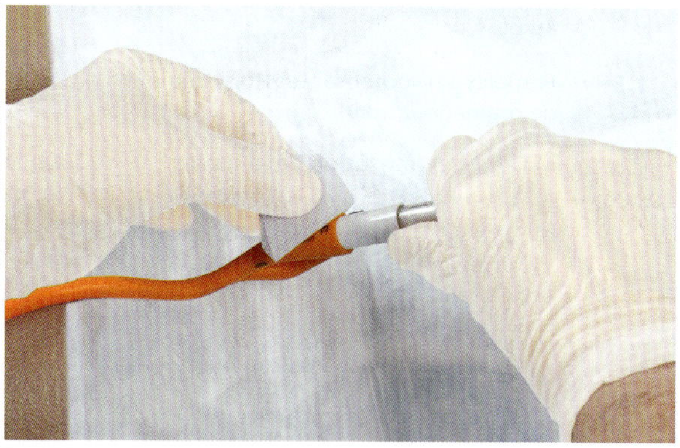
4	**Déconnexion de la sonde vésicale et de la tubulure de drainage**		

ALERTE!

À partir de cette étape, les gants sont contaminés. Toutefois, il est impératif que l'extrémité de la sonde vésicale, l'embout de la seringue et celui de la tubulure de drainage soient traités de façon stérile.

Étapes		Justifications	
4.1	Placer les mains de part et d'autre de la jonction de la sonde et de la tubulure de drainage, et séparer ces dernières **en prenant soin de ne pas tirer sur la sonde**.	En évitant de tirer sur la sonde vésicale, **on prévient la traction du ballonnet sur le col de la vessie**.	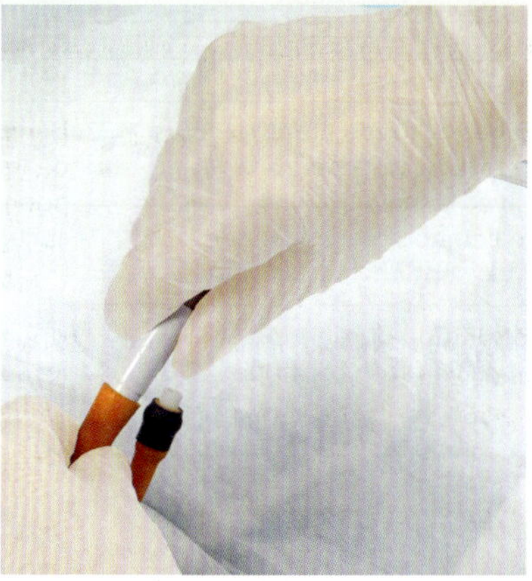

5 Maintien des deux extrémités stériles

ALERTE!

À partir de cette étape, on doit toujours tenir la sonde vésicale, ***sans toucher à son extrémité****, et ceci, jusqu'à ce que l'irrigation soit terminée et qu'on raccorde l'extrémité de la sonde vésicale à la tubulure de drainage.*

L'extrémité de la sonde vésicale ne doit pas toucher du matériel non stérile. L'orifice de la sonde doit demeurer stérile.

5.1	Placer **l'extrémité de la sonde vésicale** au-dessus du récipient stérile pour le liquide de retour, **sans toucher à l'embout**. Laisser s'écouler l'urine.	Un bon maintien de la sonde au moment de l'ouverture du système de drainage **prévient la contamination de son extrémité**. On vide la vessie avant l'irrigation.	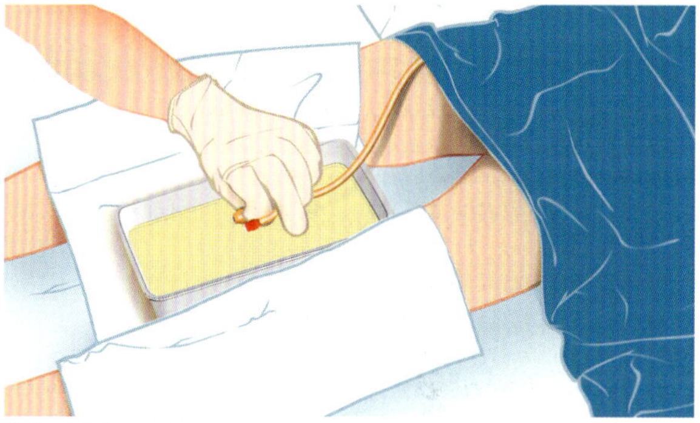
5.2	Coincer la **sonde** entre l'index et le majeur de la main non dominante, **l'extrémité dirigée vers le haut**.	En pointant l'extrémité de la sonde vers le haut, on la garde bien en vue et on **évite son contact avec une surface contaminée**.	
5.3	Coincer **la tubulure de drainage**, embout **vers le haut**, entre l'index et le majeur de la main dominante.	On prévient la contamination de l'extrémité de la tubulure de drainage en évitant qu'elle ne touche à une surface septique.	
5.4	Les **extrémités** de la sonde et de la tubulure **étant pointées vers le haut entre l'index et le majeur**, saisir avec le pouce et l'index de la main non dominante le capuchon protecteur stérile et le placer sur l'embout de la tubulure de drainage. Déposer la tubulure de drainage sur le champ stérile.	On garde bien en vue les embouts pour les maintenir stériles. Les pouces et index sont disponibles pour les mouvements de préhension. On protège l'embout de la tubulure de tout contact avec une surface non stérile.	

Situation particulière

Si on n'a pas de capuchon protecteur ou si le capuchon protecteur ne s'adapte pas à l'extrémité de la tubulure de drainage, on maintient l'extrémité de la tubulure pointée vers le haut durant l'irrigation.

6 Irrigation de la sonde vésicale avec la seringue

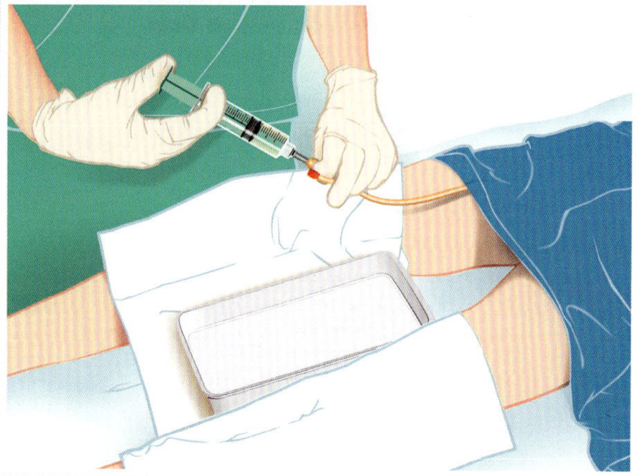

	Étapes	Justifications
6.1	L'extrémité de la sonde étant toujours pointée vers le haut, prendre la seringue avec la main dominante et en introduire l'embout dans la sonde, en respectant l'asepsie.	L'embout de la seringue et l'intérieur de la sonde doivent demeurer stériles, pour le maintien de la stérilité du circuit.
6.2	Injecter la solution d'irrigation lentement et de façon continue.	Une injection lente et continue évite les spasmes vésicaux et les traumatismes de la muqueuse vésicale.
6.3	Retirer la seringue, abaisser la sonde sans la lâcher et laisser la solution de retour s'écouler dans le récipient. Répéter ainsi l'irrigation jusqu'à l'utilisation de la quantité prescrite ou jusqu'à l'obtention d'un liquide clair et exempt de dépôts.	La solution de retour, mélange de solution d'irrigation et d'urine, s'écoule par gravité. L'obtention d'un liquide de retour limpide indique que le but visé par l'irrigation est atteint, dans les cas de saignements, de caillots ou de dépôts.

Situation particulière

En l'absence d'écoulement, on demande à la personne de se tourner vers soi, en prenant toujours soin que l'extrémité de la sonde ne touche à rien.	Le changement de position peut changer la position de la sonde à l'intérieur de la vessie, et favoriser l'écoulement de la solution. Le risque de contamination de l'extrémité de la sonde est très élevé puisque le circuit est ouvert.
S'il n'y a toujours pas d'écoulement, on insère à nouveau la seringue et on aspire doucement la solution.	En aspirant, on exerce une légère force de succion qui aide à l'élimination des liquides.

7 Remise en place du système de drainage

	Étapes	Justifications
7.1	Après avoir coincé l'extrémité de la sonde vers le haut, entre l'index et le majeur de la main non dominante, retirer avec le pouce et l'index le capuchon de la tubulure de drainage.	
7.2	Insérer l'embout de la tubulure de drainage dans la sonde vésicale, **sans toucher aux deux extrémités**.	La fermeture du système de drainage **doit se faire de façon aseptique**, pour prévenir une infection des voies urinaires.
7.3	Retirer le champ stérile se trouvant entre les jambes de la personne en emprisonnant les articles déposés dessus et le jeter dans le sac à rebuts.	
7.4	Vérifier les composantes du système de drainage : a) Replacer la fixation à la cuisse. b) Faire courir la tubulure sur le lit et la fixer au drap. c) Aligner la tubulure avec le sac collecteur.	Avant de quitter la personne, on s'assure que tout est bien en place pour un drainage urinaire par gravité.

Étapes		Justifications	
7.5	Observer les caractéristiques de la solution de retour, mesurer la quantité recueillie et mémoriser le résultat pour l'écrire sur la feuille du bilan des ingesta et des excreta après le lavage des mains.	La transmission des informations recueillies aide à l'évaluation et permet l'ajustement du traitement.	
7.6	Jeter la solution dans la cuvette des toilettes et rincer le récipient.		
7.7	Jeter le matériel à usage unique dans le sac à rebuts. Retirer les gants souillés en les retournant l'un dans l'autre, puis les jeter avant de se laver les mains (voir la procédure 4-1-1, p. 120).	En respectant les pratiques de base on prévient la transmission de micro-organismes pathogènes.	
7.8	Noter la quantité d'urine drainée sur la feuille du bilan des ingesta et des excreta.	L'inscription permet de compléter le bilan hydrique.	

Ne pas oublier les précautions et les interventions s'appliquant après une irrigation vésicale.

Ne pas oublier les étapes postexécutoires décrites dans la procédure 1-2.

RÉDACTION DES NOTES D'ÉVOLUTION

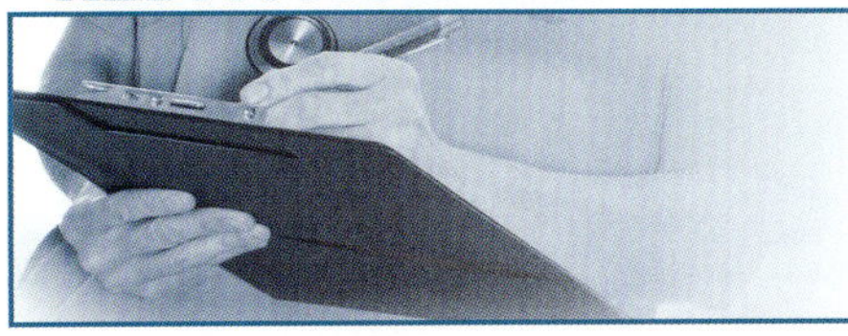

Dossier de M. Rosenberg

2011-01-25 **14:10** Irrigation vésicale en circuit fermé avec NaCl 0,9 %, à 40 mL/h en continu. Solution de retour rougeâtre avec présence de caillots sanguins. Aucune plainte depuis le début de la perfusion. ____________ Marie-Josée Duval, étudiante inf.

MÉTHODE DE SOINS **13-4**

42 ÉLIMINATION URINAIRE

Retrait d'une sonde vésicale à demeure

Cette méthode de soins explique la procédure à suivre pour retirer une sonde vésicale à demeure (page 720).

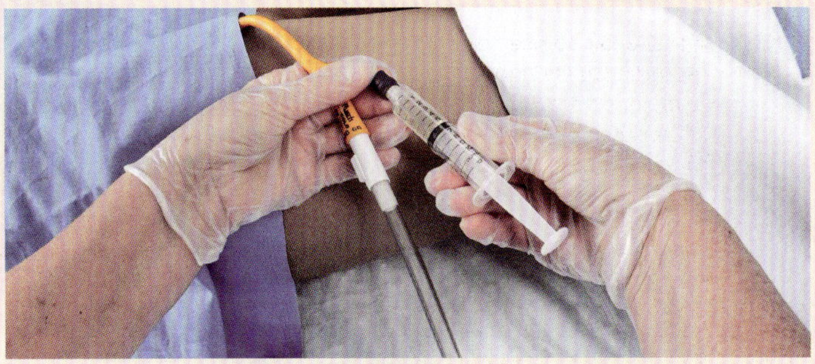

DÉFINITION

Méthode de soins consistant à dégonfler le ballonnet qui maintient une sonde vésicale en place, puis à retirer la sonde de la vessie.

CONTEXTE D'EXÉCUTION

BUTS

- Retirer la sonde vésicale sans causer de traumatisme à l'urètre.
- Permettre à la vessie de reprendre un fonctionnement normal.

  Exemples de situations dans lesquelles on applique cette procédure :
  - Traitement terminé
  - Sonde vésicale bloquée
  - Changement de sonde vésicale selon le protocole de l'établissement

MATÉRIEL ET ÉQUIPEMENT

ARTICLES ESSENTIELS

Toilette génitale avant et après la procédure	Articles de base	Dégonflement du ballonnet	Dosage urinaire
• Bassine d'eau tiède 1 • Savon 2 • Débarbouillette 3 • Serviette 4	• Sac à rebuts en plastique 5 • Ruban adhésif 6 • Piqué plastifié jetable 7	• Gants propres 8 • Seringue de 10 ou 20 mL, selon la grosseur du ballonnet 9	• Serviette en papier • Récipient gradué 10 • Gants propres 8 • Dosage de la première miction, selon la situation : – Bassin hygiénique 11 *ou* – Urinoir 12 *ou* – Récipient adaptable à la cuvette des toilettes (« chapeau ») 13 • Feuille de bilan des ingesta et des excreta 14

ARTICLES FACULTATIFS

Si la personne a besoin d'aide pour son hygiène génitale : • Gants propres 8	***Si l'on doit prélever un échantillon d'urine pour faire une analyse ou une culture :*** • Contenant non stérile pour une analyse biochimique 15 • Contenant stérile pour une analyse microbiologique 16 • Pour les autres articles, voir la procédure 6-3-3 (p. 226).		

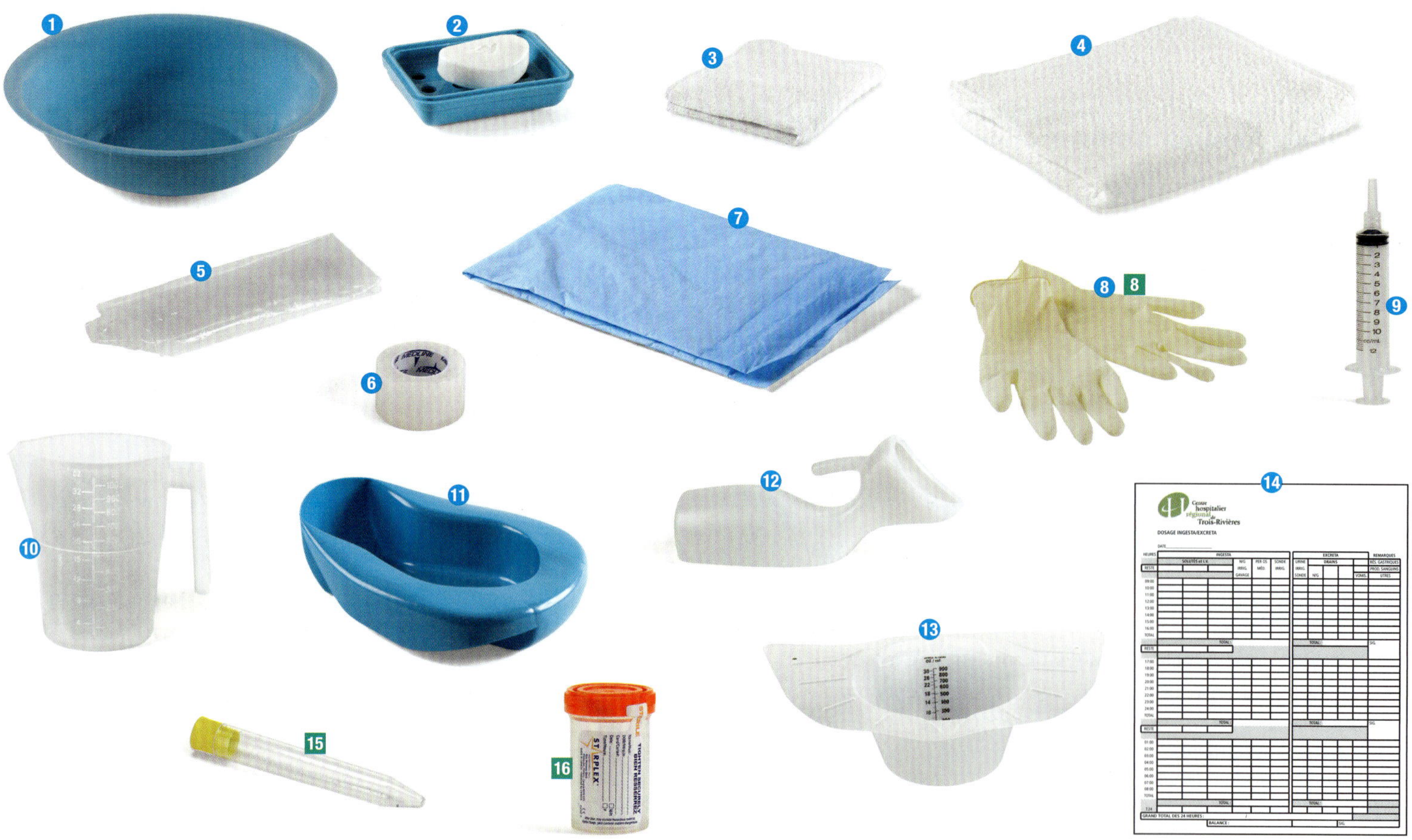

PRÉCAUTIONS ET INTERVENTIONS avant le retrait d'une sonde vésicale

1. ÉVALUATION

- Vérifier dans le dossier depuis combien de temps la personne porte une sonde vésicale à demeure *afin de déterminer la nécessité de faire une rééducation de la vessie, en cas de port sur une longue période*.

2. INTERVENTIONS

- Vérifier, au dossier de la personne, l'ordonnance médicale et les consignes spécifiques qu'elle contient concernant le retrait de la sonde vésicale à demeure, *car elle est requise pour ce genre d'intervention.*

  Exemple d'une ordonnance avec consignes spécifiques:
  Clamper la sonde durant des périodes précises quelques jours avant le retrait de la sonde pour procéder à une rééducation vésicale, car, une fois la sonde en place, la vessie perd de son tonus parce que ses muscles n'ont pas l'occasion de s'étirer et de se contracter comme ils le font au moment des mictions normales.
- Retirer la sonde vésicale sur une vessie pleine, c'est-à-dire injecter à l'aide d'une seringue ou d'une tubulure à perfusion une quantité prescrite d'eau ou de NaCl 0,9 % stérile dans la vessie juste avant le retrait de la sonde *afin de déterminer rapidement si la personne est capable d'avoir une miction spontanée (AQESSS, 2010b)*.
- Vérifier le volume de liquide injecté dans la voie du ballonnet au cours de l'installation de la sonde vésicale à demeure *afin de bien tout retirer pour dégonfler complètement le ballonnet et ne pas causer de traumatisme à l'urètre au moment du retrait de la sonde vésicale*.
- Vérifier si l'on doit prélever un échantillon d'urine pour une analyse et culture avant le retrait de la sonde vésicale *afin de se conformer au protocole de l'établissement*.
- Vérifier si l'on doit faire une culture de la sonde lors de son retrait *afin de se conformer au protocole de l'établissement*.
- Procéder à la toilette génitale et bien assécher la peau *afin d'enlever les sécrétions et de prévenir l'irritation de la peau*.

3. ENSEIGNEMENT

- Prévenir la personne qu'elle va peut-être ressentir une légère sensation de brûlure au moment du retrait de la sonde, *car la présence de la sonde peut avoir provoqué un œdème et une inflammation de l'urètre*.

PRÉCAUTIONS ET INTERVENTIONS après le retrait d'une sonde vésicale

1. ÉVALUATION

- Observer les caractéristiques de l'urine drainée (aspect, couleur, odeur, limpidité, présence de dépôts, etc.) *afin de déterminer la nécessité de faire une analyse et une culture d'urine, et afin d'aviser le médecin*.
- Vérifier s'il y a présence d'un globe vésical (palpation ou Bladder Scan) après un délai de huit heures sans miction, *car la perte de tonus de la vessie peut provoquer de la dysurie ou de la rétention urinaire*.

2. INTERVENTIONS

- Demander à la personne de faire sa toilette génitale et l'aider au besoin, *car au moment du retrait de la sonde de l'urine s'écoule généralement*.
- Apporter à la personne le matériel nécessaire pour uriner et mesurer le volume d'urine pour les prochaines mictions *afin de pouvoir faire le suivi du retour à la normale de la fonction vésicale*.
- Appliquer le protocole de suivi de l'établissement concernant une rétention urinaire à la suite du retrait d'une sonde vésicale (ex.: faire un cathétérisme) *afin d'assurer le retour à la normale de la fonction vésicale*.

3. ENSEIGNEMENT

- Encourager la personne à augmenter sa consommation de liquide, si son état de santé ne nécessite aucune restriction liquidienne *afin qu'elle retrouve le tonus de sa vessie et un fonctionnement vésical normal*.
- Informer la personne qu'il est normal d'avoir des mictions fréquentes et en petites quantités après le retrait d'une sonde vésicale, *car la vessie a perdu de son tonus et va le retrouver progressivement*.
- Demander à la personne de toujours uriner dans le bassin de lit, l'urinoir ou le récipient placé sur la cuvette des toilettes (chapeau) *afin de pouvoir mesurer la diurèse après le retrait de la sonde vésicale*.
- Demander à la personne de signaler l'inconfort et la difficulté à uriner *afin d'appliquer les interventions requises*.

4. NOTES AU DOSSIER

- Écrire dans les notes d'évolution toutes les informations relatives à la procédure *afin d'assurer la continuité des soins*.
  - Date et heure du retrait de la sonde
  - Modèle et calibre de la sonde retirée
  - Quantité d'eau retirée du ballonnet
  - Caractéristiques de l'urine drainée : quantité, couleur, limpidité, présence de dépôts, odeur, etc.
  - Date et heure de l'échantillon d'urine prélevé, s'il y a lieu
  - État de la sonde et du ballonnet
  - Informations et conseils donnés à la personne
  - Heure et quantité de la première miction après le retrait de la sonde
  - Réactions et collaboration de la personne
- Écrire sur la feuille du bilan des ingesta et des excreta la quantité d'urine contenue dans le sac de drainage ainsi que le volume de la première miction *afin de calculer la diurèse de la personne*.

MISE EN SITUATION

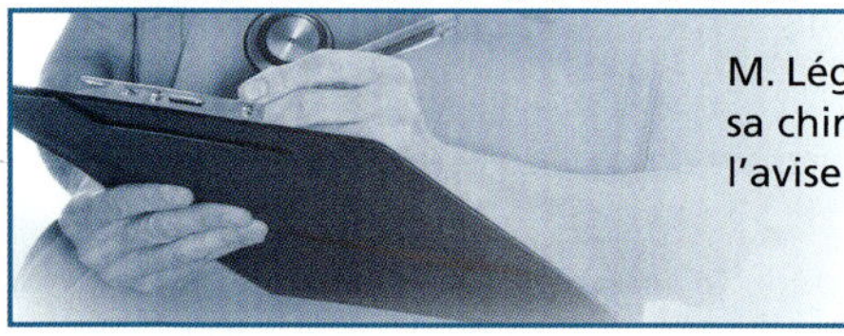

M. Légaré, âgé de 64 ans, porte une sonde vésicale depuis sa chirurgie de la prostate. Lors de sa visite, son médecin l'avise qu'elle va être retirée.

Ordonnance médicale au dossier
- Retirer la sonde vésicale.
- Cathétérisme q8h PRN.

PROCÉDURE 13-4-1

RETIRER UNE SONDE VÉSICALE À DEMEURE

Sommaire de la procédure

1. Mesures préliminaires
2. Vidange du sac collecteur d'urine
3. Dégonflement du ballonnet
4. Retrait de la sonde vésicale
5. Mise au rebut de la sonde et du système de drainage

Quelles informations avez-vous données à M. Légaré avant de procéder au retrait de sa sonde vésicale ?

Étapes	Justifications

Ne pas oublier les étapes préalables décrites dans la procédure 1-1.
Ne pas oublier les précautions et les interventions s'appliquant avant le retrait d'une sonde vésicale.

Étapes	Justifications	
1 Mesures préliminaires		
1.1 Rassembler les articles nécessaires et les placer par ordre d'utilisation sur la table de travail.	Cette disposition favorise le rappel des étapes et facilite le déroulement de la procédure.	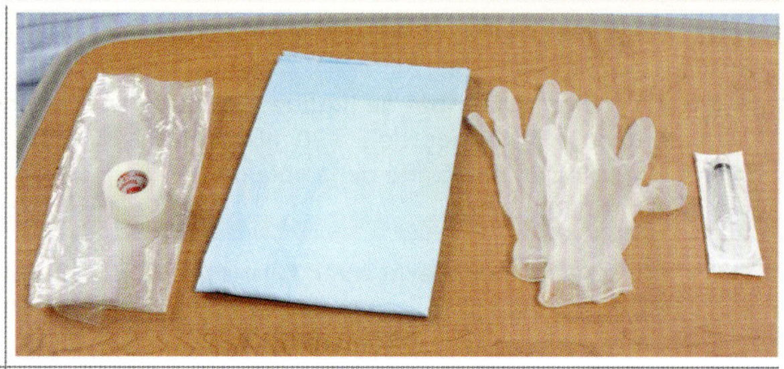
1.2 Abaisser la ridelle du lit et y fixer le sac à rebuts.	La sonde et le sac de drainage étant souillés de liquides biologiques, il faudra les déposer dans un sac en plastique.	
1.3 Mettre des gants propres.	Les mains ne doivent pas entrer en contact avec les liquides biologiques au moment du retrait de la sonde et de la mesure du volume d'urine.	
1.4 Demander à la personne de s'installer en position de décubitus dorsal, les genoux légèrement fléchis et écartés, ou l'aider à le faire.	Cette position permet de bien voir la région génito-urinaire pour le retrait de la sonde vésicale.	
1.5 Placer un piqué plastifié jetable sous les fesses de la personne.	On protège la literie, car un léger écoulement d'urine peut se produire au moment du retrait de la sonde vésicale.	
1.6 Retirer le ruban adhésif ou le système de fixation de la sonde à la cuisse. Le jeter dans le sac à rebuts.	On libère la sonde pour faciliter son retrait.	
2 Vidange du sac collecteur d'urine		
2.1 Faire s'écouler dans le sac collecteur l'urine accumulée dans la tubulure de drainage.	On prévient l'écoulement d'urine sur le lit au moment du retrait de la sonde vésicale.	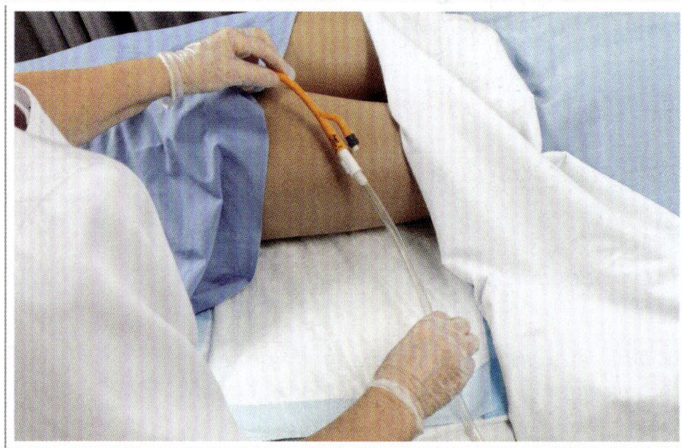
2.2 Vider le contenu du sac collecteur dans un récipient gradué, mesurer le volume d'urine excrété (voir la procédure 13-2-2, p. 701) et mémoriser le chiffre à noter.		
2.3 Retirer les gants souillés en les retournant l'un dans l'autre, puis les jeter avant de se laver les mains (voir la procédure 4-1-1, p. 120).		
2.4 Noter la quantité d'urine recueillie sur la feuille du bilan des ingesta et des excreta.	L'inscription permet de compléter le bilan hydrique.	

3 Dégonflement du ballonnet

	Étapes	Justifications
3.1	Mettre à nouveau des gants propres.	
3.2	Vérifier la quantité de liquide contenu dans le ballonnet (de 5 à 20 mL d'eau stérile), à l'extrémité de la voie de drainage.	Cette vérification indique la quantité de liquide à retirer du ballonnet.
3.3	Insérer et **maintenir avec fermeté** l'embout de la seringue dans la valve prévue pour le gonflement du ballonnet et laisser la seringue se remplir passivement.	**La valve offre une certaine résistance à l'insertion** de l'embout de la seringue. Le ballonnet se dégonfle spontanément à cause de la pression positive à l'intérieur.

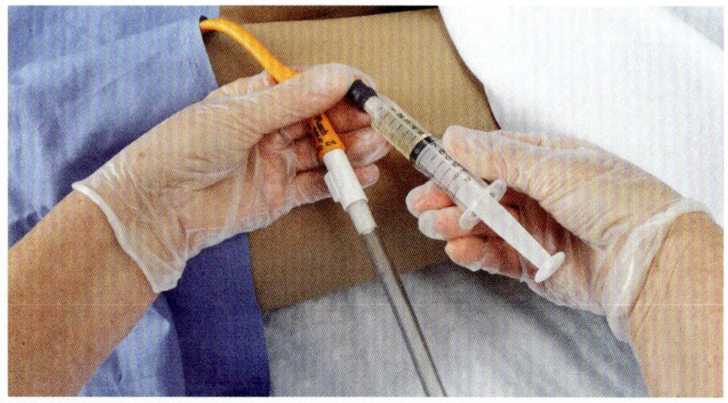

	Étapes	Justifications
3.4	À l'arrêt du piston, **aspirer** délicatement **jusqu'à sentir une résistance**.	En aspirant légèrement, on fait en sorte de **dégonfler complètement le ballonnet**, ce qui évitera de **causer des traumatismes** à l'urètre au moment du retrait de la sonde.
3.5	Mesurer le volume de liquide retiré et le comparer avec le chiffre indiqué sur la sonde et le volume injecté lors de l'installation de la sonde vésicale.	L'impossibilité de dégonfler davantage le ballonnet et la correspondance entre le volume recueilli et le volume indiqué sur la voie de gonflement du ballonnet confirment le dégonflement complet du ballonnet.
3.6	Jeter la seringue dans le sac à rebuts.	

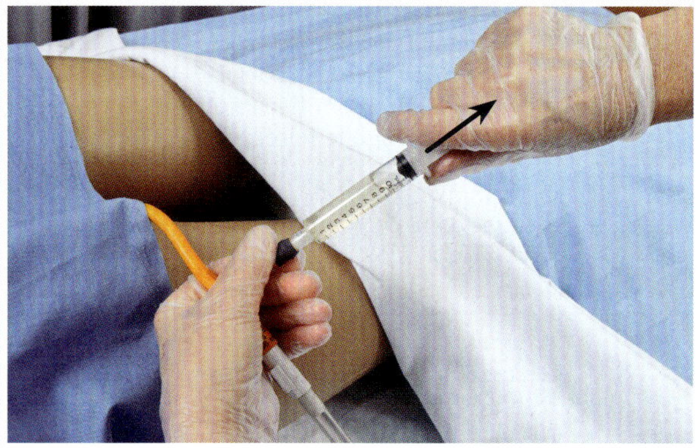

ALERTE!

On ne doit pas tirer sur le piston pour dégonfler le ballonnet.	L'aspiration avec la seringue pourrait causer : • l'affaissement du ballonnet sur la lumière de la sonde; • la formation de plis ou d'irrégularités au niveau de ballonnet pouvant causer des traumatismes à l'urètre lors du retrait de la sonde.
On ne doit jamais couper la sonde.	Il pourrait être impossible de retirer l'eau du ballonnet.
Il ne faut jamais retirer une sonde dont le ballonnet n'est pas complètement dégonflé.	On pourrait endommager l'urètre au moment du retrait.

4 Retrait de la sonde vésicale

	Étapes	Justifications
4.1	Avec la main dominante, saisir la sonde près du méat urinaire.	
4.2	Demander à la personne de pousser comme pour uriner, et simultanément, tirer la sonde délicatement et lentement jusqu'à sa sortie complète.	Le fait de pousser comme pour uriner décontracte le sphincter, ce qui diminue la sensation de brûlure au moment du retrait.

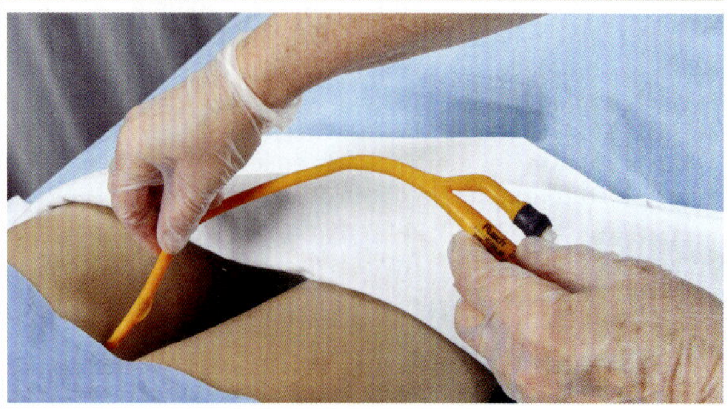

Étapes		Justifications	
5	**Mise au rebut de la sonde et du système de drainage**		
5.1	Tenir l'extrémité de la sonde à l'intérieur de la main dominante et enrouler la sonde autour de la main.		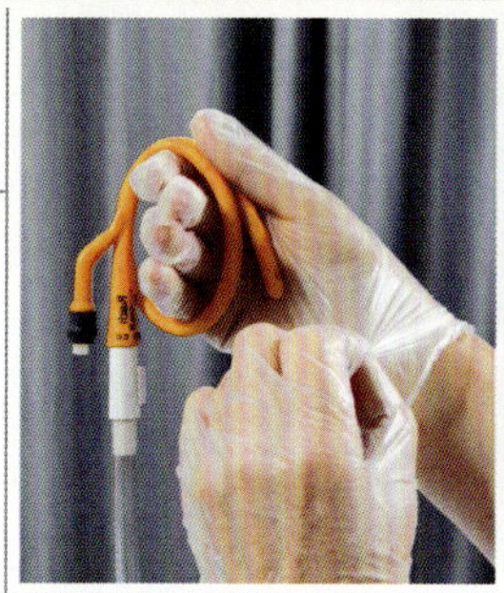 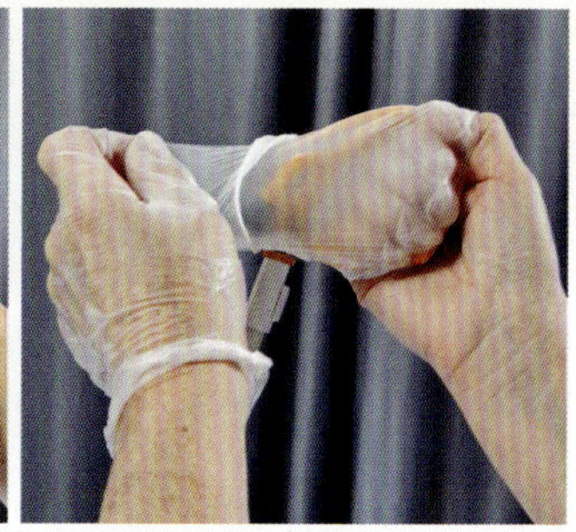
5.2	Saisir la manchette du gant de la main dominante en y emprisonnant la sonde vésicale (voir la procédure 4-2-2, p. 131).	On prévient la contamination de l'environnement par les liquides biologiques.	
5.3	Glisser l'index et le majeur de la main non gantée sous la manchette du deuxième gant et retourner celui-ci en emprisonnant le premier gant et la sonde.		
5.4	Décrocher le sac collecteur de l'armature du lit et jeter le sac collecteur, la sonde et le sac à rebuts dans la poubelle de la salle de préparation des soins souillée.	On évite de contaminer l'environnement.	

Ne pas oublier les précautions et les interventions s'appliquant après le retrait d'une sonde vésicale.

Ne pas oublier les étapes postexécutoires décrites dans la procédure 1-2.

! Quelles recommandations avez-vous faites à M. Légaré pour qu'il retrouve le tonus de sa vessie et un fonctionnement vésical normal ?

RÉDACTION DES NOTES D'ÉVOLUTION

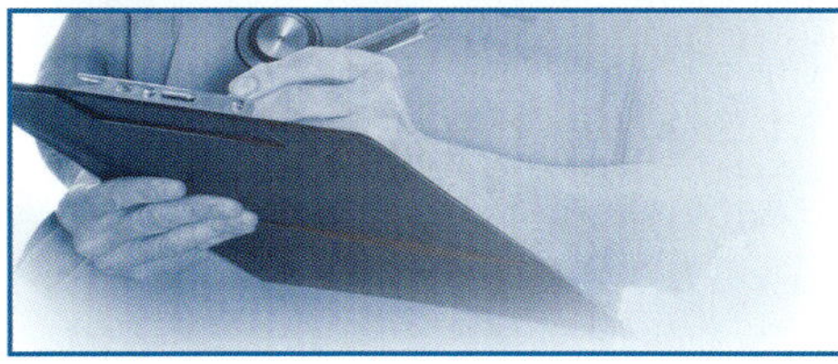

Dossier de M. Légaré

2011-04-08 **13:40** Retrait de la sonde, calibre 16. Aspiration de 15 mL d'eau stérile du ballonnet. 250 mL d'urine drainée, jaune foncé, avec dépôts brunâtres et odeur forte. Échantillon d'urine pour analyse. Dit ressentir une envie impérieuse d'uriner. ____________________ Ying Zhu, étudiante inf.

Références

Association québécoise d'établissements de santé et de services sociaux (AQESSS). (2010a). *Irrigation vésicale en circuit fermé.* 2010-03-25

Association québécoise d'établissements de santé et de services sociaux (AQESSS). (2010b). *Retrait d'un cathéter vésical à demeure.* 2010-11-05.

Chapitre 14

Oxygénation

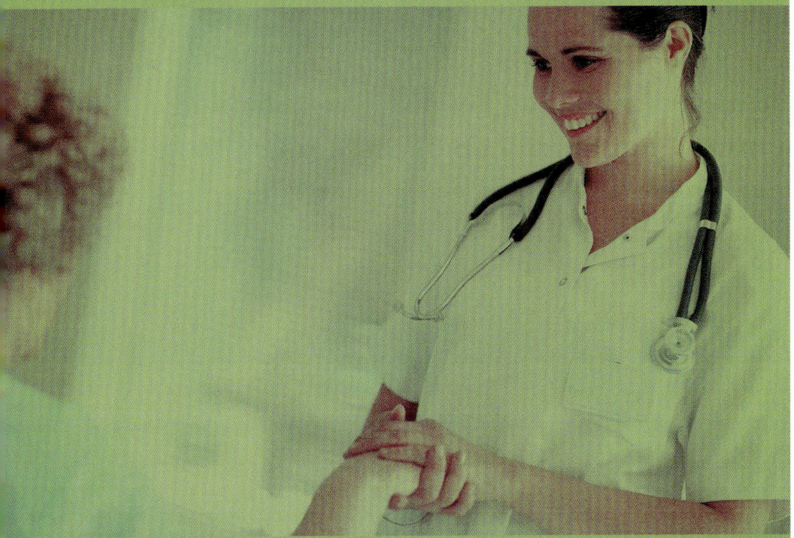

SOMMAIRE

MÉTHODE DE SOINS 14-1

43 OXYGÉNATION

Administration d'oxygène

Cette méthode de soins explique la procédure à suivre pour assembler et mettre en place un dispositif d'administration d'oxygène (page 730). Puis elle décrit les diverses procédures à suivre pour administrer de l'oxygène au moyen de lunettes nasales, avec un masque facial simple (Ventimask) ou un masque facial à réservoir avec une tente faciale (page 733).

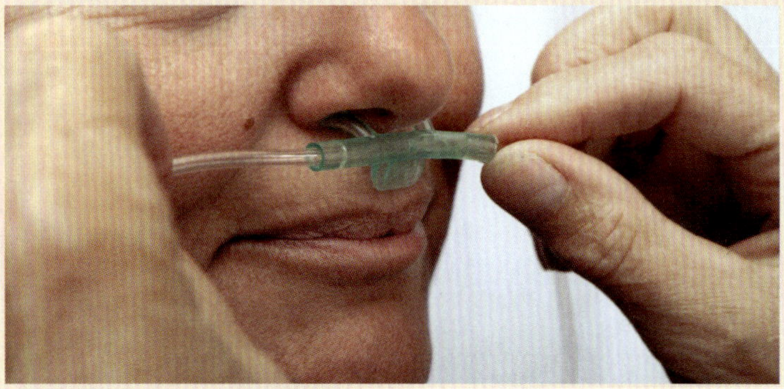

DÉFINITION

Méthode de soins consistant à administrer de l'oxygène à une concentration plus grande que celle de l'air ambiant, au moyen d'un dispositif à oxygène choisi en fonction des besoins et du bien-être de la personne : lunettes nasales, masque facial ou tente faciale.

CONTEXTE D'EXÉCUTION

BUT

- Traiter ou prévenir les symptômes et les signes d'hypoxémie.

MATÉRIEL ET ÉQUIPEMENT

ARTICLES ESSENTIELS

Administration d'oxygène	Lunettes nasales	Masque facial simple	Masque facial Venturi	Masque facial avec réservoir	Tente faciale
• Source d'oxygène murale 1 • Débitmètre 2 *ou* Bouteille d'oxygène avec débitmètre 3	• Adaptateur pour débitmètre 4 • Barboteur avec eau stérile ou eau distillée stérile, si débit d'oxygène > 4 L/min 5 • Tube à oxygène 6 • Lunettes nasales 7 • Mouchoirs en papier 8	• Régulateur de débit Venturi pour la concentration d'oxygène, avec adaptateur pour débitmètre 9 • Nébuliseur avec eau stérile ou eau distillée stérile 10 • Tube annelé 11 • Masque facial simple 12	• Adaptateur pour débitmètre 4 • Barboteur avec eau stérile ou eau distillée stérile 5 • Tube à oxygène 6 • Masque facial Venturi : – Masque facial 13 – Tube annelé court 14 – Régulateur de débit Venturi pour la concentration d'oxygène 15	• Adaptateur pour débitmètre 4 • Barboteur avec eau stérile ou eau distillée stérile 5 • Tube à oxygène 6 • Masque à réservoir : – avec réinspiration partielle 16 *ou* – sans réinspiration partielle 17	• Régulateur de débit Venturi pour la concentration d'oxygène, avec adaptateur pour débitmètre 9 • Nébuliseur avec eau stérile ou eau distillée stérile 10 • Tube annelé 11 • Tente faciale 18

ARTICLES FACULTATIFS

Selon les besoins de mobilisation de la personne et le dispositif utilisé :

- Adaptateur pour tube à oxygène 18
- Tube à oxygène 6

ou

- Adaptateur pour tube annelé 19
- Tube annelé 11

Si le dispositif d'oxygène exerce une pression sur la peau :

- Compresses 20

Si le dispositif ne reste pas en place (personne agitée, enfant)***:***

- Ruban adhésif hypoallergénique 21

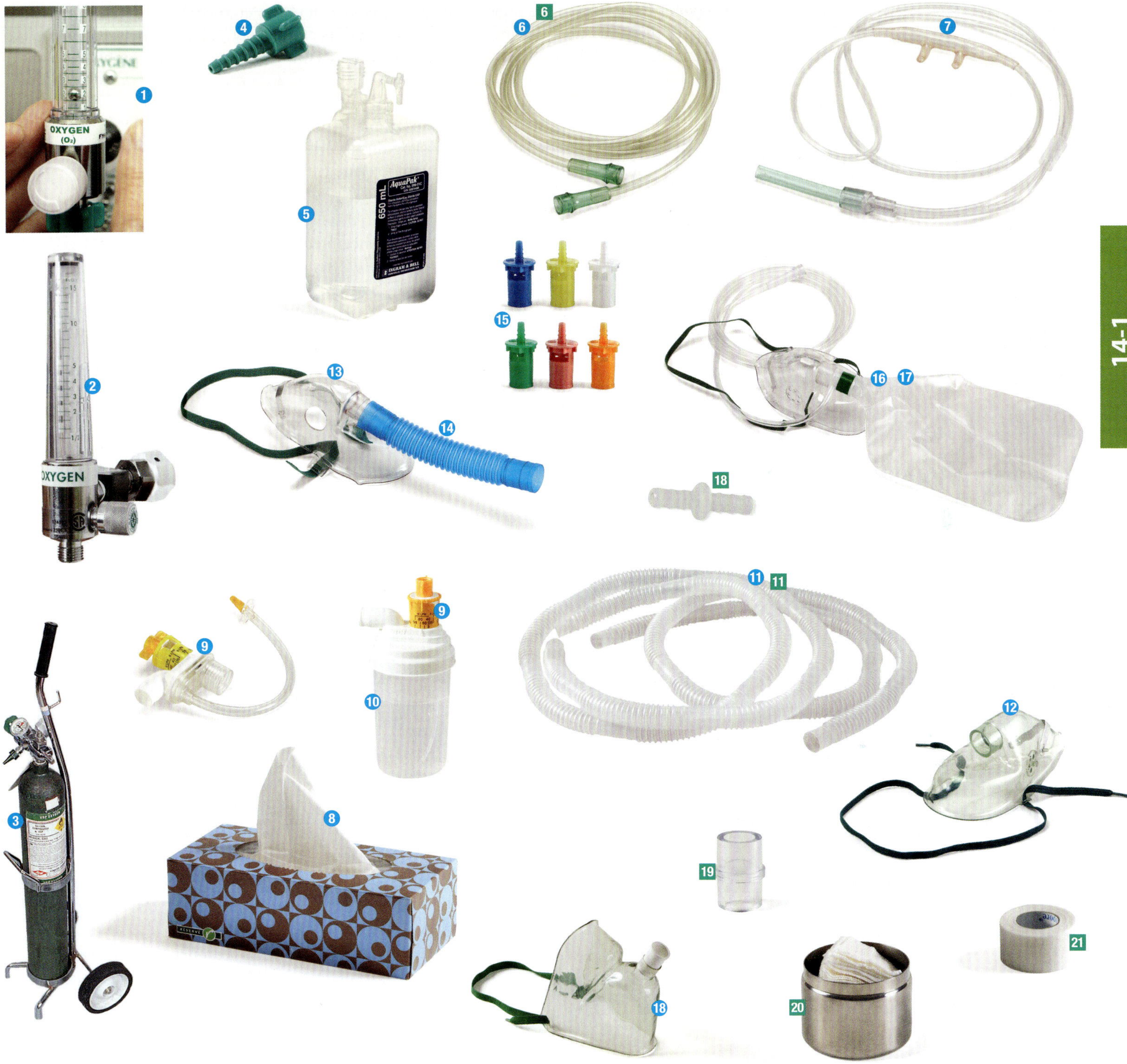

PRÉCAUTIONS ET INTERVENTIONS avant l'administration d'oxygène

1. ÉVALUATION

- Procéder à l'examen clinique de la fonction respiratoire de la personne (voir la procédure 3-3-1, p. 75) *afin de déceler d'éventuels problèmes dus à des échanges gazeux perturbés*.
  - Fréquence, rythme et amplitude respiratoires
  - Caractéristiques de la respiration : tirage, utilisation des muscles accessoires, etc.
  - Bruits respiratoires (murmures vésiculaires, bruits surajoutés, etc.)
  - Couleur des téguments
  - Autres manifestations : hypercapnie (agitation, céphalée, léthargie, tremblement) ou hypoxémie (diaphorèse, anxiété et confusion)

- Vérifier l'état général de la personne ainsi que la saturation en oxygène à l'aide des résultats de l'analyse des gaz sanguins artériels et de la sphygmooxymétrie (voir la procédure 2-4-1, p. 44), et vérifier si ces résultats ont été obtenus à l'air ambiant ou avec administration d'oxygène *afin de comparer les données avant et après l'administration d'oxygène et d'ajuster le traitement*.
  - Signes vitaux, signes et symptômes d'une hypoxémie
  - Dernier résultat de la S_aO_2[1] (gaz sanguins artériels)
  - Dernier résultat de la S_pO_2[1] (sphygmooxymétrie)

2. INTERVENTIONS

- Vérifier, au dossier de la personne, l'ordonnance médicale *afin de connaître la concentration ou le débit d'oxygène à administrer selon le cas, ainsi que le dispositif à utiliser*.
- Dans les situations où il faut remplacer le masque facial par des lunettes nasales, utiliser le tableau d'équivalence *afin de traduire une concentration d'oxygène (F_iO_2 ou %) en débit d'oxygène (L/min ou LPM)*.

  Situations justifiant le remplacement d'un masque facial par des lunettes nasales :
  - Lorsque la personne boit ou mange *afin de maintenir son taux de saturation en oxygène stable*.
  - Lorsque la personne n'a plus besoin d'un taux d'oxygène élevé, *car les lunettes sont plus confortables et permettent de parler, de manger et de boire avec plus d'aisance*.
  - Lorsque la personne éprouve une sensation de suffocation avec le masque et ne peut le tolérer, *car les lunettes nasales sont plus confortables et permettent l'observance du traitement*.
- Vérifier, dans le plan thérapeutique infirmier (PTI), les directives infirmières concernant les échanges gazeux perturbés *afin d'appliquer les interventions correspondantes*.
- Installer la personne en position de Fowler ou semi-Fowler *afin de favoriser l'expansion pulmonaire*.
- Demander à la personne à qui l'on doit installer des lunettes nasales de se moucher ou aspirer les sécrétions nasopharyngées au besoin, *car la présence de sécrétions peut réduire l'efficacité de l'oxygénothérapie*.

PRÉCAUTIONS ET INTERVENTIONS après l'administration d'oxygène

1. ÉVALUATION

- De 20 à 30 minutes après le début de l'administration d'oxygène, en cas de changement de dispositif à oxygène ou de changement dans la concentration d'oxygène, évaluer les signes et symptômes des échanges gazeux perturbés ainsi que la S_pO_2 *afin d'évaluer l'efficacité du nouveau traitement et de pouvoir le réajuster au besoin*.
- Procéder à l'examen clinique de la fonction respiratoire de la personne et comparer les résultats avec les données obtenues avant le traitement *afin d'évaluer l'efficacité du traitement et de le réajuster au besoin*.
  - Observation de la respiration
  - Caractéristiques de la respiration
  - Bruits respiratoires
  - Coloration des téguments
  - Autres manifestations : hypercapnie ou hypoxémie
- Vérifier si la personne se sent à l'aise avec le dispositif d'oxygène utilisé *afin d'obtenir sa pleine collaboration et afin d'éviter une non-observance du traitement*.

1. S_aO_2 : saturation en oxygène dans le sang artériel ; S_pO_2 : saturation pulsatile en oxygène.

2. INTERVENTIONS

Vérification du confort et des réactions de la personne

- Demeurer un petit moment avec la personne *afin de la rassurer et d'observer ses réactions à la thérapie*.
- Signaler au médecin les cas d'augmentation de la dyspnée, du tirage, de la cyanose et les autres perturbations exigeant une intervention médicale *afin d'appliquer rapidement les mesures nécessaires*.
- Examiner les endroits où le dispositif d'oxygène exerce une pression sur la peau (narines, cou, joues) et placer au besoin une compresse *afin de prévenir toute atteinte à l'intégrité de la peau*.
- Utiliser des crèmes et des lubrifiants hydrosolubles (exempts de gelée de pétrole) contre l'irritation de la peau *à cause de la présence d'oxygène*.

Vérification du matériel

- Vérifier régulièrement que les tubes ne touchent pas le sol *afin de prévenir l'infiltration de microorganismes pathogènes dans les voies respiratoires*.
- Vérifier à chaque quart de travail si le niveau d'eau distillée est au-dessus du niveau minimal, dans la bouteille fixée au débitmètre, et ajouter de l'eau distillée au besoin *afin d'assurer une humidification adéquate de l'oxygène*. Changer la bouteille toutes les 24 heures.
- Vérifier à chaque quart de travail s'il y a condensation de liquide dans le tube annelé et vider l'eau qui s'accumule *afin d'éviter qu'elle ne s'écoule par le tube jusqu'à la personne au moment de la manipulation du tube ou d'un changement de position et afin d'éviter la formation de microorganismes (milieu chaud et humide)*.

Mise à disposition du matériel

- Placer le dispositif à oxygène dans un endroit facile d'accès si la personne doit l'utiliser selon ses besoins *afin de maintenir son autonomie*.
- Fermer la source d'oxygène lorsque la personne ne l'utilise pas (ex. : départ pour un examen) et accrocher le dispositif à oxygène au débitmètre *afin d'éviter une perte d'oxygène dans l'atmosphère et afin que le dispositif ne touche pas le sol. L'oxygène est un traitement médical que l'on doit contrôler et le sol est très souillé*.

3. ENSEIGNEMENT

- Informer la personne de l'importance d'une bonne hydratation, à moins de contre-indications, et l'encourager à boire de 1500 à 2000 mL par jour, *car l'oxygène assèche les muqueuses nasales et buccales, et une déshydratation provoque l'épaississement des sécrétions*.
- Demander à la personne de prévenir dès qu'elle éprouve une difficulté respiratoire, de l'anxiété, etc. *afin d'appliquer rapidement les interventions appropriées*.

4. NOTES AU DOSSIER

- Écrire, dans les notes d'évolution, toutes les informations concernant la fonction respiratoire *afin de repérer les écarts par rapport à la norme, d'évaluer la réponse au traitement et de permettre la continuité des soins*.
  - Date et heure de l'installation ou d'un changement dans l'administration d'oxygène
  - Données relatives à l'évaluation de la fonction respiratoire avant l'administration d'oxygène
  - Dispositif d'oxygène utilisé
  - Concentration d'oxygène (%, L/min)
  - Durée d'administration de l'oxygène
  - Enseignement donné
  - Données relatives à l'évaluation de la fonction respiratoire après l'administration d'oxygène
  - Réactions et collaboration de la personne
- Inscrire au PTI – en modifiant celui-ci au besoin – les directives infirmières déterminées en fonction de l'évolution clinique de la personne et de l'efficacité des soins et des traitements, *afin d'assurer le suivi clinique*.

MISE EN SITUATION

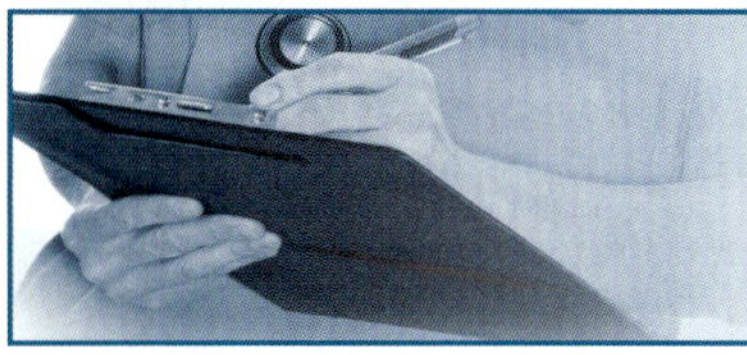

Mme Langlois, âgée de 66 ans, a subi une hystérectomie abdominale. Or elle souffre d'emphysème depuis plusieurs années. Au moment de prendre ses signes vitaux, vous constatez qu'elle est dyspnéique et qu'elle présente un tirage sus-claviculaire.

Ordonnance médicale au dossier

- O_2 à 2 L/min par lunettes nasales si $S_pO_2 \leq 92$ %.
- Combivent 2 inhalations avec aérochambre *qid*.

PROCÉDURE 14-1-1

ASSEMBLER ET METTRE EN PLACE UN DISPOSITIF D'ADMINISTRATION D'OXYGÈNE

Sommaire de la procédure

1. Préparation de l'assemblage
2. Branchement du débitmètre à la source d'oxygène murale
3. Installation d'une bouteille d'humidification, si nécessaire (débit ≥ 4 L/min)
4. Branchement du tube à oxygène ou du tube annelé
5. Raccordement des lunettes nasales, du masque ou de la tente faciale
6. Réglage du débit d'oxygène selon l'ordonnance médicale
7. Mise en place des lunettes nasales, du masque ou de la tente faciale

! Quelles données avez-vous recueillies au cours de l'examen de la fonction respiratoire de Mme Langlois ?

Étapes		Justifications	

Ne pas oublier les étapes préalables décrites dans la procédure 1-1.
Ne pas oublier les précautions et les interventions s'appliquant avant l'administration d'oxygène.

1 Préparation de l'assemblage

	Étapes	Justifications	
1.1	Choisir, selon l'ordonnance médicale, les lunettes nasales, le masque ou la tente faciale de la taille appropriée à la personne.	Le masque doit couvrir le visage de l'arête du nez jusque sous le menton.	

Situation particulière

Dans le cas du masque Venturi, on raccorde le court tube annelé si cela n'a pas déjà été fait par le fabricant.

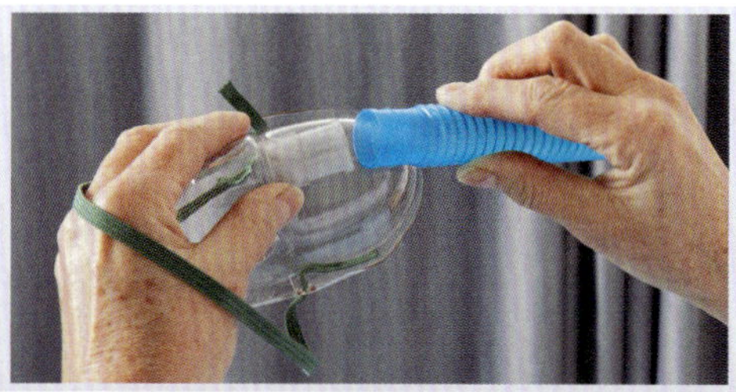

	Étapes	Justifications	
1.2	Rassembler les articles nécessaires et les placer par ordre d'utilisation sur la table de travail.	Cette disposition favorise le rappel des étapes et facilite le déroulement de la procédure.	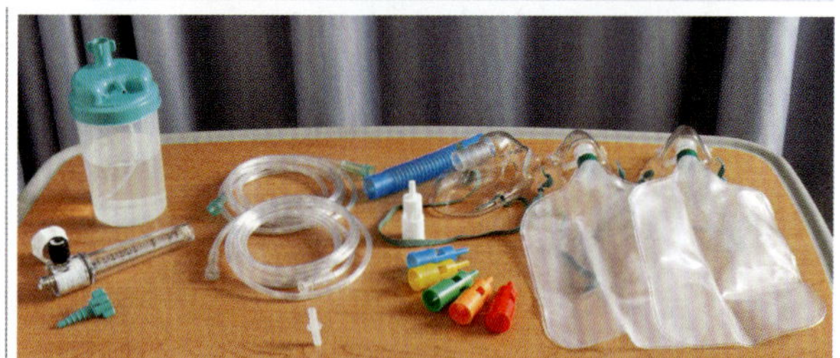 **Montage avec barboteur et tube d'oxygène** 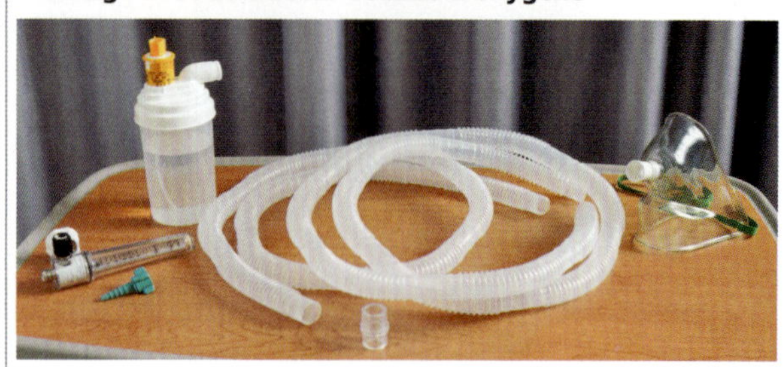 **Montage avec nébuliseur et tube annelé**

Étapes		Justifications	
1.3	Dans le cas de l'utilisation d'une source d'oxygène murale, s'assurer que le débitmètre est sur la position « arrêt ». Au besoin, tourner le bouton du débitmètre dans le sens antihoraire.	On fait en sorte qu'il n'y ait pas de sortie d'air au moment de l'insertion du débitmètre dans la source d'oxygène murale, car cela rendrait la manœuvre beaucoup plus difficile.	

2 Branchement du débitmètre à la source d'oxygène murale

2.1	Relier le débitmètre à la prise d'oxygène murale. a) Insérer la pointe du débitmètre (simple ou double). b) Pousser fermement et tourner le débitmètre dans le sens horaire, en position verticale.	La canalisation de l'oxygène produit une forte pression qui se ressent au moment du branchement du débitmètre.	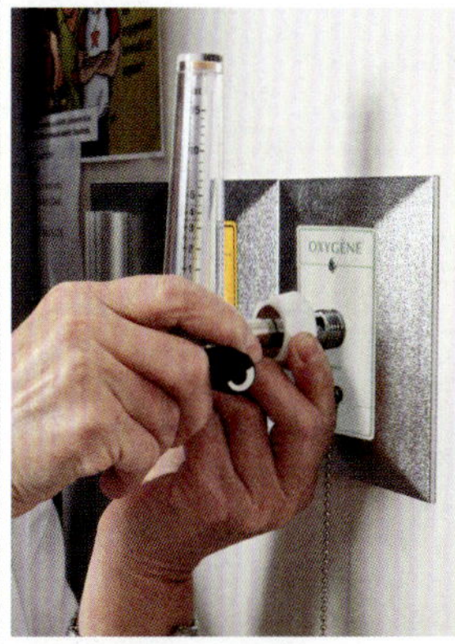 **Débitmètre simple** 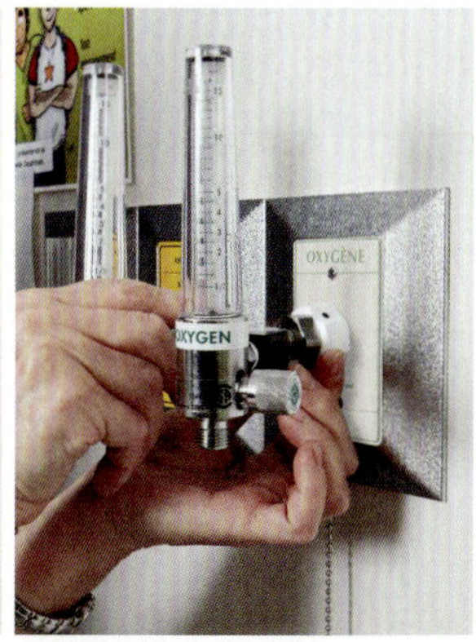 **Débitmètre double**

3 Installation d'une bouteille d'humidification, si nécessaire (débit ≥ 4 L/min)

3.1	Visser l'adaptateur pour débitmètre sur la bouteille d'eau distillée stérile ou d'eau stérile (barboteur). *ou* Visser le régulateur de débit Venturi muni d'un adaptateur pour débitmètre sur le nébuliseur, de façon à perforer la bouteille.	La bouteille de solution sert à humidifier l'oxygène, qui assèche les muqueuses.	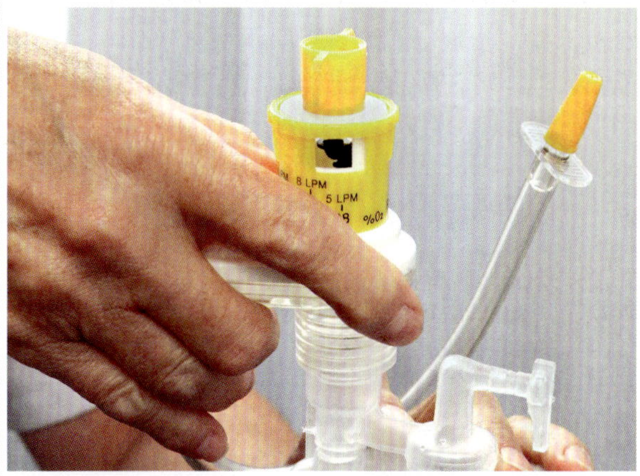
3.2	Relier l'adaptateur vissé sur la bouteille d'eau à l'embout situé à la base du débitmètre.	L'oxygène passant dans la bouteille d'eau crée une turbulence et donc de la vapeur qui se mêle à l'oxygène pour aller humidifier les voies respiratoires.	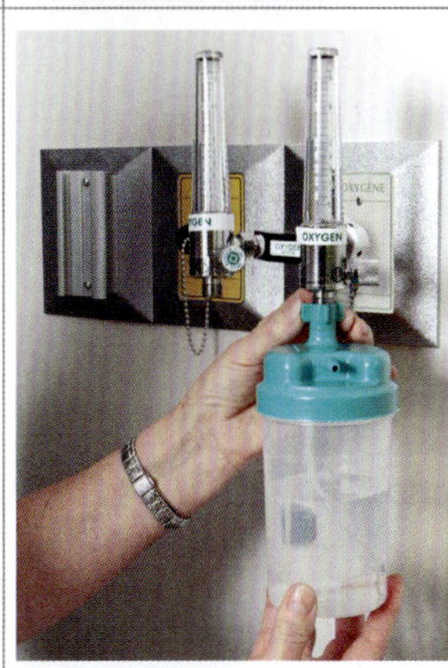 **Barboteur et adaptateur** 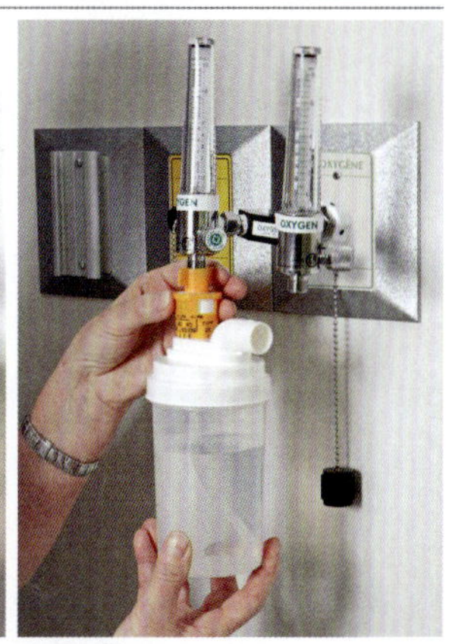 **Nébuliseur avec régulateur Venturi muni d'un adaptateur**

14-1

Étapes		Justifications	
4	**Branchement du tube à oxygène ou du tube annelé**		
4.1	Selon la situation, relier le tube à oxygène ou le tube annelé : a) directement au débitmètre (lorsque le débit est ≤ 4 L/min) ; *ou* b) au barboteur ; *ou* c) au nébuliseur.	Un débit d'oxygène ≤ 4 L/min étant minime, il n'est pas nécessaire de l'humidifier. L'oxygène assèche les muqueuses respiratoires. Lorsqu'il passe par le barboteur ou le nébulisateur, l'oxygène se charge d'humidité.	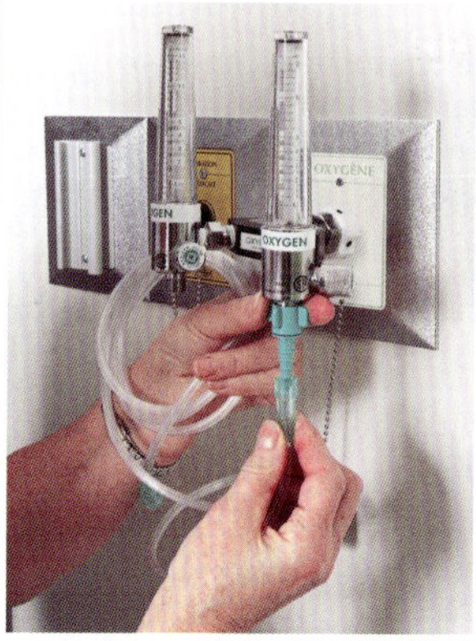 **Tube d'oxygène directement reliée au débitmètre pour les lunettes nasales** 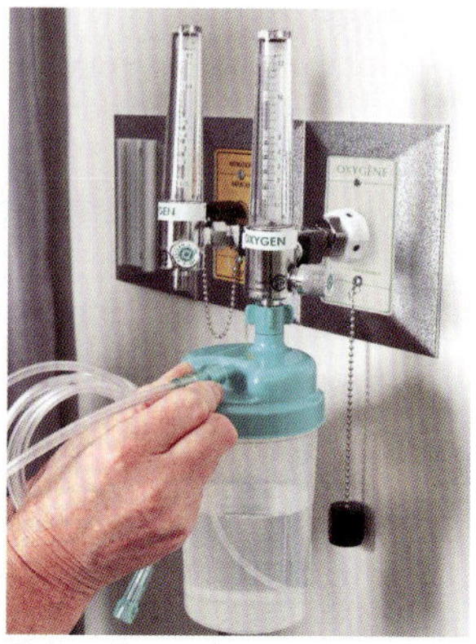 **Tube d'oxygène relié au barboteur** 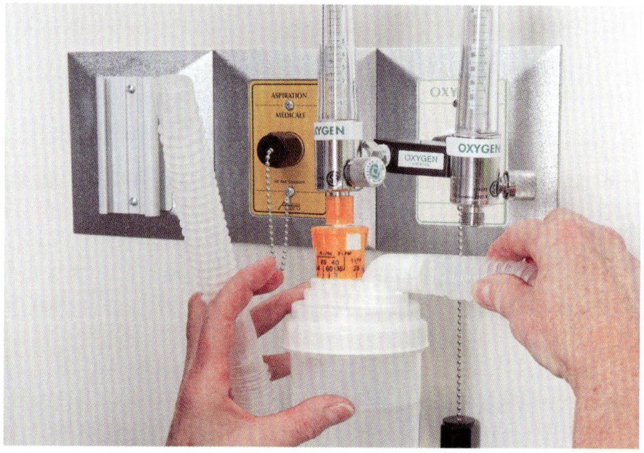 **Tube annelé relié au nébuliseur**
4.2	Au besoin, ajouter un tube de rallonge en plaçant l'adaptateur approprié au bout du tube à oxygène ou du tube annelé, puis en y adjoignant le tube de rallonge.		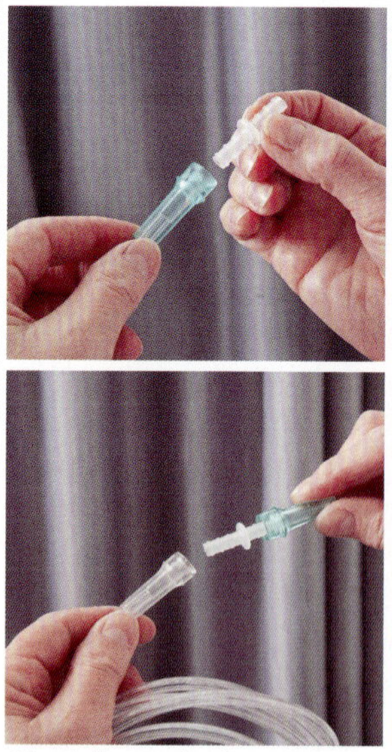 **Ajout d'un tube à oxygène** 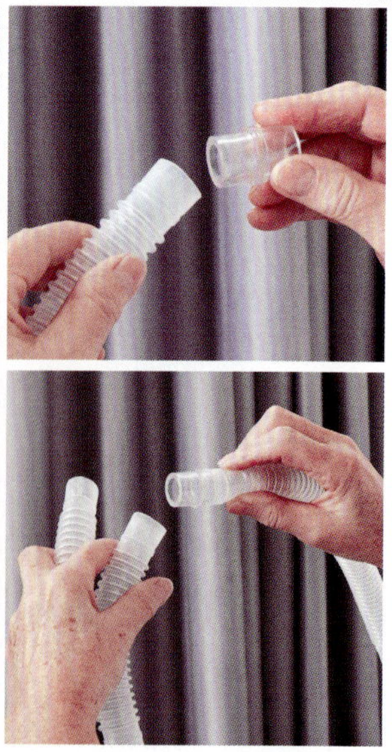 **Ajout d'un tube annelé**
5	**Raccordement des lunettes nasales, du masque ou de la tente faciale**		
5.1	Relier au tube à oxygène ou au tube annelé les lunettes nasales, le masque facial simple, le masque à réservoir, la tente faciale, **mais pas encore le masque facial Venturi**.	On doit **ajouter un régulateur de débit** au masque Venturi **avant de le raccorder** au tube à oxygène.	

Étapes	Justifications

6 Réglage du débit d'oxygène selon l'ordonnance médicale

A LUNETTES NASALES

A.1 Ouvrir et ajuster le débitmètre selon ce que prescrit l'ordonnance médicale.

Pour les lunettes nasales, la concentration se prescrit habituellement en L/min ou LPM et se règle sur le débitmètre.

Le tableau d'équivalence présenté au début de la méthode permet de connaître le pourcentage d'oxygène administré.

Tableau d'équivalence entre le débit d'oxygène et la concentration d'oxygène, pour passer des lunettes nasales au masque facial, et vice-versa

Débit d'oxygène (L/min)	Concentration d'oxygène F_iO_2
1 L/min	24 %
2 L/min	28 %
3 L/min	32 %
4 L/min	36 %
5 L/min	40 %
6 L/min	44 %

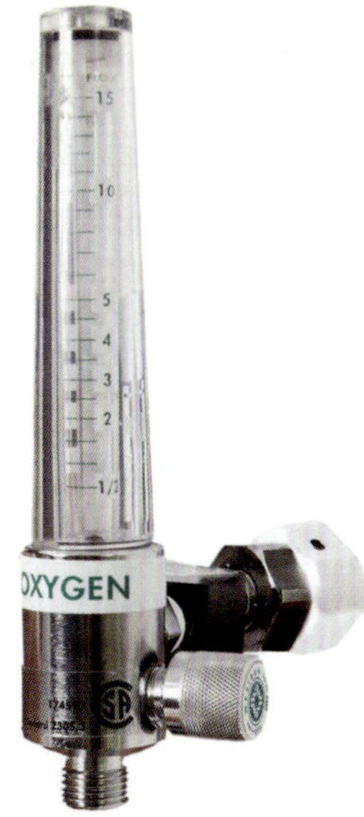

14-1

B MASQUE FACIAL VENTURI

B.1 Choisir, parmi les régulateurs fournis avec le masque, le régulateur de débit Venturi correspondant au pourcentage d'oxygène prescrit (à l'aide du tableau présenté au début de la méthode) et laisser les autres au chevet de la personne.

L'état de santé de la personne peut requérir un changement de concentration d'oxygène.

Administration d'oxygène par masque Venturi

Concentration d'oxygène F_iO_2	Couleur du régulateur de débit Venturi	Débit d'oxygène (L/min)
24 %	Bleu	2 L/min
28 %	Jaune	4 L/min
31 %	Blanc	6 L/min
35 %	Vert	8 L/min
40 %	Rose	8 L/min
50 %	Orange	12 L/min

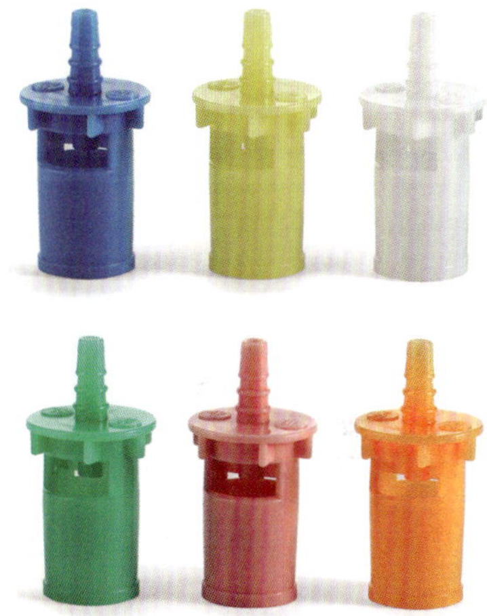

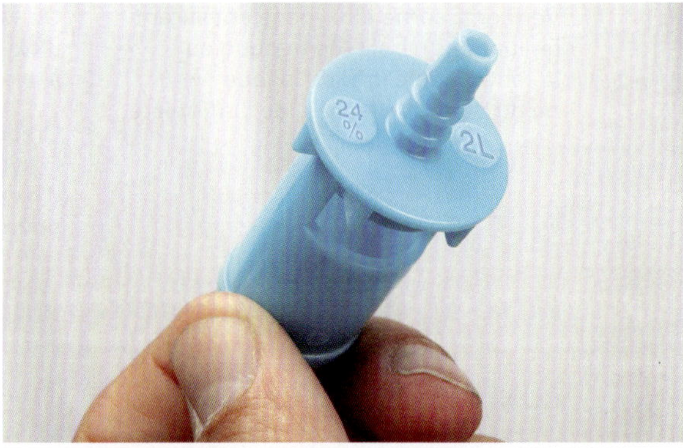

B.2 Placer le régulateur de débit Venturi à l'extrémité du tube annelé court fixé au masque, et relier le tout au tube à oxygène.

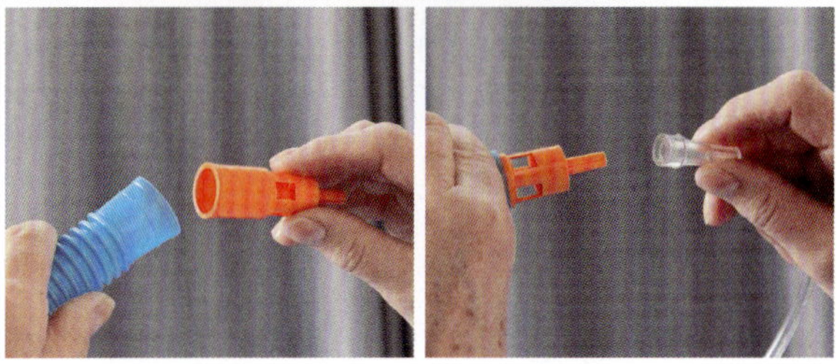

Étapes		Justifications	
B.3	Ouvrir et ajuster le débitmètre en plaçant le centre de la bille sur la valeur en LPM correspondant au réglage du régulateur de débit, d'après le pourcentage d'oxygène prescrit et d'après le tableau.	Le centre de la bille du débitmètre doit être placé en face de la ligne correspondant à la valeur du débit d'oxygène.	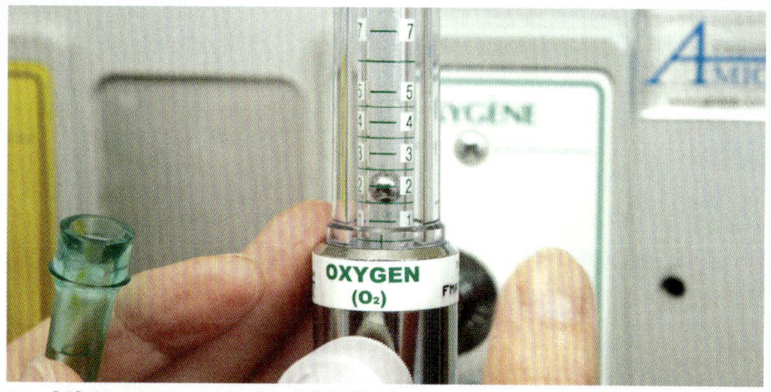 **Le débitmètre est ajusté à 2 L/min.**

C MASQUE FACIAL SIMPLE (VENTIMASK), MASQUE FACIAL À RÉSERVOIR

D TENTE FACIALE

C.1 **D.1**	Tourner la roulette du régulateur de débit Venturi placé sur le nébuliseur pour l'ajuster au pourcentage d'oxygène prescrit.	Sur la roulette du régulateur de débit, on retrouve les chiffres indiquant les pourcentages d'oxygène.	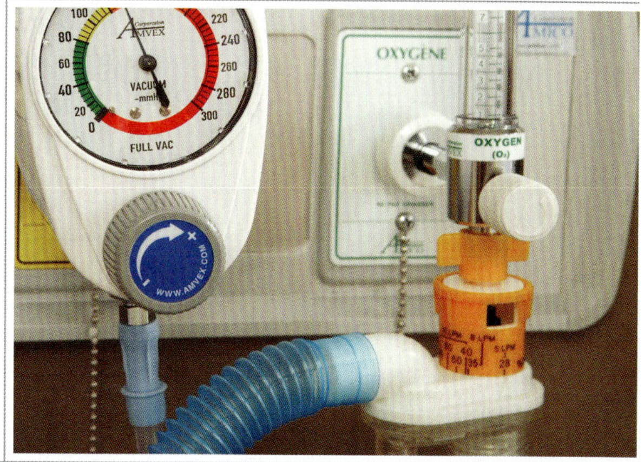
C.2 **D.2**	Ouvrir et ajuster le débitmètre en plaçant le centre de la bille sur la valeur en LPM correspondant au réglage du régulateur de débit, d'après le pourcentage d'oxygène prescrit et d'après le tableau.	Le centre de la bille du débitmètre doit être placé en face de la ligne correspondant à la valeur du débit d'oxygène.	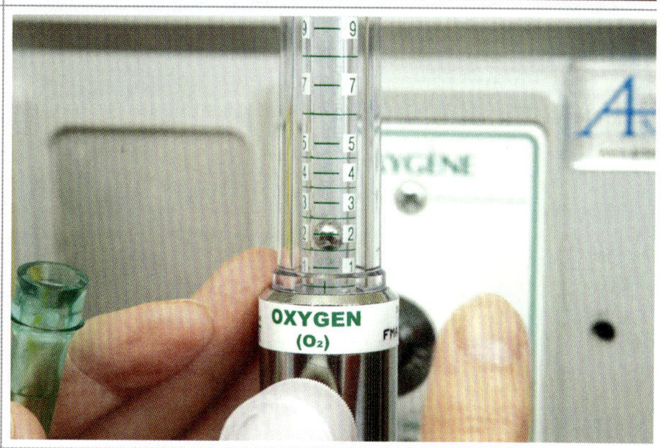
A B C D	Vérifier la sortie d'oxygène en plaçant les lunettes nasales, le masque ou la tente faciale près de la joue ou du dessus de la main de l'infirmière.	On valide de manière tactile la présence d'oxygène, gaz incolore et inodore, à la sortie du dispositif d'oxygène. On ouvre le débitmètre avant d'installer l'oxygène à la personne, car une sortie d'oxygène rapide et incontrôlée pourrait lui être néfaste.	

7 Mise en place des lunettes nasales, du masque ou de la tente faciale

A LUNETTES NASALES

A.1	Demander à la personne de se moucher, si possible.	Les sécrétions peuvent obstruer partiellement les voies respiratoires et réduire l'efficacité de l'oxygénothérapie.	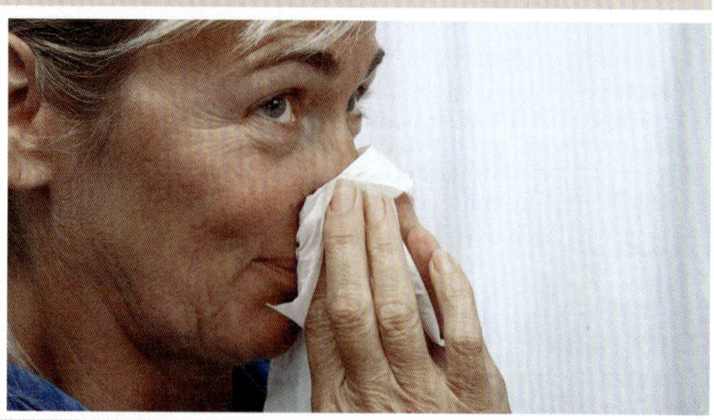

Étapes		Justifications	
A.2	Placer la bague de plastique coulissante le plus loin possible des deux embouts nasaux.	L'aisance obtenue permettra de ne pas exercer de traction sur les narines au moment de la fixation.	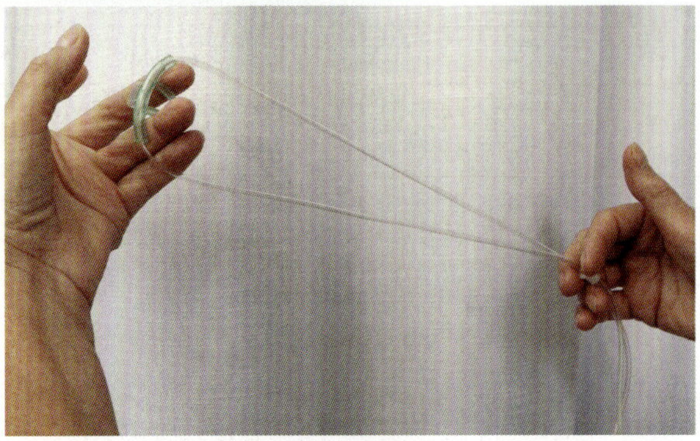
A.3	Placer les deux embouts nasaux, courbe dirigée vers le bas, en face des narines et les insérer délicatement.	La forme des embouts nasaux assure un port confortable et permet à l'oxygène de bien pénétrer dans les narines.	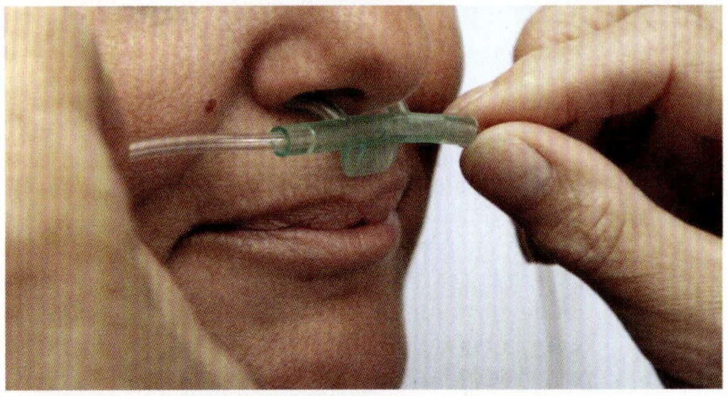
A.4	Demander à la personne de maintenir les lunettes à oxygène sous le nez ou les stabiliser d'une main, puis faire passer la tubulure derrière les oreilles.	Le maintien des lunettes nasales durant toute l'installation diminue l'inconfort et l'irritation. Tout comme pour une paire de lunettes, les oreilles supportent bien ce dispositif à oxygène, d'où le nom de lunettes nasales.	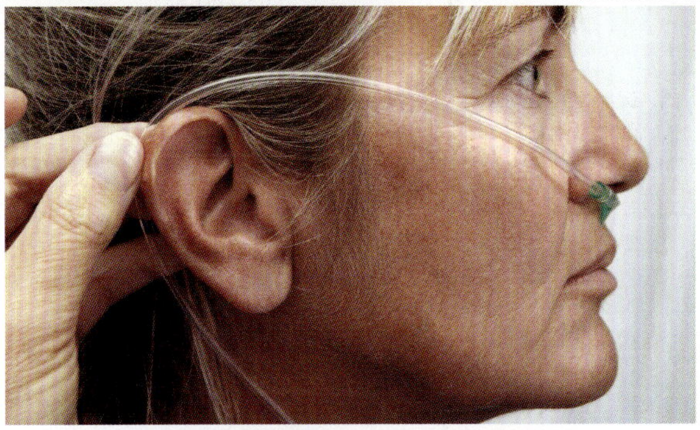
A.5	Faire glisser la bague en plastique jusqu'à ce qu'elle appuie sous le menton.	La bague en plastique coulissante permet d'ajuster les lunettes nasales au visage de la personne et réduit les risques d'irritation de la muqueuse nasale par frottement.	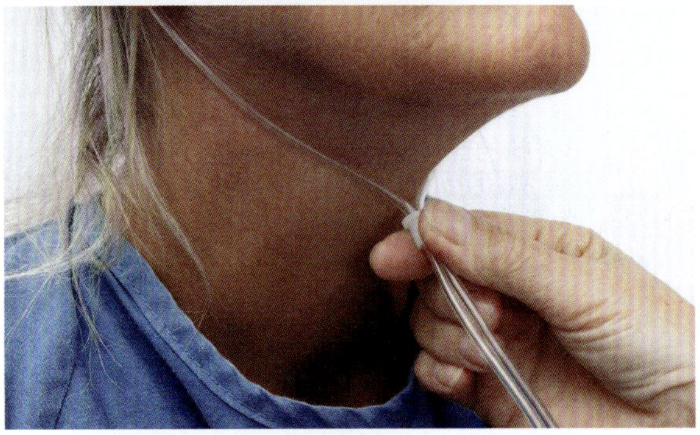

Situation particulière

Si la personne est confuse, agitée ou que les lunettes ne restent pas en place, on peut fixer la tubulure sur les joues, avec un morceau de ruban adhésif hypoallergénique, ou faire passer toute la tubulure avec la bague coulissante derrière la tête.

L'application de ruban adhésif stabilise les branches des lunettes nasales et permet de s'assurer que la personne reçoit l'oxygène dont elle a besoin.

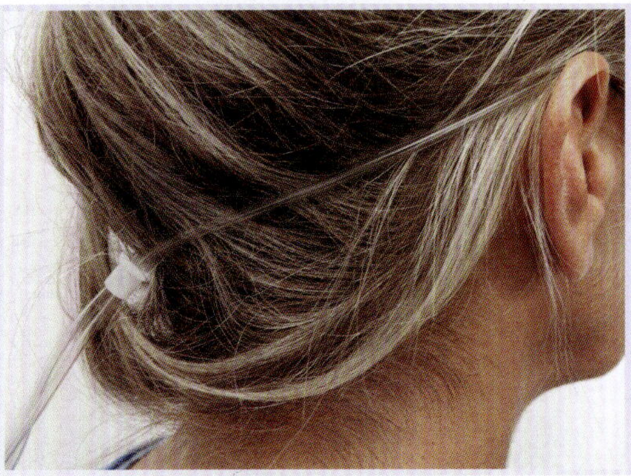

Étapes		Justifications	
B	MASQUE FACIAL VENTURI		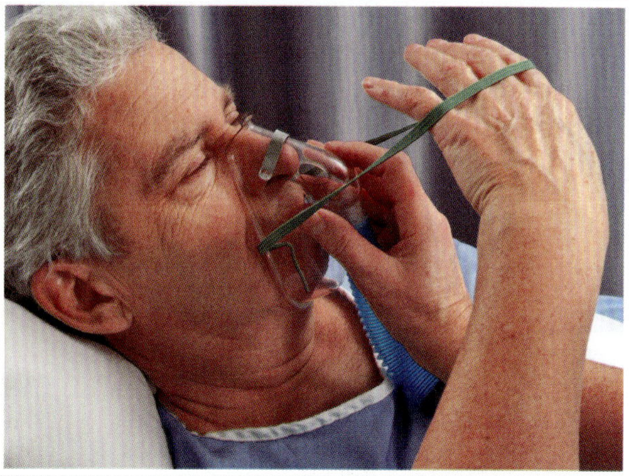
C	MASQUE FACIAL SIMPLE (VENTIMASK), MASQUE À RÉSERVOIR (AVEC OU SANS RÉINSPIRATION)		
B.1 **C.1**	Après avoir placé la bande élastique sur le devant, avancer le masque et appliquer d'abord la partie supérieure sur l'arête du nez puis la partie inférieure sous le menton.	On vérifie que la taille du masque choisi est appropriée et couvre bien le visage, pour assurer l'étanchéité.	
B.2 **C.2**	Pincer la bande métallique flexible à la base du nez de façon à la mouler sur la forme du nez.	En pinçant la bande métallique, on réduit les fuites d'oxygène gênantes en direction des yeux.	
B.3 **C.3**	Tout en maintenant le masque d'une main, glisser l'autre main entre la bande élastique et le masque, puis étirer la bande élastique et la faire passer derrière la tête.	Le maintien du masque évite un déplacement au moment du passage de l'élastique derrière la tête, et prévient l'inconfort dû à la manipulation.	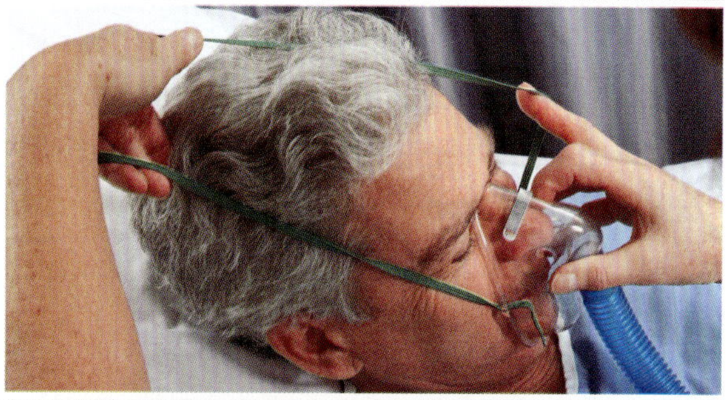
B.4 **C.4**	Tirer sur les extrémités libres de la bande élastique, de façon à ce que le masque adhère à la peau mais ne crée pas d'inconfort.	On s'assure que le masque adhère à la peau et qu'il est donc étanche.	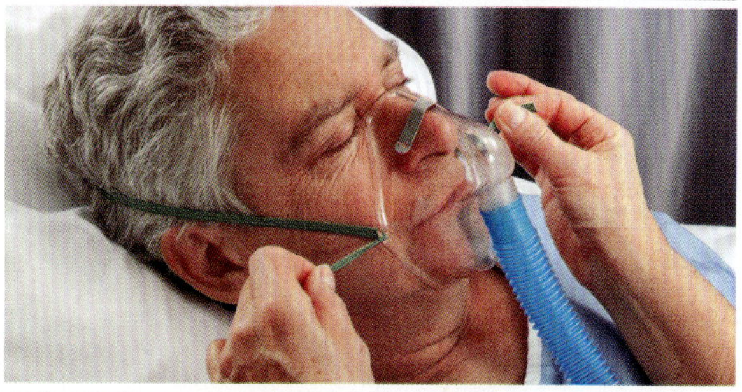

Situation particulière

Si on utilise le masque à réservoir (avec ou sans réinspiration), on ***aligne le sac-réservoir avec le masque****.*

L'alignement du sac-réservoir avec le masque **assure le bon fonctionnement de la valve antireflux**.

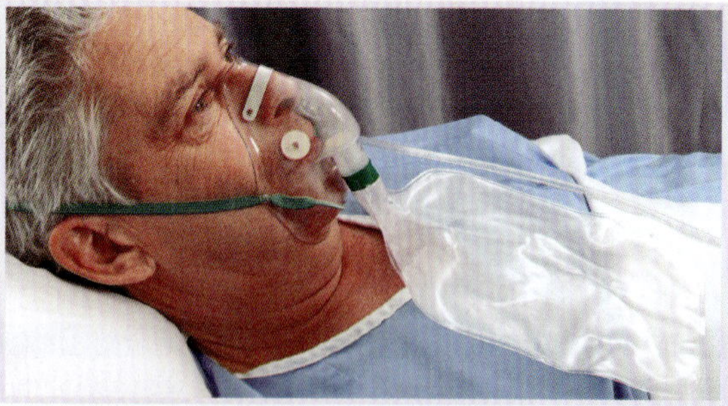

ALERTE !

On doit vérifier que le sac-réservoir ne se dégonfle pas complètement pendant l'inspiration. S'il se dégonfle, on doit aviser le technicien en inhalothérapie et augmenter le débit d'oxygène.

Si le sac se dégonflait pendant l'inspiration, il accumulerait alors du gaz carbonique.

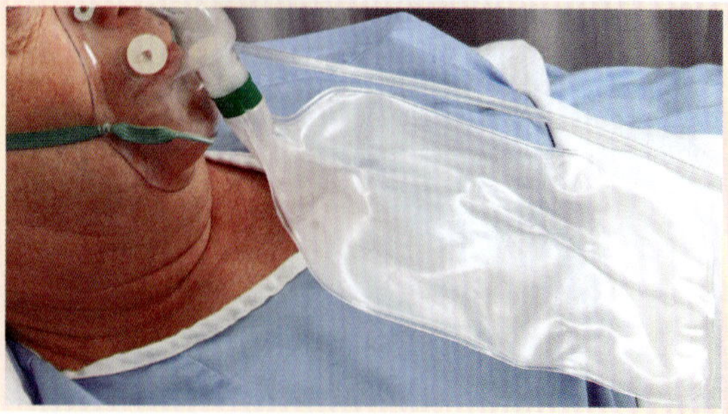

Étapes		Justifications
D	TENTE FACIALE	
D.1	Après avoir placé la bande élastique sur le devant, installer la tente faciale sous le menton.	La tente faciale n'étant pas un dispositif étanche, un bon ajustement sous le menton permet de maintenir une concentration d'oxygène optimale.
D.2	Tout en tenant la tente faciale d'une main, glisser l'autre main entre la bande élastique et la tente faciale, puis étirer l'élastique et le faire passer derrière la tête.	Le maintien du masque évite un déplacement au moment de passer l'élastique derrière la tête, et prévient l'inconfort dû à la manipulation.
D.3	Tirer sur les extrémités libres de la bande élastique de façon à ce que la tente faciale adhère au visage mais ne crée pas d'inconfort.	La partie inférieure de la tente faciale doit bien adhérer pour permettre d'obtenir une concentration d'oxygène optimale.

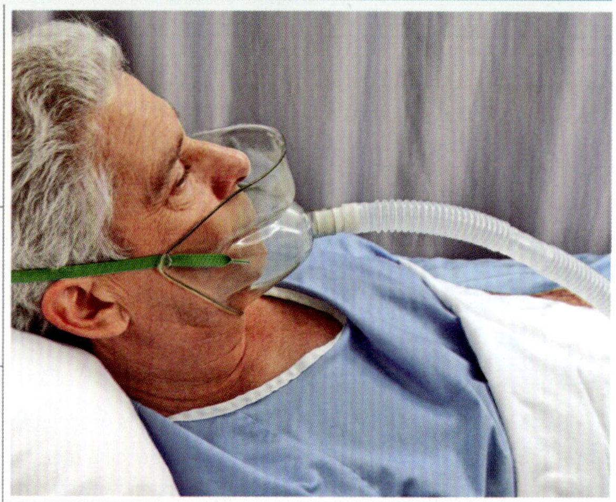

14-2

Ne pas oublier les précautions et les interventions s'appliquant après l'administration d'oxygène.

Ne pas oublier les étapes postexécutoires décrites dans la procédure 1-2.

Qu'avez-vous fait pour évaluer la réponse de Mme Langlois à l'administration d'oxygène ?

RÉDACTION DES NOTES D'ÉVOLUTION

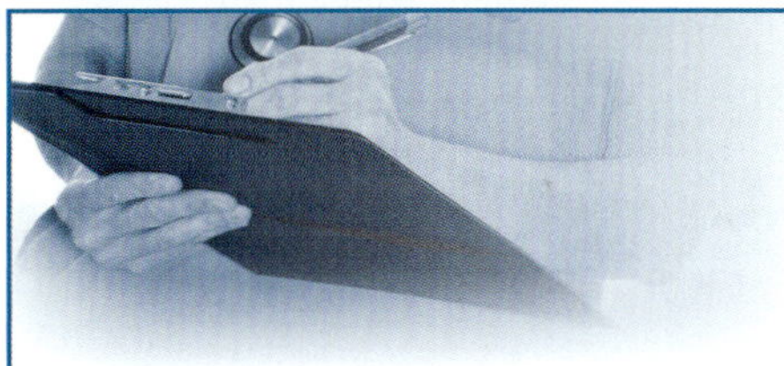

Dossier de Mme Langlois

2011-10-29 **07:30** Dyspnéique, inspiration bruyante, tirage sus-claviculaire. R : 34/min, superficielle. Cyanose péribuccale. S_pO_2 : 89 %. Auscultation pulmonaire : murmures vésiculaires diminués sur les deux faces latérales. Installée en position de Fowler haute. Invitation à faire des respirations avec les lèvres pincées. Dr Legault avisé. ______

08:00 O_2 par lunettes nasales à 2 L/min. ______

08:30 Lèvres moins cyanosées, R : 28/min, plus silencieuse. S_pO_2 : 93 %. ______

______ Pierre Dieudonné, étudiant inf.

MÉTHODE DE SOINS **14-2**

43 OXYGÉNATION

Aspiration des sécrétions buccales et pharyngées

Cette méthode de soins explique la procédure à suivre pour aspirer les sécrétions (page 741), soit les sécrétions buccales ou oropharyngées (page 743) et les sécrétions nasopharyngées (page 744).

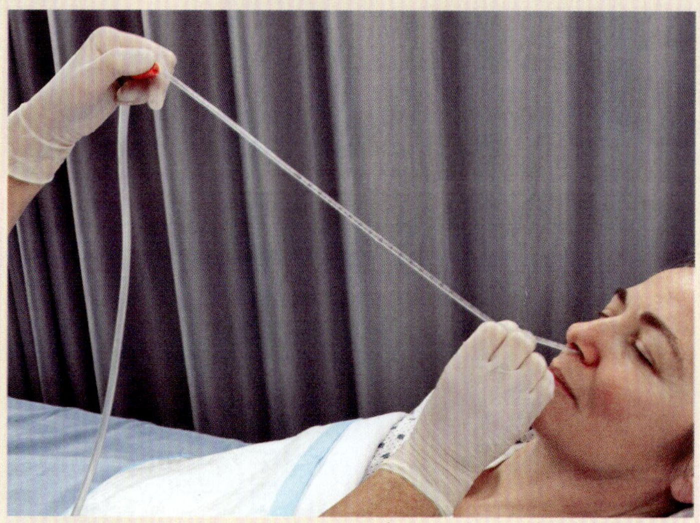

DÉFINITION

Méthode de soins consistant à appliquer une pression négative :

- à l'extrémité d'un cathéter d'aspiration rigide de Yankauer que l'on insère dans la bouche (aspiration buccale) ;
- à l'extrémité, munie de plusieurs orifices, d'un cathéter d'aspiration souple que l'on insère dans la bouche ou le nez jusqu'au pharynx (aspiration oropharyngée ou nasopharyngée).

CONTEXTE D'EXÉCUTION

BUTS

- Retirer les sécrétions pour libérer les voies respiratoires supérieures.
- Favoriser les échanges gazeux.
- Recueillir un échantillon des sécrétions pour fins d'analyse.

MATÉRIEL ET ÉQUIPEMENT

ARTICLES ESSENTIELS

Articles de base

- Sac à rebuts en plastique 1
- Ruban adhésif 2
- Appareil d'aspiration mural 3
  - Source d'aspiration 4
  - Jauge de régulation 5
  - Récipient collecteur 6
  - Tubulure 7

ou

Appareil d'aspiration portable 8

- Piqué plastifié jetable 9

ou

Serviette 10

- Mouchoirs en papier 11

Aspiration des sécrétions buccales

- Gants propres 12
- Bouteille d'eau 13
- Récipient 14
- Cathéter d'aspiration rigide de Yankauer 15

Aspiration des sécrétions oropharyngées

- Bouteille d'eau stérile ou de NaCl 0,9 % stérile 16
- Ensemble à aspiration, si disponible 17
  - Gants stériles
  - Récipient stérile
  - Cathéter d'aspiration

ou

Articles emballés séparément :
- Gants stériles 18
- Récipient stérile 19
- Cathéter d'aspiration 12, 14, 16 ou 18 Fr 20

Note : *L'aspiration oropharyngée est une procédure propre, mais le fabricant offre le matériel sous emballage stérile.*

Aspiration des sécrétions nasopharyngées

- Bouteille d'eau stérile ou de NaCl 0,9 % stérile 16
- Ensemble à aspiration, si disponible 17
  - Gants stériles
  - Récipient stérile
  - Cathéter d'aspiration

ou

- Gants stériles 18
- Récipient stérile 19
- Cathéter d'aspiration 12, 14, 16 ou 18 Fr 20
- Lubrifiant hydrosoluble 21

ARTICLES FACULTATIFS

Dans le cas d'une pathologie respiratoire :

- Stéthoscope 21
- Sphygmooxymètre (saturomètre) 22

En cas de toux ou de sécrétions abondantes ou purulentes :

- Masque 23
- Lunettes protectrices 24

ou

Visière 25

Pression requise pour l'aspiration	
Adultes	100-150 mm Hg
Enfants ≥ 5 ans	100-120 mm Hg
Enfants < 5 ans	80-100 mm Hg

Sources : American Association for Respiratory Care (AARC), 2004 ; Association québécoise d'établissements de santé et de services sociaux (AQESSS), 2003.

Calibre des cathéters pour l'aspiration	
Adultes	De 12 à 18 Fr
Enfants	De 8 à 10 Fr
Nourrissons	De 5 à 8 Fr

Source : Berman, Snyder et Jackson, 2009.

Remarque

La pression est mentionnée à titre indicatif. La pression idéale requise est la pression minimale qui permet de bien dégager les voies respiratoires.

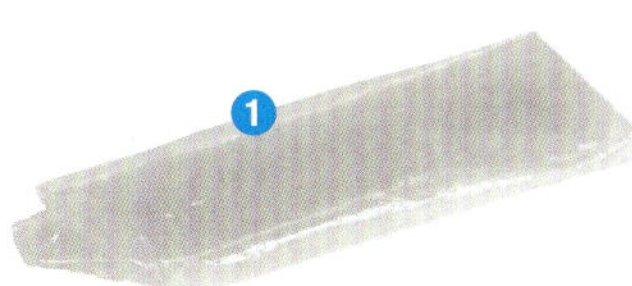

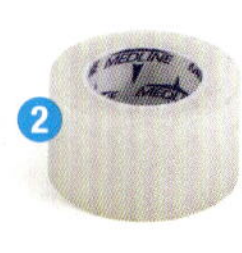

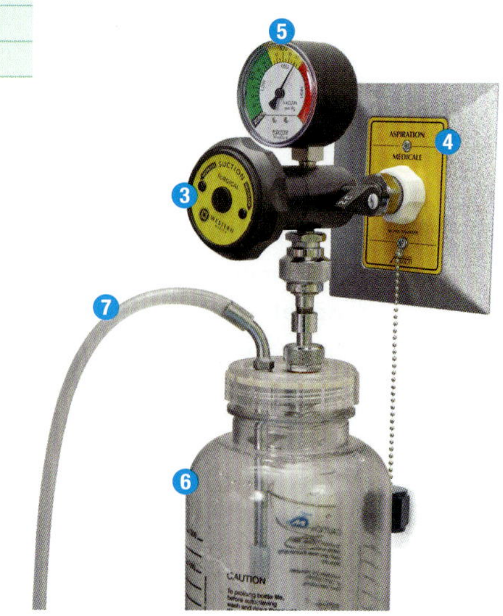

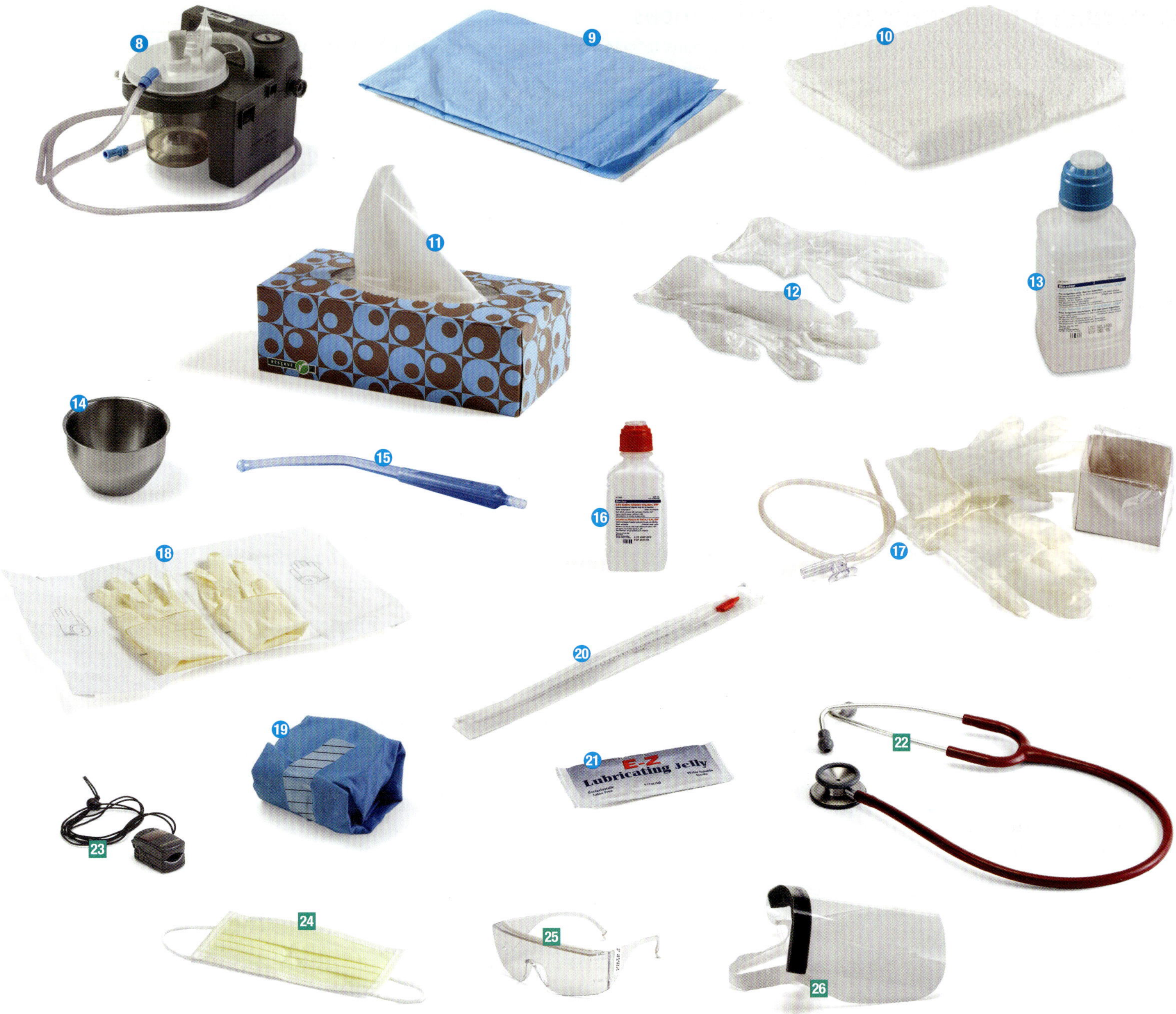

PRÉCAUTIONS ET INTERVENTIONS
avant
l'aspiration des sécrétions buccales et pharyngées

1. ÉVALUATION

- Observer la respiration (fréquence, rythme, amplitude et bruits) *afin de détecter les signes révélant la nécessité de procéder à une aspiration : respiration bruyante, embarrassée, changement dans le mode de respiration*.
- Ausculter les poumons (voir la procédure 3-3-1, p. 75) *afin de confirmer la présence de sécrétions dans l'arbre trachéobronchique*.
- Observer la coloration des téguments *afin d'évaluer de façon qualitative le degré d'oxygénation de la personne*.
- Mesurer la saturation pulsatile du sang en oxygène (S_pO_2, voir la procédure 2-4-1, p. 34 *afin d'évaluer de façon quantitative (précisément) le degré d'oxygénation de la personne*. Comparer les résultats obtenus avec les résultats antérieurs *afin de les interpréter et de prendre les mesures nécessaires*.
- Évaluer la capacité de la personne à tousser, à expectorer et à éliminer les sécrétions par la toux *afin de déterminer si une aspiration des sécrétions est nécessaire pour l'aider à dégager ses voies respiratoires*.

2. INTERVENTIONS

- Vérifier, dans le plan thérapeutique infirmier (PTI), les directives infirmières concernant le dégagement inefficace des voies respiratoires ou les échanges gazeux perturbés *afin d'appliquer les interventions correspondantes*.
- Vérifier dans le dossier si la personne a déjà eu des aspirations pharyngées et quelle a été sa réaction *afin de la préparer, au besoin, à la procédure*.
- Vérifier si la personne a besoin d'un analgésique, *car la toux peut provoquer de la douleur chez les personnes ayant subi une chirurgie thoracique ou abdominale ou ayant des fractures aux côtes*.
- Installer le sphygmooxymètre (saturomètre) au doigt de la personne *afin de faire un suivi précis du taux d'oxygénation pendant l'aspiration*.

3. ENSEIGNEMENT

- Informer la personne qu'elle devra tousser avant l'aspiration *afin d'aider au dégagement de ses voies respiratoires et de faire remonter les sécrétions pour qu'elles soient plus faciles à aspirer*.

PRÉCAUTIONS ET INTERVENTIONS **après** l'aspiration des sécrétions buccales et pharyngées

1. ÉVALUATION

- Évaluer à nouveau les paramètres préexécutoires *afin de mesurer l'efficacité de la procédure et de planifier une deuxième aspiration au besoin*.
  - Observer la respiration (fréquence, rythme, amplitude et sons).
  - Ausculter les poumons.
  - Évaluer la coloration des téguments.
  - Mesurer la saturation en oxygène.

2. INTERVENTIONS

- Maintenir la personne au repos pendant 10 minutes *afin de l'aider à retrouver un taux d'oxygénation satisfaisant avant de faire une activité physique*.
- Signaler au médecin les signes et symptômes d'une hypoxie ou d'un mode de respiration inefficace *afin d'appliquer rapidement les mesures nécessaires*.
- Nettoyer le sphygmooxymètre (saturomètre) après usage avec la solution recommandée par l'établissement *afin de prévenir la transmission d'infections nosocomiales*.

3. ENSEIGNEMENT

- Enseigner à la personne la respiration profonde et la toux contrôlée (voir la procédure 9-1-1, p. 568) *afin de l'aider à dégager ses voies respiratoires sans avoir recours à l'aspiration pharyngée*.

4. NOTES AU DOSSIER

- Écrire dans les notes d'évolution les informations relatives à la respiration, à l'aspiration et aux sécrétions *afin d'informer les membres de l'équipe soignante, de repérer les différences par rapport à la norme et de les signaler au médecin traitant*.
  - Date, heure, fréquence de l'aspiration
  - Observations avant l'aspiration : respiration, coloration, etc.
  - Résultats de l'auscultation et de la sphygmooxymétrie
  - Signes de la nécessité d'une aspiration : respiration bruyante, demande explicite de la personne, etc.
  - Caractéristiques des sécrétions : quantité, consistance, couleur et odeur, s'il y a lieu
  - Réactions et collaboration de la personne à l'aspiration : capacité à tousser, résistance, collaboration
  - Efficacité de l'aspiration : respiration facile, calme et silencieuse, mesure de la sphygmooxymétrie, coloration de la peau, pouls, respiration et autres observations après l'aspiration
  - Traitement (ex. : administration d'un bronchodilatateur)
- Inscrire au PTI les directives infirmières déterminées en fonction de l'évolution clinique de la personne et de l'efficacité des soins et des traitements, *afin d'assurer le suivi clinique*.

MISE EN SITUATION

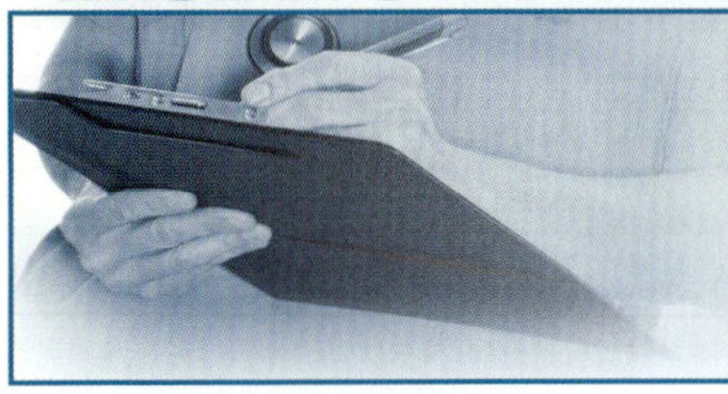

Mme Lapointe, âgée de 68 ans, souffre d'une maladie pulmonaire obstructive chronique (MPOC) diagnostiquée il y a 6 ans. Elle est hospitalisée pour une pneumonie et reçoit de l'oxygène par lunettes nasales à un débit de 2 L/min. La sphygmooxymétrie indique 90 %. Elle tousse et dit que ses sécrétions restent dans le fond de sa gorge.

Ordonnance médicale au dossier

Aucune ordonnance médicale requise.

PROCÉDURE 14-2-1

ASPIRER LES SÉCRÉTIONS BUCCALES OU PHARYNGÉES

Sommaire de la procédure

1. Mesures préliminaires
2. Installation de la personne
3. Préparation du matériel
4. Lubrification du cathéter d'aspiration
5. Insertion du cathéter d'aspiration
6. Retrait des sécrétions
7. Rangement du matériel

Quels paramètres avez-vous évalués chez Mme Lapointe avant d'aspirer les sécrétions pharyngées ?

14-2

Étapes	Justifications	

Ne pas oublier les étapes préalables décrites dans la procédure 1-1.
Ne pas oublier les précautions et les interventions s'appliquant avant l'aspiration des sécrétions buccales et pharyngées.

1 Mesures préliminaires

	Étapes	Justifications	
1.1	Rassembler les articles nécessaires et les placer par ordre d'utilisation sur la table de travail.	Cette disposition favorise le rappel des étapes et facilite le déroulement de la procédure.	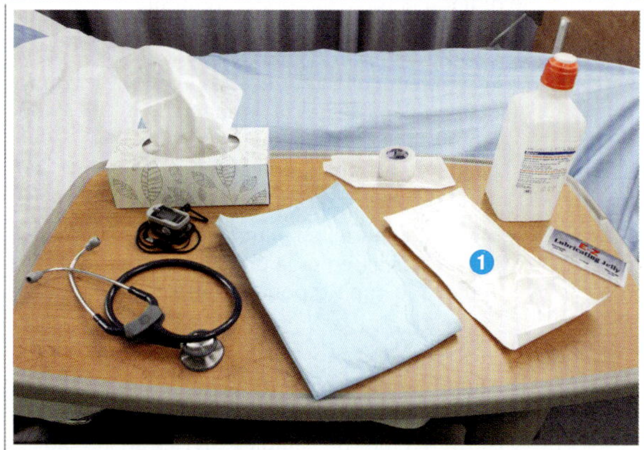 **Aspiration nasopharyngée** ❶ L'ensemble à aspiration comprend un cathéter stérile, un contenant stérile et des gants stériles.
1.2	Placer une serviette ou un piqué plastifié jetable sous le menton de la personne ou sur l'oreiller, et prévoir des mouchoirs en papier à portée de la main.	On protège les vêtements et la literie.	

2 Installation de la personne

	Étapes	Justifications	
2.1	Installer la personne consciente ayant un réflexe de déglutition en position de Fowler ou semi-Fowler. Installer la personne inconsciente en position de décubitus latéral, avec un oreiller derrière le dos, pour l'aspiration buccale ou en position de Fowler ou semi-Fowler pour l'aspiration nasopharyngée.	La position semi-assise favorise l'expansion pulmonaire. La position latérale réduit les risques d'aspiration du contenu gastrique, mais occasionne une difficulté pour l'insertion nasopharyngée.	

Étapes	Justifications
Aspiration des sécrétions buccales ou oropharyngées	
Tourner la tête de la personne vers soi.	La position de face permet un contact visuel et facilite l'insertion du cathéter d'aspiration.
Aspiration des sécrétions nasopharyngées	
Placer la tête de la personne en hyperextension.	L'hyperextension du cou réduit la courbure nasopharyngienne et facilite ainsi le passage du cathéter d'aspiration par les fosses nasales.

Situation particulière

Il faut parfois préoxygéner la personne avant d'aspirer les sécrétions. Si la personne reçoit de l'oxygène, on laisse le dispositif en place le plus longtemps possible.	L'aspiration retire des sécrétions mais également de l'oxygène. De plus, elle perturbe la respiration et peut donc entraîner une hypoxémie.

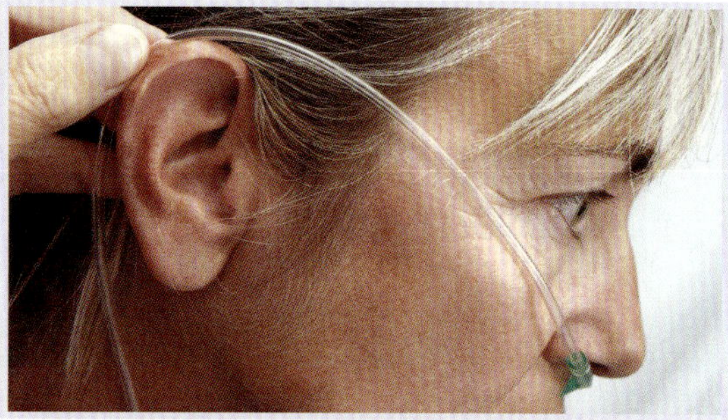

3 Préparation du matériel

	Étapes	Justifications
3.1	Vérifier l'appareil d'aspiration et le régler à la force de succion requise :	
	a) Vérifier le niveau de liquide dans le récipient collecteur et s'assurer qu'il ne dépasse pas la ligne de remplissage maximal ou les trois quarts du récipient, en l'absence d'indication.	Le non-respect des recommandations du fabricant pourrait causer un bris de l'appareil d'aspiration.
	b) Mettre l'appareil en marche et, avec la valve, régler la pression entre 100 et 150 mm Hg pour l'adulte.	Une force de succion supérieure à 150 mm Hg chez l'adulte peut entraîner de graves problèmes, comme un traumatisme, une hypoxémie et une atélectasie.
	c) Plier la tubulure ou en boucher l'extrémité avec le pouce, lire le chiffre en face de l'aiguille du cadran et éteindre l'appareil d'aspiration.	Ce mouvement simule la pression qui sera exercée à l'extrémité du cathéter au cours de l'aspiration, et permet donc de la vérifier sur le cadran avant la procédure.
3.2	Après en avoir retourné le bord supérieur, fixer le sac à rebuts en plastique à la hauteur de la taille, au bord du lit, à une ridelle ou à la table de travail.	L'ourlet empêche la souillure de la surface extérieure du sac et aide à maintenir le sac ouvert. La proximité du sac permet de jeter aisément le matériel souillé sans contaminer l'environnement.

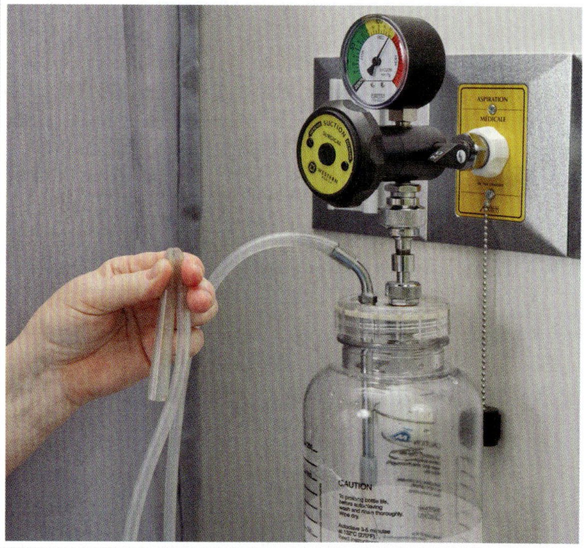

Situation particulière

En cas de toux ou de sécrétions abondantes ou purulentes, on met l'équipement de protection individuelle (voir la procédure 4-4-1, p. 159).	Comme on travaille à moins d'un mètre de la personne, la protection prévient la contamination par contact direct avec les gouttelettes qui pourraient être projetées au moment de la toux.

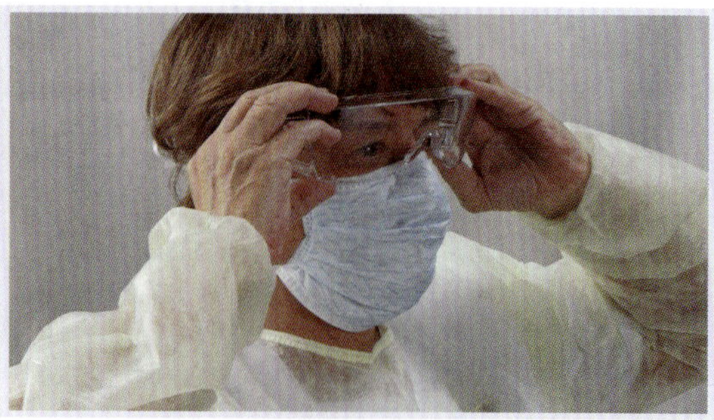

Étapes		Justifications	
A	ASPIRATION DES SÉCRÉTIONS BUCCALES ET ASPIRATION DES SÉCRÉTIONS OROPHARYNGÉES (PROCÉDURES PROPRES)		
A.1	Ouvrir l'emballage du cathéter d'aspiration rigide de Yankauer en laissant l'article à l'intérieur. *ou* Ouvrir l'emballage du cathéter d'aspiration souple sur le tiers de sa longueur s'il est déroulé ou complètement s'il est enroulé sur lui-même, et laisser l'article à l'intérieur.	On maintient la propreté de l'article jusqu'au moment de son utilisation.	
A.2	Verser entre 100 et 200 mL d'eau stérile ou de solution de NaCl 0,9 % stérile dans un récipient.	La quantité de solution doit être suffisante pour lubrifier le cathéter, le rincer et nettoyer le tube de rallonge après une ou deux aspirations.	
A.3	Enfiler des gants propres.	L'aspiration des sécrétions buccales et l'aspiration des sécrétions oropharyngées sont des procédures propres, car le cathéter ne va pas plus loin que l'oropharynx.	
A.4	Saisir le cathéter d'aspiration rigide de Yankauer. *ou* Prendre le cathéter d'aspiration souple par sa partie arrondie et l'enrouler autour de la main dominante de manière que l'extrémité du raccord se présente correctement pour être raccordée à la tubulure d'aspiration.	En enroulant le cathéter autour de la main, on évite qu'il touche à une surface souillée. Enrouler le cathéter permet de contrôler ses extrémités et sa longueur.	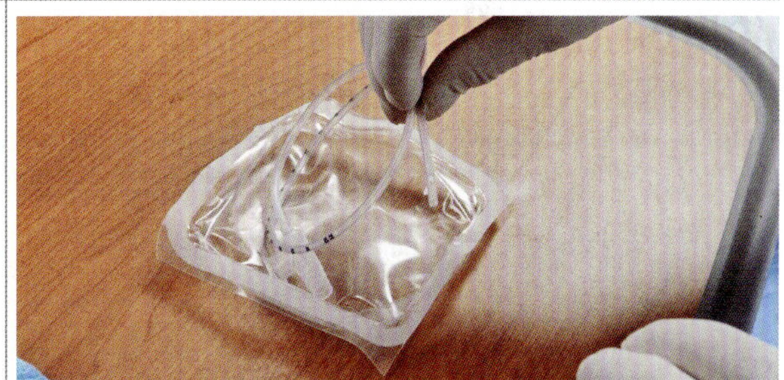 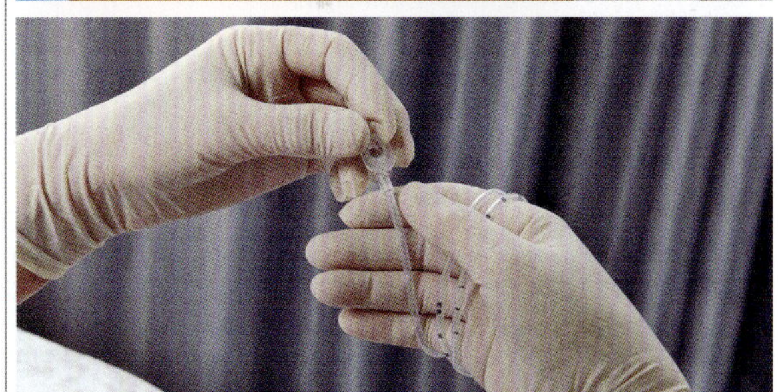
A.5	Avec la main non dominante, saisir la tubulure reliée à l'appareil d'aspiration, et avec la main dominante y raccorder le cathéter rigide de Yankauer ou le cathéter souple.		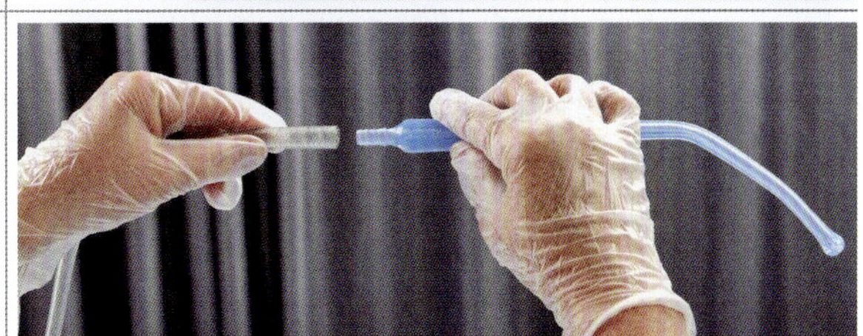 **Cathéter d'aspiration rigide de Yankauer** 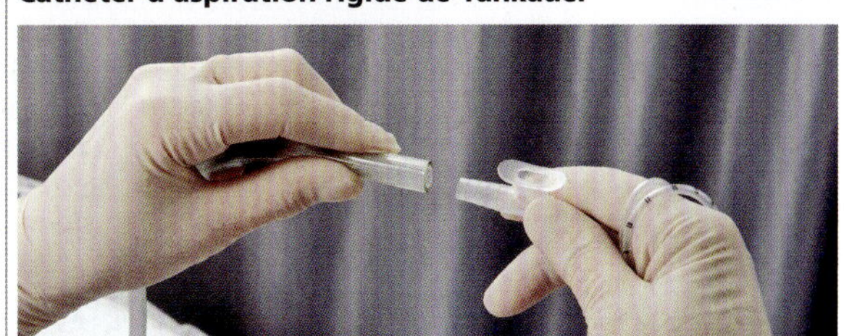 **Cathéter d'aspiration souple**

Étapes		Justifications	
A.6	Mettre en marche l'appareil d'aspiration avec la main non dominante.		

B ASPIRATION DES SÉCRÉTIONS NASOPHARYNGÉES (PROCÉDURE STÉRILE)

Avec un ensemble à aspiration (B.1 à B.7)

Étapes		Justifications	
B.1	Ouvrir le bouchon de la bouteille d'eau stérile ou de la solution de NaCl 0,9 % stérile, et le laisser en place. Ouvrir l'emballage de l'ensemble à aspiration et laisser les articles à l'intérieur.	On évite la contamination de la solution par des microorganismes aéroportés. En laissant les articles à l'intérieur de leur emballage, on préserve leur stérilité.	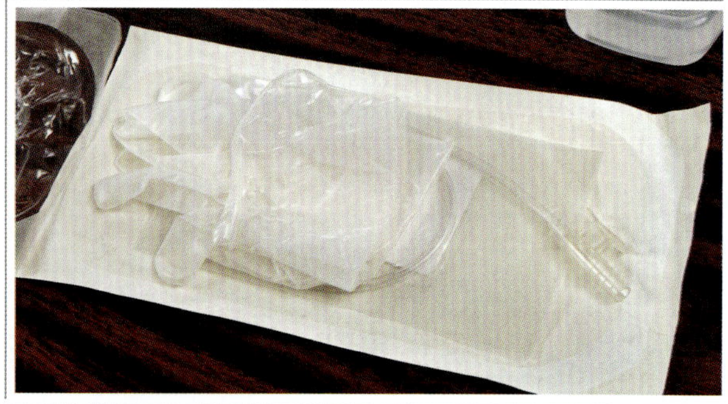

Remarque

L'aspiration nasopharyngée est une procédure stérile à cause de la possibilité que le cathéter s'enfonce accidentellement plus loin dans les voies respiratoires (AQESSS, 2003 ; Berman, Snyder et Jackson, 2009).

Étapes		Justifications	
B.2	Enfiler des gants stériles (voir la procédure 4-2-1, p. 128).	L'aspiration nasopharyngée est une procédure stérile.	
B.3	Déplier le récipient jetable.	L'ensemble à aspiration contient un récipient plié à plat qu'il faut déplier pour qu'il puisse contenir la solution.	
B.4	Saisir l'extrémité arrondie du cathéter en la plaçant à l'intérieur de la main dominante, et enrouler le cathéter autour de cette main de manière que l'extrémité de raccord se présente correctement pour être raccordée à la tubulure d'aspiration.	L'intérieur de la main stérile protège l'extrémité stérile du cathéter. Enrouler le cathéter permet de contrôler ses extrémités et sa longueur et donc d'éviter une contamination au moment des manipulations.	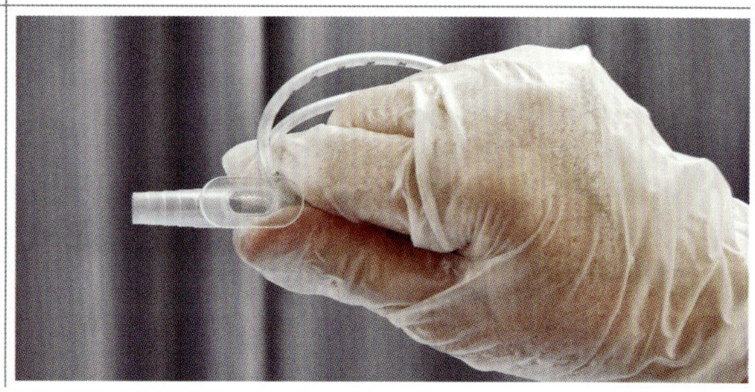

ALERTE !

À partir de l'étape suivante, la main dominante demeurera stérile, tandis que la main non dominante deviendra non stérile. — La main non dominante se contaminera au contact du bouchon et de la bouteille.

Étapes		Justifications	
B.5	Avec la main non dominante, verser de 100 à 200 mL d'eau stérile ou de solution de NaCl 0,9 % stérile puis refermer la bouteille (voir la procédure 4-3-7, p. 151).	On maintient la stérilité de la main dominante. La solution permet la lubrification du cathéter et le rinçage de la tubulure après chaque aspiration.	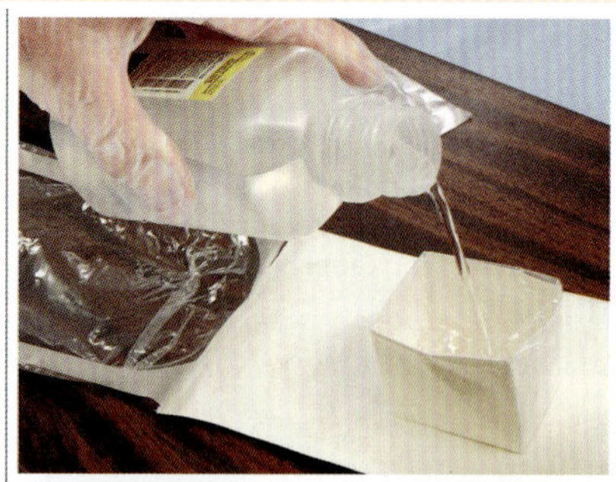
B.6	Avec la main non dominante, saisir la tubulure reliée à l'appareil d'aspiration. Avec la main dominante, raccorder le cathéter **sans toucher à la tubulure de l'appareil d'aspiration**.	La main dominante doit rester stérile pour l'aspiration nasopharyngée. Il faut donc **éviter tout contact avec une zone non stérile**, comme la tubulure de l'appareil d'aspiration et la main non dominante qui l'a touchée.	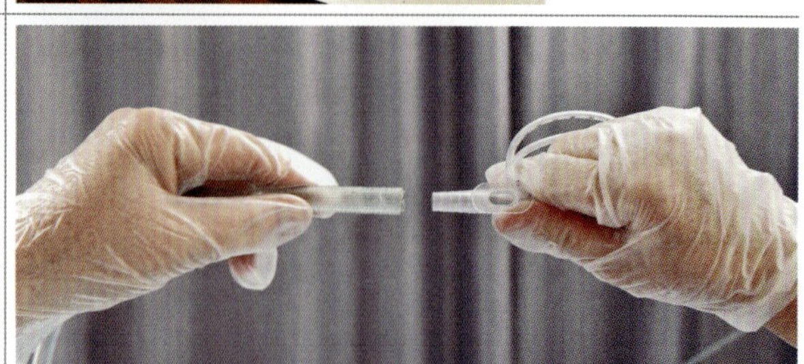

Étapes		Justifications	
B.7	Mettre en marche l'appareil d'aspiration avec la main non dominante.	On garde la main dominante stérile pour la manipulation du cathéter.	
	Avec des articles emballés séparément (B.8 à B.14)		
B.8	Sortir de son emballage le matériel nécessaire à l'aspiration nasopharyngée, en respectant les principes d'asepsie chirurgicale.	L'utilisation de matériel stérile évite l'introduction d'agents pathogènes dans les voies respiratoires.	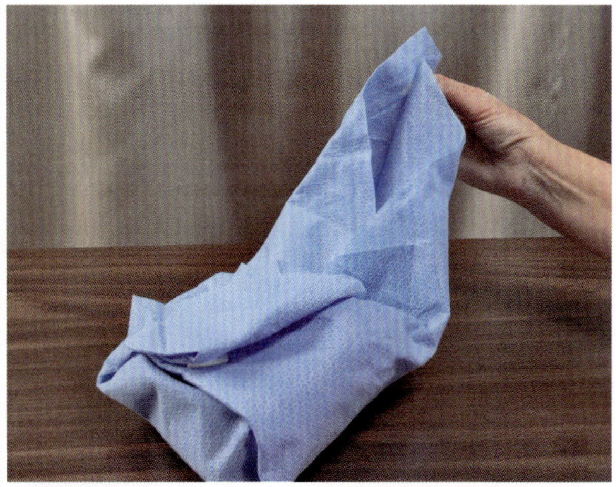
	a) Déballer le récipient stérile tout en gardant l'intérieur de l'emballage comme champ stérile (voir la procédure 4-3-2, p. 137).	Le champ stérile pourra servir au dépôt du cathéter stérile enroulé.	
	b) Ouvrir **au complet** l'emballage du **cathéter d'aspiration enroulé**, puis laisser celui-ci à l'intérieur ou le déposer sur le champ stérile (voir la procédure 4-3-6, p. 149). *ou* Ouvrir l'emballage (de forme allongée) du **cathéter d'aspiration déroulé** sur le **tiers de sa longueur** et laisser l'article à l'intérieur.	L'ouverture complète de l'emballage du cathéter enroulé permettra de **saisir l'article sans contaminer la main qui sera gantée stérilement**. L'ouverture sur le tiers de la longueur permet, d'une part, **de maintenir le cathéter stable** et, d'autre part, **de saisir le cathéter et d'en contrôler la sortie sans le contaminer**.	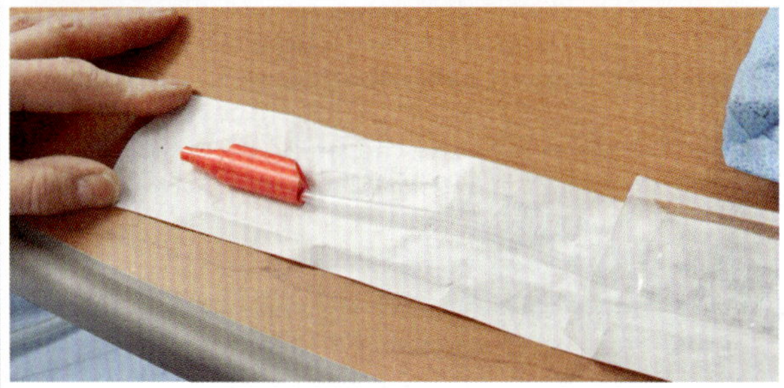
	c) Ouvrir l'emballage des gants stériles.	L'aspiration nasopharyngée est une procédure stérile.	
B.9	Verser de 100 à 200 mL d'eau stérile ou de solution de NaCl 0,9 % stérile dans le récipient stérile et refermer la bouteille.	La solution permet la lubrification du cathéter et le rinçage de la tubulure après chaque aspiration.	
B.10	Enfiler les gants stériles (voir la procédure 4-2-1, p. 128).		
B.11	Avec la main dominante, saisir le cathéter enroulé dans son emballage ou déposé sur le champ stérile. *ou*	Le matériel stérile reste stérile s'il n'est en contact qu'avec d'autres objets stériles.	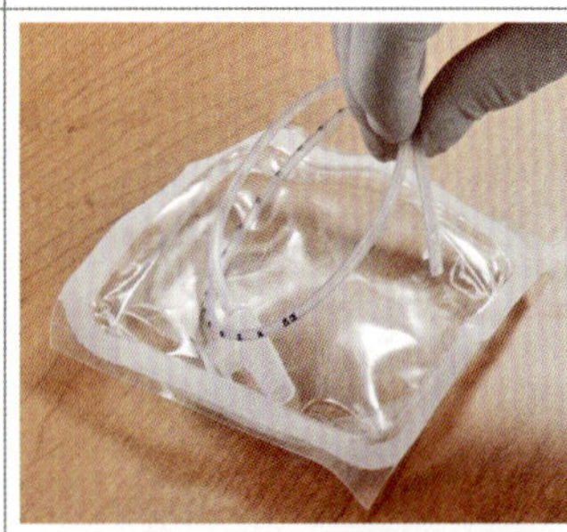
	Saisir le cathéter déroulé dans son emballage ouvert de la façon suivante: a) Avec la **main non dominante**, saisir l'extrémité du raccord du cathéter entre le pouce et l'index. b) Avec la **main dominante**, saisir l'extrémité du cathéter près du pli du feuillet supérieur, sans toucher aux bords de l'emballage. c) Avec la main non dominante, tirer graduellement le cathéter **en contrôlant le mouvement avec le pouce et l'index**.	Le **pouce** et l'**index restent sur la partie stérile** de l'emballage. Ils permettent de faire en sorte que le cathéter reste au milieu du feuillet inférieur stérile.	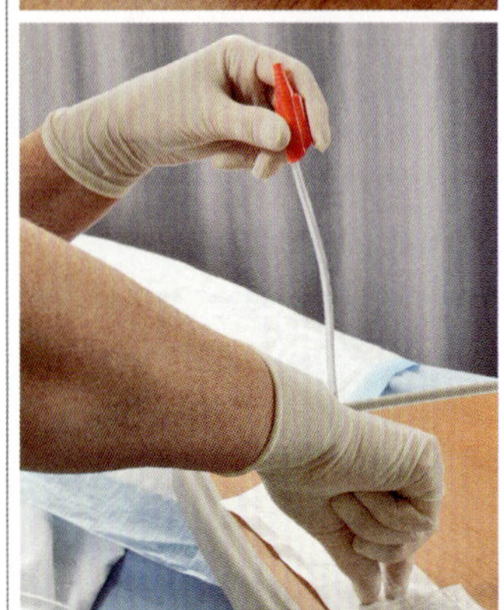

Étapes		Justifications	
B.12	Tenir l'extrémité arrondie du cathéter à l'intérieur de la main dominante, et enrouler le cathéter autour de cette main de manière que l'extrémité de raccord se présente correctement pour être raccordée à la tubulure d'aspiration.	L'intérieur de la main stérile protège l'extrémité stérile du cathéter. Enrouler le cathéter permet de contrôler ses extrémités et sa longueur et donc d'éviter une contamination au moment des manipulations.	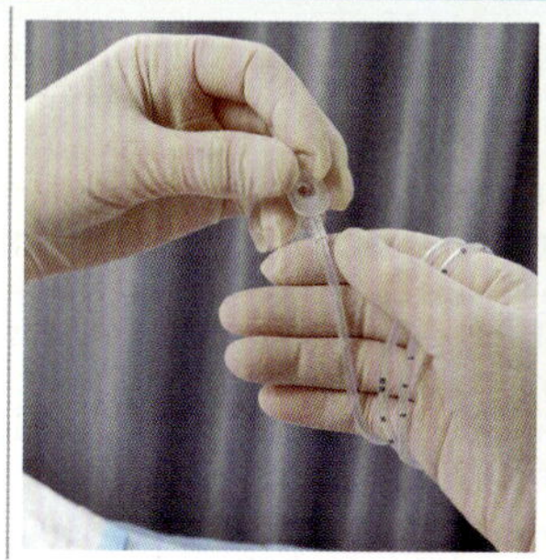 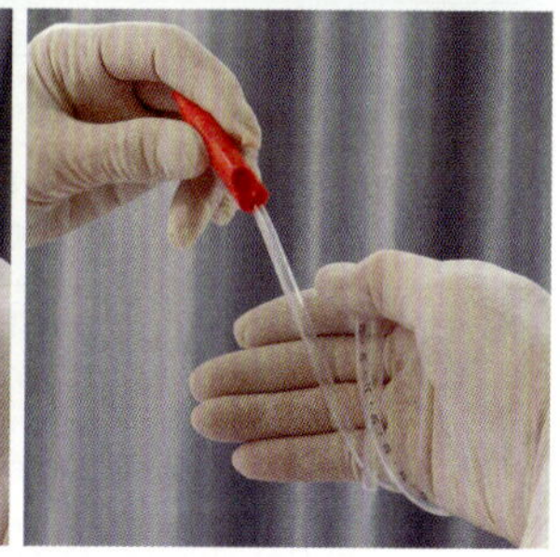
ALERTE!			
	À partir de l'étape suivante, la main dominante est stérile, tandis que la main non dominante deviendra non stérile.	La main non dominante se contaminera au contact de la tubulure de l'appareil d'aspiration.	
B.13	Avec la main non dominante, saisir la tubulure attachée à l'appareil d'aspiration. Avec la main dominante, raccorder le cathéter **sans toucher à la tubulure de l'appareil d'aspiration**.	**La main dominante doit rester stérile** pour l'aspiration nasopharyngée. Il faut donc éviter tout contact avec une zone non stérile, comme la tubulure de l'appareil d'aspiration et la main non dominante qui l'a touchée.	
B.14	Mettre en marche l'appareil d'aspiration avec la main non dominante.	On garde la main dominante stérile pour la manipulation du cathéter.	
4	**Lubrification du cathéter d'aspiration**		
4.1	Tenir le cathéter de Yankauer par sa poignée. *ou* Tenir le cathéter souple avec la main non dominante près de l'orifice de régulation, de manière à créer une tension, et le dérouler avec la main dominante.	La lubrification de l'extérieur du cathéter facilite son insertion et réduit au minimum les traumatismes de la muqueuse, particulièrement pour le cathéter souple en contact avec la muqueuse nasale.	
4.2	Plonger l'extrémité du cathéter de Yankauer (sans prise d'air) dans le récipient d'eau stérile ou de solution de NaCl 0,9 % stérile sur une longueur de 5 à 10 cm, attendre quelques secondes, puis retirer le cathéter. *ou* Plonger l'extrémité du cathéter souple (avec prise d'air) dans le récipient d'eau stérile ou de solution de NaCl 0,9 % stérile sur une longueur de 5 à 10 cm, placer le pouce sur l'orifice de régulation, attendre quelques secondes, puis enlever le pouce et retirer le cathéter.	La lubrification de l'intérieur du cathéter diminue l'adhérence des sécrétions au moment de leur passage. Ce geste permet également de confirmer le bon fonctionnement de l'appareil d'aspiration. Dans le cas d'un cathéter sans prise d'air, la succion s'applique directement à l'extrémité. Dans le cas d'un cathéter avec prise d'air, c'est l'obstruction de l'orifice de régulation qui provoque une succion à l'extrémité.	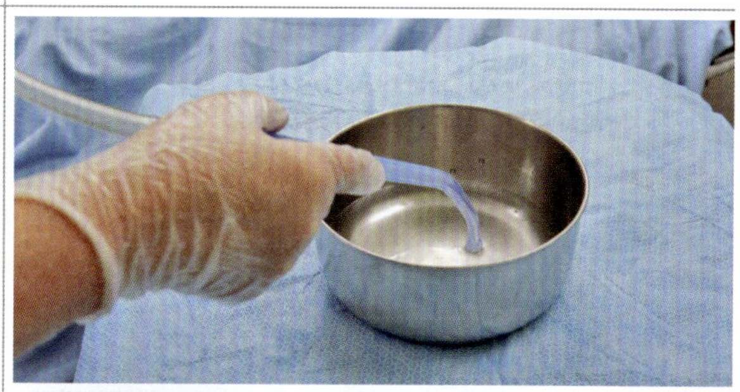 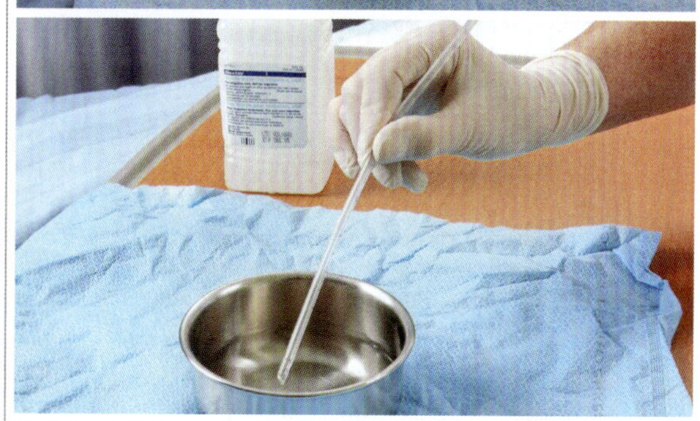 **Le pouce de la main non dominante, qui n'apparaît pas sur la photo, appuie sur l'orifice de régulation du cathéter.**

Étapes		Justifications	
5	**Insertion du cathéter d'aspiration**		
5.1	Inviter la personne à prendre de profondes inspirations et à tousser, si possible.	Les exercices respiratoires favorisent l'oxygénation avant l'aspiration. La toux aide à faire remonter les sécrétions pour une aspiration plus facile.	
	Situation particulière *Si l'on doit faire une aspiration dans le nez et dans la bouche, on débute toujours par l'aspiration nasopharyngée.*	On commence par la procédure stérile.	
5.2	Tenir le cathéter rigide de Yankauer par sa poignée ou le cathéter souple près de son extrémité distale, et l'insérer délicatement avec la main dominante.	La prise près de l'extrémité distale permet de contrôler l'insertion.	
	Aspiration des sécrétions buccales Insérer le cathéter rigide de Yankauer le long de la ligne gingivale, jusqu'au fond de la cavité orale.	Les sécrétions s'accumulent surtout dans la ligne gingivale et au fond de la cavité orale.	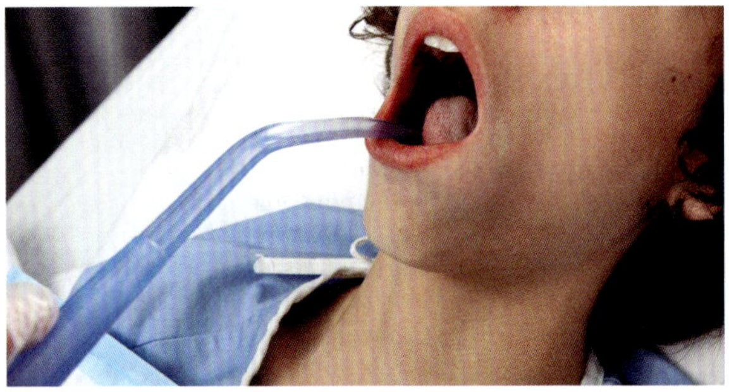
	Aspiration des sécrétions oropharyngées Insérer le cathéter souple sur le côté de la bouche, en allant au-delà de la langue et jusque dans l'oropharynx, **sans appliquer de succion** (prise d'air libre).	Ne pas appliquer de succion au moment de l'insertion permet d'**éviter d'irriter la muqueuse** avant d'atteindre les sécrétions se trouvant dans l'oropharynx et le nasopharynx.	
	Aspiration des sécrétions nasopharyngées Demander à la personne de prendre une inspiration et insérer le cathéter souple dans une narine, le long de la paroi nasale, sur une distance d'environ 15 cm, **sans appliquer de succion**.	Longer la paroi nasale permet de limiter l'inconfort causé par le passage du cathéter contre les cornets nasaux. La longueur de 15 cm permet d'atteindre le nasopharynx.	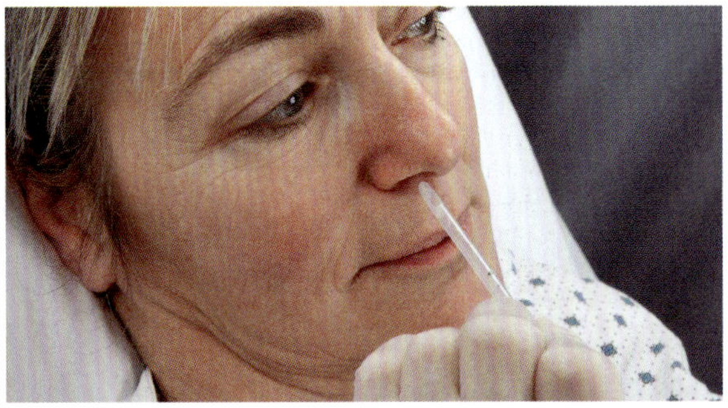
	ALERTE! *On ne doit jamais forcer l'introduction d'un cathéter. Si l'insertion s'avère difficile dans une narine, on utilise l'autre narine.*	On évite de traumatiser la muqueuse nasale.	
6	**Retrait des sécrétions**		
6.1	Aspirer en retirant lentement le cathéter, sur une **période maximale de 10 à 15 secondes**. Aspirer en s'attardant sur les zones où les sécrétions sont les plus abondantes, **observer la personne** durant la procédure et vérifier **le résultat du sphygmooxymètre**.	En aspirant les sécrétions, on enlève également de l'oxygène à la personne. Une durée d'aspiration trop longue **peut engendrer un état d'hypoxémie sévère**.	

14-2

Étapes		Justifications	
	Aspiration des sécrétions buccales Aspirer les sécrétions dans le vestibule de la bouche (autour des gencives), sous la langue et au début de l'oropharynx, **en bougeant le cathéter rigide de Yankauer de façon continue**.	Le cathéter de Yankauer ne possédant pas d'orifice pour la régulation de l'aspiration, il faut un mouvement continu pour **ne pas causer de traumatismes à la muqueuse buccale**.	
	Aspiration des sécrétions oropharyngées Aspirer les sécrétions en faisant un mouvement de balayage latéral avec le cathéter. Produire une **aspiration intermittente** en appliquant le pouce de la main non dominante sur l'orifice de régulation puis en le retirant, en alternance.	Une aspiration constante risque d'**endommager les muqueuses**.	
	Aspiration des sécrétions nasopharyngées Aspirer les sécrétions en retirant le cathéter dans un mouvement de rotation, en va-et-vient entre le pouce et l'index. Produire une **aspiration intermittente** en appliquant le pouce de la main non dominante sur l'orifice de régulation puis en le retirant, en alternance.		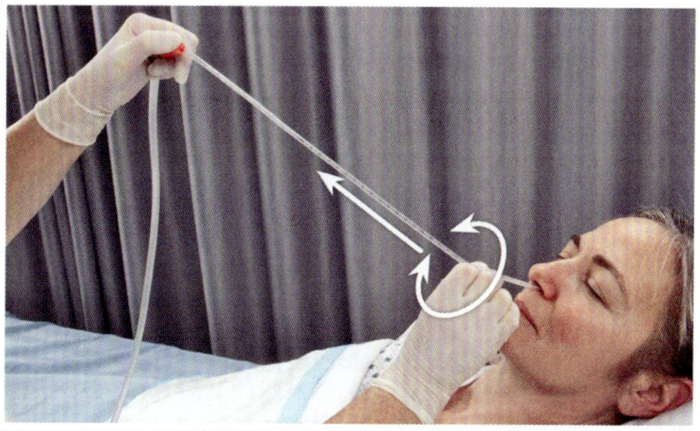
6.2	Au moment de l'aspiration, tandis que les sécrétions passent dans le cathéter et la tubulure, observer leurs caractéristiques.	Les caractéristiques des sécrétions peuvent aider à ajuster le traitement.	
6.3	Inviter la personne à respirer profondément, lui remettre le dispositif d'administration d'oxygène, s'il y a lieu, et la laisser se reposer. Rincer le cathéter avant de faire une deuxième aspiration, au besoin. Plonger l'extrémité du cathéter dans la solution et procéder à la deuxième aspiration.	L'aspiration est une procédure désagréable et effractive qui provoque parfois une certaine tension.	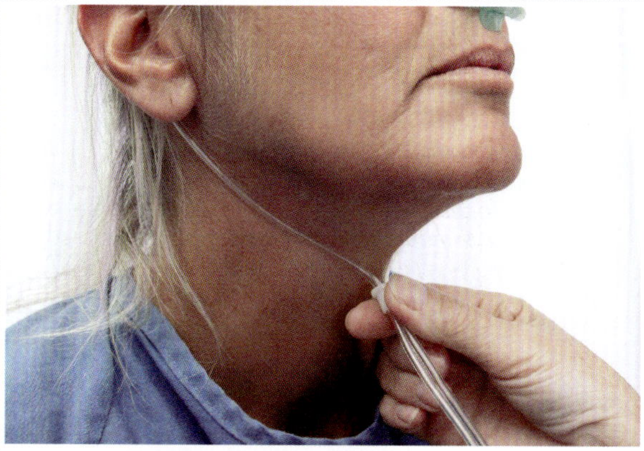

7 Rangement du matériel

7.1	Plonger l'extrémité du cathéter dans le récipient et en aspirer la solution de façon à rincer le cathéter et la tubulure de l'appareil d'aspiration.	On nettoie la tubulure de l'appareil d'aspiration pour la prochaine aspiration.	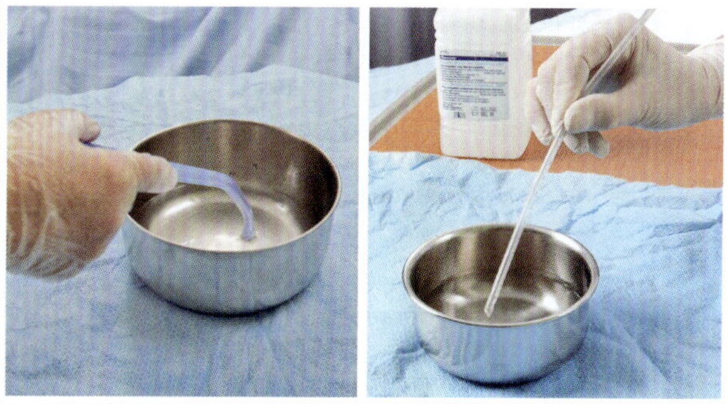

Étapes		Justifications	
7.2	Éteindre l'appareil d'aspiration avec la main non dominante.	Au contraire de la main dominante qui a été en contact avec les sécrétions, la main non dominante est encore propre et ne risque pas de contaminer l'environnement.	
7.3	Débrancher le cathéter d'aspiration de la façon suivante: **Cathéter rigide de Yankauer** a) Débrancher le cathéter de la tubulure de l'appareil d'aspiration. b) Accrocher la tubulure autour de la jauge de régulation de l'appareil d'aspiration en veillant à ce que l'extrémité ne touche pas le sol. c) Jeter le cathéter rigide de Yankauer dans le sac à rebuts ou le conserver au chevet, selon les politiques en vigueur dans l'établissement. d) Retirer les gants souillés en les retournant et en les mettant l'un dans l'autre (voir la procédure 4-2-2, p. 131), puis les jeter dans le sac à rebuts. **Cathéter souple**		
	a) Enrouler le cathéter souple autour de la main dominante et le débrancher de la tubulure de l'appareil d'aspiration.	L'enroulement du cathéter souillé autour de la main permet de l'insérer à l'intérieur du gant au moment du retrait des gants souillés.	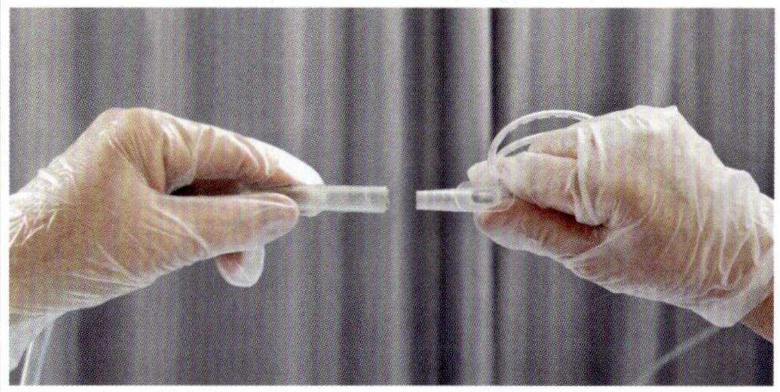
	b) Avec la main dominante, accrocher la tubulure autour de la jauge de régulation de l'appareil d'aspiration sans que l'extrémité de la tubulure ne touche le sol.	On range proprement l'extrémité de la tubulure pour une prochaine aspiration.	
	c) Avec la main non dominante, retirer le gant de la main dominante en le retournant sur le cathéter enroulé, s'il y a lieu (voir la procédure 4-2-2, p. 131).	Les deux gants constituent un double sac pour le cathéter souillé.	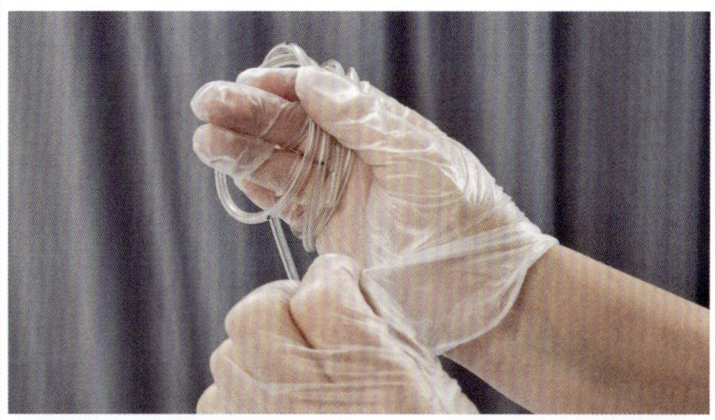
	d) Déposer le gant souillé contenant le cathéter dans la paume de la main non dominante, et retirer le gant de cette main en le retournant sur le tout. Puis jeter le tout dans le sac à rebuts en plastique.		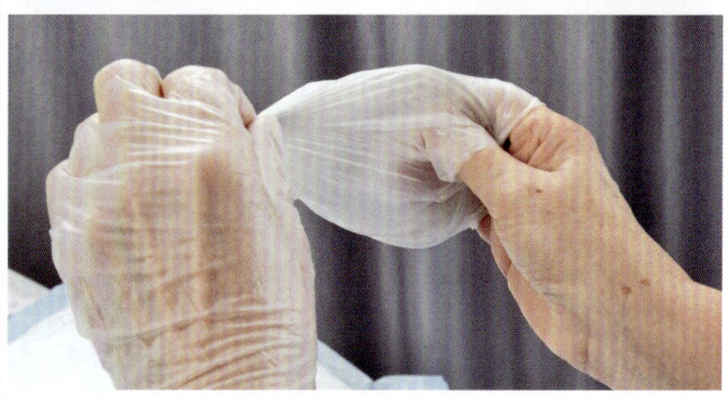

	Étapes	Justifications
7.4	Vider le récipient contenant l'eau ou la solution de NaCl 0,9 %, puis le jeter s'il est uniservice ou le ranger à l'endroit approprié.	L'eau de rinçage a servi à nettoyer le cathéter et est donc souillée.
7.5	Vérifier si le niveau de liquide dans le récipient collecteur de l'appareil d'aspiration est acceptable pour une prochaine aspiration.	Le respect du volume de remplissage maximal recommandé par le fabricant favorise le fonctionnement efficace de l'appareil, pour la prochaine aspiration.

Remarque

Si nécessaire, on vide le récipient collecteur de l'appareil d'aspiration dans la cuvette des toilettes, puis on le rince à l'eau tiède et on le brosse éventuellement.	
On remplit le récipient collecteur de manière à avoir 1 cm d'eau et on le réinstalle sur l'appareil d'aspiration.	Le liquide dans le récipient empêche l'adhérence des sécrétions et facilite la vidange.
Si le récipient collecteur est uniservice, on le jette selon les recommandations de l'établissement.	Les récipients uniservices étant scellés, la transmission de microorganismes pathogènes dans l'environnement est réduite.

Ne pas oublier les précautions et les interventions s'appliquant après l'aspiration des sécrétions buccales et pharyngées.

Ne pas oublier les étapes postexécutoires décrites dans la procédure 1-2.

Avez-vous compté les secondes pendant le retrait du cathéter de Mme Lapointe ?

RÉDACTION DES NOTES D'ÉVOLUTION

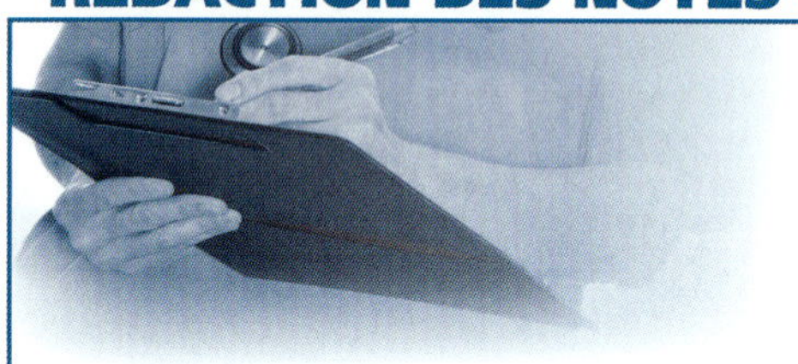

Dossier de Mme Lapointe

2011-04-14 **10:30** Dit : « Je tousse mais ça reste accroché dans le fond de ma gorge. » Respiration bruyante à 18/min. S_pO_2 : 92 %. Auscultation : crépitants rudes au lobe supérieur gauche avec expansion pulmonaire à gauche. Sphygmooxymètre installé. O_2 en permanence par lunettes nasales à 2 L/min. Aspiration des sécrétions nasopharyngées : épaisses, légèrement jaunâtres. S_pO_2 : ↓88 % pendant l'aspiration. Invitée à prendre des respirations profondes et à contrôler sa respiration, avec accompagnement. S_pO_2 : ↑91 % au bout de 5 minutes environ. ______________________________ Yann Roy, étudiant inf.

Références

American Association for Respiratory Care (AARC). (2004, septembre). AARC Clinical Practice Guideline, Nasotracheal Suctioning – 2004 Revision & Update. *Respiratory Care, 49*(9), 1080-1084.

Association québécoise d'établissements de santé et de services sociaux (AQESSS). (2003). *Aspiration des sécrétions des voies respiratoires supérieures : Cadre de référence.*

Berman, A., Snyder, S., et Jackson, C. (2009). *Skills in Clinical Nursing.* Upper Saddle River (New Jersey) : Pearson Prentice Hall, 627.

Chapitre 15 Circulation

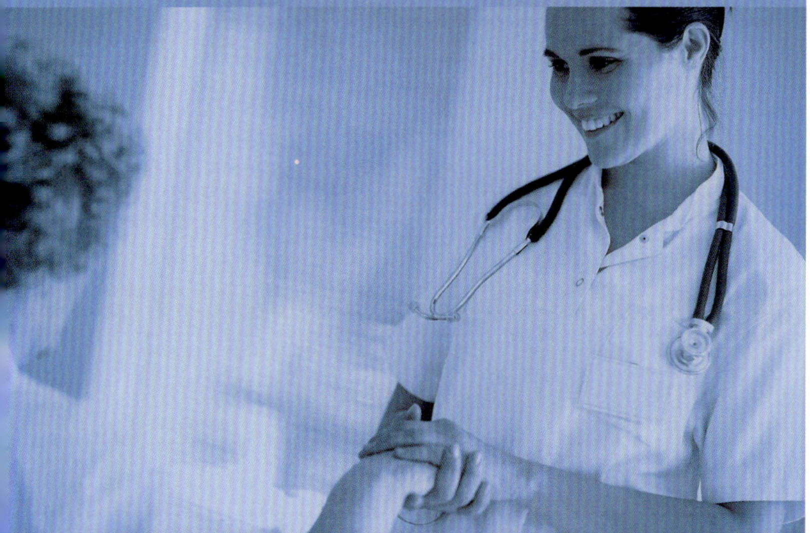

SOMMAIRE

MÉTHODE DE SOINS **15-1**

36 44 SOINS PÉRIOPÉRATOIRES
CIRCULATION

Mise en place de bas antiemboliques

Cette méthode de soins explique la procédure à suivre pour choisir la taille des bas antiemboliques (page 755), mettre en place des bas antiemboliques (page 756) et en vérifier la mise en place (page 758).

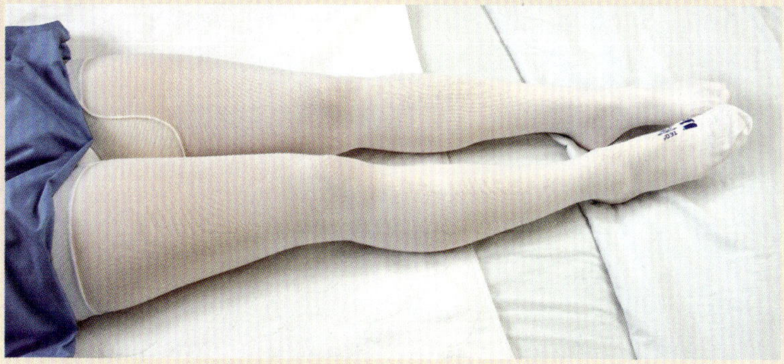

DÉFINITION

Méthode de soins consistant à mettre à une personne des bas (montant jusqu'aux genoux ou jusqu'aux cuisses) qui exercent une compression sur les veines superficielles des membres inférieurs.

CONTEXTE D'EXÉCUTION

BUTS

- Prévenir la stase veineuse.
- Favoriser le retour veineux.
- Réduire un œdème des jambes en position déclive.

MATÉRIEL ET ÉQUIPEMENT

ARTICLES ESSENTIELS

Mesure des jambes

- Ruban à mesurer en papier 1 ou autre 2
- Papier et stylo à bille 3
- Tableau des tailles, sur l'emballage du fabricant 4

Enfilage des bas

- Bas antiemboliques (au genou ou à la cuisse) selon les mesures de la personne 5

ARTICLES FACULTATIFS

Si l'on doit différencier la jambe droite et la jambe gauche :

- Feutre indélébile 6

Si l'on doit laver les jambes de la personne :

- Bassine d'eau 7
- Savon 8
- Débarbouillette 9
- Serviette 10

Pour faciliter l'enfilage des bas :

- Poudre de talc (si la personne n'est pas allergique) 11

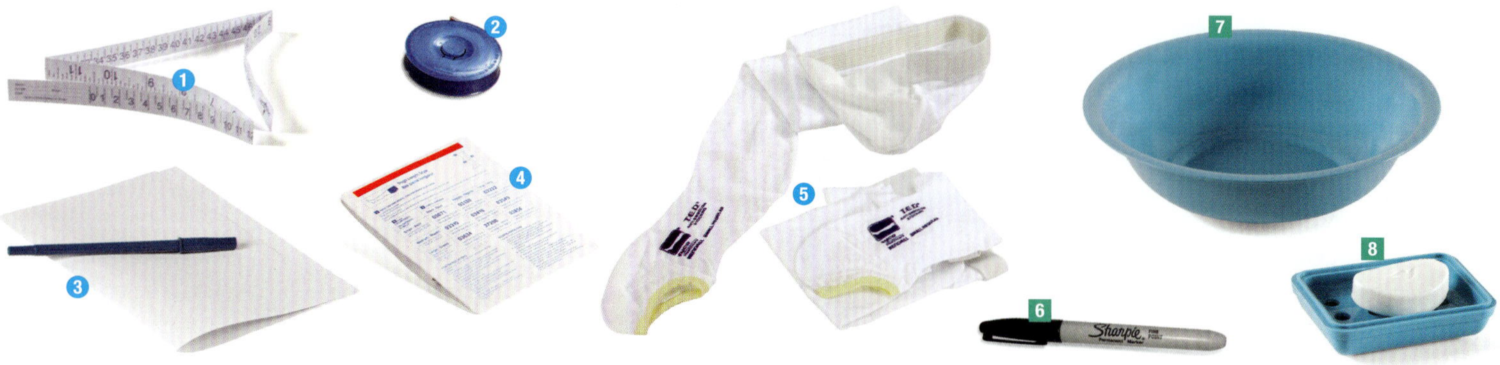

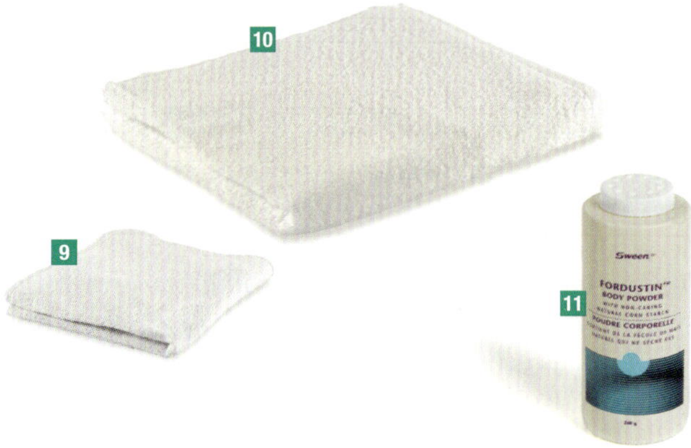

Taille des bas antiemboliques (peut varier selon le fabricant)

Circonférence du mollet	Longueur de la jambe			
Petite	Courte	Moyenne	Longue	Extra-longue
Moyenne	Courte	Moyenne	Longue	Extra-longue
Grande	Courte	Moyenne	Longue	Extra-longue

On choisit la taille d'abord selon la circonférence du mollet, puis selon la longueur de la jambe. Par exemple, petite-courte, grande-moyenne.

PRÉCAUTIONS ET INTERVENTIONS **avant** la mise en place de bas antiemboliques

1. ÉVALUATION

- Être à l'affût de la présence éventuelle de contre-indications à la mise en place de bas antiemboliques *afin de prévenir les complications d'ordre iatrogénique*.
  - Peau : dermatite, érythème, lésion, infection, réaction allergique, etc.
  - Jambe : circonférence du mollet ou de la cuisse trop grande par rapport à la taille des bas, etc.
- Évaluer la circulation artérielle (voir la méthode de soins 3-5) selon la méthode CCMS+P[1] avant la mise en place des bas antiemboliques, *car les bas peuvent être nuisibles si la circulation artérielle est déficiente*.
- Vérifier si la personne est allergique au latex *afin de prévenir une réaction allergique*, car certains bas antiemboliques contiennent du latex.

2. INTERVENTIONS

- Vérifier, au dossier de la personne, l'ordonnance médicale et déterminer le type de bas et la durée de leur port, *car la mise en place de bas antiemboliques requiert une ordonnance médicale*.
- Vérifier dans le plan thérapeutique infirmier (PTI) les directives infirmières concernant une irrigation tissulaire périphérique inefficace, une mobilité physique réduite, etc. *afin d'appliquer les interventions correspondantes*.
- Prendre les mesures pour le choix de la taille des bas antiemboliques de préférence le matin avant le premier lever, sinon faire allonger auparavant la personne en position de décubitus dorsal avec les jambes surélevées pendant 15 à 30 minutes, *car le développement d'un œdème périphérique dans les membres inférieurs se fait au cours de la journée et peut fausser la mesure*.
- S'assurer que la personne est en position de décubitus dorsal, les jambes légèrement surélevées pendant 15 à 30 minutes avant de mettre les bas antiemboliques, *car cette position favorise le retour veineux et prévient la stase veineuse au moment de la mise en place des bas*.
- Ne pas appliquer de lotions, d'onguents ou de produits à base d'huile ou de lanoline, *car ils peuvent altérer les fibres élastiques du bas et réduire leur efficacité*.

3. ENSEIGNEMENT

- Informer la personne et ses proches des interventions à effectuer pour éviter la stase veineuse et augmenter la circulation veineuse, *car la mise en place de bas antiemboliques n'est qu'une mesure parmi d'autres dans le traitement nécessaire*.
  - Ne pas croiser les jambes.
  - Éviter la station debout prolongée ou la position déclive des jambes sur de longues périodes.
  - Faire des exercices des membres inférieurs.
  - Lever les jambes, etc.

1. L'acronyme CCMS+P ou CCMSP est utilisé pour se rappeler les éléments de l'évaluation de la circulation artérielle aux membres inférieurs : couleur, chaleur, motricité, sensibilité et pouls (périphérique).

PRÉCAUTIONS ET INTERVENTIONS
après
la mise en place de bas antiemboliques

1. ÉVALUATION

- Évaluer la circulation artérielle (voir la méthode de soins 3-5), avec la méthode CCMS+P, à l'orifice d'inspection des bas se trouvant au bout des orteils, une ou deux fois par quart de travail, *car la pression qu'exercent les bas antiemboliques doit favoriser le retour veineux sans entraver la circulation artérielle.*
- Évaluer l'état de la peau, en particulier aux talons, à chaque quart de travail, *car des rougeurs et des lésions peuvent apparaître rapidement et passer inaperçues à cause de l'emplacement peu visible de ces points de pression.*
- Faire régulièrement la vérification en cinq points de la mise en place des bas antiemboliques (p. 758 de cette procédure) *afin d'assurer l'efficacité du traitement et le confort de la personne, et afin d'éviter les plis qui pourraient créer un effet de garrot.*

2. INTERVENTIONS

- Retirer les bas à chaque quart de travail ou selon l'ordonnance médicale, le temps des soins d'hygiène ou de l'évaluation de l'intégrité de la peau, *afin d'examiner la peau des jambes et des pieds, et d'en vérifier l'intégrité.*
- Avertir le médecin en cas de prurit ou de rash, *car la personne peut être allergique aux fibres élastiques.*

3. ENSEIGNEMENT

- Demander à la personne de prévenir si elle ressent de la douleur ou des engourdissements aux pieds ou aux jambes, *car ces signes indiqueraient que la compression est trop forte et nuit à la circulation artérielle.*
- Prévenir la personne qu'elle doit toujours enfiler ses bas antiemboliques tôt le matin avant de se lever ou après s'être couchée avec les jambes surélevées pendant 15 à 30 minutes *afin de favoriser le retour veineux et d'éviter la stase veineuse.*
- Enseigner à la personne la vérification en cinq points de la mise en place des bas antiemboliques *afin de prévenir les complications et d'assurer l'efficacité du traitement.*

4. NOTES AU DOSSIER

- Écrire dans les notes d'évolution tous les éléments pertinents en lien avec la procédure *afin de permettre la continuité des soins.*

  Mise en place des bas
  - Date et heure de la mise en place des bas
  - État de la peau
  - Évaluation de la circulation artérielle : CCMS+P
  - Mesures de la ou des jambes
  - Type de bas (genou, cuisse)
  - Taille des bas
  - Port d'un ou de deux bas
  - Durée du port des bas
  - Réactions et collaboration de la personne

  Suivi du traitement
  - Observance du traitement
  - Évaluation de l'état de la peau
  - Évaluation de la circulation artérielle, avec la méthode CCMS+P
- Inscrire au PTI les directives infirmières déterminées en fonction de l'évolution clinique de la personne et de l'efficacité des soins et des traitements, *afin d'assurer le suivi clinique.*

MISE EN SITUATION

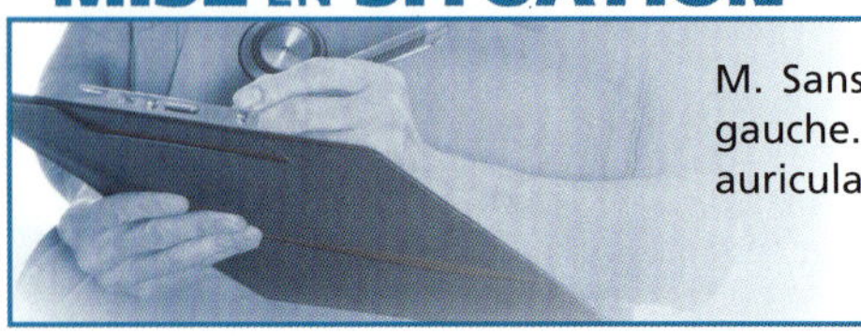

M. Sansoucy, âgé de 72 ans, a subi une néphrectomie gauche. Il est connu pour faire des épisodes de fibrillation auriculaire (FA).

Ordonnance médicale au dossier
- Bas antiemboliques pleine longueur jusqu'à la reprise des activités.

PROCÉDURE 15-1-1

METTRE EN PLACE DES BAS ANTIEMBOLIQUES

Sommaire de la procédure

CHOISIR LA TAILLE DES BAS ANTIEMBOLIQUES

1 Mesure des jambes
2 Choix de la taille des bas

METTRE EN PLACE DES BAS ANTIEMBOLIQUES

1 Préparation de la personne
2 Préparation de la peau
3 Inversion du bas
4 Insertion du pied
5 Enfilage jusqu'au genou
6 Enfilage jusqu'à la cuisse

VÉRIFIER LA MISE EN PLACE DES BAS ANTIEMBOLIQUES

1 Ajustement des bas antiemboliques (vérification en cinq points)
2 Élimination des plis et des bourrelets

Quels éléments neurovasculaires avez-vous vérifiés chez M. Sansoucy ?

Étapes	Justifications

Ne pas oublier les étapes préalables décrites dans la procédure 1-1.
Ne pas oublier les précautions et les interventions s'appliquant avant la mise en place de bas antiemboliques.

CHOISIR LA TAILLE DES BAS ANTIEMBOLIQUES

1 Mesure des jambes

1.1 Apporter le matériel nécessaire pour mesurer les jambes.

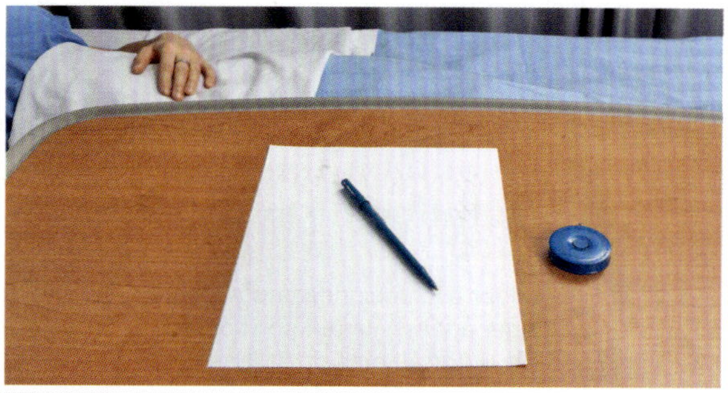

1.2 Demander à la personne de s'allonger ou l'aider à s'installer en position de décubitus dorsal.

La circonférence du mollet et de la cuisse se mesure en position couchée. Un œdème en position déclive pourrait fausser la mesure.

1.3 Mesurer la circonférence de :

a) chaque mollet en sa partie la plus forte ;

b) chaque cuisse en sa partie la plus large, soit près du pli sous les fesses.

Noter les données obtenues.

La taille des bas doit être adéquate pour un bon ajustement sans compression excessive.

La mesure de chacun des deux membres permet de choisir le bas de la bonne taille pour chaque jambe.

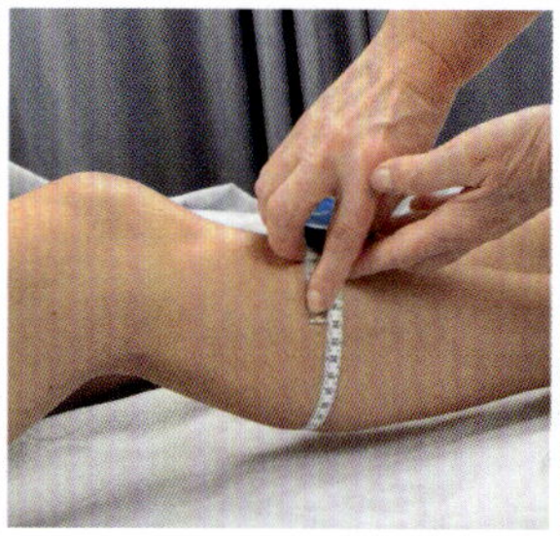

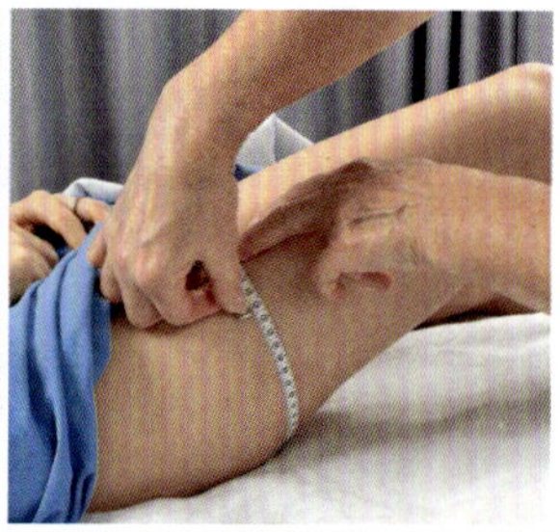

1.4 Demander à la personne de se lever, ou l'aider à le faire.

Si la personne ne peut maintenir la position debout, l'allonger en position de décubitus dorsal pour prendre la mesure.

La mesure de la longueur des jambes se fait en position debout, pour une mesure la plus exacte possible.

Étapes		Justifications	
1.5	Mesurer la longueur de chaque jambe, à l'arrière, selon le type de bas demandé, et noter les données. Pour le bas allant jusqu'au genou: • de la base du talon jusqu'au creux poplité (pli du genou). Pour le bas pleine longueur et le bas avec ceinture: • de la base du talon au pli sous les fesses.		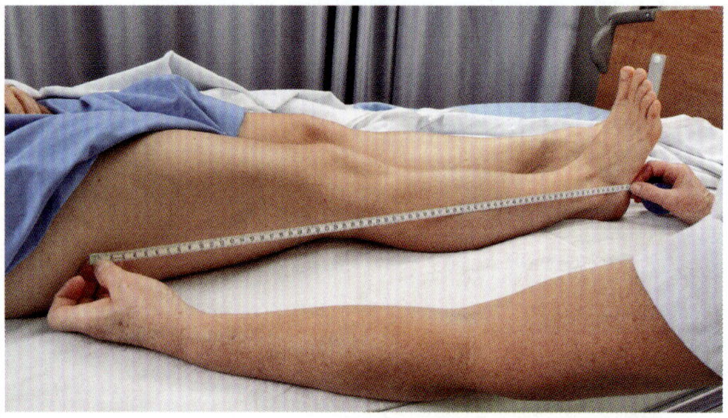

2 Choix de la taille des bas

2.1	Comparer les mesures prises avec les données figurant dans le tableau des tailles fourni par le fabricant. Choisir la taille des bas en fonction de cette comparaison.	Si les bas sont trop grands, ils n'exercent pas la pression souhaitée aux endroits appropriés. S'ils sont trop petits, ils exercent une pression trop forte, créent de l'inconfort et irritent la peau.	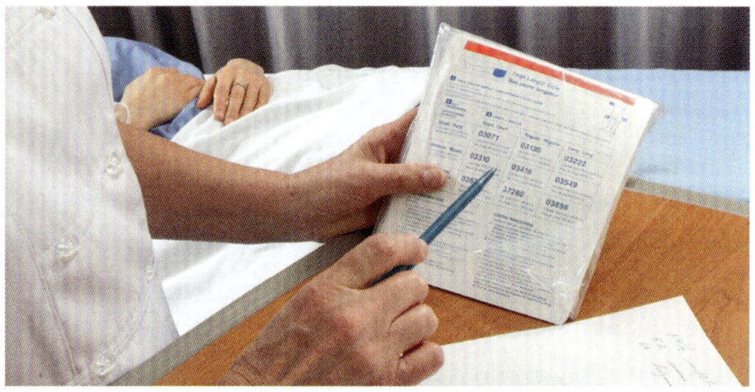

Remarque

Il est fort possible d'avoir des mesures différentes pour les deux jambes. On choisit alors la taille adaptée à chacune et on identifie les bas gauche et droit avec un feutre indélébile.

La compression doit être adaptée à chacune des jambes.

METTRE EN PLACE DES BAS ANTIEMBOLIQUES

1 Préparation de la personne

1.1	Demander à la personne de s'allonger ou l'aider à s'installer en position de décubitus dorsal, pied du lit légèrement élevé, au moins **15 à 30 minutes avant la mise en place** des bas.	Les positions assise et debout favorisent la stase veineuse. La position couchée avec les jambes surélevées **favorise le retour veineux**.

2 Préparation de la peau

2.1	Laver les jambes de la personne et bien les assécher, au besoin.	On élimine les parties mortes de la peau, qui peuvent nuire à l'élasticité des fibres élastiques du bas et diminuer leur durée.
2.2	Appliquer, au besoin, de la poudre de talc ou de la fécule de maïs sur les deux jambes, sur les chevilles et les mollets en particulier, et frotter de façon à enlever l'excès.	La poudre de talc assèche bien la peau et facilite l'enfilage des bas en réduisant la résistance.

3 Inversion du bas

3.1	S'assurer que le bas est à l'endroit (le côté en caoutchouc de la bande élastique de la partie supérieure du bas doit être à l'intérieur).	Le bas tient bien sur la jambe lorsque le côté en caoutchouc de la bande élastique est sur la peau.

Étapes		Justifications	
3.2	Insérer une main dans le bas jusqu'au talon, saisir le centre du talon et retourner le bas en ramenant le talon à l'extérieur.	Cette manœuvre permet ensuite d'enfiler plus aisément le bas sur le pied, car la compression qu'exerce le bas est forte dans la région de la cheville.	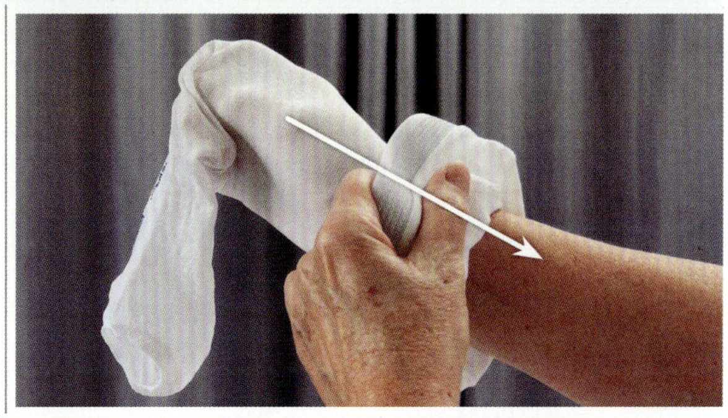

ALERTE!

Ne jamais rouler le bas.

La superposition de couches augmente la pression et entrave pendant un certain temps le débit sanguin. L'enfilage des bas devient alors plus difficile.

4 Insertion du pied

4.1	Placer les doigts, sauf les pouces, à l'intérieur du bas et écarter fermement les mains.	On étire temporairement le bas pour faciliter le passage du pied.	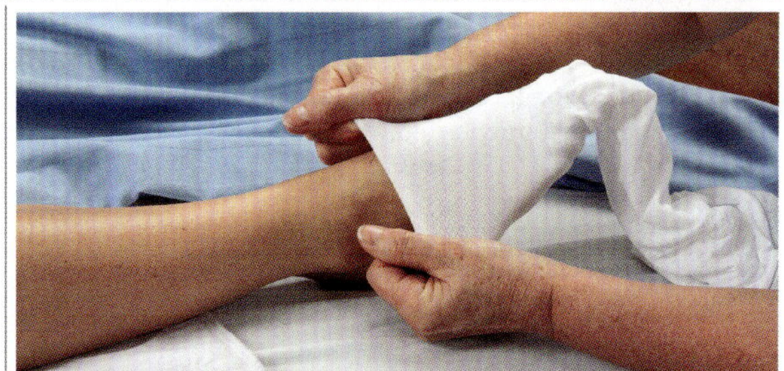
4.2	Demander à la personne de pointer les orteils et enfiler le bas sur le pied, tout en tirant le talon en direction du matelas, en plaçant l'orifice d'inspection sous le pied ou au-dessus des orteils, selon le modèle.	Pointé, le pied fait moins obstruction pour enfiler le bas.	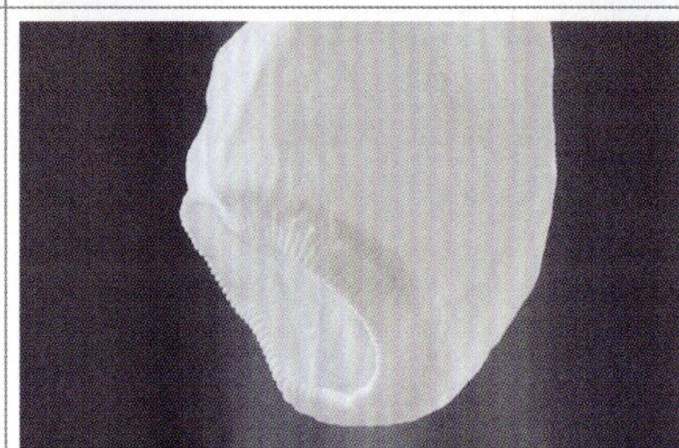
4.3	Placer le talon du bas bien centré sur le talon de la personne.	La bonne position du talon facilite l'enfilage du bas.	
4.4	Tirer sur le bout du bas pour donner de l'aisance aux orteils.	En donnant de l'aisance pour le mouvement des orteils, on procure du confort.	

5 Enfilage jusqu'au genou

5.1	Saisir le bas à la cheville, dans sa portion lâche, et le dérouler en le tirant.	La partie un peu lâche permet de saisir le bas pour son enfilage.	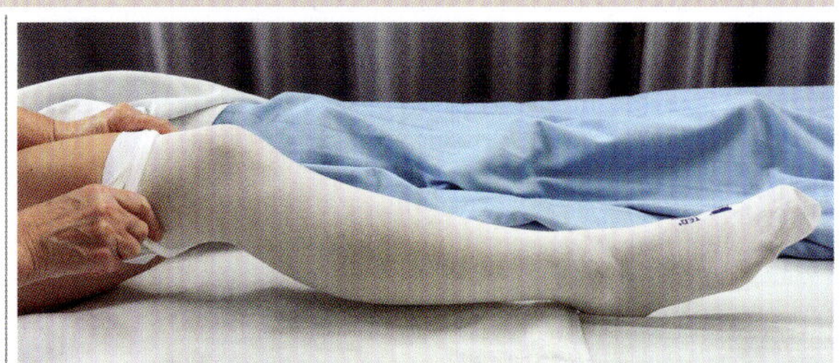
5.2	Tirer sur le bas autour de la cheville puis du mollet. S'arrêter de temps en temps et éliminer les plis et les bourrelets au besoin.	La compression se faisant plus forte sur la cheville et le mollet, il est important d'éliminer rapidement tout pli, toute torsion ou tout bourrelet pour faciliter la suite de l'enfilage du bas.	

Étapes		Justifications	
5.3	Continuer à tirer en direction du genou et placer la ligne de changement de texture, ou le bord du bas allant jusqu'au genou, de 2,5 à 5 cm (1 à 2 pouces) au-dessous du creux poplité (pli du genou).	La ligne et le changement dans la transparence du bas indiquent une diminution de la compression exercée par le tissu élastique sur la zone du genou. Ce changement permet une plus grande flexibilité du tissu et facilite le mouvement de l'articulation.	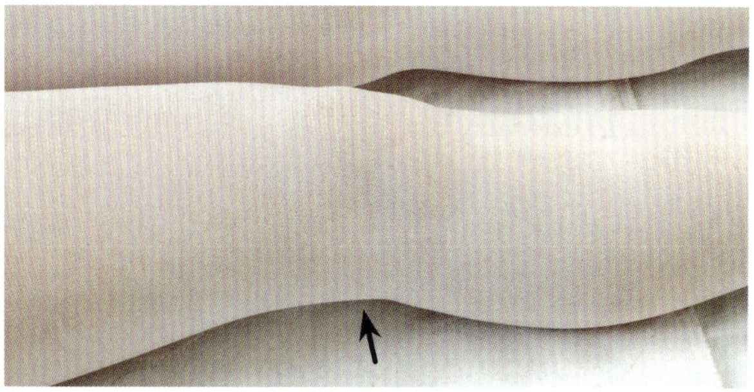

Remarque

Pour la mise en place de bas antiemboliques allant jusqu'aux genoux, on termine la procédure ici et on reprend à l'étape 3 pour la mise en place d'un deuxième bas.

6 Enfilage jusqu'à la cuisse

6.1	Tirer le bas en direction de la cuisse et commencer à le tourner vers l'intérieur de la jambe de façon à pouvoir centrer le gousset (couture visible à l'extérieur) au-dessus de l'artère fémorale.	Le gousset, constitué d'un tricot moins serré, exerce une pression moindre sur l'artère fémorale.	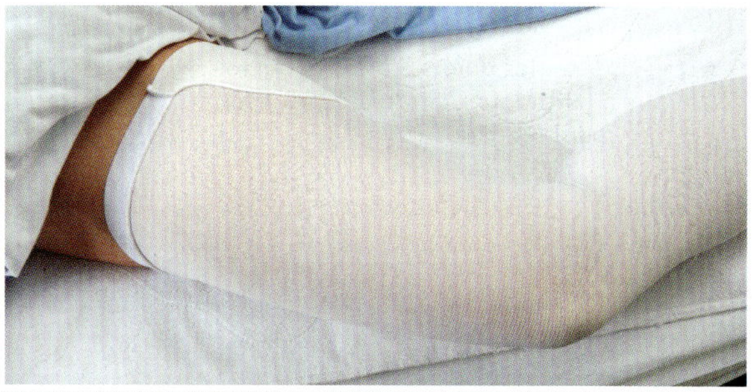
6.2	Placer la bande supérieure du bas en haut de la cuisse, au niveau de la ligne située sous la fesse.		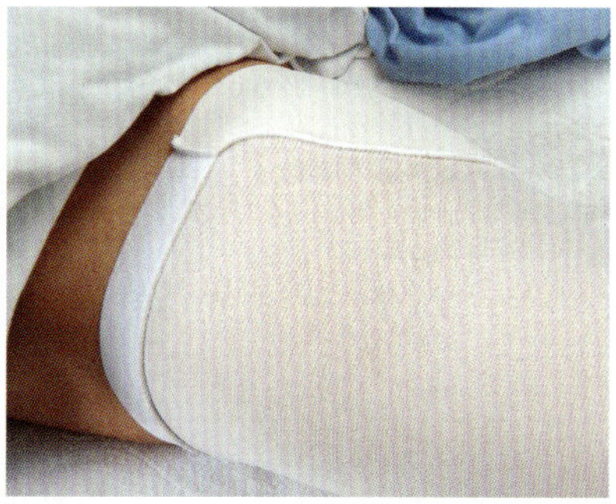
6.3	Recommencer à l'étape 3 pour enfiler un deuxième bas.		

VÉRIFIER LA MISE EN PLACE DES BAS ANTIEMBOLIQUES

1 Ajustement des bas antiemboliques (vérification en cinq points)

1.1	Vérifier le bon emplacement des différentes parties du bas, sur chaque jambe, et le corriger au besoin. a) L'**extrémité du bas** ① est lâche et les orteils sont recouverts sans pression. Tirer sur le bout du bas de façon à donner de l'aisance, au besoin. b) Le **talon** ② du bas est bien centré sur le talon de la personne. c) Le changement de transparence du bas arrive de 2,5 à 5 cm au-dessous du **creux poplité** ③.	La bonne mise en place des différentes parties de compression d'un bas permet d'assurer son efficacité sans nuire à la circulation artérielle et veineuse.	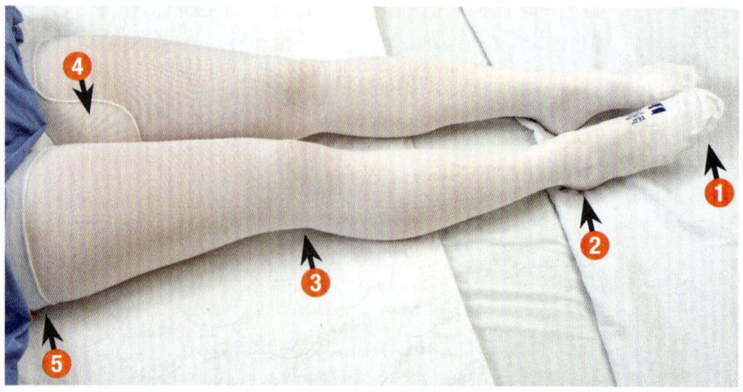

Étapes		Justifications	
	d) Le **gousset** 4 est placé au-dessus de l'artère fémorale. e) La **bande supérieure** 5 arrive à la ligne sous la fesse.		

2 Élimination des plis et des bourrelets

2.1	Rechercher la présence de plis et de bourrelets sur chacun des bas antiemboliques, et les défaire. Si nécessaire, retirer les bas et les remettre en place.	Les plis et les bourrelets, représentant plus d'une couche de tissu, augmentent la pression qui s'exerce à cet endroit-là et entravent la circulation veineuse. Ils peuvent également causer une irritation de la peau.	

Ne pas oublier les précautions et les interventions s'appliquant après la mise en place de bas antiemboliques.

Ne pas oublier les étapes postexécutoires décrites dans la procédure 1-2.

! Quels éléments avez-vous vérifiés, chez M. Sansoucy, pour vous assurer de la bonne mise en place des bas antiemboliques ?

RÉDACTION DES NOTES D'ÉVOLUTION

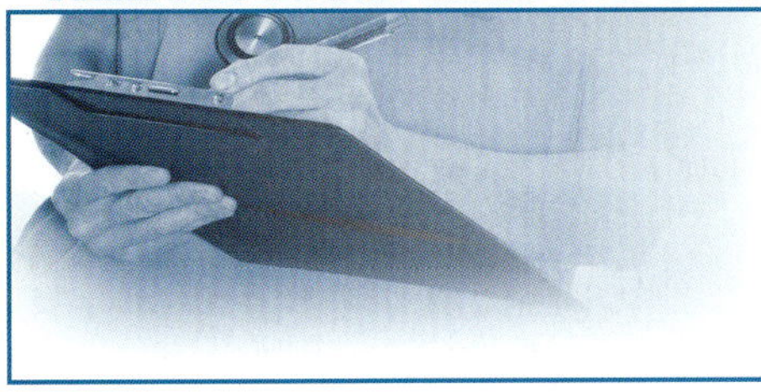

Dossier de M. Sansoucy

2011-06-02 **21:30** Peau des M.I. intacte. Installation de bas antiemboliques. Mesures respectives des jambes gauche et droite : mollets 35,1 et 35,4 cm – cuisses 64,8 et 65,0 cm – longueur 76,4 cm. Bas antiemboliques pleine longueur installés : moyenne. CCMS : normal. Pouls pédieux et tibial postérieur bien perçus. ______________ Mélanie Éthier, étudiante inf.

15-2

MÉTHODE DE SOINS **15-2**

36 44 SOINS PÉRIOPÉRATOIRES CIRCULATION

Mise en place d'un dispositif de compression séquentielle des membres inférieurs

Cette méthode de soins explique la procédure à suivre pour mettre en place un dispositif de compression séquentielle des membres inférieurs (page 762).

DÉFINITION

Méthode de soins consistant à mettre en place des jambières se gonflant par sections, depuis la cheville jusqu'au haut de la cuisse, à environ 45 mm Hg pendant 10 à 15 secondes, puis se dégonflant en alternance pendant une période de 45 à 60 secondes.

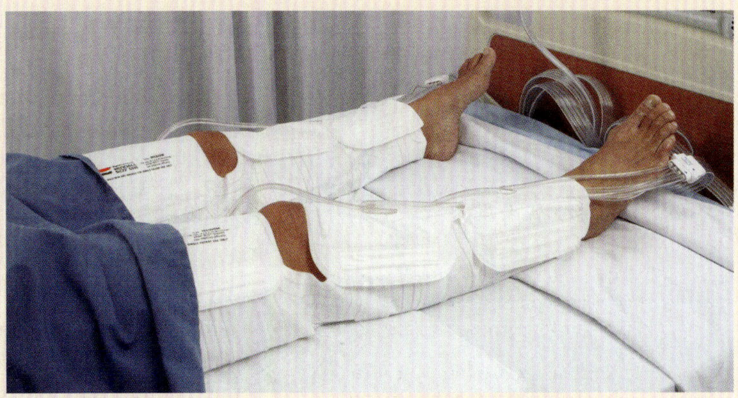

CONTEXTE D'EXÉCUTION

BUTS

- Augmenter le retour veineux dans les veines profondes des membres inférieurs.
- Prévenir la thrombose veineuse profonde (TVP) et l'embolie pulmonaire.

MATÉRIEL ET ÉQUIPEMENT

ARTICLES ESSENTIELS	
Dispositif de compression intermittente	**Jambières**
• Pompe 1 • Jeu de tubulures fourni avec la pompe 2	• Ruban à mesurer en papier 3 ou autre 4 • Paire de jambières pneumatiques jetables de la taille appropriée 5
ARTICLES FACULTATIFS	
	Selon l'ordonnance médicale : • Bas antiemboliques de la taille appropriée 6

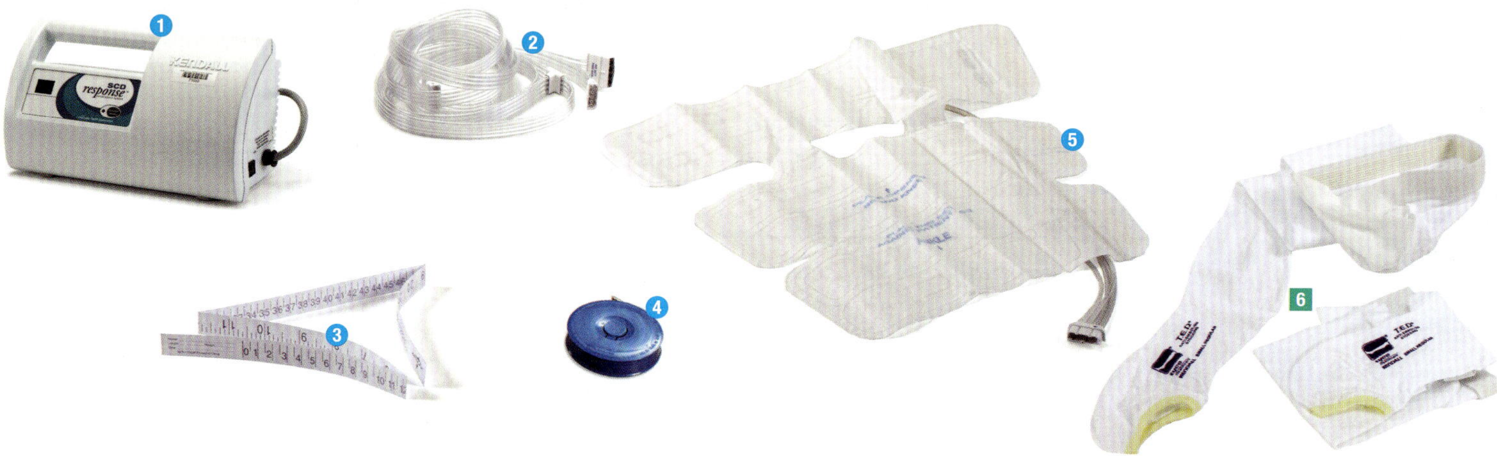

PRÉCAUTIONS ET INTERVENTIONS avant la mise en place d'un dispositif de compression séquentielle des membres inférieurs

1. ÉVALUATION

- Évaluer l'état de la peau *afin de s'assurer que la pressothérapie ne nuira à la guérison d'aucune lésion*.
- Évaluer la circulation artérielle (voir la méthode de soins 3-5) au moyen de la méthode CCMS+P[2], *afin de détecter d'éventuels problèmes d'irrigation tissulaire avant de commencer le traitement*.

2. INTERVENTIONS

- Vérifier, au dossier de la personne, l'ordonnance médicale pour connaître la pression prescrite, la durée du traitement et la nécessité éventuelle de la mise en place de bas antiemboliques, *car l'installation d'un dispositif de compression séquentielle pour les membres inférieurs exige une ordonnance médicale*.
- Vérifier dans le plan thérapeutique infirmier (PTI) les directives infirmières concernant une irrigation tissulaire périphérique inefficace, une mobilité physique réduite, etc. *afin d'appliquer les interventions correspondantes*.
- Au besoin, mettre des bas antiemboliques à la personne (voir la procédure 15-1-1, p. 755), selon l'ordonnance médicale ou le protocole de l'établissement (ex. : en neurochirurgie pour les personnes alitées, afin de prévenir une chute de la pression artérielle et d'assurer une bonne irrigation cérébrale), *car les bas antiemboliques constituent un support compressif additionnel*.

2. L'acronyme CCMS+P ou CCMSP est utilisé pour se rappeler les éléments de l'évaluation de la circulation artérielle des membres inférieurs : couleur, chaleur, motricité, sensibilité et pouls (périphérique).

PRÉCAUTIONS ET INTERVENTIONS **après** la mise en place d'un dispositif de compression séquentielle des membres inférieurs

1. ÉVALUATION

- Évaluer l'état de la peau à chaque quart de travail *afin de détecter et de signaler rapidement toute atteinte à l'intégrité de la peau.*
- Évaluer la circulation artérielle (voir la méthode de soins 3-5) au moyen de la méthode CCMS+P, une ou deux fois par quart de travail, *car la pression appliquée doit favoriser le retour veineux sans entraver la circulation artérielle.*

2. INTERVENTIONS

- Évaluer le confort de la personne et lui parler de la possibilité de mettre en route la fonction de refroidissement du dispositif, si cela n'a pas été fait, *car la mise en place des jambières engendre de la chaleur et de la transpiration.*
- Cesser le traitement en présence de douleur, d'engourdissement ou de toute autre manifestation et signaler la situation au médecin *afin de prévenir les complications dues à une diminution de l'irrigation tissulaire par compression.*

3. ENSEIGNEMENT

- Demander à la personne de signaler tout inconfort, tout engourdissement, toute douleur ou toute autre manifestation *afin de pouvoir intervenir rapidement en cas de dysfonctionnement du dispositif de compression séquentielle, pour évaluer les problèmes et apporter les correctifs nécessaires.*

4. NOTES AU DOSSIER

- Écrire dans les notes d'évolution toutes les informations pertinentes concernant l'installation du dispositif de compression ou le suivi du traitement de pressothérapie intermittente *afin de permettre la continuité des soins.*

Installation du dispositif de compression séquentielle

– Date et heure
– Mise en place éventuelle de bas antiemboliques
– Mesure de la circonférence maximale de la cuisse
– Taille des jambières
– Mise en place du dispositif de compression séquentielle
– Jambes concernées par le traitement (gauche, droite, les deux)
– Valeur de la pression appliquée
– Durée du traitement
– État de la peau
– État neurovasculaire
– Réactions et collaboration de la personne

Suivi du traitement

– Réglage de la pression
– État de la peau
– État neurovasculaire
– Réactions et collaboration de la personne

- Inscrire au PTI les directives infirmières déterminées en fonction de l'évolution clinique de la personne et de l'efficacité des soins et des traitements, *afin d'assurer le suivi clinique.*

MISE EN SITUATION

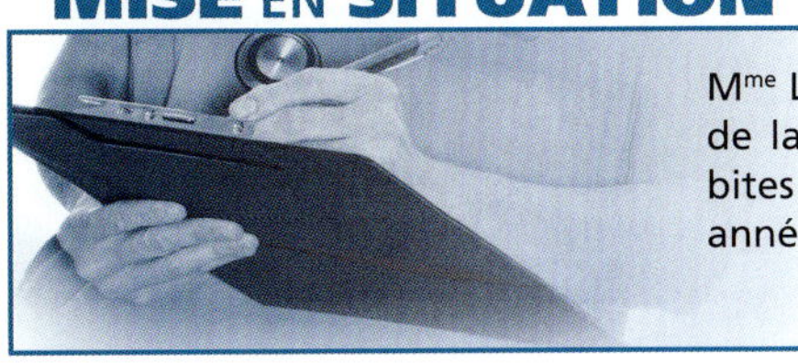

Mme Lavoie, âgée de 64 ans, a subi hier une arthroplastie de la hanche droite. Or, elle a fait deux thrombophlébites des membres inférieurs au cours des cinq dernières années.

Ordonnance médicale au dossier

- Dispositif de compression séquentielle aux M.I. à 45 mm Hg.

PROCÉDURE 15-2-1

METTRE EN PLACE UN DISPOSITIF DE COMPRESSION SÉQUENTIELLE DES MEMBRES INFÉRIEURS

Sommaire de la procédure

1. Mesure des jambes
2. Assemblage du dispositif de compression séquentielle
3. Mise en place des jambières
4. Branchement des jambières à la tubulure reliée à la pompe
5. Mise en marche du dispositif de compression séquentielle

⚠ Qu'avez-vous fait pour évaluer l'état de Mme Lavoie avant d'installer le dispositif de compression séquentielle des membres inférieurs ?

Étapes		Justifications	

Ne pas oublier les étapes préalables décrites dans la procédure 1-1.
Ne pas oublier les précautions et les interventions s'appliquant avant la mise en place d'un dispositif de compression séquentielle des membres inférieurs.

1 Mesure des jambes

	Étapes	Justifications	
1.1	Installer la personne en position de décubitus dorsal ou en position de Fowler.	Cette position facilite l'installation des jambières aux membres inférieurs.	
1.2	Mesurer la circonférence maximale de la cuisse avec un ruban à mesurer.	Lorsqu'on doit installer des jambières qui couvrent toute la jambe, il est nécessaire de mesurer la cuisse pour bien choisir la taille des jambières.	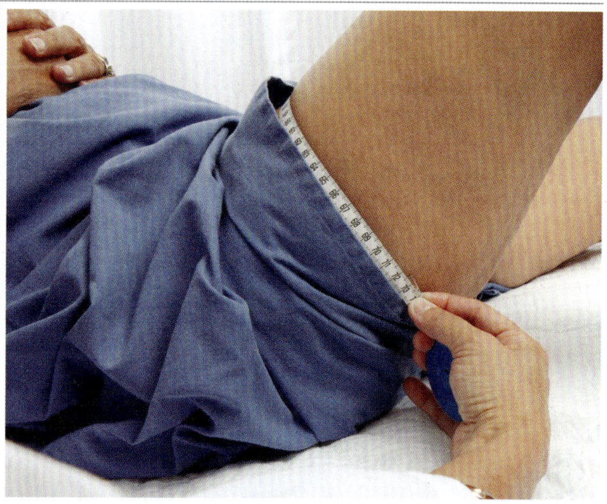

Remarque

Il n'est pas nécessaire de faire de mesure pour les jambières qui vont jusqu'aux genoux, car leur taille est universelle.

	Étapes	Justifications	
1.3	Choisir les jambières appropriées selon la circonférence maximale des cuisses et selon les normes établies par le fabricant.	La circonférence des cuisses détermine la taille des jambières qui permettra une compression adéquate.	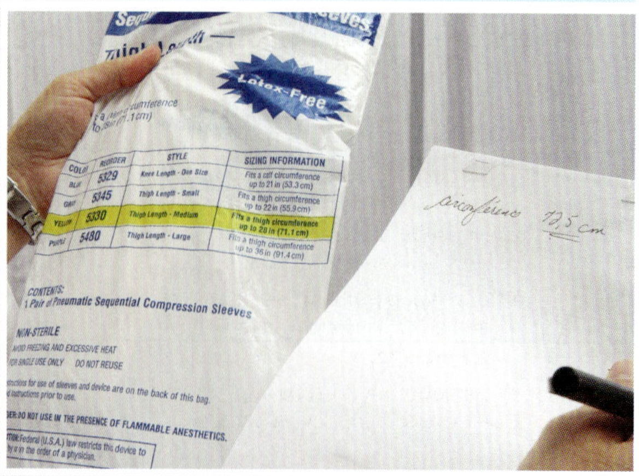

2 Assemblage du dispositif de compression séquentielle

Étapes		Justifications	
2.1	Placer le matériel sur la table de travail par ordre d'utilisation.		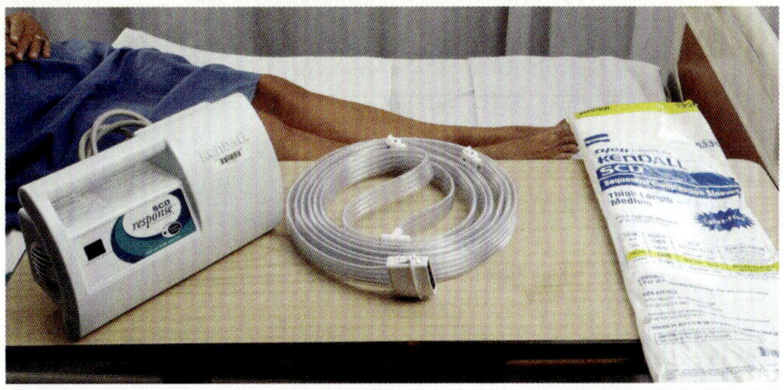
2.2	Accrocher la pompe du dispositif de compression séquentielle au pied du lit.		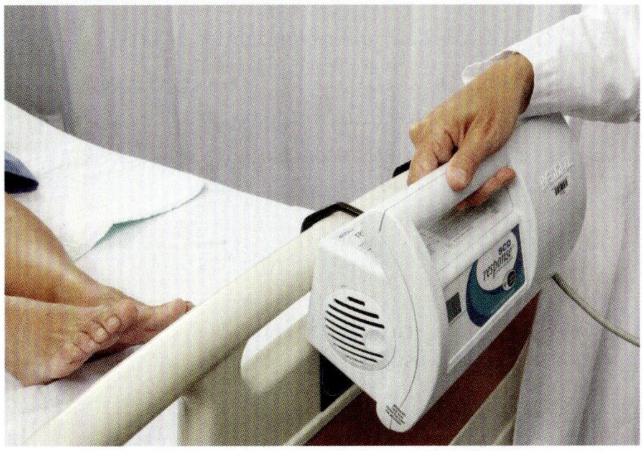
2.3	Brancher le câble d'alimentation de la pompe à la prise murale et s'assurer que l'appareil est en position d'arrêt.	En position d'arrêt, la pompe ne risque pas de gonfler les jambières pendant leur installation.	
2.4	Insérer la fiche de la branche principale de la tubulure dans la prise correspondante de la pompe.	La tubulure en forme de Y se raccorde, d'un côté, à la pompe et, de l'autre, à chacune des jambières. Elle permet l'envoi d'air par compression aux jambières, qui se gonflent et se dégonflent par alternance.	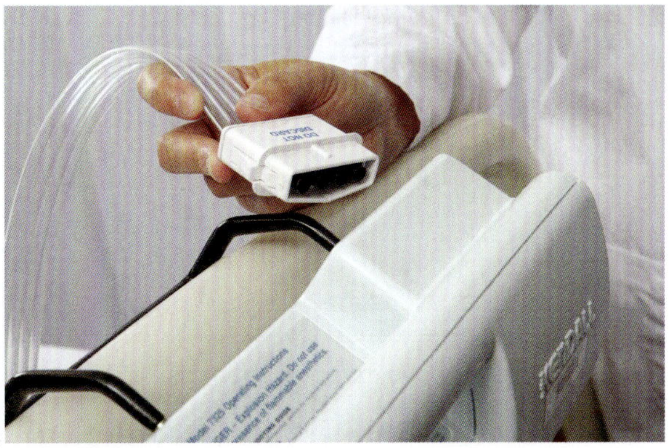

3 Mise en place des jambières

3.1	Sortir les jambières de leur emballage et ouvrir chacune d'elles en plaçant la partie en coton sur le dessus.	La partie en coton isole la peau de la matière plastique dont sont faites les jambières.	
3.2	Placer chaque jambière sous chaque jambe de la personne :	Une bonne installation permet d'obtenir un effet maximal de la compression séquentielle.	
	a) La jambe doit être bien alignée avec la jambière, au milieu.	Un alignement inadéquat peut nuire au fonctionnement de l'appareil.	
	b) Le creux poplité doit être au-dessus de l'espace libre correspondant de la jambière.	Le creux poplité ne doit pas être comprimé.	
	c) Les tubes ne doivent pas être entortillés, coudés ou écrasés.	Des tubes entortillés, coudés ou écrasés risquent de ne pas bien gonfler les jambières.	

Étapes		Justifications	
3.3	Ramener le côté de chaque jambière comportant la partie en mousse du système de fermeture Velcro sur le dessus de la jambe, en s'assurant que le genou et le creux poplité arrivent dans l'espace libre ménagé exprès. Ramener par-dessus ce premier côté l'autre côté de chaque jambière comportant la partie adhérente du système Velcro.	On ferme les jambières, avec un système de fermeture Velcro ou autre, pour pouvoir appliquer la compression sur les jambes.	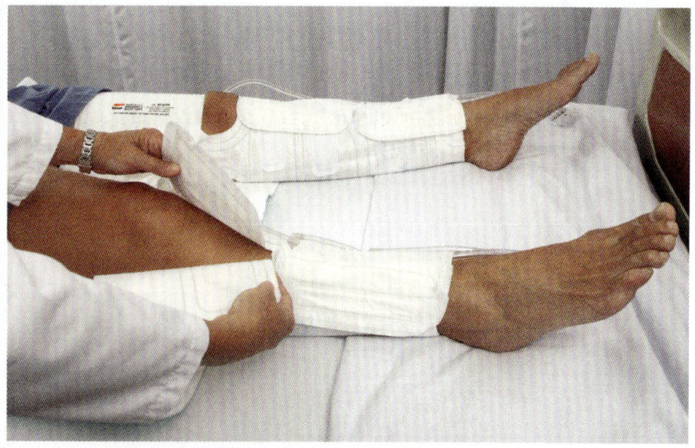
3.4	Attacher solidement les bandes Velcro ou le système d'attaches en place : a) en commençant par le bas ; b) en laissant un espace de deux doigts entre la jambière et la jambe.	On ferme les attaches en suivant le sens du retour veineux pour éviter une stase veineuse. Un espace de deux doigts permet aux jambières de se gonfler sans entraver la circulation artérielle, en particulier au moment du gonflement maximal.	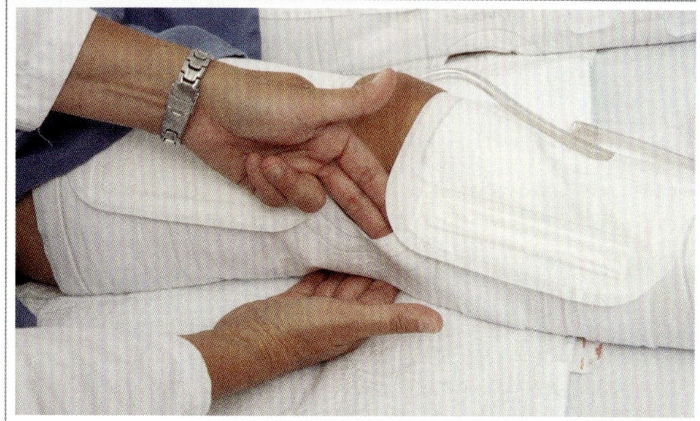

4 Branchement des jambières à la tubulure reliée à la pompe

4.1	Insérer les fiches des branches secondaires de la tubulure en forme de Y à leur emplacement respectif sur les jambières.	La pompe envoie une compression pneumatique par la tubulure, qui se divise en deux branches reliées à chacune des deux jambes.	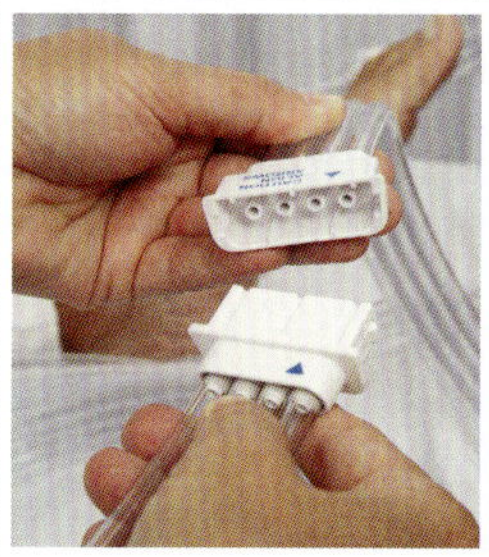 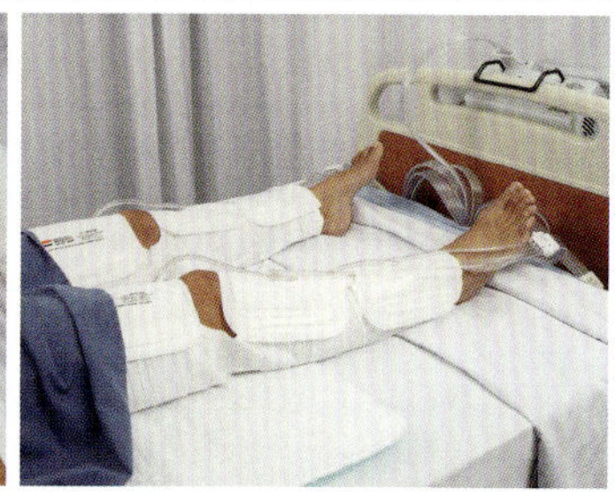

5 Mise en marche du dispositif de compression séquentielle

5.1	Peser sur le bouton de mise en marche de la pompe.	Les jambières étant reliées à la pompe, la mise en marche démarre la compression intermittente.	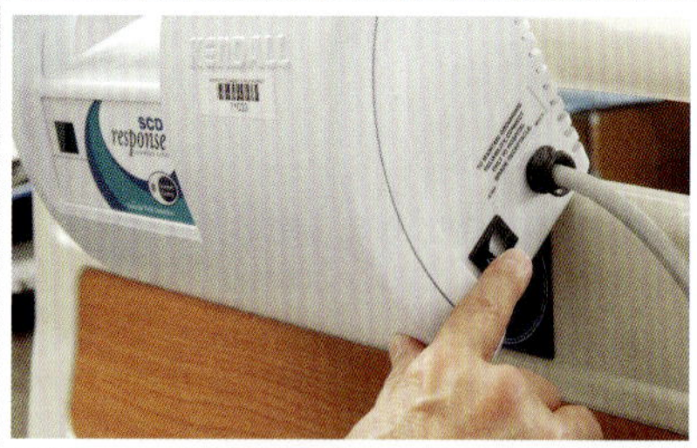
5.2	Régler : a) la pression intermittente selon l'ordonnance médicale, si elle n'est pas préréglée ; b) le système d'alarme ; c) la commande de refroidissement des jambières.	La pression recommandée pour les jambières se situe habituellement entre 35 et 55 mm Hg. Certains appareils ont une pression préréglée. Le port de jambières et de bas antiemboliques engendre une chaleur locale. Le refroidissement des jambières est recommandé pour assurer le bien-être de la personne et prévenir l'irritation de la peau causée par l'humidité sous les jambières.	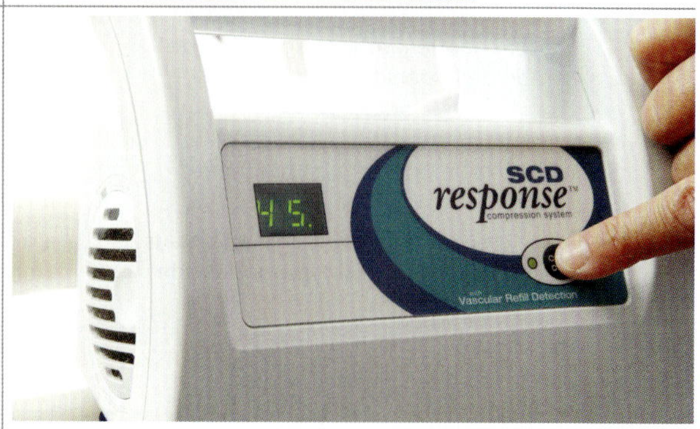

Étapes	Justifications
Ne pas oublier les précautions et les interventions s'appliquant après la mise en place d'un dispositif de compression séquentielle des membres inférieurs. **Ne pas oublier les étapes postexécutoires décrites dans la procédure 1-2.**	

! Sur quels critères vous appuyez-vous pour confirmer la bonne mise en place des jambières sur Mme Lavoie ?

RÉDACTION DES NOTES D'ÉVOLUTION

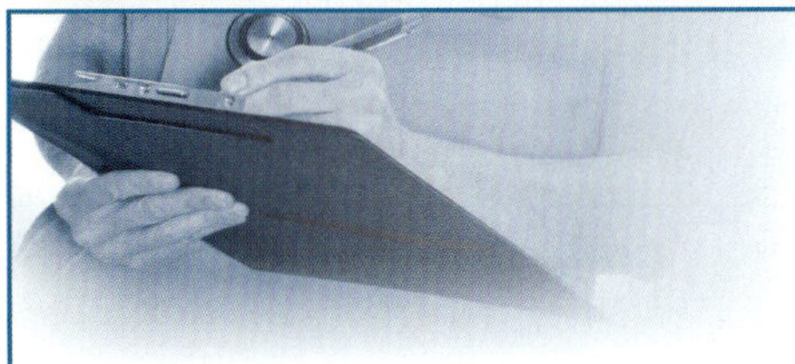

Dossier de Mme Lavoie

2011-06-14 **9:30** Peau des M.I. intacte. CCMS : normal. Pouls pédieux et tibial postérieur bien perçus. Mesure de la cuisse : 72,5 cm. Jambières à compression séquentielle de taille grande installées aux deux jambes, à 45 mm Hg, en continu jusqu'à nouvel ordre. Dit bien comprendre la raison de ce traitement et peut nommer les signes d'une compression artérielle. Bonne collaboration. Tolère bien le traitement. ________ ________ Line Hétu, étudiante inf.

Chapitre 16

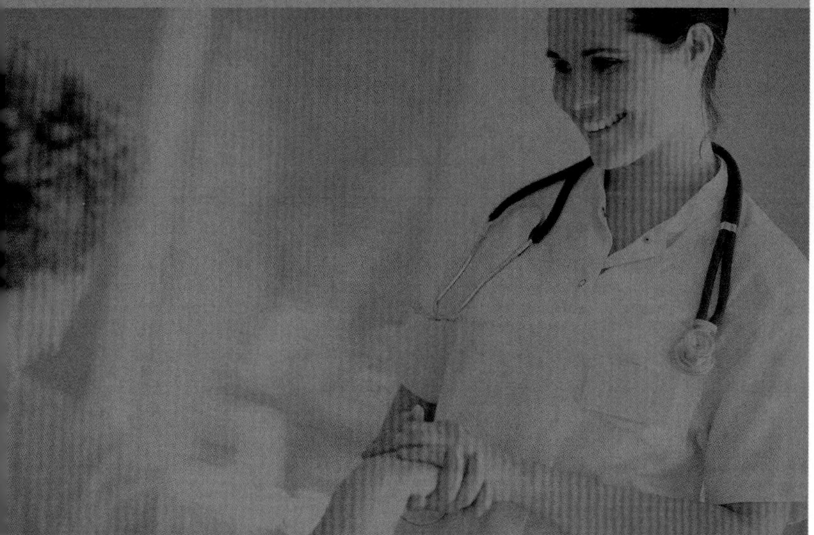

Équilibre hydrique, électrolytique et acidobasique

SOMMAIRE

MÉTHODE DE SOINS **16-1**

45 ÉQUILIBRE HYDRIQUE, ÉLECTROLYTIQUE ET ACIDOBASIQUE

Préparation d'un dispositif de perfusion intraveineuse

Cette méthode de soins explique les procédures à suivre pour préparer un dispositif de perfusion intraveineuse de base (page 770) ainsi qu'un dispositif de perfusion intraveineuse avec un perfuseur de précision (cylindre gradué ; page 779). Elle explique également comment vider le surplus de liquide d'une chambre compte-gouttes (page 784) et ajouter une rallonge de tubulure intraveineuse au dispositif de base (page 785).

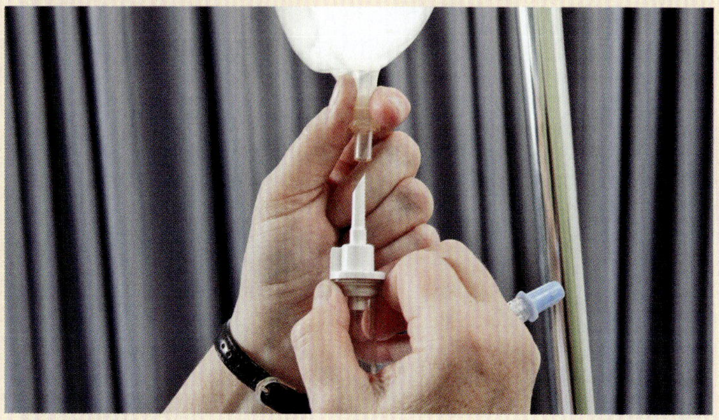

DÉFINITION

Méthode de soins consistant à assembler de manière stérile et fonctionnelle la fiche perforante d'un dispositif de perfusion de base ou d'un perfuseur de précision et un sac de solution intraveineuse.

CONTEXTE D'EXÉCUTION

BUTS

- Maintenir l'équilibre hydrique.
- Administrer des médicaments par voie intraveineuse.
- Administrer une alimentation parentérale totale (APT).

MATÉRIEL ET ÉQUIPEMENT

ARTICLES ESSENTIELS

Documents	Sac de solution intraveineuse	Dispositif de perfusion de base	Perfuseur volumétrique de précision
• Feuille d'ordonnance médicale[1] *ou* Feuille d'administration des médicaments (FADM) 1	• Tige à perfusion 2 • Sac de solution intraveineuse 3 • Bande horaire préimprimée ou improvisée 4 • Stylo à bille 5	• Dispositif de perfusion de base : – à macrogouttes 6 – à microgouttes 7 – pour pompe volumétrique *ou* Dispositif de perfusion de base avec valve antireflux : – à macrogouttes 8 – à microgouttes • Étiquette pour la tubulure 9	• Perfuseur de précision (cylindre gradué) sans dispositif d'administration 10 • Dispositif de perfusion de base à microgouttes 7 *ou* Perfuseur de précision avec dispositif d'administration 11 • Étiquette pour la tubulure 9

ARTICLES FACULTATIFS

	Selon le protocole en vigueur dans l'établissement : • Étiquette pour le sac de solution intraveineuse 12	***En cas de contamination du bouchon protégeant l'embout raccord mâle de la tubulure :*** • Aiguille stérile 2,5 cm (1 pouce) 13 ***Si la longueur de la tubulure est insuffisante :*** • Rallonge de tubulure 14

1. Lorsque le médecin prescrit l'administration d'une perfusion intraveineuse ou un changement du type de solution ou de son débit, il l'inscrit sur la feuille d'ordonnance médicale. La vérification se fait alors avec cette feuille.
L'ordonnance médicale est ensuite envoyée au service de pharmacie qui inscrit ces informations sur la FADM, document que l'on consulte par la suite.
En cas de doute, on consulte toujours l'ordonnance médicale.

		Si l'on doit administrer la solution intraveineuse avec une grande précision: • Pompe volumétrique 15 • Dispositif de perfusion pour pompe volumétrique ***Si la solution intraveineuse se présente en bouteille:*** • Dispositif de perfusion de base à macrogouttes ou à microgouttes avec une prise d'air 16

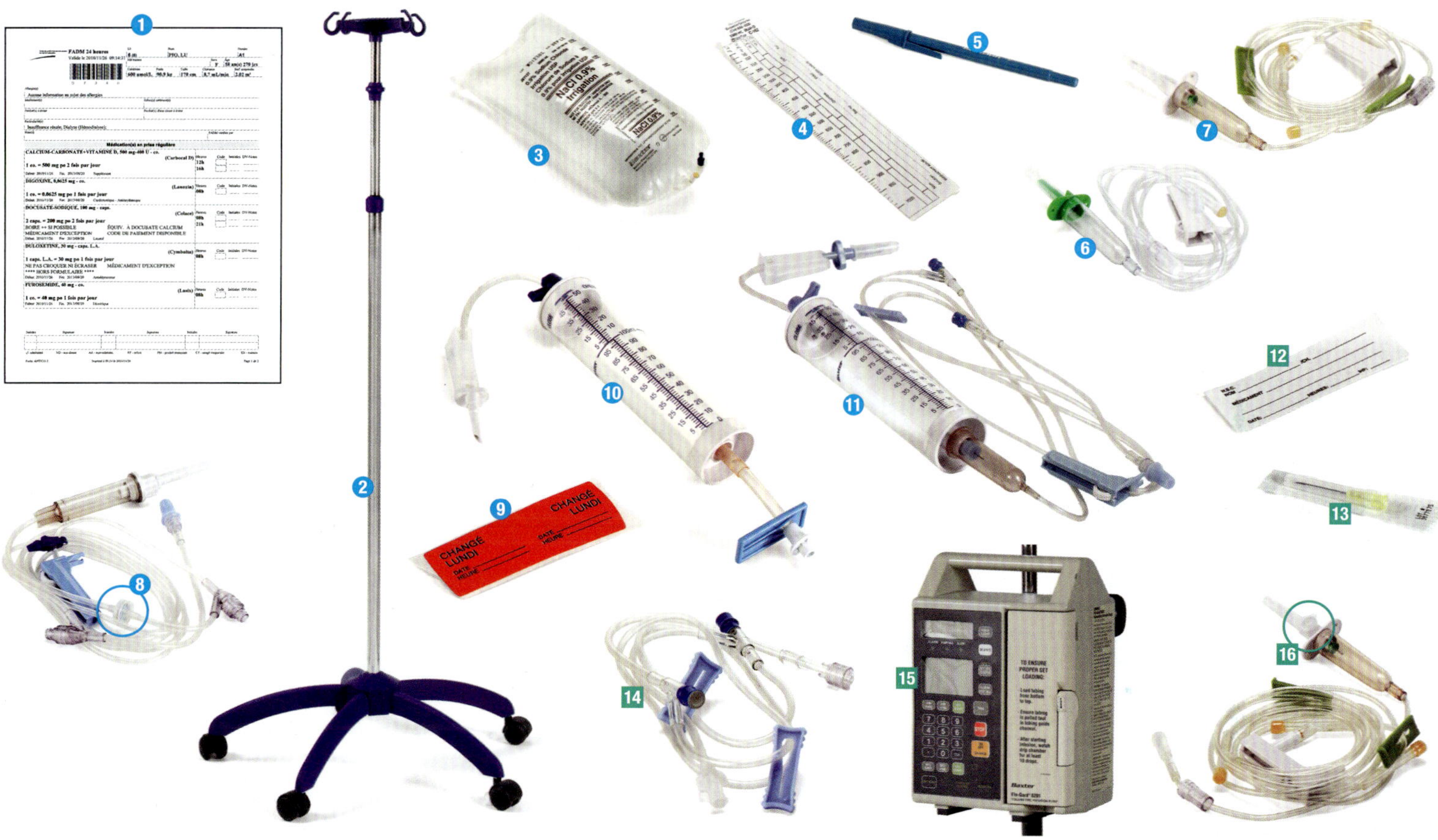

16-1

PRÉCAUTIONS ET INTERVENTIONS
avant
la préparation d'un dispositif de perfusion intraveineuse

1. INTERVENTIONS

- Vérifier l'ordonnance médicale se trouvant dans le dossier de la personne *afin de choisir la solution et le dispositif de perfusion appropriés*.
- Vérifier la compatibilité entre, d'une part, la solution intraveineuse et les médicaments qu'elle peut contenir et, d'autre part, les médicaments à administrer par voie intraveineuse *afin d'éviter une interaction médicamenteuse*.
- Vérifier la date d'installation du dernier sac de solution intraveineuse *afin de respecter les normes de prévention recommandant le changement de sac au bout de 24 heures*. Appliquer les normes de l'établissement.
- Vérifier la date du dernier changement de tubulure *afin de respecter les normes de prévention recommandant le changement de tubulure au bout de 72 heures*. Appliquer les normes de l'établissement.
- Vérifier le débit horaire prescrit dans l'ordonnance médicale ou le calculer à partir des informations fournies dans ce document (voir la procédure 16-3-1, p. 804). Puis choisir le dispositif de perfusion de base qui convient, c'est-à-dire soit avec un orifice de stillation à microgouttes pour un débit inférieur à 60 mL/h, soit avec un orifice de stillation à macrogouttes pour un débit supérieur à 60 mL/h *afin de faciliter le décompte des gouttes et d'obtenir un débit précis*.

- Repérer sur l'emballage du dispositif de perfusion le nombre de gouttes par millilitre *afin d'effectuer correctement le calcul du débit*. Selon les fabricants, le facteur d'écoulement varie entre 10, 15 et 20 gouttes par minute.
- Choisir un dispositif de perfusion muni d'une valve antireflux (administration d'un minisac ou en *piggyback*), d'une prise d'air (administration d'une solution en bouteille) ou de points d'injection en tenant compte des modes d'administration des médicaments par voie intraveineuse *afin d'administrer les médicaments de façon efficace*.
- Tenir compte de la longueur du dispositif de perfusion choisi et envisager l'ajout d'une rallonge *au cas où les besoins de mobilité de la personne le requerraient*.

PRÉCAUTIONS ET INTERVENTIONS après la préparation d'un dispositif de perfusion intraveineuse

1. INTERVENTION

- Vérifier attentivement que la tubulure et les points d'injection ne comportent pas de bulles d'air, *car le cumul de bulles d'air pourrait causer des dommages chez certaines personnes*.

MISE EN SITUATION

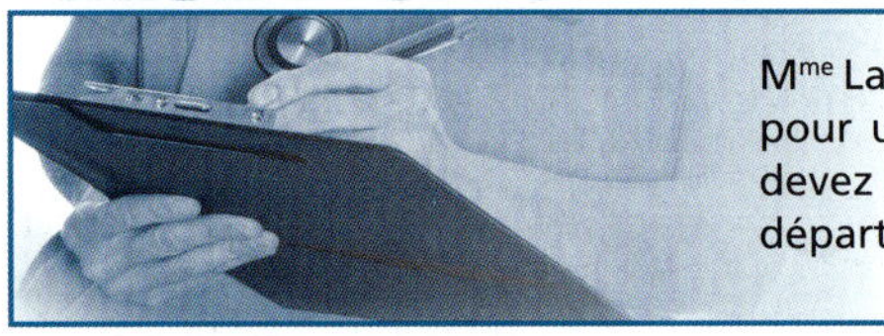

Mme Lalonde, âgée de 58 ans, doit être opérée aujourd'hui pour une hystérectomie abdominale totale (HAT). Vous devez lui installer une perfusion intraveineuse avant son départ pour la salle d'opération.

Ordonnance médicale au dossier

- Dextrose 5 % dans l'eau à 80 mL/h le matin de la chirurgie.

PROCÉDURE 16-1-1

PRÉPARER UN DISPOSITIF DE PERFUSION INTRAVEINEUSE AVEC UN DISPOSITIF DE BASE

Sommaire de la procédure

1. Préparation du sac de solution intraveineuse
2. Préparation du dispositif de perfusion de base (perfuseur)
3. Assemblage du perfuseur et du sac de solution
4. Remplissage de la chambre compte-gouttes
5. Remplissage de la tubulure et suppression des bulles d'air
6. Mise en attente de la perfusion intraveineuse
7. Étiquetage de la tubulure et du sac de solution

! Avez-vous choisi un dispositif de base à microgouttes ou à macrogouttes ? Pourquoi ?

Étapes		Justifications	
Ne pas oublier les étapes préalables décrites dans la procédure 1-1. Ne pas oublier les précautions et les interventions s'appliquant avant la préparation d'un dispositif de perfusion intraveineuse.			
1	**Préparation du sac de solution intraveineuse**		
1.1	Rassembler les articles nécessaires et les placer par ordre d'utilisation sur une surface plane propre (comptoir de la salle à médicaments, chariot à médicaments, etc.).	Cette disposition favorise le rappel des étapes et facilite le déroulement de la procédure.	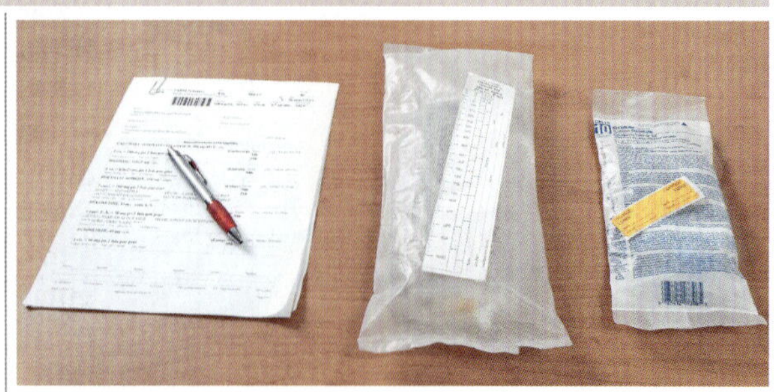

Étapes	Justifications	
1.2 Sur le sac de solution intraveineuse choisi selon l'ordonnance médicale ou la FADM, vérifier les éléments suivants : a) Type de solution b) Volume c) Date de péremption	Cette première vérification consiste à s'assurer que la solution est bien la solution prescrite.	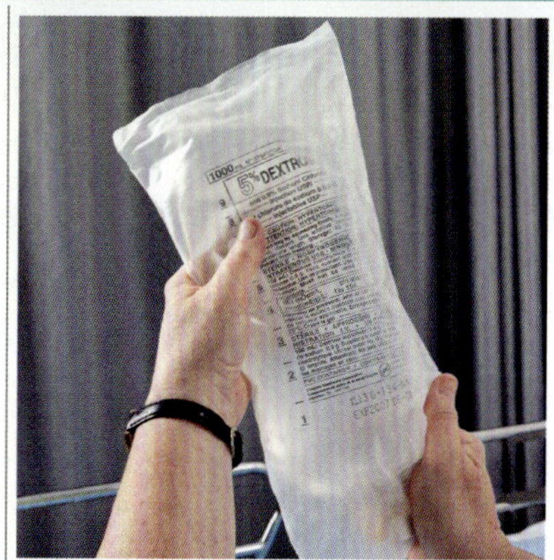
1.3 Dans un mouvement continu, déchirer l'enveloppe extérieure du sac de solution intraveineuse depuis l'encoche commerciale jusqu'en bas, et sortir le sac.	L'encoche commerciale facilite l'ouverture de l'emballage extérieur.	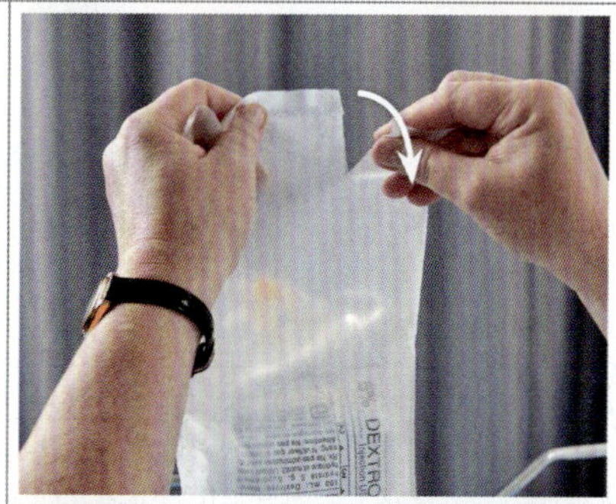
1.4 Vérifier l'étanchéité du sac et la limpidité de la solution : a) Comprimer fermement les parois du sac et vérifier qu'il n'y a pas d'écoulement. b) Placer le sac devant une source lumineuse et vérifier qu'il n'y a pas de dépôts ni de particules non dissoutes ou en suspension dans la solution.	Cette deuxième vérification valide la qualité de la solution intraveineuse. Le sac doit être étanche et la solution limpide pour éviter l'introduction de substances nuisibles par la voie intraveineuse.	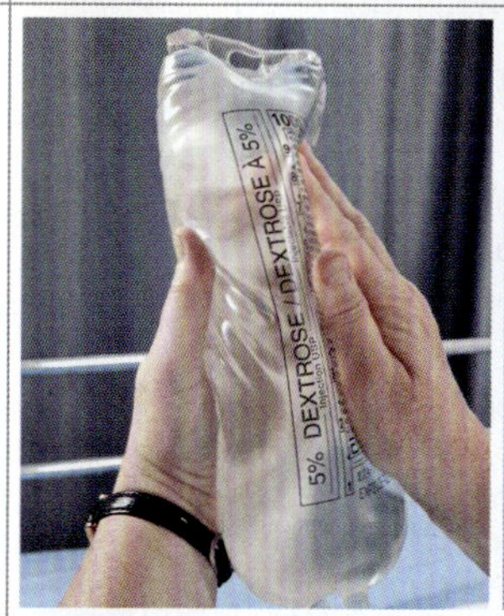 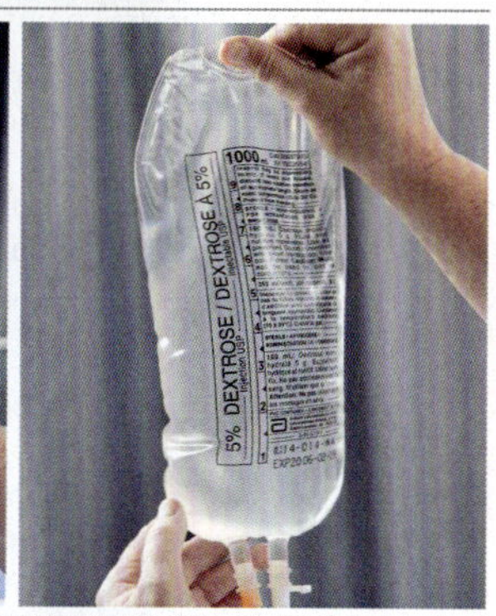
1.5 Suspendre le sac à une tige à perfusion.	Avec un sac suspendu, l'accès aux sites d'injection et de perfusion est plus facile et les deux mains sont libres.	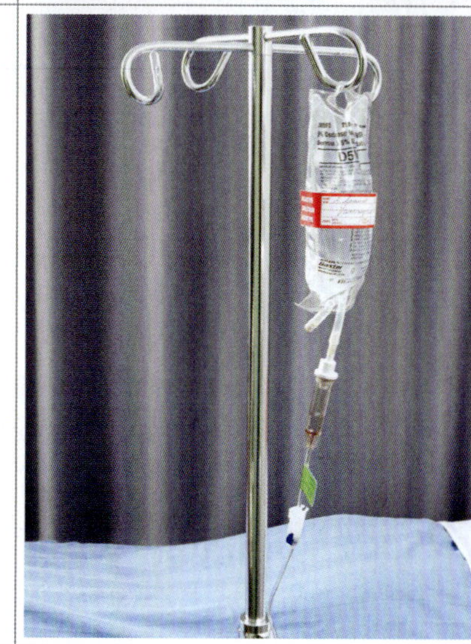
1.6 S'assurer que le site pour la perforation du sac est bien déplié. S'il est plié, le plier dans le sens contraire pendant quelques secondes.	Si cette partie colle au sac de solution intraveineuse, on peut contaminer la fiche perforante au moment de percer.	

Étapes	Justifications

2 Préparation du dispositif de perfusion de base (perfuseur)

2.1 Sortir le dispositif de perfusion de base de son emballage, en faisant en sorte que les extrémités ne touchent pas une surface souillée.

Enlever et déposer la fixation en papier qui maintient la tubulure enroulée.

Les extrémités stériles, protégées par des bouchons, ne doivent toucher à aucune surface septique.

Situation particulière

Lorsque la solution intraveineuse est dans une bouteille, on applique les mêmes étapes mais en utilisant un dispositif de perfusion avec une prise d'air.

Certaines solutions doivent être conservées dans des bouteilles en verre pour le maintien de la stabilité du produit.

La prise d'air permet à l'air de pénétrer dans la bouteille au fur et à mesure que la solution s'écoule. Sans cela, il se créerait une pression négative à l'intérieur de la bouteille qui empêcherait l'écoulement de la solution.

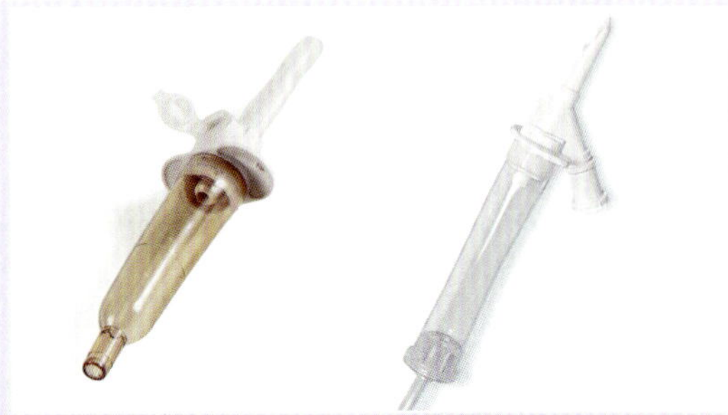

Dispositifs de perfusion à macrogouttes avec prise d'air

2.2 Tenir la tubulure avec les deux mains de la façon suivante.

a) Avec la main non dominante, tenir la chambre compte-gouttes.

b) Avec la main dominante, tenir l'extrémité comportant le raccord mâle entre l'annulaire et l'auriculaire, à la base des doigts, et la pointer vers le haut et vers l'extérieur.

L'extrémité de la tubulure ne doit toucher à aucune surface souillée.

En maintenant ainsi l'extrémité de la tubulure, on évite qu'elle ne touche le sol.

Les doigts de la main dominante sont libres pour exécuter les prochaines étapes qui demandent de la dextérité.

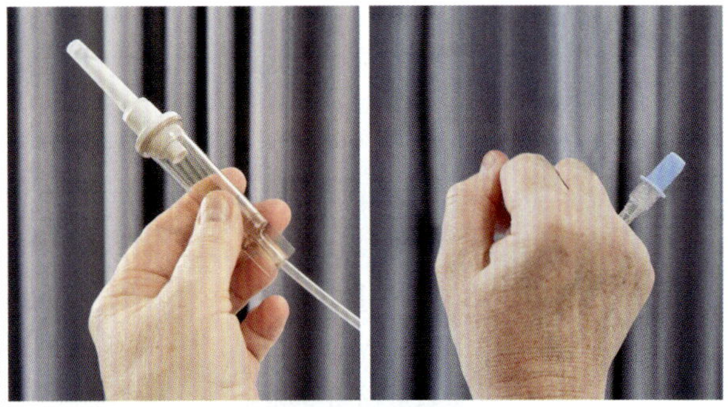

2.3 Glisser le presse-tube régulateur de débit pour le placer à environ 10 cm sous la chambre compte-gouttes ou sous le site d'injection distal le plus proche de la chambre compte-gouttes, et **fermer le presse-tube**.

Le presse-tube est visible et accessible. Une distance suffisante sous le compte-gouttes permet à la fois de coller une étiquette d'identification et d'inspecter la tubulure.

La fermeture du presse-tube **permettra l'accumulation de liquide dans la chambre compte-gouttes**.

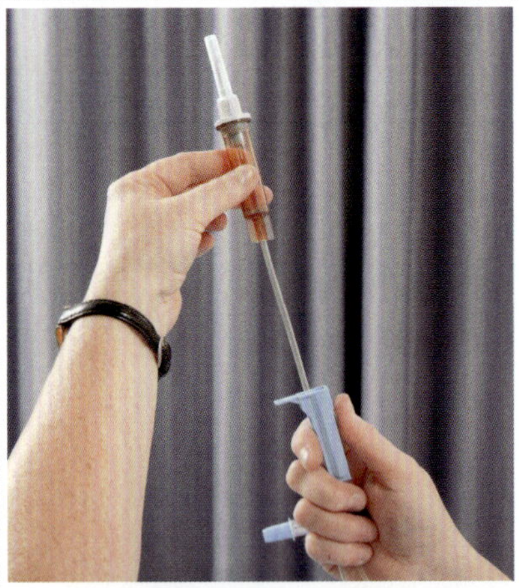

Situation particulière

Certaines tubulures ont une valve antireflux et un site d'injection situés entre la chambre compte-gouttes et le presse-tube régulateur de débit.

Ces tubulures sont utilisées comme tubulures de base pour l'administration de médicaments par minisac en dérivation (*piggyback*).

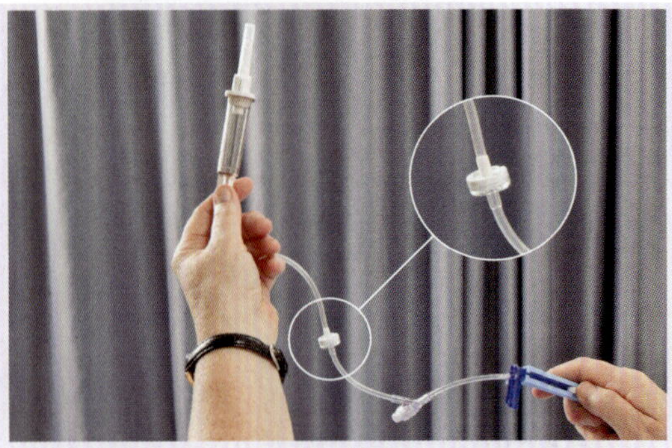

Tubulure avec valve antireflux

Étapes		Justifications	
2.4	Coincer la chambre compte-gouttes entre l'index et le majeur de la main dominante, à la base des doigts, avec la fiche perforante pointée vers le haut.	On libère l'intérieur de la main dominante pour d'autres manipulations.	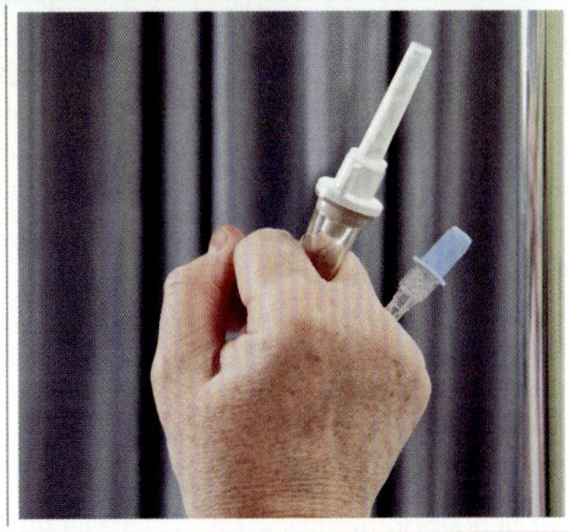

3 Assemblage du perfuseur et du sac de solution

3.1	Tenir solidement le site de perfusion du sac de solution intraveineuse avec le pouce et l'index de la main non dominante, et tirer sur son bouchon protecteur avec la main dominante. Coincer le bouchon à l'intérieur de la main non dominante, près de l'auriculaire, ou le laisser tomber sur la surface de travail.	On découvre l'accès à la membrane stérile qui doit être perforée.	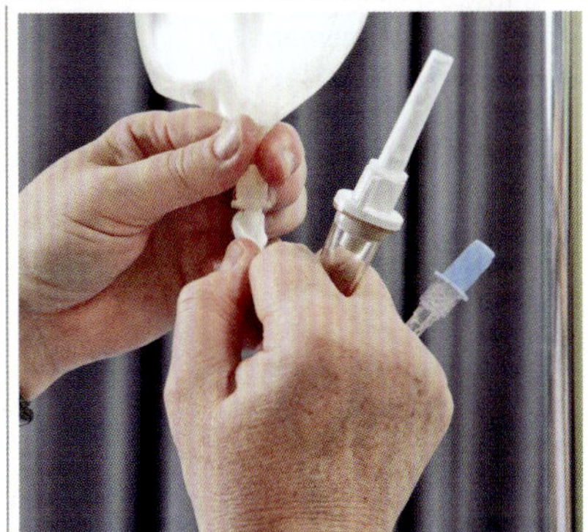
3.2	Tenir maintenant la fiche perforante sous l'épaulement et en retirer la gaine protectrice. Coincer la gaine protectrice à l'intérieur de la main dominante, près de l'auriculaire, ou la laisser tomber sur la surface de travail.	Cette position des doigts sous l'épaulement assure une bonne prise pour la manœuvre d'insertion.	
3.3	Utiliser la **technique ISAP** (isoler, stabiliser, aligner, perforer) pour insérer la fiche perforante dans le site de perfusion du sac, afin de maintenir la stérilité :	Cette manœuvre permet l'insertion ou le raccord de manière stérile, avec précaution, et **contrôle du mouvement**.	
	a) **Isoler** le site de perfusion du sac avec la main non dominante et le tenir fermement.	L'isolement du site favorise l'**insertion aseptique** de la fiche perforante, en évitant qu'elle ne touche à une surface septique.	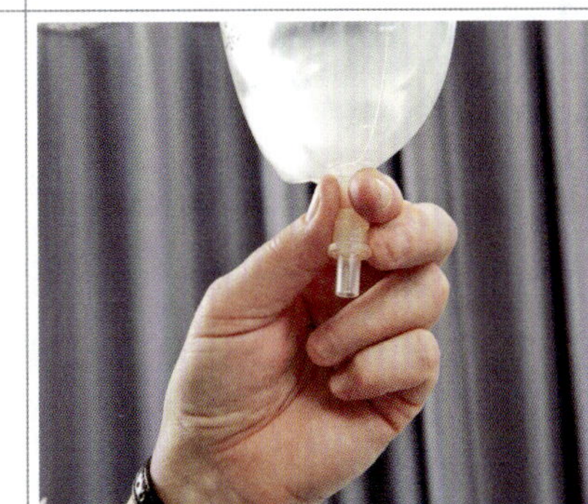 **I : Isoler**
	b) **Stabiliser** les doigts de la main dominante ou la main dominante elle-même sur l'autre main.	La stabilisation des mains permet la **maîtrise d'un mouvement exigeant de la précision**, comme le raccord aseptique de deux pièces stériles.	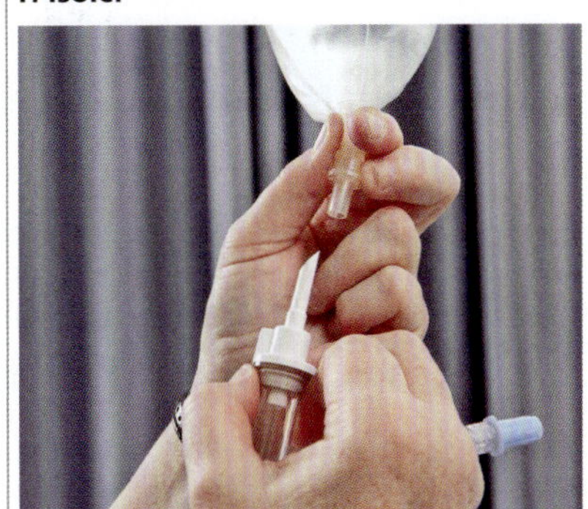 **S : Stabiliser**

Étapes		Justifications	
	c) **Aligner** la fiche perforante avec le site de perfusion du sac et l'avancer lentement.	L'alignement des deux pièces stériles et un mouvement lent contribuent à la **réussite du raccordement aseptique**.	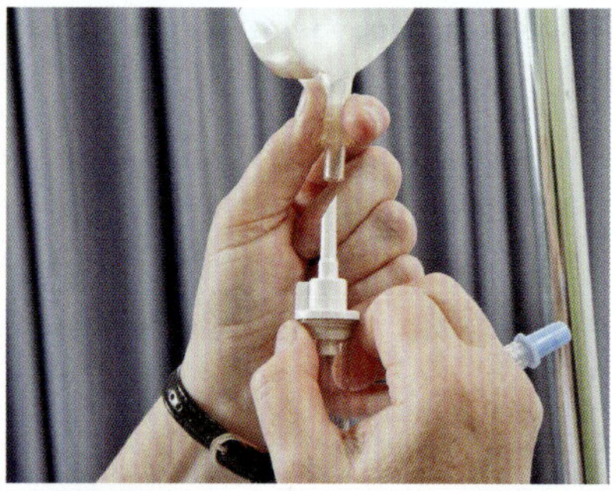 **A : Aligner**
	d) **Perforer** la membrane du sac **en effectuant un mouvement de rotation en va-et-vient tout en poussant**, jusqu'à ce que la fiche perforante soit complètement insérée.	Le mouvement de rotation **facilite l'insertion de la fiche perforante** dans le sac.	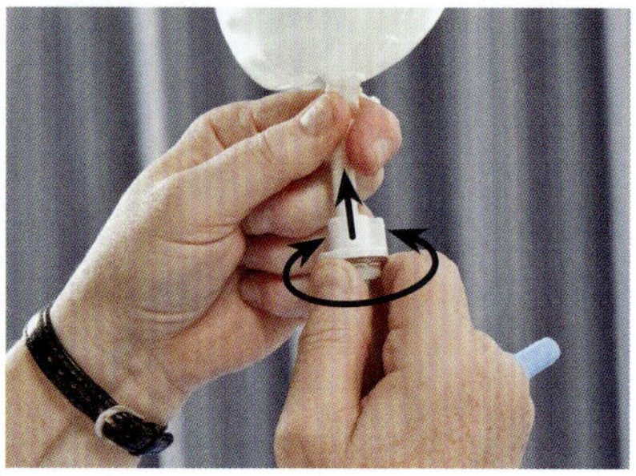 **P : Perforer**
3.4	Observer **l'apparition de bulles d'air dans le sac au moment de la perforation**.	L'apparition de bulles d'air **confirme la perforation de la membrane** et, par le fait même, l'écoulement de solution dans le dispositif.	

4 Remplissage de la chambre compte-gouttes

4.1	Comprimer les parois de la chambre compte-gouttes puis les relâcher. Si nécessaire, répéter l'opération jusqu'à ce que **le niveau de liquide atteigne la ligne de démarcation**, ou en l'absence de ligne, arrive à la moitié de la chambre.	Le presse-tube régulateur de débit étant fermé, comprimer la chambre crée une pression négative (succion) qui permet le remplissage.	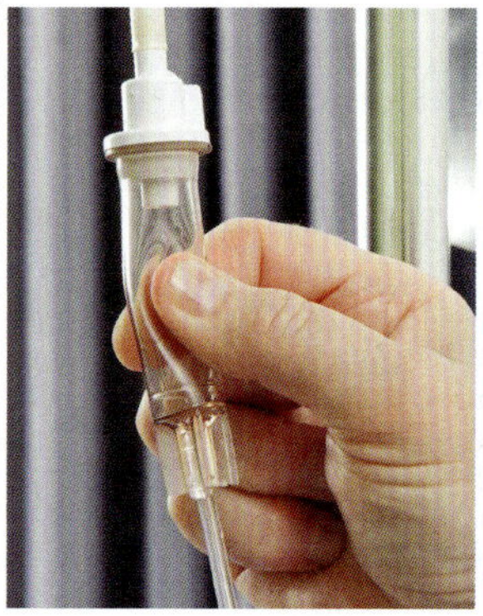 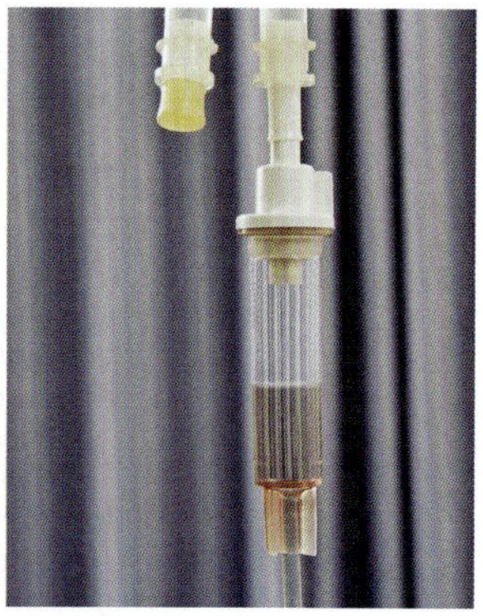

Situation particulière

Si la chambre compte-gouttes se remplit trop, effectuer la manœuvre présentée dans l'encadré 1, p. 784.	Lorsque l'orifice de stillation de la chambre compte-gouttes est submergé, il est impossible d'observer l'écoulement des gouttes et de calculer ou de régler le débit.

5 Remplissage de la tubulure et suppression des bulles d'air

5.1	Transférer l'extrémité de la tubulure avec l'embout mâle dans la main non dominante, en la plaçant **entre l'annulaire et l'auriculaire, à la base des doigts**, et en la pointant vers le haut et vers **l'extérieur de la main**.	Toute la longueur de la tubulure est visible devant soi. Il est ainsi plus facile d'observer et d'intervenir en présence de bulles d'air. Ainsi placée, l'**extrémité** de la tubulure est **visible, ne touche pas à aucune surface souillée** et est facilement **accessible**.	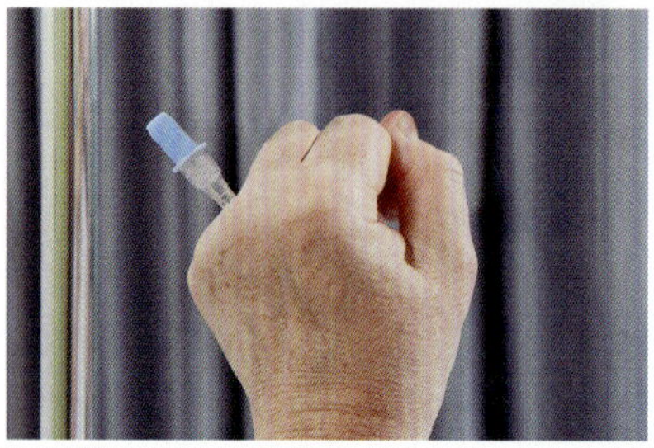

Étapes		Justifications	
	Sites d'injection en Y		
5.2	Tenir solidement le site d'injection en Y distal en double pince dans la main non dominante, de la façon suivante : a) Diriger le site d'injection en Y vers le bas. b) Saisir la tubulure au-dessus du site entre l'index et le majeur. c) Saisir la branche du Y entre le pouce et l'annulaire.	Cette prise permet de gérer l'évacuation des bulles dès leur arrivée dans le site en Y.	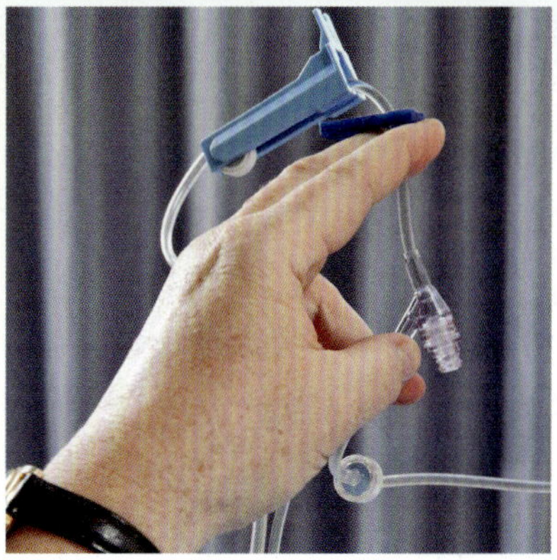
5.3	Avec la main dominante, ouvrir le presse-tube régulateur de débit de façon à ce que **la solution s'écoule à une vitesse moyenne**, et garder la main sur le presse-tube.	Une vitesse d'écoulement **trop rapide** crée de la turbulence dans la chambre compte-gouttes et provoque la formation **de multiples microbulles d'air** dans la tubulure. La main dominante est prête pour régler rapidement le débit.	
5.4	Dès que le liquide approche du site d'injection en Y distal, **diminuer le débit** puis, avec la main dominante, donner des chiquenaudes sur le site d'injection en Y **tenu solidement** par la main non dominante.	L'**écoulement de la solution facilite l'évacuation des bulles d'air** pendant qu'on donne des chiquenaudes. Un débit lent permet de **garder le contrôle**. Une prise ferme du site en Y **offre une résistance qui augmente l'efficacité des chiquenaudes**. Des coups secs décollent les bulles d'air pour qu'elles se déplacent vers le haut, l'air étant plus léger que le liquide.	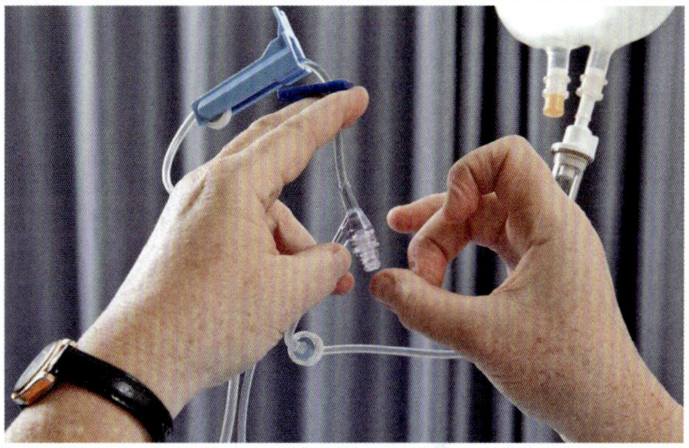
	Tubulure		

Remarque

Si des bulles d'air sont présentes en plusieurs endroits de la tubulure, on les regroupe en utilisant la technique de la corde de guitare décrite ci-dessous.

Cette manœuvre permet de chasser plus rapidement les bulles de la tubulure, tout en évitant de perdre de la solution.

On doit tout le temps garder le contrôle sur l'écoulement du liquide.

5.5	Lever la partie de la tubulure contenant les bulles d'air avec la main non dominante placée à environ 10 cm au-dessus des bulles.	Cette distance permet de tendre la tubulure pour chasser les bulles d'air de façon efficace et rapide.	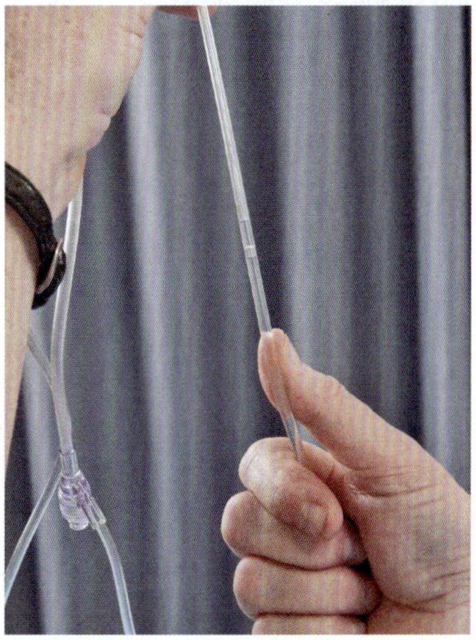
5.6	Placer la main dominante à environ 5 cm sous les bulles d'air, **tenir fermement la tubulure** entre les doigts, **sauf le pouce, et tendre la tubulure**.	La tension exercée sur la tubulure permet de la **faire vibrer pour déplacer les bulles d'air**.	
5.7	Avec le pouce libre de la main dominante, donner un coup sec sur la tubulure, comme on gratte la corde d'une guitare, et attendre que les bulles montent. Répéter le geste jusqu'à ce que toutes les bulles se retrouvent en haut de la colonne de liquide.	Les coups secs décollent les bulles de la paroi de la tubulure. Plus légères que le liquide, les bulles d'air montent à la surface du liquide et sont ainsi éliminées.	

16-1

Étapes	Justifications	
Remarque *Une fois toutes les bulles d'air disparues au-dessus de la solution,* ***on ne donne plus de coups secs sur la tubulure****.*	Des coups secs supplémentaires **créeraient une turbulence qui produirait de nouvelles bulles d'air**.	
5.8 Avec la main dominante, régler le presse-tube régulateur de débit sur une vitesse moyenne et laisser la solution s'écouler dans la tubulure jusqu'au site d'injection suivant. Ralentir alors le débit.		
5.9 Répéter les étapes pour chasser l'air des sites d'injection en Y puis des autres parties de la tubulure, jusqu'au dernier site d'injection en Y (site proximal). Une fois rendu au **dernier site** d'injection en y (**proximal**), **ralentir davantage le débit**.	On procède méthodiquement à l'évacuation des bulles d'air sur toute la longueur de la tubulure. Pour le dernier site d'injection en Y, la procédure est légèrement différente **à cause de la longueur restreinte de tubulure jusqu'à l'embout mâle**.	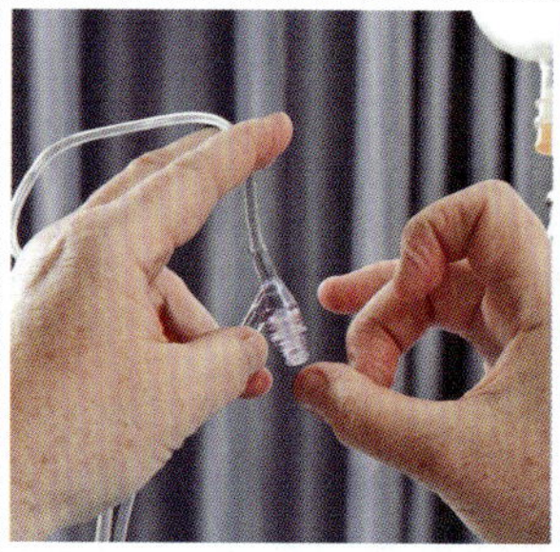 **Chiquenaudes sur les sites d'injection en Y** 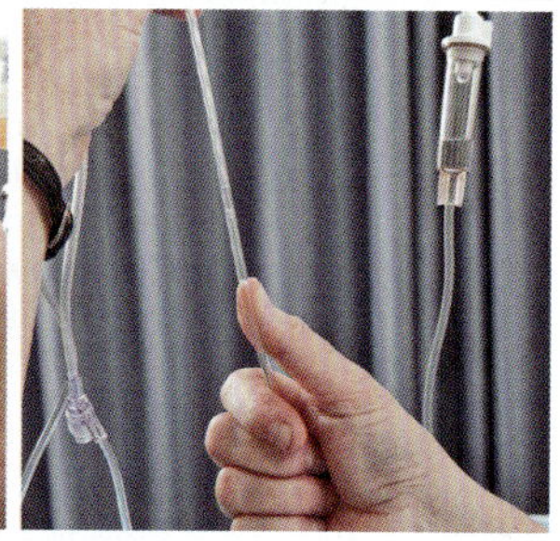 **Vibration sur la tubulure**
Remarque *Durant les diverses étapes, la main dominante alterne entre le contrôle du débit sur le presse-tube et les chiquenaudes pour chasser les bulles d'air des sites d'injection et de la tubulure.*	On chasse les bulles d'air tout en ne cessant pas de contrôler l'écoulement du liquide.	
Dernier site d'injection en Y et fin de la tubulure **5.10** **Chasser l'air du dernier site d'injection en Y** puis **arrêter immédiatement l'écoulement de la solution juste après**.	Étant donné la **courte distance** en le site d'injection en Y et l'embout mâle de la tubulure, **on élimine les bulles d'air sans faire progresser la solution**, pour éviter les pertes.	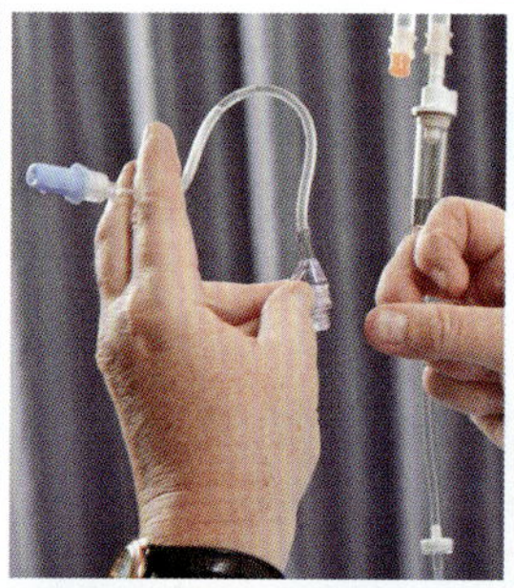 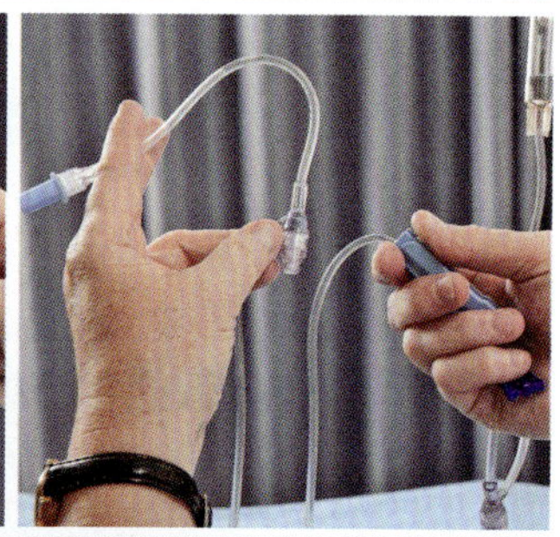
5.11 Tenir solidement l'extrémité de la tubulure avec la main non dominante, tendre la tubulure avec l'autre main et la **faire vibrer, doucement** cette fois, avec le pouce, jusqu'à ce que les bulles montent et disparaissent toutes.	L'air monte jusqu'à l'embout mâle. Des **mouvements trop brusques** à cette étape-ci **créeraient de nouvelles bulles**.	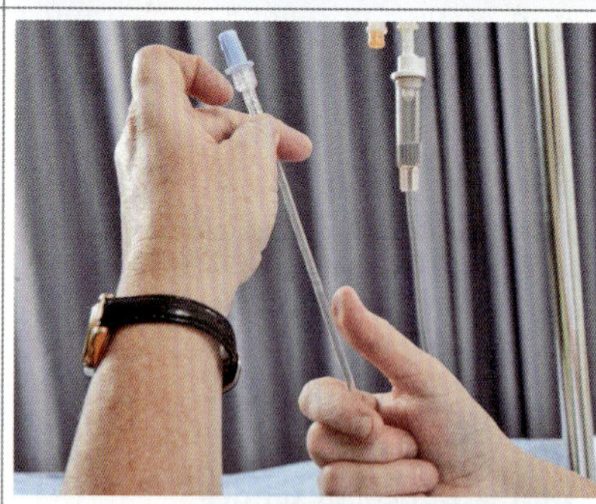
5.12 Avec la main non dominante, retirer le capuchon protecteur de l'extrémité de la tubulure, et le maintenir entre le pouce et l'index.	En gardant en main le capuchon protecteur, on évite sa contamination par une surface septique.	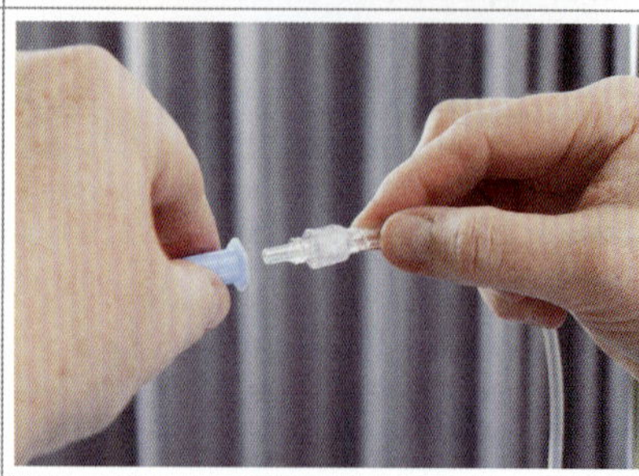

Étapes		Justifications	
5.13	Placer l'extrémité de la tubulure entre l'index et le majeur de la main non dominante et pencher l'embout au-dessus d'un contenant pouvant recueillir quelques gouttes de solution (ex. : l'emballage du sac de solution intraveineuse).		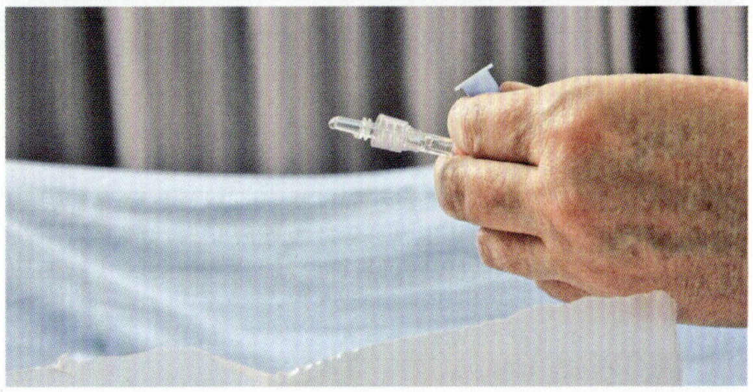
5.14	Avec la main dominante, ouvrir lentement le presse-tube régulateur de débit de façon à voir perler une goutte de liquide à l'extrémité de la tubulure. Puis refermer.	Le contrôle du débit permet de chasser l'air proprement et sans perdre trop de solution.	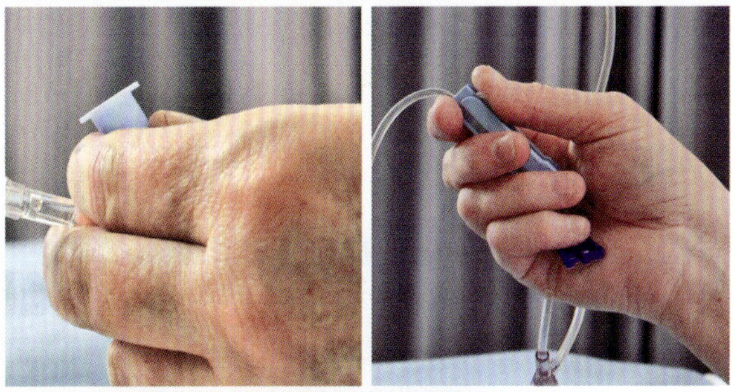
5.15	Recouvrir l'embout mâle de la tubulure avec son capuchon protecteur.	L'embout de la tubulure doit rester stérile jusqu'à son insertion dans le cathéter intraveineux périphérique.	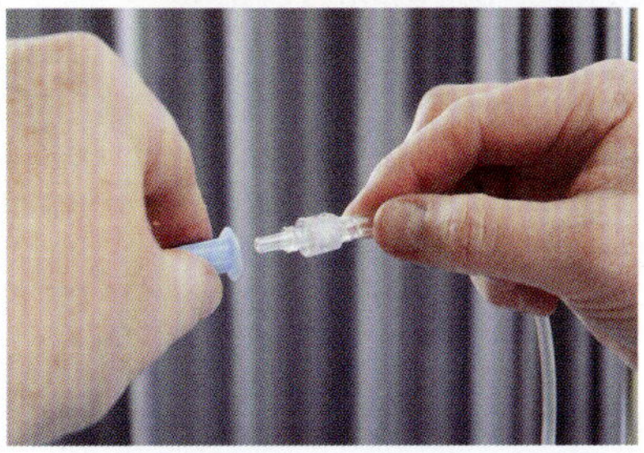

Remarque

Si le capuchon protecteur de la tubulure a été contaminé, on le remplace par une aiguille stérile de la façon suivante :

*a) Tenir l'embout mâle **stérile découvert** entre l'index et le majeur, **à la base des doigts, l'embout pointant vers le haut** et du côté opposé à soi.*	On **libère les doigts** pour ouvrir l'emballage de l'aiguille. En pointant l'embout vers le haut, on **évite son contact avec une surface septique**.	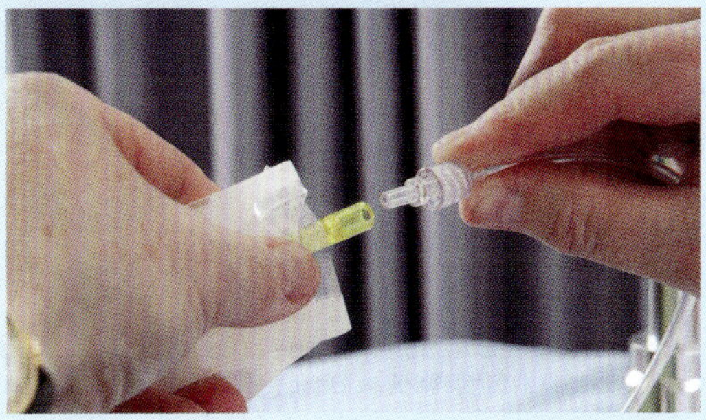
b) Sortir une aiguille stérile de son emballage et l'adapter à l'embout mâle de la tubulure.		

5.16	Vérifier l'ensemble du dispositif de perfusion depuis la chambre compte-gouttes jusqu'à l'embout mâle, pour rechercher d'éventuelles bulles d'air et les éliminer.	Une vérification attentive de l'ensemble du dispositif de perfusion permet de repérer les éventuelles bulles d'air dans la tubulure et les sites d'injection.	

6 Mise en attente de la perfusion intraveineuse

6.1	Coincer l'extrémité de la tubulure, embout vers le haut, dans l'encoche du presse-tube. Si la tubulure est très longue, accrocher la partie pendante à la tige à perfusion.	L'extrémité de la tubulure est ainsi visible et accessible sans risque de toucher le sol.	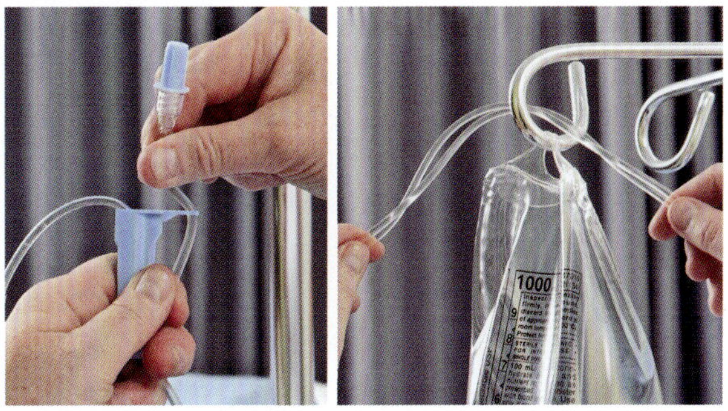

16-1

Étapes		Justifications	

7 Étiquetage de la tubulure et du sac de solution

	Étapes	Justifications	
7.1	Au stylo à bille, remplir l'étiquette pour la tubulure en indiquant la date et l'heure de l'installation ou du changement de la tubulure de perfusion, et la coller à environ 5 cm sous la chambre compte-gouttes.	L'étiquette est en évidence, à hauteur de vue, pour rappeler le changement de tubulure, mais ne nuit pas au déplacement du presse-tube régulateur de débit.	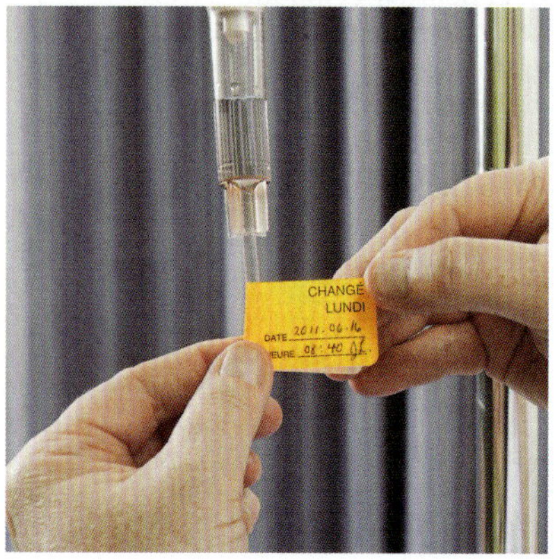

Remarque

On doit porter attention aux types d'étiquettes utilisés pour les tubulures. Certaines requièrent la date et l'heure du changement que l'on vient de faire (CHANGÉ), tandis que d'autres exigent la date et l'heure du prochain changement (À CHANGER).

La différenciation des étiquettes évite les erreurs d'inscription et d'interprétation.

	Étapes	Justifications	
7.2	Après avoir également rempli la bande horaire, la coller sur le sac de solution tenu devant soi, de façon à ce qu'elle ne cache pas l'inscription du sac et à ce que sa graduation zéro soit bien en face du niveau de solution.	On ne place la bande horaire que maintenant à cause du volume de liquide utilisé pour chasser l'air de la tubulure (volume d'amorçage). La bande horaire permet d'évaluer rapidement à toutes les heures la quantité de solution perfusée.	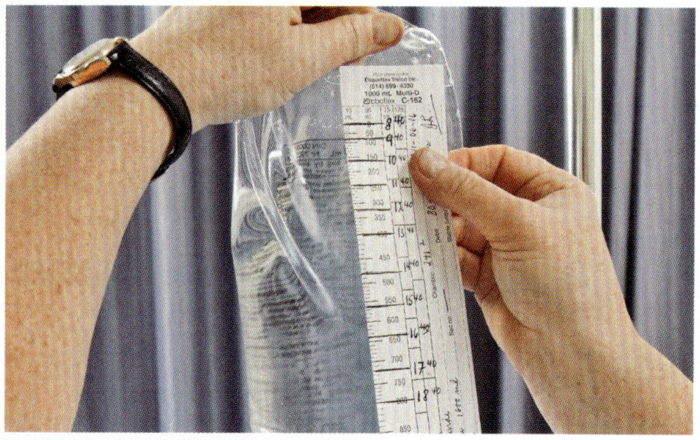
7.3	Selon les normes en vigueur dans l'établissement, coller éventuellement une étiquette d'identification sur le sac de solution intraveineuse (même si celui-ci est sans additif).	En écrivant les données concernant la solution, l'infirmière fait une vérification finale qui évite une erreur d'administration.	

Remarque

Certaines étiquettes débit-heure comprennent à la fois la bande horaire et l'étiquette d'identification de la solution.

Ne pas oublier les précautions et les interventions s'appliquant après la préparation d'un dispositif de perfusion intraveineuse.

Ne pas oublier les étapes postexécutoires décrites dans la procédure 1.2.

PROCÉDURE 16-1-2

PRÉPARER UN DISPOSITIF DE PERFUSION INTRAVEINEUSE AVEC UN PERFUSEUR DE PRÉCISION (CYLINDRE GRADUÉ)

Sommaire de la procédure

1. Préparation du sac de solution intraveineuse
2. Raccordement d'un dispositif de perfusion de base au perfuseur de précision sans dispositif d'administration
3. Préparation du perfuseur de précision
4. Assemblage du perfuseur de précision et du sac de solution
5. Remplissage du cylindre gradué
6. Remplissage de la chambre compte-gouttes
7. Remplissage de la tubulure et suppression des bulles d'air
8. Mise en attente de la perfusion intraveineuse
9. Étiquetage de la tubulure et du sac de solution

Étapes | **Justifications**

Ne pas oublier les étapes préalables décrites dans la procédure 1-1.
Ne pas oublier les précautions et les interventions s'appliquant avant la préparation d'un dispositif de perfusion intraveineuse.

1 Préparation du sac de solution intraveineuse

(voir la procédure 16-1-1, p. 770)

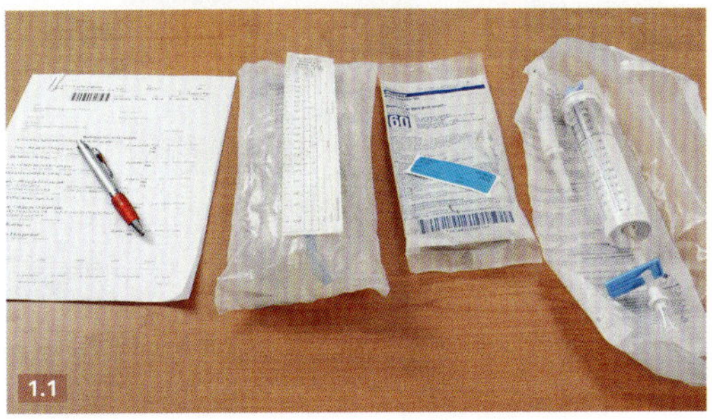
1.1

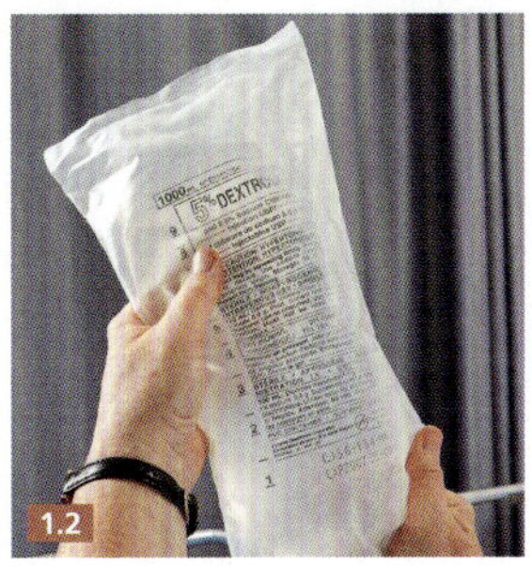
1.2

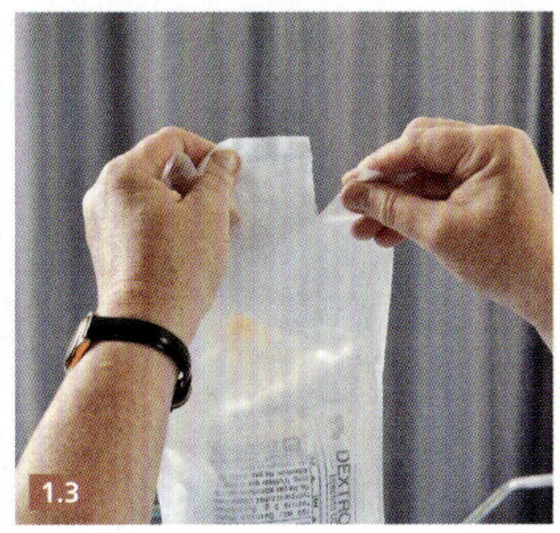
1.3

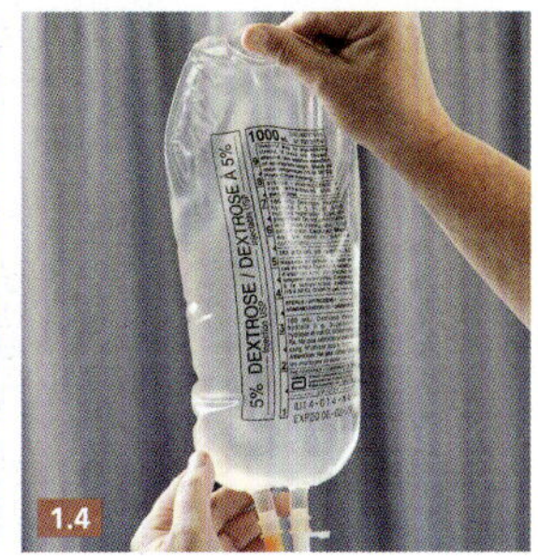
1.4

1.1 Rassembler le matériel sur une surface de travail propre.

1.2 Vérifier la conformité du sac de solution et du volume avec l'ordonnance ou la FADM, ainsi que la date de péremption.

1.3 Ouvrir l'emballage du sac de solution.

1.4 Vérifier l'étanchéité du sac et la limpidité de la solution.

1.5 Suspendre le sac.

1.6 Bien déplier le site pour la perforation du sac.

2 Raccordement d'un dispositif de perfusion de base au perfuseur de précision sans dispositif d'administration

Remarque

Certains perfuseurs de précision (cylindres gradués) ne sont pas munis d'un dispositif d'administration. Dans ce cas, on doit raccorder un dispositif de perfusion de base à l'adaptateur se trouvant sous le perfuseur de précision.

2.1 Ouvrir l'emballage du dispositif de précision (cylindre gradué) et laisser ce dernier à l'intérieur.

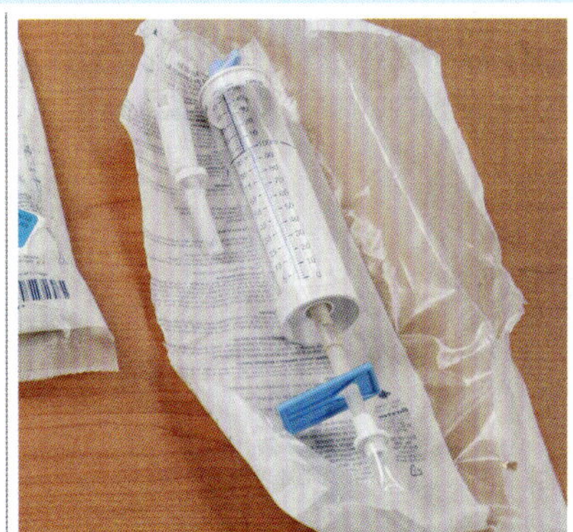

Étapes		Justifications	
2.2	Ouvrir l'emballage du dispositif de perfusion de base à microgouttes et en sortir le dispositif.		
2.3	Placer l'extrémité de la tubulure comportant l'embout mâle entre l'annulaire et l'auriculaire de la main dominante, en la faisant pointer vers le haut.	L'extrémité de la tubulure ne doit toucher à aucune surface souillée. Cette prise libère par ailleurs une partie de la main dominante.	
2.4	Retirer la gaine protectrice de la fiche perforante et la laisser tomber sur la surface de travail.		
2.5	Coincer la chambre compte-gouttes entre l'index et le majeur de la main dominante, à la base des doigts, en faisant pointer la fiche perforante dénudée vers le haut et vers l'extérieur de la main.	La fiche perforante reste ainsi bien en vue et stérile jusqu'à son raccordement. De plus, le pouce, l'index et le majeur sont libres pour des manipulations.	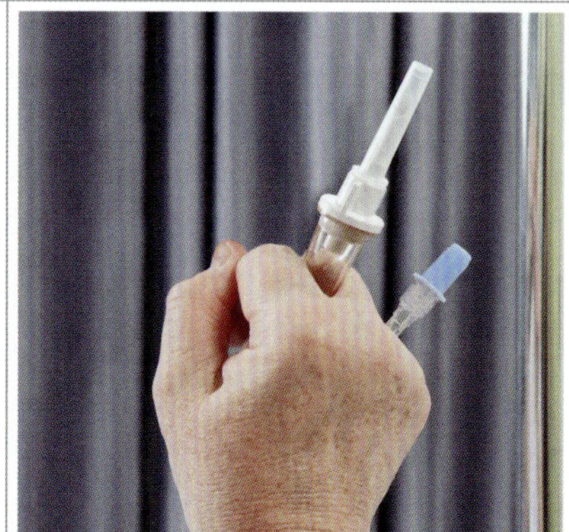
2.6	Avec la main non dominante, sortir le perfuseur de précision de son emballage et le tenir par son adaptateur situé à la base du cylindre.		
2.7	Avec la main dominante, retirer le capuchon protecteur de l'adaptateur et le laisser tomber sur la surface de travail.		
2.8	Appliquer la technique ISAP (isoler, stabiliser, aligner, perforer; voir l'étape 3 de la procédure 16-1-1, p. 773) pour insérer la fiche perforante du dispositif de base dans l'orifice de l'adaptateur, avec un **mouvement ferme de rotation en va-et-vient tout en poussant**. Déposer les bouchons protecteurs sur la surface de travail, si ce n'est déjà fait.	Le mouvement ferme de rotation **permet d'assembler solidement** le dispositif de base et le perfuseur de précision.	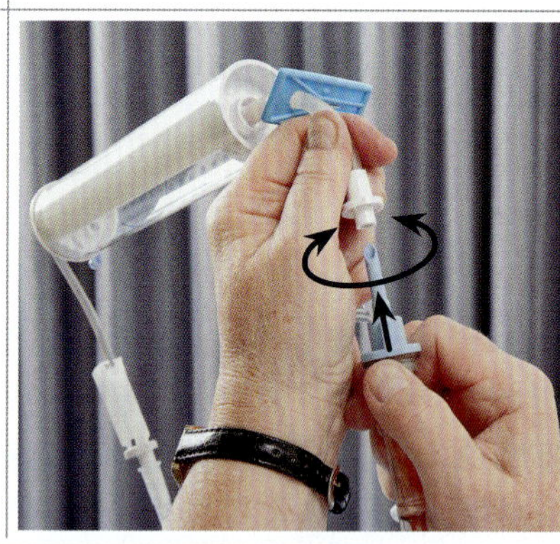

Remarque

Grâce à ces étapes, on a obtenu un dispositif similaire aux modèles de perfuseurs de précision avec dispositif d'administration.

3 Préparation du perfuseur de précision

3.1	Maintenir l'extrémité de la tubulure comportant le raccord mâle entre l'annulaire et l'auriculaire de la main dominante, pointée vers le haut. Déplacer l'autre main pour tenir le perfuseur de précision sous l'épaulement de la fiche perforante.	L'extrémité de la tubulure ne doit pas toucher le sol.	

Étapes		Justifications	
3.2	Fermer les deux presse-tubes régulateurs de débit : le premier, au-dessus du cylindre ; le deuxième, sous le cylindre, à 10 cm sous la chambre compte-gouttes.	La fermeture des presse-tubes empêche l'écoulement de solution intraveineuse dans le cylindre et la tubulure.	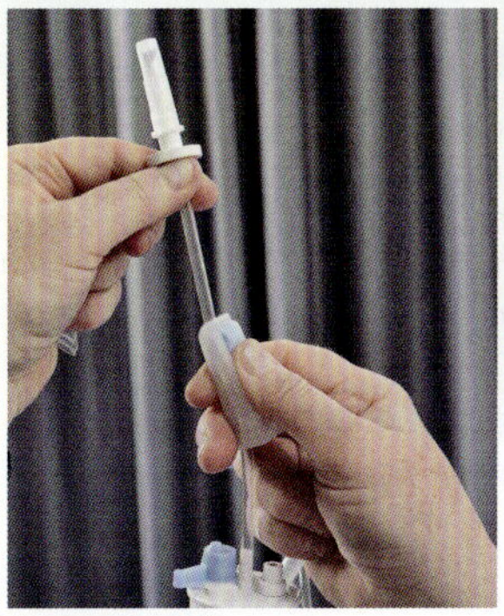 **Fermer au-dessus du cylindre** 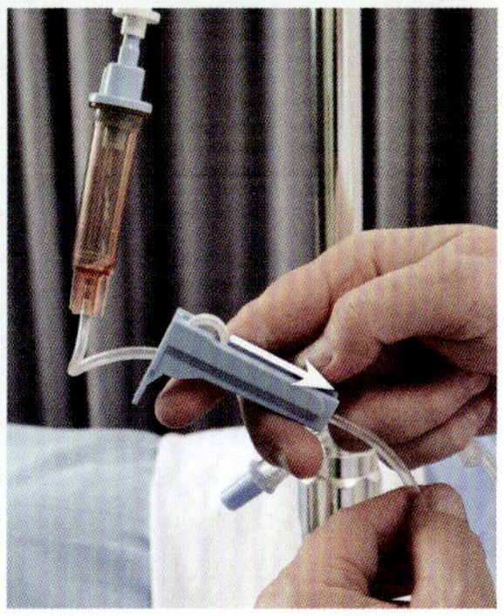 **Fermer sous le cylindre**
3.3	Ouvrir la prise d'air se trouvant sur le dessus du cylindre gradué.	L'ouverture de la prise d'air du cylindre permettra l'écoulement de la solution intraveineuse au moment de l'ouverture du presse-tube régulateur de débit.	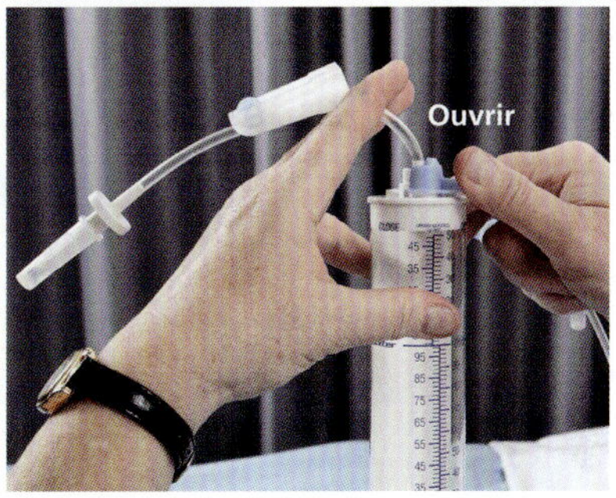
3.4	Faire passer le perfuseur de précision dans la main dominante, en coinçant la tubulure se trouvant sous l'épaulement de la fiche perforante entre l'index et le majeur, l'extrémité pointée vers le haut et l'extérieur.		

4 Assemblage du perfuseur de précision et du sac de solution

4.1	Tout en tenant solidement le site de perfusion du sac de solution avec le pouce et l'index de la main non dominante, tirer sur son bouchon protecteur avec la main dominante. Coincer le bouchon à l'intérieur de la main non dominante, du côté de l'auriculaire, ou le laisser tomber sur la surface de travail.	On découvre l'accès à la membrane stérile qui doit être perforée.	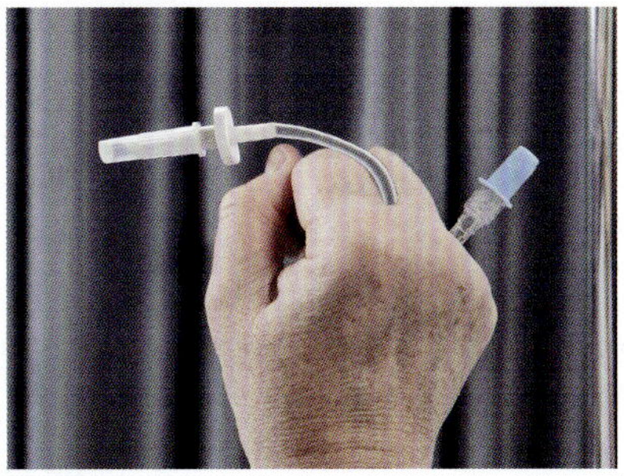
4.2	Retirer la gaine protectrice de la fiche perforante du perfuseur de précision en maintenant cette dernière stérile. Coincer la gaine protectrice à l'intérieur de la main dominante, du côté de l'auriculaire, ou la laisser tomber sur la surface de travail.		
4.3	En tenant la fiche perforante sous l'épaulement, utiliser la technique ISAP (isoler, stabiliser, aligner, perforer ; voir l'étape 3 de la procédure 16-1-1, p. 773) pour l'insérer de façon stérile dans le site de perfusion du sac, dans un mouvement de rotation de va-et-vient tout en poussant.	La prise sous l'épaulement permet une bonne stabilité pour la perforation du site de perfusion du sac de soluté. Le mouvement ferme de rotation permet d'assembler solidement le dispositif de précision et le sac de solution.	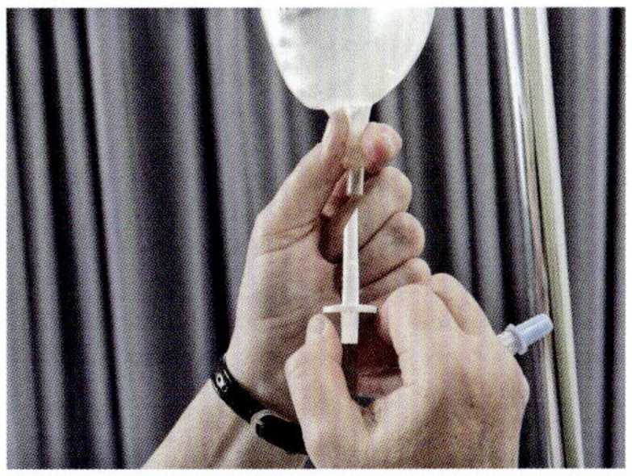

Étapes	Justifications	

5 Remplissage du cylindre gradué

5.1 Ouvrir le presse-tube se trouvant au-dessus du cylindre gradué et laisser s'écouler **30 mL** de solution dans le cylindre.

Cette quantité est suffisante à la fois **pour chasser l'air de la tubulure** et pour garder un peu de liquide dans le cylindre.

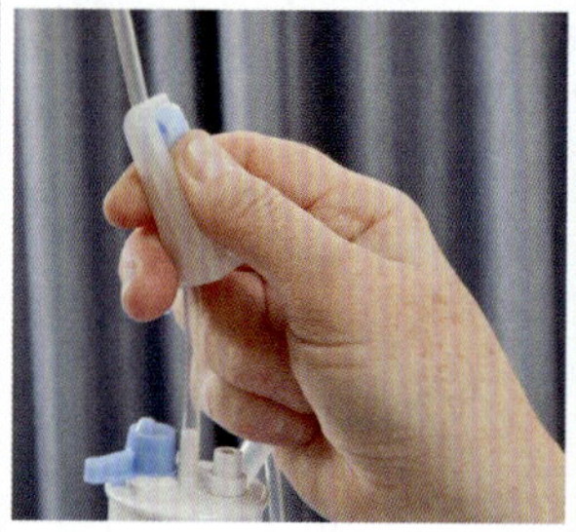

Ouvrir

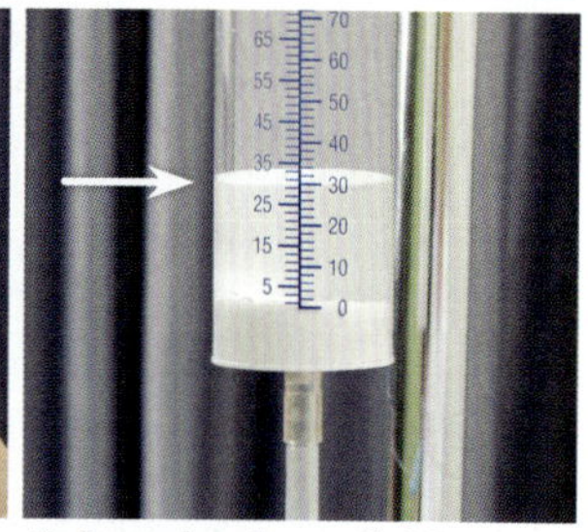

Baisser le niveau à 30 mL

5.2 Refermer le presse-tube.

6 Remplissage de la chambre compte-gouttes

Remarque

*Pour les cylindres gradués **munis d'une membrane filtrante**, on utilise l'acronyme OCFER pour se rappeler les étapes à exécuter pour remplir la chambre compte-gouttes.*

Les cinq lettres du mot OCFER signifient « ouvrir, comprimer, fermer et relâcher ».

Si l'on **comprimait** les parois du compte-gouttes **sans utiliser la technique OCFER**, on **briserait** alors **la membrane du cylindre**.

Pour les autres cylindres gradués, on se contente de comprimer puis de relâcher les parois de la chambre compte-gouttes.

On crée une pression négative pour provoquer le remplissage de la chambre compte-gouttes.

6.1 **Ouvrir** le presse-tube régulateur de débit se trouvant sous la chambre compte-gouttes.

En ouvrant le presse-tube, au **moment de comprimer** la chambre compte-gouttes, **on chassera l'air vers la tubulure** et non vers le cylindre gradué, ce qui abîmerait le filtre.

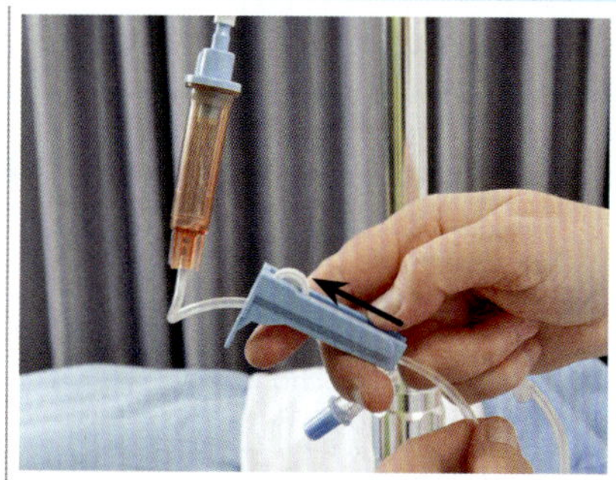

O : Ouvrir

6.2 **Comprimer** les parois de la chambre compte-gouttes.

Le presse-tube régulateur étant ouvert, la compression de la chambre compte-gouttes **fait se déplacer l'air de la chambre vers la tubulure**.

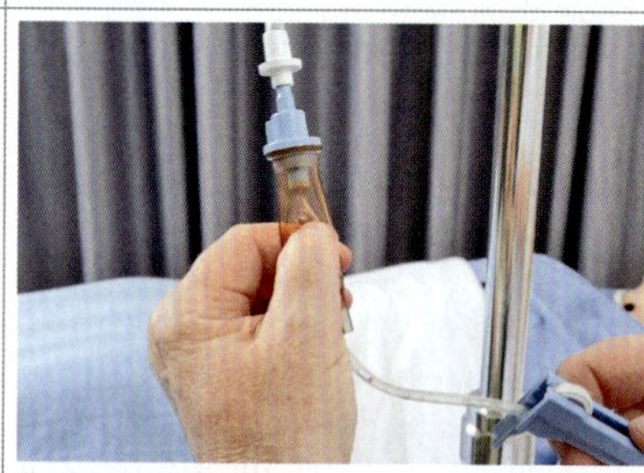

C : Comprimer

6.3 **Fermer** le presse-tube régulateur de débit tout **en maintenant la compression**.

Quand on ferme le presse-tube régulateur de débit, la compression de la chambre compte-gouttes **crée une pression négative qui permettra son remplissage**.

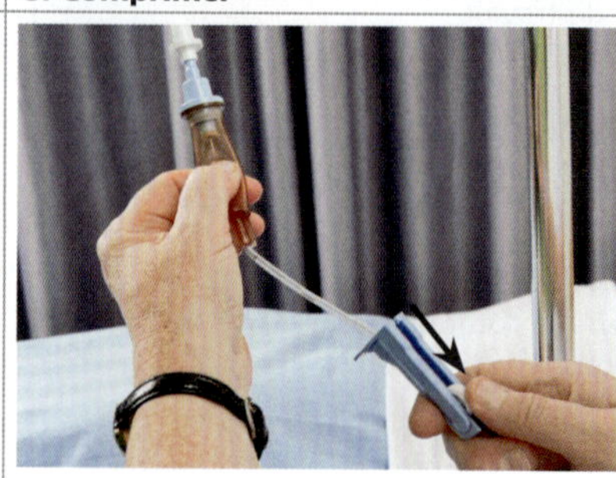

F : Fermer

Étapes		Justifications	
6.4	**Et relâcher** la compression des parois de la chambre compte-gouttes. Si la chambre compte-gouttes se remplit trop, effectuer la manœuvre présentée dans l'encadré 1, p. 784.	Quand on relâche la compression, la pression négative dans la chambre **crée un appel de liquide** du réservoir.	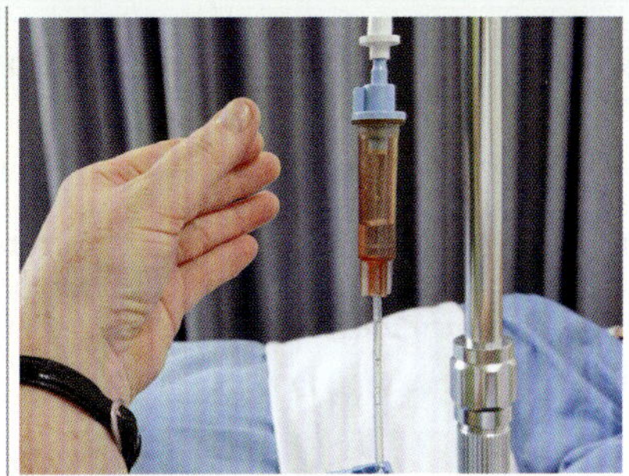 **ER: Et Relâcher**

7 Remplissage de la tubulure et suppression des bulles d'air

(voir la procédure 16-1-1, p. 770)

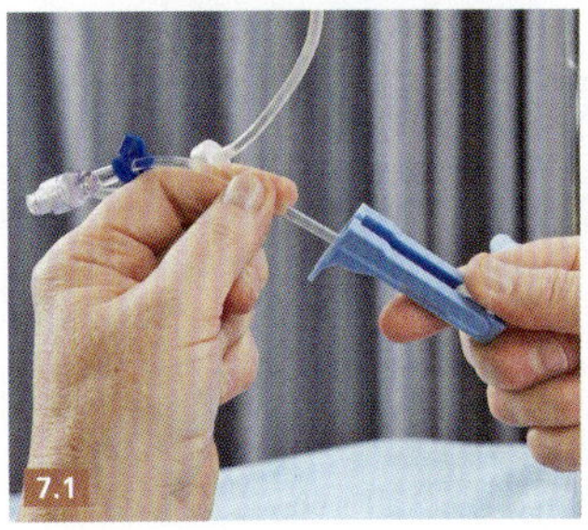

Ouverture du presse-tube

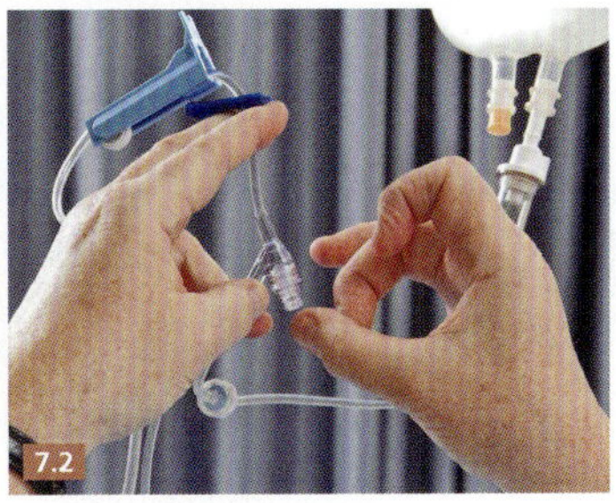

Site d'injection en Y

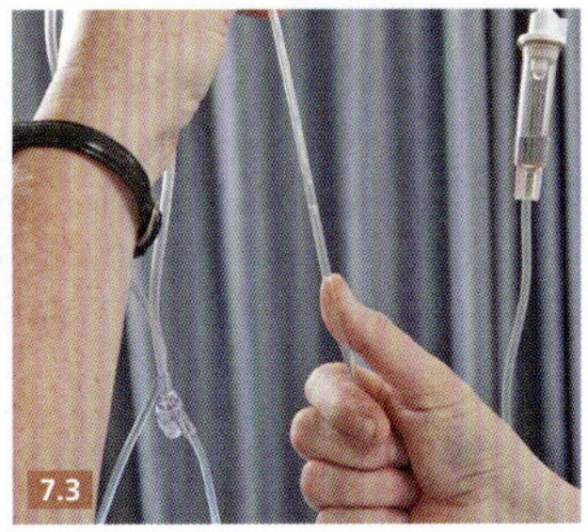

Tubulure avec corde de guitare

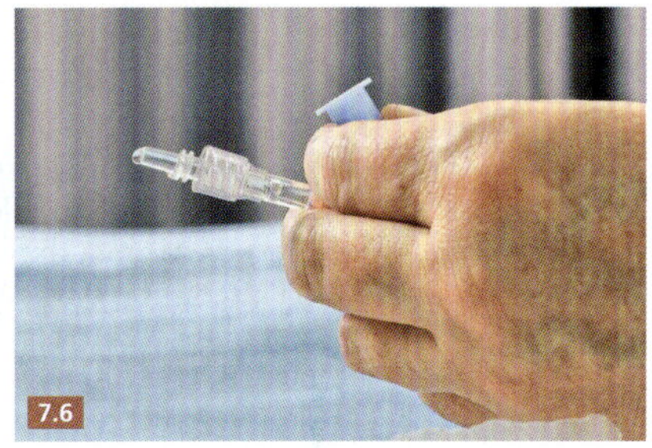

Goutte perle à l'extrémité de la tubulure

7.1 Avec la main dominante, ouvrir le presse-tube régulateur de débit se trouvant sous la chambre compte-gouttes de façon à ce que la solution s'écoule à vitesse moyenne jusqu'à l'approche du premier site d'injection en Y.

7.2 Diminuer le débit et, tout en tenant solidement le **site d'injection en Y** dans la main non dominante, en double pince (index-majeur au-dessus et pouce-auriculaire au-dessous), donner des chiquenaudes avec la main dominante pendant que le liquide s'écoule, jusqu'à ce que les bulles d'air soient chassées.

7.3 Placer la main non dominante à environ 10 cm au-dessus des bulles d'air de la tubulure et la main dominante à environ 5 cm au-dessous. Tendre la tubulure et donner un petit coup sec avec le pouce de la main dominante pour la faire vibrer, jusqu'à ce que les bulles remontent au-dessus de la colonne de liquide.

7.4 Régler à nouveau le débit à vitesse moyenne jusqu'à l'approche du prochain **site d'injection en Y**. Puis diminuer le débit et chasser les bulles d'air du site d'injection en Y et de la **tubulure**. Répéter jusqu'au dernier site d'injection en Y.

7.5 À l'approche du **dernier site d'injection en Y**, diminuer davantage le débit, puis chasser les bulles d'air du Y et fermer le presse-tube. Faire ensuite monter les bulles d'air en haut de la dernière portion de tubulure.

7.6 Avec la main non dominante, retirer le bouchon protecteur et tenir l'extrémité de la tubulure au-dessus d'un contenant pouvant recueillir de la solution. Avec la main dominante, ouvrir le presse-tube jusqu'à ce qu'une goutte perle à l'extrémité de la tubulure. Puis refermer le presse-tube et remettre le bouchon protecteur.

8 Mise en attente de la perfusion intraveineuse

8.1	Coincer l'extrémité de la tubulure, embout vers le haut, dans l'encoche du presse-tube. Si la tubulure est très longue, accrocher la partie pendante à la tige à perfusion.	L'extrémité de la tubulure est ainsi visible et accessible sans risque de toucher le sol.	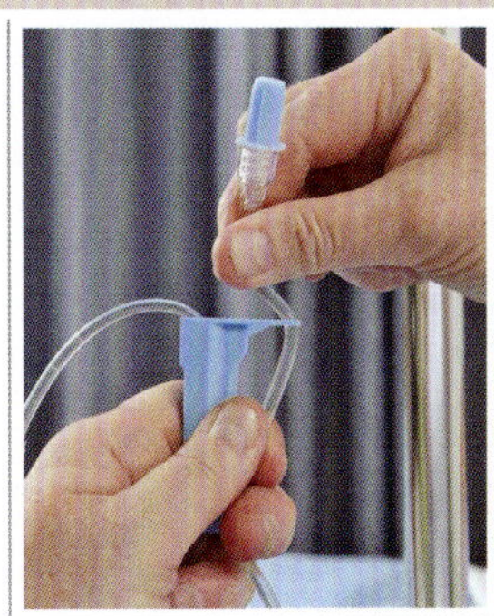 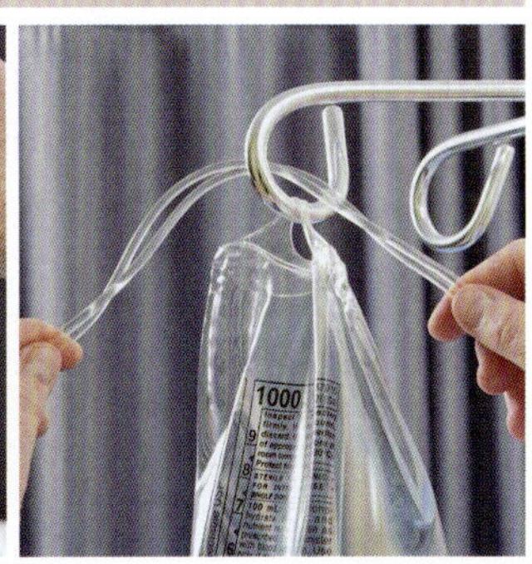

16-1

Étapes		Justifications	
9	**Étiquetage de la tubulure et du sac de solution**		
9.1	Au stylo à bille, remplir l'étiquette pour la tubulure en indiquant la date et l'heure de l'installation ou du changement de la tubulure de perfusion, et la coller à environ 5 cm sous la chambre compte-gouttes.	L'étiquette est en évidence, à hauteur de vue, pour rappeler le changement de tubulure, mais ne nuit pas au déplacement du presse-tube régulateur de débit.	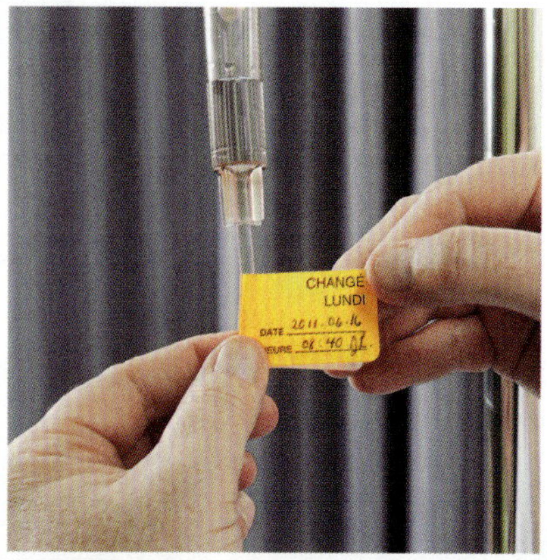
9.2	Après avoir également rempli la bande horaire, la coller sur le sac de solution tenu devant soi, de façon à ce qu'elle ne cache pas l'inscription du sac et à ce que sa graduation zéro soit bien en face du niveau de solution.	La bande horaire permet d'évaluer rapidement à toutes les heures la quantité de solution perfusée.	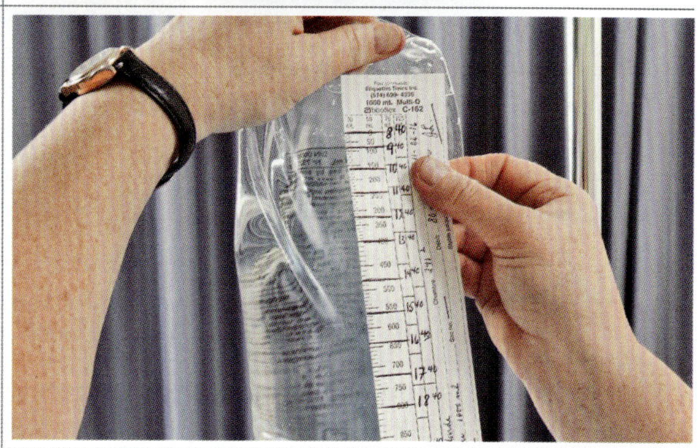
9.3	Selon les normes en vigueur dans l'établissement, coller éventuellement une étiquette d'identification sur le sac de solution intraveineuse (même si celui-ci est sans additif).	En écrivant les données concernant la solution, la personne fait une vérification finale qui évite une erreur d'administration de soluté.	

Ne pas oublier les précautions et les interventions s'appliquant après la préparation d'un dispositif de perfusion intraveineuse.

Ne pas oublier les étapes postexécutoires décrites dans la procédure 1.2.

ENCADRÉ 1 : VIDER LE SURPLUS DE LIQUIDE D'UNE CHAMBRE COMPTE-GOUTTES

Étapes		Justifications	
1	**Si le presse-tube** régulateur de débit n'est pas fermé, le fermer ou **plier la tubulure** sous la chambre compte-gouttes.	Cette mesure **évitera l'apparition d'air dans la tubulure au moment où l'on retournera le sac** de solution intraveineuse.	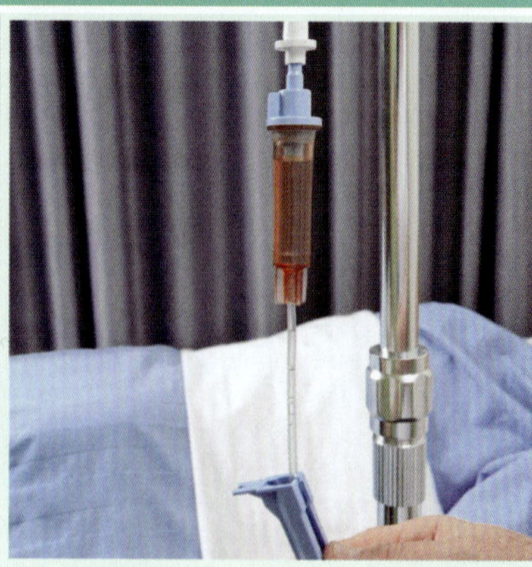
2	Décrocher le sac de solution intraveineuse.		

Étapes		Justifications	
3	Retourner le sac de solution intraveineuse et la chambre compte-gouttes, en tenant bien le sac.	Retourner le sac de solution et la chambre compte-gouttes est essentiel pour faire repasser le liquide de la chambre vers le sac.	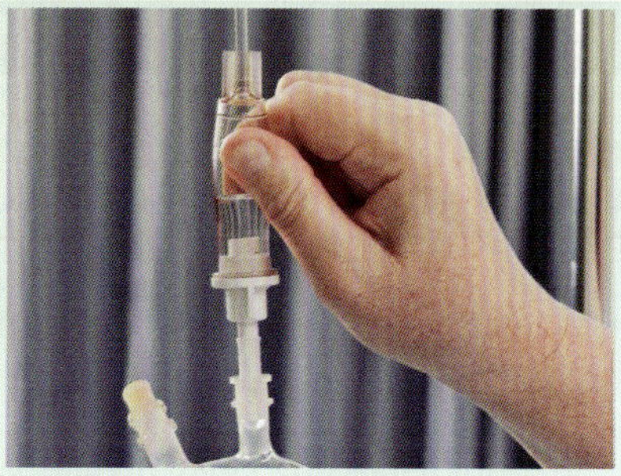
4	**Presser** les parois de la chambre compte-gouttes **jusqu'à ce que le niveau de liquide soit à environ la moitié**.	Comme le presse-tube est fermé, **la pression** exercée sur les parois **augmente la pression** positive dans la chambre et **fait s'écouler le liquide** par l'unique voie possible, vers le sac de solution.	
5	Suspendre à nouveau le sac à la tige à perfusion, vérifier le niveau de liquide dans la chambre compte-gouttes, et l'ajuster au besoin.	Le retour du sac à la position initiale permet de vérifier le niveau de liquide approprié.	
6	Vérifier s'il y a des bulles d'air entre la chambre compte-gouttes et le presse-tube régulateur de débit. En présence de bulles d'air, donner des chiquenaudes sur la tubulure, sous les bulles d'air, jusqu'à leur disparition dans la chambre compte-gouttes.	La manœuvre de retournement crée une turbulence pouvant provoquer la formation de bulles entre la chambre compte-gouttes et le presse-tube qui est fermé. L'air étant plus léger que le liquide, les bulles d'air remontent jusqu'à la surface du liquide, dans la chambre compte-gouttes.	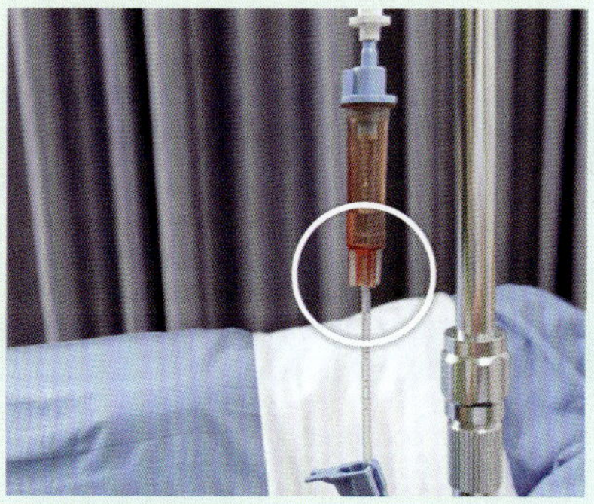

ENCADRÉ 2 : AJOUTER UNE RALLONGE DE TUBULURE INTRAVEINEUSE AU DISPOSITIF DE BASE

Étapes		Justifications	
1	Coincer l'extrémité de la tubulure du perfuseur dans l'encoche du presse-tube régulateur de débit.		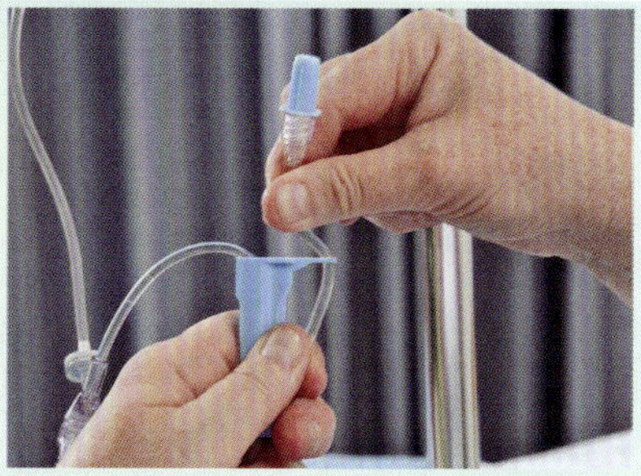
2	Ouvrir l'emballage de la rallonge de tubulure et laisser celle-ci à l'intérieur.		
3	Retirer le capuchon protecteur de la première tubulure (raccord mâle), placer l'extrémité de la tubulure entre l'annulaire et l'auriculaire de la main dominante pointée vers le haut et l'extérieur. Déposer le capuchon protecteur.	On libère les mains pour pouvoir raccorder la rallonge de tubulure.	
4	Retirer le capuchon protecteur de l'embout femelle de la rallonge de tubulure et raccorder les deux tubulures.		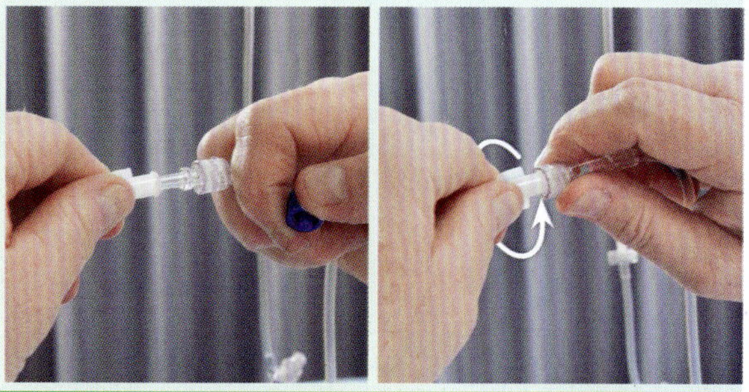
5	Visser le collet (*luer*) verrouillant s'il y a lieu, et chasser l'air de la tubulure de rallonge selon la procédure apprise.	Le collet fixe les deux extrémités ensemble et les empêche de se désabouter.	

MÉTHODE DE SOINS **16-2**

45 ÉQUILIBRE HYDRIQUE, ÉLECTROLYTIQUE ET ACIDOBASIQUE

Mise en place d'un cathéter intraveineux périphérique court, avec une perfusion intraveineuse ou un dispositif d'injection intermittente

Cette méthode de soins explique les procédures à suivre pour mettre en place un cathéter intraveineux périphérique court avec une perfusion intraveineuse et avec un dispositif d'injection intermittente (page 790). Pour en savoir plus sur le dispositif d'injection intermittente, sa préparation et le maintien de sa perméabilité, voir la méthode de soins 16-5 (p. 824) qui lui est consacrée.

DÉFINITION

Méthode de soins consistant à insérer un cathéter intraveineux périphérique court dans une veine périphérique, pour l'administration d'une perfusion continue ou pour une utilisation intermittente.

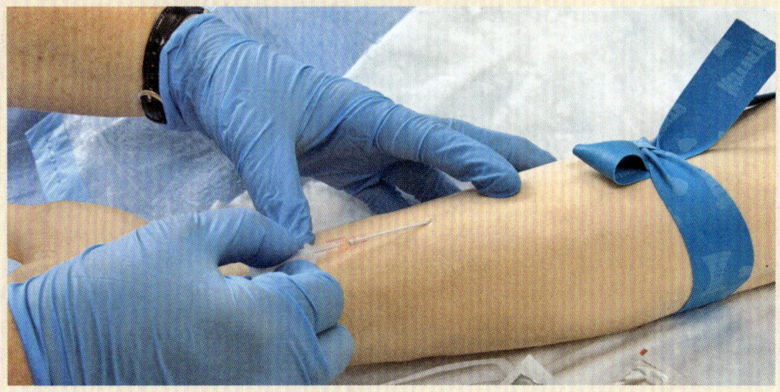

CONTEXTE D'EXÉCUTION

BUTS

- Administrer une perfusion continue.
- Administrer du sang ou des produits sanguins.
- Administrer une alimentation parentérale totale (APT).
- Administrer des médicaments par voie intraveineuse.
- Maintenir un accès veineux ouvert sans perfusion continue.

MATÉRIEL ET ÉQUIPEMENT

ARTICLES ESSENTIELS

Articles de base

- Piqué plastifié jetable 1
- Gants propres 2
- Garrot 3
- Stylo à bille 4

Insertion du cathéter

- Tampons antiseptiques de chlorhexidine à 2 % et d'alcool à 70 % (3) 5

ou

Tiges antiseptiques (2) de chlorhexidine à 2 % et d'alcool à 70 % 6

- Cathéter intraveineux :
  - 18G 7
  - 20G 8
  - 22G 9
- Compresses stériles de 5 × 5 cm (1 paquet de 2) 10
- Contenant rigide biorisque 11

Fixation

- Pellicule adhésive transparente 12
- Ruban adhésif hypoallergénique 13

Dispositif à relier au cathéter

Si le cathéter est mis en place avec une perfusion intraveineuse :

- Solution intraveineuse choisie selon l'ordonnance médicale et étiquetée 14
- Dispositif de perfusion choisi selon le débit de la perfusion et étiqueté 15
- Tige à perfusion 16

Si le cathéter est mis en place avec un dispositif d'injection intermittente :

- Dispositif d'injection intermittente
  - court 17

  ou

  - avec rallonge 18, dont on a évacué l'air avec une solution de NaCl 0,9 %

ARTICLES FACULTATIFS

Si le cathéter est mis en place près d'une articulation :

- Attelle, planchette, etc. (commerciale ou improvisée) 19
- Bandage de gaze 20

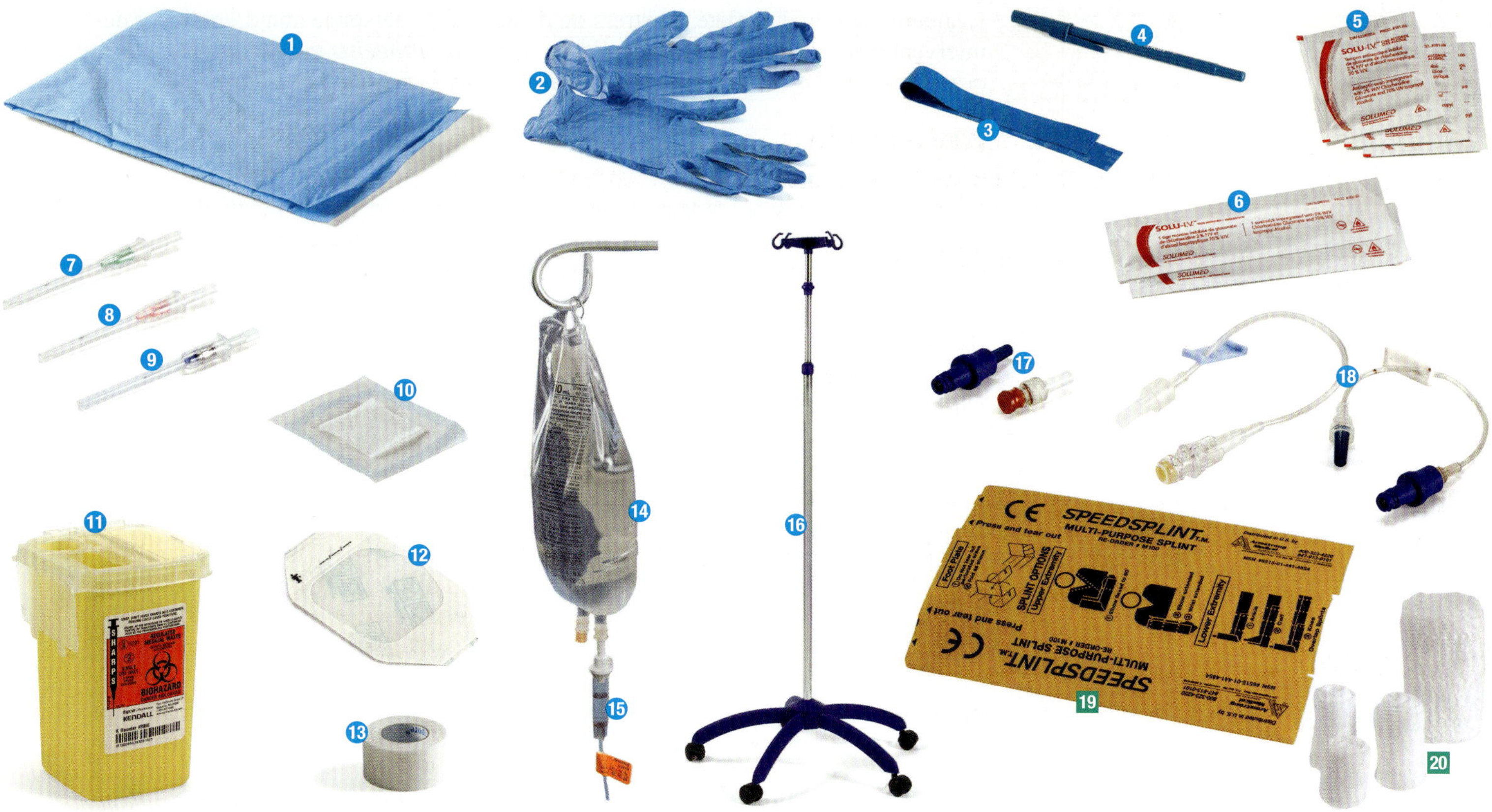

Choix du calibre pour les cathéters		
Personnes	**Calibre du cathéter**	**Situation particulière**
Adultes et personnes âgées	20G ou 22G	18G pour une administration de produits sanguins
Adultes et personnes âgées avec petites veines	22G	
Enfants	22G ou 24G	
Adultes en déséquilibre électrolytique, sans insuffisance cardiaque, insuffisance rénale, hypertension intracrânienne, etc.	20G ou 22G	Perfusions à débit rapide > 80 mL/h

Source : Association québécoise d'établissements de santé et de services sociaux (AQESSS), 2006.

Remarque

Le calibre du cathéter doit être plus petit que celui de la veine. Plus la veine est fragile, plus le calibre doit être petit.

PRÉCAUTIONS ET INTERVENTIONS **avant** la mise en place d'un cathéter intraveineux

1. ÉVALUATION

- S'informer des contre-indications éventuelles à l'utilisation d'un membre *afin d'éviter les complications locales ou plus générales dues à la mise en place d'un dispositif dans cette région ou ce membre.*

  Par exemple : côté paralysé, mastectomisé, ayant subi une chirurgie, avec la peau irritée, brûlée, côté où la personne ne peut se positionner en raison d'une chirurgie, etc.
- Vérifier si la personne est droitière ou gauchère, et privilégier le bras opposé au côté dominant *afin de permettre l'accomplissement des activités de la vie quotidienne (AVQ)*.
- Évaluer la propreté de la région choisie et la laver à l'eau et au savon si elle est très souillée, comme dans le cas d'un polytraumatisé, *afin de pouvoir insérer le cathéter dans une région propre et saine*.
- Évaluer l'état du réseau veineux des deux avant-bras et des mains *afin de déterminer le site le plus propice à la mise en place d'un dispositif intraveineux*. Évaluer la grosseur, la direction, la longueur et la souplesse des veines, ainsi que l'élasticité de la peau.
- Évaluer la pression artérielle, le pouls et la respiration *afin d'obtenir des paramètres de base pour évaluer la thérapie intraveineuse*.
- S'informer des expériences antérieures de la personne concernant la mise en place d'un cathéter et d'une perfusion intraveineuse (ex. : réaction vagale, peur, etc.) *afin d'ajuster au besoin les interventions et de prodiguer l'enseignement nécessaire*.

- Évaluer le niveau d'anxiété, de stress ou de peur de la personne afin d'appliquer des interventions visant à apaiser la personne, *car ces sentiments génèrent une réponse adrénergique qui a un effet vasoconstricteur sur le réseau vasculaire*.

2. INTERVENTIONS

Ordonnance médicale

- Vérifier, dans le dossier de la personne, l'ordonnance médicale individuelle ou collective, selon la raison de la décision d'installation d'un cathéter intraveineux *afin d'éviter tout délai dans le traitement de la personne*.
- S'assurer de bien comprendre l'objectif visé par la thérapie intraveineuse *afin d'évaluer et d'interpréter les résultats, et de prévoir les complications possibles*.

Choix de la veine

- Choisir la veine en évitant :
  - les veines se trouvant dans la région des articulations du coude ou du poignet, *car le cathéter pourrait entraver la mobilité et le débit de la solution de perfusion serait plus difficile à régler* ;
  - les veines noueuses, tortueuses ou pas très souples, *car elles offrent peu de chances de réussite* ;
  - les veines se trouvant dans le pli du coude, *car elles sont situées à un endroit peu fonctionnel et sont habituellement réservées aux ponctions veineuses, à l'administration de médicaments directement dans la veine en bolus ou à l'insertion de cathéters veineux centraux par voie périphérique*.
- Choisir la veine en tenant compte des restrictions de la personne et de la situation clinique. Privilégier les grosses veines pour la perfusion de solutions hypertoniques, irritantes, visqueuses, à grosses molécules, à débit élevé ou à grand volume, *car ces veines assurent un bon débit sanguin et présentent des risques moindres d'irritation et d'inflammation*.
- Si la thérapie intraveineuse doit durer longtemps, commencer par la partie distale des veines en remontant jusqu'au pli du coude. Puis terminer par les veines du dos de la main. *Cependant, les veines sont alors de plus petit calibre et l'absence de tissu de soutien ainsi que la minceur de la peau, particulièrement chez les personnes âgées, en font une procédure plus douloureuse.*

Préparation de la peau et du cathéter

- Si la région choisie pour la mise en place du cathéter est très poilue, couper les poils sur une surface équivalente à la surface du pansement et de la fixation de la tubulure *afin d'augmenter l'adhérence de la fixation*.
- Éviter de raser la région, *car cela pourrait irriter la peau et créer des microabrasions ou de petites entailles constituant alors des sites potentiels d'infection*.
- Choisir le calibre d'aiguille le plus petit possible en tenant compte de la situation clinique *afin de réduire le traumatisme mécanique causé à la veine et de limiter le risque de phlébite*.
- Selon l'ordonnance médicale et le dispositif de perfusion choisi, calculer à l'avance le débit de perfusion en nombre de gouttes par 15 secondes (voir la procédure16-3-1, p. 804) *afin de régler le débit de la perfusion dès sa mise en place*.
- Après deux ou trois tentatives infructueuses pour la mise en place du cathéter intraveineux, laisser la personne se reposer et demander de l'aide *afin de limiter l'anxiété de la personne et l'inconfort occasionné par une procédure invasive*.

PRÉCAUTIONS ET INTERVENTIONS après la mise en place d'un cathéter intraveineux

1. ÉVALUATION

- Évaluer régulièrement le site d'insertion du cathéter intraveineux et les tissus environnants (voir la procédure 16-3-2, p. 806) *afin de détecter toute complication locale ou systémique, et afin de pouvoir intervenir rapidement*.
- Évaluer toutes les heures le débit de la perfusion et la correspondance avec la quantité restant dans le sac de solution intraveineuse *afin de s'assurer du bon déroulement du traitement et d'éviter les complications*.

- Évaluer la pression artérielle, le pouls et la respiration *afin de pouvoir comparer les résultats avec les paramètres de base et évaluer l'efficacité de la thérapie intraveineuse.*

2. INTERVENTIONS

- Assurer la surveillance de la perfusion intraveineuse (voir la procédure 16-3-2, p. 806) *afin de prévenir et de déceler les complications.*
- Vérifier et ajuster au besoin la fixation du dispositif intraveineux *afin de limiter le déplacement du cathéter à l'intérieur de la veine et donc les risques de phlébite et d'infiltration.*
- Prévoir le changement de cathéter et de site d'insertion tous les trois jours ou selon le protocole de l'établissement *afin de limiter les risques d'inflammation et d'infection de la veine.*
- Maintenir exceptionnellement le cathéter en place jusqu'à un maximum de sept jours chez les personnes dont les veines sont difficiles à trouver, lorsque le site d'insertion est fonctionnel et exempt de rougeur, de douleur ou d'œdème *afin de conserver un accès veineux perméable et d'éviter des tentatives répétées pour l'insertion d'un nouveau cathéter.*
- Être à l'affût de l'apparition des signes et symptômes d'une inflammation ou d'une infiltration au site d'insertion d'un cathéter laissé en place pendant plus de trois jours, *car le risque d'apparition d'une complication est plus élevé.* Noter au dossier de la personne l'état du site d'insertion à chaque quart de travail.

3. ENSEIGNEMENT

- Informer la personne des précautions à prendre avec la perfusion intraveineuse *afin d'éviter un retour veineux dans la tubulure, une irritation de la veine ou une perte de perméabilité du cathéter intraveineux.*
  - Tenir la tige à perfusion mobile avec la main ne portant pas le cathéter durant les déplacements.
  - Toujours utiliser le bras ne portant pas le cathéter pour les activités exigeant de lever le bras : se peigner, se maquiller, se raser, etc.
  - Éviter les mouvements brusques du bras portant le cathéter.
  - Éviter de tirer sur la tubulure.
  - Éviter de laisser pendre la tubulure sous le site de ponction.
- Informer la personne que la tubulure ne doit pas être comprimée ou pliée *afin que la solution circule bien et dans la tubulure et dans le cathéter.*
- Demander à la personne d'avertir dès l'apparition de problèmes liés au site de perfusion, à la tubulure, à la chambre compte-gouttes ou au sac de solution intraveineuse *afin de permettre une intervention rapide pour rétablir ou maintenir la perméabilité du cathéter intraveineux.*
  - Apparition de douleur, d'œdème ou de rougeur autour du point d'insertion
  - Sang dans la tubulure
  - Changement de débit dans la chambre compte-gouttes
  - Arrêt de l'écoulement
  - Sac de solution intraveineuse vide ou presque vide

4. NOTES AU DOSSIER

- Écrire dans les notes d'évolution toutes les données concernant la mise en place de la perfusion en cours *afin de permettre la continuité des soins.*
  - Date et heure de l'installation du cathéter intraveineux
  - Raison de la mise en place : changement selon le protocole, infiltration, rougeur, etc.
  - Solution à administrer : type et quantité
  - Site de ponction : région, côté (gauche ou droit)
  - Matériel utilisé : type et calibre
  - Débit de la perfusion
  - Difficultés rencontrées et mesures prises
  - Réactions et collaboration de la personne
- Commencer une feuille de bilan des ingesta et des excreta, en indiquant la perfusion en cours dans la colonne des ingesta *afin de pouvoir établir le bilan liquidien de la personne.*

MISE EN SITUATION

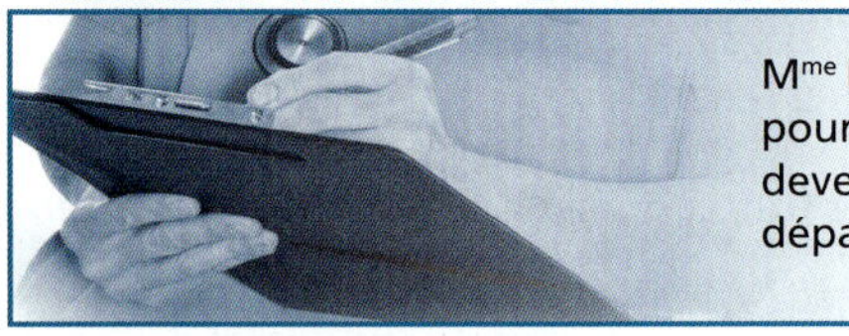

Mme Lalonde, âgée de 58 ans, doit être opérée aujourd'hui pour une hystérectomie abdominale totale (HAT). Vous devez lui installer une perfusion intraveineuse avant son départ pour la salle d'opération.

Ordonnance médicale au dossier

- D 5 % dans l'eau à 80 mL/h le matin de la chirurgie.

PROCÉDURE 16-2-1

METTRE EN PLACE UN CATHÉTER INTRAVEINEUX PÉRIPHÉRIQUE COURT, AVEC UNE PERFUSION INTRAVEINEUSE OU UN DISPOSITIF D'INJECTION INTERMITTENTE

Sommaire de la procédure

1. Préliminaires
2. Choix de la veine
3. Préparation du matériel
4. Préparation de la veine
5. Introduction de l'aiguille dans la veine
6. Raccordement au cathéter
7. Vérification et maintien de la perméabilité
8. Fixation du cathéter et de la tubulure
9. Rangement du matériel
10. Réglage du débit de la perfusion intraveineuse

Avez-vous déterminé le calibre du cathéter intraveineux à insérer pour Mme Lalonde ?

Étapes	Justifications	

Ne pas oublier les étapes préalables décrites dans la procédure 1-1.
Ne pas oublier les précautions et les interventions s'appliquant avant la mise en place d'un cathéter intraveineux.

1 Préliminaires

	Étapes	Justifications	
1.1	Préparer un sac de solution intraveineuse avec (A) un dispositif de perfusion de base ou (B) avec un perfuseur de précision (voir la procédure 16-1-1, p. 770), ou un dispositif d'injection intermittente (voir la procédure 16-5-1, p. 827).		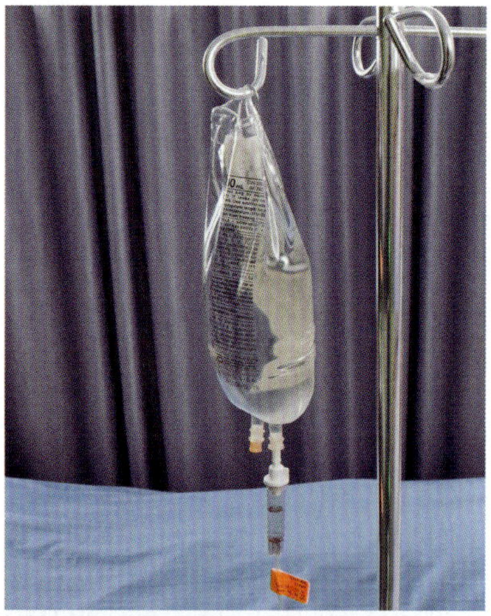
1.2	Rassembler les articles nécessaires à l'installation d'un cathéter intraveineux et les placer par ordre d'utilisation sur la table de travail.	Cette disposition favorise le rappel des étapes et facilite le déroulement de la procédure.	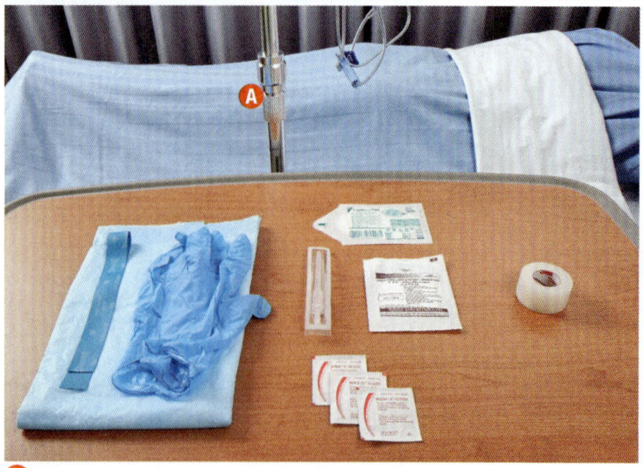 (A) **Ajout pour une perfusion intraveineuse**

Étapes	Justifications

2 Choix de la veine

(voir l'étape 1 de la procédure 6-5-1, p. 243)

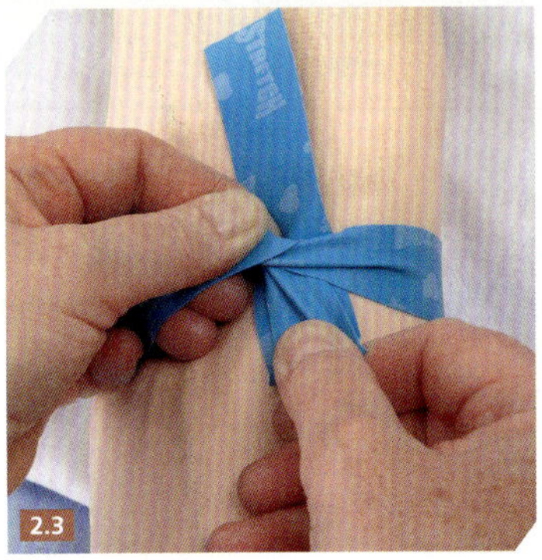
2.3

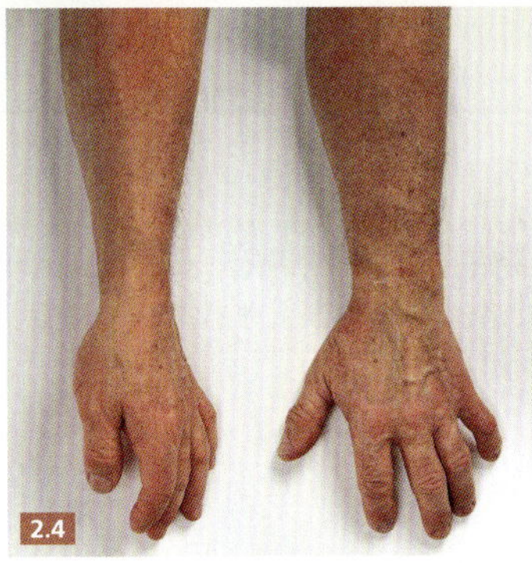
2.4

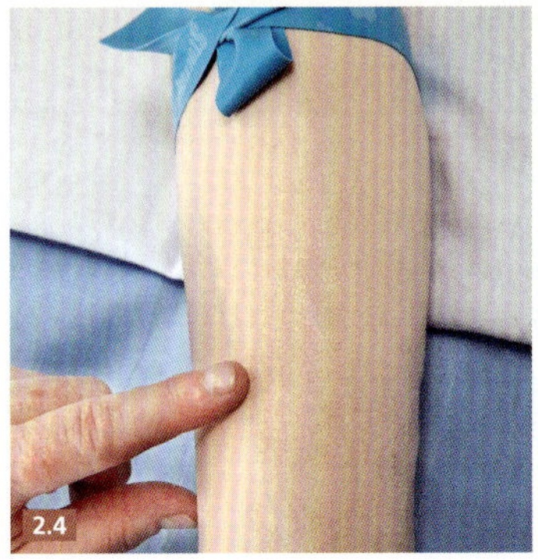
2.4

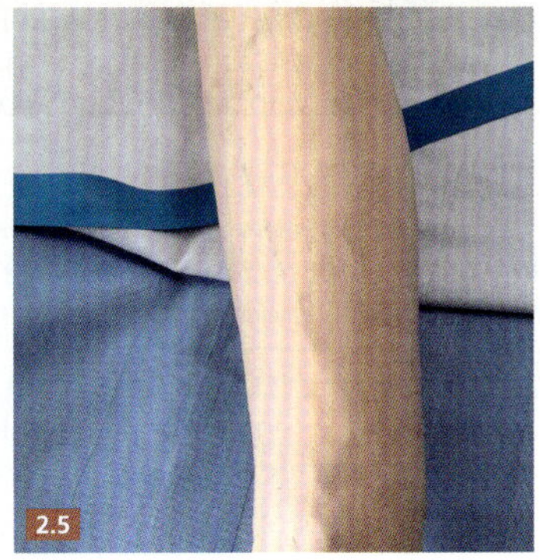
2.5

2.1 Installer la personne en position couchée ou semi-assise, le bras en extension sur une surface plane.

2.2 Choisir la veine en fonction de sa localisation et de sa qualité, tout en tenant compte des contre-indications.

2.3 Appliquer le garrot autour du bras, à environ 10 cm au-dessus de la zone envisagée pour l'insertion du cathéter, directement sur la peau ou sur un morceau de tissu (ex. : une débarbouillette pliée en diagonale).

2.4 Repérer une veine d'abord visuellement puis en glissant l'index perpendiculairement à la veine, en en recherchant la dénivellation, en la comprimant légèrement et en en évaluant le bondissement.

***Remarque** : Si le repérage des veines est difficile, on utilise des moyens supplémentaires pour favoriser leur dilatation.*

2.5 Défaire le garrot et le laisser sous le membre, à l'endroit approprié pour la ponction.

3 Préparation du matériel

	Étapes	Justifications	
3.1	Placer un piqué plastifié jetable sous la zone choisie pour l'insertion du cathéter.	Le retrait de l'aiguille et le raccord de la tubulure au cathéter peuvent être source de souillure.	
3.2	Approcher la table de travail près du bras choisi pour la mise en place du cathéter et préparer le matériel :		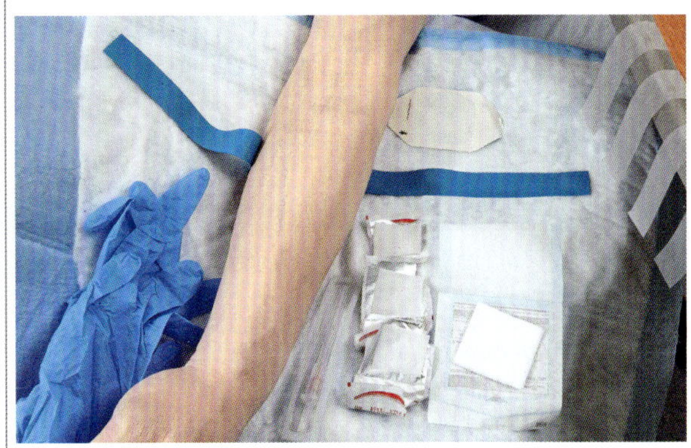
	a) Ouvrir les emballages en laissant les articles à l'intérieur et les placer à proximité du site d'insertion du cathéter. • Tampons ou tiges antiseptiques • Cathéter intraveineux • Compresses • Pellicule adhésive transparente	Les articles sont accessibles, mais restent dans leur emballage jusqu'à leur utilisation.	
	b) Couper les morceaux de ruban adhésif hypoallergénique et les coller à proximité (surface de travail, tige à perfusion, ridelle) : • 1 ou 3 morceaux pour un dispositif d'injection intermittente court ou avec tubulure • 4 morceaux pour un dispositif de perfusion intraveineuse	Des morceaux de ruban adhésif accessibles facilitent la fixation du cathéter.	

16-2

Étapes		Justifications	
A	PERFUSION INTRAVEINEUSE		
A.1	Placer la tige à perfusion mobile à laquelle est accroché le sac de solution intraveineuse préparé du côté choisi. *ou* Accrocher le sac à une tige fixée au lit, du côté du site de ponction prévu, ou à un crochet du plafond.		
A.2	Déplacer temporairement le presse-tube régulateur de débit le plus près possible du raccord mâle de la tubulure, de la façon suivante : a) Retirer l'extrémité de la tubulure de l'encoche du presse-tube dans laquelle elle est coincée. b) Plier la tubulure près de cette extrémité, ouvrir le presse-tube et le faire glisser jusqu'au-dessus du pli de la tubulure. c) Fermer le presse-tube et déplier la tubulure.	b) Le presse-tube est déplacé pendant que la tubulure est pincée ou coincée. c) Le presse-tube étant à nouveau fermé, on peut cesser le blocage temporaire.	
A.3	Approcher l'extrémité de la tubulure du site de ponction choisi, près des tampons antiseptiques, de façon que ce soit accessible et bien stable pour le reste de la procédure.	La proximité de la tubulure du dispositif de perfusion ou du dispositif d'injection intermittente facilite la manipulation de raccordement au cathéter intraveineux.	
B	DISPOSITIF D'INJECTION INTERMITTENTE		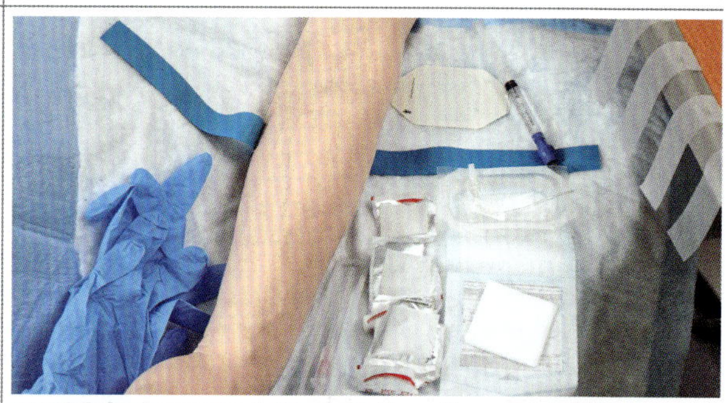 **Matériel nécessaire à l'installation d'un dispositif d'injection intermittente**
B.1	S'assurer que la pince à coulisse du dispositif d'injection intermittente avec tubulure est ouverte. Placer le dispositif préparé à proximité du site de ponction prévu.		
Situation particulière	*Dans le cas où il est prévu de remplacer ultérieurement une perfusion continue par un dispositif d'injection intermittente, on peut raccorder immédiatement la tubulure de la perfusion au dispositif d'injection intermittente, vider l'air de ce dernier et procéder comme pour installer une perfusion intraveineuse.*	Il est plus rapide de faire ainsi que d'effectuer les manipulations en deux fois. De plus, cela évite d'ouvrir le circuit à l'endroit du cathéter, pour installer le dispositif d'injection intermittente.	
3.3	**Décoincer** le capuchon protecteur se trouvant à l'extrémité de la tubulure du dispositif de perfusion ou à l'extrémité du dispositif d'injection intermittente, **sans le retirer complètement**.	On **prépare le retrait du capuchon tout en maintenant la protection** de l'extrémité de la tubulure.	
3.4	**Décoincer** la gaine protectrice du cathéter intraveineux, **sans la retirer complètement**.	Le décoincement de la gaine **permettra de garder les yeux sur le point de ponction choisi** au moment de retirer le cathéter de la gaine, tout **en maintenant ce dernier stérile jusqu'à son utilisation**.	

4 Préparation de la veine

	Étapes	Justifications	
4.1	Appliquer à nouveau le garrot, au besoin sur un morceau de tissu, à environ 10 cm au-dessus du site de ponction prévu.		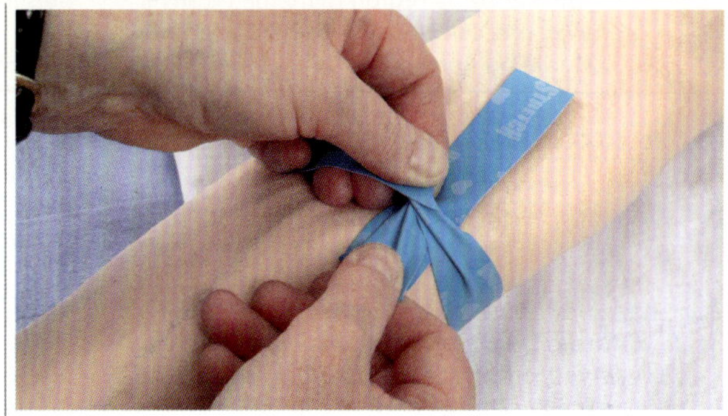
4.2	Mettre un gant à la main dominante, palper à nouveau la veine avec la main non dominante, frotter la région et visualiser la veine.		
4.3	Prendre un tampon de chlorhexidine à 2 % et d'alcool à 70 % en rassemblant ses quatre pointes.	Le regroupement des quatre pointes crée un espace entre les doigts gantés et le site d'injection.	
4.4	**Sans cesser de visualiser la veine**, désinfecter le point de ponction prévu sur une région de 5 à 7 cm de diamètre, **en 3 étapes, avec 3 tampons de chlorhexidine à 2 % et d'alcool à 70 %** ou 2 tiges imprégnées de cet antiseptique (un côté pour chaque mouvement).	La visualisation de la veine durant la désinfection évite d'avoir à la repérer à nouveau au moment de l'insertion du cathéter, ce qui exigerait une nouvelle désinfection. La friction mécanique et les **trois types de mouvements permettent à la solution antiseptique de pénétrer dans les microlésions de la peau** et de produire son effet antiseptique (Infusion Nurses Society [INS], 2006, dans AQESSS, 2010).	
	a) **Frotter** la région **dans un mouvement horizontal**.	Le changement de tampon ou de côté de tige à chaque mouvement empêche la réintroduction sur la peau de micro-organismes recueillis dans un premier mouvement.	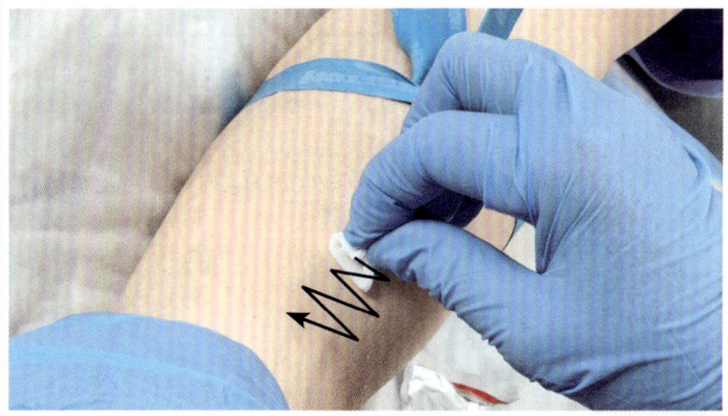
	b) **Frotter** la région **dans un mouvement vertical**.		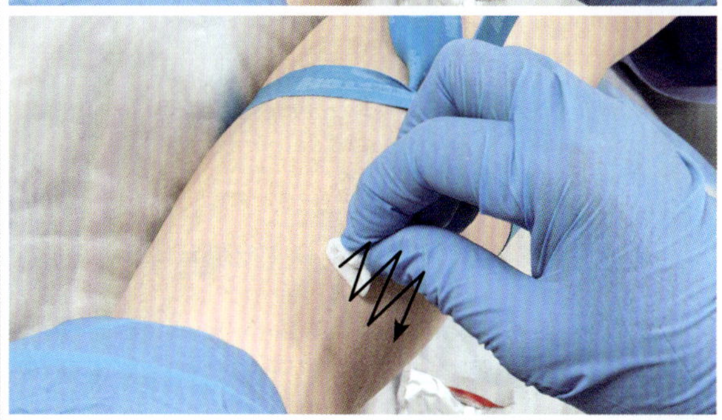
	c) **Frotter** la région **dans un mouvement circulaire**, en spirale du centre vers la périphérie.	La visualisation de la veine contribue à la réussite de la ponction dans une veine difficile à repérer par observation directe.	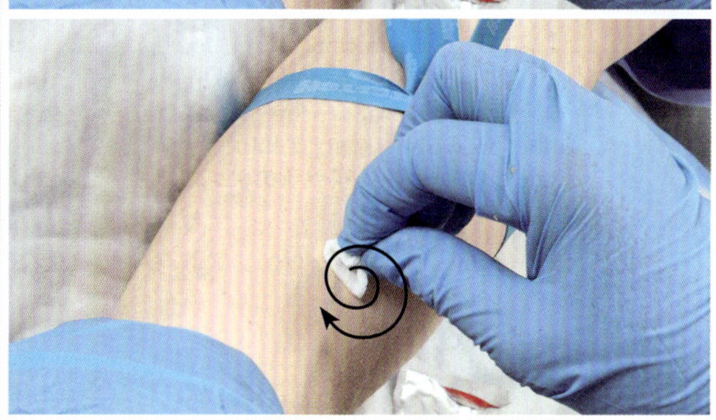

Étapes		Justifications
4.5	Laisser l'agent antiseptique sécher pendant 30 secondes, sans ventiler, souffler sur la région ni même l'essuyer avec une compresse sèche, qu'elle soit stérile ou non.	Ces moyens ramènent des agents pathogènes sur la zone désinfectée ou nuisent à l'action antimicrobienne. Un délai de 30 secondes est nécessaire pour que la solution exerce son action antimicrobienne. Un séchage complet évite la sensation de brûlure au moment de l'insertion du cathéter.

Situation particulière

En cas d'allergie de la personne à la chlorhexidine, l'AQESSS (2010) recommande de suivre les trois mêmes étapes pour préparer la peau, mais en utilisant une solution de povidone iode à 10 % et en laissant sécher jusqu'à deux minutes sans essuyer avec de l'alcool. Si la personne est également allergique à l'iode ou aux fruits de mer, on recommande d'utiliser de l'alcool à 70 %.	On prévient une réaction allergique tout en assurant une désinfection maximale de la peau avant l'introduction du cathéter.
Si l'on doit retoucher à la peau, on refait la désinfection en utilisant du nouveau matériel.	En repérant la veine avec le doigt, avec ou sans gant propre, on contamine la peau désinfectée.

4.6	Tout en gardant les yeux sur le site de ponction prévu, mettre le deuxième gant.	

Astuce

Pour arriver à bien garder les yeux sur la veine tout en prenant ou déposant des articles à proximité, il est bon de s'entraîner à la vision latérale. *a) Fixer un point devant soi, comme si c'était la veine.* *b) Sans jamais détourner le regard, déplacer la main sur le côté, jusqu'à la limite du champ de vision.* *c) Évaluer la distance nécessaire pour saisir ou déposer un objet sans perdre de vue le point fixé.* *Placer les articles requis à l'intérieur de cette distance et s'entraîner à effectuer les gestes pour installer un cathéter sans détourner les yeux du point fixe de la veine.*	Après avoir repéré la veine, pas toujours visible, par palpation, on doit la visualiser jusqu'à la ponction, sans distraction. Savoir utiliser sa vision latérale est donc une habileté importante à acquérir et à développer.

5 Introduction de l'aiguille dans la veine

5.1	**Sans détourner les yeux de la veine**, saisir le cathéter avec la main dominante, retirer sa gaine protectrice et la déposer sur son emballage ou à côté.	**Perdre de vue le point de ponction prévu** conduirait à la nécessité d'un nouveau repérage par palpation et donc d'une nouvelle désinfection.
5.2	Tout en gardant les yeux sur le site de ponction prévu, rapprocher le cathéter et le placer, biseau vers le haut, de façon à **appuyer les doigts sur la garde**.	Appuyer les doigts sur la garde de l'aiguille permet **un bon maintien** pour l'insertion de l'aiguille, **sans en contaminer l'orifice**.

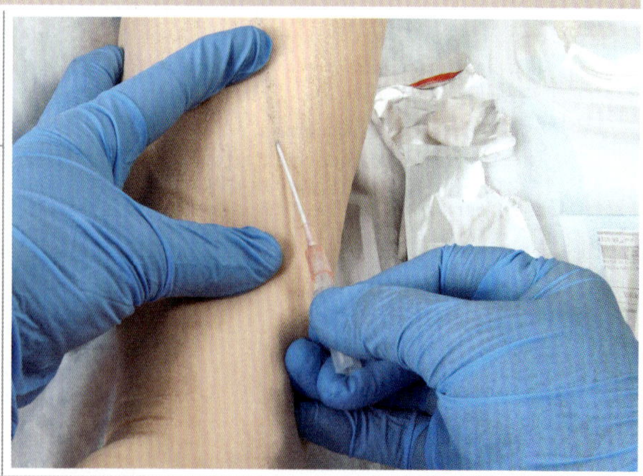

Étapes	Justifications
5.3 Stabiliser la veine avec la main non dominante : • Poser le pouce environ 5 cm sous le point de ponction, appuyer sur la peau et tirer légèrement vers le bas.	L'immobilisation de la veine facilite l'insertion de l'aiguille et augmente les chances de réussite.

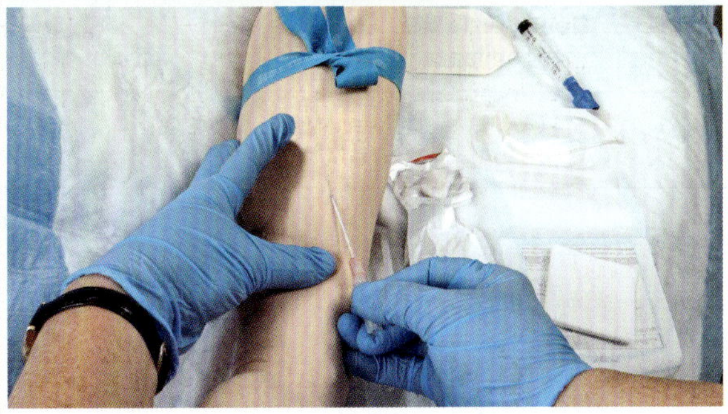

Situation particulière

Si la veine est située sur la main, on fait fléchir le poignet et on stabilise la veine en tirant la peau vers les doigts.	Ce mouvement tend la peau et stabilise la veine, ce qui rend la ponction plus facile.

5.4 Demander à la personne de prendre une grande inspiration et, simultanément, **introduire l'aiguille** dans la peau et la veine, **selon un angle de 30°, 0,5 cm sous le point de ponction prévu dans la veine**.	L'angle de 30° permet de traverser l'épaisseur de la peau **pour atteindre la veine**. La distance de 0,5 cm **permet de replacer l'aiguille dans la veine dans le cas d'une insertion hors de la veine**. Quant à l'inspiration profonde, elle constitue une diversion pour la personne.

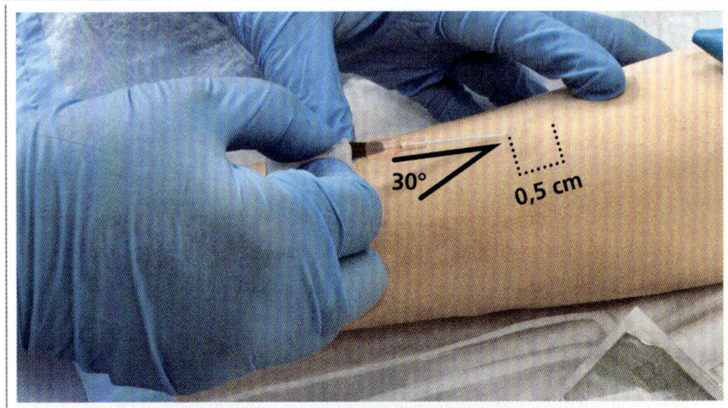

5.5 Dès l'apparition de sang dans la chambre de retour du cathéter, **réduire l'angle** de l'aiguille de moitié **à environ 15°** et **continuer d'introduire** l'aiguille sur **0,5 cm environ**.	Un angle de 15° permet d'**éviter de perforer la paroi postérieure de la veine**, une fois que l'aiguille a pénétré dedans. Une distance de 0,5 cm **assure la pénétration de tout le biseau** à l'intérieur de la veine.

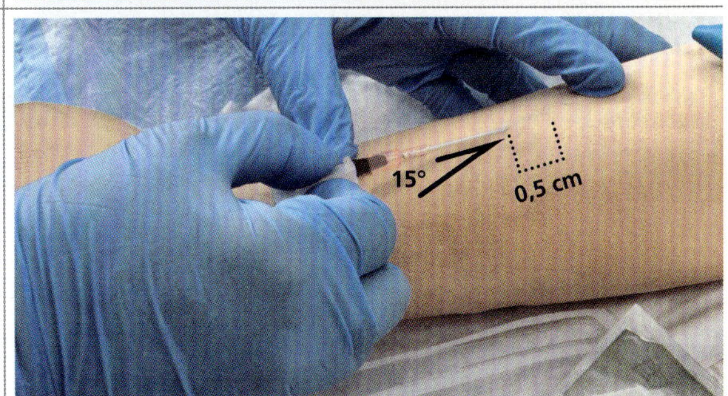

5.6 **Immobiliser** complètement **la main dominante**, de façon à ce que l'aiguille **ne change pas de position**.	Le biseau de l'aiguille étant à l'intérieur de la veine, une poussée **pourrait causer un transpercement de la veine**, tandis qu'un retrait rendrait une réinsertion difficile voire impossible.

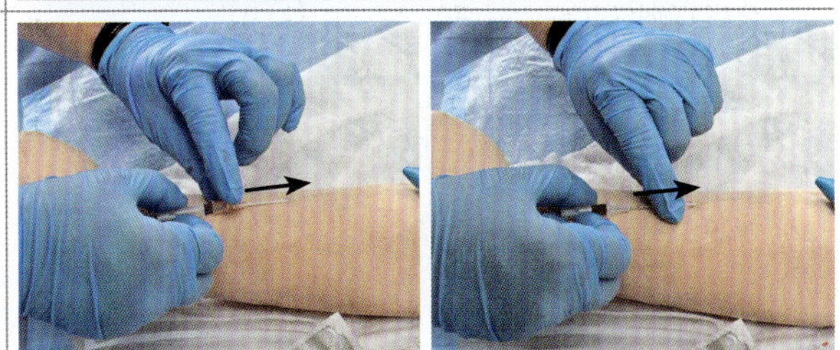

5.7 Avec la main non dominante, **saisir perpendiculairement l'embase** du cathéter entre le pouce et l'index et **faire avancer le cathéter jusqu'à 1 ou 2 mm avant le point de ponction, toujours sans bouger l'aiguille servant de mandrin**.	Grâce à l'emplacement des doigts, le **cathéter** est inséré dans la peau **sans être contaminé**. Il ne doit pas y avoir de pression de l'embase sur la peau, car cela **risquerait de causer une dilatation du site d'insertion** et un écoulement de la solution.

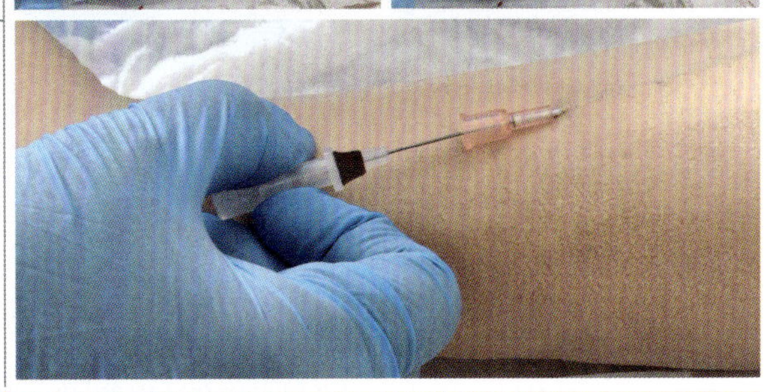

ALERTE !

Ne jamais repousser l'aiguille dans le cathéter après avoir avancé ce dernier dans la veine.	Cette manœuvre risquerait de briser le cathéter et de causer une embolie par bris de cathéter.

16-2

Étapes		Justifications	
5.8	**Dénouer le garrot** avec la main non dominante.	En cas d'oubli, si le garrot restait noué, il y aurait un écoulement sanguin difficile à contrôler au moment du raccordement de la tubulure de la perfusion ou du dispositif d'injection intermittente au cathéter. De plus, **la veine pourrait éclater** au moment de l'ouverture du presse-tube pour l'écoulement de la perfusion, sous l'effet de la pression.	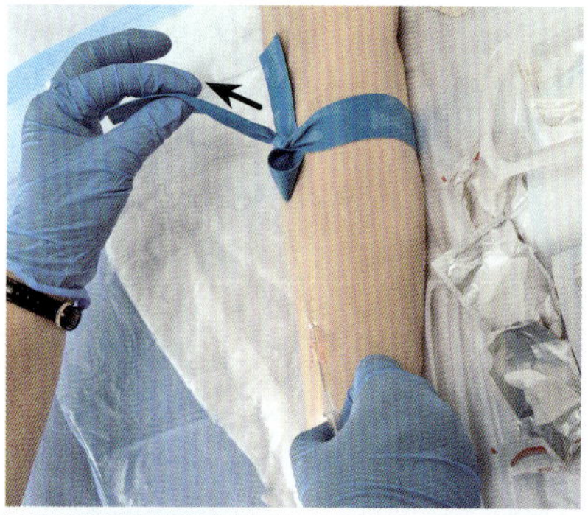
5.9	Avec la main non dominante, soulever légèrement l'embase du cathéter, et avec l'autre main, glisser les deux petites compresses dessous, partie pliure en premier.	Les deux compresses absorberont le sang qui pourra s'écouler du cathéter avant son raccordement à la tubulure ou au dispositif d'injection intermittente. Insérer d'abord la partie pliure facilite la manipulation.	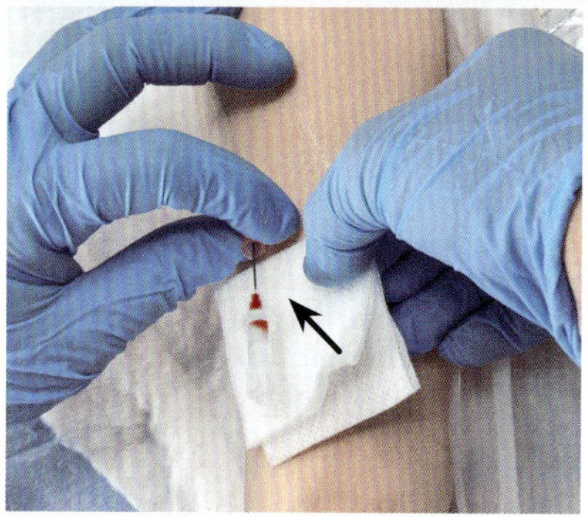

ALERTE!

Faire attention à ce que la compresse stérile ne touche pas une zone de peau non désinfectée avant de l'insérer sous l'embase du cathéter.

Le risque d'infection au site d'insertion du cathéter est accru.

Remarque

Si la tentative d'insertion de l'aiguille dans la veine se révèle infructueuse, on doit reprendre la procédure au complet avec du nouveau matériel et choisir une autre veine.

L'insertion d'une aiguille dans une veine est une procédure invasive qui exige une asepsie rigoureuse.

6 Raccordement au cathéter

Préparation pour le raccordement

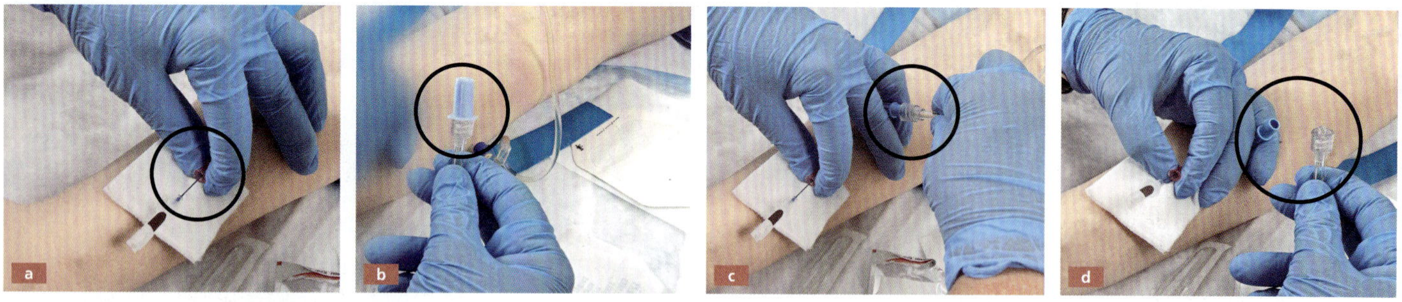

6.1 Préparer le dispositif de perfusion intraveineuse ou le dispositif d'injection intermittente pour le raccordement au cathéter.

a) Continuer de tenir l'embase du cathéter avec la main non dominante, entre le pouce et l'index, de façon perpendiculaire, et ce, jusqu'à ce que le dispositif d'injection intermittent soit raccordé et fixé.

b) Saisir le raccord de la tubulure ou du dispositif d'injection intermittente avec la main dominante, entre le pouce et l'index, sans toucher à son capuchon protecteur.

c) Glisser le capuchon protecteur du raccord du dispositif entre le majeur et l'annulaire de la main non dominante, et le coincer entre ces doigts.

d) Tirer sur le raccord mâle pour le sortir de son capuchon protecteur, puis le tenir pointé vers le haut jusqu'à son insertion dans le cathéter.

***Remarque**: Pointé vers le haut et bien en vue, le raccord mâle de la tubulure demeure stérile.*

Étapes	Justifications

Raccordement au cathéter

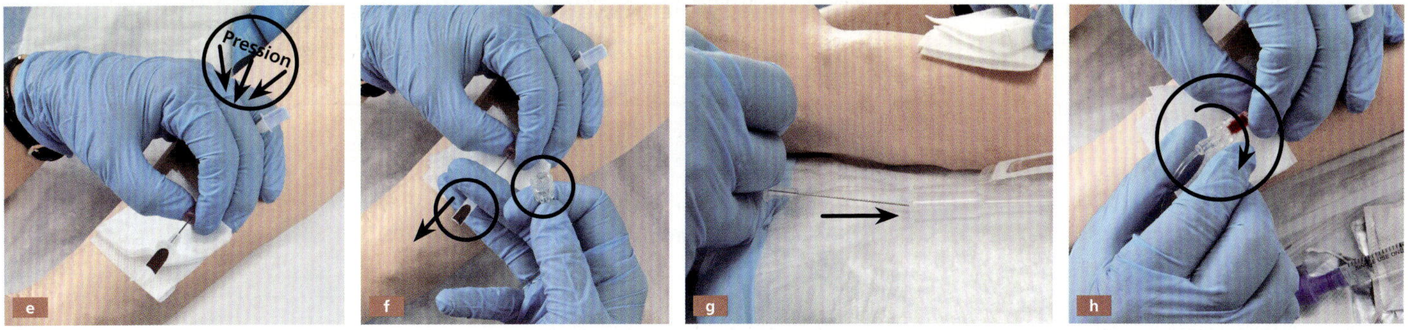

6.2 Raccorder le dispositif de perfusion intraveineuse ou le dispositif d'injection intermittente au cathéter.

e) Avec le côté de la main non dominante (tenant toujours l'embase du cathéter), exercer une pression sur le bras de la personne, en amont du cathéter, jusqu'au raccordement de la tubulure ou du dispositif d'injection intermittente.

Remarque *: La pression exercée sur le bras, en amont du cathéter, empêche l'écoulement de sang pendant le raccordement.*

f) Tout en gardant le raccord mâle de la tubulure ou du dispositif pointé vers le haut, approcher la main dominante de manière à glisser le majeur et l'annulaire au-dessus et au-dessous de l'aiguille, et à coincer la chambre de l'aiguille entre ces doigts.

g) Tout en maintenant la pression sur le bras avec la main non dominante, retirer l'aiguille avec la main dominante et l'insérer à l'intérieur de sa gaine protectrice, sans chercher à l'enfoncer complètement.

Toujours garder l'extrémité dénudée de la tubulure ou du dispositif d'injection intermittente pointée vers le haut.

h) Insérer immédiatement l'embout de la tubulure ou du dispositif d'injection intermittente à l'intérieur de l'embase du cathéter et, en présence d'un collet à verrouillage mobile, glisser celui-ci jusqu'au point de raccordement, puis visser.

i) Jeter l'aiguille dans un contenant rigide biorisque, s'il est à portée de main.

6.3	Relâcher la pression exercée sur le bras par la main non dominante.	Le dispositif de perfusion ou d'injection intermittente étant raccordé au cathéter, il n'est plus nécessaire d'entraver la circulation veineuse pour éviter l'écoulement sanguin.
6.4	Placer la tubulure du dispositif de perfusion ou le dispositif d'injection intermittente dans le prolongement du cathéter, de façon qu'il n'y ait aucune tension sur le cathéter.	Une tension sur le cathéter pourrait conduire à une lésion de la veine par une irritation mécanique.
6.5	Tenir le dispositif de perfusion ou d'injection intermittente par son raccord rigide, sans toucher au point de jonction.	Le dispositif de perfusion ou d'injection intermittente n'étant pas fixé, on doit le maintenir pour empêcher le retrait du cathéter.

7 Vérification et maintien de la perméabilité

A PERFUSION INTRAVEINEUSE

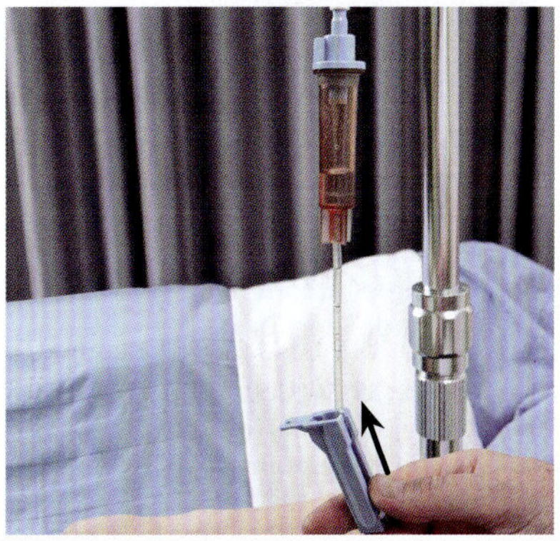

A.1	Avec la main dominante, ouvrir lentement le presse-tube régulateur de débit et observer l'écoulement, qui doit être continu, dans la chambre compte-gouttes.	L'amorçage de la perfusion évite la stagnation de sang à l'intérieur du cathéter et prévient un blocage. Un écoulement continu dans la chambre compte-gouttes témoigne de la perméabilité de la veine.
A.2	Observer le site d'insertion du cathéter, particulièrement au-dessus de l'extrémité du cathéter, et vérifier qu'il n'y a pas de gonflement.	L'absence de gonflement dans la zone du site d'insertion du cathéter prouve que le cathéter est bien dans la veine et peut absorber le débit administré.

Étapes		Justifications	
Situation particulière			
	En présence d'un gonflement, on doit arrêter la perfusion, retirer le cathéter, puis appliquer et fixer une compresse. *On recommence ensuite la procédure dans une autre veine, sur le même bras ou l'autre, avec du nouveau matériel.*	L'insertion d'un cathéter intraveineux est une procédure stérile.	
A.3	Ouvrir un peu plus le presse-tube régulateur de débit et vérifier à nouveau le site de ponction. En l'absence de gonflement, **ajuster approximativement le débit**, le temps de la fixation.	**La fixation** du cathéter et de la tubulure **pourra modifier le débit**.	
A.4	Continuer de stabiliser le cathéter et retirer les compresses. En présence de sang, nettoyer le site avec les compresses, sans toucher le point d'insertion du cathéter.		
A.5	Poser les compresses souillées sur leur emballage.		
A.6	Vérifier l'alignement de la tubulure avec le cathéter, et coller un premier morceau de ruban adhésif sur le raccord mâle, sans couvrir le point de jonction avec le cathéter. Appliquer les normes en vigueur dans l'établissement, car il peut parfois être recommandé de couvrir le point de jonction.	Cette première fixation permet de libérer les deux mains pour le rangement des articles souillés. Quand on laisse le point de jonction libre, on peut changer la tubulure sans avoir à changer le pansement adhésif transparent et sans augmenter le nombre de manipulations près du cathéter.	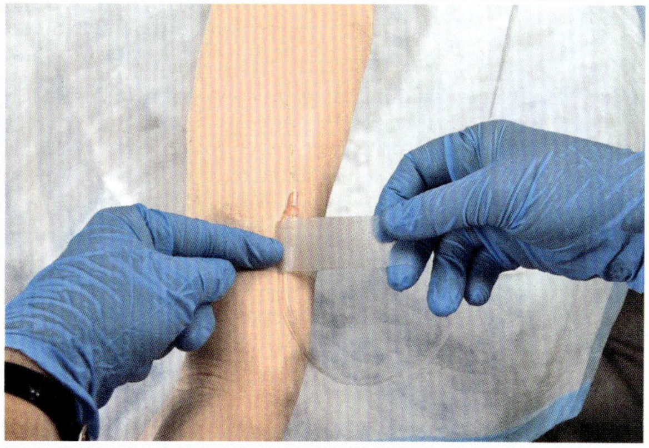
B	**DISPOSITIF D'INJECTION INTERMITTENTE**		
B.1	Continuer de stabiliser le cathéter et retirer les compresses. En présence de sang, nettoyer le site avec les compresses, sans toucher le point d'insertion du cathéter.		
B.2	Poser les compresses souillées sur leur emballage.		
B.3	Vérifier l'alignement du dispositif d'injection intermittente avec le cathéter, et coller un premier morceau de ruban adhésif sur le raccord mâle, sans couvrir le point de jonction. Appliquer les normes en vigueur dans l'établissement, car il peut parfois être recommandé de couvrir le point de jonction.		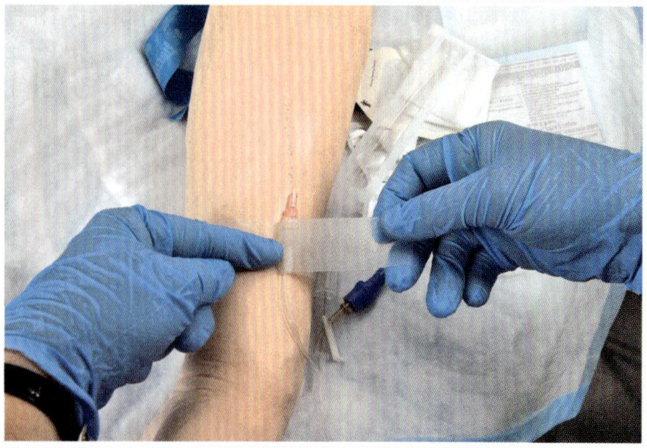

Étapes		Justifications
B.4	Irriguer le dispositif d'injection intermittente en suivant la procédure 16-5-2 (p. 832), avec la solution requise, en fonction du type de dispositif et des normes de l'établissement.	

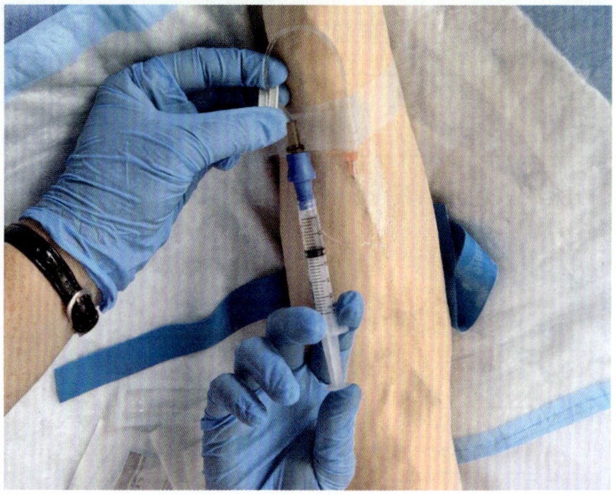

8 Fixation du cathéter et de la tubulure

Remarque

On peut appliquer la pellicule adhésive transparente et les morceaux de ruban adhésif à mains nues après avoir rangé le matériel (voir l'étape 9, p. 800).

Au moment de la fixation du cathéter, les mains ne sont plus en contact avec le sang.

A PERFUSION INTRAVEINEUSE

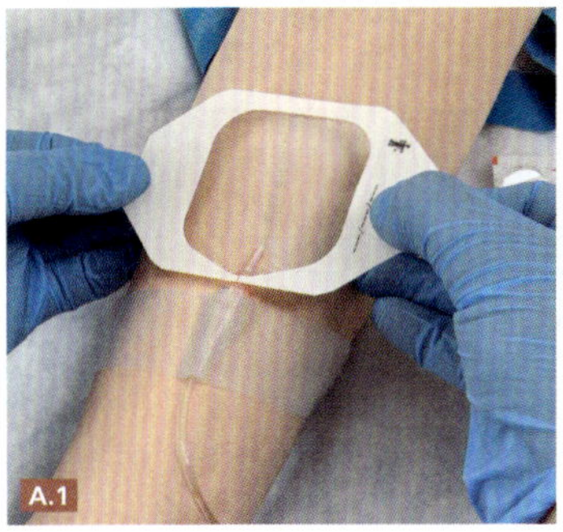
A.1

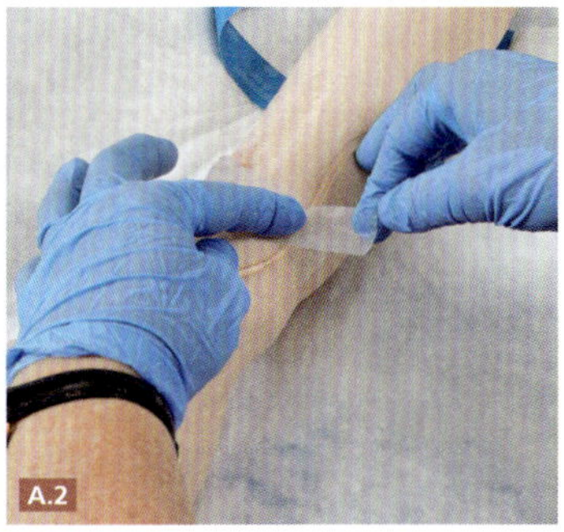
A.2

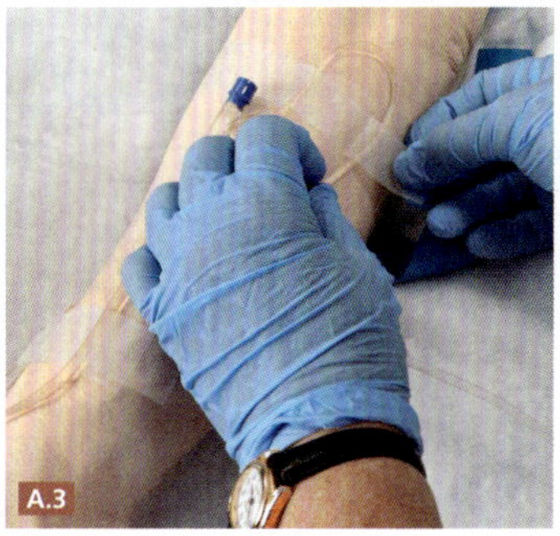
A.3

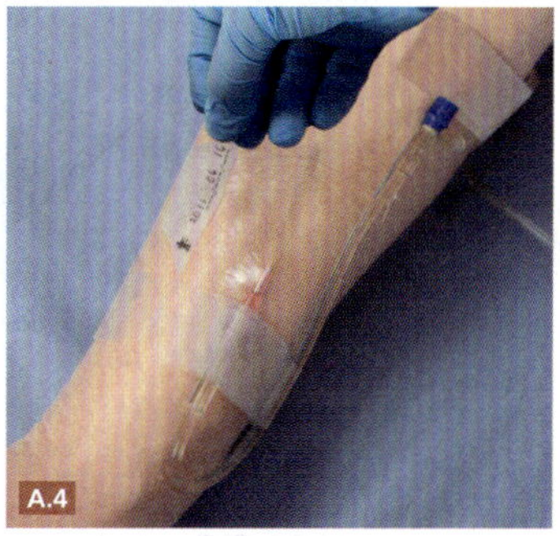
A.4

A.1 Au stylo à bille, écrire la date, l'heure et ses initiales sur le papier détachable de la pellicule et coller celui-ci sur le bord de la pellicule adhésive transparente, sans cacher le site d'insertion.

A.2 Appliquer la pellicule adhésive transparente en commençant par coller le bord inférieur sur l'embase du cathéter, **sans couvrir le point de jonction avec la tubulure**.

A.3 Faire une demi-boucle avec la tubulure, en dirigeant celle-ci vers la tête de la personne, et appliquer un deuxième morceau de ruban adhésif, au même niveau que le premier, de façon à ce qu'il moule bien la tubulure.

A.4 Faire une deuxième demi-boucle au niveau du bord supérieur de la pellicule adhésive transparente, en revenant vers la main, et la fixer également avec un morceau de ruban adhésif.

***Remarque**: La fixation de cette demi-boucle offre une sécurité additionnelle et évite la pliure du cathéter.*

Situation particulière

Certains établissements recommandent de couvrir le point d'insertion du cathéter et la jonction avec la tubulure avec la pellicule adhésive transparente.

Recouvrir le point de jonction permet de conserver la stérilité du système au moment de son installation. Toutefois, même si l'on doit retirer uniquement la tubulure, cela implique de retirer le pansement adhésif au complet, avec le risque de mobiliser le cathéter au site de ponction.

16-2

Étapes		Justifications

B DISPOSITIF D'INJECTION INTERMITTENTE

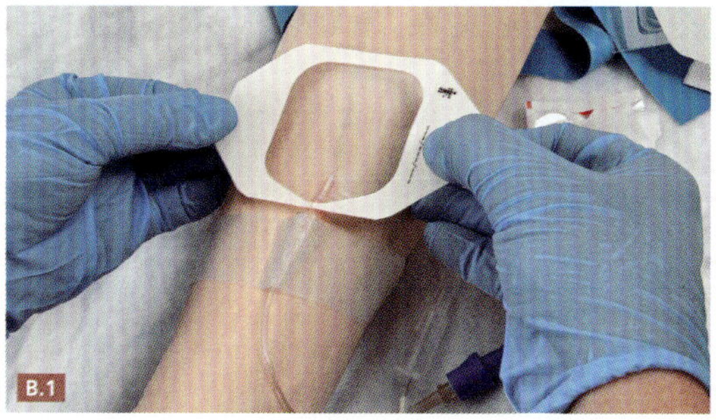

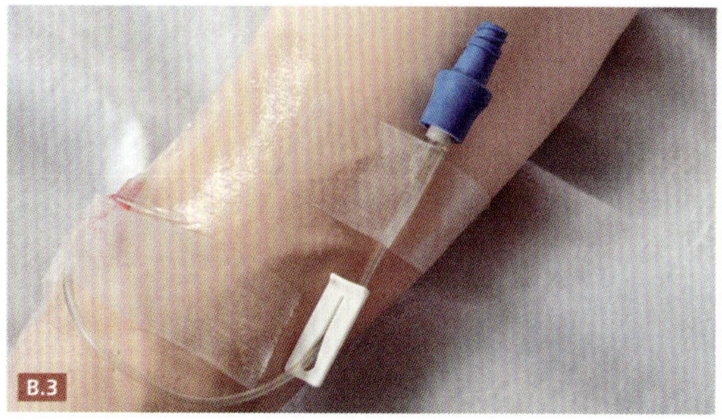

B.1 Au stylo à bille, écrire la date, l'heure et ses initiales sur le papier détachable de la pellicule et coller celle-ci sur le bord de la pellicule adhésive transparente sans cacher le site d'insertion.

B.2 Appliquer la pellicule adhésive transparente en commençant par coller le bord inférieur sur l'embase du cathéter, **sans couvrir le point de jonction avec le raccord mâle du dispositif d'injection intermittente**.

B.3 Si le dispositif d'injection intermittente est muni d'une tubulure, faire une demi-boucle avec la tubulure en dirigeant celle-ci vers la tête de la personne, et appliquer un deuxième morceau de ruban adhésif de façon à ce qu'il moule bien la tubulure.

B.4 Coller le troisième morceau de ruban adhésif au-dessous du bouchon d'injection (sans le coller sur la pellicule adhésive transparente) de manière à immobiliser celui-ci contre le bras de la personne.

9 Rangement du matériel

	Étapes	Justifications
9.1	Jeter l'aiguille souillée dans le contenant rigide biorisque.	L'utilisation d'un contenant rigide biorisque prévient les blessures accidentelles par piqûre d'aiguille.
9.2	Ramasser les articles utilisés à l'intérieur de la main dominante et retirer le gant en le retournant dessus.	
9.3	Déposer le gant contenant les articles souillés dans la paume de la main non dominante, et retirer le gant de cette main en le retournant sur le tout (voir la procédure 4-2-2, p. 131). Déposer les gants et les articles souillés qu'ils contiennent dans le sac à rebuts.	Cette façon de retirer les gants en y emprisonnant les articles souillés permet de les jeter sans contaminer ni les mains ni l'environnement.

10 Réglage du débit de la perfusion intraveineuse

	Étapes	Justifications
10.1	Régler le débit de la perfusion en fonction de l'ordonnance médicale ou de la FADM et après avoir fait les calculs nécessaires (voir la procédure 16-3-1, p. 804).	

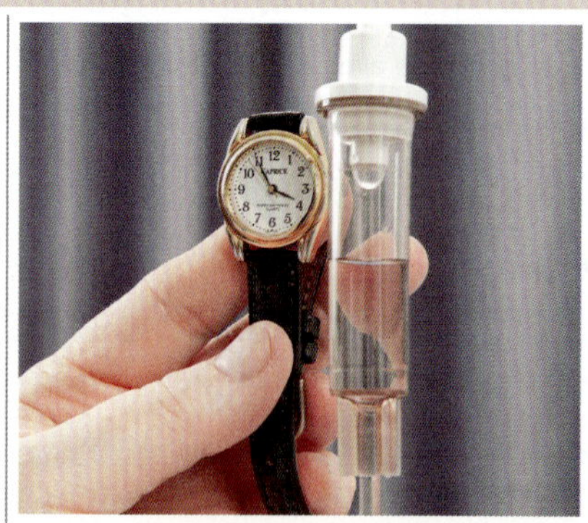

Ne pas oublier les précautions et les interventions s'appliquant après la mise en place d'un cathéter intraveineux.

Ne pas oublier les étapes postexécutoires décrites dans la procédure 1-2.

Quels éléments précis vous indiquent que le cathéter est bien installé dans la veine de Mme Lalonde ?

RÉDACTION DES NOTES D'ÉVOLUTION

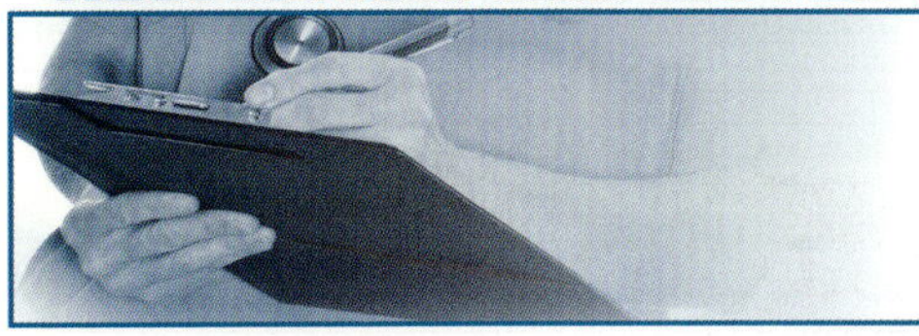

Dossier de Mme Lalonde

2011-06-16 **08:40** Cathéter IV n° 20 installé à l'avant-bras droit, dans la veine radiale. Bon retour veineux. D 5 % dans l'eau 1000 mL, perfusion à 80 mL/h. Bonne collaboration. ___ ____________ Julie Lacroix, étudiante inf.

MÉTHODE DE SOINS **16-3**

45 ÉQUILIBRE HYDRIQUE, ÉLECTROLYTIQUE ET ACIDOBASIQUE

Surveillance d'une perfusion intraveineuse

Cette méthode de soins explique les procédures à suivre pour calculer et régler le débit d'une perfusion intraveineuse (page 804), effectuer la surveillance horaire d'une perfusion intraveineuse (page 806) et changer la chemise d'hôpital d'une personne sous perfusion intraveineuse (page 809).

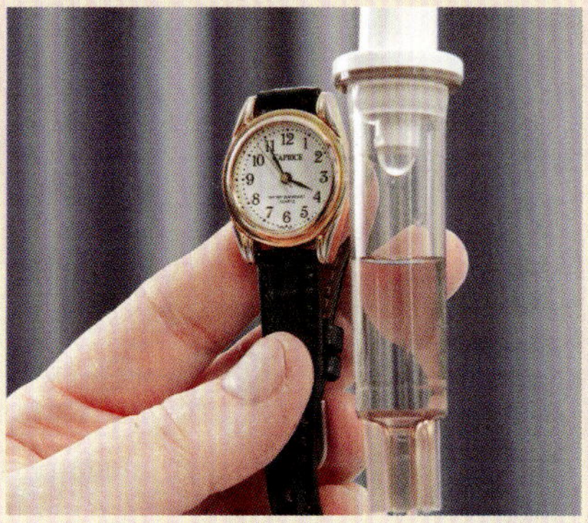

DÉFINITION

Méthode de soins consistant à s'assurer qu'une solution perfuse correctement par voie intraveineuse, selon l'ordonnance médicale, et à observer les réactions de la personne de façon à prévenir les complications ou à les traiter dès leur apparition.

CONTEXTE D'EXÉCUTION

BUTS

- Respecter la vitesse d'administration d'une solution intraveineuse prescrite par une ordonnance médicale individuelle ou collective.
- Prévenir les complications locales et systémiques associées à une thérapie intraveineuse.

MATÉRIEL ET ÉQUIPEMENT

ARTICLES ESSENTIELS

Calcul du débit de perfusion	Réglage et surveillance horaire	Changement de chemise d'hôpital
• Feuille d'ordonnance médicale[2] *ou* Feuille d'administration des médicaments (FADM) 1 • Feuille de papier et stylo à bille 2	• Montre avec affichage numérique ou trotteuse 3	• Chemise d'hôpital à boutons pression *ou* Chemise d'hôpital standard 4

ARTICLES FACULTATIFS

	Si la perfusion en cours n'a pas d'étiquette : • Bande horaire préimprimée ou improvisée 5 ***Selon les normes en vigueur dans l'établissement :*** • Étiquette pour le sac de solution intraveineuse 6	

2. Lorsque le médecin prescrit l'administration d'une perfusion intraveineuse ou un changement du type de solution ou de son débit, il l'inscrit sur la feuille d'ordonnance médicale. La vérification se fait alors avec cette feuille.

L'ordonnance médicale est ensuite envoyée au service de pharmacie qui inscrit ces informations sur la FADM, document que l'on consulte par la suite.

En cas de doute, on consulte toujours l'ordonnance médicale.

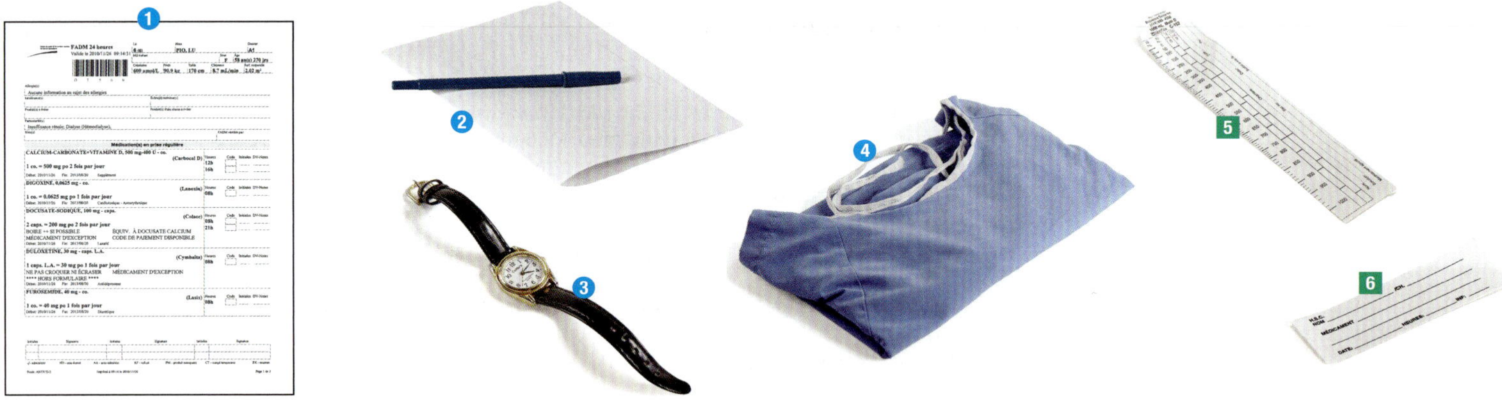

PRÉCAUTIONS ET INTERVENTIONS **avant** la surveillance d'une perfusion intraveineuse

1. ÉVALUATION

- Évaluer au dossier de la personne les résultats de laboratoire concernant l'équilibre hydroélectrolytique, ainsi que les fonctions cardiaque et rénale *afin de connaître l'évolution clinique de la personne et d'être à l'affût des complications*.

2. INTERVENTIONS

- Vérifier l'ordonnance médicale se trouvant dans le dossier de la personne (type de solution, débit et toute autre information pertinente concernant la perfusion intraveineuse) *afin de bien appliquer le traitement prescrit*.
- Vérifier que la perfusion ne contient pas de médicament auquel la personne est allergique *afin d'éviter une réaction anaphylactique*.
- Regarder si le perfuseur est un perfuseur à microgouttes ou à macrogouttes, et vérifier son calibre (facteur d'écoulement) *afin de pouvoir calculer le débit en nombre de gouttes par 15 secondes*.
- Calculer le nombre de gouttes et l'écrire sur la feuille de plan de travail *afin de faciliter la vérification du débit*.

3. ENSEIGNEMENT

- Vérifier auprès de la personne si elle se souvient bien des informations données après qu'on lui a installé la perfusion intraveineuse *afin de lui rappeler les points importants ou de corriger sa compréhension, pour favoriser l'efficacité de la perfusion intraveineuse*.

PRÉCAUTIONS ET INTERVENTIONS **après** la surveillance d'une perfusion intraveineuse

1. ÉVALUATION

- Évaluer si le débit de la perfusion est bien réglé, en vérifiant les facteurs qui l'influencent : position de l'avant-bras, position et perméabilité de la tubulure, hauteur du sac de soluté, possibilité d'infiltration et de fuite, etc. *afin d'apporter rapidement les correctifs nécessaires, selon la situation évaluée*.
- Rechercher la présence de signes et de symptômes annonçant une complication locale ou systémique *afin de prévoir une augmentation de la vigilance dans la surveillance et de pouvoir agir rapidement*.

Manifestations des complications locales

Infiltration	Phlébite	Infection
• Gonflement autour du site • Gonflement du membre • Froideur de la peau autour du site • Induration de la région autour du site • Absence de retour veineux	• Rougeur • Douleur • Chaleur • Gonflement • Tracé rouge le long de la veine	• Rougeur • Douleur • Chaleur • Gonflement • Œdème • Écoulement purulent

Source : AQESSS (2006).

Manifestations des complications systémiques		
Surcharge circulatoire	**Réaction à une grande vitesse d'administration**	**Allergie**
• Tachypnée • Dyspnée • Râles crépitants • Élévation de la pression artérielle	• Rougeur au visage • Céphalée • Pouls irrégulier • Baisse de la pression artérielle	• Prurit • Éruption cutanée: – érythème de type *rash* – papule d'urticaire • Dyspnée
Embolie gazeuse	**Embolie par bris de cathéter**	**Infection systémique**
• Cyanose • Dyspnée • Tachycardie • Baisse de la pression artérielle	• Inconfort au site d'injection • Baisse de la pression artérielle • Tachycardie • Cyanose	• Hyperthermie • Frissons • Tachycardie • Baisse de la pression artérielle • Tachypnée

Source: AQESSS (2006).

- Être à l'affût des risques de surcharge circulatoire, en particulier chez les enfants, les personnes âgées, les personnes présentant des problèmes cardiaques, rénaux, pulmonaires ou d'hypertension intracrânienne, *car ces populations ont plus de risques de présenter des complications*.

2. INTERVENTIONS

- Aviser le médecin ou la personne responsable, selon la situation, de tout écart important par rapport à la norme *afin que les correctifs nécessaires soient apportés*.
- Changer le sac de solution intraveineuse quand il ne reste que 50 à 100 mL de solution ou quand la personne doit s'absenter plusieurs heures (examen, rendez-vous à l'extérieur, etc.) *afin de préserver la perméabilité du cathéter, si une situation imprévue se présentait et que l'infirmière n'était pas disponible pour effectuer rapidement le changement de sac*.
- Vérifier le débit de la perfusion toutes les heures. Déterminer si une position adoptée par la personne diminue ou arrête la perfusion, avertir la personne de la position à conserver et vérifier l'écoulement de liquide dans la chambre compte-gouttes ou installer une attelle d'immobilisation *afin d'assurer un débit de perfusion régulier et le maintien de la perméabilité de la veine*.
- Lorsque le débit de la perfusion est difficile à contrôler, pour un faible ou un fort débit, installer une pompe volumétrique *afin d'assurer le maintien de la perméabilité de la veine grâce à une pression positive*.

3. ENSEIGNEMENT

- Rappeler à la personne les précautions à prendre avec la perfusion intraveineuse *afin d'éviter un retour veineux dans la tubulure, une irritation de la veine ou un blocage du cathéter intraveineux*.
  - Tenir la tige à perfusion mobile avec la main ne portant pas le cathéter, au cours des déplacements.
  - Toujours utiliser le bras ne portant pas le cathéter pour les activités exigeant de lever le bras: se peigner, se maquiller, se raser, etc.
  - Éviter les mouvements brusques du bras portant le cathéter.
  - Éviter de tirer sur la tubulure.
  - Éviter de laisser pendre la tubulure sous le site de ponction.
- Demander à la personne de prévenir dès l'apparition de problèmes liés au site de perfusion, à la tubulure, à la chambre compte-gouttes ou au sac de solution intraveineuse *afin de permettre une intervention rapide pour rétablir ou maintenir la perméabilité du cathéter intraveineux*.
  - Apparition de douleur, d'œdème ou de rougeur autour du point d'insertion
  - Sang dans la tubulure
  - Changement brusque de débit dans la chambre compte-gouttes
  - Arrêt de l'écoulement
  - Sac de solution intraveineuse vide ou presque vide

4. NOTES AU DOSSIER

- Écrire dans les notes d'évolution toutes les informations pertinentes concernant la perfusion en cours *afin de repérer les écarts par rapport à la norme et d'assurer la continuité des soins*.
  - Date et heure de la vérification
  - Type de solution en cours de perfusion
  - Débit de la perfusion
  - Aspect du site d'insertion du cathéter
  - Complications et interventions, s'il y a lieu
- Écrire le volume de solution intraveineuse administré pendant le quart de travail sur la feuille de bilan des ingesta et des excreta *afin de pouvoir établir le bilan liquidien de la personne*.

MISE EN SITUATION

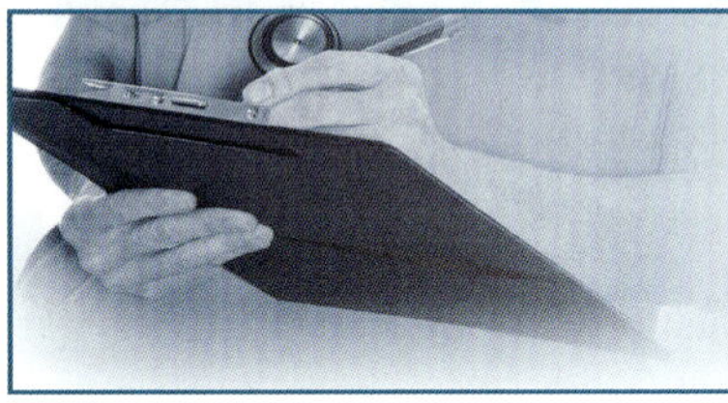

M. Bernard, âgé de 65 ans, a subi un pontage coronarien. Une perfusion intraveineuse a été installée en salle d'opération, dans le pli du coude du bras gauche. Au moment de votre tournée horaire, vous constatez que M. Bernard est agité et dyspnéique. Dans la dernière heure, il a évacué 25 mL d'urine.

Ordonnance médicale au dossier

- D 5 % – NaCl 0,45 % à 120 mL/h.
- Dosage urinaire horaire.
- Aviser si diurèse < 30 mL/h × 2 h consécutives.

PROCÉDURE 16-3-1

CALCULER ET RÉGLER LE DÉBIT D'UNE PERFUSION INTRAVEINEUSE

Sommaire de la procédure

1. Calcul du débit en millilitres par heure (mL/h)
2. Calcul du nombre de gouttes par minute (gouttes/min)
3. Calcul rapide du débit (gouttes/min)
4. Réglage du débit de la perfusion intraveineuse

Quels facteurs peuvent influencer le débit de la perfusion intraveineuse de M. Bernard ?

Étapes	Justifications	
1 Calcul du débit en millilitres par heure (mL/h)		
ALERTE! *Il est essentiel de connaître la formule pour calculer le débit et de pouvoir faire le calcul manuellement, par écrit.*	Il faut pouvoir faire le calcul dans les cas où il est impossible d'utiliser une calculatrice (oubli, défectuosité, non-disponibilité selon les circonstances, etc.).	
1.1 Vérifier le débit horaire (mL/h) écrit sur l'ordonnance médicale ou la FADM (exemple 1), ou le calculer manuellement, à l'aide d'une feuille et d'un stylo à bille, à partir des données fournies dans ce document (exemple 2). *Exemple 1 :* LR à 100 mL/h Le débit est simplement de 100 mL/h. *Exemple 2 :* D 5 % dans l'eau, 3 L / die 3000 mL ÷ 24 heures = 125 mL par heure Le débit est de 125 mL/h.	Connaître le débit horaire permet de calculer le nombre de gouttes à administrer par minute.	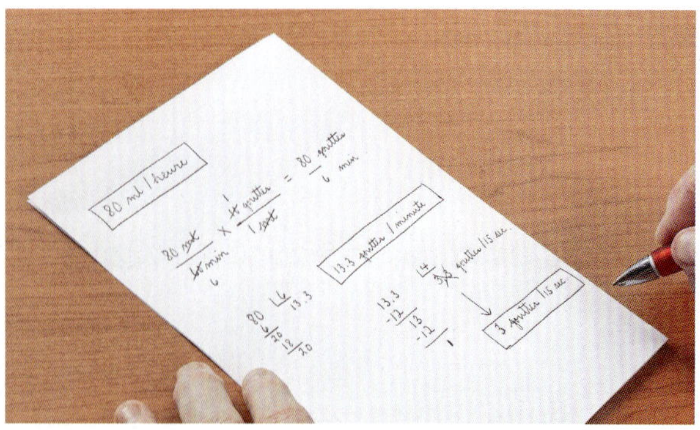

Étapes		Justifications
1.2	Vérifier le type de perfuseur qui doit être installé (à macrogouttes ou à microgouttes) à partir du débit horaire (mL/h).	Habituellement : • perfuseur à microgouttes pour débit horaire inférieur à 60 mL/h ; • perfuseur à macrogouttes pour débit supérieur à 60 mL/h.
1.3	Vérifier sur l'emballage du perfuseur le facteur d'écoulement, soit le nombre de gouttes par millilitre, indiqué par le fabricant.	Le facteur d'écoulement est essentiel pour le calcul du débit de la perfusion. Un perfuseur à *microgouttes* est calibré à 60 gouttes/mL. Un perfuseur à *macrogouttes* est calibré à 10, 15 ou 20 gouttes/mL, selon le fabricant.
1.4	Écrire le débit horaire (mL/h) sur l'étiquette à apposer sur le sac de solution intraveineuse.	On rend l'information du débit horaire accessible à tout le personnel.

2 Calcul du nombre de gouttes par minute (gouttes/min)

Remarque

Trois données sont essentielles pour calculer le débit d'une perfusion en nombre de gouttes par minute :

1	*Volume à administrer*	*mL*
2	*Durée de la perfusion*	*min*
3	*Facteur d'écoulement du perfuseur*	*gouttes/mL*

La formule pour déterminer le nombre de gouttes par minute est la suivante :

$$\frac{\text{Volume à administrer (mL)}}{\text{Durée de la perfusion (min)}} \times \frac{\text{Facteur d'écoulement du perfuseur (nombre de gouttes)}}{\text{1 mL}} = \text{Nombre de gouttes par minute (gouttes/min)}$$

2.1	À l'aide d'une feuille et d'un stylo à bille, calculer le débit à la minute à partir du calcul du débit horaire. *Exemple 1 :* $\frac{100\text{ mL}}{60\text{ min}} \times \frac{15\text{ gouttes}}{1\text{ mL}} = 25\text{ gouttes/min}$ *Exemple 2 :* $\frac{125\text{ mL}}{60\text{ min}} \times \frac{15\text{ gouttes}}{1\text{ mL}} = 31{,}25\text{ gouttes/min}$	
2.2	Arrondir le résultat du débit à la minute à l'unité la plus proche. *Exemple 1 :* 25 gouttes/min reste 25. *Exemple 2 :* 31,25 gouttes/min est arrondi à 31.	L'arrondissement se fait selon une règle mathématique : • si décimale < 5, garder l'unité ; • si décimale ≥ 5, arrondir à l'unité supérieure.

3 Calcul rapide du débit (gouttes/min)

3.1	Calculer le débit pour 15 secondes et arrondir le résultat à l'unité la plus proche. *Exemple 1 :* 25 gouttes/min ÷ 4 = 6,25 gouttes/15 s Le débit est de 6 gouttes/15 s.	Pour trouver le nombre de gouttes en 15 secondes, on divise par 4 le nombre de gouttes par minute.

Étapes		Justifications
	Exemple 2 : 31 gouttes/min ÷ 4 = 7,75 gouttes/15 s Le débit est de 8 gouttes/15 s.	

4 Réglage du débit de la perfusion intraveineuse

4.1	Rapprocher la montre avec trotteuse ou à affichage numérique de la chambre compte-gouttes, sans toucher à cette dernière.	Pour ne pas perdre de vue les gouttes qui tombent en surveillant la succession des secondes sur la montre, on doit pouvoir voir les deux en même temps.
4.2	Observer simultanément les gouttes qui tombent et la trotteuse de la montre qui se déplace ou le chiffre qui change sur la montre à affichage numérique.	On doit prendre le temps de s'habituer à observer deux mouvements différents, aux rythmes différents.
4.3	Repérer une goutte sortant de l'orifice de stillation et observer simultanément l'emplacement de la trotteuse de la montre ou le chiffre sur la montre à affichage numérique, qui devient le point de départ des 15 secondes.	L'objectif étant de calculer le nombre de gouttes, on prend comme point de départ des 15 secondes le moment où une goutte commence à tomber.
4.4	Calculer le nombre de gouttes en s'arrêtant au bout de 15 secondes après le chiffre retenu comme point de départ.	Un intervalle de 15 secondes permet de calculer et d'ajuster le débit plus rapidement qu'un intervalle de 1 minute.
4.5	Ajuster le presse-tube régulateur de débit pour obtenir le nombre de gouttes voulu en 15 secondes.	Un réglage inadéquat peut entraîner une hypovolémie ou une hypervolémie.

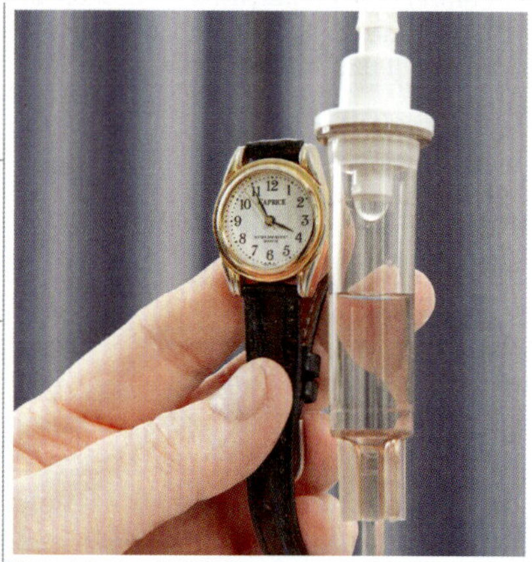

PROCÉDURE 16-3-2

EFFECTUER LA SURVEILLANCE HORAIRE D'UNE PERFUSION INTRAVEINEUSE

Sommaire de la procédure

1. Vérification de la solution de perfusion
2. Vérification du débit
3. Vérification de la perméabilité du cathéter intraveineux
4. Vérification du point d'insertion du cathéter

Étapes		Justifications

1 Vérification de la solution de perfusion

1.1	Vérifier si la ou les solutions en cours de perfusion sont bien celles qui sont inscrites sur l'ordonnance médicale ou la FADM.	On s'assure du respect de l'ordonnance.

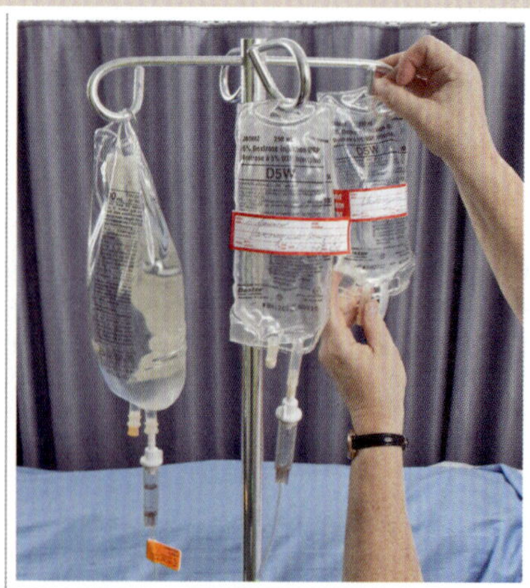

Étapes	Justifications

Situation particulière

Si la ou une des solutions n'est pas la bonne, on procède de la façon suivante :

a) Baisser le débit jusqu'au minimum.

b) Choisir et installer le sac de la solution prescrite, selon l'ordonnance médicale ou la FADM.

c) Calculer et régler le débit.

d) Remplir un rapport d'incident.

On n'arrête pas immédiatement et brusquement la perfusion, car cela pourrait entraîner un thrombus et une obstruction du cathéter intraveineux. Il faudrait alors retirer le cathéter et en installer un nouveau.

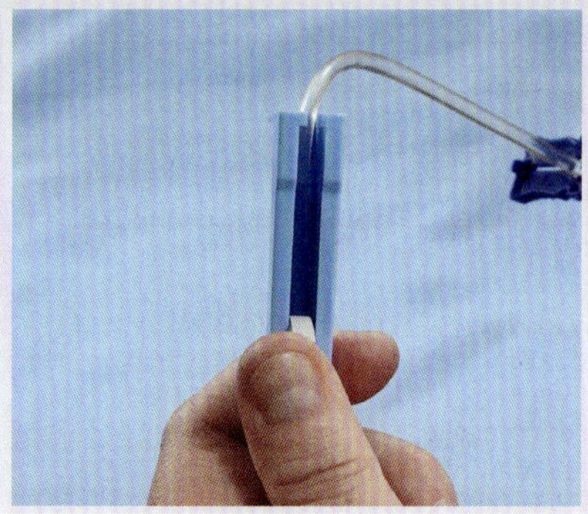

2 Vérification du débit

2.1 Au début du service, calculer le débit de la perfusion d'après l'ordonnance médicale ou la FADM et l'écrire sur la feuille de plan de travail.

Noter le débit évite d'avoir à le recalculer plusieurs fois.

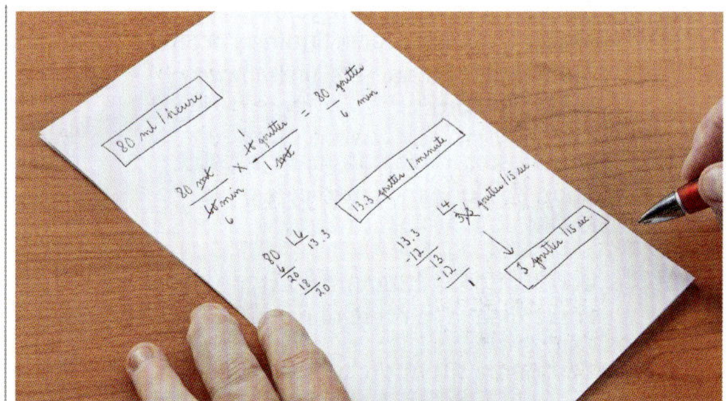

2.2 Au début du quart de travail et toutes les heures, compter le nombre de gouttes en 15 secondes dans la chambre compte-gouttes.

Selon l'état de la personne et si le débit est supérieur à 150 mL/h, faire une vérification plus fréquente. Il est également possible d'installer une pompe volumétrique.

En cas de fort débit, une vérification fréquente est primordiale pour prévenir une surcharge circulatoire.

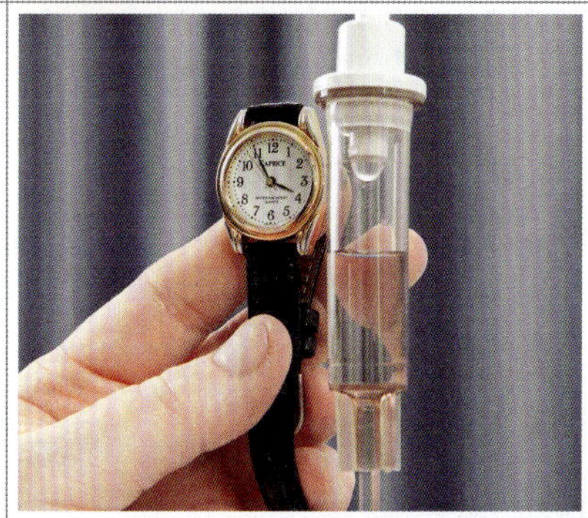

2.3 Comparer le niveau actuel de solution dans le sac (niveau réel) au niveau prévu sur la bande horaire collée sur le sac (niveau prévu).

Un débit trop lent peut causer une hypovolémie et un débit trop rapide, une hypervolémie dont les conséquences peuvent être graves pour la personne.

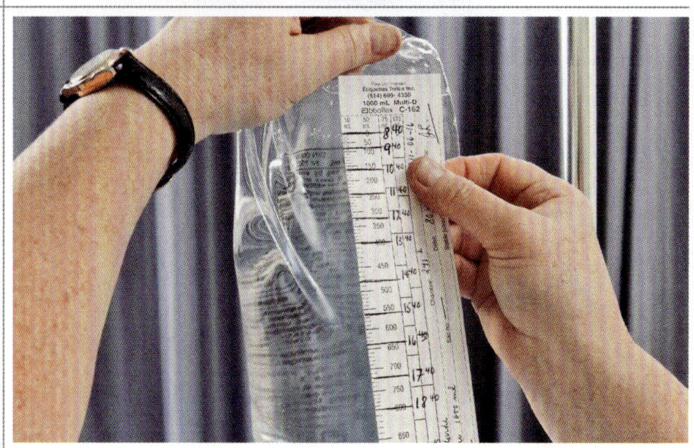

Astuce

Si le débit a été réglé pour tenir une veine ouverte (TVO), au moment de la vérification, on trace sur la bande horaire une ligne correspondant au niveau de liquide, et on écrit l'heure.

Grâce à la ligne tracée, on pourra évaluer rapidement la quantité de liquide qui s'écoule en une heure. Cela permet de déceler rapidement un débit trop rapide ou trop lent.

	Étapes	Justifications

3 Vérification de la perméabilité du cathéter intraveineux

	Étapes	Justifications
3.1	S'assurer que le sac de solution intraveineuse est placé à au moins 1 m au-dessus du point d'insertion du cathéter. Corriger la hauteur au besoin.	Une hauteur minimale est requise pour une perfusion par gravité.
3.2	Vérifier que la chambre compte-gouttes est remplie à moitié ou à la ligne de démarcation du fabricant. Corriger la situation au besoin (voir l'encadré 1, p. 784).	Un niveau insuffisant risque de permettre l'apparition de bulles d'air dans la tubulure. Un niveau trop élevé risque de nuire au décompte des gouttes à partir de l'orifice de stillation.
3.3	Ouvrir le presse-tube régulateur de débit et vérifier que le liquide s'écoule rapidement du sac vers la chambre compte-gouttes. Puis ajuster immédiatement le débit selon l'ordonnance médicale ou la FADM.	Un écoulement rapide confirme que la tubulure et le cathéter sont perméables. Un oubli d'ajustement du débit causerait une surcharge liquidienne chez la personne.
3.4	Vérifier que la tubulure n'est ni entortillée, ni pincée, ni pendante. Corriger la situation au besoin. Faire courir la tubulure sur le lit.	Les plis et les coudes nuisent à la perméabilité de la tubulure. Une tubulure pendante nuit à l'écoulement par gravité.
3.5	Abaisser le sac de solution intraveineuse sous le niveau du point d'insertion du cathéter ou pincer la tubulure près du cathéter puis relâcher, et observer le retour sanguin qui doit se produire dans la tubulure.	Lorsqu'on abaisse ainsi le sac de solution, le retour sanguin survient parce que la pression veineuse est supérieure à la pression dans la tubulure de la perfusion, celle-ci ne bénéficiant plus de la force de gravité. Le retour sanguin confirme que le cathéter est bien dans la veine et que celle-ci est perméable.
3.6	Vérifier qu'il ne se produit pas d'écoulement au point d'insertion du cathéter.	Le système de perfusion doit être étanche et rester stérile.

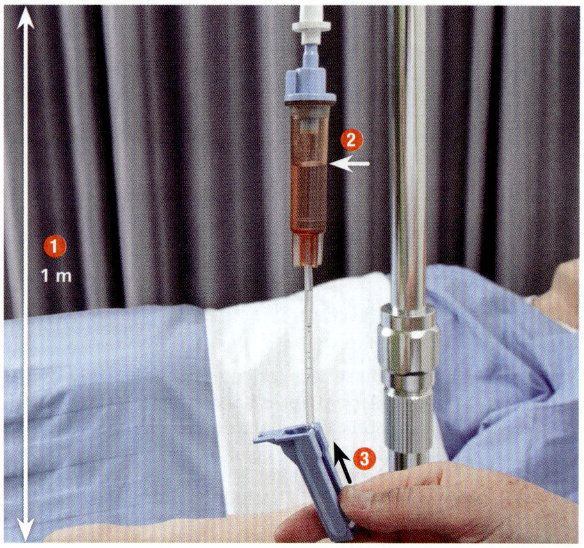

Situation particulière

Étapes	Justifications
En cas d'écoulement sous le pansement adhésif transparent, on vérifie le point d'insertion du cathéter ainsi que la jonction de la tubulure et du cathéter. *Corriger la situation puis vérifier le résultat.*	Si le cathéter et la tubulure ne sont pas bien fixés, le cathéter peut bouger et dilater le site d'insertion, mais aussi irriter l'intima de la veine. Les raccords sont des endroits susceptibles de se défaire.

4 Vérification du point d'insertion du cathéter

	Étapes	Justifications
4.1	Rechercher tout signe ou symptôme témoignant d'un problème d'infiltration, de phlébite ou de saignement, et intervenir de façon appropriée selon la situation (voir la section « Précautions et interventions après la surveillance d'une perfusion »).	L'anticipation ou la prise en charge précoce des problèmes préviennent les complications et tout ce qui pourrait nuire à l'équilibre hydrique.

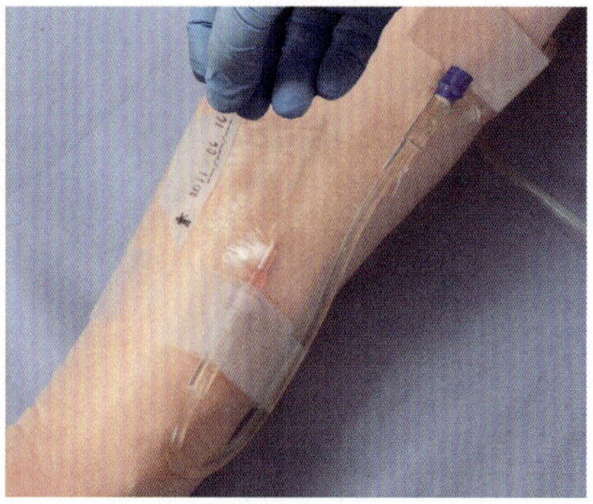

PROCÉDURE 16-3-3

CHANGER LA CHEMISE D'HÔPITAL D'UNE PERSONNE SOUS PERFUSION INTRAVEINEUSE

Sommaire de la procédure

1. Retrait de la manche de la chemise d'hôpital du côté opposé à celui du cathéter
2. Retrait de l'autre manche de la chemise d'hôpital
3. Enfilage de la nouvelle chemise d'hôpital sur le sac, la tubulure et le bras portant le cathéter
4. Enfilage du reste de la nouvelle chemise d'hôpital
5. Vérification du système de perfusion

Étapes		Justifications
1	**Retrait de la manche de la chemise d'hôpital du côté opposé à celui du cathéter**	
1.1	Défaire les cordons de la chemise d'hôpital et retirer **la manche du bras ne portant pas le cathéter**, tout en maintenant le thorax de la personne couvert.	Commencer par le bras sans cathéter **facilite les manipulations**.
1.2	Placer la nouvelle chemise d'hôpital par-dessus la chemise d'hôpital en place.	Le changement de chemise d'hôpital s'effectue avec discrétion et dans le respect de l'intimité de la personne.
2	**Retrait de l'autre manche de la chemise d'hôpital**	
2.1	Faire glisser la chemise d'hôpital en place sous la nouvelle chemise d'hôpital jusqu'à la tubulure de la perfusion, de façon à libérer le bras.	
2.2	Décrocher le sac de solution intraveineuse de la tige à perfusion et, **tout en le maintenant au-dessus du bras de la personne**, faire passer la manche de la chemise d'hôpital par-dessus pour la retirer complètement.	Le sac doit rester plus haut que le point d'insertion du cathéter pour **qu'il n'y ait pas de retour de sang dans la tubulure**.

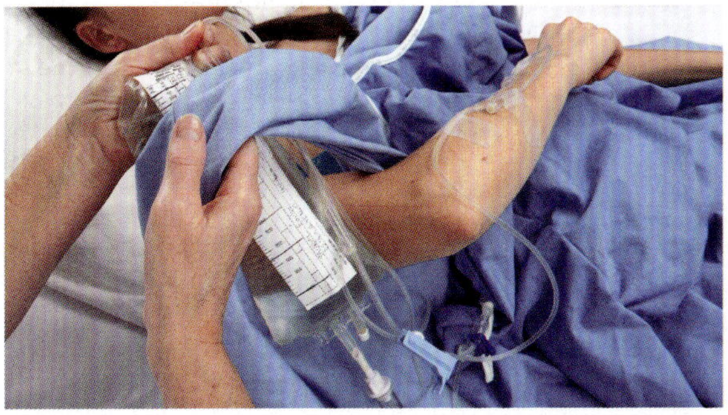

Astuce

On doit penser que la tubulure et le sac sont un prolongement du bras et de la main de la personne.

Imaginer que le sac et la tubulure sont un prolongement du membre de la personne permet de faire appel à la logique et facilite la mémorisation des gestes.

Étapes		Justifications
3	**Enfilage de la nouvelle chemise d'hôpital sur le sac, la tubulure et le bras portant le cathéter**	
3.1	Tenir le sac et la tubulure lâchement enroulés autour de la main, en laissant du jeu vers le cathéter.	L'enroulement du sac et de la tubulure facilite l'enfilage de la manche.

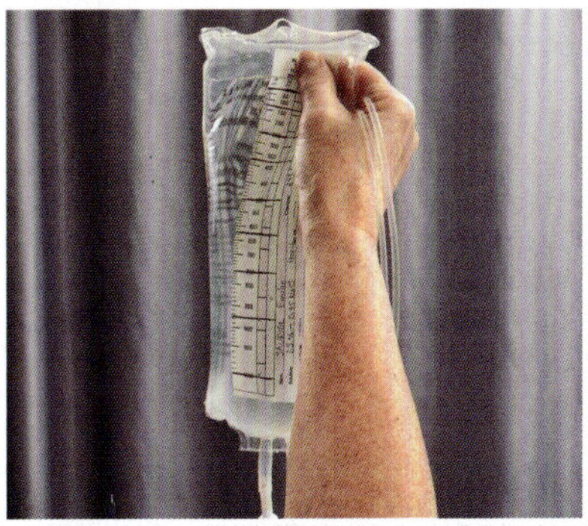

Étapes		Justifications	
3.2	Enfiler la manche de la nouvelle chemise d'hôpital sur le sac et la tubulure enroulés, puis sur le bras.		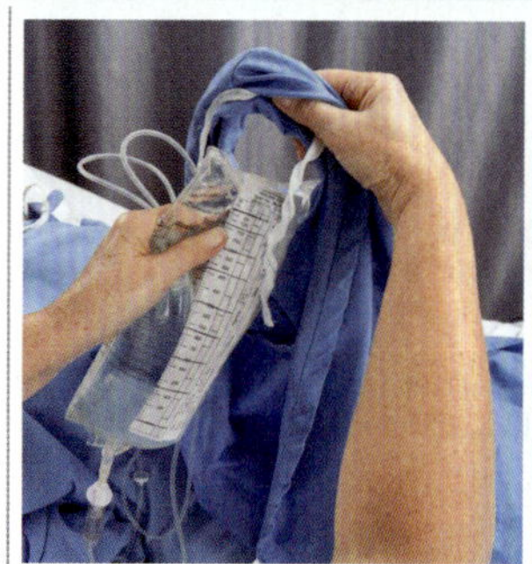 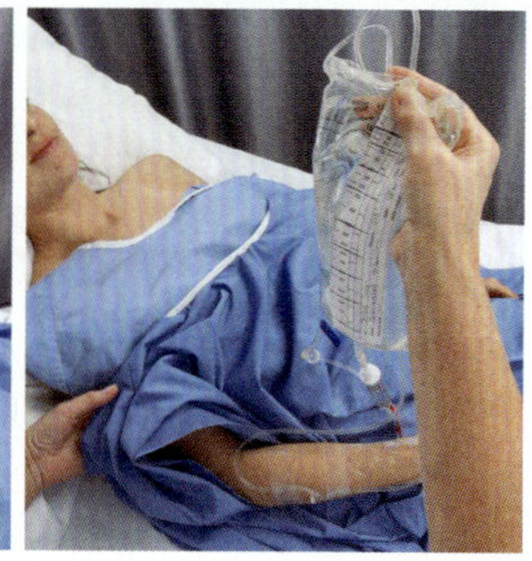
3.3	Raccrocher le sac à la tige à perfusion.		
4	**Enfilage du reste de la nouvelle chemise d'hôpital**		
4.1	Enfiler l'autre manche de la chemise d'hôpital sur l'autre bras, puis attacher les cordons.		
4.2	Retirer complètement l'ancienne chemise d'hôpital.		
5	**Vérification du système de perfusion**		
5.1	Vérifier la fixation de la tubulure et le débit de la perfusion.	Pendant les manipulations à travers les manches de la chemise d'hôpital, le presse-tube a pu être accroché ou la tubulure a pu être tirée au point d'insertion du cathéter ou à un autre point de sa fixation.	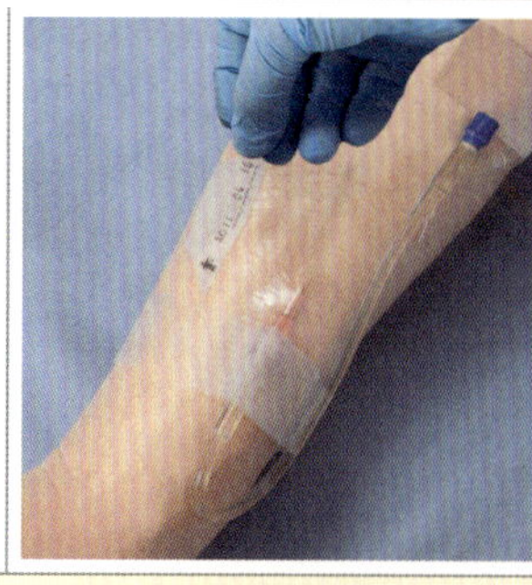 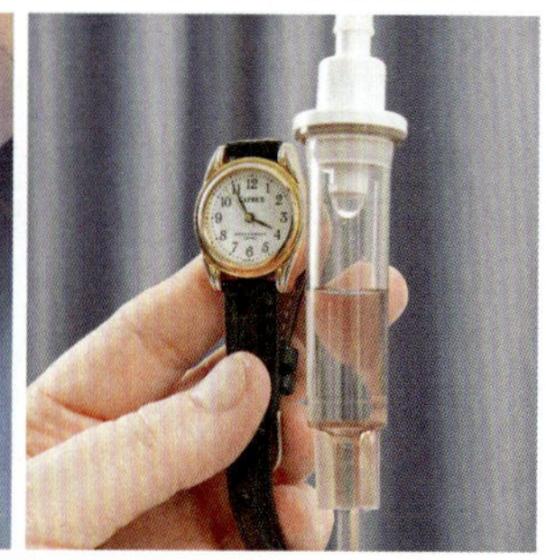

Ne pas oublier les précautions et les interventions s'appliquant après la surveillance d'une perfusion intraveineuse.

Ne pas oublier les étapes postexécutoires décrites dans la procédure 1-2.

! Quelles manifestations cliniques indiqueraient que M. Bernard est en surcharge liquidienne ?

RÉDACTION DES NOTES D'ÉVOLUTION

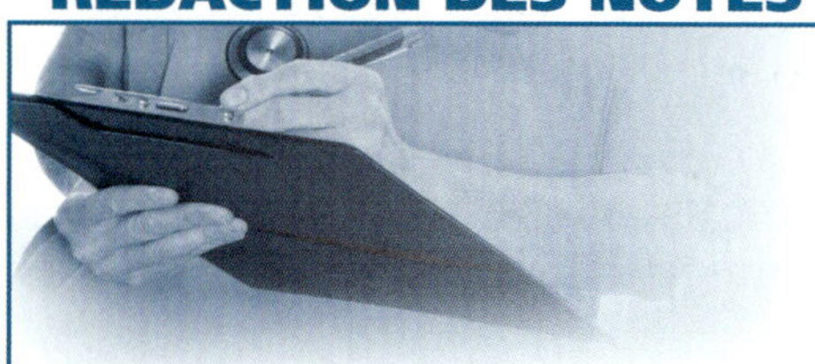

Dossier de M. Bernard

2012-01-18 **22:00** Agité et dyspnéique. A évacué 25 mL d'urine dans la dernière heure. Auscultation pulmonaire : crépitants bilatéraux à la base des poumons. R : 28/min irrégulière. PA : 168/96. P : 96 irr. T°B : 37,9 °C. S_pO_2 : 92 %. Peau moite et froide. Soluté ↓30 mL/h. Médecin avisé. Soluté au pli du coude : débit variable. __________

22:30 D 5 % - NaCl 0,45 % 1000 mL installé avant-bras droit à 30 mL/h ad nouvel ordre. __________ Hadja Zineb, étudiante inf.

MÉTHODE DE SOINS 16-4

45 ÉQUILIBRE HYDRIQUE, ÉLECTROLYTIQUE ET ACIDOBASIQUE

Changement du sac, de la tubulure et du pansement d'une perfusion intraveineuse

Cette méthode de soins explique les procédures à suivre pour changer uniquement le sac de solution d'une perfusion intraveineuse (page 814), changer le sac de solution et la tubulure (page 817), et changer le pansement au point d'insertion d'un cathéter intraveineux périphérique court (page 822).

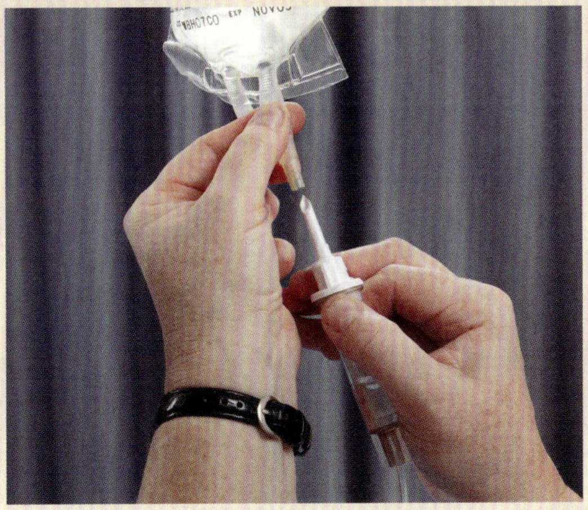

DÉFINITION

Méthode de soins consistant à changer, de façon stérile et fonctionnelle, le sac de solution intraveineuse, la tubulure et le pansement au point d'insertion d'un cathéter intraveineux périphérique court.

CONTEXTE D'EXÉCUTION

BUTS

- Maintenir l'administration d'une solution par perfusion intraveineuse, selon l'ordonnance médicale.
- Maintenir la perméabilité du cathéter intraveineux.
- Prévenir l'infection au point d'insertion du cathéter et l'introduction de microorganismes dans la circulation sanguine.
- Maintenir la stérilité du circuit intraveineux.
- Prévenir une phlébite.

MATÉRIEL ET ÉQUIPEMENT

ARTICLES ESSENTIELS

Sac de solution intraveineuse

- Feuille d'ordonnance médicale[3]
ou
Feuille d'administration des médicaments (FADM) (1)
- Sac de solution intraveineuse correspondant à l'ordonnance (2)
- Bande horaire improvisée ou pré-imprimée (3)
- Stylo à bille (4)

Tubulure de perfusion intraveineuse

- Dispositif de perfusion intraveineuse de base (à macrogouttes (5) ou à microgouttes (6))
Note*: Le dispositif de perfusion peut être également muni d'une valve antireflux ou d'une prise d'air.*
- Étiquette pour la tubulure (7)
- Serviette (8) ou piqué plastifié jetable (9)
- Gants propres (10)
- Compresses stériles de 5 × 5 cm (1 paquet de 2) (11)
- Ruban adhésif hypoallergénique (12)

Pansement au site d'insertion du cathéter

- Gants propres (10)
- Tampons de chlorhexidine à 2 % et d'alcool à 70 % (13)
ou
Tiges montées de chlorhexidine à 2 % et d'alcool à 70 % (14)
- Pellicule adhésive transparente (15)

3. Lorsque le médecin prescrit l'administration d'une perfusion intraveineuse ou un changement du type de solution ou de son débit, il l'inscrit sur la feuille d'ordonnance médicale. La vérification se fait alors avec cette feuille.
L'ordonnance médicale est ensuite envoyée au service de pharmacie qui inscrit ces informations sur la FADM, document que l'on consulte par la suite.
En cas de doute, on consulte toujours l'ordonnance médicale.

16-4

ARTICLES FACULTATIFS

Sac de solution intraveineuse	Tubulure de perfusion intraveineuse	Pansement au site d'insertion du cathéter
Selon le protocole de l'établissement : • Étiquette pour le sac de solution intraveineuse 16	***Si la pellicule adhésive transparente recouvre la jonction du cathéter et de la tubulure, on ajoute aux articles précédents :*** • Tampons de chlorhexidine à 2 % et d'alcool à 70 % 13 *ou* Tiges montées de chlorhexidine à 2 % et d'alcool à 70 % 14 • Pellicule adhésive transparente 15 ***Si la longueur de tubulure pour la perfusion intraveineuse est insuffisante :*** • Rallonge de tubulure 17	***S'il faut refaire la fixation de la tubulure :*** • Ruban adhésif hypoallergénique 12

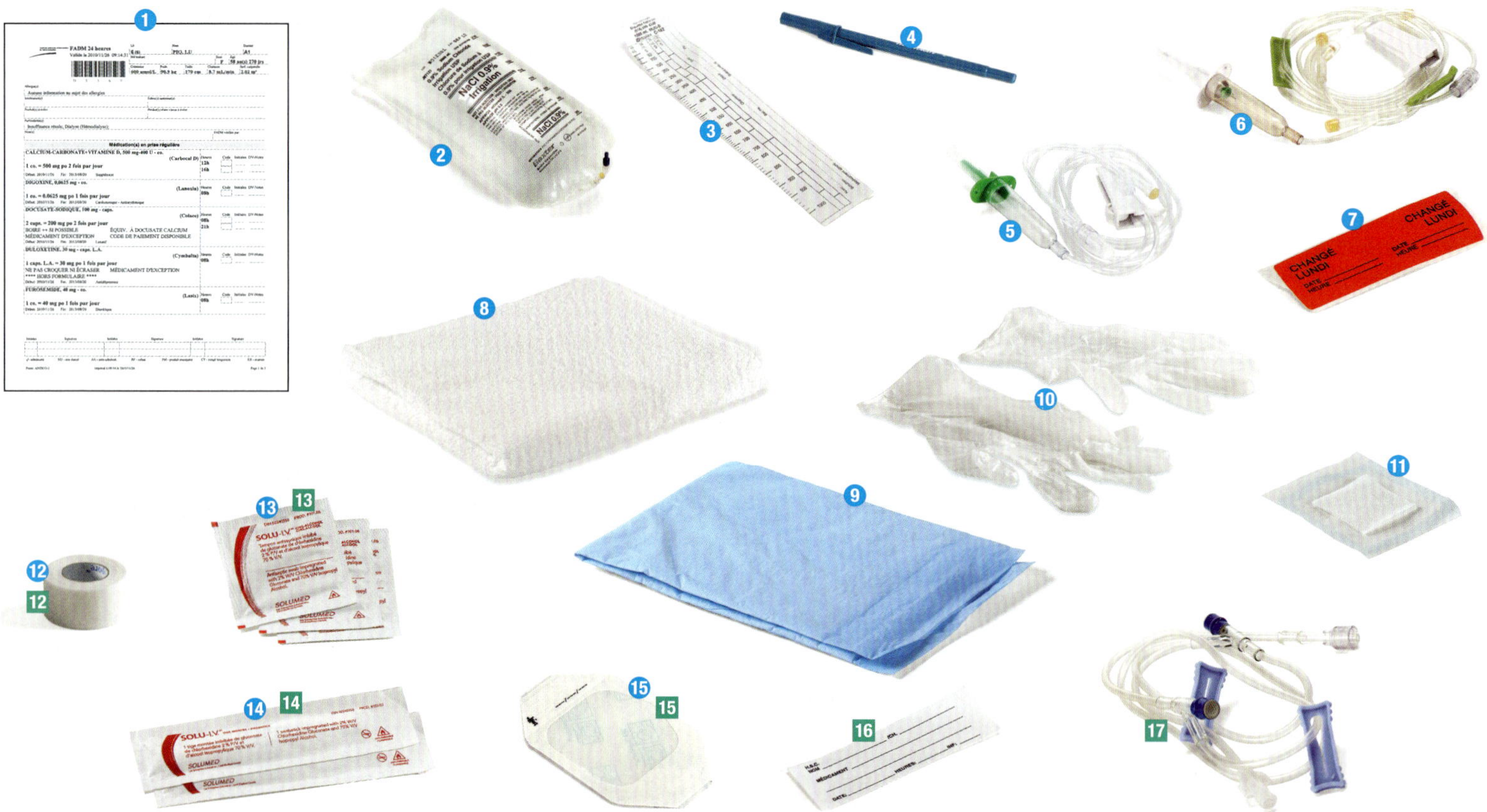

PRÉCAUTIONS ET INTERVENTIONS avant le changement du sac, de la tubulure ou du pansement d'une perfusion intraveineuse

1. ÉVALUATION

- Vérifier la perméabilité du cathéter intraveineux en s'assurant d'avoir un retour veineux franc *afin d'éviter une extravasation de la solution intraveineuse dans les tissus.*

  Plusieurs moyens existent pour vérifier le retour veineux :
  - Plier la tubulure près du site d'insertion du cathéter, la déplier et observer le retour veineux.
  - Abaisser le sac de solution intraveineuse sous le niveau du site d'insertion du cathéter et observer le retour veineux dans la tubulure.
  - Ouvrir complètement le presse-tube régulateur de débit et vérifier si la solution s'écoule rapidement puis la réajuster au débit prescrit.

- Observer le point d'insertion du cathéter et s'assurer qu'il est exempt de signes d'inflammation ou d'infiltration *afin d'éviter et de pouvoir prévenir une infection ou une phlébite*.
- Vérifier dans le plan thérapeutique infirmier (PTI) les directives infirmières éventuelles concernant un déficit ou un excès liquidien *afin d'appliquer les interventions correspondantes*.

2. INTERVENTIONS

- Vérifier la date du dernier changement de cathéter et de pansement dans le plan de soins et de traitements infirmiers (PSTI), dans les notes au dossier ou sur la pellicule adhésive transparente *afin de respecter les normes de prévention des infections relatives au changement de site d'une perfusion intraveineuse*.
- Avant le départ de la personne pour un examen ou un rendez-vous, vérifier la quantité de solution restant dans le sac *afin de changer le sac, au besoin, pour maintenir la perméabilité du cathéter*.

PRÉCAUTIONS ET INTERVENTIONS **après** le changement du sac, de la tubulure ou du pansement d'une perfusion intraveineuse

1. ÉVALUATION

- Continuer d'évaluer régulièrement l'apparence de la peau et des tissus autour du point d'insertion du cathéter, *car l'administration de la solution doit se faire dans une veine perméable et saine*.
- Vérifier fréquemment le point d'insertion du cathéter au cours de l'administration de médicaments irritants pour les veines *afin d'éviter une irritation chimique prédisposant à la phlébite et à la thrombophlébite*.

2. INTERVENTIONS

- Changer le sac de solution intraveineuse toutes les 24 heures *afin de réduire les risques d'infection*.
- Changer le dispositif de perfusion intraveineuse toutes les 72 heures (ou selon le protocole de l'établissement), en même temps que le cathéter intraveineux *afin de diminuer les risques d'inflammation et d'infection de la veine*.
- Changer le sac et la tubulure d'une perfusion intermittente toutes les 24 heures *afin de réduire les risques d'infection liés à l'ouverture fréquente du système de perfusion*.
- Vérifier régulièrement le pansement au point d'insertion du cathéter *afin de déceler rapidement la présence d'humidité indiquant une fuite de solution intraveineuse et donc une vulnérabilité du site à l'infiltration microbienne*.
- Vérifier la solidité de la fixation de la tubulure *afin d'éviter une traction au site d'insertion du cathéter, ce qui risquerait de déloger le cathéter ou d'irriter la veine*.

3. ENSEIGNEMENT

- Demander à la personne de prévenir dès qu'elle présente une rougeur, de la chaleur ou de l'enflure ou encore de la douleur au point d'insertion du cathéter *afin de permettre une intervention rapide en cas d'infiltration, d'inflammation ou de phlébite*.
- Expliquer à la personne qu'elle doit protéger le point d'insertion du cathéter lorsqu'elle enfile ou retire des vêtements, pour ne pas accrocher le cathéter intraveineux, *car malgré une fixation solide, le cathéter peut bouger à l'intérieur de la veine et donc léser la paroi veineuse*.
- Expliquer à la personne qu'elle ne doit pas immerger le point d'insertion du cathéter intraveineux au moment des soins d'hygiène (douche, bain) et qu'elle peut le recouvrir au besoin d'un pansement occlusif *afin d'éviter toute infiltration de microorganismes à cet endroit*.

4. NOTES AU DOSSIER

- Écrire dans le dossier toutes les informations concernant le changement de sac de solution intraveineuse, de tubulure et de pansement *afin de permettre la continuité des soins*.
  - Date et heure du changement de sac, de tubulure ou de pansement
  - Type de cathéter en place
  - Site de perfusion : perméabilité, intégrité du site d'insertion du cathéter et tissus environnants
  - Présence d'un retour veineux
  - Réactions et collaboration de la personne
- Écrire sur la feuille d'administration des médicaments (FADM) la date et l'heure de l'installation d'un nouveau sac de solution *afin d'assurer la continuité des soins*.
- Écrire dans le PSTI la date et l'heure d'un changement de cathéter et de pansement *afin de permettre la continuité des soins*.

MISE EN SITUATION

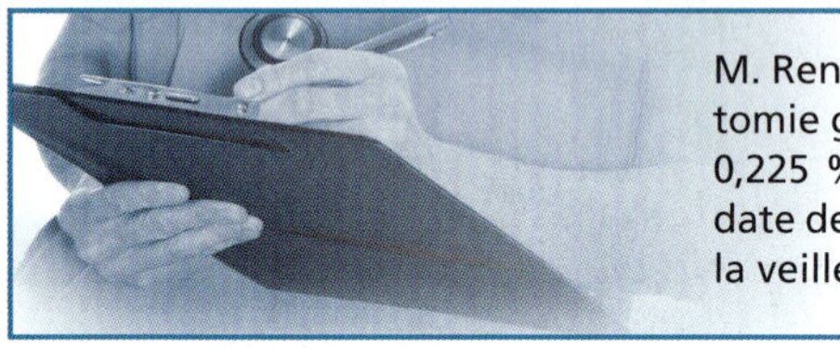

M. Renaud, âgé de 72 ans, a été opéré pour une néphrectomie gauche. Il a une perfusion en cours de D 5 % - NaCl 0,225 % à 125 mL/h. Le dernier changement de tubulure date de trois jours et le cathéter intraveineux a été changé la veille, à cause d'une infiltration.

Ordonnance médicale au dossier

Aucune ordonnance médicale requise.

PROCÉDURE 16-4-1

CHANGER LE SAC DE SOLUTION INTRAVEINEUSE

Sommaire de la procédure

1 Préparation du nouveau sac de solution intraveineuse
2 Retrait du sac en place
3 Raccordement du nouveau sac
4 Réglage du débit de la perfusion

Que devez-vous vérifier avant de changer le sac de solution intraveineuse et la tubulure de la perfusion intraveineuse de M. Renaud ?

Étapes	Justifications

Ne pas oublier les étapes préalables décrites dans la procédure 1-1.
Ne pas oublier les précautions et les interventions s'appliquant avant le changement du sac, de la tubulure ou du pansement d'une perfusion intraveineuse.

1 Préparation du nouveau sac de solution intraveineuse

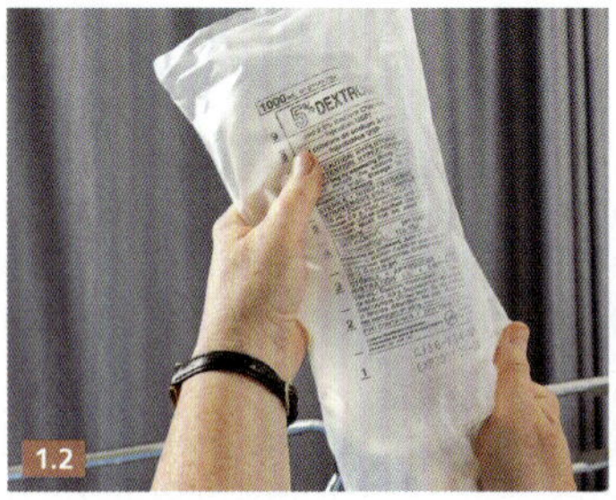
1.2

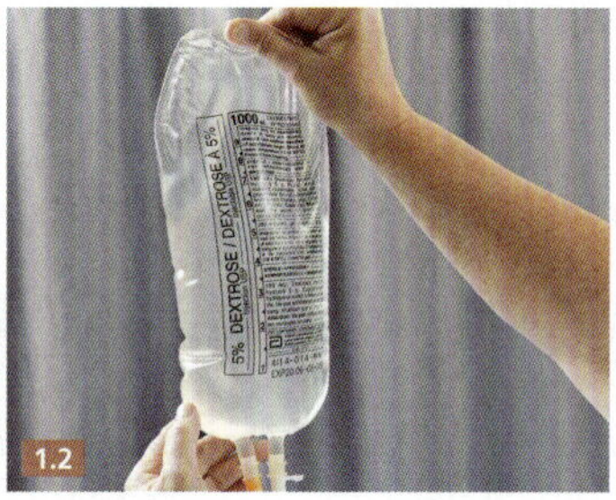
1.2

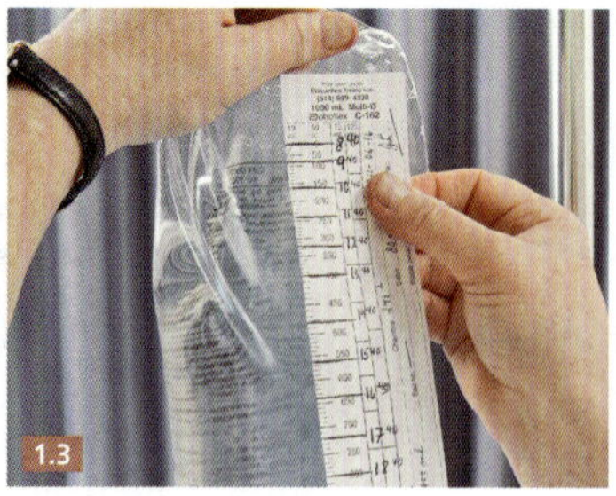
1.3

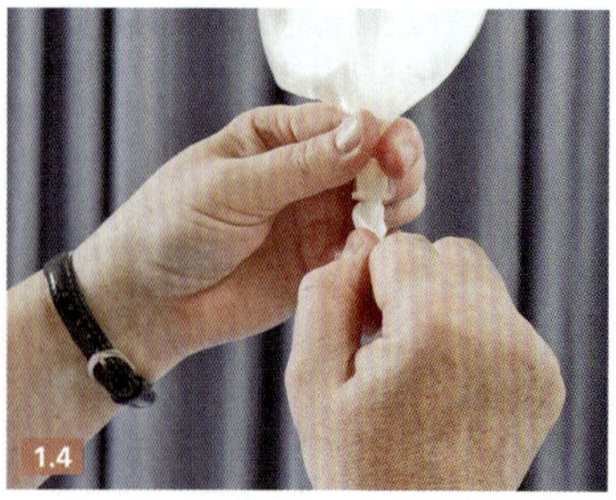
1.4

1.1 Rassembler le matériel et le déposer sur la table de travail propre.

1.2 Faire les vérifications nécessaires concernant le sac de solution intraveineuse : type de solution (vérification avec la FADM), volume, date de péremption, étanchéité, limpidité de la solution. Ouvrir l'emballage extérieur du sac. (Voir l'étape 1 de la procédure 16-1-1, p. 770, pour plus de détails.)

1.3 Remplir et apposer l'étiquette pour le sac avec la date et l'heure d'ouverture. De même, préparer (selon le débit prescrit) la bande horaire et l'apposer sur le sac à solution.

Étapes		Justifications	
1.4	Suspendre le sac à un crochet libre de la tige à perfusion et en déplier le site de perforation. S'il n'y a pas de deuxième crochet, enlever le sac en place, accrocher le nouveau sac puis remettre l'autre.		
1.5	Tenir fermement le site de perforation du nouveau sac près de sa base et enlever son bouchon protecteur.		

2 Retrait du sac en place

2.1	Fermer le presse-tube régulateur de débit.	La fermeture du presse-tube évite que la chambre compte-gouttes ne se vide par gravité, ce qui provoquerait l'entrée d'air dans la chambre compte-gouttes et la tubulure.	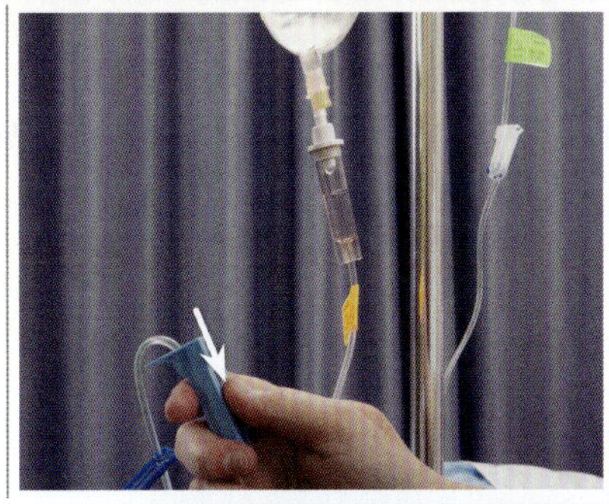

Remarque

Pour éviter d'avoir à régler le débit après le changement de sac, on peut fermer le presse-tube à coulisse ou encore coincer la tubulure dans l'encoche du presse-tube régulateur de débit.

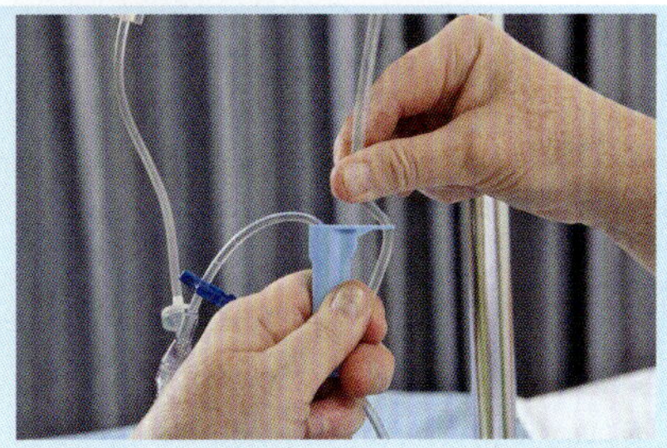

2.2	Décrocher l'ancien sac de la tige à perfusion.		
2.3	Avec la main non dominante, saisir l'ancien sac par son site de perforation et le laisser se replier vers le bas.		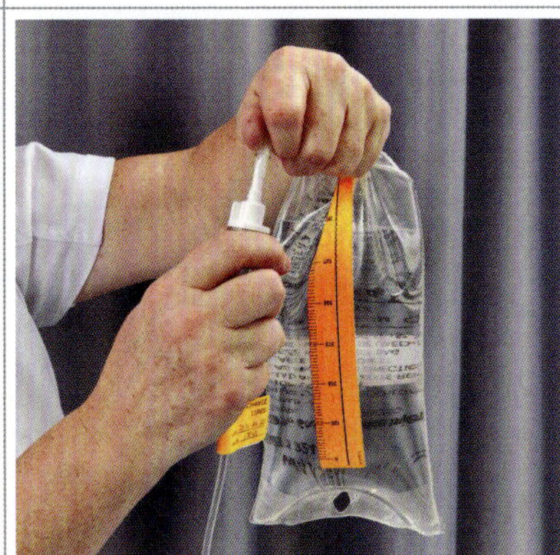
2.4	Maintenir la **chambre compte-gouttes en position verticale**, et ce, depuis le retrait du sac en place jusqu'à la perforation du nouveau sac.	Le maintien en position verticale assure la présence de liquide du côté de la chambre compte-gouttes relié à la tubulure et, au moment du changement de sac, **prévient l'apparition de bulles d'air dans la tubulure, à proximité de la chambre compte-gouttes**.	
2.5	Avec la main dominante, saisir la fiche perforante sous l'épaulement et la tirer pour l'enlever.	La prise sous l'épaulement stabilise la main et facilite le retrait de la fiche perforante. La fiche perforante doit rester stérile.	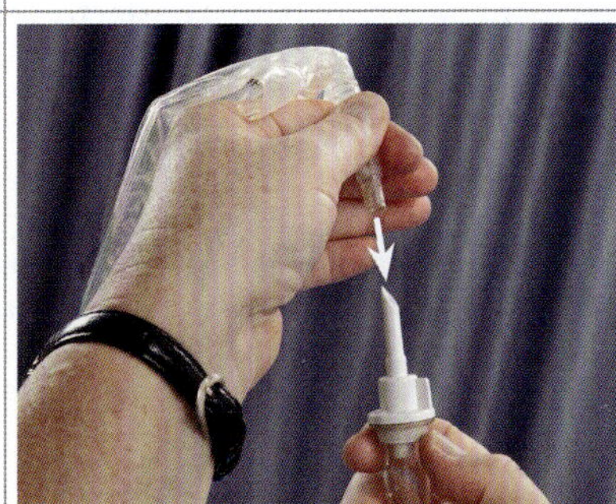

Étapes		Justifications	
2.6	D'une main, maintenir la fiche perforante pointée vers le haut, et de l'autre, poser l'ancien sac en l'appuyant contre une surface verticale, son site de perforation vers le haut.	La partie perforée du sac est maintenue vers le haut pour qu'il n'y ait pas de déversement de solution.	
3	**Raccordement du nouveau sac**		
3.1	Utiliser la technique ISAP (isoler, stabiliser, aligner, perforer; voir l'étape 3 de la procédure 16-1-1, p. 773) pour insérer la fiche perforante dans le site de perforation du nouveau sac.	L'insertion de la fiche perforante doit se faire de façon stérile, pour que la nouvelle solution de perfusion ne se contamine pas.	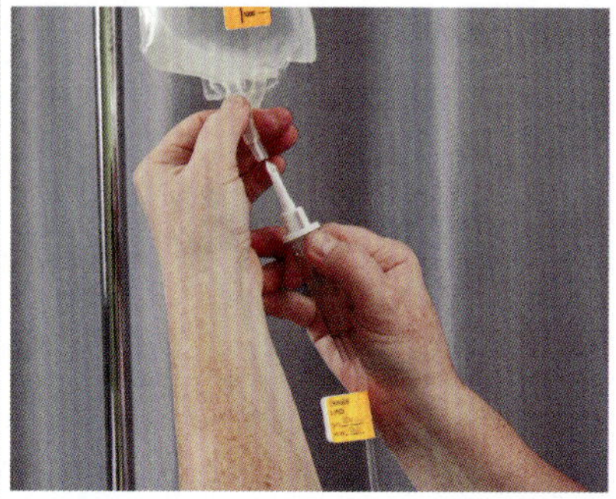
3.2	Observer l'apparition de bulles d'air dans le sac au moment de la perforation.	L'apparition de bulles d'air confirme la perforation de la membrane et, par le fait même, l'écoulement de solution dans le dispositif.	
4	**Réglage du débit de la perfusion**		
4.1	Ouvrir le presse-tube régulateur de débit, ouvrir le presse-tube à coulisse ou décoincer la tubulure de son encoche.	On rétablit la circulation dans la tubulure.	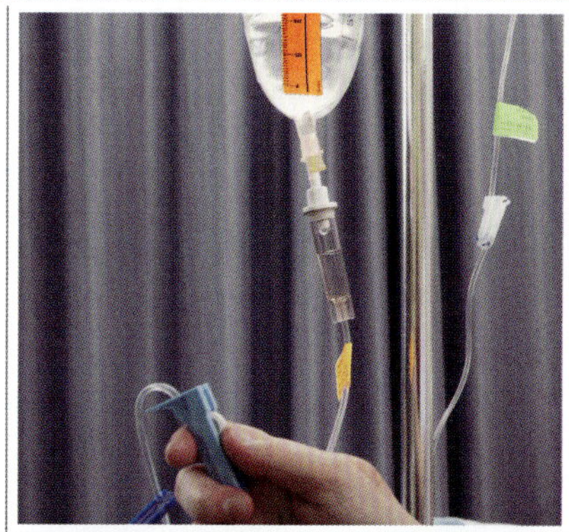
4.2	Régler ou vérifier le débit de la perfusion selon l'ordonnance médicale ou la FADM.	Si l'on a fermé le presse-tube régulateur de débit, on doit réajuster le débit de la perfusion pour qu'il corresponde au débit prescrit.	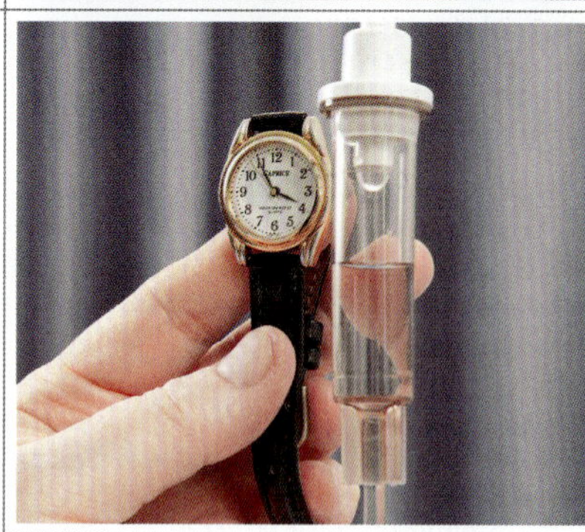
4.3	Jeter l'ancien sac de solution en respectant les normes de l'établissement.		

Ne pas oublier les précautions et les interventions s'appliquant après le changement du sac, d'une tubulure ou du pansement d'une perfusion intraveineuse.

Ne pas oublier les étapes postexécutoires décrites dans la procédure 1-2.

PROCÉDURE 16-4-2

CHANGER LE SAC DE SOLUTION INTRAVEINEUSE ET LA TUBULURE

Sommaire de la procédure

1. Préparation du matériel
2. Étapes préalables au changement de la tubulure
3. Retrait de la tubulure en place et raccordement de la nouvelle tubulure
4. Remise en marche de la perfusion intraveineuse
5. Fixation de la tubulure
6. Réglage du débit de la perfusion
7. Étiquetage de la tubulure

Étapes		Justifications	
Ne pas oublier les étapes préalables décrites dans la procédure 1-1. **Ne pas oublier les précautions et les interventions s'appliquant avant le changement du sac, de la tubulure ou du pansement d'une perfusion intraveineuse.**			
1	**Préparation du matériel**		
1.1	Vérifier le site de perfusion : perméabilité, intégrité du site d'insertion du cathéter et des tissus environnants.	On s'assure de l'intégrité de la veine avant de changer le sac et la tubulure.	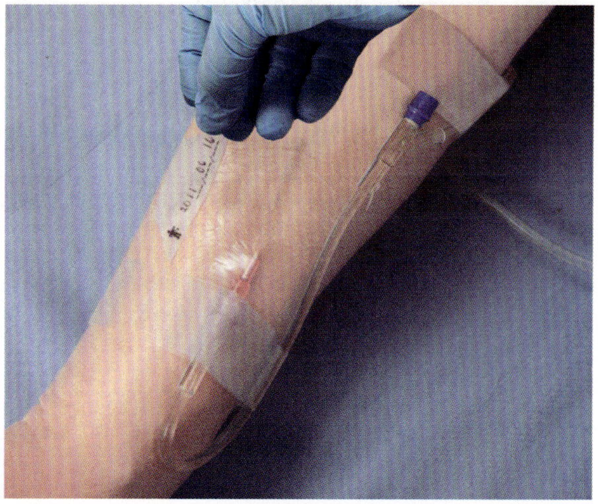
1.2	Préparer un dispositif de perfusion intraveineuse, avec le perfuseur qui convient, en suivant la procédure 16-1-1 ou 16-1-2 (p. 770 ou 779).		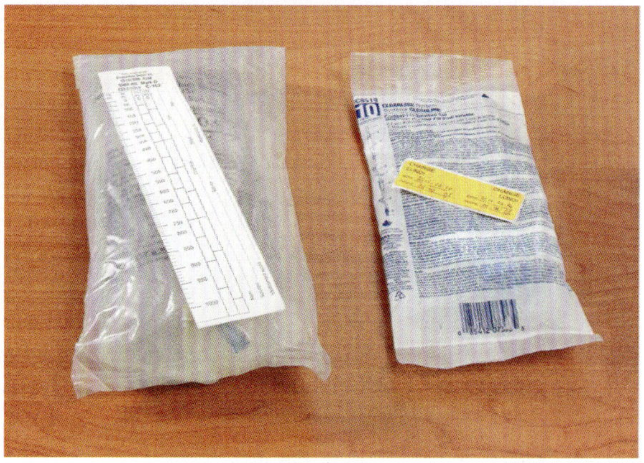
1.3	Avec le dispositif de perfusion préparé, rassembler les autres articles nécessaires au changement de sac et de tubulure, et les placer par ordre d'utilisation sur la table de travail.		
1.4	Placer le piqué plastifié jetable sous le site d'insertion du cathéter.	Il peut se produire un écoulement sanguin entre le retrait de la tubulure en place et l'installation de la nouvelle tubulure.	

Étapes		Justifications	
1.5	Approcher la table de travail et préparer le matériel au chevet de la personne : a) Ouvrir l'emballage des compresses et laisser celles-ci à l'intérieur. b) Couper et coller à proximité quatre morceaux de ruban adhésif. c) Placer l'ancienne tubulure sur le lit, entre le bras et le corps de la personne, de façon à ce qu'elle n'exerce pas de tension sur le site d'insertion du cathéter. d) Placer la nouvelle tubulure à proximité du site d'insertion du cathéter.		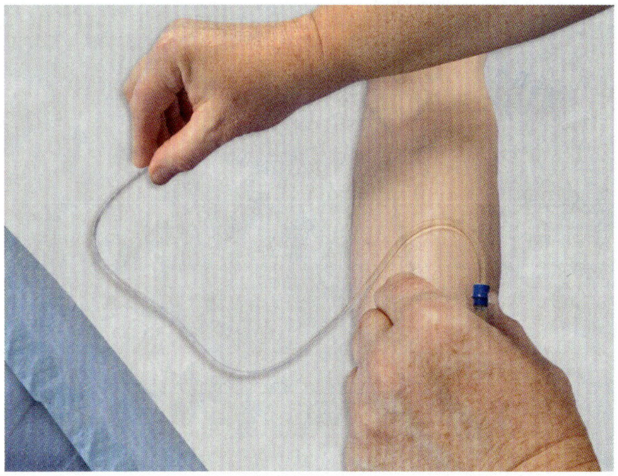
1.6	Rapprocher le presse-tube régulateur de débit de chaque tubulure près du cathéter ou du bouchon protecteur selon le cas.	La proximité du presse-tube facilite l'arrêt ou l'ajustement de l'écoulement de la perfusion puisqu'il est à portée de main.	

2 Étapes préalables au changement de la tubulure

2.1	Évaluer la quantité de solution restant dans le sac de solution intraveineuse en place et la noter.	À partir de la quantité restante, on pourra calculer le volume administré et l'indiquer sur la feuille de bilan des ingesta et des excreta.	
2.2	En tenant bien la tubulure en place, retirer délicatement, un à un, les morceaux de ruban adhésif qui la fixent au bras de la personne, **sauf le ruban collé** sur le raccord mâle, **près du cathéter**.	Il faut bien tenir la tubulure, car le retrait des rubans adhésifs provoque indirectement des mouvements au niveau du cathéter, lequel peut se déloger ou irriter la veine. Le dernier ruban adhésif **empêche la tubulure d'exercer une tension sur le cathéter**, ce qui provoquerait son retrait accidentel.	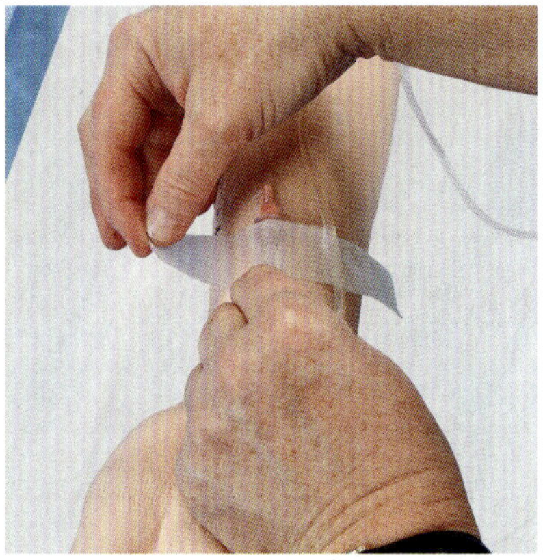
2.3	Demander à la personne d'éviter de bouger jusqu'à la mise en place de la nouvelle tubulure.	Le cathéter étant fixé partiellement, le mouvement risquerait de le déloger, ce qui provoquerait un écoulement sanguin qu'on n'est pas prêt à contrôler.	
2.4	Mettre des gants propres.	À partir de cette étape, les mains peuvent être en contact avec du sang.	
2.5	**Décoincer**, sans le retirer, **le capuchon protecteur** recouvrant l'extrémité de la nouvelle tubulure. a) En tenant bien la tubulure, retirer délicatement le dernier morceau de ruban adhésif collé sur l'extrémité du raccord mâle de la tubulure.	Le capuchon **doit pouvoir s'enlever facilement** au moment du raccordement de la tubulure au cathéter.	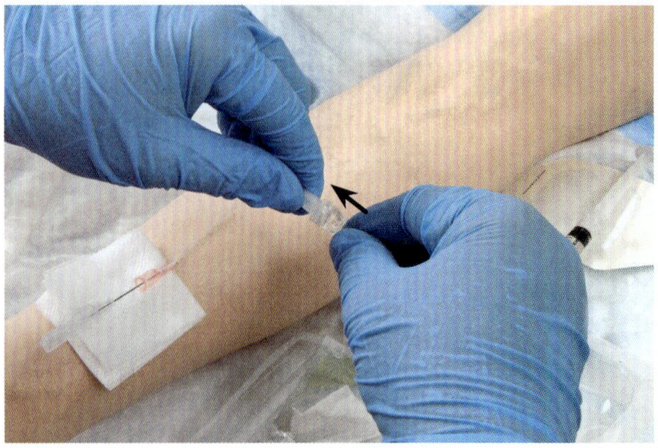

Étapes		Justifications	
2.6	Décoincer la tubulure du cathéter en place : a) **Tenir solidement l'embase du cathéter** avec la main non dominante. b) Avec la main dominante, dévisser le collet (*luer*) et **tourner l'embout de la tubulure d'un côté et de l'autre**.	Le cathéter **ne doit pas bouger** lorsqu'on décoince la tubulure. Le mouvement de va-et-vient aide à **décoller le raccord mâle de l'embase du cathéter**.	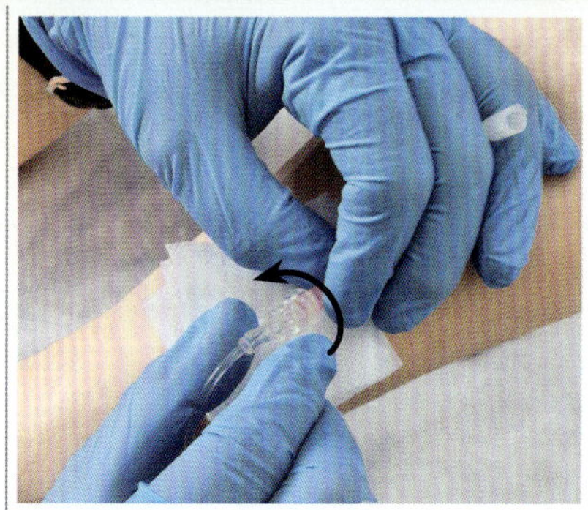

Remarque

Si la pellicule adhésive transparente recouvre la jonction de la tubulure et du cathéter, on doit la décoller au niveau de la jonction, pour la changer par la suite en suivant la procédure 16-4-3 (p. 822).

2.7	Avec la main non dominante, soulever légèrement l'embase du cathéter, et avec l'autre main, glisser les petites compresses dessous, partie pliure en premier.	Les compresses absorberont le sang qui pourra s'écouler au moment du retrait de la tubulure. Glisser d'abord la partie pliure facilite l'insertion.	
2.8	Fermer le presse-tube régulateur de débit avec la main dominante.	On arrête l'écoulement de solution juste le temps d'enlever l'ancienne tubulure et de raccorder la nouvelle, afin d'éviter que le sang ne coagule à l'intérieur du cathéter.	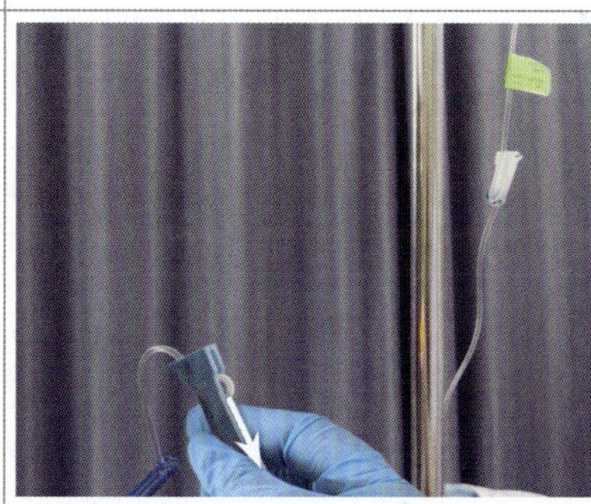

3 Retrait de la tubulure en place et raccordement de la nouvelle tubulure

Remarque

Les mouvements suivants sont identiques à ceux qui ont été décrits dans la procédure 16-2-1 (p. 796), à l'étape 6 de la procédure, pour le raccordement de la tubulure au cathéter intraveineux.

La prise de conscience de l'utilisation de gestes déjà appris facilite le transfert d'habiletés et favorise l'automatisation des mouvements.

3.1 Préparer la nouvelle tubulure pour le raccordement au cathéter intraveineux.

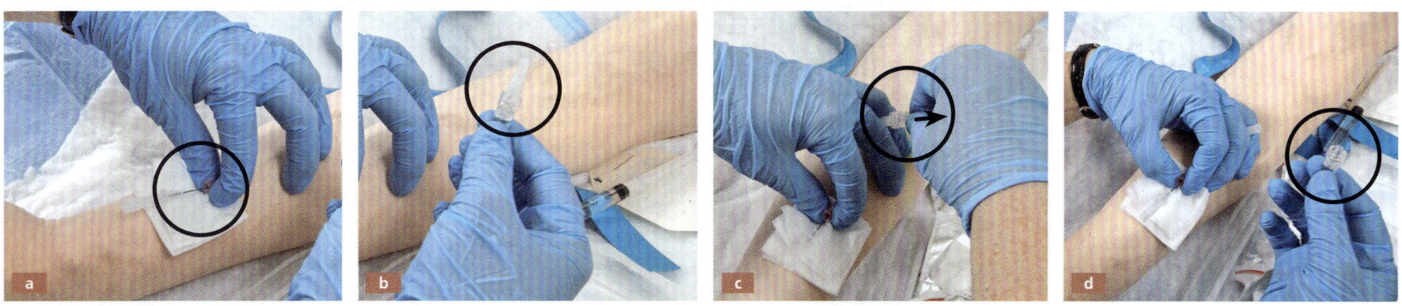

a) Tenir l'embase du cathéter avec la main non dominante, entre le pouce et l'index, de façon perpendiculaire, et ce, jusqu'à ce que la nouvelle tubulure soit raccordée et fixée.

b) Saisir le raccord de la tubulure avec la main dominante, entre le pouce et l'index, sans toucher à son capuchon.

c) Glisser le capuchon protecteur entre le majeur et l'annulaire de la main non dominante, et le coincer entre ces doigts.

d) Tirer le raccord mâle pour le sortir de son capuchon protecteur, puis le tenir pointé vers le haut jusqu'à son insertion dans le cathéter.

Remarque : *Pointé vers le haut et bien en vue, le raccord mâle de la tubulure demeure stérile.*

	Étapes	Justifications

3.2 Retirer l'ancienne tubulure et raccorder la nouvelle tubulure au cathéter intraveineux

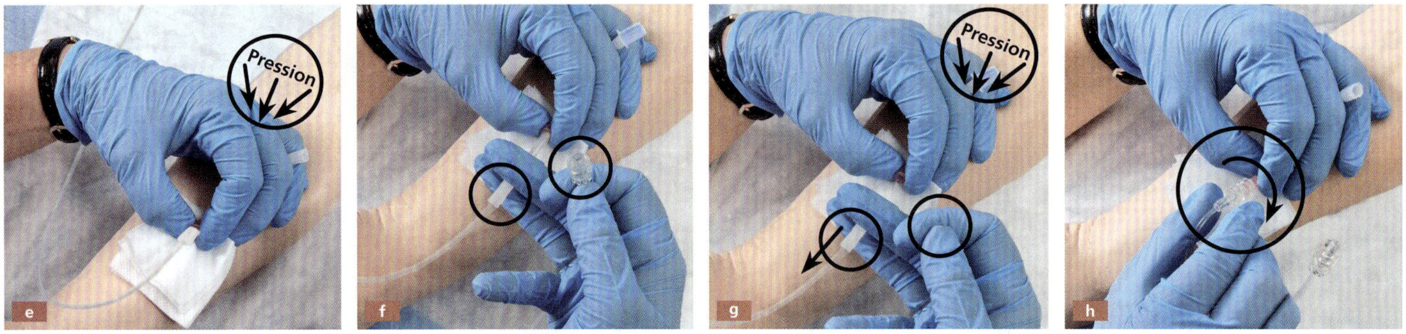

e) Avec le côté de la main non dominante (tenant toujours l'embase du cathéter), exercer une pression sur le bras de la personne, en amont du cathéter, jusqu'au raccordement de la nouvelle tubulure.

***Remarque**: La pression exercée sur le bras, en amont du cathéter, empêche l'écoulement de sang pendant le raccordement.*

f) Tout en gardant le raccord mâle de la nouvelle tubulure pointé vers le haut, approcher la main dominante de manière à glisser le majeur et l'annulaire au-dessus et au-dessous du raccord de la tubulure en place, et à coincer celui-ci entre ces doigts.

g) Tout en maintenant la pression sur le bras avec la main non dominante, retirer l'ancienne tubulure et la laisser tomber près du bras de la personne. Toujours garder l'extrémité dénudée de la nouvelle tubulure pointée vers le haut.

h) Insérer immédiatement l'embout de la nouvelle tubulure à l'intérieur de l'embase du cathéter, et visser le collet (luer). Puis relâcher la pression exercée sur le bras par la main non dominante.

i) Insérer l'embout de l'ancienne tubulure dans le capuchon protecteur maintenu entre les doigts de la main non dominante et déposer l'ancienne tubulure.

4 Remise en marche de la perfusion intraveineuse

4.1	Placer la tubulure dans le prolongement du cathéter de façon à ce qu'il n'y ait aucune tension sur le cathéter.	Une tension sur le cathéter pourrait provoquer une lésion de la veine par irritation mécanique.	
4.2	Tenir le dispositif de perfusion ou d'injection intermittente par son raccord rigide, sans toucher au point de jonction.	Le dispositif de perfusion ou d'injection intermittente n'étant pas fixé, on doit le maintenir pour empêcher le retrait du cathéter.	
4.3	Avec la main dominante, ouvrir lentement le presse-tube régulateur de débit et observer l'écoulement qui doit être continue, dans la chambre compte-gouttes.	L'amorçage de la perfusion évite la stagnation de sang à l'intérieur du cathéter et prévient un blocage. Un écoulement continu dans la chambre compte-gouttes témoigne de la perméabilité de la veine.	
4.4	Observer le site d'insertion du cathéter, particulièrement au-dessus de l'extrémité du cathéter, et vérifier qu'il n'y ait pas de gonflement.	L'absence de gonflement dans la zone du site d'insertion du cathéter prouve que le cathéter est bien dans la veine et peut absorber le débit administré.	
4.5	Ouvrir un peu plus le presse-tube et vérifier à nouveau le site. En l'absence de gonflement, ajuster approximativement le débit de la tubulure de la perfusion.	La fixation du cathéter et de la tubulure pourra modifier le débit.	
4.6	Continuer de stabiliser le raccord et retirer les compresses. En présence de sang, nettoyer le site avec les compresses, sans toucher le point d'insertion du cathéter. Poser les compresses souillées sur leur emballage.		

Étapes	Justifications

5 Fixation de la tubulure

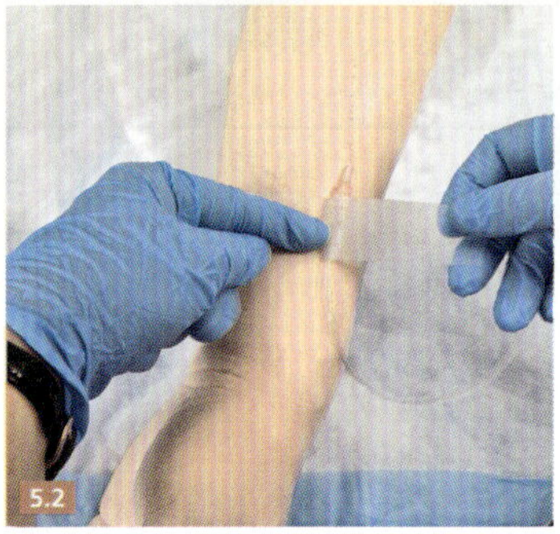
5.2
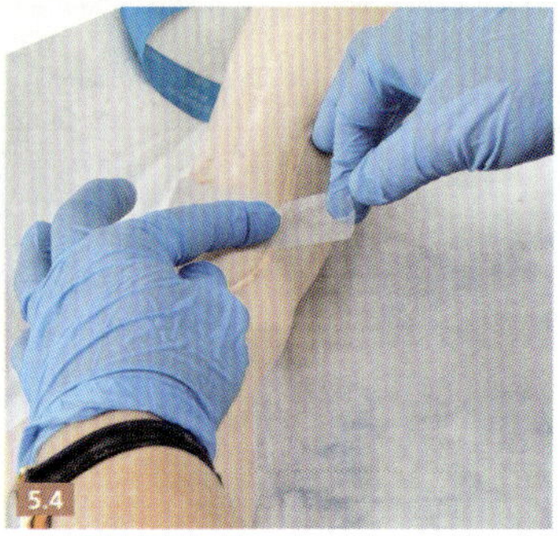
5.4
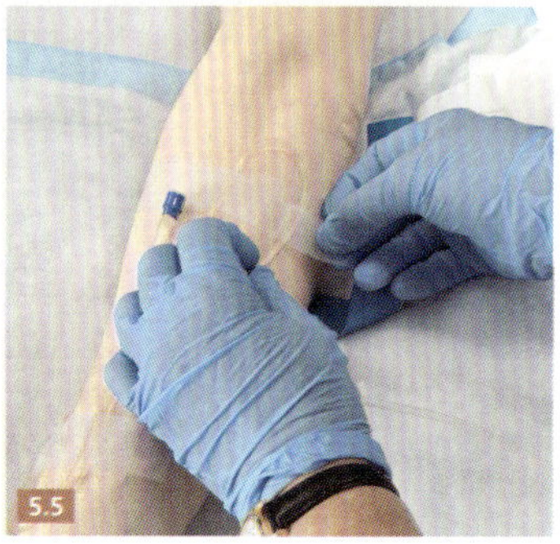
5.5

5.1 Aligner la tubulure avec le cathéter.

5.2 Coller un morceau de ruban adhésif sur la tubulure, près de sa jonction avec le cathéter, sans couvrir la pellicule adhésive transparente. Bien mouler le ruban adhésif autour de la tubulure.

5.3 Vérifier si l'écoulement de la chambre compte-gouttes s'est modifié. Si oui, réajuster le ruban adhésif.

***Remarque**: La fixation est une étape importante, car un mauvais alignement de la tubulure sur le cathéter ou une pression excessive du ruban adhésif sur l'embase du cathéter peut déplacer le cathéter dont l'extrémité risque d'appuyer sur la paroi de la veine, ce qui ralentirait le débit et traumatiserait la veine.*

5.4 Faire une demi-boucle avec la tubulure, en dirigeant celle-ci vers la tête de la personne, et appliquer un deuxième morceau de ruban adhésif au même niveau que le premier, de façon à ce qu'il moule bien la tubulure.

5.5 Faire une deuxième demi-boucle au niveau du bord supérieur de la pellicule adhésive transparente, en revenant vers la main, et la fixer également avec un morceau de ruban adhésif.

***Remarque**: La fixation de cette boucle offre une sécurité additionnelle et évite la pliure du cathéter.*

5.6 Avec un stylo à bille, écrire la date, l'heure et ses initiales sur un morceau de ruban adhésif et coller celui-ci sur le bord de la pellicule adhésive transparente sans cacher le site d'insertion.

6 Réglage du débit de la perfusion

6.1 À l'aide du presse-tube régulateur de débit, régler le débit de la perfusion en fonction de l'ordonnance médicale ou de la FADM et après avoir fait les calculs nécessaires (voir la procédure 16-3-1, p. 804).

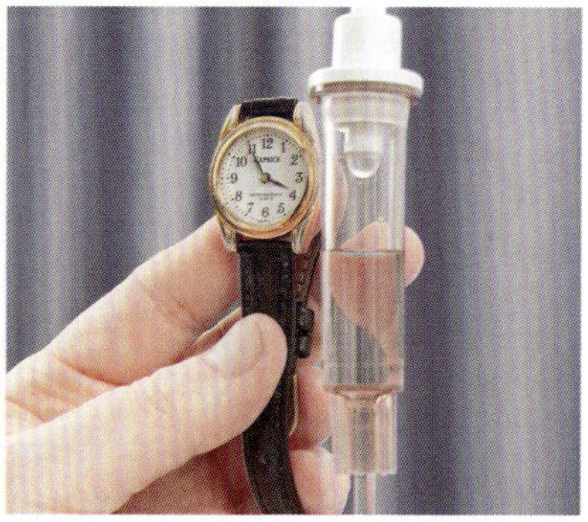

7 Étiquetage de la tubulure

7.1 Coller sur la nouvelle tubulure, à environ 5 cm sous la chambre compte-gouttes, une étiquette indiquant la date et l'heure du changement de la tubulure.

L'étiquette est en évidence, à hauteur de vue, pour rappeler le changement de tubulure, mais ne nuit pas au déplacement du presse-tube régulateur de débit.

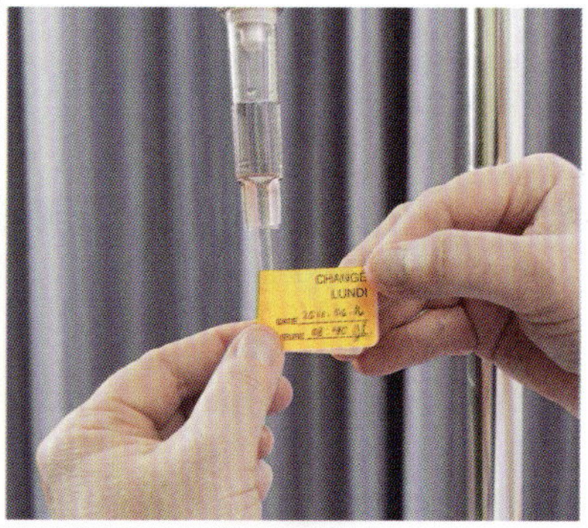

Étapes		Justifications	
7.2	Coller une bande horaire sur le nouveau sac de solution intraveineuse.	L'étiquette débit-heure permet une meilleure surveillance de la perfusion. Elle permet de mesurer et de calculer le volume de liquide perfusé.	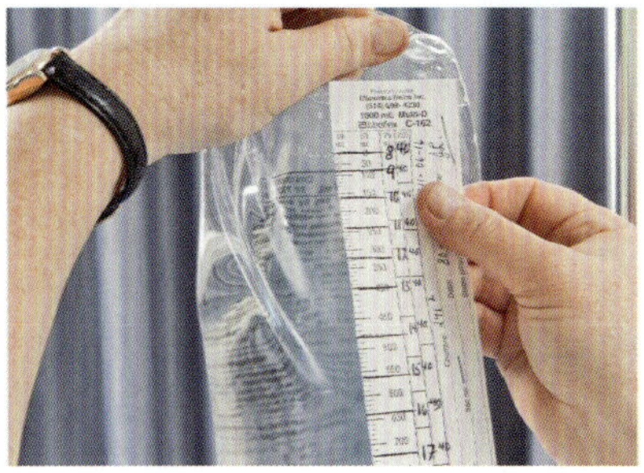
7.3	Selon les normes en vigueur dans l'établissement, coller éventuellement une étiquette d'identification sur le sac de solution intraveineuse, même si celle-ci est sans additif.	En écrivant les données concernant la solution, la personne fait une vérification finale qui prévient une erreur d'administration.	

Ne pas oublier les précautions et les interventions s'appliquant après le changement du sac, de la tubulure ou du pansement d'une perfusion intraveineuse.

Ne pas oublier les étapes postexécutoires décrites dans la procédure 1-2.

PROCÉDURE 16-4-3

CHANGER LE PANSEMENT AU POINT D'INSERTION DU CATHÉTER

Sommaire de la procédure

1. Préparation du matériel
2. Retrait du pansement en place
3. Désinfection
4. Mise en place du nouveau pansement
5. Fixation de la tubulure, au besoin

Étapes		Justifications	

Ne pas oublier les étapes préalables décrites dans la procédure 1-1.
Ne pas oublier les précautions et les interventions s'appliquant avant le changement du sac, de la tubulure ou du pansement d'une perfusion intraveineuse.

1 Préparation du matériel

1.1	Vérifier la perméabilité et l'intégrité du site d'insertion du cathéter et des tissus environnants.	On s'assure que le cathéter est fonctionnel avant d'appliquer cette procédure.	
1.2	Préparer la surface de travail et ouvrir les emballages en laissant les articles à l'intérieur ou sur le dessus, ou encore sur une surface propre. a) Gants propres b) Tampons de chlorhexidine à 2 % et d'alcool à 70 % c) Pellicule adhésive transparente		

Remarque

Si l'on doit défaire les morceaux de ruban adhésif qui maintiennent la tubulure en place, voir l'étape 2 de la procédure 16-4-2 (p. 818).

2 Retrait du pansement en place

2.1	Mettre des gants propres.		

Étapes		Justifications	
2.2	Stabiliser la tubulure près du cathéter avec la main non dominante et retirer la pellicule adhésive transparente de l'autre, en suivant les étapes suivantes:	La traction latérale facilite le décollage de la pellicule adhésive transparente.	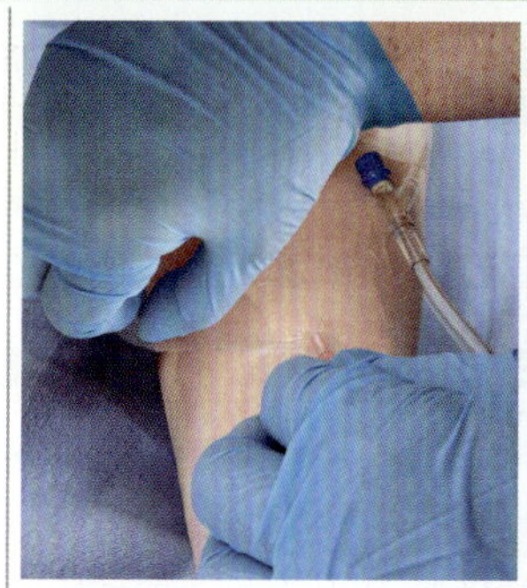 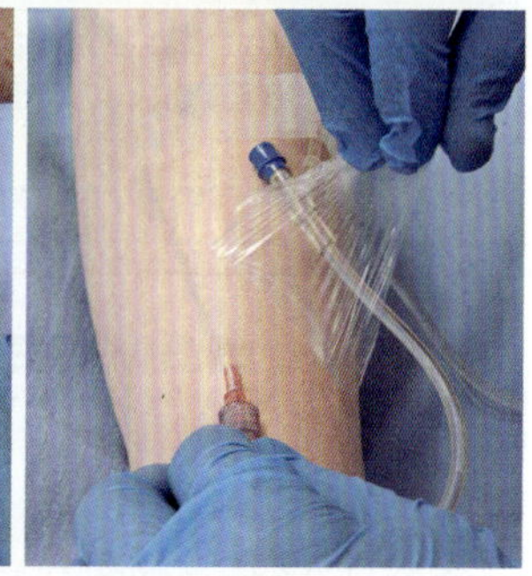
	a) Décoller un coin et faire rouler la pellicule avec le pouce.		
	b) Saisir la partie décollée et étirer la pellicule selon un angle de 30° dans le sens opposé au cathéter en la soulevant pour la décoller complètement.	L'étirement permet à l'air de s'infiltrer sous la pellicule, ce qui facilite son retrait.	

3 Désinfection

3.1	Rassembler les quatre coins d'un tampon de chlorhexidine à 2 % et d'alcool à 70 % ou prendre une tige montée imbibée de cet antiseptique.	Le regroupement des quatre pointes crée un espace entre les doigts gantés et le site d'insertion du cathéter.	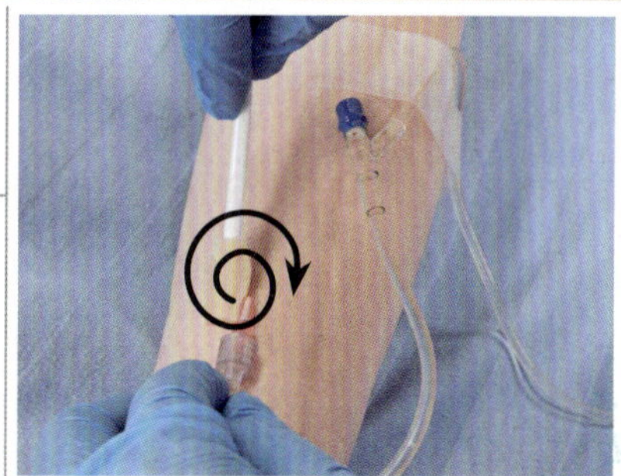
3.2	En partant du point d'insertion du cathéter, frotter la zone en spirale, sur une distance de 5 cm, en passant par-dessus l'embase du cathéter.	Le nettoyage d'une zone de 5 cm en périphérie du cathéter diminue la flore bactérienne de la peau et prévient l'infection du site d'insertion du cathéter.	
3.3	Laisser sécher 30 secondes ou jusqu'à évaporation.	Un délai de 30 secondes est nécessaire à la solution pour produire son effet aseptisant.	

4 Mise en place du nouveau pansement

4.1	Appliquer la pellicule adhésive transparente en commençant par coller le bord inférieur sur l'embase du cathéter, **sans couvrir le point de jonction** avec la tubulure.	En ne couvrant que le bord inférieur de l'embase du cathéter, on évite le retrait de la pellicule adhésive transparente au moment du changement de la tubulure.	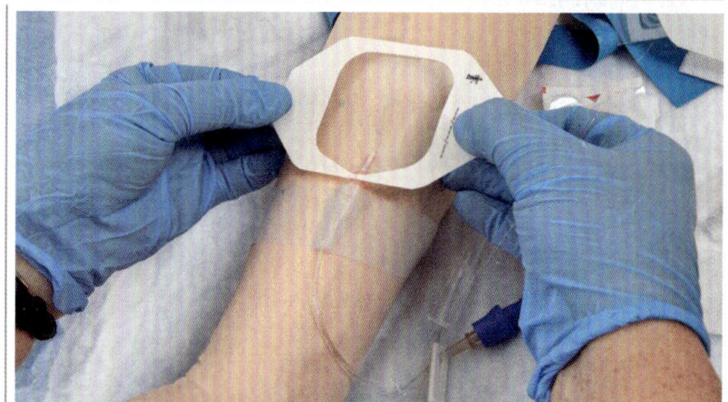
4.2	Retirer les gants en les retournant l'un dans l'autre et les jeter dans le sac à rebuts.		

5 Fixation de la tubulure, au besoin

5.1	Refaire la fixation de la tubulure, au besoin, en reprenant l'étape 5 de la procédure 16-4-2 (p. 821).	Une fixation solide de la tubulure assure que le cathéter ne bougera pas.	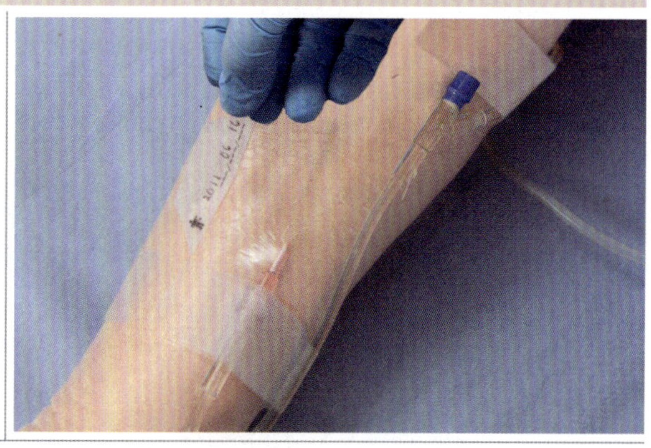

Étapes	Justifications
Ne pas oublier les précautions et les interventions s'appliquant après le changement du sac, de la tubulure ou du pansement d'une perfusion intraveineuse. **Ne pas oublier les étapes postexécutoires décrites dans la procédure 1-2.**	! À quel moment devrez-vous changer à nouveau la tubulure de la perfusion intraveineuse de M. Renaud ?

RÉDACTION DES NOTES D'ÉVOLUTION

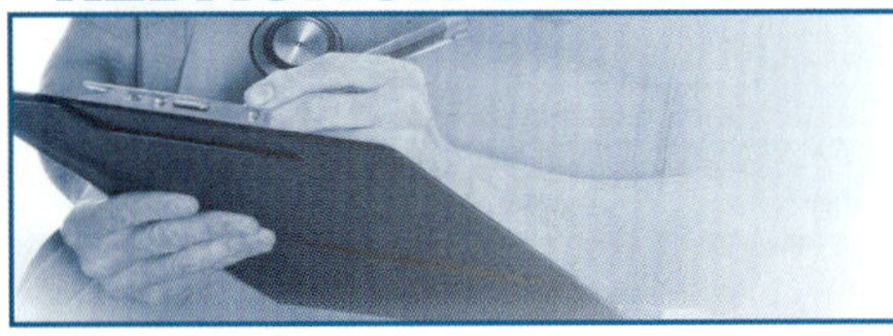

Dossier de M. Renaud

2011-05-19 **19:35** Cathéter IV perméable et site d'insertion intact. Pansement de pellicule transparente en place intact. Changement de la tubulure et du sac de perfusion. D 5 % ___ NaCl 0,225 % 1000 mL s'écoule bien à 125 mL/h. ________ Guy Viau, étudiant inf.

MÉTHODE DE SOINS **16-5**

45 ÉQUILIBRE HYDRIQUE, ÉLECTROLYTIQUE ET ACIDOBASIQUE

Mise en place d'un dispositif d'injection intermittente et maintien de sa perméabilité

Cette méthode de soins explique la procédure à suivre pour mettre en place un dispositif d'injection intermittente après l'arrêt d'une perfusion intraveineuse (page 827), la mise en place au moment de l'insertion du cathéter ayant été décrite dans la procédure 16-2-1 (p. 790). Elle explique également comment maintenir la perméabilité du dispositif d'injection intermittente, en l'irrigant avec une solution de NaCl 0,9 % ou d'héparine 100 unités/mL (héparinisation ; page 832).

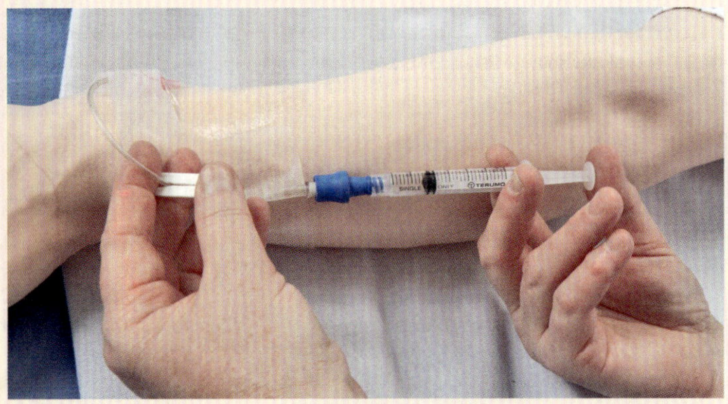

DÉFINITION

Méthode de soins consistant à retirer une perfusion intraveineuse en place et à raccorder un dispositif d'injection intermittente à un cathéter, ainsi qu'à en assurer la perméabilité avec une solution saline ou héparinée.

Remarque

Le dispositif d'injection intermittente est connu sous plusieurs appellations. On le nomme également « bouchon salin », « *salin lock* », « bouchon hépariné » ou « *heparin-lock* », en fonction de la solution d'irrigation utilisée pour le maintien de sa perméabilité. On le nomme encore « bouchon à membrane » à cause de sa forme ou « CLAVE », « raccord CLAVE », « CLC 2000 » selon le fabricant. Enfin, on parle de « dispositif de perfusion intermittente » (AQESSS, 2007).

CONTEXTE D'EXÉCUTION

BUT

- Permettre l'administration intermittente de médicaments ou de liquides par voie intraveineuse en l'absence d'une perfusion intraveineuse continue.

MATÉRIEL ET ÉQUIPEMENT

ARTICLES ESSENTIELS

Arrêt d'une perfusion intraveineuse continue et mise en place d'un dispositif d'injection intermittente	Maintien de la perméabilité du dispositif	
	Solution de NaCl 0,9 %	**Solution d'héparine (100 unités/mL)**
• Piqué plastifié jetable 1 • Gants propres 2 • Compresses stériles de 5 × 5 cm (1 paquet de 2) 3	• Tampons d'alcool à 70 % (2) 10 • Fiole de NaCl 0,9 % 11 • Seringue de 3 mL 12	• Tampons d'alcool à 70 % (4) 10 • Fiole de NaCl 0,9 % 11 • Fiole d'héparine (100 unités/mL) 16

- Ruban adhésif hypoallergénique 4
- Dispositif d'injection intermittente nécessitant l'utilisation d'une aiguille :
  - à membrane, court 5
  - à membrane, avec une tubulure 6

ou

Dispositif d'injection intermittente ne nécessitant pas l'utilisation d'une aiguille :
  - bouchon court CLC 2000 7
  - raccord CLAVE 8
  - raccord CLAVE avec une tubulure 9

- Aiguille de calibre 21G à 23G, de 2,5 cm (1 pouce) de longueur 13
- Étiquette pour la seringue 14
- Contenant rigide biorisque 15

- Seringues de 3 mL (2) 12
- Aiguilles de calibre 21G à 23G, de 2,5 cm de longueur (2) 13
- Étiquettes pour les seringues (2) 14
- Contenant rigide biorisque 15

Remarques

On peut utiliser des seringues commerciales préremplies de NaCl 0,9 % pour l'irrigation. 17

La demande d'utilisation de NaCl 0,9 % ou d'héparine (100 unités/mL) pour l'irrigation figure parfois sur la feuille d'administration des médicaments (FADM).

Remarque

Il existe différents types de dispositifs d'injection intermittente sur le marché : des dispositifs de type bouchon et d'autres de type bouchon avec tubulure (habituellement munie d'un presse-tube à coulisse). Les bouchons peuvent être recouverts d'une membrane et nécessiter l'utilisation d'une seringue avec aiguille ou d'un raccord sans aiguille. Les bouchons CLAVE et CLC 2000 sont munis d'un système qui ne requiert pas d'aiguille. Comme la procédure d'irrigation dépend du type de bouchon employé, il est important de consulter les directives du fabricant à ce sujet.

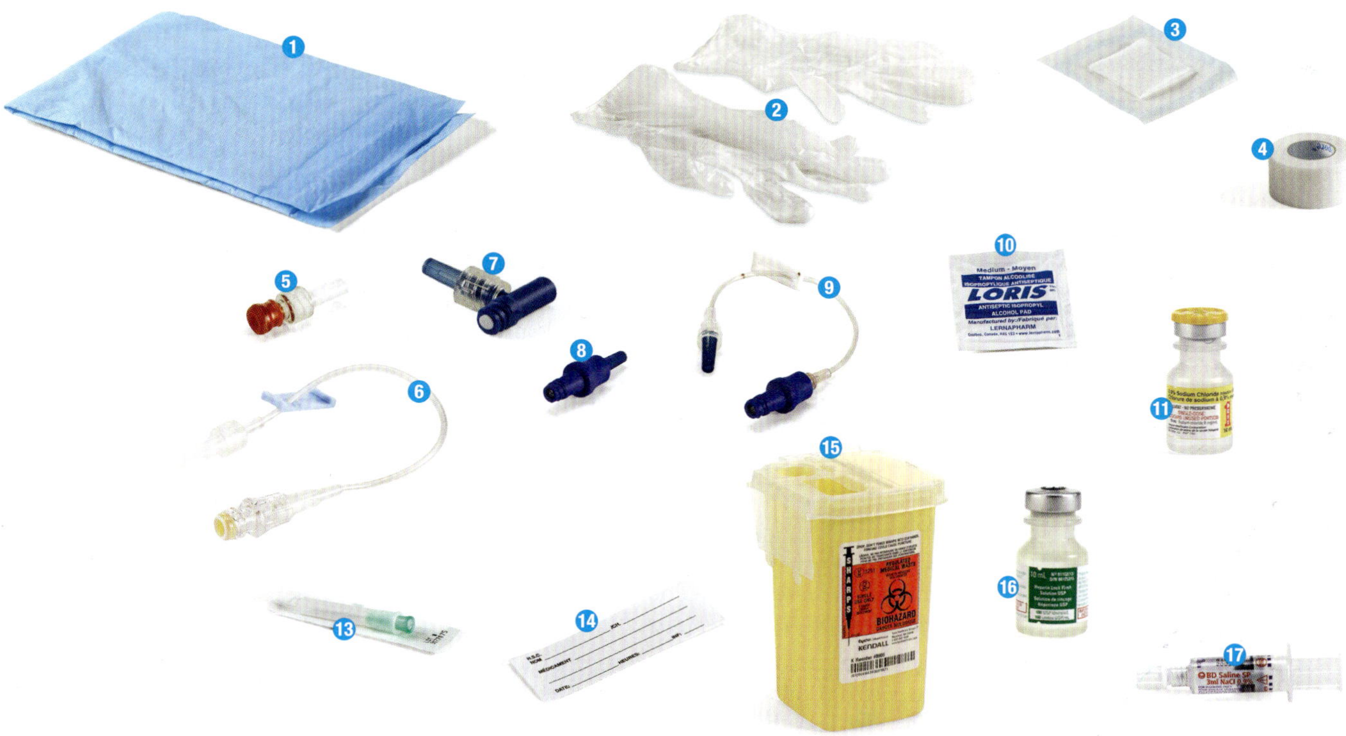

16-5

PRÉCAUTIONS ET INTERVENTIONS avant la mise en place d'un dispositif d'injection intermittente et le maintien de sa perméabilité

1. ÉVALUATION

- Évaluer la perméabilité du cathéter et s'assurer d'avoir un retour veineux franc *afin de raccorder le dispositif d'injection intermittente à un cathéter en place qui est perméable.* En l'absence de retour veineux, on doit retirer le cathéter et en installer un nouveau dans une autre veine.
- Observer le point d'insertion du cathéter et s'assurer qu'il est exempt de signes d'inflammation ou d'infiltration *afin de s'assurer de la présence de bonnes conditions pour la mise en place du dispositif.* En présence de signes d'inflammation ou d'infiltration, on doit retirer le cathéter et en installer un nouveau dans une autre veine.

2. INTERVENTIONS

- Vérifier l'ordonnance médicale, explicite ou implicite, figurant dans le dossier de la personne *afin d'éviter une erreur de traitement*.

  Exemple d'ordonnance médicale explicite :
  - Cesser soluté.
  - Mettre un CLAVE.

  Exemple d'ordonnance médicale implicite :
  - Cesser soluté.
  - Continuer les antibiotiques IV pour deux jours.
- Vérifier dans le plan thérapeutique infirmier (PTI) les éventuelles directives infirmières concernant un déficit ou un excès liquidien *afin d'appliquer les interventions correspondantes*.

PRÉCAUTIONS ET INTERVENTIONS **après** la mise en place d'un dispositif d'injection intermittente et le maintien de sa perméabilité

1. ÉVALUATION

- Continuer à évaluer régulièrement l'apparence de la peau et des tissus autour du point d'insertion du cathéter, *car l'administration de la solution doit se faire dans une veine perméable et saine*.

2. INTERVENTIONS

- S'assurer que le dispositif d'injection intermittente est bien fixé, pour son irrigation et l'administration de médicaments par voie intraveineuse, si nécessaire *afin d'éviter que le cathéter ne bouge et n'irrite la veine, ce qui augmente les risques de phlébite d'origine mécanique, surtout au moment de la mobilisation de la personne et de l'administration des médicaments*.
- Irriguer le dispositif d'injection intermittente avant et après chaque administration de médicaments ou, en l'absence de traitement, toutes les 8 à 24 heures, selon le protocole de l'établissement *afin de maintenir la perméabilité du cathéter*.
- Changer le dispositif d'injection intermittente toutes les 72 heures (ou selon le protocole de l'établissement), en même temps que le cathéter intraveineux (voir la procédure 16-2-1, p. 790) *afin de diminuer les risques d'inflammation et d'infection de la veine*.
- Vérifier les résultats de la formule sanguine complète (FSC) et être à l'affût d'une thrombopénie, *car l'administration d'héparine peut causer ce genre de problème, même avec une faible dose de 500 unités par jour*.

3. ENSEIGNEMENT

- Demander à la personne de prévenir dès qu'elle présente une rougeur, de la chaleur ou de l'enflure ou ressent de la douleur au point d'insertion du cathéter *afin de permettre une intervention rapide en cas d'infiltration, d'inflammation ou de phlébite*.
- Expliquer à la personne qu'elle doit protéger le point d'insertion du cathéter intraveineux et le dispositif d'injection intermittente lorsqu'elle enfile ou retire des vêtements, pour ne pas accrocher le cathéter et le dispositif, *car malgré une fixation solide, les mouvements peuvent faire bouger le cathéter à l'intérieur de la veine et donc léser la paroi veineuse*.
- Expliquer à la personne qu'elle ne doit pas immerger le point d'insertion du cathéter au moment des soins d'hygiène (douche, bain) et qu'elle peut le recouvrir au besoin d'un pansement occlusif *afin d'éviter toute infiltration de microorganismes à cet endroit*.

4. NOTES AU DOSSIER

- Écrire dans le dossier toutes les informations concernant la mise en place du dispositif intraveineux d'injection intermittente et le maintien de sa perméabilité *afin de permettre la continuité des soins*.

Arrêt d'une perfusion continue et mise en place d'un dispositif d'injection intermittente

- Date et heure
- Aspect du site d'insertion du cathéter
- Retrait de la perfusion continue : type de solution et volume non perfusé
- Type de dispositif d'injection intermittente
- Présence d'un retour veineux
- Irrigation après l'installation : type de solution et volume administré
- Confirmation de la perméabilité : absence de résistance au moment de l'irrigation
- Autres interventions pertinentes : difficultés, enseignement, etc.
- Réactions et collaboration de la personne

Maintien de la perméabilité du dispositif d'injection intermittente

- Date et heure
- Aspect du site d'insertion du cathéter
- Perméabilité du site
- Irrigation : type de solution et volume administré
- Complications éventuelles et interventions entreprises
- Réactions et collaboration de la personne

MISE EN SITUATION

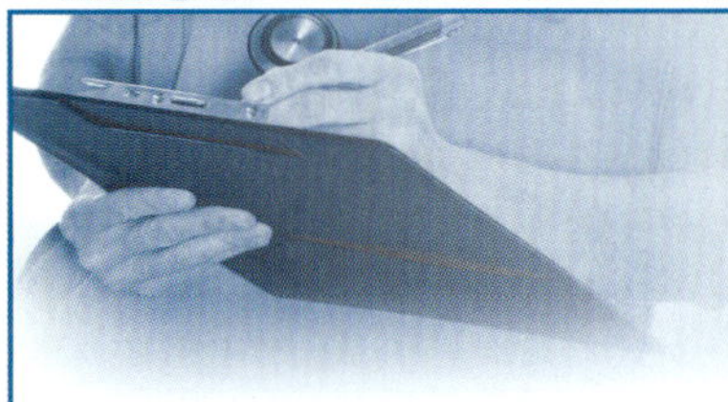

Mme Lalonde, âgée de 58 ans, a été opérée il y a deux jours pour une hystérectomie abdominale totale (HAT). Elle est sous perfusion de D 5 % – NaCl 0,45 % à 60 mL/h. Elle s'alimente et s'hydrate bien. Au moment de la réfection du pansement, l'infirmière remarque une rougeur avec induration à la plaie chirurgicale, et en informe le médecin.

Ordonnance médicale au dossier

- Cesser soluté.
- Céfoxitine 2 mg IV q6h.

PROCÉDURE 16-5-1

ARRÊTER UNE PERFUSION INTRAVEINEUSE CONTINUE ET METTRE EN PLACE UN DISPOSITIF D'INJECTION INTERMITTENTE

Sommaire de la procédure

1. Préparation du dispositif d'injection intermittente en salle de préparation des médicaments
2. Préparation du matériel au chevet de la personne
3. Étapes préalables au retrait de la perfusion continue
4. Retrait de la perfusion continue et raccordement du dispositif d'injection intermittente au cathéter
5. Fixation du dispositif d'injection intermittente

⚠ Quels éléments avez-vous vérifiés, avant d'arrêter la perfusion de Mme Lalonde et de lui installer un dispositif d'injection intermittente ?

Étapes		Justifications	

Ne pas oublier les étapes préalables décrites dans la procédure 1-1.
Ne pas oublier les précautions et les interventions s'appliquant avant la mise en place d'un dispositif d'injection intermittente et le maintien de sa perméabilité.

1 Préparation du dispositif d'injection intermittente en salle de préparation des médicaments

1.1	Rassembler les articles nécessaires et les placer par ordre d'utilisation sur la table de travail.	Cette disposition favorise le rappel des étapes et facilite le déroulement de la procédure.	
1.2	Prélever la solution de NaCl 0,9 % au moyen d'une seringue de 3 mL.		

	Étapes	Justifications	
	ALERTE!		
	Ne jamais utiliser de solution de NaCl 0,9 % en bouteille de 500 ou 1000 mL destinée aux pansements.	Cette solution ne convient pas pour l'administration intraveineuse.	
	Remarque		
	Le volume de solution doit permettre de remplir le dispositif d'injection intermittente pour en chasser l'air et de maintenir la perméabilité du cathéter.	Ce volume est amplement suffisant pour, d'une part, faire le vide d'air du dispositif et de sa tubulure, s'il y a lieu, et, d'autre part, maintenir la perméabilité du dispositif après son installation.	
1.3	Ouvrir l'emballage du dispositif d'injection intermittente sans contaminer ce dernier. Au besoin, frotter le dispositif avec un tampon d'alcool à 70 %.	On assure la stérilité du dispositif et on prévient la propagation de microorganismes pathogènes.	
1.4	Injecter la solution dans le dispositif et sa tubulure, le cas échéant, jusqu'à l'apparition d'une goutte à l'autre extrémité.	L'absence d'air dans le dispositif est essentielle, car on ne doit pas injecter d'air dans la circulation sanguine.	
A	DISPOSITIF AVEC SYSTÈME À AIGUILLE (BOUCHON À MEMBRANE COURT)		
A.1	Insérer l'aiguille dans le bouchon en appliquant la technique ISAP (isoler, stabiliser, aligner, perforer; voir l'étape 3 de la procédure 16-1-1, p. 773).	La technique ISAP aide à maîtriser le mouvement pour maintenir la stérilité et éviter une piqûre d'aiguille accidentelle.	
A.2	Injecter la solution.		
B	DISPOSITIF AVEC SYSTÈME SANS AIGUILLE (RACCORD CLAVE, CLC 2000)		
B.1	Retirer l'aiguille de la seringue.		
B.2	Insérer l'embout de la seringue dans le bouchon, pousser et visser.	Bien pousser avec la seringue, car le sceau de ce type de bouchon offre une résistance.	
B.3	Injecter la solution.		
C	EN PRÉSENCE D'UNE TUBULURE		
C.1	Ouvrir le presse-tube à coulisse.		
C.2	Injecter la solution selon le type de système.		
C.3	Fermer le presse-tube à coulisse.		
1.5	Retirer la seringue et remettre le dispositif dans son emballage.		

2 Préparation du matériel au chevet de la personne

2.1	Rassembler les articles nécessaires et les placer par ordre d'utilisation sur la table de travail.	Cette disposition favorise le rappel des étapes et facilite le déroulement de la procédure.	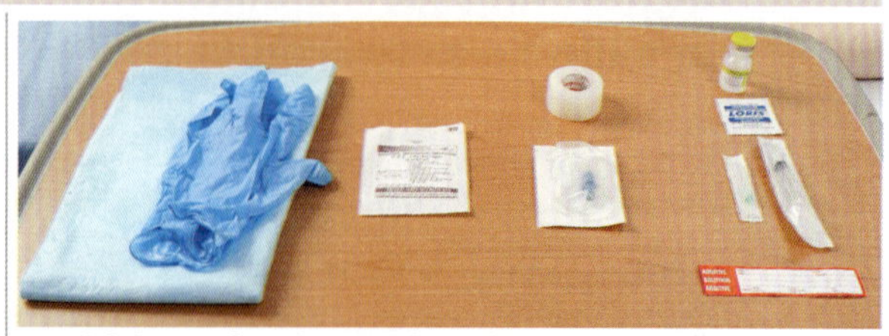 **Matériel pour la mise en place d'un raccord CLAVE avec tubulure**

Étapes		Justifications	
2.2	Placer un piqué plastifié jetable sous la zone choisie pour l'insertion du cathéter.		
2.3	Ouvrir les emballages en laissant les articles à l'intérieur, et les placer à proximité du site de ponction, par ordre d'utilisation: • Compresses • Dispositif d'injection intermittente	Les articles sont accessibles tout en demeurant à l'intérieur de leur emballage original jusqu'à leur utilisation.	
2.4	Couper des morceaux de ruban adhésif et les coller à proximité (surface de travail, tige à perfusion, ridelle): • 1 pour un dispositif court • 3 pour un dispositif avec tubulure	On vise l'accès facile et rapide des morceaux de ruban adhésif.	

3 Étapes préalables au retrait de la perfusion continue

3.1	Évaluer la quantité de solution restant dans le sac de solution intraveineuse en place, et la noter.	À partir de la quantité restante, on pourra calculer le volume administré et l'indiquer sur la feuille de bilan des ingesta et des excreta.	
3.2	Placer la tubulure de la perfusion sur le lit, entre le bras et le corps de la personne, de façon à ce qu'elle n'exerce pas de tension sur le site d'insertion du cathéter.	Ainsi placée, la tubulure n'exercera aucune tension sur le cathéter, qui pourrait entraîner un retrait accidentel.	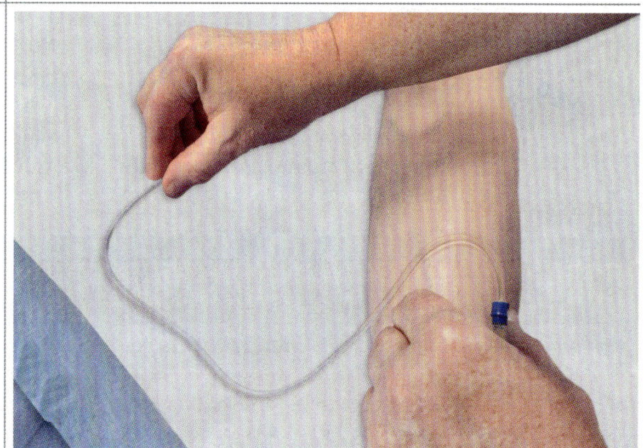
3.3	Rapprocher le presse-tube régulateur de débit près du cathéter et ajuster le débit pour tenir la veine ouverte (T.V.O.).	La proximité du presse-tube facilitera l'arrêt de la perfusion. On maintient la perméabilité de la veine jusqu'à la mise en place du dispositif d'injection intermittente.	
3.4	En tenant bien la tubulure en place, retirer délicatement, un à un, les morceaux de ruban adhésif qui la fixent au bras de la personne, **sauf le ruban collé** sur le raccord mâle, **près du cathéter**.	Il faut bien tenir la tubulure, car le retrait des rubans adhésifs provoque indirectement des mouvements au niveau du cathéter, lequel peut se déloger ou irriter la veine. Le dernier ruban adhésif **empêche la tubulure d'exercer une tension sur le cathéter**, ce qui provoquerait son retrait accidentel.	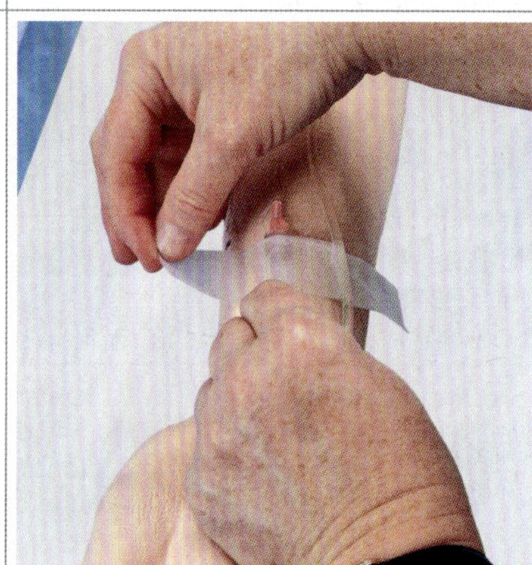
3.5	Demander à la personne d'éviter de bouger jusqu'à la mise en place du dispositif d'injection intermittente.	Le cathéter étant fixé partiellement, le mouvement risquerait de le déloger, ce qui provoquerait un écoulement sanguin qu'on n'est pas prêt à contrôler.	

Étapes		Justifications	
3.6	Mettre des gants propres.	Les mains ne doivent pas entrer en contact avec le sang de la personne, pour des raisons de transmission des microorganismes pathogènes.	
3.7	**Décoincer,** sans le retirer, **le capuchon protecteur** du dispositif d'injection intermittente et remettre celui-ci dans ou sur son emballage sans que le capuchon tombe.	Le capuchon **doit pouvoir s'enlever facilement** au moment du raccordement du dispositif au cathéter.	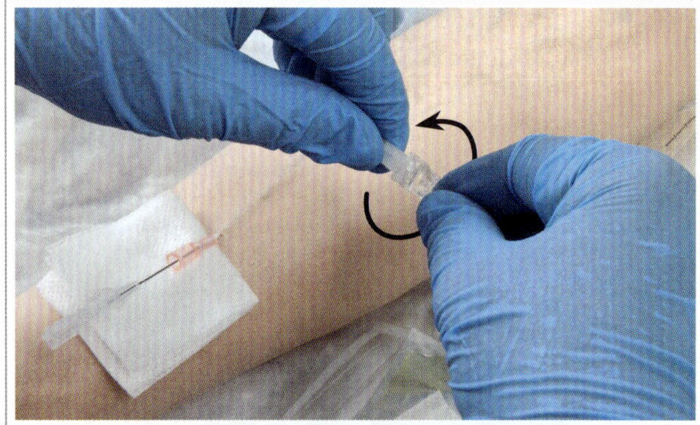
3.8	Préparer les deux pièces qu'il faudra raccorder : a) En tenant bien la tubulure, retirer délicatement le dernier morceau de ruban adhésif collé sur l'extrémité du raccord mâle de la tubulure. b) **Tenir solidement l'embase du cathéter** avec la main non dominante. c) Avec la main dominante, dévisser le collet (*luer*) et **tourner l'embout de la tubulure d'un côté et de l'autre**.	 Le cathéter **ne doit pas bouger** lorsqu'on décoince la tubulure. Le mouvement de va-et-vient aide à **décoller le raccord mâle de l'embase du cathéter**.	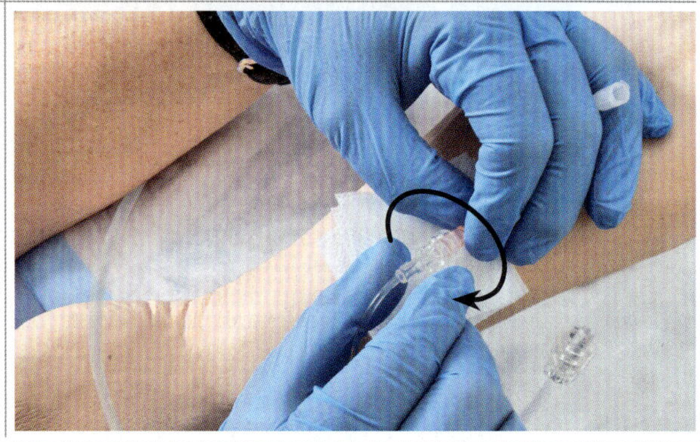

Remarque

Si la pellicule adhésive transparente recouvre la jonction de la tubulure et du cathéter et qu'on ne peut retirer uniquement la tubulure, on doit décoller la pellicule adhésive au niveau de la jonction, pour la changer par la suite en suivant la procédure 16-4-3 (p. 822).

ALERTE !

Le capuchon protecteur du dispositif et le raccord de la tubulure doivent pouvoir être enlevés facilement, mais ne doivent pas tomber tout seuls.	Un retrait prématuré et non contrôlé de l'une des deux pièces nuirait au déroulement de la procédure : le raccord du dispositif serait contaminé et du sang s'écoulerait du cathéter.

3.9	Avec la main non dominante, soulever légèrement l'embase du cathéter, et avec l'autre main, glisser les deux petites compresses dessous, partie pliure en premier.	Les compresses absorberont le sang qui pourra s'écouler au moment du retrait de la tubulure. Glisser d'abord la partie pliure facilite l'insertion.	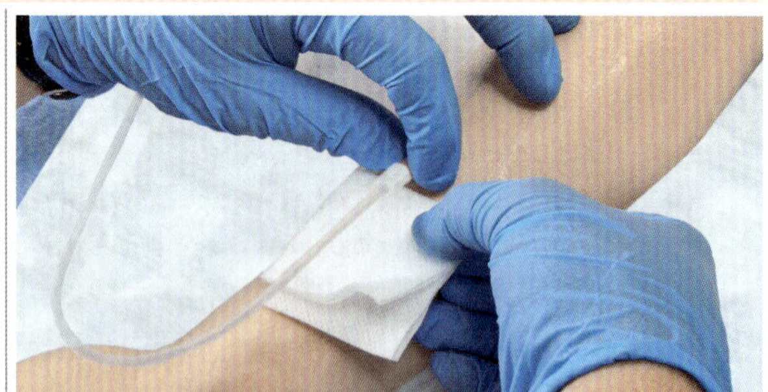
3.10	Fermer le presse-tube régulateur de débit avec la main dominante.	On arrête l'écoulement de solution à la dernière minute et le moins longtemps possible, afin de prévenir une obstruction du cathéter.	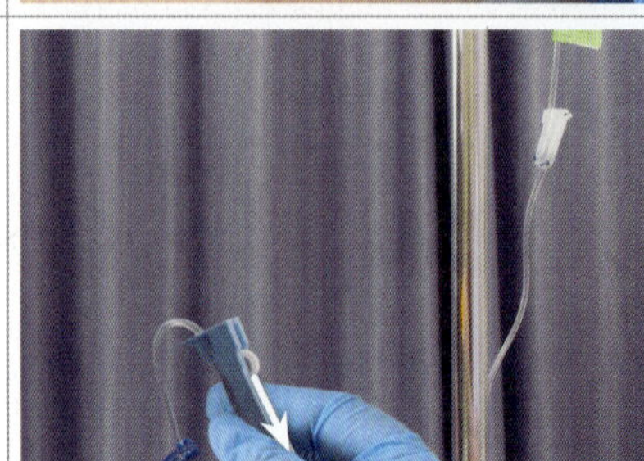

Étapes	Justifications

4 Retrait de la perfusion continue et raccordement du dispositif d'injection intermittente au cathéter

Remarque	
Les mouvements suivants sont identiques aux mouvements décrits dans la procédure 16-2-1 (p. 796), à l'étape 6 de la procédure, pour le raccordement du dispositif au cathéter, juste après l'insertion du cathéter.	La prise de conscience de l'utilisation de gestes déjà appris facilite le transfert d'habiletés et favorise l'automatisation des mouvements.

4.1 Préparer le dispositif d'injection intermittente pour le raccordement au cathéter intraveineux.

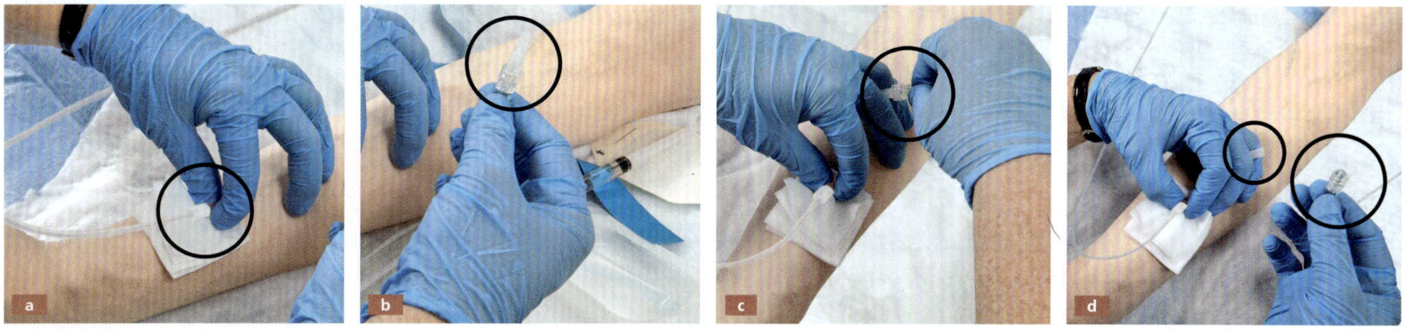

a) Tenir l'embase du cathéter avec la main non dominante, entre le pouce et l'index, de façon perpendiculaire, et ce, jusqu'à ce que le dispositif d'injection intermittente soit raccordé et fixé.

b) Saisir le raccord du dispositif avec la main dominante, entre le pouce et l'index, sans toucher à son capuchon.

c) Glisser le capuchon protecteur du raccord du dispositif entre le majeur et l'annulaire de la main non dominante, et le coincer entre ces doigts.

d) Tirer le raccord mâle du dispositif pour le sortir de son capuchon protecteur, **puis le tenir pointé vers le haut jusqu'à son insertion dans le cathéter**.

***Remarque**: Pointé vers le haut et bien en vue, le raccord mâle de la tubulure demeure stérile.*

4.2 Retirer la tubulure de la perfusion continue et raccorder le dispositif d'injection intermittente.

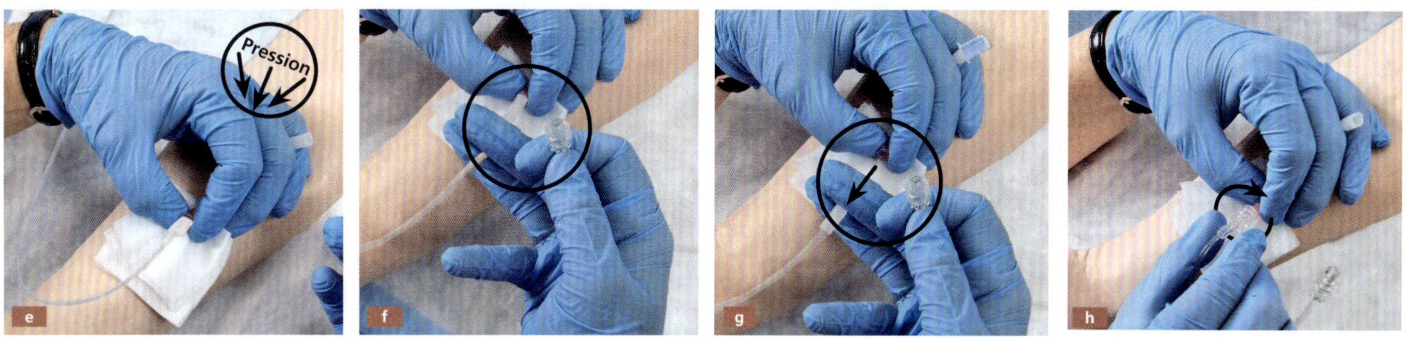

e) Avec le côté de la main non dominante (tenant toujours l'embase du cathéter), **exercer une pression sur le bras de la personne, en amont du cathéter**, jusqu'au raccordement du dispositif.

***Remarque**: La pression exercée sur le bras, en amont du cathéter, empêche l'écoulement de sang pendant le raccordement.*

f) Tout en gardant le raccord mâle du dispositif pointé vers le haut, approcher la main dominante de façon à glisser le majeur et l'annulaire au-dessus et au-dessous du raccord de la tubulure de la perfusion continue, et à coincer celui-ci entre ces doigts.

g) Tout en maintenant la pression sur le bras avec la main non dominante, retirer la tubulure avec la main dominante et la laisser tomber à côté du bras de la personne. Toujours garder le raccord mâle du dispositif pointé vers le haut.

h) Insérer immédiatement l'embout du dispositif d'injection intermittente dans l'embase du cathéter, et le visser. Puis relâcher la pression exercée sur le bras par la main non dominante.

i) Insérer l'extrémité de la tubulure de la perfusion continue dans le capuchon protecteur du dispositif, maintenu entre les doigts de la main non dominante.

5 Fixation du dispositif d'injection intermittente

5.1 Enlever les compresses, nettoyer le site au besoin, puis placer les compresses souillées sur leur emballage.		

Étapes		Justifications	
5.2	Vérifier l'alignement du dispositif d'injection intermittente avec le cathéter et stabiliser le tout.	L'alignement du dispositif d'injection avec le cathéter évite que le cathéter appuie sur la paroi de la veine, ce qui provoquerait l'irritation de la veine et nuirait à la perfusion intermittente.	
5.3	Coller un premier morceau de ruban adhésif hypoallergénique près du raccord mâle, sans couvrir le point de jonction. Appliquer les normes en vigueur dans l'établissement, car il peut parfois être recommandé de couvrir le point de jonction. **Bien appliquer le ruban adhésif** sur la peau et sur le contour du raccord du dispositif, sans comprimer la peau.	La fixation du dispositif d'injection intermittente réduit au minimum les risques que le cathéter bouge et s'enlève accidentellement. Plus le ruban adhésif moule le dispositif, **plus grande est la surface d'adhérence** et meilleure la solidité de la fixation.	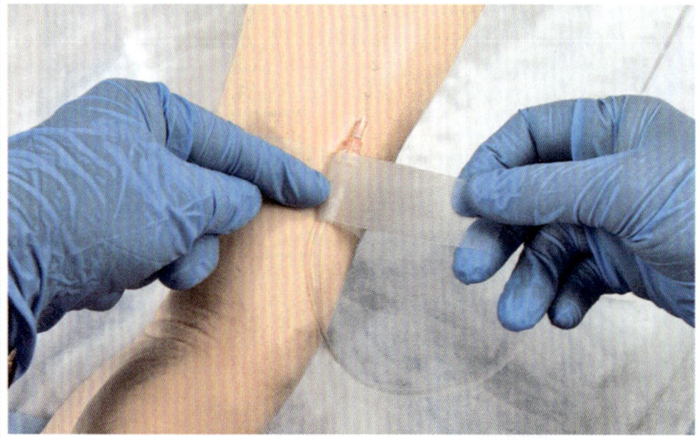

Remarque

Si le dispositif est muni d'une tubulure, on ajoute les étapes suivantes pour la fixation :

a) Faire une demi-boucle avec la tubulure en dirigeant celle-ci vers la tête de la personne.

b) Coller un deuxième morceau de ruban adhésif sur la partie coudée, de façon à ce qu'il moule bien la tubulure.

c) Coller le troisième morceau de ruban adhésif au-dessous du port d'injection (sans le coller sur la pellicule adhésive transparente) de manière à immobiliser celui-ci contre le bras de la personne.

Une tubulure a plus de risques d'être accrochée par la personne, durant ses mouvements.

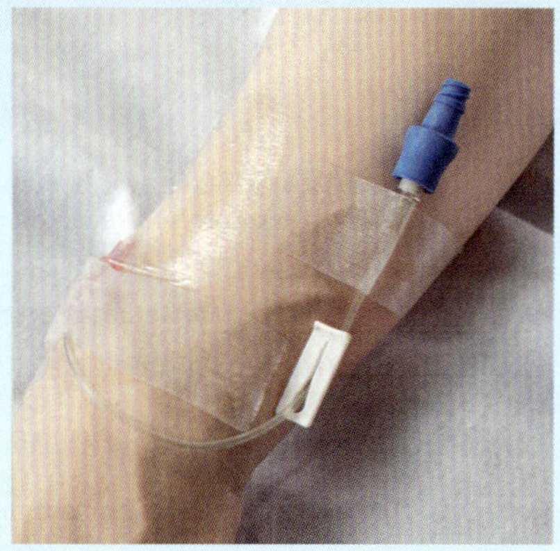

5.4	Irriguer le dispositif d'injection intermittente en suivant la procédure 16-5-2 (p. 832), avec la solution requise, en fonction du type de dispositif et des normes de l'établissement.		

Ne pas oublier les précautions et les interventions s'appliquant après la mise en place d'un dispositif d'injection intermittente et le maintien de sa perméabilité.

Ne pas oublier les étapes postexécutoires décrites dans la procédure 1-2.

PROCÉDURE 16-5-2

MAINTENIR LA PERMÉABILITÉ D'UN DISPOSITIF D'INJECTION INTERMITTENTE

Sommaire de la procédure

1. Préparation des seringues en salle de préparation des médicaments
2. Vérification du retour veineux au chevet de la personne
3. Irrigation du dispositif d'injection intermittente
4. Établissement d'une pression positive à la fin de l'irrigation

Étapes	Justifications

1 Préparation des seringues en salle de préparation des médicaments

MÉTHODE A IRRIGUER UN DISPOSITIF AVEC UNE SOLUTION SALINE (NaCl 0,9 %)

MÉTHODE B IRRIGUER UN DISPOSITIF AVEC UNE SOLUTION HÉPARINÉE (héparine 100 unités/mL)

Étapes		Justifications	
1.1	Rassembler les articles nécessaires et les placer par ordre d'utilisation sur la table de travail.		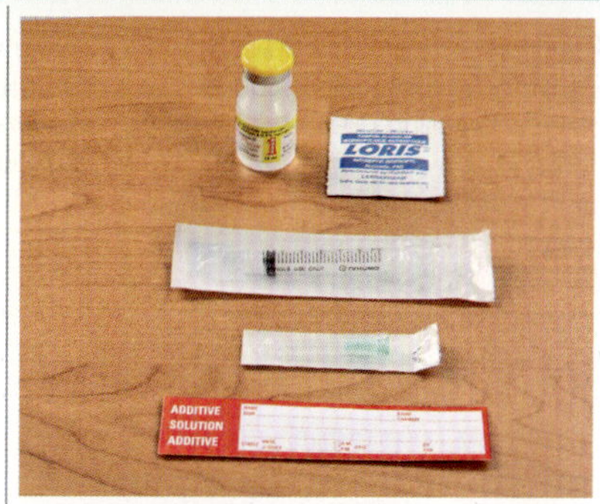 **Méthode A : solution saline**
1.2	**MÉTHODES A ET B** Avec un tampon d'alcool, frotter la membrane de la fiole de NaCl 0,9 % pendant 15 secondes et laisser sécher pendant 30 secondes ou jusqu'à évaporation.	L'alcool doit être appliqué avec pression et friction pour produire son effet antimicrobien.	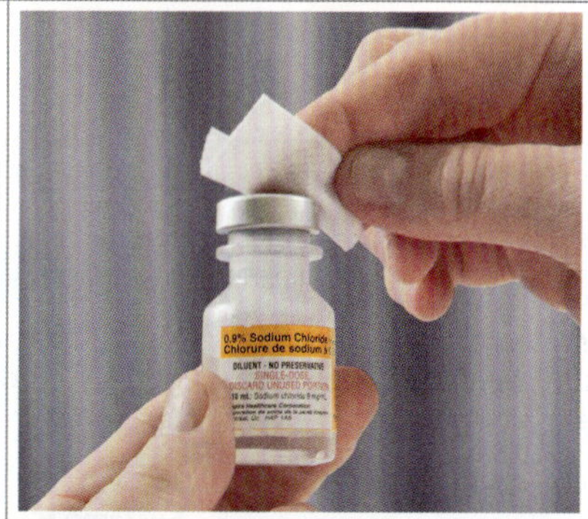
1.3	**MÉTHODES A ET B** Avec une seringue, prélever 3 mL de solution en appliquant la procédure 7-10-2 (p. 345).	Le volume requis pour bien remplir tout le système doit être de deux fois le volume d'espace mort du cathéter, du dispositif et, s'il y a lieu, de la tubulure, plus 1 mL pour obtenir une pression positive dans le cas de l'irrigation avec une solution saline. La quantité varie habituellement entre 2 et 3 mL. Un volume de 3 mL garantit une irrigation optimale sans occasionner de préjudice à la personne.	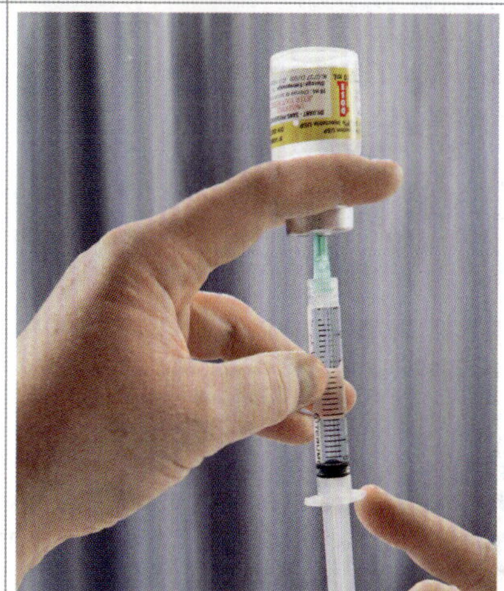
1.4	**MÉTHODES A ET B** Remplir et coller l'étiquette d'identification de la seringue.	Ces informations servent d'aide-mémoire et permettent la vérification de la solution à administrer afin d'éviter une erreur.	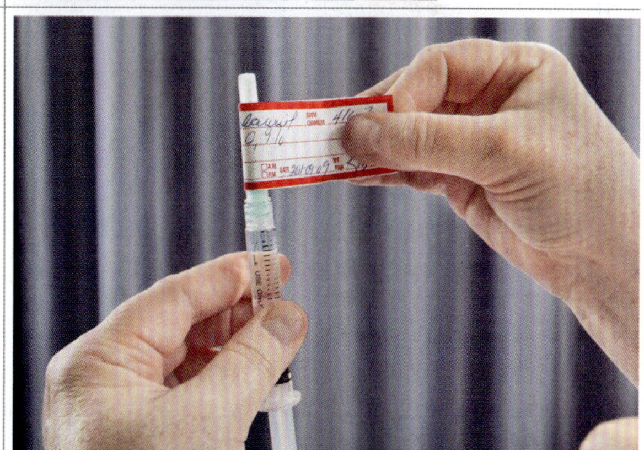
1.5	**MÉTHODE B** Avec un tampon d'alcool, frotter la membrane de la fiole d'héparine (100 unités/mL) pendant 15 secondes et laisser sécher pendant 30 secondes ou jusqu'à évaporation.	L'alcool doit être appliqué avec pression et friction pour produire son effet antimicrobien.	

16-5

Étapes	Justifications	
1.6 **MÉTHODE B** Avec une seringue, prélever la quantité désirée d'héparine (100 unités/mL), habituellement entre 0,5 et 1,5 mL, selon le protocole en vigueur dans l'établissement, en appliquant la procédure 7-10-2 (p. 345).	Le volume d'héparine requis doit remplir au moins l'espace mort du dispositif d'injection périphérique.	
1.7 **MÉTHODE B** Remplir et coller l'étiquette d'identification de la seringue.		

2 Vérification du retour veineux au chevet de la personne

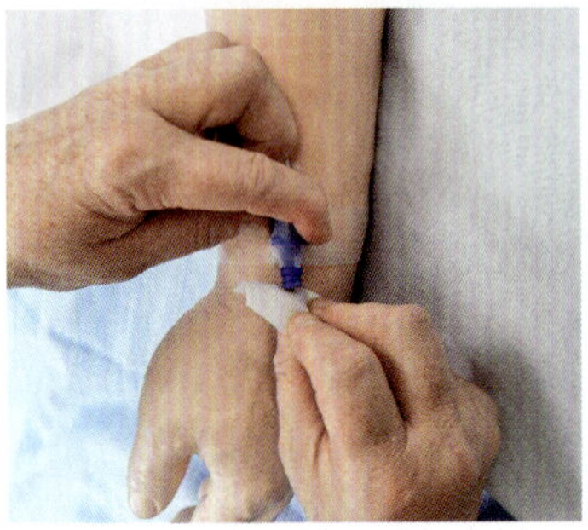

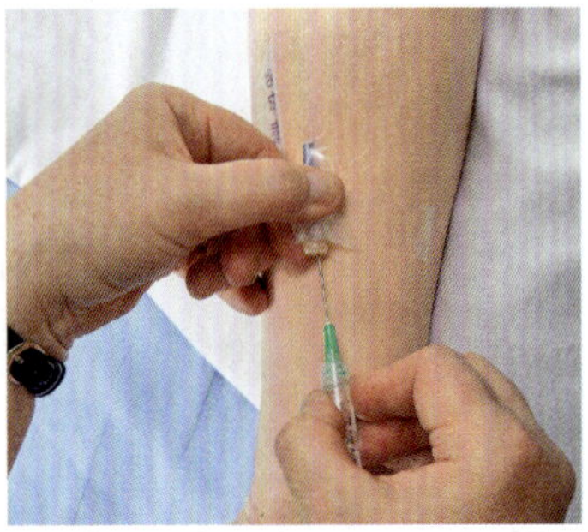

Système d'irrigation avec aiguille (dispositif à membrane)

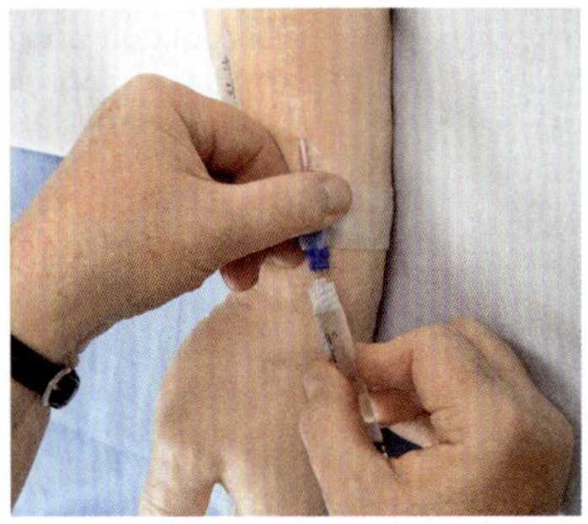

Système d'irrigation sans aiguille (raccord Clave)

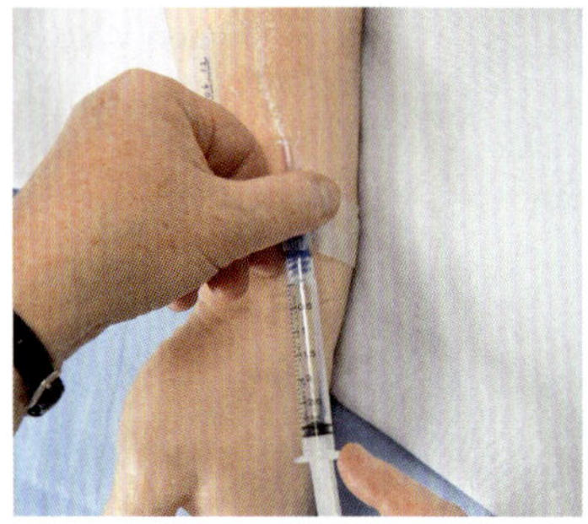

2.1 Avec un tampon d'alcool à 70 %, frotter le port du dispositif d'injection intermittente et laisser sécher pendant 30 secondes ou jusqu'à évaporation.

2.2 Raccorder la seringue de NaCl 0,9 % au dispositif d'injection intermittente:

a) Avec la main non dominante, tenir solidement le dispositif d'injection intermittente.

b) Avec l'autre main appuyée sur le bras de la personne, y raccorder la seringue de NaCl 0,9 % en appliquant la technique ISAP (isoler, stabiliser, aligner, perforer).

Système d'irrigation avec aiguille (dispositif à membrane)

c) Insérer l'aiguille de la seringue de NaCl 0,9 % à travers la membrane du dispositif.

Système d'irrigation sans aiguille (dispositif raccord CLAVE, CLC 2000, etc.)

d) Retirer l'aiguille de la seringue de NaCl 0,9 %.

e) Insérer l'embout de la seringue dans le dispositif. Pousser sur le dispositif et y visser la seringue.

2.3 Tirer sur le piston de la seringue et vérifier la présence d'un retour veineux dans l'embase du cathéter et dans le dispositif.

Remarque*: La présence de sang confirme la position du cathéter dans la veine.*

3 Irrigation du dispositif d'injection intermittente

MÉTHODE A: SOLUTION SALINE

Une seule injection avec une solution saline

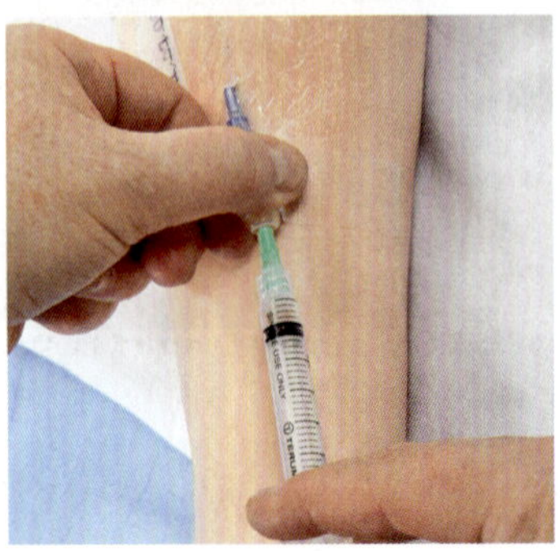

Système d'irrigation avec aiguille, bouchon à membrane

Une seule injection avec une solution saline

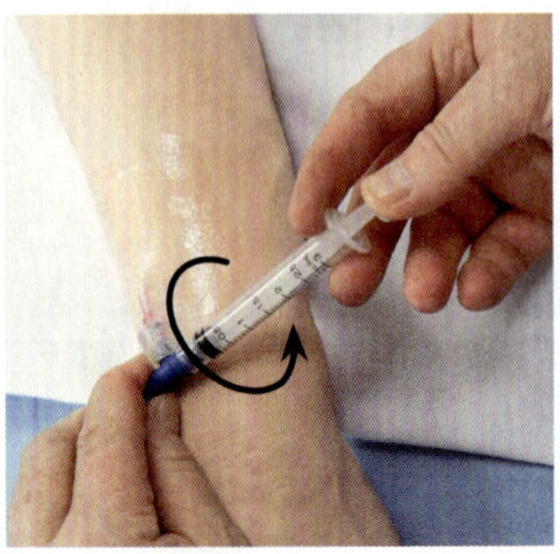

Système d'irrigation sans aiguille, bouchon CLC 2000

MÉTHODE B: SOLUTION HÉPARINÉE

1re injection avec une solution saline

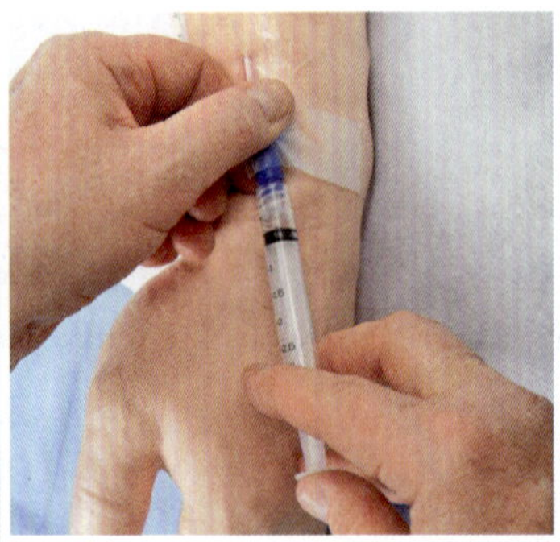

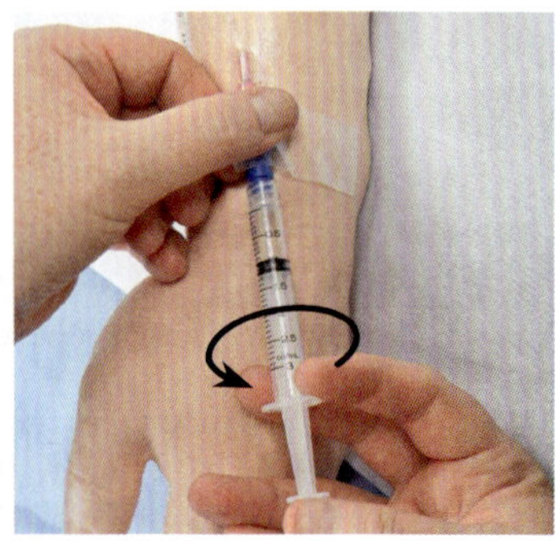

Système d'irrigation sans aiguille, raccord CLAVE

Étapes	Justifications

3.1 MÉTHODE A

Selon le type de dispositif d'injection intermittente en place, exigeant ou non l'utilisation d'une aiguille, placer la main de manière à pouvoir établir une pression positive à la fin de l'irrigation.

Système avec aiguille (dispositif à membrane)
Placer la main en position naturelle d'injection.

Système sans aiguille (dispositif avec raccord CLAVE, CLC 2000)
Placer la main en position d'injection inversée, c'est-à-dire la paume tournée vers le plafond, pour les droitiers et en position naturelle d'injection pour les gauchers.

Remarque

La main est prête à faire une demi-rotation vers la gauche, pour dévisser la seringue du raccord, à la fin de l'irrigation.

3.2 MÉTHODE A

Injecter lentement **la solution de NaCl 0,9 %, en gardant 1 mL**, tout en vérifiant la facilité d'injection.

***Remarque**: Le dernier millilitre de solution saline servira à établir la pression positive.*

3.1 MÉTHODE B

Placer la main en position d'injection et injecter lentement **toute la solution de NaCl 0,9 %**, tout en vérifiant que cela se fait sans résistance.

3.2 MÉTHODE B

Déposer la seringue sans aiguille de NaCl 0,9 % de façon sécuritaire sur la table de travail ou la jeter dans le contenant rigide biorisque s'il est à portée de la main.

3.3 MÉTHODE B

Avec un nouveau tampon d'alcool à 70 %, frotter le port du dispositif d'injection intermittente et laisser sécher pendant 30 secondes ou jusqu'à évaporation.

3.4 MÉTHODE B

Prendre la seringue d'héparine, dévisser l'aiguille et raccorder la seringue au dispositif d'injection intermittente de la même façon que pour la seringue de NaCl 0,9 %.

3.5 MÉTHODE B

Placer la main en position naturelle d'injection (système avec aiguille ou système sans aiguille pour les gauchers) ou en position d'injection inversée (système sans aiguille pour les droitiers), puis injecter lentement **la solution d'héparine, en gardant 1 mL**.

***Remarque**: Le dernier millilitre de solution héparinée servira à établir la pression positive.*

4 Établissement d'une pression positive à la fin de l'irrigation

MÉTHODE A: SOLUTION SALINE

Pression positive: injection en retirant l'aiguille

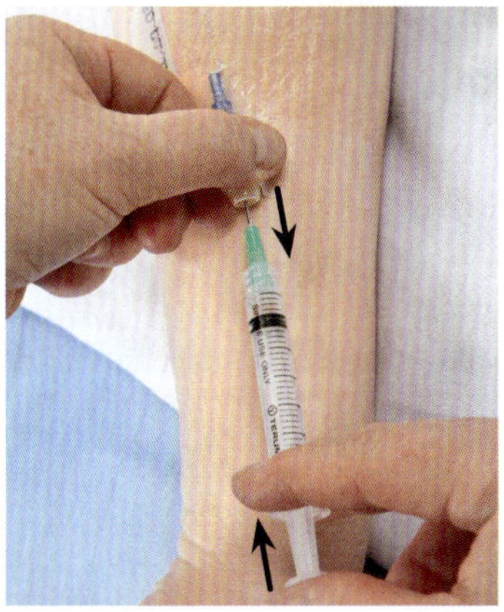

Système d'irrigation avec aiguille, bouchon à membrane

Pression positive: injection en dévissant la seringue

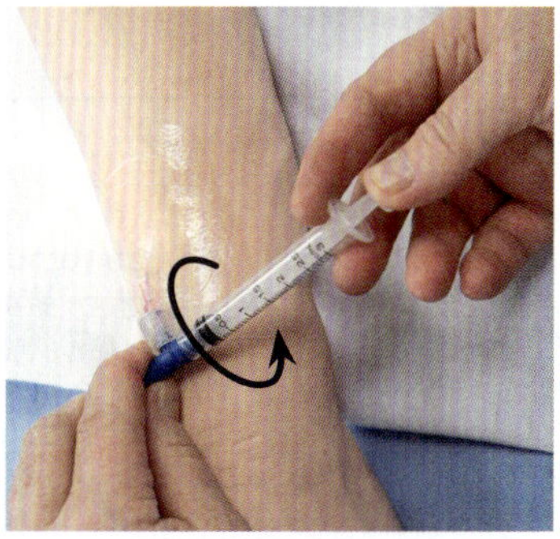

Système d'irrigation sans aiguille, bouchon CLC 2000

MÉTHODE B: SOLUTION HÉPARINÉE

2e injection avec une solution héparine

Préparation au mouvement avec la main en position inversée

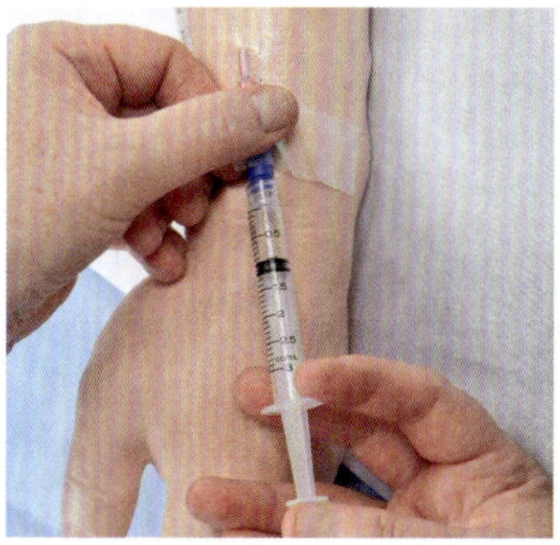

Pression positive: injection en dévissant la seringue

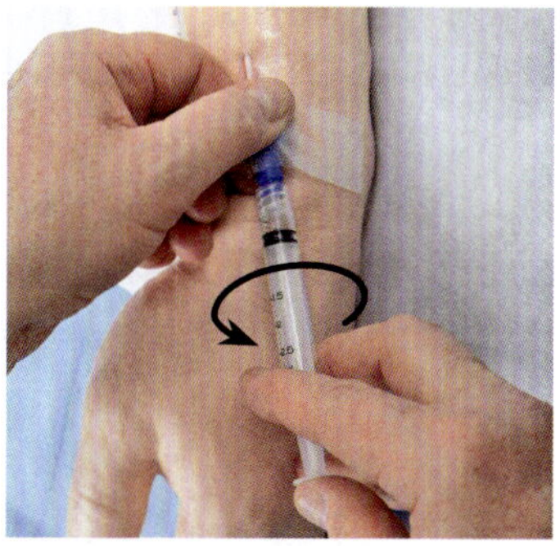

Système d'irrigation sans aiguille, raccord CLAVE

4.1 MÉTHODES A ET B

Commencer à injecter le dernier millilitre de solution **et retirer simultanément la seringue**, en sortant l'aiguille ou en dévissant la seringue, selon le type de dispositif utilisé.

***Remarque**: La pression positive ainsi créée évite le reflux de sang dans le cathéter et prévient l'obstruction de ce dernier. Il reste normalement un peu de solution dans la seringue lorsqu'on retire cette dernière du dispositif.*

Étapes	Justifications
4.2 MÉTHODES A ET B Déposer la seringue et son aiguille, s'il y a lieu, dans le contenant rigide biorisque.	

Situation particulière : Établissement de la pression positive avec un dispositif d'injection intermittente ayant une tubulure avec un presse-tube à coulisse

Pression positive sans utiliser le presse-tube à coulisse

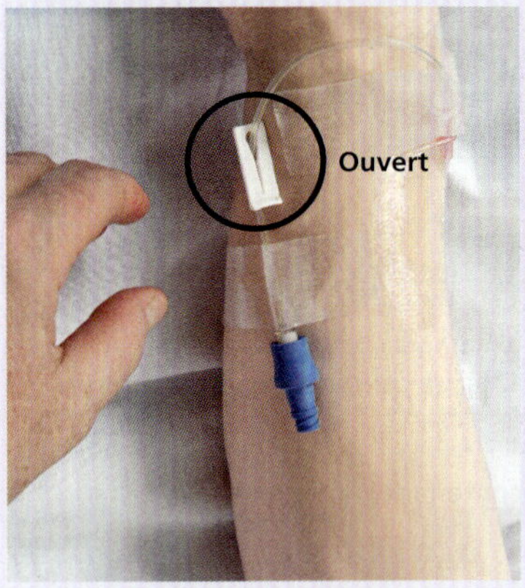

Position de départ pour établir la pression positive : maintien du presse-tube à coulisse et de la seringue

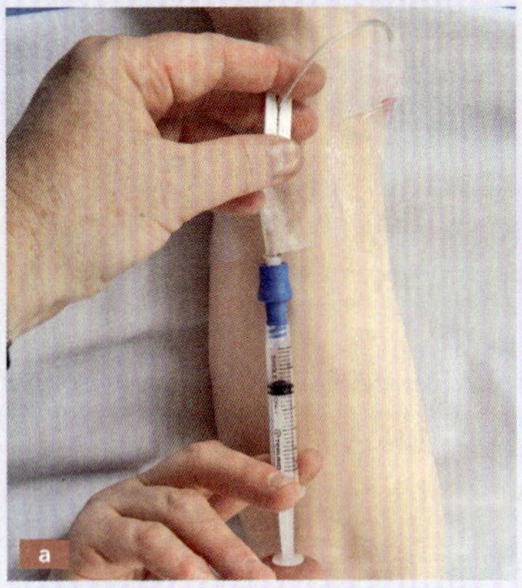

Pression positive en cours : injection de la solution et fermeture simultanée du presse-tube sur la tubulure

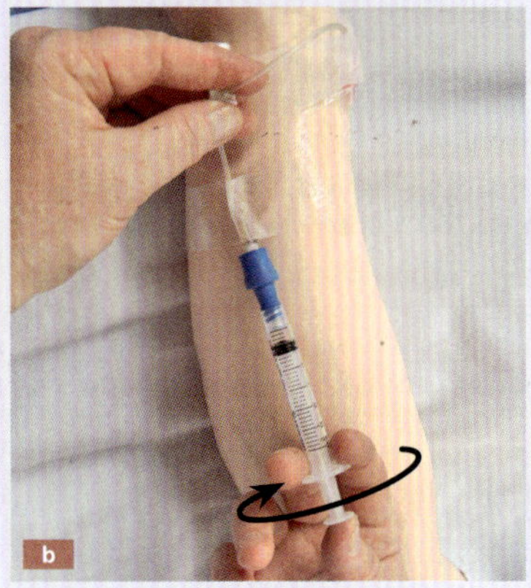

Pression positive terminée : presse-tube à coulisse fermée et retrait de la seringue

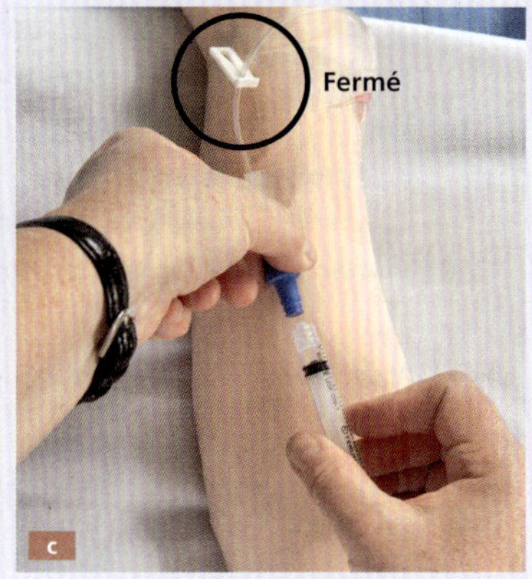

Lorsque le dispositif d'injection intermittente est muni d'une tubulure (système avec ou sans aiguille), on peut procéder selon la méthode décrite ci-dessus ou utiliser le presse-tube à coulisse comme suit :

a) Tenir le presse-tube avec la main non dominante, dans une position d'injection : l'index et le majeur de part et d'autre du presse-tube, du côté large de la fente (sous la tubulure) ; le pouce appuyé contre l'autre côté du presse-tube.

***Remarque** : Cette prise offre une grande stabilité et permet de fermer rapidement la tubulure.*

b) Injecter la solution avec la main dominante et fermer en même temps le presse-tube en poussant avec le pouce de la main non dominante.

c) Retirer la seringue et la déposer dans le contenant rigide biorisque.

***Remarque** : Pour le bouchon à membrane, on retire la seringue et l'aiguille, tandis que pour le bouchon raccord CLAVE ou le CLC 2000, on dévisse la seringue en faisant un demi-tour vers la gauche.*

Ne pas oublier les précautions et les interventions s'appliquant après la mise en place d'un dispositif d'injection intermittente et le maintien de sa perméabilité.

Ne pas oublier les étapes postexécutoires décrites dans la procédure 1-2.

Quelles informations avez-vous données à Mme Lalonde concernant le dispositif d'injection intermittente ?

RÉDACTION DES NOTES D'ÉVOLUTION

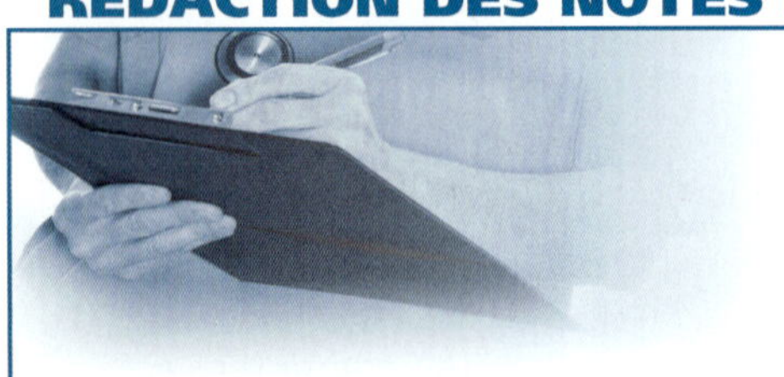

Dossier de Mme Lalonde

2012-09-11 **08:20** D 5 % – NaCl 0,45 %, 1000 mL, en cours à 60 mL/h. Cathéter 20G à l'avant-bras droit, en place depuis 12 heures. Bon retour veineux et site IV intact. Retrait du soluté, R : 250 mL. Cathéter laissé en place et bouchon raccord CLAVE installé pour médicaments IV. Retour veineux confirmé. Irrigation avec NaCl 0,9 % post-installation. ___

10:00 Première dose de Céfoxitine 2 mg IV par bouchon raccord CLAVE, injection en 30 min par miniperfuseur. ___

10:30 Irrigation du bouchon raccord Clave avec 3 mL de NaCl 0,9 % selon le protocole. ___ Kim Bélisle, étudiante inf.

MÉTHODE DE SOINS 16-6

ÉQUILIBRE HYDRIQUE, ÉLECTROLYTIQUE ET ACIDOBASIQUE 45

Retrait d'un cathéter intraveineux périphérique, avec arrêt d'une perfusion intraveineuse

Cette méthode de soins explique la procédure à suivre pour arrêter une perfusion intraveineuse et retirer un cathéter intraveineux périphérique (page 839).

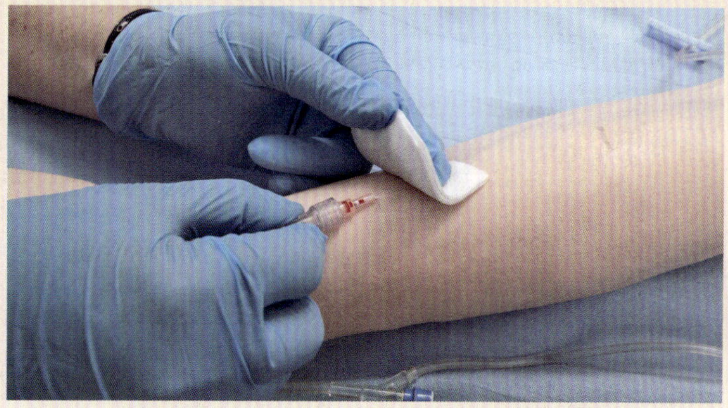

DÉFINITION

Méthode de soins consistant à arrêter une perfusion intraveineuse et à retirer, de façon permanente ou temporaire, un cathéter intraveineux installé dans une veine périphérique.

CONTEXTE D'EXÉCUTION

BUTS

- Appliquer une ordonnance médicale demandant l'arrêt d'un traitement par voie intraveineuse périphérique.
- Appliquer les normes de prévention des infections en remplaçant le cathéter intraveineux périphérique d'une personne toutes les 72 heures ou selon les normes de l'établissement.
- Traiter une complication au point d'insertion d'un cathéter intraveineux périphérique ou à la veine dans laquelle celui-ci est inséré (infiltration, phlébite, infection ou occlusion).

MATÉRIEL ET ÉQUIPEMENT

ARTICLES ESSENTIELS

Retrait du cathéter

- Gants propres 1
- Compresses stériles de 5 × 5 cm (1 paquet de 2) 2
- Ruban adhésif hypoallergénique 3

ARTICLES FACULTATIFS

Pour décoller une pellicule adhésive transparente :

- Tampons d'alcool à 70 % 4

En présence d'une infiltration ou d'une phlébite :

- Débarbouillette 5
- Eau chaude
- Piqué plastifié jetable 6
- Ruban adhésif 7

En présence d'un écoulement anormal :

- Compresses stériles de 5 × 5 cm (1 paquet de 2) 2
- Gants propres 1
- Ciseaux stériles 8
- Récipient stérile pour culture (pot en plastique) 9

16-6

1 1
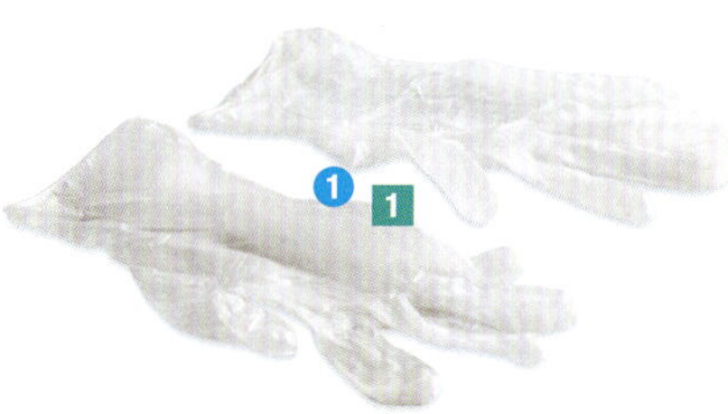
2 2
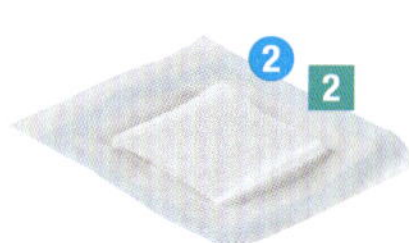
3
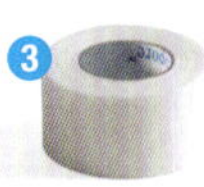
4
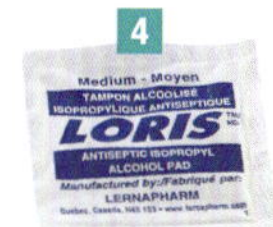

5
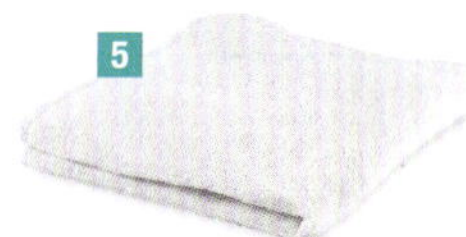

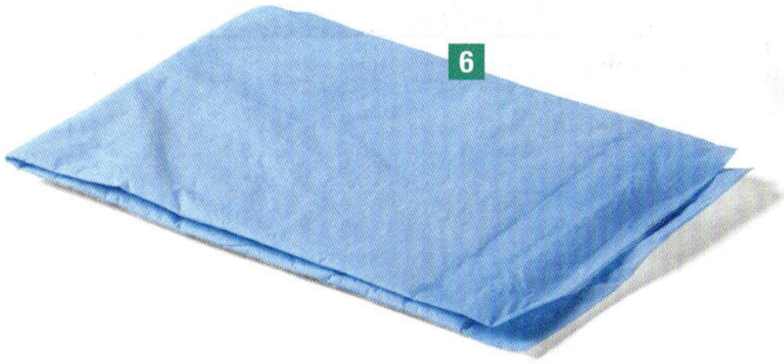
6

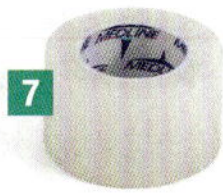
7

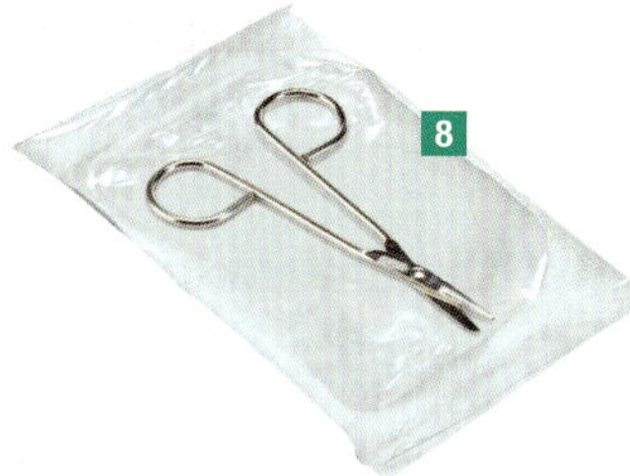
8

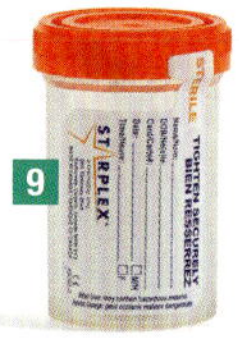
9

PRÉCAUTIONS ET INTERVENTIONS **avant** le retrait d'un cathéter intraveineux périphérique

1. ÉVALUATION

- Rechercher des signes éventuels de complication au point d'insertion du cathéter intraveineux périphérique, comme des signes de phlébite ou d'infection (voir le tableau de la page 802) ou la présence d'un écoulement de solution, *car une détection précoce permet d'intervenir rapidement et d'atténuer les conséquences*.
- Vérifier régulièrement la perméabilité du cathéter intraveineux *afin de détecter rapidement un début d'infiltration (diminution du débit, œdème) ou d'occlusion (absence d'écoulement)*.
- Vérifier la date d'installation du cathéter intraveineux *afin de déterminer le moment auquel changer de site intraveineux, selon le protocole en vigueur dans l'établissement*.

2. INTERVENTION

- Vérifier, dans le dossier de la personne, l'ordonnance médicale demandant l'arrêt de la perfusion intraveineuse continue ou le retrait d'un cathéter relié à un dispositif d'injection intermittente. *Le retrait d'un cathéter intraveineux exige une ordonnance médicale. Une vérification méticuleuse évite une erreur dans le traitement.*

PRÉCAUTIONS ET INTERVENTIONS **après** le retrait d'un cathéter intraveineux périphérique

1. ÉVALUATION

- Réévaluer le point de ponction environ 15 minutes après le retrait du cathéter *afin de s'assurer que l'hémostase est bien établie et afin de détecter la présence éventuelle d'un hématome*.

2. INTERVENTIONS

- Demander à la personne d'élever son bras pendant environ 10 minutes après le retrait du cathéter intraveineux et d'éviter de le plier ou de l'utiliser pendant cette période. *Cette position ralentit la circulation artérielle dans le membre, diminue la pression veineuse et évite la formation d'un hématome.*
- Traiter rapidement les complications éventuelles pour lesquelles la perfusion a été prématurément arrêtée et le cathéter retiré.
  - Dans le cas d'une infiltration, demander à la personne d'élever le bras, appliquer une compresse d'eau chaude (débarbouillette ou serviette) recouverte d'un piqué plastifié jetable et la changer régulièrement. *Cette position favorise le retour veineux, diminue la pression hydrostatique et contribue à diminuer l'œdème. La chaleur crée une vasodilatation qui favorise la réabsorption de la solution qui s'est infiltrée dans les tissus.*
  - Dans le cas de signes de phlébite, ne pas masser ou frictionner la région, mais appliquer une compresse d'eau chaude (débarbouillette ou serviette) recouverte d'un piqué plastifié jetable et la changer régulièrement. *La chaleur contribue à diminuer l'œdème et l'inconfort causés par la phlébite. Elle crée une vasodilatation qui favorise la réabsorption de la solution qui s'est infiltrée dans les tissus.*

3. ENSEIGNEMENT

- Informer la personne qu'elle doit garder le pansement sec compressif au point d'insertion du cathéter pendant environ une heure. *Le pansement compressif favorise l'hémostase et protège le site d'insertion du cathéter.*

- Dans le cas d'une infiltration ou de signes de phlébite, expliquer à la personne ou aux proches la façon d'appliquer une débarbouillette ou une serviette chaude recouverte d'un piqué plastifié jetable sur le point d'insertion du cathéter. *La compréhension du traitement favorise la collaboration de la personne et un changement régulier de compresse chaude en augmente l'efficacité.*

4. NOTES AU DOSSIER

- Écrire dans les notes d'évolution toutes les informations relatives à la procédure *afin de permettre la continuité des soins*.
  - Date et heure du retrait du cathéter intraveineux
  - Raison de l'arrêt de la perfusion intraveineuse continue ou intermittente et du retrait du cathéter intraveineux
  - Quantité de solution administrée avant le retrait du sac de solution en cours
  - Apparence de la peau et des tissus autour du point d'insertion du cathéter intraveineux
  - État du cathéter après le retrait
  - Envoi du cathéter au laboratoire, s'il y a lieu
  - Complications et interventions entreprises
  - Réactions et collaboration de la personne
- Calculer et noter la quantité de solution administrée sur la feuille de bilan des ingesta et des excreta *afin de compléter les données pour l'évaluation du bilan hydrique*.

MISE EN SITUATION

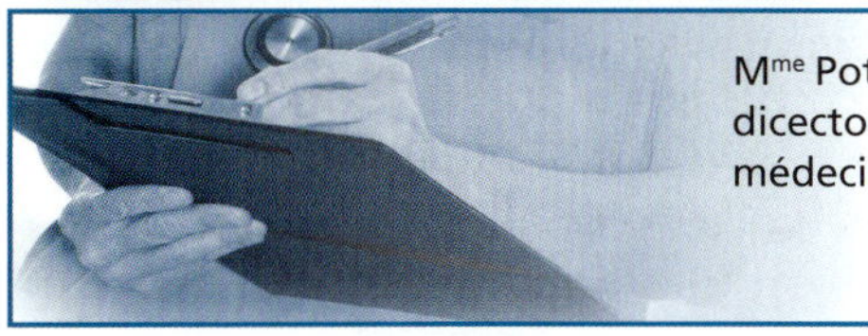

Mme Potvin, âgée de 32 ans, a été opérée pour une appendicectomie. Le troisième jour après l'intervention, son médecin traitant demande l'arrêt du soluté.

Ordonnance médicale au dossier

- Cesser le soluté.

PROCÉDURE 16-6-1

ARRÊTER UNE PERFUSION INTRAVEINEUSE ET RETIRER UN CATHÉTER INTRAVEINEUX PÉRIPHÉRIQUE

Sommaire de la procédure

1. Préparation du matériel
2. Retrait de la fixation
3. Retrait du cathéter intraveineux
4. Compression du point d'insertion du cathéter intraveineux
5. Inspection du cathéter intraveineux
6. Évaluation du point de ponction
7. Rangement du matériel

Aviez-vous vérifié la date d'installation du cathéter intraveineux, au début de votre quart de travail ?

Étapes		Justifications	
Ne pas oublier les étapes préalables décrites dans la procédure 1-1. **Ne pas oublier les précautions et les interventions s'appliquant avant le retrait d'un cathéter intraveineux périphérique.**			
1	**Préparation du matériel**		
1.1	Rassembler les articles nécessaires et les placer par ordre d'utilisation sur la table de travail.	Cette disposition favorise le rappel des étapes et facilite le déroulement de la procédure.	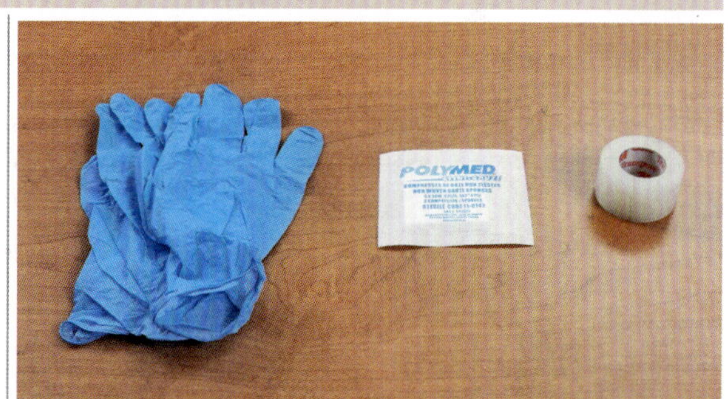

16-6

Étapes	Justifications	
1.2 Préparer le matériel :		
a) Ouvrir l'emballage des compresses et laisser celles-ci à l'intérieur.	Les compresses restent stériles tout en étant facilement accessibles.	
b) Couper un morceau de ruban adhésif d'une longueur de 12 à 15 cm et le coller à proximité (table de travail, ridelle, tige à perfusion, etc.).	Cette longueur de ruban adhésif est suffisante pour couvrir la largeur des compresses qui seront appliquées sur le point d'insertion après le retrait du cathéter, et pour assurer une bonne adhérence à la peau.	
c) Placer les gants près du point d'insertion du cathéter.		
1.3 Placer la tubulure de la perfusion sur le lit, entre le corps et le bras de la personne, de façon à ce qu'elle n'exerce pas de tension sur le site d'insertion du cathéter.	Ainsi placée, la tubulure n'exerce pas de tension sur le cathéter intraveineux, qui pourrait entraîner un retrait accidentel avec un écoulement de sang, au moment du retrait de la fixation.	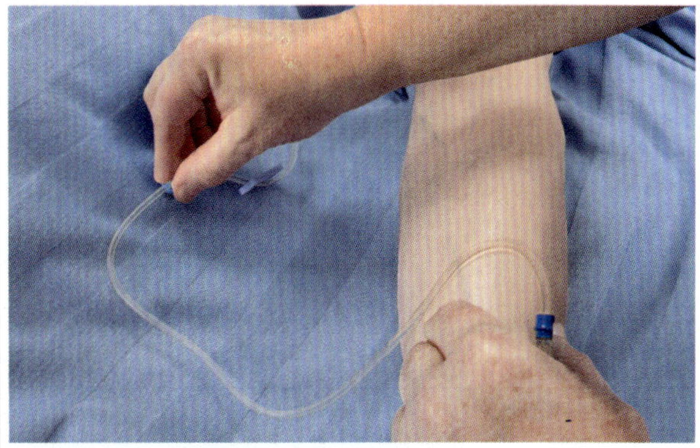
1.4 Fermer le presse-tube régulateur de débit.	On arrête l'écoulement de solution pour favoriser la formation d'un caillot à l'extrémité du cathéter intraveineux, ce qui diminue le saignement au moment du retrait. On évite également l'écoulement à l'extrémité du cathéter.	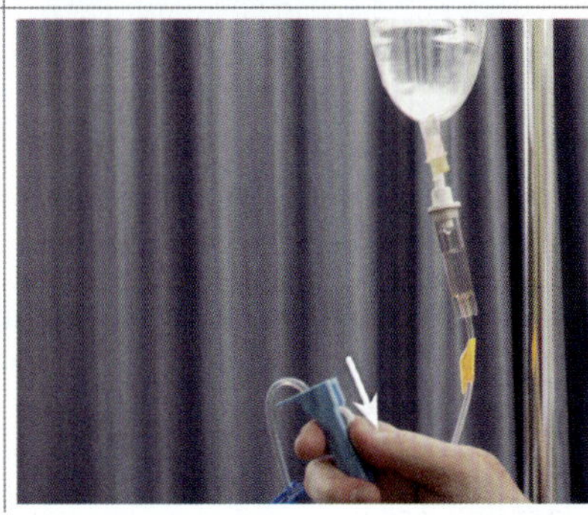
Situation particulière *Si la personne est traitée avec des anticoagulants et que l'on doit cesser le soluté, on ferme le presse-tube régulateur de débit et on attend environ 10 minutes avant de procéder au retrait du cathéter intraveineux.*	Un délai d'environ 10 minutes est nécessaire pour favoriser l'hémostase.	
1.5 Noter le volume de la solution restant dans le sac de solution intraveineuse.	Le calcul de la différence entre le volume initial du sac de solution intraveineuse et le volume restant permet de connaître le volume administré.	

2 Retrait de la fixation

2.1 En tenant bien la tubulure en place, retirer délicatement, un à un, les morceaux de ruban adhésif qui la fixent au bras de la personne.	On procède délicatement de façon à atténuer la douleur occasionnée par le décollement et à éviter une blessure si la peau est fragile.	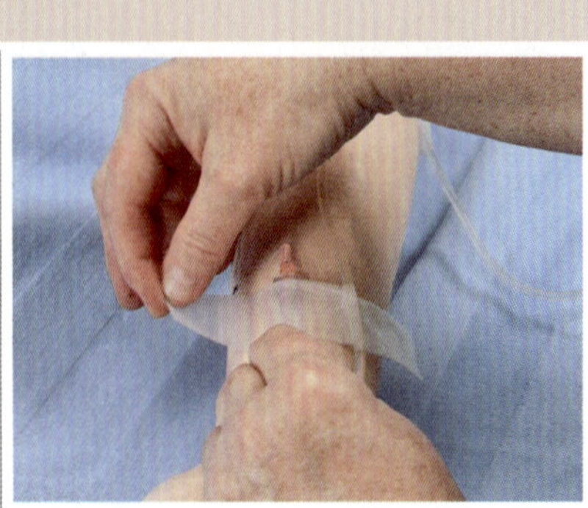

Étapes		Justifications	
2.2	Demander à la personne de ne pas bouger durant le retrait du cathéter intraveineux.	Le cathéter ne doit pas s'enlever prématurément.	
2.3	Mettre des gants propres.	Les gants protègent les mains du contact direct avec les liquides biologiques de la personne.	
2.4	Stabiliser la tubulure près du cathéter avec la main non dominante et retirer la pellicule adhésive transparente de l'autre en suivant les étapes suivantes: a) Décoller un coin et faire rouler la pellicule avec le pouce. b) Saisir la partie décollée et étirer la pellicule selon un angle de 30° dans le sens opposé au cathéter en la soulevant pour la décoller complètement.	En le stabilisant, on empêche le cathéter de bouger et d'irriter la veine. On doit toujours se préoccuper de protéger l'intégrité des veines. L'étirement permet à l'air de s'infiltrer sous la pellicule, ce qui facilite son retrait.	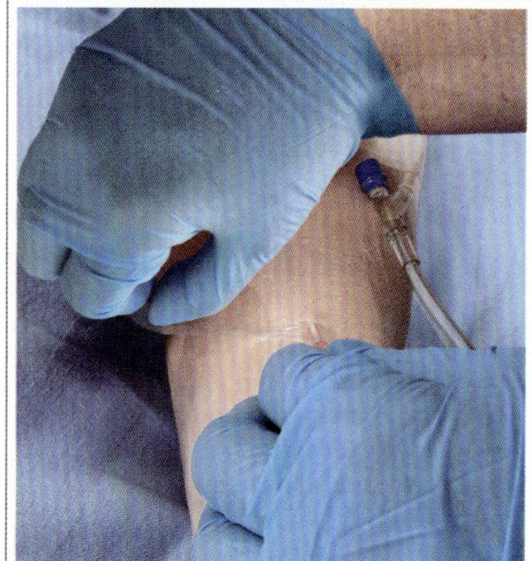
2.5	Continuer à tenir solidement la tubulure d'une main et décoller délicatement le dernier morceau de ruban adhésif de l'autre, en tirant en direction du point d'insertion du cathéter.	La stabilisation de la tubulure diminue la traction sur le cathéter et prévient un retrait accidentel.	

3 Retrait du cathéter intraveineux

3.1	Avec la main dominante, saisir la tubulure près du cathéter intraveineux.	On s'assure une bonne prise pour le retrait du cathéter.	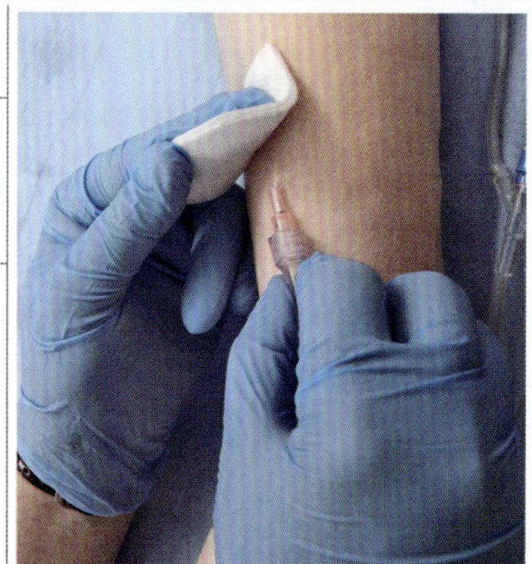
3.2	Avec la main non dominante, prendre les compresses en saisissant le bord entre le pouce et l'index et en plaçant les autres doigts par-dessus.	Dès le départ, on place les doigts de manière à pouvoir appliquer ensuite une pression sur le point de ponction, dès le retrait du cathéter.	
3.3	Approcher les compresses au-dessus du point d'insertion du cathéter, et ne poser que la moitié sur le peau.	La partie des compresses qui touchera le point de ponction doit rester stérile.	
3.4	Demander à la personne de prendre une inspiration profonde et retirer simultanément le cathéter dans un **mouvement parallèle à la peau**, lent et continu.	L'inspiration profonde distrait la personne. Le mouvement de retrait parallèle à la peau **vise à léser le moins possible les parois de la veine**.	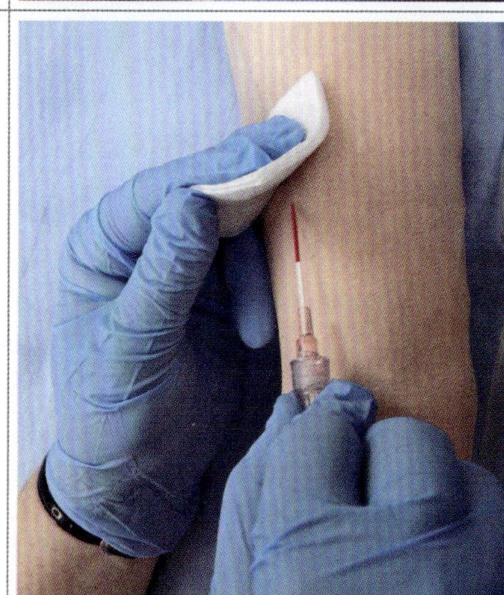

Étapes		Justifications
Situation particulière		
	En présence d'un écoulement anormal au site de ponction ou d'une infection systémique, on procède de la façon suivante : *a) Déposer le cathéter sur des compresses stériles.* *b) Sortir les ciseaux stériles de leur emballage.* *c) Couper l'extrémité du cathéter.* *d) Laisser tomber l'extrémité dans un pot stérile pour l'envoyer au laboratoire de microbiologie.*	On envoie un échantillon au laboratoire pour identifier l'agent pathogène responsable de l'infection.
4	**Compression du point d'insertion du cathéter intraveineux**	
4.1	Dès la sortie de l'extrémité du cathéter, avec la main non dominante tenant les compresses, appliquer immédiatement une pression ferme et continue sur le point de ponction, pendant environ deux minutes.	La pression continue favorise l'hémostase et évite la formation d'un hématome. Le retrait d'un cathéter qui est resté en place plusieurs heures présente plus de risques de saignement au point de ponction que le retrait d'une aiguille après un prélèvement sanguin.
4.2	Éloigner le cathéter en le gardant dans le champ de vision, pointé vers le haut, et continuer à exercer une pression sur le point de ponction, ou demander à la personne de le faire, si elle en est capable.	On prévient la contamination par les liquides biologiques en tenant le cathéter vers le haut et bien visible, et on continue d'exercer la pression pour favoriser l'hémostase.
Situation particulière		
	Si la personne est traitée avec des anticoagulants ou si elle présente des problèmes de coagulation, on applique la pression jusqu'à cinq minutes.	Dans ces conditions, une prolongation du temps de compression est nécessaire pour l'hémostase.
5	**Inspection du cathéter intraveineux**	
5.1	Observer attentivement le cathéter pour vérifier son intégrité.	Exceptionnellement, il peut se produire un bris de cathéter.
Situation particulière		
	En cas de bris du cathéter, si on arrive à déterminer l'emplacement du morceau brisé par palpation, on fixe un garrot avec un nœud coulant au-dessus de cet emplacement. *Si on n'arrive pas à déterminer l'emplacement du morceau brisé, on applique un garrot le plus haut possible sur le bras. Puis on informe immédiatement l'infirmière responsable et le médecin de la situation et on surveille les manifestations éventuelles d'une embolie.*	Le morceau brisé devient un embole dans la circulation veineuse. L'application du garrot diminue le retour veineux et le risque que l'embole se déplace, le temps que le médecin puisse intervenir. Le risque de complications cardiaques et pulmonaires est élevé.
6	**Évaluation du point de ponction**	
6.1	Soulever les compresses et vérifier s'il y a un arrêt de saignement. Au besoin, continuer à exercer une pression et changer les compresses si elles sont souillées.	On s'assure de maîtriser l'hémostase et de laisser la personne en sécurité.

Étapes		Justifications	
7	**Rangement du matériel**		
7.1	Ramasser le cathéter et les articles utilisés à l'intérieur de la main dominante et retirer le gant en le retournant dessus.	On se débarrasse de façon sécuritaire du matériel utilisé et contaminé avec des liquides biologiques.	
7.2	Déposer le gant contenant les articles souillés dans la paume de la main non dominante, et retirer le gant de cette main en le retournant sur le tout (voir la procédure 4-2-2, p. 131).		
7.3	Jeter les gants contenant les articles utilisés, ainsi que la tubulure, le sac de solution intraveineuse et le reste du matériel utilisé dans les contenants appropriés, selon les normes de l'établissement.		
7.4	Coller les compresses avec le morceau de ruban adhésif hypoallergénique préparé plus tôt.	La fixation des compresses protège le point de ponction, particulièrement chez les personnes vulnérables aux infections.	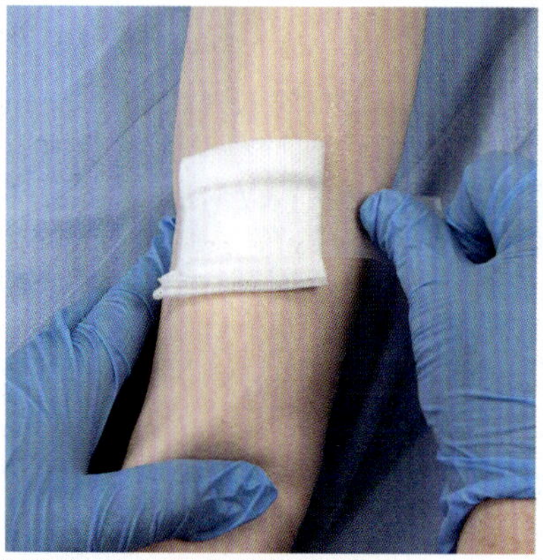

Ne pas oublier les précautions et les interventions s'appliquant après le retrait d'un cathéter intraveineux périphérique.

Ne pas oublier les étapes postexécutoires décrites dans la procédure 1-2.

Quels conseils avez-vous donnés à Mme Potvin avant de quitter la chambre ?

16-6

RÉDACTION DES NOTES D'ÉVOLUTION

Dossier de Mme Potvin

2011-06-14 **21:30** Perfusion IV arrêtée : cathéter retiré au poignet gauche. Cathéter IV et point de ponction intacts. ______ Léa Dion, étudiante inf.

Références

Association québécoise d'établissements de santé et de services sociaux (AQESSS). (2006). *Installer un cathéter de moins de 13 cm (5 pouces) ou un microperfuseur dans une veine périphérique*. 2006-09-11.

Association québécoise d'établissements de santé et de services sociaux (AQESSS). (2007). *Maintenir une veine périphérique ouverte au moyen d'un dispositif intermittent*. 2007-03-20.

Association québécoise d'établissements de santé et de services sociaux (AQESSS). (2010). *Asepsie de la peau pour injection intraveineuse*. 2010-01-16.

Sources
des illustrations et des photographies

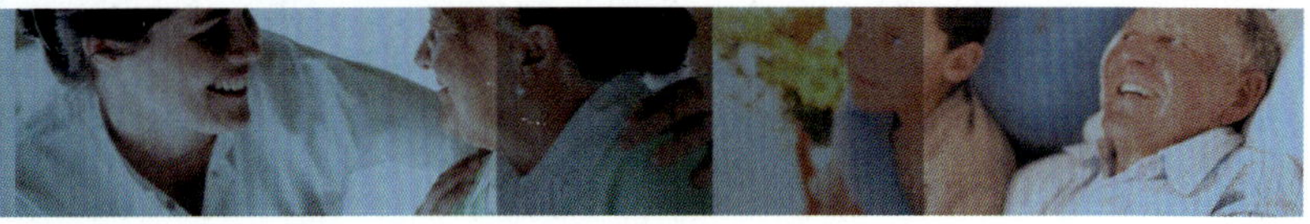

Illustrations

Stéphane Bourrelle : Pages M-83, M-89 (2e), M-95.

Bertrand Lachance : Pages M-18, M-19, M-52, M-178, M-179, M-195, M-198, M-201, M-220, M-221, M-224, M-284, M-300, M-316, M-319, M-320, M-372, M-667, M-671, M-685, M-715, M-716.

Hélène Meunier : Page M-101.

Sylvie Morissette : Page M-31.

Martin Tremblay : Pages M-433, M-434, M-446.

Brunner et Suddarth, S.C. Smeltzer et B.G. Bare, *Soins infirmiers – Médecine et chirurgie*, 5e éd., © ERPI 2011 : Page M-76.

D. D'Amico et C. Barbarito, *Health & Physical Assessment in Nursing*, © Pearson Education, 2007: Page M-71.

Kozier, Erb, Berman et Snyder, *Soins infirmiers – Théorie et pratique*, © ERPI, 2005 : Pages M-55, M-96, M-284, M-370, M-379 (à droite), M-388 (1re et 3e), M-389 (1re et 3e), M-464, M-573, M-696, M-697, M-698, M-772.

Kozier, Erb, Berman et Snyder, *Soins infirmiers – Théorie et pratique*, 2e éd. © ERPI, 2012 : Pages M-464, M-515, M-543.

Photographies

Photothèque ERPI : Page M-65 (en haut).

Gracieuseté de Segufix-Bandagen : Page M-173.

Shutterstock : Page M-119.

D. D'Amico et C. Barbarito, *Health & Physical Assessment in Nursing*, © Pearson Education, 2007: Pages M-65 (en bas), M-71 (en haut et au centre), M-78 (2e à partir du haut), M-90 (en haut et au centre), M-107, M-108 (en bas).

Kozier, Erb, Berman et Snyder, *Soins infirmiers – Théorie et pratique*, © ERPI, 2005 : Pages M-71 (en bas), M-90 (en bas), M-108 (au centre), M-115 (au centre, à gauche).